“十二五”国家重点图书
国家科学技术学术著作出版基金资助出版

血管生物学

（第2版）

主　编　董尔丹　张幼怡
副主编　朱　毅　汪南平

北京大学医学出版社

XUEGUAN SHENGWUXUE

图书在版编目（CIP）数据

血管生物学/董尔丹，张幼怡主编.—2版.—北京：北京大学医学出版社，2014.12
ISBN 978-7-5659-0978-8

Ⅰ.①血… Ⅱ.①董… Ⅲ.①血管—生物学—研究
Ⅳ.①R322.1

中国版本图书馆 CIP 数据核字（2014）第259897号

血管生物学（第2版）

主　　编：董尔丹　张幼怡
出版发行：北京大学医学出版社
地　　址：（100191）北京市海淀区学院路38号　北京大学医学部院内
电　　话：发行部 010-82802230；图书邮购 010-82802495
网　　址：http：//www.pumpress.com.cn
E－mail：booksale@bjmu.edu.cn
印　　刷：北京强华印刷厂
经　　销：新华书店
责任编辑：张凌凌　陈　然　畅晓燕　冯智勇　责任校对：金彤文　责任印制：李　啸
开　　本：889mm×1194mm　1/16　印张：46.75　字数：1220千字
版　　次：2014年12月第1版　2014年12月第1次印刷
书　　号：ISBN 978-7-5659-0978-8
定　　价：420.00元

编 者 名 单

（按姓名汉语拼音排序）

艾 玎 天津医科大学

陈 琛 华中科技大学

陈丰原 中南大学

陈育庆 美国密西根大学医学院

初文峰 哈尔滨医科大学

戴克胜 苏州大学

董尔丹 国家自然科学基金委员会

杜 杰 首都医科大学

杜军保 北京大学

杜晓军 澳大利亚 Baker IDI 心脏与糖尿病研究所

高平进 上海交通大学

高远生 北京大学

韩启德 北京大学

胡清华 华中科技大学

黄 聿 香港中文大学

姜宗来 上海交通大学

金红芳 北京大学

孔 炜 北京大学

雷 寒 重庆医科大学

黎 健 北京医院

李 嘉 华中科技大学

李 扬 北京大学

李培峰 中国科学院动物研究所

李欣源 美国天普大学医学院

刘 燕 首都医科大学

刘国庆 北京大学

刘慧荣 首都医科大学

刘利梅 北京大学

罗金才 北京大学

齐颖新 上海交通大学

齐永芬 北京大学

任 俊 复旦大学

阮雄中 重庆医科大学

沈 涛 北京医院

施国平 美国哈佛大学医学院

宋 平 美国俄克拉荷马大学医学院

宋 峣 北京大学

唐朝枢 北京大学

田小利 北京大学

汪道文 华中科技大学

汪南平 北京大学

王 虹 美国天普大学医学院

王 擎 华中科技大学

王琼昕 美国俄克拉荷马大学医学院

王永煜 美国密西根大学医学院

夏 勇 美国俄亥俄州立大学医学院

肖 晗 北京大学

校 蕾 西安交通大学

熊新宇 美国天普大学医学院

徐清波 英国伦敦大学国王学院

许顶立 南方医科大学

杨晓峰 美国天普大学医学院

于宝琪 英国伦敦大学国王学院

余 鹰 中国科学院上海生命科学研究院

张 健 中国科学院上海生命科学研究院

张苏丽 首都医科大学

张英梅 中国人民解放军第四军医大学

张幼怡 北京大学

张志仁 哈尔滨医科大学

朱 毅 天津医科大学

祝之明 中国人民解放军第三军医大学

邹明辉 美国俄克拉荷马大学医学院

序　一

我曾长期从事心血管病理生理学和药理学方面的研究，深切感受到无论冠心病还是脑卒中，其实根本上都是血管疾病，共同的病理生理机制都是血管结构异常和功能自稳态的失衡。20年前国际上已经有了血管医学这一学科，但还没有一本综合血管生理学、病理学和药理学研究最新研究成果的参考书。所以我和中国医学科学院基础医学研究所的文允镒教授作为主编联合了一批从事血管研究的专家，在共同努力下，于1997年完成了《血管生物学》的撰写。该书出版以后，各方面的反应很好，还获得了国家图书奖。后来陆续听到一些研究工作者、临床医生以及研究生获益于该书的反馈，我心里有一种莫大的满足感。一眨眼17年过去了，血管方面的研究日新月异，书中不少内容已经显得陈旧了，迫切需要更新和修订。但是我与文允镒教授都已经不在科研第一线了，所以委托董尔丹教授和张幼怡教授出面组织再版。他们邀请了来自国内外的一批优秀专家参与撰写，这些作者都是当下活跃在血管生物学和医学研究领域第一线的中青年学者，他们学术思想活跃，掌握最新进展，研究功底扎实。在他们的团结努力下，使得再版的这本书既保持了第1版严谨的写作风格，又展示了新一代中国学者的学术风貌，也为读者提供了血管研究领域的新知识、新观点和新进展。

《血管生物学》(第2版)保留了第1版的总体结构，只是将原第三篇血管药理学的内容融合到第一篇、第二篇的血管生理学与血管病理生理学部分，以保持篇章简洁而不重复，并把诊治靶点与病理机制有机整合，更便于读者阅读和理解。与此同时，专门增加了一篇来反映血管医学研究领域热点问题的最新研究进展与成就。本书的另一特点是各章节之间既保持关联，又相对独立。这样的安排有利于满足各层次读者的需求，不仅能帮助研究工作者了解最新研究成果和更新知识，而且也为初学者提供专业基础知识，开拓学术视野。从新版的内容和作者阵容，我能看到新主编们的精心组织和策划。

我衷心希望这本书能更好地为血管医学科研工作者以及对血管医学感兴趣的广大医学生、研究生和临床一线医生服务。

北京大学　教授
中国科学院　院士
2014年10月10日

序　二

人体的所有器官细胞都依靠血管系统运送血液来供给氧气和养料，排除代谢产物，维持内环境的自稳恒常而发挥正常功能。激素从内分泌器官到它的标靶细胞必须经过血管系统。血管（特别是内皮细胞）可以制造或转变多种化学物质，来影响调控血管本身及其他细胞组织的功能。所以血管生物学对正常时的生理调控及疾病时的病变机转有重大意义。血管内皮细胞与血细胞及血管平滑肌细胞的交互作用对循环功能有重大影响，通过研究这些细胞交互作用可以得到很多重要的细胞间相互作用的知识。血管承受血压、血流的动力及化学物质的影响，经由信息传递调控基因表达、循环功能；血管生物学是物理与化学交叉调控生理功能的最佳例证。血管的正常结构功能是健康的一个重要条件；血管功能结构的变异可导致冠心病、脑卒中、肺动脉高压等疾病。由此可见血管生物学对生理学、病理生理学以及临床医学的重要性。

韩启德教授和文允镒教授在 1997 年主编《血管生物学》，为此重要学科的首创性经典书籍。对推动血管生物学的研究及加强血管疾病的诊治，有巨大的影响。使血管生物学研究得以有大幅的进展，促进了很多新颖理念和尖端技术的出现。十多年后，两位首版主编邀请现今血管生物学权威董尔丹教授和张幼怡教授组织再版。两位新主编邀请国内外活跃在血管生物学和医学研究领域第一线的 62 位知名中青年专家学者，撰写了杰出的章节。

这本第 2 版的《血管生物学》保持了第 1 版的严谨风格，同时引进了现代的前沿学术，并且也保留了第 1 版的总体结构。第一篇、第二篇仍是血管生理学和血管病理生理学。但这两篇都有大幅的修改，增添最近的发展，介绍最新的观念和方法。非常可贵。

第 2 版的一个主要改变是把第三篇变为写血管医学研究领域热点问题的最新进展与成就。这篇内的十一章包括免疫、核受体、蛋白质泛素化、前列腺素，以及遗传学与血管病变之关系；血管细胞的表观遗传学研究调控与非编码 RNA；血流动力学与血管功能调节；干细胞与血管修复及血管组织工程；血管疾病的动物模型。这些都是最尖端的课题，使这本书真正代表现今血管生物学的前沿，为所有在这领域内的学者、学生必读之书。

这本书是中文写的，对全球各地使用中文的血管生物学学者有极大意义。现在此重要领域尚无类似的英文书籍。希望不久的未来能看到这本书的英文版，得以裨益世界上所有的血管生物学家，促进全人类的健康福祉。

钱煦

美国加州大学圣地亚哥分校　教授

美国科学院　院士

美国工程院　院士

美国艺术及自然科学院　院士

中国科学院　院士（外籍）

2014 年 11 月 20 日

第2版前言

随着生命科学和医学科学的发展及不同学科的相互渗透，关于血管的基础研究取得了突飞猛进的发展，逐渐形成了血管生物学这一学科分支。血管生物学是研究血管的正常结构、功能，以及其病理改变的机制与规律的科学。它的基本研究内容包括：①血管的结构与功能及其调节，以及实现这些功能与调节的分子与细胞生物学基础；②血管与血液成分之间的相互作用；③血管的病理生理学改变及其发病机制。以血管功能与结构改变为重要病理生理学基础的心脑血管疾病，如冠心病、高血压、脑卒中、肺动脉高压等多种疾病，对人类健康构成极大威胁，是危害人类健康的“头号杀手”。因此，血管功能的自稳态是机体生命活动的重要基础，在维持机体的正常生理功能中发挥重要作用。血管感知内环境变化并经由细胞间对话将这些信号加以整合，通过局部活性物质的产生使血管自身发生结构与功能的改变，包括细胞生长、死亡、迁移及细胞外基质的产生和降解。各种理化因素及内外环境的改变都可造成血管功能或结构改变与损伤，成为许多重要血管疾病的共同病理生理环节。

1997年，由韩启德教授和文允镒教授主编、国内多名专家学者撰写的我国首部《血管生物学》一经发行很快得到广大医学工作者和心血管研究人员的赞誉，对心血管基础和临床研究起到了很好的推动作用。十多年来，随着科学发展的日新月异，血管生物学研究取得了突飞猛进的发展。新概念、新观点、新方法不断涌现，基础与临床的联系和不同学科的交叉日益密切。为了推动我国血管领域的基础与转化研究，在前任主编的支持下，我们组织了包括中国、美国、英国、澳大利亚活跃在血管研究前沿的62位知名专家和科研工作者撰写了这本《血管生物学》(第2版)。

《血管生物学》(第2版)传承了第1版的宗旨、风格和形式，尽可能系统与完整地向心血管领域的研究者及临床医师介绍血管生物学范畴内的基础知识与最新研究进展。在充分尊重第1版重要内容框架的基础上，进行了内容的更新和整合，将药理学的内容有机地融合在了第一篇“血管生理学”和第二篇“血管病理生理学”中，增加了血管生物学研究领域的热点内容。全书分为三大部分：第一篇为血管生理学。主要介绍血管的各个组成部分的形态、结构和重要的生理功能以及血管与血液成分相互作用的过程。第二篇为血管病理生理学。主要讲述血管新生、老化和钙化等的发生机制，炎症和应激与血管病变的关系，动脉粥样硬化、血管再狭窄、高血压、动脉瘤以及心、脑、肺、肾等脏器和糖尿病性血管病变的发病机制。第三篇为血管生物学研究热点。主要介绍新近血管生物学领域的研究热点，如免疫因素、核受体和蛋白质泛素化，表观遗传学因素和非编码RNA在血管病变中的作用机制；血流动力学变化对血管功能的影响；干细胞及组织工程在血管修复中的作用及其新型模式动物的应用等。

该书是血管研究工作者的一本重要参考书。各章节都由该领域的顶尖专家结合自己的科研工作撰写完成，具有精、新的特点。由于各章节内容之间有着密不可分的联系，因此不可避免地会出现一些重复，甚至由于研究的切入点不同、视角不同，对个别问题还会有不一致的看法。尽管主编在组织与统稿时在这方面做了不少努力，但上述问题仍难避免。血管生物学的进展日新月异，作者的知识面与精力有限，本书不可能包罗血管生物学的所有内容，甚至可能遗漏某些重要内容。由于主编水平有限，时间仓促，书中可能存在一些纰漏与错误，敬请读者指正。

该书的出版被国家新闻出版广电总局列为“十二五”国家重点出版物出版规划项目，获得了“国家科学技术学术著作出版基金”的项目资助，也得到了北京大学医学出版社的大力支持，在此一并表示感谢。

董尔丹　张幼怡

2014 年 10 月 10 日

目　　录

第一篇　血管生理学

第二篇　血管病理生理学

第三篇　血管生物学研究热点

第一篇

血管生理学

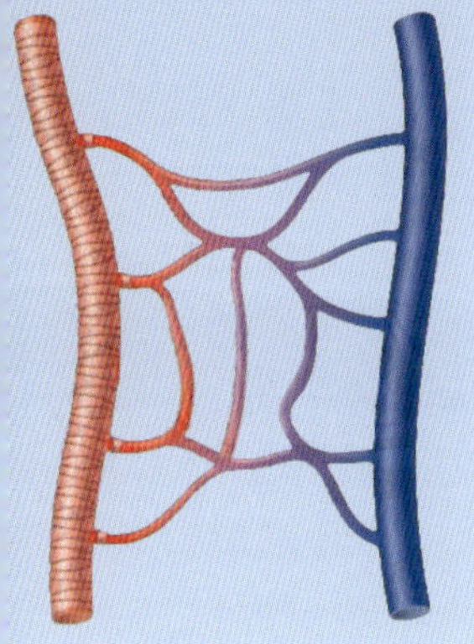

第一章

血管概述

张幼怡　宋　晓

血管（blood vessel）是指血液流过的一系列管道。血管几乎遍布全身，人体仅角膜、毛发、指（趾）甲、牙齿及上皮等处没有血管分布。据估算，血管总长在10万千米以上，如果全部首尾相接，大概可以绕地球2.5圈。它负责将心脏搏出的血液输送到全身的各个组织器官，以提供机体活动所需的各种营养物质，同时将代谢终产物或废物运回心脏，通过肺、肾等器官排出体外。近年来一些研究发现，血管除了具有传统的运输功能外，还是一个内分泌器官，可分泌多种生物活性分子，参与调节血管和其他组织器官的生理活动，维持血液的流动性及血液细胞的功能，维持机体内稳态。血管功能的自稳态是机体生命活动的重要基础，在维持机体的正常生理功能中发挥重要作用。各种理化因素及内外环境的改变都可造成血管功能或结构的改变与损伤，成为许多疾病共同的重要病理生理环节。我们所熟知的"高血压病"、"冠心病"和"脑卒中"等都是血管病变引起的，只是承载的器官不同罢了。因此，了解血管的结构特点，对深入研究其生理功能和发生病变的机制，有效防治心血管疾病具有重要的意义。

第一节　血管的发生及解剖结构

血管系统的形成是生物长期进化的结果。在无脊椎动物中，绝大多数节肢动物、多数软体动物等具有开放式循环系统。在开放式循环系统中，所有组织细胞都浸浴在血液之中，没有毛细血管将血液和细胞外液分隔开。开放式循环系统的血压很低，一般不超过5～10mmHg，血流速度很慢。从纽形动物（Nemertea，亦称吻腔动物）开始出现了闭管式循环系统，将血液与细胞外液分隔开了。血管系统逐渐形成了微循环，血流经微循环、静脉回心。由于心血管系统形成了完整的闭环管道，而且血管壁弹性大，能支持较高的血压，因此血压较高，血液重新分配的调节和血流的速度也快。绝大多数脊椎动物都是闭管式的血液循环，鸟类和哺乳动物更是拥有相对独立的两套循环体系，即体循环和肺循环[1]。本节将主要介绍血管系统的形成以及血管的构造。

一、血管的发生

（一）原始血管系统的发生

人胚胎第15～16天，卵黄囊壁胚外中胚层内的间充质细胞增殖形成细胞团，称为血岛（blood island）。血岛中含有成血-血管细胞（hemangioblast），其中位于中央的细胞分化为原始血细胞（primitive blood cell），即造血干细胞。而周边的成血-血管细胞变扁，分化为成血管细胞（angioblast），亦即最初的内皮细胞。由内皮细胞围成的管道即为原始血管。内皮管道不断以出芽的方式向外延伸，与相邻的内皮管道相互连通。同时，体蒂和绒毛膜的中胚层内也以同样的方式形成内皮管道，并不断延伸、彼此连通，逐渐形成一个丛状分布的胚外内皮管网。在胚胎第18～20天，胚体内部的间充质细胞也形成血岛，随后出现裂隙，裂隙周边的细胞变扁，围成内皮管，它们同样以出芽的方式与邻近的内皮管融合连通，形成胚体内的内皮管网。胚胎第3周末，胚体内和胚体外的内皮管网经过体蒂相互连通，在胚体内外的间充质中形成一个弥散的内皮管网，造血干细胞进入胚体内，胚胎的早期血液循环即告建立[1-2]。此外，在内皮管网形成的同时，邻近的间充质细胞在血小板源生长因子（platelet-derived growth factor，PDGF）的作用下，包绕在内皮管周围，逐渐分化形成血管壁的肌肉和纤维层[1]。

（二）原始血管系统的建立

首先，从生心区长出心管，开始为左右一对，胚胎发育至第4周时，左右心管合并为一条。

1. 原始动脉系统　由心管发出一对背主动脉（dorsal aorta），以后从咽至尾端合并为一条，沿途发出许多分支。从腹侧发出数对卵黄动脉（vitelline artery）和一对脐动脉（umbilical artery），卵黄动脉位于卵黄囊，脐动脉经体蒂分布于绒毛膜。胚胎的头端有6对弓动脉（aortic arch），分别穿行于相应的鳃弓内，连接背主动脉与心管头端膨大的动脉囊。

2. 原始静脉系统　包括一对前主静脉（anterior cardinal vein），收集上半身的血液；一对后主静脉（posterior cardinal vein），收集下半身的血液。两侧的前、后主静脉分别汇合形成左右总主静脉（common cardinal vein），分别开口于心管尾端静脉窦的左、右角。卵黄静脉（vitelline vein）和脐静脉（umbilical vein）各一对，分别发源于卵黄囊和绒毛膜，均回流入静脉窦。

这样，原始动、静脉系统以及内皮管网形成了三套循环，分别为胚体循环、卵黄循环和脐循环。卵黄循环仅存在一段时间，脐循环在出生时即终止，而胚体循环将存在终生[2]。

（三）主要动、静脉的演化

弓动脉均从动脉囊发出，先后共发出6对，分别走行于各对鳃弓内，与同侧的背主动脉连通。6对弓动脉不是同时存在，常常是后1对出现时，前1对已退化或发生演变。其中左、右第3、4、6弓动脉及其分支分别形成左、右颈总动脉、颈外动脉和颈内动脉、主动脉弓、左、右锁骨下动脉、头臂干以及左、右肺动脉等邻近心脏的大动脉。其余的弓动脉则退化消失。值得注意的是，左第6弓动脉的远侧段保留，连接于左肺动脉与主动脉之间，即动脉导管（ductus arteriosus）。胎儿出生后动脉导管闭锁成为动脉韧带，出生后三个月达到解剖关闭。如果届时未能关闭，即为动脉导管未闭。

肝形成后，右卵黄静脉头段成为下腔静脉的终末部，余下近肝段形成肝静脉。左卵黄静脉头段消失，左右卵黄静脉的尾段分支则吻合，发育形成门静脉。整个右脐静脉及左脐静脉在肝与静脉窦之间的一段退化消失，而脐至肝的一段则一直保留至出生。左、右前主静脉之间有一吻合支形成，它从左至右呈斜向走行，左前主静脉的血液可经此吻合支流入右前主静脉。吻合支发育成为左头臂静脉，右前主静脉的近侧段和右总主静脉发育成为上腔静脉[2]。

同其他器官一样，胚胎期血管的发生、发育必须遵循严格的时空顺序进行，其调控非常精准。NOTCH信号通路[3-4]、血管内皮生长因子[5]、Rac1[6]以及一些miRNA如miRNA-126、miRNA-143、miRNA-145[7]等都在其中发挥了至关重要的作用。

二、血管的解剖结构

除了最小的毛细血管外，其他各种类型的血管都由三层被膜（tunic）构成[2]。它们围成传输血液的管腔，即血管腔。

（一）血管内膜

血管内膜（tunica intima，intima）是指最内侧的、与血液直接接触的血管膜。血管内膜包含由单层扁平上皮细胞组成的血管内皮。它们包绕着所有血管的管腔并与心内膜相连。这些扁平上皮细胞之间有序地连接紧密，构成具有取向性微米尺度沟槽耦合纳米突起的复合结构表层。从生物力学角度看，这种自然的多尺度表面有利于提升边界流，可良好锚定血浆层，减小了内皮表面的黏附力，也减少了血小板与内皮表面的接触机会，从而减小血液流经血管腔时的摩擦阻力[8]。在直径超过1毫米的血管中，还存在由基质膜和疏松结缔组织构成的内皮下层，其作用是支撑血管内皮。

（二）血管中膜

血管中膜（tunica media）由规则环绕的平滑肌细胞和弹性蛋白层构成，是动脉壁中最厚的一层。平滑肌细胞的活动受交感神经纤维以及一系列化学物质调控，根据机体需要调节血管的收缩（平滑肌收缩，管腔直径减小）或舒张（平滑肌舒张，管腔直径增大）。血管直径的微小改变会对血流和血压产生巨大的影响，因此血管中膜的活动在循环动力学中起关键作用。

（三）血管外膜

血管外膜（tunica externa）位于血管壁的最外层，主要由疏松的胶原纤维编织而成，可以保护血管并将其固定于外周结构。神经纤维和淋巴管延伸进入血管外膜。在较大的血管中，外膜还具有细小的滋养血管系统（vasa vasorum，“血管的血管”），为血管壁较外层的部分提供营养，而血管的内侧或管腔部分直接从管腔的血液中汲取营养。

第二节　血管的分类、结构特点及功能

血管是运送血液的管道，按照构造、功能的不同，分为动脉（artery）、静脉（vein）和毛细血管（capillary）三种。动脉起自心脏，随着前行不断分支，口径渐渐变细，管壁也越来越薄，最后形成大量的毛细血管，分布到全身各组织和细胞间。然后毛细血管再汇合，逐级形成静脉，最后返回心脏。换一个角度来说，血液经由动脉输出心脏，在毛细血管处与组织进行物质交换，然后再由静脉输送回心脏。这样，动脉与静脉经由心脏连通，全身血管构成了封闭式的管道，血液就在这个封闭的管道中不断流动。人体内血管常呈对称性分布，大的血管走向多与身体长轴平行，且动、静脉相伴而行，并与神经纤维一起被结缔组织膜包裹成血管神经束。下面分别就各类血管的结构特点和功能进行阐述。

一、动脉

如前所述，动脉是运送血液离开心脏的血管，从心室发出后，反复分支，愈分愈细，最后移行于毛细血管。动脉管壁较厚，能承受较大的压力。根据解剖结构和功能的不同，动脉又分为弹性动脉（elastic artery）、肌性动脉（muscular artery）、小动脉（small artery）和微动脉（arteriole）四类（各类动脉的结构特点见表1-1）[1-2]。

（一）弹性动脉

弹性动脉是邻近心脏的大动脉，血管壁较厚，包括主动脉及其主要分支。其结构有如下特点：①内膜有较厚的内皮下层，内皮下层之外为

表1-1　各类动脉的特征

动脉类型	直径	内膜	中膜	外膜
大动脉（弹性动脉）	>1cm	内皮、结缔组织、平滑肌、多层弹性膜	平滑肌、弹性纤维	结缔组织、弹性纤维，比中膜薄
中动脉（肌性动脉）	1 ~10mm	内皮、结缔组织、平滑肌、明显内弹性膜	平滑肌、胶原纤维、少量弹性组织	结缔组织、部分弹性纤维，比中膜薄
小动脉	0.3 ~1mm	内皮、结缔组织、平滑肌、内弹性膜	平滑肌（8~10层细胞）、胶原纤维	结缔组织、部分弹性纤维，比中膜薄
微动脉	10 ~300μm	内皮、结缔组织、平滑肌	平滑肌（1~2层细胞）	薄，或有结缔组织覆盖

多层弹性膜组成的内弹性膜，并与中膜的弹性膜相连；②成人大动脉中膜有 40 ~ 70 层弹性膜，各层弹性膜由弹性纤维相连，弹性膜之间有环形平滑肌和少量胶原纤维和弹性纤维，中膜基质的主要成分为硫酸软骨素；③外膜较薄，由结缔组织构成，没有明显的外弹性膜。由于弹性动脉血管壁含有大量弹性蛋白，因而能承受并缓冲巨大的血压波动：当心脏射血时，它们随之扩张，发挥压力储存作用；当心脏舒张时，它们回弹迫使血液继续向前流动，而不会随心动周期突然流动或暂停。弹性动脉中虽然存在多量平滑肌，但它们并没有表现出明显的血管收缩效应，同时由于管腔大，血流受到的阻力较小，可将血液很快从心脏传导到下级动脉，因此也被称为传导动脉（conducting artery）。

（二）肌性动脉

除弹性动脉以外，大多数被命名的动脉都属于肌性动脉。肌性动脉负责将血液导入特定器官，因此又叫分布动脉（distributing artery），因为管径介于大动脉与小动脉之间，所以也称中动脉。肌性动脉内膜内皮下层较薄，内弹性膜明显；中膜较厚，由 10 ~ 40 层环形排列的平滑肌组成，肌间有一些弹性纤维和胶原纤维；外膜厚度与中膜相等，交界处有明显的外弹性膜。平滑肌纤维的舒缩可控制管径的大小，调节器官的血流量。

（三）小动脉

管径介于 1mm 至 0.3mm 之间的动脉称为小动脉。小动脉包括粗细不等的几级分支，其管壁结构与肌性动脉相似，但各层均变薄，内弹性膜明显，中膜含数层平滑肌，外弹性膜不明显。平滑肌舒缩可使管径变小，增加血流阻力。

（四）微动脉

微动脉内径 0.3mm 至 10μm，是最小的动脉。管壁由内皮和 1 ~ 2 层平滑肌构成，外膜较薄。较小的微动脉与毛细血管床相连，结构也近似于后者。

由于小动脉和微动脉口径较小，且管壁又含有丰富的平滑肌，通过平滑肌的舒缩活动很容易使血管口径发生改变，从而改变血流的阻力。血液在血管系统中流动时所受到的总的阻力，大部分发生在小动脉，特别是微动脉，因此称它们为阻力血管。又因它们位于毛细血管之前，所以又叫毛细血管前阻力血管。正常血压的维持在一定程度上取决于外周血管即小动脉和微动脉对血流产生的阻力，即外周阻力。

二、静脉

与动脉相反，静脉是引导、输送血液返回心脏的管道。静脉的管壁较薄，弹性小，管腔大，血流速度较慢。安静时，静脉内容纳 60% ~ 70% 的循环血量，故又叫容量血管。一些静脉管腔中有瓣膜，可以防止血液倒流。根据管腔的大小，可将静脉分为微静脉（venule）、小静脉、中静脉和大静脉（各类静脉的结构特点见表 1-2）[1-2]。

表1-2 各类静脉的特征

静脉类型	直径	内膜	中膜	外膜
毛细血管后微静脉	10～50μm	内皮、周细胞	无	无
微静脉	50～100μm	内皮、周细胞	平滑肌（1～2层细胞）	结缔组织、部分弹性纤维，比中膜厚
小静脉	0.1~1mm	内皮、结缔组织、平滑肌（2～3层细胞）	平滑肌（2～3层，与内膜连续）	结缔组织、部分弹性纤维，比中膜厚
中静脉	1~10mm	内皮、结缔组织、平滑肌、部分血管存在内弹性膜	平滑肌、胶原纤维	结缔组织、部分弹性纤维，比中膜厚
大静脉	>1cm	内皮、结缔组织、平滑肌	平滑肌（2～15层）、心肌（邻近心脏血管）、胶原纤维	结缔组织、部分弹性纤维、纵向平滑肌，明显比中膜厚

（一）微静脉

微静脉直径8～100μm，由毛细血管聚合而成，管腔不规则，内皮外的平滑肌或有或无，外膜薄。紧接毛细血管的微静脉称毛细血管后微静脉，其管壁结构与毛细血管相似，但管径略粗、内皮细胞间的间隙较大，故通透性较大，也有物质交换功能。

（二）小静脉

管径一般在100μm以上，内皮外渐有一层较完整的平滑肌。较大的小静脉的中膜有一至数层平滑肌，外膜也逐渐变厚。

（三）中静脉

除大静脉以外，具有解剖学名称的都属于中静脉。中静脉管径1～10mm，内膜薄，内弹性膜不明显。中膜比其伴行的中动脉薄得多，环形平滑肌分布稀疏，外膜一般比中膜厚，没有外弹性膜，由结缔组织组成。

（四）大静脉

指管径大于10mm的静脉，包括上腔静脉、下腔静脉、无名静脉和颈静脉等。管壁内膜较薄，中膜很不发达，为几层排列疏松的环形平滑肌，有时甚至没有平滑肌。外膜则较厚，结缔组织内常有较多的纵行平滑肌束。

静脉的功能是将身体各部的血液输送回心脏。静脉血回流的动力并不主要依靠管壁的收缩，而是靠管道内的压力差。影响静脉压力差的因素有很多，如心脏的收缩力、重力和体位、呼吸运动以及静脉周围的骨骼肌的收缩挤压作用等。

三、毛细血管

毛细血管管径平均为6～9μm，连于动、静脉之间，互相连接成网状。其管壁主要由一层内皮细胞构成，在内皮外面有一薄层结缔组织。毛细血管通透性大，红细胞只能单行通过，管内血流速度较慢，这些特点有利于血液与组织之间充分进行物质交换。另外还常可见到一种扁而有突起的细胞贴在毛细血管的管壁外面，称为周细胞。近来的研究报道，周细胞参与调节微血管的通透性，对维持血脑屏障尤其重要，另外它还具有收缩功能、一定的吞噬功能和多向性干细胞的潜能等。根据内皮细胞和基膜等的结构特点，毛细血管又分为连续毛细血管（continuous capillary）、有孔毛细血管（fenestrated capillary）和血窦（sinusoid）[1-2]。它们根据需要分布在不同的组织器官，行使物质交换功能（表1-3）。

本章结语

本章就血管的结构、类型及其基本功能等做了简要的介绍。事实上，血管不仅是运输血液的管道，也是一种多功能的器官，血管内稳态的相对平衡是维持机体正常生理功能的重要基础。血管内平衡失调往往并不只是累及某一器官，而

表1-3 毛细血管的分类

分类	连续毛细血管	有孔毛细血管	血窦
内皮细胞	连续，有紧密连接，质膜小泡多	细胞有孔，孔上多数有膜覆盖	内皮细胞有窗孔，无隔膜，细胞间间隙大，管腔大
基膜	连续而完整	连续	不连续或缺如
分布	结缔组织、肌组织、肺和中枢神经系统等	胃肠黏膜、某些内分泌腺和肾血管球等	肝、脾、骨髓和一些内分泌腺中
功能	选择性通透	通透性较大	通透性最大

是引起系统性的病变。只有充分了解血管的正常结构、功能，以及发生病理改变的机制与规律，才能更有效地预防和治疗这些疾病。

参考文献

[1] Marieb EN, Hoehn K. Human Anatomy & Physiology. 7th ed. San Francisco: Benjamin Cummings, 2007.
[2] 邹仲之，李继承．组织学与胚胎学．7版．北京：人民卫生出版社，2008.
[3] Jones EA, Le Noble F, Eichmann A. What determines blood vessel structure? Genetic prespecification vs. hemodynamics. Physiology, 2006, 21:388-395.
[4] Siekmann AF, Lawson ND. Notch signaling limits angiogenic cell behaviour in developing zebrafish arteries. Nature, 2007, 445:781-784.
[5] Leung DW, Cachianes G, Kuang WJ, et al. Vascular endothelial growth factor is a secreted angiogenic mitogen. Science, 1989, 246:1306-1309.
[6] Li SM, Zeng LW, Feng L, et al. Rac1-dependent intracellular superoxide formation mediates vascular endothelial growth factor-induced placental angiogenesis in vitro. Endocrinology, 2010, 151: 5315-5325.
[7] Wang S, Aurora AB, Johnson BA, et al. The Endothelial-specific microRNA miR-126 governs vascular integrity and angiogenesis. Developmental Cell, 2008, 15:261-271.
[8] Fan HL, Chen PP, Qi RM, et al. Greatly improved blood compatibility by microscopic multiscale design of surface architectures. Small, 2009, 5(19); 2144-2148.

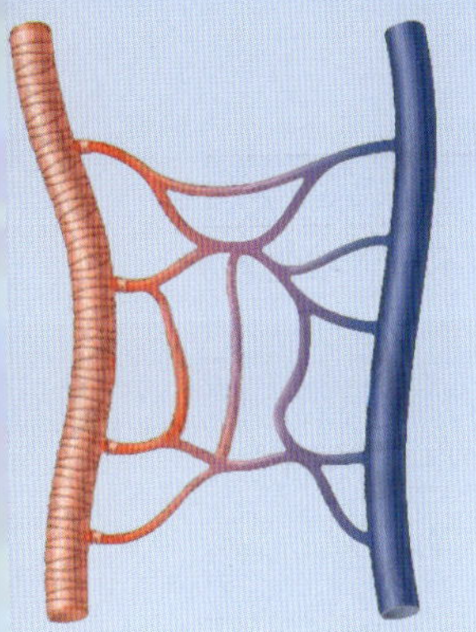

第二章

血管内皮

朱 毅 艾 玎

血管内皮细胞通常指衬于心脏、血管和淋巴管内表面的单层扁平上皮，随血流纵向排列，也称内皮细胞，是形成心血管封闭管道系统的形态基础。正常成人的血管内皮大约由 $1\times10^{13}\sim6\times10^{13}$ 个内皮细胞组成，重量可达1kg，将这些细胞全部平铺起来面积可达 $350m^2$。血管内皮细胞位于循环血液与血管壁内皮下组织之间，具有多种生理功能。近年来关于血管内皮细胞功能的研究进展很快，人们通过检测反映机体血管内皮细胞功能的一系列血液学指标及采用内皮细胞体外培养手段，对血管壁内皮细胞的分泌、合成功能，以及凝血系统、纤溶系统、补体系统与血管壁的关系等进行了广泛深入的研究，取得了重大的进展。目前一般认为血管内皮细胞除作为血液和组织间物质转运的屏障外，最主要的生物学功能是使循环血液保持正常流动状态。在炎症时高表达黏附分子，与血流中白细胞表面黏附分子相互作用，从而介导白细胞穿越血管壁。此外，血管内皮细胞具有内分泌功能，可合成和释放多种内皮衍生的血管活性因子及细胞基质成分，调节血管张力，并参与炎症反应，影响血管发生、血管通透性及体液平衡等。内皮细胞亦参与免疫反应，属于一类非专职抗原提呈细胞。因而，血管内皮细胞对调节血液循环、维持内环境稳定和生命活动的正常进行，具有十分重要的意义，并在许多疾病的发生、发展中起着重要的作用[1-2]。

第一节　血管内皮细胞的结构

内皮细胞位于血管腔面，因分布与功能的不同有很大差别。但是它们表达共同的内皮标志物，执行多种相关生物学功能。内皮细胞骨架在维持细胞形态、实现细胞功能中有重要作用，并随着其所在的微环境不同而发生改变。

一、内皮细胞的结构

（一）内皮形态

内皮细胞是组成血管腔面单层扁平上皮的一种细胞。内皮细胞胞核居中，核比较突出，淡染，核仁大而明显。电镜下可见胞内含有非常发达的高尔基体、粗面和滑面内质网，尤以胚胎和新生动物血管及再生血管的内皮细胞更为明显。胞质内还可见成束的微丝和一种外包单位膜的杆状细胞器，称 Weibel-Palade 小体（Weibel-Palade body，WPB）。内皮细胞产生和分泌的纤连蛋白（fibronectin，FN）将内皮细胞与其下的胶原组织粘连在一起。细胞表面则被覆一层糖蛋白复合物。二者对保持血管内皮细胞正常的铺平和展开、维持血管壁的正常形态与功能有着重要的作用。血管内皮细胞可分为三类：①连续内皮细胞，内皮细胞连续完整；②有窗内皮细胞，胞质局部菲薄，内外两层薄膜融合形成一层膜样结构，称为窗；③有洞内皮细胞，内皮细胞上有洞隙，允许较大分子通过。不同部位血管的内皮细胞形态和结构有一定差异。血管是生物运送血液的管道，依运输方向可分为动脉（artery）、静脉（vein）与微血管（capillary）。虽然这三类血管的内膜均由内皮细胞所构成，但是由于血管功能的差别，位于不同血管的内皮细胞之间的功能和表型有很大区别（图 2-1）。

动脉是运送血液离开心脏的血管，从心室发出后，反复分支，越分越细，最后移行于毛细血管。动脉管壁较厚，能承受较大的压力。大动脉管壁弹性纤维较多，有较大的弹性，心室射血时管壁扩张，心室舒张时管壁回缩，促使血液继续向前流动。中、小动脉，特别是小动脉

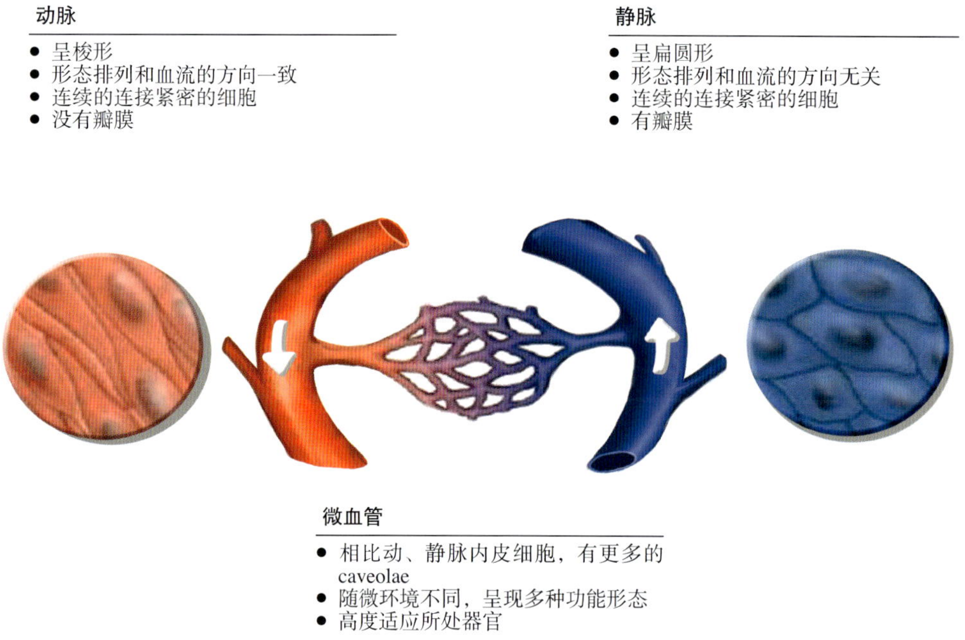

图 2-1　三类内皮细胞表型的区别

管壁的平滑肌较发达，可在神经体液调节下收缩或舒张，以改变管腔大小，影响局部血流阻力。静脉是心血管系统中引导、输送血液返回心脏的管道。动、静脉之间由微血管连接。动脉血管的内皮细胞为连续的连接紧密的细胞，它们的形态排列和血流的方向一致，呈梭形并表达特异性的标志物。在动脉的分叉处或拐弯处，受血流动力学影响，内皮细胞可变成圆形或不规则形状。而静脉内皮细胞虽然同样是连续细胞，但其形态不受血流方向影响且呈扁圆形。与动静脉内皮细胞相比，微血管内皮细胞具有更多的细胞表面小凹（caveolae），其形态表型也根据所在的微环境而改变。实验研究表明这种不同血管间内皮细胞表型的不同与微环境有关。如果将静脉移植到动脉循环中，静脉内皮细胞将表现出动脉内皮的性质。例如将人类的静脉暴露于动脉血流条件后，内皮细胞内皮型一氧化氮合酶（endothelial nitric oxide synthase，eNOS）表达增高并且血栓生成降低，并表达动脉内皮特异性标志物[3]。

（二）内皮细胞骨架

内皮细胞骨架由微丝、中间纤维和微管组成，是细胞形态维持、细胞迁移、物质运输和跨膜信息传递的重要结构基础。

1. 微丝　微丝（肌动蛋白丝）是丝状的线性肌动蛋白（F-actin）聚合物。微丝的稳定性取决于细胞内球状肌动蛋白（G-actin）的浓度。维持 G-actin 的细胞内浓度高于临界浓度（0.1μmol/L）有利于微丝肌动蛋白聚合和形成。在正常的生理条件下，微丝随机分布在整个细胞（短丝和弥漫性肌动蛋白单体）和细胞周带（皮质肌动蛋白）中。当内皮细胞暴露于高通透性诱导剂如凝血酶或组胺后，肌动蛋白丝在细胞内形成直链平行的应力纤维。应力纤维的形成往往伴随着细胞收缩形态和相邻内皮细胞之间的间隔的形成。相反，当用内皮细胞屏障保护剂如神经鞘氨醇 -1- 磷酸处理内皮细胞时，微丝将发生重组并定位于细胞外围以加强细胞 - 细胞的接触。已知至少有 80 种蛋白质与微丝相连并调节微丝细胞骨架的功能或组成，其中一些蛋白质参与调节微丝聚合，如丝切蛋白（cofilin，CFL）、凝溶胶（gelsolin）或 27 000 的热休克蛋白（heat shock protein，HSP）。此外，微丝细胞骨架的形成可以被信号分子调节，例如 Rho 家族小三磷酸鸟苷（small guanosine triphosphate，Small GTP）酶（Rac1、Cdc42 和 RhoA）可诱导微丝形成特殊的结构，如细胞周边的皮质肌动蛋白或应力纤维。微丝细胞骨架重排和应力纤维形成可以导致血管内皮高通透性，然而此过程的确切机制尚未完全明确。在大多数情况下，细胞骨架重排是与肌动蛋白 - 肌球蛋白结合和收缩等过程分不开的。

2. 中间纤维　中间纤维由异构聚合蛋白排列组成。在大多数细胞中，中间纤维蛋白的单体主要是波形蛋白（vimentin）。中间纤维对于内皮细胞的细胞结构维持非常重要，在内皮细胞暴露于剪切力时表达最丰富。在主动脉内皮细胞中，中间纤维参与剪切力导致的结构重排，并通过与细胞 - 细胞连接蛋白和基底膜的黏着斑相连接改变细胞间连接的机械张力。黏着内皮细胞中的中间纤维的主要功能是提供结构支撑和张力，并稳定由弹性较小的肌动蛋白微丝所形成的连接。波形蛋白基因敲除小鼠未见严重的血管缺陷，表明波形蛋白丝并不是维持血管内皮细胞的正常生理功能所必需的[4]。当内皮细胞暴露于高通透性诱导剂组胺时，波形蛋白与血管内皮钙黏附蛋白（vascular endothelial-cadherin，VE-cadherin）的连接被破坏，这表明中间纤维可能参与应对通透性刺激的反应。波形蛋白丝与黏着斑的连接表明波形蛋白丝可能参与黏着斑的形成或作为黏着斑蛋白支架蛋白。另外，波形蛋白可能在细胞 - 基质结合中参与整合素信号通路。

3. 微管　微管（microtubule）是异二聚体亚基 α 和 β 微管蛋白聚合形成的管状结构。该管状结构由 13 个平行排列成环状的聚合长丝构成。微管在细胞有丝分裂、形态和细胞内蛋白质的运输中有着重要作用。在内皮细胞中，微管与肌动蛋白丝交联并且通过对肌动蛋白丝的调节影响内皮通透性。动态聚合与解聚决定了微管的稳定性，通过加帽（capping）或其他翻译后修饰，可以进一步稳定微管。微管动态重排影响其他细胞骨架成分。微管的稳定性可以对抗肌动蛋白应力纤维的形成和高通透性，从而保护血管内皮细胞。微管解聚激活鸟嘌呤核苷酸交换因子，其下游信号通过 Rho 家族（ras homolog gene family）GTP 酶导致肌动蛋白应力纤维的形成。Rho 激酶信号可以进一步影响内皮屏障功能。炎性细胞因子如肿瘤坏死因子 α（tumor necrosis factor α，TNFα）或凝血酶可诱发内皮细胞微管不稳定，并导致炎症反应中内皮屏障功能障碍。相反，环腺苷酸（cyclic adenosine monophosphate，cAMP）和激活蛋白激酶 A（protein kinase A，PKA）可稳定内皮细胞中的微管结构从而保护内皮屏障功能。

二、血管内皮细胞的标志物

（一）Weibel-Palade 小体和 von Willebrand 因子

早在 1964 年，Weibel 和 Palade 等人发现内皮细胞具有大量电子致密度较高的细胞器，称 WPB[5]。这种小体是内皮特有的分泌型杆状细胞器，是形态学上鉴定内皮细胞的重要标志物之一。WPB 含有多种生物活性分子，其中主要成分是 von Willebrand 因子（von Willebrand factor，vWF），又称为凝血因子Ⅷ相关抗原，为内皮细胞所特有，因此 vWF 是鉴定内皮细胞的重要标志分子。当某些激动剂（如凝血酶和组胺）刺激内皮细胞时，WPB 移向细胞膜表面，WPB 膜与细胞膜融合，将其内容物分泌入血。vWF 由内皮细胞合成释放后储存在血小板 α 颗粒和膜表面，作为凝血因子Ⅷ的载体蛋白，具有促进血小板黏附的作用。vWF 通过血小板膜上的糖基磷脂酰肌醇（glycosyl-phosphatidyl-inositol，GPI）与内皮下胶原锚合在一起。当内皮细胞受到刺激时，这些血小板黏附相关的蛋白质将被合成和释放，促进血小板黏附于内皮细胞。

（二）血管内皮钙黏附蛋白

血管内皮钙黏附蛋白（VE-cadherin，又名 CD144）是一种 110 个氨基酸的磷酸化糖蛋白。VE-cadherin 是内皮细胞最主要的钙依赖性黏附素，其介导的细胞连接称为黏附连接（adherin junction）；它也是内皮细胞特异性表达的标志性蛋白之一[6]。VE-cadherin 通过其胞质区与细胞骨架蛋白相互作用。黏附连接除了在细胞黏附中起作用外，还参与信号传导。信号分子 Rac、Src 样激酶及磷酯酶等位于黏附连接的细胞内表面。VE-cadherin 与胞质中某些成分作用，调节内皮细胞的发育和功能[7]。血管内皮特异性转基因或基因敲除时，常常以 VE-cadherin 作为靶分子。

（三）内皮细胞特异性酪氨酸激酶受体

血管内皮细胞另一具有代表性的特异性标志物是内皮细胞特异性酪氨酸激酶受体（receptor tyrosine kinase，RTK）。目前已发现的主要有两大家族：一种是血管内皮生长因子受体（vascular endothelial growth factor receptor，VEGFR）家族，包括VEGFR1（Flt1）、VEGFR2（Flk1/KDR）和 VEGFR3（Flt4）；另一种是血管生成素受体（angiopoietin receptor）家族，即具有免疫球蛋白和 EGF 同源区的酪氨酸激酶家族（tryosine kinase with immu-noglobulin and EGF homology domains，Tie），包括 Tie1 和 Tie2（Tek）。它们都具有信号传导所必需的酪氨酸激酶活性，在生理及病理性血管再生中发挥着关键性作用。

血管内皮生长因子（vascular endothelial growth factor，VEGF）是一类能在体内诱导血管生成的内皮细胞特异性的丝裂原[8]，同时它们也是作用最强的促血管形成因子之一，包含多种家族成员，其中 VEGFA 在人类占主导作用。不同亚型的 VEGF 分别与血管内皮细胞上的 3 种 VEGF 受体结合，即 VEGFR1、VEGFR2 和 VEGFR3。这 3 种受体主要分布于血管内皮细胞表面，由含 7 个免疫球蛋白样结构的细胞外区、膜区及酪氨酸激酶区组成。三种受体均是属于受体酪氨酸激酶（RTK）β 型的跨膜受体，其共同特点是催化域内有酪氨酸激酶插入区。VEGFR 的酪氨酸激酶活性通过受体和配体结合而被激活，随之受体发生磷酸化，细胞内多种参与细胞生长和分化的酶活性发生变化并产生一系列相关反应，从而实现 VEGF 的生物作用。VEGFR1 和 VEGFR2 可与 VEGFA 结合，其中 VEGFR2 介导了大部分 VEGF 已知的细胞反应。VEGFR1 在胚胎及增生血管内皮细胞中表达较高，而在成熟血管内皮细胞中表达下降，说明 VEGFR1 在促进血管发生及再生中起作用。虽然 VEGFR1 的功能尚未完全明确，但目前研究表明它可能参与调整 VEGFR2 信号通路。此外 VEGFR1 还存在一种选择性剪切亚型，即可溶性 Flt1（soluble Flt1，sFlt1）。sFlt1 在结构上由于缺乏第 7 个免疫球蛋白样结构、膜区及细胞内区，它虽具有与 VEGFR1 相似的功能却并不锚定在细胞膜上。与 VEGFR1 和 VEGFR2 不同，VEGFR3 的配体是 VEGFC 和 VEGFD 而不是 VEGFA。VEGFR3 高度表达于胚胎血管发生时的成血管细胞、静脉和淋巴管，但在成年组织仅限于在淋巴管内皮细胞表达，根据其表达分布特点推断，VEGFR3 可能与淋巴管的生成有关。

另一种内皮细胞特异性标志物为血管生成素受体，即 Tie 家族，包括 Tie1 和 Tie2。二者均为酪氨酸激酶受体（RTK），以血管生成素（angiopoietin）为内源性天然配体，调控内皮细胞的存活与凋亡、血管的通透性以及血管新生中的毛细血管芽出。

Tie2 最早发现于胚胎的血管内皮，在肿瘤新生血管内皮中高表达，尤其在肿瘤周围的新生血管区、肿瘤和炎性细胞浸润的交界区表达明显增高。Tie2 促使肿瘤血管发芽，促进血管延长以及促进肿瘤血管与供体血管间形成联系。部分对阻断 VEGF 途径无生物反应的肿瘤常表达 Tie2，表明 Tie2 是部分肿瘤血管化的主要信息途径。将胚鼠 Tie2 基因敲除，胚胎在妊娠 9.5～10.5 天死亡。与 VEGF 基因敲除后不同，Tie2 基因敲除后内皮细胞数量正常并可以形成血管腔结构，但血管幼稚、缺乏网络样分支，亦无管周支持细胞；同时内皮细胞呈圆形，与周围基质连接疏松，说明 Tie2 参与调节血管结构稳定性。Tie2 不仅作为血管内皮细胞的特异性标志物，也常被用来作为内皮特异性转基因或基因敲除的靶点。Tie1 与 Tie2 结构相似，将 Tie1 基因敲除后，胚鼠死亡时间不一，从妊娠 14.5 天至出生后不等。镜下发现血管出血、水肿，提示 Tie1 参与调控微血管液体交换及血流动力学过程[9]。

（四）内皮细胞的其他标志分子

内皮细胞上固有表达的标志分子还包括血管紧张素转化酶、血小板 - 内皮细胞黏附分子 1（platelet endothelial cell adhesion molecule 1，PECAM1，又称为 CD31）、植物凝集素受体、乙酰化低密度脂蛋白受体、血栓调节蛋白（thrombomodulin，TM）、细胞间黏附分子 1（intercellular adhesion molecule 1，ICAM1）、$\alpha_v\beta_3$ 整合素（CD51/61）、CD36 以及大量的细胞因子和生长因子受体等。但这些细胞标志分子并非完全是内皮细胞特异性的，而且有的分子仅在特定情况的血管内皮上表达。某些黏附分子，如血管细胞黏附分子 1（vascular cell adhesion molecule 1，VCAM1，即 CD106）、ICAM1（即 CD54）及 E- 选择素（E-selectin，即 CD62E）主要在内皮细胞受到刺激、内皮在激活过程中做出反应时表达增高，故常常被用作内皮激活的标志。

第二节　血管内皮细胞的功能

血管内皮细胞的功能主要包括：①屏障功能，限制大分子物质的通过；②运输功能，能选择性调节血管壁对小分子物质的通透性；③合成与分泌多种血管活性物质，调节血管张力；④抗凝与促凝作用；⑤通过生长因子调节血管新生。

一、屏障功能

血管内皮是由不同类型的黏附结构或细胞 - 细胞连接形成的连续的单层细胞结构。在正常情况下，内皮细胞通过细胞间连接等结构严格限制血液中生物大分子的通过而发挥其屏障作用，内皮细胞的功能状态对血管壁的通透性起决定性作用。当血管内皮屏障功能受损时，血管通透性可以大幅度地增加，通过细胞间缝隙形成等形式使血液中的生物大分子通过，进入内皮下组织或组织间隙，引起细胞外水肿。这是创伤、烧伤、感染、休克等过程中一种常见的病理生理现象，具有重要的临床意义。以下是影响血管内皮屏障作用的因素。

（一）内皮细胞管腔面的阴离子屏障

血管内皮细胞合成的许多蛋白多糖带有负电基团，使得血管内皮表面带有负电荷，由于电荷同性相斥，内皮细胞的管腔表面与血浆中带阴离子的蛋白质，特别是与小分子的白蛋白相斥，构成阴离子屏障。来自体内外的带阳离子的物质，如血小板激活因子（platelet activating factor，PAF）等，可损伤内皮细胞的阴离子屏障，增加血管内皮的通透性；而带负电荷的物质如肝素等则对内皮细胞的阴离子屏障功能有保护作用。

（二）内皮细胞间的连接

内皮细胞通过复杂的细胞间连接形成连续性单层细胞结构。根据脏器的功能不同，其连接成分、致密程度和数量有较大变化。根据其形态和功能，内皮细胞间的连接方式主要有黏附连接（adheren junction）、紧密连接（tight junction）和缝隙连接（gap junction）三种形式（图 2-2）[10]。内皮通透性的重要结构基础是细胞间连接。在微血管内皮细胞中，黏附连接和紧密连接参与细胞旁转运和细胞间的黏附屏障结构。黏附连接存在于大多数微血管床，是内皮细胞交界处最普遍的类型。黏附连接对白蛋白（69 000，分子半径为 3.6nm）和其他大的蛋白质不通透，是许多器官和组织的内皮屏障大分子的主要决定因素。相比黏附连接，紧密连接在外周微脉管系统中不常见，其主要存在于一些特殊组织的微血管内皮中，例如血脑屏障或血 - 视网膜屏障。紧密连接的特定屏障功能可防止更小的分子（<1000）通过以及限制流量小的无机离子（如 Na^+）。缝隙连接的功能则与相邻动脉内皮细胞间的生化信息相关。

1. 黏附连接　黏附连接是内皮细胞间最常见的连接形式。这种连接呈不连续性，主要由钙黏附蛋白（cadherin）家族成员形成。VE-cadherin 是一种跨膜糖蛋白受体，相邻血管内皮表达的 VE-cadherin 胞外结构域可相互结合，VE-cadherin 通过这种方式形成同型键，并

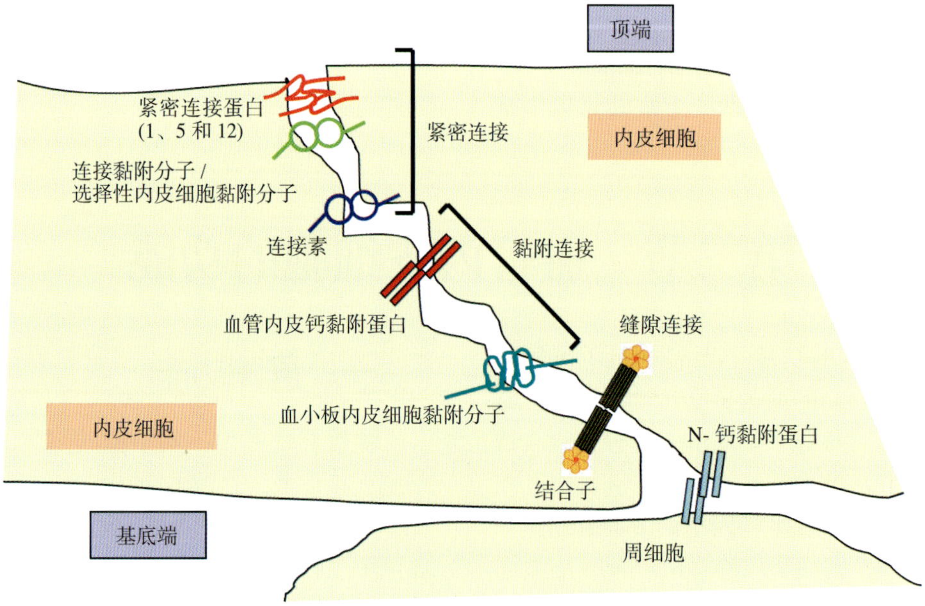

图 2-2　内皮细胞间的连接方式主要有黏附连接、紧密连接和缝隙连接三种形式

将周边内皮细胞黏附在一起。VE-cadherin 胞外结构域的分子间结合依赖于细胞外钙离子（Ca^{2+}）。Ca^{2+} 结合到 VE-cadherin 胞外域中带负电荷的氨基酸残基上，促进 VE-cadherin 形成同型键所必需的构象。VE-cadherin 在细胞内通过连环蛋白（catenin）家族（α-、β-、γ- 和 P120-catenin）连接到细胞骨架上。黏附连接的结构模式是 VE-cadherin 直接与 β-catenin 和 γ-catenin 相连，进而与 α-catenin 结合从而和微丝连接。α-catenin 与其他蛋白包括 α- 辅肌动蛋白、纽蛋白（vinculin）、血管扩张刺激磷蛋白（vasodilator-stimulated phosphoprotein，VASP）和成蛋白（formin）的结合可以促进其与微丝细胞骨架的连接的稳定性。虽然 P120-catenin 不直接与肌动蛋白结合，但是 VE-cadherin 也可以通过与 P120-catenin 的结合使自身更稳定。其机制是通过 P120-catenin 与蛋白激酶（Src 激酶）和磷酸酶结合，并把这些信号分子传递给附近的黏附连接蛋白进行进一步的相互作用。因此，连环蛋白不仅是 VE-cadherin 和细胞骨架结构之间的联系，还能转导细胞与细胞间的生化信号。VE-cadherin-catenin- 细胞骨架复合物的稳定性对于内皮细胞屏障功能的维护有重要作用[11]。

2. 紧密连接　紧密连接是细胞连接的另一种形式，由相邻细胞的紧密结合的胞膜形成，并有部分胞膜融合现象，具有调控离子、溶液从细胞一侧扩散到另一侧的屏障作用。由于紧密连接连续环绕于细胞顶端，防止了细胞膜顶端和基底侧面成分的相互混杂，维持了内皮细胞的极性进而影响细胞的运动增殖和分化，调节细胞功能。紧密连接分子由紧密连接蛋白家族（claudins 1、5 和 12）、连接黏附分子（junctional adhesion molecule，JAM）A、B 和 C 以及选择性内皮细胞黏附分子（endothelial cell selective adhesion molecule，ESAM）3 种膜蛋白和闭合小环蛋白（ZO1、ZO2 和 ZO3）等胞质蛋白质组成。根据血管渗透的需要，紧密连接在内皮细胞中的数量在不同的组织中表现不同。在大动脉血管中内皮细胞有高度连续的紧密连接，然而在容量性静脉血管中，紧密连接则很少。在血脑屏障及脑微循环中，某些内皮细胞连接主要是紧密连接，它们对细胞转运具有高度抗性，形成转运屏障。这些部位的细胞连接能高度特异性表达紧密连接蛋白 ZO1、ZO2 和闭合素（occludin）。

3. 缝隙连接　缝隙连接是由相邻内皮细胞成对的连接子（connexon）构成。每个连接子是由具有跨膜亲水性的连接蛋白（connexin）组成同构或异构六聚体。这一结构允许相邻细胞间离子和小分子物质直接交换从而实现细胞间信息交流。在内皮细胞中至少有 3 种连接蛋白参与构成内皮细胞的缝隙连接，即 Co43、Co40 和 Co47，它们在不同的血管中有不同的表达。缝隙连接对于同种的内皮细胞及异种的内皮细胞和肌细胞、内皮细胞和巨噬细胞间交换是非常重要的。同时缝隙连接的存在有利于机械剥脱和血管生成及损伤后修复过程中内皮细胞的迁移。

此外，还有一些其他黏附分子构成的连接方式，如 PECAM。PECAM 参与内皮细胞黏附连接的构成，但它是一种短暂的连接，与内皮细胞骨架蛋白无关。其对内皮细胞的多种活动如血管生长等起调控作用[12]。内皮细胞还表达神经元钙黏附蛋白（neural-cadherin，N-cadherin），介导内皮细胞与周细胞或其他间质细胞的连接。紧密连接不止存在于细胞顶端，同时也与黏附连接一起存在于内皮细胞间隙中[13]。

（三）内皮细胞与胞外基质的连接

黏着斑是微血管壁的内皮细胞基底膜与周围的细胞外基质（extracellular matrix，ECM）之间的连接。黏着斑的主要结构是整合素（integrin）。整合素家族属于 α/β 二聚体糖蛋白的家族。它们细胞内的结构域直接或间接地通过连接蛋白如桩蛋白、踝蛋白、纽蛋白或 α- 辅肌动蛋白和细胞骨架相互作用。它们的胞外结构域则与各自的基质蛋白，如纤连蛋白、玻连蛋白（vitronectin）、胶原蛋白（collagen）、纤维蛋白原（fibrinogen）和层粘连蛋白（laminin）相结合。整合素的分子组成取决于细胞外基质的化学和物理状态。血管性内皮细胞表达多种不同的 α/β 亚基组合的整合素，包括 $α_1β_1$、$α_1β_2$、$α_1β_5$、$α_2β_1$、$α_3β_1$、$α_5β_1$、$α_6β_1$、$α_6β_4$、$α_vβ_3$ 和 $α_vβ_5$。通常情况下，$α_1β_1$ 和 $α_1β_2$ 结合胶原蛋白，$α_3β_1$、$α_6β_1$ 和 $α_6β_4$ 结合层粘连蛋白，$\alpha_5\beta_1$ 结合纤连蛋白，而 $\alpha_v\beta_3$ 和 $\alpha_v\beta_5$ 结合玻连蛋白。许多组合能够识别基质蛋白中的精氨酸 - 甘氨酸 - 天冬氨酸（RGD）序列，从而能够与细胞外配体结合。

虽然对于黏着斑确切的功能机制尚未完全阐明，但目前认为细胞 - 基质局部接触区域的各种物理和化学的信号能够促使整合素参与细胞和细胞外基质之间的信号协调与传导。一方面，ECM- 整合素相互作用诱导外部信号进入（outside-in）以协助维护内皮屏障的完整性；另一方面，受体与激动剂结合触发内部信号向外传递（inside-out）以调节整合素-ECM 粘连。这些反应改变了整合素-ECM 相互作用的模式与强度，并导致黏着斑甚至细胞从 ECM 脱离。

黏着斑的改变也可能参与维持细胞骨架张力及内皮细胞的屏障功能。对某些刺激如组胺，整合素 - 基质结合键的数量和强度均会增加，并进一步通过细胞 - 细胞连接转导细胞骨架的收缩力，介导细胞骨架蛋白的重新分布及细胞形态的改变，从而影响内皮细胞物质交换的屏障功能。

（四）内皮细胞的收缩

肌动球蛋白（actomyosin）收缩和细胞骨架张力增加是导致内皮高通透性的主要机制。内皮细胞与肌肉细胞类似，肌球蛋白与组成细胞骨架的肌动蛋白相连接，并且以肌动蛋白 - 肌球蛋白（肌动球蛋白）为基础的收缩活动可使细胞骨架的张力增加。肌球蛋白轻链 2（myosin light chain 2，MLC2）的磷酸化增加肌动球蛋白的收缩力。MLC2 的磷酸化会导致依赖于 ATP 的肌球蛋白三级结构发生变化以及与肌动蛋白相关的结合位置发生偏移。这种偏移产生的肌动球蛋白收缩力可以增加微丝细胞骨架张力。

由于微丝细胞骨架与黏着斑连接参与内皮细胞连接，细胞骨架张力的变化直接影响屏障结构和功能。微丝细胞骨架与细胞连接蛋白和黏着斑相结合，以黏着斑连接为支点，使细胞骨架张力物理性地拉开细胞与细胞间的连接，并增加血管内皮细胞间通透性。相反，MLC2 去磷酸化则降低肌动球蛋白收缩，放松微丝细胞骨架，并降低内皮细胞通透性。因此，肌动球蛋白收缩和微丝细胞骨架的张力与 MLC2 的磷酸化状态成正比。MLC2 被肌球蛋白轻链激酶（myosin light chain kinase，MLCK）磷酸化，并被肌球蛋白轻链磷酸酶（myosin light chain phosphatase，MLCP）去磷酸化。内皮细胞正常的生理通透性是由 MLCK 和 MLCP 活性的平衡来维持的。MLCK/MLCP 活性的平衡决定 MLC2 磷酸化状态的稳态。任何增加 MLCK 或减少 MLCP 的刺激都将增加 MLC2 的磷酸化和内皮细胞通透性。许多抗炎药和疾病都是通过影响 MLC2 的磷酸化导致内皮通透性改变。

与细胞收缩过程相比，细胞的被动回缩则不依赖于 MLCK。这个过程可被蛋白激酶 C 和酪氨酸激酶引起的结合蛋白如 vinculin 和踝蛋白（talin）的磷酸化所调节。Vinculin 分布于肌动蛋白的末端与细胞膜间，可传递张力至细胞膜，在磷酸化的条件下调节细胞间的回缩。Talin 与 vinculin 和 integrin 相互作用，调节细胞从基质中回缩。蛋白激酶 C（protein kinase C，PKC）也使钙调结合蛋白（caldesmon）和波形蛋白（vimentin）磷酸化，此二者为内皮细胞骨架蛋白质，对细胞形态有重要影响。因此，某些骨架蛋白质的磷酸化可引起细胞间及细胞 - 基质间的连接减弱，从而致细胞回缩和细胞间缝隙形成。

（五）影响内皮细胞通透性的因素

血管壁通透性的调节依赖于内皮细胞间的各种连接及细胞的不同功能状态，此二者是血管内外物质交换和主动运输的通透性屏障。内皮细胞的通透性受到许多因素的影响，如各种酶类、内毒素以及 Ca^{2+}浓度变化等，均可改变内皮细胞间连接。创伤后血管中血流动力学变化也可引起内皮细胞间连接改变。由炎症因子介导的内皮通透性的增加主要是通过细胞收缩和回缩致内皮细胞间缝隙形成所致，该过程是可逆的。炎症、创伤等过程中，中性粒细胞渗出对内皮细胞间连接和内皮细胞骨架也有影响。另外，还有许多化学因素包括多种神经体液因子和炎性物质如组胺、缓激肽等，也可通过影响内皮细胞的形态和功能，导致血管内皮通透性增加。

二、运输功能

内皮表面为血液和组织间物质交换提供了很大的表面积，黏附连接则参与血管壁通透性的调节。毛细血管是血管内、外物质交换的主要场所。毛细血管及其前后的微动脉、微静脉无外膜及中层平滑肌，仅由单层内皮细胞及其下的基底膜构成。基底膜的通透性较高，因而微血管通透性的大小主要取决于单层内皮细胞的结构与功能状态。由于内皮细胞具有独特的结构和代谢特性，它能选择性地调节不同分子的物质通过血管壁。血管内皮介导血浆和组织液成分交换的途径至少有四种：①经内皮细胞质膜转运，主要是通过扩散作用介导气体和脂溶性物质的交换；②跨细胞转运，即以质膜小泡方式或囊泡相连而形成的跨内皮通道运输大分子物质；③细胞旁转运，内皮细胞间隙受某些活性物质调控，如激肽、组胺、5-羟色胺（5-HT）等均可使内皮细胞中的微丝收缩，使裂隙变大，大分子物质透过裂隙进入内皮下层；④通过有窗内皮的“窗孔”结构，或在“断续”型内皮结构的毛细血管壁，管腔内容物通过断续的孔到血管外。在此，我们详细讨论两种途径：囊泡介导的跨细胞转运（transcellular permeability: vesicular transcytosis）和细胞旁（paracellular permeability: cell-cell junction）转运。

（一）囊泡介导的跨细胞转运

一些大分子与颗粒物质不能穿过细胞膜，而是被包裹在膜围绕的小泡中进行运输，称为跨细胞转运。跨细胞转运是内皮细胞对大分子物质跨细胞通透的重要途径之一。该机制包括在内皮细胞管腔面的囊泡介导的内吞作用（endocytosis）以及随后发生的穿过细胞的跨细胞转运和发生于基底膜的胞吐作用（exocytosis）。这个过程可以通过单个囊泡穿梭于从顶端到内皮细胞的基底端完成，或通过相互内部连接的囊泡群（vesiculo-vacuolar organelles，VVOS）形成直径为80～200nm的跨越细胞内部的槽状结构完成。内吞作用和胞吐作用可以通过电子显微镜和示踪标记（如金标记白蛋白和其他大分子），在毛细血管和毛细血管后静脉内观察到。电子显微镜显像揭示白蛋白在内皮细胞内跨细胞转运的过程：囊泡在腔面和近腔面的开放和封闭。当白蛋白与内皮细胞表面上的GP60受体结合时将发生囊泡介导的跨细胞转运：白蛋白可吸附到细胞膜管腔面的小凹处或与特异的白蛋白受体相结合，然后小凹进一步向胞质回缩，从质膜上箍断形成细胞内独立的小泡，待转运至基膜侧细胞膜，将其释放至内皮下间隙。此外，血细胞（白细胞）也可能通过内吞囊泡包装并通过跨细胞转运穿越内皮细胞内部。这一现象已经被显微图片所证实：荧光标记的白细胞足部延伸入细胞膜并被内化。

内皮细胞的内吞作用主要分为两类：网格蛋白（clathrin）依赖的内吞作用和Caveolae介导的内吞作用。这两种内吞作用均需要受体介导。受体介导的内吞作用是一种选择浓缩机制，既可保证细胞大量地摄入特定的大分子，同时又避免了吸入细胞外大量的液体。

1. 网格蛋白依赖的内吞作用　网格蛋白分子由3个重链和3个轻链组成，形成具有3个曲臂的形状（triskelion）。许多网格蛋白的曲臂部分交织在一起，形成一个具有5边形网孔的笼子。在内吞过程中，配体先同膜表面特异受体结合，然后网格蛋白装配的亚基结合上去，使膜凹陷成小窝状。它大约在一分钟之内就会转变成被膜小泡。由于这种小窝膜外侧结合有许多网格蛋白，故这一特定区域称为网格蛋白衣被小窝（clathrin-coated pit），是质膜向内凹陷的部位。凹陷的胞质侧具有丰富的网格蛋白和衔接蛋白（adaptin），大量受体集中于此处，不同种类的衔接蛋白可分别结合不同类型的受体。受体在衣被小窝处的集中与是否结合配体无关。衣被小窝相当于一个分子过滤器，帮助细胞获取所需要的大分子物质。衣被具有两个主要作用：①选择性地将特定蛋白聚集在一起，形成运输小泡；②如同模具一样决定运输小泡的外部特征，相同性质的运输小泡之所以具有相同的形状和体积，与衣被蛋白的组成有关。这种衣被在运输小泡与靶细胞器的膜融合之前解体。低密度脂蛋白、胰岛素等蛋白质类激素、糖蛋白等，都是通过受体介导的内吞作用在衣被小窝进行的。

2. Caveolae介导的内吞作用　Caveolae是细胞膜上的一种富含胆固醇和磷脂的结构-脂

筏（lipid raft）的特殊形式，为囊泡状凹陷，直径 50～100nm，呈烧瓶状或希腊字母 Ω 形。这些微囊泡单独或成串出现，以内陷的形式连接在细胞质膜上，是典型的脂质双分子层。Caveolae 广泛存在于各种类型的细胞中，小凹蛋白（caveolin）是它的标志蛋白，也是维持 Caveolae 形成特殊凹陷结构的主要骨架蛋白。抑制 Caveolin1 表达或改变 Caveolin1 的细胞内定位均可导致细胞膜小凹结构的减少甚至消失。将重组的 Caveolin1 质粒转染本身不表达 Caveolin1 的细胞（如淋巴细胞系 L1210），可以使细胞在脂膜上形成典型的 Caveolae 结构。内皮细胞是 Caveolinl 高表达的细胞类型之一，所以内皮细胞富含 Caveolae。

已知 Caveolae 的功能主要包括内吞、胞吐、调节细胞内信号传导和维持细胞内胆固醇平衡四个方面。Caveolae 通过非特异性吸附或特异性的受体介导等方式把大分子物质从细胞的一侧转运到另一侧。内皮细胞中 Caveolae 介导的跨细胞转运作用把循环血液中的血浆蛋白质从管腔侧运送到内皮下间隙。现在已经明确有许多大分子物质的转运通过这一通路来完成，如白蛋白、转铁蛋白、血浆铜蓝蛋白等。Caveolae 是细胞内游离胆固醇流出的主要部位[7]。Caveolin1 具有结合和运载胆固醇的功能，并促进细胞内游离胆固醇流出、钙通道调控、信号传导等，对维持正常细胞胆固醇的稳态起着重要调节作用。除此之外，Caveolin1 也参与细胞连接[14]。另外，在 Caveolae 内或周围存在许多因子的受体和信号分子，包括血小板源生长因子（platelet-derived growth factor，PDGF）受体、胰岛素受体以及 PKC、磷脂酰肌醇 3 激酶（phosphatidylinositol 3 kinase，PI3K）及内皮细胞一氧化氮合酶（eNOS）等。同时，Caveolin1 与肿瘤的增殖、凋亡、转移、耐药性等密切相关，使其有可能成为肿瘤诊疗的一个新靶点。

（二）细胞旁转运

细胞旁转运是病理条件下的血液和蛋白质漏入微血管内皮的主要途径。在某些组织或器官如肾和肝中，不连续性的微血管内皮细胞之间的空隙足够允许大分子或蛋白质通过。而在其他器官中，大部分内皮细胞之间是细胞间连接，可以选择性允许水、大分子甚至血细胞通过。这些连接的结构和功能的完整性是细胞旁转运的主要决定因素。细胞旁转运主要由紧密连接和黏附连接介导，而主要存在于大血管内皮细胞的缝隙连接和不连续微血管内皮细胞被认为并不直接参与细胞旁转运。黏附连接通过连接成分的变化引起细胞骨架结构的变化，进而引起内皮细胞的变形，调控大分子物质和血细胞的渗出。而紧密连接则具有调控离子、溶液等从细胞一侧扩散到另一侧的屏障作用。紧密连接的组分中，紧密连接蛋白是细胞旁转运途径的主要决定因素，它通过大小选择性和电荷选择性介导细胞间的物质转运。在内皮细胞中闭合小环蛋白 ZO1 通过改变肌动蛋白的分布从而影响紧密连接对物质穿行的限制性，而肌动蛋白的破坏则使紧密连接发生变化及细胞形状改变，进一步导致内皮细胞通透性增加。细胞旁转运功能与内皮细胞对物质的通透性密切相关[15]。

三、调节血管张力

血管内皮细胞通过合成和分泌多种血管活性物质，作用于血管平滑肌，影响血管的收缩与舒张，进而调节血压和血流。这些血管活性物质包括血管舒张因子，主要有一氧化氮（nitric oxide，NO）、前列环素（prostacyclin，PGI_2）和内皮源性超极化因子（endothelium-derived hyperpolarizing factor，EDHF）等，以及血管收缩因子，主要有内皮缩血管肽 1（endothelin 1，ET1）、血管紧张素Ⅱ（angiotensinⅡ，AngⅡ）、神经肽 Y（neuropeptide Y，NPY）等（表 2-1）。

（一）血管舒张因子

1. 一氧化氮　NO 是血管内皮源性舒张因子（endothelium-derived relaxing factor，EDRF），是由 L- 精氨酸在一氧化氮合酶（nitric oxide synthase，NOS）作用下合成，内皮细胞特异性 NOS 称为 eNOS。EDRF 不仅是在机体受到刺激后释放，在正常的血管张力维持过程中也发挥了重要的作用。在内皮细胞中，位于 Caveolae 中的 eNOS 与 Caveolin 1 和钙调蛋白（calmodulin，

表2-1　调节血管张力的主要细胞因子

内皮因子	主要作用	其他作用	分泌	组成	前体
一氧化氮（NO）	舒张血管	维持血管张力，抑制白细胞黏附，抑制血小板黏附、分泌和聚集，抑制平滑肌细胞迁移和增殖	由缓激肽、剪切力、细胞因子等物质诱导旁分泌产生	自由基分子	L-精氨酸
前列环素	舒张血管	减少血小板聚集	血管损伤区域旁分泌	二十烷酸	花生四烯酸
血小板激活因子	收缩血管	促进白细胞黏附在细胞表面	近分泌	磷脂	花生四烯酸
内皮素-1	收缩血管	平滑肌细胞的有丝分裂原	由缺氧、剪切力和缺血诱导旁分泌产生	21氨基酸肽	内皮素-1前体（203个氨基酸
血管紧张素Ⅱ	收缩血管	促进白细胞黏附和血小板聚集	旁分泌	8氨基酸肽	血管紧张素Ⅰ

CaM）相结合而活性受抑[16]；当钙和钙调蛋白相结合以后，Caveolae中的eNOS被释放并激活。eNOS激活的主要途径是其分子不同位点的丝/苏氨酸残基的磷酸化，其主要的共激活因子为四氢生物蝶呤（tetrahydrobiopterin）和还原型烟酰胺腺嘌呤二核苷酸磷酸（reduced form of nicotinamide-adenine dinucleotide phosphate，NADPH）。NO通过结合于血管平滑肌细胞上鸟苷酸环化酶，升高细胞内环鸟苷酸（cyclic guanosine monophosphate，cGMP）水平，减少细胞内钙，从而使平滑肌细胞舒张以维持血管的基本张力。当血流量升高导致内皮受压刺激增加或受到缓激肽、溶血素、乙酰胆碱及一系列循环因子的刺激时，NO释放增加，引起平滑肌松弛，达到舒张血管的作用。NO除具有舒张血管的作用外，还可以抑制血小板黏附，抑制血管平滑肌细胞增殖和迁移，这一作用可以在发生动脉损伤时降低血栓形成以及血管支架术后抑制新生内膜的形成。

2. 前列环素　前列环素（PGI_2）是一种旁分泌因子，由血管内皮细胞膜上磷脂中的花生四烯酸在环加氧酶的作用下转化而来。它通过刺激腺苷酸环化酶升高cAMP水平产生作用，其受体位于血管平滑肌细胞和血小板上，所以其功能与引起血管舒张和抑制血小板的聚集有关。目前也有研究认为PGI_2参与局部炎症反应[17]。

3. 内皮源性超极化因子　除NO和前列环素以外，近年来人们又在内皮细胞中发现了第三种可以引起血管舒张的因子。由于其通过使血管平滑肌细胞超极化而引起血管舒张，因而得名内皮源性超极化因子（EDHF）。它的作用可能包括数种不同机制。一种是内皮细胞释放的花生四烯酸代谢产物、过氧化氢（H_2O_2）、前列腺素H_2和各种肽等可通过激活血管平滑肌细胞上不同的钾通道，使血管平滑肌细胞膜电位超极化，从而引起血管舒张。另一种途径是内皮细胞和血管平滑肌细胞共同超极化的内皮依赖性血管舒张（EDHF介导的反应）。这些反应涉及内皮细胞内Ca^{2+}浓度的增加，进而引起Ca^{2+}依赖的钾通道SK_{Ca}和IK_{Ca}的激活而使内皮细胞发生超极化，激活的内皮细胞上SK_{Ca}和IK_{Ca}通过不同机制引起平滑肌细胞的超极化。这两种离子通道在新鲜分离的内皮细胞上存在，并有不同的亚细胞分布。SK_{Ca}活化时，通过诱发肌内皮缝隙连接的电偶联引起平滑肌超极化；而IK_{Ca}激活，通过钾外排可以激活平滑肌$K_{ir}2.1$和（或）Na^+/K^+-ATP酶。

EDHF究竟是哪种物质目前尚无定论，普遍认为包括花生四烯酸的代谢产物，如环氧二十碳三烯酸（epoxyeicosatrienoic acid，EET）和12-羟-二十烷四烯酸［12-(S)-hydroxyeicosatetraenoic acid，12-(S)-HETE］等，以及H_2O_2和C-型钠尿肽（C-tpye natriuretic peptide，CNP）等。EET是花生四烯酸经细胞色素P450表氧化物酶作用的产物，在包括冠状动脉在内的多种血管中发挥内皮依赖性的血管平滑肌细胞超极化作用。缓激肽、血管剪切力等因素可以促进内皮中EET的产生。特异性P450酶抑制剂可以抑制内皮依赖性的血管舒张，而增加 P450 的表达可以增加内皮依赖性的血管舒张反应。有研究发现，在使用激动剂诱导非 NO、非 PGI_2 介导的血管反应中，伴随有内皮细胞产生 H_2O_2。H_2O_2 是一种较弱的血管舒张和超极化物质，其重要作用可能是激活特异的钾离子通道，但是 H_2O_2 并不能使所有血管中的平滑肌细胞舒张。C- 型钠尿肽可以使动脉和静脉的平滑肌细胞舒张，开放大电导钙依赖的钾通道（large conductance Ca^{2+}-activated K^+ channel，BK_{Ca}）。

（二）血管收缩因子

1. 内皮缩血管肽 1（ET1）　在一些病理生理环境下，如缺氧、高血压等，内皮细胞会释放内皮源性血管收缩因子而发挥缩血管的作用。ET1 是日本学者 Yanagisawa 等从培养的猪主动脉内皮细胞中分离纯化出一种由 21 个氨基酸残基组成的活性多肽。迄今发现共有三种在氨基酸构成上存在差异的同源异肽：ET1、ET2 和 ET3，其中以 ET1 最为重要。ET 的缩血管和升压效应是由其受体介导的，ET 受体有 ET_A 和 ET_B 两类。ET1 通过与血管平滑肌细胞中特有的 ET_A 受体作用，调节血管收缩功能；ET_B 存在于血管平滑肌细胞和血管内皮细胞中，分别引起血管的收缩和舒张。ET1 是迄今所知最强的缩血管物质，其作用时间持久，不为 H_1 受体及 5-HT 受体阻断剂拮抗，可被异丙肾上腺素、心钠素及降钙素基因相关肽等激素抑制。因而，ET1 是一种内源性长效血管收缩调节因子。ET1 还有强大的正性肌力作用，并且缩血管升血压效应还可反射性引起心率抑制，造成心肌供血不足，而且还可诱发心肌细胞糖超载、心律失常以及心肌能量代谢障碍。目前大量研究表明在严重心绞痛、急性心肌梗死、心肌缺血再灌注损伤、经皮腔内成形术的机体中，ET1 合成和释放明显增加，或血管对 ET1 反应性亢进，都可能促进上述病理过程的发生发展。而应用 ET1 抗体或 ET1 阻断剂则可防治缺血性心脏病。

2. 血管紧张素Ⅱ（AngⅡ）　肾素 - 血管紧张素系统（renin-angiotensin system，RAS）产生的 AngⅡ具有强烈的缩血管作用，可直接作用于平滑肌细胞膜上的受体，使血管平滑肌收缩；还可作用于交感神经末梢，引起去甲肾上腺素释放，间接引起平滑肌收缩。新近研究发现，血管紧张素原经不同的酶水解所生成的一系列肽段不仅具有相对独立的生物学效应，而且彼此相互影响、相互调节。同时，血管壁细胞也可合成肾素和血管紧张素原，血管内皮细胞能合成血管紧张素转换酶（angiotensin converting enzyme，ACE）。因而血管壁内存在一个独立于肾的肾素 - 血管紧张素系统。

3. 血栓素 A_2　血管内皮细胞的多种环加氧酶代谢产物具有收缩血管的作用，用环加氧酶抑制剂可以阻断这一反应。血管内皮中的花生四烯酸经环加氧酶代谢途径生成前列腺素 H_2（prostaglandin H_2，PGH_2），在血小板内代谢生成血栓素 A_2（thromboxane A_2，TXA_2），具有收缩血管、促进血小板聚集、促进平滑肌细胞增殖的作用。

4. 神经肽 Y（NPY）　NPY 主要分布在神经系统，血管内皮细胞也能产生。NPY 除有强烈的缩血管作用，同时也能促使血管平滑肌细胞生长。

四、抗凝和促凝功能

内皮细胞的一个重要生理功能就是为血管内流动的血液提供光滑的表面，抑制血小板的黏附和凝集。内皮细胞可以分泌多种重要的分子来调节血液凝固以及血小板的功能。健康完整的内皮细胞具有抗凝和抑制血栓形成的作用，当内皮细胞受到损伤或受到促炎因子的刺激时，这种平衡会向促凝和促进血栓形成的方向移动。

（一）内皮细胞的抗凝功能

内皮细胞抗血小板聚集的作用主要是通过释放 PGI_2 和 NO 而发挥作用。PGI_2 和 NO 是血小板功能的抑制剂和血管扩张剂，二者可以协同增加血小板的中 cAMP 含量，进而抑制血小板的聚集。正常情况下，内皮细胞就有基础水平的 PGI_2 和 NO 释放；当受到适当的刺激或活化血小板的 ATP 时，二者的合成和释放均增加。有人认为静息状态的内皮细胞抗血小板聚集功能可能与细胞膜改变有关，与 PGI_2 的产生关系不大。

抑制 PGI_2 的产生并不增加未激活血小板与内皮细胞的黏附。但在病理情况下，血小板激活后，内皮细胞产生的 PGI_2 能明显抑制活化血小板黏附到内皮细胞或内皮下层。

在静息状态下，内皮细胞通过多种抗凝血通路维持正常的血液流动性，其中最重要的是蛋白 C/S 系统。该系统由蛋白 C、蛋白 S、血栓调节蛋白（thrombomodulin，TM）以及活化蛋白 C 抑制物组成。蛋白 C 和蛋白 S 主要由肝合成，内皮细胞也能合成和分泌蛋白 S。TM 位于内皮细胞表面，是凝血酶（thrombin）的受体。TM 和蛋白 S 是活化蛋白 C 发挥正常生理功能所必需的。当 TM 与凝血酶结合时激活蛋白 C，对蛋白 C 的激活起加速作用，使蛋白 C 迅速激活后变成活化蛋白 C。活化蛋白 C 灭活两个重要的凝血因子Ⅷa 和Ⅴa，同时可以提高蛋白 S 与内皮细胞的专一结合能力，而蛋白 S 与内皮细胞的结合对活化蛋白 C 和其在血管壁上形成复合物发挥抗凝作用的过程起关键性作用。

在内皮表面和周围基质中富含硫酸乙酰肝素和糖胺聚糖（glycosaminoglycan，GAG），它们通过结合抗凝血酶Ⅲ并促进其活性而成为活化凝血酶的主要灭活场所。内皮细胞还可以通过表达组织因子途径抑制物（tissue factor pathway inhibitor，TFPI）而抑制凝血酶的形成。另外，血管内皮细胞还可以摄取和灭活多种对血小板聚集有促进作用的活性物质，这些包括：胺类，如 5-HT、组胺、儿茶酚胺（catecholamine，CA）等；肽类，如缓激肽（bradykinin，BK）、血管紧张素等；脂类，如血小板激活因子（PAF）等。灭活这些物质均有利于抗凝。

（二）内皮细胞的促凝血作用

当血管内皮细胞激活或受到损伤时，也具有促凝和促进血栓形成的作用。内皮细胞的促凝血（止血）功能是通过合成、释放多种促使血小板聚集及血栓形成的因子来实现的。这些因子包括：① PAF，它通过与靶细胞膜上的 PAF 受体结合而发挥作用。它除了可引起血小板聚集，促使中性粒细胞聚集和释放大量活性氧、白三烯等炎性介质外，还能促使血管内皮细胞合成凝血酶和纤维蛋白；②血小板黏附蛋白，如胶原、纤连蛋白以及凝血因子Ⅴ、Ⅷ等，它们可以直接参与凝血过程。血管内皮细胞释放的 vWF 是血小板黏附和聚集必需的辅助因子；③血小板反应蛋白（thrombospondin，TSP），促使血小板在血管损伤部位的黏附与聚集以及促进纤维蛋白、凝血酶的生成；④内皮细胞释放细胞介素，如白介素 1（IL1）促进凝血。凝血酶可以刺激内皮细胞释放 IL1，IL1 能增强 PAF 的生物活性，又可以刺激内皮细胞释放组织因子（tissue factor，TF）、TXA_2 等凝血相关的物质。其中 PAF 和 vWF 是内皮激活时产生的两个重要因子，它们不仅促进血小板凝聚，并直接参与凝血过程。因此，当内皮细胞激活或受损时，其抗凝血功能便会向促凝和促进血栓形成的方向移动。

（三）内皮细胞的促纤溶作用

内皮细胞同时可以通过释放组织型纤溶酶原激活物（tissue plasminogen activator，t-PA）和尿激酶参与纤溶反应。t-PA 呈持续性释放，而尿激酶则只在激活的内皮细胞中合成。t-PA 可以与内皮细胞所表达的膜联蛋白Ⅱ（annexin Ⅱ）区域相结合发挥作用，使血液中的纤维蛋白酶原转化为纤维蛋白酶，继而通过消化纤维网状组织而使血栓降解。在机体受到创伤或血管生成的过程中，内皮细胞还可以分泌尿激酶型纤溶酶原激活物（urokinase plasminogen activator，u-PA）参与纤溶作用。纤溶酶原激活物抑制剂 1（plasminogen activator inhibitor 1，PAI1）是 t-PA 的天然抑制物，它能在内皮细胞中产生，抑制 t-PA 的作用，进而抑制纤溶。针对 PAI1 的研究发现，虽然在静息状态下，血浆中的 PAI1 主要来源于肝，但是在受到炎症刺激后，血管内皮细胞也可以大量表达，参与发挥内皮细胞的抗纤溶作用。因此，t-PA 和 PAI1 的平衡决定纤溶的走向，它们受各种细胞因子的调控。

五、在血管生长中的作用

血管生长主要包括血管生成（vasculogenesis）与血管新生（angiogenesis）两种主要方式。血管生成指成血管细胞在血管生长的原位分化为成熟内皮细胞并组织成血管的过程，胚胎早期的新生血管生长主要通过血管生成过程来完成。血管新生是指通过成熟血管内皮细胞分裂增殖、迁移来形成新的血管的过程。

（一）内皮细胞在血管生成中的作用

心血管系统是胚胎发育过程中出现的第一个器官系统。循环系统与血液接触的腔表面来自于中胚层的单层内皮细胞。中胚层干细胞（mesodermal stem cell）分化为成血管细胞（hemangioblast），并进一步产生造血干细胞（hematopoietic stem cell）和内皮祖细胞（endothelial progenitor cell，EPC）。内皮祖细胞是一种具有分化为内皮细胞的能力，但还没有获得内皮细胞标志蛋白的干细胞。血管生成是指从成血管细胞形成血管的过程。它发生在胚胎的胚内和胚外。血管生成是一个动态过程，涉及由生长因子和形态发生原在不同空间和时间上介导的细胞 - 细胞和细胞 -ECM 的相互作用。这个过程包括中胚层干细胞分化成内皮祖细胞，以及生长因子诱导的内皮祖细胞形成血岛并分化为血管内皮细胞。

（二）内皮细胞在血管新生中的作用

血管新生分为两种类型，即发芽式血管新生和套叠式血管新生。发芽式血管新生的特点是在血管内皮生长因子 A（VEGFA）等血管生成刺激因子的作用下，生成内皮细胞组成的芽，并因此可以在原先没有血管的组织处增加血管组分。套叠式血管新生是指间质组织通过分裂过程侵入现有血管，形成经血管组织的间柱，扩大血管形成。这两种类型的血管新生发生在几乎所有的组织和器官。

发芽式血管新生的基本步骤包括：内皮细胞激活，基底膜降解，内皮细胞迁移到组织间质，分裂，增生，细胞相互连接形成新的管腔，随后新的基底膜形成，局部毛细血管网剪切并重构。发芽式血管新生通常在灌注不良的组织中发生，此时氧传感机制检测到缺氧，需要形成新的血管间质细胞，以满足新陈代谢的要求。大多数类型的间质细胞（肌细胞、肝细胞、神经元、星形胶质细胞等）可以对缺氧环境产生反应并分泌 VEGFA，VEGFA 介导内皮尖细胞（endothelial tip cell）产生毛细血管芽。尖细胞的丝状伪足分泌大量的蛋白水解酶，消化附近的 ECM。尖细胞的丝状伪足上有大量 VEGFA 受体 VEGFR2，使它们能够“感觉”VEGFA 的浓度差异，并顺应 VEGFA 的浓度梯度而伸展。当有足够数量的尖细胞丝状伪足锚定时，丝状伪足内的微丝就会收缩并将尖细胞拉向 VEGFA 分泌源。随后血管内皮柄细胞（stalk cell）增殖，造成毛细血管芽伸长。液泡（vacuoles）增多和聚集形成了包含大量柄细胞的管腔，这些柄细胞成为新生毛细血管的枝干[18]。当两个或更多个毛细血管芽的尖细胞到达 VEGFA 的分泌源后，尖细胞将融合在一起形成连续的管腔从而使含氧的血液可以流入。当局部组织获得足量的氧气，VEGFA 的水平恢复到接近正常。

套叠式血管新生是由一个血管分裂产生两个管腔，因此也被称为分裂式血管新生。因为它只需将已经存在的内皮细胞重组而并不依赖于内皮细胞的增殖或迁移，因此这种血管生成与发芽式血管新生相比更加快速和有效。套叠式血管新生主要是在现有毛细血管区域生成新的毛细血管，可发生在任何发育阶段，尤其在生长迅速但原料有限的胚胎血管发生中有重要作用。在成年机体中，这种血管新生主要发生在毛细血管网密集的区域，如腺体周围血管网、肠黏膜、肾、卵巢、子宫等。

（三）血管新生中重要的生长因子

1. 血管内皮生长因子　血管内皮生长因子（VEGF）早期亦称作血管通透因子，是血管内皮细胞特异性的肝素结合生长因子，可在体内诱导血管新生。人的 VEGF 蛋白于 1989 年成功克隆与鉴定。现已知 VEGF 有六个亚型（isoform）：VEGFA、B、C、D、E 和 F；其分子量为 35 000 ~ 44 000 不等，每个亚型选择性地与三个血管内皮生长因子受体（VEGFR1、2 和 3）以特定组合相结合。VEGF 可改变内皮细胞基因的活化形式，诱导内皮细胞表达蛋白水解酶、间质胶原酶和组织因子来促进血管新生。VEGF 还能增强血浆酶原活化因子的活性，提高血浆酶原活化因子和血浆酶原活化因子抑制因子mRNA的水平，促进细胞外蛋白水解，有利于毛细血管的生成。

成体创伤愈合过程中必定有肉芽组织形成，毛细血管是肉芽组织的重要组成成分，毛细血管生成的时间、数量及质量会直接影响到创伤愈合的结局。在皮肤损伤愈合过程中，新形成的上皮角化细胞内VEGF mRNA明显升高，而且在肉芽组织的内皮细胞和损伤的边缘，VEGFR1的表达也明显升高，表明角化细胞来源的VEGF能通过旁分泌作用刺激血管新生。糖尿病小鼠伤口部位VEGF mRNA的表达较正常小鼠的水平明显降低，创面血管生成减少导致愈合障碍。同时，VEGF自身也受到许多细胞因子和胞外因子以及缺氧、低血糖等因素的调控。

2. 血管生成素　尽管VEGF在血管新生中起着重要的作用，但VEGF必须与其他生长因子协同作用完成功能性新生血管的形成，血管生成素（angiopoietin，Ang）是其中最重要的一类因子。Ang是一族分泌型的生长因子，该家族主要由Ang1、Ang2、Ang3和Ang4这4种因子组成。Ang1基因定位于8p22，分子量约70 000，由498个氨基酸组成，含3个结构域，从N端起100个氨基酸为第一结构域，无同源性；第100～280氨基酸为第二结构域，呈螺旋状盘绕，具有分泌型信号肽的典型特征；第280～496氨基酸是第三结构域，其空间排列方式与胶原蛋白家族极为相似，称为胶原蛋白样片段L3j。Ang1是作为Tie2的内源性天然配体而发现。由于Tie2特异性表达在血管内皮细胞的特性，决定了Ang1主要作用在内皮细胞。与VEGF不同的是，Ang1不能诱导血管内皮细胞的分裂增殖及血管新生。但它在内皮之间、内皮与支持细胞和基质之间的相互作用以及在功能性血管的成熟过程中起着重要的“允许作用”。在胚胎发育过程中，敲除Ang1或Tie2可以形成基本正常的初级血管网，但该血管网不能发生进一步重构。Ang1与Tie2结合后，引起受体自身的酪氨酸激酶磷酸化，调控内皮细胞的功能、血管的通透性以及新生血管的稳定性。Ang2也可与Tie2结合，但不能激活Tie2受体，相反起着拮抗受体的作用。

（四）内皮祖细胞与血管新生

在血管新生及损伤修复过程中，既有成熟的血管壁细胞增殖、迁移、表型转化，也有源自血管或血管外的干细胞/祖细胞参与。骨髓间充质形成的原始血管由内皮细胞的前体细胞衍生而来，这种内皮前体细胞称为内皮祖细胞（EPC），是一群具有游走特征的、能够自我更新和增殖分化的定向干细胞。除了动员骨髓干细胞的产生，在血管外膜和血管内膜下以及血管生发带的间质中亦存在着成年或“宿住型”干细胞。在血管缺氧、损伤等危险因素的刺激下，这些血管壁内的干细胞可以分化成内皮祖细胞和内皮细胞、平滑肌干细胞和平滑肌细胞以及各种间质细胞等，具有多重功能和极强可塑性，它们在血管生成、损伤修复、血管再塑、炎症免疫中起着重要作用。

EPC与造血干细胞共同起源于胚胎期胚外中胚层的血岛，二者还具有很多共同的细胞表面抗原，例如VEGFR2、Tie2、CD34等，因此，推测它们起源于共同的前体细胞——造血/成血管细胞（hemangioblast）。在出生之后，EPC和造血干细胞及间质干细胞一样定居于骨髓，从骨髓中释放，并在外周血循环中运行。内皮细胞分化早期阶段表达的这些细胞表面分子如VEGFR2、Tie2和CD34，可以作为EPC和造血干细胞的标志物。成熟内皮细胞也有CD34和VEGFR2抗原的低水平表达。CD133是造血干细胞的早期标志，随着造血细胞的分化成熟，CD133表达迅速下降。有研究发现，EPC表达CD133，而分化成熟的内皮细胞不表达这一抗原。这提示$CD34^+/Flk1^+/CD133^+$代表EPC亚群；$CD34^+/Flk1^+/CD133^-$代表成熟的内皮细胞亚群。体外分化的结果证实$CD34^+/Flk1^+/CD133^+$的EPC经过体外诱导增殖、分化就变成$CD34^+/Flk1^+/CD133^-$的成熟血管内皮细胞。EPC的功能主要体现为其能在一定条件下，在机体缺血区、组织损伤部位形成新生血管。EPC在心肌及肢体缺血恢复、内皮损伤修复及肉芽形成等过程中起重要作用。但是因为缺乏明确的EPC标志蛋白，分化的内皮细胞的确切来源、在整体受损血管壁的出现频率及明确作用目前尚无定论，EPC在血管损伤修复中的作用也颇具争议。

第三节　影响血管内皮细胞功能的因素

在生理和病理条件下，内皮细胞的结构和功能受到多种理化及生物因素的影响。特别是在高血压、糖尿病和高胆固醇血症等代谢综合征中，内皮细胞受到多种复合因素的损伤，最终导致包括动脉粥样硬化等内皮细胞相关的心血管疾病的发生。

一、氧化应激

氧化应激是指机体或细胞内以氧自由基为代表的氧化性物质的产生与消除失衡，或外源性氧化物质的过量摄入，导致氧化性物质在细胞内蓄积而易于引发氧化反应状态。氧化应激是导致血管内皮功能异常的重要因素，它产生的活性氧使内皮细胞和血管平滑肌细胞发生改变，影响血管壁细胞的生长和凋亡。高血压、吸烟、糖尿病、高胆固醇等常通过加重氧化应激，导致血管损伤。因此，氧化应激在血管病变的发病中起关键作用，抗氧化治疗具有重要的临床意义。

氧化应激导致内皮细胞损伤的氧化性物质主要是氧自由基，氧化应激诱导内皮细胞损伤的机制非常复杂，主要表现为氧自由基的过氧化反应。这些过氧化物可以迅速和血中的 NO 发生反应，生成过氧化亚硝酸盐阴离子而使 NO 失去生物学活性。另外，有研究认为血管中活性氧自由基的生成可以促进 eNOS 的共激活因子四氢生物蝶呤的降解，从而使 eNOS 解偶联而减少 NO 的生成，同时增加超氧阴离子的生成[19]。由于自由基的反应引起细胞膜脂质过氧化、蛋白质和核酸变性，导致不可逆损伤。氧化应激反应可以参与内皮细胞病理变化过程的各个环节，被认为在动脉粥样硬化等血管性疾病的发生发展中起着非常重要的作用。

二、高同型半胱氨酸血症

高同型半胱氨酸血症（hyperhomocysteinemia，HHcy）是动脉粥样硬化的一个独立危险因素。同型半胱氨酸（homocysteine，Hcy）是一种含硫非必需氨基酸，它由甲硫氨酸去甲基化转变而来，是含硫氨基酸——甲硫氨酸循环的中间代谢产物。甲硫氨酸在腺苷转移酶作用下形成 S- 腺苷甲硫氨酸，后者是一个活泼的甲基供体，进一步转化成 S- 腺苷同型半胱氨酸，再脱去腺苷生成 Hcy。血 Hcy 水平升高受遗传和环境因素的影响，其中 Hcy 代谢酶的遗传性缺陷及饮食中其代谢需要的重要辅因子叶酸缺乏是导致血中 Hcy 水平升高的重要原因。高 Hcy 对血管内皮具有直接的毒性，造成血管内皮损伤并促进血管平滑肌细胞增殖等。Hcy 引起血管内皮损伤的作用机制可能与 Hcy 自身氧化产生羟自由基，形成 Hcy 的细胞毒作用，改变内皮细胞基因表达，诱导细胞凋亡等有关。有研究认为，Hcy 对内皮细胞的损伤与氧化应激、细胞内质网应激及引起 DNA 甲基化修饰有关。有临床研究显示在高 Hcy 血症的患者中，补充叶酸以降低 Hcy 的水平，可以改善内皮细胞功能，降低高血压等心血管疾病。

三、血管紧张素Ⅱ

血管紧张素Ⅱ（AngⅡ）不仅是一种血管活性物质，可引起机体血流动力学改变，导致高血压的发生，而且还是一种重要的致炎因子，能够调节免疫和炎症细胞的多种反应，包括化学趋化、增殖及单核细胞的分化。AngⅡ本身是一种强烈的缩血管因子，同时也刺激血管细胞内皮缩血管肽前体的转录和促进内皮缩血管肽的释放，从而对血管收缩产生正反馈作用。在病理情况下，如发生高血压、慢性肾衰竭等，AngⅡ的浓度升高，可导致内皮细胞损伤，其机制可能是 AngⅡ可以增加血管内皮细胞或内膜的通透性，有助于脂质的沉积和有害物质的侵入；激活 NF-κB 信号途径，促进内皮细胞表达单核细胞趋化蛋白 -1（monocyte chemoattractant protein 1，MCP1）、

ICAM1、白介素 6（interleukin 6，IL6）等因子，加重炎症反应；激活细胞膜表面的还原型烟酰胺腺嘌呤二核苷酸（reduced form of nicotinamide-adenine dinucleotide，NADH）/NADPH 氧化酶，导致氧化应激，改变内皮细胞的氧化 / 还原状态[20]。

四、血流动力学和血管应力

血液在流动过程中对管壁内皮细胞的作用力主要有剪切力（shear stress）、压应力和周向应力，其中平行作用于管壁的血流剪切力与血管内皮细胞的形态和功能存在重要关系，是作用在内皮上的主要机械应力[21]。体内血管生理范围剪切力大体为 0～100 dny/cm^2，在不同部位、不同大小的血管及血管分叉处剪切力不同。在动脉直部的剪切力是层流（laminar flow），对内皮具有保护作用，而在动脉血管分叉处或弯曲处血流不规则，变为湍流（disturbed flow），可以引起内皮功能异常。血管内皮细胞始终受到血管中流动的血液的流体力学作用。已知高血压致使血流冲击血管内膜，导致管壁增生、增厚，管腔狭窄。管壁内膜受损后易致胆固醇、脂质等沉积，加重动脉粥样斑块形成。体外培养的内皮细胞中发现剪切力对血管内皮细胞也有明显影响。在 12 dyn/cm^2 的生理性高剪切力作用内皮细胞 24 小时后，内皮细胞伸长的程度较 2 dyn/cm^2 低剪切力的区域要大，内皮细胞在高剪切力作用之下呈长梭形，细胞长轴沿剪切力方向排列；而在低剪切力或湍流作用下，已定向的内皮细胞发生重排，内皮细胞排列方向逐渐紊乱。该内皮细胞形态对剪切力的适应性过程呈作用强度和时间的依赖性。血流剪切力可调节内皮细胞分泌多种血管活性因子：生理性高剪切力（>12dyn/cm^2）下，t-PA 分泌增多，ET1 减少；低剪切力或湍流（1～4dyn/cm^2）下，t-PA 分泌减少，而 ET1 分泌增加。此外，在培养的内皮细胞，对内皮细胞具有保护作用的层流剪切力从多个环节上调 eNOS，增加 NO 的释放，其机制与激活 AMP 激酶、上调 Kruppel 样转录因子（Kruppel-like transcriptional factor 2/4，KLF2/4）等有关。而湍流则通过增加内皮细胞的氧化应激，上调 AP1 和 NF-κB 等转录因子，增加炎性因子如 TNFα 以及黏附分子如 ICAM1、VCAM1 和 E-selectin 的表达[22]。血流动力学研究还表明，不同的血流剪切力可以通过调节细胞表面黏附分子，使循环白细胞的某一特殊亚群与内皮细胞特异部位黏附，介导免疫应答等多种反应（图 2-3）。

近年来通过对剪切力信号传导的研究表明，

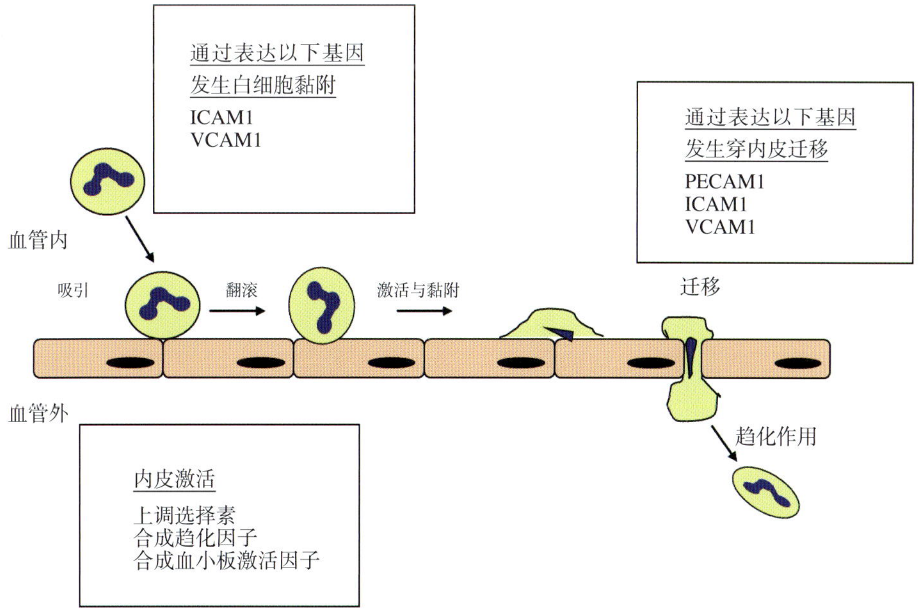

图 2-3　内皮细胞表面黏附分子参与免疫应答反应

内皮细胞管腔内侧质膜上的分子可能是潜在的机械刺激感受器，这些称为“机械受体”的膜结构主要包括离子通道、G蛋白偶联受体、酪氨酸激酶及整合家族。充分了解模拟机体内环境条件下机械力和黏附作用的调节机制对探讨血管重构过程、内皮细胞的结构和功能改变有重要意义。

五、氧化型低密度脂蛋白

氧化型低密度脂蛋白（low density lipoprotein，LDL）至少通过两种机制引起内皮细胞的损伤和功能障碍：一是通过增加细胞内活性氧的产生，进而激活NF-κB等信号通路引发内皮激活和细胞凋亡；二是通过诱导内皮细胞表达多种炎性因子和黏附分子，降低eNOS活性和NO的生成而减弱内皮依赖性舒张反应。另外，巨噬细胞摄入氧化型低密度脂蛋白，引起内皮下泡沫细胞的堆积和脂纹的形成，该过程被视为动脉粥样硬化的最早期病理变化。

六、缺氧

缺氧是机体最常见的损伤因子，它破坏细胞的有氧呼吸，损伤线粒体的氧化磷酸化，使ATP产生减少或停止，从而引起一系列的损伤性改变。电镜下变化包括胞质疏松、线粒体肿胀、内质网扩张、粗面内质网脱颗粒等形态改变。血管内皮细胞对缺氧非常敏感，在缺氧状态下，通过激活HIF1、Egr1等缺氧敏感转录因子，引起血管内皮细胞基因表达谱变化，使内皮的屏障作用和抗凝特性降低，血管通透性增加，血小板和白细胞黏附能力增加，炎性反应增强。缺氧引起内皮细胞肿胀、隆起，严重时发生细胞凋亡、脱落。有研究发现，缺氧时内皮细胞立即发生Weibel-Palade小体的胞吐作用，导致vWF的分泌和内皮细胞表面P-选择素的表达，并伴随着血小板和白细胞聚集。缺氧还可引起血管内皮细胞发生多种形态变化：内皮细胞内吞噬小泡增多，空泡增多也可表现为大的或巨大的空泡形成，这也是内皮细胞损伤的早期征象之一。

七、游离脂肪酸

游离脂肪酸（free fatty acid，FFA）是脂肪组织中三酰甘油代谢的中间产物，正常情况下，血浆中含量极少，仅占总脂肪酸含量的5%～10%，在血浆中半衰期2～3分钟，主要与血清蛋白结合转运到全身组织利用。高游离脂肪酸刺激细胞的后果是高反应性活性氧簇（reactive oxygen species，ROS）和活性氮簇（reactive nitrogen species，RNS）生成增多，从而启动了氧化应激机制。这些活性分子可直接氧化和损伤DNA、蛋白质、脂类，还可作为功能性分子信号，激活细胞内多种应激敏感信号通路，这些信号通路与胰岛素抵抗和β细胞功能受损密切相关。FFA升高是胰岛素抵抗的突出特点，血中明显升高的FFA可导致血管内皮细胞功能损伤，其发生的机制可能包括eNOS活性改变和细胞因子刺激内皮细胞神经酰胺的产生[23]。

八、非对称性二甲基精氨酸

非对称性二甲基精氨酸（asymmetric dimethyl-arginine，ADMA）是一种自然存在于血浆内的化合物。它是在机体细胞内发生蛋白质翻译后修饰过程中，经由甲基化所生成的代谢副产物。ADMA是由同型半胱氨酸代谢过程的中间物S-腺苷甲硫氨酸所释出，该反应是由S-腺苷甲硫氨酸N-甲基转移酶所催化。在合成后，ADMA会移向细胞外，并进入血浆。ADMA与精氨酸有着密切关系，会影响精氨酸产生NO的过程。它通过内源性竞争抑制eNOS的活性，从而减少NO的生成。ADMA水平与内皮依赖性的血管舒张呈负相关关系，当ADMA过量时，给予eNOS的底物L-精氨酸，则可以恢复内皮细胞的正常功能。ADMA可以通过肾排泄，也可以被其水解酶所降解，所以患有慢性肾衰竭或肝疾病的患者体内ADMA的表达水平会增加。在高胆固醇血症发生时，也会导致ADMA水平增加而引起内皮细胞功能障碍。

九、烟草、毒素等细胞毒性物质

研究表明，吸烟20分钟即可损伤冠状动脉内皮细胞。烟草中含多环芳烃，尤其是7，12-二甲基苯蒽、苯并芘可与高密度脂蛋白及低密度脂蛋白结合，优先到达心脏、主动脉、肺等，促进这些细胞毒性物质进入内皮细胞，损伤内皮细胞DNA。另外还有一些外源性和内源性毒素如甲基乙二醛、丙烯醛、内毒素等，均可造成血管内皮细胞损伤。

十、衰老

血管内皮在衰老过程中将发生一系列的改变，使内皮细胞与年轻时相比更加容易发生动脉粥样硬化等心血管疾病。在这个过程中，活性氧和随之而来的氧化与亚硝化应激反应在内皮细胞的老化过程中发挥重要的作用，并且影响血管功能和内皮细胞的基因表达以及单层的完整性。衰老可以通过增加氧自由基的产生从而引发线粒体氧化应激反应，并导致DNA损伤，最终降低具有血管保护功能的eNOS和VEGF的产生以及三大内皮源性血管扩张剂NO、PGI_2和EDHF的产生。

参考文献

[1] 吴立玲，张幼怡．心血管病理生理学．2版．北京：北京大学医学出版社，2009:120-141.

[2] 杨永宗．动脉粥样硬化性心血管病基础与临床．2版．北京：科学出版社，2009:573-588.

[3] Aird, WC. Phenotypic heterogeneity of the endothelium: II. Representative vascular beds. Circ Res, 2007, 100(2):174-190.

[4] Mor-Vaknin N, Legendre M, Yu Y, et al. Murine colitis is mediated by vimentin. Sci Rep, 2013, 3:1045.

[5] Weibel, ER, GE Palade. New Cytoplasmic Components in Arterial Endothelia. J Cell Biol, 1964, 23:101-112.

[6] Vestweber, D. VE-cadherin: the major endothelial adhesion molecule controlling cellular junctions and blood vessel formation. Arterioscler Thromb Vasc Biol, 2008, 28(2):223-232.

[7] Giannotta M, M Trani, E Dejana. VE-cadherin and endothelial adherens junctions: active guardians of vascular integrity. Dev Cell, 2013, 26(5):441-454.

[8] Woo KV, Qu X, Babaev VR, et al. Tie-1 attenuation reduces murine atherosclerosis in a dose-dependent and shear stress-specific manner. J Clin Invest, 2011, 121(4):1624-1635.

[9] Sato TN, Tozawa Y, Deutsch U, et al. Distinct roles of the receptor tyrosine kinases Tie-1 and Tie-2 in blood vessel formation. Nature, 1995, 376(6535):70-74.

[10] Michiels C. Endothelial cell functions. J Cell Physiol, 2003, 196(3):430-443.

[11] Dejana E, E Tournier-Lasserve, BM Weinstein. The control of vascular integrity by endothelial cell junctions: molecular basis and pathological implications. Dev Cell, 2009, 16(2):209-221.

[12] Kellermair J, Redwan B, Alias S, et al. Platelet endothelial cell adhesion molecule 1 deficiency misguides venous thrombus resolution. Blood, 2013, 122(19):3376-3384.

[13] Sabatini PJ, Zhang M, Silverman-Gavrila R, et al. Homotypic and endothelial cell adhesions via N-cadherin determine polarity and regulate migration of vascular smooth muscle cells. Circ Res, 2008, 103(4):405-412.

[14] Kronstein R, et al. Caveolin-1 opens endothelial cell junctions by targeting catenins. Cardiovasc Res, 2012, 93(1):130-140.

[15] Bazzoni G, E Dejana. Endothelial cell-to-cell junctions:molecular organization and role in vascular homeostasis. Physiol Rev, 2004, 84(3):869-901.

[16] Yue L, Bian JT, Grizelj I, et al. Apolipoprotein E enhances endothelial-NO production by modulating caveolin 1 interaction with endothelial NO synthase. Hypertension, 2012, 60(4):1040-1046.

[17] Vanhoutte, PM. Endothelium-dependent contractions in hypertension: when prostacyclin becomes ugly. Hypertension, 2011, 57(3):526-531.

[18] Chatterjee S, et al. Tumor VEGF:VEGFR2 autocrine feed-forward loop triggers angiogenesis in lung cancer. J Clin Invest, 2013, 123(4):1732-1740.

[19] Higashi Y, Noma K, Yoshizumi M, et al. Endothelial function and oxidative stress in cardiovascular diseases. Circ J, 2009, 73(3):411-418.

[20] Ai D, Fu Y, Guo D, et al. Angiotensin II up-regulates soluble epoxide hydrolase in vascular endothelium in vitro and in vivo. Proc Natl Acad Sci U S A, 2007, 104(21):9018-9023.

[21] Chiu JJ, S Chien. Effects of disturbed flow on vascular endothelium: pathophysiological basis and clinical perspectives. Physiol Rev, 2011, 91(1):327-387.

[22] Van der Heiden K, Gijsen FJ, Narracott A, et al. The effects of stenting on shear stress: relevance to endothelial injury and repair. Cardiovasc Res, 2013, 99(2):269-275.

[23] Symons JD, McMillin SL, Riehle C, et al. Contribution of insulin and Akt1 signaling to endothelial nitric oxide synthase in the regulation of endothelial function and blood pressure. Circ Res, 2009, 104(9):1085-1094.

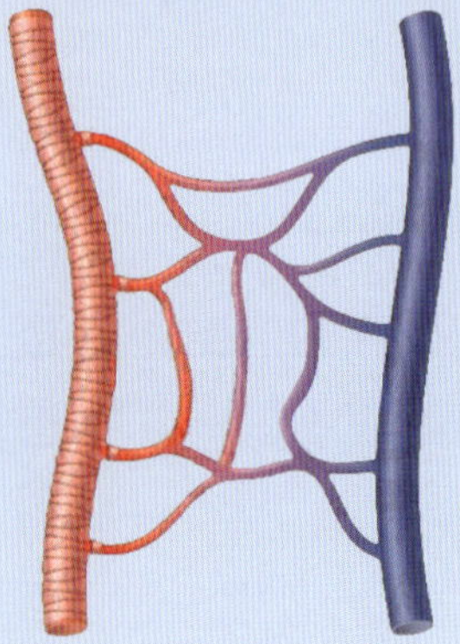

第三章

血管平滑肌

高远生

血管平滑肌细胞（vascular smooth muscle cell，VSMC）是血管的主要构成成分，与弹性纤维层交替构成血管中膜，后者通过收缩和舒张活动调节血压和机体各部位的血液分布。VSMC 收缩和舒张反应通过肌球蛋白与肌动蛋白相互作用产生，受神经递质、激素和代谢产物的调节。正常 VSMC 没有显著的增殖、迁移和分泌细胞外基质的活动，称为收缩型 VSMC。VSMC 在未发育成熟时、当生理条件变化时（如长期运动、怀孕）或在病理条件下（如炎症、高血压、糖尿病），表现出显著的增殖和迁移活动、合成大量细胞外基质，这时被称为分泌型 VSMC。不同表型的 VSMC 可存在于同一血管，VSMC 可以不同程度地介于收缩型与分泌型之间。细胞表型转化受基因调控，但局部环境的变化可以使细胞在一定范围向收缩型或分泌型转变[1-4]。本章将重点讨论 VSMC 的超微结构、收缩机制及代谢调节，对 VSMC 表型的转化及调控也将作简要介绍。

第一节 血管平滑肌细胞的超微结构

在生理条件下 VSMC 大多为收缩型表型，呈梭状，50～200 μm 长，2～8 μm 宽，细胞核位于中央，核周为滑面内质网与线粒体。胞质内富含粗、细肌丝蛋白，每 1 个粗肌丝围绕着 15 个细肌丝。与之相比，骨骼肌肌纤维细肌丝与粗肌丝的比值为 6∶8。粗肌丝和细肌丝聚集成肌丝单位，又称为收缩单位。在胞内细肌丝间由致密体连接，相邻的致密体之间由中间丝相连，构成平滑肌网架。细肌丝与细胞膜由致密斑连接。平滑肌细胞外周为网状的纤维结缔组织，含平滑肌细胞分泌的细胞外基质，将单个细胞交织成束，使它们组成一个功能单位。

一、细肌丝

细肌丝直径 5～8nm，长度平均为 4.5μm，约为粗肌丝的 3 倍。细肌丝是肌动蛋白线性多聚体形成的右手双螺旋，每一圈螺旋含 13 个肌动蛋白质，长 74nm。肌动蛋白是真核细胞中最丰富的蛋白质，在肌细胞中占总蛋白重量的 20%。肌动蛋白单体呈哑铃状，称为球形肌动蛋白（G-actin），多聚体形成的微丝称为纤维形肌动蛋白（F-actin）。单体肌动蛋白由 375 个氨基酸残基组成，分子量为 42 000，其上有三个结合位点：一个 ATP 结合位点，两个与肌球蛋白结合的位点。肌动蛋白通过水解 ATP 维持其多聚体处于一种动态的、极性的状态。一些蛋白与平滑肌细肌丝功能紧密相关，它们包括原肌球蛋白（tropomyosin）、钙调结合蛋白（caldesmon）和调宁蛋白（calponin）。钙调结合蛋白表达为平滑肌亚型（Ⅰ型）和非肌肉亚型（h 型）。在静息条件下Ⅰ型钙调结合蛋白的氨基端结合于肌球蛋白的颈部（S2 区），羧基端与肌动蛋白结合，抑制肌动蛋白与肌球蛋白相互作用。这一抑制作用可被 Ca^{2+}- 钙调蛋白去除，钙调结合蛋白的抑制作用也可因磷酸化去除。原肌球蛋白由两股 α- 螺旋卷曲螺旋蛋白组成，在多聚体肌动蛋白形成的双螺旋槽内每 7 个肌动蛋白有一个原肌球蛋白。平滑肌至少表达 5 种原肌球蛋白亚型，以 α 亚型丰度最高。原肌球蛋白通过调节其他蛋白与肌动蛋白肌丝的结合，影响肌动蛋白与肌球蛋白间的作用及肌动蛋白的多聚体化。调宁蛋白是一种 34 000 大小的蛋白，存在于平滑肌和非肌肉组织，在平滑肌主要为碱性调宁蛋白（calponin-h1），其可能通过抑制肌球蛋白 ATP 酶降低肌肉收缩速度 [5]。

二、粗肌丝

平滑肌粗肌丝直径为 8～16nm，为肌球蛋白二聚体。肌球蛋白是一个超家族蛋白，根据对它们保守运动结构域（conserved motor domain）的比较和系统发育分析分为 18 类，其中Ⅱ型为粗肌丝的构成蛋白，包括横纹肌、心肌和平滑肌多种亚型，其中平滑肌亚型来自同一基因，选择性剪接产生肌球蛋白单体 SMA（SM1A、SM2A）和 SMB（SM1B、SM2B），SMB 型较 SMA 型在 S1 片段的 25 000/50 000 交接处多 7 个氨基酸残基。SMB 型在位相性收缩类平滑肌如膀胱和小肠平滑肌表达较多，SMA 型在张力型收缩类平滑肌表达较多。SM1A 和 SM1B 型比 SM2A 和 SM2B 型在肌球蛋白尾部的螺旋羧基末端多 34 个氨基酸残基。

平滑肌肌球蛋白分子量约 500 000，含 2 条重链和 4 条轻链。每条重链约含 2000 个氨基酸，约 200 000，分为羧基端尾部与氨基端头部。2 条重链尾部以 α- 卷曲螺旋形式缠绕，构成粗肌丝的骨架，2 条重链头部分离，朝向细肌丝，是构成横桥的部分。肌球蛋白被胰蛋白酶水解时产生约 350 000 的重酶解肌球蛋白（heavy meromyosin，HMM）和 150 000 的轻酶解肌球蛋白（light meromyosin，LMM）。重酶解肌球蛋白被蛋白酶如木瓜酶水解时又可产生 S1 片段与 S2 片段，S2 片段为一段螺旋结构，S1 片段为肌球蛋白的头部，可分为运动部件（motor domain）与控制臂（lever arm）两部分。运动部件含有肌动蛋白结合部位和核苷酸结合部位，控制臂含有扭动区（convert domain）、17 000 的肌球蛋白必要轻链（myosin light chain 17，MLC17）和 20 000 的肌球蛋白调节轻链（myosin light chain 20，MLC20）结合部位。扭动区为运动部件与控制臂之间产生相对旋转从而使肌动蛋白与肌球蛋白相对滑动的部位。MLC17 位于接近扭动区处，与控制臂的结构稳定有关。MLC20 位于靠近 S1 与 S2 交接处，轻链 19 位点丝氨酸的磷酸化对肌球蛋白活性调节起着关键作用（图 3-1）[6]。

三、骨架蛋白

骨架蛋白在维持细胞形状与胞内细胞器位置、胞内小泡运输、细胞迁移和分裂中起着重要作用。与所有真核细胞一样，VSMC 主要含有三种骨架蛋白：微丝、中间丝、微管 [1]。微丝直径约 4nm，由肌动蛋白线性聚合构成，微

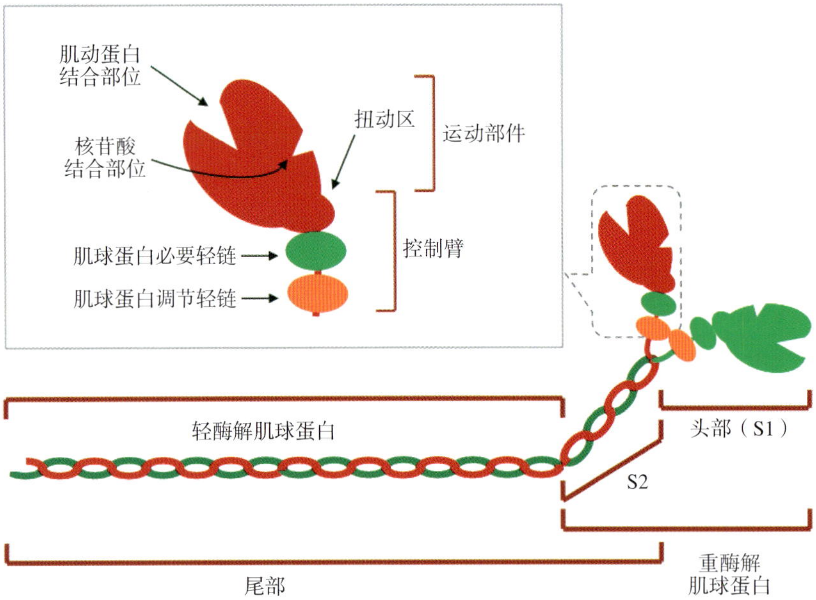

图 3-1　平滑肌肌球蛋白示意图

肌球蛋白含 2 条重链和 4 条轻链，分为尾部与头部。2 条重链尾部 以 α- 卷曲螺旋形式缠绕，2 条重链头部分离。肌球蛋白可被胰蛋白酶水解为重酶解肌球蛋白和轻酶解肌球蛋白，重酶解肌球蛋白被蛋白酶水解时又可产生 S1 片段与 S2 片段，S2 片段为一段尾部螺旋结构，S1 片段为肌球蛋白的头部，可分为运动部件与控制臂两部分。运动部件含有肌动蛋白结合部位和核苷酸结合部位，控制臂含有扭动区、17 000 的肌球蛋白必要轻链（MLC17）以及 20 000 的肌球蛋白调节轻链（MLC20）结合部位（根据参考文献 [2] 图 7-1 修改）

丝之间通过致密体相互连接形成网状结构，并通过致密斑与胞膜连接。平滑肌存在 4 种肌动蛋白异构体：α- 平滑肌肌动蛋白、β- 非肌肉肌动蛋白、γ- 平滑肌肌动蛋白和 γ- 胞质肌动蛋白，它们都是不同的基因产物。在 VSMC 中 α- 平滑肌肌动蛋白是主要的亚型，其与肌球蛋白作用产生收缩。大的动脉血管肌动蛋白约 60% 为 α- 平滑肌型，20% 为 β- 非肌肉肌动蛋白，其余为 γ- 平滑肌型和 γ- 胞质型肌动蛋白。γ- 平滑肌肌动蛋白主要局限于胃肠道肌肉。有研究显示 γ- 胞质肌动蛋白被局限于细胞皮层，α- 肌动蛋白蛇形纵贯细胞全长，β- 肌动蛋白边缘与致密体或致密斑在一起[2]。中间丝直径约 10 nm，参与维持细胞的三维结构，保持细胞器在胞质内的适宜位置，并参与膜受体信号向胞核传递。血管平滑肌的中间丝成束状，周围常伴有致密体，在发育过程中大量表达，随细胞成熟而减少；分化的血管平滑肌中主要为波形蛋白（vimentin）和结蛋白（desmin）两种类型，波形蛋白型一般存在于间充质来源的非肌肉细胞，是大动脉平滑肌的主要中间丝类型[3]。微管为微管蛋白（tubulin）亚基组成的内径约 15nm、外径约 23nm 的长圆筒形聚合物，分化的 VSMC 内含有丰富的微管蛋白，其主要作用在于维持细胞形态，并为胞内运输提供轨道等。

骨架蛋白使细胞不同的组成部分构成有机的三维结构，这是一种动态过程，根据细胞功能的变化产生适应性改变。例如，平滑肌在收缩时骨架蛋白通过重组来增强肌细胞之间张力的组合和传递。在激动剂引起血管收缩时肌动蛋白多聚体化增强，而在给予肌动蛋白单体聚合抑制剂 Latrunculin 或 Cytochalasin 后收缩反应减弱。研究发现细胞皮层即胞质近细胞膜处的非平滑肌型肌动蛋白在血管收缩剂作用下多聚体化增强，以使细胞形态适应收缩引起的结构变化。在脑阻力动脉，有证据表明肌动蛋白单体聚合和骨架蛋白、胞膜、细胞外基质间连接的增强参与了血管肌源性反应，其机制包括 Rho 蛋白激酶和蛋白激酶 C 信号通路的激活[7]。

四、肌质网

肌质网又称为肌浆网，是肌肉细胞中特化的光面型内质网，为磷脂双分子层形成的囊样网状系统，内部储存大量的 Ca^{2+}，被称为细胞内 Ca^{2+} 库。平滑肌肌质网 Ca^{2+} 浓度约为 100 μM，胞质内 Ca^{2+} 浓度静息时为 0.1 ~ 0.2 μM，兴奋时为 0.3 ~ 1.5μM。静息时肌质网 / 内质网膜钙泵（sarco/endoplasmic reticulum Ca^{2+}-ATPase，SERCA）通过水解 ATP 将胞质 Ca^{2+} 转运入肌质网，兴奋时通过三磷酸肌醇受体［inositol(1,4,5)-trisphosphate receptor，IP_3R］和兰尼啶受体（ryanodine receptor，RyR）通道向胞质释放钙离子，从而在收缩、舒张调控中发挥重要作用。在骨骼肌细胞肌质网占细胞体积约 10%，在家兔胸主动脉和肺动脉肌质网约为细胞体积的 5%，在肠系膜动脉和静脉及门静脉约为细胞体积的 2%。肌质网在靠近细胞膜的胞质侧较多，与胞膜距离 15 ~ 30nm，常分布在胞膜小凹周围。肌质网还以网片状沿平滑肌纵轴分布。在细胞膜附近的肌质网常被称作外周或浅表型，与 Ca^{2+} 动态平衡、局部 Ca^{2+} 释放及与胞膜离子通道相互作用有关。不靠近细胞膜的肌质网被称作中央或深侧型，其可能通过为肌纤维提供 Ca^{2+} 直接影响收缩功能。有证据提示在位相（phasic）型平滑肌如门静脉的肌质网主要为外周型，而张力（tonic）型平滑肌如主动脉的肌质网主要为中央型。

SERCA 是一种肌质网跨膜 Ca^{2+} 离子转运 P-型 ATP 酶，每水解一个 ATP 可转运两个 Ca^{2+}，为分子量 110 000 的四聚体球形结构。已知有 3 种亚型存在：SERCA 1、SERCA 2 和 SERCA 3，分别来自不同基因，选择性剪接产生 SERCA1a、SERCA1b、SERCA2a 和 SERCA2b。SERCA1a 存在于骨骼肌快肌，SERCA1b 存在于胎儿肌肉，SERCA2a 存在于心肌、骨骼肌慢肌和多种平滑肌，SERCA2b 在多种组织表达。SERCA3 存在于上皮细胞、内皮细胞、血小板、巨核细胞和许多内分泌腺体等组织。平滑肌细胞主要表达 SERCA 2b，其余为 SERCA2a 和 SERCA3。例如，大鼠血管平滑肌 91% 为 SERCA2b，SERCA2a（6%）和 SERCA3（3%）含量很少。

Ca^{2+} 被转运到肌质网内不以离子形式存在，而是与集钙蛋白（calsequestrin）或肌质网钙蛋白（calreticulin）疏松结合。这些蛋白对钙亲和力较低（1 ~ 4mM），但与钙结合容量很大（25 ~ 50 mol/mol 集钙蛋白 / 肌质网钙蛋白），有利于在刺激时被释放。肌质网膜存在一种分子量为 25 000 五聚体结构的受磷蛋白（phospholamban），它与钙泵结合时抑制泵活性，解离时刺激泵活性，是调节 SERCA 功能的主要蛋白质，cAMP - 和 cGMP- 依赖蛋白激酶可通过磷酸化使受磷蛋白与肌质网膜钙泵解离，刺激胞质 Ca^{2+} 向肌质网转运。

肌质网通过 IP_3R 和 RyR Ca^{2+} 通道向胞质释放钙离子。RyR 是由分子量为 565 000 的 4 个同源亚单位围成的 Ca^{2+} 通道。其大部分结构（>80% 的分子量）在胞质一侧，状似对称的四瓣形蘑菇，是受体的功能调制区，含有 Ca^{2+}、腺嘌呤核苷酸、钙调蛋白、FK506- 结合蛋白等结合点及磷酸化位点。RyR Ca^{2+} 通道呈短宽形，有利于 Ca^{2+} 迅速大量释入胞质。RyR 对 Ca^{2+} 的电导在 100 pS 级别，可被不到 1μM 及低 μM 浓度的胞质 Ca^{2+} 激活。而高 μM 到 mM 浓度的胞质 Ca^{2+} 则令 RyR 失活。RyR 存在多种亚型，由不同基因编码，在骨骼肌为 RyR1，心肌为 RyR2，在平滑肌包括肺动脉和体动脉平滑肌 RyR1、2、3 三种亚型都有。不同亚型的比例因不同组织和种属而异，RyR1 和 RyR2，特别是 RyR2 与钙火花（一个或几个成簇状分布的 RyR 所产生的局部 Ca^{2+} 释放）有关。在肺动脉平滑肌细胞 RyR3 敲除对去甲肾上腺素引起的 Ca^{2+} 收缩反应没有影响，但缺氧诱导的收缩被抑制，提示 RyR3 与后者有关。

IP_3R 是一种膜糖蛋白复合物构成的由三磷酸肌醇激活的 Ca^{2+} 通道，它们由分子量约 300 000 的 4 个亚单位组成，在哺乳类动物存在三种由不同基因编码的亚型。IP_3R 在骨骼肌和心肌丰度很低，在脑和其他组织含量很高，在平滑肌细胞的含量比脑约低 100 倍。在血管平滑肌 IP_3R 和 RyR 的比例为 3∶1 ~ 4∶1。平滑肌细胞表达多种 IP_3R 亚型，大鼠门静脉存在 IP_3R1 和 IP_3R2，在胸主动脉和肠系膜动脉 IP_3R1 是唯一的亚型，而在基底动脉存在 IP_3R1 和少量 IP_3R2。

RyR 受体可以成簇地位于肌质网近细胞膜处，使 Ca^{2+} 在局部释放达到高浓度，继而激活钙依赖性钾离子通道，激发自发性瞬时外向电流（spontaneous transient outward current，STOC），形成有力的细胞兴奋性和电活动负反馈机制。在大多类型的平滑肌，多个 RyR 受体和（或）IP_3R 受体可通过 Ca^{2+} 诱导性钙释放（Ca^{2+}-induced Ca release，CICR）机制形成具有时空分布特征的 Ca^{2+} 信号。CICR 可由 L 型钙通道进入胞内的 Ca^{2+} 激发，或由 SERCA 所致肌质网内升高的钙浓度激发。肌质网内 Ca^{2+} 浓度对钙释放有重要影响，耗竭肌质网内 Ca^{2+} 可抑制 RyR 和 IP_3R 钙通道开放，耗竭肌质网内 Ca^{2+} 还可激活细胞膜 L 型钙通道和非 L 型钙通道依赖的 Ca^{2+} 释放激活性钙通道（Ca^{2+}release-activated Ca^{2+} channel，CRAC）[8]。

五、线粒体

线粒体为双层膜的细胞器，由外至内分为线粒体外膜、线粒体膜间隙、线粒体内膜和线粒体基质四个区。线粒体内膜向线粒体基质折褶形成的结构被称为“嵴”，它增大了线粒体内膜的表面积。线粒体嵴上有许多有柄小球体，即线粒体基粒，含有 ATP 合酶，能利用呼吸链产生的能量合成 ATP，需要较多能量的细胞一般线粒体嵴的数目也较多。早期研究观察到平滑肌线粒体约为 3 μm × 0.5 μm，卵圆形；近年来发现线粒体可以为多种形状，包括小球状、短棒状、长丝状和网络状。它们处于不停的运动中，包括延伸、回缩、扭动、布朗运动和定向运动。而且，线粒体之间存在电偶联，局部去极化的线粒体膜电位（ΔΨm）可以传得很远。目前比较接受的观点是分泌型平滑肌细胞的线粒体结构是高度动态的，而收缩型平滑肌细胞的线粒体在胞内位置是静止的。不同类型细胞线粒体数量存在很大差异，其数量取决于细胞的代谢水平，代谢活动越旺盛的细胞线粒体越多。线粒体不仅是细胞内氧化磷酸化和合成 ATP 的主要场所，还参与诸如氧化还原平衡、代谢、信号转导、钙稳态、细胞生长分化和细胞凋亡调控等过程。

电镜和共聚焦成像研究显示线粒体和肌质网靠得很近，最小间距仅 10 nm。在平滑肌细胞内，大多数线粒体几乎被肌质网完全包裹。线粒体对 Ca^{2+} 亲和力（>10μM）较低，但由于与 IP_3R 群形成的高 Ca^{2+} 浓度微域区靠近，因而能影响 IP_3 介导的胞质 Ca^{2+} 瞬时上升。线粒体与细胞膜电压依赖性 Ca^{2+} 通道相距较远，对膜电位依赖的 Ca^{2+} 内流上升的速度和幅度没有显著影响。但在膜电位依赖的 Ca^{2+} 内流结束时，胞内 Ca^{2+} 浓度相对较高，线粒体可以促进通过 Ca^{2+} 摄取影响膜电位依赖的 Ca^{2+} 内流的下降。线粒体膜电位约为 −180 mV（以胞质为参照）。在门静脉、尾动脉、肺动脉和培养的主动脉细胞，线粒体膜电位的消失可减慢胞质 Ca^{2+} 浓度下降的速度。线粒体特别是其复合体Ⅲ是细胞内活性氧的重要来源，它可以通过活性氧调节细胞内局部和更大范围的 Ca^{2+} 信号。研究提示缺氧可通过线粒体膜间隙产生的活性氧使胞质 Ca^{2+} 浓度升高，引起肺血管收缩[9]。

六、胞膜小凹

胞膜小凹（caveolae）是 50 ~ 100 nm 大小呈倒“Ω”状细胞膜内陷结构，由 14 ~ 16 个小凹蛋白（caveolin，Cav）低聚物与胞膜胆固醇、鞘磷脂形成。小凹蛋白分子量为 21 000，有 Cav1、Cav2 和 Cav3 三种亚型。心血管系统的大多数细胞表达 Cav1 和 Cav2。Cav3 则主要表达在血管平滑肌、心肌和骨骼肌。Cav1 和 Cav3 对胞膜小凹的形成是必要的，Cav2 的作用尚不明确。研究表明小凹蛋白起着“脚手架蛋白”作用，即提供一个微环境使相关的受体、中间产物、酶在局部形成高浓度以促进信号转导。可以与小凹蛋白结合的信号分子包括 G 蛋白亚单位、受体和非受体酪氨酸激酶、内皮型一氧化氮合酶（eNOS）、小 GTP 酶等。用药理学方法急性损伤胞膜小凹，可导致乙酰胆碱引起的血管舒张降低，这可能是由于受体介导的 eNOS 激活障碍。在动脉粥样硬化等心血管疾病中，乙酰胆碱舒张血管的功能受损，也伴有胞膜小凹数量减少。在血管内皮细胞，胞膜小凹可作为机械感受器介导血流引起的 eNOS 激活。而在 VSMC 中发现，Cav1 参与牵拉引起的细胞周期进程。胞膜小凹对机械作用的敏感可能与小凹部位脂成分的不同和其生物物理特性有关[10]。

七、缝隙连接

缝隙连接是相邻细胞之间离子、小分子物质及信号分子交换的连接通道，由相邻细胞膜上的连接子（connexon）对接而成。连接子是连接蛋白（connexin）组成的六聚体，在人类基因组中已发现21种连接蛋白基因，在小鼠基因组中有20种。缝隙连接通道聚集成为缝隙连接斑（gap junction plaque），缝隙连接斑的维持是动态的，新的通道不断移动到缝隙连接斑的外缘，缝隙连接斑中心的通道则内化到细胞质内经溶酶体或蛋白酶体途径降解。一般来说分子量 <485 000 的物质可以自由通过缝隙连接，而大分子如核酸和蛋白质分子则无法通过。不同连接蛋白构成的通道结构相同，但通道通透性可以相差很大。连接蛋白的转录、翻译、修饰、组装、转运等过程的改变都会影响细胞间通讯的性质与数量。缝隙连接不仅存在于VSMC之间、内皮细胞之间，也存在于VSMC与内皮细胞之间，被称作肌内皮连接（myoendothelial junction）。缝隙连接的大小和丰度随血管树的部位不同而变化。血管仅有4种连接蛋白参与了缝隙连接的组成：Cx37、Cx40、Cx43和Cx45，这些连接蛋白的分布可因不同血管床、种属、胚胎发育和疾病发展而不同[11]。

第二节　血管平滑肌的收缩反应

血管平滑肌收缩反应由肌球蛋白与肌动蛋白相互作用产生，其舒缩状态通过调节肌球蛋白轻链的磷酸化改变。本节将对这一过程的分子机制予以分析，并对血管平滑肌收缩的力学特征作简要介绍。

一、血管平滑肌收缩的分子机制

（一）张力的产生

静息条件下肌球蛋白以与ATP结合的形式存在，细胞兴奋时激活肌球蛋白轻链激酶（myosin light chain kinase，MLCK）和（或）抑制肌球蛋白轻链磷酸酶（myosin light chain phosphatase，MLCP），使得肌球蛋白轻链磷酸化，肌球蛋白ATP酶活性升高，ATP水解。静息条件下肌球蛋白ATP酶活性很低，细胞兴奋时胞内Ca^{2+}浓度升至约10μM可使肌球蛋白ATP酶活性增加50～100倍。肌球蛋白ATP酶的生理激活剂是肌动蛋白。对25种不同肌肉（其收缩速度有250倍的差异）的研究表明，肌肉缩短速度是由肌球蛋白ATP酶的活性决定的。ATP水解后，肌球蛋白以与ADP-Pi结合的形式存在，使肌球蛋白头部与肌动蛋白结合形成横桥，随之Pi释放，肌球蛋白控制臂扭动区扭动，拉动肌动蛋白丝滑动。随后ADP释放，但肌球蛋白与肌动蛋白仍处于结合状态。ADP的释放与肌纤维负荷高度相关，负荷增加减慢ADP的释放。肌球蛋白头部与肌动蛋白分离发生在肌球蛋白结合ATP后，控制臂扭动区也随之恢复至扭动前的状态（图3-2）。在肌肉收缩时，肌球蛋白与肌动蛋白从结合到分离称为一个横桥循环。在一个横桥循环中，同一个肌球蛋白的两个头部不会同时都和肌动蛋白结合。X线衍射研究提示肌肉在收缩状态时受到牵拉可造成肌球蛋白内结构扭曲，使得第二个头部迅速与肌动蛋白结合，这可以解释为什么肌肉被牵拉时张力快速增加。

与横纹肌相比，平滑肌收缩时横桥循环周期长，产生相同张力所耗能量仅相当于横纹肌的约1/300，Hai和Murphy提出横桥闭锁（Latch-bridges）学说解释这一现象，认为在平滑肌肌球蛋白与肌动蛋白结合后，在肌球蛋白脱磷酸后仍可保持与肌动蛋白的结合从而继续保持收缩所产生的张力。而比较张力性与位相性平滑肌纯化肌球蛋白的研究提示，肌球蛋白对镁离子结合的ADP（magnesium-ADP，MgADP）有较高的亲和性也与维持横桥闭锁状态有关[12]。

（二）边极性排列

平滑肌收缩时可缩短至基础长度的30%～70%，而横纹肌仅缩短约10%～20%，这可

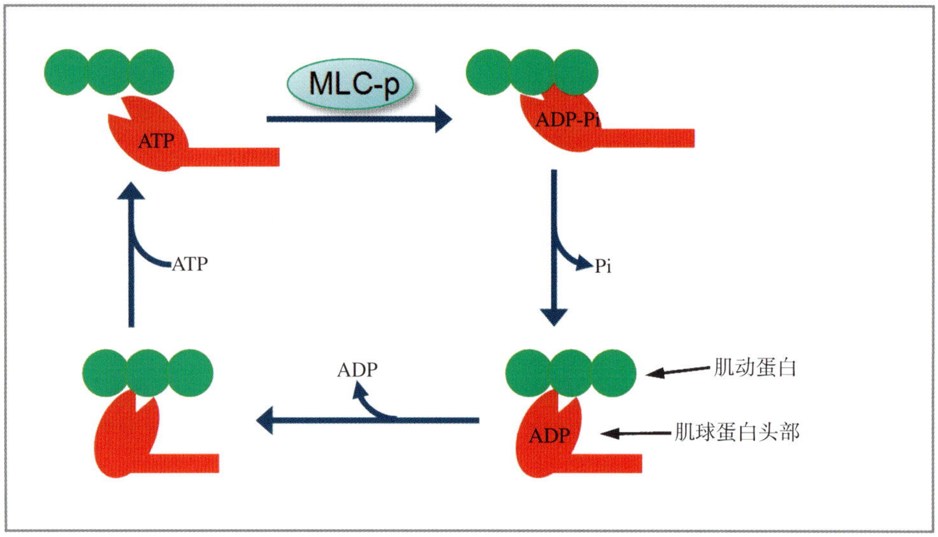

图 3-2 平滑肌收缩的横桥循环

静息条件下肌球蛋白以与 ATP 结合的形式存在，细胞兴奋时肌球蛋白调节轻链磷酸化（MLC-p）使得肌球蛋白 ATP 酶活性升高，ATP 水解，肌球蛋白与肌动蛋白分离。ATP 水解后，肌球蛋白以与 ADP-Pi 结合形式存在，肌球蛋白头部与肌动蛋白结合形成横桥，在 Pi 释放后肌球蛋白控制臂扭动区扭动，引起肌动蛋白丝滑动，随后 ADP 释放、ATP 重新与肌球蛋白结合，肌球蛋白头部与肌动蛋白分离，控制臂扭动区随之恢复至扭动前的状态

能与其粗细肌丝排列与横纹肌不同有关。在横纹肌，收缩的基本单位——肌小节即肌原纤维位于两条 Z 线之间的区域，粗肌丝与细肌丝平行排列，肌球蛋白位于 M 线两端，收缩时肌球蛋白头部拉动肌动蛋白丝向 M 线移动。这种排列被称为端极性排列(end polar cross-bridge)。平滑肌没有 Z 线与 M 线，粗肌丝与细肌丝成斜行排列，相邻的肌球蛋白头部反向排列，收缩时相反方向的肌球蛋白头部拉动肌动蛋白丝反向移动。这种排列称为边极性排列(side polar cross-bridge)(图 3-3)。这种排列有两个好处：①细肌丝几乎在其全长都可与肌球蛋白头部接触，而在端极性排列，M 线两侧的 I 带不能有肌球蛋白与细肌丝接触；②能够改变粗肌丝数量与细肌丝比例以适应不同的生理需要。研究发现，平滑肌在舒张条件下，很多肌球蛋白表现为折叠形式的单体，细胞兴奋时，肌球蛋白轻链磷酸化可使肌球蛋白单体去折叠、聚合成粗肌丝从而增加与细肌丝结合的数量，这一不同条件下粗肌丝与细肌丝比例变化的特点，使平滑肌在很大牵张力范围内保持最适的肌球蛋白与肌动蛋白结合，有效地进行收缩[13]。

（三）张力的调节

平滑肌肌球蛋白 ATP 酶活性与 MLC20 Ser19 的磷酸化成比例。平滑肌兴奋时胞内 Ca^{2+} 浓度升高，与钙调蛋白结合后激活 MLCK 使 MLC20 的 Ser19 磷酸化。MLCK 属于丝氨酸 / 苏氨酸特异性蛋白激酶，存在 3 种亚型：心肌型、骨骼肌型和平滑肌型。平滑肌型 MLCK 包括分子量为 130 000 ~ 150 000 与 208 000 ~ 214 000 两个亚型。MLCK 介导的肌球蛋白轻链磷酸化是肌球蛋白 ATP 酶能被肌动蛋白激活、形成横桥、产生收缩的必要条件。磷酸化的肌球蛋白轻链可通过 MLCP 去磷酸化而使平滑肌舒张。MLCP 由 3 个亚单位组成：1 个 110 000 ~ 130 000 的调节亚单位（MYPT1）、1 个 37 000 的催化亚单位（PP1C）和 1 个功能不明的 20 000 的亚单位。

MLC20 磷酸化取决于 MLCK 与 MLCP 的相对活性。MLCK 的活性主要受胞内 Ca^{2+} 浓度影响，MLCP 活性则受多种酶调节，其中蛋白激酶 C（protein kinase C，PKC）和 Rho 蛋白激酶（Rho kinase，ROK）抑制其活性，而蛋白激酶 G（cGMP-dependent protein kinase，PKG）和蛋白激酶 A（PKA）刺激其活性。PKC 通过分子量为 17 000 的 PKC 增强性抑制蛋白（PKC-potentiated inhibitor protein of 17 kDa，CPI17）抑制 MLCP 催化亚单位的活性，使磷酸化的 MLC20 不易去磷酸化。这样，在相同浓度的

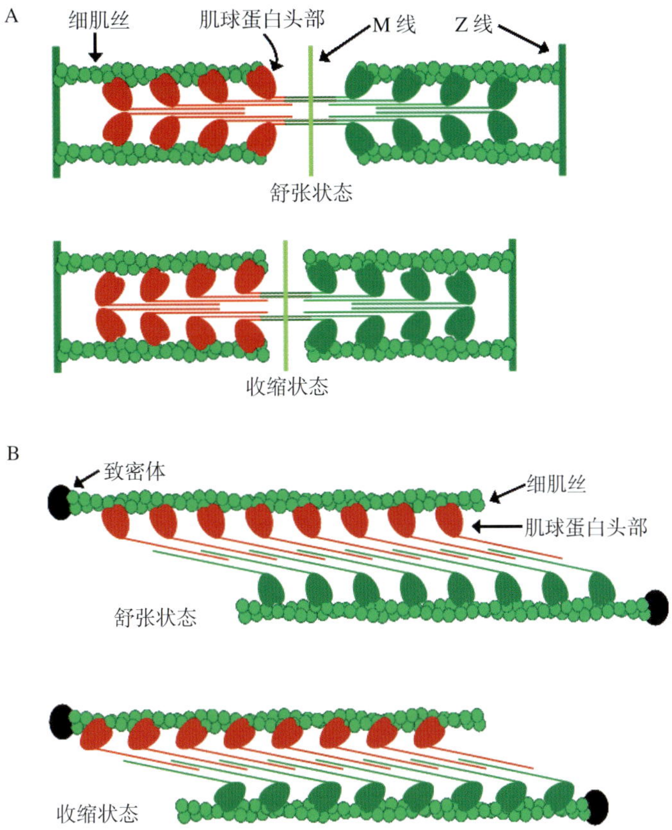

图 3-3　平滑肌与横纹肌粗细肌丝排列比较

横纹肌为端极性排列，在肌小节两条 Z 线之间，粗肌丝与细肌丝平行排列，肌球蛋白位于 M 线两端，收缩时肌球蛋白头部拉动肌动蛋白丝向 M 线移动。平滑肌为边极性排列，平滑肌没有 Z 线与 M 线，细肌丝附着于致密体（dense body），粗肌丝与细肌丝成斜行排列，相邻的肌球蛋白头部反向排列，收缩时相反方向的肌球蛋白头部拉动肌动蛋白丝反向移动（根据参考文献 [2] 图 7-2 修改）

Ca^{2+} 条件下平滑肌产生更强收缩，即产生钙增敏效应。经 PKC 磷酸化的 CPI17 比没有磷酸化时作用可增强约 7000 倍。PKC 的钙增敏效应主要发生在平滑肌收缩早期。ROK 通过使 MLCP 的调节亚单位 MYPT1 在 Thr-696 和 Thr-853 位点的磷酸化使 MLCP 活性降低，使 MLC20 不易去磷酸化，这一钙增敏效应主要发生在平滑肌收缩的持续期。ROK 对 MYPT1 的作用可为 PKG 或 PKA 所拮抗。PKG 或 PKA 通过使 MYPT1 在 Ser-695 和 Ser-852 位点的磷酸化使 MLCP 活性升高，使 MLC20 去磷酸化。在多种心血管疾病如肺动脉高压中，ROK 活性升高而 PKG 活性降低是导致血管收缩反应增强的重要原因[14-15]。

二、血管平滑肌收缩的力学分析

（一）肌纤维初长与收缩强度的关系

骨骼肌肌纤维被牵拉到一定长度时肌小节内肌球蛋白与肌动蛋白可能形成的横桥数目最多，刺激引起的等长收缩（即维持长度不变所产生的张力）最大，这个长度值被称为最适长度。肌纤维在收缩前的初长越小于最适长度，刺激引起的收缩力越小。但如果被牵拉超过最适长度，初长比最适长度越大，刺激引起的收缩力越小，且肌纤维可能由于过度牵拉产生不可逆损伤。在生理条件下，骨骼肌纤维肌小节的最适长度是比较固定的，在一个较窄的范围内，与其在体内环境的长度相似。平滑肌在结构上没有像骨骼肌那样明确的肌小节，但有与骨骼肌纤维类似的肌纤维初长与收缩强度的关系，即存在一个对刺激产生最大反应的最适长度（图 3-4A）。与骨骼肌纤维不同的是，当平滑肌初长低于或高于最适长度时，它对刺激的反应在较短时间内可通过肌纤维内部微结构的调整而使反应改善，如在兔颈动脉，肌纤维初长在最适长度的 67% 和 133% 时刺激产生的等长张力分别为最大收缩力的约 75% 和约 93%，经过不到半小时的刺激，对同样刺激产生的等长张力增加到最大收缩力的约 85% 和约 98%。这种适应性反应的机制尚不明确，可能包括肌球蛋白的募集、肌动蛋白的多聚体化、骨架蛋白结构的调整、细胞间连接的调整等。血管平滑肌肌纤维初长与收缩强度的关系还受到血流和肌源性反应的影响，而肌纤维的牵拉又可以通过改变肌球蛋白轻链的磷酸化影响收缩。因此，在生理条件下血管平滑肌的最适长度是一个动态的不断调整的参数[16]。

（二）肌纤维收缩速率与负荷的关系

血管平滑肌收缩时的缩短速率与肌纤维横桥周转的速率相关，其随负荷增加降低，可以表达为一个直角双曲线的 Hill 方程：

$$(P+a)V=b(P_o-P)$$

其中 P 是负荷，P_o 是在最适长度时肌肉等长收缩能产生的最大张力，V 是速率，a 和 b 是以 (1－P/Po)/V 和 P/Po 为轴对 Hill 方程线性回归得到的常数（图 3-4B）。血管平滑肌缩短速率与负荷的关系类似骨骼肌，但骨骼肌收缩时缩短速率在一个相当大的缩短距离内比较恒定，而血管平滑肌收缩时，缩短速率则随着缩短过程持续降低，这可能有两个原因：①在缩短过程中，与收缩元件（肌纤维）开始平行串联的弹性元件（弹性纤维）逐渐变为后负荷；②在缩短过程中，肌纤维逐渐偏离最适长度使收缩力降低。肌源性反应指平滑肌被牵拉时出现的自发性收缩反应，肌源性反应可使微动脉平滑肌收缩时缩短速率增强，可能与肌纤维横桥数目生成增加、横桥周转速率加快有关。研究观察到自发性高血压大鼠动脉平滑肌收缩时缩短速率增强，这可能是高血压动脉缩窄的原因之一[17]。

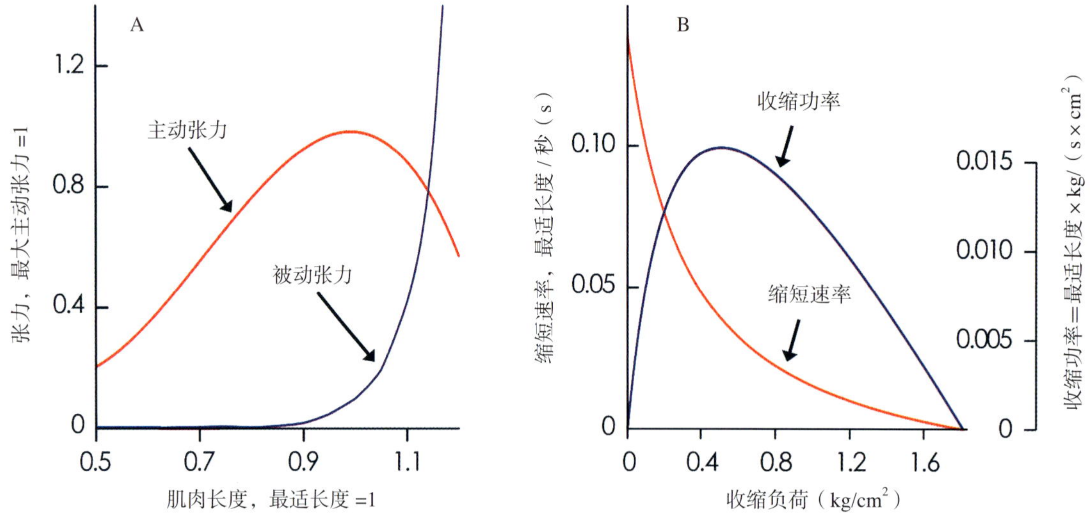

图 3-4　血管平滑肌纤维初长与收缩强度的关系（A）和收缩时缩短速率与负荷的关系（B）

A. 血管平滑肌被牵拉到一定长度时其等长收缩强度最大，这个长度值被称为最适长度，肌纤维收缩产生的张力被称为主动张力，如果被牵拉超过最适长度，刺激引起的收缩减小，过度牵拉还可能损伤肌纤维。牵拉还可使平滑肌产生与横桥循环无关的张力称为被动张力。B. 血管平滑肌收缩时缩短速率与负荷的关系可以用一个直角双曲线表达，收缩时的缩短速率随着负荷增加降低，缩短速率表达为最适长度 / 秒（s），收缩负荷表达为血管重量（kg）/ 血管横截面积（cm^2）。收缩功率为缩短速率与收缩负荷的乘积，表达为最适长度 × 血管重量（kg）/ 秒（s）× 血管横截面积（cm^2）

第三节　血管平滑肌细胞的代谢调节

血管平滑肌收缩与舒张活动所需能量从脂肪酸和葡萄糖代谢获得，除了提供能量，糖、脂和氨基酸及其代谢产物还对血管功能有着复杂的调节作用，代谢的改变是导致血管功能异常和多种心血管疾病发生的重要因素，本节将对这些方面作简要介绍。

一、血管平滑肌细胞的能量代谢

平滑肌处于低代谢、低浓度代谢产物状态，收缩产生相同张力所耗能量仅为横纹肌的1/300～1/500。VSMC收缩的能量来自于ATP，胞内ATP的浓度为0.5～1μmol/g组织，约为心肌和骨骼肌的1/5。VSMC内还存在磷酸肌酸，可以通过ADP磷酸化可逆性生成ATP和肌酸，起着高能磷酸键储备的作用，胞内磷酸肌酸含量与ATP相近，为骨骼肌的1/15～1/10。VSMC能够利用胞内和胞外的葡萄糖、脂肪酸、酮体及氨基酸经糖酵解和氧化代谢生成ATP，能耗主要用于肌动蛋白-肌球蛋白的横桥活动[18]。虽然线粒体氧化磷酸化产生ATP的效率远远超过糖酵解，VSMC在正常氧条件下约30%的ATP从糖酵解获得，缺氧时葡萄糖摄取增强，糖酵解活动增强，高达65%的ATP通过糖酵解获得。正常氧条件时无葡萄糖仅使肾上腺素引起的兔主动脉收缩减弱不到20%，提示能量可以通过脂肪有氧氧化提供，而缺氧条件时无葡萄糖使肾上腺素引起的主动脉收缩减弱约90%，提示此时能量主要通过糖酵解提供。研究表明VSMC内存在两个分离的糖酵解区，位于胞膜邻近区是用于提供Na^+/K^+泵所需ATP，非胞膜邻近区则与肌纤维能量供给相关[19]。离体血管实验发现无糖溶液对高钾引起的血管收缩减弱较对肾上腺素、血管紧张素、组胺等活性物质为小，无糖溶液对组胺引起的血管收缩减弱比其他活性物质大。这可能由于不同血管收缩剂对不同的代谢通路影响不同，另外也与收缩剂作用机制不同有关，如高钾引起的血管收缩能耗主要由于肌球蛋白ATP酶，而去甲肾上腺素还包括受体到MLCK上游的信号转导能耗。

二、代谢对血管平滑肌反应的影响

（一）磷酸戊糖代谢

磷酸戊糖代谢利用6-磷酸葡萄糖生成还原型烟酰胺腺嘌呤二核苷酸磷酸（NADPH）、5-磷酸核糖、4-磷酸赤藓糖（erythrose-4-phosphate）等产物。其中NADPH不仅是脂肪酸、胆固醇、非必需氨基酸合成的供氢体，它还通过谷胱甘肽还原酶使谷胱甘肽处于还原状态，对维持细胞内氧化还原稳态起着关键作用。体内约60%的NADPH由葡萄糖的磷酸戊糖途径获得，6-磷酸葡萄糖脱氢酶（glucose-6-phosphate dehydrogenase，G6PD）是磷酸戊糖代谢的限速酶。在G6PD基因敲除的小鼠，高钾和PKC激动剂引起的主动脉收缩较野生鼠为弱。研究还发现缺氧引起的牛肺动脉收缩、G6PD活性增加及NADPH含量升高，这些反应可通过小分子干扰RNA下调G6PD蛋白而抑制，表明G6PD在介导缺氧性肺动脉收缩中起着关键作用。在牛冠状动脉缺氧引起的血管舒张，伴随着NADPH生成减少，提示G6PD活性降低介导缺氧性血管舒张。G6PD活性的改变可通过NADPH改变胞内局部氧化还原状态而影响Ca^{2+}内流、肌质网Ca^{2+}摄取、ROK活性，进而影响血管反应[20]。

（二）脂代谢

血管平滑肌在静息条件下存在显著的糖酵解活动，收缩时所需能量则主要通过脂肪酸获取。在猪颈动脉研究中发现，高钾引起的收缩早期主要利用葡萄糖代谢产物丙酮酸获得能量，在收缩持续期主要利用脂肪酸有氧氧化获得能量，而葡萄糖摄取和糖酵解活动降低。兔主动脉在内源性生成能量物质耗竭后，外源性饱和脂肪酸和酮体可不同程度恢复对肾上腺素的收缩反应，提示外源性脂肪酸经过三羧酸循环氧化磷酸化提供能量，外源性三羧酸循环的中间产物则不能使能量耗竭的血管恢复对肾上腺素的收缩反应，可能由于这些物质不能进入线粒体[21]。在分离的肺动脉平滑肌细胞研究中，发现 Ca^{2+} 激活的大电导钾离子通道活性可被大于 8 碳的带负电荷的脂肪酸增强，被大于或等于 8 碳的带正电荷的脂肪酸抑制，而中性和短链脂肪酸无效，这些结果提示脂肪酸可直接作用于离子通道从而影响膜电位和血管功能。脂类物质还可通过作用于信号分子参与血管功能调节，如富含 ω-3 脂肪酸的鱼肝油饮食可增强血管内皮一氧化氮（nitric oxide，NO）的释放和血管平滑肌的舒张，ω-3 脂肪酸的主要成分二十碳五烯酸（eicosapentaenoic acid，EPA）和二十二碳六烯酸（docosahexaenoic acid，DHA）具有类似的作用[22]。

（三）氨基酸代谢

血管能量虽然主要从脂代谢获得，研究发现离体兔主动脉在 1～5 小时孵育期间对 18 种氨基酸（除天冬酰胺外）均能以稳定速率氧化，可提供动脉能量需要的约 10%。一些氨基酸（如 L- 精氨酸、甘氨酸、含硫氨基酸）和它们的代谢产物在生理浓度范围内作为信号分子或调节者参与心血管功能的调节。正常人血浆 L- 精氨酸浓度约为 100μmol/L，细胞内 L- 精氨酸的浓度比胞外可高 10 倍，L- 精氨酸在 eNOS 作用下生成 L- 瓜氨酸和 NO，NO 在心血管功能的调节包括血管舒张和增殖及血小板聚集中起着关键作用。血流、氧分压、多种血管活性物质都可通过 eNOS 影响心血管功能[14]。由甘氨酸与三羧酸循环代谢产物——琥珀酰辅酶 A 生成的血红素是使多种蛋白和酶如血红蛋白、过氧化物酶、细胞色素 C 氧化酶、可溶性鸟苷酸环化酶（soluble guanylyl cyclase，sGC）具有生物功能的必要成分。一氧化碳是血红素的降解产物，参与细胞内多种信号转导过程，包括通过激活 sGC、升高 cGMP 引起血管舒张。半胱氨酸是一种含硫氨基酸，它通过形成二硫键参与蛋白质三级结构的构建与稳定。近年来研究表明蛋白质分子内或分子间某些特定半胱氨酸残基的巯基 / 二硫键转换的氧化还原修饰是细胞内一种重要的信号传导机制，参与了心血管功能调节。最近研究提示细胞内氧化还原状态的改变可通过影响 sGC 和 PKG 的半胱氨酸二硫键的形成，调节冠状动脉对 NO 的舒张反应[20]。

三、代谢障碍对血管平滑肌反应的影响

（一）糖代谢异常

血管内皮细胞来源的 NO 在维持正常血压中起着关键作用，NO 通过激活 VSMC 胞质 sGC、增加 cGMP 合成、激活 PKG 促进血管舒张[14]。高糖能直接与 NO 反应降低 NO 的生物活性，也可刺激 NADPH 氧化酶合成超氧阴离子与 NO 反应使其失活。在 2 型糖尿病 Goto-Kakizaki 大鼠中血压明显升高，伴随着 sGC 活性降低和 sGC 激动剂引起的血管舒张反应减弱。在糖尿病小鼠体动脉中，PKG 蛋白水平也较对照组低。这些研究提示 NO-cGMP-PKG 信号通路下调可能是糖尿病患者并发高血压的机制之一。

（二）脂代谢异常

1. 胆固醇　高胆固醇可能通过对 NO-cGMP-PKG 信号的干扰促使血管收缩。在麻醉大鼠肾动脉灌注胆固醇可抑制 eNOS，促进血管收缩，这一作用可被超氧阴离子清除剂阻止，提示胆固醇通过升高活性氧降低 NO 的生物利用度。还有证据表明高胆固醇血症增加内皮细胞膜小凹蛋白的表达，促使其与 eNOS 形成复合体，导致 eNOS 活性受到抑制。高胆固醇喂养的大鼠主动脉 sGC 活性减低，血管对 sGC 激动剂的舒张反应减弱。在胰岛素抵抗的肥胖 Zucker 大鼠获得的 VSMC 中，NO 对 sGC 的刺激作用与 cGMP 对 PKG 的刺激作用都减弱，超氧阴离子生成增加，这些变化可被抗氧化剂纠正。

2. 三酰甘油　布拉格遗传性高三酰甘油大鼠血压较正常对照组明显升高，内皮依赖性血管舒张反应减弱，给予辛伐他汀（simvastatin）后 eNOS 蛋白表达上调，上述病变也获得改善。

胰岛素受体底物 1（insulin receptor substrate 1，IRS1）在胰岛素和胰岛素样生长因子 1（insulin-like growth factor 1，IGF1）受体的信号转导中起关键作用，小鼠缺乏 IRS1 表现为高三酰甘油血症、内皮依赖性血管舒张受损和高血压。高三酰甘油血症也被发现与怀孕妇女 NO 合成减少和妊娠期高血压相关。

3. 低密度脂蛋白 体外实验表明低密度脂蛋白（low density lipoprotein，LDL）被氧化后可通过直接失活 NO 导致内皮依赖性血管舒张受损。脂蛋白 a 可视为一种特殊的 LDL，它包含一个富含胆固醇的 LDL 颗粒、一分子载脂蛋白 B_{100} 和一分子载脂蛋白 a。同 LDL 一样，脂蛋白 a 促进动脉粥样硬化形成，在兔肾动脉氧化脂蛋白 a 比氧化 LDL 有更强的刺激超氧阴离子生成和抑制内皮依赖性血管舒张作用。

（三）氨基酸代谢异常

一些氨基酸及其代谢产物升高是导致多种心血管疾病的重要因素。代谢组学研究发现肥胖、胰岛素抵抗和 2 型糖尿病可选择性地引起某些氨基酸如支链氨基酸、含硫氨基酸、酪氨基酸和苯丙氨酸的代谢紊乱[23]，以下对几种影响心血管功能的氨基酸代谢障碍予以简述。

1. 非对称性二甲基精氨酸和 NG- 单甲基精氨酸 非对称性二甲基精氨酸（asymmetric dimethylarginine，ADMA）和 NG- 单甲基精氨酸（NG-monomethylarginine，NMMA）是内源性 eNOS 抑制剂，是含有甲基化精氨酸的蛋白水解的产物，蛋白所含精氨酸的甲基化通过蛋白精氨酸甲基转移酶（protein-arginine N-methyltransferase，PRMT）产生。游离的甲基精氨酸可经二甲基精氨酸二甲基氨基水解酶（dimethylarginine dimethylaminohydrolase，DDAH）转化为瓜氨酸。DDAH 有两种亚型，其中 DDAH1 在神经型一氧化氮合酶（nNOS）丰度高的组织含量高，而 DDAH2 在血管内皮含量高。ADMA 的血浆水平在血管内皮功能障碍相关疾病如高血压、高血脂、糖尿病等中升高，高 ADMA 与冠心病患者死亡率高度正相关。而 DDAH 表达和活性的降低被认为与二甲基精氨酸升高及 ADMA 介导的 eNOS 功能障碍相关。

2. 同型半胱氨酸 同型半胱氨酸（homocysteine，Hcy）为甲硫氨酸代谢初始产物 S- 腺苷甲硫氨酸在甲基转移酶和 S- 腺苷同型半胱氨酸水解酶作用下产生。高同型半胱氨酸血症与高血压性心脏病、冠状动脉闭锁、心肌梗死、静脉血栓以及动脉纤维化密切相关。研究提示高同型半胱氨酸血症通过损伤内皮依赖的血管舒张和升高血压导致血管功能障碍[24]。

3. 半胱氨酸 半胱氨酸（cysteine，cys）是细胞内重要抗氧化物谷胱甘肽和气体信号分子硫化氢（H_2S）生成的底物，半胱氨酸在胱硫醚 γ- 裂解酶（cystathionine γ-lyase，CSE）和胱硫醚 β- 合成酶（cystathionine β-synthase，CBS）作用下合成 H_2S。H_2S 在低浓度（$<100\ \mu M$）引起血管收缩，主要通过抑制腺苷酸环化酶和 eNOS 以及清除 NO；在浓度 $>100\ \mu M$ 时则引起血管舒张，主要通过激活 K_{ATP} 通道和 Cl^-/HCO_3^- 通道。内源性 H_2S 浓度在多种病理条件下如心肌缺血、原发性高血压、缺氧性肺动脉高压时表现异常[25]。最近研究发现半胱氨酸代谢的另一个产物二氧化硫（SO_2）可以通过激活 K_{ATP} 通道和抑制 L- 型 Ca^{2+} 通道舒张血管，在自发性高血压和缺氧性肺动脉高压大鼠中 SO_2 可降低血压，并抑制血管重塑。半胱氨酸在氧化酶和脱羧酶作用下可生成牛磺酸，在多种高血压动物模型中口服牛磺酸表现出降压效应，这种效应部分由于其对血管的直接作用，包括通过活性氧清除剂作用增强 NO 的生物利用度和激活钾离子通道。

第四节　血管平滑肌细胞的表型

血管平滑肌不仅可以通过收缩活动对血管功能进行瞬时调节，还可以通过表型转换和增殖改变血管管壁厚度和形态，从而对血管功能产生持久的影响。本节将对 VASC 的表型、表型转化及调节机制作简要介绍。

一、血管平滑肌细胞的表型

发育中的 VSMC 为分泌表型，与成熟的即收缩表型平滑肌细胞的梭形形态不同，外形为鹅卵石形，也被称为上皮形或菱形。分泌型平滑肌细胞含有大量与蛋白质合成有关的细胞器，而收缩型平滑肌细胞内主要成分为肌丝。分泌型平滑肌细胞呈现很高的增殖速率、明显的迁移活性和很强的细胞外基质合成能力，这些细胞外基质包括胶原蛋白、弹性蛋白、蛋白多糖、钙黏素和整合素。在发育阶段平滑肌细胞与内皮细胞形成大量的缝隙连接，这一过程对于血管成熟很关键。与此相反，收缩表型的平滑肌细胞增殖或周转率很低，迁移活性及合成细胞外基质的速率也很低。一些标志蛋白的表达丰度在不同表型平滑肌细胞表达不同，例如，PDGF-A、细胞间黏附分子 1（ICAM1）、I 型钙调蛋白结合蛋白（I-caldesmon）、骨桥蛋白（osteopontin）、基质 Gla 蛋白（matrix Gla protein，MGP）、胶原蛋白Ⅰ和Ⅳ、连接蛋白 43 等在 VSMC 从分泌型转为收缩型过程中表达逐渐降低；而 α1-、β1- 和 α7- 整合素、转录辅激活因子心肌素（myocardin）、N-/T- 钙黏蛋白、α- 和 γ- 平滑肌肌动蛋白、结蛋白、平滑肌蛋白 22α（SM22α）、羧肽酶样蛋白、平滑肌调宁蛋白、h 型钙调蛋白结合蛋白、meta 型黏着斑蛋白、主动脉优先表达基因 1（aortic preferentially expressed gene 1，APEG1）多肽、富含半胱氨酸蛋白 2（cysteine-rich protein 2，CRP2）等在 VSMC 从分泌型转为收缩型过程中表达逐渐升高。由于不同表型血管平滑肌细胞标志蛋白的表达量不同，因而在检测平滑肌表型时应至少测定 2 种标志蛋白质的表达量变化，并结合形态、增生和迁移特征进行分析。目前，平滑肌肌球蛋白重链（smooth muscle myosin heavy chain，SM-MHC）和平滑肌蛋白（smoothelin）是鉴定平滑肌收缩表型的两个较好的标志蛋白质。SM-MHC 在活体研究中发现只在平滑肌细胞表达，且在胚胎发育中仅在平滑肌细胞被观察到；平滑肌蛋白可作为 SM-MHC 的辅助检测指标，其检测灵敏度高，在培养的血管平滑肌向分泌型转变时其表达迅速、均一地下调。当平滑肌增殖时细胞视黄醇结合蛋白 1（cellular retinol binding protein 1，CRBP1）表达可迅速而显著地上调，因而是一个鉴定平滑肌分泌表型的较好标志蛋白[4]。

二、成熟血管平滑肌细胞的表型转化及调节机制

成熟的骨骼肌和心肌细胞是终末分化细胞，即表型不能再改变。而成熟的 VSMC 拥有很强的可塑性，在局部环境变化时可以发生显著、可逆的表型转变。如受到损伤时血管平滑肌能够从收缩表型很快转化为分泌表型，当损伤修复、局部环境恢复正常后，血管又可重新获得收缩表型。在一些心血管疾病如高血压、动脉粥样硬化、糖尿病时血管平滑肌转化并保持在分泌表型，平滑肌过度增生、迁移及大量合成细胞基质，是导致血管功能障碍的重要原因。需要指出的是，虽然 VSMC 表型转化的观念广为接受，迄今尚未获得单个成熟的 VSMC 从收缩型转化为分泌型的直接证据，VSMC 是否具有潜在祖细胞特征也尚不清楚。最近一个研究提出血管受到损伤时中膜源性多能血管干细胞（multipotential vascular stem cell，MVSC）可分化为 VSMC、内皮细胞以及其他血管功能性细胞。在血管中膜，MVSC 占平滑肌细胞总数的不到 10%[26]。有证据表明血管外膜和内膜都存在可分化为 VSMC 的祖细胞，血管外来源包括骨髓和经循环其他细

胞来源的祖细胞、干细胞也参与血管重塑[27]。

血清应答因子（serum response factor，SRF）属于MADS盒（MCM1，Agamous，Deficiens and SRF box）转录因子超家族，通过与其顺式元件CArG盒（CC[A/T]$_6$GG）结合调控平滑肌标志基因的转录，与平滑肌表型转化密切相关。研究发现转录辅激活因子心肌素和核转录因子Elk1在血清应答因子上竞争同一结合位点。在正常氧条件下肺血管平滑肌内血清应答因子与心肌素的结合状态促进平滑肌标志基因的转录和收缩表型的保持，缺氧时心肌素表达下调，导致血清应答因子与Elk1结合增强，平滑肌向分泌型转化[28]。血管受损时升高的PDGF-BB也可以通过Ras/Raf/MEK/ERK激酶通路使Elk1磷酸化、Elk1取代心肌素与血清应答因子结合，促进平滑肌向分泌型转化。NF-κB可以通过与心肌素结合抑制其活性，这可能是炎症如动脉粥样硬化时平滑肌向分泌型转化的一个机制，有证据提示蛋白酶体途径的降解也是心肌素表达下调的原因之一。

在多种平滑肌细胞分化模型和多种刺激包括凝血酶、鞘氨醇-1-磷酸（sphingosine 1-phosphate，S1P）、转化生长因子β、钙离子、骨形态发生蛋白2（bone morphogenetic protein 2，BMP2）和张力引起的平滑肌特异的转录上调过程中，RhoA激活是一个必需环节。RhoA激活后通过ROK或透光相关成蛋白（diaphanous-related formin，DRF）mDia1和mDia2使肌动蛋白多聚化，继而心肌素相关转录因子（myocardin-related transcription factor，MRTF）转入细胞核内，与血清应答因子结合，刺激平滑肌标志基因转录和向收缩表型转化。RhoA依赖的MRTF核转位是平滑肌细胞分化的一个重要调控机制，这一机制可因血清应答因子和心肌素高表达、增强的G蛋白偶联受体依赖性RhoA激活以及相对高的RhoA下游效应分子表达而增强。另一方面，ERK可通过使MRTF的454位点丝氨酸磷酸化，导致MRTF核转位抑制，使平滑肌向分泌表型转化。

近年来研究表明在血管损伤和一些心血管疾病如动脉粥样硬化时，基因表观调控对平滑肌分化和表型转化起重要作用。在平滑肌分化时，与平滑肌编码基因如SMα-actin和SM MHC基因启动子相关的组蛋白尾段被翻译后修饰，如组蛋白3和4被乙酰化、组蛋白3的赖氨酸4和79被二甲基化。这些修饰使含有平滑肌编码基因启动子的染色质展开，从而使血清应答因子-心肌素复合物能与CArG盒结合，促进平滑肌相关基因转录。在体内血管损伤后，以及在体外受到促进平滑肌表型转化的刺激如PDGF和氧化磷脂时，平滑肌相关基因转录的抑制被认为与组蛋白3和4乙酰化受阻以及组蛋白3的赖氨酸79甲基化受阻有关[29]。表观调控的一个重要方面是microRNA调控，平滑肌特异性核糖核酸酶Ⅲ Dicer敲除研究表明，microRNA对VSMC发育、分化和收缩功能有着关键影响。在原代人肺动脉平滑肌细胞中，PDGF通过上调miRNA-24抑制BMP信号，诱导分泌表型，包括抑制收缩型基因的表达和刺激细胞增殖。与之相反，miRNA-143/145具有促进VSMC向收缩型转化、抑制细胞增殖效能。miRNA-143/145被发现抑制多个促进细胞向分泌型转化的分子，包括Kruppel样因子4和5、核转录因子Elk1以及血管紧张素转换酶。在小鼠单独敲除miRNA-145或敲除miRNA-143和miRNA-145可以显著降低主动脉和股动脉收缩型平滑肌细胞的数目，同时增加分泌型VSMC数目，提示miRNA-143/145在调节VSMC表型转化中起关键作用[30]。

参考文献

[1] Boulpaep EL. Arteries and veins // Boron WF, Boulpaep EL. Medical Physiology. 2nd updated ed. New York: Saunders, 2011:467-481.

[2] 高远生．血管平滑肌收缩与舒张的调控 // 吴立玲，张幼怡．心血管病理生理学．2版．北京：北京大学医学出版社，2009:142-153.

[3] 宋为．血管平滑肌 // 韩启德，文允镒．血管生物学．1版．北京：北京医科大学中国协和医科大学联合出版社，1997:3-23.

[4] Fisher SA. Vascular smooth muscle phenotypic diversity and function. Physiol Genomics, 2010, 42A:169-187.

[5] Gallant C, Appel S, Graceffa P, et al. Tropomyosin variants describe distinct functional subcellular domains in differentiated vascular smooth muscle cells. Am J Physiol Cell Physiol, 2011, 300:C1356-1365.

[6] Hartman MA, Spudich JA. The myosin superfamily at a glance. J Cell Sci, 2012, 125:1627-1632.

[7] Yamin R, Morgan KG. Deciphering actin cytoskeletal

function in the contractile vascular smooth muscle cell. J Physiol, 2012, 590:4145-4154.
[8] Wray S, Burdyga T. Sarcoplasmic reticulum function in smooth muscle. Physiol Rev, 2010, 90:113-178.
[9] McCarron JG, Olson ML, Chalmers S. Mitochondrial regulation of cytosolic Ca^{2+} signals in smooth muscle. Pflugers Arch, 2012, 464:51-62.
[10] Chidlow JH Jr, Sessa WC. Caveolae, caveolins, and cavins: complex control of cellular signalling and inflammation. Cardiovasc Res, 2010, 86:219-225.
[11] Johnstone S, Isakson B, Locke D. Biological and biophysical properties of vascular connexin channels. Int Rev Cell Mol Biol, 2009, 278:69-118.
[12] Sweeney HL, Houdusse A. Structural and functional insights into the myosin motor mechanism. Annu Rev Biophys, 2010, 39:539-557.
[13] Craig R, Megerman J. Assembly of smooth muscle myosin into side-polar filaments. J Cell Biol, 1977, 75:990-996.
[14] Gao Y. The multiple actions of NO. Pflügers Archiv-Eur J Physiol, 2010, 459:829-839.
[15] Walsh MP. Vascular smooth muscle myosin light chain diphosphorylation: mechanism, function, and pathological implications. IUBMB Life, 2011, 63:987-1000.
[16] Syyong H, Cheung C, Solomon D, et al. Adaptive response of pulmonary arterial smooth muscle to length change. J Appl Physiol, 2008, 104:1014-1020.
[17] Herlihy JT, Murphy RA. Force-velocity and series elastic characteristics of smooth muscle from the hog carotid artery. Circ Res, 1974, 34:461-466.
[18] Paul RJ. Smooth muscle energetics. Annu Rev Physiol, 1989, 51:331-349.
[19] Barron JT, Gu L, Parrillo JE. NADH/NAD redox state of cytoplasmic glycolytic compartments in vascular smooth muscle. Am J Physiol Heart Circ Physiol, 2000, 279:H2872-2878.
[20] Dou D, Zheng X, Ying L, et al. Sulfhydryl-dependent dimerization and cGMP-mediated vasodilatation. J Cardiovasc Pharmacol, 2013,62:1-5.
[21] Coe J, Detar R, Bohr DF. Substrates and vascular smooth muscle contraction. Am J Physiol, 1968, 214:245-250.
[22] Kromhout D, Yasuda S, Geleijnse JM, et al. Fish oil and omega-3 fatty acids in cardiovascular disease: do they really work? Eur Heart J, 2012, 33:436-443.
[23] Adams SH. Emerging perspectives on essential amino Acid metabolism in obesity and the insulin-resistant state. Adv Nutr, 2011, 2:445-456.
[24] Sen U, Mishra PK, Tyagi N, et al. Homocysteine to hydrogen sulfide or hypertension. Cell Biochem Biophys, 2010, 57:49-58.
[25] Liu YH, Lu M, Hu LF, et al. Hydrogen sulfide in the mammalian cardiovascular system. Antioxid Redox Signal, 2012, 17:141-185.
[26] Torsney E, Xu Q. Resident vascular progenitor cells. J Mol Cell Cardiol, 2011, 50:304-311.
[27] Tang Z, Wang A, Yuan F, et al. Differentiation of multipotent vascular stem cells contributes to vascular diseases. Nat Commun, 2012, 3:875.
[28] Gao Y, Raj JU. Regulation of the pulmonary circulation in the fetus and newborn. Physiol Rev, 2010, 90:1291-1335.
[29] Alexander MR, Owens GK. Epigenetic control of smooth muscle cell differentiation and phenotypic switching in vascular development and disease. Annu Rev Physiol, 2012, 74:13-40.
[30] Kang H, Hata A. MicroRNA regulation of smooth muscle gene expression and phenotype. Curr Opin Hematol, 2012, 19:224-231.

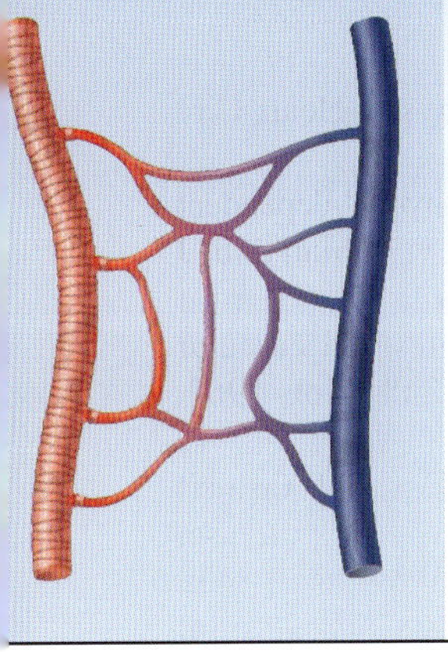

第四章

血管外膜

高平进

血管外膜（vascular adventitia）是指覆盖动脉壁的最外层结缔组织结构，确切的解剖学定义是指血管外弹力板之外的组织结构，包括成纤维细胞、淋巴细胞等各种细胞成分，以及结缔组织成分，后者包括细胞外基质（extracellular matrix，ECM）、滋养血管及神经等。由于血管外膜没有明确的外边界，近年来有人将血管外周脂肪组织亦列为外膜范畴。因此广义的血管外膜涵义为血管外周组织（perivascular tissue）[1-2]。

多年来，血管外膜仅作为血管的支撑组织而长期受到忽视。虽然滋养血管及神经起着运输及营养的作用，但与内膜及中膜相比亦只能充当配角。然而，近年来的研究发现，外膜在维持血管张力及平衡血管功能中起着非常重要的作用。研究已证实，外膜是产生血管活性物质如一氧化氮（nitric oxide，NO）的重要部位；成纤维细胞、周边脂肪细胞、淋巴细胞及 ECM 等通过自分泌或旁分泌作用共同调节血管收缩与舒张；血管外膜还含有肾素 - 血管紧张素系统组分，参与多种血管功能的调节。因此在正常生理状态下，血管外膜及其周围组织以其独特而复杂的微环境形式，调节循环系统乃至全身的自稳态。

第一节　外膜的结构成分

组织学以血管壁外弹力板作为中、外膜之间的界线，将外弹力板之外统称外膜。因此外膜的结构成分包括成纤维细胞、淋巴细胞、细胞外基质、滋养血管及神经终末分支等。随着外膜研究的深入及其血管周细胞（pericyte）新功能的发掘，血管周围的脂肪组织等亦列入外膜结构成分范畴。特别是近年来发现血管外膜存在大量的原位血管干 / 祖细胞（stem/progenitor cell），及以单核 / 巨噬细胞为基础的免疫系统细胞，进一步表明血管外膜结构成分具有多样性及复杂性。越来越多的迹象表明，由外膜各组分及其相互作用构成的特殊微环境在血管稳态中起了重要作用（图 4-1）。

一、外膜成纤维细胞

成纤维细胞是血管外膜的主要细胞成分，呈纺锤形或星形的扁平状结构，细胞核呈规则的卵圆形，核仁较大。由于外膜成纤维细胞（adventitial fibroblast，AF）缺乏特异性标志，其胚胎期是否与平滑肌细胞共同起源尚不清楚。就冠状动脉发育而言，间充质细胞既是平滑肌细胞也是成纤维细胞的前体细胞，提示间充质来源的细胞可以分化为成纤维细胞。至于外膜成纤维细胞的胚胎起源在其他血管是否亦遵循类似方式尚不清楚。波形蛋白常作为鉴定成纤维细胞的标志物，但缺乏特异性和敏感性，不能区别间充质来源的其他细胞。成纤维细胞的另一显著特征是不表达 α 平滑肌肌动蛋白（α-smooth muscle actin，α-SMA），表示细胞处于静止状态。曾有人提出成纤维细胞特异性蛋白 1（fibroblast-specific protein 1，FSP1）可作为其鉴定标志，但未得到普遍认可。因此，为了鉴定成纤维细胞，研究者不得不采用排除法，即非平滑肌细胞系、非淋巴细胞系、非内皮细胞系及非上皮细胞系等，同时结合形态学、生物化学及功能特征。

成纤维细胞的细胞起源至少涉及三方面：原间质（primary mesenchyme）、局部上皮间质转化（epithelial-mesenchymal transition，EMT） 以及骨髓衍生的前体细胞（precursor）。外膜成纤维细胞是异质性（heterogeneity）较强的细胞群体，可能与其起源方式多样有关。通过观察不同谱系的细胞发现，成纤维细胞在不同器官和组织中的基因表达谱不同。因此，成纤维细胞可以表现出不同的形态和功能特性。越来越多的证据还表明在相同解剖部位，成纤维细胞在组织生理状态与病理状态下可表现完全不同的表型，参与不同的生物学功能，提示成纤维细胞的可塑性与复杂性。

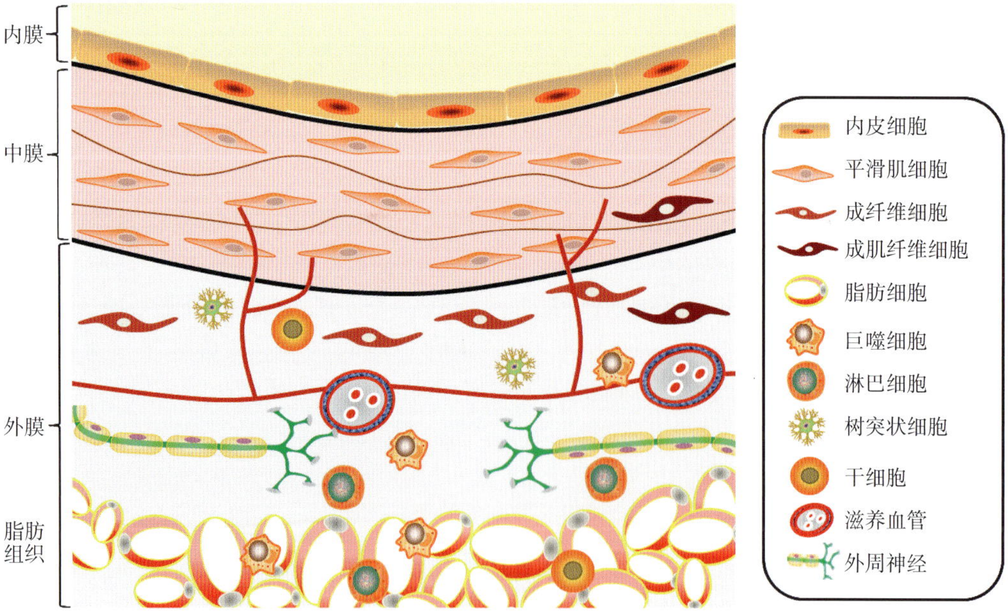

图 4-1 正常血管的结构成分

内膜由一层扁平内皮细胞组成。内膜与中膜之间由内弹力板分隔。中膜由多层平滑肌细胞组成，含有较多的细胞外基质。中膜与外膜之间由外弹力板分隔。外膜成分较为复杂，主要细胞成分为成纤维细胞、少量散在的成肌纤维细胞、单核 / 巨噬细胞、淋巴细胞、树突状细胞、干细胞，以及构成外周脂肪的脂肪细胞。除此之外，外膜还含有大量的细胞外基质，分布着外周自主神经以及滋养血管，共同维持并调节血管的结构与功能

二、外膜淋巴细胞

60年代就有学者发现外膜存在淋巴细胞，近年研究发现外膜是淋巴细胞的主要聚集部位。淋巴细胞是一类具有免疫识别功能的细胞系，按其表面分子与功能不同，分为T淋巴细胞与B淋巴细胞。T淋巴细胞亚群包括$CD4^+$T细胞、$CD8^+$T细胞、调节T细胞、辅助T细胞（helper T cell，Th）和自然杀伤T细胞（natural killer T cell，N）。辅助T细胞分为Th1、Th2、Treg、Th17等亚型，近期研究还发现一种特殊的滤泡性辅助T细胞（T follicular helper cell，Tfh），辅助B淋巴细胞参与体液免疫。B淋巴细胞主要根据是否表达CD5分子，分为$CD5^+$B1细胞和$CD5^-$B2细胞两个亚群。B1细胞主要产生低亲和力的IgM，参与固有免疫；B2细胞即通常所指的B细胞，是参与适应性体液免疫的主要细胞。研究证实B淋巴细胞在外膜的特殊环境下可以分化为浆细胞。为了证实正常状态下，即非炎症性血管是否存在T、B淋巴细胞，有人分离、消化了C57BL/6小鼠主动脉，经流式细胞仪检测，发现$CD45^+$（白细胞普通抗原标志）细胞占3%～15%，其中相当部分是CD3或CD5染色的T淋巴细胞，亦有丰富的CD19和B220染色的B淋巴细胞，其次还有单核/巨噬细胞及树突状细胞。进一步组织定位显示，大多数T、B淋巴细胞存在于外膜[3]。

单核/巨噬细胞是另一种广泛分布的免疫系统细胞，在机体的动态平衡和主动防御中起了重要的作用。正常小鼠的动脉存在大量的Mac-1阳性细胞，大部分可以被称为驻留巨噬细胞（resident macrophage）[4]。除了表达CD11b，这些细胞也表达吞噬细胞标志物（phagocytic marker）CD68和巨噬细胞标志物（macrophage marker）F4/80。尽管像脾等淋巴组织中的一些巨噬细胞来源于血液中的单核细胞，驻留巨噬细胞的来源仍不清楚，它们可能与小神经胶质细胞来源类似。正常情况下，外膜T淋巴细胞、B淋巴细胞、单核/巨噬细胞及树突状细胞构成外膜免疫细胞群，参与适应性与天然免疫反应。

三、外周脂肪细胞

围绕于全身血管周围（除了脑血管）的脂肪细胞是构成血管外周脂肪组织（perivascular adipose tissue，PVAT）的主要细胞成分。组织学研究表明PVAT与血管外膜之间缺乏明显界线，有人将之统称为血管外周组织。根据形态、线粒体含量与功能，PVAT可以被定义为褐色脂肪组织（brown adipose tissue，BAT）与白色脂肪组织（white adipose tissue，WAT）。前者主要通过氧化脂肪酸产生热量，并含有大量线粒体，表达解偶联蛋白1（uncoupling protein 1，UCP1），赋予组织褐色特征；后者主要储存机体摄取的富余能量，含有较少的血管、神经，不易被代谢激活。不同部位血管呈现不同形态功能的脂肪细胞，其实并非绝对为BAT或WAT，也可以是混合脂肪（mixed PVAT）。如胸主动脉旁PVAT外观类似于褐色脂肪，呈多泡脂肪细胞（multilocular adipocyte），含丰富的线粒体，表达UCP1。而围绕在腹主动脉旁及肠系膜的脂肪则以白色脂肪为主，由大的、单泡脂肪细胞（unilocular adipocyte）组成，缺少UCP1，含相对少的血管。棕色脂肪或白色脂肪之间可以发生表型转化。例如在寒冷情况下，过氧化物酶体增殖物激活受体γ（peroxisome proliferator-activated receptor γ，PPARγ）或β_3肾上腺素能受体激动剂可能诱导白色脂肪向棕色脂肪转化。此外，运动也可诱导下丘脑脂肪细胞轴激活，导致白色脂肪棕色化。

近期研究表明PVAT为一活跃的内分泌器官，分泌多种生物活性物质，通过自分泌与旁分泌作用，参与诸多生命活动调节。正常生理状态下，PVAT主要发挥抗收缩作用[5]。脂肪细胞释放的活性因子包括：①脂肪因子（adipokine），如瘦素（leptin）、脂联素（adiponectin）、抵抗素（resistin）及内脏脂肪素（visfatin）等；②细胞因子（cytokine），如白介素（IL1、IL6、IL8）、单核细胞趋化蛋白1（monocyte chemoattractant protein 1，MCP1）、血浆纤溶酶原激活抑制剂1（plasminogen activator inhibitor 1，PAI1）、肿瘤坏死因子α（tumor necrosis factor α，TNFα）

和受激活调节的正常T细胞表达和分泌的因子（regulated upon activation normal T cell expressed and secreted factor，RANTES）；③脂肪细胞衍生的舒张因子（adipocyte-derived relaxing factor，ADRF），也有人称之为血管外周衍生的舒张因子（perivascular-derived relaxing factor，PVRF）；④近似完整的肾素-血管紧张素系统（renin–angiotensin system，RAS），包括血管紧张素原、转换酶及受体；⑤炎症免疫细胞，如巨噬细胞、T淋巴细胞及肾上腺髓质素（adrenomedullin），后者为一种抗炎因子。PVAT中还存在大量的滋养血管及神经末梢，促进其分泌的生物活性物质与血管的交互作用（crosstalk）[6]。

四、血管干/祖细胞

外膜干/祖细胞是指存在于血管外膜及其与中膜交界的血管生成区（vasculogenic zone），具有多向分化潜能，并表达干性标志物的细胞群。早先，存在于血管壁的干细胞称为间充质干细胞（mesenchymal stem cell，MSC），这些细胞在体外自发性地分化为周细胞，也可以诱导分化为血管细胞（内皮细胞和平滑肌细胞）和间充质细胞（如骨、软骨及脂肪细胞）[7-8]。2004年，Hu等[9]首先报道 $ApoE^{-/-}$ 小鼠血管外膜表达干细胞标志Sca1、c-kit、CD34和Flk1，其中Sca1阳性细胞占外膜细胞数量的20%。将外膜组织用干细胞培养液体外培养，并分选出 $Sca1^{+}$ 的细胞，发现这种细胞可分化为血管平滑肌细胞。进一步将表达LacZ基因的嵌合型小鼠和野生型小鼠相互进行骨髓移植，证明 $Sca1^{+}$ 细胞并非来自骨髓，是外膜残留的原位干细胞（in situ stem cell）。之后，在人体动脉外膜亦发现表达干细胞标志如CD34、KDR和Tie2的细胞，参与血管环离体培养中新生毛细血管的形成，提示这一具有干性的细胞可以分化为内皮细胞。近年，有学者将肺动脉血管外膜的成纤维细胞进行体外培养，发现在不同培养条件下，可以诱导其分化为平滑肌细胞、脂肪细胞和骨细胞，提示成体细胞在一定条件下可以获得分化干性[10]。虽然已有不少研究证明外膜干细胞的存在，但由于缺乏特异性标志物，其来源、分化、调控、功能方面的研究仍非常有限。

五、滋养血管

滋养血管（vasa vasorum），又称血管中血管（vessels of the vessels），主要分布在大动脉（管腔直径大于0.5mm）的外膜，并在整个动脉外周形成一个微血管系统。在较大的哺乳动物中，滋养血管还可以从动脉内膜表面以及中膜形成，除此之外，还有静脉滋养血管。而通常管腔直径小于0.5mm的血管并没有滋养血管。有人通过解剖学将滋养血管分为两种不同的类型：一级滋养血管源自大血管，并纵向垂直于该血管的外膜和中膜；从一级滋养血管分出的小血管围绕着整个血管壁被称为二级滋养血管。通常情况下，一级滋养血管的直径是二级滋养血管的两倍以上。早些年，通过解剖血管来定性并分析滋养血管的分布。近年来，新型的3D技术，即micro-CT（microcomputed tomography），可通过视觉化数据详细并清晰地记录下滋养血管，使得定量整个血管中的滋养血管成为可能[11]。

滋养血管的主要功能是为动脉和静脉血管壁的外膜，以及约2/3的外层中膜提供氧气和养分（内膜以及内层1/3中膜所需的氧气和养分从循环血液经内膜向外扩散），同时清除血管壁细胞或者内皮扩散传输的废物，并积极调节血管壁的血流。滋养血管管腔也有一层内皮细胞，提示滋养血管也可以调节血管的张力。并且同其他阻力动脉一样，动脉滋养血管也是交感神经支配的。因此，外膜滋养血管对于维持血管动态平衡发挥着重要的作用。越来越多的证据表明滋养血管是动态的，在周围血管收缩和舒张过程中可以瞬时关闭（数量减少）或打开（数量增加）。在正常血管中，滋养血管只存在于外膜，称为外膜滋养血管。当血管发生病变时，外膜滋养血管可以延伸进入中膜甚至内膜[12]。也有研究发现血管疾病早期，外膜滋养血管新生增加并伴有炎性细胞增多，提示滋养血管可能为炎性细胞浸润到血管外膜提供了通道。

六、外周神经纤维

解剖学分析显示支配血管的神经末梢有规则地分布在外膜及其血管外周结缔组织，特别见于血管外膜和中膜之间（外弹力板之外）。血管外膜的神经主要为自主神经系统（autonomic nervous system），包括交感神经系统和副交感神经系统，它们广泛分布于全身血管，其中又可以分为传入神经（afferent nerve）和传出神经（efferent nerve）[13]。研究发现主要的大动脉和前毛细血管小动脉都是受到神经支配的，然而微血管和小静脉受神经支配的程度较低。交感神经系统支配血管的分布不同提示在发育过程中，血管衍生信号的表达决定着支配类型。总之，支配血管的交感神经系统通过延伸轴突释放各种神经递质参与血管外周微环境的组成，并彼此相互作用调控血管功能。

第二节 外膜功能与调节

如上所述，血管外膜不但含有作为框架的ECM，还富含神经、血管和淋巴管道，这些成分的多样性使外膜成为血管壁最复杂的异质群体。而长期以来，血管生物学家一直认为，血管外膜为一疏松的结缔组织结构，对血管仅起着支撑与营养作用。外膜成纤维细胞通过产生ECM，形成一种支撑框架对组织起机械张力作用。同时，滋养血管通过其细小分支向血管输送氧气和各种营养成分；自主神经纤维通过释放神经递质使血管保持一定的扩张性。然而，近年在脊椎动物的研究中发现，结缔组织是所有组织中的重要结构成分，其结构的异质性使结缔组织的功能得到新的认识。亦正因为此，人们开始重新认识外膜。

一、血管外膜的功能

（一）释放生物活性分子

血管外膜成纤维细胞、脂肪细胞及ECM等均可以分泌多种生物活性物质，通过自分泌与旁分泌作用维持与调节血管的结构功能。外膜成纤维细胞在生理情况下分泌胶原纤维、弹性纤维、网状纤维及有机基质；在低氧等病理生理因素刺激下，分泌细胞因子、脂肪因子、炎症因子及增加ECM。血管外膜还可以分泌外膜衍生的舒张因子（adventitia-derived relaxing factor，ADRF），受酪氨酸激酶及蛋白激酶调控。成纤维细胞产生的ECM主要成分是胶原纤维，包括Ⅰ、Ⅲ型胶原。

此外，血管外周脂肪组织除了释放多种具有生物活性的脂肪因子及细胞因子，还分泌其他活性因子参与血管功能调节。我们采用血管外周脂肪组织条件培养液刺激血管外膜成纤维细胞，发现后者迁移活性增强，成肌纤维细胞分化的特异标志α-SMA表达增高，提示条件培养液中含有促使细胞迁移及分化的因子。进一步质谱分析鉴定发现血管外周脂肪组织合成并释放大量的补体C3，有趣的是应用C3a受体抑制剂可显著抑制血管外周脂肪组织条件培养液诱导的成纤维细胞迁移和分化，提示脂肪组织分泌的补体C3具有调节外膜成纤维细胞功能的活性[14]。

（二）维持血管张力与结构

正常情况下，内皮细胞产生的大量NO使血管处于扩张状态，而外膜成纤维细胞则通过NADPH氧化酶产生一定量的活性氧（reactive oxygen species，ROS），特别是超氧阴离子（$^{\bullet}O_2^-$）能够清除内皮衍生的NO，并降低其生物学活性。成纤维细胞释放的ROS还可以直接作用于邻近的平滑肌细胞增加其收缩力；超氧阴离子还可以直接激活细胞外信号调节蛋白激酶（extracellular signal-regulated protein kinase，ERK）导致细胞内钙增加；经超氧化物歧化酶产生的过氧化氢（H_2O_2）可以弥散入成纤维细胞或平滑肌细胞，引起细胞收缩、生长或迁移。此外，成纤维细胞合成的前胶原蛋白分子经内切酶作用，聚合和重排，可形成具有周期横纹的胶原原纤维，胶原原纤维经互相黏合形成胶原纤维，以维系血管外膜疏松结缔组织的结构。总之，外膜成纤维细胞在一系列微环境的刺激下，既分泌ADRF使血管呈松弛状态，亦释放 ROS 通过信号系统产生大量介质，包括内皮素 1（endothelin 1，ET1）、血小板源生长因子（platelet-derived growth factor，PDGF）、表皮生长因子（epidermal growth factor，EGF）、成纤维细胞生长因子（fibroblast growth factor，FGF）、前列腺素 H_2（prostaglandin H_2，PGH_2）及 ECM 等，从而增加细胞收缩能力，保持血管的正常张力与结构。

（三）调节血管收缩与舒张

以往观念认为 PVAT 对外源性分子起了屏障作用，因此对血管功能几乎不起作用。随着对外膜成纤维细胞的认识，人们发现血管外周脂肪组织释放的脂肪因子等对血管产生显著的旁分泌作用。PVAT 释放的最重要物质是脂肪因子，即脂肪细胞起源的类似细胞因子效应的活性物质，如脂联素与瘦素发挥抗收缩或直接的血管扩张作用。PVAT 对血管具有双向调节作用：①减弱对各种激动剂的血管收缩反应，如去氧肾上腺素、5- 羟色胺和血管紧张素Ⅱ（angiotensinⅡ，AngⅡ）；②促进对神经刺激的收缩反应，尤其是肠系膜动脉 PVAT。PVAT 富含 ROS，激活丝裂原活化蛋白激酶 / 细胞外信号调节激酶（mitogen-activated protein kinase/extracellular signal regulated kinase，MAPK/ERK）通路产生超氧化物和过氧化氢，前者促进血管对激动剂的收缩反应，后者促进血管对神经刺激的反应。2002 年，Lohn 等 [15] 报道大鼠 PVAT 释放一种抗收缩物质称为 ADRF，其机制并不涉及一氧化氮合酶（nitric oxide synthase，NOS），与钾通道有关，如 K_{ATP} 钾通道、延迟整流钾通道及内向整流钾通道。ADRF 释放是 Ca^{2+} 依赖性的，受酪氨酸激酶及蛋白激酶 A 调节。正常生理情况下，ADRF 激活平滑肌钾通道抑制收缩反应。有趣的是，带有完整 PVAT 的主动脉环上清液可以诱导带有完整内皮的血管舒张；当剥除供者 PVAT 或移去受者血管内皮时，这一作用丧失。当剥除供者 PVAT 的主动脉环孵育上清液但是保留完整内皮时并不诱导血管舒张，提示 ADRF 起源于 PVAT，但是其活性依赖于完整内皮。

二、血管外膜功能调节

（一）自主神经系统调节

血管外膜的交感神经在调节血压以维持各种生理反应的心血管动态平衡中发挥着重要的作用。交感神经末梢释放出的神经递质，如去甲肾上腺素和神经肽 Y（neuropeptide Y，NPY）扩散到血管中膜，并作用于平滑肌受体引起血管收缩。然而，另一些神经释放的物质包括 P 物质、乙酰胆碱和降钙素基因相关肽（calcitonin gene-related peptide，CGRP）引起血管舒张。自主神经通过调节中膜平滑肌收缩与舒张从而控制管腔大小，引起内向和外向的血管重塑过程。另有研究报道，NO 可能由交感神经末梢直接释放，或者通过外膜中的神经末梢释放的神经递质激活内皮细胞释放。因此，这些神经纤维参与局部血管调节，通过轴突释放神经递质从而改变血管阻力和血流，而自主神经的调节异常被认为是引起高血压的原因之一。

另一方面，在动脉粥样硬化的动脉中，外膜的肥大细胞与神经纤维直接接触。这些神经纤维表达 P 物质和 CGRP，提示这些神经肽在增加血管通透性和招募炎性细胞从而扩大血管损伤过程中发挥着重要的作用。

（二）信号转导系统调节

当血管外膜感应物理、化学及机械等一系列因素的刺激后，可激活特异性的信号传导途径、协调病理生理反应、触发细胞内信号级联反应影响血管重塑时的细胞进程，从而导致血管功能紊乱。从细胞增殖到生长遏制、衰老和死亡，不同效应取决于 ROS 的种类及剂量、作用时间和细胞类型。然而无论什么效应，它主要反映的是氧化侵袭而激活的细胞内多种不同应激信号之间的平衡，如 MAPK；激活与外膜损伤及重塑有关的受体和非受体依赖性酪氨酸激酶和转录因子如核因子-κB（NF-κB）和转录因子活化蛋白 1（activator protein 1，AP1），这些途径主要通过修饰转录因子活性，作用于基因表达模式来发挥对细胞表型及功能的效应。

1. 丝裂原活化蛋白激酶信号通路　丝裂原活化蛋白激酶（mitogen activated protein kinase，

MAPK）信号通路参与调控广泛的细胞过程，包括增殖、分化、应激适应和凋亡。根据结构上的不同，MAPK分为三个亚族：ERK、c-JUN N-端激酶（c-JUN N-terminal kinase，JNK）和P38激酶。ERK、JNK和P38亚族由独立的信号级联反应激活，涉及负责磷酸化MAPK的MAPK激酶（MAPK kinase，MAPKK/MEK）和磷酸化MAPKK的MAPKK激酶（MAPKK kinase，MAPKKK）。MAPK通过调节大量不同效应蛋白（特别是转录因子）的磷酸化作用，最终导致基因表达的改变。ERK途径通常与调控细胞增殖有关，而JNK和P38途径主要与应激有关。因此它们常同时被协调地激活，JNK和P38常被归类为一组，统称为应激激活蛋白激酶（stress-activated protein kinase，SAPK）。ROS作为第二信使强烈地激活MAPK，而MAPK受磷酸化级联反应调节，ROS通过调节上游的MAPK激酶、酪氨酸激酶和磷酸酶，抑制酪氨酸磷酸酶活性，增强MAPK活性，从而激活转录因子，调节其氧化还原状态，进而调节基因表达，从而诱导成纤维细胞增殖，增加促炎分子的表达，诱导脂质过氧化、单核细胞迁移、ECM蛋白沉着等血管损害过程。

2. RhoA/ROKα　Rho是Ras单体GTP酶超家族的一员，有RhoA、RhoB、RhoC三种异构体。Rho蛋白激酶（Rho-associated coiled-coil containing protein kinase，ROCK）属于丝氨酸/苏氨酸蛋白激酶家族成员，是RhoA的下游靶效应分子，在细胞内以两种形式存在，ROKα（也称ROCKⅡ）和p160ROCK（也称ROCKβ或ROCKⅠ）。Rho蛋白可呈胞质游离型或与膜结合型，能够结合并水解鸟苷酸，使其在有活性的GTP结合状态与无活性的GDP结合状态之间循环。在细胞的信号转导通路中，Rho蛋白起到分子开关作用，Rho激酶调节细胞的多种生物学行为和功能，如收缩、黏附、迁移、增殖、凋亡、基因表达等。已证实Rho/ROCK信号通路可与Smad蛋白（drosophila mothers against decapentaplegic protein）、NF-κB、JAK/STAT（Janus kinase/signal transducer and activator of transcription）、MAPK、mTOR（mammalian target of rapamycin）、整合素受体信号通路等之间形成复杂的网络来影响信号的转导。我们研究发现，RhoA/ROKα信号通路参与调节血管损伤应答，在小鼠颈动脉损伤模型中，应用显性失活（dominant negative）RhoA腺病毒经外膜途径给药，可阻断RhoA信号通路，显著抑制新生内膜的形成，降低细胞增殖，减少内膜/中膜的面积比[16]。

3. AP1和NF-κB　上述蛋白激酶的磷酸化可引起级联反应，将细胞信号由胞质传递至核内，活化转录因子，激活相应的靶基因，调控细胞的增生、分化和凋亡等。NF-κB和AP1是目前研究得较为清楚的受氧化还原调节的两个转录因子，活性氧可以直接激活转录因子NF-κB和AP1，诱导促炎基因表达。多数氧化还原敏感的转录因子具有保守的半胱氨酸，由它构成的氧化还原巯基"开关"能够直接调节基因表达；其蛋白降解也具有氧化还原敏感性。

转录因子AP1是由基因c-fos、c-jun编码的蛋白产物，分别形成Fos家族（c-Fos、FosB、Foral、Fraz）蛋白和Jun家族（c-Jun、JunB、JunD）蛋白，它们通过亮氨酸拉链结构形成同源（Jun与Jun）或者异源（Jun与Fos）二聚体，构成转录因子AP1。AP1在细胞增殖转录时调控细胞多种基因的表达。AP1可直接或通过转化生长因子β_1（transforming growth factor β_1，TGFβ_1）间接促进胶原基因的转录，且对α_1胶原基因也具有负向调控作用。近期研究证实血管紧张素Ⅱ可以通过激活转录因子AP1促进成纤维细胞转化。研究发现通过转染AP1寡核苷酸，竞争性地抑制内源性转录因子AP1和核内基因启动子结合，抑制基因转录，能够有效地减少AngⅡ诱导成纤维细胞的增殖和合成胶原，进一步证实了AP1在成纤维细胞病理性增殖和胶原堆积中发挥着重要的作用[17]。

NF-κB是由Rel蛋白家族的两位成员组成，最常见形式是由P55和P65两种蛋白组成。在静息状态下NF-κB与其天然抑制因子IκB结合存在于胞质内，对靶基因不发挥调控作用。当细胞受到刺激后IκB被磷酸化，随之被泛素化蛋白小体降解，从而释放NF-κB进入胞核。NF-κB与靶基因启动子上的顺式作用元件结合，从而促使基因表达并放大炎症反应，刺激炎性细胞因子的分泌。而 NF-κB 是一种活跃的转录因子，参与多种炎症介质和细胞因子基因的表达调控，故成为炎性疾病的关键因子之一。NF-κB 在激活的成肌纤维细胞中表达增多，可进一步激活其下游基因 IL6 及细胞间黏附分子（intercellular adhesion molecule，ICAM）的表达。

（三）还原型烟酰胺腺嘌呤二核苷酸（磷酸）[NAD(P)H] 氧化酶

血管外膜富含 NAD(P)H 氧化酶，通过调节 ROS 引起血管功能变化。NAD(P)H 氧化酶的基本特征是以 NADH/NADPH 为底物，将一个电子传递给氧分子形成 $^{\bullet}O_2^-$，$^{\bullet}O_2^-$ 作为超氧化物歧化酶的底物进一步被催化为 H_2O_2，后者则被过氧化氢酶降解为水分子和氧分子。$^{\bullet}O_2^-$ 和 H_2O_2 是血管局部活性氧物质 ROS 的主要成分。生理状况下，血管 NAD(P)H 氧化酶本身构成即具有活性，它以一种缓慢持续的方式在细胞内产生 $^{\bullet}O_2^-$，作为细胞内的信号分子。这一基本水平的 ROS，参与维持细胞的基本活动，包括血管张力、细胞衰老、细胞生长与信号。在不同的刺激作用下，外膜成纤维细胞 NAD(P)H 氧化酶活性增强并产生 ROS，促进炎症因子表达，从而招募炎性细胞到血管外膜，随后这些炎性细胞通过其自身的 NAD(P)H 氧化酶产生更多 ROS，从而放大 ROS 的作用：①作为信号分子调节外膜成纤维细胞增殖、迁移、分化和细胞外基质产生；②作为旁分泌分子调节邻近细胞引起血管收缩和血管重构[18]。

第三节　血管外膜功能紊乱

正常情况下，血管外膜分泌适量的生物活性物质，通过自分泌与旁分泌作用或相互偶联作用，维持管壁的正常张力及血管功能的稳态平衡。当各种物理、化学、生物等致病因素作用时，会引起外膜的诸多结构成分改变，导致外膜功能紊乱。成纤维细胞作为血管外膜的主要细胞成分，在病理性因素刺激下首先被激活，发生形态、结构及功能的改变；同时亦释放活性氧、细胞因子、基质金属蛋白酶等，通过旁分泌作用，使平滑肌细胞增殖、迁移，内皮细胞释放 NO 减少，最终导致血管稳态失衡后的病理性重构发生（图 4-2）。

一、外膜细胞表型转化

成纤维细胞是血管壁的前哨细胞（sentinel cell），对各种刺激首先发生激活反应。体外细胞培养显示，成纤维细胞在分化过程中，不仅形态学及细胞器发生了变化，其功能特征亦发生变化。特别是随着 α-SMA 的表达，胞质内逐渐出现纤维肌丝并诱导该细胞产生收缩能力，这些形态及功能特征意味着成纤维细胞的表型发生了变化，从不具活性的静止状态分化为具有收缩能力的平滑肌样细胞，即成肌纤维细胞。因此，α-SMA 是鉴定成纤维细胞分化为成肌纤维细胞的标志。许多细胞因子及生长因子，如 $TGF\beta_1$ 等可以诱导这一分化过程。一些其他细胞，包括上皮细胞、内皮细胞及循环祖细胞亦可分化为成肌纤维细胞，α-SMA 是其分化标志，但不能鉴定其细胞起源，亦不能在细胞群中区别平滑肌细胞（图 4-3 A）。

二、外膜细胞功能紊乱

在各种病理和生理因素刺激下，激活的成纤维细胞发生哪些改变呢？1996 年 Shi 等[19]首先在球囊扩张造成冠状动脉中膜损伤的实验中，发现 AF 的增生先于中层 VSMC，且在损伤全过程中，AF 的增生活性均大于中膜 VSMC，首次提出了外膜重塑（adventitial remodeling）的概念。激活的成纤维细胞增生、迁移、分泌 ECM，参与新生内膜的形成。

研究发现成纤维细胞在血管外膜重塑中出现以下变化：①细胞增殖。成纤维细胞增殖是血管损伤后的早期表现，其增殖依靠活性氧类

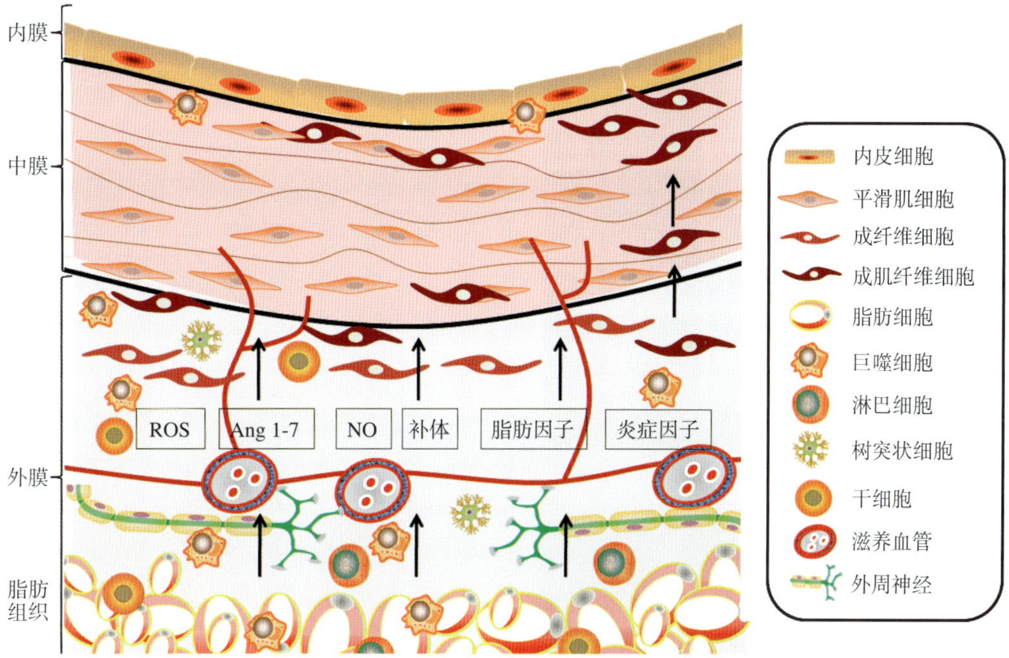

图 4-2　损伤血管的结构成分变化

血管内弹力板附近有巨噬细胞的浸润。平滑肌增殖导致中膜增厚。外膜除成纤维细胞外，还出现大量的具有迁移能力的成肌纤维细胞，并向中膜和内膜附近迁移。滋养血管密度增加，伴随着炎性细胞、干细胞增多。脂肪细胞增多变小，脂肪因子、补体、炎症因子等增多。血管外周组织，包括成纤维细胞、脂肪细胞和免疫细胞，与其合成释放的 ECM、血管活性物质等共同构成血管外周微环境，这一特殊微环境的各组分参与了血管炎症反应诱导的血管损伤过程

（ROS），特别是来源于 NADPH 氧化酶的过氧化氢的作用。在动脉损伤的动物模型中，血管损伤后局部缺血、缺氧，血管外膜的成纤维细胞能快速适应局部血管的需要，启动激活蛋白激酶 C（protein kinase C，PKC）和 MAPK 家族成员，导致成纤维细胞大量增殖。同时，激活的成纤维细胞释放血管活性物质增多，包括骨桥蛋白（osteopontin，OPN）、胶原蛋白及一系列的生长因子、细胞因子和 ROS 等，通过旁分泌作用，诱导平滑肌细胞由收缩表型分化为分泌表型，后者促进平滑肌细胞增殖。②迁移入内膜。在血管损伤模型中（重度或中度球囊损伤），成纤维细胞的表型发生改变，转化为成肌纤维细胞，后者可向管腔方向迁移并增殖形成新生内膜。同时发现，猪冠状动脉损伤模型中动脉外膜细胞增生先于中层平滑肌细胞，且在球囊损伤三天后达高峰。在损伤全过程中，外膜细胞增生活性均大于中层细胞，并获得 α-SMA 表达特征，提示外膜细胞由成纤维细胞表型转化为成肌纤维细胞表型。在大鼠颈动脉损伤的模型中，用表达 β- 半乳糖苷酶的腺病毒载体标记成纤维细胞，直接证明了成纤维细胞在动脉损伤后由外膜迁移到内膜，引起血管重塑。③ ECM 增多。外膜 ECM 的成分主要受成纤维细胞调节。血管损伤使得成纤维细胞向成肌纤维细胞转化，继而引起 ECM 分子大量产生及过度沉积，影响管壁的僵硬度。纤维状胶原蛋白是外膜基质的主要成分，最为丰富的是成纤维细胞产生的 I 型与Ⅲ型胶原。另外，纤连蛋白、腱生蛋白（tenascin-C，TN-C）、弹性蛋白增加，以及基质金属蛋白酶活性改变等，这些 ECM 与血管细胞相互作用，通过细胞表面的黏附分子，参与外膜组织修复与重构过程[20]。④调节免疫反应。既往的观点认为成纤维细胞激活对免疫反应是没有意义的，但目前已很清楚，成纤维细胞在天然免疫与适应性免疫中均起了重要作用。激活的成纤维细胞产生大量促炎因子，细胞因子与趋化因子调节组织驻留巨噬细胞激活，促进血液来源的炎性单核细胞募集，并调节 T 细胞激活。

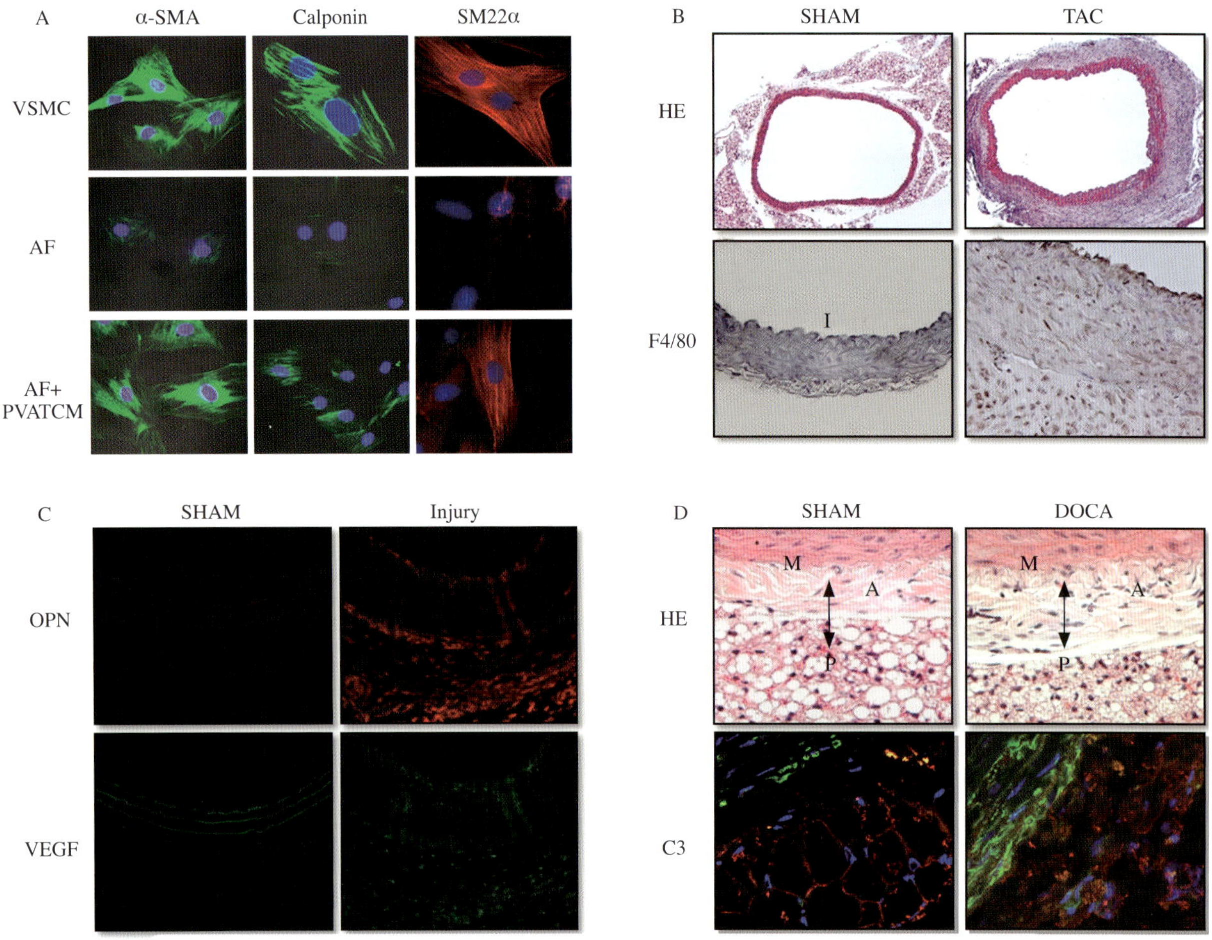

图 4-3 不同动物模型中的血管外膜炎症反应

A. 在血管外周脂肪组织条件培养液（PVAT conditional medium，PVATCM）刺激下，外膜成纤维细胞（AF）表达血管平滑肌的标志物，说明 AF 发生表型转化。B. 与假手术组（SHAM）对比，小鼠主动脉缩窄模型（transverse aortic constriction，TAC）的近心端主动脉弓外膜增生明显，并伴随着大量巨噬细胞的浸润。C. 大鼠颈动脉损伤（Injury）模型中，内膜增生明显并伴随外膜表达大量的骨桥蛋白（osteopontin，OPN）和血管内皮生长因子（VEGF）。D. 醋酸脱氧皮质酮（DOCA）高血压大鼠动物模型中，外周脂肪细胞亦增多且体积变小，外弹力板之外组织明显增厚，并伴有大量补体 C3 表达。I：内膜；M：中膜；A：外膜；P：外周脂肪

三、外周脂肪组织功能紊乱

近年来，外周脂肪组织（PVAT）作为血管生物学的一种新的成分，通过分泌大量的生物活性分子[15]发挥以下作用：①调节外膜成纤维细胞表型转化，参与血管重塑过程[14]；②调节血管平滑肌收缩、增殖与迁移[21]；③调节内皮细胞功能，参与血管舒张[22]。

血管损伤时 PVAT 功能紊乱，其重要的形态学特征是质量改变。不同病理生理状态可表现出不同的 PVAT 质量，如肥胖导致血管慢性低度炎症改变时 PVAT 质量增加，表现为脂肪细胞膨胀与增生。高血压动物模型中，不论是血管紧张素Ⅱ诱导高血压大鼠，还是醋酸脱氧皮质酮（desoxycortico-sterone acetate，DOCA）盐高血压大鼠模型都使 PVAT 质量改变，而在自发性高血压大鼠主动脉 PVAT 中，棕色脂肪细胞的密度以及数目均大于对照大鼠[23]，从而引起 PVAT 结构与功能变化。PVAT 的结构与功能改变具体表现如下：① PVAT 分泌生物活性分子失衡：促炎因子如 IL6、IL8 及 MCP1 增加，而脂联素的分泌相对减少。PVAT 还含有基质血管成分（stromal vascular fraction，SVF），包括成纤维细胞、间充质干细胞、淋巴细胞、巨噬细

胞以及来自滋养血管的内皮细胞。血管损伤时，PVAT 的 SVF 数量增多，如巨噬细胞浸润，促进炎症反应。② PVAT 抗收缩能力减弱：病理状态下血管外周衍生的舒张因子（PVRF）及一系列脂肪因子产生不平衡，同时巨噬细胞浸润及 ROS 增多导致 PVAT 的抗收缩能力减弱，引起血管平滑肌细胞收缩异常。也有研究认为 PVAT 功能紊乱涉及 K_v 通道和平滑肌细胞 Ca^{2+} 平衡失调。我们的研究还证实 DOCA 盐高血压大鼠 PVAT 分泌的补体 C3 与外膜重塑有关。③ PVAT 促细胞增殖迁移：如 PVAT 分泌内脂素（visfatin）作为烟酰胺磷酸核糖基转移酶（nicotinamide phosphoribosyltransferase）合成烟酰胺单核苷酸（nicotinamide mononucleotide），可介导血管平滑肌细胞增殖。总之，PVAT 质量变化促进炎症细胞浸润，细胞因子及脂肪因子分泌失衡，导致平滑肌细胞收缩功能异常，同时增殖、迁移，参与新生内膜的形成。PVAT 衍生的血管活性物质也可以通过外膜的改变影响血管功能，我们通过质谱发现 PVAT 表达大量的补体 C3，进一步证实 C3 促进外膜成纤维细胞表型转化的同时诱导细胞迁移[14]。然而，有研究报道 PVAT 分泌的脂联素抑制脂多糖诱导的外膜成纤维细胞表型转化，以及迁移和增殖[24-25]，提示 PVAT 分泌的多种生物活性分子在外周微环境中相互牵制、相互作用，调节血管的结构与功能。

第四节　影响血管外膜功能紊乱的因素

血管外膜含有多种细胞及基质成分，形成一个复杂的特殊微环境，参与生理条件下的心血管稳态。然而，当血管外周微环境受到一系列病理性刺激时即发生功能紊乱，导致心血管稳态失衡。因此影响血管外膜功能紊乱的因素很多。血管损伤后被激活的外膜细胞积极参与了损伤修复的发生、发展过程。血管外膜轻微的慢性炎症可能是主使者，而代谢、应力、神经-体液以及氧化应激等因素亦可进一步促发单核/巨噬细胞在组织浸润，这种“继发性”免疫炎症反应可能加剧血管外膜的功能紊乱。各种血管疾病，如高血压、血管再狭窄、动脉瘤和动脉粥样硬化等血管疾病均表现为外膜功能紊乱，但不论是哪一种疾病状态，都经历了外膜炎症、免疫及氧化应激过程。

一、外膜炎症反应

越来越多的研究证据表明，血管外膜炎症反应乃为血管损伤过程中的始发因素，在血管炎症连锁反应过程中首先被激活的是外膜成纤维细胞，这一发现打破了以往的传统观念，提出一个新的由外向内（outside-in）的学说[18]。该学说认为，在血管损伤后，激活血管外周微环境上调趋化因子、黏附因子以及 ECM，参与炎性细胞的招募。从外周血招募炎性细胞，从外膜向中膜、甚至内膜迁移，并且进一步分泌炎症因子与各种血管细胞相互作用，导致持续性的血管炎症，从而调节血管的结构性重塑。

大量的研究证据表明外膜的重塑先于中膜以及内膜的重塑，外膜成纤维细胞在不同的刺激物作用下首先发生增殖，随后表型转化为具有炎症和迁移性质的成肌纤维细胞，表达标志物 α-SMA，同时分泌大量的 ECM 和炎性因子，引发并维持免疫反应，并从外膜向中膜和新生内膜迁移。许多心血管危险因子诱导并激活外膜炎症反应，外膜细胞开始表达不同的炎症因子和黏附因子。在球囊损伤模型，MCP1 在损伤血管外膜的成肌纤维细胞高表达，并且外膜还瞬时表达其他趋化因子及其受体，例如 CXCL2［chemokine(C-X-C motif)ligand 2］、CCR2（C-C chemokine receptor type 2）、CCR5（C-C chemokine receptor type 5）和 CXCR4（C-X-C chemokine receptor type 4）等。这些趋化因子及其受体在血管损伤 3 天显示表达高峰，并伴随巨噬细胞的激活。7 天后，新生内膜趋化因子上调，提示了炎症反应是从外膜向内膜发展的过程[26]。与此同时，在小鼠动脉粥样硬化的模型，斑块形成之前外膜成纤维细胞就开始增殖并表达趋化因子，提示动脉粥样硬化早期外膜炎症反应参与斑块的形成过程。除此之外，外膜成纤维细胞衍生的ROS可能作为直接的炎性细胞趋化信号，并且能够上调趋化因子的表达。

本研究小组在几种动物模型中均发现血管外膜炎症反应明显（图4-3 B～D，见第三节）。①急性血流动力学改变：制备主动脉缩窄模型（transverse aortic constriction，TAC）造成心脏压力负荷增加，局部血流动力学改变，在内皮完整的情况下，血管外膜首先出现巨噬细胞浸润及胶原增生，并伴有外膜明显增厚[27]。②急性血管损伤：发现外膜成纤维细胞表达血管内皮生长因子1型受体（Flt1），而不表达血管内皮生长因子2型受体（Flk2），并且在大鼠颈动脉球囊损伤模型中发现损伤血管外膜Flt1表达增加[28]。同时，血管内膜经球囊损伤后，外膜即开始增生并分泌OPN，后者被认为是参与各种炎症反应的分泌型磷酸化糖蛋白。进一步研究证实VEGF可以通过Flt1促进OPN的表达，后者招募循环中的巨噬细胞到损伤血管部位，加剧损伤后新生内膜的形成[29]。此外，OPN也参与外膜成纤维细胞的迁移。并且在球囊损伤模型中，经外膜途径干预OPN的表达，可以抑制损伤诱导新生内膜的形成，并伴随着巨噬细胞浸润到外膜的数目减少[17，29]。③慢性血管损伤：制备DOCA盐高血压动物模型，虽然动脉没有受到直接机械损伤或血流动力学改变导致的损伤，但外膜巨噬细胞明显增多，并伴有大量补体C3表达；有趣的是外周脂肪细胞亦增多且体积变小，以致外弹力板之外组织明显增厚[14]。我们的这些研究提示，血管外周组织，包括成纤维细胞、脂肪细胞和免疫细胞，与其合成释放的ECM、血管活性物质等共同构成血管外周微环境，在血管炎症反应过程中起着至关重要的作用。

二、外膜免疫反应

外膜中的固有免疫和适应性免疫反应均在血管功能调节中发挥重要作用。正常C57BL/6小鼠的非炎性动脉存在着巨噬细胞、T淋巴细胞、B淋巴细胞和树突状细胞，并且这些白细胞大部分分布在血管的外膜。而在具有炎性特征的ApoE敲除小鼠动脉中，在高脂饮食前，免疫细胞的数目基数多于正常C57BL/6小鼠，并且这些细胞并没有在内膜中出现。更为重要的是，不仅ApoE敲除小鼠动脉中白细胞数目显著增加，而且其具体的细胞类型也有所不同[4]。因此，在各种信号的刺激作用下，正常血管的白细胞可能发挥着抗炎症的功能。

然而，在各种血管疾病中，均发现大量炎症细胞浸润到病变血管的外膜。在动脉粥样硬化中，外膜的淋巴细胞数目比斑块中的多。在外膜检测出抗原呈递细胞（antigen presenting cell，APC）呈递抗原给$CD4^+$阳性T细胞，引起局部T细胞激活并产生促炎症因子，从而通过维持慢性炎症包括泡沫细胞的形成而促进动脉粥样硬化[30]。利用不同的动物模型造成血管损伤后，发现大量的单核/巨噬细胞聚集在滋养血管周边。在人动脉粥样硬化斑块中，浸润到血管外膜组织的巨噬细胞主要是M2激活型[31]。利用骨髓移植实验证明在血管损伤后，浸润到血管壁的细胞主要是造血干细胞或骨髓来源细胞。另一种免疫细胞为树突状细胞，表现出驻留在外膜的倾向，可能调节炎症、免疫和血管细胞增殖过程。与单核/巨噬细胞一样，树突状细胞来源于造血干细胞，不断地通过树突状细胞前体更新。炎性细胞浸润到外膜和外周组织后通过分泌细胞因子、趋化因子、细胞黏附分子和ROS进行相互作用，也通过直接细胞-细胞接触在损伤血管的微环境中与血管外周组织细胞之间相互作用，进一步加剧炎性细胞的积累。同时炎性细胞经外膜浸润到中膜和内膜，诱导外膜、中膜和内膜下游信号的激活，加剧疾病的进程。

三、外膜氧化应激

当体内氧自由基产生过多和（或）清除减少，造成体内活性氧生成与抗氧化防御之间的平衡紊乱，即为氧化应激（oxidative stress）。血管外膜是产生氧自由基最多的场所，参与了血管氧化应激的过程，体外研究显示，血管外膜NAD(P)H

氧化酶的激活，可活化成纤维细胞并使其发生表型转化和ECM沉积，促进中膜平滑肌细胞增殖、内皮功能紊乱和内膜新生，导致血管重构，乃至血管功能异常。

因此血管NAD(P)H氧化酶是引起外膜重塑的重要中介分子。而体液因素包括AngⅡ、醛固酮、内皮素、$TGF\beta_1$等亦参与NAD(P)H氧化酶的调控。AngⅡ是血管NAD(P)H氧化酶上游的调节子，目前已有大量证据表明AngⅡ能够激活血管NAD(P)H氧化酶并提高ROS的产量，应用AngⅡ1型受体抑制剂氯沙坦可显著抑制血管NAD(P)H氧化酶活性和ROS的产生，并且证实AngⅡ不依赖血流动力学的改变而提高NAD(P)H氧化酶的活性。其他调节因素还包括糖皮质激素、凝血酶、肿瘤坏死因子α（TNFα）等。其中糖皮质激素是目前唯一的抑制血管NAD(P)H氧化酶活性的体液因素。我们的研究发现AngⅡ不仅诱导成纤维细胞向成肌纤维细胞表型分化，亦促进成纤维细胞Ⅰ型胶原蛋白合成，NAD(P)H氧化酶的重要亚基gp91phox衍生的ROS参与其调控，ROS通过激活p38MAPK和JNK信号通路介导成纤维细胞的分化[32]。这些结果提示AngⅡ诱导的NAD(P)H氧化酶活性改变在外膜成纤维细胞形态结构及功能变化中起重要作用。

本章结语

血管外膜及其外周组织虽然结构松散，但富含各种细胞成分及ECM，包括成纤维细胞、淋巴细胞、脂肪细胞、免疫细胞，并分布有滋养血管以及自主神经纤维等，这些组织不仅构成了血管的支撑结构，还赋予管壁营养成分。尤其重要的是，血管外膜各种细胞可以分泌多种生物活性分子，同时集神经-内分泌-免疫功能于一体，构成一个结构和功能极其复杂的微环境，维持正常生理状态下的血管活性与张力，维持血管稳态，并参与各种血管疾病病理过程中稳态失衡的结构与功能调节。

然而，国际上开展外膜研究虽然已有十几年历史，但在许多方面仍处于起步阶段，如外膜边界应该如何定义始终没有统一认识，特别是迄今仍缺乏识别外膜细胞的特异性表面标志物，造成外膜研究的困难。此外，虽然认识到血管损伤后外膜细胞首先被激活并参与随后的血管重塑过程，但是外膜各细胞成分在复杂微环境中的相互作用仍不清楚。直到最近，绝大多数关于血管疾病的基础和临床研究还都集中在内膜和中膜。鉴于血管外周微环境结构的复杂性，应该加强外膜研究，尤其注重外膜与内膜、中膜的交互作用，认识到血管作为一个整体在维持机体平衡中相互协调与制约的多重性。

参考文献

[1] Majesky MW, Dong XR, Hoglund V, et al. The adventitia: A dynamic interface containing resident progenitor cells. Arterioscler Thromb Vasc Biol, 2011, 31:1530-1539.

[2] Martinez-Lemus LA. The dynamic structure of arterioles. Basic Clin Pharmacol Toxicol, 2012, 110:5-11.

[3] Campbell KA, Lipinski MJ, Doran AC,et al. Lymphocytes and the adventitial immune response in atherosclerosis. Circ Res, 2012, 110:889-900.

[4] Galkina E, Kadl A, Sanders J, et al. Lymphocyte recruitment into the aortic wall before and during development of atherosclerosis is partially l-selectin dependent. J Exp Med, 2006, 203:1273-1282.

[5] Fitzgibbons TP, Czech MP. Epicardial and perivascular adipose tissues and their influence on cardiovascular disease: basic mechanisms and clinical associations. J Am Heart Assoc, 2014, 3:e000582

[6] Szasz T, Webb RC. Perivascular adipose tissue: more than just structural support. Clin Sci (Lond), 2012, 122:1-12

[7] Lin CS, Lue TF. Defining vascular stem cells. Stem Cells Dev, 2013, 22:1018-1026.

[8] Chen Y, Wong MM, Campagnolo P, et al. Adventitial stem cells in vein grafts display multilineage potential that contributes to neointimal formation. Arterioscler Thromb Vasc Biol, 2013, 33(8):1844-1851.

[9] Hu Y, Zhang Z, Torsney E, et al. Abundant progenitor cells in the adventitia contribute to atherosclerosis of vein grafts in apoe-deficient mice. J Clin Invest, 2004, 113:1258-1265.

[10] Hoshino A, Chiba H, Nagai K, et al. Human vascular adventitial fibroblasts contain mesenchymal stem/progenitor cells. Biochem Biophys Res Commun, 2008, 368:305-310.

[11] Moritz R, Eaker DR, Langheinrich AC, et al. Quantification of vasa vasorum density in multi-slice computed tomographic coronary angiograms: role of computed tomographic image voxel size. J Comput Assist Tomogr, 2010, 34:273-278.

[12] Mulligan-Kehoe MJ. The vasa vasorum in diseased and nondiseased arteries. Am J Physiol Heart Circ

Physiol, 2010, 298:H295-305.
[13] Gingras M, Farand P, Safar ME, et al. Adventitia: the vital wall of conduit arteries. J Am Soc Hypertens, 2009, 3:166-183.
[14] Ruan CC, Zhu DL, Chen QZ, et al. Perivascular adipose tissue-derived complement 3 is required for adventitial fibroblast functions and adventitial remodeling in deoxycorticosterone acetate-salt hypertensive rats. Arterioscler Thromb Vasc Biol, 2010, 30:2568-2574.
[15] Lohn M, Dubrovska G, Lauterbach B, et al. Periadventitial fat releases a vascular relaxing factor. FASEB J, 2002, 16:1057-1063.
[16] Chen W, Chu Y, Zhu D, et al. Perivascular gene transfer of dominant-negative n19rhoa attenuates neointimal formation via inhibition of tgf-beta1-smad2 signaling in rats after carotid artery balloon injury. Biochem Biophys Res Commun, 2009, 389:217-223.
[17] Jin X, Fu GX, Li XD, et al. Expression and function of osteopontin in vascular adventitial fibroblasts and pathological vascular remodeling. PLoS One, 2011, 6:e23558.
[18] Stenmark KR, Yeager ME, El Kasmi KC, et al. The adventitia: essential regulator of vascular wall structure and function. Annu Rev Physiol, 2013, 75:23-47.
[19] Shi Y, O'Brien JE, Fard A, et al. Adventitial myofibroblasts contribute to neointimal formation in injured porcine coronary arteries. Circulation, 1996, 94:1655-1664.
[20] Maiellaro K, Taylor WR. The role of the adventitia in vascular inflammation. Cardiovasc Res, 2007, 75:640-648.
[21] Miao CY, Li ZY. The role of perivascular adipose tissue in vascular smooth muscle cell growth. Br J Pharmacol, 2012, 165:643-658.
[22] Lee RM, Bader M, Alenina N, et al. Mas receptors in modulating relaxation induced by perivascular adipose tissue. Life Sci, 2011, 89:467-472.
[23] Lu C, Su LY, Lee RM, et al. Alterations in perivascular adipose tissue structure and function in hypertension. Eur J Pharmacol, 2011, 656:68-73.
[24] Cai XJ, Chen L, Li L, et al. Adiponectin inhibits lipopolysaccharide-induced adventitial fibroblast migration and transition to myofibroblasts via adipor1-ampk-inos pathway. Mol Endocrinol, 2010, 24:218-228.
[25] Xiao-jun C, Min F, Liang C, et al. Expression and role of adiponectin receptor 1 in lipopolysaccharide-induced proliferation of cultured rat adventitial fibroblasts. Cell Biol Int, 2010, 34:163-169.
[26] Jabs A, Okamoto E, Vinten-Johansen J, et al. Sequential patterns of chemokine- and chemokine receptor-synthesis following vessel wall injury in porcine coronary arteries. Atherosclerosis, 2007, 192:75-84.
[27] Chen J, Wu J, Li L, et al. Effect of an acute mechanical stimulus on aortic structure in the transverse aortic constriction mouse model. Clin Exp Pharmacol Physiol, 2011, 38:570-576.
[28] Jin X, Ge X, Zhu DL, et al. Expression and function of vascular endothelial growth factor receptors (flt-1 and flk-1) in vascular adventitial fibroblasts. J Mol Cell Cardiol, 2007, 43:292-300.
[29] Li XD, Chen J, Ruan CC, et al. Vascular endothelial growth factor-induced osteopontin expression mediates vascular inflammation and neointima formation via flt-1 in adventitial fibroblasts. Arterioscler Thromb Vasc Biol, 2012, 32:2250-2258.
[30] Koltsova EK, Garcia Z, Chodaczek G, et al. Dynamic t cell-apc interactions sustain chronic inflammation in atherosclerosis. J Clin Invest, 2012, 122:3114-3126.
[31] Stoger JL, Gijbels MJ, van der Velden S, et al. Distribution of macrophage polarization markers in human atherosclerosis. Atherosclerosis, 2012, 225:461-468.
[32] Shen WL, Gao PJ, Che ZQ, et al. Nad(p)h oxidase-derived reactive oxygen species regulate angiotensin-ii induced adventitial fibroblast phenotypic differentiation. Biochem Biophys Res Commun, 2006, 339:337-343.

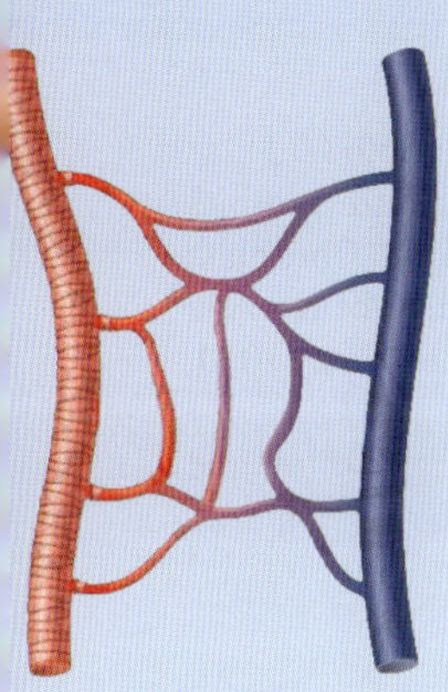

第五章

细胞外基质

施国平　许顶立

血管壁的基质由弹性蛋白、胶原蛋白、纤连蛋白、腓骨蛋白（fibulin）、层粘连蛋白、原纤蛋白、玻连蛋白、纤维蛋白原和蛋白聚糖等组成。形成血管基本结构（包括动脉、静脉血管和毛细血管）的细胞外基质蛋白超过 20 个以上。这些基质蛋白的相互作用共同完成它们的交联和排列。不同的基质蛋白位于血管壁的不同部位，并连同不同的血管细胞形成各种不同的血管壁组分，包括基底膜、内膜、中膜、外膜和间质基质。除了它们的基本结构支撑血管外，这些基质蛋白还通过细胞表面的整合素受体或非整合素受体与不同的血管细胞（包括血管平滑肌细胞、内皮细胞、成纤维细胞）相互影响。而正是这种相互作用诱导血管细胞在血管发育或重塑过程中在体合成新的基质蛋白。在病理情况下，血管基质蛋白经过蛋白酶加工，产生生物活性片段，影响血管壁基质重塑；血管细胞也可产生选择性剪接变异体诱导血管细胞合成不同的基质蛋白，干扰了血管壁基质的动态平衡，从而导致血管僵硬度增加，促进血管细胞的迁移、增殖、死亡，或血管壁渗漏和破裂。

基质降解蛋白酶（包括基质金属蛋白酶、半胱氨酸组织蛋白酶、丝氨酸蛋白酶和天冬氨酰蛋白酶）的增加往往伴随着人体从大到小的血管疾病的发生，如动脉粥样硬化、腹主动脉瘤、静脉曲张以及许多微血管增长失控而引起的疾病等。蛋白酶在血管基质蛋白的代谢调控中起重要作用，它可降解蛋白质或产生具有生物活性的蛋白片段。血管基质蛋白的破坏导致血管壁内的血管细胞或血液来源的白细胞积累、增殖和新生内膜的形成，血管在血流舒张期容易出现不受控制的扩张，静脉曲张发展，以及从现有的病理组织微血管中形成新生血管等。适度调控蛋白酶表达或通过药物抑制蛋白酶可直接影响这些血管并发症的发病。在本章中，我们将重点介绍在过去的十多年中有关人和实验动物血管基质蛋白的基础和临床研究，阐述血管基质蛋白在生理和病理（包括动脉粥样硬化、腹主动脉瘤、静脉曲张）条件下的表达、交联、组装和降解的改变。

第一节　血管壁细胞外基质

血管的基本功能是将氧气和养分运送到身体各组织。细胞外基质是血管壁的主要成分，统称为基质。在动脉和静脉中，细胞外基质构成血管壁质量的一半以上，主要包括胶原蛋白和弹性蛋白，其他还包括纤连蛋白、微纤维（主要是原纤蛋白）以及丰富的非晶质或可溶性蛋白多糖和富含亮氨酸糖蛋白。血管基质的含量取决于血管的类型以及不同的病理条件及阶段。正常血管壁包含几种功能不同的独特的血管基质结构，如内皮下基底膜、内膜、中膜、外膜和间质基质。这些血管壁结构中都包含着不同类型的细胞和基质蛋白（图 5-1）。

一、血管壁细胞外基质成分

所有血管腔的内皮细胞被固定在下层的基底膜上，后者呈薄片状结构，主要含有层粘连蛋白、Ⅳ型胶原、巢蛋白、串珠素、基底膜聚糖、XV型和XVIII型胶原、纤连蛋白、硫酸肝素蛋白聚糖等。基底膜中已鉴别出的细胞外基质蛋白至少有 20 种（图 5-1）。这些蛋白质绝大部分都具有组织特异性功能。从蠕虫到人，基底膜上蛋白的变化可导致各种血管缺陷相关疾病，如肌肉营养不良、失明、耳聋、肾疾病、心血管异常、视网膜和大脑皮质畸形等。基底膜将内皮细胞与内膜分隔开来。

基底膜下是内膜，其中有数层收缩性血管平滑肌细胞，平滑肌细胞被弹性纤维和富含胶原的细胞外基质分隔。正常血管都具有最低厚度的一层内膜。中膜始于内侧弹性膜，继之以弹性纤维与平滑肌细胞组成的同心层状单元，而弹性纤维与平滑肌细胞则被层间基质胶原、微纤维、蛋白聚糖、糖蛋白和其他细胞间质分隔（图 5-1）。不同类型的血管中膜组成成分有所差异，例如动脉比静脉有更多的平滑肌细胞和弹性纤维。

大血管平滑肌细胞层以外是外膜层，包括外弹性膜和间质基质，后者主要含有Ⅰ型和Ⅲ型胶原蛋白纤维、硫酸软骨素、硫酸皮肤素蛋白多糖、纤连蛋白以及许多其他的细胞外基质蛋白（图 5-1）。

血管壁不同区域的细胞外基质蛋白可能来自不同的细胞，在一定条件下由不同调节因子调控。中膜的胶原蛋白和弹性蛋白主要由平滑肌细胞产生。$TGF\beta_1$ 刺激平滑肌细胞增殖、迁移和细胞外基质的表达，导致管腔狭窄。用曲尼司特、$TGF\beta_3$ 或直接用 $TGF\beta_1$ 抑制剂降低 $TGF\beta_1$ 的活性，可减轻平滑肌细胞增殖相关的内膜增厚（通常被视为血管狭窄或再狭窄模型）。如同其他结缔组织，血管外膜的胶原蛋白、骨桥蛋白和纤连蛋白等细胞外基质主要来自成纤维细胞。在体外培养的大鼠血管外膜成纤维细胞中，血管内皮生长因子调节骨桥蛋白的表达，后者是一种含有整合素识别序列精氨酸 - 甘氨酸 - 天冬氨酸（Arg-Gly-Asp，RGD）的细胞外基质磷蛋白，介导白细胞黏附、迁移，以及防止细胞凋亡。

不同类型的血管由不同细胞外基质蛋白构成。在成熟血管壁，细胞外基质是一种复杂的排列组合体，由纤维蛋白与各种糖蛋白相关联，后者嵌入在含黏多糖和蛋白多糖的水合基质中。正

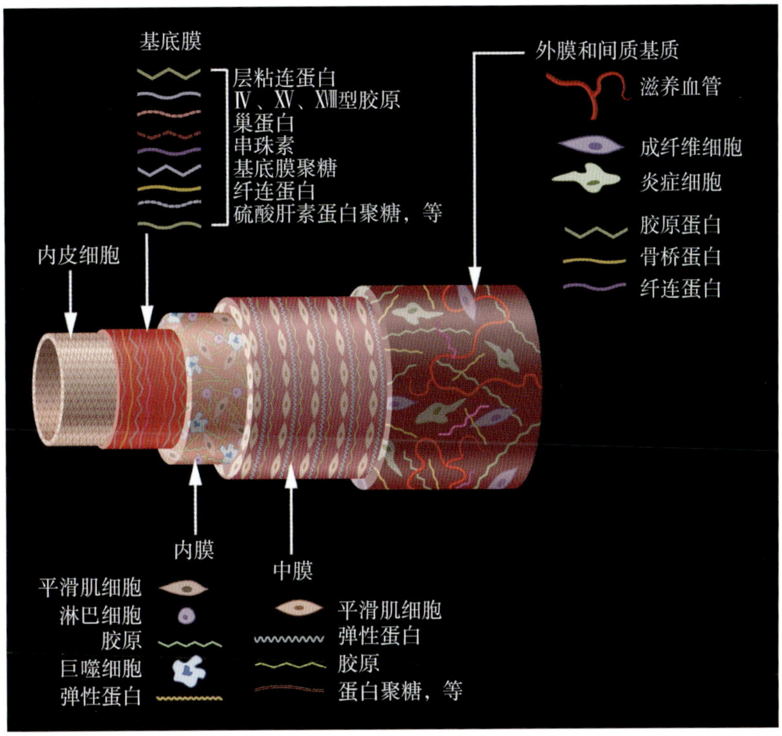

图 5-1　血管结构

内皮细胞层；基底膜，含有层粘连蛋白、Ⅳ型胶原、ⅩⅤ型胶原、ⅩⅧ型胶原、巢蛋白、串珠素、纤连蛋白、蛋白聚糖等；内膜，含紊乱的平滑肌细胞、炎症细胞如巨噬细胞和淋巴细胞、弹性蛋白和胶原蛋白片段；中膜，含有条理的微纤维相关弹性蛋白层与平滑肌细胞，以及胶原蛋白和蛋白聚糖；外膜，含有成纤维细胞、炎症细胞和丰富的微血管、胶原蛋白、纤连蛋白等

常大动脉还含有胶原蛋白、弹性蛋白、纤连蛋白和少量的骨桥蛋白、血小板反应素和腱生蛋白。血管壁重塑以适应血管各种损伤，如压力性、血流性（如静脉移植）、机械性（如血管成形术）、生化性（如动脉粥样硬化）损伤，所有这些都会促进细胞外基质对平滑肌细胞迁移和增殖的调节。动脉平滑肌细胞还会合成玻连蛋白。正常的静态血管只含有少量间质玻连蛋白和纤连蛋白。静态平滑肌细胞中的玻连蛋白受体 $\alpha_v\beta_3$、$\alpha_v\beta_5$ 整合素以及纤连蛋白受体 $\alpha_v\beta_3$、$\alpha_5\beta_1$ 整合素表达较低。在正常的动脉，载脂蛋白 E（ApoE）和含 ApoE 的高密度脂蛋白（high-density lipoprotein，HDL）通过控制细胞外基质的表达来维持动脉弹性：减少Ⅰ型胶原、纤连蛋白的生成，降低弹性 / 胶原交联酶赖氨酰氧化酶在基质硬化反应中的活性。而在新生血管，纤连蛋白成为内皮基底膜的主要成分。新生血管还含有纤连蛋白选择性剪接变异体外域 A（ED-A）和外域 -B（ED-B）。作为信号性细胞外基质，ED-A 与 ED-B 在动脉粥样硬化的血管、心肌梗死的冠状动脉以及损伤修复组织的微血管中表达增加。在易发动脉粥样硬化的 ApoE 基因缺陷（$ApoE^{-/-}$）小鼠中，动脉壁的硬度增加，这可以通过赖氨酰氧化酶抑制剂 β- 氨基丙腈而减轻。尽管 β- 氨基丙腈的处理会显著升高胆固醇，但可以降低病变部位的巨噬细胞数量，减轻动脉粥样硬化。

二、细胞外基质功能

细胞外基质不仅只是简单的支撑网，更是一种活跃、动态的结构，在正常和病理条件下调节血管功能，发挥其基础性作用。一种细胞外基质蛋白可能调节其他基质蛋白的生成。血管细胞外基质的动态平衡可能影响动脉壁的固有属性及动脉僵硬度。从猪的升主动脉取材获得弹性蛋白支架和胶原蛋白支架，通过组织学、扫描电镜、DNA 分析、蛋白质和脂质分析、酶降解以及机械特征分析确认，分别将其植入大鼠皮下组织 28 天后，植入的猪弹性支架含有很多大鼠胶原纤维束，而植入的猪胶原支架中则含有大量大鼠弹性纤维，表明了弹性蛋白和胶原蛋白在支持新生细胞外基质合成中的作用。

不同环境下，细胞通过细胞表面整合素或非整合素受体与细胞外基质相互作用，调节细胞黏附、迁移、增殖、细胞表型和组织结构（图 5-2）。体外制备的平滑肌细胞培养液中提取的非溶性细胞外基质，可以刺激巨噬细胞的细胞外信号调节激酶 1/2（ERK1/2）的活化、环氧酶 2（cyclooxygenase 2，COX2）与前列腺素 E_2 的合成，以及蛋白酶（如尿激酶型纤溶酶原激活物和基质金属蛋白酶 9）的表达。选择性 COX2 抑制剂 NS398 可阻断细胞外基质诱导的蛋白酶表达。COX2 缺陷小鼠的巨噬细胞对平滑肌细胞细胞外基质的反应减弱。因此，COX2 是细胞外基质的作用靶点。血管壁细胞可以通过基质受体（如整合素）检测到组织重塑过程中基质硬度和组成成分发生的变化，由此产生细胞内信号来进一步调节细胞的增殖、存活、分化以及基因表达。Ⅳ型胶原蛋白、层粘连蛋白和串珠素等基底膜蛋白限制平滑肌细胞的生长，增加收缩基因的表达，减少炎性基因的表达以及低密度脂蛋白（LDL）的摄取，抑制基质钙化。相反，Ⅰ型胶原、Ⅲ型胶原、纤连蛋白以及骨桥蛋白等间质基质蛋白则促进平滑肌细胞的生长，同时增加 ERK 的磷酸化和细胞周期调控因子的表达。抑制与这些间质基质蛋白结合的整合素，足以阻断血小板源生长因子（platelet-derived growth factor，PDGF）、表皮生长因子（epidermal growth factor，EGF）和碱性成纤维细胞生长因子（basic fibroblast growth factor，bFGF）引起的平滑肌细胞增殖，并减少体内平滑肌细胞的迁移和新生内膜形成。Ⅳ型胶原、Ⅰ型胶原聚合物、蛋白聚糖和中膜弹性蛋白限制平滑肌细胞生长并促进收缩表型，而单体Ⅰ型胶原则减少收缩基因的表达。

细胞外基质成分受损是血管疾病发生、发展的因素之一。弹性蛋白和蛋白聚糖等细胞外基质成分在动脉粥样硬化过程中碎裂或发生生化特性改变。细胞外基质的化学修饰或酶促降解可能改变原始细胞外基质的特性，从而促进细胞外基质重塑和血管疾病的病理过程。细胞外基质的一个重要特征是，从细胞外基质蛋白分离出的许多细胞外基质子域（subdomains）都具有独立作用。因此，这些子域通常被称为基质因子，并具有相应的病理生理学功能。Ⅳ型胶原 α_1、α_2、α_3 链（血管生成抑制因子、血管能抑素、肿瘤抑素）、ⅩⅤ型胶原（网状内皮系统刺激素）和ⅩⅧ型胶原（内皮抑素）的非胶原区结构域片段都有阻止血管新生的抗血管生成活性。这些基质因子的产生直接

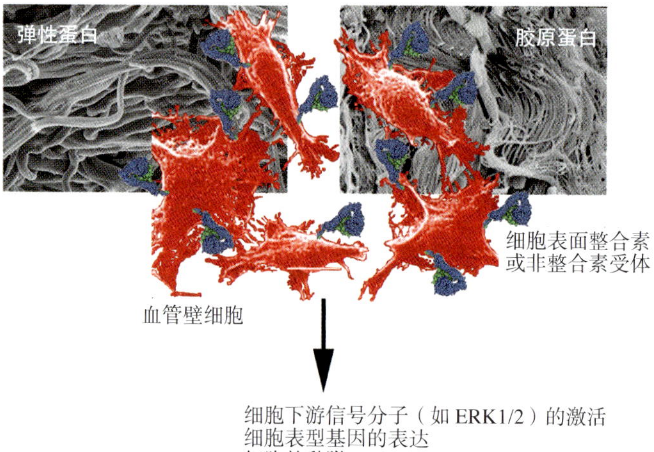

图 5-2　基质蛋白（如弹性蛋白和胶原蛋白）和血管壁细胞（如内皮细胞、平滑肌细胞和成纤维细胞）表面整合素或非整合素受体之间的相互作用，导致细胞信号通路的激活（如 ERK1/2）和一系列细胞行为的变化

影响血管生成，在胚胎发育中起重要生理作用，在肿瘤生长、动脉粥样硬化、腹主动脉瘤、静脉曲张和许多其他大小动静脉疾病中起着重要的病理作用。

第二节 弹性蛋白

成熟弹性蛋白是由弹性蛋白原前体交联形成的一种不溶性、疏水性蛋白。弹性蛋白原是由弹性蛋白 mRNA 选择性剪接形成的分子量为 68 000 ~ 74 000 的单体蛋白，通常由中膜的平滑肌细胞及外膜的成纤维细胞产生并释放到细胞外空间，在赖氨酰氧化酶和辅助蛋白腓骨蛋白 4 或 5 的帮助下交联形成弹性蛋白。弹性蛋白的沉积局限于中层，从内侧到外侧的弹性蛋白层。弹性蛋白是动脉壁上主要的细胞外基质，占其干重的 50%，并且是弹性纤维的最大组成部分，占弹性纤维总重量的 90%。弹性蛋白纤维由原纤维、微纤维组成，并且嵌入在弹性蛋白的非晶质核中，从而允许其弹性回缩。动脉承受着动脉血压引起的大量机械应力，除了维持动脉壁的机械完整性，弹性纤维层还起着保持动脉弹性的作用。因此，动脉壁的弹性回缩在舒张期血流的持续灌注中起着重要的作用。富含原纤维的微纤维为弹性蛋白的沉积和排列提供结构支撑。弹性纤维分布于整个血管壁的中膜层，同心排列成网格状弹性蛋白层。各弹性蛋白层交替并且与平滑肌细胞同心环生理性连接，形成薄层单元，即动脉壁的功能性回缩单元，而这样的结构在正常人类（图 5-3A）或动物（图 5-3B）的血管切片上清晰可见，其三维结构就像提拉米苏蛋糕那样有层次（图 5-3C）。

在正常情况下，弹性蛋白的生成仅限于胎儿期和婴儿期，而成熟弹性纤维持续整个生命周期，其半衰期为 40 年左右。因此，弹性纤维被认为是细胞外基质最持久的组成部分。弹性纤维因年龄增长及疾病发生降解和断裂，从而导致动脉壁僵硬度增加。在病理情况下，血管细胞（平滑肌细胞、内皮细胞和成纤维细胞）在机械应力增加时生成弹性蛋白。除了血管细胞，炎性细胞也产生弹性蛋白原，但这些弹性蛋白原无法交联成弹性纤维。例如，免疫组化和实时定量聚合酶链反应（real time-PCR）显示人动脉粥样硬化斑块中的巨噬细胞也产生弹性蛋白原。从动脉粥样硬化或腹主动脉瘤（另一种常见的主动脉疾病）患者中分离的巨噬细胞，成熟交联弹性蛋白标志物——锁链素和异锁链素表达降低。在动脉粥样硬化病变中弹性纤维在富含巨噬细胞区域排列紊乱。

一、弹性蛋白的表达、交联和排列

人弹性蛋白原基因位于 7 号染色体。它的表达调控因不同的细胞因子、生长因子或其他生物活性分子而有所不同。IGF 和 TGFβ、cGMP 和 NO 上调弹性蛋白基因的表达，而 bFGF、表皮生长因子样生长因子（EGF-like growth factor）、白介素 1β、AngⅡ、缺氧与衰老则下调弹性蛋白的表达。合成后，弹性蛋白原从细胞质转移到细胞外空间交联并聚集排列，这一过程受一个大小为 67 000 的弹性蛋白结合蛋白（elastin-binding protein，EBP）调控，后者可以防止弹性蛋白原在细胞内聚集和蛋白水解，并在弹性蛋白原成功转运后重新回到细胞质内，监护下一个弹性蛋白原分子的转移[1]（图 5-4）。

弹性蛋白原初始结构包含由非极性氨基酸甘氨酸、缬氨酸、脯氨酸、丙氨酸组成的疏水结构域和富含丙氨酸与赖氨酸的交联域。几乎所有弹性蛋白原上的赖氨酸受赖氨酰氧化酶调节发生交联。弹性蛋白原在细胞外沉积后，其上的赖氨酸参与氧化脱氨基或交联。赖氨酰氧化酶是铜离子依赖性酶，促使目标赖氨酸上的 ε- 氨基发生氧化脱氨，产生 α- 氨基己二酸 δ- 半醛醛赖氨酸[2]（图 5-5A）。非酶促凝下，单分子赖氨酸和单分子醛赖氨酸形成希夫碱二聚体，而两个醛赖氨酸分子则形成异丁烯醛衍生物（图 5-5B）。三个醛赖氨酸分子和一个赖氨酸分子形成锁链素或异锁

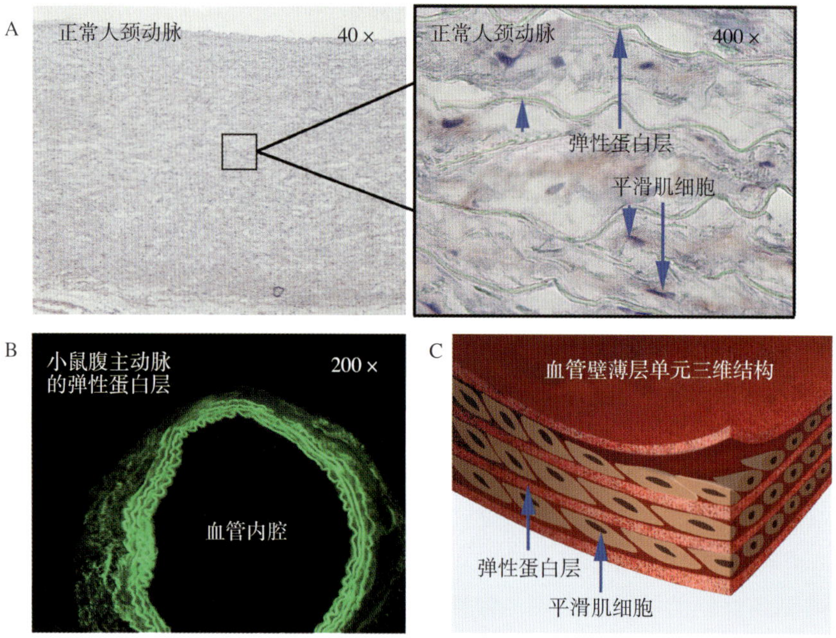

图 5-3　血管壁的弹性蛋白层

A. 人正常颈动脉壁弹性蛋白层横截面的 HE 染色。弹性蛋白层和平滑肌细胞已标出。B. 正常小鼠腹主动脉横截面的弹性蛋白层在荧光显微镜下的自身荧光反应。C. 血管壁弹性蛋白层单元的三维结构

链素（图 5-5C），两者都是弹性蛋白交联标志物。交联后，弹性蛋白原形成的聚合物构成围绕在动脉管腔周围的弹性蛋白同心环。这种交联促进弹性蛋白原肽链形成丝网状结构，从而储备机械应力下形成的回缩势能。弹性蛋白的聚集排列发生在原纤蛋白和微纤维相关糖蛋白（microfibril-associated glycoprotein，MAGP）等非弹性蛋白成分的微纤维上。这些微纤维为弹性蛋白原沉积、排列和交联提供了支撑。弹性蛋白原在微纤维有序沉积后，最终的酶促交联过程才得以完成（图 5-4）。

二、弹性蛋白的活性

弹性蛋白的作用远不只是作为动脉壁结构蛋白储存回缩势能。体外许多细胞都在弹性蛋白原、弹性蛋白降解产物和弹性蛋白多肽的作用下表现出迁移和增殖。不同于胶原蛋白、纤连蛋白和层粘连蛋白等其他细胞外基质，弹性蛋白并不与整合素相互作用。血管细胞如平滑肌细胞及其他一些细胞类型，会表达一种非整合素弹性蛋白 / 层粘连蛋白受体，直接与弹性蛋白相互作用，并介导弹性蛋白诱导的细胞活动。这种弹性蛋白受体有 3 个亚基：67 000 大小的 EBP、61 000 的神经氨酸酶和 55 000 的保护蛋白 [3]。普遍认为弹性蛋白利用这个受体来调节靶细胞的迁移、趋化、增殖、肌纤维组织形成和抗炎活性。

弹性蛋白对平滑肌细胞的迁移和增殖有抑制作用。在体外胶原凝胶中，弹性蛋白降解多肽以剂量依赖的方式显著降低平滑肌细胞的增殖和迁移。在包被有弹性蛋白多肽表面上培养的平滑肌细胞与包被有胶原蛋白或纤连蛋白表面上培养的平滑肌细胞相比，细胞迁移被包被的弹性蛋白多肽所抑制。包被有弹性蛋白的基板上培养的平滑肌细胞也比未包被弹性蛋白的基板上培养的平滑肌细胞增殖少得多。在体内，弹性纤维可阻止平滑肌细胞增殖与内膜增生。在大鼠动脉外膜植入胶原蛋白、基底层和弹性蛋白碎片的模型中，相比于层粘连蛋白和胶原蛋白，弹性蛋白碎片减少了新生内膜形成和平滑肌细胞的增殖。在猪冠状动脉的支架内再狭窄模型中，颈动脉消化提取的弹性蛋白涂层支架所引起的炎症和血栓形成低于未涂覆的支架。弹性蛋白能像收缩性肌丝一样保持生长中平滑肌细胞的收缩性表型。因此，弹性蛋白调节血管平滑肌细胞的迁移，诱导收缩性表型，抑制增殖。弹性蛋白的裂解产物称为弹性蛋

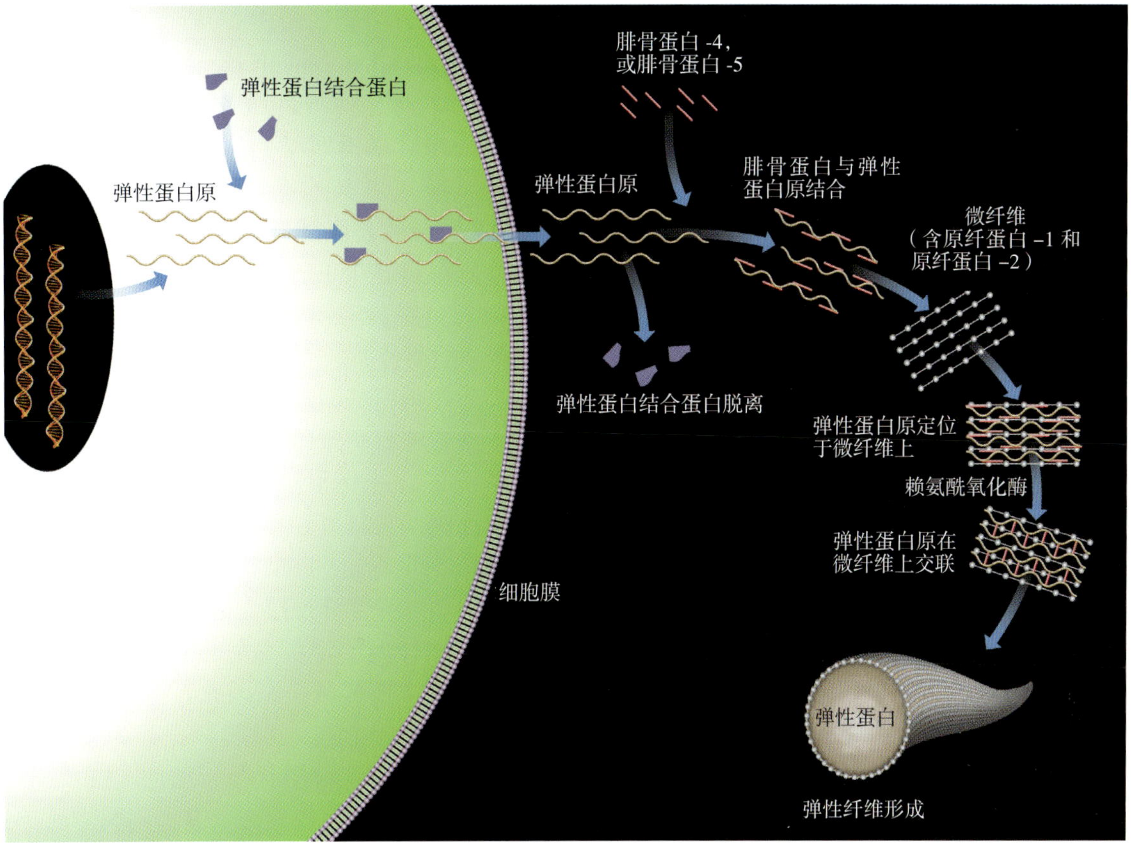

图 5-4　弹性纤维的形成过程

弹性蛋白原合成以后，与弹性蛋白结合蛋白（EBP）结合并转运到细胞外，然后 EBP 释放，弹性蛋白原与腓骨蛋白重组排列，并结合微纤维，在赖氨酰氧化酶介导下发生交联，最终与微纤维形成弹性纤维

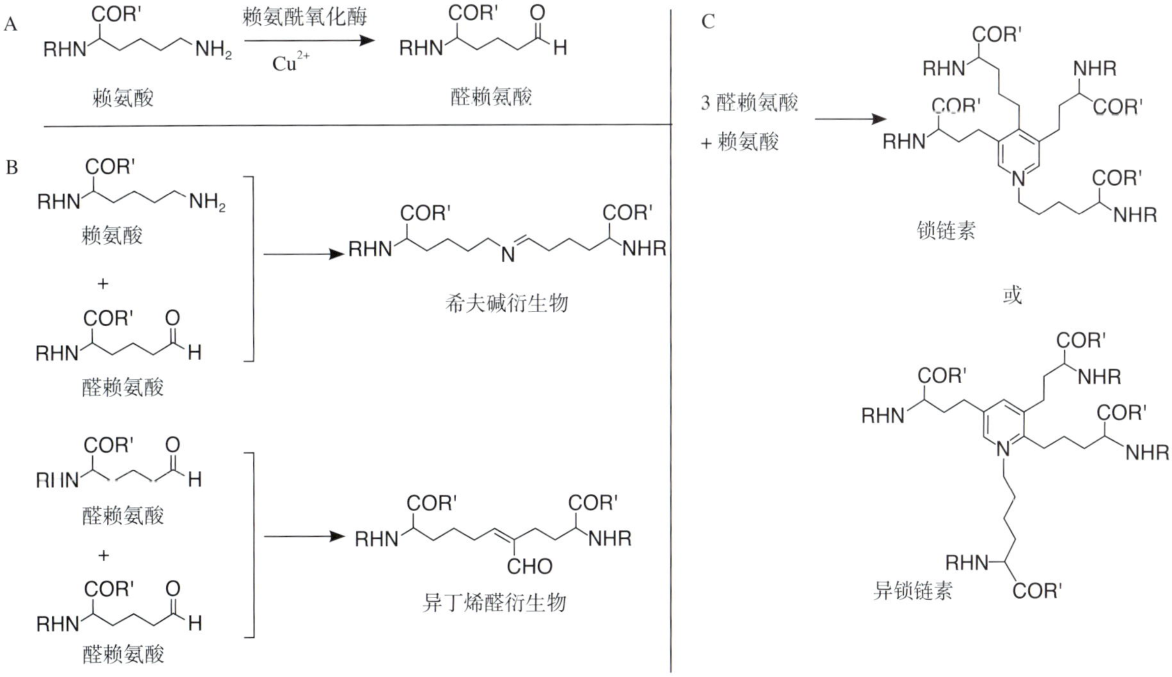

图 5-5　弹性蛋白交联

A. 赖氨酸氧化和醛赖氨酸的形成。B. 赖氨酸和醛赖氨酸形成的希夫碱，或 2 个醛赖氨酸形成异丁烯醛衍生物。C. 一个赖氨酸和 3 个醛赖氨酸交联成锁链素或异锁链素

白衍生肽（elastin-derived peptide，EDP），也具有生物活性。虽然成熟的弹性纤维通过提供细胞迁移的物理屏障，是维持静态血管平滑肌细胞表型的关键因素，但是EDP会结合弹性蛋白/层粘连蛋白受体并刺激脉管系统的增殖和迁移。此外，EDP也促进浸润的白细胞中基质金属蛋白酶的释放和激活。

弹性蛋白原和弹性纤维可激活一个新的异源三聚体G蛋白偶联信号通路，通过细胞内RhoGTPase诱导血管平滑肌细胞的肌动蛋白纤维形成。弹性蛋白原具有一个离散的六肽结构域VGVAPG，仅此便足以诱导血管平滑肌细胞的肌纤维形成。这一六肽域激活的信号通路与全长基因产物激活的通路并没有区别。由此可知，弹性蛋白原通过血管平滑肌细胞与VGVAPG结构域之间的直接相互作用，刺激血管平滑肌细胞的肌纤维组织形成[4]。

弹性蛋白基质还对血管平滑肌细胞和巨噬细胞有趋化作用，对白细胞有抗炎作用，还有抗血栓形成的作用。从马方综合征小鼠模型、马方综合征患者以及特发性胸主动脉瘤（thoracic aortic aneurysm，TAA）患者的主动脉组织提取物（可溶性蛋白）中提取的弹性蛋白结合蛋白，在体外对巨噬细胞迁移有趋化作用。当把体外制备的大鼠弹性蛋白层、基底层和外膜胶原蛋白移植进入宿主动脉并暴露于白细胞时，弹性蛋白层表现出抗炎活性。与外膜胶原基质和基底层相比，弹性蛋白层可使白细胞黏附减少、平滑肌细胞增殖减少、新生内膜形成受抑制。把猪血管组织弹性蛋白支架植入到大鼠皮下，发现这些支架能抗血栓形成。因此，弹性蛋白层与胶原或层粘连蛋白基质相比，更具有炎症耐受性及血栓耐受性。

三、人和动物弹性蛋白的基因突变

人弹性蛋白基因Eln突变会导致主动脉瓣瓣上狭窄（supravalvular aortic stenosis，SVAS）和威廉姆斯综合征。SVAS是一种由弹性蛋白基因内缺失或大范围突变引起的常染色体显性遗传性疾病[5-6]，通过突变体等位基因的mRNA的无义介导衰变（nonsense-mediated mRNA decay），或者产生非功能性蛋白，从而导致功能性单倍剂量不足（haploinsufficiency）。因此，SVAS患者的主动脉弹性纤维层弹性蛋白水平降低，失控的血管平滑肌细胞增殖和内膜增生使患者升主动脉或者其他动脉狭窄。如果不予纠正，SVAS可导致心肌肥厚和心力衰竭。威廉姆斯综合征则源自整个Eln基因的7q11.23的亚微管结构缺失，是具有与SVAS相似病理表型的一种神经发育性疾病。

弹性蛋白基因缺失的小鼠出生几天即死于内皮下细胞堆积所致的血管闭塞。在没有炎症反应的情况下，这些小鼠的血管闭塞源于过度的内皮下细胞增殖和血管平滑肌细胞堆积。与弹性蛋白单倍剂量不足的SVAS患者类似，$Eln^{+/-}$小鼠表现为动脉弹性纤维层变薄以及中膜平滑肌细胞增加。在任何给定的血管内压力下，动脉内径通常较正常情况减小。因此，$Eln^{+/-}$小鼠早龄即发生高血压及轻度心肌肥厚，并为了适应异常的高血压，血管壁层状单元增加。$Eln^{+/-}$小鼠的平均动脉压可由血管紧张素Ⅱ抑制剂降低，它们的肾素水平比野生型小鼠高2倍。与野生型小鼠相比，弹性蛋白单倍剂量不足小鼠的中央肺动脉内径小、管壁薄、孔径角增加。右心导管测得肺循环压力显著升高，并和弹性蛋白水平呈负相关。尽管如此，在$Eln^{-/-}$或$Eln^{+/-}$小鼠中表达自细菌人工染色体（bacterial artificial chromosome，BAC）克隆的人弹性蛋白，可与小鼠弹性蛋白相互作用，形成功能性弹性蛋白纤维。人弹性蛋白在单倍剂量不足的$Eln^{+/-}$小鼠表达，可逆转高血压（使血压下降）和血管变化（使层数减少，组织锁链素含量增加）。人弹性蛋白在$Eln^{-/-}$小鼠中的表达可挽救$Eln^{-/-}$小鼠围生期与该表型相关的死亡。

四、弹性蛋白的钙化

由于成人弹性蛋白的表达停止，当人体衰老或组织损伤时，弹性纤维一般不会被替换。相反，更多的胶原蛋白生成，使动脉壁向较硬的胶原纤维转化[7]。动脉壁也会因弹力层钙化而变得更加僵硬。随着年龄增长，大中动脉钙沉积也在增加。人主动脉钙含量和动脉僵硬度相关。脉搏波速度（pulse wave velocity，PWV）是反映大动脉僵硬度的一项指标，在大鼠钙化模型中，动脉的钙含量随着PWV增高而增加。晚期糖基化终产物（advanced glycation end products，AGE）可以促进弹性蛋白和胶原蛋白交联从而增加其硬度。AGE介导的胶原蛋白交联可以阻止胶原酶解并增加动脉壁胶原含量。随着年龄的增长，AGE介导的交联也会在人类主动脉弹性蛋白中出现。

关于弹性纤维的钙化，报道有两种类型：Ⅰ型钙化，弹性蛋白自身钙化，在钙化以前没有结构变化；Ⅱ型钙化，中性脂肪和未酯化胆固醇的累积使弹性蛋白空泡化，并改变弹性纤维的结构。Ⅰ型钙化导致弹性蛋白破坏或降解。在人颈动脉粥样硬化斑块中，电子显微镜和细胞组化均检测出弹性纤维钙化。弹性纤维假黄瘤（pseudoxanthoma elasticum，PXE）是一种影响皮肤、眼睛和血管的遗传性结缔组织病。PXE的心血管并发症有高血压、四肢动脉退行性变和胃肠道出血。受累组织中含有钙化和降解的弹性纤维以及异常的胶原纤维。PXE通常在患者20或30岁的时候出现。ATP结合盒亚家族C成员6（ATP-binding cassette sub-family C member 6，ABCC6）是一种含1503个氨基酸的蛋白质，含有3个跨膜结构域和2个ATP结合盒（ATP-binding cassette，ABC），其突变带来的功能缺失将引起PXE患者弹性纤维的营养障碍性矿化。Abcc6$^{-/-}$小鼠自发形成眼部血管壁与布鲁赫膜（Bruch's membrane）中弹性纤维的钙化。血管钙化在年轻小鼠（10个月）的肾皮质小动脉中表现最突出，但在老年小鼠（17个月）中这种钙化也可以发生在其他器官，如主动脉和腔静脉。

第三节　胶原蛋白

胶原蛋白是一种非常硬的蛋白质，具有限制血管扩张的生理作用。根据血管结构和功能的不同，胶原蛋白包括至少24种不同的亚型和38条不同的多肽链[8]（表5-1）。不同类型的细胞也表达不同类型的胶原蛋白（表5-2）。在正常和受损的动脉壁，Ⅰ型和Ⅲ型胶原蛋白是血管中膜和外膜的主要胶原蛋白类型。动脉损伤可能会改变这两种类型胶原蛋白之间的平衡。例如，健康动脉中Ⅰ型胶原是一个$\alpha_1(\text{I})_2\alpha_2(\text{I})$异源三聚体，发育的皮肤或愈合的伤口含少量的Ⅰ型胶原同型三聚体$\alpha_1(\text{I})_3$。缺血性心脏病患者冠状动脉活检的免疫组化显示Ⅲ型胶原表达显著减少，Ⅲ型胶原/Ⅰ型胶原比下降，弹性蛋白/Ⅲ型胶原蛋白比增加。胸主动脉夹层患者的手术标本与正常的主动脉壁相比，Ⅰ型胶原和Ⅲ型胶原的mRNA和蛋白质水平均升高（分别为3.2倍和3.7倍）。

表5-1　血管壁的不同胶原蛋白类型

形态学结构	胶原类型
原纤维	Ⅰ、Ⅲ、Ⅴ
原纤维关联	ⅩⅣ、ⅩⅥ
微纤维	Ⅵ
基底膜关联	Ⅳ、ⅩⅤ、ⅩⅧ、ⅩⅨ
细胞膜结合	ⅩⅢ
锚蛋白	Ⅶ
短链，网络型	Ⅷ

表5-2　体内外不同血管细胞分泌的胶原蛋白类型

细胞	胶原类型
内皮细胞	Ⅰ、Ⅲ、Ⅳ、Ⅷ、ⅩⅢ、Ⅶ
平滑肌细胞	Ⅰ、Ⅲ、Ⅳ、Ⅴ、Ⅵ、Ⅷ、ⅩⅣ、ⅩⅤ、ⅩⅥ、ⅩⅧ、ⅩⅨ
单核细胞	Ⅷ
巨噬细胞	Ⅷ
肥大细胞	Ⅷ
T细胞	Ⅷ
未知	Ⅶ

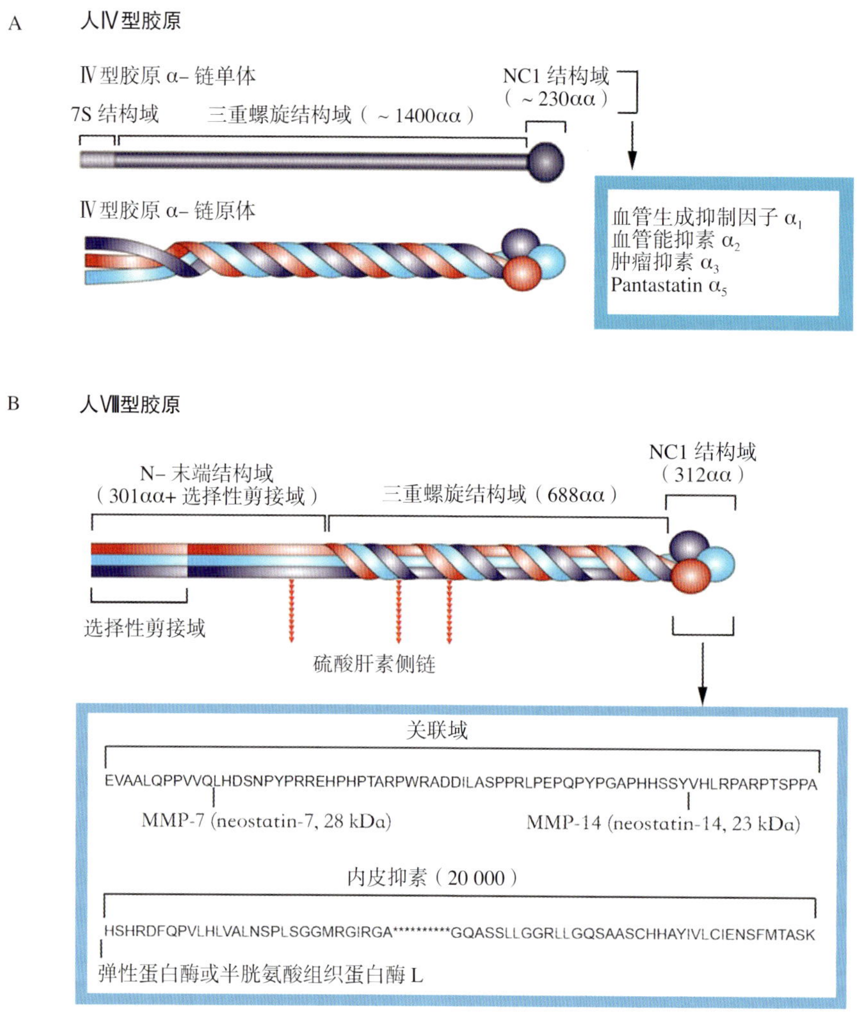

图 5-6　人Ⅳ型胶原和 XⅧ 型胶原的结构

A. 人Ⅳ型胶原 α 链单体和原体，包括 7S 结构域、三重螺旋结构域和球状的非胶原区（NC1）结构域。α_1、α_2 和 α_3 链的 NCl 结构域分别相当于血管生成抑制因子、血管能抑素和肿瘤抑素、α_5 链的 NCl 结构域称为 pantastatin。B. 人ⅩⅧ型胶原三聚体。它包含一个含选择性剪接区的 N- 末端结构域、中间的三重螺旋结构域、C- 末端的 NC1 结构域和几个硫酸肝素侧链。弹性蛋白酶和组织蛋白酶 L、MMP7、MMP14 降解 NC1 结构域产生内皮抑素、Neostatin7 和 Neostatin14。

时有Ⅰ型胶原和Ⅲ型胶原突变的小鼠过早地死于血管破裂。依赖Ⅵ型胶原蛋白的基底层对血管发育十分重要。在 B16F10 黑色素瘤模型中，缺乏Ⅵ型胶原的小鼠血管基底层减少 50%，内皮细胞生长存活减少，血管渗漏增加 3 倍，肿瘤缺氧加重 10 倍。ⅩⅧ型胶原缺乏使 $ApoE^{-/-}$ 小鼠发生动脉粥样硬化、脂肪堆积、血管生成和血管通透性增加。

四、胶原蛋白过多和胶原酶耐受性胶原蛋白

血管壁中过多的胶原蛋白会导致血管纤维化和硬度增加，是人和动物高血压的重要病理改变之一。过多的胶原蛋白是高血压血管重构的一个典型特征。赖氨酰氧化酶表达增加是高血压大鼠和心力衰竭患者组织纤维化和硬度增加的机制之一，这会增加胶原蛋白交联及胶原蛋白的硬度。另一种可能导致高血压中胶原沉积增加的元素是 TGFβ，它刺激细胞外基质合成和减少降解。在大鼠颈动脉球囊损伤模型中涉及平滑肌细胞迁移、增殖和新生内膜形成，损伤后第 7 天弹性蛋白的合成是胶原蛋白的 2 倍多，但在第 21 天和第 60 天两者都显著增加，在第 60 天后胶原蛋白是对照组的近 2 倍，弹性蛋白是对照组的 2 倍以上。

实验模型中抗胶原酶胶原蛋白的表达为测试脉管系统中过量胶原蛋白的作用提供了强有力的工具。过表达抗 MMP 胶原酶胶原蛋白的 $ApoE^{-/-}Col1a1^{r/r}$ 小鼠显示腹主动脉瘤的大小以及外膜胶原蛋白的含量（天狼猩红染色和 Masson 三色染色）增加。外膜的胶原蛋白与血管内层周长（腹主动脉瘤大小）呈正相关。同样的 $Col1a1^{r/r}$ 小鼠心肌梗死（myocardial infarction，MI）后第 11 天，显示动脉压、心室收缩功能与舒张功能下降，30 天死亡率增加，左心室腔变大，梗死区室壁变薄。因此，Ⅰ型胶原的裂解对于 MI 有效愈合是必不可少的。虽然 $ApoE^{-/-}Col1a1^{r/r}$ 小鼠的动脉粥样硬化病变和病变处巨噬细胞含量与 $ApoE^{-/-}$ 对照组小鼠相近，但 $ApoE^{-/-}Col1a1^{r/r}$ 小鼠的动脉粥样硬化病变比 $ApoE^{-/-}$ 对照组小鼠包含更少的平滑肌细胞和更多的胶原。

五、胶原蛋白合成和降解的标志物和体内胶原成像

虽然不是每一类型的胶原蛋白都有已被鉴定的合成或代谢标志物，但动脉壁主要的Ⅰ型胶原蛋白和Ⅲ型胶原蛋白标志物已经被很好地研究。Ⅰ型前胶原羧基端前肽（procollagen type Ⅰ C-terminal propeptide，PⅠCP）和Ⅰ型前胶原氨基端前肽（procollagen type Ⅰ N-terminal propeptide，PⅠNP）已被用作Ⅰ型胶原合成的标志物。Ⅰ型胶原羧基端端肽（carboxy-terminal telopeptide of type Ⅰ collagen，ⅠCTP）是Ⅰ型胶原的降解指数，Ⅲ型前胶原氨基端前肽（procollagen type Ⅲ N-terminal propeptide，PⅢNP）反映了Ⅲ型胶原的代谢（图 5-7）。

高血压患者血浆Ⅰ型胶原合成/降解比（PⅠCP 与ⅠCTP 的比例）与常用来评估高血压患者动脉血管硬度的主动脉脉搏波速度（pulse wave velocity，PWV）和增强指数呈负相关。血浆 MMP1 胶原酶水平在年龄和血压校正后与 PWV 和增强指数呈正相关（P<0.01）。高血压患者 PWV、血清 PⅠNP/ⅠCTP 以及 MMP1 前体与其组织内源性抑制剂比例（proMMP1/TIMP1）均增加。相反，高水平的 PⅢNP 提示动脉粥样硬化和慢性心力衰竭的不良预后，意味着腹主动脉瘤的扩张及破裂。非 MI 的冠状动脉粥样硬化性心脏病（冠心病）患者血浆 PⅢNP 水平与冠心病严重程度（不同程度铊-201 灌注缺损反映病变血管数目）相关。与动脉闭塞性疾病（arterial occlusive disease，AOD）相比，人腹主动脉瘤病变的不溶性基质中含有超过 12 倍的未完全代谢的 PⅢNP。

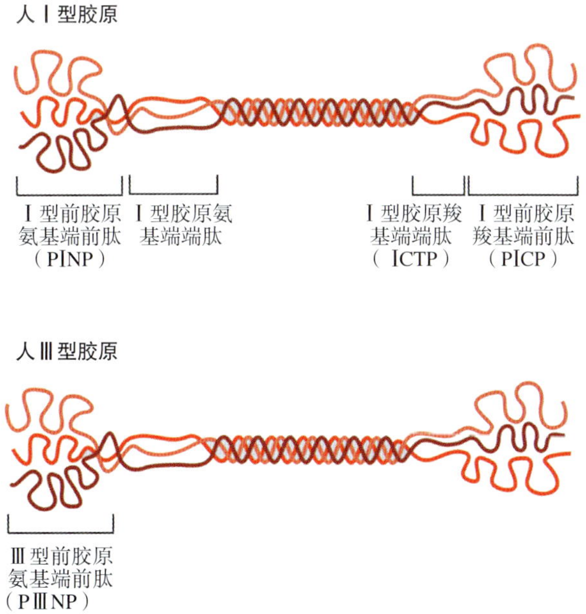

图 5-7 人Ⅰ型和Ⅲ型胶原的结构
Ⅰ型胶原的 PⅠNP、ⅠCTP、PⅠCP 和Ⅲ型胶原 PⅢNP 已标出

俄勒冈绿 488 共轭 CNA35 是胶原特异性探针，用它来处理 $ApoE^{-/-}$ 小鼠动脉粥样硬化组织，或静脉注入 $ApoE^{-/-}$ 小鼠可检测组织胶原含量。在体外组织培养中通过抗体免疫染色，CNA35 可标记Ⅰ型、Ⅲ型、Ⅳ型胶原。在小鼠动脉粥样硬化病变处有 CNA35 强信号，而正常动脉仅有微弱的 CNA35 信号。双光子激光扫描显微镜可以用特异性染料标记 $ApoE^{-/-}$ 小鼠分离的完整存活颈动脉中的细胞核（SYT041 或 SYT013 标记 DNA 或 RNA）、炎性细胞（藻红蛋白共轭大鼠抗小鼠 CD11b）、胶原蛋白（俄勒冈绿 488 共轭 CNA35）和脂质（油红 O）。对照组 C57BL/6 野生型小鼠完整的内皮组织没有血细胞黏附和明显的内膜胶原，而高脂饮食后的 $ApoE^{-/-}$ 小鼠可检测到黏附到内皮组织的炎性细胞，病变好发和非好发部位的内膜胶原蛋白增加，以及纤维帽内炎性细胞与胶原蛋白直接接触。

第四节 纤连蛋白

纤连蛋白（fibronectin，FN）是一种存在于血浆和细胞外基质中的二聚体多结构域糖蛋白。多种类型的细胞均能产生和分泌这种分子量为 440 000 的糖蛋白，包括平滑肌细胞、成纤维细胞和成肌纤维细胞。纤连蛋白二聚体由两个 C-末端的二硫键相互连接（图 5-8），广泛分布在细胞外基质中。纤连蛋白的缺失可导致胚胎致死性的血管缺陷 [11]。纤连蛋白在脉管系统中的功能由内皮细胞、平滑肌细胞和成纤维细胞表达的 $\alpha_5\beta_1$ 整合素介导。纤连蛋白通过第 10 个Ⅲ型球形 β 折叠重复序列中的 RGD 序列与血管细胞表面的 $\alpha_5\beta_1$ 整合素结合（图 5-8），这是纤连蛋白基质排列和信号转导所必需的。

一、纤连蛋白的病理生理学活性

纤连蛋白参与细胞黏附、迁移、生长和分化。骨源性内皮祖细胞参与血管修复。由晚期糖基化终产物修饰的纤连蛋白培养内皮祖细胞，细胞的黏附性、延展性、趋化性均下降。在受损视网膜的微血管内皮细胞中，内皮祖细胞可聚集在伤口部位，但晚期糖基化终产物修饰的纤连蛋白减少这种聚集效应。血管中的纤连蛋白可调节血管壁的平均应力和弹性系数，与动脉平滑肌细胞紧密联系，并经由整合素受体监测动脉壁机械应力并对其作出反应。纤连蛋白在细胞外基质中的沉积调控Ⅰ型胶原、Ⅲ型胶原和血栓黏合素 1 等其他基质蛋白的沉积、组合及其稳定性，调节白细胞浸润、黏附分子表达、细胞增殖和平滑肌细胞的表型等，参与血管重塑过程。将分离出的大鼠主动脉平滑肌细胞接种于纤连蛋白上，在无血清培养基中，6 天内细胞一直保持在 G0/G1 期，并伴随着细胞周期蛋白 D_1 和 $p27^{KIP1}$ 表达的增加。加入血清可增强细胞周期蛋白 D_1、A 和 D_3 的表达，减少 $p27^{KIP1}$ 的表达和视网膜母细胞瘤（retinal blastoma，Rb）蛋白的过磷酸化，同时促进细胞周期进入 S 期。因此，纤连蛋白可促进原代培养的平滑肌细胞进入细胞周期。

血浆纤连蛋白促进血小板血栓形成。在动脉血栓形成的模型中，血浆纤连蛋白缺陷（条件性基因敲除血浆纤连蛋白的小鼠）延迟了血栓形成与增长以及随后的受损动脉闭塞。在小鼠动脉内皮剥脱术诱导局部血管损伤血栓形成的模型中，可以在野生型小鼠的小静脉中观察到正常的血栓形成。然而纤连蛋白基因 $FN^{+/-}$ 小鼠的血浆纤连蛋白减半，小动脉血栓及闭塞延迟出现，给这种小鼠予大鼠血浆纤连蛋白可以补救这一缺陷。使用荧光标记的血浆纤连蛋白可显示外源性纤连蛋白结合到形成中的血栓这一过程。

二、纤连蛋白的选择性剪接变异体

纤连蛋白的变异体来自于ⅢCS、ED-A、ED-B（大鼠纤连蛋白中亦称为 V、EⅢA、EⅢB）片段的 RNA 选择性剪接 [12]。每一个纤连

人纤连蛋白二聚体

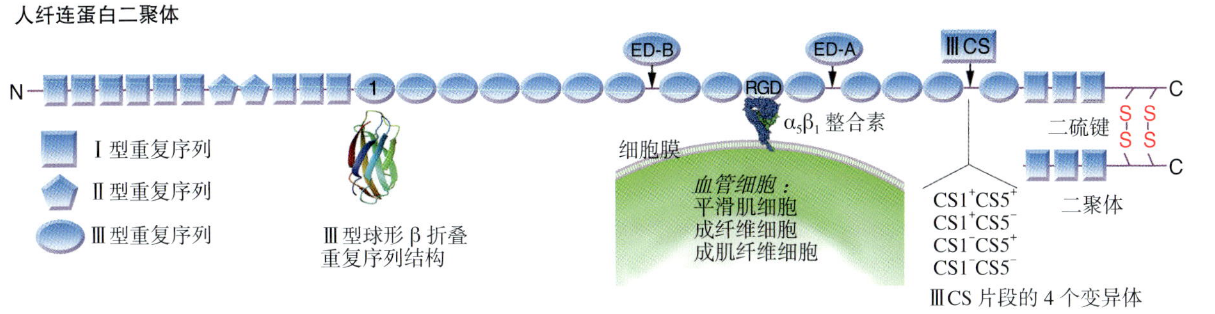

图 5-8　人纤连蛋白二聚体结构域

三种不同的重复序列用不同的形状标出。RGD 结构域位于第 10 个Ⅲ型重复序列。此域用来结合血管细胞表面的整合素 $\alpha_5\beta_1$。选择性剪接域包括 ED-B、ED-A 和ⅢCS。ⅢCS 片段包含 4 个不同的变异体，含或不含细胞结合位点 CS1 和 CS5。纤连蛋白二聚体由两个 C- 末端的二硫键相连

蛋白的变异体对脉管系统和血管细胞都有独特的特性。ⅢCS 片段至少包含 4 个不同的变异体，含或不含细胞结合位点 CS1 和 CS5（图 5-8）。在体外，纤连蛋白 CS1 与 VCAM1 作用相似，通过与白细胞表达的整合素 α_4 结合而可能间接影响到血管壁重塑。在 C57BL/5 小鼠或易发动脉粥样硬化的 LDL 受体缺失 $Ldlr^{-/-}$ 小鼠中，通过皮下注射 CS1 肽可抑制在主动脉窦的白细胞聚集和脂质蓄积，并减轻动脉粥样硬化。因此，CS1 可以介导白细胞的黏附和趋化作用。在胚胎发育过程中的新生血管周围以及动脉粥样硬化、心肌肥厚和肿瘤形成等病理条件下，ED-A 和 ED-B 表达上调。ED-A 和 ED-B 可能在促进平滑肌细胞表型转化的过程中起重要作用[13]。同时缺乏 ED-A 和 ED-B 的胚胎致死期在 e9.5 ~ e10.5 天。在肝损伤修复期间，ED-A 诱导肝星状细胞分化为成肌纤维细胞，并促进肝纤维化。体外 ED-A 诱导可使皮肤成纤维细胞分化为纤维化表型的成肌纤维细胞。在人动脉粥样硬化的主动脉内膜增厚处，可以检测到 ED-A 分布于平滑肌细胞附近。与人动脉粥样硬化一样，易发动脉粥样硬化的 $ApoE^{-/-}$ 小鼠血浆和血管壁中 ED-A 的表达也有明显增加。ED-A 缺失的 $ApoE^{-/-}$ 小鼠中动脉粥样硬化减轻。在体外，泡沫细胞的形成可增加 ED-A 的表达。从 ED-A 缺失型 $ApoE^{-/-}$ 小鼠来源的巨噬细胞中细胞内脂质聚集减少，这表明纤连蛋白 ED-A 影响动脉粥样硬化斑块中巨噬细胞的脂质代谢和泡沫细胞的形成。与 ED-A 类似，ED-B 的水平在动脉粥样硬化病变中的表达也有明显增加。免疫染色显示，人和小鼠动脉粥样硬化斑块的血管滋养管和斑块基质中，ED-B 的表达都有增加。在 $ApoE^{-/-}$ 小鼠中，利用四磺酸 - 碳菁化物 - 马来酰亚胺（tetrasulfonated carbocyanine-maleimide）共轭的 ED-B 纤连蛋白抗体近红外荧光成像技术，可以检测到 ED-B 水平随着年龄和斑块负荷的增加而增加。斑块中 ED-B 是由平滑肌细胞所表达，但与浸润的巨噬细胞也相关。在体外，AngⅡ和肿瘤坏死因子 α 诱导平滑肌细胞 ED-B 的表达。与 ED-A 不同，ED-B 片段在未成熟的腺泡上皮细胞分化为Ⅱ型肺泡细胞的过程中起调节作用。虽然目前还没有证据表明 ED-B 是否也会影响血管细胞分化，但 ED-B 基因耗竭可减少成纤维细胞生长和纤连蛋白产生。

三、纤连蛋白与血管疾病

两项独立研究显示冠心病患者血浆中的纤连蛋白水平显著高于对照组。血浆纤连蛋白水平与冠心病严重程度显著正相关（r=0.2971，P=0.007），与炎症标志物 C- 反应蛋白（r=0.45，P<0.001）、低密度脂蛋白（r=0.23，P=0.03）、总胆固醇（r=0.21，P=0.04）呈显著的正相关性，与高密度脂蛋白呈负相关性（r=−0.24，P=0.02）。Logistic 回归分析表明，纤连蛋白（P=0.01）和年龄（P<0.01）是冠心病的独立预测因子[14]。定制的 ELISA 可以检测醛基修饰的纤连蛋白自身抗体以及较少程度的其他醛基修饰的细胞外基质，包括Ⅰ型胶原、Ⅲ型胶原和肌腱蛋白 C。在 75 例 5 年随访研究中发生急性心肌梗死和心脏猝死的患者中，与纤连蛋白不同，血浆醛基修饰的纤连蛋

白水平要低于148名对照组患者[15]。免疫组化和Western blot显示在人动脉粥样硬化病变中醛基化纤连蛋白的存在。醛基修饰的纤连蛋白在促进巨噬细胞分泌细胞因子和生长因子的过程中失去活性[15]，提示了一种纤连蛋白激活巨噬细胞及其他炎性细胞产生细胞因子和生长因子的机制。

在部分结扎颈外及颈内动脉导致的小鼠颈动脉内膜增厚模型中，外膜周使用含纤连蛋白阻聚剂pUR4的普朗尼克凝胶7天或14天后，与使用对照肽组相比，可以减少颈动脉内膜（63%）、中膜（27%）和外膜（49%）的增厚。pUR4还可以减少白细胞浸润（80%），减少黏附分子ICAM1和VCAM1的表达，减少病变部位的细胞增殖（60%～70%），并减少纤连蛋白和Ⅰ型胶原在病变部位的累积，维持内侧平滑肌细胞α-肌动蛋白和平滑肌肌球蛋白重链表达的表型[16]。

第五节 腓骨蛋白

腓骨蛋白目前有7种成员。除了腓骨蛋白3，所有腓骨蛋白都出现在心血管的发育过程中，且大多数都是在损伤后被诱导。像其他大多数血管壁基质蛋白一样，腓骨蛋白通过与整合素相互作用来发挥其功能。然而，腓骨蛋白最具有特点的活性并不是它们与整合素的相互作用，而是与其他细胞外基质蛋白如弹性蛋白、纤连蛋白和蛋白多糖等的相互作用。腓骨蛋白与纤连蛋白一起参与血液凝固。腓骨蛋白和弹性蛋白原之间的相互作用协助弹性蛋白的排列组合。腓骨蛋白1和腓骨蛋白2还可以与聚合蛋白多糖如多功能蛋白聚糖、聚集蛋白聚糖以及其他凝集素样聚糖的C型凝集素样结构域结合。

腓骨蛋白4的缺乏会导致弹性蛋白产生的终止。腓骨蛋白4缺陷的$Fbln4^{-/-}$小鼠表现出肺和血管的缺陷，包括肺气肿、动脉迂曲、不规则动脉、动脉瘤、血管破裂以及由此产生的出血。小鼠产前死亡。在e12.5天时，小鼠表现为降主动脉缩窄。小鼠没有发育完整的弹性蛋白，只有一些不规则的弹性蛋白聚集在小鼠皮肤和肺部。锁链素分析显示弹性蛋白的交联在这些小鼠中大大减少，尽管弹性蛋白原和赖氨酰氧化酶mRNA在小鼠肺部的表达并没有受到影响[17]。从平滑肌细胞特异性腓骨蛋白4缺失型小鼠中分离的平滑肌细胞表现出不成熟的平滑肌细胞表型，如平滑肌肌球蛋白重链表达减少等，动脉壁平滑肌收缩基因表达下降，平滑肌细胞增殖减少，中膜降解。这些小鼠同全身Fbln4完全敲除的小鼠一样，也会发生升主动脉的动脉瘤及动脉迂曲，以及ERK1/2表达的显著上调。通过在MUS81基因下游置入TKneo靶向片段进行转录干扰，可以产生腓骨蛋白4表达降低的$Fbln4^{r/r}$小鼠。这些小鼠表现为升主动脉扩张以及动脉迂曲、硬化，从而导致弹性蛋白纤维网络紊乱。它们的主动脉瓣瓣叶增厚，并伴有主动脉瓣的狭窄和功能不足。

腓骨蛋白5，也称为发育动脉和神经嵴EGF样蛋白（developing arteries and neural crest EGF-like protein，DANCE），是一种来源于血管基底膜、内皮细胞和平滑肌细胞的细胞外基质，并且还可以像腓骨蛋白4一样调节弹性纤维的排列和组合。它可以在发育血管以及成熟血管中表达，因此在血管形成中起着重要作用。腓骨蛋白5与整合素结合，使弹性蛋白原定位于微纤维（图5-4），因此它参与了弹性蛋白的排列组合。没有腓骨蛋白5，弹性蛋白就无法形成功能性纤维。人腓骨蛋白5表达的改变与胸主动脉夹层的形成相关。TAA患者器官捐赠者的研究显示，动脉弹性蛋白和腓骨蛋白5的mRNA表达水平下降。腓骨蛋白5的表达量下降与弹性蛋白减少显著相关。TAA患者平滑肌细胞的原代培养显示，腓骨蛋白5的mRNA水平较正常的平滑肌细胞减少38%。腓骨蛋白5缺失的$Fbln5^{-/-}$小鼠表现为平滑肌细胞增殖和迁移增强[18]、皮肤松弛以及动脉迂曲、弹性蛋白杂乱。腓骨蛋白5缺失的$Fbln5^{-/-}$小鼠缺乏功能性交联的弹性蛋白纤维，微结构特征缺失，缺少一般颈总动脉的双轴力学应答，尽管多光子显微镜显示胶原蛋白组织中的变化可忽略不计。

脉管系统中腓骨蛋白2的表达受损伤调控。它在小鼠动脉粥样硬化病变或机械性损伤颈内动脉的富含平滑肌细胞区域有高表达，并与蛋白聚糖和透明质酸共定位。用干扰腓骨蛋白2和多功能蛋白聚糖相互作用的肽（纤连蛋白Ⅲ3~5和聚集蛋白聚糖C型凝集素样结构域）处理可以阻断平滑肌细胞迁移。在$Fbln2^{-/-}Fbln5^{-/-}$双敲除的小鼠中，所有弹性蛋白层，包括内层弹性蛋白，均出现严重紊乱，但这种现象在$Fbln2^{-/-}$单敲除的小鼠中并未出现，$Fbln5^{-/-}$单敲除的小鼠中紊乱程度也明显减轻。在$Fbln2^{-/-}Fbln5^{-/-}$双敲除的小鼠中，VCAM1和组织因子表达上调，血栓形成增加，血管显著扩张，颈总动脉结扎损伤后血管壁变薄。因此，腓骨蛋白2、4、5是血管壁的重要细胞外基质，直接参与弹性纤维的交联和排列组合以及相关的细胞生物学效应。

第六节　其他血管细胞外基质蛋白

过去十多年中血管壁来源的细胞外基质蛋白研究最多的有弹性蛋白、胶原蛋白、纤连蛋白、弹性蛋白和腓骨蛋白。然而，其他的细胞外基质蛋白，如层粘连蛋白、原纤蛋白、纤维蛋白原、玻连蛋白，也在血管壁的重塑过程中发挥重要的作用，虽然相关的研究相对较少。

层粘连蛋白是一个大的像十字架形状的异源三聚体糖蛋白，由1条α链、1条β链与1条γ链组成（图5-9），来源于11个基因，有5条α链亚型、3条β链亚型与3条γ链亚型。在人和$ApoE^{-/-}$小鼠动脉粥样硬化病变中，层粘连蛋白α_5链主要在斑块中表达，α_2链在动脉中膜大量表达，而γ_3链只在斑块中层被发现。层粘连蛋白α_4、α_5、α_2是大血管中的主要层粘连蛋白亚型。研究发现，半胱氨酸蛋白酶S将150 000大小的全长层粘连蛋白γ_2链水解产生100 000、80 000和50 000的三种蛋白片段。在体外小鼠主动脉环的血管生成实验中，100 000和80 000的片段都可以促血管生成。针对这些γ_2片段的单克隆抗体已广泛应用于检测动脉粥样硬化病变、腹主动脉瘤病变和肿瘤组织中的微血管。

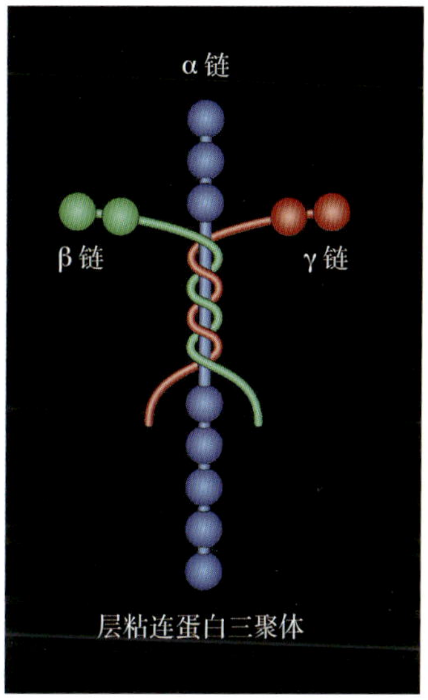

图5-9　人的十字形层粘连蛋白三聚体，由三条链（α链、β链和γ链）组成

原纤蛋白是细胞外与弹性纤维交联的微纤维，包括原纤蛋白1和原纤蛋白2。原纤蛋白1及原纤蛋白2都可与弹性蛋白、纤连蛋白、玻连蛋白、胶原蛋白相互作用。原纤蛋白1还可以与整合素受体相互作用。原纤蛋白1可以稳定成熟血管的弹性纤维结构（图5-4）。原纤蛋白1基因突变可导致小鼠出生后死于血管夹层与破裂。人原纤蛋白1基因突变与马方综合征有关。因此，原纤蛋白1维持弹性纤维结构和血管的完整性，稳定血管细胞和基质架构之间的相互作用。然而，原纤蛋白2在血管形态形成或疾病中的作用尚不清楚。

玻连蛋白是在循环及细胞外基质中发现的一种糖蛋白。这种细胞外基质蛋白最为人熟知的功能主要是促进细胞的黏附和铺展。冠心病患者血浆玻连蛋白水平显著高于对照组患者（$P<0.001$），且与冠心病严重程度显著正相关

（r=0.5074，P=0.000）。这些研究表明了玻连蛋白在动脉壁重塑过程中的作用。在双侧颈总动脉结扎诱导的和氯化铁（$FeCl_3$）内皮细胞损伤诱导的内膜增生模型中，玻连蛋白缺失的 $Vn^{-/-}$ 小鼠内膜增生显著减轻。玻连蛋白通过促进平滑肌细胞迁移参与内膜增生，但并不影响平滑肌细胞的增殖。玻连蛋白还参与血栓形成。在肠系膜动脉氯化铁引起损伤的实时活体镜血栓形成模型中，$Vn^{-/-}$ 小鼠的血栓不稳定，栓子数量增加，血管闭塞延迟，血管再通也时常发生。在氮染料激光诱导的提睾肌小动脉损伤模型中，$Vn^{-/-}$ 小鼠比野生型对照小鼠的血小板数量减少，纤维蛋白含量降低，血栓中的纤维蛋白不稳定。在体外实验中，$Vn^{-/-}$ 小鼠中低浓度的凝血酶诱导的血小板聚集效应消失。

纤维蛋白原是一种 340 000 大小的血浆蛋白，血液凝固过程中转换成纤维蛋白。然而，当猪内皮细胞培养时加入纤维蛋白原，细胞会高表达趋化因子 MCP1、PDGF-AB 和 IL8，导致单核细胞趋化活性增加 2 倍。患有原发性系统性血管炎如 Churg-Strauss 综合征和 Wegener 肉芽肿的患者，血中纤维蛋白原和玻连蛋白的抗体均增加。

第七节　细胞外基质蛋白的合成、排列与动静脉疾病

细胞外基质蛋白是大血管如大动脉和大静脉的主要结构蛋白。细胞外基质蛋白也是遍及全身组织以及病理组织如脂肪组织、血管病变、良恶性肿瘤中微血管的主要成分。蛋白水解活性改变以及细胞外基质合成变化与适当排列均会影响大小血管的最终结构。在这里，我们将重点关注在动脉粥样硬化、腹主动脉瘤、静脉曲张三种常见的大血管疾病中细胞外基质的生成与排列。

一、动脉粥样硬化

动脉壁弹性蛋白和胶原蛋白可能是在动脉粥样硬化中研究最为透彻的细胞外基质蛋白。这些细胞外基质蛋白的失控性降解通过增加血源性白细胞的跨内皮细胞迁移、平滑肌细胞迁移和增殖、血管新生、血管细胞凋亡以及最终的内膜增生和主动脉壁破裂促进动脉粥样硬化。弹性纤维由弹性蛋白分子按长丝状交联组成（图 5-4），其交联依靠的是锁链素和异锁链素（图 5-5）。成熟的胶原蛋白是由两种形式的非还原型交叉链接稳定：吡啶啉和脱氧吡啶啉。动脉粥样硬化和腹主动脉瘤中胶原蛋白结构的变化使动脉破裂更易发生。

人颈动脉粥样硬化斑块中弹性蛋白含量减少。动脉粥样硬化病灶内的细胞无法产生机械性稳定基质可能会导致斑块破裂。如前所述，弹性蛋白的交联是弹性纤维排列组合的先决条件，而这一步是赖氨酰氧化酶介导的，后者在人内皮细胞中可被炎性细胞因子下调。阿托伐他汀和辛伐他汀这两种高脂血症患者常用的降脂药物可以上调猪、牛、人主动脉内皮细胞中赖氨酰氧化酶的表达，阻断高胆固醇血症动物中炎症细胞因子诱导的赖氨酰氧化酶表达下降[19]。在兔股动脉球囊损伤动脉粥样硬化模型中，喂食赖氨酰氧化酶抑制剂 β- 氨基丙腈（β-APN）的动物股动脉赖氨酸水平由每毫克股动脉干重 191.5 ± 16.3 mmol 增加至 228.0 ± 18.4 mmol，锁链素和异锁链素由每毫克股动脉干重 13.0 ± 2.2 mmol 降低至 7.2 ± 0.1 mmol，提示弹性蛋白的交联受到了抑制[20]。

人主动脉内膜主要含有Ⅰ型胶原和Ⅲ型胶原，还包括其他胶原蛋白（如Ⅴ、Ⅵ、Ⅶ、Ⅷ型胶原蛋白）和多糖。激光诱导荧光光谱结合显微镜、双折射和基因表达谱分析表明，人的颈动脉斑块中弹性蛋白含量降低，但Ⅰ型胶原和Ⅲ型胶原含量增加。天狼猩红染色显示胶原蛋白含量与纤维帽的机械硬度相关。虽然平滑肌细胞、内皮细胞和成纤维细胞均表达胶原蛋白，平滑肌细胞可能是中膜产生胶原蛋白的主要细胞。动脉壁中平滑肌细胞的一个重要作用是通过分泌Ⅰ型胶原纤维稳定动脉壁。但在动脉粥样硬化病变中，平滑肌细胞中脂肪超量，这可能会影响平滑肌细胞的生物学特性。在体外实验中，平滑肌

细胞培养时，与低密度脂蛋白或极低密度脂蛋白共孵育，平滑肌细胞的胶原纤维排列能力降低约80%，纤连蛋白排列能力降低60%～70%。尽管这些平滑肌细胞肌动蛋白细胞骨架的表达和含黏着斑蛋白的细胞黏附复合物的形成并未受影响，它们已经无法形成纤维黏附复合物，并且$\alpha_v\beta_1$整合素与张力蛋白的聚合体发生紊乱，后者是纤维黏附复合物的主要成分，在纤连蛋白排列中起重要作用。因此，动脉粥样硬化病变的平滑肌细胞可能与正常动脉的平滑肌细胞表达不同的胶原蛋白。Realtime-PCR检测易发动脉粥样硬化的$ApoE^{-/-}$小鼠的动脉粥样硬化部位与非动脉粥样硬化部位分离的平滑肌细胞，显示Ⅷ型胶原只在动脉粥样硬化斑块部位的平滑肌细胞表达，非动脉粥样硬化部位的平滑肌细胞并不表达。原位杂交结果显示Ⅷ型胶原蛋白在斑块的管腔面表达。在兔股动脉球囊损伤动脉粥样硬化模型中，用赖氨酰氧化酶抑制剂β-APN抑制胶原蛋白交联，可降低股动脉组织提取物中每摩尔羟脯氨酸的吡啶啉水平（未处理组0.52mmol±0.02mmol，处理组0.30mmol±0.03mmol）和戊糖素水平（未治疗组28.0mmol±2.0mmol，治疗组15.9mmol±1.4mmol）。扫描和透射电子发现β-APN处理的小鼠动脉胶原纤维严重紊乱，重构指数显著增高，新生内膜胶原密度较低，再狭窄减少[20]。

二、主动脉瘤

弹性蛋白的降解是人腹主动脉瘤或其他大小血管动脉瘤最重要的一个特征。用ELISA血清分析表明，腹主动脉瘤患者血清弹性蛋白显著高于正常对照组。弹性蛋白的交联和弹性纤维的形成直接影响腹主动脉瘤膨胀及破裂。高效液相色谱分析主动脉组织提取物表明，弹性蛋白交联在人腹主动脉瘤中减少90%。弹性蛋白的合成增加或防止弹性蛋白降解会有助于稳定腹主动脉瘤的进展。在主动脉弹性蛋白酶灌注诱导的大鼠腹主动脉瘤模型中，以腺病毒为载体在平滑肌细胞中表达弹性蛋白原可抑制腹主动脉瘤的发展。多酚单宁酸是新型弹性蛋白稳定剂，如五没食子酰葡萄糖。单宁酸结合弹性蛋白后导致弹性蛋白耐受酶降解。主动脉周$CaCl_2$损伤诱导的大鼠腹主动脉瘤28天或56天后，外膜周单次给予无细胞毒性的五没食子酰葡萄糖可以抑制弹性蛋白降解，减轻腹主动脉瘤，尽管并不影响炎症（巨噬细胞和T细胞）、钙化或高的金属蛋白酶活性。

虽然中膜弹性蛋白缺失被视为腹主动脉瘤的特点，但腹主动脉瘤的增长和最终破裂也与胶原蛋白平衡受损相关[21]。3-D共聚焦成像显示正常主动脉外膜中胶原纤维构成一个松散的织带状组织。这些胶原纤维环绕血管，使血管轻松扩张又不会过度伸展。然而，腹主动脉瘤和马方综合征动脉瘤中胶原蛋白结构松散。原子力显微镜显示，腹主动脉瘤壁丧失了其轻松伸展的能力。然而，动脉瘤病变的胶原蛋白含量变化一直存在争议。这可能是由于胶原蛋白类型或者分析方法不同导致的。血浆ELISA分析表明，腹主动脉瘤患者Ⅳ型胶原蛋白和ⅩⅧ胶原蛋白比健康供者或外周动脉疾病患者显著升高。比色分析和气相色谱分析表明，人腹主动脉瘤病变组织提取物中胶原蛋白合成标志物胶原羟脯氨酸和5-羟赖氨酸的水平下降50%，但吡啶啉胶原增加350%，并且脱氧吡啶啉增加100%。这些发现表明人腹主动脉瘤病中新胶原蛋白的合成减少，陈旧胶原蛋白累积[22]。腹主动脉瘤、主动脉夹层以及对照患者的主动脉组织切片天狼猩红染色法显示，腹主动脉瘤、主动脉夹层患者病变部位的胶原蛋白水平远远低于对照组患者。胶原蛋白含量减少主要位于夹层动脉的中膜外层和动脉瘤部位，后者更分散，与动脉的整体扩张相一致。大鼠左侧颈总动脉和双侧肾动脉后支结扎诱导脑动脉瘤，Realtime-PCR和免疫组化分析显示随着时间的推移（手术后0、1、3个月），Ⅰ型胶原、Ⅲ型胶原和赖氨酰氧化酶的表达减少。炎性细胞因子IL1β可以通过激活NF-κB通路抑制大鼠主动脉平滑肌细胞中Ⅰ型胶原、Ⅲ型胶原和赖氨酰氧化酶的表达。

三、静脉曲张

根据临床诊断的标准，14%～50%的成年人患有静脉曲张，其中3%～11%有慢性功能不全的临床症状，如湿疹、过度色素沉着或溃疡，这是由于浅静脉扩张或深静脉血栓形成导致静脉回流及压力增高、瓣膜功能不全和穿静脉瓣膜回流所引起。静脉壁的主要结构蛋白是胶原蛋白、弹性蛋白和平滑肌细胞肌动蛋白。扩张和扩张性增强是静脉曲张的生物物理特性，可使用超声检测。

静脉曲张患者静脉壁组织的组织学、形态学与组织芯片检测表明，曲张静脉的外膜中弹性蛋白损失（P=0.01），内膜和中膜的Ⅲ型胶原减少（P=0.004）。弹性蛋白损失与静态静脉直径呈负相关（P=0.005）。内膜中Ⅲ型胶原损失与Valsalva动作下静脉内径的增加呈负相关（P<0.001）[23]。与此相反，曲张静脉中膜的Ⅰ型胶原mRNA水平增加，导致Ⅰ型胶原与Ⅲ型胶原的比率升高，这可能会影响静脉抗拉伸性。

与主动脉壁中一样，平滑肌细胞是生成弹性蛋白、原纤蛋白1和胶原蛋白的重要细胞。免疫染色和原位杂交证实覆于弹性蛋白层的平滑肌细胞表达弹性蛋白原和原纤蛋白1，而表达这些细胞外基质的平滑肌细胞呈片状杂乱无章的状态。静脉曲张的内皮下膜、中膜以及严重损伤区域中，潜在TGFβ结合蛋白（latent TGFβ binding protein，LTBP）2和TGFβ的表达很高。因此，静脉曲张的进展涉及弹性蛋白成分重建与TGFβ表达增加，曲张静脉中的LTBP2可调节平滑肌细胞弹性蛋白和胶原蛋白的表达，这些平滑肌细胞与正常静脉表达不同的细胞外基质。静脉曲张平滑肌细胞体外培养发现与正常血管相比，Ⅰ型胶原mRNA表达水平增加，但是Ⅲ型胶原mRNA水平并无差异。在蛋白质水平，由于MMP3等胶原酶的蛋白降解作用，静脉曲张组平滑肌细胞Ⅲ型胶原和纤连蛋白都减少。曲张静脉平滑肌细胞中的Ⅲ型胶原表达下降也会导致Ⅰ型胶原过表达。静脉曲张的平滑肌细胞还出现增殖和基质Gla蛋白（matrix Gla protein，MGP）介导的矿化增强。MGP是一种钙结合蛋白，参与骨组织的组成，在人动脉粥样硬化病变中高表达，动脉粥样硬化患者血浆含量增加，血浆水平与年龄及Framingham冠心病危险评分的增加相关。在体外，抑制MGP或使用siRNA可减少曲张静脉平滑肌细胞的增殖。

与主动脉或微血管的研究相比，静脉曲张中弹性蛋白和胶原蛋白降解的研究信息非常少。蛋白降解事件中，基质金属蛋白酶（MMP）及金属蛋白酶类组织抑制剂（tissue inhibitor of metalloproteinase，TIMP）受到了最多的关注，而且与静脉曲张的病理事件联系起来，但不同研究组的结果有时互相矛盾。已发现MMP1、MMP2、MMP3、MMP7、TIMP1和TIMP3在静脉曲张时表达增加，不同的研究发现MMP1和MMP2在静脉曲张时表达降低。我们最近发现人的曲张静脉含有大量的半胱氨酸组织蛋白酶S、K、L和B，但其内源性抑制剂胱抑素C的水平却降低[24]。这些组织蛋白酶是较强的胶原酶和（或）弹性蛋白酶。一个未经验证的假设是，这些蛋白酶在人静脉曲张时表达升高，然后可能导致弹性蛋白和Ⅲ型胶原蛋白的减少。

第八节　蛋白水解酶和血管基质降解

蛋白酶主要包括MMP、半胱氨酸蛋白酶（主要指溶酶体半胱氨酸组织蛋白酶）、丝氨酸蛋白酶（如组织型和尿激酶型纤溶酶原激活剂、组织蛋白酶G、肥大细胞食糜酶和类胰蛋白酶等）以及门冬氨酰蛋白酶（如组织蛋白酶E、D）。MMP可能是所有这些蛋白酶中研究得最为透彻的成员。

一、基质金属蛋白酶

MMP是含锌的中性肽链内切酶。已经确定的至少23种不同的成员分别降解细胞外基质中不同的成分。它们的活性受到转录、酶原活化以及与TIMP相互作用的调控。在对健康受试者年龄、性别、血压、心率、体重指数、吸烟、血糖、总胆固醇和血浆 C 反应蛋白（C-reactive protein，CRP）进行校正后发现，血浆 MMP2 和 MMP9 水平与颈动脉僵硬度和波反射（由颈股脉搏波传导速度和主动脉增强指数决定）呈负相关。

不同的刺激决定了脉管系统中不同 MMP 水平的表达。在正常血管壁可检测到基础水平的 MMP2，但 MMP9 只在损伤或炎症刺激后才有表达。不同的内源性 TIMP 与不同的 MMP 相互作用。MMP2 与 TIMP2 作用，TIMP1 优先与 MMP9 作用。MMP2 和 MMP9 促进平滑肌细胞迁移和新生内膜形成，MMP9 与平滑肌细胞表面糖蛋白 CD44 的相互作用对胶原排列、凝结起一定作用。MMP2 和 MMP9 参与急性冠状动脉综合征以及主动脉瘤的进展。在颈动脉结扎诱导的新生内膜模型，MMP2 和 MMP9 缺失可减少新生内膜形成。在体外，来源于 $MMP2^{-/-}$ 和 $MMP9^{-/-}$ 小鼠的平滑肌细胞明胶浸润减少。然而，只有 $MMP9^{-/-}$ 小鼠平滑肌细胞的胶原纤维排列遭破坏，胶原的凝结聚集和明胶黏附力减弱。因此，MMP 在血管壁的功能可能很复杂。我们将选择腹主动脉瘤和动脉粥样硬化两个例子来简单讨论 MMP 在这些血管疾病中的功能。更多关于 MMP 与动脉疾病的详细论述请参考其他综述[25-26]。

二、基质金属蛋白酶与腹主动脉瘤

蛋白酶介导的细胞外基质重塑是腹主动脉瘤的一个重要发病机制。在初始阶段，胶原蛋白含量的增加不相称地高于弹性蛋白。大量研究已证明腹主动脉瘤主动脉中弹性蛋白酶的活性增加。弹性蛋白水解可能是主动脉机械性能损害的主要事件。随后，间质胶原纤维在承受机械应力方面起主要作用。腹主动脉瘤胶原的降解超过纤维状胶原合成的增加和结缔组织修复，导致抗拉强度减弱和快速的腹主动脉瘤扩张。

在全部已知的与腹主动脉瘤进展有关的蛋白酶中，MMP 可能起着很重要的作用。与正常组织相比，MMP 在腹主动脉瘤过度表达，MMP 与 TIMP 的平衡向蛋白水解活性方向转变，腹主动脉瘤处发现有促 MMP 激活的分子增加，实验动物中弹性蛋白酶灌注促进腹主动脉瘤的进展，多西环素对 MMP 的抑制保护了主动脉壁的弹性蛋白。组织提取物 ELISA 检测显示，人腹主动脉瘤病变中 MMP8 和 MMP9 水平升高。主动脉样品的 Realtime-PCR 以及免疫染色检测到了人腹主动脉瘤中 MMP13 的表达。免疫染色显示在人动脉瘤样病变中 MMP1 和 MMP3 表达增加，总胶原蛋白含量减少。其他基质金属蛋白酶，包括 MMP2、MMP12 和 MT1-MMP 都在腹主动脉瘤有表达。胶原酶基质金属蛋白酶包括 MMP1、MMP8 和 MMP13，都具有降解间质Ⅰ型胶原、Ⅱ型胶原和Ⅲ型胶原的活性，MMP1 和 MMP13 主要降解Ⅱ型胶原和Ⅲ型胶原，MMP8 主要降解Ⅰ型胶原。只有在这些初始降解后，胶原才可由其他基质金属蛋白酶降解。人腹主动脉瘤中这些 MMP 胶原酶的增加可以解释病变中胶原的减少。平滑肌细胞、巨噬细胞、内皮细胞都表达 MMP1 和 MMP13，多形核白细胞则表达 MMP8（也称为中性粒细胞胶原酶）。

MMP 家族的几个成员已经在腹主动脉瘤的实验动物中被检测到。MMP9 有弹性蛋白酶、胶原酶和明胶酶活性。正常主动脉组织中的 MMP9 微乎其微。腹主动脉瘤病变中增加的 MMP9 位于浸润在血管外膜和滋养管的巨噬细胞中。许多蛋白酶与 MMP9 的激活有关，包括尿激酶型纤溶酶原激活剂、组织型纤溶酶原激活剂、纤溶酶原激活抑制剂、MMP2、MMP3 和 MMP12。在猪弹性蛋白酶主动脉灌注诱导的实验性腹主动脉瘤模型中，MMP9 的缺失保护了主动脉中膜的弹性蛋白，从而阻止了小鼠腹主动脉瘤的形成。腹主动脉瘤中升高的 MT1-MMP 主要位于浸润的巨噬细胞。将 MT1-MMP 敲除的小鼠骨髓移植到腹主动脉周边氯化钙损伤诱导的腹主动脉瘤小鼠中，小鼠未能产生腹主动脉瘤。MT1-MMP 敲除小鼠中腹主动脉瘤的减少可以通过给予野生型小鼠的巨噬细胞来逆转，表明巨噬细胞来源的 MT1-MMP 在弹性蛋白的降解中发挥着主导作用。在腹主动脉外周氯化钙损伤诱导的小鼠腹主动脉瘤模型中，MMP2、MMP9 和 MMP12 缺失可以保护小鼠免于动脉粥样硬化中膜破坏以及随后的腹主动脉瘤形成。与此相反，$TIMP1^{-/-}$ 小鼠的腹主动脉瘤则发生扩张。大鼠模型中过表达 TIMP1 可防止主动脉瘤的恶变和破裂。

腹主动脉瘤中 MMP 最具特色的活性是它们对弹性蛋白和胶原蛋白的作用。除了降解这些细胞外基质蛋白，MMP 还参与细胞外基质的排列组合、平滑肌细胞迁移和新生血管形成。离体实验中平滑肌细胞在胶原蛋白凝胶中的凝集与排列需要 MMP9，但不是 MMP2。MMP2 或 MMP9 缺失表现为体外平滑肌细胞明胶浸润能力和体内新生内膜的形成受损。用 bFGF 和 TNFα 处理后，人包皮微血管内皮细胞能在含 10% 纤维蛋白的胶原蛋白凝胶中形成管状结构。在这个实验模型中，用 MMP 广谱抑制剂 BB94 或腺病毒转染人 TIMP3 和 TIMP1 抑制基质金属蛋白酶都可以抑制血管新生。

三、基质金属蛋白酶与动脉粥样硬化

和腹主动脉瘤病变一样，人动脉粥样硬化病变部位已经检测到许多基质金属蛋白酶，包括 MMP1、MMP2、MMP3、MMP9 以及它们的内源性抑制剂 TIMP1。血清 MMP3、MMP9 与 TIMP1 的水平与颈动脉病变呈显著正相关。冠心病患者的血浆胶原酶 MMP8 水平显著高于非冠心病患者（3.5ng/ml *vs.* 3.0ng/ml，$P<0.001$），并且随狭窄血管的数目增加而逐步增加。人动脉粥样硬化病变部位的巨噬细胞、平滑肌细胞和内皮细胞是 MMP1、MMP8 和 MMP13 三种 MMP 胶原酶的主要来源。

在小鼠饮食诱导的动脉粥样硬化模型中，$MMP9^{-/-}ApoE^{-/-}$ 小鼠（而非 $MMP12^{-/-}ApoE^{-/-}$ 小鼠）的动脉粥样硬化病变面积、病变部位巨噬细胞的浸润以及胶原沉积都显著减轻。人清道夫受体 A 增强子 / 启动子能够引导转基因在动脉粥样硬化病变部位的巨噬细胞系和泡沫细胞中特异性表达，在它的调控下转基因表达人 MMP12 cDNA，能导致兔的高脂血症加重和动脉粥样硬化增加。与对照组相比，MMP12 转基因的兔动脉粥样硬化病变部位巨噬细胞浸润和弹性蛋白层碎裂增加，MMP3 的表达升高。然而，在 $ApoE^{-/-}$ 小鼠或 $TIMP1^{-/-}ApoE^{-/-}$ 小鼠用相同的增强子 / 启动子转基因表达人 MMP9 的前体，则对动脉粥样硬化病变的增长没有影响。令人奇怪的是，MMP9 转基因的 $TIMP1^{-/-}ApoE^{-/-}$ 小鼠与非转基因组相比，动脉粥样硬化病变部位胶原含量显著增多，从这些转基因小鼠来源的巨噬细胞也释放更多的 $TGF\beta_1$。在旁路静脉移植术模型中，$MMP9^{-/-}$ 小鼠与野生型小鼠相比，外弹性蛋白层的周长和移植物的厚度并无显著差异。与此相反，$MMP9^{-/-}$ 小鼠移植物的 MMP2 和胶原蛋白水平却升高了。因此，在动脉粥样硬化中，MMP 的活性可能依赖于实验模型，而且每个 MMP 可能针对不同的细胞外基质蛋白或具有其细胞特异的活性。

体外血管平滑肌细胞浸润Ⅰ型胶原 /Ⅲ型胶原 3-D 基质需要 MT1-MMP 活性。如果把小鼠主动脉中膜植入这个 3-D 基质，只有 MMP 泛抑制剂 BB94 和 TIMP2 可以抑制平滑肌细胞浸润，而 TIMP1 或其他蛋白酶抑制剂（E64d、胃蛋白酶抑制剂、抑肽酶）则没有这一效应。MT1-MMP 缺陷小鼠的中膜移植物可使平滑肌细胞浸润减少，而纤溶酶原、MMP2、MMP9 缺陷小鼠的中膜移植物则无此效应。在左颈总动脉结扎诱导的新生内膜模型中，MT1-MMP 缺陷小鼠与对照小鼠相比，新生内膜形成显著减少。原代大鼠主动脉平滑肌细胞中 TNFα 和 PDGF-BB 会增加含血小板反应蛋白基序的解聚金属蛋白酶 7（a disintegrin and metalloproteinase 7 with thrombospondin-like motif，ADAMTS7）的表达。ADAMTS7 表达导致平滑肌细胞迁移和浸润增加。大鼠球囊损伤血管后血管腔内输入 ADAMTS7 可使内膜增厚 6 倍，血管周围给予它的 siRNA 使内膜增厚减少了 50%。因此，MT1-MMP 和 ADAMTS7 在动脉粥样硬化病变过程中对胶原蛋白的降解起着重要的作用。

非选择性基质金属蛋白酶抑制剂在体外实验中有抗迁移和抗增殖作用，并在一些在体动物模型中表现出抗再狭窄作用。许多 MMP 抑制剂也抑制 MMP 的表达。MMP 抑制剂 GM6001 阻断了兔模型中的支架内增生。TIMP1 过表达减少了大鼠颈动脉球囊损伤导致的新生内膜增生和兔再狭窄模型中的内膜增厚。腺病毒介导的人 TIMP1 基因转入抑制了人大隐静脉的平滑肌细胞迁移和新生内膜形成。目前已经有很多能间接影响 MMP 表达或直接抑制 MMP 活性的化合物进入人体临床试验中来抑制腹主动脉瘤的生长。

曲匹地尔（Trapidil）是一种抗血小板药物和 CD40-CD40 配体通路抑制剂。他汀类药物是常见的降脂药物。曲匹地尔和他汀类药物在人主动脉器官培养或腹主动脉瘤实验模型中都可以抑制 MMP 表达。曲匹地尔能减少人经皮冠状动脉介入治疗（percutaneous coronary intervention，PCI）后的再狭窄。他汀类药物已进行了一些腹主动脉瘤人体试验，多数都表明它能有效抑制 MMP 的表达或活性，但还是有一些试验发现他汀类药物没有抑制 MMP 的活性。在人体试验中测试的最佳 MMP 抑制剂可能是多西环素，它是一种可以非特异性抑制 MMP 和影响 MMP 表达的四环素类抗生素。在动物实验中能成功抑制腹主动脉瘤使多西环素得以进行人体临床试验。虽然一些样本数量很少的、随机、安慰剂对照试验和双盲、随机、安慰剂对照研究显示它能成功抑制 MMP 的活性，但在其他几个双盲、随机研究和前瞻性（二期）多中心研究中并不能有效抑制 MMP 活性或血管重塑。在一个单中心非随机观察性研究的 1019 例患者中，PCI 术后的临床不良事件，包括心肌梗死、再次 PCI、冠状动脉旁路移植术、6 个月后的总死亡率及再狭窄率并没有受到多西环素治疗的影响。只有一个非糖尿病男性吸烟患者亚组比未治疗组的再狭窄率降低。因此，MMP 在血管重塑中的作用和临床意义还需要进一步的评估。

四、腹主动脉瘤和动脉粥样硬化中的半胱氨酸组织蛋白酶

溶酶体半胱氨酸组织蛋白酶包含 12 个位于不同染色体上的成员。有些在人体所有组织或细胞中有基础性高表达［如组织蛋白酶 B（cathepsin B，CatB）］或低表达（如 CatL），但也有一些在特定的细胞类型中才表达。例如，CatS 表达在抗原呈递细胞而 CatK 则在破骨细胞中表达。然而在动脉粥样硬化、腹主动脉瘤、静脉曲张等炎性条件下，大多数这些组织蛋白酶的表达均有不同程度升高。这些与脉管系统中细胞外基质重塑相关的蛋白酶最重要的特性是其对胶原蛋白、弹性蛋白、纤连蛋白、层粘连蛋白以及其他未检测到的细胞外基质蛋白具有蛋白水解活性。在动脉粥样硬化和腹主动脉瘤实验模型中，表达增加的组织蛋白酶主要位于弹性蛋白层碎裂和胶原蛋白缺失的部位。遗传缺陷或药物抑制 CatS、K 和 L 已被证实在动脉粥样硬化和腹主动脉瘤中有保护作用，表现为保护主动脉组织弹性蛋白和胶原蛋白。相比之下，半胱氨酸蛋白酶内源性抑制剂胱抑素 C 在人动脉粥样硬化、腹主动脉瘤和静脉曲张中表达则不足。这些观点我们在以前的文章中都做过综述[27-28]。

颈动脉内膜切除术得到人体颈动脉斑块，其组织提取物的 Western blot 和比色法检测发现人体动脉粥样硬化病变部位存在胱抑素 C、胶原蛋白和弹性蛋白。Pearson 相关分析（参数数据）和 Spearman 相关分析（非参数数据）的分析证明，斑块胱抑素 C 的含量与总弹性蛋白（r=0.58，P=0.001）、总胶原蛋白（r=0.50，P=0.004）、交联弹性蛋白（r=0.42，P=0.022）、交联胶原蛋白（r=0.52，P=0.003）都呈正相关[29]，辅证了半胱氨酸组织蛋白酶参与人动脉粥样硬化弹性蛋白与胶原蛋白降解的这一假设。虽然还没有其他相类似的研究，但是在人腹主动脉瘤病变和静脉曲张中可能也存在类似的相关性。

第九节　非传统的蛋白水解

除了蛋白酶外，氧化应激也可以介导细胞外基质的降解[30]。多形核白细胞的髓过氧化物酶（myeloperoxidase，MPO）是定位于聚阴离子细胞外基质成分的高度碱性酶。事实上，在早期到晚期动脉粥样硬化病变中，MPO 与细胞外基质蛋白的结合与氧化脂质、固醇类和蛋白质的检测

以及抗氧化物的减少相关。

MPO 能产生次氯酸（HClO）或氯气。白细胞产生的过氧化氢主要功能为杀菌，它还可以在 MPO 介导下将氯离子转化为次氯酸，这是中性粒细胞在体内的主要氧化产物。次氯酸以次氯酸分子（HClO）和次氯酸根离子（ClO^-）亦或氯气的混合物形式存在（图 5-10 A）。碱性的 MPO 与细胞外基质带负电荷的聚阴离子黏多糖（图 5-10B）和低密度脂蛋白结合。人成骨蛋白 1 单克隆抗体能特异识别次氯酸氧化的低密度脂蛋白，并且已经用于在人动脉粥样硬化病变中对这种氧化型低密度脂蛋白的免疫染色。次氯酸结合 MPO 后将聚阴离子黏多糖转化为氯醛甲酰胺衍生物。超氧游离基和过渡金属离子如铜离子将氯醛甲酰胺转化为氨酰基，从而导致细胞外基质（ECM）蛋白裂解（图 5-10B）。

细胞外基质蛋白的半胱氨酸、甲硫氨酸、赖氨酸、酪氨酸和色氨酸残基较易被氧化，例如次氯酸可以与赖氨酸相互作用而转化为氯胺或二氯胺衍生物（图 5-10C）。当血管平滑肌细胞与健康猪动脉中提取的细胞外基质和次氯酸共孵育，次氯酸迅速结合到细胞外基质而形成氯胺或氯酰胺。氯胺随着时间而衰变，同时释放出基质糖分子和蛋白片段。这种基质的损伤随着铜离子和铁离子催化氯胺分解的增加而增强，也会随着氯胺的清除而减弱。与 MPO 相似，嗜酸性粒细胞过氧化物酶（eosinophil peroxidase，EPO）也能介导细胞外基质损伤（图 5-10A 和 B）。EPO 和 MPO 能够催化次溴酸的产生。EPO 和 MPO 从活化的白细胞释放到细胞外环境，然后与细胞

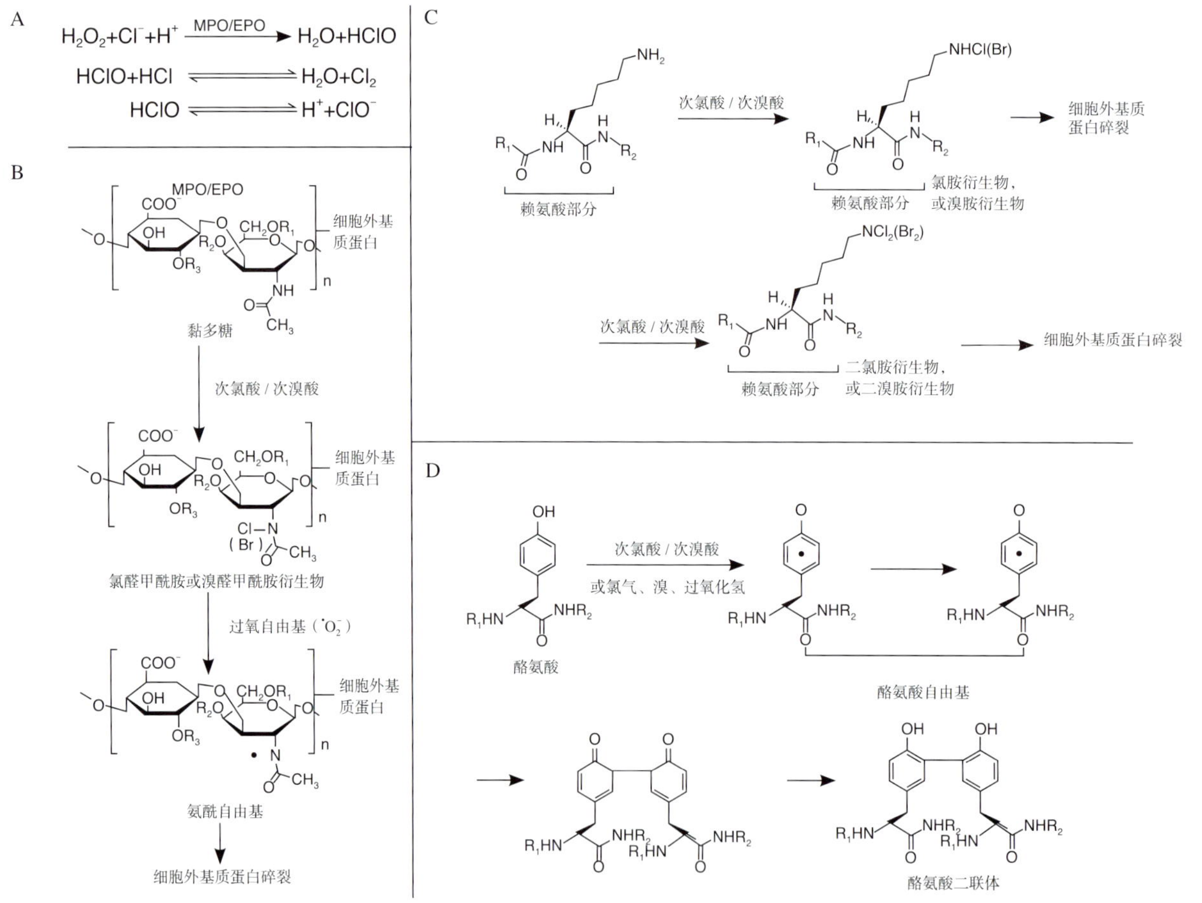

图 5-10　髓过氧化物酶（MPO）和嗜酸性粒细胞过氧化物酶（EPO）对细胞外基质蛋白的降解

A. MPO 和 EPO 由过氧化氢和氯离子（或溴离子）生成次氯酸（或次溴酸）。次氯酸与 Cl_2 和 ClO^- 共存。B. 次氯酸或次溴酸将黏多糖转化为氯醛甲酰胺或溴醛甲酰胺衍生物，尔后在过氧自由基作用下成为氨酰自由基，而导致细胞外基质蛋白的碎裂。C. 次氯酸或次溴酸将赖氨酸转化为氯胺或溴胺（或二氯胺或二溴胺）衍生物，这些衍生物的衰变导致细胞外基质蛋白的碎裂。D. 次氯酸、次溴酸或氯气、溴介导酪氨酸交联成酪氨酸二联体

外基质结合产生次溴酸（HBrO），并生成N-溴代衍生物和多肽片段。

次氯酸或次溴酸不仅介导细胞外基质的降解，而且也影响细胞外基质对血管细胞的生物学活性。从人动脉粥样硬化病变组织中提取的弹性蛋白含有荧光反应，这是因为弹性蛋白上酪氨酸残基的酚基交联的原因，这种细胞外基质的生化改变可以由金属离子催化氧自由基形成，亦或者由MPO或EPO生成的次氯酸、次溴酸、氯气、溴等多种途径介导（图5-10D）。弹性蛋白上酪氨酸残基的酚基交联也会影响内皮细胞黏附和平滑肌细胞迁移以及增殖。

本章结语

血管壁基质蛋白的合成和代谢受到严格调控以维持血管的结构和辅助心脏舒张期与收缩期血流的功能。血管稳态的形成和维护依赖于包绕在血管壁各层血管细胞（平滑肌细胞、内皮细胞、成纤维细胞）之外的基质蛋白纤维或长丝。化学性、机械性、酶性损伤均可打乱这种平衡，导致现有基质蛋白结构的改变或血管细胞产生新合成的基质蛋白、蛋白水解活性片段和选择性剪接变异体，进而导致血管狭窄（动脉粥样硬化）或硬化，或使得血管容易破裂或扩张（动脉瘤），或变得迂曲（静脉曲张）。根据血管壁的发育时间以及细胞、基质蛋白或其片段类型的不同，基质蛋白之间或基质蛋白与邻近血管细胞之间的相互作用对血管壁基质的破坏具有保护或恶化的效应。损伤或炎症介质往往会导致蛋白水解酶（如MMP、半胱氨酸与天冬氨酸组织蛋白酶、纤溶酶原激活剂等）表达失控，并直接影响基质蛋白的累积与生物活性基质多肽的生成。药物抑制它们的活性或调节其表达将是我们未来在人类血管疾病中有效控制血管壁基质重塑的关注重点。

参考文献

[1] Hinek A, Keeley FW, Callahan J. Recycling of the 67-kDa elastin binding protein in arterial myocytes is imperative for secretion of tropoelastin. Exp Cell Res, 1995, 220:312-324.
[2] Vrhovski B, Weiss AS. Biochemistry of tropoelastin. Eur J Biochem, 1998, 258:1-18.
[3] Mochizuki S, Brassart B, Hinek A. Signaling pathways transduced through the elastin receptor facilitate proliferation of arterial smooth muscle cells. J Biol Chem, 2002, 277:44854-44863.
[4] Karnik SK, Wythe JD, Sorensen L, et al. Elastin induces myofibrillogenesis via a specific domain, VGVAPG. Matrix Biol, 2003, 22:409-425.
[5] Curran ME, Atkinson DL, Ewart AK, et al. The elastin gene is disrupted by a translocation associated with supravalvular aortic stenosis. Cell, 1993, 73:159-168.
[6] Ewart AK, Jin W, Atkinson D, et al. Supravalvular aortic stenosis associated with a deletion disrupting the elastin gene. J Clin Invest, 1994, 93:1071-1077.
[7] Wolinsky H. Response of the rat aortic media to hypertension. Morphological and chemical studies. Circ Res, 1970, 26:507-522.
[8] Myllyharju J, Kivirikko KI. Collagens and collagen-related diseases. Ann Med, 2001, 33:7-21.
[9] Sundaramoorthy M, Meiyappan M, Todd P, et al. Crystal structure of NC1 domains: structural basis for type IV collagen assembly in basement membranes. J Biol Chem, 2002, 277:31142-31153.
[10] Colorado PC, Torre A, Kamphaus G, et al. Anti-angiogenic cues from vascular basement membrane collagen. Cancer Res, 2000, 60:2520-2526.
[11] George EL, Baldwin HS, Hynes RO. Fibronectins are essential for heart and blood vessel morphogenesis but are dispensable for initial specification of precursor cells. Blood, 1997, 90:3073-3081.
[12] Schwarzbauer JE. Alternative splicing of fibronectin: three variants, three functions. Bioessays, 1991, 13:527-533.
[13] Serini G, Bochaton-Piallat ML, Ropraz P, et al. The fibronectin domain ED-A is crucial for myofibroblastic phenotype induction by transforming growth factor-beta1. J Cell Biol, 1998, 142:873-881.
[14] Orem C, Durmuş I, Kilinç K, et al. Plasma fibronectin level and its association with coronary artery disease and carotid intima-media thickness. Coron Artery Dis, 2003, 14:219-224.
[15] Dunér P, To F, Alm R, et al. Immune responses against fibronectin modified by lipoprotein oxidation and their association with cardiovascular disease. J Intern Med, 2009, 265:593-603.
[16] Chiang HY, Korshunov VA, Serour A, et al. Fibronectin is an important regulator of flow-induced vascular remodeling. Arterioscler Thromb Vasc Biol, 2009, 29:1074-1079.
[17] McLaughlin PJ, Chen Q, Horiguchi M, et al. Targeted disruption of fibulin-4 abolishes elastogenesis and causes perinatal lethality in mice. Mol Cell Biol, 2006, 26:1700-1709.
[18] Spencer JA, Hacker SL, Davis EC, et al. Altered vascular remodeling in fibulin-5-deficient mice reveals a role of fibulin-5 in smooth muscle cell proliferation and migration. Proc Natl Acad Sci USA, 2005, 102:2946-2951.

[19] Rodríguez C, Alcudia JF, Martínez-González J, et al. Statins normalize vascular lysyl oxidase down-regulation induced by proatherogenic risk factors. Cardiovasc Res, 2009, 83:595-603.
[20] Brasselet C, Durand E, Addad F, et al. Collagen and elastin cross-linking: a mechanism of constrictive remodeling after arterial injury. Am J Physiol Heart Circ Physiol, 2005, 289:H2228-H2233.
[21] Thompson RW, Geraghty PJ, Lee JK. Abdominal aortic aneurysms: basic mechanisms and clinical implications. Curr Probl Surg, 2002, 39:110-230.
[22] Carmo M, Colombo L, Bruno A, et al. Alteration of elastin, collagen and their cross-links in abdominal aortic aneurysms. Eur J Vasc Endovasc Surg, 2002, 23:543-549.
[23] Jeanneret C, Baldi T, Hailemariam S, et al. Selective loss of extracellular matrix proteins is linked to biophysical properties of varicose veins assessed by ultrasonography. Br J Surg, 2007, 94:449-456.
[24] Xu N, Zhang YY, Lin Y, et al. Increased levels of lysosomal cysteinyl cathepsins in human varicose veins: a histology study. Thromb Haemost, 2014, 111:333-344.
[25] Siefert SA, Sarkar R. Matrix metalloproteinases in vascular physiology and disease. Vascular, 2012, 20:210-216.
[26] Lim CS, Shalhoub J, Gohel MS, et al. Matrix metalloproteinases in vascular disease-a potential therapeutic target? Curr Vasc Pharmacol, 2010, 8:75-85.
[27] Qin Y, Cao X, Yang Y, et al. Cysteine protease cathepsins and matrix metalloproteinases in the development of abdominal aortic aneurysms. Future Cardiol, 2013, 9:89-103.
[28] Cheng XW, Shi GP, Kuzuya M, et al. Role for cysteine protease cathepsins in heart disease: focus on biology and mechanisms with clinical implication. Circulation, 2012, 125:1551-1562.
[29] Gonçalves I, Ares MP, Moberg A, et al. Elastin- and collagen-rich human carotid plaques have increased levels of the cysteine protease inhibitor cystatin C. J Vasc Res, 2008, 45:395-401.
[30] Rees MD, Kennett EC, Whitelock JM, et al. Oxidative damage to extracellular matrix and its role in human pathologies. Free Radic Biol Med, 2008, 44:1973-2001.

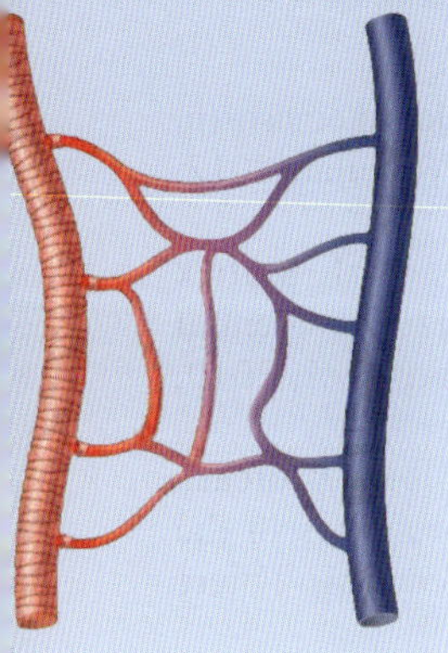

第六章

血管舒缩功能

黄　聿　刘利梅

人体在不同的生理状况下，各器官组织的代谢水平不同，对血流量的需求也不同。心血管系统的主要功能是及时供应机体各个部位的血液，以满足各种内外条件下，各组织对血流量的需求，并与代谢需要相适应。心血管对复杂多变的内、外环境有高度的适应能力，机体对血管功能的调节主要通过血管平滑肌的收缩与舒张改变血管口径从而调节血流阻力来实现的，而血管平滑肌反应受神经和体液等途径的调节。其中，血管内皮细胞可释放一氧化氮（NO）、前列环素（PGI_2）、内皮源性超极化因子（endothelium-derived hyperpolarizing factor，EDHF）及内皮素（ET）等舒张或收缩物质。血管平滑肌反应也受细胞外液 pH、K^+、三磷酸腺苷（ATP）、腺苷等局部代谢因素的调节。此外，平滑肌还具有内在的肌源性反应，具有自身调节作用。本章主要讨论血管舒缩功能及其调节。

第一节　血管平滑肌收缩与舒张的调节机制

细胞内 Ca^{2+} 是血管平滑肌收缩的关键调节因子。细胞内 Ca^{2+} 升高的主要途径包括外 Ca^{2+} 内流和细胞内肌质网 Ca^{2+} 的释放。Ca^{2+} 内流主要通过电压依赖性钙通道、受体依赖性钙通道、非选择性阳离子通道、Ca^{2+} 释放激活性钙通道（Ca^{2+}-release-activated Ca^{2+} channel，CRAC）以及逆向 Na^+/Ca^{2+} 交换；而细胞内肌质网钙的释放则是通过三磷酸肌醇（inositol 1,4,5-triphosphate，IP_3）通道和 Ryanodine 通道以及钙诱导的钙释放。血管平滑肌静息时细胞内游离 Ca^{2+} 浓度（$[Ca^{2+}]_i$）很低，当细胞内 $[Ca^{2+}]_i$ 升高后，其与钙调蛋白（CaM）结合而后激活肌球蛋白轻链激酶（myosin light chain kinase，MLCK），使肌球蛋白轻链（MLC）磷酸化进而肌球蛋白头部与肌动蛋白相互反应产生收缩[1]。

一、离子通道对细胞内钙离子浓度的调控

（一）电压依赖性钙通道

电压依赖性钙通道（voltage-dependent calcium channel，VDCC）是钙通道中最重要的通道之一，该通道的开启和关闭受膜电位控制，当细胞膜电压的静息电压接近 0 mV 时，Ca^{2+} 由细胞外流向细胞内[2]。研究表明，在可兴奋细胞膜上 VDCC 有 L、T、N、P、Q、R 六种亚型。这六种类型的通道除了闸门和传导特性不同外，对药物的敏感性和在不同组织中的表达和分布也都不同。在血管平滑肌中，L 型钙通道是细胞外 Ca^{2+} 内流的主要途径[3]，此通道是一种高电压激活通道，当膜电位处于 –40 mV 时，很容易被激活，但失活缓慢。T 型通道激活时所需的膜电位较 L 型为负，是低电压激活、快速失活的通道，其激活导致瞬时的钙内流，与心肌产生节律性起博有关。最近研究发现 T 型 VDCC 也在肾传入动脉和传出动脉、肠系膜上动脉以及骨骼肌小动脉中表达[4]。N 型通道和 P 型通道分别为高电压和中高电压激活的通道，它们分布在神经组织中。Q 型和 R 型通道也存在于神经组织。

（二）与 G 蛋白偶联的钙通道

该类型钙通道是通过激动剂与膜上相应受体结合而开放，不依赖于膜电位的改变[2]。由于受体与 G 蛋白偶联，在受到激动剂刺激时 G 蛋白亦发生变化，导致磷脂酶 C（phospholipase C，PLC）β 活化，或由于酪氨酸激酶参与导致 PLCγ 活化，进而产生 IP_3，IP_3 产生后与胞内钙库表面的 IP_3 受体结合导致 Ca^{2+} 释放，细胞内 Ca^{2+} 浓度增高。例如，α_1 肾上腺素受体部分通过酪氨酸激酶信号途径调节 Ca^{2+} 的释放和内流。

（三）非选择性阳离子通道

非选择性阳离子通道（nonselective cation channel，NCC）对 Ca^{2+}、Na^+ 和 K^+ 均有不同程度的通透性，属于瞬时受体电位（transient receptor potential，TRP）离子通道家族，由同源或异源四聚体构成[5]。目前，在哺乳动物中已克隆了 33 个 TRP 亚型，根据同源性不同，TRP 分为 7 个亚族，分别是 TRPC、TRPV、TRPM、TRPP、TRPA、TRPML 及 TRPN。TRPC 家族包括 7 个亚族成员（TRPC 1 ~ 7），表达广泛，参与多种疾病的病理生理过程。有证据表明 G 蛋白偶联受体可通过二酰甘油（diacylglycerol，DAG）刺激 TRPC3 和 TRPC6 使 Ca^{2+} 内流。也有研究显示，在平滑肌细胞膜上钙离子通透的 TRPC1 可与大电导 Ca^{2+} 激活钾通道（BK_{Ca} 通道）相互结合形成钙信号复合物。在该复合物中，通过 TRPCl 通道进入细胞内的 Ca^{2+} 可迅速激活近旁的 BK_{Ca} 通道，引起 K^+ 外流，导致平滑肌细胞膜超极化，从而使细胞膜上的 VDCC 关闭，细胞内钙浓度降低，引起血管舒张。血管平滑肌细胞 $[Ca^{2+}]_i$ 升高是介导血管收缩的主要因素，TRPC1 开放引起的 Ca^{2+} 内流本应导致血管收缩，但通过这个复合物结合机制却可以激活 BK_{Ca} 通道，从而使血管舒张，这一相互调节的过程就构成了调节血管张力的负反馈机制[6]。

（四）Na^+/Ca^{2+} 交换蛋白

Na^+/Ca^{2+} 交换蛋白（Na^+/Ca^{2+} exchanger，NCX）是 ATP 非依赖性蛋白，静息状态下从细胞内通过 Na^+/Ca^{2+} 交换的方式不断地向细胞外排出 Ca^{2+}，以保持细胞内较低的 Ca^{2+} 浓度。Na^+/Ca^{2+} 交换是由电化学平衡所决定。伴随着活动电位发生，细胞内电位为正时，Na^+/Ca^{2+} 交换表现为细胞内 Na^+ 与细胞外 Ca^{2+} 的一时性交换；然而由于胞内 Ca^{2+} 浓度增加，很快又恢复为胞内 Ca^{2+} 与胞外 Na^+ 交换的模式。这个过程中细胞内增加的 Ca^{2+} 大部分再次被钙离子库所摄入，也有相当多的部分通过 Na^+/Ca^{2+} 交换排到细胞外。研究发现，在动物平滑肌过表达 NCX 会导致血压升高，而敲除平滑肌 NCX 则会降低血管收缩反应，从而降低血压。这些研究提示通过逆向 Na^+/Ca^{2+} 交换的 Ca^{2+} 内流是调节动脉平滑肌张力的重要因素[7]。

（五）钾通道

钾通道是种类最多样的离子通道，血管平滑肌主要有 4 种不同的钾通道：电压依赖性（K_v）通道、BK_{Ca} 通道、ATP 敏感性（K_{ATP}）通道和内向整流性（K_{ir}）通道，它们在决定膜电位水平和

动作电位的形状方面起着关键作用。多种血管舒张剂通过开放钾通道使细胞膜电位向超极化方向变化，导致电压依赖性钙通道关闭、Ca^{2+} 内流减少而引起血管舒张[1]。

K_v 通道在膜电位去极化时开放，起着限制膜去极化作用，其功能可能与维持血管精细张力有关。在肺动脉，缺氧引起的血管收缩可能与 K_v 通道被抑制有关。BK_{Ca} 通道是由 α 亚单位构成的四聚体，由 Slo（Kcnmal）单基因编码，可被 $[Ca^{2+}]_i$ 浓度升高与膜去极化激活，可能参与小血管膜电位的维持及抑制压力和化学介质引起的血管收缩。K_{ATP} 通道可被胞内 ATP 抑制，被 ADP 激活，K_{ATP} 通道阻断剂可引起多种血管膜去极化与收缩，提示其功能与血管张力的调节有关。K_{ir} 通道在膜电位比 K^+ 平衡电位为负时产生内向电流，而在膜电位比 K^+ 平衡电位为正时产生外向电流，由于血管平滑肌膜电位一般来说较 K^+ 平衡电位为正，K_{ir} 通道起着抑制膜去极化的作用。K_{ir} 通道在阻力性血管中表达丰富，与维持这些血管的静息电位和静息张力有关。研究表明，上述钾通道多可被蛋白激酶 A（PKA）磷酸化而激活，引起膜超极化及血管舒张。BK_{Ca} 通道与 K_{ATP} 通道还可被蛋白激酶 G（protein kinase G，PKG）磷酸化而激活。除了直接磷酸化，PKG 还可通过对肌质网内 Ca^{2+} 浓度的作用间接使 BK_{Ca} 激活。由于 PKG 可刺激肌质网钙泵对 $[Ca^{2+}]i$ 的摄取、抑制肌质网内 Ca^{2+} 通过 IP_3 受体释放，从而使肌质网内 Ca^{2+} 浓度升高，这样可使位于胞膜周边的肌质网以一个个小的爆发性 Ca^{2+} 释放形式造成局部高钙浓度而激活 BK_{Ca} 通道，因而引起 K^+ 外流、膜超极化与血管舒张[8]。

此外，近期研究表明 TW IK 相关性钾离子通道 1（TW IK-related K^+ Channel 1，TREK1）表达于内皮细胞并介导局部血管舒张调节。TREK1 是双孔钾通道（two-pore-domain potassium channel，K2P）家族的重要成员，可以被机械刺激、脂质分子、细胞膜内外 H^+ 等有效激活。研究发现，敲除 TREK1 后局部压力增加引起的血管舒张反应明显减弱，而且 TREK1 在大脑基底节动脉内皮细胞有选择性地表达，并参与脑缺血时侧支循环的开放[9]。

（六）Cl^- 通道

Cl^- 是细胞外的主要阴离子，在 20 世纪 80 年代末，Cl^- 通道在血管平滑肌收缩功能中的重要作用引起人们关注。研究发现，血管平滑肌细胞 Cl^- 通道参与了 $α_1$ 肾上腺素受体激活引起的 Ca^{2+} 内流。Cl^- 通道分为电位依赖性 Cl^- 通道和 Ca^{2+} 激活的 Cl^- 通道，前者又分为去极化激活、超极化激活及铃状电位依赖性 Cl^- 通道 3 种类型，后者开放主要与胞质 Ca^{2+} 浓度变化相关，而与膜电位改变无关。Cl^- 通道通过以下途径参与 $α_1$ 受体激活引起的 Ca^{2+} 内流：去甲肾上腺素激活血管平滑肌细胞上 $α_1$ 受体后引起胞内 Ca^{2+} 释放，导致 Cl^- 通道开放，后者使膜去极化，进而使 VDCC 开放，导致胞外 Ca^{2+} 内流。

二、钙触发信号对平滑肌细胞收缩的影响

血管收缩剂在激活胞膜上受体后，$[Ca^{2+}]_i$ 从 0.1 ~ 0.2 μmol/L 迅速升高至 0.3 ~ 1.5 μmol/L，引起血管收缩。受体激活可以直接使 L 型 VDCC 打开，引起细胞外 Ca^{2+} 内流，还可通过激活非选择性阳离子通道、抑制 K^+ 通道或激活 Cl^- 通道使细胞膜去极化而间接开启 L 型 VDCC。Ca^{2+} 也能通过非选择性阳离子通道进入细胞内。这些细胞外来源的 Ca^{2+} 在平滑肌收缩中起主要作用。另外，受体激活后可刺激肌质网来源的 Ca^{2+} 释放进入胞质（图 6-1）。

与横纹肌相比，平滑肌细胞的肌质网较稀疏，肌质网来源的 $[Ca^{2+}]_i$ 在平滑肌收缩中起的作用相对较小，可能主要在收缩启动与收缩早期起一定作用。目前认为，G 蛋白偶联的受体通过激活 PLC 将磷脂酰肌醇二磷酸（phosphatidyl inositol bisphosphate，PIP_2）水解成为二酰甘油和 IP_3，IP_3 可使肌质网膜上的 IP_3 受体钙释放通道开放。肌质网内 Ca^{2+} 浓度降低时，可通过 CRAC 使细胞外 Ca^{2+} 进入肌质网。$[Ca^{2+}]_i$ 升高通过与钙调蛋白结合后激活 MLCK，继而致肌球蛋白轻链磷酸化引起平滑肌收缩[1]。

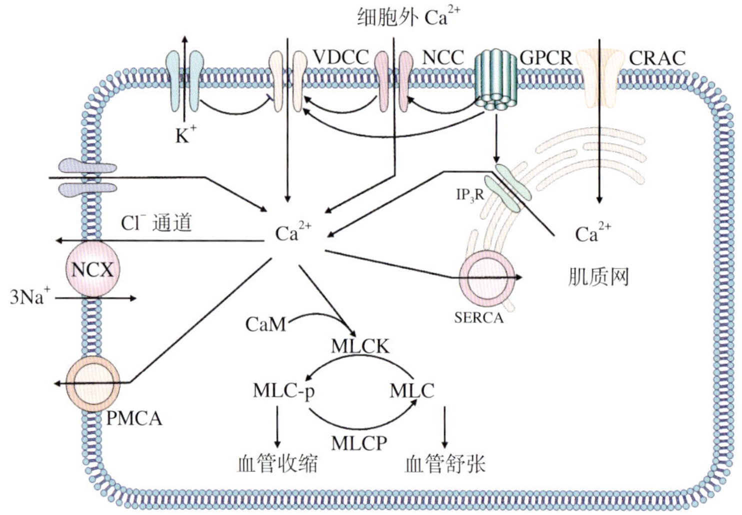

图 6-1　血管平滑肌细胞收缩时细胞内钙离子浓度的调节

在静息状态下，细胞内 $[Ca^{2+}]_i$ 主要由细胞膜钙泵（plasma membrane Ca^{2+}pump，PMCA）、细胞膜钠钙交换蛋白（NCX）及内质网膜钙泵（SERCA）维持。通过 L- 型电压依赖性 Ca^{2+} 通道（VDCC）、与 G 蛋白偶联的钙通道、非选择性阳离子通道（NCC）、Ca^{2+} 释放激活性钙通道（CRAC）以及 Cl^- 通道引起细胞外 Ca^{2+} 内流，还可以通过三磷酸肌醇受体（IP_3R）使 Ca^{2+} 释放通道开放，Ca^{2+} 从内质网内进入胞质。$[Ca^{2+}]_i$ 升高，与钙调蛋白（CaM）结合后激活肌球蛋白轻链激酶（MLCK），使肌球蛋白轻链（MLC）磷酸化引起平滑肌收缩。磷酸化的肌球蛋白轻链（MLC-p）可被肌球蛋白轻链磷酸酶（MLCP）去磷酸化而使平滑肌舒张。此外，K^+ 通道激活可抑制 VDCC，引起 $[Ca^{2+}]_i$ 减少，引起平滑肌舒张

第二节　调节血管舒张的因素

血管张力的控制是收缩与舒张的动态平衡，在很多不同的血管即使在“静息”条件下，其张力代表着内源性收缩与舒张物质的合力。机体主要通过神经调节、内皮源性舒张因子、扩血管激素及脂肪细胞因子的生成和释放等机制来调节血管的舒张功能。

一、神经调节

除毛细血管外，其余血管的血管壁中都有平滑肌。不同血管的平滑肌生理特性有所不同。有些血管平滑肌有自发的肌源性活动，而另一些血管平滑肌的肌源性活动则很少。但几乎所有的血管平滑肌都受植物性神经支配，因此它们的活动受到神经的调节。引起血管平滑肌收缩的神经纤维称为缩血管神经纤维，引起血管平滑肌舒张的神经纤维称为舒血管神经纤维，二者又统称为血管运动神经纤维。在血管平滑肌上有两类舒血管神经：交感舒血管神经和副交感舒血管神经[10]。

（一）交感舒血管神经

交感舒血管神经支配骨骼肌血管，兴奋时末梢释放乙酰胆碱（acetylcholine，ACh），与 M 受体结合使骨骼肌血管扩张，血流量增加。这类神经纤维平时无紧张性活动，只有当情绪激动或剧烈运动时发放冲动，使骨骼肌血管扩张，从而骨骼肌得到充分的血液供应。

（二）副交感舒血管神经

副交感舒血管神经支配脑、唾液腺、胃肠道腺体、膀胱及外生殖器等少数器官的血管。在这类神经纤维中，ACh 是主要的神经递质，血管活性肠肽（vasoactive intestinal peptide，VIP）和 ACh 往往作为共存递质而存在，ACh 与血管平滑肌中的 M 受体结合，引起血管舒张，从而使血流量增加。副交感舒血管神经的活动只局限于对所支配器官的局部血流起调节作用，对整体外周阻力的影响较小。

二、内皮源性舒张因子

血管内皮细胞可释放多种血管活性物质，对局部血液循环的调节具有重要意义。早期研究发现，血管内皮细胞在 ACh 作用下释放内皮源性舒张因子（endothelium-derived relaxing factor，EDRF）引起血管舒张，而后证明此化学物质为 NO。除了 NO，内皮细胞还能够合成和释放 PGI_2 和 EDHF，PGI_2 和 EDHF 也被认为是 EDRF，参与血管舒张功能的调节（图 6-2）。

（一）一氧化氮

血管内皮细胞合成释放的 NO 在动脉血压的调节中发挥重要作用。NO 是以 L- 精氨酸为底物，在 NO 合酶（NOS）的作用下，通过还原型辅酶Ⅱ（NADPH）提供电子，黄素单核苷酸（flavin mononucleotide，FMN）、黄素腺嘌呤二核苷酸（flavin adenine dinucleotide，FAD）及四氢蝶呤传递电子，最终生成。在生理情况下，内皮细胞持续地释放少量 NO，扩散至邻近的平滑肌细胞，通过激活可溶性鸟苷酸环化酶（sGC），使细胞内环鸟苷酸（cGMP）浓度升高，继而发挥舒张血管、调节血压、松弛血管平滑肌和抑制内皮细胞增殖的作用。

NO 作为体内重要的血管舒张因子，与其他舒张因子一起介导血管的舒张反应，并可抵抗体内缩血管物质如 ET-1、血管紧张素Ⅱ（AngⅡ）等的收缩血管作用[11]。研究显示，在机体的大部分血管中，内皮依赖的舒张功能主要取决于内皮型 NOS（eNOS）来源的 NO，eNOS 下调可引起 NO 的生成大量减少，减弱 ACh 诱导的血管舒张功能。eNOS 主要在内皮合成，通过脂质修饰连接于细胞膜内陷形成的小窝内，与小窝蛋白 1 结合使 eNOS 的活性受到抑制。当 ACh 及缓激肽等作用于血管内皮，使 $[Ca^{2+}]_i$ 上升，钙调蛋白（CaM）被活化，活化 CaM 置换复合物中的小窝蛋白 1，同时 eNOS 转位到细胞质中活化，启动 NO 的生物合成。在心血管系统中，热休克蛋白 90（heat shock protein 90，HSP90）作为 eNOS 的分子伴侣，在蛋白质折叠中发挥着重要作用，HSP90 与 eNOS 结合从而调节 NO 的合成。而且，四氢生物蝶呤（tetrahydrobiopterin，BH4）是 NOS 的关键辅助因子，BH4 缺乏将导致 NOS 脱偶联，使其活性下降，引起氧自由基（ROS）生成增加，而 NO 生成减少。eNOS 激活的主要途径是其分子不同位点的丝 / 苏氨酸残基磷酸化，腺苷酸激活的蛋白激酶（adenosine monophosphate activated protein kinase，AMPK）、PKA 和蛋白激酶 B（protein kinase B，PKB，也称 Akt）能够激活 eNOS 在丝氨酸第 1177 位点的磷酸化，从而增加 eNOS 活性、促进 NO 的生成进而引起血管舒张。此外，在剪切应力、雌激素、氧化低密度脂蛋白（LDL）等作用下，eNOS 表达上调，而缺氧、肿瘤坏死因子 α（TNFα）则引起 eNOS 表达下调。

然而，NO 分子发挥着双重角色：一方面，NO 可通过抑制还原型辅酶Ⅱ减少 ROS 的产生；另一方面，当 NO 过度产生，其可与超氧阴离子、血红蛋白及其他含血红素的蛋白质结合产生过氧硝酸盐自由基，使内皮功能恶化，影响血管的舒缩功能。

（二）前列环素

前列环素（PGI_2）是前列腺素家族的重要成员，由花生四烯酸（arachidonic acid，AA）在血管内皮细胞环氧酶和前列环素合酶的作用下生成[12]。早在 1976 年就有研究发现，将血管组织产生的 PGI_2 加入收缩的动脉条后可诱发舒张反应。随后的研究结果表明，平滑肌和内皮均可产生 PGI_2。但是，约 70% 的基础 PGI_2 和 90% 以上刺激血管产生的 PGI_2 来自内皮。由于 PGI_2 为脂溶性，所以一经合成随即从细胞中释放出来，PGI_2 与细胞膜上组织特异性的 G 蛋白偶联受体前列环素受体相结合，激活腺苷酸环化酶（adenylate cyclase，AC），增加环腺苷酸（cAMP）的含量，激活 PKA，从而发挥舒张血管的作用。此外，PGI_2 在许多血管中引起明显的血管平滑肌舒张，实质上与超极化作用有关，在豚鼠冠状动脉中，其引起的超极化作用可达 20 mV，超极化会降低电压调控的钙通道开放程度，减少钙内流，因而有利于平滑肌的舒张。

（三）内皮源性超极化因子

除 NO 和 PGI_2 以外，在血管内皮细胞中还有第三种可以调节血管舒张功能的因子，其通过使血管平滑肌细胞超极化而引起血管舒张，被命名为内皮源性超极化因子（EDHF）[13]。EDHF是血管内皮细胞在受体激动剂、血液剪切力作用下释放的，它通过存在于内皮和平滑肌细胞上的钙离子依赖的钾通道超极化而发挥作用。EDHF的化学本质还不完全清楚，目前，已经明确了几种EDHF的候补物质。

1. 环氧二十碳三烯酸　花生四烯酸经细胞色素P450氧化酶催化生成代谢产物环氧二十碳三烯酸（epoxyeicosatrienoic acid，EET），其通过开放常规型瞬时受体电位通道（TRPC4）导致血管外钙内流而激活 BK_{Ca} 使平滑肌超极化，EET引起的血管扩张作用可被钙激活 K^+ 通道阻断剂所阻滞，11,12-EET和14,15-EET可使冠状动脉血管平滑肌钙激活 K^+ 通道开放次数增加。此外，EET可以上调eNOS水平，从而增加NO的生成和释放，引起内皮依赖的舒张。细胞色素P450产生EET时有两种同功酶：一个是在猪的冠状动脉内皮发现的CYP2C8/34，另一个是从人的冠状动脉内皮克隆的CYP2J2。缓激肽、血管剪切力等因素可以促进内皮细胞中EET的产生或减少其降解[1]。

2. K^+　研究发现，在豚鼠阻力血管，EDHF的作用可被 Na^+/K^+-ATP酶阻断剂及内向 K^+ 通道阻滞剂阻断。ACh能够使内皮细胞超极化，细胞间隙的 K^+ 增加，但可被钙激活 K^+ 通道阻滞剂阻断。这些结果显示，K^+ 能够激活 Na^+/K^+-ATP酶及内向整流性钾通道使平滑肌超极化和引起血管舒张反应。但是，血管局部 K^+ 的变动对血压及血流动力学调节的重要性还有待于进一步验证。

3. 过氧化氢　过氧化氢（H_2O_2）是一种较弱的血管舒张和超极化物质，可以激活特异的钾离子通道，但是 H_2O_2 并不能使所有血管中的平滑肌细胞舒张。

4. 通过内皮细胞与平滑肌细胞之间的直接跨细胞膜缝隙连接使平滑肌超极化　内皮细胞来源的EDHF在调节阻力小动脉张力时起较大作用。在病理条件下，内皮细胞来源的NO释放减少时，EDHF具有代偿作用。

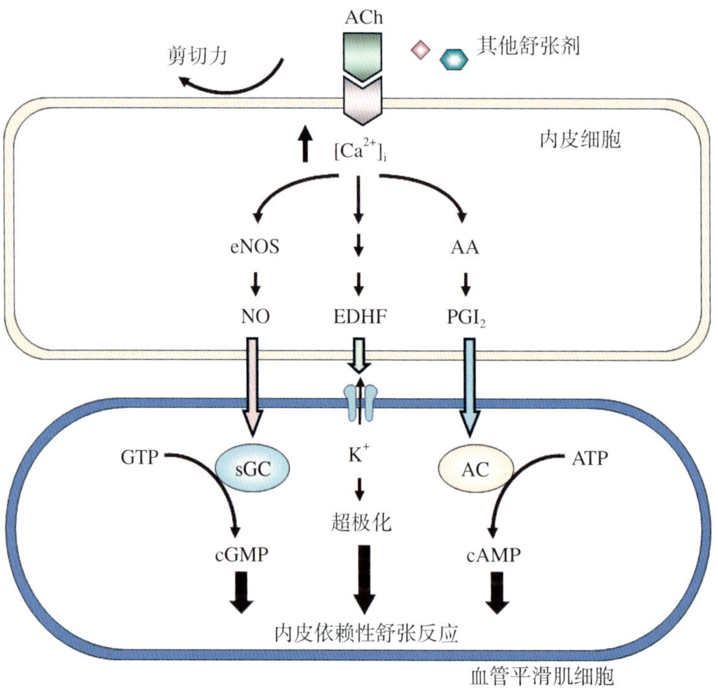

图6-2　内皮源性舒张因子（EDRF）引起血管平滑肌内皮依赖性舒张反应

乙酰胆碱（ACh）、剪切力以及循环中的其他舒张剂引起细胞内 $[Ca^{2+}]_i$ 升高，刺激内皮型一氧化氮合酶（eNOS）引起内皮细胞一氧化氮（NO）的合成和释放、促进花生四烯酸（AA）生成前列环素（PGI_2），以及引起内皮源性超极化因子（EDHF）的生成，分别通过作用于平滑肌细胞可溶性鸟苷酸环化酶（sGC）、腺苷酸环化酶（AC），引起环鸟苷酸（cGMP）和环腺苷酸（cAMP）浓度升高，以及引起平滑肌细胞膜超极化，诱导内皮依赖性舒张反应

三、扩血管激素

(一)心房钠尿肽

心房钠尿肽(atrial natriuretic peptide，ANP)是由心房肌等多种组织合成和释放的一类多肽，心房壁受牵拉可引起ANP释放。ANP主要作用于肾，抑制Na^+的重吸收，使肾排钠和排水增多，发挥利钠和利尿的作用。ANP通过其受体作用于细胞膜上的鸟苷酸环化酶，以血管平滑肌细胞内的环鸟苷酸作为第二信使而发挥舒张血管的效应。ANP还能抑制肾近球细胞释放肾素，抑制肾上腺球状带细胞释放醛固酮；在脑内，ANP可抑制血管紧张素的释放，导致体内细胞外液量减少，血压降低。此外，ANP还具有对抗肾素-血管紧张素系统(RAS)、内皮素和交感系统等的缩血管作用，从而在血管张力的调节中发挥重要的作用。

(二)血管活性肠多肽

血管活性肠多肽(VIP)是由28个氨基酸组成的强碱性神经肽，分子量为3300000，由肠黏膜、胰腺和下丘脑的视交叉上核合成。它具有广泛的生物作用，可影响心血管、胃肠道和呼吸系统，并具有神经保护作用。它可与特定的受体结合，半衰期大约2分钟。VIP可直接作用于平滑肌舒张血管。研究发现，在血管内皮细胞表面存在VIP受体，提示VIP可作用于内皮细胞参与对血管功能的调节，VIP还能够抑制内皮素的产生，从而减低血管的收缩。

(三)降钙素基因相关肽

降钙素基因相关肽(calcitonin gene-related peptide，CGRP)是1982年由Rosenfeld等人通过分子生物学技术发现并定义的，是由37个氨基酸组成的含有一对二硫键的具有多种生物学活性的小分子神经多肽。它广泛分布于心血管系统内，具有正性变时和变力作用，是体内存在的一种最强大的血管舒张剂。CGRP包括α和β两种亚型，分别由α-CGRP与β-CGRP基因编码。CGRP的合成与释放受多种因素调节，辣椒素受体1(capsaicin receptor 1，VR1)是调节CGRP合成与释放的关键受体。VR1结合位点位于细胞膜内侧，VR1的内源性配体花生四烯酸乙醇胺经转运体运载进入细胞内才发挥作用。临床试验发现，原发性高血压患者与妊娠高血压患者血浆中CGRP水平降低。CGRP可扩张冠状动脉，降低冠状动脉阻力，增加心肌供血和改善侧支循环；同时，CGRP可扩张动脉和静脉，降低心脏前、后负荷，对抗内皮素和血管紧张素Ⅱ等强烈缩血管剂引起的细胞损伤。

由于物种和血管类型的不同，CGRP扩张血管作用的机制可分为内皮依赖性和非内皮依赖性。内皮依赖性主要是通过NO来调节血管扩张，它依赖于内皮细胞的完整性，这种作用可被NO合酶抑制剂和CGRP1受体拮抗剂$CGRP_{8\text{-}37}$以竞争性的方式所拮抗。而非内皮依赖性主要是直接作用于血管平滑肌引起血管舒张。

(四)雌激素

雌激素是一种类固醇激素，在体内雌激素主要由芳香化酶催化雄激素转化而来。外周雌激素主要由卵巢、睾丸产生，脑内主要由下丘脑、边缘系统的神经元产生，其主要成分为雌二醇。雌激素除了对生殖系统具有调控作用以外，其可以维持内皮细胞功能和抑制平滑肌细胞的移行，从而起到心血管保护的功能。而且，雌激素早已被证实是血管舒张剂，其引起血管舒张的作用机制包括内皮依赖性途径及平滑肌作用途径[14]。

1. 内皮依赖途径

(1)eNOS/NO途径：早期研究表明，雌激素通过内皮细胞膜后与胞质雌激素受体(estrogen receptor，ER)结合，进入细胞核内调节基因转录，提高eNOS的表达及活性，增加NO的生成，进而发挥舒张血管作用，称为雌激素舒张血管的经典途径。然而，17β-雌二醇(17β-estradiol，17β-E_2)促进内皮源性eNOS mRNA表达至少需要1小时以上，由于这一途径涉及基因转录和蛋白质表达，作用的发挥一般需要时间较长。随后的研究表明，E_2舒张血管作用并非通过基因途径，而表现为在数秒到数分钟内的快速舒张血管，称为非基因途径。在对牛主动脉内皮细胞和离体子宫动脉内皮细胞的研究中发现，E_2可通过丝裂原活化蛋白激酶(MAPK)信号途径快速激活eNOS而促进NO

的合成和释放，E_2 随后的作用则是通过磷脂酰肌醇 3 激酶（PI3K）途径。ERα 与 PI3K 的 p85α 调节亚基以配体依赖型模式相结合，雌激素能够增加 ERα 相关的 PI3K 活性，导致 Akt 的磷酸化及 eNOS 的激活。此外，雌激素也可通过细胞内其他信号级联放大途径如 AC 途径、PLC 途径、G 蛋白偶联受体途径引起 eNOS 蛋白的直接磷酸化，从而使 NO 的合成快速增加，通过多种途径使平滑肌细胞膜超级化而导致血管迅速扩张。

（2）EDHF 途径：雌激素可以诱导 EDHF 的释放，E_2 通过 PI3K/Akt 通路上调细胞色素 P450 的活性，使 EET 生成增加，后者继而介导血管对剪切力的舒张反应。雌激素调节 EDHF 介导的血管舒张反应是当前研究热点之一。不只一种 EDHF 存在，每种 EDHF 对内皮依赖性血管舒张的贡献也因研究的物种及血管床而不同，它们具体的信号途径以及与 NO 途径的相互关系有待进一步研究。

2. 平滑肌依赖途径　在生理浓度下，雌激素通过非基因作用机制快速调节血管紧张性，E_2 可以直接作用于血管平滑肌上 BK_{Ca} 的 β 亚单位，引起 BK_{Ca} 激活，使血管舒张。雌激素还可通过平滑肌 L 型钙通道抑制 Ca^{2+} 内流，引起快速的、非基因性血管扩张作用。

四、脂肪细胞因子

以往认为脂肪组织只是储存能量的器官，现已证实脂肪组织也是内分泌器官，而且是机体最大的内分泌器官。自 1994 年瘦素（leptin）被发现后，掀起了对脂肪细胞因子的研究热潮，随着众多脂肪细胞因子的发现，脂肪组织旺盛的内分泌功能逐渐被认识，脂肪细胞因子的功能不断被扩展，脂肪组织的内分泌功能正在成为内分泌学中的前沿研究内容。随后的研究表明，瘦素、脂联素等多种细胞因子也参与血管舒缩功能的调节。

（一）瘦素

瘦素主要由白色脂肪组织产生，棕色脂肪组织、下丘脑、垂体、性腺、胎盘、骨骼肌、骨组织、血管、心脏等部位也可表达并分泌瘦素。脂肪细胞分泌的瘦素前体是含有 167 个氨基酸残基的单链蛋白，氨基端含有由 21 个氨基酸残基形成的信号肽区。这种单链蛋白分泌入血后，被切去信号肽区形成分子内二硫键，使整个分子呈球形。因此，成熟瘦素包含 146 个氨基酸残基，其相对分子量为 16000，正常人血浆中瘦素含量为 0 ~ 100 μg/L。血液循环中的瘦素以游离或结合形式存在，其中游离瘦素是其活性形式，主要经由肾清除[1]。

瘦素通过调控 NO、ET1 等血管活性物质的产生对血管张力进行双向调节。在内皮细胞，瘦素可通过 PI3K/Akt 途径激活 eNOS，增加 NO 的产生和释放。在缺乏瘦素的 ob/ob 小鼠中，乙酰胆碱的内皮依赖性血管舒张作用被明显削弱，在补充瘦素后，小鼠的内皮系统功能紊乱得到改善，提示瘦素具有舒张血管的作用。然而在上述实验中，对交感神经切除小鼠进行瘦素补充治疗也具有降低血压的作用，而且瘦素的血管舒张作用并未削弱因交感神经系统兴奋而引起的肾和下肢血管的收缩，这提示瘦素依赖于 NO 的舒张血管作用并不能抵抗交感神经调节引起的收缩血管作用。瘦素与人脐静脉内皮细胞表面 Ob-Rb 受体结合后，经激活转录因子激活蛋白 1 促进 ET1 的 mRNA 表达和蛋白分泌。已知 ET1 是具有强烈缩血管作用和促细胞分裂作用的血管内皮因子，由此证实瘦素对于血管张力的调节作用是双向的。新近研究发现，瘦素在肥胖小鼠还可以诱导内皮细胞中神经型 NOS 的合成，从而引起内皮依赖的舒张反应[15]。

（二）脂联素

1995 年，Scherer 等首先从小鼠的脂肪细胞中分离出脂联素（adiponectin，APN），因其与补体 C1q 有很近的同源性，且相对分子量为 30000，故命名为脂肪细胞补体相关蛋白 30（30-kDa adipocyte complement-related protein，Acrp30）。1996 年，Hu 等从小鼠的脂肪细胞中克隆出编码脂联素的 cDNA，将其命名为 AdipoQ；同年，Maeda 等从人的脂肪细胞中得到 Acrp30 的类似物，称其为脂肪中丰度最高的基因转录产物1（adipose most abundant gene transcript 1，apM1）；Nakano等也从人的血浆中提纯出apM1基因编码的蛋白质，它是一种相对分子量为28000的明胶结合蛋白，故称其为明胶结合蛋白28（gelatin binding protein 28，GBP28）。1999年，Arita等将其命名为脂联素并被广泛应用[1]。

近期的研究发现，除脂肪细胞外，在心肌细胞、成骨细胞及肌细胞均可检测到脂联素mRNA表达及分泌，这提示脂联素也可由脂肪组织以外的心肌、骨骼肌及成骨细胞分泌，并参与这些组织代谢、功能和结构的调节。脂联素作为一种脂肪细胞因子，与内皮依赖性血管舒张功能呈独立正相关，并且是后者的独立决定因素；脂联素通过多种分子生物学机制改善血管内皮功能，参与血管张力的调节。上调eNOS活性、增加eNOS的磷酸化程度是脂联素影响eNOS活性的关键因素。在$APN^{-/-}$小鼠血管内皮细胞eNOS的表达正常，但eNOS磷酸化程度明显低于对照组，因此基础NO的释放较对照组明显减少。肥胖小鼠主动脉环的NO释放总量低于正常，补充脂联素可以增加NO的释放，而这一作用可被eNOS的特异性抑制剂左旋硝基精氨酸甲酯（^{NG}-nitro-L-arginine methyl ester，L-NAME）显著抑制。脂联素可以在高脂血症时提高eNOS的磷酸化程度，纠正下调的eNOS活性。故脂联素可通过上调内皮细胞eNOS活性、增加NO生成改善血管内皮功能[16]。脂联素与其内皮细胞膜上的脂联素受体$AdipoR_1$和$AdipoR_2$结合后，内皮细胞内的衔接蛋白APPL1作为信号分子以其-COOH末端与两种受体位于细胞内的尾端发生互动，AMPK的Thr^{172}位点磷酸化，进一步经直接、间接两条途径引起eNOS磷酸化。同时，脂联素诱导AMPK磷酸化后进一步激活PI3K/Akt信号通路，刺激HSP90同eNOS绑定，间接上调eNOS活性，增加内皮细胞释放NO。此外，脂联素还可抑制TNFα诱导生成的一种内源性NOS竞争性抑制剂——非对称性二甲基精氨酸（ADMA）。在生理条件下，脂联素通过增加eNOS磷酸化刺激NO生成，进而发挥促进血管舒张、抗炎等血管保护作用；在病理条件下，另一种脂联素则主要通过抑制诱导型一氧化氮合酶（inducible nitric oxide synthase，iNOS）活性以阻止活性氧过量生成，从而减轻机体氧化/硝化负担。亦有研究发现，脂联素不仅可以通过AMPK/eNOS通路保持NO生物活性，还可以通过cAMP/PKA通路抑制活性氧生成，并且PKA可以磷酸化AMPK的上游激酶肝激酶B1（liver kinase B1，LKB1），进一步激活AMPK/eNOS通路。

（三）CTRP

新近，研究人员发现一个与脂联素同源的脂肪细胞因子蛋白家族——补体C1q/肿瘤坏死因子相关蛋白（C1q/TNF-related protein，CTRP）。该家族某些成员发挥着与脂联素相似的代谢调节功能。其中，CTRP3、5、9表现出舒张血管的活性，特别是CTRP9表现出的舒血管活性约为脂联素的3倍，而且CTRP9舒张血管的活性是NO介导、内皮细胞依赖的。在离体培养的人脐静脉内皮细胞，CTRP9能使AMPK、Akt和eNOS磷酸化，增加NO的生成。应用小片段干扰核糖核酸（siRNA）技术发现，CTRP9是通过AdiopR1/AMPK/Akt信号通路诱导eNOS的磷酸化，从而促进NO的生成，提示CTRP9在内皮功能障碍的治疗中发挥重要作用。

第三节　调节血管收缩的因素

机体可通过神经因素，合成和释放内皮源性收缩因子及缩血管激素，参与血管收缩功能的调节，从而维持血管张力。

一、神经调节

缩血管神经属于交感神经，故一般称为交

感缩血管神经[10]。其节前神经元位于胸、腰段灰质的中间外侧柱中，为胆碱能神经元，其轴突末梢在交感神经内，与节后神经元发生突触联系。节后神经元突触后膜的相应受体为N型胆碱受体。支配躯干和四肢小血管的交感节后纤维从椎旁发出，伴同支配肌肉和皮肤的躯干神经纤维一起到达器官的血管壁。支配内脏血管的交感节后纤维从椎前神经节发出，到达内脏器官的血管壁。交感缩血管神经的节后神经元是肾上腺素能神经元，释放的递质是去甲肾上腺素（norepinephrine，NE）。血管平滑肌的NE受体有α受体和β受体两类。NE作用于α_1受体，激活PLC，使细胞内IP_3增多，引起血管平滑肌收缩；NE与β受体结合，则引起血管平滑肌舒张。NE与α受体结合的能力较与β受体结合的能力强，故缩血管纤维兴奋时引起缩血管效应。体内几乎所有的血管都受交感缩血管纤维支配，但不同部位的血管中缩血管纤维的分布密度不同。皮肤血管中缩血管纤维分布最密，骨骼肌与内脏的血管次之，冠状动脉血管和脑血管中分布较少。交感性递质中NE是主要的，但其常和ATP共存，二者以不同的比例存在于不同种属动物的不同血管中，ATP可与血管平滑肌上的P_{2X}-嘌呤能受体结合，引发血管收缩。此外，神经肽Y（neuropeptide Y，NPY）也是交感神经贮存并释放的重要神经活性物质，其主要分布于动脉，在静脉上分布较少，但静脉对NPY的反应比动脉敏感。在血管平滑肌细胞上有Y_1、Y_2和Y_3三种类型的NPY特异受体，NPY作用于其受体后能够抑制腺苷酸环化酶，从而引发血管收缩反应，而且这种效应与细胞内Ca^{2+}运动相关；也有研究表明，NPY收缩血管的作用还与IP_3相联系，所以不同部位血管的NPY调节血管收缩具有不同的细胞内机制。

人体内的多数血管只接受交感缩血管纤维的单一神经支配[10]。在安静情况下，交感缩血管纤维持续发放低频率的神经冲动，称为交感缩血管纤维的紧张性活动，这种紧张性活动使血管平滑肌维持一定程度的收缩。当交感缩血管紧张增强时，血管平滑肌进一步收缩；而当交感缩血管紧张减弱时，血管平滑肌收缩程度减低，血管舒张。在不同的生理状况下，交感缩血管纤维的放电频率在每秒低于1次至每秒8～10次的范围内变动。这一变动范围足以使血管口径在很大的范围内发生变化，从而调节不同器官的血流阻力和血流量。

二、内皮源性收缩因子

在衰老、糖尿病、高血压和心血管疾病中，内皮依赖性收缩反应（endothelium-dependent contraction，EDC）是内皮功能受损的一种表现。而EDC的产生取决于内皮依赖性收缩因子（endothelium-dependent contracting factor，EDCF）的生成，EDCF弥散到平滑肌，作用于平滑肌细胞上的相应受体，进而引起平滑肌收缩（图6-3）。EDCF包括ROS以及环氧酶（COX）介导产生的前列腺素类物质[17-19]。

（一）活性氧

活性氧（ROS）是外源性氧化剂或细胞内有氧代谢过程中产生的具有很高生物活性的含氧化合物的总称，包括超氧阴离子（$\cdot O_2^-$）、过氧化氢（H_2O_2）和羟自由基（$\cdot OH$）。$\cdot O_2^-$和$\cdot OH$被称为自由基，H_2O_2被称为非自由基活性氧。其中H_2O_2能自由穿透细胞膜。$\cdot OH$半衰期极短，故体内主要以$\cdot O_2^-$和H_2O_2为主。人体内的ROS可以在放射性损伤、空气污染和吸烟等情况下产生，但主要来源于损伤的线粒体电子传递系统、黄嘌呤和NAD(P)H的氧化反应、活化的中性粒细胞呼吸爆发、儿茶酚胺的自氧化以及eNOS的脱偶联。$\cdot O_2^-$可以被超氧化物歧化酶（superoxide dismutase，SOD）催化生成H_2O_2或与NO反应生成NO_3^-而被清除，H_2O_2可被水解酶或过氧化物酶清除。适量的ROS是维持细胞正常生长和机体抗感染必需的，但过量的ROS可以对机体造成病理生理损害。

研究发现，ROS可动员血管平滑肌细胞内质网和线粒体的Ca^{2+}，增加细胞外的Ca^{2+}内流，激活细胞膜Na^+-H^+交换引起细胞内碱化，通过酪氨酸激酶作用活化PLC致IP_3的产生、进一步促进细胞外Ca^{2+}内流，从而增加血管平滑肌的收缩。NO_3^-氧化花生四烯酸产生的异前列烷（isoprostane）和ROS具有直接收缩血管的作用，而且其能够增强AngⅡ引起的ET-1分泌、间接

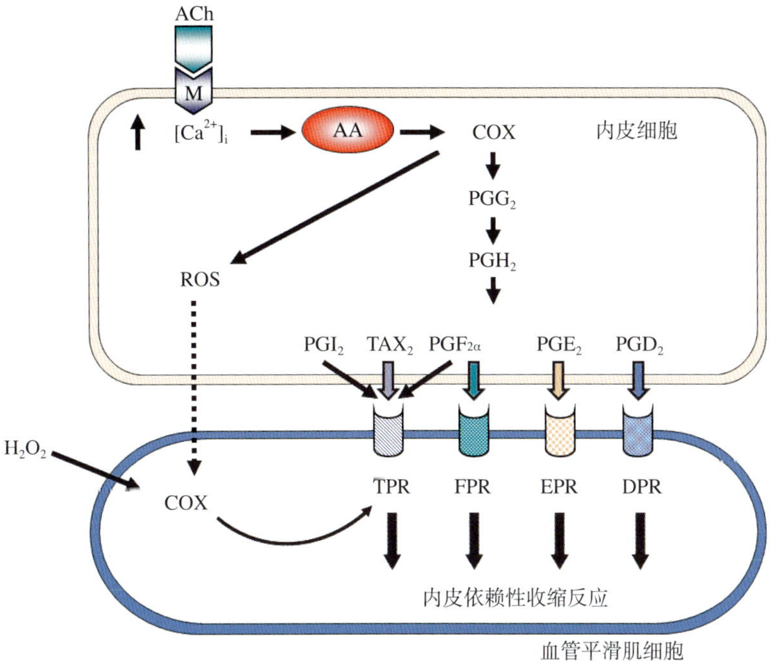

图 6-3　内皮依赖性收缩因子（EDCF）引起血管平滑肌内皮依赖性收缩反应

在高血压、糖尿病等病理过程中，乙酰胆碱（ACh）刺激内皮细胞，花生四烯酸（AA）在环氧酶（COX）的作用下，转变为前列腺素环内过氧化物 PGG_2 和 PGH_2，进而在各种异构酶的作用下转变为前列环素（PGI_2）、血栓素 A_2（TXA_2）、前列腺素 $PGF_{2\alpha}$、PGE_2 及 PGD_2，并分别通过作用于平滑肌细胞膜上的 TXA_2 受体（TPR）、$PGF_{2\alpha}$ 受体（FPR）、PGE_2 受体（EPR）（1 和 3 亚型）和 PGD_2 受体（DPR），引起内皮依赖性收缩反应。此外，内皮细胞 COX 激活后，能够增加内皮细胞 ROS 的产生，通过弥散进入平滑肌，ROS 和过氧化氢（H_2O_2）通过激活平滑肌 COX 引起进一步收缩

增加血管收缩的作用。H_2O_2 还可致胞质磷脂酶 A_2（cytosolic phospholipase A_2，$cPLA_2$）激活，促进花生四烯酸代谢产物的生成，从而增加血管平滑肌细胞的收缩。另一方面，ROS 降低 NO 的生物利用度，削弱了血管平滑肌的舒张功能。

（二）花生四烯酸的代谢产物

花生四烯酸属于不饱和脂肪酸，主要存在于细胞膜磷脂中。环氧酶催化花生四烯酸转变为内过氧化物，该类物质可引起血管平滑肌的收缩。在内皮依赖性收缩过程中，大量内过氧化物得以释放，它们可被视为 EDCF，可以被各自特异性的合酶催化生成前列环素、血栓素 A_2（TXA_2）、前列腺素 PGH_2、$PGF_{2\alpha}$ 和 PGE_2 等，在某些情况下，PGI_2 也可成为缩血管物质。

1. 血栓素 A_2　血栓素 A_2（TXA_2）是哺乳动物体内存在的最有效的血管收缩物质之一，是由花生四烯酸经环氧酶代谢后，由血栓素合成酶催化合成的前列腺素类衍生物，在体内主要由血小板受到刺激后合成。TXA_2 通过与七次跨膜受体血栓素 A_2 受体（thromboxane-prostanoid receptor，TPR）结合后，在多种组织和细胞中发挥生物学效应，参与血管平滑肌收缩、血小板聚集、血栓形成、内皮功能紊乱、细胞增殖、动脉粥样硬化等一系列病理过程。TXA_2 或其受体激动剂（CTA2 或 U46619）几乎可使动物或人的所有血管床收缩，尤其是冠状血管、内脏血管和肾血管。CTA2 使离体灌流猫冠状动脉收缩的阈浓度仅为 25～50 pmol/L，浓度达到 15～20 nmol/L 则可引起完全收缩。对离体灌流的大鼠心脏或在猫体内，也有相似的作用。TXA_2 不仅可收缩大动脉，也可收缩中小动脉（即冠状阻力血管），猫离体脑动脉和人的离体基底动脉条对它也较为敏感，它使人脑动脉条收缩的作用比 5-羟色胺为强。

2. 前列腺素 $PGF_{2\alpha}$　类花生酸类物质 $PGF_{2\alpha}$ 是一种很强的血管收缩因子，参与了一系列生理或病理变化的过程，如脑血管收缩、子宫平滑肌收缩等。$PGF_{2\alpha}$ 是通过前列腺素 $F_{2\alpha}$ 受体（prostanoid $F_{2\alpha}$ receptor，FPR）作用收缩血管。在对仓鼠的研究中发现，介导其主动脉内皮依赖性收缩反应的是 $PGF_{2\alpha}$，而且老龄仓鼠的 COX2 表达量增高，主动脉对 $PGF_{2\alpha}$ 的收缩反应更为敏感。

动物研究发现，相对于 WKY 大鼠的内皮细胞而言，自发性高血压大鼠（spontaneously hypertensive rat，SHR）内皮中前列环素合成酶基因的表达更为丰富。同样，它的表达可以随着年龄的增长和血压的升高而增加。在 ACh 的作用下，PGI_2 的释放远远大于其他前列腺素。也有研究发现，当 WKY 大鼠的年龄满 15 周或更大时，PGI_2 对主动脉的舒张能力消失，这可能是由于 IP 受体（prostacyclin receptor，IP receptor）的功能障碍所导致。所以，内过氧化物还有前列环素在 EDCF 介导的反应中是主要因素，在特定的阶段，PGI_2 不再引起血管平滑肌的松弛。

（三）内皮素 -1

内皮素（ET）是含有 21 个氨基酸的多肽，具有三种异构体：ET1、ET2、ET3。内皮素 1 由内皮细胞释放，是一种强有力的血管收缩肽，在血管舒缩的调节中起重要作用，并和一些与人类年龄增长相关的病理变化中内皮依赖性血管舒张功能降低有关，包括高血压、2 型糖尿病和冠状动脉疾病。人血管内皮细胞只生成 ET1，无 ET2 与 ET3 异构体；大鼠则生成 ET3。此外，血管平滑肌细胞也产生 ET。ET1 来自 ET 前肽原，在内肽酶的作用下转化为大 ET1，再经 ET 转化酶（endothelin-converting enzyme，ECE）作用生成 ET。ET1 的前体大 ET1 从血管内皮细胞分泌后，可能在细胞间隙被 ECE1 转化为 ET1，此种转化对 ET1 具有特异性。ET 与不同的受体结合产生不同的效应。ET 受体分两类：一类是 ET_A 受体，存在于血管平滑肌，收缩血管，ET1 对 ET_A 受体的效应强；另一类是 ET_B 受体，存在于血管内皮细胞，释放 NO 与 PGI_2 而舒张血管。此外，ET1 还能够促进儿茶酚胺和 Ang Ⅱ 的分泌，后两者能够加强 ET1 收缩血管的能力，使血管内皮功能进一步损害。

三、缩血管激素

（一）肾上腺素与去甲肾上腺素

肾上腺素（epinephrine，E）与去甲肾上腺素（NE）在化学结构上属于儿茶酚胺类，故统称为儿茶酚胺[10]。循环血液中的肾上腺素和去甲肾上腺素主要来自肾上腺髓质的分泌。肾上腺素能神经末梢释放的去甲肾上腺素，也有一小部分进入循环血液。肾上腺髓质释放的儿茶酚胺中，肾上腺素约占 80%，去甲肾上腺素约占 20%。在不同的生理情况下，二者的比例可能发生变化。

肾上腺素与去甲肾上腺素对心血管活动的作用既有共性，又有其特殊性。心肌细胞膜上的受体为 β_1 受体，它可使心肌细胞兴奋性活动加强；血管平滑肌细胞膜上的受体有 α 和 β_2 两种，α 受体可使血管收缩，β_2 受体则使血管舒张。因为肾上腺素既能激活 α 受体，又能激活 β_1 和 β_2 受体，可使心率加快，心肌收缩力增强，心输出量增加；但对外周血管平滑肌的作用，则取决于该器官的血管平滑肌中哪一种受体占优势。皮肤、肾、胃肠等内脏的血管，α 受体数量占优势，肾上腺素可使这些内脏器官的血管收缩；而骨骼肌、肝和冠状血管，β 受体数量占优势，小剂量的肾上腺素往往使这些器官的血管舒张，只有在大剂量时才出现缩血管反应。所以，肾上腺素对外周血管的调节作用是使全身各器官的血液分配发生变化，特别是使肌肉组织的血流量大为增加，而总的外周阻力增加很少，或基本不变，甚至下降。这是因为骨骼肌组织的重量几乎占体重的一半，因此静脉注射肾上腺素常可引起血液循环的外周阻力下降。

去甲肾上腺素主要是激活 α 与 β_1 受体，对 β_2 受体的作用很小，因此它对心脏有兴奋作用，对体内的大多数血管均有明显的缩血管作用。用去甲肾上腺素灌流离体心脏，可使心率增快，但在完整机体中，注射去甲肾上腺素通常只出现心率减慢。这是因为去甲肾上腺素使血管广泛收缩，外周阻力增加，血压升高，通过颈动脉窦和主动脉弓压力感受性反射使心率减慢，掩盖了心肌 β_1 受体激活引起的效应。

（二）血管紧张素Ⅱ

肾素 - 血管紧张素 - 醛固酮系统是重要的体液调节系统，不仅存在于循环中，而且存在于许多组织如肾、脑、心血管中，并通过分泌和旁分泌发挥作用。它在血压调节机制中也起着极为重要的作用。AngⅡ是该系统的重要生物活性肽，它的各种生理功能均通过其受体介导。

血管紧张素是一组多肽类物质，具有较强的缩血管作用。当机体肾血流量不足或血钠降低时，可刺激肾近球细胞释放肾素。肾素进入血液后，将血浆中的血管紧张素原水解为血管紧张素Ⅰ。血管紧张素Ⅰ在经过肺循环时，又受一种转换酶的作用，脱去两个氨基酸，转变为血管紧张素Ⅱ，血管紧张素Ⅱ还可进一步被氨基肽酶水解为血管紧张素Ⅲ。肾素由肾分泌后，在血液中约可维持 1 小时，然后被水解失活。血管紧张素Ⅱ形成后，在血液中约可维持 1 分钟，然后被血管紧张素酶分解失活。

AngⅡ是一种活性很高的升血压物质。它能使阻力血管和容量血管收缩，使血压升高。现在有一些证据指出，血液中的 AngⅡ还可以作用于脑的某些部位，例如第四脑室的后缘区，使交感缩血管中枢神经元的紧张性活动加强，从而使外周阻力增大，血压升高。AngⅡ又能促使交感神经末梢释放较多的递质，从而增强交感神经的心血管效应。此外，AngⅡ可使肾上腺皮质释放醛固酮增加，后者可促进肾小管对钠离子的重吸收，使细胞外液容量增加，血量增多，血压升高。

AngⅡ与平滑肌上的血管紧张素Ⅱ受体（AT_1）结合，通过膜受体偶联 $G_{\beta,\gamma}$ 和 $G_{\alpha1,2}$ 亚单位的信号转导激活磷酯酶 D（phospholipase D，PLD），活化的 PLD 水解磷酯酰胆碱，产生胆碱和磷脂酸（phosphatidic acid，PA）。PA 可以直接激活 NAD(P)H 氧化酶，产生 ROS[20]；其还能诱导 PLC 合成增加，活化的 PLC 水解 PIP_2，生成 IP_3 和 DAG，而后 DAG 激活蛋白激酶 C（PKC），活化的 PKC 又能够增加 H_2O_2 的产生。而且，AngⅡ也可以直接通过膜受体激活 PLC，增加 ROS 的产生。此外，AngⅡ还通过作用于血管平滑肌上的膜受体激活 PLA_2，后者活化后能够水解花生四烯酸，产生 $PGF_{2\alpha}$ 异构体进而活化 NAD(P)H 氧化酶，进一步促进 ROS 的产生。

（三）血管加压素

血管加压素（vasopressin，VAP）是一种九肽，由下丘脑视上核和室旁核神经元分泌，经下丘脑垂体束被运输到神经垂体，作为神经垂体激素被释放入血流。血管加压素是神经元合成和释放的激素，因此它的合成和释放过程也称为神经分泌。起初，人们以为血管加压素的生理功能是促进肾对水的重吸收，故称之为抗利尿激素。后来发现它对心血管活动也起着重要的调节作用[10]。

血管加压素可作用于血管平滑肌的血管加压素受体，引起血管平滑肌收缩。在安静情况下，血浆中血管加压素的浓度与体内的水量有关。大量饮水后，血浆血管加压素的浓度降低，禁水后则相反。外科手术和失血时，血浆血管加压素的浓度显著升高。在正常情况下，血浆中血管加压素浓度升高时首先引起抗利尿效应。只有当血浆血管加压素浓度明显高于正常时，才引起血压升高。这是因为血管加压素一方面能使血管平滑肌收缩，另一方面又能提高压力感受性反射的敏感性，故能缓冲升血压效应。在正常情况下，血管加压素在血压调节中可能并不起重要作用。但当交感神经和肾素 - 血管紧张素系统等活动发生异常时，血管加压素在血压调节中就起重要作用。例如在禁水、失血等情况下，动脉血压趋向于降低，此时血管加压素释放增加，在维持动脉血压中起重要作用。

参考文献

[1] 吴立玲，张幼怡 . 心血管病理生理学 . 2 版 . 北京：北京大学医学出版社，2009.

[2] 齐若梅，廖福龙，王振纲 . 细胞内钙的调节机制与临床应用 . 中国药理学通报，2002，18：16-19.

[3] Santana LF, Navedo MF, Amberg GC, et al. Calcium sparklets in arterial smooth muscle. Clin Exp Pharmacol Physiol, 2008, 35(9):1121-1126.

[4] Jensen LJ, Holstein-Rathlou NH. Is there a role for T-type Ca^{2+} channels in regulation of vasomotor tone in mesenteric arterioles? Can J Physiol Pharmacol, 2009, 87(1):8-20.

[5] 余冬梅，陈明 . 经典瞬时感受器阳离子通道研究

进展. 重庆医学, 2011, 4 : 591-593.
[6] Kwan HY, Shen B, Ma X, et al. TRPC1 associates with BK(Ca) channel to form a signal complex in vascular smooth muscle cells. Circ Res, 2009, 104(5):670-678.
[7] Tykocki NR, Jackson WF, Watts SW. Reverse-mode Na^+/Ca^{2+} exchange is an important mediator of venous contraction. Pharmacol Res, 2012, 66(6):544-554.
[8] Fernández-Mariño AI, Porras-González C, González-Rodríguez P, et al. Tungstate activates BK channels in a β subunit- and Mg^{2+}-dependent manner:relevance for arterial vasodilatation. Cardiovasc Res, 2012, 95(1):29-38.
[9] 韦嘉章, 何 倩, 高 萌, 等. 钾通道 TREK-1 介导的局部血管舒张调节研究进展. 中国微循环, 2009, 13:589-591.
[10] 韩启德, 文允镒. 血管生物学. 1 版. 北京: 北京医科大学中国协和医科大学联合出版社, 1997:107-124.
[11] Desch M, Sigl K, Hieke B, et al. IRAG determines nitric oxide- and atrial natriuretic peptide-mediated smooth muscle relaxation. Cardiovasc Res, 2010, 86(3):496-505.
[12] Wong WT, Wong SL, Tian XY, et al. Endothelial dysfunction:the common consequence in diabetes and hypertension. J Cardiovasc Pharmacol, 2010, 55(4):300-307.
[13] 李景文, 龙村. EDHF 与微循环调节. 中国微循环, 2003, 7:191-193.
[14] 郭长磊, 刘应才. 雌激素的血管舒张机制研究进展. 中国高血压杂志, 2008, 16:10-12.
[15] Benkhoff S, Loot AE, Pierson I, et al. Leptin potentiates endothelium-dependent relaxation by inducing endothelial expression of neuronal NO synthase. Arterioscler Thromb Vasc Bio, 2012, 32(7):1605-1612.
[16] 孙慧, 吴永全, 严松彪. 脂联素与血管内皮细胞功能障碍的相关性. 中国动脉硬化杂志, 2011, 19:952-955.
[17] Félétou M, Huang Y, Vanhoutte PM. Vasoconstrictor prostanoids. Pflugers Arch, 2010, 459(6):941-950.
[18] Wong WT, Tian XY, Huang Y. Endothelial dysfunction in diabetes and hypertension:cross talk in RAS, BMP4, and ROS-dependent COX-2-derived prostanoids. J Cardiovasc Pharmacol, 2013, 61(3):204-214.
[19] Félétou M, Huang Y, Vanhoutte PM. Endothelium-mediated control of vascular tone:COX-1 and COX-2 products. Br J Pharmacol, 2011,164(3):894-912.
[20] 李世云, 李新立. 血管紧张素Ⅱ通过活性氧致高血压病发病机制研究进展. 高血压杂志, 2001, 9:350-352.

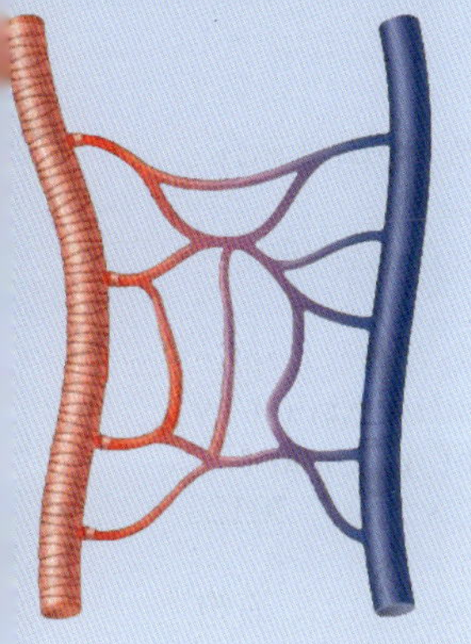

第七章

血管细胞内分泌功能

唐朝枢

血管由内皮、平滑肌、外膜和其他附属组织构成，它构成血液循环的通道和血液与组织间液之间物质交换的屏障，同时血管的各种细胞尚具有非常复杂和重要的内分泌功能。血管旁/自分泌系统产生多种生物活性物质，对心血管结构和功能的稳态进行精密的调节。这些物质包括小分子蛋白、活性多肽、活性氨基酸及衍生物、胺类物质、脂类介质、气体信号分子和金属离子等，具有分子量小（相对分子量一般小于10 000）、结构简单、组织分布广泛、生物效应多样、合成与代谢迅速和免疫原性低等特点，是心血管自稳态调节的最重要成分，其功能紊乱具有重要的发病学意义。以这些活性分子为靶点的治疗，如Ca^{2+}通道阻滞剂、β-肾上腺素受体拮抗剂、血管紧张素转换酶抑制剂、血管紧张素Ⅱ受体拮抗剂等在临床应用中取得了较好的效果。生物活性小分子物质不仅种类繁多、功能复杂，而且各分子间相互作用，形成了复杂的调节网络。

第一节　血管细胞内分泌

自1902年Starling等发现促胰液素并提出“激素”（hormone）的概念以来，内分泌学经历了几个不同的发展阶段：即20世纪50年代以前的经典内分泌概念；随后人们发现并提出了神经内分泌的概念；60年代后期，提出胃肠道组织内分泌（弥散性内分泌）的观点。80年代心房钠尿肽（atrial natriuretic peptide，ANP，亦称心钠素）的发现产生了“循环系统内分泌功能”的概念，人们发现心脏的各种细胞（心肌细胞、心内膜内皮细胞、心外膜细胞、成纤维细胞、神经纤维）、血管内皮细胞、中膜平滑肌细胞、外膜成纤维细胞和脂肪细胞，以及各种血细胞均能合成和分泌数十种生物活性物质，以激素样的血行分泌、局部的旁/自分泌等方式调节循环系统功能稳态。这些活性分子包括心血管活性多肽、生长因子、脂质代谢介质和气体信号分子。20 世纪 90 年代以来，大量实验资料证实脂肪组织亦能分泌脂肪因子、性激素、细胞因子、凝血因子及补体，主动参与机体能量和代谢调节，因此脂肪组织也被认为是体内的内分泌器官。近年发现甚至骨骼肌及骨组织都具有分泌生物活性因子调节生理功能的能力。非经典内分泌的概念认为，人体所有的细胞可能都具有合成与分泌激素的潜能，内分泌功能是生命细胞最基本的特性之一。

一、血管细胞内分泌功能

血管主要由内膜、中膜和外膜构成。近年来的研究证明，血管内皮是一个“活跃的代谢及内分泌器官”，一个“特化的调节组织”。内皮细胞可以产生和分泌内皮舒张因子、内皮收缩因子、硫酸乙酰肝素、组织纤溶酶原激活物、血管紧张素转换酶、脂蛋白脂肪酶、前列腺素和细胞因子等多种生物活性物质，对机体的血液凝固和纤溶系统、物质代谢转化、免疫以及血管舒缩功能和结构调节都具有重要的影响。血管中膜平滑肌细胞不仅是血管舒缩功能的效应器和执行者，还分泌多种血管舒张因子、血管收缩因子、活性肽、细胞因子和生长因子等血管活性物质，以旁/自分泌方式调节血管功能稳态。血管外膜包括成纤维细胞和脂肪细胞，能分泌大量血管外膜舒张因子、血管活性肽（如血管紧张素和肾上腺髓质素等）、细胞因子和生长因子等，参与血管功能和结构的调节[1]。

二、血管活性物质的作用方式

（一）内分泌（endocrine）

经典的内分泌概念是指由内分泌腺体和具有内分泌功能的组织细胞产生的特殊化学物质，经血液循环到达远隔的或邻近的特定器官、组织或细胞，影响并改变其生理功能的调节方式（图 7-1）。

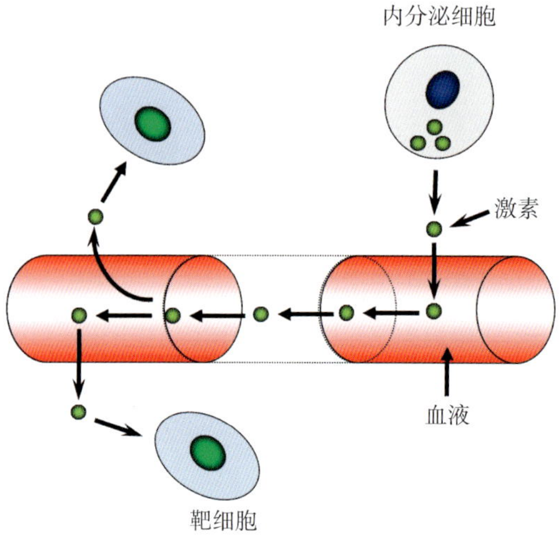

图 7-1 内分泌

（二）自分泌（autocrine）

由细胞合成的激素或激素样活性物质释放到细胞外，弥散到细胞间隙，作用于同一细胞或同类细胞膜上的相应受体而发挥效应（图 7-2）。

（三）旁分泌（paracrine）

激素或激素样活性物质释放后不经过血液循环，仅通过组织间液弥散至邻近的靶细胞或靶组织产生效应（图 7-3）。

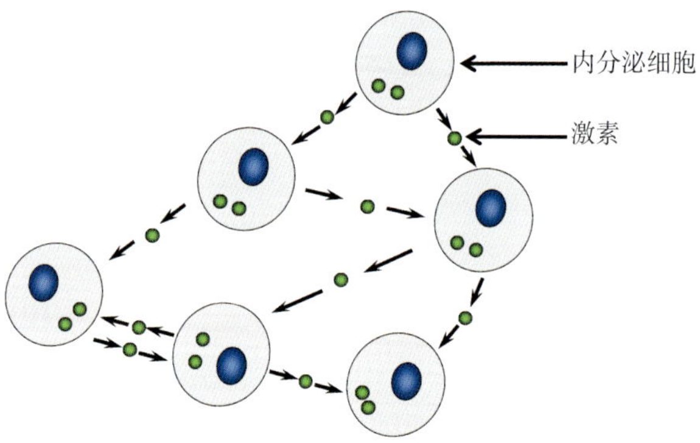

图 7-2 自分泌

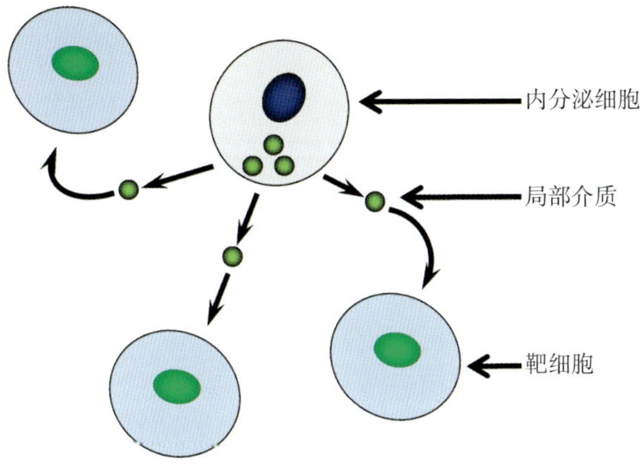

图 7-3　旁分泌

（四）胞内分泌（intracrine）

激素或激素样活性物质在细胞内合成后，与存在于胞质中的相应受体结合，产生效应（图 7-4）。

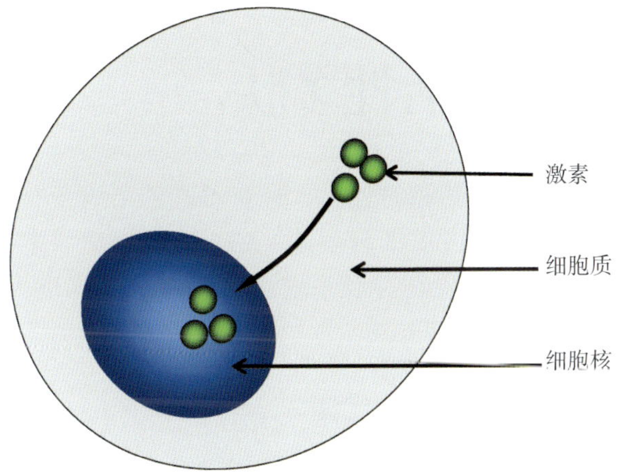

图 7-4　胞内分泌

三、循环系统内分泌自稳态的维持

（一）活性分子之间的相互作用——分子间调控

机体自稳态的维持主要通过神经、体液因素和内分泌调控实现的。机体的神经递质、循环激素、细胞因子、生长因子及其他具有生物学活性的旁/自分泌因子共同构成复杂而精细的分子网络调控体系，在系统、器官、组织、细胞和基因的不同水平对生命活动进行调控。网络调控体系中不同活性分子的作用及其相互影响和调控可以适应周围环境的变化、维持机体的正常生理功能，发挥防病和抗病的作用。心血管系统功能稳态的调控也是通过多种神经因素、体液因素、内分泌因子及局部旁/自分泌因子相互作用的网络调控而实现的。心脏和血管不仅是机体多种调节因子的效应器官（靶器官），亦是合成和分泌多种心血管活性物质的调节器官。不同生物活性分子之间在生物学效应、受体结合、细胞信号转导和基因表达调控上相互作用、相互调节，共同参与和维持心血管系统的功能稳态。

（二）活性分子内部的相互作用——分子内调控

近年来发现同一心血管活性多肽的前体分子或活性分子的分子内存在相互调节的现象，称为分子内调控（intramolecular regulation）。这种分子内调控表现在同一前体分子来源的不同多肽片段之间、活性片段酶解成的众多小片段之间，以及同一分子作用于不同类型受体之间所产生不同生物学效应的相互作用。例如，肾上腺髓质素原前体肽（prepro-adrenomedullin，prepro-ADM）由185个氨基酸残基组成，去掉N端21个氨基酸的信号肽后形成肾上腺髓质素原（pro-ADM），水解后生成prepro-ADM_{22-41}［即肾上腺髓质素原N端20肽（proadrenomedullin-N-terminal 20 peptide，PAMP）］、prepro-ADM_{45-92}、prepro-ADM_{95-146}（即ADM）和prepro-$ADM_{153-185}$（称为肾上腺加压素）等几个活性肽段，其中ADM具有强大的舒血管、降血压、抑制血管平滑肌细胞增殖和排钠利尿等作用，以循环内分泌、局部组织旁/自分泌方式调节机体循环稳态。PAMP可以抑制交感神经活动，具有降压作用。而肾上腺加压素则具有升压效应，可以对抗ADM和PAMP的降压及抑制细胞增殖的作用。pro-ADM的各肽段还以不同调控方式调节其前体肽基因的转录，ADM和PAMP抑制、而肾上腺加压素则促进prepro-ADM基因的表达和蛋白生成。再如血管紧张素原前体分子（prepro-angiotensin，prepro-Ang）由447个氨基酸残基组成，去掉信号肽后形成的血管紧张素原（pro-Ang）在肾素作用下形成Ang Ⅰ（十肽），再经血管紧张素转换酶（angiotensin converting enzyme，ACE）作用形成 Ang Ⅱ（八肽），后者具有强大的缩血管、升血压和促进血管平滑肌细胞增殖的作用。Ang Ⅰ和 Ang Ⅱ 亦可通过内肽酶形成 Ang_{1-7}，它可以促进前列环素的合成和分泌，具有强大的利钠利尿、舒张血管和降低血压等许多拮抗 Ang Ⅱ 的效应。Ang Ⅱ 进一步水解形成的 Ang Ⅲ（七肽）和 Ang Ⅳ（六肽）除刺激醛固酮分泌作用外，亦有舒张血管的效应。再如，血管壁上内皮素 A 受体活化产生缩血管效应，而 B 受体活化则产生扩血管反应。上述的分子内调控现象在众多活性多肽中具有普遍的和重要的生理和病理意义，是机体自稳态调节的一个更微观的重要部分。

四、循环系统内分泌与机体网络调控的相互关系

机体各种功能代谢都受神经、内分泌和免疫三大系统的调节，构成机体复杂的调节网络（network）。循环系统分泌的活性物质不仅对循环系统稳态维持发挥重要作用，也可通过影响其他系统从而发挥对整体生理功能的调节。如心血管局部产生的血管紧张素可作用于交感神经末梢，促进去甲肾上腺素的释放。心房钠尿肽可通过影响迷走神经传入中枢，抑制交感神经的传出。在心脏，一氧化氮（nitric oxide，NO）可调节交感神经末梢释放去甲肾上腺素，当内源性 NO 增加时去甲肾上腺素释放减少，而 NO 减少时其释放则增加。循环系统的内分泌功能也可受神经介质的调控，如去甲肾上腺素可促进心房钠尿肽的释放，应用 α- 肾上腺素受体激动剂（如可乐定）给大鼠静脉注射，血浆心房钠尿肽水平增高。给大鼠注射吗啡或阿片肽，可通过阿片肽受体促进心房钠尿肽的合成和分泌。长期注射吗啡，心脏心房钠尿肽基因表达明显增加。

第二节 血管细胞分泌的活性多肽

血管的内皮细胞、中膜平滑肌细胞以及外膜成纤维细胞和脂肪细胞均能分泌大量血管收缩舒张因子、血管活性肽（如血管紧张素、肾上腺髓质素等）、细胞因子和生长因子等，参与血管功能和结构的调节。

一、内皮素

（一）理化特征与分子生物学

内皮素（endothelin，ET）最初是 Yanagisawa 等于 1998 年发现的缩血管肽，由 21 个氨基酸残基组成。ET 基因经转录与翻译形成 203 个氨基酸残基的内皮素原前体（prepro-endothelin，prepro-ET），后者在内肽酶和羧肽酶的共同作用下生成 38 个氨基酸残基的内皮素原（pro-ET），或称大内皮素。大内皮素在内皮素转化酶（endothelin converting enzyme，ECE）或糜蛋白酶（chymotrypsin）作用下分别生成 ET_{1-21} 和 ET_{1-31}，两者均包括三种异构肽，即 ET1、ET2 和 ET3，系位于不同染色体的三种基因的表达产物。三种基因的表达相对独立，且有不同的组织分布，ET1 主要在内皮细胞表达，ET2 以肾表达居多，而 ET3 则主要在神经系统表达。缩血管强度为 ET1≥ET2＞ET3。

（二）分布与代谢

ET 广泛分布于各类组织细胞，以心血管系统的含量最多。除内皮细胞以外，ET mRNA 还广泛分布于血管平滑肌、心肌、肺和支气管上皮、肾、胎盘、子宫、卵巢、甲状腺、肝、胃肠道、脑神经和胶质细胞等组织细胞。ET 受体有 A、B 两种亚型，均为 G 蛋白偶联受体，ET_A 受体与 ET1 的亲和力最强，ET_B 受体则与三种 ET 亲和力相当。根据功能的不同，ET_B 受体分为 ET_{B1}、ET_{B2} 两种，前者位于内皮细胞，引起血管舒张，后者位于平滑肌细胞，引起血管收缩。ET_A 受体通过受体内化而失活，并且部分内化的受体发生再循环利用，因而失活很缓慢，作用时间长，而 ET_B 受体通过磷酸化迅速失活，作用时间短暂。

（三）生物学效应

ET 及其受体广泛分布于机体各种组织细胞，对机体的各种功能几乎都有影响。

1. 心血管系统 ET1 与 ET_A 受体结合，发挥强烈的收缩血管、促进血管平滑肌细胞增殖和迁移、促进细胞外基质合成与血管纤维化的作用。ET1 对体内各脏器血管几乎都有收缩作用，其对动脉、阻力性小血管和心脑肾等重要器官的血管作用强于对静脉、容量性大的血管和四肢皮肤的血管。ET 的缩血管效应持久，可能参与血压的长期调节。ET1 具有强大的正性肌力作用。ET1 还具有类似生长因子样作用，可通过激活 C-fos 和 C-myc 等原癌基因而促进平滑肌细胞和心肌细胞的增殖和肥大[2]。

2. 泌尿系统 在肾内 ET 受体与 Ang 以及 ANP 的受体有相似的分布，提示三者共同调节肾的泌尿功能。ET 使肾血流和肾小球滤过率减少，滤过膜通透性增大，促进近曲小管对钠和水的重吸收。

3. 中枢神经和内分泌系统 中枢神经系统可自行合成 ET，作为一种神经肽，除参与行为调节外，ET 还与循环、呼吸、消化、生殖和内分泌功能的中枢调控有关。

（四）病理生理学意义

生理状态下血浆 ET 维持在低水平状态，不起循环激素样作用，而在某些病理条件下，ET 的过度合成和释放与疾病的发生发展密切相关。目前已报道多种疾病的发生发展都涉及 ET 的参与，并认为 ET 是某些病理过程中机体的一种内源性致病因子。血管内皮是最易受损伤的靶细胞，ET 是涉及血管内皮损伤性疾病的共同发病因素之一。心肌梗死时血浆 ET 显著升高；ET 是心肌梗死、心室及血管重构、心律失常、心力衰竭和心肌缺血再灌注损伤的发病因素之一。由于 ET 与冠心病的危险因素、冠心病发展的不同阶段及其预后有明显的相关性，血浆 ET 水平可作为评定冠心病严重程度及预后的一个指标。ET 可引起肾血流量和肾小球滤过率的急剧减少，造成肾的缺血缺氧和泌尿功能障碍，而肾局部组织缺血缺氧导致细胞内皮功能障碍，促进 ET 及其受体合成增加，进一步增加肾组织的缺血缺氧，急性肾功能不全患者血浆 ET 水平明显升高。此外，ET 还参与循环休克、成人呼吸窘迫综合征、门脉高压、消化性溃疡、慢性阻塞性肺疾病等的发病[3]。

二、降钙素基因相关肽

（一）分子生物学特征

降钙素基因相关肽（calcitonin gene related peptide，CGRP）是 1982 年应用分子生物学技术发现的第一个心血管活性多肽。CGRP 由 37 个氨基酸残基构成，有 α 和 β 两种分子形式。体内 CGRP 与降钙素（calcitonin，CT）来自同一基因，有 5 个内含子和 6 个外显子。不同组织中此基因的表达产物不同，在甲状腺转录成 CT，而在神经组织可表达出 CGRP。CGRP 的信使 RNA（messenger RNA，mRNA）最先翻译成由 128 个残基构成、分子量为 16 000 的 prepro-CGRP，贮存于分泌颗粒中，释放后酶解成具有活性的 CGRP。体内 CGRP 主要分布于神经系统，亦广泛分布于心血管系统和肺组织内。中枢神经系统内以主管感觉和心血管整合相关的中枢含量较高，皮层含量低；在外周主要存在于感觉神经末梢，少量见于运动神经和肠壁神经丛末梢。CGRP 的心脏分布为：心房高于心室，右心房高于左心房，近心外膜高于近心内膜。全身血管均有 CGRP 神经分布，尤以大、中动静脉含量为高。

（二）合成和释放的调节

CGRP 在神经元内的合成过程是相当复杂的，其基因首先转录为 mRNA 前体，经过加工最终产生成熟的 mRNA。成熟的 mRNA 从细胞核被转运到胞质，到达核糖体，经翻译和翻译后修饰，形成稳定的 CGRP。影响 CGRP 释放的因素主要包括理化因素，如 pH 降低、乳酸增高、缺血和缺氧；另外，血小板激活因子、组胺、五羟色胺等均可刺激对辣椒素敏感的感觉神经兴奋，引起 CGRP 释放。另外，糖皮质激素、α_2- 肾上腺素受体激动剂、神经肽 Y、乙酰胆碱以及阿片肽均可通过突触前抑制而明显抑制含 CGRP 的神经兴奋，减少 CGRP 释放。Ca^{2+} 的内流是神经末梢膜电位引起神经递质释放的关键环节。CGRP 释放依赖于细胞外 Ca^{2+} 通过 N 型电压敏感的钙通道进入神经末梢，Ca^{2+} 可能通过与细胞质内钙调蛋白结合，作用于细胞内钙池上的 ryanodine 类受体，从而引起钙池内 Ca^{2+} 释放，末梢内 Ca^{2+} 的积聚可触发 CGRP 的释放。

（三）CGRP 受体及其受体后信号传导途径

目前，从功能上将 CGRP 受体分为两种亚型，其中对多肽片段 $CGRP_{8\text{-}37}$ 的拮抗效应敏感者为 CGRP1 受体，该受体对线性受体激动剂 -2（acetimidomethy1- 半胱氨酸）hCGRP（[ICys(ACM)]α-CGRP）和 α-（乙胺 2 半胱氨酸）hCGRP（[Cys(ACM)]α-CGRP）则不敏感；而 CGRP2 受体亚型可被上述激动剂激活，但对 $CGRP_{8\text{-}37}$ 不敏感。近年人们发现降钙素受体样受体（calcitonin receptor-like receptor，CRLR）为 G 蛋白偶联受体，并证实 CGRP 家族成员均可为其配体，但 CRLR 本身并没有已知的内源性激动剂，必须与受体活性修饰蛋白（receptor activity modifying protein，RAMP）结合才能发挥生物学效应[4]。RAMP 有 3 种。不同的 RAMP 与 CRLR 结合组成不同的功能性受体，表现出不同的生物学效应。其中 RAMP1 与 CRLR 结合表现为功能性的 CGRP 受体表型，介导 CGRP 的生物学效应。在心血管系统，CGRP 受体分布广泛，心房、心室和血管均有 CGRP 受体表达。在鼠心脏中，CGRP 受体在右心房表达最多，其次是左心房、右心室和左心室。有关 CGRP 受体后信号传导机制，较为肯定的途径是，CGRP 受体与细胞膜上的 G 蛋白偶联，进而激活腺苷酸环化酶，引起细胞内 cAMP 水平升高，后者使 PKA 磷酸化产生一系列生物学效应。另外 cGMP/PKG 和三磷酸腺苷敏感的钾通道（K_{ATP}）亦参与 CGRP 的生物学效应[5]。

（四）CGRP 的心血管作用

1. CGRP 对血管的作用　CGRP 是目前已知的人体内最强的内源性血管舒张物质，静脉注射 CGRP 产生明显的血压下降、外周阻力降低和较持久的心动过速。CGRP 主要在局部发挥舒血管作用。CGRP 还有调节微血管通透性的作用，血管内注射 CGRP，在引起局部充血的同时，还可造成血浆蛋白外渗及局部水肿。CGRP 有加重炎症介质如缓激肽、血小板活性因子等引起的炎性水肿、渗出作用。CGRP 有促进新生血管生成作用，可促进内皮细胞的生长和内皮向受损血管壁的迁移，这种迁移标志着血管修复的开始。CGRP 可抑制血管平滑肌细胞（vascular smooth muscle cell，VSMC）增殖，在培养的大鼠和兔主动脉平滑肌细胞中给予 CGRP，可浓度依赖地抑制 ^{3}H- 胸腺嘧啶核苷的掺入。

2. CGRP 对心脏的作用　CGRP 对心脏有正性变时和变力作用。静脉注射 CGRP 可引起多种动物及人的心率增快，还可增加心输出量和缩短射血前等容收缩期，表明 CGRP 具有正性变时和变力作用，此作用在心房表现较明显。研究认为 CGRP 的这种心脏效应与增加细胞内钙有关。

3. CGRP 的中枢效应　CGRP 在中枢通过兴奋交感神经系统而使血压上升。给麻醉大鼠侧脑室注入 CGRP 可使平均动脉压显著上升，可持续 30 分钟，同时伴有较持久的心率加快和儿茶酚胺释放增多。如果用利血平预先耗竭外周儿茶酚胺，则上述 CGRP 的中枢作用消失，提示 CGRP 在中枢是通过兴奋交感神经系统而使血压上升的[6]。

（五）病理生理意义

1. 原发性高血压　有研究报告原发性高血压患者和自发性高血压大鼠血浆 CGRP 水平下降，而主动脉和下丘脑内的含量增加，提示 CGRP 代谢异常参与高血压的发病。多种体液因子可与 CGRP 相互作用，共同参与高血压的发病，应用 CGRP 可有效降低高血压患者和动物的血压[6]。

2. 休克　失血性休克的不同时期血浆 CGRP 水平均显著升高，晚期升高更明显。由于 CGRP 的强心和扩血管作用，早期的升高具有代偿作用，晚期的过度释放则可能因为其扩张血管而加重血压的降低，参与晚期休克失代偿过程的发生。

3. 其他　CGRP 对多种组织器官如心、脑、脊髓、肝、肾以及皮肤肌肉等的缺血再灌注损伤有良好的防治效果，它可促进缺血心肌功能的恢复，抑制脂质过氧化的发生，减轻蛋白和酶的漏出。CGRP的细胞保护机制不能单用扩血管效应解释，还可能与抑制脂质过氧化和促进DNA合成有关。

三、肾上腺髓质素

（一）肾上腺髓质素的分子生物学特征

肾上腺髓质素（adrenomedullin，ADM）是1993年Kitamura发现的由52个氨基酸组成的多肽，属于CGRP超家族。人的ADM由52个氨基酸组成，ADM的基因可编码产生185个氨基酸组成的ADM前体原（prepro-ADM）。去除氨基端21个氨基酸的信号肽后形成164个氨基酸组成的ADM原（pro-ADM）。体内pro-ADM经水解可产生prepro-ADM_{22-41}、prepro-ADM_{45-92}、prepro-ADM_{95-146}、prepro-$ADM_{153-185}$四个片段。其中prepro-ADM_{22-41}为pro-ADM氨基端的20个氨基酸肽链，又称为肾上腺髓质素原N端20肽。prepro-ADM_{95-146}即为ADM。

（二）ADM在体内的分布、合成与释放

ADM及其mRNA广泛分布于外周组织、中枢神经系统和血液中。在外周，ADM存在于肾上腺、心、肺、胃肠道、肾和生殖系统等器官和组织中。除肾上腺髓质外，心血管系统的心肌细胞、内皮细胞、血管平滑肌细胞等也是ADM的重要来源。ADM也存在于中枢神经系统，如大鼠的大脑皮质、脑室旁组织、下丘脑、中脑、延髓和小脑等。ADM在循环血液中的形式是C端为甘氨酸的肽，称为ADM的中间体，然后C末端被酰胺化，形成成熟体。细胞内生成ADM后随即分泌，并不贮存于细胞内。白介素1β（interleukin1β，IL1β）、肿瘤坏死因子α（tumor necrosis factor α，TNFα）、脂多糖、肾上腺皮质激素和视黄酸均能促进ADM的合成；而γ-干扰素、血栓素、8-溴cAMP（8-bromo-cAMP）、血管活性肠肽和腺苷酸环化酶抑制剂Forskolin等则可抑制血管平滑肌产生ADM，以Forscolin和血栓素作用最强[7]。ADM可由机体的多数组织合成和分泌，而全身普遍的血管内皮是血浆ADM的主要来源。

（三）ADM受体及受体后信号传导

ADM的受体与CGRP受体分布类似，主要存在于高度血管化的组织中，如心脏、胰腺、肺、肝和脾中，也存在于肌肉、脊髓和大脑中。ADM的作用可部分由CGRP受体介导，C末端片段人ADM_{22-52}是ADM受体的拮抗剂。CRLR与RAMP2和RAMP3复合物分别为ADM1受体和ADM2受体，介导ADM的生物学效应。ADM是通过其受体与G蛋白偶联进而刺激细胞cAMP水平升高，介导生物学效应。此外ADM受体也可以通过G蛋白之外的信号分子介导其生物学效应。

（四）ADM的生物学效应

1. 心血管系统　在多种动物外周应用ADM后均能产生强而持久的降压作用，与CGRP作用相似，心率和心输出量均显著增加，每搏容量、最大主动脉血流量和左心室内压变化最大速率（dP/dtmax）轻度增加。而中枢注射ADM可引起动脉血压持续升高，同时并不改变心率，其机制可能与兴奋交感神经中枢，加强心脏交感神经活动有关。

2. 利钠利尿　ADM能显著增加尿钠排泄量和尿钠排泄分数，降低远端肾小管对钠的重吸收，增加肾小球滤过率、肾血流量和近端肾小管对钠的重吸收，同时伴有NO合成增加。

（五）ADM的病理生理学意义

1. 急性心肌梗死和充血性心力衰竭　慢性充血性心力衰竭患者血浆中ADM水平增高，升高的程度与疾病的严重程度相关。急性心肌梗死后血浆ADM水平立即增高，伴有心力衰竭的患者，血浆ADM水平高于不伴心力衰竭者。在心肌梗死早期，血浆ADM水平与肺动脉毛细血管压、肺动脉压、右心房压和心率呈显著正相关，提示ADM的升高可能是一种代偿机制，具有心肌保护作用。

2. 高血压　原发性高血压患者的血浆ADM含量升高，且与疾病的严重程度相关，合并心肌肥厚和肾功能衰竭的严重程度与ADM水平也显著相关，同时与血浆肌酐水平呈正比，提示

ADM 可能与高血压时肾功能损伤有密切关系。在有脑卒中倾向的自发性高血压大鼠模型，大脑中动脉栓塞前后静脉滴注 ADM 可以抑制局部脑血流量的降低，并降低脑缺氧损伤的程度。

3. 肺动脉高压　肺动脉高压患者血浆 ADM 浓度明显升高，在离体灌流的大鼠肺，ADM 呈浓度依赖性降低肺动脉压，缺氧时其作用更强，提示 ADM 对缺氧引起的肺动脉高压具有防御保护作用。

4. 其他疾病　原发性醛固酮增多症患者、肝硬化腹水和慢性阻塞性肺疾病患者血浆的 ADM 含量亦明显增加。ADM 对损伤或诱发溃疡后的胃黏膜具有重要的保护作用。ADM 还参与内毒素休克的发生和发展过程 [8]。

（六）肾上腺髓质素 2（ADM2）

肾上腺髓质素 2 或称中介素（intermedin，IMD）是 2004 年 Roh J 发现的 CGRP 的一个新成员。人 IMD 基因编码由 148 个氨基酸残基组成的 IMD 前体蛋白，后者进一步在体内剪切为含 47、40 及 53 个氨基酸残基的 $IMD_{1\text{-}47}$、$IMD_{8\text{-}47}$ 和 $IMD_{1\text{-}53}$ 等活性片段。IMD 主要表达在颌下腺、肾、胃、肠系膜上动脉、卵巢、淋巴结和胰腺等组织中，亦是通过 CGRP 家族共同的受体系统——CRLR/RAMP 发挥其生物学效应。在心血管系统具有与 CGRP 和 ADM 相似甚至更强的舒张血管、降低血压等效应；在中枢则具有升高血压和增加心率的作用。IMD 具有类似或更强于 ADM 和 CGRP 的心血管保护作用，如增加冠状动脉灌流量从而减轻心肌缺血再灌注损伤等。此外，IMD 在高血压、心肌缺血再灌注损伤、动脉粥样硬化、血管钙化、胃肠功能紊乱以及体内能量稳态失平衡所致的肥胖中也具有重要的病理生理学意义 [9]。

四、C- 型钠尿肽

C- 型钠尿肽（C-type natriuretic peptide，CNP）是首先从猪脑中分离出来的钠尿肽家族的另一成员。CNP 广泛分布于人、大鼠和猪的中枢神经系统、肾上腺髓质、肠道等，气管黏膜也含有较多的 CNP。血管内皮细胞是其产生的主要部位。

（一）CNP 的生物学效应

CNP 具有明显的降低体循环血压、右心房压和心输出量的作用。CNP 对内皮完整或去内皮的静脉血管均可产生浓度依赖性舒张效应。目前认为 CNP 舒张血管作用取决于细胞中的 cGMP 含量。另有报道，CNP 对猪冠状动脉离体血管条的舒张反应可被 ATP 敏感性 K^+ 通道阻断剂所抑制，CNP 本身可浓度依赖性促进血管平滑肌细胞 K^+ 通道开放和细胞膜超极化及冠状动脉血管的舒张反应，由此认为 CNP 的舒张血管作用可为 K^+ 通道介导，由细胞膜超极化所引起。CNP 亦可抑制 VSMC 增殖迁移和内膜增厚作用。CNP 呈剂量依赖性抑制胎牛血清和血小板源生长因子诱导的 VSMC 增殖和迁移 [10]。

（二）CNP 的病理生理意义

1. 高血压　原发性高血压患者血浆 CNP 水平与疾病进展的不同阶段相关。不伴左心室肥厚的高血压患者血浆 CNP 水平显著低于正常组，而伴有左心室肥厚的原发性高血压患者血浆 CNP 则明显增加，提示 CNP 有可能参与心室肥厚的发病过程。

2. 心力衰竭　研究发现，CNP 的蛋白及基因都在发生心力衰竭的心脏中表达，并且在心力衰竭过程中由于 B 型钠尿肽受体（B-type natriuretic peptide receptor，NPR-B）下降，CNP 的合成代偿性增高。说明 CNP 和心力衰竭的发生之间具有密切的关系。

3. 心肌梗死　在体研究表明，CNP 可以提高心肌梗死大鼠的心功能和减轻心肌重塑。CNP 有抑制心肌纤维化和心肌肥厚的作用，主要是通过抑制心肌梗死后的心肌重塑。CNP 可以直接抑制心肌成纤维细胞的 DNA 和胶原合成。

4. 其他　另外慢性肺源性心脏病不同时期 CNP 血浆水平均增加，并在慢性肺源性心脏病急剧恶化时增加更明显，提示 CNP 不仅参与慢性肺源性心脏病的发生发展，还可作为慢性肺源性心脏病病情和预后的预测指标 [11]。

五、肾素 – 血管紧张素 – 醛固酮系统

肾素 - 血管紧张素 - 醛固酮系统（renin-angiotensin-aldosterone system，RAAS）是维持血压、水和电解质平衡及心血管功能稳态的主要调控系统，经典的肾素 - 血管紧张素系统（renin-angiotensin system，RAS）被认为是一个内分泌系统，血管紧张素原（angiotensinogen）经肾素代谢产生血管紧张素Ⅰ（AngⅠ），AngⅠ在ACE作用下生成AngⅡ，后者经氨基肽酶进一步代谢产生AngⅢ和AngⅣ，通过各自特异性受体发挥广泛的生物学效应。近年发现在心脏、血管、脑，甚至是脂肪、骨髓和胰腺等组织也有血管紧张素原和肾素基因的表达，说明局部组织也存在RAS[12]。

（一）肾素 - 血管紧张素系统组成

肾素由肾素原前体转化而来。肾素是一种酸性蛋白水解酶，对底物有高度选择性，只能作用于血管紧张素原的特定肽键。血管紧张素原经肾素作用释放出AngⅠ。AngⅠ在ACE作用下生成AngⅡ。在许多组织如血管，还可在某些酶（不是肾素和ACE）的作用下，使血管紧张素原转变为AngⅡ，称为AngⅡ生成的非肾素途径，这些酶包括糜蛋白酶（chymase）和组织蛋白酶G（cathepsin G），这可能是ACE抑制剂不能完全阻断组织AngⅡ生成的一个重要原因。ACE2与ACE的氨基酸序列具有高度同源性，主要存在于心、肾和胃肠道，是一种羧基肽酶，水解底物羧基端的一个氨基酸，在RAS中具有广泛的活性，包括水解AngⅠC端亮氨酸、AngⅡC末端苯丙氨酸分别生成$Ang_{1\text{-}9}$和$Ang_{1\text{-}7}$，以及水解$Ang_{1\text{-}9}$、$Ang_{1\text{-}7}$、AngⅢ、AngⅣ、缓激肽、apelin等[13]（图7-5）。

目前已知的Ang受体包括血管紧张素Ⅱ1型受体（angiotensinⅡ type 1 receptor，AT_1R）、AT_2R、AT_4R和$AT_{1\text{-}7}R$四种亚型。其中AT_1R和AT_2R均为7次跨膜的G蛋白偶联受体，AT_1R体主要分布于血管、肾上腺皮质、肝、肾、脑等部位，因此其主要生物学效应为促进血管收缩和释放醛固酮从而调节血压，并维持水和电解质平衡，参与肝糖原代谢，在中枢发挥抗利尿激素释放、引起渴感、维持对盐的摄取和血压调控等作用。AT_2R主要在胚胎组织高表达，在成人表达于肾上腺髓质、子宫、卵巢和脑部的特化核团，在心血管组织分布较少，主要在组织发育

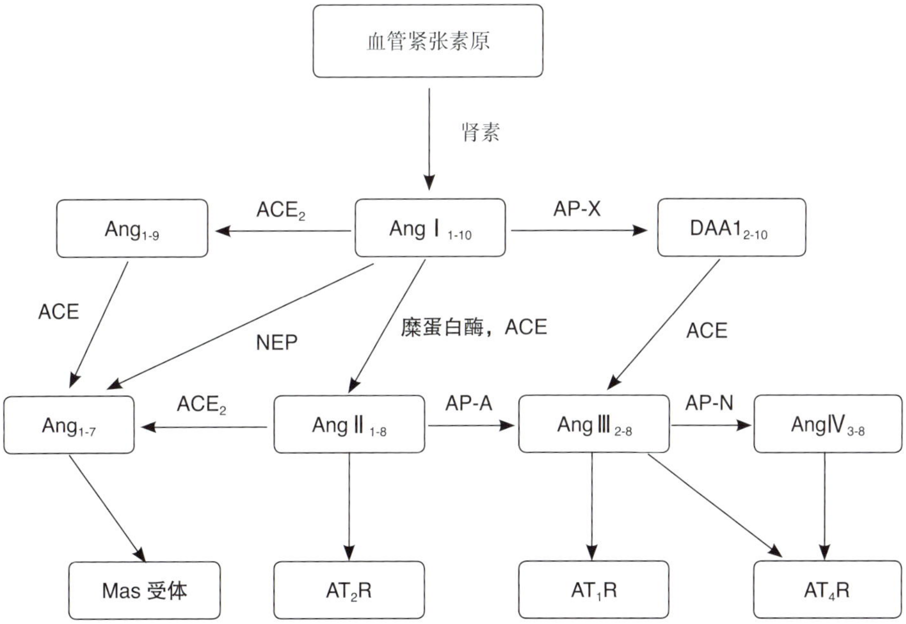

图7-5　血管紧张素代谢途径

AP-X：氨基肽酶X；DAA1：去天冬氨酸血管紧张素1；NEP：中性肽链内切酶；AP-A：氨基肽酶A；AP-N：氨基肽酶N

的调控和组织损伤的修复中发挥作用，并通过与AT_1R的效应相互拮抗，或直接作用，发挥扩张血管、抗增殖和促进细胞凋亡、调控细胞外基质合成等作用。AT_4R也称胰岛素调节的膜氨基肽酶（insulin-regulated membrane aminopeptidase，IRAP），AngⅣ与AT_4R结合后能降低中枢其他肽类物质的降解，延长它们的活性，从而在记忆和学习中发挥作用。

醛固酮是一种甾体类盐皮质激素，其分泌有两条途径：一是经典的肾素-血管紧张素-醛固酮系统，由肾上腺皮质球状带合成和分泌；另一条途径是由血管、心脏、肾等局部组织合成分泌。人的心肌、血管平滑肌、内皮细胞和成纤维细胞中都存在醛固酮合酶（aldosterone synthase，即CYP11B2）和醛固酮受体，说明心血管系统存在独立的醛固酮系统。醛固酮的生物学效应主要是调节心血管系统、泌尿系统和植物神经系统等，参与组织修复，调节水、电解质和血容量，称为基因组调控途径[14]。

（二）生物学效应

在血管紧张素代谢成员中，AngⅠ仅具有微弱的生物学效应。AngⅡ被认为是RAS的核心成员，其生物学效应研究得较为清楚。AngⅢ主要在中枢发挥升高血压和刺激抗利尿激素释放的作用。AngⅣ参与中枢性血压调控，通过上调海马C-fos表达，增加被动和条件回避反应的记忆认知。Ang_{1-7}是近年发现的Ang新成员，在体内发挥广泛的、与AngⅡ相似或相反的或特殊的生物学效应，包括在中枢通过易化压力反射调节血压和心率，增加加压素的合成和释放，以及强大的利钠利尿、舒张血管和抑制细胞增殖等作用。去天冬氨酸血管紧张素1（des-aspartate-angiotensin-1，DAA1）是AngⅠ向AngⅢ降解过程中的旁路产物，是氨基肽酶X（aminopeptidase-X，AP-X）水解AngⅠ的N末端Asp残基的产物，具有抗心肌肥厚、抗平滑肌细胞增殖、抑制血管新生内膜形成的作用，可能是一种重要的心血管保护活性分子。

（三）病理生理学意义

1. AngⅡ的生理作用十分广泛，参与多种疾病的病理生理过程。

（1）高血压：AngⅡ具有很强的缩血管效应，原发性高血压患者血浆AngⅡ水平明显升高，与病情发展呈正相关，自发性高血压大鼠下丘脑和延髓的AngⅡ浓度升高，广泛应用ACE抑制剂和AngⅡ受体拮抗剂对临床高血压患者的血压控制取得很好疗效，提示AngⅡ参与了原发性高血压的发病过程[15]。

（2）心力衰竭：AngⅡ在心力衰竭患者血浆中的浓度升高，心力衰竭时RAAS和渗透压调节系统活性增强，可能是维持动脉血压的代偿机制。

（3）其他心血管疾病：AngⅡ通过AT_1R介导刺激正常的及心肌梗死后的心肌细胞增殖，心肌细胞体积及蛋白含量增加，诱发左心室肥厚，导致心血管疾病过程中病变心脏的重塑。AngⅡ还参与心肌缺血再灌注损伤和促进心脏及肾间质纤维化的形成和发展。

2. 醛固酮　与无醛固酮增多的高血压相比较，原发性醛固酮增多症的高血压出现明显的心室纤维化和左心室肥厚。给予高血压大鼠醛固酮抑制剂后，在血压未出现明显下降之前，心室纤维化、心肌肥厚和主动脉硬化的情况已得到明显改善。慢性心力衰竭患者血浆醛固酮水平升高可增加患者死亡率，其机制可能在于钠水潴留引起心脏负荷增加，低钾和低镁启动心律失常，压力感受器敏感性受抑制引起交感张力增加，阻断交感神经末梢对去甲肾上腺素的重吸收，并增加儿茶酚胺的心肌毒性，促进心肌纤维化等[16]。

第三节　血管细胞分泌的气体信号分子

传统意义上的细胞内信息传导都是指信号分子与胞膜上或细胞内的受体结合，引起特定的细胞内第二信使变化，调节细胞的功能。在生物体及细胞内存在着复杂多样的信号途径，其中气体信号分子以其独有的可连续产生、传播迅速、快速弥散等特点引起科学界的广泛关注。20 世纪 80 年代中期，内源性气体分子一氧化氮（NO）被发现。继 NO 之后，一氧化碳（carbon monoxide，CO）和硫化氢（hydrogen sulfide，H_2S）相继被发现可分别经血红素和含硫氨基酸代谢产生，并且发挥广泛的生物学效应。几种气体信号分子的生物学效应及病理生理意义详见第十一章内容。

第四节　血管细胞分泌的磷脂类活性分子

血管细胞不仅分泌多种血管舒张因子、血管收缩因子、活性肽、细胞因子和生长因子等血管活性物质，还分泌磷脂类的活性分子，以旁/自分泌方式调节血管功能稳态。

一、溶血磷脂酸

溶血磷脂酸（lysophosphatidic acid，LPA）（1- 脂酰 -2-sn- 甘油 -3- 磷酸）是一种细胞膜脂类衍生物，是磷脂生物合成早期阶段的关键性前体，也是甘油磷脂代谢的中间产物，其基本结构为一个甘油骨架，其 sn-1 位连接一个脂肪酸链，sn-2 位结合一个羟基，sn-3 位为一个磷酸基团。LPA 中的脂酰链长度、磷酸基团和羟基均可影响其活性，脂酰链越长生物活性越高，如 sn-2 位的羟基和 sn-3 位的磷酸基团被取代则失去活性。由于 LPA 有一个自由羟基和磷酸基团，所以易溶于水，尤其易溶于不含钙、镁离子的溶液。LPA 可来源于各种细胞膜磷脂代谢产物，具有很强的丝裂素样效应，血液中的 LPA 主要来源于激活的血小板，并引起血小板聚集。LPA 也可由成纤维细胞和 VSMC 在肽类生长因子刺激下释放到细胞外基质。某些肿瘤细胞、炎症细胞、内皮细胞、神经细胞及受损伤的细胞也可大量产生 LPA。LPA 的受体由内皮细胞分化基因中的 Edg_2、Edg_4 和 Edg_7 3 个基因编码，分别称为 LPA1、LPA2 和 LPA3。LPA1 广泛分布于心、脑、结肠、小肠、前列腺等组织，而以脑组织中的含量最高，LPA2 高水平表达于胚胎和新生期脑中，而人的胰腺、脾、胸腺以及小鼠心、肺、脾和胃则可检测到低水平的表达，LPA1/2 偶联 $G_{i/0}$、$G_{12/13}$ 和 G_q 家族。LPA 导致细胞内 Ca^{2+} 水平升高，腺苷酸环化酶受抑制，丝裂原活化蛋白激酶（mitogen activated protein kinase，MAPK）激活从而发挥生物学效应。LPA3 在人睾丸、前列腺、心脏、胰腺和脑的额叶皮质高水平表达，在小鼠的肺、肾和睾丸中表达最高，LPA3 不与 $G_{12/13}$ 偶联，而是通过 G_q/G_i 类蛋白介导。

LPA 是具有广泛生物学效应的磷脂介质分子，通过不同 G 蛋白偶联受体介导的信号通路，从多个方面参与动脉粥样硬化、冠心病、脑卒中和血栓形成等心血管疾病的发病：①收缩血管内皮细胞导致内皮细胞间隙扩大、通透性增加，破坏内皮屏障的完整性，同时促进内皮细胞增殖、诱导迁移、增加趋化性；②促进血管平滑肌细胞和成纤维细胞的增殖和迁移，以及分别向合成型和成肌纤维细胞表型转变；③抑制巨噬细胞凋亡；④促进 T 淋巴细胞迁移和增殖，抑制其凋亡，促进白介素 2 分泌；⑤活化血小板并促进其聚集；⑥低密度脂蛋白在轻度氧化过程中也可生成大量 LPA，并聚集于轻度氧化低密度脂蛋白颗粒的表面，从而有利于 LPA 与其膜受体结合，激活血小板和内皮细胞等效应细胞。低密度脂蛋白的轻度氧化是动脉粥样硬化病理过程中的主要事件，LPA 诱导的内皮细胞功能障碍在动脉粥样硬化早期即发挥重要作用，随后介导了动脉血管新内膜的形成和局部炎症反应，破坏粥样硬化斑块稳定性并出现破裂，以致动脉血栓形成，引发卒中或心肌梗死。LPA 是血栓形成最早期所产生和释放的代谢中间产物，可以作为一个体内凝血或血栓形成启动的分子标志物，标志着血小板活化，因此对于由血小板活化聚集导致的血栓形成具有预警意义。循环中的 LPA 主要由激活的血小板释放，并进一步反馈刺激血小板活化和促进血小板聚集。LPA对血小板的聚集作用可能会进一步诱发和加重不稳定型心绞痛的症状和心肌缺血。动脉粥样硬化斑块破溃后，暴露的氧化低密度脂蛋白和LPA可激活内皮细胞，增加单核细胞和中性粒细胞的黏附，进而加重心肌缺血时的炎症反应。临床研究表明老年人LPA水平普遍增高，因此定期检测老年冠心病患者LPA水平有重要的临床价值，有助于临床医生判断体内血小板是否处于活化状态及血栓形成的危险，并有可能成为缺血性心脑血管疾病的预警指标之一。

二、前列腺素

前列腺素（prostaglandin，PG）是二十碳不饱和脂肪酸花生四烯酸经酶促代谢产生的一类脂质介质。前列环素（prostacyclin，PGI_2）和血栓素（thromboxane，TXA_2）都是花生四烯酸的代谢产物，正常情况下PGI_2和TXA_2二者的产生和释放处于动态平衡。PGI_2主要由血管内皮细胞合成，占内皮细胞中花生四烯酸产物的66%，肾（主要指髓质）内也可合成PGI_2。TXA_2主要由刺激血小板和中性粒细胞产生，当内皮细胞损伤时促使血小板聚集，释放TXA_2。PGI_2对冠状动脉、外周血管平滑肌均有较强的舒张作用；PGE_2增加血管渗透性，促进细胞增殖和迁移，参与动脉粥样硬化和腹主动脉瘤等的发生及发展。TXA_2则相反，对动脉血管有很强的收缩作用。PGI_2半衰期为2～3min，极不稳定，以非酶作用和酶作用两种方式水解形成稳定、无活性的6-酮-前列腺素$F_{1α}$（$PGF_{1α}$）。TXA_2半衰期仅30秒，其水解成TXB_2而失去活性。PGI_2舒张血管的机制主要是通过与平滑肌细胞膜上的特异性受体结合，激活腺苷酸环化酶（adenylate cyclase，AC），升高胞内cAMP水平，刺激细胞内钙池摄取Ca^{2+}，导致胞内Ca^{2+}水平下降，而引起平滑肌舒张，为体内重要的降压物质。此外，前列腺素E_2（PGE_2）也有降压作用，与PGI_2一样使平滑肌细胞对血管紧张素Ⅱ（AngⅡ）的敏感性降低，维持动脉血压稳定。血管局部产生的前列腺素亦具有多种生物学效应，详见第三十章。

第五节　新发现的血管活性物质

分子生物学的发展促进了心血管活性多肽的研究，“老肽”的功能不断被更新，“新肽”则不断被发现，呈“每日一肽”之势，不仅给研究者们带来极大的机遇，也带来更大的挑战。这些活性多肽大多都是小分子物质，代谢迅速，不易检测其活性和含量；它们不但组织分布具有异质性，而且种类繁多，呈多功能性，生物效应普遍，彼此相互作用形成复杂的网络关系。

尽管目前缺乏高通量功能研究技术，导致对小分子活性物质的研究较为困难，但在生物学研究转入以功能基因组学为标志的后基因组时代，应用生物信息学方法，高通量地阐释基因组所编码产物的生物学功能的策略，对小分子活性物质的研究，也起了一定的促进作用。其中孤儿G蛋白偶联受体策略就是一个成功应用现代分子生物学手段研究心血管内分泌功能的成功范例。

孤儿G蛋白偶联受体（orphan G protein-coupled receptor，oGPCR）是指尚未找到天然配体的G蛋白偶联受体（GPCR），其结构特征也是具有7个跨膜区。以孤儿受体作“诱饵”，分离出新配体的方法称孤儿受体策略（orphan receptor strategy）。其原理为将克隆的孤儿受体基因转染到载体细胞内，载体细胞表达出相应受体后暴露于含有该受体天然配体的组织提取物，配体与受体的相互作用诱导第二信使效应，载体细胞内第二信使的变化可作为监测孤儿受体的配体纯化的参数。阿片样肽类的发现便是孤儿受体策略成功的例子之一。该方法已经在较短的时间内发现了40多种新的天然配体（几乎均为生物活性小分子物质）和它们新的重要生理功能，是一种成功的功能基因组学研究方法，并逐渐成为后基因组时代功能基因组学研究的普遍方法之一。孤儿受体的研究促进了“反向生理学”、“反向药理学”和“反向药物学”等的发展，非常有利于生理功能的研究和新药研制。下面简述几种利用孤儿受体策略新发现的心血管内分泌物质。

一、尾加压素Ⅱ

尾加压素Ⅱ（urotensinⅡ，UⅡ）最早是从鱼尾部下垂体中分离出的神经环肽，目前已从人体克隆出来，分为Ⅰ、Ⅱ两型。各类动物的UⅡ具有共同的环状6肽结构，为生物活性中心，另外N端有1个酸性氨基酸（Glu或Asp）做前导，C端为一个疏水氨基酸残基（Val或Ile）。人类的UⅡ有两种前体，分别含124和139个氨基酸。UⅡ作为一种神经肽，主要分布于神经系统和心血管组织，其受体是孤儿G蛋白偶联受体GPR_{14}，或称为感觉上皮神经肽样受体（sensory epithelial neuropeptide-like receptor，SENR），其mRNA广泛存在于人的心肌、主动脉、肺动脉的内皮和VSMC，以及中枢神经系统。UⅡ能持续、高效地收缩血管，比内皮素强8～10倍，是迄今所知的最强的缩血管活性肽，其中$UⅡ_{5\text{-}12}$是其最小活性单位。UⅡ血管效应在不同部位和不同种属具有很大差异，缩血管主要针对动脉；但也能通过NO和前列腺素途径引起离体灌流心脏冠状动脉扩张。在整体心脏，小剂量UⅡ引起血流阻力轻度降低，心输出量轻度增加；大剂量则引起心输出量明显减少[17]。UⅡ还具有明显的促细胞肥大和增殖的作用。UⅡ与受体结合后主要信号通路为：诱导Ca^{2+}内流；通过磷脂酰肌醇特异的磷脂酶C（phospholipase C，PLC）-三磷酸肌醇（inositol triphosphate，IP_3）通路刺激肌质网Ca^{2+}释放，升高$[Ca^{2+}]_i$水平；促进NO生成；激活MAPK信号通路等多条途径。目前已知UⅡ参与压力超负荷性心肌肥大、动脉粥样硬化、心肌梗死和心力衰竭等的发病过程。UⅡ还具有强烈的气道收缩作用，在慢性肺部疾病以及右心室肥大的发生和发展过程中亦发挥重要作用。UⅡ可以通过上调转化生长因子$β_1$（transforming growth factor $β_1$，$TGFβ_1$）的表达与分泌，进而诱导胶原的合成与分泌。而对$TGFβ_1$/Smad2/3信号通路的影响，也是UⅡ诱导血管纤维化产生的重要机制。UⅡ/尾加压素受体系统在脂多糖/半乳糖胺诱导的急性肝功能衰竭的发病过程中起着重要的作用。因此给予尾加压素受体抑制剂，通过抑制促炎症因子的释放和激活核因子-κB（nuclear factor-κB，NF-κB）通路，对肝的急性炎症损伤有保护作用[18]。

尾加压素Ⅱ相关肽　2003年Sugo T等在大鼠脑组织提取物中监测UⅡ的免疫反应性时，分离出一种新的活性多肽，并命名为尾加压素Ⅱ相关肽（urotensinⅡrelated peptide，URP），其氨基酸序列为ACFWKYCV，在半胱氨酸之间由二硫键连接，与UⅡ有着相同的CFWKYC结构。氨基酸序列分析显示，人、大鼠和小鼠的URP前体原分别含119、118和113个氨基酸，人和大鼠的氨基酸序列同源性为54.2%，人和小鼠的同源性为47.5%，大鼠和小鼠的同源性为73.7%。尽管URP和UⅡ有着类似的氨基酸序列，但两者前体原氨基酸序列的同源性仅为18.8%，编码URP和UⅡ的基因亦不同：编码UⅡ的基因位于染色体1p36，而编码URP的基因位于染色体3q29。在人类URP前体原基因表达与UⅡ前体原基因表达的组织分布相似，但URP前体原基因在人的脊髓中不表达。Sugo T等还发现URP可以结合并激活人和大鼠UⅡ受体（GPR_{14}）。给麻醉大鼠静脉注射URP后引起了持久的降血压效应，与UⅡ的降压效应类似。因此认为URP是大鼠、小鼠UⅡ受体的内源性功能性配体。大鼠URP具有扩张大鼠冠状动脉的作用。此外，URP在心力衰竭、心肌缺血再灌注损伤及高血压中也具有重要的病理生理学意义[19]。

二、Apelin

1993年，O'Dowd在人类基因中首次识别出孤儿G蛋白偶联受体——血管紧张素受体AT_1相关受体蛋白（receptor protein related to the angiotensin receptor AT_1，APJ）。人APJ为377个氨基酸残基组成的含有7个α螺旋跨膜区段的蛋白，与AngⅡ受体（AT_1R）具有31%的同源性。但在成纤维细胞，AngⅡ并不能与APJ结合，说明AngⅡ不是APJ的内源性配体。1998年Tatemoto K等人利用反向药理学的方法从牛胃的分泌物中提取并纯化出 APJ 的天然配体，即 Apelin。人、牛、大鼠和小鼠的 Apelin 前体肽原（prepro-apelin）均由 77 个氨基酸残基组成，种属之间同源性达 76%～95%。Apelin 前体肽原在体内可降解为 $Apelin_{-36}$（prepro-apelin42～77）、$Apelin_{-13}$（prepro-apelin65～77）和 $Apelin_{-17}$（prepro-apelin61～77）三个肽段。这三种肽段的生物学效应略有差异：①增加细胞外酸化率和抑制 forskolin 刺激 cAMP 生成的作用不同：$Apelin_{-13}$ 和 $Apelin_{-17}$ 作用比 $Apelin_{-36}$ 高 8～60 倍，$Apelin_{-13}$ 可短暂升高细胞外的酸化作用，$Apelin_{-36}$ 则有持续作用；②与 APJ 的结合能力不同：$Apelin_{-36}$、$Apelin_{-17}$ 比 $Apelin_{-13}$ 能更有效地抑制 ^{125}I 标记的 Apelin 类似物与 APJ 的结合，^{125}I 标记的 $Apelin_{-13}$ 与 APJ 的结合能力远强于 $Apelin_{-36}$，未标记的 $Apelin_{-36}$ 比 $Apelin_{-13}$ 能更有效地将 ^{125}I -Apelin 类似物与 APJ 分开；③诱导表达 APJ 的细胞迁移能力不同：$Apelin_{-13}$ 的作用要远高于 $Apelin_{-36}$；④诱导 APJ 受体内化的作用不同：$Apelin_{-36}$ 和 $Apelin_{-13}$ 可以剂量依赖性地诱导 APJ 受体通过网格蛋白包被小窝（clathrin-coated pits）与转铁蛋白受体结合而快速内化，去除 $Apelin_{-13}$ 后 60 分钟，APJ 分子可再循环到细胞表面，但是去除 $Apelin_{-36}$ 后 2 小时，内化的 APJ 大部分仍滞留于细胞质。Apelin 及其受体分布广泛，包括免疫系统及心血管组织的心肌、冠状动脉、大动脉和隐静脉、各种器官的小动脉内皮及人心脏、肾、肺和肾上腺的血管内皮细胞，及大血管的内皮细胞。Apelin 具有重要的心血管效应，可通过 NO 途径舒张血管，降低血压，对正常大鼠和心肌梗死导致的心力衰竭大鼠的心脏发挥正性肌力作用。此外，Apelin 还有利尿、调节摄食摄水、调节垂体激素释放和生物节律等作用。冠心病和特发性扩张型心肌病导致的慢性心力衰竭患者左心室 Apelin mRNA 水平均较正常人增高。Apelin 在心血管系统中作为心血管活性物质具有扩张血管和正性肌力作用，在心力衰竭及心肌重塑中具有重要防护意义 [20]。

研究表明 Apelin 可以通过抗炎症反应来抑制腹主动脉瘤（abdominal aortic aneurysm，AAA）的形成。动脉粥样硬化冠状动脉血管中 Apelin 表达增加，Apelin 受体存在于动脉粥样硬化斑块并且与它的配体分布类似。心肌梗死早期 Apelin 的表达水平降低，晚期 Apelin 水平又显著增加。研究表明不稳定心绞痛和急性心肌梗死患者与无症状冠状动脉疾病患者相比，Apelin 水平更低 [21]。Apelin 在心力衰竭的发展过程中具有保护作用，但在心力衰竭患者中 Apelin 水平则显著降低。有报道血浆中低浓度的 Apelin 可以作为预测心房颤动患者预后的独立生物标志物 [22]。

三、偶联因子 6

偶联因子 6（coupling factor 6，CF6）是线粒体 ATP 合酶（ATP synthase，ATPsyn）的一个亚单位 [23]，人的 CF6 前体由 108 个氨基酸组成，成熟 CF6 是 76 个氨基酸。CF6 存在于线粒体，心肌中含量最高，其次为肝、肾、脑、肺和肠，是线粒体能量代谢的重要组分。1998 年 Osanai 等发现 CF6 也是分泌因子 [24]，血管内皮细胞膜表面的 CF6 受剪切力刺激后大量分泌入循环血液。当组织损伤（如心肌缺血、血管内皮损伤等）导致细胞坏死和凋亡时也释放 CF6。CF6 是一个强烈的血管收缩肽，能抑制胞质磷脂酶 A_2 的活性，减少质膜花生四烯酸释放从而影响 PGI_2 合成，是迄今已知的体内唯一的内源性 PGI_2 合成抑制因子，可能参与高血压、心肌缺血和血栓形成等的病理过程。

四、生长素

从 20 世纪 70 年代起人们就陆续发现，许多人工合成的小分子肽和非肽类物质在体内和体外均可促进生长激素（growth hormone，GH）分泌，并将这一类人工合成物统称为生长激素促分泌物（growth hormone secretagogue，GHS）。根据 GHS 在体内促进生长激素分泌的信号转导机制，并与已知的生长激素释放激素（growth hormone releasing hormone，GHRH）比较，推测体内存在着相应的 GHS 受体（GHS receptor，GHSR）。1996 年 Howards 等成功分离出单一编码 GHSR 的 cDNA，并证实 GHSR 属于 α 螺旋 7 次跨膜的 G 蛋白偶联受体。1999 年 Kojima 等建立了稳定表达 GHSR 的 CHO 细胞株，并用此细胞株作为寻找内源性配体即内源性 GHS 的分析体系。研究发现大鼠胃组织提取物中 GHS 的活性最高。经过系列层析提纯，从中纯化出由 28 个氨基酸组成的活性肽，命名为生长素（ghrelin）。生长素可与 GHSR 结合促进生长激素分泌，是目前除了生长激素释放激素和生长抑素外，第三个调节腺垂体生长激素分泌的内源性物质。生长素分子序列为 GSSFLSPEHQRVQQRKESKKPPAKLQPR，第 3 位丝氨酸上的辛酰基化对其生物活性起到重要作用，其中前 4 个氨基酸片段（G-S-S-F）是生长素最小的活性中心。生长素在不同种属中结构和分布不同，除两个氨基酸（11、12 位）不同外，人和小鼠生长素有高达 89% 的同源性。生长素和胃动素（motilin）的分子结构在多肽和受体上都很相似，因此生长素曾被称为胃动素相关多肽（motilin-related peptide）。另一个被纯化的生长素称为 Des-[Gln^{14}]- 生长素，其化学结构和生长素基本相似，仅缺少一个 14 位的谷氨酰胺。去辛酰基生长素不能和 GHSR1 结合，因而无刺激生长激素分泌的作用[25]。生长素分布于人体多种组织器官，包括胃、肠道、胰腺、肾、胎盘、睾丸、下丘脑、脑垂体等，其中胃组织中浓度最高，约占全身的 20%，主要由胃体黏膜组织中的 XPA 样细胞（亦称为生长素细胞或 Gr 细胞）分泌产生。胃切除手术后，生长素水平明显下降。GHSR 是含 7 个跨膜域的 GPCR，信号系统主要由 G_q 蛋白和磷脂酶 C、三磷酸肌醇和蛋白激酶 C（PKC）组成。GHSR 存在 1a 和 1b 两种亚型，GHSR1a 含 366 个氨基酸，有 7 个跨膜域，而 GHSR1b 仅含 289 个氨基酸，5 个跨膜域。编码 GHSR 的基因组 cDNA 在人、猪、大鼠是高度保守的，人或猪 GHSR1a、1b 型的编码基因从翻译甲硫氨酸的起始密码子到 265 位亮氨酸的密码子均是完全相同，而 1b 型 GHSR 的 mRNA 再翻译出 24 个氨基酸后即出现终止密码。GHSR1a 的 mRNA 主要分布于下丘脑弓状核、腹内侧核、漏斗核、海马区以及腺垂体，在甲状腺、胰腺、脾、心肌和肾上腺仅有低水平的表达，GHSR1b 的 mRNA 在所有组织，包括心脏和血管中均有广泛表达[26]。

生长素与其受体结合后，能刺激腺垂体释放生长激素，其作用并不依赖于 GHRH 的存在，而是由垂体 GHSR 介导，并且不受神经递质、葡萄糖、游离脂肪酸、糖皮质激素、生长激素等的影响。生长素能增加食欲，调节能量平衡，促进胃酸分泌，对食物摄入和体重的长期控制有重要作用。正常空腹时血浆生长素生理浓度即可刺激食欲，禁食引起胃生长素 mRNA 表达升高，生长素浓度增加可引起觅食行为，而摄食和口服葡萄糖会减少生长素浓度，过量饮食后血浆生长素浓度下降。生长素增加食欲和调节能量平衡的生物学效应是通过增加神经肽 Y（neuropeptide Y，NPY）基因表达，并阻断瘦素引起的降低食欲作用，以及增加刺鼠基因相关蛋白（agouti-related protein，AGRP）的表达来实现的。另外外源性生长素可以在不改变心率的前提下，降低心脏后负荷、增加心输出量而产生有益的血流动力学效应。生长素的能量调节作用主要是消化道产生的生长素通过血行分泌作用于中枢，故称为肠-脑轴（gut-brain axis）。生长素可能是生长激素 / 胰岛素样生长因子轴和调节能量平衡的神经内分泌调节之间一个新的联结纽带，与肥胖等密切相关。研究表明，过量生长素可引起肥胖，由于口服生长素并不引起食欲亢进，且生长素半衰期很短（小于 1 小时），降解迅速，表明生长素主要通过外周途径减少脂肪利用，引起正向能量失衡。有实验证明脑室内注射生长素会产生剂量依赖性的摄食增加，同时脂肪氧化受损，能量消耗降低，从而导致体重增加。生长素还参与胰岛素抵抗的病理生理过程，研究表明，注射生长素（1μg/kg）可引起血糖迅速升高，同时胰岛素分泌明显减少，使血糖进一步升高，持续约 2 小时。生长素通过增加肝的糖原分解引起高血糖的同时又抑制胰岛素的分泌，通过内 / 旁分泌方式调节胰岛功能。有研究报道，部分神经内分泌肿瘤，如胰岛细胞瘤、前列腺癌、甲状腺癌和胃肠道类癌细胞中生长素和 GHSR 水平升高，提示生长素的内分泌机制在肿瘤发病中可能也具有一定作用。研究表明心血管局部组织，如主动脉弓、左心房、左心室都有生长素的表达，提示生长素能以旁 / 自分泌途径调节心血管的活动。生长素体外能抑制人内皮细胞中前炎症细胞因子的产生、单核细胞黏附和核转录因子 NF-κB 的活化，体内能抑制内毒素诱导的细胞因子的产生，提示生长素可能通过发挥抗炎症效应参与动脉粥样硬化的调控。健康志愿者皮下注射不同剂量（1、5、10 μg/kg）的生长素后，左心室射血分数会呈剂量依赖性升高。感染性休克大鼠给予生长素可降低内毒素休克的死亡率，改善动脉血压；另外生长素还能改善缺血再灌注心肌的收缩效率，改善慢性充血性心力衰竭恶液质[27]。感染性休克大鼠、病毒性心肌炎小鼠以及慢性心力衰竭患者血浆中生长素水平显著增加，说明心脏受损期间生长素水平增加可能起着保护性的作用。

最近从大鼠胃组织中发现一种与生长素来源于同一基因而生物学效应完全相反的摄食相关肽，被命名为肥胖抑素（obestatin）。肥胖抑素由23个氨基酸组成，序列为FNAPFDVGIKLSGAQYQQHGRALNH2，C末端甘氨酸残基带有酰胺化的修饰基团，分子量2516.3，是孤儿G蛋白偶联受体（GPR39）的内源性配体。小鼠腹腔或脑室内注射肥胖抑素后，呈时间和剂量依赖性地抑制摄食、抑制体重增加、持续性抑制胃排空、减少空肠肌条的收缩活动，并能拮抗生长素引起的刺激收缩效应。肥胖抑素和生长素在能量平衡及体重调控复杂机制中的作用，可能成为治疗肥胖的新靶点。肥胖抑素在心血管组织中的分布和效应目前尚不清楚。

本章结语

综上所述，血管细胞都具有内分泌功能，它们可以产生多种生物活性物质，对整体和自身功能具有重要调节作用。血管也是体内一个重要的内分泌组织。由于构成血管的各种细胞（如血管内皮、平滑肌和血管外膜等）在体内各器官系统中分布的普遍性，它们的内分泌功能对机体的影响也是广泛的，可以认为机体任何组织器官无一不受到它们的调节和控制。血管局部内分泌功能在机体内环境稳态和自身防病机制中起着极为重要的作用。血管局部内分泌功能观念的提出，不仅丰富了内分泌学的内容和范围，而且为心血管基础和临床研究揭开了新的一页，血管局部内分泌功能作为一个年轻和新兴的领域具有十分广阔的前景。

血管局部分泌的活性小分子物质以内分泌、旁/自分泌方式发挥广泛的生物学效应，对血管功能和结构稳态的维持起着决定性的作用，临床半数以上的心血管药物都是以这些活性小分子为直接或间接的治疗靶点，这也从另一个角度表明应该对心血管活性物质予以高度关注。在基因-蛋白-功能-生物学行为之间的复杂关系中，生物活性物质分子的研究已成为其间联系的枢纽。

随着生物学信息的积累，以整体为研究对象的系统生物学的兴起和发展为复杂疾病的研究提供了新的思路。然而迄今复杂体系的建立、网络调节的研究还非常困难，其原因是信息量太大，而我们对其内部联系、内部规律认识太少，没有合适的切入点。尤其是小分子生物活性物质，目前功能蛋白质组学的研究方法很难适合于这类物质的功能研究，由于对其缺少高通量的研究技术，还无法建立生物活性小分子物质复杂体系的研究模式。因此我们设想在现阶段，先建立相对简单的、初级的网络体系，即将小分子活性物质按其内在联系归结为较单一的代谢源性“家系”（或“组”），即源于同一基因表达的或同一前体被酶解的活性多肽“家系”、同一氨基酸代谢产物“家系”、气体信号分子“家系”，以及未讨论的各脂类介质分子“家系”等，通过研究该家系内部成员之间的相互关系，尤其是各成员在心血管疾病中相互作用的病理生理意义，建立各家系的调节网络，作为心血管系统生物学研究的策略之一，进而向更为复杂的不同“家系”间、甚至整个机体的调节网络研究过渡，这可能是认识蛋白质种类的多样性和功能的复杂性、进行生物复杂体系研究和建立“系统生物学”概念的一个切入点，在后基因组时代的功能研究中具有一定的意义。

参考文献

[1] 唐朝枢，齐永芬．心血管系统内分泌研究进展．生理科学进展，2007, 38(1):19-24.
[2] Alberts B, Johnson A, Lewis J, et al. Molecular Biology of the Cell. 4th ed. New York: Garland Science, 2002:2143-2147.
[3] Drawnel FM, Archer CR, Roderick HL.The role of the paracrine/autocrine mediator endothelin-1 in regulation of cardiac contractility and growth. Br J Pharmacol, 2013, 168(2):296-317.
[4] Raina A, Horn ET, Benza RL.The pathophysiology

of endothelin in complications after solid organ transplantation:a potential novel therapeutic role for endothelin receptor antagonists.Transplantation, 2012, 94(9):885-893.

[5] Moore EL, Salvatore CA.Targeting a family B GPCR/RAMP receptor complex:CGRP receptor antagonists and migraine. Br J Pharmacol, 2012,166(1):66-78.

[6] Barwell J, Wootten D, Simms J, et al. RAMPs and CGRP receptors. Adv Exp Med Biol, 2012, 744:13-24.

[7] Smillie SJ, Brain SD.Calcitonin gene-related peptide (CGRP) and its role in hypertension. Neuropeptides, 2011, 45(2):93-104.

[8] Larrayoz IM, Ochoa-Callejero L, García-Sanmartín J, et al. Role of adrenomedullin in the growth and differentiation of stem and progenitor cells. Int Rev Cell Mol Biol, 2012, 297:175-234.

[9] Wu R, Wang P. Preclinical studies with adrenomedullin and its binding protein as cardiovascular protective agents for hemorrhagic shock. Cardiovasc Drug Rev, 2006, 24(3-4):204-213.

[10] Hong Y, Hay DL, Quirion R, et al.The pharmacology of adrenomedullin 2/intermedin. Br J Pharmacol, 2012, 166(1):110-120.

[11] Lumsden NG, Khambata RS, Hobbs AJ. C-type natriuretic peptide (CNP):cardiovascular roles and potential as a therapeutic target. Curr Pharm Des, 2010, 16(37):4080-4088.

[12] Woodard GE, Rosado JA. Natriuretic peptides in vascular physiology and pathology. Int Rev Cell Mol Biol, 2008, 268:59-93.

[13] Herichova I, Szantoova K. Renin-angiotensin system: upgrade of recent knowledge and perspectives. Endocr Regul, 2013, 47(1):39-52.

[14] Santos RA, Ferreira AJ, Simões E Silva AC. Recent advances in the angiotensin-converting enzyme 2-angiotensin(1-7)-Mas axis. Exp Physiol, 2008,93(5):519-27.

[15] Bender SB, McGraw AP, Jaffe IZ, et al. Mineralocorticoid receptor-mediated vascular insulin resistance: an early contributor to diabetes-related vascular disease? Diabetes, 2013, 62(2):313-319.

[16] Fraga-Silva RA, Ferreira AJ, Dos Santos RA. Opportunities for targeting the angiotensin-converting enzyme 2/angiotensin-(1-7)/mas receptor pathway in hypertension. Curr Hypertens Rep, 2013, 15(1):31-38.

[17] Briet M, Schiffrin EL.Vascular actions of aldosterone. J Vasc Res, 2013, 50(2):89-99.

[18] Ross B, McKendy K, Giaid A. Role of urotensin II in health and disease. Am J Physiol Regul Integr Comp Physiol, 2010, 298(5):R1156- R1172.

[19] Sugo T, Murakami Y, Shimomura Y, et al. Identification of urotensin II-related peptide as the urotensin II-immunoreactive molecule in the rat brain. Biochem Biophys Res Commun, 2003, 310(3):860-868

[20] Galanth C, Hus-Citharel A, Li B, et al. Apelin in the control of body fluid homeostasis and cardiovascular functions. Curr Pharm Des, 2012, 18(6):789-798.

[21] Tycinska AM, Lisowska A, Musial WJ, et al. Apelin in acute myocardial infarction and heart failure induced by ischemia. Clin Chim Acta, 2012, 413(3-4):406-410.

[22] Barnes G, Japp AG, Newby DE.Translational promise of the apelin-APJ system. Heart, 2010, 96(13):1011-1016.

[23] Fu Y, Zhu Y. Ectopic ATP synthase in endothelial cells: a novel cardiovascular therapeutic target. Curr Pharm Des, 2010, 16(37):4074-4079.

[24] Ashitate T, Osanai T, Tanaka M, et al. Overexpression of coupling factor 6 causes cardiac dysfunction under high-salt diet in mice. J Hypertens, 2010, 28(11):2243-2251.

[25] Delhanty PJ, Neggers SJ, van der Lely AJ. Mechanisms in endocrinology. Ghrelin:the differences between acyl- and des-acyl ghrelin. Eur J Endocrinol, 2012, 167(5):601-608.

[26] Laviano A, Molfino A, Rianda S, et al. The growth hormone secretagogue receptor (Ghs-R). Curr Pharm Des, 2012, 18(31):4749-4754.

[27] Isgaard J, Granata R. Ghrelin in cardiovascular disease and atherogenesis. Mol Cell Endocrinol, 2011, 340(1):59-64.

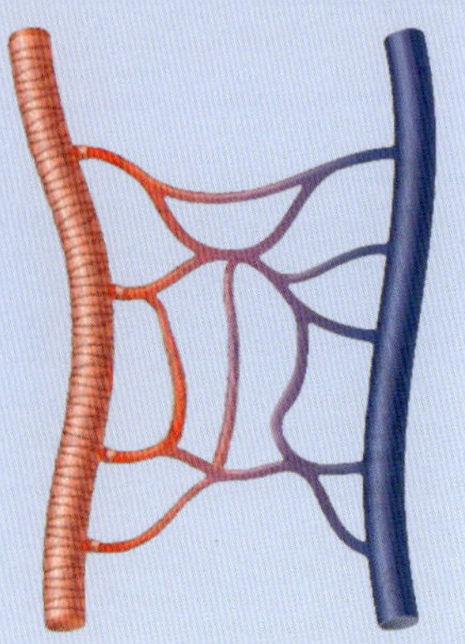

第八章

血管受体

张幼怡　韩启德

血管平滑肌、内皮细胞以及支配血管的神经突触前膜上存在很多种受体。在生理情况下，各种神经递质、激素、细胞因子等通过这些受体调节血管的舒缩活动、生长与增殖。在病理条件下，各种病理刺激因子、内 / 外源保护因子和药物也通过这些受体导致血管损伤和发生血管修复。血管的特点是分布在机体各种脏器和组织，分布极为广泛，各种脏器和组织中的血管结构不同，特征分明，执行功能各异。因此，机体对血管的调控也十分复杂和非常精细，一旦调控发生异常，就会造成器官乃至机体的生理功能紊乱，甚至脏器功能衰竭。而在保障机体对血管进行精细准确调控的过程中，细胞是通过受体接受生理和病理性的刺激，进而发生一系列细胞内的信号分子级联反应，细胞对外界环境的变化发生反应。在不同部位的血管，以及同一部位血管的不同细胞上，受体的种类、密度甚至介导的效应都各不相同。血管受体的这种异质性，是血管个性化（individualization）的主要原因之一。因此，血管上的受体对血管正确执行功能、应对病理刺激起到了“承外启内”的至关重要作用。

第一节 受体的基本概念

受体的定义一直不是很确定。或许是人们对受体的认识在不断发展、深入，并且受体是一大类生物大分子，结构和功能各异，人们一直没有找到确切、简洁又全面的理想词句来准确定义这一大类神奇而又复杂的生物大分子。在这里我们试图用受体应具有的属性来概括和描述受体，尽管不够完善和简洁，但是我们认为根据这些属性基本可以将这类大分子与其他生物分子区分开来。同样，受体的分类也是人为地将这类生物大分子分成类别。这种分类方法，只是便于人们理解和研究。

一、受体的定义

受体的概念最早是由英国生理学家John Newport Langley在1878年提出的，当他还在剑桥大学读书时，在他的研究报告中就提到了阿托品（atropine）拮抗匹鲁卡品（pilocarpine）作用中，它们是与某种物质形成复合物。但此后并没有后续的研究。27年后Langley根据马钱子碱可以完全阻断尼古丁引起的骨骼肌收缩作用，进一步提出了药物是与某种“接受物质”（receptive substance）结合而发挥作用的。随后德国的Paul Ehrlich将受体的概念更加明确，首次提出了“受体”（receptor）一词，认为在细胞内有一些大分子化学基团可以与某些结构互补的物质结合，而后产生生物学效应，他将这些基团称之为受体。随着药理学、生物化学和分子生物学的发展，对受体的认识和定义也日趋清晰和完善。受体是一种蛋白质或蛋白质复合体，由一个或数个亚基组成。能与受体特异性结合的物质称为配体，受体可以识别内源性配体并与其特异性结合，引发细胞内信号分子的级联反应，介导细胞生物学反应或事件。如果受体的配体是未知的，这个受体则称之为“孤儿受体”（orphan receptor）。2000年国际药理学联合会受体命名与药物分类委员会（IUPHAR Committee on Receptor Nomenclature and Drug Classification）提出可以定义为受体的蛋白质应具备以下四条标准：①具有已知的蛋白质序列；②具有明确的信号转导途径；③有内源性受体表达；④有确定的激动剂和拮抗剂，已知其相应的药理学特性和功能效应。这四条标准明确了受体应具备的性质，也将受体与其他生物大分子区别开来。

二、受体的分类

按照受体的结构和功能，受体可分为G蛋白偶联受体（G protein-coupled receptor，GPCR）、催化受体（catalytic receptor）、离子通道受体（ligand-gated ion channel）和核受体（nuclear hormone receptor）。

按照药理学的分类概念，依照与配体结合时受体所在的部位，受体可以分为膜表面受体和细胞内受体。膜表面受体主要存在于细胞膜表面，与细胞外的神经递质、生长因子、细胞因子、循环中激素、组织局部释放的递质等配体结合。细胞内受体又可分为分布在细胞器上的受体和核内的受体。

（一）膜表面受体

1. G蛋白偶联受体　也称7次跨膜受体。这类受体具有相似的蛋白质基本结构，由疏水性氨基酸组成7个跨膜片段，受体蛋白7次跨膜是其结构特征，受体的氨基端在细胞外，羧基端在细胞内，连接跨膜片段的亲水性氨基酸片段组成3个细胞外环与3个细胞内环。第3个细胞内环及羧基端富含苏氨酸与丝氨酸，是受体磷酸化的部位。这类受体通过第3个细胞内环与各种G蛋白偶联，进而起动信号转导。近年来，在这个领域取得了一系列令人兴奋的进展，特别是GPCR的晶体结构相继被解析。2002年确定了第一个GPCR——视紫红质的晶体结构，但是视紫红质与其他GPCR家族成员不同，它含量丰富而且结构相对稳定。其他 G 蛋白偶联受体由于天然丰度低、内在柔性大、结构形态始终处于变化中等特点，很难形成晶体。直到 2007 年，美国斯坦福大学的 Dr. Kobilka 与合作者巧妙地运用了两种方法稳定 GPCR 结构，并利用反向激动剂抑制其基础活性，最终得到了 β_2- 肾上腺素受体（β_2-adrenergic receptor，β_2- AR）的晶体[1-2]。其中一个方法就是在受体第 3 个内环结合上一个抗体（Fab5）以稳定受体，在脂质环境中得到受体晶体。另一个方法是将 β_2-AR 的第 3 个内环区用一个小而稳定的蛋白 T4 噬菌体溶菌酶（T4 phage lysozyme，T4L）替代，从而稳定受体结构，促进晶体形成。这两种晶体得到了高分辨率的解析，揭示了 β_2-AR 的晶体结构与视紫红质存在显著不同，其跨膜区不是紧密地聚在一起，而是更为开放的结构，提示其可能与受体的基础活性相关。随后陆续有多个 GPCR 的三维结构被解析。但是这些得到的受体三维结构都是非活化状态，Kobilka 课题组进一步利用骆驼产生的纳米抗体（nanobody）Nb80，使受体与激动剂的亲和性增加了上百倍，模拟了 G_s 功能。利用这个抗体，得到了与激动剂结合的处于活化状态的 β_2-AR/纳米抗体复合物结晶。晶体结构表明，激活的受体第 5、6 跨膜区的胞内段向外位移，而第 3、7 跨膜区则向内位移，展示了受体激活状态晶体结构的瞬间变化。β_2-AR 晶体结构的解析实现了 GPCR 研究领域盼望已久的突破。

根据 GPCR 家族的保守序列，将 GPCR 分为六类。其中 A 类、B 类、C 类是最主要的三类 GPCR。A 类受体，又称视紫红质样受体，包含大多数 GPCR。这类受体的配体多种多样，从生物胺小分子到多肽。A 类受体的共同点是跨膜区域中有几个高度保守的重要残基序列，这些氨基酸可能对 A 类受体的结构和功能起到重要作用。B 类受体，又称分泌素样受体，包括大约 20 种识别不同激素和神经肽的受体。受体的 N 端和胞外环与配体结合。C 类受体，又称代谢型谷氨酸受体，通过较大的胞外结构域（300 ~ 600 个氨基酸）识别配体。这个结构域像捕蝇草（Venus flytrap）一样，分成两片，中间的腔为配体结合的位置。D 和 E 是真菌表达的两个小类的受体。第六类（F 类）是卷曲 /SMO 受体（frizzled/smoothened receptor）。

2. 催化受体　也称酶偶联受体（enzyme linked receptor），这类受体一般仅有 1 个跨膜片段，配体结合结构域和功能结构域在一条多肽链上。配体结合区域在细胞膜外，跨膜区由 20 ~ 25 个疏水性氨基酸组成，位于细胞膜内的功能结构域具有催化活性，或具有与特定酶相互作用的功能，因而得名为催化受体。根据受体细胞内功能域的特点，可将催化受体分为不同类型。最常见的是酪氨酸激酶受体（receptor tyrosine kinase，RTK）家族，典型代表是神经营养因子受体，细胞内结构域本身就是激酶，与配体结合后，受体胞内功能域的酪氨酸残基发生自身磷酸化，具有了激酶活性。第二类是丝氨酸 / 苏氨酸激酶受体（receptor serine/threonine kinase，RSTK）家族，例如 TGFβ 受体和骨形态发生蛋白（bone morphogenetic protein，BMP）受体，为异源二聚体，具有丝氨酸 / 苏氨酸蛋白激酶活性。第三类受体是细胞内结构域本身不是激酶，但是具有募集激酶蛋白的功能。当配体与受体结合时，可招募具有酪氨酸激酶或丝 / 苏氨酸激酶活性的蛋白质形成异源二聚体，引起募集来的蛋白激酶磷酸化进而转导信号，例如胶质细胞源性神经营养因子（glial cell line-derived neurotrophic factor，GDNF）受体和 ErbB 受体家族。第四类为受体酪氨酸磷酸酶（receptor tyrosine phosphatase，RTP），它们没有生物分子的配体，可感受细胞的力学信号，是催化受体的一个新家族，在细胞 - 细胞间通讯中发挥重要作用，整合素是典型代表。第五类是最小的家族，如具有微粒鸟苷酸环化酶活性的利钠肽受体。

3. 离子通道受体　属于离子通道的一个分类，即配体门控的离子通道（ligand-gated ion channel）。主要有 5- 羟色胺受体 3、酸敏感（质子门控）离子通道 [acid-sensing(proton-gated)ion channel，ASIC]、上皮钠离子通道（epithelial sodium channel，ENaC）、γ- 氨基丁酸（γ-aminobutyric acid，GABA）A 型受体、甘氨酸受体、离子型谷氨酸受体、三磷酸肌醇受体（IP_3 receptor，IP_3R）、烟碱型乙酰胆碱受体、P2X 嘌呤受体和兰尼啶受体（ryanodine receptor，RyR）等。这类受体由数个亚单位组成，每个亚单位都包含数个跨膜片段；所有亚基的某些区域共同构成离子通道，当激动剂与受体结合时，受体构型发生变化，导致离子通道开放，进而引起效应。这类受体中有的构成阳离子通道，例如烟碱型乙酰胆碱受体、谷氨酸受体等；有的构成阴离子通道，例如GABA受体和甘氨酸受体等。离子通道受体具有离子通道的功能，属于离子通道，但它们是与配体结合后才能开启通道，具有受体的特性，所以是组成离子通道的受体，而有别于其他离子通道。关于血管上分布的离子通道受体，将在第9章中详细介绍。

（二）细胞内受体

细胞内受体主要指分布在细胞质和细胞核中的受体。一类是细胞内的核受体，分布在细胞质或细胞核中，其内源性配体主要是脂溶性分子。这类受体激动后都是在核内发挥功能，所以统称为核受体或核转录调控受体。核受体的基本结构相似，由A/B、C、D、E四个基本结构域组成。C和E是两个相对保守的区域，C是核受体的特征性结构域，具有与DNA结合的功能，位于分子中部，富含精氨酸及赖氨酸等碱性氨基酸，有利于与带负电荷的DNA结合，含有的锌指结构是核受体与DNA结合所必需的，C域决定了核受体的DNA结合活性。E域是配体结合域，其功能复杂多样，除了负责与配体结合外，还参与受体的二聚体化、核定位、与热休克蛋白结合以及发挥转录因子的调控靶基因转录作用（AF2）。A/B域位于受体氨基端，序列和长度高度可变，具有转录激活功能（AF1），但作用较弱，主要与E域的AF2协同参与转录调控。D域是铰链区，高度可变，连接C与E两区域，与受体构象有关，含有核定位信息。

细胞内受体还有一类是分布在亚细胞器膜上，如三磷酸肌醇受体（IP_3R）、兰尼啶受体（RyR）等。它们是配体门控Ca^{2+}通道受体，其结构和功能与其他离子通道不同。IP_3R分布在内质网上，配体是三磷酸肌醇（IP_3），当配体与受体结合后，IP_3R通道开放，致钙库释放Ca^{2+}进而调控细胞内Ca^{2+}信号。RyR位于细胞内质网和肌质网膜上，配体是小分子物质（如[Ca^{2+}]、[Mg^{2+}]、NO、咖啡因等），RyR有3种亚型，在外周血管平滑肌表达RyR2，表达量不多，但RyR介导的内钙释放可通过激活大电导钙激活钾通道，负反馈调节去甲肾上腺素诱导的胞外Ca^{2+}内流和血管张力。

三、受体的信号转导

（一）GPCR的信号转导

经典理论认为GPCR是在细胞膜上通过G蛋白偶联来传导信号，而β-抑制蛋白（β-arrestin）募集和受体内化是受体减敏和终止信号传递的机制。现已证明β-抑制蛋白还可以通过G蛋白非依赖的途径激活细胞外信号调节激酶（extracellular signal-regulated kinase，ERK）、P38等信号通路，而内化囊泡上的GPCR也有活性，可以介导信号的转导。因而GPCR与配体结合后至少有三种方式传递信号转导：经典的G蛋白依赖信号通路、β-抑制蛋白依赖信号通路和胞内体（endosome）途径[3]。GPCR激活后可以依次激活三条途径，也可只通过一条途径传递信号（图8-1）。

1. G蛋白依赖的信号转导　GPCR的经典信号转导途径是由G蛋白介导。G蛋白是一系列结构相似的蛋白质，均为异源三聚体，由α、β和γ亚基构成。基础状态下，GDP与G蛋白的α亚基结合，使G蛋白处于失活状态。GPCR与激动剂结合后转变为激活构象并与G蛋白结合，导致G蛋白α亚基结合的GDP被GTP取代，使G蛋白发生构象变化，Gα与Gβγ解离。游离的Gα和Gβγ分别作用于相应效应分子，生成第二信使，传递不同的信号。之后Gα结合的GTP水解为GDP，Gα和Gβγ结合，重新形成异源三聚体。

介导GPCR信号转导的G蛋白具有不同亚型，通常依据α亚基进行分类。常见的G蛋白为G_s、G_i和G_q，其α亚基分别为$α_s$、$α_i$和$α_q$。G_s偶联的受体，如$β_1$-AR和$β_2$-AR，激活后引起G_s的激活，$Gα_s$作用于腺苷酸环化酶，产生cAMP，造成PKA等激酶激活。G_i偶联的受体，如$α_2$-AR激活后产生的$Gα_i$，可抑制腺苷酸环化酶，减少细胞内的cAMP含量。G_q偶联的受体，如$α_1$-AR和M胆碱受体（MR）激活后产生的$Gα_q$，可

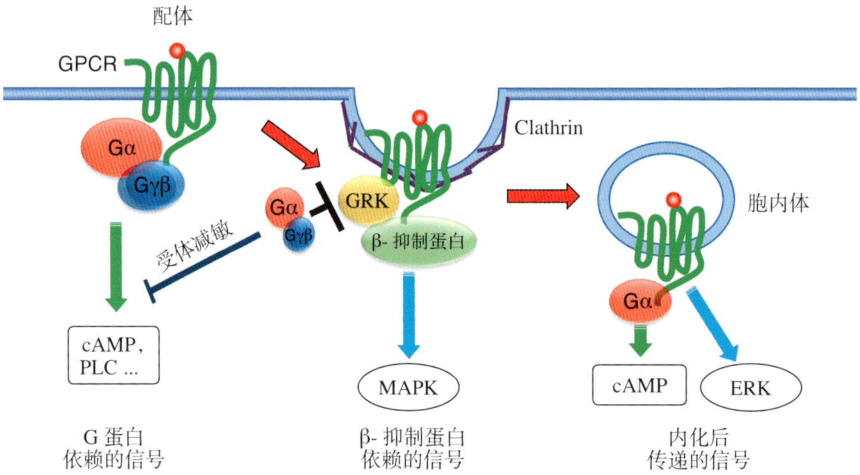

图 8-1　GPCR 的三条信号转导途径

GPCR：G 蛋白偶联受体；Gα：G 蛋白 α 亚基；Gβγ：G 蛋白 βγ 亚基；cAMP：环腺苷酸；PLC：磷脂酶 C；GRK：G 蛋白偶联受体激酶；MAPK：丝裂原活化蛋白激酶；Clathrin：网格蛋白；ERK：细胞外信号调节激酶

激活 PLC 等。PLC 可以引起二磷酸磷脂酰肌醇（PIP_2）水解，产生第二信使 IP_3 和 DAG，分别激活细胞内的钙信号和 PKC。Gβγ 也可介导信号传导，如可激活 PLCβ、PI3K 等。

同一种 GPCR 可与不同亚型的 G 蛋白偶联。如心肌细胞中 $β_2$-AR 除了与 G_s 偶联外，还可与 G_i 偶联，介导 G_i 依赖 Gβγ-PI3K-Akt 信号通路，促进细胞的存活，发挥保护作用。GRK2 和 PKA 对 $β_2$-AR 传导 G_i 信号具有重要作用。而在心力衰竭过程中，GRK2 和 G_i 蛋白高表达，增强 $β_2$-AR 介导的 G_i 信号通路，促进了心肌的重塑和心力衰竭的进程。

2. β- 抑制蛋白依赖的信号转导　GPCR 激动后被 G 蛋白偶联受体激酶（G-protein coupled receptor kinase，GRK）磷酸化，进而募集 β- 抑制蛋白，受体发生内化，从而引起受体减敏。β- 抑制蛋白是一类衔接蛋白，广泛表达于哺乳动物的各种组织细胞中，具有两个亚型：β- 抑制蛋白 1 和 β- 抑制蛋白 2。研究发现 β- 抑制蛋白除了介导受体内化以外，还可以募集 MAPK 等激酶，介导 G 蛋白非依赖的信号，调控细胞的生长和存活。β- 抑制蛋白依赖的信号转导成为 GPCR 重要的信号转导途径之一[3]。此外 β- 抑制蛋白还可以介导 GPCR 转位激活其他受体。

β- 抑制蛋白具有介导受体内化和信号转导两种作用，而 GPCR 的磷酸化模式决定了 β- 抑制蛋白发挥何种作用。GRK2 和 GRK6 引起 $β_2$-AR 发生磷酸化的位点不同。GRK2 或 GRK6 磷酸化 $β_2$-AR 后都可以引起受体的内化和减敏，而只有 GRK6 才能引起 $β_2$-AR 的 β- 抑制蛋白依赖的 ERK 激活。其他受体研究也表明，GRK2 和 GRK3 与受体内化有关，而 GRK5 和 GRK6 与 β- 抑制蛋白依赖的 ERK 激活有关[4]。

研究证明 GPCR 具有多种激活构象。不同配体刺激可以使受体处于不同的构象状态，而具有不同的药理特性。部分配体可以使受体处于特定激活构象，并选择性传导特定信号，称之为偏向激活，这些配体为偏向性配体。GPCR 与偏向性配体结合后构象发生变化，可以偏向性地与某种 G 蛋白或 β- 抑制蛋白偶联，引起相应信号的转导。如卡维地洛是一种偏向激动剂，它可以使 $β_2$-AR 激动，且只通过募集 β- 抑制蛋白传递信号[4]。

3. 胞内体 GPCR 介导的信号转导　受体内化时，通过网格蛋白（clathrin）依赖或非依赖的途径形成内吞囊泡，并与早期胞内体融合。早期胞内体膜内陷形成多泡体（multivesicular body，MVB），转变为晚期胞内体。胞内体膜上的受体可能会发生降解或者重新返回细胞膜。这些胞内体膜上的受体仍然具有活性，可以继续传递配体引起的信号。胞内体 GPCR 介导的信号是继 G 蛋白和 β- 抑制蛋白依赖的信号之后，GPCR 产生的第三种信号转导。

胞内体的很多特性使其成为多种受体信号转导的平台。例如，胞内体囊腔狭小，使配体受体结合的几率增大。但是，配体是结合受体后随受体一起进入胞内体，还是配体进入胞内体后再与受体结合，尚没有充分的实验证据，推测可能两种情况都有。此外，胞内体相对稳定，激活的受体可在其中维持较长时间；胞内体可沿微管运输接近细胞核；特定局部蛋白可自组装成特定的复合物等。胞内体GPCR的信号和细胞膜GPCR的信号有不同，但又不能完全区分。信号通路在胞内体转导时常常有胞内体特有蛋白的参与。而胞内体特有的信号通路，又常常能在细胞膜上找到类似的反应。胞内体GPCR既可以传递G蛋白依赖的信号，也可以传递G蛋白非依赖的信号。促甲状腺素受体（thyroid stimulating hormone receptor，TSHR）、β_2-AR等受体内化后可传递G蛋白依赖的信号。也有GPCR与β-抑制蛋白一起内化，在胞内体通过β-抑制蛋白募集MAPK传递信号[5-6]。

4. GPCR的寡聚化　在受体激活的经典理论模型中，GPCR是以单体形式存在，并与配体和G蛋白组成三元复合物，向细胞内传导相应的信号。但是，目前已经观察到很多GPCR是以寡聚体的形式存在[7-8]。

C类GPCR是以二聚体的形式稳定存在并发挥功能。代谢性谷氨酰胺受体（mGluR）通过二硫键共价结合形成二聚体后才具有完整活性。$GABA_B1$和$GABA_B2$是组成$GABA_B$受体异源二聚体的两个单体，以单体形式存在时并无功能，当两个单体通过C端平行卷曲螺旋的方式形成二聚体后，$GABA_B$受体才具有功能，$GABA_B1$与配体结合，$GABA_B2$与G蛋白偶联并传递信号。其他GPCR也存在寡聚体形式，虽然单体形式的β_2-AR足以激活G蛋白，但生化实验、荧光共振能量转移/生物发光共振能量转移、单分子受体追踪等技术证明β_2-AR主要以寡聚体的形式存在[9]。这些GPCR通常通过跨膜区域的非共价相互作用形成寡聚体[8]。部分GPCR二聚体的晶体构象得到了解析，证明受体结构具有形成寡聚体的界面。例如，μ-OR的结构显示受体可以通过两个界面相互连接，第一个界面由跨膜区1和2以及第8螺旋区（TM1、TM2和Hx8）组成，第二个界面包含TM5和TM6。

在细胞膜上GPCR处于单体和寡聚体的动态平衡状态。利用荧光漂白恢复（fluorescence recovery after photobleaching，FRAP）技术证明，β_1-AR受体二聚体维持时间较短，而β_2-AR可形成稳定的二聚体，甚至多聚体。利用全内反射荧光显微镜观察乙酰胆碱M1受体，发现膜上的M1受体既存在单体形式，也存在二聚体形式，处于两种形式的动态平衡中[10]。

寡聚化影响GPCR的信号转导。如β_2-AR可以形成高阶的寡聚体，更高阶的寡聚体不易进行信号转导，可能是避免当受体过量表达时信号过多转导的保护机制。同时过表达多种GPCR时，GPCR的异源寡聚体可以改变受体的药理学特性和信号转导。例如，α_{2A}-AR和μ-OR可形成受体复合物，吗啡与μ-OR结合后，可引起α_{2A}-AR的构象变化。荧光共振能量转移实验发现吗啡引起的α_{2A}-AR构象变化可抑制与G蛋白的偶联和信号转导[9]。

（二）催化受体的信号转导

催化受体超家族是细胞膜表面的一次跨膜蛋白，受体的配体结合结构域和功能结构域在同一条多肽链上。受体天然状态下通常是二聚体。内源性配体多为肽或蛋白质，配体与受体结合引起受体的进一步多聚化，进而启动下游信号转导（图8-2）。

1. 酪氨酸激酶受体　酪氨酸蛋白激酶（protein tyrosine kinase，PTK）可分为两大类，一类是受体型PTK[也称为酪氨酸激酶受体（RTK）]，另一类是位于胞质或与质膜相连的非受体PTK。这里主要介绍RTK。RTK有50多种，结构上都有一个胞外的配体结合域，是与配体特异性结合的结构基础；一个跨膜域和C-端的细胞内结构域。胞内ATP结合结构域具有高度保守的酪氨酸蛋白激酶活性，可催化受体自身磷酸化。ATP结合区是胞质信号蛋白特异性结合的对接区，这些信号蛋白包含蛋白酪氨酸结合（protein tyrosine binding，PTB）结构域和Src同源区2（Src homology 2，SH2）结构域，因而还

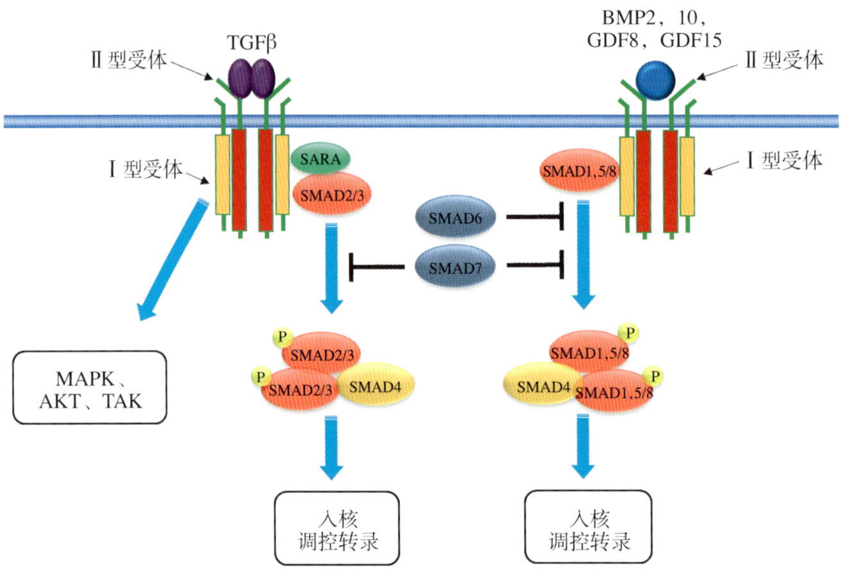

图 8-2　催化受体的信号转导途径，以 TGFR 为例

TGFβ：转化生长因子 β；BMP：骨形态发生蛋白；GDF：生长分化因子；MAPK：丝裂原活化蛋白激酶；AKT：又称 PKB，即蛋白激酶 B；TAK：TGFβ 活化激酶

是调节受体酪氨酸激酶活性及与底物特异性结合的关键区域。当配体与受体结合后，单体受体酪氨酸激酶基础活性很弱，形成同源 / 异源二聚体才具有激酶活性。这类受体形成二聚体有两种方式，有些配体本身就可诱导受体二聚化，如血小板源生长因子（PDGF）受体、表皮生长因子（EGF）受体等。这种配体结构上含有两个与受体结合的位点，因此一个配体可以交联两个与之相邻的受体而使受体二聚化。另一类配体，如成纤维细胞生长因子（FGF），则借助辅助分子形成配体 - 受体复合物的二聚体。酪氨酸激酶受体的信号传递方式主要有两种：蛋白磷酸化和蛋白质与蛋白质之间的相互作用。在受体发生酪氨酸磷酸化后，受体二聚体的细胞内结构域形成一个信号复合物（signaling complex）。磷酸化的酪氨酸部位有两种功能形式，一种是本身具有激酶活性，可使底物磷酸化；另一种是具有募集下游信号蛋白分子的作用，可与一些含 SH2 结构域的接头蛋白结合，如 Grb2、c-Crk、Nck。Grb2 的 SH2 结构域能识别磷酸化的酪氨酸残基，并且利用 SH3 结构域同细胞内其他蛋白质结合。有的接头蛋白本身就具有酶活性，如胞质内的一些酪氨酸激酶 Src、Abl、Ayk、Csk、PLCγ、Ras-GAP 及磷酸酪氨酸蛋白等。

2. 丝 / 苏氨酸激酶偶联受体　丝 / 苏氨酸激酶是调控细胞内磷酸化共价修饰的最为主要的一类激酶。丝 / 苏氨酸激酶偶联受体也是一次跨膜受体，受体以二聚化形式激活后胞内段自身具有丝 / 苏氨酸激酶活性，进而使下游相应蛋白质的丝 / 苏氨酸位点磷酸化以转递信号。在哺乳动物，这类受体的主要配体是转化生长因子 β（TGFβ）超家族。TGFβ 超家族包括 TGFβ、激活素（activin）、抑制素（inhibin）、骨形态发生蛋白（BMP）、生长分化因子（growth differentiation factor，GDF）等多种亚族。这一家族成员在细胞增殖、分化、细胞外基质重构、胚胎发育和凋亡等方面起着重要作用。目前研究最多的是 TGFβs，包括 TGFβ1~ 6。TGFβ1 ~ 3 都是哺乳类 TGFβ 亚型，其中 TGFβ1 和 TGFβ2、TGFβ1 和 TGFβ3、TGFβ2 和 TGFβ3 的氨基酸序列一致性分别为 71%、76% 和 80%。正常细胞产生的 TGFβ 配体通常都以无活性形式存在，即潜在 TGFβ，以非共价键与潜在相关肽（latency-associated peptide，LAP）连接，和潜在 TGFβ 结合蛋白（latent TGFβ binding protein，LTBP）形成一个大潜在复合物（large latent complex，LLC）。TGFβ 激活过程包括 LLC 从细胞外基质的释放，继而 LAP 的蛋白水解，从而释放激活的 TGFβ。基质金属蛋白酶 2（MMP2）是已知的可以剪切潜在 TGFβ 的酶。血小板反应蛋白 1（thrombospondin 1，TSP1）可激活潜在 TGFβ。另外，在机械牵张力的作用下，整合素 $\alpha_v\beta_6$ 可以通过与 LAP 上的 RGD 基序结合，促进成熟 TGFβ 从潜在复合物中释放出来，进而激活 TGFβ 受体。蛋白水解酶剪切、与整合素相互作用以及局部环境 pH 值的改变都可激活潜在 TGFβ，释放激活的 TGFβ。

TGFβ 家族受体为单次跨膜结构，胞质区含具有丝 / 苏氨酸激酶的催化结构域。该受体超家族根据结构和功能特点分为三类：TGFβ Ⅰ、Ⅱ及Ⅲ型受体。其中，TGFβ 主要与Ⅰ、Ⅱ型受体结合发挥效应，共发现有 7 种Ⅰ型受体［亦被称为激活素受体样激酶（activin receptor-like kinase，ALK）］和 5 种Ⅱ型受体。而Ⅲ型受体［被称为辅助受体（auxilliary co-receptor）］也是跨膜糖蛋白，包括内皮糖蛋白（endoglin）和 β- 多糖（β-glycan），它们缺乏丝 / 苏氨酸激酶活性，主要调节 TGFβ 与其受体的结合。β- 多糖可与 TGFβ1～3 结合，促进配体更有效地与 TGFβ Ⅱ型受体结合。然而在有的细胞类型，如猪肾 LLC-PK1 细胞中，β- 多糖可抑制 TGFβ Ⅰ型和Ⅱ型受体形成受体复合物，从而抑制 TGFβ 信号通路。可见 β- 多糖在受体水平调节 TGFβ 信号通路具有细胞类型选择性。内皮糖蛋白主要在造血细胞和内皮细胞表达，不与 TGFβ2 结合，但与 TGFβ Ⅰ型和Ⅱ型受体均有相互作用。TGFβ Ⅰ型和Ⅱ型受体由三个不同区域组成：N 端胞外配体结合区域、跨膜区域和 C 端丝 / 苏氨酸激酶区域。TGFβ Ⅰ型受体包含特异性的 SGSGSG 序列，即 GS 结构域，可以被 TGFβ Ⅱ型受体磷酸化而激活。有活性的 TGFβ 为同源二聚体形式，首先与膜表面的 TGFβ Ⅱ型受体结合，促进 TGFβ Ⅱ型受体同源二聚体形成，诱导受体发生构象变化，从而与Ⅰ型受体形成异源四聚体。由于Ⅱ型受体的酪氨酸激酶活性属于结构型激活，因此它可以使Ⅰ型受体的苏氨酸残基 GS 结构域发生磷酸化而激活自身丝氨酸 / 苏氨酸激酶活性，从而直接而快速地磷酸化下游蛋白分子受体激活型 Smad，与 Smad4 形成异源寡聚体后的 Smad 进入细胞核，行使转录因子的功能。

Smad 蛋白家族，目前发现至少有 8 种，即 Smad1～8。在结构上由 3 部分组成：分别是保守的氨基端 MH1、羧基端 MH2 以及连接二者富含脯氨酸高度可变的绞链区。其中 MH1 是 DNA 的结合区，MH2 是结合受体及转录因子的区域，中央绞链区具有多个磷酸化位点，受上游激酶的调控，例如 ERK 激活可以抑制 Smad 蛋白的核转移。Smad 可分为 3 类：受体激活型 Smad（R-Smad），如 Smad1、2、3、5、8；伴侣型 Smad（Co-Smad），即 Smad4；以及抑制型 Smad，即 Smad6 和 7。抑制型 Smad 通过与 Smad4 竞争性结合 R-Smad，抑制 R-Smad 的激活。不同的 R-Smad 与不同的Ⅰ型受体结合，其特异性是由Ⅰ型受体中位于Ⅳ结构域与Ⅴ结构域之间由 9 个氨基酸组成的 L3 环所决定，因此，Smad2、Smad3 识别 TGFβ 及 activin 的Ⅰ型受体，而 Smad1、5 和 8 则是 BMP 受体的下游。Smad 被磷酸化后可与 Smad4 结合形成异三聚体，携带信号转位进入细胞核内调节基因转录。Smad 激活通路称为经典的 SMAD 依赖通路。而 TGFβ Ⅰ型受体的激活，还可以激活其他丝氨酸 / 苏氨酸激酶，包括 MAPK、细胞外信号调节激酶（ERK）、JUN N 端激酶（JNK）、p38 丝裂原活化蛋白激酶（p38 MAPK）、TGFβ 活化激酶 1（TGFβ activated kinase 1，TAK1）、磷酸肌醇 3- 激酶（phosphoinositide 3-kinase）和 AKT 等。这条通路称为 SMAD 非依赖或非经典通路。

（三）GPCR 转位激活催化受体

早在 1996 年，Daub 等人（Nature，1996）发现多种 GPCR 激动剂，如 ET-1、溶血磷脂酸（lysophosphatidic acid，LPA）、凝血酶（thrombin）能够磷酸化并且激活 EGFR 及其下游信号分子 ERK。应用 EGFR 抑制剂 AG1478 或者使 EGFR 负性突变后，GPCR 激动剂的这些作用能够被抑制。该研究首次提出转位激活（transactivation）的信号转导方式，即 GPCR 通过激活一次跨膜的催化受体，启动后者下游信号转导途径，调节细胞生物学功能。转位激活的分子机制，目前比较公认的是配体依赖和非配体依赖两种途径（图 8-3）。

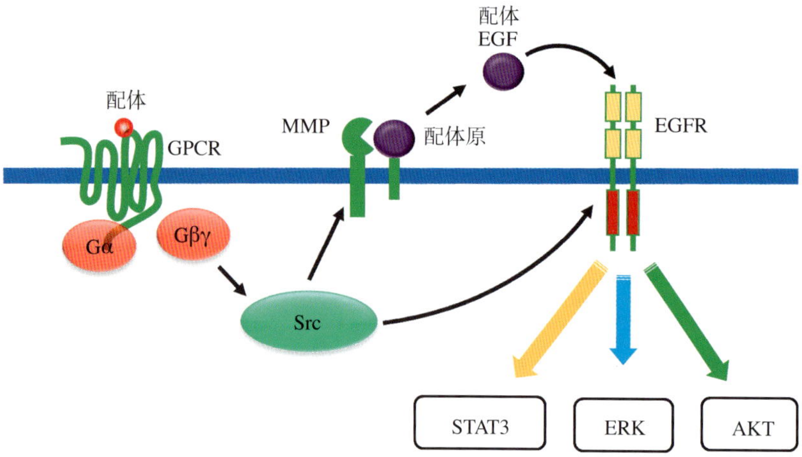

图 8-3　GPCR 转位激活催化受体的信号转导途径，以 EGFR 为例
AR：肾上腺素受体；Gα：G 蛋白 α 亚基；Gβγ：G 蛋白 βγ 亚基；Src：Src 家族激酶；MMP：基质金属蛋白酶；EGFR：表皮生长因子受体；STAT：信号转导和转录激活因子；ERK：细胞外信号调节激酶；AKT：又称 PKB，即蛋白激酶 B

配体依赖的转位激活，由于信号的传递过程有 3 次跨膜，故而称为三次跨膜信号传递模式（triple membrane-passing signaling，TMPS）。这种转位激活方式依赖于有蛋白酶切作用的金属蛋白酶、基质金属蛋白酶（MMP）和解整合素 - 金属蛋白酶（a disintegrin and metalloproteinase，ADAM）。当细胞膜上的 GPCR 激动后，通过某种途径激活金属蛋白酶，进而剪切催化受体配体的前体，如 EGF 前体，促使 EGF 释放到细胞外，EGF 与细胞膜上的 EGFR 结合引起 EGFR 激活，进而引发信号级联反应，包括 MAPK 信号通路、PI3K-AKT 通路和 STAT 通路，引发细胞生物学反应。依赖于 ADAM 和 MMP 的 EGFR 转位激活已经在很多细胞类型中观察到，有多种 GPCR 可以发生转位激活，如肾上腺素受体、血管紧张素Ⅱ受体、内皮素受体、血栓素受体等。

非配体依赖的转位激活，是指 GPCR 激动后，引起下游信号分子激活，例如非受体酪氨酸激酶（Scr 和 Pyk2）、Ca^{2+} 等，进而引起催化受体胞内功能域上的酪氨酸磷酸化，使酪氨酸激酶受体（如 EGFR）激活继而启动后者的信号转导。

第二节　血管上的 G 蛋白偶联受体

GPCR 是受体中最大的家族，分布于血管的受体大多数属于此类受体。由于血管壁上分布的受体很多，本节不可能全部罗列，只能选择主要的受体，简述它们在介导血管功能中的作用、主要信号转导途径以及选择性激动剂和拮抗剂。

一、肾上腺素受体

根据对特异性配基的亲和力、信号通路和基因序列以及在染色体上的位置，肾上腺素受体（adrenoceptor，AR）可分为 α_1、α_2、β 三类。α_1-AR 包含 α_{1A}、α_{1B}、α_{1D} 三种亚型，α_2-AR 包含 α_{2A}、α_{2B}、α_{2C} 三种亚型，β-AR 包含 β_1、β_2、β_3 三种亚型。肾上腺素受体各亚型非选择性与选择性激动剂及拮抗剂可参考国际药理学联合会受体命名与药物分类委员会官方网站的数据库[11]。

（一）α_1-AR

α_1-AR 是参与血管功能调节中最重要的 AR，几乎所有血管平滑肌都有 α_1-AR 表达。在不同血管中，α_1-AR 亚型的分布有所不同。α_{1A}-AR 是人类血管中最主要的亚型，几乎在所有血管的平滑肌上都有分布，阻力动脉上的 α_{1A}-AR 在血压调控中起重要作用。α_{1B}-AR 分布于部分血管平滑肌，如乳房动脉和肺静脉。α_{1D}-AR 是主动脉中主要的 α_1-AR 亚型。α_{1D}-AR 还分布于肠系膜动脉的血管内膜，α_{1B}-AR 分布于冠状动脉内皮细胞。

α_1-AR 激动时主要通过 $G_{q/11}$ 蛋白激活 PLC，PLC 促进 PIP_2 水解产生 IP_3 与 DAG，DAG 继而激活 PKC，调控钙通道。IP_3 通过激活肌质网上的 IP_3 受体而使细胞内储存 Ca^{2+} 释放，从而引起血管平滑肌收缩。α_1-AR 亚型激活 Ca^{2+} 释放的能力依次为 α_{1A}-AR >α_{1B}-AR >α_{1D}-AR。α_1-AR 还可通过 Ras 超家族，如 Gras、Rho、Tab、ARF 和 Ran 传导相关信号，参与 Ca^{2+} 释放及平滑肌细胞的舒缩调控。在大鼠肠系膜血管中发现，α_{1D}-AR 分布于血管内皮细胞，激动后引起内皮依赖的血管舒张效应。

α_1-AR 还参与动脉粥样硬化、球囊拉伤等条件下的血管平滑肌细胞增殖过程。血管平滑肌细胞上的 α_{1A}-AR 可通过 NADPH 氧化酶，介导产生超氧化物和 H_2O_2，进而剪切肝素结合性 EGF（heparin-binding EGF，HB-EGF），转位激活 EGFR，激活下游 Raf1/MEK/Erk1 信号，促进平滑肌细胞增殖。在部分血管中，α_{1B}-AR 也可介导类似效应。α_1-AR 还分布于血管外膜间质细胞，也可通过转位激活 EFGR，促进细胞增殖和蛋白合成，引起血管的纤维化。在缺氧或缺血条件下，α_1-AR 激活还可参与内皮细胞的增殖和迁移过程。

（二）α_2-AR

α_2-AR 在血管平滑肌上的表达量很低。在胚胎或幼年期，血管平滑肌 α_2-AR 的表达水平较高，但在发育过程中，受体数量逐渐减少，在非阻力动脉减少得更为明显。当受体密度低于一定限度时，则不易发挥功能效应；即使在具有 α_2-AR 功能效应的血管，α_2-AR 也没有受体储备，因此在任何减少 α_2-AR 表达或影响受体 – 效应偶联效率的情况下，α_2-AR 的效应都会大大减弱或者完全消失。α_2-AR 主要在支配血管的交感神经节后纤维的突触前膜和后膜有分布。在突触前膜，α_2-AR 激动可介导抑制 NE 释放，减弱交感激活引起的平滑肌张力。而突触后膜的 α_2-AR 激动，主要通过与 G_i 蛋白偶联使腺苷酸环化酶活性降低，cAMP 生成减少，cAMP 依赖性蛋白激酶活性降低，引起平滑肌细胞的收缩。α_2-AR 的这一功能效应在阻力血管比较明显。此外 α_2-AR 还有两个分布特点：①静脉较动脉明显；②皮下血管较深部血管明显。上述血管部位特征提示 α_2-AR 在较低温度、缺氧、酸性环境代谢产物蓄积等条件下内在效率提高，较易显示功能效应。α_2-AR 还分布于血管内皮细胞，激动后引起血管舒张。α_{2A}-AR 和 α_{2B}-AR 可直接或间接调控血管内皮一氧化氮（NO）合酶的活性，促进 NO 的释放，引起血管平滑肌的舒张。血管平滑肌上 α_2-AR 介导的功能效应在某些血管活性物质，如血管紧张素、内皮素、α_1-AR 受体激动剂存在时可以得到显著增强。这也是 α_2-AR 的功能效应往往在整体条件下表现明显，而在离体实验中不易发现的原因之一。

（三）β-AR

β_1-AR 和 β_2-AR 广泛表达于各部位的血管平滑肌上。β_1-AR 亚型在多数血管中表达较高，如股动脉、肺动脉、肠系膜动脉、冠状动脉、脑动脉、股静脉和颈静脉。此外 β_2-AR 在部分血管内膜和外膜上有表达。β_3-AR 表达于胸主动脉、冠状动脉微动脉和乳房动脉等血管的内膜上。β-AR 激动时主要通过偶联 G_s 蛋白使腺苷酸环化酶激活，cAMP 依赖性蛋白激酶激活，继而引起血管平滑肌舒张。β_3-AR 缺少 PKA 和 βARK 的磷酸化位点，当交感神经持续激活时，不像 β_1、β_2-AR 那样易发生减敏。

血管内皮细胞上的 β_2-AR 和 β_3-AR 激活时，可通过 G_s 蛋白或 G_i 蛋白调控 NO、前列环素（PGI_2）和内皮源性超极化因子（EDHF）的分泌，引起血管平滑肌细胞的舒张。NO 还可以促进平滑肌细胞的增殖。β-AR 还可介导内皮细胞的增殖、迁移和生长因子的表达。

绝大多数血管同时含有 α_1-AR 和 β-AR，肾上腺素和去甲肾上腺素通过 α_1-AR 引起血管收缩，通过 β-AR 引起血管舒张。儿茶酚胺引起血管收缩还是舒张取决于两类受体在血管平滑肌细胞和内皮细胞的分布和表达比例。在大多数血管中 α_1-AR 占主导地位，因而呈缩血管效应；而在冠状动脉和骨骼肌血管中，β-AR 占多数，呈舒血管效应。在冠状动脉中舒张性的受体包括 β_1-AR、β_2-AR、β_3-AR 和内皮 α_2-AR，收缩性的受体包括血管平滑肌的 α_1-AR 和 α_2-AR[12]。

二、血管紧张素受体

血管紧张素Ⅱ（angiotensinⅡ，AgⅡ）在血管张力调节中发挥重要的作用，在高血压病与血管痉挛发病学中也占有重要的地位。血管紧张素受体（angiotensin receptor，ATR）主要分为两个亚型：AT_1R 和 AT_2R，均属于七次跨膜的 G 蛋白偶联受体。啮齿类动物 AT_1R 包含两个亚型 $AT_{1a}R$ 和 $AT_{1b}R$。ATR 内源性激动剂包括血管紧张素Ⅰ、Ⅱ、Ⅲ，其中血管紧张素Ⅱ的作用最强。AT_1R 对氯沙坦等二苯基咪唑类拮抗剂亲和力高，对 PD123177 等四羟基咪唑类拮抗剂不敏感。AT_2R 与其相反，与 PD123177 亲和力高，但对氯沙坦不敏感。

血管紧张素主要通过 AT_1R 发挥作用。血管平滑肌细胞的 AT_1R 激动后，G_q/G_{11} 或 G_i/G_o 可以结合到受体第三胞内环和 C 末端，通过 PLC、IP_3、DAG、Ca^{2+} 通道、PLD、PLA_2、腺苷酸环化酶等通路传导下游信号，引起血管平滑肌收缩。AT_1R 激活后还可被 GRK 磷酸化，之后募集 β- 抑制蛋白，启动内化，并传导 β- 抑制蛋白依赖的信号通路，如 ERK 信号[13]。在血管平滑肌细胞中，AT_1R 激活后可分别通过 G 蛋白和 β- 抑制蛋白，转位激活 EGFR，进而激活下游的 ERK[8]。G 蛋白介导的 ERK 活化后，ERK 通常入核发挥作用；而 β- 抑制蛋白介导的 ERK 活化后，仍与 β- 抑制蛋白构成蛋白质复合物，留在细胞质中。因而 β- 抑制蛋白介导的 ERK 的底物不同，如可通过激活 Mnk1 和 eIF4E 促进血管平滑肌细胞蛋白质合成，通过磷酸化 BAD 发挥抗凋亡作用[9]。

AT_1R 可通过 NF-κB 介导炎症。AT_1R 还可通过转位激活 EGFR，激活 ERK1/2 和 P38 MAPK；通过激活 PKC 和中间电导钙激活的钾离子通道（intermediate-conductance Ca^{2+}-activated K^+channel，IKCa），以及通过 NF-κB 通路，促进血管平滑肌细胞的增殖和迁移[13]。AT_1R 还可直接被机械张力激活，利用血管紧张素缺陷小鼠及血管紧张素Ⅱ中和抗体等证明，在微血管中 AT_1R 的激活不依赖于血管紧张素。牵张诱导的 AT_1R 激活可被 AT_1R 的反向激动剂完全抑制。在生理状态下，基础水平的血管紧张素Ⅱ能促进牵张诱导的 AT_1R 激活。机械力激活的 AT_1R 和配体激活的 AT_1R 在构象上存在差异，前者可不依赖 G 蛋白激活募集 β- 抑制蛋白[14, 15]。由此可见，AT_1R 激动可引起血管平滑肌细胞的收缩、迁移和增殖。在病理条件下，AT_1R 过度激活可导致血管重塑、炎症、纤维化、动脉粥样硬化等病理改变。AT_2R 的效应与 AT_1R 恰恰相反，激动后介导舒张血管的效应。AT_2R 不与三聚体 G 蛋白结合，通过与 AT_2R 相互作用蛋白 1（AT_2R interacting protein 1，ATIP1）相互作用，产生同源二聚化，进而通过 NO/cGMP 通路，使血管舒张[13]。在不同的组织中，它还可以刺激 Tyr 和 Ser/Thr 磷酸酶 MKP1、SHP1 和 PP2A，引起 AT_1R 和生长因子的下游激酶失活。但是在诱导细胞分化时，AT_2R 也可与 AT_1R 一样激活 ERK。在冠状动脉平滑肌细胞中，AT_2R 和 AT_1R 同样介导细胞的增殖和迁移。

内皮细胞上表达的 AT_1R 可能会短时间促进 NO 的合成分泌，但长时间激动引起的总体效应是抑制 eNOS 的活性和 NO 的合成。AT_1R 激动可减少 NO 的合成，而增加内皮素1 等血管收缩因子的表达，导致血管内皮功能的紊乱。AT_2R 也表达于内皮细胞上，可能会促进 NO 的产生。血管外膜成纤维细胞上的 AT_1R 通过激活 NADPH 氧化酶，产生 ROS，产生结缔组织生长因子（connective tissue growth factor，CTGF），促进细胞胶原的合成和血管的纤维化。

三、5- 羟色胺受体

根据氨基酸序列的相似性和结构特点，5-羟色胺（5-hydroxytryptamine，5-HT）受体分为七个家族：5-HT_1 受体到 5-HT_7 受体，每个家族内又有不同的亚型。5-HT_1 受体家族包括 5 个亚型：5-HT_{1A}、5-HT_{1B}、5-HT_{1D}、5-ht_{1E}、5-HT_{1F}；

5-HT_2 受体家族包括 3 个亚型：5-HT_{2A}、5-HT_{2B} 和 5-HT_{2C}；5-ht_5 受体（这种亚型受体的 cDNA 虽已得到克隆，但受体的信号转导机制与介导的功能尚不明确，因此暂用英文小写字母）包括 5-ht_{5a} 和 5-ht_{5b}。5-HT_3 受体为离子通道受体，其余的亚型均为 G 蛋白偶联受体。5- 羟色胺为 5-HT 受体的内源性激动剂。选择性激动剂为 α- 甲基 -5-HT 与 DOI，选择性拮抗剂为酮色林（ketanserin）、MKLI00907、Cinanerin 与匹仑哌隆。

在血管上分布的 5-HT 受体亚型主要有 5-HT_{1B}、5-HT_{1D}、5-HT_{1F}、5-HT_{2A}、5-HT_{2B} 和 5-HT_7 受体。5-HT_{1B} 和 5-HT_{2A} 受体在血管中表达较多，与 5-HT 的亲和性较高 [16]。5-HT_{2A} 主要介导大动脉的收缩，5-HT_{1B} 主要介导静脉的收缩。PNU 109291、LY 344864、氟利色林和 RS 127445 分别为 5-HT_{1D}、5-HT_{1F}、5-HT_{2A} 和 5-HT_{2B} 的选择性激动剂，SB236057 和 SB714786 分别为 5-HT_{1B} 和 5-HT_{1D} 的选择性拮抗剂。5-HT_7 受体的激动剂为 LP-12、AS-19（部分激动剂），拮抗剂为 SB 269970 和 SB656104-A。

在血管平滑肌细胞中，5-HT_1 受体与 G_i/G_o 偶联，抑制 cAMP 的生成，促进平滑肌细胞收缩。5-HT_1 受体引起静脉收缩的效应主要是通过 5-HT_{1B} 受体亚型实现。5-HT_2 受体与 G_q/G_{11} 偶联，通过 DAG 和 IP_3 调控 Ca^{2+}，促进细胞收缩。5-HT_2 受体主要通过 5-HT_{2A} 亚型引起动脉的收缩。5-HT_7 受体与 G_s 偶联，增加 cAMP 生成，介导平滑肌舒张。5-HT 受体的下游信号还涉及 ERK、Gα2/RhoA/Cdc42、PI3K/Akt、GIRK 信号通路。

此外，血管上的神经突触前膜上分布有 5-HT_{1B} 受体和 5-HT_{1D} 受体，激活后可抑制 NE 的释放，抑制交感神经引起的血管收缩。5-HT_1 受体和 5-HT_{2B} 受体还分布于血管内皮细胞上，激动后可引起 NO 等血管舒张因子分泌，使血管平滑肌舒张 [14]。因而 5-HT 引起的血管舒张和收缩取决于以上机制的平衡，在不同的动物种属、血管类型、生理和病理条件下，最终结果也会不同。

5-HT 能诱导肺动脉平滑肌细胞的增殖和肥厚，从而引起血管重塑。$5\text{-HT}_{1B/1D}$ 及其下游的 Rho/ROCK 信号可能参与此过程中。5-HT_2 受体通过激活 Akt/mTOR/S6K1 和 PLD 信号通路，促进肺动脉平滑肌细胞的增殖。此外 ROS、小 G 蛋白和 MAPK 信号也参与 5-HT 诱导平滑肌细胞的增殖过程中。

四、组胺受体

组胺受体（histamine receptor）分为四个亚型：H_1、H_2、H_3 和 H_4。组胺为此类受体的内源性激动剂。H_1 受体选择性激动剂为 2-（m- 氟苯）组胺，选择性拮抗剂为 Mepyranine 与曲普利啶。H_2 受体的选择性激动剂为 Dimaprit、Impromidine 与 Amthamine，选择性拮抗剂为 Ranifidine 与硫替丁。H_3 受体的选择性激动剂为 *R*-α- 甲基组胺和 immetit，选择性拮抗剂为布立马胺、噻普酰胺、clobenpropit、iodoproxyfan 和 ciproxifan。H_4 受体的选择性激动剂为 VUF 8430，拮抗剂为 JNJ 7777120。H_1 受体还可感受机械刺激而激活 [15]。

组胺受体均为 G 蛋白偶联受体。血管平滑肌上的组胺受体主要为 H_1 受体和 H_2 受体。H_1 受体主要与 G_q/G_{11} 偶联，激活 PLC 和 Ca^{2+} 信号，促进平滑肌收缩。H_2 受体与 G_s 偶联，增强腺苷酸环化酶的活性，增加 cAMP 的合成，促进平滑肌舒张。血管内膜上的 H_1 受体和 H_2 受体，均可促进 NO 的释放，引起内皮依赖的血管舒张。H_3 受体和 H_4 受体与 $G_{i/o}$ 偶联，抑制 cAMP 的合成，促进平滑肌收缩。H_3 受体主要分布于支配心脏和血管的交感神经节后纤维的突触前膜上。H_3 受体可被内源性组胺激活，抑制 NE 的释放，减轻神经源性血管压力。因而，组胺对血管的作用取决于该血管 H_1 与 H_2 亚型受体的相对密度和效应强度，在有的血管引起收缩，有的血管引起舒张，有的血管由于两者强度相当而不显示明显效应。但在整体动物给予组胺时常引起血压下降。

五、多巴胺受体

多巴胺受体（dopamine receptor，D）是 G 蛋白偶联受体，包含至少 5 种亚型（$D_{1\sim5}$）。根据受体的生物化学和药理学性质，多巴胺受体又可分为 D1 类和 D2 类受体。D1 类受体包括 D_1

和 D_5 亚型受体（在大鼠中也称 D_{1A} 和 D_{1B} 亚型受体），D1 类受体激动可刺激腺苷酸环化酶活性增加。D2 类受体包括 D_2、D_3 和 D_4 亚型受体，这类受体激动可抑制腺苷酸环化酶活性[17]。在血管中，主要有 D_1 和 D_2 亚型受体。从结构上，D_2 亚型的第 3 细胞内环比 D_1 亚型的长；D_1 亚型的 C 末端长度又是 D_2 亚型的约 7 倍。C 末端富含磷酸化和棕榈酰化位点，与激动剂依赖性受体减敏过程有关。N 端含有不同数量的糖基化位点，D_1 亚型受体含有 2 个糖基化位点，D_2 亚型受体含有 4 个糖基化位点。位于第 2 和第 3 细胞外环上的两个半胱氨酸残基形成二硫键，稳定受体结构。

D_1 亚型受体主要分布于肾、肠系膜、脾、冠状动脉和脑动脉的血管平滑肌上，其第 3 细胞内环与 G_s 偶联，激活腺苷酸环化酶，促进 cAMP 生成，引起血管舒张。选择性激动剂为 SKF38393，选择性拮抗剂为 SCH23390、SKF83566 和 SCH39166。D_2 亚型主要分布于肾、肠系膜、脾、脑的动脉和冠状动脉的血管外膜和外膜内侧边界以及内皮上，其第 3 细胞内环与 G_i 蛋白偶联，抑制腺苷酸环化酶活性，减少 cAMP 生成，引起血管的收缩。选择性激动剂为 LY141865、罗匹尼罗（Ropinirole）和苯喹胺（Benzquinamide），特异性拮抗剂为舒必利、哌罗匹隆（Perospirone）和多潘立酮。在生理情况下，体内循环中多巴胺浓度很低，不足以激动血管多巴胺受体，而血管平滑肌细胞并不能合成多巴胺。因此，多巴胺对正常血压的调节并不重要。

六、毒蕈碱型乙酰胆碱受体

乙酰胆碱（acetylcholine，Ach）是副交感神经的神经递质。乙酰胆碱受体包括两种，烟碱型受体（N 受体）和毒蕈碱型受体（M 受体）。N 受体属离子通道受体，将在第 9 章中详细介绍。M 受体属 G 蛋白偶联受体，参与呼吸、循环、运动、体温调节和学习记忆等重要生理功能。根据 M 受体与其拮抗剂亲和力的不同，将其分为 $M_{1\sim5}$ 五种亚型。广泛分布于各种组织的迷走神经释放乙酰胆碱，通过 M 受体发挥多种生物学功能。M 受体的配体结合部位非常保守，因此很难合成各亚型特异性的激动剂和拮抗剂。常用的 M 受体激动剂有 NNC 11-1585、NNC 11-1607、pentylthio-TZTP 和 NNC-11-1314；抑制剂有哌仑西平、AF-DX384、Darifenacin、美索曲明和 4-DAMP。

不同亚型的 M 受体激活的信号和发挥的生物学功能不同，其中 M_2 与 M_4 亚型受体与 $G_{i/0}$ 家族的 G 蛋白偶联，通过抑制腺苷酸环化酶与 cAMP 生成途径产生效应，它们对百日咳毒素敏感；而 M_1、M_3 和 M_5 亚型受体与 $G_{q/11}$ 家族的 G 蛋白偶联，主要通过刺激肌醇磷脂水解引起效应。分布于血管的 M 受体属于哪种亚型至今没有定论，有研究结果显示在血管内皮细胞上分布有 M_3 和 M_5 亚型受体，而在血管平滑肌细胞上主要分布着 M_1 和 M_3 亚型受体[18]。Ach 作用于血管上的 M 受体既可产生舒张效应又可产生收缩效应，其最终结果与生物种类、血管的器官分布以及是否有血管内皮细胞的参与有关。Ach 与血管内皮细胞上的 M 受体结合，通过 G_q 蛋白激活磷脂酶 C（PLC），随后产生三磷酸肌醇（IP_3），IP_3 与内质网上的 IP_3 受体相互作用诱导内质网内 Ca^{2+} 释放，胞质内 Ca^{2+} 浓度的升高激活了一氧化氮合酶（NOS），产生大量的 NO，NO 弥散到相邻的血管平滑肌细胞，通过激活平滑肌细胞内的可溶性鸟苷酸环化酶（sGC），产生大量的环鸟苷酸（cGMP），cGMP 又能够激活蛋白激酶 G（PKG）引起血管平滑肌的舒张；然而，当 Ach 直接作用于 VSMC 上的 M 受体，能够引起 VSMC 中内质网的 Ca^{2+} 释放，从而引起 VSMC 的收缩[18]。由于内皮细胞 M 受体介导的血管舒张作用总是强于平滑肌 M 受体介导的血管收缩作用，因此总的来说，副交感神经末梢释放的 Ach 作用于有完整内皮细胞的血管，总是引起舒张效应，降低外周阻力，只有当内皮损伤时，VSMC 上的 M 受体介导的收缩血管效应才显现出来。此外，激活血管上的 M 受体还可以促进组织型纤溶酶原激活物的生成，降低多种黏附分子的分泌，产生抗动脉粥样硬化和抗血栓形成的功能。

七、前列腺素受体

前列腺素（prostaglandin，PG）是体内花生四烯酸的代谢产物，环氧酶（cyclooxygenase，COX）是花生四烯酸生成血栓素 A_2（TXA_2）和前列腺素 H_2（PGH_2）等前列腺素合成过程中的关键限速酶。前列腺素按照结构不同又可分为 PGD_2、PGE_2、$PGF_{2\alpha}$、PGI_2 和 TXA_2 等类型。前列腺素受体属于G蛋白偶联受体，根据它们与内源性配体前列腺素PGD、PGE、PGF、PGI和TX的亲和性，受体可分为DP、EP、FP、IP、TP五型。其中EP受体又可分为 EP_1、EP_2、EP_3 和 EP_4 四个亚型。DP受体也可分为两个亚型。PG受体的激动剂和抑制剂很多，不在此一一赘述。PG受体主要在调节血管的收缩和控制血压中发挥着重要的作用。不同血管中存在的PG受体亚型有所不同，并且不同亚型的受体对血管的调节作用也不同：EP_1、FP和TP亚型受体与 $G_{q/11}$ 蛋白偶联，提高细胞内的 Ca^{2+} 浓度，促进肌醇磷脂水解引起血管收缩，血压升高；DP、EP_2、EP_4 和IP亚型受体与 G_s 蛋白偶联，激活腺苷酸环化酶从而增加细胞内cAMP的生成，引起血管舒张，血压降低[20]；此外，外源性的 PGE_2 可以通过 EP_4 受体激活血管内皮细胞内一氧化氮合酶（NOS）产生NO，从而实现舒张血管的作用；由于在 EP_3 的C末端有不同的剪切位置，因此存在着不同的 EP_3 剪切体，它们主要通过与 G_i 蛋白相互偶联抑制腺苷酸环化酶的活性，调节血管的舒缩。PG受体还参与调节血管新生的作用。EP_4 能够通过抑制蛋白激酶A（PKA）的活性抑制 PGE_2 诱导的内皮细胞形成毛细血管。尽管还没有明确 PGE_2 是通过哪种受体亚型发挥作用的，PGE_2 已经被证明能够有效地抑制血管平滑肌细胞的增殖和运动。

八、腺苷受体

腺苷广泛分布于神经、心血管、呼吸系统等组织细胞内，是细胞生长、分化、死亡等活动的内源性调节剂。细胞外的腺苷主要通过与细胞膜上腺苷受体（adenosine receptor）结合，发挥多种生物学作用。目前的研究结果已经证实，分布于血管平滑肌细胞（VSMC）膜上的腺苷受体有 A_1、A_{2a}、A_{2b} 和 A_3 四种亚型受体。它们都属于G蛋白偶联受体，其中 A_1 和 A_3 受体是 G_i/G_o 偶联受体，A_{2a} 和 A_{2b} 受体是 G_s 偶联受体。此外，在血管内皮细胞中也发现有部分腺苷受体亚型的表达，例如在人微血管内皮细胞（human microvascular endothelial cell，HMEC）中高表达 A_{2b} 受体，而在人脐静脉内皮细胞（human umbilical vein endothelial cell，HUVEC）表达高水平的 A_{2a} 受体，但在两种细胞都没有发现 A_1 受体和 A_3 受体的表达。

腺苷受体的激动剂和拮抗剂的种类很多。腺苷是腺苷受体的非亚型选择性完全激动剂。N6-环戊基腺苷（cyclopentyladenosine，CPA）和2-氯-N(6)-环戊基腺苷（CCPA）能特异性激活 A_1 受体；CI-IB-MECA能够激活 A_3 受体；ATL-146e是 A_{2a} 受体激动剂；BAY 60-6583是 A_{2b} 受体激动剂。A_1 受体的拮抗剂有罗咯茶碱（rolofylline）、SLV320和DPCPX；A_3 受体拮抗剂为MRS1191和CGS21680；选择性 A_{2a} 受体拮抗剂有SCH58261、KW6002和KF17837；A_{2b} 受体拮抗剂有ATL801和CVT-6883。

腺苷受体在血管生理功能和病理变化的调节中发挥着重要的作用。VSMC上的 A_1 受体和 A_3 受体与腺苷结合后，通过激活小G蛋白Rho和蛋白激酶C（PKC）抑制肌球蛋白轻链磷酸酶（MLCP）活性，使肌球蛋白轻链（MLC）去磷酸化的作用减弱而导致磷酸化的程度增强，提高VSMC收缩元件对 Ca^{2+} 的敏感性，导致VSMC的收缩。相反，激活 A_{2a} 受体和 A_{2b} 受体能够提高腺苷酸环化酶的活性，导致VSMC胞质内cAMP的浓度升高及PKA激活，激活的PKA可以抑制Rho激酶的活性，诱导MLC去磷酸化，从而引起血管的舒张。此外，A_{2a} 受体和 A_{2b} 受体还可以抑制PKC的活性从而抑制血管平滑肌的钙敏感性和血管张力。除了调节血管舒缩，腺苷受体还与VSCM的凋亡以及血管的重塑和病理变化相关。激活 A_2 受体能够显著抑制VSCM的增殖，促进其凋亡，影响受损血管内膜的形成，调节动脉粥样硬化斑块的稳定性[21]。有研究显示，腺苷受体还与血管的新生有关，例如激活 HMEC 上的 A_{2b} 受体能够通过促进白介素 -8（interleukin-8，IL-8）、碱性成纤维细胞生长因子（bFGF）和血管内皮生长因子（VEGF）的表达，促进血管的新生。

九、嘌呤受体

嘌呤受体（purinergic receptor）是 1978 年才正式命名的，可分为 P_1 和 P_2 受体。P_1 受体因只选择性识别腺嘌呤，现称为腺苷受体，包括 A_1、A_{2a}、A_{2b} 和 A_3 四种亚型。P_2 受体在以往的分类中分为 P_{2T}、P_{2Z}、P_{2U}、P_{2X} 和 P_{2Y} 五种亚型。现在 P_{2T}、P_{2Z}、P_{2U} 都已归为 P_{2Y} 亚型，故 P_2 受体主要包括 P_{2X} 和 P_{2Y} 两种亚型。P_{2X} 属于配体门控离子通道受体，不属于 GPCR，故也不在本节中介绍。在此主要对 P_{2Y} 受体做简要介绍。

P_{2Y} 受体分为两大类，即 P_{2Y-1} 受体和 P_{2Y-12} 受体。前者包括五种亚型（$P_{2Y-1,\ 2,\ 4,\ 6,\ 11}$），而后者包括三种亚型（$P_{2Y-12,\ 13,\ 14}$）。$P_{2Y}$ 能够被一大类内源性细胞外核苷酸和多聚二核苷酸激活，例如 ATP、ADP、UTP 和 UDP。现今已经发现和合成了很多核苷酸样和非核苷酸样的激动剂和拮抗剂。然而，对于已知的 P_{2Y} 受体亚型来说，尚没有发现仅选择性作用于单一受体亚型的激动剂或拮抗剂。在血管上有 P_{2Y} 受体的多种亚型分布，P_{2Y} 受体也广泛分布在多种血管细胞如 EC、VSMC 以及红细胞、炎性细胞和血小板等上。P_{2Y} 介导的血管生物学效应取决于血管的类型、部位、受体的表达量以及内膜的微环境。在内皮细胞和平滑肌细胞膜表面的 P_{2Y} 受体共同调控着血管张力及血压。在血管壁中间部位的平滑肌细胞上 P_{2Y} 受体介导血管平滑肌细胞收缩，产生缩血管效应。然而，内膜的内皮细胞上 P_{2Y} 受体激动却介导 NO、前列腺素和内皮源性超极化因子（EDHF）释放，引起平滑肌细胞舒张，最终导致局部血管的舒张效应。嘌呤受体对于血管张力的调节还存在其他机制。$P_{2Y-1,\ 2,\ 4,\ 6}$ 与平滑肌细胞中的 Rho 和 Rho 激酶信号通路偶联。这些激酶引起肌球蛋白轻链（MLC）的磷酸化，进而增加血管张力。此外，嘌呤受体介导的血管张力调控还受到肾血管系统中 P_{2Y} 激活的影响。除了 P_{2Y-12} 以外的所有嘌呤受体均在肾有表达。例如，P_{2Y-2} 受体调控肾水盐代谢，P_{2Y-2} 缺失小鼠表现出明显的水盐平衡失调，最终导致血管张力增加。

内皮细胞和平滑肌细胞的迁移和增殖与血管重塑、动脉粥样硬化等病理改变密切相关。细胞外核苷酸通过细胞表面的 P_{2Y} 受体能够介导其迁移。在体外环境中给予 ATP/UTP 刺激时，通过 Transwell 实验可以观察到人脐静脉内皮细胞发生迁移。但从 P_{2Y-2} 缺失小鼠分离得到的血管平滑肌在 UTP 的刺激下却不具有迁移能力。嘌呤受体还可以介导血管平滑肌细胞的增殖。有研究表明，$P_{2Y-1}{}^{-/-}$/$ApoE^{-/-}$ 小鼠的血管平滑肌细胞的增殖能力显著低于 $ApoE^{-/-}$ 小鼠的血管平滑肌细胞。

十、鞘氨醇 -1- 磷酸受体

鞘氨醇 -1- 磷酸（sphingosine-1-phosphate，S1P）受体属于 GPCR，有 5 种亚型，依次命名为 $S1P_1$、$S1P_2$、$S1P_3$、$S1P_4$ 和 $S1P_5$。鞘氨醇 -1- 磷酸（S1P）是存在于循环血液中的一类溶血磷脂类物质，是 S1P 受体的内源性激动剂。在人血液中 S1P 浓度大约是 10^{-7}M，绝大多数都处于与高密度脂蛋白和白蛋白等血浆蛋白结合的状态。在血管内皮细胞和血管平滑肌细胞上主要有 $S1P_1$、$S1P_2$、$S1P_3$ 三种亚型受体分布，但在不同细胞中受体亚型的分布比例不同。在内皮细胞上，受体的表达量依次为 $S1P_1 > S1P_3 >> S1P_2$；在血管平滑肌细胞上，依次是 $S1P_2 > S1P_3 >> S1P_1$。$S1P_1$、$S1P_2$、$S1P_3$ 在多种组织中也有广泛表达，$S1P_4$ 和 $S1P_5$ 则主要分别表达于免疫系统和神经系统。

内皮细胞上 $S1P_1$ 和 $S1P_3$ 受体被 S1P 激动后，激活 G_i 蛋白，继而 PI3K 依赖的 Tiam1/Rac1 活化，引起肌动蛋白重排，使内皮屏障保持完整性。S1P 受体通过调控细胞骨架重排，还促进内皮细胞迁移；通过激活 ERK 信号通路促进细胞增殖。

在血管平滑肌细胞上 S1P 受体介导的生物功能与内皮细胞不同。平滑肌细胞上表达最多的是 $S1P_2$ 受体。不同 S1P 受体亚型调节平滑肌细胞迁移的效应截然不同。$S1P_1$ 和 $S1P_3$ 受体通过激活 Rac1 通路促进细胞迁移，而 $S1P_2$ 受体通过

激活 $G_{12/13}$ 蛋白，进而负性调控 Rac1 和 p21 抑制细胞迁移。因此在平滑肌细胞中 S1P 受体亚型的表达谱决定了 S1P 对细胞迁移的效应。S1P 受体还可调控平滑肌细胞的存活、DNA 的合成以及细胞增殖过程。当 $S1P_1$ 受体高表达时，$S1P_1$ 受体通过 G_i/PI3K 通路介导平滑肌细胞的增殖。

S1P 受体还可以调节血管张力。目前比较公认的是 S1P 通过激活内皮细胞的 S1P 受体，引起 eNOS 活化从而介导血管舒张效应。相反，S1P 能够通过 $S1P_1$ 和 $S1P_3$ 受体增加 VSMC 内钙离子水平，进而激活 Rho 激酶，最终介导血管收缩效应。因此，S1P 对于调节血管张力的终效应也取决于血管局部内皮细胞和平滑肌细胞中 S1P 受体亚型的相对表达丰度。

十一、G 蛋白偶联雌激素受体

G 蛋白偶联雌激素受体（G-protein-coupled estrogen receptor，GPER）是在 1997 年新发现的一种受体，它有别于经典雌激素核受体，而是典型的七次跨膜 GPCR。该受体曾被归为孤儿受体，命名为 GPR30。它最先是在 MCF7 细胞中被发现，现已在多种细胞中得到克隆，其中包括血管内皮细胞和平滑肌细胞 [22]。目前为止，尚未发现 GPER 有受体亚型。受体的配体，除了内源性激动剂 17β- 雌二醇外，还有外源性激动剂 G-1、氟维司群（fulvestrant）、他莫昔芬（tamoxifen），以及拮抗剂 G-36 和 G 15。

GPER 在血管平滑肌细胞和内皮细胞中高表达。在细胞内主要定位于细胞膜、内质网、线粒体和高尔基体。平滑肌细胞的 GPER 与雌激素结合，通过激活细胞外信号调节激酶（ERK）、磷脂酰肌醇 3- 激酶 / 蛋白激酶 B（PI3K/Akt）、Ca^{2+} 和环腺苷酸（cAMP）等信号转导途径发挥生理作用。大鼠肠系膜动脉平滑肌细胞的 GPER 与腺苷酸环化酶（AC）在细胞小凹（caveolae）共定位，GPER 通过偶联 G_s 介导 AC 激活，使细胞中的 cAMP 水平增加。在内皮细胞，目前认为 NO 释放是 GPER 发挥功能的主要信号转导形式。

GPER 可以介导血管舒张效应。GPER 激动剂 G-1 剂量依赖性地引起冠状动脉舒张，这种舒张效应是血管内皮依赖的，可被内皮细胞剥脱或内皮一氧化氮合酶（NOS）抑制剂 L-NAME 所完全抑制。GPER 在小鼠主动脉和肠系膜动脉中的舒张血管作用同样是内皮细胞依赖的，这些结果提示 GPER 的舒张血管作用是内皮细胞 NO 介导的。然而也有研究发现在内皮细胞剥脱的血管中，持续输注 G-1 依然能够抑制 Ang Ⅱ 介导的大动脉收缩作用，这说明 GPER 具有内皮细胞非依赖的血管功能调节机制。在动脉粥样硬化、高血压等疾病状况下，血管受到损伤，平滑肌细胞发生去分化，重新进入细胞周期，增殖和迁移能力显著增强。有研究表明雌激素能够抑制血管损伤诱导的平滑肌细胞增殖，G-1 能够通过激动 GPER 抑制人和猪冠状动脉平滑肌细胞的增殖。

十二、趋化因子受体

趋化因子受体（chemokine receptor）属于 GPCR，其配体是分子量小（8 000 ~ 17 000）且具有趋化活性的一大类细胞因子，即趋化因子（chemokine，也称 chemotactic cytokine）。趋化因子通过与细胞表面的趋化因子受体结合，激活相应信号转导，主要介导的生物学功能是引起白细胞定向移动并聚集到特定部位，引起炎症反应。但是，多数趋化因子受体在血管内皮细胞和平滑肌细胞上也有表达。

趋化因子具有相似的结构，几乎都是由 70 ~ 80 个氨基酸组成，20% ~ 50% 的序列相同，四个半胱氨酸残基形成两对二硫键是趋化因子的结构特点。在细胞内，趋化因子以前体形式存在，含有约 20 个氨基酸残基的信号肽。在细胞分泌趋化因子时，信号肽酶将信号肽剪切后以成熟体形式分泌。趋化因子根据前两个紧密连接和高度保守的半胱氨酸序列的不同，分为四种亚型（C 为半胱氨酸，X 为任意氨基酸），分别命名为 CXC、CX3C、CC 和 C。已知有超过 50 种趋化因子，大多数属 CXC 和 CC 类。目前已知仅有 2 种趋化因子是 C 类，1 种是 CX3C 类。CC 类趋化因子根据其半胱氨酸是 6 个或 4 个，可分为两个亚类。CXC 类趋化因子根据其 N 端第一个半胱氨酸前是否有特征性三肽 glu-leu-arg 分为 ELR^+ 和 ELR^- 两类[23]。趋化因子受体是根据其配体趋化因子的类别，分为 CXCR、CX3CR、CCR 和 XCR 四类。CXCR 有 6 种亚型（CXCR1～6），CCR 有 10 种亚型（CCR1～10），CX3CR 和 XCR 只有 1 种受体。已知人趋化因子受体共有 18 种，其中 8 种受体（CXCR1、CXCR4、CXCR5、CXCR6、CCR6、CCR8、CCR9、CCR10、XCR1、CX3CR1）只对 1 种内源性趋化因子具有高选择性，其亲和性在纳摩尔（nM）级，因此也称为单配体受体（monogamous receptor）。其他受体则对内源性趋化因子选择性不高，可以与多种趋化因子结合。CCR5～9、CXCR6 和 XCR 尚未见报道在血管内皮或平滑肌上有表达。趋化因子受体是 G 蛋白偶联受体，主要信号转导途径是与 G 蛋白偶联，激活磷脂酶 C、腺苷酸环化酶等，进而激活蛋白激酶，调节胞内 Ca^{2+} 浓度，激活 JAK/STAT 途径，引发一系列的信号转导通路[23]。

诸多证据已提示血管内皮细胞表面存在多种 CXCR 亚型受体，它们能够与相应的 CXC 配体相结合。已有研究证实 IL-8、GRO、IP-10 以及 Mig 等 CXC 类趋化因子参与内皮细胞迁移和血管新生等过程。IL-8 甚至能够直接增加内皮细胞屏障的通透性，进而引起外周血白细胞浸润。对于内皮细胞增殖方面的作用还存在诸多争议。

在人大动脉血管平滑肌细胞中发现有 CXCR1 和 CXCR2 的高表达。在人动脉平滑肌细胞中，CXC 类趋化因子 IL-8 和 IP-10 分别通过作用于细胞表面的 CXCR-1 和 CXCR-3，以剂量依赖的方式介导细胞的 DNA 合成、细胞增殖和迁移。CC 类趋化因子中趋化作用最强的巨噬细胞趋化蛋白-1（MCP-1）通过血管平滑肌细胞 CCR2 介导细胞增殖。体外培养的血管平滑肌细胞表面 CCR1 在其内源性配体巨噬细胞炎性蛋白 1α（macrophage inflammatory protein 1α，MIP-1α）的刺激下通过 G_i 蛋白激活细胞内钙信号，促进细胞增殖和迁移。

十三、其他肽类受体

血管上的肽类受体有很多，这里仅简要介绍几种。

（一）内皮素受体

内皮素（endothelin，ET）受体是 G 蛋白偶联受体，具有典型的 7 次跨膜结构，而且有较长的 N 末端序列，这在 G 蛋白偶联受体家族中少有。ET 受体分为 ET_A 和 ET_B 两个亚型。两种受体的编码蛋白都包含 7 段 20～27 个疏水性氨基酸残基。每个亚型的受体都有两个分开的与配体结合的结构域。受体胞外环，尤其第 4 与第 6 跨膜区之间的环，决定了受体与配体结合的选择性。人、小鼠的 ET_A 受体有 427 个氨基酸残基，大鼠的 ET_A 受体有 426 个氨基酸残基。人、小鼠和大鼠的 ET_B 受体都是 422 个氨基酸残基。

内皮素是 ET 受体的内源性配体，含 21 个氨基酸残基，是内皮细胞源的血管活性多肽，主要参与维持血管的张力。内皮素家族包括 ET1、ET2 和 ET3 三个同源异构体，是体内强大的缩血管活性物质之一。ET 不仅存在于内皮细胞，在其他组织细胞中也有表达。心血管组织中的血管紧张素Ⅱ、去甲肾上腺素、血管加压素、细胞因子（肿瘤坏死因子 α、转录因子 β、缓激肽）、血管活性因子（凝血酶）以及机械应力都可通过刺激内皮细胞合成和释放 ET。在这些信号的作用下，首先前体肽 prepro-ET 被剪切成大 ET1，进而大 ET1 被内皮素转换酶或其他特异性不太强的蛋白酶剪切成 ET1。

人 ET_A 受体与 3 种内皮素结合的亲和力依次为：ET1>ET2>>ET3。人 ET_B 受体与 3 种内皮素的结合力大小相当。到目前为止还没有发现一个选择性 ET_A 受体的激动剂。角蛙毒素是选择性 ET_B 受体的激动剂，结构为 $[Ala^{1,3,11,15}]$ET1，是 ET1 的线性类似物，角蛙毒素通过用 Ala 取代 Cys 来消除二硫键。ET_B 受体也可以结合 BQ3020（$[Ala^{11,15}]$Ac-ET-$1_{(6\text{-}21)}$）和 IRL1620（Suc-$[Glu^9$，$Ala^{11,15}]$-ET-$1_{(8\text{-}21)}$）。这些多肽与 ET-1 在羧基端有相同或相似的序列，可引起内皮依赖的血管舒张，这与 ET_B 受体介导的内皮细胞释放舒张因子一致。ET 受体有肽类拮抗剂和非肽类拮抗剂。肽类拮抗剂有 ET_A 受体选择性拮抗剂环胸腺多肽 BQ123 和 FR139317。非肽类 ET_A 受体选择性拮抗剂有 PD155080、PD156707、SB234551 等。大多数非肽类拮抗剂有很好的口服吸收特性，一些还可以穿过血脑屏障。选择性 ET_B 受体拮抗剂有 IRL2500、RES7011、BQ788（肽类）和 Ro468443（非肽类）。可以同时拮抗 ET_A 和 ET_B 受体的拮抗剂包括肽类的 TAK044、非肽类的化合物波森坦和 SB209670。

一般认为 ET_A 和 ET_B 受体可以与 G_q/G_{11}、G_s 和 G_{i2} 偶联，但是有细胞特异性，例如在 CHO 细胞中 ET_A 受体只与 G_q 和 G_s 偶联，而不与 G_i 偶联，ET_B 受体则只与 G_q 和 G_i 偶联。ET 受体与 G 蛋白偶联，与受体的部位和状态有关。ET 受体与 G_s 偶联需要受体的第 2 和第 3 细胞内环。ET 受体与 G_i 偶联需要第 3 细胞内环，而且 C 末端半胱氨酸的棕榈酰化是必需的，而受体与 G_q 偶联，仅需要 C 末端棕榈酰化。受体与不同类型的 G 蛋白偶联后，激活的酶主要有磷脂酶 C（PLC）、磷脂酶 A（PLA）、磷脂酶 D（PLD）和蛋白激酶。

内皮素受体在组织中广泛表达，主要分布在内皮细胞，但也存在于上皮细胞和中枢神经系统的胶质细胞和神经元细胞。在人的血管中，ET_A 受体主要分布于血管平滑肌细胞，主要介导血管收缩。ET_B 受体则存在于血管壁的内皮细胞，主要介导内皮细胞释放舒血管因子，如 NO 和前列腺素。

在绝大多数细胞中，内皮素被认为可促进有丝分裂，通过促使其他生长因子如血小板源生长因子（PDGF）的产生来发挥功能。

（二）神经肽 Y 受体

神经肽 Y（neuropeptide，NPY）、肽 YY（peptide YY，PYY）和胰多肽（pancreatic polypeptide，PP）是结构相似的一类多肽，都由 36 个氨基酸组成，羧基端酰胺化和两端有很多酪氨酸是三者共有的特征。这一家族成员作用于同一受体家族，NPY、PYY 和 PP 的受体统称为“NPY 受体”。NPY 受体用大写字母 Y 表示，与富含酪氨酸的肽类名称相一致。NPY 受体家族中的各类受体用数字下标表示。目前，已有 5 种 NPY 受体被克隆出来，Y_3 受体尚未被克隆出来。

Y_1、Y_2 和 Y_5 受体主要的内源性激动剂都是 NPY 和 PYY，它们与内源性配体结合的亲和力依次为 NPY>PYY>>PP。Y_4 受体主要的内源性配体是 PP。Y_2 和 Y_5 受体还可被 NPY 和 PYY 的剪切片段 $NPY_{3\text{-}36}$ 和 $PYY_{3\text{-}36}$ 激动。尽管人的 y6 受体已克隆，但其药理学性质尚存争议，而且至今未发现其有功能。

所有 NPY 受体都与百日咳毒素敏感的 G 蛋白 G_i 或 G_o 家族偶联。在一些特定的细胞，也有其他信号转导途径的报道。在神经元细胞 NPY 受体激动可抑制钙离子通道，在心肌细胞和血管平滑肌细胞可分别激活和抑制钾离子通道。Y_1 受体和 Y_5 受体在血管平滑肌都有分布，Y_1 还分布于内皮细胞，可引起胞内钙离子浓度增加而发挥生理功能。分布于平滑肌细胞上的 NPY 受体激动时启动缓慢而持续的血管收缩，而且还能增强其他缩血管物质的缩血管效应与抑制多种血管扩张物质的舒血管效应，这些受体还介导 NPY 引起的血管平滑肌增殖效应[24]。

（三）降钙素基因相关肽受体

降钙素基因相关肽（calcitonin gene-related peptide，CGRP）属于降钙素肽家族，该家族还有其他成员如降钙素（calcitonin，CT）、胰岛淀粉样多肽（amylin，AMY）、肾上腺髓质素（adrenomedullin，AM）和肾上腺髓质素 2［AM2，也称为中介素（intermedin）］。人类中这些肽由 32～52 个氨基酸组成，结构相似。它们的受体是 G 蛋白偶联受体，被命名为 CGRP 受体、CT 受体、AMY 受体和 AM 受体。这里主要介绍与血管相关的 CGRP 受体。

早先将 CGRP 受体分为两种亚型，对 $CGRP_{8\text{-}37}$ 的拮抗效应敏感为 CGRP1 受体，而 CGRP2 受体亚型对 $CGRP_{8\text{-}37}$ 不敏感。现在已经明确 CGRP1 受体就是降钙素受体样受体（calcitonin receptor-like receptor，CRLR）/ 受体活性修饰蛋白 1（receptor activity-modifying protein 1，RAMP1）的复合体，现称之为 CGRP 受体[25]。而 CGRP2 受体实际是 AM2 和 AMY 受体复合物，CGRP2 受体一词也已不再使用。

CGRP 是一个很强的舒血管物质，由 37 个氨基酸组成，也是人类利用基因重组技术发现的第一个活性多肽。CGRP 有 α-CGRP 和 β-CGRP

两种。α-CGRP 是降钙素基因剪接体的产物，β-CGRP 是另外一个基因的剪接体产物，这个基因的产物并不是降钙素，但是两者的氨基酸序列非常相似，它们的生物学活性也非常相似。CGRP 受体对 CGRP 的亲和性很高，其半数有效量约为 0.1 ~ 1nM，而对 AM 的亲和性要低一个数量级，其拮抗剂是 $CGRP_{8-37}$ 。CGRP 受体有特异性很好的非肽类拮抗剂，如 BIBN4096BS。

CGRP 受体的主要信号通路是与 G_s 蛋白偶联，通过激活腺苷酸环化酶与增加 cAMP 生成而引起血管舒张。CGRP 受体还可通过与 G_i/G_o 和 G_q/G_{11} 蛋白偶联来激活 PLC 和调控 K^+ 通道。CGRP 受体广泛存在于血管内皮细胞和血管平滑肌细胞，介导血管舒张功能，还具有抑制血管平滑肌细胞增殖和内皮细胞凋亡、促进血管新生及细胞分化等生物学功能。降钙素基因相关肽是降钙素基因选择性表达的产物，在 1982 年被首次提及。α-CGRP 是降钙素基因初始转录物选择性剪接所表达的产物。β-CGRP 是另外一个降钙素基因初始转录物选择性剪接得到的产物。α- 和 β-CGRP 的氨基酸序列非常相似，在人类中仅有 3 个氨基酸不同。一般情况下，α- 和 β-CGRP 有非常相似的生物学活性。

（四）尾加压素受体

尾加压素Ⅱ（urotensinⅡ，UⅡ）是一个环状的十二肽，人 UⅡ前体有两个异构体（124 多肽和 139 多肽），是同一个基因的两个剪切体，成熟体为 11 个氨基酸的多肽。UⅡ是迄今为止发现的最强的缩血管活性多肽。尾加压素受体（urotensinⅡ receptor，UT 受体），又曾称为感觉上皮类神经肽受体（sensory epithelial neuropeptide-like receptor，SENR）和 GPR14，属于 A 类 G 蛋白偶联受体。人 UT 受体由 389 个氨基酸组成，在小鼠和大鼠都由 386 个氨基酸组成。UT 受体的内源性配体有 UⅡ、尾加压素相关肽（urotensin-related peptide）。外源激动剂有 [^{125}I]UⅡ、[Pen^5]-U（4-11）、UⅡ-（4-11）、[Bz-Phe6]UⅡ、AC-7954、FL104。特异性拮抗剂有 4-Cl-cinnamoyl-c[DCys-4Pal-DTrp-Orn-Val-Cys]-His-amide、tolyacetyl-c[DCys-Apa-DTrp-Orn-Val-Cys]-His-amide、BIM 23127 等。

UT 受体主要分布于血管内皮细胞和平滑肌细胞。UT 受体通过偶联 G_q/G_{11} 激活磷脂酶 C，进而增加 [Ca^{2+}]，介导动脉平滑肌细胞收缩，引起缩血管效应。在内皮细胞则通过 NO 产生一定的舒血管效应。UT 受体还可以通过激活 ERK 介导血管平滑肌细胞的增殖。

（五）速激肽受体

速激肽受体（tachykinin receptor，NK）有三个家族成员，分别是 NK1、NK2 和 NK3。每个受体都有亲和性较高的内源性配体，分别是 P 物质（substance P，SP）、神经激肽 A（neurokinin A，NKA）和神经激肽 B（neurokinin B，NKB）。目前已经发现，在哺乳动物中有超过 40 个速激肽配体，它们共享同样的 C 末端序列 Phe-X-Gly-Leu-Met（苯丙 -X- 甘 - 亮 - 甲硫 -NH2，X 为疏水氨基酸或芳香族氨基酸）。常见激动剂还有 hemokinin 1、senktide 等，常见拮抗剂有奥沙奈坦（osanetant）、他奈坦（talnetant）、沙瑞度坦（saredutant）等。

NK1 受体与 G_q、G_{11} 偶联，进而激活磷脂酶 C，使磷脂酰肌醇二磷酸水解成肌醇 -1,4,5- 三磷酸和二酰甘油。它是目前所知的速激肽受体中唯一有两个亚型的受体——由于选择性剪切形成的全长和截短。截短的亚型受体由于缺少 G 蛋白结合域，因此不能介导钙信号。SP 是 NK1 的选择性激动剂，其内源性激动剂的亲和性依次为 SP>NKA>NKB。NK1 受体主要分布在血管内皮细胞。NKB 通过与血管内皮细胞上的 NK1 受体结合介导主动脉和肠系膜动脉的舒张。NK2 受体与 G_s、G_q、G_{11} 偶联。NK2 受体与内源性激动剂的亲和性依次为 NKA>NKB >SP。NK2 受体主要分布在血管平滑肌细胞，介导血管收缩效应。NK3 受体与内源性配体 NKB 亲和性最高，其次是 SP 和 NKA，NK3 受体主要分布在中枢神经系统和周围神经系统，静脉也有分布。NKB 通过激活血管平滑肌细胞上的 NK3 受体，引起内脏静脉收缩。

（六）缓激肽受体

缓激肽受体（bradykinin receptor，BR）有两个亚型——B1 和 B2，与 $G_{q/11}$ 蛋白偶联，受体激动时可通过肌醇磷脂水解直接引起血管收缩。但有的血管缓激肽受体激动后通过促进舒血管性前列腺素（如 PGE_2、PGI_2）的生成与释放，而间接引起血管舒张。血管内皮细胞上的缓激肽受体激动时则通过释放 EDRF 引起血管舒张。整体给予缓激肽时，上述作用综合起来一般引起血管舒张和血压下降。

B1 和 B2 受体的内源性配体有缓激肽、[des-Arg^{10}]kallidin、[des-Arg^9] 缓激肽、[hyp^3] 缓激肽、kallidin、Lys-[Hyp^3]- 缓激肽、T-kinin。B1 受体激动剂的亲和性依次为 [des-Arg^{10}]kallidin>[des-Arg^9] 缓激肽 > 缓激肽。B1 受体的外源性激动剂包括 D-Lys^0-[des-Arg^{10}]kallidin、[des-Arg^{11}]T-kinin、Lys-kallidin、Met-Lys- 缓激肽等。B1 受体拮抗剂有 NPC 18565、B-9858、[Leu^9，des-Arg^{10}]kallidin、艾替班特（icatibant）等。人 B2 受体对内源性配体的亲和性依次为 kallidin > 缓激肽 >> [des-Arg^9] 缓激肽和 [des-Arg^{10}]kallidin。外源性激动剂有拉雷地米（labradimil）、JMV1116、Met-Lys- 缓激肽等。B2 受体的拮抗剂有艾替班特、B-9430、阿替班特（anatibant）、NPC 17731、WIN 64338 等。

人大动脉的内皮细胞和平滑肌细胞、肌性动脉（如冠状动脉）和肌性小动脉中都有 B1 受体表达。这些受体主要介导血管舒张、血压降低。激肽类的共同特性是促炎作用。缓激肽受体介导了大多数激肽类物质的生物学活性，包括促炎作用。在炎症发生或组织损伤后，B2 受体介导了微血管和小动脉的舒张和血浆外渗。B2 受体拮抗剂可以抑制缓激肽引起的血管性水肿。

（七）松弛素受体

松弛素（relaxin）是一种内分泌激素，1926 年 Hisaw 在妊娠豚鼠黄体内发现了这种与雌性动物产道松弛相关的激素，但直至 2002 年，才发现松弛素受体是富亮氨酸重复序列 G 蛋白偶联受体（leucine-rich repeat-containing G protein-coupled receptor，LGR）家族中的 LGR7、LGR8。现在已发现松弛素受体家族共有 4 种受体，分别被命名为 RXFP1（LGR7）、RXFP2（LGR8）、RXFP3、RXFP4。RXFP1、RXFP2 属于 G 蛋白偶联受体家族中的 LGR 受体亚家族，含有富亮氨酸重复序列，其特点是具有不同的剪接体。迄今为止，至少已经发现了 29 种 RXFP1 及 RXFP2 的剪接体。RXFP3、RXFP4 属于 A 类 G 蛋白偶联受体，其结构与 RXFP1、RXFP2 有较大的差异。RXFP1 分布最广泛，也是与松弛素亲合力最高的受体。

RXFP1 可通过激活 PKC、PKA 和 MAPK，介导血管舒张、促进胶原降解和血管增生等作用。RXFP1 基因敲除的小鼠血管胶原沉积和纤维化程度增加。2006 年 Novak 等 [26] 首次发现小鼠动脉中存在 RXFP1，并证明 RXFP1 可以与松弛素结合介导血管舒张效应。2013 年 Maria Jelinic 等 [27] 提出 RXFP1 的分布具有“区域特异性”（region-specific），即在主动脉、腔静脉、肠系膜动脉中 RXFP1 主要分布在血管内皮，而在股动脉和肺小动脉中 RXFP1 则在血管平滑肌中表达更高。RXFP1 还可以与 $G\alpha_s$ 亚单位偶联增加 cAMP 合成，激活 PKA，PKA 使 IKBα 磷酸化失活，失去对 NF-κB 的抑制，从而促进 iNOS 的表达；可以与 Gβγ 亚单位结合，激活 PI3K 通路进而激活 eNOS。

第三节　血管上的催化受体

催化受体也是受体中的一个大家族，血管上有很多此类受体分布。催化受体超家族的内源性配体为肽或蛋白质，多为生长因子、细胞因子、炎症因子等。配体结合引起受体的二聚化，进而发挥功能，主要参与血管的生成、修复、重塑和功能调节。本节只选择几种简要陈述。TGFβ 受体等在本章第一节的受体信号转导中已有较为详细的论述，在此也不再赘述。

一、血管内皮生长因子受体

血管内皮生长因子受体（vascular endothelial growth factor receptor，VEGFR）主要包括VEGFR1、VEGFR2和VEGFR3三个亚型，属于酪氨酸激酶受体家族。主要内源性配体是血管内皮生长因子（VEGF）。VEGFR1、VEGFR2和VEGFR3又分别称为fms样酪氨酸激酶1（fms-like tyrosine kinase 1，flt1）、胎肝激酶1（fetal liver kinase 1，flk1）和fms样酪氨酸激酶4（fms-like tyrosine kinase 4，flt4）。VEGFR1和2主要分布于血管内皮细胞，而VEGFR3主要分布在淋巴管内皮细胞。神经纤毛蛋白1（neuropilin 1，NP1）和NP2是VEGF的非酪氨酸激酶型受体。NP1主要分布在动脉血管内皮细胞，NP2主要表达于静脉和淋巴内皮细胞。

配体VEGF包括VEGF-A、VEGF-B、VEGF-C、VEGF-D、VEGF-E和胎盘生长因子（placental growth factor，PLGF）。VEGF与VEGFR结合后使VEGFR二聚体化，形成同源二聚体或异源二聚体，从而启动受体后信号传导级联反应。VEGF激活VEGFR2后可促进血管内皮细胞的有丝分裂和迁移，对血管生长至关重要。VEGFR2与配体结合后可激活PLCγ及PI3K，PLCγ可进一步介导MAPK的激活，引发瀑布级联反应；而PI3K则激活丝氨酸/苏氨酸蛋白激酶（AKT），介导内皮细胞的存活。在发育早期阶段，VEGFR3在心血管内皮细胞中广泛表达。在器官形成后，VEGFR3的表达局限于淋巴管内皮细胞。在血管生成过程中VEGF-C激活VEGFR3，参与维持血管内皮细胞的完整性。

二、胰岛素样生长因子受体

胰岛素样生长因子受体（insulin-like growth factor receptor，IGFR）是酪氨酸激酶受体，由两个胞外α亚基和两个胞内β亚基组成异源四聚体。在哺乳动物中，IGFR主要包括IGFⅠR和IGFⅡR两个亚型。IGFⅠR的配体为胰岛素、胰岛素样生长因子1（IGF1）和胰岛素样生长因子2（IGF2）。IGFⅡR与内源性配体的亲和性依次为IGF2>>IGF1。

IGFⅠR主要分布在血管平滑肌细胞。IGFⅠR激活后可使其本身及下游SHC和胰岛素受体底物（insulin receptor substrate，IRS）的酪氨酸磷酸化，最终引起src、ERK和PI3K/Akt等信号通路的激活，进而刺激血管平滑肌细胞（VSMC）的增殖、迁移和生存。VSMC迁移至血管的内膜层，大量增殖可导致内膜的增生和增厚，最终引起动脉粥样硬化、高血压、血管狭窄多种心血管系统疾病。IGFⅠR在微小血管和大血管的内皮细胞也有表达，且作用不同。IGFⅠR的激活在微小血管可以刺激中性氨基酸和葡萄糖的摄取及DNA的合成，而在大血管中具有增加血管内皮细胞迁移、炎症因子释放及血管舒张等作用。

三、血小板源生长因子受体

血小板源生长因子受体（platelet-derived growth factor receptor，PDGFR）是酪氨酸激酶受体，有PDGFRα和PDGFRβ两种亚型。PDGFR的内源性配体是血小板源生长因子（PDGF）。PDGF由A、B、C、D四条多肽链通过二硫键形成同源或异源二聚体，有PDGF-AA、BB、AB、CC、DD五种二聚体。PDGF单体不具备生物学活性。PDGFRα和PDGFRβ与PDGF五种二聚体结合的亲和力不同。PDGFRα可以结合所有的PDGF二聚体，而PDGFRβ只与PDGF-AB和PDGF-BB相结合。

二聚体的配体与受体发生结合，使受体分子也形成同源或异源二聚体，有αα、αβ、ββ三种亚型。PDGF与受体结合后，二聚化的受体自身磷酸化和受体酪氨酸激酶激活，受体细胞内功能域暴露出可与SH2结构域/PTB结构域结合的位点，许多含SH2结构域的分子可与PDGFRα和β亚型结合，包括一些具有激酶活性的分子如磷脂酰肌醇-3激酶（PI3K）、磷酯酶Cγ（PLCγ）。PDGFR的主要信号通路有4条，即Ras/MAPK信号通路、PI3k/Akt信号通路、PLCγ信号通路和STAT通路。PDGFR主要分布在血管平滑肌细胞和内皮细胞。血管平滑肌细胞（VSMC）的增殖是动脉粥样硬化发展和球囊血管成形术后再狭窄的一个关键因素，而增殖的平滑肌细胞由血管中层向内膜的迁移是内膜增厚的一个重要机制。在此过程中 PDGFR 的激活起着重要作用。

四、表皮生长因子受体

表皮生长因子受体（epithelial growth factor receptor，EGFR）是最早发现的酪氨酸激酶受体，广泛分布于人体各种组织细胞膜上。EGFR 是原癌基因 c-erbB1 的表达产物，是人表皮生长因子受体（human epidermal growth factor receptor，HER）家族成员之一。该家族包括人表皮生长因子受体 1（HER1，也称 erbB1，EGFR）、HER2（erbB2，NEU）、HER3（erbB3）及 HER4（erbB4）四类。HER 家族在细胞生理过程中发挥重要作用。EGFR 胞外段含配体 EGF 的结合域，为 N 端的 621 个氨基酸残基；胞内结构域有 542 个氨基酸残基，含有多个酪氨酸残基，磷酸化后具有激酶功能，可与下游底物蛋白特异性结合，进而启动 EGFR 信号通路。EGFR 的内源性配体有表皮生长因子（EGF）、转化生长因子 α（TGFα）、双向调节蛋白、β-细胞素、肝素结合 EGF 样生长因子、表皮调节素等[28]。另外，一些能提高血管通透性的活性因子如凝血素、血小板活化因子、缓激肽、血管生成素和 H_2O_2 等也能激活 EGFR。EGFR 与配体结合后，主要与 HER2 形成异源二聚体，进而引起 MAPK 通路、PI3K 通路、c-Src 通路、STAT 通路等的级联激活反应，引起细胞增殖、黏附、迁移、分化和凋亡。

第四节　受体研究的基本方法

生物医学基础研究的很多实验方法都可以用于受体研究。为了更好地理解受体的特性和实验方法的理论基础，首先介绍受体药理学的一些基本概念和名词定义。然后，着重介绍两种以受体基本特性为理论基础的经典实验方法。药理学功能分析方法，是经典的分析受体药理学性质的方法，在早年很多受体的鉴定和定义就是通过这样的实验得出的。这个方法延续应用至今，仍不失为一种简单、易操作的受体分析方法。放射配体结合实验是 20 世纪 70 年代建立的。这个实验方法的建立，在受体研究历史中具有里程碑的作用，正是这个实验方法证实了受体的存在。在此，简要介绍这两种实验方法。

一、受体研究领域的常用名词

人们对受体的认知在不断加深，使得受体的相关概念和定义也在不断更新。国际药理联合会受体命名与药物分类委员会的技术委员会在 1995 年规范的受体定量药理学名词的基础上，2002 年再次进行了更新和规范[29-30]。

无论是临床上用药物治疗疾病，还是在研究中用药物检测受体或信号通路，我们都期待所用的药物只对感兴趣的受体或信号分子产生作用，而不与其他受体或分子发生作用。但事实上，没有药物具有这样理想的特异性。所谓的药物对靶分子（受体或信号分子）的特异性或选择性是相对的，也就是说药物是对主要靶分子的亲和性和效能较高，而对其他相关受体或分子相对较低。所以这种特异性也是相对的，与药物浓度、组织或细胞上靶分子的表达量、是在体还是离体实验等有关。因此，就需要用多种实验、多种药物、多种剂量，产生多种参数来描述受体和定义受体的特性。在用这些参数和名词术语时，要充分理解它们的定义和条件限定。

1. 受体识别位点　受体与配体结合的区域称为受体识别位点（recognition site），也称为结合位点（binding site）。与内源性激动剂结合的位点命名为主位点（primary site）或正构位点（orthosteric site）。内源性激动剂以外的配体与受体结合的位点命名为别构位点（allosteric site）。

2. 受体数目（N）　一般用单位面积膜、每个细胞或单位质量蛋白质中所含受体数量来表示。通常与放射性配体结合实验中测得的 B_{max}（特异性结合配体的最大值，单位通常为 mol ligand/mg protein 或 ligands bound/cell）成比例。

B_{max} 与 N 的关系与受体含有的配体结合位点数量有关。也称为受体密度（receptor density）。

3. 激动剂（agonist）　能够与受体结合，改变受体激活状态，并引起生物学效应的配体，称为激动剂。传统激动剂增加受体活性，而反向激动剂（见下文）则降低受体活性。“受体活性”由激活构象的受体所占比例（如 R^* vs. R）、翻译后的修饰（如磷酸化）或者其他机制（如亚细胞定位）等因素决定。激动剂与受体的正构位点（受体与内源性激动剂结合的位点）结合；也有少量激动剂与受体的别构位点（除正构位点以外的能与激动剂结合的位点）结合，后者称为别构激动剂。

4. 共同激动剂（co-agonist）　有的激动剂（如谷氨酸）只有在其他配体（如甘氨酸）与受体的其他位点结合后才能起作用。这种情况下，谷氨酸被称作主要激动剂，甘氨酸被称作共同激动剂（co-agonist）。

5. 拮抗剂（antagonist）　拮抗剂通常是指能抵抗激动剂作用的药物，拮抗剂与激动剂作用于同一受体分子，呈竞争性或非竞争性结合。此外，拮抗剂的作用方式还有化学拮抗和功能拮抗。①化学拮抗：通过与被拮抗受体结合，减小被拮抗受体的功能而发挥拮抗作用。②功能拮抗：拮抗作用发生的部位不是激动剂与受体结合部位，可通过与受体后的信号分子竞争结合，从而抑制受体激动产生的效应（间接拮抗）；可通过作用不同的受体，达到拮抗原始激动剂的效应，如心脏毒蕈碱受体的激动剂可以通过抑制 β 肾上腺素受体激动引起的腺苷酸环化酶活性增加达到拮抗 β- 肾上腺受体的效应（生理拮抗）。化学拮抗是经典的拮抗剂概念，而间接拮抗和生理拮抗则是广义的拮抗剂。

6. 别构调质（allosteric modulator）　本身对受体不起激动或拮抗作用，但通过与内源性激动剂结合部位不同的受体部位相结合，而增加或减小配体作用的物质称为调质。

7. 同位相互作用（syntopic interaction）　用于描述识别受体正构位点的配体之间的竞争性相互作用。同位相互作用是指不同配体与同一受体上的同一位点结合，或不同配体的识别位点在同一受体上相互重叠。

8. 别构相互作用［allosteric（allotopic）interaction］　用于描述与受体分子上不同的、非重叠的识别位点相结合的配体之间的相互作用。“同位”和“别构”的区别在于配体间的相互作用是发生于相同的结合位点还是不同的结合位点。

9. 别构转换（allosteric transition）　常用于描述受体异构化（isomerization）现象，即受体在两种或多种构象状态间转变，与特定配体的亲和力也随之发生变化。

10. 效能（potency）　表示药物活性的概念，通常是指产生某一确定效应所需要的药物浓度或用量。药物效能取决于受体（亲和力、功效）和组织（受体数量、药物可及性）参数，所以它是一种不精确的概念，需要别的指标如 EC_{50}、IC_{50} 等来确定。

11. EC_{50} 或 $[A]_{50}$　激动剂产生其最大效应的 50% 时所需要的摩尔浓度。也可使用其他百分值（EC_{20}、EC_{40} 等）。激动剂的作用可以是兴奋性的，也可以是抑制性的。有时需要用引起相对于基线水平的特定量变化所需药物浓度来表示药物活性，例如引起灌流压增加 20mmHg，或肌肉张力增加 30% 时所需的药物浓度，则可分别用 EC_{20mm} 或 $EC_{30\%}$ 来表示。在这种情况下使用“EC_x”（或“$[A]_x$”）时，必须包含适当的单位（如 EC_{20mm} 或 $[A]_{30\%}$），以避免与前面的 EC_{20} 或 $[A]_{30}$ 混淆。由于激动的受体数量与效应强度之间的关系通常是非线性的，所以 EC_{50} 一般不代表激动剂的平衡解离常数，只是一个受体功能的描述性参数。

12. pEC_{50} 或 $p[A]_{50}$　激动剂的 EC_{50} 的以 10 为底的负对数。较早也用 pD_2 表示。例如 EC_{50} 为 10^{-7}mol/L，其 $p[A]_{50}$ 即为 7.0。

13. 半数有效剂量（ED_{50}）　常用于整体实验。在定性实验中引起 50% 实验对象出现阳性反应的药物剂量，或者在定量实验中能引起 50% 最大反应强度的药物剂量。ED_{50} 与 EC_{50} 有时可以互换，但是整体实验时使用药物的定量参数是实际给药剂量而非药物浓度，这种情况下最好使用 ED_{50}。当离体实验（如组织灌流）的药物绝对浓度不确定时，也推荐使用 ED_{50}。如果实验体系中药物浓度明确，建议使用 EC_{50}。

14. 激动剂最大效应（E_{max}）　在特定的实验条件下，激动剂（常规激动剂或反向激动剂）可以引起给定组织的最大效应。最好的表示方式是相同受体在相同条件下，该激动剂引起的效应占完全激动剂的效应的百分数。最大效应高度依赖于实验条件，例如所用的组织、受体表达水平、使用的检测指标（如 IP_3、Ca^{2+}、收缩），以及信号转导效率的变化。过去曾将这一参数称为“固有活性”，用 α 表示。但是最大效应并非激动剂的常量，因此还是推荐简单地描述为“激动剂在（具体的）实验中的最大效应”。

15. 等效摩尔浓度比（equi-effective molar concentration ratio，EMR） 产生相同生物学效应（激活或抑制）时，药物与参考药物的摩尔浓度比。

16. 等效剂量比（equi-effective dose ratio，EDR） 与 EMR 类似，用于比较药物剂量而非浓度。

17. 浓度比率（r） 是表述拮抗剂的参数，拮抗剂存在时激动剂引起一定程度效应（通常是激动剂最大效应的 50%）时的浓度，与没有拮抗剂存在时激动剂引起相同程度效应的浓度的比值。

18. IC_{50} ①使激动剂效应减少 50% 的拮抗剂浓度（需标明激动剂浓度）；②使放射性配基结合减少 50% 的未标记的激动剂或拮抗剂的浓度（需标明放射性配基浓度）。在功能实验中，IC_{50} 与激动剂 EC_{50} 或最大效应一样，依赖于具体的实验条件（如组织类型、受体表达量、检测方法等）。IC_{50} 也不一定代表拮抗剂与受体的亲和力。因此，只有在具体实验条件下比较药物作用时才能用 IC_{50}。然而，由于 Cheng-Prusoff 方程考虑到了放射性配基的浓度因素，放射性配基结合实验中，在竞争性配体平衡条件下测得的 IC_{50}，可以通过 Cheng-Prusoff 方程（Cheng and Prusoff，1973）转换成真实的解离常数。因此，在使用这些参数时，要充分考虑实验条件和体系，而不是简单地比较绝对数值。

19. pA_2 使激动剂增加一倍浓度才能达到原来没有拮抗剂存在时的效应的拮抗剂浓度，以其 10 为底的负对数值表示（Schild，1947，1949）。通过测量拮抗剂在若干浓度下的浓度比率 r，可以计算出 r 为 2 时拮抗剂的浓度，从而得到 pA_2 值。在特定功能实验条件下，pA_2 可以作为竞争性拮抗剂与受体结合位点结合的平衡解离常数的估计值。

20. K 配体 - 受体相互作用的平衡解离常数。K 与下标字母组合在一起才能定义其确切含义和适用条件。下标大写字母，表示特定药物（A 药物）的 K 值（K_A）。下标小写字母，表示得到该 K 值所用的实验方法（如 K_d、K_i、K_b）。

- K_d 是由放射配体结合实验得到配体的平衡解离常数，指 50% 受体与配体结合所需要的配体浓度。
- K_i 是从放射配体抑制实验得到的配体的平衡解离常数。通常是竞争性放射配体结合实验，指抑制 50% 受体与放射配体结合所需要的抑制性配体的浓度。
- K_b 是由功能实验得到的配体（通常为竞争性拮抗剂）平衡解离常数。

21. pK 平衡解离常数以 10 为底的负对数，K 单位为摩尔浓度。与平衡解离常数相同，pK 也可以与下标的组合使用（pK_d、pK_i、pK_b 等）。与平衡解离常数（K）相比，用 pK 表述药物效能有两个好处。药物解离常数相差范围很大，甚至相差几个数量级，使用 pK 可以更简单明了地描述这种差异。统计学上，药物浓度参数通常服从对数正态分布（Christopoulos，1998），因此 pK 值的标准差是对称的，而 K 值不是。

22. 完全激动剂 激动剂结合受体使系统（组织）产生最大反应，这个激动剂就是该系统的完全激动剂。不同的激动剂结合受体的数量可能不同，但均可引起相同的最大反应，这些激动剂就是这个实验系统的完全激动剂，但是效能 e（efficacy）不同。

23. 部分激动剂 如果激动剂用很高浓度占领某种组织的全部受体，其产生的效应仍小于完全激动剂的效应，这种激动剂就是此特定条件下的部分激动剂。部分激动剂不能介导最大效应的原因有多种可能，其中最重要的原因是与激动剂结合的受体中被转化成激活形式的受体不够多。对完全激动剂和部分激动剂的区分是组织依赖性的，对于一种组织是完全激动剂，其他组织有可能就是部分激动剂。

24. 反向激动剂 与受体结合后能减少激活构象受体比例的配体。反向激动剂存在的前提是，部分受体在没有与传统激动剂结合的情况下，也能处于激活状态。如用 R 与 R^* 分别代表静止与激活状态的受体，反向激动剂的作用可用图 8-4 表达。

25. 储备受体（spare receptor）与受体储备（receptor reserve） 如果完全激动剂只与一部分受体结合便能引起最大效应，这个系统（组织、细胞）就存在储备受体。因此高效能的激动剂并不需要结合全部的受体便可引起最大的效应。当采用不可逆竞争性拮抗剂使部分受体失活时，有可能仅使激动剂的浓度 - 效应曲线右移而不减小最大效应。“受体储备”（receptor reserve）与储备受体的含义基本相同。储备受体是有功能的，虽然仅部分受体被激活就可引起最大反应，但所有的受体都会参与反应，储备受体的存在能增强完全激动剂的效能。受体储备也是组织依赖性的。

26. 效能 *e*（efficacy） 这个概念是由 Stephenson（1956）提出来的，用来描述和量化不同激动剂即使结合了相同数量的受体，也可引起不同程度的反应。

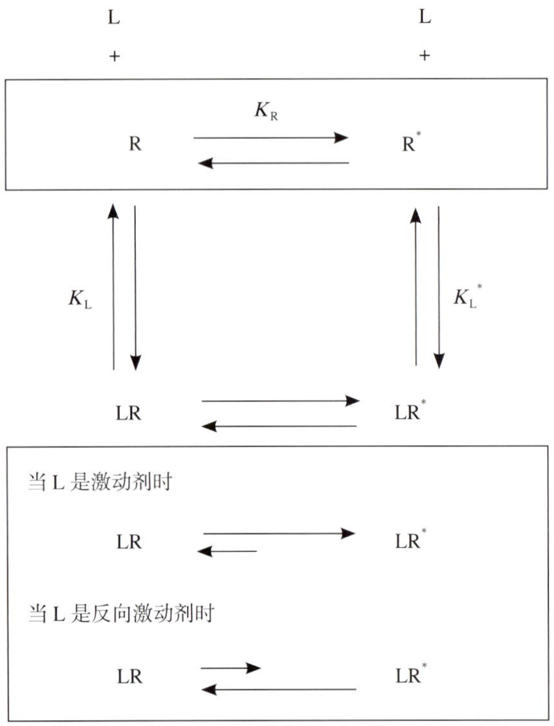

图 8-4 反向激动剂的作用原理

当 L 是传统概念的激动剂时，L 与 R 的亲和性远大于 R^*，因此 L 主要与 R 结合，进而使 LR ⇄ LR^* 的动态平衡向右移动，使有活性的 LR^* 增多；当 L 是反向激动剂时，L 与 R^* 的亲和性远大于 R，因此 L 主要与 R^* 结合，进而使 LR ⇄ LR^* 的动态平衡向左移动，反而使无活性的 LR 增多

27. 竞争性拮抗（competitive antagonism） 拮抗剂和激动剂与受体的结合是相互排斥的，称为竞争性拮抗。因此虽然拮抗剂的存在可抑制激动剂引起的效应，但只要加大激动剂的浓度，激动剂分子与受体结合的几率增大，当激动剂浓度高到一定程度时，仍能使几乎全部受体与激动剂结合，达到最大效应。因此在实验中见到拮抗剂存在时，激动剂的量效曲线平行右移，但最大效应不变。竞争性拮抗的机制有以下三种：①拮抗剂和激动剂与同一结合位点竞争结合；②拮抗剂与激动剂的结合位点相邻而有部分结构重叠（同位相互作用）；③拮抗剂与激动剂虽然与受体分子的不同部位结合，但其与受体结合而使受体产生的变化使得它们不能同时与受体结合。如果激动剂和拮抗剂与受体的结合持续时间较短，激动剂、拮抗剂和受体能形成平衡状态，那么这种拮抗在很大的浓度范围内都是可克服的（可逆竞争性拮抗）。相反，一些拮抗剂能与受体的结合位点形成稳定的共价键（不可逆竞争性拮抗），当没有储备受体时，这种拮抗就不可克服了。一般来说，激动剂对竞争性拮抗剂的拮抗效应取决于两种药物的浓度、与受体结合和解离的速率，以及两种药物作用的时间。

28. 非竞争性拮抗（noncompetitive antagonism） 指拮抗剂与激动剂能同时与受体结合，相互间并无竞争关系，但拮抗剂与受体的结合可以降低或阻断激动剂的效应。在实验中常见在拮抗剂存在下，激动剂的量效曲线向下移动，即最大反应降低，而 EC_{50} 不变。

二、药理学功能分析方法

从药物浓度 - 效应关系来定量分析药物与受体的相互作用是受体功能分析的重要方法；也就是通过激动剂引起的生物学效应，或拮抗剂对激动剂效应的影响，来定量分析激动剂或拮抗剂与受体的亲和性。但是药物与受体的相互作用与药物分子向受体的扩散速度、作用过程及反应速度等动力学因素有关，因此一般受体功能分析是在离体组织上分析平衡条件下的药物浓度 – 效应曲线，以简化复杂的动力学因素。

（一）激动剂分析方法

当激动剂作用于受体，进而产生可测生物学效应时，如果令激动剂浓度为自变量，效应为应变量，可得到一条浓度-效应曲线。这条曲线始于原点，随着激动剂浓度的增加，效应相应增大。由于受体与配体的结合具有可饱和性，因此当效应增加到一定程度时，则不再随药物浓度增加而增大。从浓度-效应曲线可得到最大效应（E_{max}），它反映药物的内在效率；EC_{50}，它表示药物对受体的亲和性和药物的效能（potency）。如果将横轴上的药物浓度转换成对数浓度，曲线则呈“S”型，曲线最高点仍为 E_{max}，引起50%E_{max}的激动剂的对数浓度（lg EC_{50}）即为 pD_2。如果两条浓度-效应曲线的 E_{max} 相等，且起点相同，则其对数浓度-效应曲线是两条平行的“S”型曲线，两条曲线间的水平距离等于两条曲线 EC_{50} 比值的以10为底的对数值 [$\lg(EC_{50}/EC_{50}')$]。

如果没有受体储备，根据激动剂浓度-效应曲线得到的 EC_{50}，应能反映激动剂与受体的亲和性。但实际上激动剂（尤其是完全激动剂）则常常有受体储备，在此情况下，必须采用Furchgott方法测定 K_A 值。具体方法是先得到没有拮抗剂存在的激动剂浓度-效应曲线（作为对照），然后给予一定浓度的不可逆拮抗剂使备用受体失活，再重新制备激动剂浓度-效应曲线（图8-5），根据前后两条曲线，按如下Furchgott公式可得到 K_A 值：

$$\frac{1}{[A]}=\frac{1}{[A']}\times\frac{1}{q}+\frac{1}{K_A}\times\left(\frac{1-q}{q}\right)$$

其中[A]与[A']分别指使用不可逆拮抗剂前后达到某一效应时激动剂的浓度，根据上述两条曲线可得到若干个[A]与[A']；q为一常数，表示经不可逆拮抗剂处理后仍保持活性受体与失活受体的比值。上式为一元一次方程式，如以 $\frac{1}{[A']}$ 作变量（x轴），对 $\frac{1}{[A]}$ 作图（y轴），得一直线。斜率（slope）为 $\frac{1}{q}$，在y轴上的截距（intercept）为 $\frac{1}{K_A}\times(\frac{1}{q}-1)$，即 $\frac{1}{K_A}$（slope−1），因此 $K_A=\frac{(slope-1)}{intercept}$。

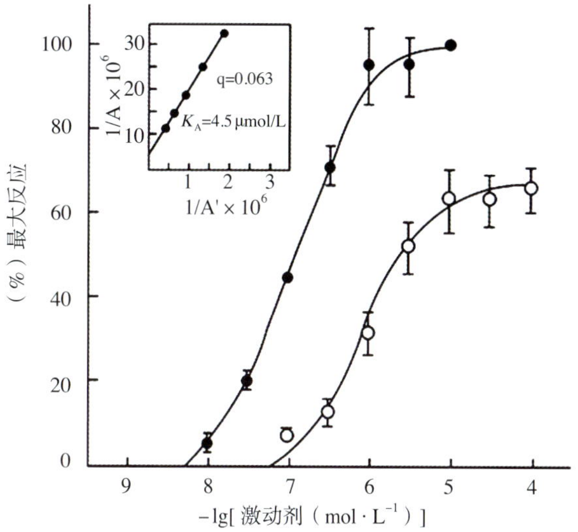

图8-5　采用功能实验测定激动剂的亲和性——K_A 值
●—● 对照时激动剂的浓度-效应曲线
○—○ 采用不可逆拮抗剂去除受体储备后激动剂的浓度-效应曲线

不可逆拮抗剂的浓度需通过预实验来确定，先做若干浓度不可逆拮抗剂存在条件下的激动剂浓度-效应曲线，当拮抗剂浓度低于一定值时，仅使部分备用受体失活，此时表现为只引起浓度-效应曲线的右移，而最大效应不变；当浓度超过一定值时，不仅备用受体全部失活，非备用受体也有部分失活，此时不仅浓度-效应曲线进一步右移，最大效应也有降低。选用不可逆拮抗剂的理想浓度应使最大效应降低到对照时的30%～70%。

（二）拮抗剂分析方法

拮抗剂本身不引起生物学效应，但可根据其对激动剂所致生物学效应的影响来确定其与受体的亲和性。竞争性拮抗剂与受体的亲和性通常采用Schild作图法求得。其原理是在一定浓度竞争性拮抗剂的存在下，激动剂的浓度-效应曲线平行右移，拮抗剂的亲和性越高，右移越多。通常采用3个以上浓度的拮抗剂（最大与最小浓度之间的差别一般不超过100倍）。在它们的存在下制备激动剂浓度-效应曲线，分别与对照情况下（无拮抗剂存在）的浓度-效应曲线作比较。Schild方程为 $\lg(dr-1)=\lg[B]-\lg K_B$，dr为相应浓度拮抗剂（B）存在时浓度-效应曲线的 EC_{50} 值与对照浓度-效应曲线的 EC_{50} 值的比值，也称为剂量比（dose ratio）。如果采用 3 个浓度的拮抗剂，则可得到 3 个 dr 值。以所采用的拮抗剂浓度的对数值为横坐标，以相应浓度拮抗剂的剂量比 -1 的对数值［lg(dr-1)］为纵坐标，得一直线，其与横坐标的交点即为该拮抗剂亲和性的 pA_2 值（图 8-6）。如果该拮抗剂与受体仅有单一位点的结合，斜率应为 1.0。此时仅需采用一种拮抗剂浓度，即能得到上述直线，由此方法得到的拮抗剂亲和性称 K_B，即：

$$K_B = \frac{[B]}{dr-1}$$

其中 B 为所用拮抗剂的浓度，dr 的意义同上。

pA_2 亦称为拮抗指数，其反对数就是拮抗剂的半数抑制有效浓度。pA_2 值不仅反映拮抗剂与受体的亲和性，利用 pA_2 还可以判断激动剂的性质，如果两个激动剂可被同一拮抗剂所拮抗，且两者 pA_2 值相近，表明两种激动剂可能作用于同一受体。反之，则提示作用于不同受体。还可

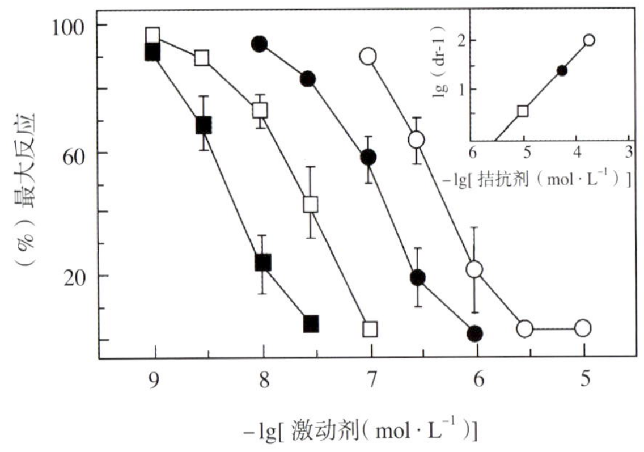

图 8-6　在功能实验中采用 Schild 方法测定拮抗剂的亲和性——pA_2 值

用 pA_2 值来判断受体亚型，用已知的受体亚型选择性拮抗剂，在两种组织上以同一生物学效应为指标，测定其 pA_2 值。如果测得的 pA_2 值相等，表明两种组织的生物学效应是由同一种受体亚型所介导的。采用受体功能分析，通过测量拮抗剂的 pA_2 来判断和分析介导生物学效应的受体亚型是受体研究中常用的药理学手段之一。在实际研究工作中，往往需要通过测定两种以上拮抗剂的 pA_2，特别是当受体亚型为两种以上时，则需要通过多种拮抗剂的 pA_2 来综合判断分析，才能使结果较为准确。例如，现已知 α_1 肾上腺素受体（α_1-AR）有 α_{1A}、α_{1B} 和 α_{1D} 三种亚型，我们在分析大鼠心血管系统 α_1-AR 亚型的生理功能时，采用了六种 α_1-AR 亚型选择性拮抗剂（表 8-1）。

从表 8-1 可以看出肾动脉与后肢阻力血管的几种拮抗剂的 pA_2 值都比较接近，提示可能是同一种 α_1-AR 亚型介导的血管收缩。当进一步用拮抗剂与克隆的三种 α_1-AR 亚型的 K_i 值与其做相关分析时（表 8-2），可以得出介导主动脉收缩的功能性 α_1-AR 主要是 α_{1D}，介导肾动脉和后肢阻力血管收缩的功能性受体是 α_{1A}-AR，而在介导心脏正性变力效应中则三种亚型均参与。

受体功能分析方法能反映功能受体与激动剂或拮抗剂的亲和性。由于激动剂与受体结合后通过信号转导过程，信号得到放大，即使在受体表达水平很低，放射配体结合分析难以得到结果时，功能分析方法仍能得到满意结果。但受体功能分析也有明显的局限性：①由于所有功能学方法都是通过生物学效应间接反映受体特性，其结果受到很多非受体因素的影响，包括

表8-1　α_1-AR亚型选择性拮抗剂竞争性抑制去甲肾上腺素介导的大鼠心脏、血管收缩的pA_2值及其与克隆的α_1-AR亚型的pK_i值

	pK_i			pA_2			
	α_{1a}	α_{1b}	α_{1d}	主动脉	肾动脉	后肢阻力血管	心脏
5-MU	8.24	6.40	6.76	7.68	8.88	8.69	7.78
RS1357	8.59	7.06	7.40	7.19	9.68	8.98	7.49
BMY7378	6.11	6.40	8.29	8.68	7.22	6.03	7.72
WB4101	9.48	7.29	8.42	9.03	9.49	9.16	8.14
spiperone	6.32	8.20	6.50	8.38	7.30		8.15
sertindole	8.90	7.06	6.78	7.36	9.05	—	7.31

表8-2　α_1-AR亚型选择性拮抗剂竞争性抑制去甲肾上腺素介导的大鼠心脏、血管收缩的pA_2值与相应拮抗剂与克隆的a_1-AR亚型的pK_i值的相关系数（r）

pK_i	pA_2			
	主动脉	肾动脉	后肢阻力血管	心脏
α_{1a}-AR	0.34	0.96	0.97	0.27
α_{1b}-AR	0.07	0.19	0.67	0.48
α_{1d}-AR	0.62	0.08	0.37	0.19

信号转导过程与效应器的影响；②上述多数功能分析方法，例如 Furchgott 公式、Schild 作图等都建立在很多假设的基础上，这些假设只在某些特定条件下成立，而在不少情况下，这些假设是否还能成立是有疑问的，因此这些方法至今尚在不断修正之中；③有些功能效应，如酶的活性增高、信号转导改变等的测定本身有较大误差，要观察浓度 - 效应曲线的改变不仅工作量大，也不易准确；④很难根据功能效应估计受体的数量。

三、放射配体结合测定法

放射配体结合测定方法（radioligand binding assay）是利用受体可与配体特异性结合的特性，将被研究受体的某种特异性配体标记上同位素，再将放射性配体与组织（细胞膜或细胞质标本）或细胞一起温育，然后采用一定的方法将与受体结合的放射性配体与游离的放射性配体分离，根据放射性配体与受体结合的情况来判断受体的数量、亲和性等特点。最常用的两种方法是 Scatchard 分析与竞争抑制实验。

放射性配体是放射配体结合测定的先决条件，除了与受体的结合是可饱和的和可逆的以外，还应具有很高的比活性，标记后的配体与受体结合的药理学特性应与天然配体相似。常用的同位素有氚（^3H）和碘（^{125}I）。^3H 标记容易获得高比活性，半衰期长（12 年），标志物稳定，易贮存，但同位素废弃物需特殊处理，而且价格较高。^{125}I 标记方法比较简便，方法适当时比活性也较高，而且价格便宜，但半衰期较短（67 天），敏感性不如 ^3H 高。

根据被测受体存在的部位和实验目的，样品可以选择用细胞膜（粗制膜、精制膜）、细胞质或完整细胞。无论选择什么样品，都要注意尽量减少受体失活。完整细胞需要保持细胞生存状态良好。操作过程应尽量在冰浴中进行。如果标本必须冻存，则应放置在液氮中，一般保存不应超过 1 个月，如果制成细胞膜放在 -80° C 冰箱，可保存一周左右。当然有些受体更易失活，应根据被测受体的性质和实验条件来决定标本的保存方法和时间。

在样品与放射性配体一起温育时，应注意选择缓冲液的成分和 pH，以及反应的时间和温度。一般多采用等渗缓冲液，pH 7.4，37℃；也有选用 pH 8.5 ~ 9.0，25℃或 0℃。这些基本条件应在预实验中摸索比较。

去除游离放射配体也是很重要的步骤，因为游离放射配体的浓度往往远远高于结合的放射配体，如果游离放射配体去除不完全则影响结合配体的测定值。一般常用的方法有抽滤法、层析法、离心法，另外还有吸附法、离子交换法等。

（一）饱和实验与 Scatchard 分析

采用不同浓度的放射配体（6 ~ 12 个浓度）与组织或细胞在有受体拮抗剂存在（非特异性结合管）和无拮抗剂存在（总结合管）的条件下温育一定时间，分离与受体结合的放射性配体。采用的放射性配体浓度越高，其与受体结合的量也越多，当浓度增高到一定程度时，所有的受体都与放射性配体分子结合，即达到饱和。但放射配体不仅与受体呈特异结合，还与组织蛋白呈非特异结合，虽然放射配体与组织蛋白的亲和力远小于与受体的亲和力，但实际上组织蛋白的浓度远远大于受体的浓度，因此放射配体与组织蛋白的结合量完全可以掩盖放射配体与受体的结合量。因此为了降低放射配体与组织蛋白的结合量（非特异结合），除了尽量提高放射配体的放化纯度和放射比度（Bq/mol）外，利用受体在组织中含量少、具可饱和性，而一般组织蛋白含量较高、具非饱和性的特点，在样品中加放射配体的同时再加高于放射配体500～1000倍浓度的非标记配体（受体的拮抗剂或与放射配体相同的配体），用非标记配体取代标记配体，受体与非标记配体结合，此时所测得的cpm值即为组织蛋白与放射配体的结合，即非特异结合。以标记配体浓度为横轴，受体与放射配体结合量（总结合管cpm－非特异性结合管cpm＝特异性结合cpm）为纵轴，曲线呈典型的抛物线状。此曲线即为饱和曲线。测定样品的蛋白浓度或细胞数，根据放射配体的放射比活性和仪器的计数效率，将cpm值换算成mol数，若是完整细胞还可将此mol数 $\times 6.02\times 10^{23}$ 换算成分子数，特异性结合量就可以用mol/mg蛋白、特异结合位点/细胞等表示。如转换此曲线的形式，以已结合的放射性配体（B）为横坐标，以B/F（F为游离的放射性配体量）为纵坐标作图，可得一直线，即为Scatchard作图。这时所得直线与横坐标的交点为最大结合容量（B_{max}），代表受体的数量；而此直线的斜率则为 K_d 值，代表此放射性配体与受体结合的亲和性。图8-7示Scatchard作图法。如果Scatchard作图不成直线，提示可能有两种或更多 K_d 值不同的结合位点。

利用饱和实验和Scatchard作图，还可以分析拮抗剂与受体结合的可逆性、竞争性等药理特性。例如我们在研究 α_1-AR拮抗剂Sertindole与 α_1-AR三种亚型结合的特性时，采用相当于 K_i 值浓度的Sertindole分别与表达 α_1-AR三种亚型的HEK293细胞株粗制膜共同温育，然后反复洗膜，充分洗出药物，在这种情况下三种亚型受体与 ^{125}I-BE2254结合的 B_{max} 值分别较对照下降45%、67%和40%，而对其 K_d 值无显著影响，说明Sertindole与 α_1-AR的结合是不可逆的。在另外的实验中，我们在相当于 K_i 值浓度的Sertindole存在条件下（Sertindole与 ^{125}I-BE2254同时加入）作饱和实验，结果显示 α_1-AR三种亚型与 ^{125}I-BE2254结合的 K_d 值显著增大，但对 B_{max} 值无影响，说明Sertindole与 α_1-AR三种亚型的结合又是竞争性的。

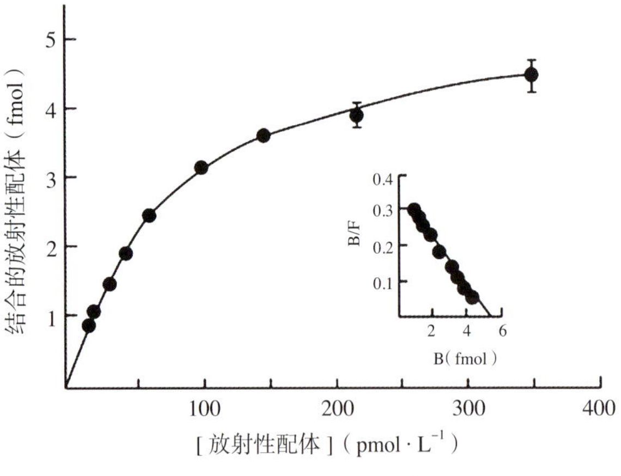

图8-7 放射性配体结合的饱和曲线与Scatchard分析

（二）竞争抑制结合实验

采用一种浓度的放射性配体及多种浓度（通常为14～16种浓度）的未标记配体，与组织或细胞在一定条件下温育一定的时间，分离已与受体结合的放射性配体。由于未标记配体与放射性配体竞争性地与受体结合，故未标记配体的浓度越大，与受体结合的放射性配体的量越少，由此可得竞争抑制结合曲线。从竞争抑制结合曲线可解决下列问题：

（1）受体与竞争性拮抗剂的亲和性：转换此曲线的形式，以与受体结合的放射性配体（B）的对数值为横坐标，$\frac{B}{B_{max}-B}$（B_{max} 指总的放射性配体量）的对数值为纵坐标，可得一直线，即Hill作图，其与横坐标的交点代表50%受体被非标记配体结合时，所需非标记配体的浓度，即其 IC_{50}（图8-8）。IC_{50} 值不仅取决于非标记配体与受体的亲和性，还取决于所用放射性配体的浓度及其与受体的亲和性，采用Cheng-Prussoff公式可排除后两者的影响，取得真正代表非标记配体与受体亲和性的 Ki 值：

$$K_i=\frac{IC_{50}}{1+\frac{[L]}{K_d}}$$（其中[L]指放射配体浓度）

（2）受体亚型分析：当Hill作图的Hill系数（即斜率）<1.0，竞争抑制结合曲线平坦呈双“S”型时，提示样品中受体与竞争性拮抗剂的

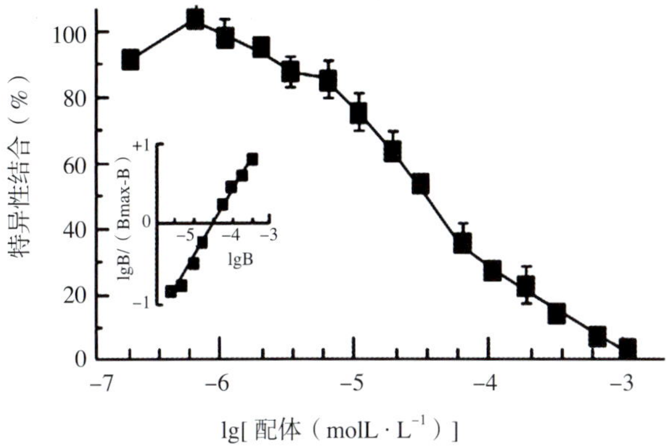

图 8-8　放射性配体竞争抑制结合曲线与 Hill 作图

亲和性不同，即 K_i 值不同。用计算机（LIGAND 程序、BY HAND 程序或 PRISM 程序）对曲线进行两位点或多位点非线性拟和分析，即可求出高、低亲和性位点的 K_i 值和高、低亲和性位点占总结合位点的百分比。

（3）计算受体的 B_{max} 和 K_d 值：用竞争抑制分析方法也可计算受体的数量（B_{max}）和与标记配体的亲和性（K_d）。这种分析方法与饱和分析方法相比有两个优点：一是由于应用较低浓度单一的放射配体，因而所需放射配体量少，对于较昂贵的放射配体此方法更为经济；二是非特异性结合低。但是它只有在满足下列条件时才适用：①放射配体和非标记配体与受体的亲和性相同，常常两者为同一种配体；②受体为单一位点；③结合位点之间无相互作用；④总放射配体之间仅有一小部分与受体结合。此时用多种浓度的非标记配体与一种浓度的放射配体竞争性与组织或细胞中受体结合，可以得到一条竞争抑制曲线（图 8-8），曲线上方的平台为总结合量，下方平台为非特异结合量，非标记配体抑制放射配体特异结合一半时的浓度为 IC_{50} 值。Bo 为特异结合量。

根据 Cheng-Prussoff 公式：

$$IC_{50}=K_N\,(1+L/K_L) \qquad [1]$$

K_N 和 K_L 分别代表非标记配体和标记配体的 K_d 值，L 代表放射配体的浓度。假设放射配体只有很少部分与受体结合，因此游离放射配体浓度就近似等于总浓度，而且 $K_N=K_L=K_d$，则：

$$IC_{50}=K_d\,(1+L/K_d)=K_d+L \qquad [2]$$

$$K_d=IC_{50}-L \qquad [3]$$

根据质量作用定律：

$$B_{max}=Bo\,(K_d+L)\,/L \qquad [4]$$

将 [3] 式代入 [4] 式，则

$$B_{max}=Bo\cdot IC_{50}/L \qquad [5]$$

由于 L 是已知的，IC_{50} 可从竞争抑制曲线求得，因此 K_d 和 B_{max} 可用 [3] 和 [5] 公式计算得出。

与饱和分析一样，非特异结合和离散度的增高都会使其准确性降低。如果不考虑放射配体的价格和非特异结合量的大小，饱和分析比竞争抑制分析应用范围更广，准确性更高。一般研究肽受体多采用竞争抑制分析，而研究神经递质受体多采用饱和分析。

（三）一点分析法

当样品量少，不够做 Scatchard 分析时，可采用一点分析法。放射配体采用近似饱和浓度，其他步骤同饱和分析法。用此法只能测得特异结合量，但 B_{max} 和 K_d 值的变化都可以引起特异结合量的改变，因此不能回答究竟是受体数量改变还是受体亲和性改变的问题。但是在临床上，由于样本取材困难，此方法作为治疗前后的对比、定性诊断等仍不失为一种较为实用的方法。

放射配体结合分析方法直接反映受体与各种配体结合的特性，实验方法简便，定量比较精确，是目前研究受体最为重要的方法，但其主要缺点是不能反映受体的生物学效应。由于放射配体结合分析与受体功能分析方法各有利弊，因而目前认为每研究一种受体，必须同时采用上述两种方法，只有在用两种方法所得到的某一种配体与受体亲和性一致时，结果才能被认为是可靠的。

参考文献

[1] Rasmussen S G, Choi H J, Rosenbaum D M, et al. Crystal structure of the human beta2 adrenergic G-protein-coupled receptor. Nature, 2007, 450:383-387.

[2] Cherezov V, Rosenbaum D M, Hanson M A, et al. High-resolution crystal structure of an engineered human beta2-adrenergic G protein-coupled receptor. Science, 2007, 318:1258-1265.

[3] Lohse M J and D Calebiro. Cell biology:Receptor signals come in waves. Nature, 2013, 495(7442):457-458.

[4] Wisler JW, Xiao K, Thomsen AR, et al. Recent

developments in biased agonism. Curr Opin Cell Biol, 2014, 27:18-24.
[5] Sorkin A, M von Zastrow. Endocytosis and signalling: intertwining molecular networks. Nat Rev Mol Cell Biol, 2009, 10(9):609-622.
[6] Irannejad R, M von Zastrow. GPCR signaling along the endocytic pathway. Curr Opin Cell Biol, 2014, 27:109-116.
[7] Milligan G. The prevalence, maintenance, and relevance of G protein-coupled receptor oligomerization. Mol Pharmacol, 2013, 84(1):158-169.
[8] Lohse M J. Dimerization in GPCR mobility and signaling. Curr Opin Pharmacol, 2010, 10(1):53-58.
[9] Wnorowski A, K Jozwiak. Homo- and hetero-oligomerization of beta-adrenergic receptor in receptor trafficking, signaling pathways and receptor pharmacology. Cell Signal, 2014, 26(10):2259-2265.
[10] Gonzalez-Maeso J. GPCR oligomers in pharmacology and signaling. Mol Brain, 2011, 4(1):20.
[11] Dianne Perez, Terry Hébert, Susanna Cotecchia, et al. Adrenoceptors introduction. IUPHAR/BPS Guide to PHARMACOLOGY. http://www.guidetopharmacology.org/GRAC/FamilyIntroductionForward?familyId=4.
[12] Barbato E. Role of adrenergic receptors in human coronary vasomotion. Heart, 2009, 95(7):603-608.
[13] Rautureau Y, Paradis P, Schiffrin E L. Cross-talk between aldosterone and angiotensin signaling in vascular smooth muscle cells. Steroids, 2011, 76(9):834-839.
[14] Kauffenstein G, Laher I, Matrougui K, et al. Emerging role of G protein-coupled receptors in microvascular myogenic tone. Cardiovasc Res, 2012, 95(2):223-232.
[15] Storch U, Mederos YSM, Gudermann T. G protein-mediated stretch reception. Am J Physiol Heart Circ Physiol, 2012, 302(6):H1241-H1249.
[16] Watts SW, Davis RP. 5-hydroxytryptamine receptors in systemic hypertension: an arterial focus. Cardiovasc Ther, 2011, 29(1):54-67.
[17] Zeng C, Jose PA. Dopamine receptors:important antihypertensive counterbalance against hypertensive factors. Hypertension, 2011, 57(1):11-17.
[18] Harvey R D. Muscarinic receptor agonists and antagonists:effects on cardiovascular function. Handb Exp Pharmacol, 2012(208):299-316.
[19] Robert L Jones, Shuh Narumiya, David F, et al. Prostanoid receptors, introduction. IUPHAR/BPs Guide to PHARMACOLOGY. http://www.guidetopharmacology.org/GRAC/FamilyIntroductionForward?familyId=58.
[20] Zhang Y, Y Daaka. PGE_2 promotes angiogenesis through EP4 and PKA Cγ pathway. Blood, 2011, 118(19):5355-5364.
[21] Johnston-Cox HA, M Koupenova, K Ravid. A_2 adenosine receptors and vascular pathologies. Arterioscler Thromb Vasc Biol, 2012, 32(4):870-878.
[22] Prossnitz ER, Barton M. The G-protein-coupled estrogen receptor (GPER) in health and disease. Nat Rev Endocrinol, 2011, 7(12):715-726.
[23] Lazennecn G, Richmond A. Chemokines and chemokine receptors: new insights into cancer-related inflammation. Trends Mol Med, 2010, 16(3):133-144.
[24] Jacques D, Abdel-Samad D. Neuropeptide Y (NPY) and NPY receptors in the cardiovascular system:implication in the regulation of intracellular calcium. Can J Physiol Pharmacol, 2007, 85(1):43-53.
[25] Hay DL, Christopoulos G, Christopoulos A, et al. Pharmacological discrimination of calcitonin receptor:receptor activity-modifying protein complexes. Mol Pharmacol, 2005, 67:1655-1665.
[26] Novak J, Parry LJ, Matthews JE, et al. Evidence for local relaxin ligand-receptor expression and function in arteries. FASEB J, 2006, 20(13):2352-2362.
[27] Jelinic M, Leo CH, Post Uiterweer ED, et al. Localization of relaxin receptors in arteries and veins, and region-specific increases in compliance and bradykinin-mediated relaxation after in vivo serelaxin treatment. FASEB J, 2014, 28(1):275-287.
[28] Bart SH, Gayla O, Alan W, et al. Parsing ERK activation reveals quantitatively equivalent contributions from epidermal growth factor receptor and HER2 in human mammary epithelial cells. J Biol Chem, 2005, 280(7):6157-6169.
[29] Jenkinson DH, Barnard EA, Hoyer D, et al. International union of pharmacology committee on receptor nomenclature and drug classification(IX): recommendations on terms and symbols in quantitative pharmacology. Pharmacol Rev, 1995, 47:255-266.
[30] Richard R Neubig, Michael Spedding, Terry Kenakin, et al. International union of pharmacology committee on receptor nomenclature and drug classification(XXXVIII):update on terms and symbols in quantitative pharmacology. Pharmacol Rev, 2003, 55:597-606.

第九章

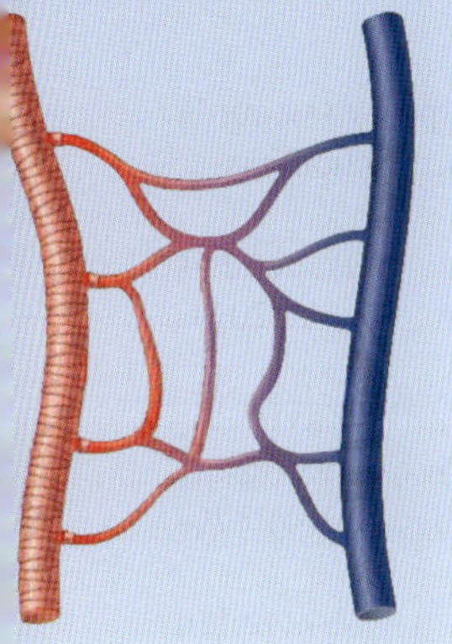

血管细胞膜离子通道

张志仁　初文峰

细胞膜离子通道（ion channel，以下简称离子通道）广泛分布于动物或植物、单细胞生物或多细胞生物的细胞膜上，是细胞生物电活动的基础。离子通道在血管内皮细胞、血管平滑肌细胞和血管外膜成纤维细胞中均有表达。在血管各层结构中表达的离子通道包括钙通道、钾通道、钠通道和氯通道等。这些离子通道在许多生理调节过程中发挥重要作用，如调节膜电位、细胞兴奋性、细胞信号转导、维持细胞正常体积、感受血流动力学和温度变化、调节血管活性物质的合成 / 释放，以及调节血管舒缩功能。某些离子通道的基因变异或功能障碍与高血压、动脉粥样硬化等疾病的发生发展密切相关。

在血管外膜成纤维细胞中，关于离子通道的表达与功能方面的研究较少。因此，本章着重介绍在血管内皮细胞、血管平滑肌细胞中离子通道的种类、分布、生理功能及其功能 / 调节异常与疾病的关系。

第一节　可通透钙的离子通道

钙在一系列的生理活动中具有非常重要的作用，钙离子（Ca^{2+}）在细胞信号传导方面的作用尤为重要。在某些病理过程中，过量的 Ca^{2+} 进入细胞内使细胞内钙动态平衡紊乱，可能导致细胞死亡及组织坏死。因此，研究可通透 Ca^{2+} 通道的结构 / 功能及其调节，是发现高选择性、特异性钙通道阻断剂的必要前提。目前，在平滑肌细胞和内皮细胞膜中发现的可通透 Ca^{2+} 的离子通道主要有：瞬时受体电位通道和电压依赖性钙通道。

一、瞬时受体电位通道

瞬时受体电位（transient receptor potential，TRP）通道最早发现于果蝇的视觉系统，TRP 突变使果蝇对持续光刺激不产生持续的峰电位，而只产生瞬时峰电位，因而得名。TRP 通道大多可通透 Ca^{2+}，表现为非电压依赖性和非选择性阳离子通道[1]。

（一）TRP 通道的结构、类型与生物物理特性

1. TRP 通道的结构与类型　类似于其他电压依赖性阳离子通道，TRP 通道具有 6 个跨膜拓扑（S1～S6）结构，其氨基端和羧基端均位于细胞胞质内侧，多个 TRP 亚型的氨基端还常具有数个锚蛋白样重复结构。TRP 通道的 S5 与 S6 间嵌有离子通道微孔（pore）区域（图 9-1）[1]。电压依赖性阳离子通道 S4 片段具有带正电荷、可感受电压的碱性氨基酸，而 TRP 通道的 S4 片段缺乏这些带正电荷的氨基酸残基，因此 TRP 通道通常为非电压依赖性门控。此外，部分 TRP 亚型羧基端包含高度保守的结构域，由含有“EWKFAR”或“VWKYQR”TRP 盒的 25 个氨基酸组成。部分 TRP 亚型羧基端具有激酶或磷酸化酶结构域。

根据通道氨基酸序列的同源性，TRP 通道可分为六个亚型：经典类（canonical，TRPC）、香草素受体类（vanilloid，TRPV）、黑色素抑制类（melastatin，TRPM）、黏脂质类（mucolipin，TRPML）、胱氨酸多聚体类（polycystin，TRPP）以及跨膜锚蛋白 1（ankyrin，TRPA）。TRP 通道亚型众多，广泛分布于中枢和外周神经系统、呼吸系统、消化系统、泌尿生殖系统、皮肤、心血管系统，以及免疫和内分泌系统等。

2. TRP 通道的激活模式　TRP 通道的基本激活模式包括受体操纵型、配体操纵型和直接激活型。

（1）受体操纵型 TRP 通道由酪氨酸激酶受体（tyrosine kinase receptor，TRK）或 G 蛋白偶联受体（G-protein coupled receptor，GPCR）激活。GPCR 或 TRK 分别通过激活磷脂酶 C（phospholipase C，PLC）β 和 γ 激活 TRP 通道。PLC 水解 4,5- 二磷酸磷脂酰肌醇（phosphatidylinositol bisphosphate，PIP_2），生成三磷酸肌醇（inositol triphosphate，IP_3）和二酰甘油（diacylglycerol，DAG），IP_3 水平升高，使得细胞内钙库释放和清空，诱导 TRP 通道开放；此外，DAG 也可直接激活 TRP 通道。几乎所有的 TRPC 亚型均可被该通路激活。TRPM5

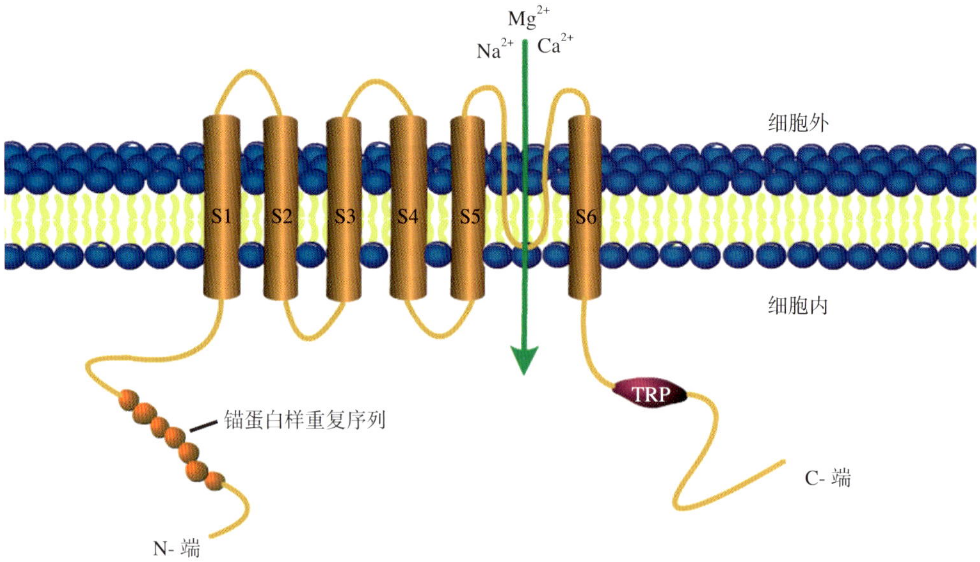

图 9-1　瞬时受体电位（TRP）通道结构示意图

TRP 通道具有 6 次跨膜拓扑结构（S1～S6）和位于胞内的 N- 末端和 C- 末端，S5 和 S6 之间的疏水片段构成离子通透区（pore），N- 末端含有数目不等的锚蛋白样重复序列，C- 末端具有高度保守的 TRP 结构域

和 TRPA1 也可被 GPCR 激活。

（2）配体操纵型 TRP 通道可被无机离子、天然化学物质激活。例如，辣椒素和使君子酸类化合物可激活 TRPV1 通道；TRPM2 通道作为细胞的氧化还原感受元件，可以被 H_2O_2 激活。此外，第二信使或内源性物质（如脂质、脂质代谢物）等物质也可激活 TRP 通道。例如，Ca^{2+} 作为重要的信使分子，可直接激活 TRP 通道，包括 TRPM4 和 TRPM5 通道，虽然 TRPM4 和 TRPM5 通道几乎不通透 Ca^{2+}，但是细胞内钙离子（$[Ca^{2+}]_i$）升高却可使这两种通道开放。

（3）直接激活型 TRP 通道则受温度、渗透压、光线、压力等因素调节。如温度激活的 TRP 通道亚型包括 TRPV1、TRPV2、TRPV3 和 TRPV4。而渗透压降低可以激活 TRPV4 和 TRPM3 的活性。

综上所述，TRP 通道的活性受许多因素的调控，使 TRP 通道在维系正常光感受、味觉、痛觉、体液平衡、平滑肌张力和血压，以及调节细胞、肿瘤的增殖、凋亡等方面发挥重要作用[2-3]。

（二）TRP 通道在血管内皮和平滑肌细胞中的表达与分布

全身血管组织均有 TRP 通道表达，其中 TRPC 各亚型广泛表达于内皮细胞和血管平滑肌细胞，且表达量最为丰富，其次为 TRPV、TRPM。当然，TRP 在不同种属和不同组织的血管中表达的种类、数量也不尽相同。

1. TRP 通道在血管内皮细胞中的表达及分布　有研究表明，TRPC 的 7 个亚型，TRPV1、2 和 4，除 TRPM5 外的全部 TRPM 亚型以及 TRPP1 和 2，均在内皮细胞中存在表达；其中，TRPC3 在血管平滑肌细胞和血管内皮细胞中高度表达。敲除小鼠内皮细胞中的 TRPC4，会显著降低 Ca^{2+} 内流与钙库依赖电流，表明 TRPC4 可能参与调节内皮细胞依赖的血管舒张作用。TRPC6 在整个脉管系统中分布较广，异源表达的 TRPC6 蛋白表现为介导 Ca^{2+} 内流的非选择性阳离子通道。TRPV2 广泛表达于多种感觉神经元和很多张力敏感性细胞，如心肌细胞和血管内皮细胞等。因此，在这些细胞中 TRPV2 可能介导张力激活性 Ca^{2+} 内流。在血管内皮细胞中，TRPV4 表现为机械和温度敏感性通道，应对机械力、温度变化介导 Ca^{2+} 内流，从而调节心脏舒缩和血管张力[2]。

不同种属、不同器官的血管内皮细胞所表达 TRP 通道的类型也不尽相同。例如，牛主动脉内皮细胞表达 TRPC1 和 TRPC3～6，而在人类肠系膜动脉内皮细胞中却不表达 TRPC4 和 TRPC6。近年来，关于 TRP 通道在内皮细胞中的表达及其调节等方面的研究取得了一些进展，但仍缺乏对不同种属、不同器官的血管内皮细胞 TRP 通道各亚型的表达谱，以及其在生理和病理过程中发挥何种作用的完整资料。

2. TRP 通道在血管平滑肌细胞中的表达及分布　在血管平滑肌细胞中，TRP 通道参与调节细胞收缩及增殖。血管活性物质如 ATP、P 物质、去甲肾上腺素、内皮素等可刺激相应的平滑肌细胞膜受体，激活 TRP 通道，使其开放并产生 Ca^{2+} 内流，导致血管平滑肌细胞收缩，血管张力增强。

到目前为止，已证实十余种 TRP 超家族成员在不同物种（包括人类）的血管平滑肌细胞中表达。TRP 亚型的表达量因物种及血管位置而异。例如，TRPC1、5 和 7 在犬类与大鼠动脉中的表达具有显著差异性；在大鼠肺动脉根部表达 TRPC3、5，而 TRPC1、3～6 则不在肺动脉末端表达。

TRPC 在血管平滑肌细胞中表达广泛，不同的 TRPC 亚型之间可形成多种异源多聚体，并介导钙库操纵性 Ca^{2+} 内流（store operated calcium entry，SOCE）。它们在血管平滑肌细胞中发挥调节血管收缩、细胞生长和增殖等作用。在血管平滑肌中，最常见的 TRPC 亚型有 TRPC1、4 和 6，而 TRPC3、5 和 7 则分布较少。TRPC 亚型在血管平滑肌细胞中的表达梯度如下：TRPC1>TRPC4 ≥ TRPC6>TRPC5>>TRPC3，而 TRPC7 表达水平低于检测下限。在新鲜提取的血管组织中则检测不到 TRPC2。

研究表明，TRPM2～4、7、8 和 TRPV1～4 在大鼠颈动脉、主动脉和肺动脉中表达，上述亚型表达的丰度依次为：TRPV4>TRPV2>TRPV1>>TRPV3；TRPM8>TRPM4>TRPM7>TRPM3>TRPM2>>TRPM5。

被激活的 TRPM 通道非选择性地通透 Na^+、

Ca^{2+}、Mg^{2+}，从而导致膜的去极化。细胞膜的去极化会降低 Ca^{2+} 进入 TRPM 通道的驱动力，但血管平滑肌细胞中的电压门控钙离子通道的活性可能被代偿性激活，从而调节 $[Ca^{2+}]_i$。TRPM 参与调节氧化应激诱导的内皮通透性增加和细胞凋亡。TRPM4 与肌源性应答相关。TRPM7 可调节细胞内镁离子的平衡，并在血管损伤及高血压的病理生理过程中起十分重要的作用，低温受体 TRPM8 调节血管收缩功能。

（三）TRP 通道的功能

1. 血管内皮细胞 TRP 通道的功能

（1）机械感受功能：机械感受是生物体对外环境的各种感觉，如对声音、触压、牵张、流体剪切力、平衡感以及对渗透压变化的反应。本章着重介绍在血管内皮细胞中，应对细胞膜张力、压力及流体剪切力变化时，TRP 通道在其功能调节方面的作用。

血液流经内皮细胞时，会在其表面产生剪切力。这种剪切力刺激内皮细胞释放舒血管物质，改变蛋白表达和分泌生长因子。这种反应在很大程度上依赖于内皮细胞的机械敏感型钙内流。研究结果显示，TRPV4 是流体剪切力敏感的钙离子通道。细胞膜张力及流体剪切力的变化调节此类通道的活性。

在血管内皮细胞中，张力敏感型通道包括 TRPC1、5、8 和 TRPV2、5、9；而流体剪切力敏感的通道包括 TRPV4、5、6 和 TRPP1（PKD1）与 TRPP2（PKD2）的功能性复合体。

机械敏感性阳离子通道（mechanosensitive cation channel，MscCA）是内皮细胞上感受机械力作用的一系列阳离子通道的总称。机械感受反应通常是由 MscCA 所介导。研究发现 TRPC1 的结构和功能特征与 MscCA 相类似，且 TRPC1 膜蛋白的部分氨基酸序列与 MscCA 膜蛋白高度保守。有实验证据表明，在过表达 TRPC1 时，具有 MscCA 生物物理学特征的阳离子通道的活性显著提高；而敲减 TRPC1 时，具有 MscCA 生物物理学特征的阳离子通道的活性降低，提示 TRPC1 可能为机械敏感性阳离子通道。内皮细胞上的 TRPC 和 TRPV2 可能由血管壁的脉搏张力激活，但它们能否被流体剪切力所激活尚不清楚。

流体剪切力刺激可诱导 TRPV4 通道开放，启动由一氧化氮（NO）和内皮源性超极化因子（endothelium-derived hyperpolarizing factor，EDHF）介导的血管舒张作用。因此，血管内皮细胞上的 TRPV4 通道在流体剪切力介导的血管张力的调节过程中发挥重要作用。

TRPP1 不能单独形成离子通道，需与 TRPP2 结合形成功能性复合体。TRPP1 作为感受分子，将液体流动的信号呈递给 TRPP2，由 TRPP2 介导 Ca^{2+} 内流。有证据显示，在内皮细胞中，TRPP1 和 TRPP2 功能失调使 NO 合酶的调节受损，导致内皮细胞功能障碍。

流体剪切力、细胞膜牵张力与细胞膨胀力会促进内源性物质生成，且细胞膨胀力会通过增加内源性物质来间接激活 TRPV4。细胞膨胀力刺激磷脂酶 A_2，产生花生四烯酸，并激活 TRPV4。机械刺激也可通过增加内源性物质（如 DAG）来间接激活 TRP 通道的其他亚型，如 TRPC6 和 TRPM4。尽管压力激活 TRPC6、TRPM4 的现象仅在血管平滑肌中有过报道，但血管内皮细胞中也可能存在此类作用机制，因为血管内皮细胞也表达大量 TRPC6 和 TRPM4，也可以生成 DAG。

综上所述，内皮细胞上存在多种不同的机械感受性 TRP 通道，包括张力激活型 TRPC1 和 TRPV2、剪切力激活型 TRPV4 和 TRPP1/2 与压力激活型 TRPM4 和 TRPC6（图 9-2）[1]。然而，尚无确凿的证据表明内皮细胞的压力、剪切力介导的钙内流完全由此类通道所介导。因此，关于这方面的研究仍十分重要。

（2）Ca^{2+} 信号转导：大多数 TRP 通道都通透 Ca^{2+}，提示这些通道可能是各种刺激（如受体激活、剪切力或钙库操纵性 Ca^{2+} 内流等）引起内皮细胞钙内流的重要环节。

在人类肺动脉内皮细胞中，TRPC1 可能在钙库操纵性 Ca^{2+} 内流中发挥作用。敲减内皮细胞中的 TRPC1，可减少毒胡萝卜素（Thapsigargin）引起的钙库操纵性 Ca^{2+} 内流。TRPC1 也参与由受体激活引发的内皮细胞 Ca^{2+} 内流，如碱性成纤维细胞生长因子（basic fibroblast growth factor，bFGF）可促进牛动脉内皮细胞的胞质钙水平增加，而在 TRPC1 多克隆抗体的参与下，bFGF 诱导的胞质钙水平上调被显著抑制，提示TRPC1介导bFGF所致的Ca^{2+}内流。在人类肠系膜动脉内皮细胞中，缓激肽诱导的Ca^{2+}内流可能是由TRPC1所介导。在人类脐静脉内皮细胞中，钙库耗竭所诱导的阳离子电流可能是由TRPC3介导，在表达有N末端负显性片段的TRPC3的细胞上，钙库耗竭并不能诱发此类阳离子电流。人类TRPC3在牛肺动脉上皮细胞中过表达时，内钙释放并不能使其激活，但可以被相应配体（如ATP、缓激肽等）所激活。这些结果表明，TRPC3既是SOCE通路的一个环节，也是受体操纵的Ca^{2+}内流通道，在内皮依赖的血管功能调节中发挥重要功能。

在TRPC4敲除小鼠中，内皮细胞钙库操纵性Ca^{2+}电流缺失。此外，激动剂诱导的Ca^{2+}内流与内皮细胞介导的血管舒张也受到不同程度的抑制。这些提示TRPC4在内皮细胞的钙库操纵性、激动剂诱导的Ca^{2+}内流与内皮细胞介导的血管舒张等方面起重要作用。敲除TRPC4的小鼠也缺乏由凝血酶或肺动脉内皮细胞上的凝血酶受体-1激活剂诱导的Ca^{2+}内流。研究证据表明，钙库操纵激活的TRPC4通道，是通过改变与肌动蛋白细胞骨架的物理作用调控内皮细胞Ca^{2+}内流。

在内皮细胞中，可被5,6-环氧二十碳三烯酸（5,6-epoxyeicosatrienoic acid，5,6-EET）激活的阳离子通道的生物物理学特征与TRPV4通道的特性极其相似。TRPV4通道被5,6-EET激活时，可显著促进内皮细胞Ca^{2+}内流，提示内源性花生四烯酸代谢产物的舒张血管效应与TRPV4通道所介导的Ca^{2+}内流相关。因此，TRPV4通道在内皮细胞和平滑肌细胞中，均参与EET介导的舒血管作用。

（3）调节NO合成/释放：TRP通道介导的钙内流可促进内皮源性血管舒张因子如NO、EDHF、前列环素（prostacyclin，PGI_2）等的合成/释放，从而调节血管张力。例如，TRPV4通过激活血管内皮细胞的毒蕈碱受体，使舒血管物质NO、PGI_2和EDHF释放；TRPV4活性下调引起的Ca^{2+}内流减少，可影响毒蕈碱受体介导的NO释放。尽管在野生型小鼠和TRPV4敲除小鼠中，乙酰胆碱（Ach）介导的颈动脉舒张并无变化，但Ach介导的舒张反应可被钌红（非选择型TRPV通道阻断剂）抑制。在TRPV4敲除小鼠中，Ach刺激后并不引起内皮细胞NO释放增加。卡巴胆碱可促进小鼠肠系膜动脉的NO释放，但在TRPV4敲除小鼠中，此现象消失。TRPP1和TRPP2的功能在舒血管物质（如NO）的合成和释放过程中也具有重要作用，如TRPP1和TRPP2的表达或功能失调可抑制一氧化氮合酶（nitric oxide synthase，NOS）而导致NO合成减少。

（4）温度感受功能：TRPV1～4、TRPM8和TRPA1均为温度敏感型、可通透Ca^{2+}的非选择性阳离子通道。内皮细胞表达包括TRPV1、2、4和TRPM8在内的亚型。根据热刺激阈值的范围，可将以上通道分为三种：①热和极热刺激感受通道：TRPV1和TRPV2；②温热刺激感受通道：TRPV4；③冷刺激感受通道：TRPM8。

尽管热刺激阈值在某些特定条件下会有所变化，但TRPV1和TRPV2通常在43℃和53℃时被激活。高温时二者被激活，促进内皮细胞Ca^{2+}内流增加和NO释放增加，是导致高温时外周血管舒张现象的原因。

在25～27℃时，TRPV4最易被激活，该通道在正常体温时就会开放。因此，TRPV4对维持内皮细胞内Ca^{2+}的基本水平和NO的平稳状态至关重要。在低温时，TRPV4的活性降低使内皮Ca^{2+}内流减少，当温度降至约12℃时血管收缩。

TRPM8在28℃时激活，并形成外向整流Ca^{2+}电流，当温度降低时，其活性增加，当温度下降至大约10℃时，其活性最高且维持不变。TRPM8也可对冷刺激物质如薄荷醇、冰片等产生应答。有报道称TRPM8 mRNA在人肺动脉内皮细胞表达。目前尚不清楚该通道是否与低温导致的外周血管收缩有关。

2. 血管平滑肌细胞TRP通道的功能

（1）机械感受功能及血管张力调节：动脉管腔内压力增加，使阻力血管收缩，这种现象被称作血管肌源性反应，该现象是调节血管内压力变化、保持血流量稳定的重要机制。平滑肌细胞膜去极化、电压依赖性钙通道激活可引发血管肌源性收缩，其中机械敏感型离子通道在血压调节的去极化和肌源性收缩过程中扮演关键角色。

在大鼠脑阻力血管中，TRPC6的表达下调

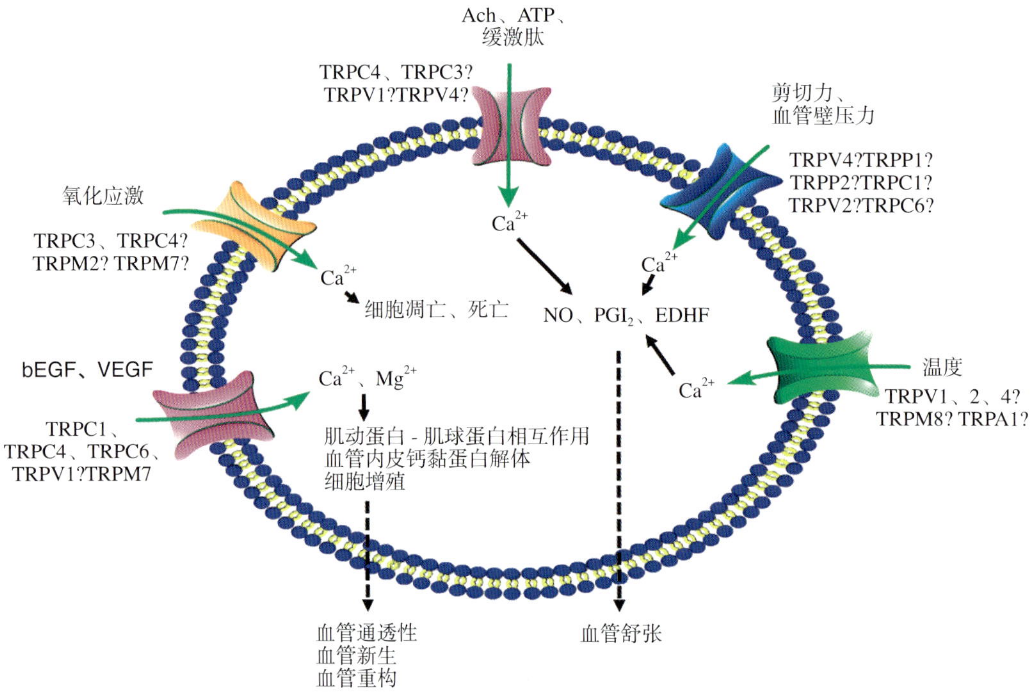

图 9-2 内皮细胞 TRP 通道功能

不同刺激因素激活不同 TRP 通道，通过多种途径调节血管通透性、舒血管物质及血管壁张力、细胞增殖、细胞凋亡等。TRPC：经典型瞬时受体电位通道；TRPV：香草素瞬时受体电位通道；TRPP：胱氨酸多聚体类瞬时受体电位通道；TRPM：黑色素抑制瞬时受体电位通道；bEGF：碱性表皮生长因子；VEGF：血管内皮生长因子；Ach：乙酰胆碱；PGI_2：前列环素；EDHF：内皮源性超极化因子

使细胞膜张力激活的电流显著下调，提示机械刺激可能激活血管平滑肌中的 TRPC6。后续的研究表明，细胞膜张力激活的 TRPC6 依赖性去极化阳离子电流与脑动脉的肌源性收缩相关。在急性分离的脑动脉平滑肌细胞中，TRPM4 也可促进张力激活性去极化，而 TRPM4 活性下降则抑制压力介导的血管平滑肌细胞去极化和肌源性收缩。由此可见，TRPC6 和 TRPM4 在脑部血管肌源性应答过程中具有关键的调节作用，并可能参与脑血流的自主调节。

低渗肿胀可在动脉平滑肌细胞中诱发 Ca^{2+} 内流，低渗诱发的 Ca^{2+} 内流却不能被 L 型电压依赖型钙通道阻断剂和咖啡因（可消耗细胞内钙储备）所抑制，但可被钌红和 TRPV2 的反义寡核苷酸所抑制。在转染 TRPV2 的平滑肌细胞中，机械刺激（膜片钳负压吸引）和低渗均可刺激产生类似的钙电流，提示 TRPV2 在压力介导的血管收缩反应中的潜在功能。

（2）Ca^{2+} 信号转导：TRPC1 在血管平滑肌细胞的胞膜和内质网均表达，参与调节血管平滑肌的收缩。在内质网上，TRPC1 单独表达时可形成细胞内钙释放的通道。当 TRPC1 与 TRPC4 或 TRPC5 在细胞膜形成异聚体时，也可形成通透 Ca^{2+} 的通道；在内质网 TRPC1 同聚体可形成功能性离子通道，并接受激动剂偶联的胰岛素受体（insulin receptor，IR）信号转导级联反应的调控。TRPC1 作为多功能通道蛋白，一方面其共聚体参与形成离子通道，调控内质网上细胞内钙释放；另一方面，在细胞膜上 TRPC1/TRPC4 或 TRPC1/TRPC5 形成异源多聚体通道，调控 Ca^{2+} 内流。因此，在平滑肌细胞膜上 TRPC1 与 TRPC4 或 TRPC5 形成的非选择性阳离子通道可能具有叠加作用。异源表达的 TRPC6 作为可通透 Ca^{2+} 的非选择性阳离子通道，能被 DAG 所激活，且该过程依赖于钙调蛋白依赖性激酶的磷酸化，而不依赖蛋白激酶 C（protein kinase C，PKC）的激活或钙库耗竭。采用反义寡核苷酸或 siRNA 下调 TRPC6，可显著降低钙内流，说明 TRPC6 参与血管平滑肌上的 Ca^{2+} 信号转导[4, 5]。不同 TRP 通道亚型在血管平滑肌中的作用参见图 9-3[4]。

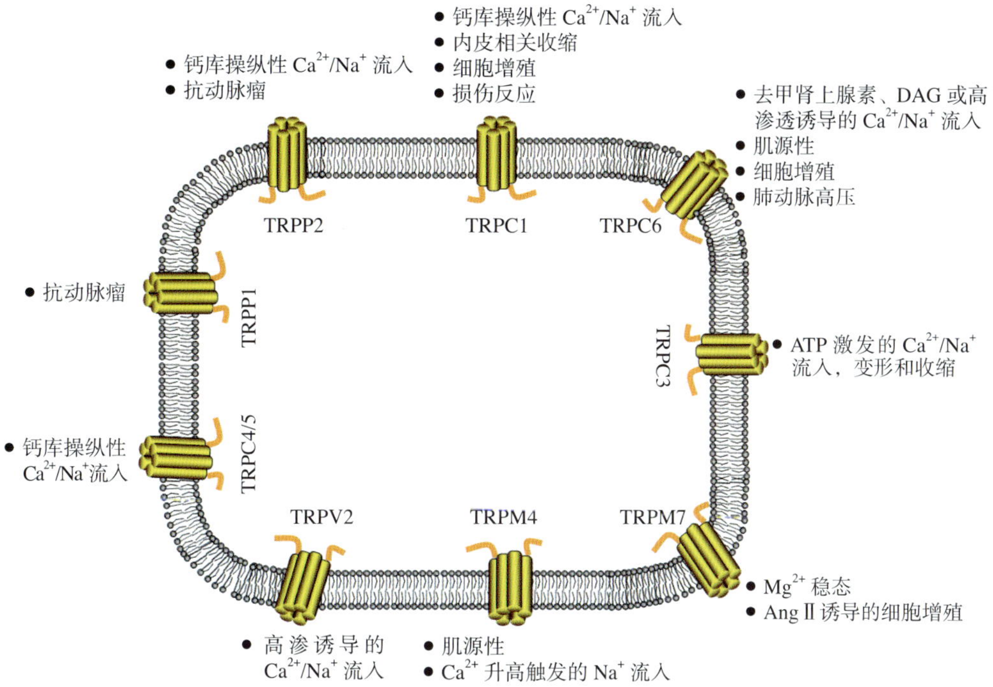

图 9-3　血管平滑肌 TRP 通道的主要功能

TRP 通道蛋白家族成员以圆柱形式表示。TRPC1 和 TRPP2，及 TRPC1、TRPC3、TRPC4 和 TRPC5，以及 TRPC3 和 TRPC6 可形成通道同源聚体或异源聚体。TRP 通道在维持细胞内离子平衡、Ca^{2+} 信号、细胞增殖、血管张力等方面发挥重要作用。DAG：二酰甘油；TRPC：经典型瞬时受体电位通道；TRPP：胱氨酸多聚体类瞬时受体电位通道；TRPV：香草素瞬时受体电位通道；TRPM：黑色素抑制瞬时受体电位通道

（四）TRP 通道功能异常与疾病

如前文所述，TRP 家族的众多亚型在血管内皮或平滑肌细胞上表达，它们在维持正常的血管生理功能方面起重要的作用。当它们的功能或调节异常时，势必会影响血管收缩或舒张功能。在原发性肺动脉高压和多囊肾合并脆性血管的动物模型中，发现 TRPC6 表达显著上调。TRPC1 可能在血管阻塞性疾病（如动脉粥样硬化）的发生发展中发挥重要的调节作用；TRPC1 特异性抗体（T1E3）可抑制新生血管内膜增生。此外，在大鼠肺动脉，过表达人类 TRPCl 能使钙库耗竭诱导的细胞外 Ca^{2+} 内流增加，促进血管收缩。低氧刺激使 TRPC1 在肺动脉平滑肌细胞中表达水平升高，而 TRPC1 下调则能减少肺动脉平滑肌细胞增殖。内皮细胞 TRPC1 过表达，促进由血管内皮生长因子诱导的内皮细胞通透性。在内皮细胞过表达 TRPC4，可能影响内皮依赖的舒血管反应。在肺动脉平滑肌细胞中，加入适当浓度的特异性 TRPC 通道阻断剂，在不影响电压依赖性钙通道活性的情况下，抑制由 TRPC 通道介导的 Ca^{2+} 内流，可有效抑制缺氧性肺血管收缩的发生。

有研究表明，在高血压患者中，TRPC3 和 TRPC5 表达增高伴随 Gd^{3+} 敏感型 Ca^{2+} 内流增加。不仅如此，Mg^{2+} 稳态相关的高血压发病机制涉及血管平滑肌细胞 TRPM7 表达降低。TRPV1 介导的降钙素基因相关肽释放，是血管感受外界变化的一种保护机制，可通过血管舒张和利尿作用对抗盐敏感性高血压，提示 TRPV1 在盐敏感性高血压中的潜在作用。需要指出的是，尽管众多证据表明 TRP 通道与高血压的发生发展相关，但尚缺乏确切的体内研究证据。例如，在大鼠动脉血管平滑肌中，TRPC6 在压力诱导的血管收缩或张力激活的细胞膜去极化作用中起重要作用。基于这样的结果，可以推测 TRPC6 敲除的小鼠，其气道、血管收缩力应该有所降低，但 TRPC6 敲除的小鼠却表现出气道和血管平滑肌收缩兴奋性及血压均升高。

综上所述，在血管内皮细胞和平滑肌细胞中，表达多种 TRP 通道亚型，TRP 通道通过感受多种刺激而调节 Ca^{2+} 内流和释放，进而调节

舒血管物质的合成/释放及血管张力。然而TRP通道功能或调节异常导致高血压等血管疾病的机制仍需进一步验证，尤其需要在体内动物实验或人群中加以论证[6]。全面了解TRP通道的生理功能和调节因素，及其功能和调节异常在血管疾病发生发展中的作用，将为血管疾病的防治提供新的理论基础和治疗靶点。

二、电压依赖性钙通道

电压依赖性钙通道（voltage-dependent Ca^{2+} channel，VDCC）普遍存在于各种组织，其生理活动受膜电位变化的影响，可因膜电位的改变而激活、失活或关闭，是控制钙离子跨膜内流的主要途径。VDCC具有重要的生理功能，也是治疗心绞痛、高血压、癫痫以及疼痛等疾病和症状的重要药理学靶点。VDCC包括L、P、Q、N、R、T型（表9-1）。由于L型和T型钙通道主要表达于血管中，并参与调节其生理活动，因此本章主要介绍这两种电压依赖性钙通道。

（一）L-型钙通道

L-型电压依赖性钙通道（L-VDCC）激活需要较强的除极（–20 mV），电流值及电导大，衰减慢，又称为慢通道（slow channel）。L-VDCC被激活后，开放时间长，失活慢，是细胞兴奋过程中外钙离子内流的主要途径。L-VDCC广泛存在于各种细胞中，尤其是心肌和血管平滑肌细胞，与兴奋-收缩偶联、兴奋-分泌偶联密切相关[6]。

在血管平滑肌上，L-VDCC（$Ca_v1.2$）是Ca^{2+}内流的主要途径，在兴奋-收缩偶联中扮演决定性角色。换言之，经L-VDCC介导的Ca^{2+}内流是维持持续性血管张力的主要因素。目前已经证实，任何原因引起的血管L-VDCC表达和活性增加，都会引起细胞外Ca^{2+}内流增加，导致血管收缩；而阻断L-VDCC，减轻胞内Ca^{2+}超载，可缓解血管张力并降低血压。实验研究表明，在自发性高血压大鼠（spontaneously hypertensive rat，SHR）的血管平滑肌细胞和血小板内，$[Ca^{2+}]_i$均高于正常对照大鼠；在SHR大鼠的脑、肠系膜及肾血管平滑肌细胞中，伴随L-VDCC蛋白（$Ca_V1.2$）表达水平显著升高的同时，电压依赖性Ca^{2+}电流及通道的数量也显著增高，但是Ca^{2+}电流对电压的敏感性却无改变[7]。

（二）T型钙通道

T型电压依赖性钙通道（T-VDCC）的电导小，衰减快，可被相对弱的膜去极化激活。激活后开放持续时间短，失活快。T-VDCC是唯一的低电压依赖性钙通道，广泛分布于各种组织，参与心脏起博、肌肉的兴奋-收缩偶联、内分泌腺的兴奋-分泌偶联及细胞生长的调控过程。T-VDCC在全身组织都有表达，在动脉管壁、心肌传导组织及神经激素释放部位的表达量较高，在兴奋传导过程中具有重要的意义[8]。

最近有报道指出，T-VDCC在肠系膜血管和脑动脉内皮细胞中表达，由于内皮细胞的多样性使此说法一直存有争议。然而，牛肾上腺髓质毛细血管内皮细胞中确实存在3种不同类型的VDCC，包括低电压激活且快速失活的通道、对

表9-1　几种电压依赖性钙通道亚型的特性

亚型	存在部位	钙电流特性	阻滞剂
L	平滑肌、心肌、神经	作用持续时间长，激活电压高，电导较大	维拉帕米、DHP、Cd^{2+}
T	平滑肌、心肌、神经	作用持续时间短，电导小，激活电压低且迅速失活	氟桂利嗪、sFTX、Ni^{2+}
N	神经	作用持续时间短，激活电压高	ω-CTX-GVIA、Cd^{2+}
P	小脑浦氏细胞	作用持续时间长，激活电压高	ω-CTX-MVIIC、ω-Aga-IVA
Q	小脑颗粒细胞		
R	神经		

DHP：二氢吡啶类；sFTX：合成的蜘蛛毒素；ω-CTX：ω-芋螺毒素；Aga-IVA：一种蜘蛛毒素

尼群地平敏感的持久型L-VDCC和对尼群地平不敏感的类L-VDCC。在随后的研究中发现，约35%的内皮细胞中不存在L-VDCC。最近的研究表明，肺微血管内皮细胞中表达$Ca_V3.1$ mRNA，并具有电压依赖性，能够产生与T-VDCC相似的更易去极化的电流。在内皮细胞过表达T-VDCC，可抑制血管收缩。在大鼠肠系膜小动脉和肾阻力血管中，血管平滑肌上的T-VDCC在其收缩中起关键作用。内皮素1（ET1）主要是通过激活T-VDCC诱发Ca^{2+}内流，发挥其强烈的血管收缩、心肌正性肌力作用和促进血管平滑肌细胞生长的作用。

三、非电压依赖性钙通道

根据门控机制及作用方式的不同，非电压依赖性钙通道分为钙库操纵性钙通道（store-operated calcium channel，SOCC）、受体调控性钙通道（receptor-operated calcium channel，ROCC）、三磷酸肌醇受体（inositol triphosphate receptor，IP_3R）钙通道和兰尼啶受体（ryanodine receptor，RyR）钙通道。前两种通道属于细胞外钙内流钙通道，而后两种属于内钙释放钙通道。

（一）SOCC

SOCC是由内质网或肌质网内钙库耗竭所激活的一种外钙内流通道，也是在内皮细胞中细胞外钙内流的重要通道之一。1992年Hoth和Penner应用电生理方法，首次检测对Ca^{2+}有高度选择性的、与细胞内钙释放相关的电流，命名为钙释放激活的钙电流（I_{CRAC}），这种电流，普遍存在于内皮细胞。SOCC介导的Ca^{2+}内流在调节平滑肌张力中起重要作用。在血管平滑肌细胞中，应用毒胡萝卜素和BAPTA诱导钙库耗竭后，可记录到电导率为3pS非选择性阳离子通道，这种钙库操纵性阳离子通道的激活提示在血管平滑肌细胞中可能存在SOCC，并可能参与血管张力的调节。抑制肌质网/内质网膜钙泵（sarco/endoplasmic reticulum Ca^{2+}-ATPase，SERCA）的活性可消除NO引起的舒血管反应，NO可通过调节SERCA而促进Ca^{2+}重新摄回钙库中，使胞质内Ca^{2+}浓度迅速下降，而钙库的再次充盈则进一步抑制了SOCC介导的Ca^{2+}内流，这可能是NO引起舒血管效应的主要机制[9]。

在某些大动脉，ET1诱发的平滑肌收缩反应主要与胞内Ca^{2+}升高有关。研究发现，ET1诱导大鼠胸主动脉平滑肌收缩需要胞外Ca^{2+}内流，其中的一小部分即为SOCC所介导。应用全细胞膜片钳技术可在血管平滑肌细胞上观察到ET1激活三种非电压依赖性钙通道，包括SOCC和两种可通透钙的非选择性阳离子通道（Ca^{2+}-permeable non-selective cation channel，NSCC），即NSCC1和NSCC2。低浓度ET1诱发的缩血管反应过程中，仅有NSCC2参与；而在高浓度ET1诱发的缩血管反应过程中，NSCC1、NSCC2及SOCC均参与介导Ca^{2+}内流，由三者介导的Ca^{2+}内流量分别占Ca^{2+}内流总量的约10%、55%和35%。

钙库操纵性钙内流（store-operated Ca^{2+} entry，SOCE）的功能失常与临床某些疾病的发生和发展有关。例如，在高血压大鼠血管平滑肌细胞中，对肌质网Ca^{2+}泵抑制剂引起的收缩反应增强，可能与SOCE的功能改变有关。另外，蛛网膜下腔出血所致的持续性血管痉挛与胞外Ca^{2+}内流有关，但L型钙通道阻断剂不能完全逆转这种血管痉挛反应，推测这种Ca^{2+}内流是由SOCC介导的。

（二）ROCC

ROCC也是细胞膜上一种重要的外钙内流通道，分布于兴奋性细胞膜和非兴奋性细胞膜上，是非兴奋性细胞外钙内流的主要通道。ROCC的开放与细胞膜电位无关，主要与细胞膜上的特异性受体蛋白相关。当外界各种刺激物质，如神经递质、激素、毒素、生长因子等与其相应受体结合后，通过不同的信号转导机制激活ROCC，导致Ca^{2+}内流。值得注意的是，ROCC电流多数呈现非选择性阳离子通道电流的特性，并且对Ca^{2+}的选择程度也具有较大差异，因此ROCC为“受体操纵性阳离子通道（receptor-operated cation channel）”的缩写将更为准确。

兔耳动脉给予ATP后，其肌肉产生短暂而迅速的去极化，后来研究发现这是一种非选择性阳离子通道激活所导致，同时伴随Ca^{2+}的通透性增强。类似的现象还发生在大鼠的输精管、兔门静脉和人隐静脉等。此后，嘌呤配体门控的受体通道（purinergic ligand - gated receptor channel，P2X）首先让人们意识到研究 ROCC 的重要性，其配体是 ATP。当 P2X 与胞外 ATP 结合时，通道构象发生改变使通道开放，继而通透 Na^+ 和 Ca^{2+} 等阳离子。在 P2X1 基因敲除小鼠的输精管中，神经诱导收缩中的 ATP 依赖性成分消失，引起雄性能育性降低 90%，从而提出 ROCC 抑制剂成为男性避孕药的可能性。目前，已有很多关于内皮细胞 P2X 的研究报道，明确了 P2X4 和 P2X7 在内皮细胞表达。

除了 ATP，去甲肾上腺素也可通过激活非选择性阳离子通道引起兔耳动脉的去极化，并且与 ATP 激活的电流相比，去甲肾上腺素激活的电流在时间依赖性和电压依赖性上都不相同。然而在分离的兔门静脉平滑肌细胞中，去甲肾上腺素作用于 α- 肾上腺受体后所产生的电流与 ATP 激活电流相似，并且为 Ca^{2+} 通透性电流，即符合 ROCC 的特征。除此之外，一些激素可以激活平滑肌细胞的非选择性阳离子通道，其反应与 G 蛋白偶联受体的激活以及 G 蛋白信号转导通路有关。有报道指出 TRPC 家族部分成员可参与 ROCC 的激活，如 TRPC1、TRPC3、TRPC5、TRPC6、TRPC7 等，然而其相关的证据并不是十分充足。总而言之，关于激活 ROCC 的具体信号通路和受体种类目前仍不是十分清楚。

（三）IP_3R

IP_3R 在结构和功能上与其他的离子通道截然不同，它是配体门控 Ca^{2+} 释放通道蛋白，IP_3 配体与其结合后，自身内部钙离子通道开放，致钙库释放 Ca^{2+} 而调控细胞内 Ca^{2+} 信号，从而发挥多种重要的生物学效应（详见第三章第一节）。血管平滑肌细胞的收缩主要与肌质网 IP_3R 兴奋有关，由 IP_3R 介导的钙释放可引起血管平滑肌细胞胞质内游离 Ca^{2+} 浓度升高，通过激活胞质中的收缩蛋白，诱导血管平滑肌收缩。去甲肾上腺素（norepinephrine，NE）通过激动 α_1- 肾上腺素受体介导血管平滑肌收缩的主要机制就是通过激活平滑肌细胞肌质网上的 RyR 和 IP_3R，引起细胞内钙释放。抑制了 IP_3R 介导的内钙释放就可以抑制血管平滑肌细胞收缩，提示 IP_3R 在调节血管对 NE 的收缩反应中可能发挥重要作用[10]。

（四）RyR

RyR 是位于细胞内质网膜上的钙释放通道，根据编码基因的不同分为 3 种亚型：RyR1 主要存在于骨骼肌，RyR2 主要存在于心肌，RyR3 主要存在于脑、骨骼肌和非肌肉组织。三种亚型在血管平滑肌细胞都有表达（详见第三章第一节）。有研究提示 RyR2 可能与钙火花（calcium spark）有关。虽然 RyR2 在外周血管平滑肌表达较低，但对血管平滑肌细胞收缩仍有重要调节作用。由细胞外 Ca^{2+} 内流激活的 RyR 所介导的内钙释放可进一步激活大电导钙激活钾通道，大电导钙激活钾通道又可负反馈抑制由 NE 诱导的细胞外 Ca^{2+} 内流及血管张力。近年来的研究发现，FKBP 12.6 是一种分子量为 12 600，能与免疫抑制药物 FK 506 结合的蛋白质分子。生理状态下，FKBP 12.6 选择性结合 RyR2 并维持 RyR2 钙释放通道处于闭合状态，从而抑制 RyR2 的基础活性。而当 FKBP 12.6 从 RyR2 上解离后，RyR2 通道则被激活，使 RyR2 介导的肌质网内钙释放增加。FKBP 12.6 通过调节血管平滑肌细胞 RyR2 活性，从而对 NE 引起的血管平滑肌收缩效应起着重要的调节作用。此外，可溶性耐药相关钙结合蛋白与 RyR2 之间的相互作用是调控 RyR2 活性的重要途径，研究表明 sorcin 可直接抑制通道活性，抑制局部的钙释放事件。

第二节 钾 通 道

钾通道是选择性允许 K^+ 跨膜通过的离子通道，是目前发现的亚型最多、作用最复杂的一类离子通道，广泛分布于骨骼肌、神经、心脏、血管、气管、胃肠道、血液及腺体等细胞。自

1987 年成功克隆出第一个钾通道基因后，现已克隆出几十种亚型。其中，钾通道在调节细胞膜电位和兴奋性以及平滑肌舒缩活动中起重要作用。钾通道按其电生理特性不同分为钙依赖性钾通道、电压依赖性钾通道及内向整流钾通道。

一、钙激活钾通道

20 世纪 60 年代末，采用微注射法将 Ca^{2+} 注入发育不全的神经元内，结果细胞膜超极化、膜 K^+ 电导增加，从此提出了钙激活钾通道（Ca^{2+}-activated K^+ channel，K_{Ca}）的概念。K_{Ca} 是一类钙门控和电压门控的钾离子通道。大量的研究表明，K_{Ca} 是一个大家族，广泛分布于除心肌以外的各种组织细胞中，是促进细胞复极化和超极化的重要调节因子。根据其电导值及药理特性的差异将 K_{Ca} 分为三个亚类，即大电导型（BK_{Ca}）、中电导型（IK_{Ca}）及小电导型（SK_{Ca}）钙激活钾通道。

（一）K_{Ca} 的结构与特性

1. BK_{Ca} 与其他离子通道类似，BK_{Ca} 由形成孔道的 α 亚基和具有调节作用的 β 亚基组成，每个通道由 4 个 α 亚基或与 β 亚基成对组成。BK_{Ca} 的 α 亚基首先在果蝇获得并确定。人类 BK_{Ca} 基因被命名为 KCNM，定位于人染色体 10q22-23，KCNMA1 编码 BKα，KCNMB1 编码 BKβ。如图 9-4 所示，BK_{Ca} 的 α 亚基由 7 个跨膜片段（S0～S6）组成，其中 S0 片段连着胞外的 $-NH_2$ 端，S5 和 S6 是通道的孔结构域，包含 K^+ 通道的标志序列（TVGYG），对 K^+ 有高度选择性，也是孔道阻断剂非洲蝎毒素（iberiotoxin，IbTX）和北非蝎毒素（charybdotoxin，ChTX）的结合域；和其他电压依赖性 K^+ 通道一样，S4 含有带正电荷的氨基酸残基，形成内在的电压感受器，是 BK_{Ca} 的实际触发点；胞质内的 -COOH 末端有 4 个疏水区域（S7～S10），其中 S9～S10 在种属之间高度保守，S9～S10 之间的天冬氨酸链被认为决定 Ca^{2+} 敏感性，被称为钙池（Ca^{2+} bowl）[11-12]。

迄今为止仅发现一种 α 亚基，但是已经克隆出 4 种公认的 β 亚基，分别来自牛气管平滑肌的 β_1 亚基、鼠嗜铬细胞的 β_2 亚基、睾丸的 β_3 和脑的 β_4 亚基。β 亚基包括 2 个跨膜片段，胞外有一长环状结构（Loop），环上有 3 或 4 个糖基化位点。COOH- 端和 NH_2- 端都在细胞胞质内侧，胞外连接环由 4 个保守半胱氨酸残基形成的二硫键连接。β 亚基多数表达于平滑肌和心肌中，较少在淋巴、肝和脑中表达。人类编码 β_1 亚单位的基因（KCNMB1）定位于 5q34[13-15]。

2. IK_{Ca} IK_{Ca} 被认为是平滑肌细胞、T 细胞及成纤维细胞等细胞增生的重要调节因素。IK_{Ca} 通道蛋白由 427 个氨基酸、6 个跨膜片段（S1～S6）组成，在 S5 和 S6 之间形成 IK_{Ca} 通道微孔。编码 IK_{Ca} 通道蛋白的基因属于 KCNN4 基因家族。KCNN 基因位于第 19 对染色体上。IK_{Ca}

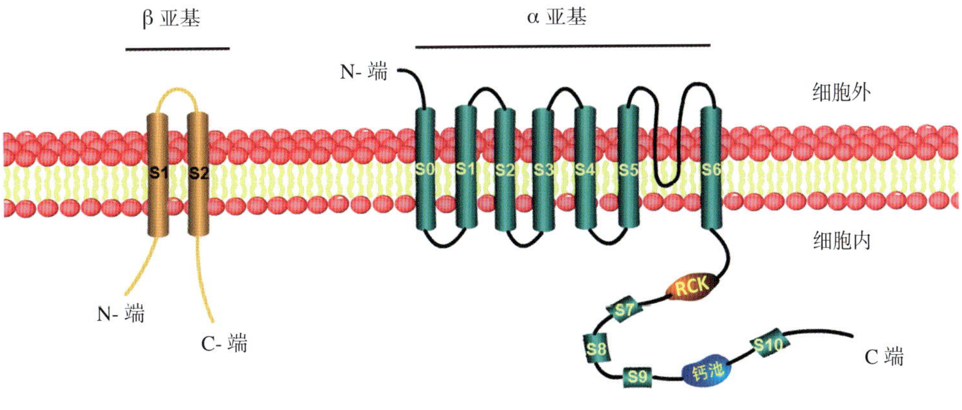

图 9-4 BK_{Ca} 结构示意图

BK_{Ca} 的 β 亚基由两个跨膜片段构成，α 亚基由 11 个疏水片段构成，其中 S0～S6 位于细胞膜，形成通道微孔（pore）的 p-loop 位于 S5 和 S6 之间

主要表达在胎盘、前列腺、肺、胎儿肝和胰腺及各种血细胞中。IK_{Ca} 可以被 ChTX、克霉唑（clotrimazole，CLT）和三芳基甲烷（triarylmethane-34，TRAM-34）阻断，对蜂毒不敏感。IK_{Ca} 表达于增生型平滑肌细胞，是此类细胞中 K_{Ca} 和膜电位的重要调节者。IK_{Ca} 被激活时，膜电位超极化。IK_{Ca} 对膜电位的变化不敏感，IK_{Ca} 通道开放所导致的膜电位超极化，造成细胞内外巨大的 Ca^{2+} 电化学梯度，使 Ca^{2+} 通过非选择性阳离子通道或 ROCC 进入细胞内，激活平滑肌细胞的生长机制，包括基因的表达、蛋白激酶的活化等。

3. SK_{Ca}　功能性 SK_{Ca} 通道包括两种亚单位：α 亚基和与之相连的钙调蛋白（calmodulin，CaM）亚基。SK_{Ca} 的 α 亚基由三种基因编码，α 亚基的氨基酸序列在 SK_{Ca} 各亚家族呈高度保守（70%～80% 的氨基酸序列完全相同）。而 SK_{Ca} 通道家族和其他钾离子通道家族氨基酸序列的同源性很小。SK 通道以四聚体形式存在，4 个 CaM 亚基分别与 4 个 α 亚基相连。SK_{Ca} 通道 α 亚基和电压依赖性钾通道在细胞膜结合区域具有相似的拓扑结构，它们都包括 6 个跨膜区域 S1～S6。SK_{Ca} 对 Ca^{2+} 非常敏感，其门控为非电压依赖性。SK_{Ca} 在中枢系统表达丰富，调控大量神经递质的释放，也多表达于骨骼肌细胞和人 Jurkat-T 细胞。SK_{Ca} 可以被蜂毒、四丁铵（tetrabutylammonium，TBA）所阻断。

（二）血管 K_{Ca} 的分布

BK_{Ca} 是血管平滑肌分布最丰富、单通道电导最大（100～300pS）的 K^+ 通道。据统计，每平方微米血管平滑肌细胞上约有 1～4 个 BK_{Ca}，BK_{Ca} 介导 70%～80% 的外向电流，在调节动脉平滑肌的膜电位中起主导作用，与血管张力的负反馈调节密切相关，它的功能或表达异常可能是高血压的发病机制之一。

（三）K_{Ca} 的功能

1. 血管内皮细胞 K_{Ca} 的功能

（1）Ca^{2+} 信号转导：内皮细胞是一种非兴奋细胞，其细胞膜内外两侧带电荷离子的电化学梯度是导致 Ca^{2+} 进入内皮细胞的驱动力。K_{Ca} 的启闭可改变这种驱动力，直接影响膜的极化状态。K_{Ca} 开放导致膜超极化，促使钙内流 [14]。

（2）调节 NO 合成/释放：在血管内皮细胞中，SK_{Ca} 和 IK_{Ca} 参与调节血管内皮 NO 的合成/释放。NE 处理大鼠肠系膜动脉致其收缩后，Ach 介导的舒血管作用可被 NOS 抑制剂 N(ω)-硝基-L-精氨酸［N(ω)-nitro-L-arginine，L-NAM］抑制，但是在钾通道抑制剂四乙胺（tetraethylammonium，TEA）存在的情况下，L-NAM 不能抑制 Ach 的舒血管作用。在 KCl 诱导的肠系膜动脉血管收缩样本中，Ach 或离子霉素引起的血管舒张反应除了可被 L-NAM、TEA 完全抑制，更重要的是使用蜂毒明肽（Apamin）和 TRAM34 同时阻断 SK_{Ca} 和 IK_{Ca}，也可抑制 Ach 或离子霉素引起的血管舒张反应。Apamin 和 TRAM34 处理可增加内皮细胞内皮型一氧化氮合酶（endothelial nitric oxide synthase，eNOS）495 位点的苏氨酸（Thr495）磷酸化，其机制与阻断 SK_{Ca} 和 IK_{Ca} 激活 NADPH 氧化酶依赖的超氧化物形成增加相关，通过磷酸化 eNOS（Thr495）抑制 NO 合成/释放。

（3）调节平滑肌舒缩：在血管内皮细胞上，SK_{Ca} 和 IK_{Ca} 产生的内皮细胞膜超级化传递给邻近的血管平滑肌细胞，导致血管舒张。而血管内皮细胞上的 IK_{Ca} 可被自发性 Ca^{2+} 事件激活，如钙泡/钙脉冲（Ca^{2+} puff/pulsars）。

2. 血管平滑肌细胞 K_{Ca} 的功能：在血管平滑肌细胞上，“钙火花”能够激活细胞膜上的数个或数十个 BK_{Ca} 通道，形成自发性外向电流，从而引起细胞膜超极化，介导血管平滑肌的舒张。这种“钙火花”对 K_{Ca} 的调节，在平滑肌细胞的张力调节中起着重要作用 [16]。

（四）K_{Ca} 通道功能异常与疾病

K_{Ca} 通道不仅在调节膜电位及血管张力方面起重要作用，还可调控血管平滑肌细胞增殖。因此，K_{Ca} 通道功能异常与许多血管性疾病，如肺动脉高压、系统性高血压、糖尿病、动脉粥样硬化的发生和发展有着密切的关系。

在生理条件下，BK_{Ca} 在调节血管平滑肌舒缩机制中发挥重要作用，在平滑肌收缩时可被

胞内升高的 Ca^{2+} 激活，引起 K^+ 外流，细胞超极化，阻止平滑肌细胞收缩，促进平滑肌细胞舒张。高血压时，血管平滑肌细胞的 K_{Ca} 对 Ca^{2+} 敏感性增强，提供了一种限制高血压时动脉平滑肌兴奋性和收缩性的局部对抗调节机制，负反馈地限制高血压时动脉平滑肌的过度兴奋和收缩。而 BK_{Ca} 通道功能亢进的现象可见于高血压时包括主动脉、颈动脉、肠系膜动脉、脑动脉在内的多种血管，在自发性高血压大鼠模型中，未发生高血压之前 BK_{Ca} 通道的功能就已显著增强。

1. BK_{Ca} 参与动脉粥样斑块形成　氧化应激，特别是当活性氧（ROS）聚集时，引起的氧化型低密度脂蛋白（oxidized low density lipoprotein，oxLDL）水平升高，是造成血管内皮细胞损伤的重要因素。oxLDL 的主要成分溶血卵磷脂（lysophosphatidylcholine，LPC）可激活 BK_{Ca}。即使阻断 ROS 生成，LPC 激活 BK_{Ca} 亦能促进环鸟苷酸水平升高而损伤血管内皮细胞。体外研究表明，LPC 与血管内皮细胞孵育，内皮细胞上黏附分子表达增加；而 LPC、BK_{Ca} 特异性阻断剂 iberiotoxin 共同孵育内皮细胞，黏附分子表达则减少，且黏附功能显著下降。这提示 BK_{Ca} 激活在 LPC 所致血管内皮细胞增殖、细胞分泌和黏附中起介导作用，启动动脉粥样硬化的形成。

BK_{Ca} 激活可介导内皮细胞功能障碍、单核巨噬细胞激活、血管平滑肌增殖及血小板聚集等，进而促进动脉粥样斑块的形成。oxLDL 通过激活 BK_{Ca} 从而导致血管内皮功能障碍的机制可能包含直接或间接激活 BK_{Ca} 两种途径。BK_{Ca} 被激活后，胞内 K^+ 外流，细胞膜超极化，使 TRP 通道电化学驱动力增加，介导 Ca^{2+} 内流增加，胞内游离 Ca^{2+} 水平升高，激活 Ca^{2+} 依赖的激酶等细胞内基因的转录与表达，最终导致细胞增殖与功能障碍。BK_{Ca} 激活与 NO 生成之间存在自我调节。BK_{Ca} 既可受 NO 的调节，又可调节 NO 的生成。实验证实，ROS 可直接抑制 BK_{Ca} 活性，导致内皮细胞的 NO 生成减少和细胞功能障碍。

2. BK_{Ca} 与糖尿病　研究显示，糖尿病时氧自由基产物增多，抑制 BK_{Ca} 通道活性，从而引起血管收缩。在糖尿病大鼠模型中，脑动脉的膜电位较正常细胞更易去极化，在内皮细胞的外向钾电流是下降的，其机制可能与 BK_{Ca} 通道活性下降和电压依赖性 K^+ 通道的活性升高有关。

3. BK_{Ca} 与休克　在酸中毒、脓毒性休克鼠模型中，脑动脉平滑肌、主动脉平滑肌细胞膜的 BK_{Ca} 均被异常激活，类似的现象亦可见于猪冠状动脉平滑肌，这种激活有可能依赖于 NO。Bolotina 等的研究表明，NO 可通过对 BK_{Ca} 巯基的氮基化使其处于开放状态，且这种基团修饰具有持久性，从而使血管维持超极化和舒张状态。但休克后致 BK_{Ca} 开放的因素很多，而且休克后一定时间内 BK_{Ca} 通道活性增加，其具体机制有待更深入的研究。

二、ATP 敏感的钾通道

ATP 敏感的钾通道（adenosine triphosphate-sensitive potassium，K_{ATP}）是最先在豚鼠心肌细胞中发现的。随后陆续发现在胰岛 β 细胞、骨骼肌细胞、血管与非血管平滑肌细胞以及神经细胞等多种细胞中广泛表达。K_{ATP} 通道是配体门控的电压非依赖性内向整流钾通道。主要功能是将细胞能量代谢和生物电活动偶联起来，从而行使诸如调节胰岛素分泌、心肌和脑组织对缺血缺氧预适应等重要功能。

（一）K_{ATP} 的结构与特性

K_{ATP} 通道是由两个亚单位组成的八聚体，由内向整流钾通道（inward rectifier potassium channel，K_{ir}）亚基和 ATP 结合盒（ATP-binding cassette，ABC）超家族成员磺酰脲类受体（sulfonylurea receptor，SUR）亚基组成。K_{ir} 包括 $K_{ir}6.1$ 和 $K_{ir}6.2$ 等 7 个亚家族。该家族蛋白含有两个跨膜螺旋，其侧端有一个含 -Gly-Phe -Gly- 或 -Gly-Tyr-Gly- 序列的片段，并且 K_{ir} 6x 的第二个跨膜螺旋（M2）决定通道内向整流的程度。另一个亚单位磺酰脲类受体（SUR），是一种 ATP 结合载体蛋白，由两种不同的基因编码——ABCC8（SUR1）和 ABCC9（SUR2），SUR2 又有 SUR2A 和 SUR2B 两种变异型。SUR 有 17 个分 3 组排列的跨膜区段，细胞内两个 SUR 区段各含一个核苷酸结合区，SUR1 主要分布于胰岛 β 细胞和神经元，SUR2A 多见于心肌和骨骼肌细胞，而 SUR2B 则在心血管平滑肌细胞中多见。SUR 的主要作用是结合 ATP 或 ADP、磺酰脲类药物、钾通道开放剂等，从而调节通道微孔形成亚基的开放或关闭。K_{ir} 为通道微孔形成亚基，SUR 为调节亚基。K_{ATP} 通道亚型不同的组织特异性，包括其生物物理学特性及对激动剂和抑制剂的组织特异性，可能取决于 K_{ir} 和 SUR 亚基不同形式的结合，其中作为调节亚基的 SUR 尤为关键[17]。

K_{ATP} 通道的门控不依赖于膜电压，开放的 K_{ATP} 通道可被内源性 ATP 可逆地关闭，K_{ATP} 通道可被 ADP 激活。磺酰脲类抗糖尿病药物（如格列本脲）和细胞外 Ca^{2+} 抑制 K_{ATP} 通道活性。正常生理情况下，该通道处于关闭状态，一旦细胞内 ATP 浓度明显降低（主要发生于组织严重缺氧），K_{ATP} 通道开放，使细胞膜趋于复极化或超极化。K_{ATP} 通道还对细胞内外酸碱度敏感，细胞内 pH 降低也可导致 K_{ATP} 开放。K_{ATP} 开放时，血管张力明显下降。

（二）血管 K_{ATP} 的分布

K_{ATP} 通道在血管平滑肌的分布密度较心肌细胞少，$K_{ir}6.1$/SUR2B 通道是血管平滑肌 K_{ATP} 通道的主要亚型。亦有报道显示，血管中也存在 $K_{ir}6.2$ 与 SUR2B 组成的功能性 K_{ATP} 通道。在冠状动脉内皮细胞和血管平滑肌细胞中检测到 $K_{ir}6.1$，并发现 $K_{ir}6.1$ 和 $K_{ir}6.2$ 亚基形成异源多聚体，与 SUR2 组成复合体定位于人类冠状动脉内皮细胞膜上。

（三）血管 K_{ATP} 的功能

K_{ATP} 通道主要是将细胞的兴奋性与其新陈代谢偶联起来，从而参与血管的舒张、心肌的保护、缺血预适应、骨骼肌收缩、内分泌调节等活动。K_{ATP} 可调节血管张力，协同舒血管活性物质参与调节血管舒缩。K_{ATP} 调节血管舒张的机制如图 9-5 所示[17]。

（四）K_{ATP} 通道功能异常与疾病

在许多组织中发现 K_{ATP} 亚单位的基因突变与代谢紊乱有密切联系。然而值得注意的是，小鼠敲除 $K_{ir}6.1$ 或 SUR2 基因可导致血管表型的改变，基础血压升高、冠状动脉血管痉挛、心源性猝死。推测这是由于血管平滑肌或内皮细胞上 K_{ATP} 活性的丧失。

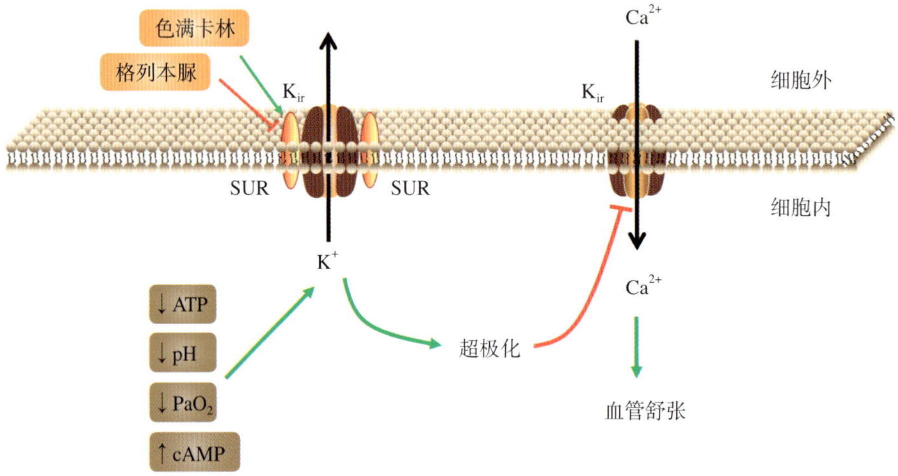

图 9-5 K_{ATP} 激活导致血管平滑肌舒张的模式图

K_{ATP} 包括 K_{ir} 和 SUR 两个亚单位。其可被细胞内 ATP、pH、氧动脉压（PaO_2）的下降或 cAMP 的增高所激活。合成的钾通道开放剂如色满卡林（Cromakalim）也可激活此通道。K_{ATP} 还可以受格列本脲（Glibenclamide）所抑制。钾通道的激活导致细胞内 K^+ 外流，细胞膜处于超级化，电压依赖性钙通道关闭。电压依赖性钙通道关闭导致细胞内钙水平降低，从而引起血管平滑肌的舒张

第三节　上皮细胞钠通道

钠通道（sodium channel）是选择性允许 Na^+ 跨膜通过的离子通道。目前对电压依赖性钠通道特征、门控动力学及其生理意义研究得比较清楚，其功能是维持细胞膜兴奋性及其传导。在心脏、神经和肌肉细胞，动作电位始于电压依赖性钠通道的激活，Na^+ 内流引起动作电位的 0 期去极化。现已克隆出 9 种人类钠通道基因。电压依赖性钠通道的阻断药物，主要用于局部麻醉、抗癫痫和抗心律失常，其在重大血管疾病中的应用效果并不突出。近年来，越来越多的研究发现，上皮细胞钠通道可能成为新的防控重大心血管疾病的药物治疗靶点。

一、上皮细胞钠通道的结构与特性

野生型上皮细胞钠通道（epithelial sodium channel，ENaC）是由 α-ENaC、β-ENaC、γ-ENaC 3 个亚单位组成的异聚体（图 9-6）。这三种亚基都含有 2 个跨膜结构域、一个大的胞外环和胞内的N末端和C末端，其中α-ENaC形成通道微孔，而 β-ENaC 和 γ-ENaC 则参与通道活性的调节。α-ENaC、β-ENaC 和 γ-ENaC 分别含有 669、640 和 649 个氨基酸，相对分子量分别为 75 000、72 000 和 74 000，且 3 个亚单位共同保守区域为羧基末端含有脯氨酸基序的 612～ 623 密码子。功能性表达及生化研究显示，采用冰冻断裂法通道微粒的低分辨镜像发现 ENaC 由 8～9 个亚单位组成，α-ENaC、β-ENaC、γ-ENaC 3 种亚单位组成异聚体的比例为 2：1：1 或 3：3：3[18]。

ENaC 属于上皮钠通道 / 退变蛋白（epithelial sodium channel/degenerin，ENaC/DEG）离子通道超家族，为非电压依赖性的离子通道，受细胞膜上电位变化的影响很小，对 Na^+ 高度选择。ENaC 分布在肾、结肠、肺、大脑、卵巢、睾丸、胰腺、汗腺和血管等组织和器官中。ENaC 通常在上皮细胞的顶端膜上表达，如结肠、汗腺、气道、肾皮质集合管等，调节钠转运和钠稳态。

二、ENaC 在血管中的分布与类型

在血管内皮细胞及血管平滑肌细胞上表达的钠通道主要有 ENaC 和 ENaC/DEG 家族的另一成员——酸敏感离子通道（acid-sensitive ion channel，ASIC）。ENaC 的各个亚单位在血管内皮细胞和平滑肌细胞上均有表达。但也有研究表明，血管平滑肌不表达 α-ENaC，只表达

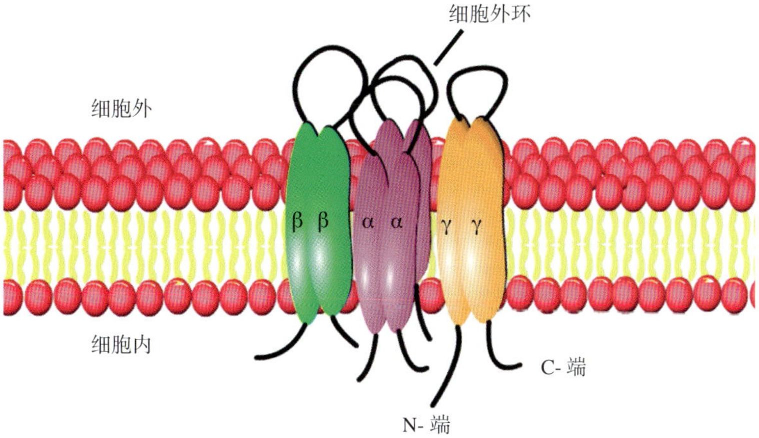

图 9-6　上皮细胞钠通道（ENaC）分子结构示意图

ENaC 由 α、β 和 γ 亚基构成，每个亚基含有两个跨膜单元、一个大的细胞外环、C 末端和 N 末端

β-ENaC、γ-ENaC，并认为 ENaC/DEG 是血管平滑肌肌源性收缩的机械感受离子通道[19]。

三、ENaC 在维持血管功能中的作用

ENaC 特异性阻断剂阿米洛利，可抑制分离的鼠动脉肌源性收缩，提示 ENaC 参与血管收缩的调节。血管内皮细胞和上皮细胞中的 ENaC，受醛固酮调节，ENaC 在维持内皮细胞正常形态、NO 合成 / 释放过程中起重要作用。

1. 调节 Na^+ 稳态和参与内皮细胞功能的调节　醛固酮可通过调节内皮细胞中 ENaC 而调节血压。在盐敏感大鼠或自发性高血压大鼠模型中，高盐摄入（8%）可使血浆 Na^+ 浓度快速升高 3 ~ 4mmol/L。在正常大鼠中，钠摄入由每日 10mmol 升高至 250mmol 持续 5 天，亦可使血浆 Na^+ 浓度升高 3mmol/L。研究表明，血浆 Na^+ 浓度每升高 5mmol/L，可使内皮细胞的僵化程度增加 25%，且使 NO 的合成 / 释放减少，导致平滑肌紧张度升高。这种现象可能源于血浆 Na^+ 水平升高，导致内皮细胞上的 ENaC 介导细胞外 Na^+ 内流，使 eNOS 抑制剂、非对称二甲基精氨酸（asymmetric dimethylarginine，ADMA）生成增加，导致 eNOS 的活性降低，阿米洛利可显著抑制这一过程。内皮细胞的僵化程度不仅与细胞外 Na^+ 浓度相关，并且和 ENaC 在细胞膜的表达水平及其活性相关，当敲除 α-ENaC 或用阿米洛利预处理细胞时，高浓度细胞外 Na^+ 诱导的内皮细胞僵化程度明显降低。

2. 感受和传递机械信号　ENaC/DEG 是血管平滑肌肌源性收缩的机械感受离子通道。DEG 蛋白是广泛表达于许多种属的机械感受蛋白。血管平滑肌细胞上表达 DEG 蛋白家族的多个成员，如 β-ENaC、γ-ENaC 和 ASIC2。钠通道阻断剂阿米洛利和 Benzamil 均可阻断压力诱导的大脑中动脉收缩。在 ASIC2 敲除鼠中，压力介导的血管收缩受到明显影响，提示 DEG 蛋白在血管平滑肌中具有机械感受功能。

肾皮质集合管和血管内皮上的 ENaC 可作为机械感受器，并受机械刺激的调节。血流剪切力增加可激活 ENaC，致细胞内 Na^+ 浓度升高而影响 NO 的合成 / 释放。

四、ENaC 功能异常与疾病

近年来研究表明，ENaC 功能异常与高血压、动脉粥样硬化等疾病的发生密切相关。功能获得性 ENaC 基因突变可引起一种罕见的遗传性高血压——Liddle 综合征。因 ENaC 功能获得性基因突变导致其过度激活，致使远端肾单位对 Na^+ 的重吸收增加，细胞外液容量扩张，刺激内源性洋地黄因子（endoxin）合成 / 释放增多，导致血容量增加、血压升高。而观察 Liddle 综合征小鼠主动脉，发现其 α-ENaC 表达明显增多，内皮细胞也呈明显僵化状态。当用阿米洛利或盐皮质激素受体阻断剂依普利酮预处理血管时，野生型与 Liddle 综合征小鼠血管僵硬程度都明显降低。功能丧失性 ENaC 基因突变可引起一种遗传性低血压——假性低醛固酮血症。该病为单基因突变所致的罕见遗传性低血压，主要以常染色体隐性方式遗传。ENaC 任一亚单位突变均可导致假性低醛固酮血症，主要表现为脱水、致死性的低钠及高钾血症、低血压、高醛固酮及高肾素血症和代谢性酸中毒。原发性高血压是受遗传因素和环境因素共同影响的复杂性综合征，由于 ENaC 在维持 Na^+ 自身平衡和血压方面的重要作用，ENaC 基因在原发性高血压研究领域备受关注。

第四节　氯　通　道

血管内皮细胞和平滑肌细胞表达氯通道，包括囊性纤维化跨膜转导调节蛋白（cystic fibrosis transmembrane conductance regulator，CFTR）氯通道、容量调节性氯通道（volume-regulated chloride channel，VRCC）、钙激活氯通道（calcium-activated chloride channel，CaCC）等。氯通道参

与血管内皮细胞、平滑肌细胞的功能调节过程，如细胞电活动调节、容积调节、细胞的增殖分化与凋亡及pH调节。此外，还可调节血管张力，在血管平滑肌收缩中发挥一定作用。

一、CFTR

CFTR除转运Cl^-外，更为重要的功能是对其他蛋白的调节。主要调节碳酸氢盐和ATP转运，调节ENaC、钾通道、CaCC和VRCC。CFTR的mRNA及蛋白质在脐静脉和肺小血管内皮表达，但目前尚不能确定CFTR在血管内皮是否可形成功能性的氯通道。CFTR表达于血管平滑肌细胞，并在调控其膜电位平衡、细胞内pH值、细胞容量维持及收缩、舒张和增殖中发挥作用。CFTR敲除动物的主动脉平滑肌细胞，当用异丙肾上腺素和cAMP激动剂处理时，不再能引起平滑肌细胞的收缩，提示CFTR参与调节平滑肌细胞收缩[20]。

二、VRCC

VRCC在维持细胞容量平衡中发挥重要作用。VRCC与细胞增殖、分化、凋亡、调节性容量下降、凋亡性容量下降（apoptotic volume decrease，AVD）有关。VRCC阻滞剂可抑制血管平滑肌细胞、肝细胞和肿瘤细胞的增殖。在病理状态下，细胞皱缩是凋亡最早期的形态变化，其产生的机制与钾通道和VRCC激活有关。应用各种VRCC阻滞剂可以抑制AVD的产生，因而抑制凋亡过程。此外，VRCC还参与细胞电活动，VRCC的激活使静息膜电位除极，使动作电位时程缩短。心肌细胞VRCC的激活可加速折返性心律失常的发生发展[21]。

与其他氯通道一样，VRCC没有特异性的阻滞剂和激动剂，目前发现对VRCC较特异的阻滞剂为他莫昔芬和丙烯氨基苯甲酸酯，但应注意丙烯氨基苯甲酸酯对CaCC和CFTR氯通道的抑制作用也很明显。血管内皮细胞上的VRCC除可被细胞肿胀激活外，也可以被剪切力所激活。VRCC参与内皮细胞的容量调节、增殖、分化和凋亡。VRCC编码基因ClC-3介导细胞外的$\cdot O_2^-$进入细胞内刺激产生ROS，导致内皮细胞损伤，进而增加内皮素的释放及减少NO的释放，该过程被认为是内皮功能障碍导致高血压的发生机制之一。

VRCC也在血管平滑肌表达，可调节血管平滑肌细胞体积、电生理属性和肌源性收缩。VRCC功能增强可能与高血压外周血管平滑肌的重构相关[22]。

三、CaCC

CaCC广泛分布在内皮细胞、上皮细胞、甚至血细胞等非可兴奋细胞，以及心肌细胞、神经细胞和血管平滑肌细胞等可兴奋细胞[23]。近年的研究证实TMEM16A（也称作Anoctamin 1，ANO1）基因编码CaCC。各种CaCC的电生理特性十分相似，其受细胞内Ca^{2+}及膜电压的调控。

在心肌细胞、神经细胞及血管平滑肌细胞等可兴奋细胞，CaCC通过起始复极过程参与动作电位的形成，并形成后电位。在血管平滑肌，CaCC介导的除极使电压依赖性钙通道激活，钙内流增加，导致血管收缩。

在内皮细胞中CaCC具有控制膜电位的功能，当遇到机械刺激或受激动剂处理时，其控制外钙内流的电化学驱动力。在肺动脉平滑肌中TMEM16A编码的CaCC活性增高，TMEM16A的抑制剂可显著缓解肺动脉高压，提示TMEM16A编码的CaCC与肺动脉高压的发生相关。而在外周血管平滑肌中，TMEM16A编码的CaCC下调则可通过调控细胞周期蛋白Cyclin D和Cyclin E，促进高血压导致的基底部血管平滑肌增殖，从而引起血管的重构[24]。

本章结语

综上所述，多种离子通道协同作用以维持正常的血管功能，离子通道的功能异常与血管功能障碍及血管疾病的发生发展密切相关。虽然近年的研究取得一些重要的进展，但多数研究仍是关注或强调某种离子通道的功能/调节对血管功能的影响和在血管疾病中的作用，而充分了解各种离子通道如何协同发挥作用，对于认识和理解众多离子通道在疾病过程中的作用非常重要。对离子通道分子结构的认识，以及不断发现离子通道的特异性阻断剂和激动剂，将有助于促进离子通道领域的进展，更重要的是有助于加深对心血管疾病的认识和寻找以离子通道为靶点的治疗药物。

参考文献

[1] Yao X, Garland CJ. Recent developments in vascular endothelial cell transient receptor potential channels. Circ Res, 2005, 97(9):853-863.

[2] Baylie RL, Brayden JE.TRPV channels and vascular function. Acta Physiol (Oxf), 2011, 203(1):99-116.

[3] Inoue R, Jensen LJ, Shi J, et al. Transient receptor potential channels in cardiovascular function and disease. Circ Res, 2006, 99(2):119-131.

[4] Beech DJ. Emerging functions of 10 types of TRP cationic channel in vascular smooth muscle. Clin Exp Pharmacol Physiol, 2005, 32(8):597-603.

[5] Earley S, Reading S, Brayden JE. Functional significance of transient receptor potential channels in vascular function//Liedtke WB, Heller S. TRP ion channel function in sensory transduction and cellular signaling cascades. Boca Raton (FL):CRC Press, 2007.

[6] Mukherjee R, Hewett KW, Walker JD, et al. Changes in L-type calcium channel abundance and function during the transition to pacing-induced congestive heart failure. Cardiovasc Res, 1998, 37(2):432-444.

[7] Heaton DA, Lei M, Li D, et al. Remodeling of the cardiac pacemaker L-type calcium current and its beta-adrenergic responsiveness in hypertension after neuronal NO synthase gene transfer. Hypertension, 2006, 48(3):443-452.

[8] Kuo IY, Wölfle SE, Hill CE. T-type calcium channels and vascular function: the new kid on the block? J Physiol, 2011, 589(Pt 4):783-795.

[9] Flemming R, Xu SZ, Beech DJ. Pharmacological profile of store-operated channels in cerebral arteriolar smooth muscle cells. Br J Pharmacol, 2003, 139(5):955-965.

[10] Lipp P, Laine M, Tovey SC, et al. Functional InsP3 receptors that may modulate excitation-contraction coupling in the heart. Curr Biol, 2000, 10(15):939-942.

[11] Zhou R, Liu L, Hu D. Involvement of BK_{Ca} alpha subunit tyrosine phosphorylation in vascular hyporesponsiveness of superior mesenteric artery following hemorrhagic shock in rats. Cardiovasc Res, 2005, 68(2):327-335.

[12] Yuan P, Leonetti MD, Hsiung Y, et al. Open structure of the Ca^{2+} gating ring in the high-conductance Ca^{2+}-activated K^+ channel. Nature, 2011, 481(7379):94-97.

[13] Fransen P, Sys SU. K^+ and Cl^- contribute to resting membrane conductance of cultured porcine endocardial endothelial cells. Am J Physiol, 1997, 272(42):H1770-1779.

[14] Earley S. Endothelium-dependent cerebral artery dilation mediated by transient receptor potential and Ca^{2+}-activated K^+ channels. J Cardiovasc Pharmacol, 2011, 57(2):148-153.

[15] Asai M, Takeuchi K, Saotome M, et al. Extracellular acidosis suppresses endothelial function by inhibiting store-operated Ca^{2+} entry via non-selective cation channels. Cardiovasc Res, 2009, 83(1):97-105.

[16] Tharp DL, Bowles DK. The intermediate-conductance Ca^{2+} -activated K^+ channel (KCa3.1) in vascular disease. Cardiovasc Hematol Agents Med Chem, 2009, 7(1):1-11.

[17] Nichols CG, Singh GK, Grange DK. K_{ATP} channels and cardiovascular disease: suddenly a syndrome. Circ Res, 2013, 112(7):1059-1072.

[18] Sun Y, Zhang JN, Zhao D, et al. Role of the epithelial sodium channel in salt-sensitive hypertension. Acta Pharmacol Sin, 2011, 32(6):789-797.

[19] Jernigan NL, Drummond HA. Vascular ENaC proteins are required for renal myogenic constriction. Am J Physiol Renal Physiol, 2005, 289(4):F891-901.

[20] Robert R, Norez C, Becq F. Disruption of CFTR chloride channel alters mechanical properties and cAMP-dependent Cl- transport of mouse aortic smooth muscle cells. J Physiol, 2005, 568(2):483-495.

[21] Yamazaki J, Duan D, Janiak R, et al. Functional and molecular expression of volume-regulated chloride channels in canine vascular smooth muscle cells. J Physiol, 1998, 507(3):729-736.

[22] Shi XL, Wang GL, Zhang Z, et al. Alteration of volume-regulated chloride movement in rat cerebrovascular smooth muscle cells during hypertension. Hypertension, 2007, 49(6):1371-1377.

[23] Forrest AS, Joyce TC, Huebner ML, et al. Increased TMEM16A-encoded calcium-activated chloride channel activity is associated with pulmonary hypertension. Am J Physiol Cell Physiol, 2012, 303(12):C1229-1243.

[24] Wang M, Yang H, Zheng LY, et al. Downregulation of TMEM16A calcium-activated chloride channel contributes to cerebrovascular remodeling during hypertension by promoting basilar smooth muscle cell proliferation. Circulation, 2012, 125(5):697-707.

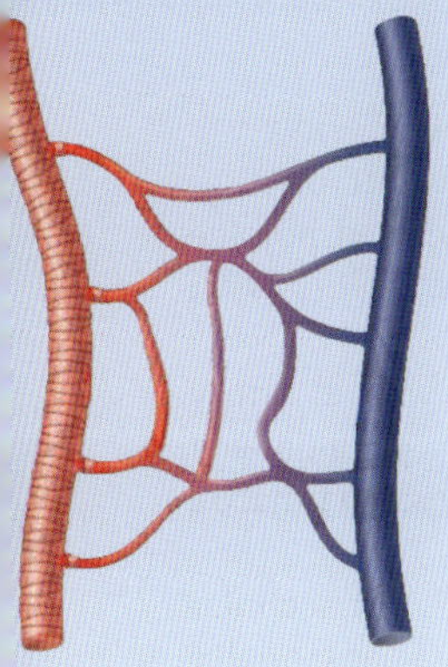

第十章

血管细胞信号转导

夏 勇 雷 寒

细胞信号转导（cellular signal transduction）是一个涵盖范围非常广泛的概念。机体内所有的生理、生化过程（如神经冲动的传导、酶促反应等），本质上都属于信号转导的范畴。生物体内不同器官和组织之间、细胞与细胞之间、细胞内细胞器与细胞器之间、同一细胞器内不同亚结构之间以及分子之间（如转录因子对特定 DNA 序列的识别过程、蛋白质的相互作用等）都存在着广泛的信号转导过程。细胞的信号转导伴随着细胞的整个生命过程，信息量巨大，过程复杂，至今未能完全阐明。在多细胞生物，尽管不同器官之间存在远距离或近距离的信息沟通关系，但究其本质，仍然是一个细胞释放某种信息（大多数情况下是化学信号），再作用于另一个细胞的过程。

血管细胞具有能接受并转导信号的受体和离子通道，它们能感受化学和机械刺激，启动细胞内的信号转导通路，通过调节靶蛋白（酶、离子通道、转录因子、细胞内转运蛋白等）的活性，继而调节血管的舒缩活动和血管细胞对多种应激的反应。血管细胞的信号转导系统不仅在心血管生理功能的调节中发挥重要作用，还与血管疾病如高血压、动脉粥样硬化等的发生密切相关。因此阐明血管信号转导系统的结构和功能是揭示心血管系统活动规律的关键。

第一节 细胞信号转导的一般模式

细胞感受外界环境的刺激并对刺激做出反应，或者是外界环境变化的信息（刺激信号）被细胞膜识别，继而这种信息跨越细胞膜传入细胞内并引起细胞内代谢和功能的相应变化，这一过程可概括为跨膜信号转导（transmembrane signal transduction）。细胞水平的信号转导一般模式即为此种由细胞外向细胞内（乃至细胞核内）传递的跨膜信息转导过程。

一、构成信号通路的元件及其相互作用方式

（一）构成信号转导系统的元件

信号转导系统（signal transduction system 或 cell signaling system）由受体或能接受信号的其他成分（如离子通道和细胞黏附分子）、细胞内的信号转导通路以及其作用的终端所组成。

（二）相互作用方式

构成细胞信号转导通路的各个元件之间相互作用，使细胞在接受外来刺激信号时做出反应。一般来讲，不同形式的外界信号作用于细胞膜，这些外界信号通常并不进入细胞或直接影响细胞内的过程，而是作用于细胞膜表面的相应受体（即膜受体，membrane receptor）或能接受信号的其他成分（如离子通道和细胞黏附分子），受体或接受信号的其他成分被激活后再引起其后的其他信号的顺序激活和信号转导。细胞信号转导系统中的一个上游信号分子可以激活几个下游信号分子，以此类推，从而产生信号的级联放大，将外界环境变化的信息以新的信号形式传递到膜内，再引发细胞相应的功能改变，包括细胞出现电反应或其他功能改变。

二、细胞信号的始发、放大、整合和终止

细胞信号的转导过程是一个复杂且有序的过程，这个过程涉及信号的始发、各级信使对信号的放大和整合，信号到达效应器产生作用，最后信号被终止，系统重新恢复到初始状况（图 10-1）。

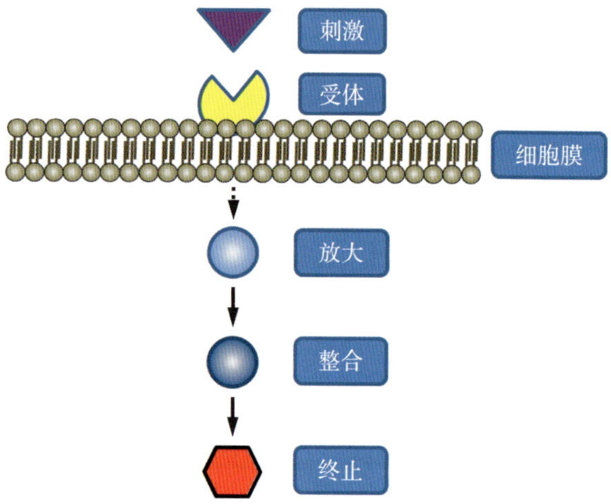

图 10-1 细胞信号转导的一般过程，即信号的始发、各级信使对信号的放大和整合，信号到达效应器产生作用，最后信号被终止，系统重新恢复到初始状况

（一）细胞信号的始发

细胞信号转导始于细胞信号作用于细胞，并被受体或能接受信号的其他成分接受而使二者激活。细胞信号从广义上说包括生物大分子的结构信号、化学信号和物理信号，狭义的细胞信号主要指化学和物理信号。生物大分子的结构信号包含在决定生物大分子（蛋白质、多糖类、核酸）三维结构的序列中。化学信号是生物体内最重要的信号，它们通过细胞中的受体起作用，因此也被称为配体（ligand）；主要包括细胞间的化

学信号（如体液因子、气体分子、细胞的代谢产物、进入体内的药物和有毒物质等）和细胞内的化学信号（如环核苷酸、脂质分子、气体分子和离子类的信号等）。物理信号包括光、电、机械力（摩擦力、压力、牵张力以及血液在血管中流动所产生的剪切力等）。

（二）细胞信号的放大

细胞信号的放大是指最终靶蛋白的浓度要远远高于输入的信号，信号转导的步骤越多，活化分子的寿命越长，放大作用也越明显。例如，糖原磷酸化酶的浓度要比使它们激活的激素如胰高血糖素的浓度要高好几个数量级。由此可知，输入的激素信号在信号转导过程中通过蛋白质磷酸化的级联反应将信号逐级放大，最终使得通路末端的蛋白激酶浓度能激活数倍于其激素本身浓度的糖原磷酸化酶。

（三）细胞信号的发散、汇聚和整合

细胞信号的转导是错综复杂的，一方面一种信号可产生多种效应，如肾上腺素可以促进血管收缩，还可以加快心率、增强心肌收缩力等，这是因为一种特定的信号可以激活多种细胞内信号通路，其机制为：

（1）一种信号可以激活一种以上受体：多种神经递质至少可通过两种受体起作用，一类为离子通道型受体（ionotropic receptor），它们与配体结合后，介导快信号转导；另一类为与G蛋白偶联的代谢型受体（metabotropic receptor），它们又可分为不同的亚型，被激活后通过不同的G蛋白产生多种较缓慢的生理反应。如乙酰胆碱具有烟碱型（N型）和毒蕈碱型（M型）两种类型的受体，N受体是离子通道受体，而M受体是G蛋白偶联受体，后者又分为不同的亚型。

（2）一种信号可以激活多种细胞内的信号转导通路：已证明血管紧张素Ⅱ受体是G蛋白偶联受体，当血管紧张素Ⅱ与受体结合后，除了能激活G蛋白介导的信号转导通路外，还能激活细胞内蛋白酪氨酸激酶（protein tyrosine kinase，PTK）的信号转导通路，如Ras-Raf-MAPK信号通路和JAK-STAT信号通路等。

（3）一种信号转导通路中的成分可激活另一信号通路：当细胞外的信号使一条信号通路被激活后，该通路中被激活的信号转导分子又可激活另外的通路。例如，当TNF与其受体结合后，在短时间内就可激活磷酸胆碱依赖的磷脂酶C（phospholipase C，PLC），PLC进而通过其产物二酰甘油（diacylglycerol，DAG）激活PKC，后者又可参与激活Raf-MAPKK通路，激活的MAPK又可激活磷脂酶A_2（phospholipase A_2，PLA_2）。可见信号的发散使激素或细胞因子的单一信号输出了更为丰富的信息。

另一方面，不同的信号也可以在信号通路的不同环节中发生汇聚和整合，导致相同或相似的效应。已知多种不同受体，如β-肾上腺素受体、促甲状腺素受体和加压素受体等可通过相同的信号转导。不同信号还可分别通过PTK型受体、细胞因子受体、G蛋白偶联受体等激活MAPK通路，导致细胞的增殖。另外，由不同的刺激，如活性氧、热、放射线、细菌脂多糖、促炎细胞因子（TNF、白介素1）等造成的细胞应激反应可通过不同的信号转导，而这些信号种类很多，细胞要对这些信号同时都做出反应是不可能的，细胞通过分捡（sorting）信号，合并同类信号，即具有信号汇聚能力，并且对不同的信号，区别轻重缓急，做出最有利于细胞生存和发挥功能的反应。这表现为细胞对信号的整合能力。细胞对信号的汇聚和整合反映了调控的整体性。

（四）细胞信号的终止

如前所述，细胞信号转导有级联放大效应，对于这样一个有着巨大扩增效应的系统，如果没有严密的控制将会使细胞产生剧烈的代谢变化，并可能带来灾难性的后果。信号的累积或长期作用对正常细胞来说也是有害无益的。所以细胞信号在产生、传递并导致细胞反应后，必须及时终止，否则可引起细胞信号转导的障碍，并导致细胞功能的紊乱。此外，多种信号转导分子要在细胞内被反复利用，所以信号分子在被激活后要迅速恢复原来的状态，以便接收下一个刺激。因此，细胞信号的终止重要性并不亚于其发生。信号的终止可以发生在信号转导的各个环节。

1. 受体与配体解离　作为第一信使，配体的浓度会因被降解或重吸收而降低，使配体与受体解离。

2. 膜受体的内化降解 与配体结合的膜受体会被细胞内化（internalization）或内吞，内吞后多数配体被降解，受体可被降解或部分降解，剩余的受体可重新回到细胞膜被循环利用。在激动剂长时间的作用下，内化降解增多，以至受体数量减少，称之为受体下调（down-regulation）。受体下调可使细胞对激动剂的敏感性暂时下降。

3. G 蛋白的失活 激活的 G 蛋白或小 G 蛋白可因 GTP 被水解（交换）成 GDP 从而转为非活性型。

4. 第二信使降解 第二信使被降解是细胞信号终止较为常见的一种方式，如 cAMP、cGMP 被降解，Ca^{2+} 被重新吸收等。

5. 激活的靶蛋白失活 激活的靶蛋白失活也是一种常见的方式，如磷酸化的蛋白通过去磷酸化失活，使信号转导过程终止。

第二节 血管活动的调节信号

一、理化因子

能作用于心血管细胞的化学信号有神经递质（如去甲肾上腺素、乙酰胆碱和多巴胺）、激素（如肾上腺素、血管紧张素、抗利尿激素）以及心血管分泌的多种局部作用的生物活性物质，如心肌细胞分泌的血管紧张素、脑钠肽等，血管平滑肌细胞分泌的前列腺素以及多种生长因子等。内皮细胞也可合成和释放多种活性物质，包括内皮源性舒张因子，如一氧化氮（NO）、前列环素（prostacyclin，PGI_2），以及内皮源性收缩因子，如内皮素 1、血管紧张素 Ⅱ、血栓素 A_2（thromboxane A_2，TXA_2）和前列腺素 PGH_2 等。

物理信号包括血压、血流、心脏搏动和血液充盈时对心肌和血管平滑肌所产生的牵张力刺激等。这些机械刺激不仅可直接激活细胞的信号转导通路，还能促进全身和局部激素和生物活性物质的释放，与化学信号相互引发、相互作用，共同调节心血管的多种生理和病理过程。

二、血管活性物质

（一）经典血管活性物质

1. 神经递质 参与血管活动调节的神经递质主要为肾上腺素和去甲肾上腺素，两者都属于儿茶酚胺。肾上腺素主要由肾上腺髓质分泌，去甲肾上腺素由交感神经末梢释放。肾上腺髓质分泌儿茶酚胺的调节机制与交感神经活动的调节机制基本相同。某些因素激活交感 - 肾上腺系统时，循环中的儿茶酚胺增加，但在基础状态下循环中儿茶酚胺的效应微乎其微。血液中的肾上腺素主要来自肾上腺髓质，而去甲肾上腺素除来自肾上腺髓质外，还来自交感神经末梢的释放。肾上腺素和去甲肾上腺素在单胺氧化酶和儿茶酚 -O- 甲基转移酶的作用下降解。

血管对儿茶酚胺的反应取决于血管平滑肌上 α_1- 和 β- 肾上腺素受体的分布情况。在皮肤、肾、胃肠道的血管平滑肌，α_1- 肾上腺素受体在数量上占优势，肾上腺素的作用是使这些器官的血管收缩。在骨骼肌和肝的血管，β- 肾上腺素受体占优势。小剂量的肾上腺素常以兴奋 β- 肾上腺素受体的效应为主，引起血管舒张；大剂量时，也兴奋 α_1- 肾上腺素受体，引起血管收缩。去甲肾上腺素对 α_1- 肾上腺素受体的亲和性高，大多数血管平滑肌的肾上腺素受体又以 α_1- 肾上腺素受体为主，因此，去甲肾上腺素能使大多数血管强烈收缩，外周阻力增大，血压升高，故临床上将去甲肾上腺素作为升压药。

2. 肾素 - 血管紧张素系统

（1）血液循环中的肾素 - 血管紧张素系统：经典的肾素 - 血管紧张素系统（renin-angiotensin system，RAS）被认为属于内分泌系统，是指由肾近球细胞分泌的肾素（renin）在血液中将肝合成的血管紧张素原（angiotensinogen）水解为血管紧张素 Ⅰ（Ang Ⅰ），在肺循环经血管紧张素转换酶（angiotensin-converting enzyme，ACE）的作用下，转化为血管紧张素 Ⅱ（Ang Ⅱ）。Ang Ⅱ 在血浆和组织中被进一步酶解成血管紧张素 Ⅲ（Ang Ⅲ）

和血管紧张素Ⅳ（AngⅣ）。循环中的AngⅡ和AngⅢ作为强大的缩血管物质及醛固酮分泌的刺激物，参与调节机体血压和体液平衡、调节红细胞生成和男性生殖功能，以及肾发育等。

在多数组织中，AngⅠ不具有生理活性。AngⅡ是RAS系统的重要组成成分，其生理作用必须通过与细胞膜表面高度特异的受体结合才能发挥。AngⅡ受体分为4种亚型：AT_1、AT_2、AT_3和AT_4。AngⅡ通过与AT_1受体结合，可引起以下作用：①可直接使全身微动脉收缩，升高血压；也能使静脉收缩，增加回心血量；②与受体结合后可导致肌质网释放Ca^{2+}，使心肌细胞收缩力增强；③作用于肾上腺皮质球状带，刺激醛固酮的合成和分泌，引起钠、水潴留。

AngⅢ可作用于AT_1受体，产生与AngⅡ相似的生物学效应，但其缩血管作用仅为AngⅡ的10%～20%，而刺激肾上腺素皮质合成和释放醛固酮的作用较强。AngⅣ作用于神经系统和肾的AT_4受体，可调节脑和肾皮质的血流量。

（2）近年发现的RAS新成员：除经典的RAS系统组成外，近年又陆续发现了新的RAS成员[1]，如血管紧张素转换酶2（ACE2）。ACE2可分别将AngⅠ、AngⅡ水解为血管紧张素1-9（angiotensin 1-9，Ang 1-9）和血管紧张素1-7（angiotensin 1-7，Ang 1-7），但不同于ACE的作用，它不能将AngⅠ转化为AngⅡ，且不能被ACE抑制剂阻断。现在认为，Ang 1-9可被视作AngⅡ的内源性生物效应抑制剂，并能抑制心脏ACE介导的AngⅡ的生成。Ang 1-7与AngⅡ的作用相反，有扩张血管和抑制血管平滑肌细胞增殖的作用，可作为AngⅡ内源性拮抗因子参与RAS对血压的调节。Ang 1-7的舒血管作用可能通过直接作用和（或）促进前列腺素及NO的释放而实现。有研究发现，Ang 1-7的作用可能通过Mas受体实现其功能。在Mas缺失的小鼠，血管对Ang 1-7的舒血管反应消失。在中枢神经系统，Ang 1-7和AngⅡ的部分效应相似，如促进下丘脑神经垂体系统释放血管加压素（vasopressin，又称抗利尿激素），产生抗利尿效应。因此，ACE2-Ang 1-7-Mas可能在血管上具有拮抗经典的RAS系统作用。

此外，还有研究发现了一种能结合并激活肾素的蛋白质，称之为肾素（原）受体（pro-renin receptor）。说明肾素不仅是水解血管紧张素原的酶，还可以与相应的受体结合介导效应。

（3）组织中的局部肾素-血管紧张素系统：近十几年来，在心肌、血管平滑肌、骨骼肌、脑、肾、性腺、颌下腺、胰腺以及脂肪等多种组织中均发现有肾素及血管紧张素原的基因表达，并且发现这些组织中有血管紧张素、AngⅡ、ACE和AngⅡ受体的表达。RAS的各个成分均能在一些组织细胞中生成。在切除动物的双侧肾24小时后，血浆肾素活性消失，但在血浆中仍可检测到AngⅡ，从而证实，除全身的RAS外，在心、血管等器官组织中还存在局部的独立的RAS，称为组织肾素-血管紧张素系统（tissue renin-angiotensin system）或局部肾素-血管紧张素系统（local renin-angiotensin system）。越来越多的证据表明，这种局部RAS通过旁分泌和（或）自分泌方式对心血管活动进行的调节，具有比全身RAS更直接、更重要的生理和病理生理作用。分布于体内大、小动脉（如主动脉、肾动脉、冠状动脉和肠系膜动脉等）和静脉的血管壁局部RAS的主要作用是调节血管张力和内皮细胞功能，调节血管重塑和促进血栓形成。

3. 激肽释放酶-激肽系统　激肽释放酶（kallikrein）是体内的一类丝氨酸蛋白酶，可使某些蛋白质底物激肽原释放出激肽（kinin）。激肽释放酶可分为两大类，一类存在于血浆，称为血浆激肽释放酶（plasma kallikrein）；另一类存在于肾、唾液腺、胰腺、胃肠黏膜、中枢神经系统等器官组织内，称为腺体激肽释放酶（glandular kallikrein）或组织激肽释放酶（tissue kallikrein）。激肽原是存在于血浆中的一些蛋白质，分为高分子量激肽原和低分子量激肽原。在血浆中，血浆激肽释放酶作用于高分子量激肽原，使之水解，产生一种九肽，即缓激肽（bradykinin）。在肾、唾液腺、胰腺、汗腺、胃肠黏膜等组织中，腺体激肽释放酶作用于血浆中的低分子量激肽原，产生一种十肽，为赖氨酰缓激肽（lysylbradykinin），也称胰激肽或血管舒张素。后者在氨基肽酶的作用下失去赖氨酸成为缓激肽。缓激肽和赖氨酰缓激肽在激肽酶Ⅰ（kininaseⅠ）、激肽酶Ⅱ（kininaseⅡ）、中性内肽酶、氨基肽酶等作用下水解失活。激肽酶Ⅰ为羧肽酶，可水解C端的1个氨基酸；激肽酶Ⅱ为二羧肽酶，可水解C端的2个氨基酸。

激肽酶系统与RAS系统关系很密切，实际上，激肽酶Ⅱ与ACE为同一物质，即ACE能够使缓激肽降解成无活性片段。已有研究证实，ACEI的治疗效应是通过增加激肽产生而实现的。激肽作用于激肽受体，主要以旁分泌或自分泌的方式在局部组织发挥作用。已发现的激肽受体分为B_1和B_2两种亚型。激肽作用于血管内皮细胞上的B_2受体，可刺激NO、PGI_2和内皮源性超极化因子（endothelium-derived hyperpolarizing factor，EDHF）的释放，使血管舒张，但却能引起其他平滑肌如内脏平滑肌的收缩。循环血液中的激肽参与动脉血压的调节，使血管舒张及血压降低。汗腺、唾液腺以及胰腺外分泌部等腺体器官在分泌活跃时激肽释放增多，有助于局部血管的舒张，增加腺体的血流量。

4. 经典激素

（1）胰岛素：胰岛素（insulin）对血管活动有调节作用，如增强血管内皮细胞产生NO；刺激血管平滑肌细胞合成和释放内皮素1（endothelin 1，ET1）；刺激胰岛素样生长因子1（insulin-like growth factor 1，IGF1）表达，因而间接诱导血管平滑肌细胞的增殖和迁移。

（2）生长激素：生长激素（growth hormone，GH）对血管再生、维持血管形态和内皮的完整性以及内皮的正常功能有着重要的作用。生长激素的缺乏会导致内皮功能障碍及血管形态的改变。

（3）甲状腺激素：甲状腺激素主要是指四碘甲状腺原氨酸（T4），另有少量三碘甲状腺原氨酸（T3）。T3是甲状腺激素的主要活性形式，体内85%的T3是由T4在肝、肾组织的5'-脱碘酶作用下转化而来。甲状腺激素对血管的作用表现为减小外周血管阻力。

5. 血管内皮产生的活性物质

（1）血管内皮生成的舒血管物质：血管内皮生成的舒血管物质被统称为内皮源性舒张因子（endothelium-derived relaxing factor，EDRF），包括一氧化氮（NO）、前列环素（prostacyclin，PGI_2）、内皮源性超极化因子（EDHF）、P物质（substance P，SP）等。这些物质通过不同途径，最终可产生舒血管效应。如内皮源性超极化因子是通过存在于内皮和平滑肌细胞上的钙离子依赖的钾通道开放，从而使血管平滑肌细胞超极化，引起血管舒张。

（2）血管内皮生成的缩血管物质：血管内皮生成的缩血管物质被统称为内皮源性收缩因子（endothelium-derived contracting factor，EDCF），包括内皮素（ET）、血栓素A_2（TXA_2）、超氧阴离子（superoxide anion）、内过氧化物（endoperoxide）、前列腺素H_2（PGH_2）、AngⅡ等。这些物质也通过不同途径产生缩血管效应。如内皮素是目前所知的最强的血管收缩物质之一，其缩血管和升压效应是由其受体介导的。

6. 细胞生长因子　有些生长因子也能影响心血管活动，如血管内皮生长因子（vascular endothelial growth factor，VEGF）能促进血管内皮增生和血管生成，并能使血管扩张和增加毛细血管的通透性；胰岛素样生长因子（IGF）有促进血管平滑肌细胞增殖与肥大的作用，并促进其迁移；成纤维细胞生长因子（fibroblast growth factor，FGF）能促进NO产生，调节内皮依赖性血管舒张反应，另外，它对肾素-血管紧张素系统有较强的激活作用等。

7. 多肽类　体内各种组织中存在着多种活性多肽，它们对机体各组织器官的多种生理功能如运动、分泌、感觉、代谢和防御等都有调节作用，统称为调节肽（regulatory peptide）。心血管系统中也发现30多种调节肽，它们对心血管系统有着重要的生理作用。例如，钠尿肽（natriuretic peptide）可以维持机体水、盐平衡，舒张血管和降低血压，对抗内皮素和RAS等的作用；尾加压素Ⅱ（urotensinⅡ，UⅡ）是迄今所知的最强的缩血管活性肽。

8. 前列腺素　前列腺素（PG）是一组二十碳不饱和脂肪酸，按其分子结构的差别可分为多种类型，如PGE_1、PGE_2、$PGF_{2\alpha}$、PGI_2和PGD_2等。各种前列腺素对血管平滑肌的作用是不同的。

PGE 有强烈的舒血管作用，PGF 则使静脉收缩，PGI_2 在血管组织中合成，有强烈的舒血管作用。

（二）非经典血管活性物质

一些非经典的血管活性物质如气体分子、循环 miRNA（microRNA）等也参与了血管活动调节的信号转导。

1. 气体分子　近年来，一氧化氮（NO）、一氧化碳（CO）及硫化氢（H_2S）等气体分子被发现具有广泛的生物学效应。其中一项重要的生物学效应即为调节血管张力，舒张血管。但其与经典的血管活性物质又有所不同，它们在酶催化下内源性产生；不依赖细胞膜受体，生成后即可向其周围扩散，能自由地穿透细胞膜；在生理浓度下有明确的特定功能；其细胞效应可依赖或不依赖第二信使，但具有特定的细胞内分子靶点；其作用半衰期极短。由于这些特征，这些气体分子被划归为非经典的血管活性物质。

这些气体分子可以发生相互作用，形成具有网络调节关系的气体信号分子“家系”。例如，当局部 NO 较少时，CO 可作为一种协同剂；而 NO 充足时，CO 则成为一种拮抗剂。大多数组织中，通常情况下，NO 是占支配地位的信使，CO 仅起微弱的作用；但当存在 H_2O_2 时，无论何种组织，NO 和 CO 的舒血管作用都显著提高，此时 H_2O_2 能够起放大作用或介导 CO 的应答。内源性 CO 可通过与一氧化氮合酶（nitric oxide synthase，NOS）的血红素部分结合而影响其作用。CO 在 pmol/L 级浓度范围时，能促进 NO 的释放；而接近 μmol/L 级浓度范围（相对高浓度）的 CO 几乎能完全抑制 NOS 的活性。有研究表明，在不同的神经元和血管组织内，血红素加氧酶 2（heme oxygenase 2，HO2）和 NOS3 有共同的表达。由于 NO 可以增加胱硫醚 γ- 裂解酶（cystathionine γ-lyase，CSE）的表达并刺激其活性，而 CSE 是内源性 H_2S 生成的生理调节物质，因此提示气体分子的相互作用可能作为调节血管张力的一种“分子开关”。另外，H_2S 可降低 cGMP 通路和 K_{ATP} 通道对 NO 的敏感性，降低 NOS 活性，从而发挥对 NO 信号分子的调节作用（见第十一章）。

2. 循环 miRNA　循环 miRNA 与心血管疾病密切相关，在各种病理应激条件下，心肌细胞中 miRNA 的表达发生明显改变，其可能成为新的生物标志物而应用于心血管疾病的诊断[2-4]。关于循环 miRNA 的来源，目前有两种假说。第一种假说已在动物模型得到证实，即循环 miRNA 是从损伤或坏死组织中被动释放，例如心肌损伤或心肌梗死后，心肌细胞内 miRNA 异常表达并释放到血液循环中。第二种假说为循环 miRNA 由细胞主动释放。miRNA 能进入微泡、外染色体、凋亡体等囊泡中或者与 Argonaute2、高密度脂蛋白等形成 miRNA- 蛋白质复合物，被转移到邻近的或是远程的受体细胞，调节血管发生、细胞增殖或凋亡以及细胞间相互作用等，与高血压等多种心血管疾病相关，但其具体的信号转导过程还有待进一步研究。

三、细胞内环境变化的信号

（一）氧化还原状态

氧化还原反应是生物体内普遍存在并且十分重要的生物化学反应。氧化剂与抗氧化剂（还原剂）各自的活性与相互间的比例决定细胞内的氧化还原状态。对于细胞而言，氧化还原状态发生变化后，对细胞膜以及细胞内分子所产生的氧化或还原作用，引起结构和构象改变，在细胞的信号转导过程中也发挥着重要的调控功能。近年来，蛋白质的可逆氧化修饰日益受到重视，这类修饰不仅是调节功能的一种主要方式，而且也被看作是一种细胞转导信号，包含了维持细胞稳态的调控信息。目前越来越多的研究[5-8]表明，这种氧化修饰可能是信号转导调控中一种新的分子机制，成为除磷酸化修饰、糖基化修饰及泛素化修饰外的重要方式。

胞外刺激尤其是氧化还原状态的变化，能够引起细胞内氧化还原状态的改变。一些氧化还原活性分子由于其本身的化学特性，能够透过细胞膜进入细胞内，从而影响细胞内氧化还原状态，这些分子包括二硫苏糖醇、联胺以及过氧化氢等。另外一些氧化还原活性分子不能透过细胞膜，但是通过某些特定的方式，也能够对细胞内氧化还原状态产生相应的影响。细胞内谷胱甘肽（glutathione，GSH）含量能够被胞外分子所调节。一些不能进入细胞内的氧化剂，能够使细胞内GSH水平呈剂量依赖性降低，同时细胞内蛋白分子间二硫键不断形成。胞外给予GSH，可以引起细胞内GSH水平增高，能够逆转上述氧化剂的作用。进一步研究发现，富含半胱氨酸的跨膜蛋白分子巯基/二硫化物的互换是细胞外某些氧化剂或还原剂传递信息到细胞内环境的中介。在氧化剂或还原剂的作用下，跨膜蛋白的巯基/二硫化物发生氧化或还原反应，由此产生的巯基/二硫化物的互换能够使细胞内氧化型与还原型谷胱甘肽（GSH/GSSG）的氧化还原对发生相应转变。经由这样的方式，胞外氧化还原刺激就完成了对细胞内氧化还原状态的影响。

许多细胞膜蛋白在多种刺激下能够产生过氧化氢，中性粒细胞膜上表达的NADPH氧化酶在受到细菌的攻击后所发生的防御反应，就是产生大量过氧化氢。这种发挥正常生理作用的氧化剂常常产生于炎症反应过程中或者胰岛素与其受体结合之后。值得注意的是，低剂量的过氧化氢常常作为跨膜蛋白酶催化反应的副产品而产生，例如跨膜蛋白γ-谷氨酰转肽酶（γ-glutamyltranspeptidase，γ-GT）的催化反应。过氧化氢进入胞内后，核因子-κB（nuclear factor-κB，NF-κB）被激活，许多相关基因的转录激活，引起超氧化物歧化酶（superoxide dismutase，SOD）以及GSH合成的关键酶γ-谷氨酰半胱氨酸合成酶（γ-glutamylcysteine synthetase，γ-GCS）等酶产生增多，通过这样的自身调节机制，细胞内氧化还原状态再次达到平衡。当然，如果外界的氧化或还原刺激超过细胞的自身调节能力，则细胞发生氧化还原状态失衡。

氧化剂通过对信号分子的氧化作用影响其结构乃至功能，从而调控该信号分子参与的信号传导通路。例如：①酪氨酸蛋白激酶途径：酪氨酸蛋白激酶（PTK）是体内重要的信号分子，能够催化底物酪氨酸发生磷酸化。具有受体功能的PTK称为受体酪氨酸激酶（receptor tyrosine kinase，RTK），也称为酪氨酸激酶受体（tyrosine kinase receptor，TKR）。受体酪氨酸激酶包含许多家族，胰岛素受体家族是其中之一，该受体与胰岛素结合后，发生自身磷酸化和胰岛素受体底物1（insulin receptor substrate 1，IRS1）的磷酸化。过氧化氢、钒酸钠以及两者混合后产生的物质过钒酸钠（酪氨酸磷酸酶特异性抑制剂）具有类胰岛素效应，能够引起胰岛素受体的活化，并且使IRS1发生磷酸化。上皮生长因子和血小板源生长因子对细胞生长的刺激作用同样是通过激活各自相应的RTK来实现的，过氧化氢、紫外线和巯醇烷化剂碘乙酰胺（iodoacetamide，IAA）能够诱导上述受体发生磷酸化。另外，过氧化氢还可以诱导RTK下游分子SH2（Src homology region 2，SH2）蛋白Grb2与鸟苷酸交换因子SOS的复合体与表皮生长因子（epidermal growth factor，EGF）受体相结合，从而引起该信号传导系统的激活。②丝/苏氨酸磷酸酶途径：过氧化氢能够引起JNK、P38以及大丝裂原活化蛋白激酶1（big MAP kinase 1，BMK1）等丝裂原活化蛋白激酶（MAPK）家族成员的活化，丝/苏氨酸磷酸酶也受氧化还原作用的调控，导致其信号转导通路下游分子的改变从而进行信号转导。③磷脂酶途径：生长因子通过RTK引起磷脂酶（phospholipase，PL）活化，后者水解磷脂酰肌醇4,5-二磷酸（PIP_2），生成三磷酸肌醇（IP_3）和DG。IP_3通过胞内钙离子的动员启动钙离子信号系统。DG在钙离子和磷脂酰丝氨酸的存在下可以激活PKC，从而磷酸化许多蛋白质和酶。过氧化氢和过钒酸钠能够诱导PLCγ发生磷酸化以及IP_3的产生。另外，过氧化氢还参与了EGF诱导的PLCγ的酪氨酸磷酸化过程。④钙离子途径：IP_3通过作用于内质网上的IP_3受体或Ca^{2+}通道，使内质网Ca^{2+}释放，引起胞内Ca^{2+}水平增加，从而启动细胞内Ca^{2+}信号系统，通过钙调蛋白依赖的蛋白激酶Ⅱ（calmodulin-dependent protein kinaseⅡ，CaMKⅡ）活性变化来调节和控制一系列生物学效应。

（二）内质网应激

内质网应激（endoplasmic reticulum stress，ERS）也能作用于心血管细胞，引发细胞内信号转导。内质网（endoplasmic reticulum，ER）的

主要功能是合成蛋白质，并进行修饰、折叠，将加工后的成熟蛋白转运出ER。ER内环境必须维持在平衡状态才能保证蛋白的最佳折叠。一旦这种平衡遭到破坏，如低糖、缺氧、感染、中毒以及ER腔内离子浓度改变、新生蛋白过多等情况，均可引起ER内稳态失衡，使未折叠蛋白或错误折叠蛋白在ER积聚，即称为内质网应激（ERS）。ERS会激活细胞内信号转导系统，将胞外刺激信号转导进细胞内，引发一系列反应。例如，在败血症性休克或自身免疫性疾病时，炎症刺激导致NO聚集，引发ERS，ERS激活胞内信号转导系统，导致细胞内钙稳态失衡，从而导致内皮细胞凋亡，引发血管疾病如动脉粥样硬化、缺血再灌注损伤等[9]。

第三节　血管调节信号的感受与转导

一、受体与非受体途径

（一）受体途径

经典的受体概念认为受体是细胞的一类信号转导分子，它作用的第一步是识别（recognition）信号分子，具体来讲就是和信号分子呈特异性结合（specific binding），第二步是将信号转变成细胞的反应，即信号转导。受体位于质膜、细胞内膜（即细胞器）、胞液或细胞核内，为蛋白质单体、同多聚体或异多聚体，都具有配体结合域和转导信号的功能域。这个经典的受体概念适用于神经递质和激素受体，也适用于近年发现并引起科学界极大兴趣的细胞黏附受体（cell adhesion receptor），但不包括运货受体（cargo receptor）。此外，此受体概念所指的细胞反应是生理或药理性的，似乎不能包括病原受体，因此称为狭义的受体概念。广义的受体定义如下：受体是细胞的一类大分子（一般为蛋白质，个别的可以是糖脂），它作用的第一步是识别配体，即与配体特异性结合或介导细胞与细胞的特异性黏附，第二步是将配体的化学信号转变成细胞的生理性或病理性反应。有些受体的第二步作用是将配体由细胞外通过受体介导性胞吞转运到细胞内，或由细胞的一个区室转运、导向到另一个区室。不论是狭义的还是广义的受体概念，结合和反应这两个作用对受体概念都是必需的，缺一不可。如只证明有特异性结合，在未证明其具有第二步作用即引起细胞反应以前，严格说只应称为特异结合部位（specific binding site），而不应称之为受体。

受体与配体通过分子间的作用力，即化学键（主要包括共价键、离子键、氢键、范德华力及疏水作用）相结合，启动细胞信号转导。对于递质和激素等生理性受体，决定细胞反应特点的是受体而非配体，根据如下：①同一种激动剂作用于不同的受体反应可以完全不同，如肾上腺素作用于β-肾上腺素受体引起cAMP增多，而作用于α_2-肾上腺素受体引起的却是cAMP减少；②由嵌合受体蛋白得到的证明，如糖皮质激素受体的配体结合域和雌激素受体的DNA结合域构成的嵌合受体，与糖皮质激素结合后引起的是雌激素效应；③在没有激素的条件下，受体的刺激性抗体与受体抗原结合后，也可产生激素效应，在胰岛素受体、甲状腺素受体、IgE受体都发现这一现象，这类配体非依赖性的受体活化途径（ligand-independent pathway for activation of receptor）也见于甾体激素受体，如多巴胺可活化鸡的孕激素受体、人的雌激素受体和维生素D_3受体等；④在胰岛素受体、甾体激素受体和甲状腺素受体等几种受体中，都发现配体结合域缺失或突变的受体可以具有活性，说明受体的内在活性（即功能）蕴藏在受体分子（而不在配体分子）内，但受配体结合域的抑制而表现为无活性受体，配体结合使受体活化的机制在于解除配体结合域对受体活化的抑制。

（二）非受体途径

除受体-配体途径的经典的细胞信号转导方式外，近年的研究发现有一些非受体途径的信号转导方式。例如，信号分子NO等的信号转导过程是不依赖于受体-配体的结合，生成后即可向其周围扩散，能自由穿透细胞膜直接进入细胞膜内，可依赖或不依赖第二信使作用于特定的细胞内靶分子，启动信号转导。

二、离子通道及电信号

离子通道（ion channel）是细胞膜（或内质网膜）上的跨膜蛋白质，可以由一个或数个亚单位组成，但都形成一个贯穿脂质双层膜的亲水性孔道（pore）。大多数离子通道通常是相对静止的，只在特殊刺激作用下发生反应，即孔道的开放或关闭。通道对调节的反应称为门控（gating），因而这类通道被称为门控性离子通道。另外，也有些通道即使在细胞静止时也保持开放状态，不受其他因素的明显调节，称为非门控性离子通道。

离子通道分为三类：①配体门控离子通道（ligand-gated ion channel）或化学门控离子通道（chemically-gated ion channel），即有一些离子通道蛋白的不同结构域（domain）分别具有受体和通道的功能，这类通道开放（或关闭）的门控特征性受相应的配体（ligand，即化学信号）控制，如血管内皮细胞上 ATP 门控的 P2X4 离子通道，有报道称此通道在内皮细胞适应血流动力学改变的过程中起着关键的作用[10]。②机械门控离子通道（mechanically-gated ion channel），即当细胞受各种各样的机械力刺激时开启的离子通道。③电压门控离子通道（voltage-gated ion channel），这是一类对膜电位变化敏感的离子通道，随膜电位变化而开启，并按最容易通过的离子命名。例如，血管平滑肌细胞上较为主要的离子通道——电压门控 Ca^{2+} 通道，即是通过细胞膜的去极化而激活，在数毫秒内使细胞外钙离子进入细胞，产生 IP_3，激活内质网上的 IP_3 受体，引发内质网内储存的钙释放，从而使血管平滑肌细胞收缩[11]。

三、G 蛋白和核苷酸环化酶

G 蛋白（G protein）全称是鸟苷酸结合蛋白（guanine nucleotide-binding protein），由美国科学家 Gilman 和 Rodbell 发现（获 1994 年诺贝尔生理学和医学奖），是一类位于细胞膜胞质面，能与 GDP 或 GTP 结合的糖蛋白，由 α、β、γ 三个亚基组成。以三聚体存在并与 GDP 结合者为非活化型。当 α 亚基与 GTP 结合并导致 βγ 二聚体脱落时，则变成活化型。活化型 G 蛋白可激活位于膜内侧的酶（如腺苷酸环化酶），导致第二信使（如 cAMP）产生改变，继而激活或抑制某些激酶（如蛋白激酶 A），导致某些功能蛋白质的磷酸化水平改变，从而导致一定的生物学效应。已知的 G 蛋白有 20 种以上。

环核苷酸是在生物体的多数代谢及生长发育过程的调节中起重要作用的第二信使，其细胞内的水平决定于核苷酸环化酶（nucleotide cyclase）的活性。体内的腺苷酸环化酶催化产生 3′,5′- 环腺苷酸（cAMP）；鸟苷酸环化酶催化合成 3,5′- 环鸟苷酸（cGMP）。这两种酶分别利用其对应的三磷酸核苷作为底物，同时在镁或锰的共同作用下，发挥其催化作用。

根据大型基因测序项目获得的信息来看，核苷酸环化酶以氨基酸序列的相似性分型而非其底物的特异性，可分为五个亚型：

（1）Ⅰ型：肠杆菌类腺苷酸环化酶，如来源于大肠埃希菌的分解代谢物阻遏过程等；

（2）Ⅱ型：来源于两种病原体芽孢杆菌和百日咳博代杆菌的毒素，在真核细胞中被钙调蛋白所激活；

（3）Ⅲ型：通用类型，包括：①来源于哺乳动物的 12 种跨膜腺苷酸环化酶；②受体和可溶性的鸟苷酸环化酶；③细菌性环化酶，如蓝藻细菌、分歧杆菌等中存在的环化酶；④单细胞生物环化酶，如来源于疟原虫、利什曼原虫、锥虫等病原体及草履虫、四膜虫等非病原体的环化酶；

（4）Ⅳ型：来源于嗜水气单胞菌及与原生细菌序列相似的具有热稳定性的环化酶；

（5）Ⅴ型：来源于栖瘤胃普雷沃氏厌氧菌的环化酶。

神经递质（如肾上腺素作用于 β- 肾上腺素受体或 5- 羟色胺作用于 5- 羟色胺 2 型受体），可以激活 G 蛋白，促使 Gα 与 Gβγ 的解离。Gα 与腺苷酸环化酶（AC）结合，并使之激活，促使 ATP 转化生成 cAMP。cAMP 是细胞内第二信使，可以进一步激活 cAMP 依赖性蛋白激酶，导致磷酸化级联反应，或者使阳离子通道活化。cAMP 经磷酸二酯酶作用降解成 5′-AMP。细胞内 cAMP 的基础水平是 1μmol/L，当其浓度升为 10μmol/L 时即可激活蛋白激酶 A。

在生物体系中，cGMP 的浓度由鸟苷酸环化酶（guanylyl cyclase，GC）和磷酸二酯酶的相反作用而调控，GC 催化 GTP 转变为 cGMP。生物组织中存在膜结合型与可溶性 GC。膜结合型 GC 为同质二聚体，分子含有细胞外的 N 端受体功能域、跨膜功能域和细胞内的 C 端催化功能域。钠尿肽和肠毒素（enterotoxin）及其类似物鸟苷蛋白（guanylin）与膜结合型 GC 专一受体功能域结合，可使环化酶活化。可溶性 GC 是异质二聚体，含亚铁血红素（heme），可被气体信使 NO 和 CO 激活。鸟苷酸环化酶的活化促使细胞内 cGMP 水平上升。磷酸二酯酶受跨膜信号或第二信使调控，可使 cGMP 刺激系统恢复至基础水平，借以对调节信号作出反应。cGMP 可以调节 cGMP 门控通道、磷酸二酯酶和 cGMP 依赖性蛋白激酶的活性。

四、磷酸肌醇与钙信号

很多配体与受体结合后可激活另一种 G 蛋白 Gq（G 蛋白的一种亚族），Gq 可激活膜上的磷脂酶 C（PLC），PLC 可将膜脂质中的磷脂酰肌醇二磷酸（PIP_2）迅速水解为两种第二信使物质，即三磷酸肌醇（IP_3）和二酰甘油（DAG）。IP_3 是水溶性小分子物质，它离开膜后结合于内质网或肌质网膜上的 IP_3 受体，该受体是一种分布于内质网 / 肌质网膜上的化学门控 Ca^{2+} 释放通道，因这种通道对兰尼啶（ryanodine）敏感，因而又称为兰尼啶受体（ryanodine receptor，RyR）。RyR 被 IP_3 激活后，导致内质网或肌质网中 Ca^{2+} 的释放和胞质 Ca^{2+} 浓度升高。

当一些可兴奋细胞（如心肌细胞）兴奋时，由于 L- 型钙通道的开放，Ca^{2+} 内流，导致胞内某些区域 Ca^{2+} 浓度一过性升高。利用激光共聚焦显微镜可视化技术可记录到单个 L- 型钙通道开放引起的这种 Ca^{2+} 浓度一过性升高，称为钙小星（Ca^{2+} sparklet）。内流的 Ca^{2+} 作为第二信使，可进一步引发上述 Ca^{2+} 释放通道（IP_3 受体）开放，引起胞质内更大程度的 Ca^{2+} 浓度一过性升高（钙诱导钙释放），此时在激光共聚焦显微镜下表现为“钙火花”（Ca^{2+} spark）。

Ca^{2+} 作为第二信使，在信号转导中具有重要的作用。它可直接作用于底物蛋白发挥调节作用，例如在骨骼肌，Ca^{2+} 与肌钙蛋白的结合可引发肌肉收缩，因此肌钙蛋白可看作是 Ca^{2+} 的受体。Ca^{2+} 的另一受体是钙调蛋白（calmodulin，CaM）。CaM 分子存在于所有的细胞之中，由一条包含 148 个氨基酸残基的肽链构成，肽链上有 4 个高亲和力的 Ca^{2+} 结合位点。CaM 与 Ca^{2+} 生成的复合物可调节许多生理过程。例如，在平滑肌细胞，Ca^{2+}-CaM 复合物可结合于肌球蛋白轻链激酶（myosin light chain kinase，MLCK）并使之激活，导致肌球蛋白轻链磷酸化和平滑肌的收缩。在血管内皮细胞，Ca^{2+}-CaM 复合物结合并激活一氧化氮合酶（NOS），NOS 将 L- 精氨酸转换为 NO 和瓜氨酸，生成的 NO 扩散至平滑肌，引起血管舒张。在某些酶，CaM 是作为酶分子中的亚单位存在的，Ca^{2+} 和 CaM 的结合可改变酶的活性，如糖原磷酸化酶激酶的分子由 16 个亚单位（$\alpha4\beta4\gamma4\delta4$）组成，其中 4 个 δ 亚单位就是 CaM，$Ca^{2+}$ 与之结合后可部分激活该酶的活性。Ca^{2+}-CaM 复合物除了上述特异性调节底物酶活性之外，更多的是通过激活 CaM 依赖的蛋白激酶（calmodulin-dependent protein kinase，CaMK），使底物蛋白磷酸化，从而发挥调节作用。由于这类蛋白激酶的特异性不高，因而底物蛋白非常广泛，包括酶、骨架蛋白、离子通道、转录因子等。

五、蛋白激酶和蛋白磷酸酶

细胞信号转导系统中，数量最多的是蛋白激酶和蛋白磷酸酶，由二者参与的蛋白质的可逆磷酸化是细胞内信号转导的主要方式。

（一）蛋白激酶

蛋白激酶可分为丝 / 苏氨酸蛋白激酶（protein serine/threonine kinase，PSTK）和酪氨酸蛋白激酶（PTK），它们可分别使底物蛋白的丝氨酸（Ser）/苏氨酸（Thr）残基磷酸化。PSTK和PTK都可以分为受体型和非受体型两类，受体型PTK又称为受体酪氨酸激酶（RTK），其配体主要为多种生长因子，而受体型PSTK为转化生长因子β（TGFβ）受体家族成员。

1. 非受体型PSTK 非受体型PSTK包括多种信使依赖性的蛋白激酶，如依赖cAMP的蛋白激酶A（PKA）、依赖cGMP的蛋白激酶G（PKG）、依赖Ca^{2+}和磷脂的蛋白激酶C（PKC）、蛋白激酶B（PKB）、Ca^{2+}/CaM调节的钙调蛋白激酶（CaMK）等。它们一般都以多种成员组成的家族形式存在。

丝裂原活化蛋白激酶（MAPK）包括：①细胞外信号调节激酶（extracellular signal regulated kinase，ERK）；②c-JUN N端激酶（JNK）/应激激活蛋白激酶（stress activated protein kinase，SAPK）；③p38MAPK。它们也属于非受体型PSTK。MAPK家族酶的激活机制相似，都通过磷酸化的三级酶促级联反应（MAPKKK → MAPKK → MAPK）。其中ERK通路主要被丝裂原激活，如生长因子与受体结合后，能激活小G蛋白Ras，进而激活Raf → MEK → ERK通路，而JNK/SAPK通路和P38MAPK通路能被多种应激原、促炎细胞因子和炎症介质等激活。它们参与多种细胞外信号启动的细胞内信号转导，具有调节细胞的生长、分化、应激及死亡的作用，并在心肌肥厚和血管平滑肌增生过程中发挥重要作用。

2. 非受体型PTK 目前已知至少有11个家族的PTK，如Src家族、Syk/ZAP70家族、Csk家族、Bruton家族、JAK家族及FAK家族等。它们介导多种生长因子受体、细胞因子受体、淋巴细胞抗原受体以及黏附分子整合素的信号转导。非受体型PTK除具有PTK区、与酶定位和酶的活性调节有关的区域外，还有与该家族其他成员或其他信号转导蛋白相互作用的区域，如Src癌基因家族同源区2（SH2）、SH3区和PH区等。

（二）蛋白磷酸酶

蛋白磷酸酶分为丝/苏氨酸蛋白磷酸酶（protein serine/threonine phosphatase，PSTP）和酪氨酸蛋白磷酸酶（protein tyrosine phosphatase，PTP），可分别使蛋白质磷酸化的丝/苏氨酸残基和酪氨酸残基脱磷酸，使信号转导过程终止或启动，血管活动的整个过程均受到蛋白激酶/蛋白磷酸酶平衡作用的调节。PSTP又分为PPP家族和PPM家族。PPP家族是真核细胞中含量最丰富的蛋白磷酸酶类，其家族成员有PP1、PP2A和PP2B。PPM家族的成员有PP2C。PTP中至今已有近80个成员被分离鉴定，而且该家族成员数量还在不断增多，但多数PTP的功能不详。

六、细胞缝隙连接与信号转导

细胞间还可以通过细胞的直接接触、黏合以及连接进行信号转导，其中细胞间连接又分为缝隙连接和突触连接，现以缝隙连接为例说明此类信号转导的过程。细胞缝隙连接（gap junction，GJ）是相邻细胞之间形成的一种能开放和关闭的膜通道结构，其结构单位是连接子，电镜下是膜上的六角形小颗粒（直径为6～8nm），许多连接子密集的小区即缝隙连接。连接子平时漂浮在细胞膜上，需要时则可与对方细胞膜上的连接子结合，形成直径1.5～2nm的亲水通道，并可由6个亚基以相互滑动的方式开启或关闭通道。连接子成簇地分布于两细胞膜上相接触的区域则形成缝隙连接斑，细胞缝隙连接斑的存在与否或者多少则提示其细胞间通讯功能的强弱。缝隙连接由膜上的连接子结构单位组成，其蛋白成分称为连接蛋白（connexin，Cx），是许多同源性基因编码的多基因家族，不同的连接蛋白由位于不同染色体上的Cx基因编码。缝隙连接的特性主要由组成它的各种Cx决定。Cx是一个蛋白质家族，迄今已发现至少13种不同的Cx存在于哺乳动物中，心脏中主要表达Cx37、Cx40、Cx43和Cx45。

缝隙连接除介导细胞间的连接外，在细胞间信号转导中也起着重要作用[12]，主要通过电偶联（electric coupling）和化学偶联（chemical coupling），即通过细胞间离子和分子的传递进行细胞通讯。电偶联又称为离子偶联，是指带电的无机离子通过缝隙连接直接到达相邻细胞，如电偶联能使心肌亿万细胞同步收缩和舒张。若缝隙连接破坏，电偶联消失，则心脏停止跳动。

化学偶联是指分子量在1000以下的小分子，如糖、氨基酸、核苷酸、维生素等容易通过通道，并迅速进入邻近细胞中，产生代谢互助。缝隙连接还是相邻细胞之间信息小分子，如cAMP、二酰甘油及肌醇磷脂等传递的通道，使细胞群体对这些细胞内信号分子产生同步性反应。细胞膜电位、细胞内pH值以及Ca^{2+}浓度改变等可使连接子发生构象变化，从而影响缝隙连接的通透性和电导性。缝隙连接在细胞的增殖调控、胚胎发育以及代谢协调等方面发挥重要作用。

七、活性氧信号

生物体产生的反应活性氧类（reactive oxygen species，ROS）主要指那些在化学反应性能方面比O_2活泼的含氧化合物，包括超氧阴离子（$·O_2^-$）、羟自由基（·OH）、单线态氧（$^1O_2$）、过氧化氢（H_2O_2）、过氧化物自由基（ROO·），以及一氧化氮（NO）和过氧亚硝酸基（$ONOO^-$）等。

亲脂性底物、膜可通透性氧化剂（如H_2O_2、细胞因子等）和细胞生长因子能调节细胞内的氧化还原状态，例如血小板源生长因子（platelet derived growth factor，PDGF）能增加血管平滑肌中的H_2O_2水平，而细胞中的过氧化氢酶和抗氧化的谷胱甘肽增高能防止PDGF介导的活性氧增加。当生成的活性氧浓度不太高时，可作为细胞的第二信使激活PTK家族、MAPK家族、转录因子等的信号转导通路。

（一）PTK家族信号转导通路

已知细胞因子和生长因子能通过激活的PTK以及可能的小G蛋白如Rac的作用激活NADPH氧化酶，后者催化活性氧的生成。而研究表明，ROS激活的信号转导通路中也有PTK参与。培养的小鼠成纤维细胞中加入特异性的Src抑制剂或用缺乏c-Src和Fyn的动物细胞证明H_2O_2激活ERK5是需要Src家族成员的。除Src家族外，在淋巴细胞中还发现对氧化还原敏感的另外两种胞质PTK，即Syk和ZAP70。因此PTK在ROS介导的信号转导通路中可能起感受器（sensor）的作用，但ROS激活PTK的机制尚未阐明。由于酪氨酸蛋白磷酸酶（PTP）可以使PTK失活，因此PTK的激活有可能是ROS抑制PTP活性的结果，因为所有的PTP在其活性中心都含有对氧化还原敏感的半胱氨酸，ROS使巯基氧化，可导致PTP失活。实验表明，氧化剂不能激活免疫沉淀的Syk家族，也表明ROS不是直接而可能是通过PTP间接调节上述酶的活性。

（二）MAPK家族信号转导通路

已证明氧化应激反应有MAPK家族成员参与。实验证实超氧阴离子能激活平滑肌细胞中的ERK1/2，而在其他细胞中ROS具有很强的激活JNK的作用。Ras可能参与了ROS介导的ERK激活信号通路，因为用Ras的显性失活突变体或抑制Ras脂化修饰的法呢基转移酶抑制剂（farnesyl transferase inhibitor）能抑制H_2O_2对ERK的激活。

新近又证实了另一条氧化应激激活的MAPK家族通路，即ERK5通路。ERK5的一级结构和分子量都不同于ERK1/2，由于其分子量大，约110 000，因此又被称为大分子MAPK1（BMK1）。该酶是对氧化还原敏感的专一性MAPK，它的最强的激活剂是H_2O_2，激活剂的活性顺序为H_2O_2>>>PDGF>佛波酯=TNFα。ERK5的上游激酶是MKK5/MEK5，MEK5的上游分子尚不清楚。

（三）转录因子信号通路

活性氧激活的细胞信号转导通路将改变转录因子的磷酸化状态和活性，最终导致基因表达的变化。已证实活性氧能激活转录因子NF-κB和AP1，如用H_2O_2处理细胞可使细胞中的NF-κB激活。多种NF-κB的激活剂，如TNFα、IL1等也能诱导活性氧的产生，NF-κB的激活可被抗氧化剂所抑制。此外，活性氧还可能通过激活MAPK和JNK通路来激活AP1，这种激活具有细胞和刺激方式的专一性。已发现肝内代谢性的氧化应激能增强AP1的活性。

不同的应激原如何启动MAPK家族信号转导通路尚有待证明。已知多种应激原，如X射线、紫外线（UV）、H_2O_2、烷化剂、抗肿瘤药等都能造成DNA的损伤，由此引出的问题是，激活SAPK、P38、MRK5等信号转导通路的信号是直接来自细胞膜上，还是由核内损伤部位发出的信号返回膜上呢？近来的实验表明：①脱核细胞和未脱核细胞经紫外线刺激后，SAPK的激活程度相同；②紫外线刺激膜后可使EGF、TNF和IL1等的受体自身聚集并激活；③受体下调后，紫外线刺激所致的SAPK活化被抑制。这些结果均支持紫外线可能是通过膜受体介导激活上述信号转导通路的。新近也有实验提示，环境应激可能直接激活了膜上的酸性鞘磷脂酶，生成神经酰胺，后者能激活JNK/SAPK通路。

八、细胞外基质与血管重构的信号转导

血管重构（vascular remodeling）指血管在一定条件下其结构和功能发生相适应的变化。动脉粥样硬化、高血压、肺动脉高压等疾病的发病过程都与之密切相关。血管平滑肌细胞（vascular smooth muscle cell，VSMC）在血管重构中起着重要的作用，它的增殖、凋亡和表型改变在该过程中扮演着重要的角色。根据结构和功能的差异可将VSMC分为收缩表型和合成表型两种形态。以执行合成及分泌细胞外基质（包括胶原、弹性蛋白和蛋白聚糖等）并具有增殖功能的VSMC称为合成表型，为正常发育过程中和病理状态下VSMC的主要结构形态[13]。执行收缩功能为主的VSMC称为收缩表型。平滑肌细胞中α-SM-actin通常被认为是VSMC表型转换的一种敏感标志基因。

不同细胞因子对VSMC中α-SM-actin表达的作用不同。使α-SM-actin表达下调的因子有血小板源生长因子（PDGF）、表皮生长因子（EGF）等有丝分裂剂。PDGF是有丝分裂原，其与具有酪氨酸激酶活性的受体结合后，可激活细胞内ras/raf依赖的ERK信号转导途径，通过ras活化使α-SM-actin表达抑制，由此可能使细胞向增殖表型转换。上调α-SM-actin表达的因子有转化生长因子β（TGFβ）、血管紧张素Ⅱ（AngⅡ）和精氨酸血管加压素（arginine vasopressin，AVP）等。AVP的受体后信号转导为PKC依赖，而非ras/raf依赖的ERK途径。AngⅡ的细胞内信号转导则可能与酪氨酸激酶的磷酸化及细胞内Ca^{2+}的变化有关。此外，AVP和AngⅡ还可通过作用于α-SM-actin的启动子上调α-SM-actin的表达。细胞内cAMP升高可使α-SM-actin的表达降低，作用机制可能为激活此mRNA的特异性降解酶，使mRNA失去稳定性而快速降解；而cAMP增高可以通过抑制ras对raf1的活化而抑制ERK的活性，进而抑制VSMC的增殖过程[14]。

第四节 血管调节中核信号的感受与转导

细胞中核信号的感受与转导与膜受体的一般规律稍有不同（图10-2），本节将对其过程进行简要阐述。

一、核受体

受体分为膜受体和细胞内受体两类。细胞内受体分布于胞质或核内，本质上都是配体调控的转录因子，均在核内启动信号转导并影响基因转录，统称为核受体（nuclear receptor），如经典的甾体激素受体、甲状腺激素受体、维甲酸受体、维生素D_3受体等，目前发现的核受体按其结构和功能分为类固醇激素受体家族和甲状腺素受体家族。类固醇激素受体（雌激素受体除外）位于胞质内，与热休克蛋白（heat shock protein，HSP）结合，处于非活化状态。配体与受体的结合使HSP与受体解离，暴露DNA结合区。激活的受体二聚化并移入核内，与DNA上的激素反应元件（hormone response element，HRE）相结合，增强或抑制基因的转录。甲状腺素受体位于核内，不与HSP结合，配体与受体结合后，激活受体并与HRE结合从而调节基因转录。基因

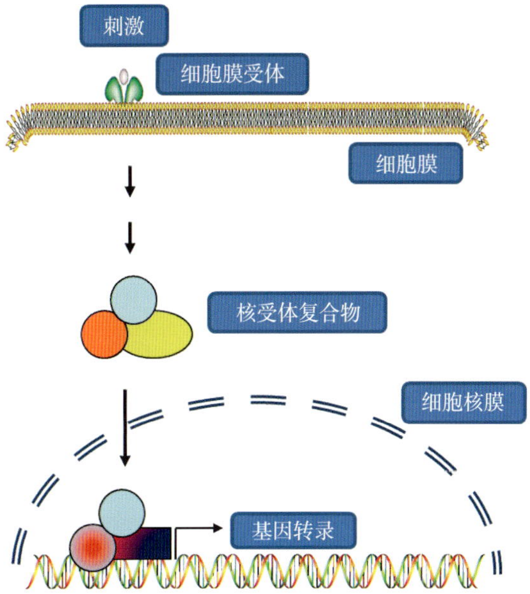

图 10-2　核信号的感受与转导过程
细胞中核信号的感受与转导与膜受体的一般规律不同，一般来讲是通过核受体复合物在核内启动信号转导从而影响基因转录

转录的变化会导致蛋白质翻译水平的改变，从而在较长时间内实现对细胞代谢和功能的调节。因此，外界信号不仅可使细胞出现即时反应，而且可通过基因表达的改变造成细胞反应能力的长时程改变。

二、转录因子和基因诱导

以类固醇激素受体家族调节基因表达的机制为例进行说明。

（一）促进基因表达的机制

类固醇激素受体是一类激素依赖性转录调节因子，其促进基因表达时，激素 - 受体复合物必须首先与靶基因发生特异性相互作用。靶基因中与激素 - 受体复合物特异性相互作用的一段核苷酸序列即称为激素反应元件（HRE），包括糖皮质激素反应元件（glucocorticoid response element，GRE）、雌激素反应元件（estrogen response element，ERE）等。

HRE 结构中的 5′- 和 3′- 端各为一个半位点（half site），半位点是反向同源核苷酸序列的一部分，半位点间的间距为 3 个核苷酸，这 3 个核苷酸不保守，其组成并不影响受体结合的特异性和亲和力。然而其 3′- 端为高度保守，5′- 半位点则具有较大的可变型。GRE 和 ERE 的区别在于每个半位点有两个碱基对不同，这两个不同的碱基对决定了两者的特异性，但最大区别在于 3′- 半位点上的第 3 个核苷酸：GRE 必定为 T 而 ERE 通常为 A。甾体激素受体以同源二聚体形式与 HRE 结合，每个单体分别结合在不同的半位点上，这种结合有协同效应。根据 DNA 识别的特异性，可以将甾体激素受体分为两个亚家族：① GR 亚家族，包括 GR、MR、AR 和 PR，它们与 GRE 的结合特异性无明显差别，但不能与 ERE 结合；② ER 亚家族，主要为 ER，只能与 ERE 结合，而不能与 GRE 结合。HRE 在功能上具备增强子的全部特点：①仅以顺式方式（cis-acting）作用于启动子；②相对于启动子的任一指向（5′→3′或 3′→5′）均起作用；③在启动子的 5′端或 3′端都具有增强作用；④对异源性启动子同样具有增强作用。但应当指出，HRE 只有与激素 - 受体复合物相互作用时才起作用，因此是一类激素依赖性增强子。

（二）抑制基因表达的机制

类固醇激素受体不仅可以促进靶基因的表达，而且也可以抑制某些基因的表达，如糖皮质激素可以抑制 Ⅰ 型及Ⅳ型胶原、前阿黑皮素、催乳素、α- 甲胎蛋白等基因的表达等，并通过抑制某些细胞因子的表达而发挥其免疫抑制作用和抗炎作用。类固醇激素受体可能主要通过以下三种机制抑制基因的表达：①受体与靶基因中的负激素反应元件（negative hormone response element，nHRE）结合；②受体虽然不与 DNA 直接结合，但可通过蛋白质 - 蛋白质间的相互作用而抑制其他转录因子的转录激活作用；③受体与通用辅助因子相互作用，使其不能与其他转录因子进行有效的结合而抑制这些转录因子的转录激活作用。

第五节　血管细胞信号转导的协同与网络调控

一、血管活动调节中信号转导的复杂性

细胞信号转导系统虽然是由一条条信号通路组成，但这些信号通路间并不是互不相干的，而是存在相互作用的。一种刺激往往可同时激活细胞内的数条信号通路，而同一细胞也可能同时接受不同的信号刺激，不同的信号转导通路间存在交互通话（cross-talk）。它们相互调节、相互协同和相互制约，形成高度有序的复杂的信号网络。另外，机体对细胞内信号转导蛋白存在不同层次的抑制和拮抗，信号转导蛋白之间又有着相互协同作用，反映了信号调节的复杂性、严密性和精确性[15]。

（一）信号的抑制与拮抗

1. 受体水平的抑制和拮抗　为了使配体的作用不致于过强，细胞膜上还存在与 PTK 型受体或 PTK 偶联受体作用相反的细胞表面抑制性受体；能结合配体但无信号转导作用或功能的诱饵受体（decoy receptor），如Ⅱ型 IL1 受体；无配体结合作用但能与受体竞争下游信号蛋白或靶蛋白的受体，如 α_2 甲状腺素受体和 β 糖皮质激素受体等。多种细胞因子受体和黏附受体还存在可溶性受体，它们都参与对信号转导的负调节。

2. G 蛋白水平的抑制和拮抗　G 蛋白有刺激型和抑制型，两种作用正好相反；小 G 蛋白有刺激其活性和抑制其活性的蛋白，前者称为 GDP 解离刺激因子，它能使小 G 蛋白释放 GDP，结合 GTP；后者即 GTP 酶激活蛋白，能激活小 G 蛋白的 GTP 酶，水解与其结合的 GTP，使小 G 蛋白转为 GDP 结合的非活性形式。新近又证实了对 G 蛋白具有负调节作用的 G 蛋白信号转导调节蛋白（regulator of G protein signaling，RGS）家族。该家族至少有 15 个成员，它们在组织细胞中的分布不同，不同的家族成员能选择性地与不同的 Gα 亚基结合，从而抑制不同 G 蛋白介导的信号转导。

3. 蛋白激酶和磷酸酶　对于磷酸化反应来说，蛋白激酶和磷酸酶本来就是作用相反的。在多数情况下它们之间的作用相互拮抗。此外，一些丝 / 苏氨酸蛋白磷酸酶还有生理性的抑制性亚基，抑制性亚基与磷酸酶的结合也被证明是受磷酸化调节的。

4. 其他　Smad 是介导 TGFβ 受体超家族信号转导的重要成分，它们能将 TGFβ 家族的信号从受体直接转给核内的靶基因。最近发现 Smad 家族的两个成员 Smad 6 和 7 与激活的Ⅰ型 TGFβ 受体（TβR1）结合后，能阻止其他 Smad 与受体结合及其后的信号转导。因此，Smad 6 和 7 具有 Smad 拮抗剂的作用。

（二）信号转导的正负反馈作用

信号被细胞接收并在细胞内转导的过程中，若激活的下游信号分子能降低上游信号分子的激活状态和信号转导能力，称为负反馈作用，反之则称为正反馈作用。如 PLC 激活后能产生双信使分子 IP_3 和 DAG，后者能激活 PKC。PKC 对该信号系统具有负反馈作用，已证明 PKC 能磷酸化 PLCβ 和 PLCγ，从而阻止它们的激活；PKC 还能磷酸化导致它们激活的上游的某些生长因子受体，致使受体的亲和力降低。

目前在 MAPK 通路中，最清楚的是 Ras-Raf-MAPK 通路。酪氨酸蛋白激酶能通过激活 Ras 激活该通路，反之，激活的 MAPK 能磷酸化上游的激酶，如 Raf 和 MKK1/2，结果使它们的活性降低。

除了负反馈作用外，还有正反馈作用。例如在炎症反应时，细菌内毒素与单核 - 巨噬细胞表面的受体结合后，能激活 P38-MAPK 和 SAPK 信号通路，这些通路可激活转录因子 NF-κB，后者转入核内促进促炎细胞因子如 TNF、IL1 等的生成。此外，P38 还可在翻译水平促进促炎细胞因子的生成。而生成的 TNF 和 IL1 等又

进一步激活单核-巨噬细胞和中性粒细胞，并激活P38通路，这样就形成了促炎细胞因子的正反馈自分泌环，最终导致炎症的级联反应（inflammatory cascade），促进白细胞穿过血管壁向炎症部位的游走，以杀灭细菌和清除异物。

这种信号转导的正反馈还多见于肿瘤。某些生长因子及相关的癌基因产物可将促增殖信号传给肿瘤细胞，不仅可以促使细胞增殖，同时还诱导了某些癌基因或生长因子基因的表达，这些新的产物又可进一步对细胞增殖产生影响。这种正反馈作用是肿瘤细胞恶性增殖的重要原因之一。

（三）血管信号转导的相互作用

如前文所述，细胞信号转导系统虽然是由一条条信号通路组成的，但它们之间并不是互不相干的，而是相互调节、相互协同和相互制约的，形成高度有序的复杂信号网络。

血管信号转导过程也是如此，以高血压为例进行说明。高血压时，一方面有神经内分泌系统的激活，使儿茶酚胺、AngⅡ、ET1等分泌增多，它们通过G蛋白偶联受体，激活心肌细胞内多条信号转导通路；另一方面由于左心长期压力超负荷，使心肌细胞被动拉长，这种机械牵拉刺激不仅可直接导致心肌细胞内信号转导和基因表达的改变，还能促进全身或局部分泌血管活性物质，如生长因子和细胞因子等。化学信号和机械刺激共同作用，激活PLC-PKC通路、MAPK家族信号通路以及PLC IP_3 通路等。这些信号转导通路除各自较特异的作用外，都能导致基因表达的改变，如促进c-fos和c-jun等基因的表达、诱导心肌细胞RNA和蛋白质的合成。这些信号通路相互作用，导致血管收缩，血管平滑肌细胞增殖、肥大，结缔组织含量增加，并且心肌细胞RNA和蛋白质的合成导致心肌细胞肥大，同时可伴有细胞外基质成分以及血管结构的改变，最终导致血管阻力增加，导致高血压的发生。

二、定量分析与数学模型

细胞信号转导是一个非常复杂的过程，涉及多个环节，包括细胞外各种信号、细胞接受系统、胞内参与信息传递的信号分子和胞内反应系统。细胞内部存在多个信号转导通路，这些路径相互交叉连接，构成了复杂的信号转导网络。细胞内信号转导过程的定量分析，将有助于加深对生物系统的理解和对疾病发生机制的认识。近年来，随着分子生物学和高通量实验技术的发展，获得了大量关于基因组学、蛋白质组学、代谢组学等相关数据，能够建立信号转导网络的数学模型，对整个系统进行深入研究。

传统的信号通路研究主要集中于描述直接的上下游分子间的相互作用，并将其相互作用组织为一条线性的级联反应，可将信息从细胞膜表面的受体传递到胞内的效应器（如代谢酶、通道或转录因子等）并对其进行调控。然而，最近对哺乳动物信号转导通路的研究发现，细胞信号并不一定是以线性方式进行传递的。相反，细胞信号网络是由高度联系的多个模块所组成，这些模块可以互相协同并调节多种功能。正因为信号网络的广泛性和复杂性已超过人脑的组织分析能力，所以有必要用计算机建立各种数学模型来理解信号网络的系统性，并预测可通过实验证实的更复杂更多元的信号转导方式[16]。应用精密的数学分析方法在巨大的有着很多调控循环的网络中测量代谢产物的流量进而分析细胞的代谢网络已有很长时间的历史。近来，用几十种成分模拟信号转导网络已经很可行。与代谢网络一样，信号网络也有以反馈回路及多步骤调控法则定义的输入和输出信息的模块。数学方法通过分析这些模块间的相互作用，可能从以下三个方面加深我们对信号转导网络的理解：①建模会有助于将焦点转向单个信号通路是怎样与其他相关联的信号通路之间相互作用的；②建模可用于估计那些目前尚不能通过实验获得的参数，并且通常可以证实一种分子机制假说是否正确；③建模可以识别信号转导网络的中心，并可发现疾病中药物干预的靶点[17]。最常用的数学建模方法主要有：①化学动力学模型；②房室模型；③扩散-反应模型等[18]。

本章主要对细胞信号转导的一般模式、血管活动的调节信号、血管调节信号的感受与转导、血管调节中核信号的感受与转导、血管细胞信号转导的协同与网络调控几个方面进行了说明，对血管的信号转导过程及一般模式进行了系统的介绍。

参考文献

[1] Kuba K, Imai Y, Ohto-Nakanishi T, et al. Trilogy of ACE2: a peptidase in the renin-angiotensin system, a SARS receptor, and a partner for amino acid transporters. Pharmacol Ther, 2010(128):119-128.

[2] Shuqiang Li, Jianguo Zhu, Weili Zhang. Signature microRNA expression profile of essential hypertension and its novel link to human cytomegalovirus infection. Circulation, 2011(124):175-184.

[3] Small EM, Frost RJ, Olson EN. MicroRNAs add a new dimension to cardiovascular disease. Circulation, 2010(121):1022-1032.

[4] Catalucci D, Gallo P, Condorelli G. MicroRNAs in cardiovascular biology and heart disease. Circ Cardiovasc Genet, 2009(2):402-408.

[5] Esposito F, Ammendola R, Faraonio R, et al. Redox control of signal transduction, gene expression and cellular senescence. Neurochem Res, 2004, 29(3):617-628.

[6] Haddad J J. Oxygen sensing and oxidant/redox-related pathways. Biochem Biophys Res Commun, 2004, 316(9):969-977.

[7] Ghezzi P. Oxidoreduction of protein thiols in redox regulation. Biochem Soc Trans, 2005, 33(13):1378-1381.

[8] Berndt C, Hudemann C, Hanschmann EM, et al. How does iron-sulfur cluster coordination regulate the activity of human glutaredoxin 2. Antioxid Redox Sigal, 2007, 9(1):151-157.

[9] Tomomi Gotoh, Masataka Mori, et al. Nitric oxide and endoplasmic reticulum stress. Arteriosclerosis, Thrombosis, and Vascular Biology, 2006(26):1439-1446.

[10] Yamamoto K, Sokabe T, Matsumoto T, et al. Impaired flow-dependent control of vascular tone and remodeling in P2X4-deficient mice. Nat Med, 2006, 12(1):133-137.

[11] Chinnaswamy Tiruppathi, Richard D Minshall, Biman C Paria, et al. Role of Ca^{2+} signaling in the regulation of endothelial permeability. Vascular Pharmacology, 2003(39):173-185.

[12] Hervé JC, Dhein S. Peptides targeting gap junctional structures. Curr Pharm Des 2010, 16(28):3056-3070.

[13] Lemarié CA, Tharaux PL, Lehoux S. Extracellular matrix alterations in hypertensive vascular remodeling. J Mol Cell Cardiol, 2010, 48(3):433-439.

[14] Batchu SN, Korshunov VA. Novel tyrosine kinase signaling pathways:implications in vascular remodeling. Curr Opin Nephrol Hypertens, 2012, 21(2):122-127.

[15] Camille Terfve, Julio Saez-Rodriguez. Modeling signaling networks using high-throughput phospho-proteomics. Advances in Experimental Medicine and Biology, 2012(736):19-57.

[16] Jacob J Hughey, Timothy K Lee, Markus W Covert. Computational modeling of mammalian signaling networks. Wiley Interdiscip Rev Syst Biol Med, 2010, 2(2):194-209.

[17] Mano RM, Santhoji K, Priyan RP, et al. A systematic framework for the design of reduced-order models for signal transduction pathways from a control theoretic perspective. Computer and Chemical Engineering, 2006(30):437-452.

[18] Narat J, Eungdamrong, Ravi Iyengar. Modeling cell signaling networks. Biol Cell, 2004, 96(5):355-362.

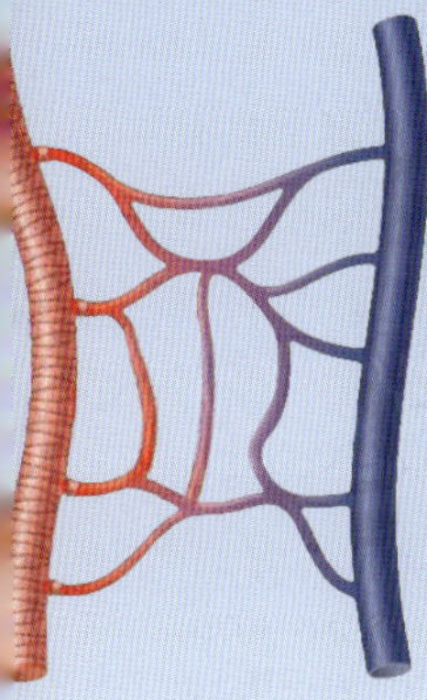

第十一章

血管气体信号分子

杜军保　金红芳

20 世纪 80 年代中期，气体信号分子一氧化氮（nitric oxide，NO）以其独有的可连续产生、传播迅速、快速弥散、生物学效应广泛等特点引起科学界的广泛关注，开创了“气体信号分子”这一新领域，更为重要的是，NO 的发现是对以往经典认识的更新，使人们首次认识到除蛋白质及核酸这些大分子以外，NO 这样简单的小分子也可以在机体中广泛发挥调节作用。NO 使人们首次认识到“废物不废”，生命代谢过程中所产生的终末产物并不只是以往所认为的代谢废物，而是具有重要生物活性的小分子，参与机体内环境的稳态调节；首次认识到其作用机制为不依赖于受体的细胞内外信号转导方式。近三十余年来，对 NO 及之后相继被发现的内源性气体分子一氧化碳（carbon monoxide，CO）、硫化氢（hydrogen sulfide，H_2S）[1-3] 和二氧化硫（sulfur dioxide，SO_2）[4] 血管效应及其机制的深入研究，显著深化了血管生理调节及其血管损伤性疾病发病机制的研究进展。

第一节　气体信号分子的基本特征

20 世纪 80 年代中期，气体信号分子 NO 的发现开创了“气体信号分子”这一新的研究领域，NO 被 *Science* 杂志评为“明星分子”。继 NO 之后，内源性气体分子 CO、H_2S 和 SO_2 相继被发现，以其与 NO 相似但又不完全相同的生物学特征和效应成为“气体信号分子家系”中的后来者。

通过对这些气体信号分子特点的汇总，初步形成目前比较公认的气体信号分子的基本特征：①均为气体小分子；②可自由通透细胞膜，可通过膜受体非依赖的方式发挥生物学效应；③通过可调控的酶促反应内源性生成；④在生理状态下具有特定的调节作用；⑤其生物学效应可由细胞内第二信使介导，也可不经细胞内第二信使介导直接发挥作用，但一定有明确的细胞及分子靶点。

第二节　一氧化氮

1998 年 Furchgott、Ignarro 和 Murad 三位科学家由于在心血管领域中内源性 NO 研究领域的杰出贡献，获得了诺贝尔医学与生理学奖，NO 被确认为体内第一种气体信号分子，开创了气体信号分子研究的新领域。近四十余年来，对 NO 的实验及临床研究逐渐深入。研究表明，NO 广泛参与机体心血管、呼吸、神经、免疫等系统的生理及病理调节。

一、血管组织一氧化氮的生成与代谢

NO 是一种特殊的小自由基分子，易溶于水和脂肪，透过生物膜在细胞内外自由弥散。一经产生，在形成部位迅速弥散，发挥作用。NO 具有一个不成对的自由电子，化学性质极不稳定，高度活跃，半衰期仅数秒钟。在富氧的生理溶液中，可迅速氧化生成亚硝酸盐和硝酸盐。进入血液后，很快与血红蛋白结合，形成亚硝基血红蛋白，失去活性，阻止其在体内的作用。在生物体内，NO 以 S- 亚硝基硫醇的形式储存和释放。在人体内的主要代谢产物为硝酸盐，形成的硝酸盐由肾排出。

内源性 NO 以 L- 精氨酸（L-arginine，L-Arg）为前体，在一氧化氮合酶（NOS）及其辅助因子的作用下产生[5]。L-Arg 和氧分子在 NOS 催化下，由辅助因子还原型烟酰胺腺嘌呤二核苷酸磷酸（NADPH）提供电子生成 L- 胍氨酸和 NO。除 L-Arg 外，含精氨酸的小分子多肽也是合成 NO 的物质。目前已知内源性 NO 不仅来源于血管内皮细胞和炎症细胞等，在血管平滑肌细胞中也存在完整的 L-Arg/NOS/NO 通路，激光共聚焦结果表明血管平滑肌细胞中三种 NOS 与精氨酸酶和可溶性鸟苷酸环化酶（sGC）共定位表达，而且可检测到血管平滑肌细胞经胞膜阳离子氨基酸转运体（cationic amino acid transporter，CAT）摄取 L-Arg，血管平滑肌细胞来源的 NO 的发现进一步加强了内源性 NO 的血管调节意义。

在 NO 的合成过程中，NOS 是重要的限速酶，NOS 基因表达及其活性的改变都可以影响 NO 的生成。目前已经确定的 NOS 亚型有三种：① NOS Ⅰ（约 160 000），属于结构型 NOS（constructive NOS，cNOS），主要存在于中枢神经系统和外周的神经元细胞内，因此又称为神经元型 NOS（neuronal NOS，nNOS）；② NOS Ⅱ（约 130 000），在各种致炎因子的刺激诱导下，在炎性细胞为主的多种细胞内，促进 NO 的大量快速产生，因此又称为诱导型 NOS（inducible NOS，iNOS）。③ NOS Ⅲ（约 130 000），也属于结构型 NOS，主要存在于内皮细胞，因此又称为内皮型 NOS（endothelial NOS，eNOS）。

eNOS 和 nNOS 活性受 Ca^{2+}/ 钙调蛋白的调节，而 iNOS 活性不依赖于细胞内 Ca^{2+} 浓度调控，L-Arg 同构物可与 L-Arg 竞争性结合 NOS 催化位点，抑制内源性 NO 生成，但是最近有研究发现低剂量长时程应用左旋硝基精氨酸甲酯（L-NAME）可通过反馈作用促进 NO 生成。生理状态下内源性 NO 生成的另一重要调节机制为 NO 以反馈抑制形式抑制 NOS 活性，这种抑制效应极快，在酶合成第 3 个 NO 分子之前就使反应达到平衡，NO 对自身合酶的这种抑制作用可能对维持 NO 的生理浓度稳定具有重要作用。此外，L- 精氨酸向细胞内转运也是控制内源性 NO 生成的重要环节之一。

二、一氧化氮血管调节的生理学意义

（一）NO 与血管舒缩功能调节及其机制

血管内皮细胞及平滑肌细胞来源的 NO 作用于平滑肌细胞胞质 sGC，cGMP 水平升高，进而激活 cGMP 依赖性蛋白激酶（cGMP-dependent protein kinase，PKG），降低血管平滑肌内的 Ca^{2+} 浓度，发挥血管舒张效应[6-7]，其机制为：

（1）作用于细胞膜，减少细胞外钙离子的内流：①降低受体依赖性及电压依赖性钙通道的开放，使 Ca^{2+} 内流减少；②激活细胞膜上钾通道，使 K^+ 外流增加，细胞超极化，从而降低电压依赖性钙通道的开放，Ca^{2+} 内流减少；③增加 Ca^{2+}-ATP 酶的活性，使 Ca^{2+} 外流增加；④直接增加 Na^+/ Ca^{2+} 交换，使 Ca^{2+} 外流增加。

（2）作用于内质网，降低细胞内钙：①通过降低 IP_3 敏感性钙释放通道的开放，使 Ca^{2+} 释放减少；②激活内质网上 Ca^{2+}-ATP 酶的活性，使内质网结合的 Ca^{2+} 增加，降低细胞内 Ca^{2+}。

（3）激活肌凝蛋白轻链磷酸酶活性，抑制肌凝蛋白轻链去磷酸化。

通过上述作用，NO 可显著降低细胞内 Ca^{2+} 浓度，激活肌凝蛋白轻链磷酸酶，使肌凝蛋白轻链去磷酸化作用减弱，发挥扩张血管的效应。最近有研究表明，NO 可通过促进 sGC 和 PKG 二聚体化，激活 sGC 和 PKG，该调节作用为氧敏感性调控。除上述 sGC/cGMP/PKG 依赖性途径外，NO 可直接作用于大电导 Ca^{2+} 激活的钾通道（BK_{Ca}）通道和 ATP 敏感的钾通道（K_{ATP}）等离子通道，发挥血管舒张效应。

（二）NO 与血管结构调节及其机制

内源性 NO 对于生理状态下血管正常结构的维持具有非常重要的意义，给予 NOS 抑制剂阻断内源性 NO 生成已成为经典的高血压动物模型之一。有关 NO 参与血管结构调节的机制与其抑制血管平滑肌细胞增殖、调节血管平滑肌细胞凋亡及血管内皮细胞保护等效应有关。

关于 NO 对细胞增殖的调节作用，研究表明 NO 可通过 sGC/cGMP 依赖及非 sGC/cGMP 依赖两种途径调节血管平滑肌细胞周期，其中 sGC/cGMP 依赖途径与 G1 晚期阻滞有关，而非 sGC/cGMP 依赖途径与 S 期阻滞有关，核酸还原酶抑制剂介导 NO 的 S 期阻滞效应。NO 可直接作用于胞膜钾通道，包括电压依赖型钾通道（K_v 通道）和钙激活的钾通道（K_{Ca} 通道），抑制血管平滑肌细胞增殖，ATP 敏感钾通道（K_{ATP}）在 NO 抑制细胞增殖中无明显效应。ERK/MAPK 和 P21 信号转导途径参与 NO 对血管平滑肌细胞增殖的抑制作用。也有研究认为 NO 对细胞增殖为双向作用，对胎鼠肺动脉平滑肌细胞的研究表明 10^{-3} ~ 10^{-2}mol/L 的硝普钠（sodium nitroprusside，SNP）显著抑制细胞 DNA 合成和增殖，但 10^{-5} ~ 10^{-4}mol/L 的 SNP 却显著促进细胞 DNA 合成和增殖。

研究表明，NO 对细胞凋亡的调节作用，根据细胞的类型、细胞内及细胞外的氧化还原环境、NO 产生的速度以及局部 NO 浓度不同而表现出促凋亡或抗凋亡的双重效应。一般来说，iNOS 激活时大量产生的 NO 可作为促凋亡因子激活 Caspase，其促凋亡的机制包括：通过 sGC/cGMP 信号转导途径、P38/MAPK 和 JNK/SAPK 信号途径激活 P53 基因转录，P53 表达上调进而诱导促凋亡基因 P21 和 Bax 的表达，抑制抗凋亡基因 Bcl2 的表达，促进细胞色素 C 从线粒体向细胞质转位激活 Caspase，诱导凋亡；NO 也可以直接作用于线粒体膜促进细胞色素 C 转位激活 Caspase。但另一方面，生理浓度或低浓度 NO 又可抑制细胞凋亡，其抗凋亡的机制包括 NO 直接作用于 Caspase 酶活性中心的蛋白质巯基，抑制其激活；NO 促进 Bcl-2 表达进而抑制细胞色素 C 转位；NO 还可以促进 MAPK 磷酸酶（MKP-2）激活，抑制 ERK 磷酸化，促进 Bcl-2 表达。

第三节　一氧化碳

CO是一种无色无味的气体分子，在含碳化合物不完全燃烧过程中产生，其与氧气竞争性结合血红蛋白形成碳氧血红蛋白，降低血红蛋白的携氧能力，引起体内组织缺氧，常常被称为“沉默杀手”。早在1950年Sjostrand即发现体内血红蛋白降解过程中可产生CO，但直到20世纪90年代以后，人们才开始关注到内源性CO的生物学效应[8]。众多研究表明，哺乳动物体内几乎所有的器官、组织、细胞都能合成和释放内源性CO，CO在体内各系统特别是心血管系统发挥重要的调节作用。

一、血管组织一氧化碳的生成与代谢

血红素加氧酶（heme oxygenase，HO）所介导的血红素分解代谢是内源性CO的主要来源。HO以NAPDH为辅助因子，从α-亚甲基桥处切开血红素环生成胆绿素、亚铁离子和CO（血红素 + NADPH + H^+ + $2O_2$ → 胆绿素 + Fe^{2+} + CO + $NADP^+$ + H_2O）。该反应发生在细胞微粒体中，人体内由此途径产生CO的速率和数量分别为0.4ml/h和16.5μmol/L。血红素作为合成CO的底物，其80%～90%来源于衰老的红细胞和无效造血所产生的血红蛋白，10%～20%来源于其他血红素蛋白如肌红蛋白、鸟苷酸环化酶、环氧化酶、过氧化酶、催化剂和微粒体细胞色素等，其他较少的来源包括膜脂质的过氧化等。CO在细胞内形成，发挥生物学效应后，弥散入血，经血红蛋白运输，由肺排出体外，另一部分则与血浆中的血红蛋白结合成碳氧血红蛋白，在正常人体内，碳氧血红蛋白的浓度为0.4%～0.7%。因此，内源性CO产量可通过测定CO排除率、血碳氧血红蛋白水平等来评价。

内源性CO合成和释放量的改变主要受HO的调节。HO是一个具有多种功能的氧化酶，到目前为止，已经证明人类和哺乳动物的HO有三种同功酶：① HO1是诱导型，分子量为32000，在多种刺激因素作用下诱导生成，如低氧、高氧、细菌内毒素、发热、剪切力、炎症因子和某些细胞因子等；② HO2为结构型，分子量为36000，是生理状态下HO存在的主要形式，与CO发挥其神经递质功能有关，通常不被各种刺激因素所诱导，但其活性受磷酸化作用调节；③ HO3分子量为30000，其催化血红素氧化的作用较弱，可能作为氧传感器，调节依赖血红素的基因表达，在血管组织中未发现HO3表达。在动静脉血管组织中均可检测HO1和HO2 mRNA的存在，进一步的细胞表达定位于血管内皮细胞、平滑肌细胞及血管外膜，基础状态下HO2比HO1表达要多。HO能被合成的和自然存在的血红素类似物——各种金属卟啉抑制，HO诱导剂有血晶素（hemin）、二氯化锡、砷酸盐、生物激素、炎性细胞因子等。

二、一氧化碳血管调节的生理学意义

（一）CO与血管舒缩功能调节及其机制

1984年最早报道了CO对大鼠冠状动脉的舒张功能，但直到1995年才真正关注到内源性CO在大鼠血管舒张及血压调节中的效应。离体血管环张力实验发现，CO可以浓度依赖的方式舒张大鼠尾动脉，HO激活剂可增强内源性CO生成，同时以时间及浓度依赖的方式削弱苯肾上腺素（phenylephrine，PE）对大鼠血管的收缩反应，该效应可被HO抑制剂所阻断，证实HO酶促反应来源的内源性CO的血管舒张效应。到目前为止，已经发现CO在大鼠（尾动脉、主动脉、冠状动脉、肝静脉）、狗（股动脉、颈动脉、冠状动脉）、猪（冠状动脉、冠状静脉、肠系膜动脉）、羊动脉导管、兔主动脉以及豚鼠冠状动脉等多种动物的多种血管组织中具有扩张血管的活性，证实CO对血管舒缩功能的调节作用具有普遍性意义。

关于CO舒张血管的作用机制，有以下研究进展：①激活sGC，增加细胞内cGMP水平，进而激活PKG，发挥血管舒张效应。该效应与NO相似，但是NO激活sGC的能力是CO激活的100～400倍；②激活BK_{Ca}通道：CO可直接作用于BK_{Ca}通道蛋白α亚单位的组氨酸残基，增加BK_{Ca}通道对Ca^{2+}的敏感性，激活BK_{Ca}通道，降低细胞内钙离子浓度，介导血管舒张。此外，CO可抑制20-羟基-二十碳四烯酸（20-hydroxyeicosatetraenoic acid，20-HETE）生成而间接激活BK_{Ca}通道；③神经-内分泌调节机制：2,4二甘油次卟啉锌（zinc deuteroporphyrin 2,4-bisglycol，ZnDPBG）诱导高血压大鼠中可检测到血浆肾上腺素和去甲肾上腺素水平明显增加，推测神经-内分泌调节可能是CO影响血管舒缩的另一途径。

（二）CO与血管结构调节及其机制

生理状态下血管平滑肌细胞的增殖和凋亡处于动态的平衡状态，维持心血管系统的正常结构和功能[9]。关于CO对血管平滑肌细胞增殖的作用，研究表明在常氧状态下CO对血管平滑肌细胞的增殖没有作用，而对低氧、血清或细胞因子如PDGF诱导的血管平滑肌细胞增殖表现出抑制作用。在肺血管中也有相似结果，CO在常氧条件下对肺血管的功能和结构没有明显影响，但是在低压、低氧条件下促进肺动脉平滑肌细胞增殖。由此推测，在生理状况下CO对血管平滑肌细胞增殖无显著影响；在病理条件下，血管活性因子（促增殖因子-抗增殖因子）之间平衡被打破，CO作为机体的后备体系发挥调节作用。

第四节　硫　化　氢

H_2S是一种无色、具有臭鸡蛋气味的气体，在自然界（火山爆发和温泉）、食品（皮蛋）、工业生产（石油、橡胶加工等）及汽车尾气中广泛存在，高浓度快速暴露可导致闪电样致死。在机体胃肠道细菌及口腔细菌也可代谢生成H_2S，是口臭等异常体味的主要成分。20世纪90年代末，研究发现在哺乳动物体内含硫氨基酸代谢中可产生内源性H_2S，随后发现其参与神经系统、循环系统、消化系统等机体多个系统生理功能的调节[10-11]，至今对于内源性H_2S生物学效应的研究已经成为生命科学与医学研究领域的热点问题。

一、血管组织硫化氢的生成与代谢

内源性H_2S由哺乳动物体内含硫氨基酸在代谢过程中产生，其生成的关键酶包括胱硫醚-β-合成酶（cystathionine β-synthase，CBS）、胱硫醚-γ-裂解酶（cystathionine γ-lyase，CSE）和3-巯基丙酮酸转硫酶（3-mercaptopyruvate sulfurtransferase，MPST）[12]，其中CBS和CSE以L-半胱氨酸为底物，以磷酸吡哆醛为辅酶催化生成H_2S，MPST以β-巯基丙酮酸为底物催化生成H_2S。CBS主要催化同型半胱氨酸与半胱氨酸发生缩合反应生成胱硫醚，同时释放出H_2S；CSE催化胱氨酸发生裂解反应生成硫代半胱氨酸，后者自发降解生成半胱氨酸及H_2S。三种酶的表达也具有组织特异性，既往认为CBS主要分布于神经系统中，MPST主要分布于脑和红细胞中，心血管组织内源性H_2S主要由CSE催化形成[5]，但最近有研究表明在心血管组织中也可检测到CSE和MPST的表达，对CSE在血管组织中的细胞定位也由既往的血管平滑肌细胞表达扩大至血管内皮细胞和血管平滑肌细胞表达，更进一步的细胞内定位研究表明，CSE在细胞内质网和胞质中表达，CBS在细胞内质网表达。除上述酶促反应产生H_2S以外，还可通过非酶促反应介导的硫元素还原产生H_2S，通过在葡萄糖氧化过程中产生相应的还原产物来实现（图11-1）。

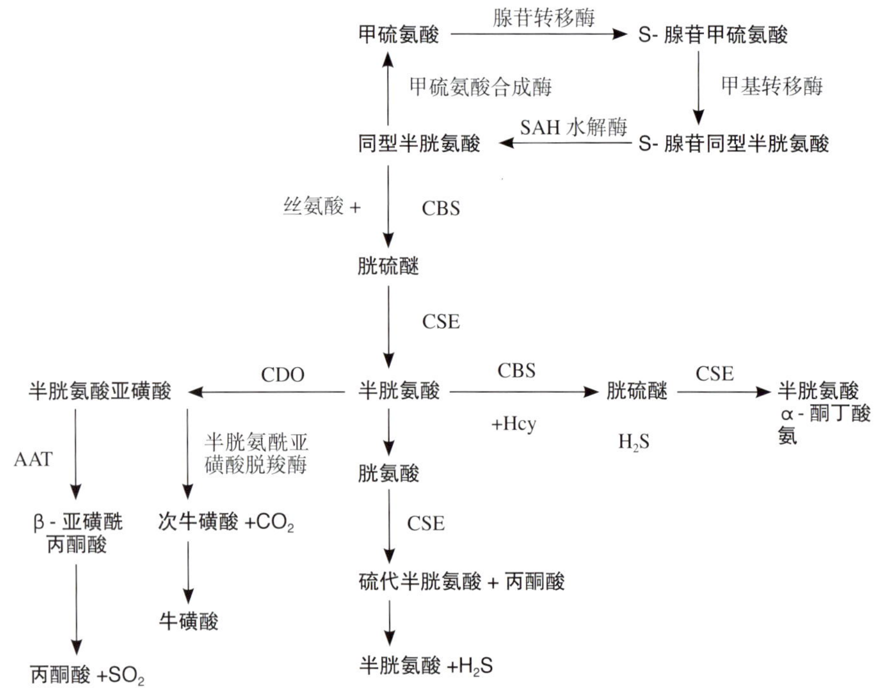

图 11-1 含硫氨基酸代谢图

甲硫氨酸代谢依次生成 S- 腺苷甲硫氨酸、S- 腺苷同型半胱氨酸和同型半胱氨酸（Hcy）。Hcy 可接受甲基再生成甲硫氨酸，形成一个循环过程，称为甲硫氨酸循环。另一方面，甲硫氨酸 /Hcy 经转硫反应进入降解代谢途径，Hcy 在胱硫醚 -β- 合成酶（CBS）催化下与丝氨酸缩合生成胱硫醚，后者在胱硫醚 -γ- 裂解酶（CSE）催化下经转硫途径生成半胱氨酸。以半胱氨酸为底物，进一步可生成硫化氢（H_2S）、二氧化硫（SO_2）和牛磺酸等含硫氨基酸代谢终末产物，形成庞大且具有重要生物学功能的甲硫氨酸代谢体系。Hcy：同型半胱氨酸；SAH：S- 腺苷同型半胱氨酸；CDO：半胱氨酸双加氧酶；AAT：天冬氨酸转氨酶

H_2S 具有较好的脂溶性和水溶性，脂溶性约为水溶性的 5 倍，容易自由通过细胞膜。H_2S 溶于水后可以被部分水化为硫氢根离子和硫离子，$H_2S \rightarrow H^+ + HS^- \rightarrow 2H^+ + S^{2-}$。$H_2S$ 在哺乳动物体内有两种存在形式，即物理溶解的 H_2S 气体（约占 1/3）及化学形式存在的 HS^-（约占 2/3）。NaHS 是目前 H_2S 研究最常用的、也是比较公认的 H_2S 供体工具药，其在体内可解离为钠离子和硫氢根离子，后者再与体内的氢离子结合生成 H_2S，在体内形成了一种动态平衡，有利于维持体内 H_2S 含量和内环境 pH 值的稳定。关于内源性 H_2S 的代谢，大部分在线粒体中经氧化代谢形成硫代硫酸盐和硫酸盐排出体外，少部分在胞质溶液中通过甲基化代谢转化为甲硫醇和甲硫醚。血浆中的 H_2S 可被高铁血红蛋白清除。代谢产物可在 24 小时内通过肾、肠道、肺排出体外。

二、内源性硫化氢血管调节的生理学意义

（一）硫化氢与血管舒缩功能调节及其机制

研究表明弹丸式静脉注射 H_2S 气体可一过性降低血压，经腹腔注射单剂量 NaHS 20μmol/L 在 30 分钟至 6 个小时，血浆 H_2S 含量持续升高，平均动脉压持续降低；给药后 8 小时，血浆 H_2S 含量恢复正常，平均动脉压恢复正常。以上研究提示 H_2S 可参与生理状态血压的调节机制。1997 年研究发现内源性 H_2S 呈浓度依赖性地舒张门静脉和胸主动脉，其舒张作用与 NO 的舒血管作用存在协同叠加效应。人们从比较生物学角度，研究比较了从鱼类到大鼠、牛、兔等多种哺乳动物的多种血管对 H_2S 的舒缩反应性，表明 H_2S 在

哺乳动物中的血管调节活性具有普遍意义。

关于 H_2S 舒张血管机制的研究已取得了很大进展[13]，包括：①离子通道机制，研究发现 H_2S 可直接激活 K_{ATP} 通道促使细胞膜超极化引起平滑肌舒张，该效应不依赖于细胞膜受体及第二信使，在 K_{ATP} 通道之后，L 型钙通道、K_{Ca} 通道、K_v7 钾通道及 4-AP 敏感钾通道等相继被证实参与 H_2S 的血管舒张调节。近年来的研究进一步将 H_2S 作用于 K_{ATP} 通道及 L 型钙通道的分子靶点定位，关键位点即为半胱氨酸残基上的巯基。研究发现 H_2S 可激活肠系膜动脉感觉神经末梢 TRPA1 通道，促使其释放神经递质，发挥血管舒张作用；H_2S 还作用于肠系膜动脉内皮细胞 BK_{Ca} 通道和细胞色素 P4502C，发挥血管舒张作用。②第二信使依赖的机制：除直接作用于离子通道外，H_2S 也可作用于 sGC/PKG 通路，发挥血管舒张效应。研究发现，H_2S 可促进血管 PKG 蛋白表达，增强血管 PKG 活性，PKG 抑制剂可阻断 H_2S 的血管舒张效应，H_2S 对 $PKG^{-/-}$ 小鼠的血管舒张作用显著减弱，K_{ATP} 通道阻断剂格列本脲可阻断 H_2S 对野生型小鼠血管的舒张作用，但不影响 $PKG^{-/-}$ 小鼠中 H_2S 的血管舒张效应，提示血管组织中存在 K_{ATP} 通道非依赖的、PKG 介导的 H_2S 血管舒张机制。H_2S 通过以下两种方式增强 PKG 活性：通过 PI3K/Akt 通路，激活 eNOS/NO，进而激活 sGC/cGMP/PKG 通路；抑制磷酸二酯酶（phosphodiesterase，PDE）活性，抑制 cGMP 降解，增强 PKG 活性。

（二）硫化氢与血管结构调节及其机制

1. 促进血管新生　血管新生是指血管外基质降解，血管内皮细胞增殖、迁移形成子代血管支的过程，主要存在于组织生长发育和修复过程中，是肿瘤形成和转移、创伤愈合及缺血缺氧组织进行修复的重要机制。H_2S 是重要的促血管新生因子[14]，研究发现微血管内皮细胞中存在内源性 H_2S/CSE 体系，H_2S 可激活 PI3K/Akt/survivin 信号通路及上调黏附分子（整合素 $\alpha_2\beta_1$）的表达，促进血管内皮细胞的增殖、迁移和黏附功能，从而促进血管内皮细胞形成微血管。在鸡胚绒毛尿囊膜中的研究也证实了 H_2S 可以促进血管新生，给予炔丙基甘氨酸（propargylglycine，PAG）或 β- 氰基 -L- 丙氨酸（β-cyano-L-alanine，BCA）可以抑制这一效应；体外主动脉血管新生实验证实，与野生型小鼠相比，CSE 基因敲除小鼠主动脉在 VEGF 刺激下新生微血管数目和分支明显减少。在体动物实验也证实了 H_2S 的促血管新生作用，对其分子机制的研究表明 H_2S 可显著增加骨骼肌中 VEGF 表达及血管内皮细胞中 VEGF 受体的磷酸化，同时显著激活其下游 Akt 信号转导途径。近期研究表明，H_2S 通过依赖 NO 调节途径，增加局部缺血组织中缺氧诱导因子 -1α 和 VEGF 的表达和功能，进而诱导血管新生。目前所知 H_2S 发挥促血管新生作用的剂量范围有限（10 ~ 100μmol/L）。但是 H_2S 的促血管新生作用对于治疗肿瘤形成和转移、心血管急性事件等临床疾病有非常重要的潜在临床前景。

2. 维持血管正常结构　在体动物实验表明，对正常大鼠给予 PAG 抑制内源性 CSE/H_2S 体系后，大鼠发生高血压，主动脉血管发生显著血管重建，提示内源性 H_2S 在生理状态下参与维持血压及血管结构的稳定，H_2S 的作用机制主要与抑制血管平滑肌细胞增殖、诱导血管平滑肌细胞凋亡有关。离体细胞实验证实 H_2S 可通过 ERK/MAPK 信号通路抑制血管平滑肌细胞增殖，通过激活 p38/MAPK 信号通路诱导血管平滑肌细胞凋亡。近期我们研究了 H_2S 抑制血管平滑肌细胞增殖的表观遗传学机制，结果表明 H_2S 抑制染色质重塑复合物中主要亚基 Brg1 的表达及其向靶基因启动子区域的募集，进而抑制增殖调控相关基因的染色质重塑，抑制血管平滑肌细胞增殖[15]（图 11-2）。

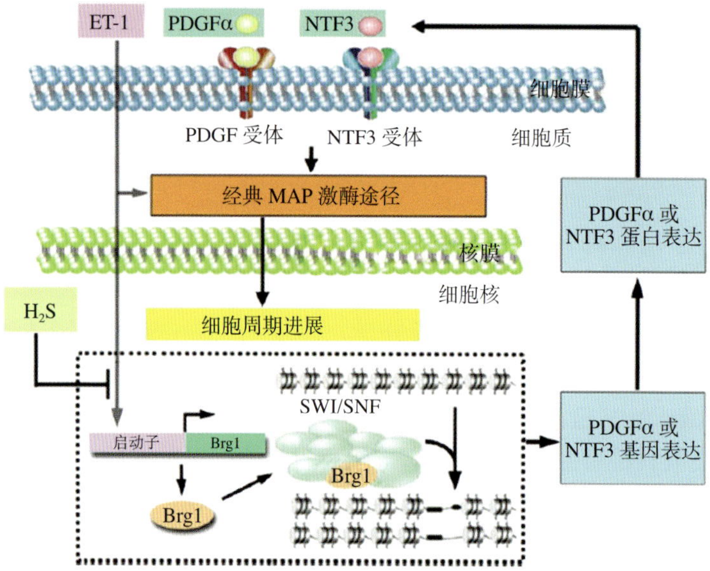

图 11-2　Brg1 介导 H_2S 对血管平滑肌细胞的表观遗传学调控

Brg1：brahma 相关基因 1；ET-1：内皮素 -1；PDGFα：血小板源生长因子 α；NTF：核转录因子

第五节　二氧化硫

与 NO、CO 和 H_2S 相似，SO_2 也是人们所熟知的大气污染物及工业废气之一，既往对其毒理学研究非常深入和广泛，但有关氨基酸代谢的生化研究表明，机体内以甲硫氨酸起始的含硫氨基酸代谢途径中经酶促反应可内源性生成 SO_2。近年来我们研究发现，在心血管系统可检测到内源性 SO_2 生成体系，内源性 SO_2 在心血管生理及病理生理调节中发挥重要的作用[4]，提示内源性 SO_2 有望成为继 NO、CO 和 H_2S 之后又一种新的心血管气体信号分子。

一、血管组织二氧化硫的生成与代谢

内源性 SO_2 在体内的生成途径如下：半胱氨酸经半胱氨酸双加氧酶（cysteine dioxygenase，CDO）氧化生成半胱氨酰亚磺酸，后者在天冬氨酸转氨酶（aspartate aminotransferase，AAT）作用下转氨基生成 β- 亚磺酰丙酮酸，进一步自发分解为 SO_2 和丙酮酸。此外，H_2S 被氧化也是内源性 SO_2 生成的途径之一。内源性 SO_2 在体内的代谢途径为：在体内代谢生成亚硫酸盐，经亚硫酸盐氧化酶进一步氧化为硫酸盐，分泌到尿液中排出体外。

研究发现，在大鼠血浆、心肌及各级血管组织中均可检测到内源性 SO_2 生成[16]，血清 SO_2 含量为 15.54 ± 1.68μmol/L，各组织中 SO_2 含量顺序如下（μmol/g）：主动脉（5.55 ± 0.35）＞肺动脉（3.27 ± 0.21）＞肠系膜动脉（2.67 ± 0.17）和尾动脉（2.50 ± 0.20）＞肾动脉（2.23 ± 0.19）＞心肌（1.74 ± 0.16）。

AAT 是内源性 SO_2 生成的关键酶，也称为谷草转氨酶（glutamic-oxaloacetic transaminase，GOT），是一种磷酸吡哆醛依赖的转氨酶，催化天冬氨酸的氨基转移到 α 酮戊二酸形成草酰乙酸和谷氨酸及其逆反应，半胱氨酸亚磺酸与天冬氨酸结构相似，可作为天冬氨酸的类似物被 AAT 催化转氨基反应生成 β- 亚磺酰丙酮酸，进而生成 SO_2。AAT 分为两种亚型，AAT1 存在于胞质中，AAT2 存在于线粒体中。在大鼠血浆、心肌及血管组织也可相应检测到内源性 SO_2 生成酶 AAT 的活性及其 mRNA 和蛋白表达[17]，血浆 AAT 活性为（87 ± 18）U/L，各组织中 AAT 活性顺序如下（U/g）：心肌（4469 ± 278）> 肾动脉（188 ± 30）> 尾动脉（143 ± 36）和肠系膜动脉（112 ± 15）> 肺动脉（96 ± 12）和主动脉（88 ± 11）；AAT1 和 AAT2 mRNA 水平由高至低依次为心肌组织、肾动脉、肺动脉、肠系膜动脉、尾动脉和主动脉，与 AAT 活性基本一致。在心肌及各级血管组织中均可检测到 AAT 活性及 AAT1 和 AAT2 mRNA 表达，AAT1 和 AAT2 mRNA 主要位于心肌细胞、血管内皮细胞和近内皮的血管平滑肌细胞。

二、内源性二氧化硫血管调节的生理学意义

（一）二氧化硫与血管舒缩功能调节及其机制

静脉输注 SO_2 供体亚硫酸钠 / 亚硫酸氢钠（$Na_2SO_3/NaHSO_3$，摩尔比 3∶1，pH7.4）125 μmol/kg 后，大鼠血清 SO_2 水平在给药约 1 分钟升至最高，2 小时后恢复正常，同时大鼠平均动脉压在给药 30 秒内显著下降，约 10 分钟恢复正常，提示 SO_2 可调节血压，引起血压一过性下降。采用 SO_2 生理盐水溶液（20 μmol/kg 和 60 μmol/kg）静脉输注，也观察到相似的血压变化，进一步证实 SO_2 的降压效应，然而具体机制尚待进一步研究阐明，推测可能与 SO_2 舒张血管的效应有关。

在离体血管环张力实验中检测 SO_2 的血管舒张效应，结果发现低剂量 SO_2 供体（25 ~ 100 μmol/L）对血管环只引起短暂（持续数秒）而轻度（舒张度 <5%）的舒血管反应。高剂量 SO_2（0 ~ 12 mmol/L）对大鼠离体主动脉环引起浓度依赖性的舒张反应。采用不同剂量的内源性 SO_2 生成抑制剂天冬氨酸异羟肟酸（aspartyl hydroxamate，HDX）（40 ~ 160μmol/L）干预，可阻断血管环中内源性 SO_2 生成，相应血管环对乙酰胆碱（Ach）的舒张度呈浓度依赖性降低。HDX 预处理可增强血管环对去甲肾上腺素（NE）的收缩反应，而给予 SO_2 预处理可减弱血管对 NE 的收缩反应。以上研究提示，内源性 SO_2 可舒张血管，参与血管张力的调节。SO_2 生理盐水溶液（0 ~ 2 mmol/L）对血管环张力的实验结果与上述结果一致，并进一步证实低浓度 SO_2 的舒血管效应为内皮依赖性作用，而高浓度 SO_2 的舒血管效应为内皮非依赖性作用。

在 SO_2 舒张血管的离子通道靶点的研究中发现，非特异性钾通道阻断剂 TEA、BK_{Ca} 通道阻断剂 IbTx、K_{ATP} 通道抑制剂格列本脲和 L 型钙通道阻断剂尼卡地平可部分阻断 SO_2 供体和 SO_2 生理盐水溶液的血管舒张效应，提示 BK_{Ca} 通道、K_{ATP} 通道和 L 型钙通道可能参与 SO_2 舒张血管的效应[16-17]，但尚需进一步研究证实其作用机制。

（二）二氧化硫与血管结构调节及其机制

在 WKY 大鼠给予内源性 SO_2 生成抑制剂 HDX（从 4 周龄到 9 周龄，共 5 周），观察血压、血管结构及血管平滑肌细胞增殖状态的改变，结果发现连续腹腔注射 HDX 5 周后，WKY 大鼠血浆和主动脉 AAT 活性分别降低 8.9% 和 23.81%，SO_2 含量分别降低 15.04% 和 60.65%，血压显著升高，血管结构发生显著重建（胸主动脉内径缩小，中膜厚度与内径比增大），血管平滑肌细胞增殖指数升高，促进增殖的信号转导通路 ERK/MAPK 磷酸化激活。以上研究提示内源性 SO_2 可抑制血管平滑肌细胞 ERK/MAPK 信号通路激活，抑制血管平滑肌细胞增殖，从而维持生理状态下血管结构正常。

第六节 气体信号分子与疾病

综上所述，内源性气体信号分子在心血管系统中广泛产生，其体系广泛分布。进一步的研究揭示内源性气体信号分子在血管结构与功能的调节中发挥重要作用。在病理状态下，特别是机体受到致病因素刺激后，对内源性气体信号分子的生成与代谢可产生不同的影响，对其功能与生物学活性也可能产生损伤或增强效应。下面就几种重要的病理生理学状态下内源性 NO、CO、H_2S 以及 SO_2 体系的变化规律及其在疾病发生、发展过程中的意义进行阐述。

一、气体信号分子与高血压的形成机制

（一）NO 与高血压的形成机制

虽然高血压的发病机制非常复杂，但是内源性 NO 生成和（或）生物利用度不足是高血压及血管重塑的重要发病机制这一结论已经得到公认。在所有被检测的高血压动物模型中均显示内源性 NO 体系下调，给大鼠腹腔注射 NOS 抑制剂左旋硝基精氨酸（L-N′-nitroarginine，L-NNA）、左旋精氨酸类似物以及基因敲除 eNOS，均可以诱发持续严重的高血压。原发性高血压患者的基础 NO 释放减少，存在严重内皮功能障碍。NO 直接参与动脉血压与器官组织血流量的调节，基础状态下动脉血管内皮即可合成并释放 NO，血液脉冲式流动及其对血管壁的剪切力是内皮细胞分泌基础 NO 的重要刺激因素，通过内皮细胞的压力感受器激活 eNOS，促进 NO 释放，产生血管舒张，调节血压、血流量和流速，如基础释放停止或不足，血管收缩，可致血压升高，高血压患者存在基础和病理刺激下的 NO 生物利用度降低，以致血压上升，应用左旋精氨酸（L-Arg）能改善内皮功能，可使升高的血压下降。

除直接作用外，NO 可通过调节其他血管活性小分子间的生成参与高血压发生。研究表明 L-NNA 诱导的高血压大鼠 ET1 水平升高，主动脉对 Ach 舒张反应降低，对 ET1 的收缩反应明显升高，如同时给予 ET1 抗血清，血压可降至正常，ET1 水平明显降低，主动脉对 Ach 舒张反应增强而对 ET1 收缩反应降低，提示 NO 与 ET 之间存在相互拮抗的效应，二者在体内的比值是否平衡对血管张力的维持具有重要作用。NO 可抑制内皮细胞和肾上腺血管紧张素Ⅱ受体 1 的表达及内皮细胞 ACE 的合成，拮抗血管紧张素Ⅱ激活的转化生长因子 β 活化。NO 可促进血管内源性 CO、H_2S 及 SO_2 生成，增强 H_2S 及 SO_2 的血管舒张效应，值得一提的是 NO 抑制 CO 的血管舒张效应，推测可能是高血压发病中 CO 作为后备代偿机制在 NO 生成不足时，发挥代偿性血管舒张效应的机制之一。

（二）CO 与高血压的形成机制

CO 在体循环压力调节中也有重要作用，CO/HO 体系异常是高血压发病机制中的重要环节，且在不同类型高血压中 CO/HO 体系的变化不同。在 Dahl 盐敏感高血压大鼠血管中 CO/HO1 体系上调，对 Ach 的舒张反应减弱，提示 CO 抑制血管内皮细胞 NO/NOS 体系的表达和效应，诱发 Dahl 盐敏感高血压发病；而在自发性高血压大鼠（spontaneously hepertensive rat，SHR）主动脉中 HO1 和 HO2 mRNA 转录和蛋白表达显著升高，CO 激活 sGC/cGMP 途径显著增强，研究认为在 SHR 发病机制中 NOS/NO 体系下调，CO/HO 体系可能作为后备体系代偿性上调。在 NOS 抑制剂诱导高血压模型中发现血管组织 HO 活性和 HbCO 产量明显增加，进一步证实 CO/HO 体系作为 NO 体系后备体系的作用。但也有不同的观点，有研究认为在 SHR 中 CO/HO1 体系在高血压前期血压尚正常时即开始下调，至高血压进展期血压升高时，CO/HO1 体系显著下调，而在高血压稳定期时 CO 才代偿性上调。给予 SHR 单次补充外源性 CO 后，观察到血压在

180 分钟内持续下降，在正常 SD 大鼠阻断内源性 CO 后血压升高，提示 CO/HO1 体系在生理状态下可能发挥调节血管收缩性的作用，CO/HO1 体系下调可能是自发性高血压发病的启动和维持因素之一。

（三）H_2S 与高血压的形成机制

在 SHR 和 L-NAME 诱导的大鼠高血压中，均发现血管组织中内源性 H_2S/CSE 体系显著下调，补充 H_2S 供体可降低血压，缓解高血压结构重塑，而对正常大鼠给予 PAG 抑制 CSE 活性，减少内源性 H_2S 生成，则大鼠血压升高，血管结构发生显著重塑，提示内源性 H_2S 生成不足是导致高血压的重要发病机制[18]。CSE$^{-/-}$ 小鼠的实验结果进一步证实及支持上述结论[19]。澳大利亚老年人群高血压患者的研究证实，血清半胱氨酸水平、CSE-C1364 和 CBS-844ins68 与高血压临床表型相关。在高血压儿童及成年患者中均可检测到血浆 H_2S 水平显著降低，血浆同型半胱氨酸水平升高，H_2S/ 同型半胱氨酸比值与血压呈显著负相关，血浆 H_2S 水平与高血压危险因素呈负相关。

关于内源性 H_2S 在高血压发生中的调节作用及机制，主要有以下 5 方面：①高血压形成中 H_2S 的内皮依赖及非依赖血管舒张效应减弱[20]；②内源性 H_2S 可通过抑制血管平滑肌细胞增殖、诱导血管平滑肌细胞凋亡、抑制血管胶原重塑、抑制血管炎症反应及氧化应激损伤，进而抑制血管结构重构；③ H_2S 可通过开放 K_{ATP} 通道及关闭 L- 型钙通道，增加颈动脉窦压力反射及提高颈动脉窦的活性作用，参与血压调节；④ H_2S 拮抗 H_2O_2 对肾小管上皮细胞的氧化应激损伤，通过 PTEN/PI（3, 4, 5）P3 依赖的信号转导通路激活上皮细胞 Na 通道，减少水钠储溜；⑤ H_2S 可抑制血管内皮细胞中血管紧张素转换酶活性，进而抑制血管紧张素生成。

（四）SO_2 与高血压的形成机制

在 SHR 动物模型中观察到高血压进程中内源性 SO_2 体系显著下调，表现为：与 WKY 大鼠相比，SHR 血压升高 54.46%，血管重构形成（中膜厚度、壁厚与腔径比和中膜压力显著增大），此时血浆和主动脉 SO_2 水平分别降低 43.36% 和 54.87%，血浆和主动脉 AAT 活性分别降低 10.93% 和 19.76%，主动脉 AAT1 和 AAT2 mRNA 水平分别降低 67.44% 和 76.97%。以上结果提示，大鼠高血压形成过程中内源性 SO_2 体系显著下调。

对 WKY 大鼠和 SHR 分别给予 SO_2 供体和内源性 SO_2 生成抑制剂 HDX，观察干预后 SHR 血压和主动脉血管结构的变化，研究 SO_2 对血压、血管舒缩功能和主动脉血管结构重构的调节作用。结果发现：对 SHR 补充 SO_2 供体后，血浆和主动脉 SO_2 含量增加，血压显著降低，血管结构重构缓解，表现为胸主动脉中膜厚度变薄、壁厚与内径的比缩小、中膜压力降低。对 WKY 大鼠给予内源性 SO_2 生成酶抑制剂 HDX 后，血浆和主动脉 AAT 活性降低，血浆和主动脉 SO_2 含量显著减少，同时研究发现大鼠血压显著升高，血管结构重构病变加重，与 SHR 血压和血管结构改变相似。以上研究提示，内源性 SO_2 体系下调是高血压和血管结构重构形成的重要发病机制之一，SO_2 可抑制高血压形成，缓解血管结构重构。

进一步从血管平滑肌细胞增殖、凋亡、内质网应激以及胶原蛋白异常代谢调节的角度，研究内源性 SO_2 抑制高血压形成的作用机制。结果发现：对 SHR 给予 SO_2 供体后，大鼠胸主动脉平滑肌细胞增殖指数显著降低，凋亡指数显著升高，凋亡抑制因子 Bcl2 蛋白表达显著降低，促凋亡因子 Caspase-3 及 Fas 蛋白表达显著升高；主动脉平滑肌细胞 Caspase-12 以及 GRP78 蛋白表达明显减弱；主动脉中膜 Ⅰ 型和 Ⅲ 型胶原蛋白表达减少；血管环对 Ach 和 SNP 的舒张反应均显著增强。以上研究提示，SO_2 可抑制高血压大鼠主动脉平滑肌细胞增殖、诱导主动脉平滑肌细胞凋亡、减少血管胶原沉积、抑制内质网应激反应及舒张血管。

二、气体信号分子与动脉粥样硬化的形成机制

（一）NO 与动脉粥样硬化的形成机制

动脉粥样硬化形成中可观察到内皮细胞中

L-Arg 的生物利用度下降，eNOS 对 L-Arg 亲和力下降，同时内皮细胞合成和释放 NO_2^- 增多，NO 灭活加速，特别是氧化脂质蛋白更易灭活 NO，NO 受体信号传递受抑制，进而血管收缩，还促进平滑肌增生和激活巨噬细胞与内皮细胞黏附，诱导泡沫细胞生成，促进血小板黏附与聚集，最终导致粥样硬化病变。非对称性二甲基精氨酸（ADMA）是一种内源性 NOS 抑制分子，通过二甲基精氨酸二甲基氨基水解酶（dimethylarginine dimethylaminohydrolase，DDAH）分解代谢，很多心血管危险因子都可通过降低 DDAH 活性使血浆中 ADMA 含量增高，导致 NOS 活性的抑制及 NO 生成减少。研究发现，血浆 ADMA 水平在无症状的高胆固醇血症青年患者中升高，且与内皮依赖性血管舒张受损和尿硝酸盐排泄减少有关，而这些异常在给予 NO 生成前体 L-Arg 后逆转。近年有学者针对 L-arg/NOS/NO 途径提出了 ADMA /DDAH 系统，NO 通路及 ADMA/DDAH 系统在动脉粥样硬化的发生发展中起着重要作用，它们与氧化应激、炎症、高血压、高血糖、高胆固醇血症等许多致动脉粥样硬化的危险因素紧密相关。ADMA 浓度增高所造成的 NOS 活性抑制可能代表了所有心血管危险因子启动及加速动脉粥样硬化的一个共同通路，是动脉粥样硬化的一个独立危险因素。

有研究表明，eNOS 催化生成的低剂量 NO 通过促进血管舒张、抑制淋巴细胞和血小板的聚集以及黏附、抑制血管平滑肌细胞增殖发挥抗粥样硬化病变效应。iNOS 催化生成的大剂量 NO 通过直接作用或其衍生物如过氧化亚硝酸根发挥促粥样硬化病变效应。应用基因敲除技术进一步证实 eNOS 和 iNOS 在粥样硬化发病中的意义，结果发现在 ApoE 基因敲除小鼠基础上，同时敲除 eNOS 基因显著促进粥样硬化病变，而同时敲除 iNOS 基因可显著抑制粥样硬化病变的发展。上述研究提示选择性抑制 iNOS 异常激活是动脉粥样硬化临床防治的重要靶点。

（二）CO 与动脉粥样硬化的形成机制

研究发现在动脉粥样硬化大鼠模型中给予高氯血红素可激活 HO1，缓解冠状动脉泡沫化损伤后血管新生内膜形成，而抑制 HO1 活性可加重血管损伤。在高胆固醇饮食诱导的动脉粥样硬化家兔主动脉中 HO 活性明显降低，CO 生成量显著减少，主动脉内膜斑块面积显著增加，血红素 -L- 赖氨酸盐基本恢复主动脉 CO 生成量，缩小主动脉斑块面积，提示 CO/HO 体系下调可能是动脉粥样硬化的发病机制之一。CO 抗动脉粥样硬化的机制可能与其促进内皮细胞活化、增殖及血管形成有关，研究发现将人 HO1 基因转染兔冠状微血管内皮细胞，内皮细胞 HO 活性增加 1 倍，内皮细胞数增加 45%，血管形成增加 1 倍。CO 可抑制联合应用细胞因子（INFγ、TNFα、IL1β）诱导的主动脉平滑肌细胞凋亡，抑制 iNOS 活性，减轻 iNOS 介导的血管炎症及氧化应激损伤。

（三）H_2S 与动脉粥样硬化的形成机制

我们在 $ApoE^{-/-}$ 小鼠中研究发现，动脉粥样硬化形成中血管内源性 H_2S/CSE 体系下调，补充 H_2S 供体可减少血管脂质沉积，缩小动脉粥样硬化斑块面积，而 PAG 可促进血管脂质沉积，加重动脉粥样硬化斑块形成。与野生型小鼠相比，$CSE^{-/-}$ 小鼠在给予高胆固醇饮食早期即出现脂质沉积、主动脉根部损伤及血脂紊乱，补充 H_2S 供体可缓解上述血脂紊乱及血管损伤。$CSE^{-/-}$/$ApoE^{-/-}$ 小鼠动脉粥样硬化病变明显重于单独基因敲除小鼠。上述研究表明，内源性 H_2S 生成不足是动脉粥样硬化形成的重要机制[21]。对 $ApoE^{-/-}$ 小鼠给予可释放 H_2S 的药物 ACS14 治疗 12 周后，动脉粥样硬化斑块面积明显缩小，提示 CSE/H_2S 通路是动脉粥样硬化防治的重要靶点。

关于内源性 H_2S 在动脉粥样硬化形成中的调节作用及机制，主要有以下 4 方面：①血管内皮细胞保护效应，包括抑制血管内皮细胞炎症反应、氧化应激及内膜增生。在体及离体实验均证实，H_2S 可抑制血管内皮细胞 NF-κB 的核转位激活，进而抑制血管内皮细胞 ICAM1 表达。与野生型小鼠相比，$CSE^{-/-}$ 小鼠在给予高胆固醇饮食后血管内皮细胞黏附分子表达增加、氧化损伤加重，出现血管内膜增生。在 H_2O_2 刺激脐静脉内皮细胞模型中研究发现，H_2S 可保护内皮细胞线粒体功能及增强抗氧化酶——超氧化物歧化酶（SOD）、过氧化氢酶（catalase，CAT）、谷胱甘肽过氧化物酶（glutathione peroxidase，GPx）等的蛋白表达和活性，拮抗 H_2O_2 所致血管内皮细胞的氧化应激损伤；②抑制巨噬细胞趋化、炎症反应及其向泡沫细胞转化。研究表明 H_2S 可抑制 γ- 干扰素或脂多糖刺激的巨噬细胞趋化因子和受体（CX3CR1 和 CX3CL1）的表达及其介导的巨噬细胞趋化，PPARγ 和 NF-κB 通路介导该效应；抑制氧化型低密度脂蛋白（oxidized LDL，oxLDL）刺激的巨噬细胞炎症反应，JNK/NF-κB 信号通路介导 H_2S 的抗炎效应；H_2S 可抑制巨噬细胞 CD36、清道夫受体 A 和乙酰辅酶 A：胆固醇乙酰基转移酶 1（acetyl CoA：cholesterol acyltransferase1，ACAT1）的表达，抑制胆固醇摄取及沉积，减少泡沫细胞形成，K_{ATP}/ERK 信号通路介导该效应；③直接调节低密度脂蛋白（LDL）的氧化修饰过程及 oxLDL 中的重要成分，发挥抗动脉粥样硬化作用[22]。研究证实 H_2S 可抑制次氯酸对 LDL 的氧化修饰作用，抑制髓过氧化物酶活性并破坏 H_2O_2，拮抗其对 LDL 的氧化修饰过程。H_2S 可与 oxLDL 直接作用破坏其中的脂质过氧化物成分 9-HODE，从而削弱 oxLDL 的促动脉粥样硬化作用；④其他机制：H_2S 对血管平滑肌细胞增殖及细胞外基质代谢的调节作用也是其发挥抗动脉粥样硬化作用的机制之一。

（四）SO_2 与动脉粥样硬化的形成机制

在腹腔注射维生素 D 及高脂饮食所致动脉粥样硬化大鼠模型中，研究发现动脉粥样硬化大鼠血浆和主动脉 SO_2 含量、主动脉中内源性 SO_2 生成关键酶 AAT 活性均显著下降，提示动脉粥样硬化大鼠内源性 SO_2 体系显著下调。在上述研究基础上，对动脉粥样硬化大鼠给予 SO_2 供体干预，观察 SO_2 对动脉粥样硬化形成的调节作用。结果发现：给予 SO_2 供体后，动脉粥样硬化大鼠主动脉及冠状动脉粥样硬化斑块面积显著缩小；电镜结果显示大鼠主动脉动脉粥样硬化斑块中脂滴数量和体积缩小，血管内皮细胞及平滑肌细胞超微结构病变缓解；血脂分析显示血浆总胆固醇和 LDL 水平降低[23]。以上结果提示 SO_2 具有重要的拮抗动脉粥样硬化效应。

进一步从抑制氧化应激、血管内皮保护及激活内源性 H_2S 体系的角度切入，探索 SO_2 的抗动脉粥样硬化机制。结果发现：①给予 SO_2 干预后，动脉粥样硬化大鼠血浆丙二醛（malondialdehyde，MDA）水平降低，抗氧化酶 SOD 和 GPx 活性增强，SOD1 和 SOD2 蛋白表达显著增强。这提示 SO_2 主要作用于抗氧化酶 SOD，可增强其活性及蛋白表达，抑制氧化应激损伤；②给予 SO_2 干预后，动脉粥样硬化大鼠血浆 NO 含量进一步升高，血浆 eNOS 活性增强，iNOS 活性明显降低。这提示 SO_2 可保护血管内皮功能；③与动脉粥样硬化组相比，动脉粥样硬化 +SO_2 组大鼠血浆 H_2S 含量显著升高，主动脉和冠状动脉中内源性 H_2S 荧光信号增强，主动脉和心肌组织中 H_2S 产率升高。这提示动脉粥样硬化发病中 SO_2 促进心脏和血管组织中内源性 H_2S 生成。

三、气体信号分子与血管钙化的形成机制

血管钙化（vascular calcification）是动脉粥样硬化、高血压、糖尿病血管病变、血管损伤、慢性肾病和衰老等普遍存在的共同病理表现，主要表现为血管壁僵硬性增加，顺应性降低，是心脑血管疾病高发病率和高死亡率的重要因素之一。钙化的血管平滑肌细胞表型发生转变，细胞特征消失，功能紊乱，导致心血管功能失衡。

（一）NO 与血管钙化的形成机制

研究发现，钙化的血管组织 L-Arg 转运障碍，NO 含量降低，cGMP 含量减少。给予 NOS 抑制剂 L-NNA 干预后血管钙化程度加重，而给予 L-Arg 干预后血管钙化程度明显减轻，提示血管钙化形成中 L-Arg/NO/cGMP 途径发生紊乱，干预内源性 NO 生成可调节血管钙化的进程。在主动脉瓣钙化的体外实验研究中发现，在钙化培养基培养的主动脉瓣内皮细胞中 eNOS 蛋白表达显著降低；三维胶原培养的主动脉瓣间质细胞在机械力刺激下，以钙化培养基培养可发生显著细胞钙化，但是与主动脉瓣内皮细胞共培养可抑制成肌纤维细胞激活及钙沉积，与 NO 供体孵育也可抑制主动脉瓣间质细胞向成骨细胞分化及基质

钙化；相反，与 NO 生成阻断剂 L-NAME 孵育可加重细胞钙化，提示瓣膜内皮细胞来源的 NO 是早期瓣膜钙化的天然抑制剂，在瓣膜稳态平衡及病变发生中发挥重要调节作用[24]。在一项青少年冠状动脉钙化的临床研究中发现，冠状动脉钙化组青少年血浆 ADMA 含量显著升高，进一步证实内源性 NO 生物利用度降低与血管钙化的相关性。有关 NO 抑制血管钙化的机制，研究发现 NO 通过激活 cGMP 通路，抑制转化生长因子β（TGFβ）通路，抑制血管平滑肌细胞向成骨细胞转化；在瓣膜钙化的研究中也证实对猪主动脉瓣膜以 sGC 抑制剂孵育可加重瓣膜钙化。

（二）CO 与血管钙化的形成机制

血管钙化大鼠及细胞实验中均证实在血管钙化形成中，HO1 mRNA 及蛋白表达减少，HO1 活性降低，CO 含量及 cGMP 含量显著降低，HO1 抑制剂可加重血管钙化病变，而 HO1 激活剂可显著减轻血管病变，提示内源性 HO1/CO 体系下调可能参与血管钙化的发生机制。

（三）H_2S 与血管钙化的形成机制

在维生素 D_3 和尼古丁诱导大鼠血管钙化动物模型中，发现钙化组大鼠血管平滑肌细胞内和细胞外基质有大量黑色颗粒聚集；主动脉钙含量及碱性磷酸酶（alkaline phosphatase，ALP）活性均明显增高，血管内源性 H_2S 生成显著降低；补充 H_2S 供体后血管钙含量、血清及主动脉 ALP 活性显著降低，提示内源性 H_2S 生成不足是血管钙化的发生机制之一[25]。在高磷诱导的血管钙化细胞模型中研究发现，H_2S 可抑制高磷诱导的细胞外基质钙沉积，抑制血管平滑肌细胞向成骨细胞转化，抑制磷酸盐摄取及钠依赖性磷酸共转运体 -1 表达，抑制 CSE 活性可阻断上述效应。

四、气体信号分子与肺动脉高压的形成机制

（一）NO 与肺动脉高压的形成机制

eNOS/NO 体系在低氧性肺动脉高压（hypoxic pulmonary hypertension，HPH）形成中明显下调，且主要定位于远端肺动脉 eNOS/NO 体系下调，这种节段性 eNOS 下调是节段依赖性肺血管结构重建的肺动脉高压病理学基础。NO 可拮抗 HPH 和肺血管结构重建，对其作用机制的研究表明 NO 可调节血管平滑肌细胞增殖和凋亡失衡以及抑制肺动脉胶原的过度堆积。高肺血流性肺动脉高压中，研究发现在肺血流量增加但尚未形成肺动脉高压时 NOS/NO 体系即明显上调，至分流术后 11 周形成显著肺动脉高压时 NOS/NO 体系持续上升，NO 前体 L-Arg 可通过抑制肺动脉平滑肌细胞增殖、诱导肺动脉平滑肌细胞凋亡以及抑制肺动脉胶原的过度堆积逆转高肺血流性肺动脉高压和肺血管结构重建的形成过程，推测 NOS/NO 的上调是机体和肺组织对高肺血流和剪切力刺激的一种代偿性自身调节反应。

胞膜小凹（caveolae）是细胞质膜内陷所形成的囊状结构，小凹蛋白（caveolin）是胞膜小凹区别于其他脂筏结构的特征性蛋白分子，参与信号转导和物质转运等，是主要的 eNOS 活性抑制分子。对 $Caveolin^{-/-}$ 小鼠的研究发现，内皮细胞 Caveolin 表达缺失可导致 eNOS 过度激活，持续大量生成 NO，对 PKG 的酪氨酸残基硝基化修饰后抑制 PKG 活性，导致肺动脉血管舒张障碍和血管重构，在特发性肺动脉高压患者中也可观察到 Caveolin 表达减少及 eNOS 过度激活现象[26]。这提示 Caveolin/eNOS 脱偶联是肺动脉高压的重要发病机制之一。

（二）CO 与肺动脉高压的形成机制

研究发现，在 HPH 形成过程中 CO/HO 体系作为机体拮抗肺动脉高压的重要内源性防御体系呈双峰样激活，表现为肺组织和血浆 CO 含量在低氧 1 天和低氧 14 天两次升高，HO1 蛋白由低氧早期炎症细胞高表达向低氧后期肺动脉平滑肌细胞高表达转移。HO1 抑制剂锌原卟啉（Zn protoporphyrin，ZnPP）及 CO 气体的结果证实内源性 CO 能够有效缓解慢性 HPH 和肺血管结构重建，其作用机制包括抑制肺动脉平滑肌细胞低氧性增殖，诱导低氧性凋亡以及抑制肺动脉胶原蛋白的异常堆积[27]。对肺组织特异性过表达 HO1 的转基因小鼠研究表明，HO1 过表达可减轻慢性低氧刺激的肺部炎症，缓解肺动脉高压和肺血管重塑。在野百合碱诱导肺动脉高压模型

中也观察到HO1介导的抗增殖效应，该效应在HO1 KO小鼠来源的平滑肌细胞中被消除。CO气体吸入可拮抗大鼠HPH形成，其机制与激活BK_{Ca}通道及NO生成有关，在$eNOS^{-/-}$小鼠中CO气体吸入对HPH无效。

（三）H_2S与肺动脉高压的形成机制

Zhang等[28]研究发现HPH大鼠肺组织内源性H_2S体系显著下调，表现为：血浆、肺动脉及肺组织H_2S含量及产率显著下降，H_2S生成关键酶CSE蛋白表达降低。对低氧大鼠补充H_2S供体可降低肺动脉压力，缓解肺血管结构重建，反之给予CSE抑制剂PAG可进一步加重HPH和肺血管结构重建，而在常氧大鼠给予PAG干预可部分模拟低氧刺激对肺动脉压力及肺血管结构的损伤作用，提示低氧刺激导致内源性H_2S生成不足是HPH的重要发病机制之一。内源性H_2S可拮抗HPH，缓解肺血管结构重建，对其作用机制的研究发现，H_2S可直接舒张肺血管、抑制低氧性肺动脉平滑肌细胞增殖、诱导低氧性肺动脉平滑肌细胞凋亡、抑制低氧性肺血管基质重塑、抑制促平滑肌细胞增殖因子尾加压素的合成。

左向右分流型先天性心脏病合并肺动脉高压是儿童及成人先天性心脏病发病的重要病理生理环节，影响其发生发展、临床治疗决策及预后转归，发病初期主要以肺血管收缩引起血流动力学变化为主，后期为肺血管结构重建。Li等[29]在腹主动脉-下腔静脉分流制备的高肺血流性肺动脉高压大鼠模型中研究发现，在分流早期，大鼠肺组织内源性H_2S体系表现为上调，给予PAG干预可促进肺动脉高压和肺血管重构；而在分流晚期，大鼠肺组织内源性H_2S体系表现为下调，给予H_2S供体可减轻肺动脉高压和肺血管重构，提示在高肺血流性肺动脉高压发生发展的不同阶段，内源性H_2S扮演不同的角色，早期被激活发挥防御作用，晚期内源性生成不足最终导致肺动脉高压形成。

（四）SO_2与肺动脉高压

Sun等[30]研究发现在HPH大鼠模型中，内源性SO_2体系下调，表现为：血浆和肺组织SO_2含量均明显降低，肺组织SO_2生成关键酶AAT_1和AAT_2mRNA表达及蛋白活性均降低。对低氧大鼠补充SO_2供体，可显著降低低氧大鼠肺动脉压，缓解肺小血管肌化；反之，对低氧大鼠给予SO_2生成酶抑制剂HDX，可显著加重肺动脉高压及肺小血管肌化，提示内源性SO_2生成受抑是低氧性肺动脉高压和肺血管结构重塑形成的重要机制，SO_2可显著拮抗HPH和肺血管重构。

Jin等[31]在野百合碱（monocrotaline，MCT）诱导肺动脉高压大鼠模型中研究发现，内源性SO_2体系显著激活，表现为：MCT组大鼠血浆和肺组织中SO_2含量显著升高，血浆和肺组织AAT活性增强，肺组织和肺小动脉血管内皮细胞及平滑肌细胞中AAT1和AAT2 mRNA和蛋白表达均升高。HDX干预可使MCT组大鼠肺动脉压力进一步升高，肺血管肌化显著加重。反之，SO_2供体干预可使MCT组大鼠肺动脉压力有所减低，右心室肥厚及肺血管肌化程度减轻。以上结果提示，MCT诱导肺动脉高压及肺血管结构重建形成，内源性SO_2体系被激活，发挥拮抗肺动脉高压及缓解肺血管结构重建的内源性保护效应。

对于SO_2抗肺动脉高压作用机制的研究主要集中于以下方面：①抑制肺动脉平滑肌细胞增殖：SO_2可降低某些信号分子如Raf1、MEK1及p-ERK/ERK的表达，提示内源性SO_2通过MAPK信号通路抑制肺动脉平滑肌细胞增殖，改善血管重构；②抑制肺血管胶原蛋白合成及沉积，促进其降解：SO_2可降低肺动脉胶原Ⅰ和Ⅲ的mRNA表达及蛋白含量，促进MMP13/TIMP1比值增加，从而促使胶原降解；③调节内皮细胞炎性反应：SO_2可降低肺动脉内皮细胞中炎性相关因子NF-κB和ICAM1表达，抑制肺血管炎症反应；④增强抗氧化能力，减轻肺血管氧化应激损伤：MCT组大鼠肺组织抗氧化酶SOD、GPx和CAT活性明显增强，HDX阻断内源性SO_2生成后，肺组织抗氧化酶活性明显降低，补充SO_2供体可显著增强肺组织抗氧化酶活性及表达，说明SO_2拮抗肺动脉高压与增强抗氧化能力有关；⑤其他可能机制：SO_2降低血浆中ET1含量及肺组织中ET1 mRNA表达，提示SO_2除直接作用外，还可能通过抑制促血管增殖因子生成，间接参与对血管重塑的调节作用。

参考文献

[1] Jin HF, Du JB, Tang CS. Frontiers in research reviews: the pathophysiological significance of sulphur-containing gases: simple molecules play complicated roles. Clin Exp Pharmacol Physiol, 2010, 37(7):743-744.

[2] Wang XB, Jin HF, Tang CS, et al. Significance of endogenous sulphur-containing gases in the cardiovascular system. Clin Exp Pharmacol Physiol, 2010, 37(7):745-752.

[3] Du Jun-bao, Chen Stella, Jin Hong-fang, et al. Adequate hydrogen sulfide, healthy circulation.Chin Med J, 2011, 124(21):3443-3444.

[4] Liu D, Jin H, Tang C, et al. Sulfur dioxide: a novel gaseous signal in the regulation of cardiovascular functions. Mini Rev Med Chem, 2010, 10(11):1039-1045.

[5] Wu G. Functional amino acids in nutrition and health. Amino Acids, 2013, 45(3):407-411.

[6] Deinum G, Stone JR, Babcock GT, et al. Binding of nitric oxide and carbon monoxide to soluble guanylate cyclase as observed with Resonance raman spectroscopy. Biochemistry, 1996, 35:1540-1547.

[7] Hirst DG, Robson T. Nitric oxide physiology and pathology. Methods Mol Biol, 2011, 704:1-13.

[8] Wu L, Wang R. Carbon monoxide: endogenous production, physiological functions, and pharmacological applications. Pharmacol Rev, 2005, 57(4):585-630.

[9] Ryter SW, Choi AM. Carbon monoxide: present and future indications for a medical gas. Korean J Intern Med, 2013, 28(2):123-140.

[10] Tang CS, Li XH, Du JB. Hydrogen sulfide as a new endogenous gaseous transmitter in the cardiovascular system. Curr Vasc Pharmacol, 2006, 4(1):17-22.

[11] Vandiver M, Snyder SH. Hydrogen sulfide: a gasotransmitter of clinical relevance. J Mol Med(Berl), 2012, 90(3):255-263.

[12] Liu YH, Lu M, Hu LF, et al. Hydrogen sulfide in the mammalian cardiovascular system. Antioxid Redox Signal, 2012, 17(1): 141-185.

[13] Wang R. Signaling pathways for the vascular effects of hydrogen sulfide. Curr Opin Nephrol Hypertens, 2011, 20(2):107-112.

[14] Wang MJ, Cai WJ, Zhu YC. Mechanisms of angiogenesis: role of hydrogen sulphide. Clin Exp Pharmacol Physiol, 2010, 37(7):764-771.

[15] Li L, Liu D, Bu D, et al. Brg1-dependent epigenetic control of vascular smooth muscle cell proliferation by hydrogen sulfide. Biochim Biophys Acta, 2013, 1833(6):1347-1355.

[16] Du SX, Jin HF, Bu DF, et al. Endogenously generated sulfur dioxide and its vasorelaxant effect in rats. Acta Pharmacol Sin, 2008, 29(8):923-930.

[17] Luo L, Liu D, Tang C, et al. Sulfur dioxide upregulates the inhibited endogenous hydrogen sulfide pathway in rats with pulmonary hypertension induced by high pulmonary blood flow. Biochem Biophys Res Commun, 2013, 19, 433(4):519-525.

[18] Du JB, Zhang CY, Yan Hui, et al. A newly found gasotransmitter, hydrogen sulfide, in the pathogenesis of hypertension and other cardiovascular diseases. Curr Hypertens Rev, 2006, 2:123-126.

[19] Yang G, Wu L, Jiang B, et al. H_2S as a physiologic vasorelaxant: hypertension in mice with deletion of cystathionine gamma-lyase. Science, 2008, 322(5901):587-590.

[20] Wei Lu, Yan Sun, Chaoshu Tang, et al. Sulfur dioxide derivatives improve the vasorelaxation in the spontaneously hypertensive rat by enhancing the vasorelaxant response to nitric oxide. Exp Biol Med, 2012, 237:867-872.

[21] Wang Y, Zhao X, Jin H, et al. Role of hydrogen sulfide in the development of atherosclerotic lesions in apolipoprotein E knockout mice. Arterioscler Thromb Vasc Biol, 2009, 29(2):173-179.

[22] Muellner MK, Schreier SM, Laggner H, et al. Hydrogen sulfide destroys lipid hydroperoxides in oxidized LDL. Biochem, 2009,420(2):277-281.

[23] Li W,Tang CS, Jin HF, et al. Regulatory effects of sulfur dioxide on the development of atherosclerotic lesions and vascular hydrogen sulfide in atherosclerotic rats. Atherosclerosis, 2011, 215(2): 323-330.

[24] Richards J, El-Hamamsy I, Chen S, et al. Side-specific endothelial-dependent regulation of aortic valve calcification: interplay of hemodynamics and nitric oxide signaling. Am J Pathol, 2013, 182(5): 1922-1931.

[25] Wu SY, Pan CS, Geng B, et al. Hydrogen sulfide ameliorates vascular calcification induced by vitamin D_3 plus nicotine in rats. Acta Pharmacol Sin, 2006, 27(3):299-306.

[26] Zhao YY, Malik AB. A novel insight into the mechanism of pulmonary hypertension involving caveolin-1 deficiency and endothelial nitric oxide synthase activation. Trends Cardiovasc Med, 2009, 9(7):238-242.

[27] Shi Y, Du JB, Gong LM, et al. The regulating effect of heme oxygenase/carbon monoxide on hypoxic pulmonary vascular structural remodeling. Biochem Biophys Res Commun, 2003, 306:523-529.

[28] Zhang CY, Du JB, Bu DF, et al. The regulatory effect of hydrogen sulfide on hypoxic pulmonary hypertension in rats. Biochem Biophys Res Commun, 2003, 302:810-816.

[29] Li X, Du J, Jin H, et al. The regulatory effect of endogenous hydrogen sulfide on pulmonary vascular structure and gasotransmitter in rats with high pulmonary blood flow. Life Sci, 2007, 81(10):841-849.

[30] Sun Y, Tian Y, Prabha M, et al. Effects of sulfur dioxide on hypoxic pulmonary vascular structural remodeling. Lab Invest, 2010, 90(1):68-82.

[31] Jin HF, Du SX, Zhao X, et al. Effects of endogenous sulfur dioxide on monocrotaline-induced pulmonary hypertension in rats. Acta pharmacol Sin, 2008, 29(10):1157-1166.

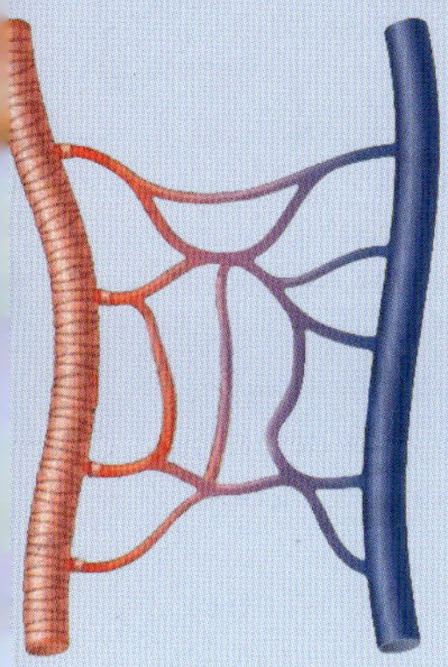

第十二章

蛋白质修饰与血管功能

邹明辉　宋　平

蛋白质翻译后修饰涉及多种化学修饰，是功能蛋白质组学中的主要内容。这些修饰可调节蛋白质的活性、稳定性、亚细胞定位以及与其他蛋白质、核酸、脂类和辅助因子的相互作用。人类蛋白质组随着各种刺激而发生变化，因此是动态的和多样的。其中，蛋白质的翻译后修饰是导致蛋白质组多样性的一个关键机制，而且是调控细胞活性的重要方式。目前已发现二百多种蛋白质翻译后修饰方式，它们通常发生在蛋白质特定的侧链氨基酸或肽键上，多由某些酶介导实现。据估计，执行蛋白质翻译后修饰功能的酶约占蛋白质组的5%。这些酶包括蛋白激酶、蛋白磷酸酶、转移酶和连接酶等，它们多数可向氨基酸侧链添加或删除官能团、蛋白质、脂质或糖；另外还有一些蛋白酶，它们负责切割肽键进而删除特定序列或调节亚基。

蛋白质翻译后修饰可发生在蛋白质“生命周期”中的任何阶段。例如，许多蛋白质在翻译后不久即被修饰，从而有助于该蛋白质完成正确的折叠，或者使其更稳定，或者协助新生蛋白质定位到细胞的不同区室（如细胞核、膜）。另外一些修饰则发生在折叠和定位之后，用以激活或淬灭催化活性，或影响蛋白质的生物活性。此外，蛋白质本身也可与某些标签共价连接，从而吸引特定的酶对其加以识别并进行处置，例如蛋白质与泛素连接后，这种泛素化的蛋白质可被某些蛋白酶识别并被降解。除了这些修饰之外，蛋白质还通过翻译后裂解以及在成熟或激活过程中添加官能团的方式来修饰。

蛋白质的翻译后修饰有些是可逆的。例如，

蛋白激酶磷酸化蛋白质的特定氨基酸侧链，这是一种常用的催化激活或失活的方式。相反，蛋白磷酸酶则水解磷酸基团，将其从蛋白质中去掉，进而逆转蛋白质的生物活性。另外，蛋白质肽键的水解是一个热力学上容易发生的反应，因此可以永久地删除肽序列或者调节区域。

第一节　蛋白质翻译后修饰的概述

蛋白质翻译后修饰（post-translational modification，PTM），又称后转译修饰，是指在 mRNA 被翻译成蛋白质之后的各种加工修饰，使可能没有活性的前体蛋白质成为具有生物功能的成熟蛋白质。蛋白质翻译后修饰的类型有各种各样，一般可分为四种：化学修饰、N- 端甲酰甲硫氨酸或甲硫氨酸的切除、二硫键的形成和剪切。

一、化学修饰

化学修饰是由酶或非酶介导的在蛋白质氨基酸残基上添加或删除生物化学官能团的一种修饰，它是蛋白质翻译后加工的重要方式。化学修饰的类型很多，包括磷酸化、巯基亚硝基化（或 S- 亚硝基化）、酪氨酸硝基化、糖基化、乙酰化、甲基化等。

二、N- 端甲酰甲硫氨酸或甲硫氨酸的切除

由脱甲酰酶（deformylase）除去蛋白质 N- 端甲酰基，留下甲硫氨酸作为第一个氨基酸；原核及真核细胞中甲酰甲硫氨酸或甲硫氨酸一般都要由氨肽酶（aminopeptidase）水解去除。水解过程有的发生在肽链合成的过程中，有的则在肽链从核糖体上释放之后。至于是脱甲酰、还是去除甲酰甲硫氨酸，这常与邻近的氨基酸有关。若邻近氨基酸是精氨酸、天冬酰胺、天冬氨酸、谷氨酸、异亮氨酸或赖氨酸，则以脱甲酰基为主；若邻接的氨基酸是甘氨酸、脯氨酸、苏氨酸或缬氨酸，则常除去甲酰甲硫氨酸。

三、二硫键的形成

若两个半胱氨酸相距较远，其硫氢基可以氧化生成二硫键，产生 mRNA 中没有相应密码子的胱氨酸。例如内皮细胞中 VEGF 受体 2 的 Cys1045 与 Cys1024 之间可以形成二硫键，而且该二硫键的形成能抑制血管内皮细胞的 VEGF 信号和细胞迁移[1]。

四、剪切

在真核生物中有些蛋白质要经过切除修饰才能成为有活性的成熟蛋白，例如胰岛素。新合成的前胰岛素原（preproinsulin）在内质网中切除信号肽变成了胰岛素原（proinsulin），它是单链的多肽，由 3 个二硫键将主键连在一起，弯曲成复杂的环形结构。胰岛素分子由 A 链（21aa）、B 链（31aa）和 C 链（33aa）三个连续的片段组成。当转运到胰岛细胞的囊泡中，C 链即被切除，成为由 A、B 两条分开的链组成的、由 3 个二硫键连接而成的成熟胰岛素。另外，血管平滑肌细胞中的基质金属蛋白酶 2（MMP2）或 MMP9 也需经剪切才具有活性。

蛋白质翻译后修饰可发生在转录因子、膜蛋白（含离子通道蛋白）、结构蛋白以及重要的生物酶分子。已报道的大量不同的翻译后修饰不可能囊括所有可能的血管蛋白质修饰。因此，本章仅涉及少量最常见的蛋白质翻译后化学修饰，且重点阐述磷酸化、巯基亚硝基化和乙酰化。

第二节　血管蛋白质翻译后修饰的主要类型

血管蛋白质翻译后修饰的种类繁多，这些修饰可影响血管蛋白质的稳定性、亚细胞定位及其功能。这里仅介绍血管蛋白质翻译后修饰的主要类型，包括磷酸化、泛素化、亚硝基化、糖基化、甲基化和乙酰化等等。

一、磷酸化

蛋白质磷酸化主要发生在丝氨酸（Ser）、苏氨酸（Thr）或酪氨酸（Tyr）残基，它是最重要的、也是研究最充分的翻译后修饰之一。据估计，人类蛋白质组中三分之一的蛋白质是磷酸化底物，细胞中每种蛋白质类型都有多达 20 个潜在的磷酸化位点。磷酸化是一种普遍用于调节蛋白功能的翻译后修饰，它之所以仅发生在真核细胞中丝氨酸、苏氨酸和酪氨酸三种氨基酸的侧链，是因为这些氨基酸都有亲核的 -OH 基团，它攻击通用磷酸基供体——三磷酸腺苷（ATP）上的 γ- 磷酸，导致磷酸基团转移至氨基酸侧链。蛋白磷酸化在调控包括细胞周期、生长及凋亡等诸多病理生理过程和信号转导通路中起着至关重要的作用。

对于多数蛋白质来说，磷酸化与蛋白活性密切相关，也是蛋白质功能调控的一个关键点。磷酸化通过引起蛋白质的构象变化而调节其功能和细胞信号。这些变化通常会以两种方式影响蛋白质：首先，构象的变化调节蛋白质的催化活性，因此，一种蛋白质可以因为磷酸化而被激活或者灭活；其次，磷酸化蛋白会招募含有识别并结合磷酸域的保守结构域的邻近蛋白。这些结构域具有针对不同氨基酸的特异性。例如，Src 同源 2（SH2）和磷酸酪氨酸结合域具有针对磷酸酪氨酸（phosphotyrosine，pY）的特异性，尽管这两种结构的差异会产生针对不同磷酸酪氨酸中心的特异性。识别磷酸丝氨酸的结构域包括 MH2 和 WW 结构域，而叉头相关（forkhead-associated，FHA）结构域能识别磷酸化苏氨酸。磷酸化信号蛋白可招募下游效应蛋白，因此磷酸化蛋白招募其他蛋白的能力对于信号转导是极其重要的。

蛋白质磷酸化是一种可逆的蛋白质翻译后修饰方式，它由各自催化磷酸化或去磷酸化的激酶或磷酸酶分别介导。这两个家族的酶维持着细胞中磷酸化蛋白质的动态平衡。蛋白激酶是催化磷酸基团转移到底物的酶。激酶的底物多种多样，包括脂肪、碳水化合物、核苷酸和蛋白质。虽然有小部分激酶以三磷酸鸟苷（GTP）为底物，但 ATP 仍是绝大部分蛋白激酶的辅助底物，而且 ATP 结合位点是相对保守的。根据催化结构域的不同，蛋白激酶可分为酪氨酸激酶和丝氨酸 / 苏氨酸激酶两大类。哺乳动物激酶组中约 80% 是丝氨酸 / 苏氨酸激酶，90% 以上的磷酸化蛋白质包含磷酸丝氨酸（phosphoserine，pS）和磷酸苏氨酸（phosphothreonine，pT）。研究表明，一个细胞中 pS：pT：pY 的相对丰度比为 1800：200：1。虽然蛋白质酪氨酸磷酸化不及丝氨酸和苏氨酸磷酸化普遍，但是酪氨酸磷酸化仍处于全球生物医学研究的最前沿，这是因为很多疾病的发生都与受体酪氨酸激酶失调有关。

蛋白激酶的底物特异性不仅取决于目标氨基酸，也取决于目标氨基酸的周围序列。由于存在周围序列的特异性，某些激酶只能磷酸化单一的蛋白质，而另外一些激酶则可使多个底物（>300）磷酸化。此外，如果一个蛋白质存在激酶特异性的共有序列，那么激酶就可以使该蛋白质的一个或多个氨基酸残基发生磷酸化。激酶本身往往含有可激活或自抑制功能的调节亚基，这些亚基的磷酸化是调节激酶活性的一种常见方式。大多数蛋白激酶在基础状态下是去磷酸化的，也是失活的，磷酸化作用使它们激活；少数激酶是组成性激活的，磷酸化使其效能降低或者失活。脚手架和接头蛋白也能通过调控激酶与上游调节子和下游底物之间的空间关系而影响激酶活性。

人类蛋白质组约包含 150 种蛋白磷酸酶，它们具有针对 pS/pT 或 pY 残基的特异性。这两类磷酸酶虽然都行使去磷酸化的功能，但机制有所不同。丝氨酸 / 苏氨酸磷酸酶通过双金属（铁 / 锌）中心介导磷酸基团的磷原子直接水解，而酪氨酸磷酸酶则通过形成共价硫代磷中间体以利于去除酪氨酸残基。

此处以能量感受器腺苷酸激活的蛋白激酶（adenosine monophosphate-activated protein kinase，AMPK）等蛋白质或酶为例，说明磷酸化修饰在调控蛋白质 / 酶活性和功能中的作用[2]。一方面，AMPK 的 Thr172 位点可被上游蛋白激酶肝激酶 B1（liver kinase B1，LKB1）[3]、钙 / 钙调蛋白依赖的蛋白激酶激酶 β（Ca^{2+}/calmodulin-dependent protein kinase kinase β，CaMKKβ）及转化生长因子 β 激活的激酶 1（transforming growth factor-β-activated kinase 1，TAK1）磷酸化而激活，而 Ser173 位点可被蛋白激酶 A（PKA）磷酸化而激活；另一方面，它亦可被蛋白磷酸酶 2A（protein phosphatase 2A，PP2A）[4] 或 PP2C 去磷酸化而失活。而 AMPKα_1 的 Ser485（或 AMPKα_2 的 Ser491）可被蛋白激酶 Akt、PKA 或糖原合成酶激酶 3（glycogen synthase kinase 3，GSK3）[5] 磷酸化而失活（图 12-1）。又如内皮型一氧化氮合酶（eNOS），由 Akt 或 AMPK 介导的 Ser1177 磷酸化促进其活化，相反 Thr495 的磷酸化则抑制其活性。此外如血管平滑肌细胞（VSMC）中的叉头框蛋白 O3a（forkhead homeobox type O3a，FoxO3a），它被 Akt 磷酸化后滞留在细胞质中无法入核，从而其转录活性受到抑制，最终促进 VSMC 存活（Allard，2008）。

二、巯基亚硝基化

一氧化氮（NO$^•$）是一种气体生物自由基信号分子，能调控许多生理过程，包括新生血管形成、平滑肌细胞张力、免疫响应和细胞凋亡等。NO$^•$ 通过多种方式发挥其独特且重要的生理或病理功能，除了经典的环鸟苷酸（cGMP）依赖的信号通路外，蛋白质中半胱氨酸巯基的亚硝基化修饰，即巯基（S-）亚硝基化（或 S- 亚硝基化，S-nitrosylation）是 NO$^•$ 行使其多种生物功能的重要方式之一（图 12-2）。蛋白质巯基亚硝基化包括 NO$^•$ 对蛋白质半胱氨酸巯基的直接亚硝基化，以及由低分子量巯基亚硝基化合物的转亚硝基化（图 12-3），其反应式可简要描述为：

$2NO+1/2O_2 \rightarrow N_2O_3$，

$N_2O_3+RSH \rightarrow R\text{-}SNO+2NO_2^- + 2H^+$；

$R_1\text{-}SNO+R_2\text{-}SH \longleftrightarrow R_1\text{-}SH+R_2\text{-}SNO$

其中 -SNO 是亚硝基化的半胱氨酸，-SH 是游离的半胱氨酸。通过该修饰产生的亚硝基巯基（S-nitrosothiols，R-SNO）是细胞用来调控蛋白的稳定性、定位、活性以及提供 NO 供体的一种重要形式。S- 亚硝基化反应是一个可逆反应，包括亚硝基化和去亚硝基化[6]。细胞质中 R-SNO 的半衰期较短，这是因为一些还原酶，包括谷胱甘肽（GSH）和硫氧还蛋白（thioredoxin，Trx）能使蛋白脱 S- 亚硝基化（图 12-3）。因此，R-SNO 通常存储在膜结构、囊泡、间隙和亲脂性蛋白质的折叠中，以保护它们避免去亚硝基化。S- 亚硝基化不是一个随机事件，只有特定的半胱氨酸残基才能发生 S- 亚硝基化，但目前

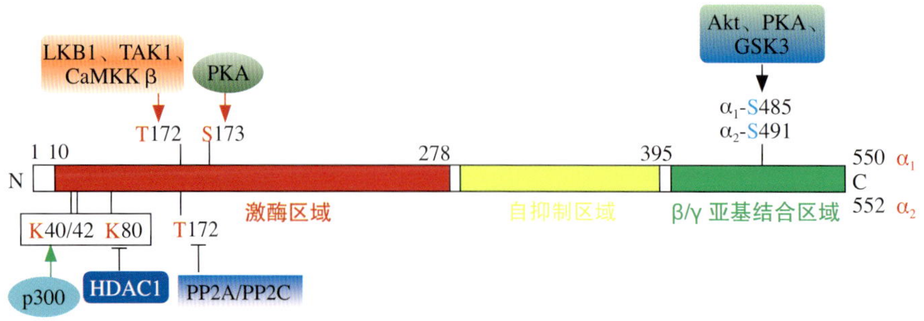

图 12-1 AMPKα 的翻译后修饰

AMPKα 亚基有 α_1 和 α_2 两种异构体，它们又分别含有激酶区、自抑制区和 AMPKβ/γ 亚基结合区。上游激酶 LKB1、CaMKKβ 和 TAK1 磷酸化 AMPKα 的 Thr172 位点，PKA 磷酸化 AMPKα 的 Ser173 位点而促进其活化；相反，Akt、PKA 或 GSK3 磷酸化 AMPKα_1 的 Ser485（α_2 的 Ser491）位点而抑制其活性；PP2A 或 PP2C 通过解除 AMPKα 的 Thr172 位点磷酸化而使其失活；p300 使 AMPKα1 的 K40/42/80 乙酰化，而 HDAC1 使其脱乙酰化。→，表示促进；⊤，表示抑制。HDAC1：组蛋白去乙酰基酶 1

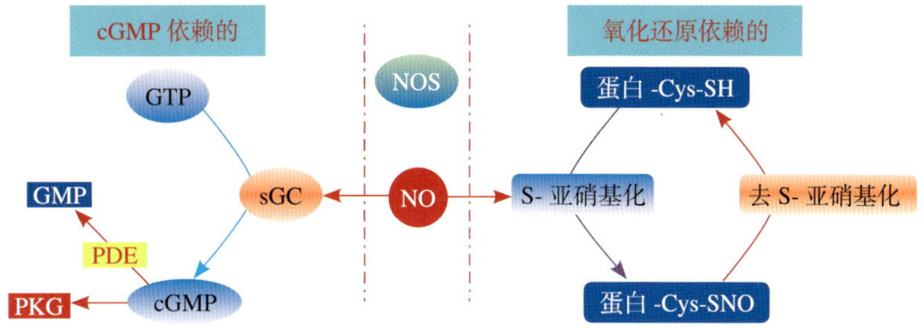

图 12-2　依赖 cGMP 和依赖 S- 亚硝基化修饰的一氧化氮信号途径

NO 激活可溶性鸟苷酸环化酶（sGC），使其催化 GTP 合成 cGMP；cGMP 进一步活化蛋白激酶 G（PKG），cGMP 亦可由磷酸二酯酶（PDE）水解为鸟苷单磷酸（GMP）。另一方面，NO 可介导蛋白质巯基的亚硝基化

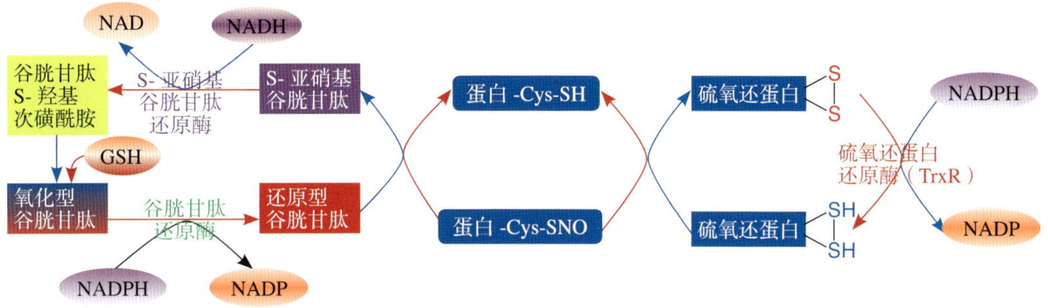

图 12-3　由 S- 亚硝基谷胱甘肽还原酶（左）或硫氧还蛋白（右）介导的蛋白质去亚硝基化

S- 亚硝基蛋白与还原型谷胱甘肽（GSH）发生转亚硝基化反应，形成 S- 亚硝基谷胱甘肽和天然蛋白，随后在 S- 亚硝基谷胱甘肽还原酶的催化下，S- 亚硝基谷胱甘肽发生 NADH 依赖的还原反应而产生谷胱甘肽 S- 羟基次磺酰胺，它进一步与 GSH 反应产生氧化型谷胱甘肽（oxidized glutathione，GSSG）。该氧化还原循环最终以谷胱甘肽还原酶催化的 GSSG 还原成 GSH 而结束。另外，硫氧还蛋白 1（细胞质内）或硫氧还蛋白 2（线粒体中）中活化二硫中心的氧化与 S- 亚硝基蛋白的去 S- 亚硝基化相偶联（右侧）。硒蛋白——硫氧还蛋白还原酶（TrxR），在 NADPH 的辅助下还原氧化型硫氧还蛋白而形成活化的硫氧还蛋白（Trx）

还未发现特异而且典型的酶催化蛋白质巯基亚硝基化反应。因为蛋白质可能含有多个半胱氨酸，并由于 R-SNO 的不稳定性，所以很难检测 S- 亚硝基化的半胱氨酸以及区分非-S-亚硝基化的氨基酸。

蛋白质的巯基亚硝基化是一种十分重要的调节蛋白质 / 酶活性的方式。研究发现，在基础状态下，牛主动脉内皮细胞中 eNOS 的 Cys96 和 Cys101 位点会发生显著的 S- 亚硝基化，而血管内皮生长因子（VEGF）或胰岛素作用于相应受体后可使 eNOS 发生快速瞬间的去亚硝基化，随后又逐渐再亚硝基化至基础水平。这种受体介导的 eNOS S- 亚硝基化与 eNOS Ser1179 的磷酸化呈负相关。而且 eNOS 的细胞膜定位是其发生 S- 亚硝基化的必要条件（Ervin 等，2005）。另外，外源性 NO 能亚硝基化 eNOS 的第 99 位半胱氨酸残基，破坏其四硫簇结构，使 eNOS 发挥活性所必需的同源二聚体结构转为单体结构，导致整体动物及血管内皮细胞的 eNOS 活性下降（Ravi 等，2004）。此外，内皮细胞中 Caspase 3 发生 S- 亚硝基化后活性降低，因而细胞凋亡过程受到抑制，而丝裂原激活的蛋白激酶磷酸酶 7（mitogen-activated protein kinase phosphatase 7，MKP7）的亚硝基化能促进内皮细胞迁移和新生血管形成。另有研究表明，S- 亚硝基谷胱甘肽还原酶（S-nitrosoglutathione reductase，GSNOR）可通过促进蛋白质去亚硝基化而控制 S- 亚硝基水平（图 12-3），进而调节外周血管张力[7]。

三、酪氨酸硝基化

$NO^{\bullet}$ 与 $^{\bullet}O_2^-$ 反应生成过氧亚硝酸根离子（peroxynitrite，$ONOO^-$），它能与蛋白质中的酪氨酸残基反应生成3-硝基酪氨酸（3-nitrotyrosine，3-NT），我们称之为酪氨酸硝基化（tyrosine nitration）。蛋白质酪氨酸硝基化是一种研究较多的、存在于多种疾病中的翻译后修饰，例如糖尿病能使血管内皮细胞的蛋白质发生酪氨酸硝基化[8]。过氧亚硝酸根和 NO_2^-/H_2O_2 血红素过氧化物酶系是促使血管蛋白质硝基化最主要的两种因子。蛋白质的硝基化具有选择性，特定酪氨酸的硝基化能影响蛋白质的结构和功能。已有报道某些硝基化修饰可增强蛋白质的功能，有些则对蛋白质功能没有影响。一般来说，蛋白质硝基化较为常见的后果是抑制其功能，如内皮细胞前列环素合成酶（prostacyclin synthase，PGIS）的酪氨酸硝基化能使其失活[8]。此外，蛋白质酪氨酸残基的硝基化可以防止该残基的后续磷酸化，有时也可能刺激磷酸化，导致蛋白质的组成型活化。亦有研究发现酪氨酸硝基化也可改变硝基化蛋白的水解速率，加速其降解或促进其在细胞内的蓄积。由于酪氨酸残基的硝基化使其转变为带负电荷的亲水硝基酪氨酸，因而明显改变了羟基基团局部的pKa值（从酪氨酸的10.07至硝基酪氨酸的7.50），这也会潜在地影响蛋白质的功能。总而言之，酪氨酸硝基化通过影响蛋白质的多种功能，在多种疾病的发生发展过程中发挥着重要作用。

四、N-乙酰化

N-乙酰化，即转移一个乙酰基到氮，它通过不可逆的或者可逆的机制发生在几乎所有的真核生物蛋白。N-末端乙酰化过程如下：首先在甲硫氨酸氨肽酶（methionine aminopeptidase，MAP）的作用下使蛋白质N-末端甲硫氨酸裂解，然后再由N-乙酰基转移酶（N-acetyltransferase，NAT）将乙酰辅酶A的乙酰基转换到N-末端。这种类型的乙酰化是伴随翻译发生的，即发生在附着于核糖体上的多肽链N-末端。虽然80%～90%的真核蛋白质以这种方式乙酰化，但其确切的生物学意义仍不清楚。

组蛋白的N-末端赖氨酸的 $-NH_2$ 乙酰化（称为赖氨酸乙酰化）是基因转录调控的一种常见方式，由组蛋白乙酰基转移酶（histone acetyltransferase，HAT）催化[9]。组蛋白乙酰化是一个可逆的过程，它能减轻染色体聚缩进而促进转录，而且那些具有组蛋白乙酰基转移酶活性的转录因子，如CBP/p300可以调节这些赖氨酸残基的乙酰化。具有HAT活性的转录因子可作为转录共激活子；与之相反，组蛋白去乙酰基酶（histone deacetylase，HDAC）则通过降低赖氨酸乙酰化水平以及增强染色体聚合而逆转乙酰化的效果，故可作为共抑制子。

沉默信息调节子（silent information regulator，sirtuin，SIRT）是一组依赖 NAD^+ 的组蛋白或非组蛋白去乙酰化酶，目前一共发现7种SIRT亚型：SIRT1～7[10]。正如它们的名字所暗示的，它们通过将组蛋白去乙酰化来保持基因沉默，这有助于维持基因组稳定性。SIRT1能使eNOS钙调蛋白结合区的赖氨酸去乙酰化，从而增强eNOS的活性，NO合成增加，同时通过干扰核因子-κB（NF-κB）信号途径而下调各种前炎症细胞因子，从而增强内皮细胞和巨噬细胞的抗炎症功能。SIRT1也能延缓血管平滑肌细胞的钙化，并通过抑制细胞分裂和迁移进而减轻损伤后的新生内膜形成。近来有研究表明SIRT1亦有阻止VSMC的DNA损伤、抗衰老和抑制动脉粥样硬化形成的功能[11]。

近年来的研究发现，除了组蛋白，其他多种核蛋白和胞质蛋白也可以发生乙酰化[12]。例如 $AMPK\alpha_1$ 的赖氨酸40、42和80就可以被乙酰基转移酶p300乙酰化，被HDAC1去乙酰化（图12-1）[13]。而且AMPKα的去乙酰化能促进它与上游激酶LKB1之间的物理性交互作用，从而导致AMPKα的磷酸化和活化。eNOS本身也可以被乙酰化，例如低浓度（81～325 mg/d）的乙酰化水杨酸（阿司匹林）已被广泛用于治疗和预防动脉血栓，改善动脉粥样硬化患者的内皮依赖性血管舒张反应，这是因为低浓度（30 μmol/L）阿司匹林可诱导eNOS钙调蛋白自抑制区域的赖氨酸609乙酰化，增强eNOS与钙调蛋白结合，进而激活eNOS，增加内皮NO的产生[14]，阿司匹林的这一作用不依赖于环氧酶1。相反，HDAC3可以抑制阿司匹林诱导的eNOS赖氨酸乙酰化以及eNOS活化[14]。由此可见，蛋白质的乙酰化修饰似乎在多个水平调节着细胞的生物学功能，而并非局限于单一的转录调控。此外，由于乙酰化与磷酸化、泛素化和甲基化等翻译后修饰之间的相互作用，乙酰化蛋白质的生物学功能往往呈现出多样性的特点。

五、泛素化

泛素是一种由76个氨基酸组成的分子量约8000的多肽，高度保守并普遍存在于真核细胞内。泛素化是指泛素分子在一系列特殊的酶作用下对靶蛋白进行特异性修饰的过程，亦即将泛素通过其C-末端甘氨酸连接到靶蛋白中赖氨酸的-NH2上的过程。这些特殊的酶包括泛素激活酶（E1）、泛素结合酶（E2）和泛素连接酶（E3），其中E3承担着识别特定蛋白质底物的重要作用。初始的单泛素化之后，可能会出现泛素多聚体，这种多聚泛素化蛋白可被26S蛋白酶体识别并进而降解，泛素则被回收进入再循环。

泛素化在蛋白质的定位、代谢、功能、调节和降解中都起着十分重要的作用。同时，它也参与了细胞周期、增殖、凋亡、分化、迁移、基因表达、转录调节、信号传递、损伤修复及炎症免疫等几乎一切生命活动的调控。泛素化与心血管、肿瘤、肥胖等疾病的发病密切相关。例如细胞周期蛋白依赖性蛋白激酶（cyclin-dependent protein kinase，CDK）抑制蛋白$P27^{kip1}$和$P21^{cip1}$的多聚泛素化及其蛋白酶体所介导的降解与血管平滑肌细胞的增殖和迁移密切相关，故能促进血管新生内膜的形成，引起血管的（再）狭窄[15]。近来董丽华等研究报道血小板源生长因子（PDGF）-BB通过ERK-PKC信号途径引起平滑肌22α（smooth muscle 22α，SM22α）磷酸化和泛素化，进而促进SM22α蛋白降解，导致VSMC从分化（收缩）表型转化为去分化（合成）表型而获得增殖、迁移能力。因此，作为近年来生物化学研究的一个重大成果，泛素化已经成为研究和开发新药物的重要靶点。本书其他章节将详细阐述蛋白质泛素化修饰与血管功能的关系。

六、糖基化

蛋白质糖基化是低聚糖以糖苷的形式与蛋白质中特定的氨基酸残基共价结合的过程，即向蛋白质添加糖基。蛋白质糖基化是公认的主要的翻译后修饰途径之一，它对蛋白质折叠、构象、分布、稳定性和活性都有显著影响。根据氨基酸和糖的连接方式，蛋白质糖基化可分为四类：N-、O-糖基化、C-甘露糖化以及糖基磷脂酰肌醇化（glycosylphosphatidylinositol，GPI）锚定连接。N-糖基化是由糖基转移酶催化的、在分泌蛋白和膜结合蛋白的天冬酰胺残基上结合寡糖的过程，多在内质网中进行。O-糖基化则常发生在靠近脯氨酸的丝氨酸/苏氨酸残基上，由O-连接的β-N-乙酰葡糖胺（O-linked β-N-acetylglucosamine，GlcNAc）转移酶催化，主要发生在高尔基体和细胞核或细胞质中。O-连接的寡糖形式的碳水化合物是许多细胞膜蛋白和分泌蛋白的主要组成部分。目前已有不少方法可检测、纯化和分析糖蛋白，包括聚糖染色、用于标签或纯化的聚糖交联琼脂糖或磁性树脂以及应用质谱的蛋白质组分析。

糖基化在内质网和高尔基体的生物合成-分泌途径中发挥着重要功能。细胞中大约一半蛋白质需进行这种修饰。内质网中多数可溶性蛋白质以及膜结合蛋白质在一定程度上都是糖基化的，包括分泌蛋白、表面受体、配体以及定位于细胞器的蛋白质。此外，从高尔基体转运到细胞质的一些蛋白质也是糖基化的，其他的如脂质和蛋白多糖也可以糖基化，这就使得接受这类修饰的底物数量大大增加。关于血管中糖基化的蛋白质已有较多报道。例如血小板源生长因子（PDGF）的糖基化会使其生物活性下降。人氧合血红蛋白的糖基化促使血管平滑肌细胞肥大，因此，蛋白的糖基化可能在糖尿病引发的血管病变中起了重要作用。

七、甲基化

蛋白质的甲基化是指在甲基转移酶（methyltransferase）作用下将碳甲基转移到赖氨酸或精氨酸侧链氨基酸上，分别发生O-或N-

甲基化。它可增加蛋白质的疏水性，其中 N- 甲基化或精氨酸甲基化是不可逆转的，而 O- 甲基化是可逆的。S- 腺苷甲硫氨酸（S-adenosyl methionine，SAM）是主要的甲基供体。

由于甲基化十分常见，因而 SAM 被认为是酶促反应中仅次于 ATP 的最常用的底物。蛋白质氨基酸残基可以结合单一的甲基或多个甲基以增强修饰的效应。由于组蛋白赖氨酸和精氨酸甲基化或去甲基化（由组蛋白去甲基化酶催化，从赖氨酸和精氨酸残基移去甲基）直接影响 DNA 的转录，所以甲基化是一个众所周知的表观遗传调控机制。其中含 Jumonji C（JMJC）结构域的 Fe（Ⅱ）α- 戊二酸家族蛋白催化大多数组蛋白的去甲基化。组蛋白赖氨酸甲基化是一个重要的表观遗传修饰，既可以激活也可以抑制相关基因的表达，相反，组蛋白乙酰化水平增高则通常能够增强转录活性；组蛋白精氨酸甲基化，如 H3-R2、H3-R4、H3-R17 及 H3-R26 甲基化都可以增强转录活性。SIRT 可以通过使甲基转移酶去乙酰化而激活甲基转移酶，促进 DNA 和组蛋白的甲基化，它是乙酰化的继发反应。

有报道 NO˙ 可影响组蛋白甲基化，尤其是促进组蛋白 H3 的赖氨酸 9 的二甲基化（H3K9me2），但 NO˙ 却能下调作用于 H3K9 的一个主要甲基转移酶 G9a，这就无法解释 H3K9 甲基化增加。进一步研究发现，NO˙ 通过在催化中心形成一个亚硝基铁复合物（nitrosyliron complex）而直接抑制去甲基化酶 KDM3A 的活性，从而显著增加 H3K9me2 水平[16]。人内皮细胞中 S- 腺苷同型半胱氨酸的蓄积会抑制甲基转移酶活性，降低蛋白质精氨酸的甲基化。另外，非对称二甲基精氨酸（ADMA）和单甲基精氨酸（monomethylarginine，MMA）是 NOS 的内源性抑制剂。同时 ADMA 也可作为内皮功能紊乱的一项生物指标。最近，Bandyopadhyay 等（2012）报道肿瘤坏死因子 α（TNFα）可促使蛋白精氨酸甲基转移酶 5（protein arginine methyltransferase 5，PRMT5）与同源盒转录因子 HOXA9 结合并催化其 Arg140 发生对称的二甲基化，从而诱导内皮细胞中炎症因子 E- 选择素和血管细胞黏附分子 1 的表达[17]。

八、S- 谷胱甘肽化

还原型谷胱甘肽（glutathione，GSH）是胞内最丰富的硫醇，调节着细胞氧化还原状态。在氧化环境中，有的蛋白质会发生 S- 谷胱甘肽化（S-glutathiolation），形成蛋白质混合的二硫化物（蛋白 -SSG）和 GSH，它是一种可逆的蛋白质修饰方式（图 12-4），因此 S- 谷胱甘肽化是一种可作为保护性 / 调节性硫醇以避免不可逆氧化的重要方式。最近研究报道，血管内皮生长因子诱导的人动脉内皮细胞迁移依赖于 NO˙ 介导的肌质网 / 内质网钙离子 ATP 酶 2b（sarco/endoplasmic reticulum Ca^{2+} ATPase 2b，SERCA2b）的半胱氨酸 674 的 S- 谷胱甘肽化[18]。SERCA2b C674S（674 位点的半胱氨酸突变为丝氨酸）突变体或者谷氧还蛋白 1（glutaredoxin1，Glrx1）的过表达可阻断血管内皮生长因子（VEGF）或者 NO˙ 引起的内皮细胞 Ca^{2+} 内流及相应的内皮细胞迁移（图 12-4），这表明 SERCA2b 的 S- 谷胱甘肽化在 VEGF 或者 NO˙ 介导的血管内皮细胞功能中起重要的作用。另有研究报道，VEGF 刺激人微血管内皮细胞中低分子量蛋白酪氨酸磷酸酶（low molecular weight protein tyrosine phosphatase，LMW-PTP）发生可逆的 S- 谷胱甘肽化，进而抑制它的磷酸化及其活性，导致黏着斑激酶（focal adhesion kinase，FAK）的瞬间活化，最终促进内皮细胞迁移[19]。

九、脂基化

蛋白质脂基化是长脂肪链通过 O 或者 S 原子与蛋白质结合产生蛋白质复合物的一种修饰方法，通常是蛋白质分子中半胱氨酸残基的 SH 被棕榈酰基棕榈酰化（S-palmitoylation）、被法尼基烷基化或者被 N- 豆蔻酰化（myristoylation）。其中蛋白质棕榈酰化是向胞质蛋白半胱氨酸添加一个 16 碳的酰基链，是一种可逆的脂基化。它影响蛋白质的定位、运动、稳定性和功能，并驱使蛋白质到细胞器（内质网、高尔基体及线粒体）膜、囊泡（内涵体和溶酶体）膜和质膜上。虽然所有类型的脂基化都增加蛋白质的疏水性，

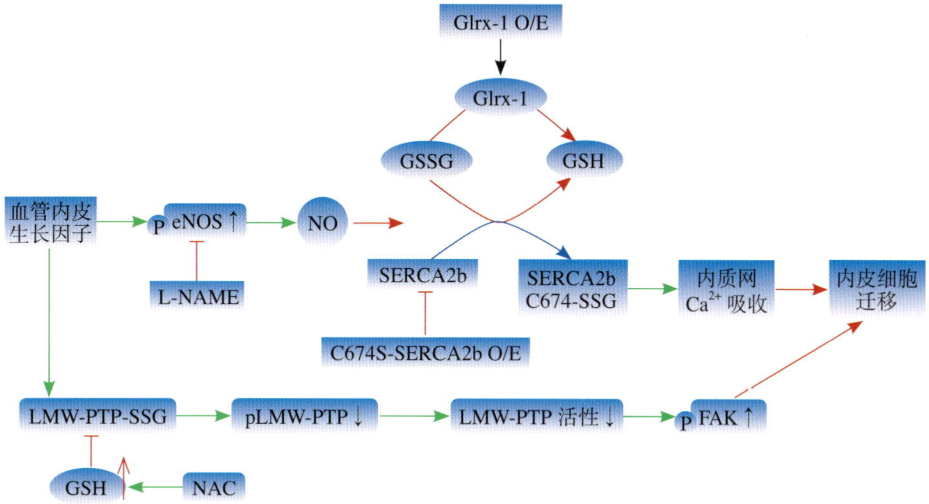

图 12-4　蛋白质 S- 谷胱甘肽化参与血管内皮生长因子介导的信号转导

血管内皮生长因子活化 eNOS，产生 NO，进而促进 SERCA2b 的 Cys674 发生 S- 谷胱甘肽化，导致内质网 Ca^{2+} 吸收，最终刺激内皮细胞迁移；另一方面，血管内皮生长因子也促进低分子量 PTP 的 S- 谷胱甘肽化，进而抑制其活性。→，表示促进；┬，表示抑制；↑，表示增加；↓，表示下降；NAC：N- 乙酰半胱氨酸；L-NAME：左旋硝基精氨酸甲酯

进而增加与膜的亲和性，但每一种修饰类型都会赋予蛋白质不同的膜亲和力。不同类型的脂基化也并不是相互排斥的，两个或两个以上的脂质可以连接到同一个蛋白质上。蛋白质棕榈酰化在血管功能中发挥重要作用。例如，eNOS 的棕榈酰化使 eNOS 酶定位到内皮细胞胞膜小凹（caveolae）中而活化。脂肪合成可增强 eNOS 的棕榈酰化和活性，并改善内皮功能。Marin 等（2012）运用一种酰基 – 生物素交换偶联质谱法确定了内皮细胞中有 150 多种棕榈酰化的蛋白。其中 SOD1 是一种首次报道的棕榈酰化蛋白，它的棕榈酰化可促进其细胞核定位和清除活性氧的功能。研究还发现血小板内皮细胞黏附分子 1（PECAM1）的棕榈酰化依赖于蛋白酰基转移酶 ZDHHC21 的活性[20]。

十、蛋白质的半胱氨酸氧化

半胱氨酸（Cys 或 C）是一种 α- 氨基酸，其化学式为 $HO_2CCH(NH_2)CH_2SH$。它是一种半必需氨基酸，这就意味着它可以在人体内生物合成。半胱氨酸的硫醇（或巯基）侧链经常作为亲核介质参与酶的催化反应。对氧化还原敏感的半胱氨酸残基的硫醇基团很容易被活性氧氧化，并发生不同的氧化修饰，除了上述介绍的巯基亚硝基化和巯基谷胱甘肽化，还包括形成次磺酸（sulfenic acid，SOH）、亚磺酸（sulfinic acid，SO_2H）、磺酸（sulfonic acid，SO_3H）、分子内 / 间二硫键（PrSSPr）和巯基酰化（SNO）等。半胱氨酸硫醇盐与活性氧的初步反应产生次磺酸，它通常被认为是亚稳态的中间体，易发生进一步的反应以形成稳定的修饰，例如与邻位的半胱氨酸或其他蛋白质的硫醇，或与 GSH 反应，被 S- 谷胱甘肽化形成二硫化物。这些二硫键产物可以被细胞还原系统还原成硫醇形式。蛋白质的半胱氨酸氧化显著影响其酶活性，例如 H_2O_2 可使蛋白酪氨酸磷酸酶的半胱氨酸巯基氧化为次磺酸，从而使酶失活；又如 H_2O_2 的氧化作用使内皮细胞 VEGF 受体 2 的 Cys1045 和 Cys1024 形成二硫键，进而抑制 VEGF 信号。

蛋白质翻译后修饰并不是直接由基因决定的。在血管内，各种翻译后修饰过程也不是孤立存在的，同一种血管蛋白质可以发生多种翻译后修饰，而且这些不同种修饰可以相互影响、相互协调。

第三节 蛋白质翻译后修饰与血管功能

蛋白质翻译后修饰影响着血管细胞蛋白质的构象、亚细胞定位、细胞内/间运输、稳定性及其活性，进而影响血管内皮功能和血管平滑肌功能。

一、翻译后修饰与血管内皮功能

血管内皮细胞在维持血管系统的稳态中发挥着极其重要的作用，蛋白质翻译后修饰能够影响血管内皮功能，例如蛋白磷酸化、酪氨酸硝基化、泛素化及乙酰化等都与内皮功能密切相关[21]。我们曾发现LKB1和PTEN的磷酸化能介导血栓素A_2受体（TXA_2 receptor，TP）活化，并导致内皮细胞胰岛素抗性[22]；此外蛋白激酶Cζ（protein kinase C zeta，PKCζ）和LKB1的磷酸化可介导$ONOO^-$引起的内皮细胞凋亡[23]。由于eNOS是内皮细胞中十分重要的一种蛋白，它调控多种血管细胞功能，包括内皮细胞的分裂、迁移、凋亡、衰老、炎症反应、平滑肌细胞的收缩/舒张、甚至血管外周脂肪细胞的分化与转化，因此，下面我们将主要以eNOS为例，阐述蛋白质翻译后修饰与内皮功能之间的关系。

（一）eNOS的二聚化调控与内皮功能

eNOS的活性形式是由两个完全相同的亚基形成的一个头尾相连的同源二聚体，但是两个eNOS单体的二聚体界面尚未被完全阐明。先前的研究已显示，eNOS的半胱氨酸残基94和99在每个亚基之间可以形成一个锌四配位（ZnS4）的集群。业已表明锌结合到四巯基集群（tetrathiolate）可以稳定eNOS N-末端区域的二聚体间相互作用的界面。然而，对锌硫簇（ZnS4）调节eNOS催化活性的分子机制还知之甚少。对细菌NOS和与NOS最接近的同系物细胞色素P450的结构进行比较分析，结果表明ZnS4簇是eNOS的一个独特结构，对氧化还原很敏感，而来自于枯草芽孢杆菌（bacillus subtilis）的细菌NOS却没有ZnS4簇。尽管已经得到eNOS的晶体结构，但是人们仍然对N-末端区域了解较少，确切地讲，人eNOS的X-射线结构中未能显示N-末端氨基酸105～125，即我们称之为弹性臂的区域，它负责把ZnS4簇与蛋白质结构的其余部分连接起来。从哺乳动物细胞色素P450到NOS，这种可变区域似乎是保守的，并有可能在调节eNOS的催化活性中起重要作用。

ZnS4簇由四个共价键在eNOS的二聚体界面形成。ZnS4簇远离催化中心大约20埃（Å），这样看来ZnS4中半胱氨酸残基的翻译后修饰似乎不大可能直接影响eNOS活性。然而实际上，破坏ZnS4簇却能够抑制酶活性，这提示ZnS4簇的变化可能会明显改变eNOS的构象。研究发现用$ONOO^-$或次氯酸氧化破坏eNOS的ZnS4簇，可使eNOS由二聚体变为单体，进而降低其活性，导致内皮功能失调[24]。

（二）eNOS的磷酸化与内皮功能

eNOS发挥功能所必需的底物和辅助因子是L-精氨酸、四氢生物蝶呤（BH4）、铁（Fe）、FMN、FAD和NADPH。eNOS磷酸化是eNOS活性的一个关键调节方式，它由蛋白激酶、蛋白磷酸酶和蛋白与蛋白相互作用来调节。与钙调蛋白（CaM）的结合以及从该酶的还原酶中心到氧合酶中心的电子流，也依赖于该蛋白质的磷酸化和去磷酸化。eNOS发生磷酸化的主要位点是丝氨酸残基，有少量发生在酪氨酸（Tyr）或苏氨酸残基上。其中丝氨酸617、635和1179的磷酸化可激活eNOS，而丝氨酸116和苏氨酸497磷酸化则降低eNOS的活性。最近一些研究已显示，eNOS氧合酶中心的酪氨酸残基的磷酸化状态可调控NO的产生，例如，氧化胁迫和v-Src的过表达能使酪氨酸81和酪氨酸657残基磷酸化，但两者引起的效应有所不同。有些激动剂可能通过 Src 引起 eNOS 的酪氨酸 81 磷酸化，促进 NO 的产生。与之相反，剪切力（shear stress）通过 PYK2/c-Src 磷酸化 eNOS 的酪氨酸 657，进而负反馈调节 NO 的产生。

（三）eNOS 的豆蔻酰化和棕榈酰化

eNOS 的脂肪酸修饰包括两种类型：不可逆的酰基化反应，即豆蔻酰化修饰；可逆的棕榈酰化。豆蔻酰化利于一般的膜结合，而棕榈酰化能导向蛋白质到特定的质膜。eNOS 在细胞质膜的定位可能会促进 eNOS 与精氨酸、钙和辅因子 BH4 等的相互作用。酰基化过程中的蛋白质在质膜可进行去棕榈酰化，并重新分配到其他细胞内膜。

发生在高尔基体的特异的再棕榈酰化进一步指导蛋白质迁移到质膜。研究已表明，肉豆蔻酰基（myristoyl）部分对 eNOS 的膜定位和活性来说是必需的。若没有这种修饰，eNOS 几乎全位于胞质，并缺乏棕榈酰基修饰。所以肉豆蔻酰化对 eNOS 的膜活性是绝对必要的，而棕榈酰化决定 eNOS 的亚细胞定位。反过来棕榈酰化也受 eNOS 的激活剂如缓激肽的调节。去棕榈酰化和再棕榈酰化的循环使 eNOS 在高尔基体和质膜之间的穿梭达到一定的平衡，并使 eNOS 再分配到不同的膜微区。

二、翻译后修饰与血管平滑肌细胞功能

VSMC 的功能，包括其增殖与迁移，以及收缩和舒张，都与动脉粥样硬化和血管再狭窄密切相关。蛋白质翻译后修饰广泛参与了 VSMC 的调节，例如 VSMC 中 P27 的磷酸化和泛素化引起其降解，进而促进 VSMC 增殖。此外蛋白质亚硝基化及磷酸化修饰也参与调控 VSMC 的收缩与舒张功能，例如 NO˙ 与可溶性鸟苷酸环化酶（sGC）中血红素的亚铁离子结合，亦即铁 - 亚硝基化后促进 sGC 将 GTP 转化为 cGMP，进而激活 cGMP-依赖的蛋白激酶 G（PKG）（图 12-2），PKG 可磷酸化并激活钙激活的钾离子通道，抑制膜上钙通道的活性，激活质膜和肌质网上钙 -ATPase 的活性，从而降低胞内游离钙离子的浓度，导致 VSMC 舒张。另有报道，药物抑制或敲除 GSNOR 会加强血管舒张，并引起相应的低血压。

核心组蛋白的修饰也参与调节 VSMC 的基因转录。有研究表明 HAT 和 HDAC 能调控 VSMC 的分化、炎症和收缩相关基因表达，例如促分裂原诱导大鼠 VSMC 中 HDAC1 ~ 3 的转录上调，可促进 VSMC 增殖；相反，应用 siRNA 或抑制剂使这三型 HDAC 表达或活性下降均可阻断 PDGF 诱导的 VSMC 增殖。因此 VSMC 的功能亦受到表观遗传的调控。

第四节　翻译后修饰与血管病变的发生、发展

众所周知，动脉粥样硬化和再狭窄是常见的心血管病变和治疗难题。大量研究已表明，蛋白质翻译后修饰调节血管内皮功能，如生长分化、迁移和 NO 的释放等；翻译后修饰也严格调控血管平滑肌细胞功能，如 VSMC 的收缩功能、基质蛋白质合成、炎症反应及其增殖和迁移，进而影响血管疾病的发生和发展[25]。

一、翻译后修饰与内皮功能障碍

众多研究已表明，血管内皮功能障碍与心血管疾病，尤其是高血压、动脉粥样硬化及冠心病的发生和发展密切相关。血管内皮功能障碍包含以下几种病理状况：内皮细胞抗凝血和抗炎性能的改变、受损血管的生长调节和血管重塑的失调。然而，在许多文献中，该术语通常是指内皮来源的松弛因子［如 NO、前列环素或内皮源性超极化因子（EDHF）］的生物可利用性下降，以及这些松弛因子的血管扩张作用削弱。血管内皮功能障碍的概念已经吸引了相当大的关注，建立一个血管内皮功能障碍的可测量参数可能会把复杂的分子现象与血管疾病如动脉粥样硬化联系起来。

（一）巯基氧化及 $ONOO^-$ 导致 eNOS 解偶联

NO 是维持血管内皮功能的一个最重要的因子，由 NOS 催化合成。在内皮细胞中，$^{\bullet}O_2^-$ 使 NO 迅速淬灭、失活，进而形成高活性的 $ONOO^-$。因此，NOS 产生 NO 的速率以及 $^{\bullet}O_2^-$ 生成的速率决定着 NO 的生物活性。大量研究表明，NO 生物活性的降低是由于正常释放 NO 的淬灭或者 NOS 活性的下降。因此 NO 的半衰期以及它的生物活性是由氧衍生的自由基如 $^{\bullet}O_2^-$ 决定。NO 和 $^{\bullet}O_2^-$ 反应产生 $ONOO^-$ 的快速双分子反应［速率常数为（5～10）$\times 10^9\ M^{-1}S^{-1}$］比超氧化物歧化酶介导 $^{\bullet}O_2^-$ 的歧化反应快 3～4 倍。因此，$ONOO^-$ 的形成代表了 NO 反应的一个主要途径，它依赖于组织产生 $^{\bullet}O_2^-$ 的速率，所以 $ONOO^-$ 实际上介导了 NO 的许多生物效应。

先前已显示，eNOS 每个亚基的半胱氨酸残基 94 和 99 形成一个锌四配位（ZnS4）的集群。业已表明锌结合到四巯基集群（tetrathiolate）可以稳定 eNOS N- 末端区域的二聚体相互作用界面。因为它保留了部分正电荷，所以锌巯基中心会受到阴离子氧化剂如 $ONOO^-$ 的攻击。$ONOO^-$ 与锌硫簇的反应（$5.2\times 10^5\ M^{-1}S^{-1}$）至少比它与半胱氨酸硫醇基的反应（$6\times 10^2\ M^{-1}S^{-1}$）快 1000 倍，也比它与四氢生物蝶呤（BH4）的反应（$6\times 10^3\ M^{-1}S^{-1}$）快 100 倍。我们最近发现，少量 $ONOO^-$ 对 eNOS 锌硫簇的氧化会积累高糖对细胞的氧化胁迫[24]。重组 eNOS 的催化活性对 $ONOO^-$ 诱导的解偶联十分敏感，从而导致NO合成减少，$^{\bullet}O_2^-$ 的产生增加。对内皮细胞中重组 eNOS 的分析显示，高糖诱导这些细胞 eNOS 中锌的丧失，破坏抗 SDS 的二聚体，并使 eNOS 解偶联。在糖尿病小鼠组织中也有相似的结果，这表明在体条件下也存在 eNOS 解偶联这一过程。

由于 BH4 是 eNOS 发挥功能并合成 NO 的过程中所必不可少的，因此对 BH4 合成和生物可利用性的调控也是一个十分有趣的话题。BH4 是所有 NOS 活性的必要辅助因子。尽管 BH4 在 eNOS 催化功能中的确切作用尚不完全清楚，但 BH4 似乎促进来自于 eNOS 的还原酶中心的电子转移，并保持血红素辅基的氧化还原活性形式。BH4 也稳定 NOS 二聚体复合物，增加 eNOS 单体的二聚化，并能降低 L- 精氨酸结合的米氏常数（Km）。最近的研究表明，糖尿病中，BH4 可用性的降低是 NO 减少以及内皮细胞超氧阴离子自由基增加的一个重要原因。对糖尿病或动脉粥样硬化动物的血管环以及糖尿病患者的乳内动脉环补充高浓度的 BH4 可改善血管内皮的某些功能。因此，临时补充 BH4 似乎能增强 NO 对糖尿病或高胆固醇血症患者的前臂血流的促进作用。另外，已有报道糖尿病患者缺少 BH4，若补充 BH4 则可部分恢复血管内皮功能。

内皮细胞中 BH4 的储藏是可变的，它的持续供应对于维持 BH4 的基础水平来说是必需的。细胞通常采用 GTP 从头合成 BH4，其生物合成途径中第一个反应步骤（也是限速步骤）由鸟苷 -5′- 三磷酸环化水解酶（guanosine 5′-triphosphate cyclohydrolase，GTPCH）催化。因此，GTPCH 的水平和（或）活性对于维持 BH4 的生物可利用性以及生理和病理条件下血管内皮功能是至关重要的。事实上，对 GTPCH 的抑制可迅速减少 BH4 的水平。GTPCH 在血管内皮细胞中组成性表达，而且 1 型和 2 型糖尿病大鼠模型中内皮细胞 GTPCH 的表达显著降低。此外，胰岛素抵抗模型大鼠中主动脉 GTPCH 活性明显低于对照组大鼠。与这些结果一致的是，GTPCH 转基因或小鼠内皮细胞特异性 GTPCH 高表达会增加 BH4 的生物可利用性，并且改善血管内皮功能。相比之下，通过 siRNA 技术急性降低 GTPCH 可解偶联小鼠 eNOS 并升高血压。我们曾经发现，$ONOO^-$ 或者高血糖能通过增加 26S 蛋白酶体依赖的 GTPCH1 降解而使 BH4 水平显著降低[26]。另外，$ONOO^-$ 能使锌从 eNOS 的锌 - 硫醇盐复合物中释放出来，从而使 eNOS 二聚体解聚，抑制 eNOS 的活性。这些令人振奋的结果表明，高血糖可能最初促进 $^{\bullet}O_2^-$ 的产生，然后是强氧化剂 $ONOO^-$，它通过使 26S 蛋白酶体依赖的 GTPCH 降解以及氧化 eNOS 的锌硫中心来解偶联 NO 产生所必需的 eNOS。

（二）酪氨酸硝基化和血管疾病

科学家早已认识到 $^{\bullet}O_2^-$ 的产生是血管内皮功能障碍和糖尿病心血管并发症的一个主要原因。

从化学的角度来看，单独NO或者$^{\bullet}O_2^-$都不是大多数生物分子的强氧化剂。最近的结果表明，NO与$^{\bullet}O_2^-$的反应产生强氧化剂分子$ONOO^-$，它在生理pH（pKa = 6.8）下质子化形成过氧亚硝酸（ONOOH）。$ONOO^-$能够直接氧化巯基和硫醚，也能硝基化和羟化包括酪氨酸、色氨酸以及鸟嘌呤的芳香族基团。此外，$ONOO^-$能够与金属中心反应，而生成一种具有硝金翁（NO_2^+）反应活性的物质，即一种氧化和硝化的中间产物。当$ONOO^-$遇到诸如酶和脂类生物分子时，上述所有反应就会发生，并导致这些分子的功能改变。

在正常的生理条件下，多种组织中已经检测到蛋白质酪氨酸硝基化。在心血管系统中，基础蛋白质硝基化存在于所有主要类型的细胞中，如肌细胞、内皮细胞、成纤维细胞和血管平滑肌细胞。血浆中也有基础水平的蛋白质硝基化。目前已鉴定了部分硝基化蛋白。研究表明，在正常的生理条件下，冠状动脉的肌原纤维肌酸激酶和前列环素合酶，以及心脏琥珀酰辅酶A：3-含氧酸辅酶A转移酶是硝基化的。而且正常心房肌细胞中几种结构蛋白，如肌球蛋白重链、α-辅肌动蛋白、肌间结蛋白（desmin）也是硝基化的。这些发现与新近的关于低水平酪氨酸硝基化是信号通路的一种生理调节器的观点一致。

蛋白质中的酪氨酸残基硝基化形成3-硝基酪氨酸代表了一种氧化的翻译后修饰，这种修饰会破坏一氧化氮（$NO^{\bullet}$）信号，使代谢反应易于氧化。事实上，过量的活性氧在$NO^{\bullet}$或者$NO^{\bullet}$衍生物存在的情况下会形成诸如过氧亚硝酸盐（ONOO）的硝化物。因此，3-硝基酪氨酸蛋白已被作为细胞、组织和系统性“硝基氧化胁迫”的生物标志物。而且，酪氨酸硝基化也修饰氨基酸的一些关键属性：如酚基团的pKa值、氧化还原电位和疏水性。因此，掺入到蛋白质酪氨酸中的硝基（$-NO_2$）可导致显著的结构和功能变化，其中一些变化可引起细胞和组织内稳态的改变。目前的证据表明，生物系统中的蛋白质酪氨酸硝基化机制是由自由基反应介导的，这意味着酪氨酸离子中间体及随后与$NO^{\bullet}$或者$^{\bullet}NO_2$的反应，不是酪氨酸与过氧亚硝基的直接双分子反应，而是一个与过氧亚硝酸盐源性自由基的反应。

活性氮诸如$ONOO^-$和$^{\bullet}NO_2$硝基化酪氨酸形成3-硝基酪氨酸。在多种病理条件下都检测到3-硝基酪氨酸，它是一种依赖NO活性氮引起的硝化胁迫的标签。3-硝基酪氨酸存在于许多疾病组织中，如冠状动脉的粥样硬化内膜。虽然使用抗3-硝基酪氨酸蛋白质抗体的免疫化学研究有利于检测和定位硝化蛋白的细胞和组织分布，但基于蛋白质组学的分析仍是确定特异的目标硝化蛋白质的重要方法，而且生物分析方法有助于硝基化的定量分析。已有的研究表明：①基础生理条件下，就能发生蛋白质酪氨酸硝基化，在有些情况下，例如氧化剂和$NO^{\bullet}$生成速率提高（如炎症）的情况下，它会增加好几倍；②酪氨酸硝基化蛋白的分布在很大程度上依赖于硝基化物质形成的位点；③蛋白质酪氨酸硝基化优先发生在一些蛋白质中，而且在这些蛋白质中，通常是一个或两个特定的酪氨酸残基硝基化，其中一部分取决于硝基化机制。

当研究糖尿病引起的PGIS硝基化时，我们发现，糖尿病eNOS敲除小鼠和人源超氧化物歧化酶转基因小鼠与它们同窝出生的糖尿病小鼠相比出现较少的PGIS硝基化，也释放较少$^{\bullet}O_2^-$。相反，eNOS敲除小鼠和人源超氧化物歧化酶转基因小鼠明显保留有PGIS活性。因为无论eNOS敲除小鼠或者人源超氧化物歧化酶转基因小鼠都明显减轻糖尿病诱导的PGIS硝基化和活性抑制，所以糖尿病中$NO^{\bullet}$和$^{\bullet}O_2^-$形成内源性的$ONOO^-$最有可能介导PGIS的酪氨酸硝基化。尽管我们不能完全排除过氧化物酶催化PGIS硝基化的可能性，但我们的数据已充分表明，来源于eNOS的$ONOO^-$可能是引起糖尿病患者体内PGIS硝基化增加的主要源头。

大量的实验研究已经表明，血管内皮细胞功能完整性的维持有利于发挥强有力的抗动脉粥样硬化和抗血栓的作用。内皮损伤和功能障碍与一些已知的血管疾病相关。例如，心血管疾病的危险因素，诸如高龄、高血压、吸烟及低高密度脂蛋白胆固醇与内皮功能障碍相关联。重要的是，这些危险因素通常会在形成明显的动脉粥样硬化之前就已导致血管内皮功能障碍，这表明有一个统一的机制在衔接内皮功能障碍、动脉粥样硬化等血管疾病中发挥作用。

二、翻译后修饰影响动脉粥样硬化形成和血管钙化

动脉粥样硬化是一种血管腔变窄的慢性炎症性病变，它涉及血管内皮细胞、巨噬细胞以及血管平滑肌细胞等的功能失调，这些细胞中的蛋白质翻译后修饰会影响动脉粥样硬化的形成和斑块的稳定性。动脉粥样硬化斑块中的 VSMC 表现有明显的 DNA 损伤，这有可能引起 VSMC 衰老和凋亡。有研究表明人动脉粥样硬化斑块和来自于斑块及正经历复制性衰老的 VSMC 中的去乙酰化酶 SIRT1 的表达水平下降。进一步研究发现 SIRT1 的抑制会使修复蛋白 Nijmegen Breakage Syndrome-1 而不是 P53 的乙酰化水平增加，活性降低，进而阻断 DNA 修复，并诱导细胞凋亡。高脂饮食也可降低 VSMC 中 SIRT1 水平，诱导 DNA 损伤。表达失活 SIRT1（△ex4）的 ApoE 敲除小鼠仅有 VSMC 显现出 DNA 损伤信号增强和凋亡增加，以及动脉粥样硬化加重、相关纤维帽厚度下降和中膜消退，进而影响斑块稳定性。

VSMC 表达基质 γ- 羧基谷氨酸蛋白（matrix γ-carboxyglutamic acid protein，MGP），它是一种含 5 个 γ- 羧基谷氨酸的维生素 K 依赖性蛋白，能结合 Ca^{2+}，进而抑制血管钙化。所以维生素 K 拮抗剂华法林可增加 VSMC 的钙盐沉积。MGP 抑制钙化的功能也需要谷氨酸 γ- 羧基化的区域（Aa 35 ~ 54）和磷酸化的丝氨酸区域（Aa 3 ~ 15）。

三、翻译后修饰与血管（再）狭窄及支架血栓

血管再狭窄（血管腔狭窄≥ 50%）是经皮冠状动脉腔内成形术和支架植入术后的最突出问题。其主要机制是由于血管局部对机械损伤的过度愈合反应，包括早期血管弹性回缩、晚期血管负性重塑及新生内膜过度增生。支架植入术由于有效地阻止了血管弹性回缩和负性重塑，使再狭窄率明显降低；但由于动脉壁损伤、血栓形成及炎性反应，刺激各种生长因子和炎性细胞因子产生，通过 VSMC 受体，使 VSMC 向内膜迁移、分裂 / 增殖并分泌基质，使新生内膜过度增生，导致血管再狭窄。支架植入术后再狭窄发生率仍高达 20% ~ 30%。经研究证明，糖尿病、冠状动脉直径、冠状动脉病变长度和部位等都是影响植入金属裸支架（bare-metal stent，BMS）后发生支架内再狭窄的相关因素。蛋白质翻译后修饰参与了血管再狭窄的形成。研究发现，手术损伤大鼠颈总动脉会引起磷酸化的 Hsp27 增加（Forte 等，2008）。临床上虽已大量使用药物涂层（洗脱）支架（drug eluting stent，DES）来降低血管再狭窄的发病率，但仍有另一突出问题存在，即支架内血栓形成。

关于支架内血栓形成，特别是药物涂层支架引起的晚期支架内血栓形成，近年来已引起临床医生越来越多的重视。经过对金属裸支架、西罗莫司涂层支架、紫杉醇药物涂层支架的对比研究，发现植入药物涂层支架患者有较高的晚期支架内血栓发生率。支架血栓这一介入治疗并发症，可使患者死亡风险急剧升高（死亡率可高达 50%）。研究发现慢性肾功能不全和末期肾病是导致支架血栓的尤为严重的危险因素。组织因子（tissue factor，TF）是损伤相关血栓形成的关键介导因素，与支架血栓形成有关。美国哈佛 - 麻省理工学院的 Chitalia 等研究人员将事先用尿毒症血清（来自终末期肾病血液透析）处理过的人原代 VSMC 予以类似冠状动脉血流样灌流处理，建立去内皮化、介入治疗后状态的模型。研究发现，经尿毒症血清处理后有明显的大血凝块形成。若用抗组织因子的抗体预处理则凝块大幅度减少。尿毒症患者的血清可使 VSMC 中组织因子的表达和活性增高 2 ~ 3 倍，而且这与糖尿病无关。从尿毒症患者血液中分离出的相似浓度的溶质如吲哚 -3- 乙酸（3.5μg/mL）、硫酸吲哚酚（25μg/mL）或尿酸（80μg/mL）可在细胞培养和流动循环模型中再现上述效应[27]。该研究进一步发现，与基础状态的组织因子泛素化相比，尿毒症血清、吲哚 -3- 乙酸、硫酸吲哚酚可通过抑制其泛素化修饰进而明显延长组织因子半衰期，导致 VSMC 内组织因子水平显著上调。这些数据首次表明，在所观察到的增加尿毒症患者支架血栓风险方面，组织因子的翻译后泛素化修饰异常可能在其中起着重要的致病作用，这表明干预措施如降低 VSMC 组织因子的表达或活性，将有助于支架血栓的预防。

四、血管生物学中翻译后修饰的研究展望

蛋白质翻译后修饰明显调控着蛋白质在细胞及组织中的作用，也与血管疾病的产生和发展密切相关，因此蛋白质翻译后修饰仍是今后血管生物学研究的一个重点和热点内容。由于蛋白质翻译后修饰的种类繁多，在时间和空间上又都存在着一定的复杂性，因此它也是血管生物学研究的难点之一。

（一）不同种翻译后修饰的相互作用

细胞中许多蛋白质的生物功能正是通过动态的蛋白质翻译后修饰来调控的，同一种蛋白质的不同种修饰在不同时间及空间的变化及其相互作用，以及不同蛋白质的多种修饰及其相互作用会显著影响细胞的分化命运和功能，例如细胞质、线粒体和细胞核中 P53 的磷酸化、乙酰化和泛素化可相互作用，影响 P53 的亚细胞定位、稳定性及其生物功能，进而调节血管细胞的命运。又如组蛋白自身就有多种修饰，至少有 11 种翻译后修饰发生在 60 个以上的不同氨基酸残基上，例如乙酰化、磷酸化、甲基化、泛素化、丙酰化（propionylation）、丁酰化（butyrylation）、甲酰化（formylation）、小泛素化（sumoylation）、瓜氨酸化（citrullination）和脯氨酸异构化（proline isomerization）等，它们可能组成在细胞分裂时可遗传至下一代的密码，即“组蛋白密码（histone code）”，影响染色体结构、DNA 修复和基因转录，进而发挥指导基因表达的表观遗传调控作用。另一值得注意的是一些血管致病因子对蛋白质翻译后修饰的调控，例如高糖促进 AMPKα1 的乙酰化而抑制其磷酸化，进而降低 AMPK 的活性。血流引起的剪切力可明显增加 eNOS 的去乙酰化，进而刺激 NO 释放，而且 AMPK 介导的 eNOS 在 Ser-633 和 Ser-1177 的磷酸化是这一过程所必需的[28]。又如 AMPK 可以磷酸化 HDAC5，进而影响其亚细胞定位和功能。SIRT 可以通过去乙酰化甲基转移酶，从而激活甲基转移酶，促进 DNA 和组蛋白的甲基化。所以未来的研究可能要注重同一种蛋白质的不同修饰方式，以及不同种蛋白质的翻译后修饰之间的相互关系和生物功能及其与血管疾病的关系。

（二）新型翻译后修饰及其功能

随着研究技术手段的不断更新发展，新型蛋白质修饰方式不断被发现，例如美国芝加哥大学 Ben May 癌症研究所赵英明研究组已首先报道了赖氨酸的丙酰化、丁酰化、琥珀酰化、丙二酸酰化等新的蛋白质修饰方式。后来该组研究人员又运用整合的、以质谱为基础的蛋白质组研究方法在细胞中筛查出了 67 个先前未报道过的组蛋白修饰标记，并进一步研究了其中一种新型组蛋白翻译后修饰方式，即赖氨酸巴豆酰化（lysine crotonylation，Kcr）修饰。这些新型翻译后修饰是否存在于血管系统中？或血管系统中是否有其他新型翻译后修饰及其功能如何？值得进一步深入研究。

蛋白酶体通常催化依赖于 ATP 和多聚泛素化的蛋白质降解，然而最近北京师范大学生命科学院邱小波研究组发现乙酰化，而不是泛素化，介导了核心组蛋白通过特异的含有活性因子 PA200 的蛋白酶体降解[29]。我们也发现 AMPK 可通过 P53 的乙酰化调节其蛋白酶体介导的降解和稳定性[30]。因此，这些发现将可能在血管系统中开辟关于乙酰化介导蛋白质降解研究的一个崭新领域。

本章结语

综上所述，蛋白质翻译后修饰的分析对于心血管疾病、癌症和糖尿病的研究来说特别重要。蛋白质翻译后修饰研究将成为寻找心血管疾病分子标志物和药物靶标最有效的方法之一。所以，今后的研究要注重发现血管系统中新型蛋白质翻译后修饰和功能及其与血管疾病的关系。

参考文献

[1] Tao BB, Liu SY, Zhang CC, et al. VEGFR2 functions as an H_2S-targeting receptor protein kinase with its novel Cys1045-Cys1024 disulfide bond serving as a specific molecular switch for hydrogen sulfide actions in vascular endothelial cells. Antioxid Redox Signal, 2013, 19:448-464.

[2] Song P, Zou MH. Regulation of NAD(P)H oxidases by AMPK in cardiovascular systems. Free Radic Biol Med, 2012, 52:1607-1619.

[3] Xie Z, Dong Y, Scholz R, et al. Phosphorylation of LKB1 at serine 428 by protein kinase C-zeta is required for metformin-enhanced activation of the AMP-activated protein kinase in endothelial cells. Circulation, 2008, 117:952-962.
[4] Wu Y, Song P, Xu J, et al. Activation of protein phosphatase 2A by palmitate inhibits AMP-activated protein kinase. J Biol Chem, 2007, 282:9777-9788.
[5] Suzuki T, Bridges D, Nakada D, et al. Inhibition of AMPK catabolic action by GSK3. Mol Cell, 2013, 50:407-419.
[6] Lima B, Forrester MT, Hess DT, et al. S-nitrosylation in cardiovascular signaling. Circ Res, 2010, 106:633-646.
[7] Beigi F, Gonzalez DR, Minhas KM, et al. Dynamic denitrosylation via S-nitrosoglutathione reductase regulates cardiovascular function. Proc Natl Acad Sci USA, 2012, 109:4314-4319.
[8] Zou MH. Peroxynitrite and protein tyrosine nitration of prostacyclin synthase. Prostaglandins Other Lipid Mediat, 2007, 82:119-127.
[9] Furdas SD, Kannan S, Sippl W, et al. Small molecule inhibitors of histone acetyltransferases as epigenetic tools and drug candidates. Archiv der Pharmazie, 2012, 345:7-21.
[10] Borradaile NM, Pickering JG. NAD(+), sirtuins, and cardiovascular disease. Current pharmaceutical design, 2009, 15:110-117.
[11] Gorenne I, Kumar S, Gray K, et al. Vascular smooth muscle cell sirtuin 1 protects against DNA damage and inhibits atherosclerosis. Circulation, 2013, 127:386-396.
[12] Yang XJ, Seto E. Lysine acetylation: codified crosstalk with other posttranslational modifications. Mol Cell, 2008, 31:449-461.
[13] Lin YY, Kiihl S, Suhail Y, et al. Functional dissection of lysine deacetylases reveals that HDAC1 and p300 regulate AMPK. Nature, 2012, 482:251-255.
[14] Jung SB, Kim CS, Naqvi A, et al. Histone deacetylase 3 antagonizes aspirin-stimulated endothelial nitric oxide production by reversing aspirin-induced lysine acetylation of endothelial nitric oxide synthase. Circ Res, 2010, 107:877-887.
[15] Song P, Wang S, He C, et al. AMPKalpha2 deletion exacerbates neointima formation by upregulating Skp2 in vascular smooth muscle cells. Circ Res, 2011, 109:1230-1239.
[16] Hickok JR, Vasudevan D, Antholine WE, et al. Nitric oxide modifies global histone methylation by inhibiting jumonji C domain-containing demethylases. J Biol Chem, 2013, 288:16004-16015.
[17] Bandyopadhyay S, Harris DP, Adams GN, et al. HOXA9 methylation by PRMT5 is essential for endothelial cell expression of leukocyte adhesion molecules. Mol Cell Biol, 2012, 32:1202-1213.
[18] Evangelista AM, Thompson MD, Weisbrod RM, et al. Redox regulation of SERCA2 is required for vascular endothelial growth factor-induced signaling and endothelial cell migration. Antioxid Redox Signal, 2012, 17:1099-1108.
[19] Abdelsaid MA, El-Remessy AB. S-glutathionylation of LMW-PTP regulates VEGF-mediated FAK activation and endothelial cell migration. Journal of cell science, 2012, 125:4751-4760.
[20] Marin EP, Derakhshan B, Lam TT, et al. Endothelial cell palmitoylproteomic identifies novel lipid-modified targets and potential substrates for protein acyl transferases. Circ Res, 2012, 110:1336-1344.
[21] Song P, Wu Y, Xu J, et al. Reactive nitrogen species induced by hyperglycemia suppresses Akt signaling and triggers apoptosis by upregulating phosphatase PTEN (phosphatase and tensin homologue deleted on chromosome 10) in an LKB1-dependent manner. Circulation, 2007, 116:1585-1595.
[22] Song P, Zhang M, Wang S, et al. Thromboxane A_2 receptor activates a Rho-associated kinase/LKB1/PTEN pathway to attenuate endothelium insulin signaling. J Biol Chem, 2009, 284:17120-17128.
[23] Song P, Xie Z, Wu Y, et al. Protein kinase Czeta-dependent LKB1 serine 428 phosphorylation increases LKB1 nucleus export and apoptosis in endothelial cells. J Biol Chem, 2008, 283:12446-12455.
[24] Zou MH, Shi C, Cohen RA. Oxidation of the zinc-thiolate complex and uncoupling of endothelial nitric oxide synthase by peroxynitrite. J Clin Invest, 2002, 109:817-826.
[25] Alexander MR, Owens GK. Epigenetic control of smooth muscle cell differentiation and phenotypic switching in vascular development and disease. Annual review of physiology, 2012, 74:13-40.
[26] Xu J, Wu Y, Song P, et al. Proteasome-dependent degradation of guanosine 5'-triphosphate cyclohydrolase I causes tetrahydrobiopterin deficiency in diabetes mellitus. Circulation, 2007, 116:944-953.
[27] Chitalia VC, Shivanna S, Martorell J, et al. Uremic serum and solutes increase post-vascular interventional thrombotic risk through altered stability of smooth muscle cell tissue factor. Circulation, 2013, 127:365-376.
[28] Chen Z, Peng IC, Cui X, et al. Shear stress, SIRT1, and vascular homeostasis. Proc Natl Acad Sci USA, 2010, 107:10268-10273.
[29] Qian MX, Pang Y, Liu CH, et al. Acetylation-mediated proteasomal degradation of core histones during DNA repair and spermatogenesis. Cell, 2013, 153:1012-1024.
[30] Wang S, Song P, Zou MH. Inhibition of AMP-activated protein kinase alpha (AMPKalpha) by doxorubicin accentuates genotoxic stress and cell death in mouse embryonic fibroblasts and cardiomyocytes: role of p53 and SIRT1. J Biol Chem, 2012, 287:8001-8012.

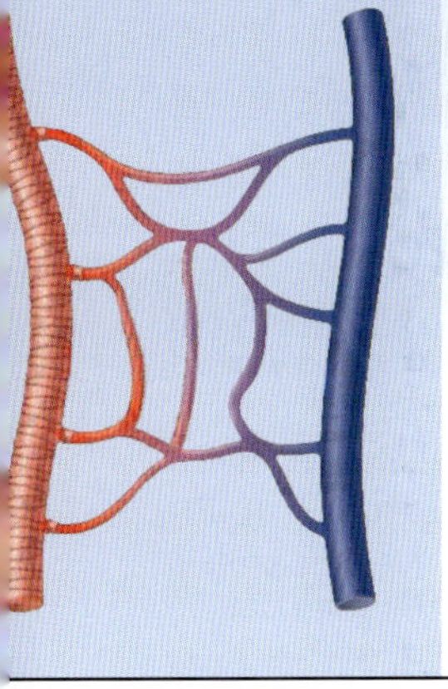

第十三章

凝血与血栓

戴克胜

血液在血管内的正常流动是凝血、抗凝动态平衡的结果，同时与血管壁的完整性和纤溶系统正常功能状态密切相关。当血液或血管受到病理因素作用失去平衡，就会产生凝血、血栓形成、激活纤溶系统等反应，从而保证血液系统生理功能的发挥，并修复病理损伤。本章将分为血液凝固、血栓形成和纤维蛋白溶解系统三节，对凝血、抗凝、血栓形成与溶栓的主要内容进行阐述。

第一节 血液凝固

血液凝固（blood coagulation）简称凝血，是血液由液体状态转为凝胶状态的过程，它是哺乳类动物止血功能的重要组成部分。凝血系统包括凝血和抗凝两个方面，两者间的动态平衡是正常机体维持体内血液呈液体流动状态和防止血液丢失的关键[1-2]。

一、凝血因子

凝血因子（blood coagulation factor）是参与凝血过程的生物分子，多数凝血因子是根据它们被发现的先后顺序分别以罗马数字命名，如FⅠ、FⅡ、FⅢ等。生理情况下，多数凝血因子以无活性的酶原形式存在，凝血过程中这些凝血因子被相继酶解激活转为有活性的蛋白酶，活化的凝血因子以其名称右下位置冠以英文字母a表示，如FⅫa、FⅪa、FⅩa等。除组织因子外，其余凝血因子均存在于血浆中，且多数在肝中合成，其中FⅡ、FⅦ、FⅨ、FⅩ的合成需要维生素K参与。近些年对凝血因子分子生物学特征的研究已取得明显进展，迄今所有凝血因子的cDNA均已克隆，对凝血因子cDNA的诱导突变等技术加速了人们对凝血因子结构、功能的研究与了解，同时重组凝血因子（rFⅧ、rFⅨ、rFⅦa）的批量生产为凝血因子遗传性缺陷患者（如血友病）提供了凝血因子治疗的重要来源[3]。下面将分别阐述各凝血因子的结构和功能，其分子生物学和生化特征见表13-1。

（一）纤维蛋白原

纤维蛋白原（fibrinogen）即FⅠ，是凝血系统的"中心"蛋白质，凝血的最后阶段是凝血酶形成，使纤维蛋白原转变为纤维蛋白。纤维蛋白原是血浆中含量最高的凝血因子，其在正常人血浆中的浓度是2.0～4.0g/L。它是一个大分子糖蛋白，分子量为340 000，由两个相同的组分组成对称性二聚体，其中每个组分又各含有3条不同的多肽链，多肽链分别命名为Aα、Bβ和γ，分子量分别为66 000、52 000和46 000，分别由610、461和411个氨基酸残基组成。纤维蛋白原分子中含有多个二硫键，其中二硫键富集的部位称为二硫键结（disulfide knot，DSK）。两组Aα、Bβ和γ链在氨基端由12个二硫键相互连在一起，该连接部位称为中央区（E区），远离这一连接部位的区域称为外围区（D区）。

（二）凝血酶原

凝血酶原（prothrombin），即FⅡ。凝血酶原属于依赖维生素K的凝血因子。依赖维生素K凝血因子除凝血酶原外还有FⅦ、FⅨ、FⅩ，它们共有的生化特征是：均含有特殊氨基酸残基γ-羧基谷氨酸（γ-carboxyglutamic acid，Gla），Gla可和Ca^{2+}结合，它的存在使依赖维生素K的凝血因子具有与金属离子结合的特征。依赖维生素K的凝血因子与Ca^{2+}结合后发生构象改变，从而可与磷脂膜结合，并进而参与血液凝固过程。

凝血酶原在正常人血浆中的浓度为150～200mg/L，仅次于纤维蛋白原，占第二位。凝血酶原是单链糖蛋白，分子量为72 000，由579个氨基酸残基组成，分为4个不同的功能域：自氨基末端起分别为Gla区、两个环状区（kringle，K）和一个催化区。凝血酶原活化后转变为具有蛋白水解活性的凝血酶，它通过对多种凝血因子的蛋白水解作用而参与凝血过程。此外，现已证明在血小板及内皮细胞表面存在凝血酶的特异性受体，这一受体在凝血酶诱导的血小板活化、血管内皮细胞增生及炎症反应中起着重要作用。

（三）组织因子

组织因子（tissue factor，TF）即FⅢ，是唯一不存在于正常人血浆中的凝血因子，它分布于各种不同的组织细胞中，其中脑、肺、胎盘含量丰富，血管内皮细胞及白细胞中也含有大量的TF。TF是跨膜糖蛋白，分子量是45 000，由263个氨基酸残基组成，其中Ser1～Glu219、Ile220～Ser242和His243～Ser263分别组成了TF的胞外区、跨膜区和胞质区。在TF的胞外区有两个半胱氨酸对（Cys49、57及Cys186、209），两者分别借助二硫键形成共价稳定性的二硫环，二硫环对维持TF的功能非常重要，TF一旦被还原将会失去功能。

另外，研究表明TF启动的细胞信号与肿瘤的生长和转移有密切的关系[4]。

（四）凝血因子Ⅴ

凝血因子Ⅴ（FⅤ），是存在于正常人血浆中的一种糖蛋白，血浆浓度为5～10mg/L，是由2196个氨基酸残基组成的单链分子，分子量是330 000，可分为重链区和轻链区两部分。重链区位于氨基末端，由A1和A2区组成；轻链区位于羧基末端，由A3、C1和C2组成；重链区和轻链区由B区相连，FⅤ的结构可表示为A1-A2-B-A3-C1-C2。

FⅤ主要是在肝内合成的。此外还可在巨核细胞中合成。它除了存在于正常人血浆中外，还可出现于巨核细胞和血小板的α颗粒中，在受到诱导剂刺激后，血小板即可释放出FⅤ。

（五）凝血因子Ⅶ

凝血因子Ⅶ（FⅦ），是主要参与外源性凝血途径的凝血因子。FⅦ在正常人血浆中的浓度仅为0.5～2.0mg/L，血浆半衰期是6～8小时，是所有凝血因子中半衰期最短的。FⅦ属于依赖维生素K凝血因子，是分子量为50 000的单链糖

表13-1　凝血因子的特征

凝血因子		分子量（$\times 10^3$）	氨基酸残基数	基因长度（kb）	基因的染色体定位	mRNA（kb）	外显子数	生成部位（是否需维生素K）	血浆中浓度（mg/L）	半衰期（h）	血清中有无	贮存是否稳定	功能
Ⅰ		340	2964	50	4q26-28			肝（否）	2000~4000	90	无	稳定	结构蛋白
	Aα链	66	610	5.4	4q26-28	2.2	5	肝（否）					
	Bβ链	52	461	8.2	4q26-28	1.9	8	肝（否）					
	γ链	46	411	8.4	4q26-28	1.6	10	肝（否）					
Ⅱ	凝血酶原	72	579	27	11p11-12	2.1	14	肝（需）	150~200	60	无	稳定	蛋白酶原
Ⅲ	组织因子	45	263	12.4	1p21-22	2.1	6	组织、内皮、单核细胞（否）	0	—	—	—	辅因子/启动子
Ⅴ	异变因子、前加速因子	330	2196	80	1q21-25	7.0	25	肝（否）	5~10	12~15	无	否	辅因子
Ⅶ	稳定因子	50	406	12.8	13q34	2.4	8	肝（需）	0.5~2	6~8	有	稳定	蛋白酶原
Ⅷ	抗血友病球蛋白	330	2332	186	Xq28	9.0	26	肝、内皮细胞（否）	0.1	8~12	无	否	辅因子
vWF	vW因子	260×n	2050×n	178	12pter-p12	8.5	52	内皮细胞、巨核细胞（否）	10		有	稳定	FⅧ载体、血小板黏附
Ⅸ	Christmas因子、血浆凝血激酶成分	56	415	34	Xq27.1	2.8	8	肝（需）	3~4	12~24	有	稳定	蛋白酶原
Ⅹ	Stuart-Prower因子	59	448	22	13q34-qter	1.5	8	肝（需）	6~8	48~72	有	稳定	蛋白酶原
Ⅺ	血浆凝血激酶前质	160	1214	23	4q35		15	肝（否）	4~6	48~84	有	稳定	蛋白酶原
Ⅻ	Hageman因子	80	596	11.9	5q33-qter	2.4	15	肝（否）	2.9	48~52	有	稳定	蛋白酶原
激肽释放酶原		85/88	619	22	4q35				1.5~5	35	有	稳定	蛋白酶原
高分子量激肽原		120	626	27	3q26-qter		11	肝（否）	7.0	144	有	稳定	辅因子
ⅩⅢ		320	2744						25	72~120	无	稳定	转谷氨酰胺酶原
	a亚单位	83	731	160	6p24-25	4.0	15	骨髓（否）					
	b亚单位	76	641	28	1q31-32.1		12	肝（否）					

蛋白，由406个氨基酸残基组成。整个FⅦ分子可分为4个结构/功能区：自氨基末端起分别为Gla区、2个表皮生长因子样区（EGF-like domain）和1个催化区。Gla是FⅦ与Ca^{2+}结合和发挥功能所必需的。EGF区的功能尚未完全弄清，但众多研究表明EGF1为FⅦ与TF结合所必需。它的催化区与其他凝血因子相似，包括激活区和蛋白酶区，激活区是FⅦ被激活而转变为FⅦa的部位。FⅦ属丝氨酸蛋白酶（原），其蛋白酶区结构也与其他丝氨酸蛋白酶相类似。

（六）凝血因子Ⅷ和血管性血友病因子

凝血因子Ⅷ（FⅧ）的缺乏或缺陷是引起血友病A（hemophilia A）的原因。FⅧ是存在于血浆中的球蛋白，血浆含量为0.1mg/L。FⅧ以单链形式合成，分子量为330 000，由2332个氨基酸残基组成。氨基酸顺序和蛋白结构与FV非常近似，自氨基末端起分别是A1-A2-B-A3-C1-C2。血浆中FⅧ以异二聚体形式存在，它是由单链分子在B-A3连接点以及B区内部不同位点经酶解后形成。血浆中FⅧ由羧基端轻链和氨基端重链所组成，轻链含有A3-C1-C2区，分子量为80000；重链含有A1-A2，不含B区或含有长短不一的B区组分，分子量在90 000～210 000之间，重链和轻链间是以非共价方式连接，由Mg^{2+}（二价金属）在A1和A3区间形成键桥。

在血浆中，FⅧ与血管假性血友病因子（von Willebrand factor，vWF）形成复合物。血浆vWF是作为FⅧ的载体蛋白而在凝血过程中发挥作用。成熟vWF以一系列多聚体形式存在，分子量从500 000（二聚体）至大于10 000 000不等。而成熟vWF亚单位（单体）是由2050个氨基酸残基组成的多肽链，分子量为260 000，其结构中含有4种类型的重复区段，分别为A、B、C、D区段，自氨基末端起排列顺序为D'-D3-A1-A2-A3-D4-B1-B2-C1-C2。vWF除存在于血浆中外，还出现于血小板、内皮细胞以及内皮下组织中。vWF的功能主要表现为两个方面：一是作为FⅧ的载体蛋白而对FⅧ起稳定作用，二是参与血小板黏附和聚集功能。在血浆中，FⅧ与vWF的结合是非共价性的，每个vWF单体结合一个FⅧ分子。

（七）凝血因子Ⅸ

凝血因子Ⅸ（FⅨ）属于依赖维生素K的凝血因子，它的结构与其他依赖维生素K凝血因子（凝血酶原、FⅦ、FX）相类似。人FⅨ是一种单链糖蛋白，由415个氨基酸残基组成，分子量是56 000，分子含糖量约为17%。与FⅦ分子一样，成熟FⅨ分子也分为4个结构/功能区：自氨基末端起分别是Gla区、2个EGF区（EGF1、EGF2）和1个催化区。

（八）凝血因子X

凝血因子X（FX）也是依赖维生素K的凝血因子，与其他依赖维生素K的凝血因子不同的是FX在血浆中以双链形式存在，轻链（17 000）和重链（49 000）间由二硫键相连。轻链区分为Gla区、2个EGF区。重链是催化区，包括激活肽和丝氨酸蛋白酶区。激活肽是在FX被激活时从FX分子中裂解形成的独立的短肽。丝氨酸蛋白酶区是活性部位的所在区域，该区结构与其他依赖维生素K凝血因子相似，活性部位包括3个氨基酸残基，即Ser233、His93和Asp138残基。

（九）凝血因子Ⅺ

凝血因子Ⅺ（FⅪ），是内源性凝血途径中与接触相关的血浆凝血因子，正常人血浆中的浓度为4～6mg/L，FⅪ分子量为160 000，是由2个相同亚单位通过二硫键组成的同型二聚体。亚单位又可分为重链区（Glu1～Arg369）和轻链区（Ile370～Val607）两部分。重链区含有4个Apple结构域（A1-A2-A3-A4），是FⅪ与其他因子相互作用的部位，其中A1包含FⅪ与高分子量激肽原结合的部位，A2区中含有底物（FⅨ）结合部位，A3区中有与血小板、肝素和FⅨ的结合部位，而A4区包含FⅪ结合FⅫ的部位。FⅪ亚单位的轻链区是活性中心所在部位[5-6]。

（十）凝血因子Ⅻ

凝血因子Ⅻ（FⅫ）是一种由596个氨基酸残基组成的单链糖蛋白，分子量为80 000，分子中含糖量约13.5%。成熟FⅫ分子的功能区可分为：2型纤连蛋白（fibronectin type 2）区、EGF区、1型纤连蛋白（fibronectin type 1）区、K区、富脯氨酸区和催化区。FⅫ是丝氨酸蛋白酶（原），其分子中前6区是调节区段，在FⅫ与异物表面及其他分子间的相互作用中发挥重要功能；其催化区结构与其他多数凝血因子相似，含有激活区和丝氨酸蛋白酶区，活性部位由位于丝氨酸蛋白酶区的His393、Asp442和Ser544残基组成。

（十一）激肽释放酶原

激肽释放酶原（prekallikrein或prokallikrein）是存在于血浆（及组织）中的一种糖蛋白，参与内源性凝血途径。正常人血浆中的浓度为1.5～5mg/L，是由619个氨基酸残基组成的单链分子。血浆中激肽释放酶原有2种形式，分子量分别是85 000和88 000。激肽释放酶原的结构与FⅪ亚单位相近，分为重链区和轻链区两部分，重链区也是排列成4个重复序列（Apple区段）；轻链区是酶（原）活性部位的所在区域，其结构与其他丝氨酸蛋白酶相似。

（十二）高分子量激肽原

高分子量激肽原（high molecular weight kininogen，HMWK）由于可生成激肽，故而也被视为凝血因子。它参与内源性凝血途径的接触相激活。高分子量激肽原是含有626个氨基酸残基的糖蛋白，分子量为120 000。在血浆中，它与FⅪ或激肽释放酶原结合形成复合物。高分子量激肽原分子分为6个结构域：分别为Dl～D6区，其中D1～D3区组成分子的重链，而D2、D3区与抑制半胱氨酸蛋白酶活性的功能有关；D3区中还含有与血小板结合的部位；D4区含有缓激肽肽段；D5和D6区组成高分子量激肽原的轻链。D5区是高分子量激肽原与负电荷表面结合所需的区段。D6区位于分子的羧基末端，其中含有与FⅪ和激肽释放酶原结合的部位。

（十三）凝血因子ⅩⅢ

凝血因子ⅩⅢ（FⅩⅢ），是存在于血浆、血小板和单核细胞中的一种糖蛋白，血浆浓度为25 mg/L，半衰期是72～120 h。血浆FⅩⅢ为四聚体（a2b2），分子量是320 000。FⅩⅢ是转谷氨酰胺酶（原），其活性部位在a亚单位，b亚单位无催化活性，在血浆中它可能是作为载体蛋白并对a亚单位起保护和稳定作用。正常情况下，血浆FⅩⅢ是以酶原形式存在的，它要发挥功能需首先被凝血酶（在Ca^{2+}参与下）激活。激活的FⅩⅢ（FⅩⅢa）是一种转谷氨酰胺酶，主要作用是，通过催化相邻纤维蛋白单体的γ链与α链上的赖氨酸和谷氨酸残基间形成ε（γ-谷氨酸）赖氨酸键而形成共价交联，这样能使可溶性纤维蛋白变为不可溶的纤维蛋白多聚体，从而稳固纤维蛋白凝块。FⅩⅢa发挥作用需有Ca^{2+}参与。

除上述凝血因子之外，凝血过程还需要有Ca^{2+}参与，因此Ca^{2+}被命名为凝血因子Ⅳ（FⅣ）。Ca^{2+}在凝血过程的多个环节中发挥作用，主要包括TF-FⅦ（FⅦa）-磷脂膜复合物、FⅨa-FⅧa-磷脂膜复合物和FⅩa-FⅤa-磷脂膜复合物的形成，促进FⅨ向FⅨa、FⅩ向FⅩa、凝血酶原向凝血酶以及FⅩⅢ向FⅩⅢa的转变等过程。Ca^{2+}在其中的作用主要是介导凝血因子与磷脂膜表面结合形成复合物，从而加速因子的激活。

二、凝血过程

凝血是一系列血浆凝血因子相继酶解激活，最终生成凝血酶，并催化形成纤维蛋白凝块的过程。凝血过程一般分为内源性凝血途径和外源性凝血途径，两条凝血途径的主要区别在于启动方式及参加的凝血因子不同，结果形成两条不同的FⅩ激活通路，而两条通路相互密切联系，在机体的整个凝血过程中可能发挥不同的作用（图13-1）。由Macfarlane等人在20世纪60年代创立的凝血瀑布学说未涉及细胞的作用，近年来的研究在凝血途径中加入了细胞的概念，可提供促凝表面的血小板以及单核细胞、血管内皮细胞等成为体内凝血途径不可缺少的部分[7]。

（一）内源性凝血途径

内源性凝血途径是指参加的凝血因子全部来

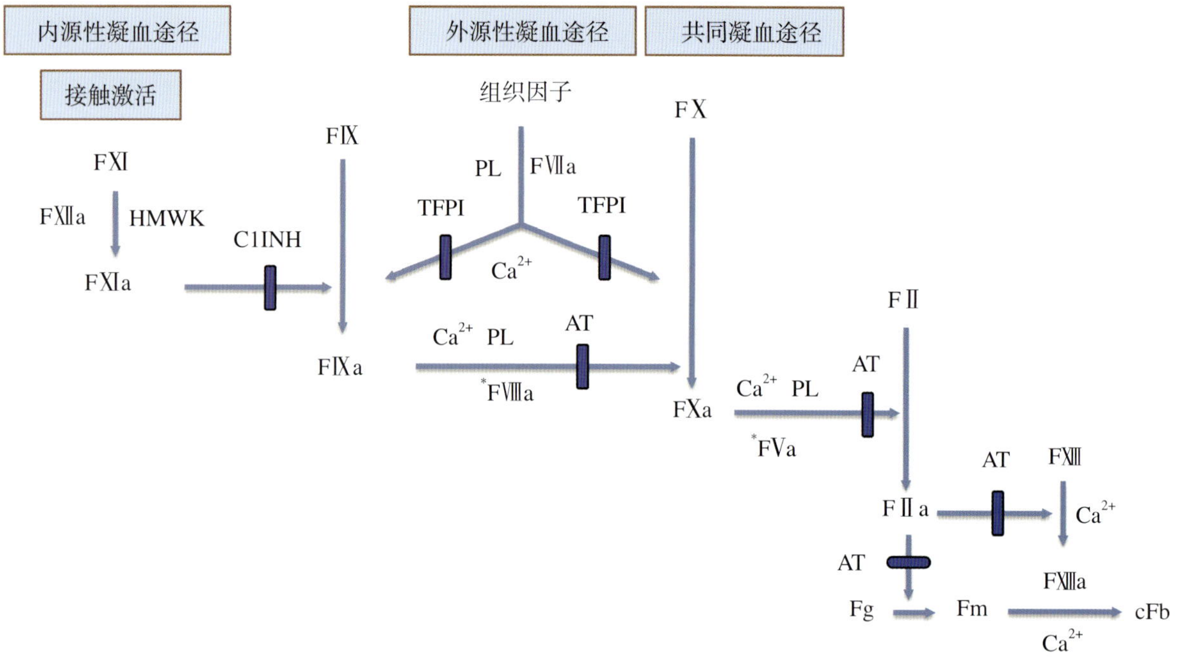

图 13-1 凝血过程示意图

Fg：纤维蛋白原；Fm：纤维蛋白单体；cFb：交联纤维蛋白；HMWK：高分子量激肽原；PL：磷脂；AT：抗凝血酶；C1INH：C1 抑制剂；TFPI：组织因子途径抑制物；┿：表示对该反应的抑制

自血液（内源性），这一凝血途径通常是因血液与带负电荷的异物表面（如玻璃、白陶土、硫酸酯、胶原等）接触而启动（接触激活）。

1. 接触相激活　参与接触相激活的凝血因子包括 FⅫ、激肽释放酶原、高分子量激肽原和 FⅪ。当血液与带负电荷的异物表面接触时，首先是 FⅫ结合到异物表面上，自身激活转为 FⅫa；FⅫa 裂解高分子量激肽原分子，使其转为不含缓激肽的双链分子；裂解后的高分子量激肽原很快与异物表面结合，把激肽释放酶原和 FⅪ带到异物表面；在异物表面上，FⅫa 将激肽释放酶原和 FⅪ裂解成具有酶解活性的激肽释放酶和 FⅪa；激肽释放酶生成后反过来酶解激活 FⅫ，以生成更多的 FⅫa，形成接触激活的正反馈效应；激肽释放酶还能裂解高分子量激肽原使其转为无缓激肽的双链分子，裂解后的高分子量激肽原作为活性辅因子能大大加速激肽释放酶对 FⅫ及 FⅫa 对激肽释放酶原和 FⅪ的激活；而 FⅫ与异物表面结合后会发生构象改变，由此将增加被激肽释放酶激活的敏感性。经过接触相激活，FⅫ、FⅪ相继被激活，从而启动了内源性凝血途径。近年来的研究表明，在体内，血小板也可能通过提供合适的接触表面而促进凝血过程的接触相激活，已经证明 FⅪ、FⅪa 及高分子量激肽原能与活化的血小板结合。

2. FⅨ的激活　内源性凝血途径中，经过接触相激活（或通过其他途径如凝血酶引起者），FⅪ被激活转变为具有酶解活性的 FⅪa，随即是 FⅪa 激活 FⅨ而使其变为活化的 FⅨa。FⅪa 激活 FⅨ可释放出含有 35 个氨基酸残基的肽段（Ala146～Arg180）。释放出的肽段称为 FⅨ激活肽，是 FⅨ被激活的分子标志物，除上述之外，FⅨ也能被外源性凝血途径中的 FⅦa-TF 复合物激活而转为 FⅨa。

3. FX 的激活　FⅨa 的作用是激活 FX，使其转变为具有酶解活性的 FXa。但单独的 FⅨa 激活 FX 的效力相当低，它需要与 FⅧa 1∶1 地结合形成复合物 FⅨa-FⅧa（又称 FX 酶复合物）后才能有效地激活 FX，而这一反应还有赖于 Ca^{2+} 和酸性磷脂表面（包括血小板、单核 / 巨噬细胞和血管内皮细胞等）的存在。

除此之外，FX 还可通过外源性凝血途径被

FⅦa-TF复合物激活。FⅩa生成后即在Ca^{2+}存在的情况下于磷脂膜表面与FⅤa形成复合物（凝血酶原酶复合物），其作用是激活凝血酶原使之转变为凝血酶。

（二）外源性凝血途径

外源性凝血途径是指参加的凝血因子并非全部存在于血液中，所需凝血因子还有来自血液以外的（外源性），即TF（FⅢ）。这一凝血途径是因TF暴露于血液而启动，因此又称为凝血的组织因子途径。

在正常人体内，TF并不与血液接触。但在血管损伤或血管内皮细胞及单核细胞受到细菌内毒素、补体C5a、肿瘤坏死因子等因素刺激时，TF将得以与血液接触，在Ca^{2+}参与下与血液中的FⅦ结合形成1∶1复合物（FⅦ-TF）。一般认为单独的FⅦ或TF均无促凝活性，但FⅦ一旦与TF结合会很快被活化的FⅩ（FⅩa）激活为具有酶解活性的FⅦa，从而形成FⅦa-TF复合物。FⅦa-TF复合物生成后在Ca^{2+}参与下迅速激活FⅩ，新生成的FⅩa又激活FⅦ以生成更多的FⅦa，依次能使更多的FⅩ激活，这样就启动了外源性凝血途径。FⅩa对FⅦ的激活反应需要Ca^{2+}参加并可因TF和磷脂的存在而加速。FⅦa-TF对FⅩ分子的酶解激活位点与FⅨa引起者相同。而在FⅦa-TF复合物中，FⅦa是作为蛋白酶而发挥对FⅩ分子的酶解作用，TF是辅因子，它能使FⅦa的催化效力提高1000倍。外源性凝血途径启动以后，生成的FⅩa能在Ca^{2+}参与下于磷脂膜表面与FⅤa结合成复合物，该复合物的作用是激活凝血酶原使之转变为凝血酶。

研究证明FⅦa-TF除激活FⅩ外，还能在Ca^{2+}的参与下激活FⅨ而使之转变为FⅨa。这样通过TF与血液的接触，促使FⅦ-TF复合物形成，从而使内源性凝血途径和外源性凝血途径联系起来。

（三）凝血共同途径

在内源性凝血途径和外源性凝血途径中，FⅩ分别被FⅨa-FⅧa复合物（FⅩ酶复合物）和FⅦa-TF复合物激活为FⅩa，而FⅩa生成以后的凝血过程是两条凝血途径所共同拥有的通路，因此称为凝血的共同途径。共同途径主要包括凝血酶的生成和纤维蛋白形成两个阶段。

1. 凝血酶的生成　在FⅩ被激活后，所产生的FⅩa即在Ca^{2+}存在的情况下于磷脂膜表面与FVa结合形成1∶1复合物（FⅩa-FⅤa），FⅩa-FⅤa复合物又称为凝血酶原酶复合物（prothrombinase complex），其作用是激活凝血酶原使之转变为凝血酶。凝血酶原酶复合物的形成过程可分为三步：FⅤa与磷脂膜（活化血小板）表面结合；FⅩa与磷脂膜表面结合（依赖Ca^{2+}和FⅤ）；膜结合的FⅤa和FⅩa间相互作用，从而形成FⅩa-FⅤa复合物。在凝血酶原酶复合物中，FⅩa是直接发挥蛋白水解作用的蛋白酶，FⅤa作为辅因子能使FⅩa对凝血酶原激活反应的最大速率提高近10 000倍。

凝血酶原被凝血酶原酶复合物催化激活而转变为凝血酶，FⅩa裂解凝血酶原分子中Arg 271-Thr 272键，释放出源于分子氨基端区的片段1+2（F_{1+2}包括分子的Gla区和两个K区）生成中间产物——前凝血酶2（prethrombin 2），前凝血酶2的Arg320-Ile321键处被FXa裂解后转变为含有A、B两条多肽链的凝血酶（thrombin）。凝血酶具有强效酶解活性，能使纤维蛋白原转变为纤维蛋白单体。

凝血酶生成后，主要作用是催化纤维蛋白原向纤维蛋白单体的转变。除此之外，它还可通过激活FⅤ、FⅧ、FⅦ、FⅩⅢ和FⅪ加速和巩固凝血过程。

2. 纤维蛋白的形成和交联　纤维蛋白原被凝血酶酶解而转变为纤维蛋白，并最终形成稳定的纤维蛋白凝块，这一过程可以分成纤维蛋白单体的生成、纤维蛋白单体的聚合和纤维蛋白的交联三个阶段。

纤维蛋白单体的形成是由凝血酶对纤维蛋白原分子的有限水解作用来实现的。凝血酶通过裂解纤维蛋白原分子中2条Aα链的氨基端Arg16-Gly17键和2条Bβ链的氨基端Arg14-Gly15键释放出一对纤维蛋白肽A（FPA）和肽B（FPB），生成纤维蛋白单体。纤维蛋白单体生成后开始聚合。两个纤维蛋白单体通过E区与D区的非共价结合以及相邻单体D区与D区的端-端作用形成双股的初纤维（protofibril），当初纤维蛋白单体有足够长度时即进行边-边非共价连接而形成粗的纤维蛋白纤维（fibrin fibril）。这时的纤维蛋白并不稳定，在FⅩⅢa作用下（需Ca^{2+}参与），相邻纤维蛋白单体的γ链可通过赖氨酸和谷氨酰胺间形成ε（γ-谷氨酸）赖氨酸键而快速共价交联，之后纤维蛋白单体的α链也可以同样方式共价交联，而α和γ链之间也可以相互交联。纤维蛋白经过交联后将形成稳定的纤维蛋白凝块，所以又称为不可溶性纤维蛋白[8]。

纤维蛋白与凝血酶有高亲和力，因此纤维蛋白生成后即能吸附凝血酶，这样不仅有助于局部血凝块的形成，而且可以避免凝血酶向循环中扩散。

三、抗血液凝固系统及抗凝机制

凝血系统由凝血和抗凝两方面组成，两者间的动态平衡是机体保持正常止血功能的关键。机体的抗凝系统主要包括细胞抗凝系统和体液抗凝系统。所谓细胞抗凝系统是指单核巨噬细胞系统对凝血因子、组织因子、凝血酶原激活物及可溶性纤维蛋白单体等的吞噬、清除作用。体液抗凝系统主要是指血浆中的抗凝因子，抗凝因子包括抗凝血酶（antithrombin，AT）、蛋白C（protein C，PC）、蛋白S（protein S，PS）、内皮细胞蛋白C受体（endothelial cell protein C receptor，EPCR）、蛋白C抑制物（protein C inhibitor，PCI）、血栓调节蛋白（thrombomodulin，TM）、组织因子途径抑制物（tissue factor pathway inhibitor，TFPI）、蛋白Z、依赖蛋白Z的蛋白酶抑制剂（protein Z -dependent protease inhibitor，ZPI）、肝素、肝素辅因子Ⅱ（heparin cofactor Ⅱ，HCⅡ）、α_2-巨球蛋白（α_2-macroglobulin，α_2-MG）、α_1-抗胰蛋白酶、C1酯酶抑制物等。其中TM、抗凝血酶、PCI、ZPI、HCⅡ、α_1-抗胰蛋白酶同属丝氨酸蛋白酶抑制物（serpin）超家族。另外PC、PS、EPCR、PCI和TM组成蛋白C系统。表13-2列举了抗凝因子的生化、分子生物学特性及功能。

机体的抗凝机制主要由肝素-抗凝血酶系统、蛋白C系统和TFPI三方面完成。

（一）肝素-抗凝血酶系统

抗凝血酶与丝氨酸蛋白酶作用的活性位点在Arg393-Ser394处，丝氨酸蛋白酶攻击该键使其裂解并引起抗凝血酶变构，从而形成抗凝血酶与丝氨酸蛋白酶的1∶1复合物，这种共价结合是不可逆的。1∶1复合物的形成在无肝素时相对较慢，但当肝素存在时，它与抗凝血酶的赖氨酸残基结合，从而明显加快复合物形成的速率。抗凝血酶途径是抑制凝血级联反应中大多数活化凝血因子的主要途径。凝血级联反应中不涉及丝氨酸蛋白酶的步骤，肝素对其影响很小。肝素-抗凝血酶复合物对FⅦa也有抑制作用，但较慢，故意义不大，但一旦FⅦa在Ca^{2+}参与下与TF结合，则抗凝血酶对其抑制的速率可增加30倍。

（二）PC途径

凝血酶是生理状态下唯一能将大量的PC转化为活化蛋白C（activated protein C，APC）的丝氨酸蛋白酶，在有TM存在的情况下，TM与凝血酶形成1∶1复合物，从而加速PC转变为APC。APC能灭活凝血过程中两个辅因子FⅤa和FⅧa，并因此而抑制FⅩa激活凝血酶原。

通常认为PS作为APC的辅因子，促进APC清除凝血酶原酶复合物中的FⅩa。另外PS也可以直接与促凝因子FⅤa和FⅩa可逆性结合，从而直接抑制凝血酶原酶复合物的活性；PS还可以与FⅧa结合抑制FⅩ的激活。

EPCR与PC结合需要Ca^{2+}和Gla区参与，而磷脂在PC与内皮细胞结合中作用不大。EPCR主要在大血管的内皮细胞中表达，在毛细血管上则缺乏或水平极低。由于大血管上有高水平的EPCR表达，因此PC的激活在此得到加强，这可能是PC缺乏者发生动脉血栓较少的原因。在凝血酶-TM复合物作用下，内皮细胞表面的EPCR激活APC的速率可提高5倍。

（三）TFPI途径

TFPI是一种Kunitz型蛋白酶抑制剂，有3个呈串联排列的抑制区（K1、K2和K3），TFPI通过K2区抑制FⅩa活性，通过K1区抑制

表13-2　抗凝因子生化及分子生物学特点

因子名称	染色体定位	基因（kb）	mRNA（kb）	分子量（$\times 10^3$）	血浆半衰期（d）	血浆浓度（mg/L）	功能
蛋白C	2q13-14	11	1.7	62	0.25	4	活化蛋白C（APC）灭活FVa和FⅧa
蛋白S	3p11.1-11.2	80	3.5	75	1.75	26	APC辅因子
抗凝血酶	1q23-25	16	1.4	58	2.5~4	150	中和凝血途径的丝氨酸蛋白酶、凝血酶、FXa、FⅨa、FⅫa、FⅦa等，是凝血酶的主要抑制物
血栓调节蛋白（TM）	20p11	3.7	3.7	74	0.8	0.02	与凝血酶结合促进蛋白C活化
内皮细胞蛋白C受体（EPCR）	20q11.2	6		46		0.098	增强蛋白C在内皮细胞上的激活
组织因子途径抑制物（TFPI）	2q31-32.1	85	1 4，4	34		0.1	主要作用是在Ca^{2+}及FXa存在下抑制TF/FⅦa复合物介导的凝血反应
肝素辅因子Ⅱ（HCⅡ）	22q11	16	2 3	65		70	在肝素的存在下灭活凝血酶
C1酯酶抑制物	11q11-13.1		7	104		170	灭活内源性FⅪa、FⅫa和激肽释放酶
α_1-抗胰蛋白酶	14q32.1	12		53	6	1300	抑制凝血酶、FⅪa和激肽释放酶
α_2-巨球蛋白	12p12-13	48		725		2000~3000	α_2-巨球蛋白和C1抑制物共同抑制90%激肽释放酶的活力
蛋白C抑制物（PCI）	14q32.1	11.5		57	1	5	抑制APC、凝血酶、FXa、t-PA、膜蛋白酶、糜蛋白酶等。肝素可加快PCI对APC的抑制约30倍
蛋白Z	13q34			62	2.5	2.2	ZPI辅因子
依赖蛋白Z的蛋白酶抑制剂（ZPI）				72			抑制FXa、FⅪa

FⅦa-TF 复合物活性，凝血酶可通过裂解 TFPI 的 3 个肽键而降低其抑制活性：羧基末端 Lys254-Thr255、K2 区与 FⅩa 的反应位点 Arg107-Gly108 以及 K1 和 K2 区之间的 Lys86-Thr87，其中任何一个肽键被裂解，TFPI 的抑制活性均降低。K3 区可能与 TFPI 和肝素结合有关。TFPI 可能是借助其羧基末端的碱性区掺入纤维蛋白，从而被与纤维蛋白结合的凝血酶降解。TFPI 与 FⅩa、FⅦa 和 TF 在 Ca^{2+} 参与下形成四联复合物，从而抑制外源性凝血途径的活性。

第二节　血栓形成

血栓是血液有形成分（血小板、白细胞、红细胞）和凝血因子在血管、心脏内膜表面或血液中形成的凝集物，它可以发生在体内任何部位的血管内，导致血液流动停止或血液流动淤滞。根据形成部位的不同，可将血栓分为动脉血栓、静脉血栓和微血管血栓。在微循环的小血管或中等大小血管内的血栓，可见有完全性堵塞血管的栓子，而在大动脉内，血栓形成往往与动脉粥样硬化斑块有关，所形成的血栓常常导致血管的部分堵塞。

一、血栓形成的发生及部位

随着生活水平的提高，血栓形成性疾病的发病率呈逐年上升趋势，我国脑卒中患者已达 700 万，心肌梗死患者 200 万[9]，成为严重威胁我国人民健康的一大类疾病。

血栓形成可以发生在体内任何部位，动脉血栓的致死和致残率远高于静脉血栓，而静脉血栓的发生多于动脉血栓，两者比例为 4∶1。一组尸解资料显示，静脉血栓占 40%～60%，但只有 11%～15% 被临床诊断。而在冠状动脉血栓中，堵塞性血栓形成的发生率达 15%～95%，其中 90% 伴有动脉粥样硬化斑块。在另一组 105 例急性心肌梗死尸解中，92% 的病例存在一支或多支冠状动脉内血栓形成。微血栓在尸解中较为常见，达 37.6%，以肺、脑、肝和肾部位多见[2]。

需要指出的是，由于检测技术和水平的提高，以往被人们所忽视的血栓形成性疾病及其危害，例如肺血管栓塞导致的猝死，正越来越受到广泛重视。

二、血栓构成与分类

血栓的构成与大小取决于血栓形成部位血液和血管的病理改变类型、血液流动速度、血液成分、血管壁结构等。血栓构成的分析对认识血栓形成机制，选择适当的预防治疗措施，具有重要参考价值。根据血栓的构成成分，可将血栓分为以下类型[2]。

（一）血小板血栓

血小板血栓主要由血小板组成，在栓子中可见大量的血小板聚集体，其间有少量的纤维蛋白形成网状，血小板与纤维蛋白交织在一起，在聚集体周围的血小板发生释放和颗粒丢失较聚集体中央部位的血小板为明显。血小板血栓通常见于微血管内。

（二）白色血栓

此类血栓内富含血小板、白细胞、纤维蛋白及少量红细胞，外观呈灰白色而得其名。栓子表面粗糙、卷曲、有条纹。这类血栓常与血管壁创伤有关，故呈现为附壁血栓，多见于动脉内。在血栓中，可以见到层状的血小板、白细胞和纤维蛋白，这可能是血栓形成时流场变化的反映。

（三）红色血栓

血栓外观呈暗红色，质地均匀、富有弹性。血栓的主要成分为红细胞、白细胞、纤维蛋白及少量的血小板，多见于血流淤滞的静脉。血栓与管壁黏附较疏松，易脱落而造成远端血管的血栓栓塞症。

（四）混合血栓

混合血栓在结构上可分成头、体、尾三部分，头部由白色血栓组成，体部由红色血栓与白色血栓组成，尾部由红色血栓组成。血栓头部常黏附在血管壁，形成附壁血栓。

（五）微血栓

由纤维蛋白及其单体构成，内含不同数量的白细胞和血小板，或少量的红细胞。外观透明，故又称透明微血栓。此类血栓出现在前毛细血管、小动脉及小静脉处，在弥散性血管内凝血或休克时可见此类血栓。

（六）感染性血栓

血栓由细菌和中性粒细胞残体构成，栓子外观呈现绿色或灰黄色。血栓可由菌血症、血管壁的炎症或细菌所致的管壁损伤使血管内皮抗栓能力下降所致。

三、血栓演变

体内形成的血栓并非是一种永久性的结构，它因条件不同而具有不同的演变过程[2]。

（一）血栓延伸与滋长

血栓形成后发生延伸与滋长的病理过程主要见于下肢静脉血栓。大多数（80%）的下肢静脉血栓局限在最初的发病部位，只有6%～20%的下肢静脉血栓发生延伸和（或）滋长，血栓从小腿延伸至髂静脉，其发生的原因与局部血液流动淤滞、血栓内的血小板释放大量致栓物质以及凝血酶形成有关。而血管内的血栓造成流通管腔狭窄，进而产生了血液流变学的改变，在栓子附近形成的紊流促进了血栓的延伸和滋长过程。在观察动脉血栓组织结构时，栓子呈多层结构，表明栓子的形成并非一次成形，也存在逐渐滋长的过程。

（二）血栓溶解

约1/3血栓在形成后发生自发性溶解，这种溶解由栓子中央开始，随后扩向四周，因此在栓子中央会形成空洞现象，直至整个血栓全部溶解。

血栓形成时，纤溶酶原和纤溶酶原激活剂与纤维蛋白有很高的亲和性而被结合在纤维蛋白表面，加速纤溶酶原转变为纤溶酶，促使血栓溶解。导致血栓溶解的另一个机制是血栓中的粒细胞和巨噬细胞释放的中性蛋白酶，它具有水解纤维蛋白的作用。静脉血栓较易发生自发性溶解，而在动脉中由于血液流速较快，血栓形成多与血管内皮损伤有关，生成的纤溶酶原激活剂少，因此较少出现血栓的自发性溶解。此外，动脉血栓主要由血小板和白细胞组成，它们对纤溶作用不敏感，在血小板中含有大量的纤溶酶原激活抑制剂1（plasminogen activator inhibitor 1，PAI 1），降低了纤溶作用。但血栓溶解在全身性纤溶活性降低时或在较大血栓中，均不易发生。

（三）栓子的机化、再通与钙化

血栓形成后就会有新生肉芽组织长入栓子结构内，随着栓子自身的溶解和吸收，最后栓子结构逐渐被结缔组织所替代，此过程称之为血栓机化。机化起始于血栓形成后24～48小时，由栓子中央到外周。在此时期内，粒细胞释放的中性蛋白酶促使纤维蛋白网架分解，血管内皮细胞也向血栓内增殖长入，在栓子内出现成纤维细胞，增强栓子在管壁上附着的牢度。一般至血栓发生的第10日，即可见到栓子内有大量的胶原纤维和网状纤维形成，至2周时栓子内出现组织细胞，随后有一些营养滋生的毛细血管长入栓子内，血管腔的直径逐渐扩大，同时腔内充满血液。在机化过程中，栓子收缩和溶解使栓子与血管壁之间出现间隙，血管内皮细胞长入并覆盖在栓子表面，形成血流通道，称之再通。下股深部静脉血栓在栓子形成后数月或数年内会有35%发生完全自发性再通，55%发生部分自发性再通。机化栓子中由于钙质沉着而发生血栓钙化，形成静脉结石，这是由于机化过程迟缓所致。

（四）栓塞

新鲜的或未完全机化的血栓可以发生部分或全部脱落而顺血流进入下游血管，导致下游血管部分或完全堵塞，称之栓塞。栓塞可发生在动脉或静脉。脱落的原因可以为医源性的（导管插入等），或是肌肉收缩等。静脉栓塞常常导致严重的后果。在一项 51 623 例静脉血栓调查中，由于右心室栓子脱落而导致肺梗死的发病率达 0.04%。在血栓性疾病中，肺梗死的发病率为 1% ~ 2%，病死率为 0.1% ~ 1%。

四、血栓形成的影响因素及其发生机制

血栓形成是多因素共同作用的结果，其中三个基本因素是：血管因素、血液有形成分和血浆、血流速度。而血流速度又是由前两个因素决定的。

（一）血管因素在血栓形成中的作用

血管壁的管腔表面由内皮细胞覆盖，内皮细胞参与调节止血与血栓形成的平衡，其正常的生理功能是防止血栓形成，维持血液在血管内的正常流动；而在止血过程中，血管壁的促凝机制参与了止血过程，有利于止血栓子形成。

1. 引起血管损伤的原因

（1）动脉粥样硬化：动脉粥样硬化是血管系统疾病的重要病理基础，动脉粥样硬化斑块破裂和继发的血小板黏附及血栓形成是大多数急性血管事件发生的主要原因。随着多学科研究的不断完善和深入，医学界已认识到动脉粥样硬化血栓形成是血管性疾病的关键病理过程，即心、脑和周围血管疾病都存在一个共同的病理改变，涉及两个病理过程：动脉粥样硬化和血栓形成，并将其概括为一个新的概念，即动脉粥样硬化血栓形成（atherothrombosis）[10-14]。

动脉粥样硬化血栓形成是以动脉粥样硬化斑块突然破裂和血栓形成为其主要特征（图 13-2），即在不稳定的动脉粥样硬化斑块不可预测的突发破裂基础上，导致血小板黏附和富含血小板血栓形成，从而引发血管事件。这些血栓可以累及心、脑和周围动脉血管床，导致心绞痛、心肌梗死、脑卒中、急性下肢缺血、间歇性跛行，甚至可导致血管性死亡。据世界卫生组织报道，全世界大约每 3 例死亡事件中，就有 1 例死于动脉粥样硬化血栓形成。所以，动脉粥样硬化血栓形成已成为威胁人类健康的重要因素之一。

近年来，血小板在动脉粥样硬化中的作用正受到重视。一些研究显示，血小板作为“炎症细胞”，其活化或释放的一些炎症介质直接参与动脉粥样硬化的形成和发展，并且与斑块的不稳定关系密切，有人甚至认为血小板在动脉粥样硬化的发生中起核心作用。血小板是唯一的既参与动脉粥样硬化形成和发展又是血栓主体成分的物

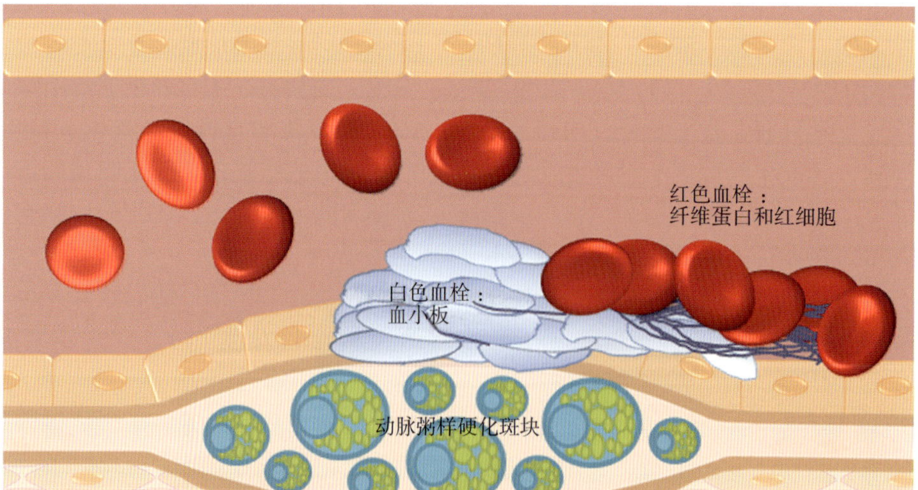

图 13-2 动脉粥样硬化斑块破裂处的血栓形成

动脉粥样硬化斑块突然破裂，血小板黏附在受损伤部位，形成血小板血栓并阻塞血管

质，因此抗血小板治疗已经成为防治动脉粥样硬化血栓形成的重要手段[12-14]。

（2）机械因素：包括血液流动产生的切变应力、血管内压力以及机械性创伤。切变应力高于40Pa（400dyn/cm^2）可损伤内皮细胞功能，或导致内皮细胞脱落，在管腔狭窄达80%时，壁切变率可增高1～2个数量级。管腔内压力增高见于高血压、肺动脉高压。内皮细胞在高压作用下发生细胞外形变长、簇集及细胞内骨架重新排列现象。

（3）感染因素：细菌和病毒感染可导致血管炎症，内毒素使内皮细胞释放TF，纤溶酶原激活抑制剂和内皮素增高，而一氧化氮（NO）形成减少，促进凝血。

（4）化学物和代谢产物：乙醇、NO、尼古丁能直接损伤内皮细胞。糖尿病时，血管发生退行性病变，胰岛素刺激纤溶酶原激活抑制剂合成过多，葡萄糖使凝血组织mRNA增多，同型半胱氨酸损伤血管内皮细胞，动脉粥样斑块粗糙表面起到促凝、产生高切变应力及血管痉挛的作用，有利于血栓形成。

（5）免疫因素：微生物、异种蛋白、药物、各种修饰的低密度脂蛋白（LDL）（如糖化LDL、氧化LDL、糖-氧化LDL）、含有免疫复合物（immune complex，IC）的脂蛋白（LDL-IC）。

2. 血管壁在血栓形成中的作用　正常的血管内皮细胞具有抗栓特性，它通过表面负电荷，释放各种物质，如ATP酶、ADP酶、t-PA、TM、TFPI等物质，防止了血小板黏附、聚集，促进纤维蛋白溶解，抑制血液凝固过程，增强抗凝作用而达到保持血液流动性、防止血栓形成的作用。当内皮细胞受损，内皮细胞脱落而导致内皮下组织暴露，或各种先天性疾病中的内皮细胞功能缺陷时，血管壁丧失了这些抗栓作用，同时血管壁中存在的潜在促血栓形成机制产生了有利于血栓形成的变化，譬如vWF、TF等。血管壁在血栓形成中的可能机制包括：

（1）促进血小板黏附与聚集：正常内皮细胞脱落后，如动脉粥样硬化斑块脱离，内皮下组织（胶原）即暴露于血液中，血浆中vWF与胶原结合，血小板通过其表面膜糖蛋白（glycoprotein，GP）Ⅰb-Ⅸ与vWF结合，将血小板黏附在内皮下组织，成为导致血栓形成的最早反应之一。血小板黏附在内皮下的成分包括胶原、层粘连蛋白、微纤维以及vWF等。内皮细胞是血浆vWF的主要来源之一，它支持血小板与胶原的黏附作用，以及高切变应力下的血小板聚集作用。由vWF介导的血小板聚集可发生在动脉狭窄部位的高切变应力的流场中。内皮细胞分泌在基底膜中的vWF是一种大分子量vWF多聚体，血小板能直接黏附于这种异常巨大的vWF分子，启动血小板血栓的形成。

（2）血管收缩与痉挛：内皮细胞能分泌具有强烈缩血管作用的物质内皮素，能引起动脉、静脉血管收缩。内皮素的缩血管作用较血管紧张素强10倍，且作用持久，正常人血浆内皮素1浓度为0.26～5 ng/L。在急性心肌梗死、高血压、急性肾衰竭及内毒素性休克时血浆内皮素1浓度明显升高。内皮素的作用机制是活化钠通道而增加细胞外钙的流入和动员肌质网的钙释放，导致细胞质内Ca^{2+}浓度升高，引起血管强烈收缩。另一种血管收缩剂为血小板活化因子（platelet activating factor，PAF），是内皮细胞损伤时的一种产物，这种物质也是血小板聚集诱导剂，促使血小板在局部损伤处发生聚集。血管内皮细胞分泌前列环素（PGI_2）及内皮源性舒张因子，在内皮细胞受损时其释放量也下降，从而失去调节正常血管舒张的功能。现已报道，在高血压、心血管疾病、糖尿病中内皮细胞合成和释放的PGI_2和NO减少。高血压病中的NO合成减少可能与一氧化氮合酶异常有关；而糖尿病时，NO合成减少可能与还原型辅酶在葡萄糖转变成山梨醇时消耗过多有关；在慢性肾衰竭时，血液中不对称二甲基精氨酸过高而抑制了内皮细胞和巨噬细胞内一氧化氮合酶活性而导致NO合成减少，从而有利于血栓形成。

（3）纤溶活性：内皮细胞合成和分泌两种重要的生理性纤溶酶原激活剂，即组织型纤溶酶原激活剂（t-PA）和尿激酶型纤溶酶原激活剂（u-PA），以清除正常血液循环中形成的少量纤维蛋白，是体内重要的纤溶系统。

内皮细胞释放的t-PA约95%被过量的纤溶酶原激活抑制剂（PAI）快速结合而失去活性，t-PA与PAI以1∶1结合，在失去其活性时，也同时失去与纤维蛋白结合的能力。其原因是 t-PA 与 PAI1 结合区及其与纤维蛋白结合区均在 K2 结构区。许多因子可以在基因转录水平刺激内皮细胞合成 PAI1，而胰岛素和胰岛素样生长因子则是通过基因转录后的调节，促使 PAI1 生成。

t-PA 与 u-PA 可使血浆纤溶酶原转变为纤溶酶，使纤维蛋白（原）溶解，u-PA 与纤维蛋白分子的亲和力低于 t-PA，因此其特异性也低于 t-PA，在纤维蛋白形成时，t-PA 与纤溶酶原均被结合在纤维蛋白上，t-PA 激活纤溶酶原在纤维蛋白表面上进行，产生局部的溶栓作用，使纤溶作用局限化。t-PA 活性会随着年龄增长而下降，吸烟、肥胖及糖尿病、心脑血管疾病中也报道 t-PA 释放减少。

（4）血管壁的促凝作用：正常血管壁参与止血作用与其促凝作用有关，在病理状态下，这种作用则成为促使血栓形成的一个因素。这种促凝作用包括：①内皮细胞在受凝血酶、内毒素刺激后，细胞表面能表达组织因子（TF），参与与 FⅦ的相互作用，导致 FⅩ的活化，启动凝血瀑布。②内皮细胞具有结合 FⅨa 的功能，在 FⅦ存在下促使 FⅩ活化，后者与 FⅤa、Ca^{2+} 构成凝血酶原酶，促进凝血过程。③内皮细胞表面具有激活 FⅫ的功能，促使 FⅫ活化。

（5）血管壁的抗凝作用：在保护血管内血液流动状态时，血管内皮细胞的强大抗凝作用发挥了重要作用。它们通过存在于血管内皮表面的蛋白多糖、TM、TFPI 等因子的抗凝作用，防止血管内凝血的发生。

存在于内皮细胞表面的 TM 是加速凝血酶活化 PC 的重要辅因子。在内皮细胞表面，TM 与凝血酶以 1∶1 结合，形成复合物，在 Ca^{2+} 存在下使酶原的 PC 变成 APC，APC 通过灭活 FⅤa 与 FⅧa 而起到抗凝作用。此外，TM 也能增强 FⅩa 激活 PC 的作用，减少凝血酶形成，降低凝血酶的促凝活性以及清除循环血液中的凝血酶。

（二）血小板在血栓形成中的作用

血小板在血栓形成，尤其是在动脉血栓形成中起着关键的核心作用。在正常循环血液中，血小板处于静息状态，当血管内皮细胞受到损伤，如动脉粥样硬化斑块破裂等，血小板通过其表面膜糖蛋白 GPⅠb-Ⅸ受体，与血管内皮下胶原黏附的 vWF 结合，这种结合使得血小板以滚动方式黏附在损伤血管表面。与此同时，血小板细胞信号转导机制启动，发生血小板内 Ca^{2+} 浓度增加、蛋白激酶活化、生物活性物质（ADP、凝血酶等）释放等一系列反应，导致血小板表面另一受体 GPⅡb/Ⅲa 的活化，活化的 GPⅡb/Ⅲa 与血浆中纤维蛋白原和 vWF 结合，最终导致血小板相互聚集成团，形成血小板血栓。因此，血小板表面 GPⅠb-Ⅸ与 vWF 的结合是血小板血栓形成的起始步骤，而 GPⅡb/Ⅲa 的活化则是血小板血栓形成的最终途径[15-17]。

血小板表面的主要受体除了 GPⅠb-Ⅸ和 GPⅡb/Ⅲa 之外，还有：①凝血酶受体，又称蛋白酶活化受体（protease-activated receptor，PAR），包括四个成员：PAR1、PAR2、PAR3 和 PAR4，可与凝血酶结合，导致血小板活化形成血栓。② ADP 受体：可分为两类，一类为 G_q 蛋白偶联的 P_2Y_1 受体，另一类为 G_i 蛋白偶联的 P_2Y_{12} 受体。ADP 与受体 P_2Y_1 和 P_2Y_{12} 结合后分别通过 G_q 和 G_i 途径，激活血小板。③胶原受体：血管壁有多种胶原成分，这些胶原可与血小板胶原受体结合，导致血小板黏附形成血栓。除此之外，血小板表面还含有选择素基因家族受体、血栓素 A_2 受体、免疫球蛋白超家族等受体，在不同条件下影响血小板生理功能的发挥[15-17]。

在血栓形成中，血小板主要通过下面四种基本生理功能发挥作用：

1. 血小板黏附功能　血小板与非血小板表面的黏着称为血小板黏附作用，是血管受损后止血和形成血栓的最初反应。参与黏附反应的因素包括血小板、内皮下组织和血浆成分。内皮下成分主要是胶原纤维，但在大血管中也包括在微纤维上的黏附，其中Ⅰ、Ⅲ、Ⅳ型胶原对流动状态下的血小板黏附和聚集最重要。vWF 是血小板黏附于胶原上的桥梁。当血管受损暴露出内皮下组织胶原，vWF 与胶原结合后，在高流体剪切力作用下，导致其分子构型改变，暴露出血小板 GPⅠb-Ⅸ受体的结合部位，血小板快速黏附于受损表面。在不同条件下，血小板也能通过胶原受体直接黏附于胶原。活化后的血小板，其黏附能力及底物特异性发生改变，扩大了参与黏附作用的血浆蛋白质种类，如vWF、纤连蛋白（fibronectin，FN）、玻连蛋白（vitronectin，VN）和纤维蛋白原等，增强了血小板在初期止血和形成血栓中的作用。

2. 血小板聚集　血小板之间相互黏着称为聚集。在体内，血小板聚集一般发生在因黏附刺激而活化后的血小板之间，聚集的血小板构成血栓的主体。血小板聚集在止血和形成血栓过程中发生在受损血管处，但也可以在非外伤的情况下由于不同原因导致血管内的血栓形成，血小板聚集功能在生理性止血及病理性血栓形成中起着重要作用。在体外，可通过不同的刺激剂与相应配体结合，激活血小板内相应的信号转导机制，诱导血小板聚集，检测特定的血小板功能。

弱诱导剂如ADP、肾上腺素，它们诱导血小板聚集的机制主要是通过血栓素 A_2（TXA_2）的形成及颗粒内容物的释放。低浓度ADP（0.1～1μmol/L）诱导的血小板聚集反应是可逆的（第一相聚集）。在中等浓度ADP诱导的血小板聚集反应中，可见到2个时相的聚集曲线，第二相聚集为释放反应的产物所致。在高浓度ADP作用下，聚集反应是不可逆的，由于第一相反应与第二相反应相继发生，因此形成单一的聚集波。ADP诱导血小板聚集需要 Ca^{2+} 和纤维蛋白原的参与，乙二胺四乙酸（EDTA）有络合 Ca^{2+} 的作用，能完全消除血小板的聚集作用。

强诱导剂如凝血酶可引起血小板单相或双相聚集，在低于0.1μmol/L时，引起血小板外形改变，随即发生第一相聚集，浓度为0.1～0.3μmol/L时，则引起第二相聚集。凝血酶引起的释放反应和聚集反应同时发生。低浓度凝血酶诱导的第一相聚集是通过ADP的释放和过氧化物的形成而引起的，而高浓度诱导的血小板聚集不依赖上述过程。

胶原诱导的血小板呈不可逆聚集，在聚集出现前有一个延缓期，随后形成一个单相聚集波，在外形改变后聚集和释放反应同时发生。胶原诱导的聚集是通过ADP的释放和前列腺素血栓素系统的代谢产物形成的。

3. 血小板释放反应　血小板受到刺激时，储存在α颗粒、致密颗粒或溶酶体内的许多物质释放至细胞外。致密颗粒内容物在受弱刺激物如ADP，或低浓度胶原作用下即可引起释放，而溶酶体内容物要在强刺激物作用下才可引起释放。在强刺激作用时可使70%～90%的α颗粒和致密颗粒内容物释放。不同颗粒内的释放产物包括：①α颗粒：β-血小板球蛋白（β-thrombocyte globulin，β-TG）、血小板第4因子（platelet factor 4，PF4）、vWF、FN、TSP、PAI-LFV、FⅪ和纤维蛋白原等；②致密颗粒：ADP、ATP、5-羟色胺（5-HT）、Ca^{2+} 和焦磷酸盐等。③溶酶体：酸性蛋白水解酶和组织水解酶等。释放的产物如ADP可进一步引起血小板活化和聚集。

4. 血块回缩　血块回缩是指在血块形成后，血块中活化的血小板伸出伪足搭在纤维蛋白网状条索上，在一定条件下，血小板及其伪足发生收缩，拉动被黏着的纤维蛋白网状结构缩小，并引起整个血块的收缩。产生血块收缩的力来自于血小板的收缩蛋白，在血小板中存在着类似肌肉的收缩蛋白系统，包括肌动蛋白、肌凝蛋白、微管及各种相关蛋白。血块回缩依赖于血小板的数量和质量以及血浆中纤维蛋白原的浓度。当血小板数较低、血小板膜GPⅡb/Ⅲa缺陷或血浆纤维蛋白原浓度下降时，均可使血块收缩能力下降。血块回缩在血管再通和血块溶解中起着重要作用。

血小板的主要生理功能是参与止血和血栓形成。在血栓形成中，血小板主要通过下面两种机制发挥作用：①血小板是栓子中的主要组成成分，特别是在动脉血栓形成中，以及在微小血管的止血栓子形成中；②通过它的促栓作用及释放产物，有利于血小板聚集、栓子形成，刺激白细胞以及损伤内皮细胞，促进血液凝固，有利于血栓形成。

同时，血小板在动脉粥样硬化斑块形成、发展中的作用已被证实，尤其是斑块破裂形成血栓所导致的临床突发严重事件，已引起高度重视。另外，最新研究表明，血小板在肿瘤转移、炎症反应、血管发育等过程中均起着十分关键的作用。

（三）白细胞在血栓形成中的作用

白细胞数与心血管疾病存在一定关系。心肌梗死后白细胞增高是预示再次发生梗死的指标，并与猝死相关。一些研究显示在判断心肌梗死的预后方面，白细胞计数是一项类似于血压、血清胆固醇的有价值的指标，是独立危险因子。白细胞是血栓中的一个成分，下列作用可能是白细胞参与血栓形成的机制[2]。

1. 白细胞的黏附作用 人们很早就发现白细胞具有黏附血管壁的功能，这种黏附作用在正常状态下是很轻微的，在血流缓慢的静脉中较为多见，当静脉发生淤滞或者小动脉被压迫闭塞时，白细胞的黏附作用主要取决于白细胞与内皮细胞表面黏附受体的功能。

白细胞黏附作用在动脉粥样硬化的各个阶段均起重要作用，白细胞对血管内皮损伤的第一步是黏附于血管内皮细胞的白细胞增加，继而募集更多的细胞参与，其中单核细胞是最主要的细胞。

2. 毒性氧化学物质的释放 活化的和黏附在血管表面的单核细胞释放反应性超氧代谢物和多种细胞因子，包括IL1、TNF、蛋白水解酶、阳离子蛋白原、胶原酶，从而损伤内皮细胞，损伤血管扩张功能，并使血小板与中性粒细胞黏附、聚集及激活。在炎症进程中，中性粒细胞产生大量氧代谢物，形成一些自由基，这些反应性自由基对组织有强大的损伤作用，能导致严重的细胞功能丧失甚至死亡，它们通过与蛋白质、核酸或脂质作用，导致这些成分功能丧失。所以，自由基可以损伤内皮细胞，从而增加血栓形成的可能性。此外，由于脂质氧化物能改变前列环素血栓素的平衡，有利于血管收缩及血小板聚集作用，因此增强促血栓的效果。同时，脂质氧化物通过增加凝血酶的生成以及增强EDRF的降解而进一步促进了血栓形成。

3. 白细胞的流变特征 白细胞直径约为8μm，而小的毛细血管直径才5～6μm，因此通过微血管时，白细胞的变形能力决定了它在血管中的流通程度。当白细胞活化后，出现伪足突起，胞质硬度增加，极易被扣留在微血管内，引起流动迟缓。已有报道在心肌梗死等血栓性疾病中白细胞的可变形性下降。

白细胞所具有的黏附于内皮细胞以及与白细胞和其他细胞聚集的特征，在血栓形成中具有极为重要的意义。在毛细血管中，白细胞黏附作用与压力梯度是细胞扣留在血管中的决定因素。在心肌梗死和不稳定型心绞痛中，白细胞聚集增加。在正常状态下，循环白细胞呈非黏附状态，在血管中处于轴心中央位置流动。在白细胞贴壁的过程中，白细胞首先进入近管壁的边际流层（marginal flow），随后与管壁表面黏附，这种黏附取决于白细胞和内皮细胞黏附分子状态。在实验动物中已证实，预先用抗粒细胞黏附蛋白分子即CDⅡ/CD18复合物的单克隆抗体，可以防止肠道缺血后引起的黏膜损伤。

4. 白细胞的促凝作用 白细胞可分泌多种生物活性物质，包括FⅤ、FⅦ、FⅨ和FⅩ，在DIC、急性心肌梗死的发病中具有重要意义。

（四）红细胞在血栓形成中的作用

1. 红细胞聚集 在心肌梗死、Waldenstöm巨球蛋白血症、肿瘤等疾病中可见巨大的成堆红细胞聚集体，它们在微循环中起到类似血小板聚集体的作用，影响微循环的正常血液灌注。

2. 全血黏度增高 全血黏度主要取决于红细胞。红细胞数量的增高以及可变形能力的下降均可使全血黏度增高，这些疾病包括：真性红细胞增多症、镰状细胞贫血、遗传性球形红细胞增多症、异常血红蛋白病等遗传性疾病；以及各种血栓性疾病，例如缺血性心脏病中全血黏度和血细胞比容升高与疾病的发病过程有密切关系；在脑梗死中，全血黏度增高与红细胞可变形能力下降相关，血细胞比容大于50%者的死亡率增加；在糖尿病中，红细胞膜上胆固醇和磷脂含量增高，使红细胞膜的硬度增高。血液黏度增高时，致使血流阻力增高，流动速度缓慢，造成组织缺血、缺氧，从而使组织中各种代谢产物蓄积。

3. 促进血小板黏附、聚集和释放 在流动条件下，红细胞能明显促进血小板在内皮下组织的黏附。红细胞促进血小板黏附和聚集，有利于止血和血栓形成，其促进作用是通过下述机制：①物理作用：即红细胞与血小板的碰撞，加强了血小板向壁的输送速度与频率，红细胞数量增多，可变形能力下降时，这种作用就更大；②化学作用：即红细胞释放 ADP 引起血小板聚集，这种机制主要是在高剪切力下发挥作用。最近有人提出，红细胞释放的少量血红蛋白通过自由基的形成而诱导血小板聚集。

（五）其他因素在血栓形成中的作用

血浆凝血因子和抗凝因子先天或获得性增加或缺乏，纤溶系统主要成分活性异常，血浆脂蛋白及其代谢异常，肿瘤、感染、炎症等因素均在血栓形成过程中起着重要作用。

第三节　纤维蛋白溶解系统

纤维蛋白溶解系统，简称纤溶系统，在正常人体内具有重要的生理功能，主要参与清除血管和间质内形成或沉积的纤维蛋白，防止血栓形成，排除伤口和炎症灶内的纤维蛋白，促进伤口愈合，以及排卵、着床、正常妊娠、分娩等过程。在许多病理过程中，纤溶系统也占居重要地位[1-2, 18]。

一、纤溶系统概述

纤溶系统的基本或核心组成成分是纤溶酶原（plasminogen，Plg）、组织型和尿激酶型纤溶酶原激活物（t-PA 和 u-PA）、纤溶酶原激活抑制剂（PAI）1 和 2，以及 α_2-纤溶酶抑制剂（α_2-plasmin inhibitor，α_2-PI）。其他成分有：① u-PA 受体（u-PA receptor，u-PAR），u-PA 通过与其结合发挥作用；②富含组氨酸糖蛋白（histidine-rich glycoprotein，HRG），是纤溶酶原的竞争性抑制剂；③活化的因子 FⅫa，将激肽释放酶原（kallikreinogen）激活为激肽释放酶（kallikrein，KK），后者也可激活纤溶酶原；④ α_2-巨球蛋白（α_2-MG）及活化 C1 抑制剂（C1 inhibitor，C1INH），通过抑制蛋白酶的作用而调节纤溶活性；⑤玻连蛋白（VN）与 PAI1 结合，调节其功能。近年来发现的凝血酶激活纤溶抑制剂（thrombin activated fibrinolysis inhibitor，TAFI）在调节纤溶的活性中起着重要作用。此外还发现，血管紧张素Ⅱ（AngⅡ）、肥大细胞、基质金属蛋白酶（MMP）都与纤溶系统有密切关系。

现将纤溶系统的基本组成成分及其血浆浓度、分子量、氨基酸残基数、基因、染色体定位等列于表 13-3。

表13-3　纤溶系统组分的生化和分子生物学特性

名称	血浆浓度(mol/L)	分子量($\times 10^3$)	氨基酸残基数	基因长度(kb)	外显子数	内含子数	染色体定位
纤溶酶原	2×10^{-6}	92	791	52.5	19	18	6q26-27
t-PA	70×10^{-12}	68	527	32.5	14	13	8p12-q11.2
u-PA	0.15×10^{-9}	54	411	6.4	11	10	10q24-qter
PAI1	1×10^{-9}	52	379	12.2	9	8	7q21.3-22
PAI2	$<0.1 \times 10^{-9}$	60	393	16.5	8	7	18q21.3
PAI3	70×10^{-9}	47	387				
α_2-PI	1×10^{-6}	70	452	16	10	9	18p11.1-q11.2
α_2-MG	3×10^{-6}	725	4×1451				12p13.3-12.3
C1INH	1.75×10^{-6}	105	478	>16	10	9	11q12-13.1

二、纤溶系统各成分的分子结构和功能

（一）纤溶酶原 - 纤溶酶

1. 产生部位　纤溶酶原主要在肝内产生，但嗜酸细胞、角膜、肾也能合成纤溶酶原。

2. 蛋白结构　人类天然纤溶酶原是一种单链糖蛋白，含 24 个二硫键，电泳处于 β 球蛋白区。N 端为谷氨酸，C 端为天冬酰胺。

在少量纤溶酶作用下，谷氨酸 - 纤溶酶原 N 端的 Arg68-Met69 及 Lys77-Lys78-Val79 被裂解，形成赖氨酸 - 纤溶酶原（Lys-Plg），其构型及功能也随之发生改变。谷氨酸 - 纤溶酶原和赖氨酸 - 纤溶酶原都可结合在纤维蛋白上，但前者对纤维蛋白的亲和力只有后者的 1/10。

3. 功能

（1）纤溶酶的形成：纤溶酶原在各种纤溶酶原激活物的作用下，在 Arg561-Val562 处裂解，形成纤溶酶。谷氨酸 - 纤溶酶原在 t-PA、u-PA 作用下，形成赖氨酸 - 纤溶酶。谷氨酸 - 纤溶酶原又可在少量纤溶酶作用下转变为赖氨酸 - 纤溶酶原，后者进一步被 t-PA、u-PA 激活为赖氨酸 - 纤溶酶。

（2）纤溶酶的作用：纤溶酶是一种丝氨酸蛋白酶，具有胰蛋白酶样作用，可裂解精氨酸 - 赖氨酸键、碱性氨基酸酯及酰胺。纤溶酶的作用谱相当广，可分解各种凝血因子，也可分解血浆蛋白和补体，但其主要作用是降解纤维蛋白原和纤维蛋白[18，19]。

4. 血浆纤溶酶原的变化及意义　正常人血浆中纤溶酶原的抗原水平为 0.2g/L（0.22 ± 0.03g/L），活性为 75% ~ 140%。

（1）遗传性纤溶酶原异常：可以是抗原和活性同时下降（Ⅰ型），或抗原正常而活性下降（Ⅱ型），由基因突变所致，容易发生血栓栓塞性疾病。

（2）纤溶酶原减少：常是被过度激活的结果，即纤溶酶原激活物增高。

（3）纤溶酶原增高：常是纤溶酶原激活物（如 t-PA）减少或激活抑制剂（如 PAI1）增高所致。

（二）组织型纤溶酶原激活物

1. 产生部位和调节　组织型纤溶酶原激活物（t-PA）又名血管纤溶酶原激活物（v-PA）。几乎所有组织中都含有数量不等的 t-PA，以子宫、肺、前列腺、卵巢、甲状腺和淋巴结中的含量最高。现已用基因工程技术制备重组 t-PA（recombinant t-PA，rt-PA），并用于临床。

t-PA 主要由血管内皮细胞合成，与 vWF 一起贮存在 Weibel-Palade 小体内。正常人的 t-PA 半衰期为 3 ~ 4 分钟。PAI1 水平高时，t-PA 的清除减慢。已知至少有 2 种 t-PA 清除机制：一种是通过肝内皮细胞及肝巨噬细胞（曾称 Kupffer 细胞）的甘露糖受体；另一种是通过肝细胞的低密度脂蛋白受体相关蛋白（low density lipoprotein receptor-related protein，LRP）。雌激素可诱导甘露糖受体，使 t-PA 的清除率增加[20]。

2. 蛋白结构　野生型 t-PA 是一种糖蛋白，分泌出细胞时呈单链（single-chain t-PA，sct-PA），但容易被纤溶酶在 Arg275 -Ile276 处裂解，成为双链 t-PA（two-chain t-PA，tct-PA）。其 N 端称为 A 链，C 端称为 B 链。N 端的起始氨基酸可以是甘氨酸或丝氨酸，rt-PA 以丝氨酸开始。

3. 功能

（1）t-PA 的主要功能：将纤溶酶原的 Arg561-Val562 处肽链裂解，使其形成有活性的纤溶酶。在无纤维蛋白存在的条件下，t-PA 对纤溶酶原的激活作用较弱；有纤维蛋白存在时，此激活作用较强。

（2）t-PA 对中枢神经的作用：t-PA 在人类中枢神经系统的表达比较广泛，在缺血、外伤等情况下可以释放，其生理功能是促进轴突的生长，维持各种突触的可塑性，保护海马神经元应对缺氧所致损害[21]。

（3）t-PA 的其他功能：t-PA 结合在纤连蛋白上，结合部位在其Ⅰ-9 区 Thr535、Gly551 上，其生理意义尚不清楚。

4. 血浆 t-PA 的变化及其意义　正常人血浆的 t-PA 水平为 2 ~ 5μg/L，半衰期为 4 ~ 5 分钟。

（1）t-PA 增高：先天性 t-PA 增高少见，临床上有明显出血。

（2）t-PA 减少：t-PA 释放减少可致血栓性

疾病，但较少见。t-PA 减少是否是血栓形成的危险因素尚有争论，PAI1 的增高有可能是 t-PA 减少的原因。

（三）尿激酶型纤溶酶原激活物

尿激酶型纤溶酶原激活物（u-PA）大量存在于正常人尿中，达 40～80μg/L。

1. 产生部位 泌尿系统上皮细胞是 u-PA 的主要产生部位，其他如肺泡上皮、乳腺管上皮细胞也可产生。

2. 结构 u-PA 产生时是一种单链糖蛋白，称为单链 u-PA（single-chain u-PA，scu-PA），又称前尿激酶。在少量纤溶酶或其他蛋白水解酶的作用下，scu-PA 可转变为双链 u-PA（two-chain u-PA，tcu-PA），又称尿激酶（urokinase，UK）。UK 可被纤溶酶或其他蛋白水解酶在 Lys135-Lys136 处断裂，在 A 链处脱下一个含 134 个氨基酸残基的肽链，分子量为 33 000，故称为低分子量 UK（low molecular weight UK，LMW-UK）；保留 B 链（含酶区）。双链未脱下 134 个氨基酸肽段的 UK 称为高分子量 UK（high molecular weight UK，HMW-UK）。

scu-PA 在血液循环中稳定，tcu-PA 的半衰期只有 10 分钟。

3. 功能

（1）u-PA 与 t-PA 一样，能将纤溶酶原 Arg561-Val562 处的肽链裂解，形成纤溶酶。单链及双链的作用有所不同[22]。LMW-UK 含量高的 UK 制品引起全身性纤溶过强所致出血，发生率较 HMW-UK 高。其原因可能有二：① LMW-UK 激活血循环中纤溶酶原的活性要比 HMW-UK 高；② LMW-UK 与 HMW-UK 都不能结合在纤维蛋白和纤溶酶原上，但 LMW-UK 的这种作用特点较 HMW-UK 更为明显。

（2）u-PA 与 t-PA 的作用区别和协同作用：t-PA 有赖氨酸结合部位，能特异地结合在纤维蛋白血栓上。u-PA 无赖氨酸结合部位，因此 t-PA 的溶血块作用较 u-PA 强，而全身性纤溶活性两者相反。两者有协同激活纤溶酶原的作用。

（3）u-PA 的其他作用：u-PA 与 u-PAR 结合可激活许多细胞内信号转导途径和分子，包括整合素、G 蛋白、JAK/STAT 途径、早期反应基因（fos、jun 和 myc）以及酪氨酸激酶依赖的葡萄糖转运等。

（4）血浆 u-PA 的水平变化及其意义

正常人血浆 u-PA 的水平较恒定，小于 0.008 mg/L，昼夜变化不大。有研究认为 u-PA 的升高与肿瘤的进展呈一致关系。

（四）尿激酶型纤溶酶原激活物受体

1. 结构 尿激酶型纤溶酶原激活物受体（u-PAR）是一种单链糖蛋白，含 313 个氨基酸残基，有 21 个氨基酸残基的信号肽，由 3 个结构相似的区域（D_1、D_2、D_3）所组成。每一结构约含 90 个氨基酸残基，由区间连接带将这些区域连接起来。现知 u-PAR 结构中没有跨膜及细胞内区域。

2. 存在部位及调节 u-PAR 广泛存在于各种细胞，单核细胞上最为丰富，其他如多形核白细胞、血管内皮细胞、平滑肌细胞、成纤维细胞上也有 u-PAR。u-PA 也可通过其受体使内皮细胞的 u-PA 表达升高。MMP12 可以水解 u-PAR。

3. 作用

（1）u-PA 与受体 D_1 区结合后，激活纤溶酶原，使其转变为纤溶酶，溶解纤维蛋白。u-PAR 可增强 u-PA 活化纤溶酶原的作用。

（2）通过对细胞表面纤溶的作用，u-PAR 在细胞黏附和移动中起调节作用。

（3）u-PAR 与配体结合后，与整合素协同作用，传递信号，影响细胞的黏附和迁移，与肿瘤的生长、浸润、转移和血管新生有着重要的关系。

（五）纤溶酶原激活抑制剂 1（PAI1）

1. 产生部位 PAI1 主要产生在血管内皮细胞。平滑肌细胞、巨核细胞也能形成 PAI1。大部分 PAI1 贮存在血小板 α 颗粒中，其释放与 β-TG、PF4 呈平行关系[23-24]。

PAI1 在体内的破坏途径主要有 2 条：①活化蛋白 C（APC）；②凝血酶，VN 起辅因子作用。凝血酶与血栓调节蛋白（TM）结合后，失去灭活 PAI1 的能力。

2. 结构 PAI1 属于丝氨酸蛋白酶抑制剂（serpin）家族，是一种单链糖蛋白，以激活的形式合成和分泌，一旦分泌则很快衰变，失去活性形成一种“隐匿”的形式。

3. 功能 培养的人和牛主动脉血管内皮细胞释放两种形式的 PAI1，一种具有活性，另一种无活性（称为潜伏型 PAI1）。有活性的 PAI1 与 VN 结合形成复合物，而与细胞间质中其他黏附蛋白并不结合[23-24]。PAI1 的作用有以下几方面：

（1）PAI1 的主要作用是灭活 t-PA 和 tcu-PA。

（2）血小板 α 颗粒中的 PAI1 可稳定血液凝块，使其不被 t-PA 激活纤溶酶原所产生的纤溶酶破坏。

（3）PAI 可能调节细胞的黏附和迁移，抑制 u-PAR、整合素 $\alpha_v\beta_3$ 介导的细胞附着作用。PAI1 在生理浓度下（nmol/L 水平）有促进血管生长的作用。

（4）PAI1 可能是神经营养因子。

4. PAI1 在病理过程中的意义

（1）PAI1 升高是心血管疾病发生、发展的危险因素。

（2）PAI1 的异常表达是某些肾脏疾病发生、发展的因素之一。

（3）PAI1 在肿瘤形成、浸润、转移和新生血管形成及其他纤溶成分的改变中都有重要作用。

（4）先天性或遗传性 PAI1 缺乏症少见，临床上有出血倾向，抗纤溶药物有效。

（六）纤溶酶原激活抑制剂 2（PAI2）

1. 产生部位及调节 PAI2 产生于人类单核细胞、巨噬细胞。细菌内毒素可使人类外周血中的单核细胞高度表达 PAI2。在 TNFα 刺激下，PAI2 从巨噬细胞的释放增加，脂蛋白可使人类血循环中单核细胞表达 PAI2 增高[25]。

2. 结构 PAI2 存在 2 种形式：一种为非糖基化形式，分子量为 45 000，存在于细胞内，占大部分；另一种为糖基化形式，分子量为 60 000，为分泌型，分泌至细胞外。PAI2 在细胞内形成多聚体，可能在调节向外分泌中起作用。

3. 功能 PAI2 的主要作用是抑制 tcu-PA。细胞内的 PAI2 可能通过抑制 TNF 诱导凋亡过程中的一种蛋白酶，调节 TNFα 介导的炎症过程中所发生的细胞凋亡。

4. PAI2 血浆水平变化和意义 正常人血浆 PAI2 的水平低于 5μg/L。妊娠期血浆 PAI2 逐渐升高，妊娠末期 PAI2 的水平可达 100 ~ 300μg/L，分娩后 1 周降至无法测出，较 PAI1 的下降晚。PAI2 抑制细胞外基质的降解，有抑制恶性肿瘤扩散和转移的作用。

（七）α_2- 纤溶酶抑制剂（α_2-PI）

1. 产生部位和结构 人类 α_2-PI 属于丝氨酸蛋白酶，又称抗纤溶酶（α_2-antiplasmin，α_2-AP），是在肝中合成的。α_2-PI 以两种形式存在于血循环中，一种能与纤溶酶结合，约占总量的 70%，另一种为非纤溶酶结合型，无抑制纤溶酶功能，可能是前种 α_2-PI 在蛋白酶作用下产生的。

α_2-PI 是一种糖蛋白，N 端的 Gln2 位点是纤维蛋白 A 链赖氨酸的结合部位。Arg354-Met355 是反应部位，可与纤溶酶 B 链的丝氨酸结合。C 端有 3 个氨基酸残基（429、436、452 位），称为辅助赖氨酸结合部位。

2. 功能 α_2-PI 的主要功能是抑制纤溶酶，也抑制胰蛋白酶、激肽释放酶及其他丝氨酸蛋白酶。α_2-PI 的抗纤溶酶机制是通过以下过程实现的：

（1）在血液循环中：α_2-PI 灭活纤溶酶的反应可分为 2 个步骤：① α_2-PI 羧基端的辅助赖氨酸结合部位中 Lys452 与纤溶酶 A 链的 K_1 区结合，形成可逆的、但无活性的纤溶酶 - 抗纤溶酶复合物；② α_2-PI Arg354-Met355 之间的肽键在纤溶酶的作用下断裂，在 C 端释出一个分子量为 11 000 的肽段，α_2-PI 的 Arg354 与纤溶酶的 Thr740 以共价键结合，形成一种新的稳定的复合物，不具纤溶酶活性。

（2）在纤维蛋白表面：α_2-PI 通过 FⅫa 与纤维蛋白交连，部位是 α_2-PI 的 Gln2 与纤维蛋白 A 链的 Lys303。在纤维蛋白表面，α_2-PI 抑制纤溶酶。

（3）血浆中 α_2-PI 水平的变化：正常血浆中 α_2-PI 的水平约为 70mg/L。先天性或遗传性 α_2-PI 缺乏及 α_2-PI 基因突变少见，可引起严重出血或创伤后迟发性出血。获得性 α_2-PI 缺乏症则多见，如严重肝病、消耗增多。

（八）富含组氨酸糖蛋白（HRG）

1. 产生部位　HRG 产生于肝，大量 HRG 的 mRNA 存在于肝实质细胞和巨噬细胞，而内皮细胞中含量极少。血小板在凝血酶激活下释放 HRG[26]。

2. 蛋白结构　成熟 HRG 有 507 个氨基酸残基，一半以上的氨基酸序列由 5 个内部重复结构组成。

3. 功能

（1）对纤溶系统的调节：HRG 与纤溶酶原 A 链环状结构中的赖氨酸结合部位有高度的结合亲和力，通过竞争性抑制纤溶酶作用使纤溶活性降低。

（2）对凝血系统的影响：HRG 能进入血凝块中，故血清的 HRG 水平明显低于血浆。HRG 富含组氨酸区存在肝素结合部位，故 HRG 有中和肝素的作用。此外，HRG 还可抑制接触所致血液凝固。

（3）对血小板的作用：激活的血小板膜上有 TSP，可能是 HRG 的受体。HRG 与血小板结合后又可将纤溶酶原聚集在其表面，并与 TSP、纤溶酶原形成三体复合物，调节血小板表面所进行的凝血与纤溶。

（4）其他作用：HRG 对 T 细胞活化和产生细胞因子有抑制作用。

三、纤溶系统的激活和调控

纤溶系统激活的最终产物是纤溶酶，此过程由许多因子调节。除纤溶系统的基本成分外，其他一些物质或细胞也与纤溶系统有联系，现分别叙述如下[1，23-25]。

（一）纤溶酶原激活物及其抑制剂

纤溶系统激活过程可分为两个阶段：①起始阶段：凝血酶将纤维蛋白原降解为非交叉连接的纤维蛋白。在活化的 FⅩⅢa 作用下，纤维蛋白连接成为牢固的凝块。纤溶酶原和 t-PA 与最初形成的纤维蛋白通过赖氨酸结合部位结合在纤维蛋白表面。在此表面上，纤溶酶原被激活为纤溶酶，但数量较少。②加速阶段：少量纤溶酶作用于纤维蛋白，使纤溶酶原在纤维蛋白上的结合部位更多地暴露，大量纤溶酶原结合在上面，形成更多的纤溶酶，纤维蛋白降解，产生纤维蛋白降解产物（fibrin degradation product，FDP）。tcu-PA 及葡萄糖激酶对该期的纤溶酶原活化作用较强，可能与大量纤溶酶原结合有关。

抗纤溶的功能是由 PAI1、PAI2 和 α_2-PI 来完成。PAI1 结合在纤维蛋白上，抑制 t-PA 和 u-PA，激活的 PAI1 也在血小板和内皮细胞内合成。血小板被凝血酶激活后，PAI1 释放至其表面。PAI2 结合 u-PA，抑制其作用。

纤溶酶在血液循环中很快被 α_2-PI 结合，形成复合物，失去其溶栓的活性。α_2-PI 通过活化的 FⅩⅢa 也结合在纤维蛋白上，抑制形成的纤溶酶，使凝块不被溶解。

（二）凝血酶激活纤溶抑制剂

凝血酶激活纤溶抑制剂（TAFI）合成于肝，血浆中浓度为 4～15μg/ml。最近发现，血小板中含有 TAFI[27]。

1. TAFI 的活化、灭活和调节　在胰蛋白酶、纤溶酶和凝血酶的作用下，TAFI 的 Arg92 位点处被裂解，脱掉一个活化肽后，TAFI 即被激活为 TAFIa。前已述及，TM 有加强凝血酶对 TAFI 活化的作用。但 TM 的作用是双重的。在低浓度下（5nmol/L），TM 对 TAFI 的活化被加强；在高浓度下（<10nmol/L），TM 活化 PC，凝血酶的形成受到抑制，故 TAFI 的活化反而削弱。

蛋白 C 抑制剂（PCI）在 TAFI 的活化调节中起重要作用。业已阐明，凝血酶必须与 TM 结合，形成复合物后才能有效地激活 TAFI。此复合物又能激活 PC 为 APC。APC 灭活 FⅤa 及 FⅧa，使凝血酶形成减少，起抗凝作用。APC 的抑制剂是 PCI，故 PCI 通过对 APC 的抑制，使凝血酶的作用增强，激活 TAFI。但 PCI 又可抑制 TM 与凝血酶的结合，减弱对 TAFI 的活化。由此可见，PCI 对 TAFI 的调节作用有双向性。

2. TAFI 的作用　TAFIa 可除去纤维蛋白 C 端赖氨酸残基，从而减少纤溶酶原的结合和纤溶酶的形成，抑制纤维蛋白溶解；TAFIa 的另一作用是抑制谷氨酸 - 纤溶酶原转变为赖氨酸 - 纤溶酶原，抑制纤溶酶在血循环中形成。

3. TAFI 在生理和病理情况下的变化 血浆 TAFI 抗原水平随年龄而增高。TAFI 升高是静脉血栓、不稳定型心绞痛、冠心病的危险因子。TAFI 的水平与急性期反应物、总胆固醇、纤维蛋白原是一致的。

（三）α_2- 巨球蛋白

1. 产生部位及结构 α_2- 巨球蛋白（α_2-MG）存在于人的血浆及血管外液，后者中的 α_2-MG 水平约为血浆中的 70%。肝细胞和巨噬细胞是 α_2-MG 的主要产生部位[2]。

α_2-MG 是一种糖蛋白，亚单位分子量为 180 000，有 1451 个氨基酸残基。α_2-MG 二聚体的三维结构呈开口的袋状结构，每一袋状结构可通过其开口，容纳一个分子蛋白酶，结合后使酶失去活性。

2. 功能

（1）抑制蛋白酶：α_2-MG 是一种广谱的蛋白酶抑制剂，它可抑制金属蛋白酶、丝氨酸蛋白酶等。其作用机制是与蛋白酶结合形成复合物。α_2-MG- 蛋白酶复合物在血循环中的半衰期只有 2～5 分钟，很快与受体结合后被清除。α_2-MG- 蛋白酶的受体有 2 种：①高亲和力受体，具体而言是低密度脂蛋白受体相关蛋白（low density lipoprotein receptor related protein，LRP）；② α_2-MG 信号受体。

（2）其他功能：α_2-MG 能与 TNFα、IL1β、IL6、IL8、PDGF、神经生长因子、TGFβ、b-FGF、VEGF 等因子结合，可能起清除或调节作用。

3. 血浆水平的变化及意义 α_2-MG 血浆水平为 1.5～3.5g/L（2～5μmol/L），儿童血浆水平较成年人约高 2.5 倍。α_2-MG 外显子上 V 等位基因可能是帕金森病及阿尔茨海默病的危险因子。

（四）C1 抑制剂

C1 抑制剂（C1INH）属于丝氨酸蛋白酶抑制剂家族，是一种含 478 个氨基酸残基的单链糖蛋白，分子量为 105 000，含胆固醇 35%，产生于肝。它的主要作用是抑制补体经典途径的 C1r 和 C1s，也抑制激肽释放酶、纤溶酶和 FⅫa。激活的 FⅫa 也与 C1INH 结合而被灭活，但若 FⅫa 结合在内皮细胞表面，则这一抑制作用受到影响。在血循环中，C1INH 对凝血酶也有轻度的抑制作用[28]。

正常人血浆中 C1INH 的水平约为 180 mg/L。C1INH 缺乏可分为遗传性和获得性两大类：①先天性 C1INH 缺乏症，常在 10～20 岁发病，属常染色体显性遗传性疾病。I 型 C1INH 合成减少或降解增高引起其水平下降，Ⅱ型由于基因突变导致形成 C1 功能缺陷；②获得性 C1INH 缺乏。

（五）其他因素与纤溶的关系

1. 肾素 - 血管紧张素系统 研究发现，抑制 ACE 不仅可使 AngⅡ的形成减少，而且还可使缓激肽的降解酶受到抑制，因而缓激肽增高。AngⅡ可增加 PAI1 的水平，而缓激肽则可提高 t-PA 的水平。ACE 抑制剂使纤溶活性倾向于有利血栓的溶解。

2. 肥大细胞 肥大细胞起源于骨髓中的多能造血前体细胞。与纤溶系统有关的肥大细胞产物有：① t-PA 及少数 u-PAR（CD87）；②类胰蛋白酶，可激活前 u-PA，降解纤维蛋白原；③类糜蛋白酶，有抗血栓形成的作用，灭活凝血酶；④前列腺素 D_2，有抑制血小板凝聚的作用；⑤肝素是 AT、t-PA 及类胰蛋白酶的辅因子；⑥组胺上调内皮细胞的 TM。

3. 基质金属蛋白酶系统 金属酶系统是一组间质中的蛋白水解酶，在组织重构、修复、肿瘤转移、血管生成、心脏疾病、关节炎等生理、病理过程中起重要作用。基质金属蛋白酶在纤溶酶的作用下，激活为有活性的 MMPa，分解组织中的蛋白质成分。MMP3（也称间质溶素 1）能特异地水解 u-PA，产生一个 17 000 大小的 N 端片段，含有 u-PAR，另一个 32 000 大小的 C 端成分含有丝氨酸蛋白酶区域。MMP3 还能作用于纤溶酶原，产生一种血管抑制素样片段，还可下调细胞相关的纤溶酶原活性。MMP3 可特异地与 α_2-PI 结合形成复合物，使其不能与纤溶酶结合。此外，MMP3 还能灭活 PAI1，有利于纤溶。

参考文献

[1] 韩启德，文允镒．血管生物学．北京：北京医科大学中国协和医科大学联合出版社，1997: 125-145.
[2] 王振义，李家增，阮长耿，等．血栓与止血基础理论与临床．3 版．上海：上海科学出版社，2004: 81-124.
[3] Pipe SW. Recombinant clotting factors. Thromb Haemost, 2008, 99:840-850.
[4] Ruf W. Tissue factor and cancer. Thromb Res, 2012, 130:S85-S87.
[5] Baglia FA, Shrimpton CN, Emsley J, et al. Factor XI interacts with the leucine-rich repeats of glycoprotein Ibalpha on the activatied platelets. J Biol Chem, 2004, 279: 49323-49329.
[6] White-Adams TC, Berny MA, Tucker EI, et al. Identification of coagulation factor XI as a ligand for platelet apolipoprotein E receptor 2 (ApoER2). Arterioscler Thromb Vasc Biol, 2009, 29:1602-1607.
[7] McMichael M. New models of hemostasis. Top Companion Anim Med, 2012, 27:40-45.
[8] Weisel JW, Litvinov RI. Mechanisms of fibrin polymerization and clinical implications. Blood, 2013, 121:1712-1719.
[9] 卫生部心血管病防治研究中心．中国心血管病报告 2011. 北京：中国大百科全书出版社，2012.
[10] Otsuka F, Finn AV, Yazdani SK, et al. The importance of the endothelium in atherothrombosis and coronary stenting. Nat Rev Cardiol, 2012, 9: 439-453.
[11] Bigalke B, Schuster A, Sopova K, et al. Platelets in atherothrombosis-diagnostic and prognostic value of platelet activation in patients with atherosclerotic diseases. Curr Vasc Pharmacol, 2012, 10:589-96.
[12] 阮长耿．血小板与动脉粥样硬化血栓形成．中华老年医学杂志，2008,27: 401-402.
[13] Patrono C, Andreotti F, Arnesen H, et al. Antiplatelet agents for the treatment and prevention of atherothrombosis. Eur Heart J, 2011, 32:2922-2932.
[14] Davì G, Patrono C. Platelet activation and atherothrombosis. N Engl J Med, 2007, 357:2482-2494.
[15] Li Z, Delaney MK, O'Brien KA, et al. Signaling during platelet adhesion and activation. Arterioscler Thromb Vasc Biol, 2010, 30:2341-2349.
[16] Stoll G, Kleinschnitz C, Nieswandt B. Molecular mechanisms of thrombus formation in ischemic stroke: novel insights and targets for treatment. Blood, 2008, 112:3555-3562.
[17] Yuan Y, Zhang W, Yan R, et al. Identification of a novel 14-3-3zeta binding site within the cytoplasmic domain of platelet glycoprotein Ibalpha that plays a key role in regulating the von Willebrand factor binding function of glycoprotein Ib-IX. Circ Res, 2009, 105:1177-1185.
[18] Heissig B, Ohki-Koizumi M, Tashiro Y, et al. New functions of the fibrinolytic system in bone marrow cell-derived angiogenesis. Int J Hematol, 2012, 95: 131-137.
[19] Flemmig M, Melzig MF. Serine-proteases as plasminogen activators in terms of fibrinolysis. J Pharm Pharmacol, 2012, 64:1025-1039.
[20] Gebbink MF. Tissue-type plasminogen activator-mediated plasminogen activation and contact activation, implications in and beyond haemostasis. J Thromb Haemost, 2011, 9 Suppl 1:174-181.
[21] Lemarchant S, Docagne F, Emery E, et al. tPA in the injured central nervous system: different scenarios starring the same actor? Neuropharmacology, 2012, 62:749-756.
[22] Fuhrman B. The urokinase system in the pathogenesis of atherosclerosis. Atherosclerosis, 2012, 222:8-14.
[23] Van De Craen B, Declerck PJ, Gils A. The Biochemistry, Physiology and Pathological roles of PAI-1 and the requirements for PAI-1 inhibition in vivo. Thromb Res, 2012, 130:576-585.
[24] Iwaki T, Urano T, Umemura K. PAI-1, progress in understanding the clinical problem and its aetiology. Br J Haematol, 2012, 157:291-298.
[25] Lee JA, Cochran BJ, Lobov S, et al. Forty years later and the role of plasminogen activator inhibitor type 2/SERPINB2 is still an enigma. Semin Thromb Hemost, 2011, 37:395-407.
[26] Wakabayashi S, Koide T. Histidine-rich glycoprotein: a possible modulator of coagulation and fibrinolysis. Semin Thromb Hemost, 2011, 37:389-394.
[27] Colucci M, Semeraro N. Thrombin activatable fibrinolysis inhibitor: at the nexus of fibrinolysis and inflammation. Thromb Res, 2012, 129:314-319.
[28] Zeerleder S. C1-inhibitor: more than a serine protease inhibitor. Semin Thromb Hemost, 2011, 37: 362-374.

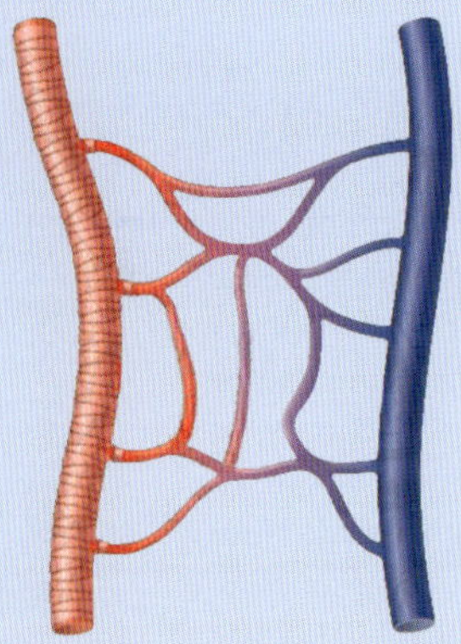

第十四章

血管异质性

董尔丹　肖　晗

血管本身不但有其自身的活动规律和调控系统，而且不同器官或部位以及不同发育阶段的血管功能活动均具有各自独特的性质，称此为血管活动的不均一性或异质性（heterogeneity）。在生理状态下，血管的不均一性主要表现为不同器官或区域的血管对同一刺激的反应不尽相同甚至截然相反。如机体在激烈活动时，内脏器官胃、肠、脾、肾等部位的血管收缩，冠状动脉与骨骼肌血管舒张，脑血管则保持相对稳定，这样就可以保障心肌和骨骼肌有充足的血液供应，以适应其代谢需要，脑血管则因颅腔容积和压力的原因，要求相对恒定，血流量不能过度增加，但也不能减少致脑缺血而影响功能，唯有内脏器官的血液可以暂时减少。病理状态下，血管的不均一性特征，使不同器官血管疾病的发生、发展过程表现出各自不同的特点与转归。此外，由于血管的不均一性，针对某一靶点的治疗可能在有的血管床部位有益，在其他部位则无效或甚至有害。因此，对血管活动不均一性进行系统性研究可以进一步了解血液循环包括各级血管和各器官循环的活动规律和调控机制，并为许多严重的心血管疾病发病机制和防治研究提供理论依据和新的线索，具有重要的理论意义和实际意义。

本章主要从影响血管功能的重要细胞成员——内皮细胞和平滑肌细胞的不均一性两个方面探讨血管的不均一特性。

第一节　血管内皮的不均一性

内皮细胞是血管及淋巴管内壁的一薄层细胞。内皮细胞在血管生物学中具有重要生理功能，包括血管收缩及舒张、凝血、白细胞进出血管、血管过滤及通透性、血管新生和炎症等。内皮细胞的结构与功能在不同部位以及不同的发育阶段，均呈现出不同的特性，因此称之为血管内皮的不均一性（endothelial heterogeneity）。

一、内皮结构的不均一性

20 世纪 50 年代，电镜的使用让人们第一次发现了内皮细胞存在结构上的不均一性。例如，在有的血管床，内皮细胞是紧密连接在一起，并被连续的基底膜所包裹（连续内皮，continuous endothelium）；而在有的血管床，内皮细胞上有很多窗孔（有孔内皮，fenestrated endothelium）；还有的血管床，内皮细胞上有很多孔，间隙较大，基底膜不连续。结构的不均一性常常是功能不均一性的基础。这一发现，使得人们重新认识了不同部位血管对通透性和白细胞运输（leukocyte trafficking）的调节机制。

（一）细胞结构的不均一性

根据电镜下内皮细胞的结构特点，内皮细胞可以是连续或非连续的。连续的内皮细胞又分为非窗孔型和窗孔型（图 14-1）[1]。

1. 非窗孔型连续内皮（non-fenestrated continuous endothelium） 存在于脑、皮肤、心脏、肺和肌肉的动脉、静脉及毛细血管。其特点是内皮细胞相互连续，细胞间有紧密连接等连接结构，基膜完整。与动静脉相比，毛细血管的非窗孔型连续内皮含有较多小凹（caveolae）。中枢神经系统内的毛细血管内皮细胞甚薄，含小凹较少。此种内皮可以允许水和小分子物质（分子半径小于 3 nm）通过，而较大的溶质则通过跨内皮通道或转胞吞作用（transcytosis）通过内皮。转胞吞作用过程主要是经由小凹介导。

2. 窗孔型连续内皮（fenestrated continuous endothelium） 位于需要较多过滤或跨膜转运的部位，例如内外分泌腺体、胃肠黏膜、肾小球和部分肾小管的毛细血管。其特点是，内皮细胞基底面有连续的基膜，不含核的部分很薄，有许多贯穿细胞的窗孔（fenestrae），孔的直径一般为 70nm。许多器官毛细血管的孔有隔膜（diaphragm）封闭，隔膜一般为 5～6 nm 的非细胞膜性结构。过去认为肾血管球内皮细胞的孔没有隔膜。但是近来有证据表明肾小球内皮细胞确实存在这一结构[2]。隔膜起着分子筛的作用，让一些较大的分子透过内皮。窗孔型连续内皮比非窗孔型连续内皮有更好的通透性。基于窗孔的功能，它在内皮细胞上的分布也具有不均一性。例如在人的小肠黏膜固有层，毛细血管内皮细胞的窗孔仅存在于朝向黏膜吸收上皮的那一面[3]。

3. 不连续内皮（discontinuous endothelium） 通常位于窦状血管床，尤其是在肝中。不连续内皮细胞有孔，细胞间隙较宽，基膜不连续或不存在。肝血窦内皮细胞的孔较大，直径为 100～200nm，并且没有隔膜。这些内皮细胞包含很多网格蛋白小窝（clathrin-coated pit），它们在受体介导的胞吞作用中起着重要作用。肝内皮细胞窗孔的分布也具有不均一性，在门静脉周围区的内皮细胞窗孔较大较少，而肝小叶中心区的内皮细胞窗孔则较小较多。这与其相应的功能密切相关。

（二）亚细胞结构的不均一性

内皮细胞内有网格蛋白小窝、网格蛋白小泡（clathrin-coated vesicle）、多泡体和溶酶体，

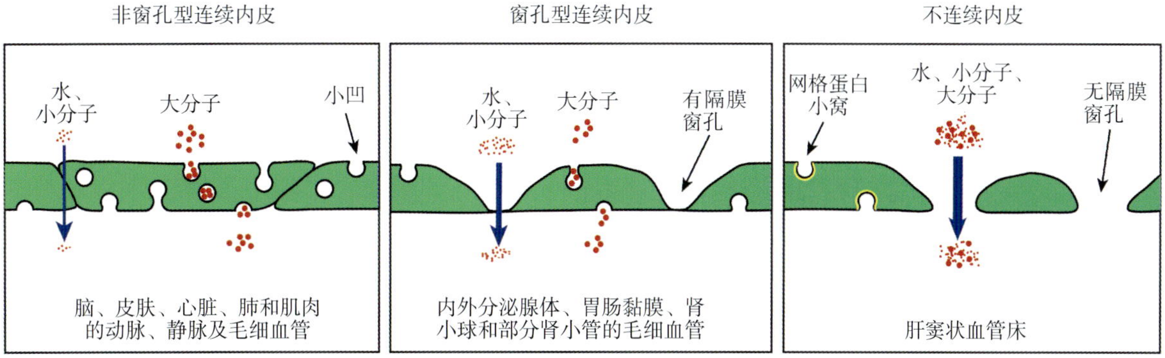

图 14-1　内皮细胞结构的不均一性

这些亚细胞结构介导了内皮细胞的胞吞作用（endocytosis），将一些大分子摄入溶酶体降解，或者转运回细胞表面，或者聚集在高尔基体和内质网。除了胞吞作用，内皮细胞还有将分子跨细胞转运的转胞吞作用。这一过程由特殊的亚细胞结构，包括小凹（caveolae）和囊-泡小体（vesiculo-vacuolar organelle，VVO）介导。这两个结构的分布均有不均一性。

1. 小凹 小凹是具有烧瓶底型凹陷形态的脂筏结构，为 50～100nm 大小的细胞膜内陷结构。小凹的标志蛋白为小凹蛋白（caveolin）。毛细血管内皮上的小凹远多于动脉、微动脉、静脉和微静脉，密度高达 10 000 个/细胞。小凹主要多见于心脏、肺和骨骼肌的非窗孔型连续毛细血管，在血脑屏障中则很少见[4]。疾病状态下，内皮细胞的结构特性会发生改变。例如在兔肺间质水肿模型中，肺毛细血管内皮的小凹密度增加了 2 倍。

2. 囊-泡小体（VVO） 囊泡小体是多个囊泡连接形成的葡萄状小体，主要分布在毛细血管后的微静脉和小静脉内皮细胞，此处的内皮细胞胞质比毛细血管内皮细胞更厚[5]。在血管通透性因子（vascular permeability factor，VPF）和血管内皮生长因子（VEGF）引起的血管通透性增加时，VVO 是大分子物质的主要转运渠道。VVO 的组成与内皮细胞的厚度相关，在不同的内皮细胞中呈现不均一性。例如在皮肤微静脉中，微静脉内皮细胞较高，VVO 占据了内皮细胞胞质近五分之一的体积，由多达上百个囊泡组成。而在肠系膜微静脉中，由于内皮细胞较短小，VVO 的组成就比较少。

（三）细胞间连接的不均一性

内皮细胞主要有两种细胞间连接：紧密连接（tight junction）和黏附连接（adherens junction）。紧密连接多集中在细胞间裂隙的顶端[6]，是内皮细胞间物质转运（细胞旁转运）的屏障，帮助维持内皮细胞管腔面和非管腔面的极性。连接结构在整个血管树呈现不均一分布。大动脉内皮细胞的紧密连接系统十分完整，可能与这些血管暴露在较高速率的血流下有关。在微循环系统中，小动脉的连接比毛细血管的更为紧密，而微静脉的连接最为松散。松散的紧密连接解释了毛细血管后静脉系统介导炎症引起的白细胞及血浆成分渗出这一功能。而保护中枢神经系统的血脑屏障则有着最为丰富的紧密连接。

二、内皮功能的不均一性

（一）血管张力调节的不均一性

1. 动脉与静脉的差异 动脉与静脉内皮细胞在结构上有显著差别，例如动脉内皮较厚，静脉内皮较薄；动脉内皮的连接比静脉内皮的连接更紧密。动脉与静脉内皮细胞在调节血管张力的功能方面也有着明显不同。静脉内皮产生血管舒张因子的能力较低[7]。例如，颈静脉内皮细胞可在血流或乙酰胆碱的作用下产生和释放血管舒张因子一氧化氮（NO），而颈动脉内皮细胞在同样刺激条件下，明显释放较多 NO。其原因有二，一是静脉内皮细胞 NO 合酶含量明显少于动脉内皮；二是舒张血管的刺激因素，如血流剪切力或乙酰胆碱，可增加动脉内皮释放 NO 及其他非前列腺素舒张因子，但仅引起静脉内皮释放单一血管舒张因子 NO，甚至有时还使静脉内皮释放缩血管因子前列腺素 H_2（prostaglandin H_2，PGH_2）[8]。

2. 传导动脉与阻力血管的差异 传导动脉（conducting artery）内皮 NO 活性高于阻力血管（resistance vessel）。有证据表明，动脉内皮中 NO 致平滑肌舒张的介质 cGMP 的浓度在动脉近心端（主动脉弓处）最高，随着动脉向远心端延伸，内皮 cGMP 的浓度逐渐降低[9]。

动脉内皮 α_2-肾上腺素受体（adrenergic receptor，AR）激活后通过释放 NO 促进血管舒张。然而仅在传导动脉内皮中发现有 α_2-AR，远端微动脉内皮上没有发现 α_2-AR[7]。

此外传导动脉的内皮功能与年龄相关，存在时间上的不均一性。例如在大鼠的大动脉内皮中，P2 嘌呤受体（P2-purinergic receptor）介导的血管舒张功能随着年龄的增加而递减。乙酰胆碱引起的动脉舒张反应随着大鼠年龄的增加而递减，这是因为在 3 个月以上的成年大鼠和老年大鼠的动脉内皮中，乙酰胆碱不但可以促进内皮依赖的舒张反应，还可以导致内皮分泌血管收缩因子血栓素 A_2（TXA_2）[7]。内皮细胞分泌血管舒

张因子如 PGI_2 随年龄增长而下降，分泌血管收缩因子如 TXA_2 和 PGF_{2a} 则随年龄增长而增加，这是老龄化引起内皮功能异常的重要因素之一[10]。然而在微动脉内皮功能则与年龄关系不大。

3. 同一血管床内阻力血管间的差异　同一血管床内，微动脉内径越大，血流剪切力引起的内皮 NO 释放也更多，舒张反应也更强，从而保证了充足血供。而乙酰胆碱引起的内皮依赖的舒张反应，在小动脉及较大的微动脉中是完全由 NO 介导的，而在中等大小的微动脉中则是 NO 和非前列环素因子介导。直接激活百日咳毒素敏感的 G 蛋白可促进小动脉及较大的微动脉释放 NO，对中等大小的微动脉则无此作用[11]。

4. 不同血管床之间的差异　大鼠微动脉内皮可释放舒血管因子 NO 和舒血管前列环素。然而不同血管床，释放的舒血管因子不尽相同。在提睾肌中，以舒血管前列环素为主；股薄肌中为 NO 和舒血管前列环素；斜方肌中为 NO 和非前列素类因子；大脑皮质和小肠微动脉内皮则仅释放 NO[7]。

（二）血管通透性（permeability）的不均一性

内皮细胞是一个半透膜，介导了血管内外的物质交换。基础状态下，毛细血管内发生着持续的物质交换。目前一般认为液体和小分子物质被动地通过细胞旁路径（paracellular route）穿过内皮屏障，而大分子物质通过跨细胞途径（transcellular route），利用囊泡类转运体（如小凹和 VVO）穿越内皮屏障。基础状态下通透性的空间不均一性，通常与连接特性、窗孔存在与否，以及不同的转胞吞机制有关。紧密连接的数目越多，通透性越差。因此大动脉和血脑屏障处紧密连接最多，通透性也最差。黏附连接在心脏和肺中维持了血管的完整性，利用中和抗体阻断小鼠血管内皮（vascular endothelial，VE）cadherin 蛋白（内皮细胞间黏附连接的主要黏附蛋白），心脏和肺的通透性都有明显增加[12]。连续内皮细胞的窗孔（fenestrae）与液体及小分子物质的通透性增加有关，但不影响大分子的通过。小凹的数目与分布则影响了大分子的转胞吞作用。

炎症引起的血管通透性增加主要发生在毛细血管后的微静脉。促炎因子（如组胺、5-羟色胺、缓激肽、P 物质和 VEGF）可引起内皮细胞收缩并形成细胞间的间隙，促进小分子物质和液体从细胞旁路径透过。此外，这些促通透性的物质还通过 VVO 介导的转胞吞作用增加大分子物质的跨膜转运。毛细血管后微静脉的结构特点是富含 VVO，紧密连接较少，表达较多组胺 H_2 受体、缓激肽受体、5 - 羟色胺受体，因此成为炎症引起通透性增加的主要场所。当然，炎症在严重的情况下也会导致其他血管树部分的通透性增加，如大静脉、小动脉和毛细血管[1]。

（三）白细胞运输的不均一性

内皮细胞上白细胞的运输主要包括以下几步：接触、滚动、黏附、跨内皮细胞转运。滚动和黏附过程主要通过内皮细胞上的受体（P-selectin、E-selectin 和 ICAM1）和白细胞相对应的配体之间相互作用。整个白细胞的运输过程主要发生在毛细血管后静脉。当然也有例外，例如在肺中，这一过程发生在肺毛细血管，主要依赖于 ICAM1 而非 P-selectin 或 E-selectin。需要注意的是，这里白细胞需要跨越两个屏障（毛细血管内皮和肺泡上皮）进入肺泡腔。在肝中，白细胞运输过程主要发生在肝血窦中，依赖于 ICAM1。白细胞通过窗孔和内皮间隙进入窦周间隙（Disse's space），与肝细胞相互作用。

在外周淋巴结中，淋巴细胞通过高内皮微静脉（high endothelial venule，HEV）在血液和淋巴结之间进行再循环。因此，其他部位的白细胞运输都是在炎症状态下存在，而此处的白细胞运输在基础状态下即存在。这一过程需要 3 步：①滚动，经由淋巴细胞 L-selectin 与 HEV 内皮细胞上的配体——外周淋巴结地址素（peripheral node addressin，PNAd）相互作用；②淋巴细胞整合素激活，HEV 内皮细胞上的趋化因子配体 2（chemokine ligand 2，CCL2）结合淋巴细胞上的趋化因子受体 7（chemokine receptor 7，CCR7），导致淋巴细胞功能相关抗原 1（lymphocyte function-associated antigen 1，LFA1）激活；③黏附，由淋巴细胞 LFA 介导。

内皮细胞上这些蛋白的表达也呈现空间上的

不均一性。E-selectin 主要在毛细血管后静脉表达。P-selectin 在肺和肠系膜上表达最高。小鼠中，VCAM1 通常比 ICAM1 表达低，但是在心脏中两者表达量差不多，而在大脑中，VCAM1 的密度是 ICAM1 的 4 倍[1]。

（四）凝血功能的不均一性

凝血功能是抗凝（anticoagulant）和促凝（procoagulant）因子作用相互平衡后的结果。抗凝和促凝因子的失衡将导致很严重的后果，如出血或血栓形成。高凝状态下，通常仅在局部位置形成血栓[13]。利用基因敲除小鼠发现，不同抗凝因子敲减后的表型并不相同，即血栓形成的部位和模式均不相同；而不同促凝因子敲减后的自发出血部位也不相同[13]。总之，凝血功能的调节机制在不同血管、不同器官以及不同时程中并不相同，具有空间和时间上的不均一性[13]。导致这种不均一性的主要原因之一就是内皮细胞。

内皮细胞合成大量的抗凝和促凝因子。其中抗凝因子包括组织因子途径抑制剂（tissue factor pathway inhibitor，TFPI）、乙酰肝素（heparan）、血栓调节蛋白（thrombomodulin，TM）、内皮蛋白 C 受体（endothelial protein C receptor，EPCR)、组织型纤溶酶原激活剂（tissue plasminogen activator，t-PA）、ecto-ADPase、前列环素和 NO。内皮细胞来源的促凝因子包括纤溶酶原激活抑制剂 -1（plasminogen activator inhibitor 1，PAI1）、血管假性血友病因子（von Willebrand facor，vWF）和蛋白酶活化受体（protease activated receptor，PAR）。重要的是，这些内皮细胞来源的抗凝与促凝因子在血管系统中的表达分布是不均一的。例如，TFPI 主要表达在毛细血管内皮，在胎盘和肺表达最高，脑部表达最低；EPCR 在大动脉和大静脉内皮表达；内皮型 NO 合酶（eNOS）在循环的动脉部分表达；vWF 主要在静脉表达，肺组织表达最高，肝和骨骼肌表达最低；TM 表达在除了大脑以外的所有血管；t-PA 主要表达在肺和中枢神经系统的动脉内皮；PAI1 在肺组织中表达最高，其次是心脏，然后是脑、脾、肝和肾[14]。内皮细胞促凝和抗凝因子的不均一分布，提示血管树的不同部位采用各自特异的促凝 / 抗凝机制以维持局部凝血的平衡。

当然，除了凝血相关因子表达的不均一分布，还有其他因素参与了血栓形成的局域化。下面将根据不同部位的血栓，阐明其相应形成机制。

1. 下肢静脉血栓　静脉血栓多发生在下肢静脉的静脉瓣处。其原因有三：第一，该处的血流速度与剪切力均较低；第二，此处血氧含量较低；第三，白细胞和血小板容易在此处被静脉瓣拦截而堆积起来。静脉内皮比动脉内皮更容易发生炎症反应[14]。高凝状态的患者发生静脉血栓通常是有外源性因素诱发，如手术或口服避孕药等。在肝素诱导的血小板减少（heparin-induced thrombocytopenia，HIT）患者中，静脉血栓的形成部位通常受其他伴随因素的影响，如术后状态或血管内导管的植入。

2. 腹内静脉血栓　腹内静脉血栓通常高发于特发性血小板增多症（essential thrombocythemia，ET）、真性红细胞增多症（polycythemia vera，PV）以及阵发性睡眠性血红蛋白尿（paroxysmal nocturnal hemoglobinuria，PNH）的患者[15]。肠系膜静脉和门静脉的内皮细胞暴露在肠道来源的营养物质、口服的抗原和病原相关产物，因此更容易发生免疫反应。当血液成分发生病理改变时，如血液黏稠度增加、血小板和（或）白细胞激活、微颗粒物质及游离血红蛋白和补体增加，内皮细胞被活化，促进血栓形成。

3. 动脉血栓　大多数动脉血栓发生在动脉粥样硬化的背景下。动脉粥样硬化的病理生理机制不在本章的讨论范围，但是其部分相关机制解释了血栓形成的区域化特性。动脉的分叉处和大弯处容易形成动脉粥样硬化斑块。该处的内皮细胞处于活化状态，通透性增加，炎症细胞因子及黏附分子表达增加，促凝血因子如 vWF 和组织因子表达增加，内皮保护因子如 eNOS 的表达及活性则均下降[16]，氧化应激与内质网应激均被激活[17]。在动脉粥样硬化斑块发展的进程中，斑块会破坏血管壁，最终导致阻塞性血栓。动脉血栓与静脉血栓的机制并不相同，体现在以下几个方面。首先，血管完整性的丧失在动脉血栓中更为常见。血栓的形成通常是当血液接触到内皮下空间的情况下发生，如通过斑块破裂或斑块裂缝[18]。内皮细胞的凋亡也介导了动脉血栓的形成[19]。其次，血小板、vWF和细胞外基质（尤其是胶原）的相互作用在动脉血栓形成中起着重要作用。第三，动脉血栓的发生率在血栓形成基因［如FV Leiden或凝血酶原基因（prothrombin gene）G20210A］突变的患者中并不增加。当然吸烟或口服避孕药仍会增加动脉血栓的发生率[14]。

当然动脉血栓还会发生在无动脉粥样硬化斑块的血管内，如发生血管炎的部位。血管炎的发生也具有空间特异性（site-specific），其可能机制为抗原产生部位具有空间限制性（spatially restricted）[14]。

肝素诱导的血小板减少（heparin-induced thrombocytopenia，HIT）患者发生动脉血栓和静脉血栓的比例是1∶4，但是在伴有动脉粥样硬化危险因素的情况下，发生动脉血栓的风险会明显增高。动脉粥样硬化相关的动脉血栓分布是冠状动脉>脑动脉>下肢动脉，而HIT相关的动脉血栓主要发生在主动脉和髂动脉，接下来才是脑动脉和冠状动脉。因此动脉粥样硬化引起动脉血栓形成的机制与HIT相关的动脉血栓形成机制并不相同。

4. 微血管血栓　微血管内皮的表型不均一性导致了微血管血栓形成亦具有组织特异性。华法林引起皮肤坏死患者表现出臀部、胸部和大腿处皮肤感觉异常和变色。病理结果显示纤维蛋白沉积主要发生在毛细血管后静脉。而在HIT患者中，华法林引起的皮肤坏死主要发生在下肢[20]。

三、内皮不均一性的机制

导致内皮表型不均一性的原因主要有两大方面：一是细胞周围微环境的不同；二是表观遗传特性（epigenetics）的不同。

细胞周围微环境包括生物化学因素，如与周围细胞的相互作用，以及自分泌、旁分泌及循环中因子的作用；生物力学因素，如血流动力学因素（血流压力和剪切力）。这些生物化学和生物力学因素影响着内皮细胞的表型。例如，脑部内皮细胞就暴露在无数星型胶质细胞来源的旁分泌因子中，这些因子是维持血脑屏障的重要因素。心脏毛细血管内皮则受到收缩心脏局部力的影响，并且暴露在附近心肌细胞来源的旁分泌因子中。由于这些生物化学和生物力学因素受时间和空间的影响，因此内皮细胞的表型呈现时间和空间的不均一性。

表观遗传特性主要指内皮细胞的这些特性不依赖于外界的微环境。有研究表明，不同部位来源的内皮细胞在体外培养，传了数代以后，基因芯片结果提示转录模式仍然存在不同。这提示内皮细胞表型存在组织特异性的表观遗传修饰。目前认为其机制包括DNA甲基化、组蛋白甲基化和乙酰化。

细胞周围微环境的影响是可以改变的，例如静脉内皮细胞处在动脉血流环境中时，内皮细胞将呈现动脉化的特点[21]。相对于较难改变的表观遗传特性，我们可以将微环境因素作为治疗靶点。

第二节　血管平滑肌的不均一性

血管平滑肌细胞（vascular smooth muscle cell，VSMC）是位于血管中膜层的高度分化细胞。生理状态下，主要调节血管的收缩与舒张；在动脉粥样硬化斑块和支架后再狭窄的病理过程中亦起着重要作用。最开始血管平滑肌不均一性（VSMC heterogeneity）的概念基于平滑肌的两种表型：收缩型与合成型。收缩型平滑肌是成熟的、分化完全的，有较多的收缩蛋白和肌丝；合成型平滑肌是发育中的、不成熟的、去分化的，表达大量细胞外基质蛋白。这两种表型的差异在本书第3章已有描述，本节重点介绍两种表型在不同年龄阶段的差异表达，以及两种表型的来源差异。此外本节还将介绍不同血管部位平滑肌细胞的不同胚胎来源，以及受体的表达差异。

一、收缩型与合成型平滑肌细胞

最早血管平滑肌不均一性的描述是 Walker LN 等人在大鼠颈动脉损伤模型中发现有两种 SMC 细胞群：一种为梭形，典型的成熟收缩型 SMC，来源于正常中膜层；另一种为上皮型，形状像鹅卵石，后来称之为合成型 SMC，来源于内皮损伤后 15 天的内膜增厚层[22]。因此有的文献分别将这两种 VSMC 称为中膜 VSMC 和内膜 VSMC[23]。此后陆续有证据证明了不同种属（包括人的血管）和正常的中膜层中都存在这两种表型。内膜 VSMC 的来源目前说法不一，有的观点认为是中膜 VSMC 直接迁移进内膜转化而来，而有的观点则认为内膜 VSMC 为完全不同的 SMC 亚群。支持后者观点的证据有，动脉粥样硬化斑块的内膜 VSMC 表现出单克隆性（monoclonality）；此外在鸡胚动脉中，这两种 VSMC 亚型来源于不同胚胎结构——中胚层和神经嵴。

从不同年龄的健康大鼠动脉中均能分离出梭形或上皮型 SMC。在胚胎期、新生期（4～5 天）和成年大鼠（6 周到 3 个月）中，以梭形 SMC 为主；而在老年大鼠（>18 个月）中则以上皮型 SMC 为主。与之相对应，年龄越大的大鼠，血管损伤后形成的内膜增厚越多。从血管损伤模型的正常中膜层和内膜增厚层分离的平滑肌细胞，均可以得到梭形和上皮型两种平滑肌细胞。只是正常中膜层来源的以梭形细胞为主，而内膜增厚层来源的以上皮型为主[24]。

二、平滑肌细胞的不同胚胎来源

不同血管，甚至同一血管不同部位的平滑肌细胞，都是来源于不同前体细胞。因此了解平滑肌细胞在发育过程中的来源，将有助于理解血管树平滑肌对各种生理及病理因素的异质性反应模式。

神经嵴（neural crest）来源的 SMC 仅仅是近心端的一小段动脉，包括升主动脉、主动脉弓和主动脉的三个分支部分。冠状动脉平滑肌主要来源于前心外膜（proepicardium）。间皮（mesothelium）来源的平滑肌不仅仅限于心外膜和腹膜。主动脉根部和肺动脉干的平滑肌来源于第二心脏区（secondary heart field）。降主动脉平滑肌来源于体节（somites）。微血管的平滑肌细胞和周细胞（pericyte）可能与周围大血管的平滑肌细胞为同一来源[25]。

三、平滑肌细胞上肾上腺素受体的分布差异

α_1-AR 三种亚型在不同血管平滑肌上的分布有较多差别。已有研究表明大鼠主动脉的主要功能 α_1-AR 属 α_{1D} 亚型，而大鼠肾动脉的主要功能 α_1-AR 属 α_{1A} 亚型。大鼠主动脉 α_1-AR mRNA 的水平尽管以 α_{1D} 亚型最高（占 57%），但 α_{1A} 与 α_{1B} 亚型同样有 mRNA 的表达。大鼠肾动脉中除 α_{1A}-AR 外，也有 α_{1B}-AR 与 α_{1D}-AR mRNA 的表达。在别的血管，例如大鼠肠系膜动脉、肺动脉、尾动脉、兔主动脉、髂总动脉、冠状动脉以及猪冠状动脉都发现同时存在三种亚型的表达，且都介导收缩效应。

除阻力血管外，不少大血管平滑肌中亦存在功能性 α_2-AR，它们包括大鼠尾动脉、猫脑动脉、狗与人的桡动脉与股静脉、狗的肠系膜静脉、豚鼠的肾静脉以及狗、兔与人的大隐静脉等。α_2-AR 的功能反应除在阻力血管特别明显外，还有以下两个分布特征：①静脉较动脉明显；②皮下血管较深部血管明显。上述血管部位特征提示 α_2-AR 在较低温度、缺氧、酸性环境代谢产物蓄积等条件下内在效率提高，较易显示功能效应。此外，血管平滑肌 α_2-AR 的功能效应在某些血管活性物质如血管紧张素、内皮素、α_1 受体激动剂存在时得到显著增强。这也是 α_2-AR 的功能效应往往在整体条件下表现明显、而在离体实验中不易发现的原因之一。总的来说，血管平滑肌上 α_2-AR 的密度较低。在胚胎或幼年期，血管平滑肌 α_2-AR 的表达水平较高，但在发育过程中，受体数量明显减少，在非阻力动脉减少得更为明显。当受体密度低于一定限度时，则不易发挥功能效应；即使在那些具有功能效应的血管，α_2-AR 也并没有受体储备，因此在任

何进一步减少受体表达或影响受体 - 效应偶联效率的情况下，α_2-AR 的效应就会大大减弱或者完全消失。

根据整体实验结果，传统认为分布于血管平滑肌的 β-AR 均属 β_2 亚型。但离体血管实验显示在大多数血管，尽管 β-AR 激动剂的舒血管效应主要由 β_2-AR 介导，但还包括小部分由 β_1-AR 介导的效应。在有些血管，例如兔面静脉，舒血管效应主要由 β_2-AR 介导，仅很小部分由 β_1-AR 介导。而在个别血管，例如人大隐静脉与豚鼠肺动脉，甚至所有舒血管效应都由 β_1-AR 介导。β_3-AR 表达于胸主动脉、冠状动脉微动脉和乳房动脉等血管的内膜上。

本章结语

综上所述，不同部位的血管在结构和功能上都存在着不均一性。此外，除了空间的不均一性，还存在随年龄变化的不均一性，即时间上的不均一性。因此，离体培养细胞实验所得到的结果，应当考虑其来源的部位。例如人脐静脉内皮细胞被广泛应用于离体内皮细胞实验，但是它的功能是否能够解释大动脉内皮细胞功能是值得商榷的。如果由离体培养人脐静脉内皮细胞得到的某一机制，并不能在整体动物实验中得到重复，则应该考虑到血管不均一性这一原因。本章所述内容，其要旨之一便是希望广大读者在研究或阅读相关文献时能够考虑到血管不均一性对实验结果的影响。

参考文献

[1] Aird WC. Phenotypic heterogeneity of the endothelium I: Structure, function, and mechanisms. Circulation Research, 2007, 100(2): 158-173.

[2] Rostgaard J, K Qvortrup. Electron microscopic demonstrations of filamentous molecular sieve plugs in capillary fenestrae. Microvasc Res, 1997, 53(1): 1-13.

[3] Feng D, Nagy JA, Dvorak HF, et al. Ultrastructural studies define soluble macromolecular, particulate, and cellular transendothelial cell pathways in venules, lymphatic vessels, and tumor-associated microvessels in man and animals. Microsc Res Tech, 2002, 57(5):289-326.

[4] Simionescu M, A Gafencu, F Antohe. Transcytosis of plasma macromolecules in endothelial cells: a cell biological survey. Microsc Res Tech, 2002, 57(5):269-288.

[5] Dvorak AM, D Feng. The vesiculo-vacuolar organelle (VVO): a new endothelial cell permeability organelle. J Histochem Cytochem, 2001, 49(4):419-432.

[6] Dejana E. Endothelial cell-cell junctions: happy together. Nat Rev Mol Cell Biol, 2004, 5(4):261-270.

[7] Boegehold, MA. Heterogeneity of endothelial function within the circulation. Current Opinion in Nephrology and Hypertension, 1998, 7(1):71-78.

[8] Dornyei G, G Kaley, A Koller. Release of nitric oxide and prostaglandin H_2 to acetylcholine in skeletal muscle venules. Am J Physiol, 1997, 272(6 Pt 2):H2541-H2546.

[9] Abbott RE, D Schachter. Regional differentiation in rat aorta: L-arginine metabolism and cGMP content in vitro. Am J Physiol, 1994, 266(6 Pt 2):H2287-H2295.

[10] Qian H, N Luo, Y Chi. Aging-shifted prostaglandin profile in endothelium as a factor in cardiovascular disorders. J Aging Res, 2012 [ID 121390]:16.

[11] Komaru T, Tarikawa T, Sugimura A, et al. Mechanisms of coronary microvascular dilation induced by the activation of pertussis toxin-sensitive G proteins are vessel-size dependent: heterogeneous involvement of nitric oxide pathway and ATP-sensitive K^+ channels. Circ Res, 1997, 80(1):1-10.

[12] Corada M, Mariotti M, Thurston G, et al. Vascular endothelial-cadherin is an important determinant of microvascular integrity in vivo. Proc Natl Acad Sci USA, 1999, 96(17):9815-9820.

[13] Aird WC. Spatial and temporal dynamics of the endothelium. J Thromb Haemost, 2005, 3(7):1392-1406.

[14] Aird WC. Vascular bed-specific thrombosis. J Thromb Haemost, 2007, 5(Suppl 1):283-291.

[15] De Stefano V, I Martinelli. Splanchnic vein thrombosis: clinical presentation, risk factors and treatment. Intern Emerg Med, 2010, 5(6):487-494.

[16] Chiu JJ, S Chien. Effects of disturbed flow on vascular endothelium: pathophysiological basis and clinical perspectives. Physiol Rev, 2011, 91(1):327-387.

[17] Davies PF, Civelek M, Fang Y, et al. The athero-susceptible endothelium: endothelial phenotypes in complex haemodynamic shear stress regions in vivo. Cardiovasc Res, 2013, 99(2):315-327.

[18] Cosemans JM, Angelillo-Scherrer A, Mattheij NJ, et al. The effects of arterial flow on platelet activation, thrombus growth, and stabilization. Cardiovasc Res, 2013, 99(2):342-352.

[19] Durand E, Scoazec A, Lafont A, et al. In vivo induction of endothelial apoptosis leads to vessel thrombosis and endothelial denudation: a clue to the understanding of the mechanisms of thrombotic plaque erosion. Circulation, 2004, 109(21):2503-2506.

[20] Warkentin TE. Think of HIT. Hematology Am Soc Hematol Educ Program, 2006, 2006:408-414.
[21] Aird WC. Phenotypic heterogeneity of the endothelium II: representative vascular beds. Circulation Research, 2007, 100(2):174-190.
[22] Walker LN, Bowen-Pope DF, Ross R, et al. Production of platelet-derived growth factor-like molecules by cultured arterial smooth muscle cells accompanies proliferation after arterial injury. Proc Natl Acad Sci U S A, 1986, 83(19):7311-7315.
[23] Shanahan CM, PL Weissberg. Smooth muscle cell heterogeneity—patterns of gene expression in vascular smooth muscle cells in vitro and in vivo. Arteriosclerosis Thrombosis and Vascular Biology, 1998, 18(3):333-338.
[24] Hao H, G Gabbiani, ML Bochaton-Piallat. Arterial smooth muscle cell heterogeneity: implications for atherosclerosis and restenosis development. Arterioscler Thromb Vasc Biol, 2003, 23(9):1510-1520.
[25] Majesky MW. Developmental basis of vascular smooth muscle diversity. Arteriosclerosis Thrombosis and Vascular Biology, 2007, 27(6):1248-1258.

第二篇

血管病理生理学

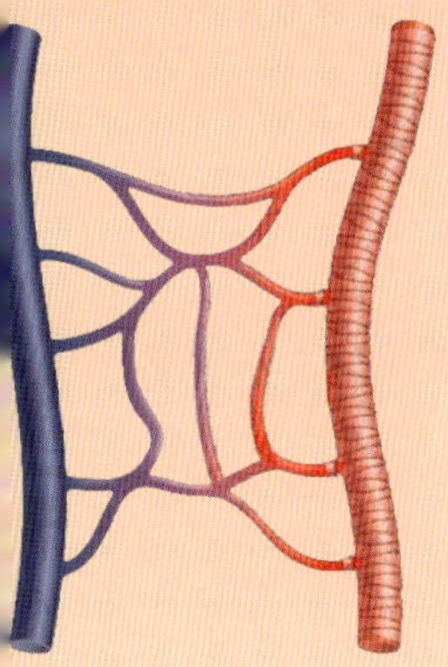

第十五章

血管新生

罗金才

结构完整、功能正常的血管网络的形成是组织器官发育、生长和维护的一个基本过程。血管形成主要是通过以下三种基本过程实现，即血管发生（vasculogenesis）、血管新生（angiogenesis）和动脉生成（arteriogenesis）。其中，血管新生涉及众多生理、病理过程，与重大疾病（如肿瘤和糖尿病）密切相关，已经成为新药靶点，从而进行了广泛研究。

虽然“血管新生”一词早在200多年前就有记载，但真正成为一个重要的病理、生理学概念还是几十年前的事。血管新生是指从已有血管基础上长出新血管的过程，既可以发生在胚胎发育阶段，也可以出现在成体的整个生命活动过程。从细胞生物学角度看，血管新生始于血管内皮细胞。内皮细胞在血管新生的不同阶段呈现既有区别又相互关联的多种功能变化：早期出现分裂、增殖、抗凋亡，进而趋化、迁移，形成管状结构，最后随着血管的重塑（remodeling）而不断分化、成熟，部分血管分支由于细胞凋亡等出现萎缩。成体的内皮细胞在正常情况下大多数更新率很低，只有在各种生理、病理因素刺激下才发生血管新生反应。这就决定了血管新生是内皮细胞与周围组织、细胞发生连续不断相互作用的产物。例如，细胞外基底膜的形成、成纤维细胞及周细胞（pericyte）的招募对于管状结构的形成和稳定起关键作用。从分子生物学角度看，包括生长因子、细胞因子、基底膜分子等在内的多种细胞外环境理化刺激，通过细胞膜上感受和处理刺激的受体分子，激活胞内复杂的信号转导途径，引起多种基因的表达，实现一系列的细胞生物学功能，如此构成了血管新生分子调控网络。

值得一提的是，尽管成体血管新生与胚胎血管新生在出现的环境、形成的过程以及分子机制等方面具有一定的差异，但两者的大体过程及细胞分子机制基本相似，所以本章没有将它们分开来进行讨论。此外，在血管新生过程中往往伴随着淋巴管新生（lymphangiogenesis）。尽管淋巴管新生和血管新生在结构和功能上具有密切的关系，但淋巴管无论在发育、分子调控机制，还是与疾病的关联等方面都与血管新生有明显的区别，限于篇幅，本章不予讨论。

本章重点将从细胞生物学过程、分子调控机制，及其与疾病的关联等几个方面对血管新生进行概要介绍。由于血管新生这一新学科分支与其独特的研究方法的产生和发展密不可分，本章还介绍了血管新生的主要研究方法。

第一节　血管新生的基本概念

早在15世纪，达·芬奇（Leonardo da Vinci）就对血管系统的形成进行了大胆的推测，即血管像树，心脏像种子，血管树丛就像发芽（sprouting）一样从心脏上长出来，并分叉成树枝主干（主动脉弓和动脉）[1]。尽管现代研究表明，血管系统早在心跳之前就开始发育，但目前认为血管发芽样长出新血管是血管新生的重要方式。

一、血管新生的概念及其沿革

血管新生（angiogenesis）一词最早是在1787年被英国的外科医生John Hunter用于记述驯鹿角茸中正在生长的血管[2]。之后，美国的病理学家Arthur Tremain中Hertig在1935年将它用于描写猴子胎盘新生血管。这些零星的记载基本上属于表象描述[3]。直到20世纪70年代，美国波士顿的儿科医生兼哈佛大学医学院科学家Jude Folkman才将血管新生作为一个病理生理学的概念使用，并用实验手段去进行系统的解析和研究。运用动物肿瘤模型，Folkman发现肿瘤生长依赖新生血管。他于1971年创造性地提出运用抑制血管新生作为治疗肿瘤的新策略[4-6]。现在，这一概念已经被大量的实验研究及初步的临床实践所证实。此外，治疗性血管新生可以改善缺血性疾病的缺血、缺氧，为缺血性心脏病、肢体疾病的治疗带来了曙光。当前，把血管新生作为临床治疗靶点的探索已经成为分子医学的热点之一。与血管新生相关的概念还有血管发生（vasculogenesis）与动脉生成（arteriogenesis），现将这些概念具体介绍如下。

（一）血管新生

血管新生是在原有血管结构基础上长出新血管的过程，在胚胎期和成体都可以发生[1]。胚胎期的血管新生是在初级血管丛形成的基础上通过发芽而成的初级血管系统，经过了内皮细胞的分裂增殖及抗凋亡、迁移、管状结构形成等一系列过程。随着心脏搏动的开始，在循环、血流动力学的作用下，部分细小血管出现细胞凋亡而趋于萎缩，另一部分则通过融合形成粗大的血管，再经过一个成熟（maturation）过程，逐渐成为功能健全的动静脉血管网络。成体的血管新生是从原有的血管结构，即网络毛细血管或细小血管的内皮细胞开始进行的。在各种生理、病理因素刺激下，内皮细胞脱离静息状态，进入细胞周期开始增殖及抗凋亡，随着细胞外基质的分解，内皮细胞向着血管新生因子方向迁移。之后，内皮细胞分裂停止，经过分化、管状结构形成而产生新的血管。随着周细胞的加入，细胞外新基质的合成，血管逐渐成熟与稳定，形成功能性血管。

（二）血管发生

血管发生是从无到有形成血管的过程，在胚胎期和成体都可以出现。胚胎期的血管发生始于胚胎发育的早期，起源于中胚层的Flk1阳性成血-成血管干细胞（hemangioblast）先分化成为成血管祖细胞（angioblast），其后分化成为内皮细胞。相邻的内皮细胞相互连接，形成初级血管网络的过程。成体的血管发生是从内皮祖细胞（endothelial progenitor cell，EPC）分化而成。在正常情况下，外周血及组织中的EPC数量较低，基本处于静息状态；在各种病理刺激下，EPC可以动员到外周血中，归巢至缺血或组织的损伤部位，经过增殖及抗凋亡、分化、管腔形成等过程，产生新的小血管。内皮祖细胞可以有多种来源，如骨髓造血干细胞、外周循环血液、血管壁间质细胞等。但是，由于EPC细胞的分子标记物及功能特征尚无统一标准，因而缺乏公认的EPC定义。目前，来源于骨髓、外周血的CD34阳性的EPC细胞运用较为广泛。

（三）动脉生成

动脉生成通常是指成体在动脉主干发生堵塞时，侧支血管发生的代偿性反应。侧支血管主要由内皮细胞层、内弹力板层和平滑肌层组成。正常血流条件下，侧支血管网基本处于闭合状态。在动脉急性栓塞或慢性狭窄的情况下，侧支内的压力升高，血流加快，导致剪切力的相应增加，引起血管舒张。此外，缺血缺氧、管腔压力升高和血流剪切力增加等因素一方面刺激内皮、平滑肌细胞的增殖；另一方面引起炎性细胞浸润、血管炎症反应，导致血管壁内弹力板的断裂、血管周围组织基质的降解，促进内皮、血管平滑肌细胞迁移产生新的内膜和新生动脉。最后，经过血管重塑形成成熟、具有代偿功能的侧支循环。

二、血管新生的过程

无论在胚胎，还是在成体，血管新生都是从现有血管结构基础上开始的一系列连续而有序的过程。新产生的血管一般要经过一个成熟（maturation）、重塑（remodeling）的过程，才能逐渐形成稳定的血管结构，与原有血管网络形成一体。

（一）血管新生的方式

按生长、扩展的方式，血管新生可以分为出芽式（sprouting）和内填式（intussusception）两种。

1. 出芽式血管新生　出芽式血管新生是从原有血管结构边缘的毛细血管静脉端芽生、向外扩展的过程。具体包括血管舒张，细胞间连接的松弛，通透性升高，朝向血管新生刺激方向一侧的血管外局部基底膜出现降解，内皮细胞的迁移、增殖，细胞排列、分化并形成管状结构，构建新的血管基底膜，这样形成的新生小血管与另外一个芽生血管融合成为血管网络的一部分等一系列连续过程（图 15-1）。

2. 内填式血管新生　内填式血管新生是在原有血管（毛细血管、小动脉、小静脉等）内部通过内皮细胞牵拉、凹陷，形成微柱（pillar）内填，将管腔分裂成新管腔的过程。具体包括管壁相对的两侧内皮细胞向内凹陷、重叠，重叠部位中间出现穿孔，微柱产生内填，将已有的管腔分开形成独立的新血管分支等一系列的连续过程。出芽式血管新生与内填式血管新生的不同点参见表 15-1。

3. 血管新生的替代方式　血管新生还存在一种替代方式，主要见于肿瘤组织的早期。替代方式的血管新生主要包括血管肿瘤共择态（vascular cooption）及血管新生拟态（vascular mimicry）。前者往往发生在肿瘤组织内供血较好的区域，肿瘤细胞在无明显血管新生的情况下通过血管的嵌入能够较好生长。然而，如果肿瘤进一步长大，共择血管就会萎缩，并诱发血管新生的产生。后者是指某些侵犯性较强的肿瘤（如脑胶质瘤、黑色素瘤等）细胞，不仅细胞组成血管样形态，而且还会出现一些血管特异性基因上调的现象，因而与胚胎期的血管发生类似。由于这些血管新生的替代方式比较少见，其细胞生物学和肿瘤学特性都有待进一步探究，所以本章不详细阐述。

4. EPC 促血管新生的方式　在各种病理因素，特别是在缺血状态下，EPC 除了通过血管发生直接参与新生血管形成外，还可以在损伤部位释放多种细胞因子和生长因子，刺激周围血管内皮细胞，从而激活血管新生。这些 EPC 细胞往往是寄居在血管损伤部位周围的“静态”（resting）EPC，不是通过自身的分化、激活血管形成，而是通过旁分泌（paracrine）诱导现存的血管细胞发生血管新生反应。

表15-1　出芽式血管新生和内填式血管新生基本特点的比较

出芽式血管新生	内填式血管新生
通过芽生向原有血管结构周边扩展	在原有血管结构内通过分裂、再融合而扩展
基底膜降解，内皮细胞迁移和分裂	内皮细胞牵拉、凹陷，胶原蛋白微柱内填
周细胞的加入终止内皮细胞迁移	周细胞参与促进内皮细胞折叠及微柱内填
内皮细胞分化成具管状结构的盲端	贯穿内皮细胞的小洞连接折叠，分开微柱
所有过程发生在无血液灌流状态下	所有过程发生在有血液灌流状态下

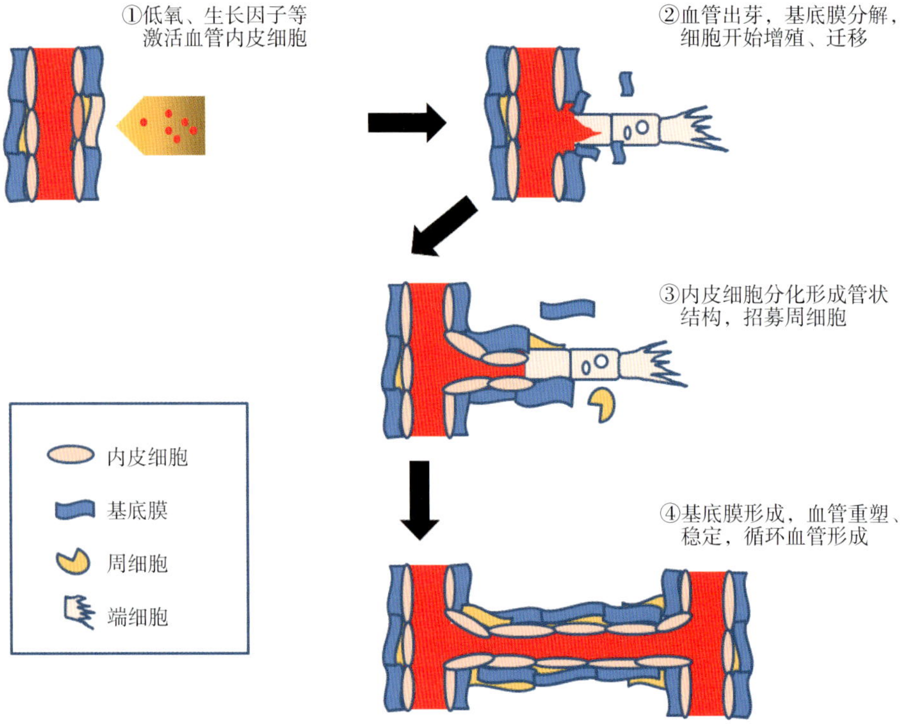

图 15-1　血管新生的过程

在各种血管新生因素的刺激下，血管细胞经过出芽、增殖、迁移、管状结构形成、血管重塑与稳定等步骤，形成具有完整血流循环功能的血管

（二）新生血管的重塑

通过血管新生所建立的血管网络管径细小，一般在 5～8μm，由于缺乏完整的中膜结构而显得薄弱，通透性高，需要再经过一个重塑过程：即有些血管分支获得稳定，另一些分支则出现萎缩（regression）。前者是随着细胞外基底膜的形成，成纤维细胞、特别是周细胞的招募而使得血管分支变得稳定（stabilizing）；后者由于缺乏血流或者白细胞黏附而触发细胞凋亡，导致管腔萎缩，出现血管分支的修剪（pruning）。近年来发现，血管重塑过程中的稳定与修剪两个方面存在相互作用。例如，细胞外基质中成纤维细胞和周细胞不仅有助于血管管状结构的稳定，而且可以防止血管细胞的凋亡及血管萎缩。经过重塑之后，多余、杂乱的血管分支得以去除，留下的血管分支变得稳定、粗大，从而提高供血效率，完成正常的血液循环功能。

三、血管新生研究简介

初期的血管新生研究是运用模式动物从整体水平或离体器官水平开始，这类研究为血管新生概念的建立奠定了基础。自从建立了内皮细胞分离、培养的方法之后，血管新生的研究开始步入快车道；分子生物学研究方法的引进，导致若干血管新生促进因子和抑制因子得以被发现；随着小鼠基因敲除技术、活体分子成像技术的出现，血管新生的过程以及分子遗传调控机制逐渐得以阐明。下面对血管新生的一般研究方法作一简介。

（一）内皮细胞 in vitro 研究法

此为系研究血管新生最为常见的方法。多年来，人们试图建立永生化血管内皮细胞细胞株。然而，无论是自然形成的细胞株，还是运用病毒、癌基因制备的细胞株，往往会丧失一些重要的内皮细胞标志物，如血管内皮细胞生长因子受体 2（vascular endothelial growth factor receptor 2，VEGFR2）、血管内皮黏附素（VE-Cadherin）等。所以，目前日常使用的血管内皮细胞还是以原代培养为主。按其来源，血管内皮细胞可分成人源和动物两大类。人源血管内皮细胞按来源部位可分为皮肤微血管内皮细胞、脑血管内皮细胞、主动脉内皮细胞、脐带静脉血管内皮细胞（human umbilical vein endothelial cell，HUVEC）等。由于取材分离容易，HUVEC 最为常用。动物源血管内皮细胞按动物种类、来源部位可分为多种，常用的有牛主动脉内皮细胞、猪主动脉内皮细胞等。内皮细胞的分离技术包括胶原酶消化法、运用针对内皮细胞表面特异性抗原（如 CD31；VEGFR2；VE-cadherin 等）的抗体进行的磁珠分选法。分离获得的血管内皮细胞根据其形态学、细胞表面分子（如 CD31、VEGFR2、VE-cadherin 等）的表达、乙酰化低密度脂蛋白（常用 Dil-Ac-LDL）的摄取能力等进行测定。

运用原代培养的血管内皮细胞，可以检测细胞的一般生物学功能，如增殖分裂、迁移、凋亡等。内皮细胞较为独特的细胞生物学特性是管状结构形成的能力。in vitro 实验通过将内皮细胞以一定密度均匀铺在半固体 matrigel 胶内，观测管状结构的长度以及分支等。

（二）血管新生 in vivo 研究法

为了确认 in vitro 实验的结果，往往需要使用 in vivo 血管新生研究模型进行确认。其方法有多种，并涉及数种动物。现介绍较为常用的几种方法。

1. 鸡胚绒毛尿囊膜分析法（chick chorioallantoic membrane assay）　在鸡胚绒毛尿囊膜的血管生成早期，机体免疫系统尚未完全建立，因此对各种异物几乎不发生排斥反应，便于将含药物载体置于其表面，观察各种诱导剂和抑制剂对血管生成的影响。

2. 斑马鱼胚胎血管观察法　由于斑马鱼具有发育周期短、胚胎透明便于观察等优点，常用于研究血管发生和新生。另外，由于斑马鱼胚胎在体外进行发育，待观察的药物可以溶于斑马鱼胚胎水样中，通过扩散吸收入胚胎发挥作用，因此非常便于运用各种药物研究血管新生的调节机制。斑马鱼胚胎从受精卵发育 24 小时（24hpf）开始有血液循环，节间血管开始从背主动脉向背部纵向血管新生出来，最终在 48hpf 到达背部纵向血管。这一过程可以适当用于研究血管新生的时间点。利用血管荧光转基因斑马鱼（Flk1:GFP）在激发光下，观察节间血管的发育情况。观察的指标主要有节间血管的长度、数量等。

3. Matrigel 皮下植入法　该实验通过向鼠皮下植入 Matrigel，观察血管由皮肤向胶块中生长的情况并做染色分析来完成。Matrigel 可以含有一定浓度生长因子或内皮细胞，经过一定时间后（1～2 周）取出皮下的 Matrigel 块，进行切片分析，观察血管生长的长度和密度。

4. 小鼠下肢股动脉结扎缺血性血管新生法　该方法是将动物股动脉结扎，使其下肢彻底缺血。可以运用激光多普勒血流分析仪及其他成像手段在术后一段时间（2～3 周）内观测下肢血流恢复及血管生长、血管新生的情况。也可以将缺血组织取出，进行切片以及免疫组化染色分析，观察血管生长的长度和密度。

5. 小鼠肿瘤血管新生模型　常采用异种移植物肿瘤模型。这一实验通过向裸鼠皮下注射肿瘤细胞或皮下植入肿瘤组织，观察肿瘤在体内生长过程中如何诱导血管新生。当肿瘤长至一定大小后，处死小鼠，分离出肿瘤组织。肿瘤固定后可用免疫组化的方法对血管进行染色（如 CD31 等血管标志蛋白），观察血管新生情况。

（三）血管 ex vivo 研究法

该法相对于以上的方法，不太常用。主要为直观、实时观察内皮细胞在血管结构完整的条件下血管的出芽和迁移等情况。使用较多的是胸主动脉、腹主动脉、颈总动脉等动脉血管。在脂肪条和其他组织清除干净后，将血管剪成小段，常称为血管环（长度 1mm 左右）植入半固体 Matrigel 胶内。一段时间（一般 48 小时）后，可见细胞从血管环上爬出，似发芽分支状，再过几天可见细胞数目增多并向周围扩散式生长。

第二节　血管新生的分子基础和调控机制

由于血管新生不仅参与正常的发育和生理活动，而且与肿瘤、糖尿病、炎症等多种疾病密切相关，所以有关血管新生分子基础及其调控机制的研究吸引了广泛关注。多年来的分子生物学、细胞生物学和模式动物（如鸡胚、小鼠、斑马鱼等）的综合研究表明，血管新生和血管发生、动脉形成具有部分共同的分子基础，比如，这些血管形成的过程都依赖血管内皮细胞生长因子（vascular endothelial growth factor，VEGF）及其受体 VEGFR1、VEGF2 的信号系统。然而，由于每个过程具有独特的细胞生物学变化，所以其分子基础和调控机制也各有特点。

一、血管新生的分子基础

多种刺激，如局部缺氧环境、炎症、血管内外生物力学因素等，可以触发生长因子的表达和释放，使血管细胞从静息状态转向激活状态，开始血管新生的连续过程。这一过程需要一整套功能多样、协调有序的分子参与。

（一）出芽式血管新生的分子基础

出芽式血管新生在内皮细胞从原有血管结构向外芽生之前，常伴有血管的舒张、细胞间连接的松弛、通透性上升和纤维蛋白原等血浆成分渗出。缺氧、生长因子如 VEGF、机械性牵拉等促血管新生刺激都能引起血管的舒张和通透性上升。血管舒张常由一些活性小分子所介导，如一氧化氮（NO）。许多引起血管新生的刺激都可以诱导内皮型一氧化氮合酶（eNOS）基因的表达，并提升酶的活性，从而催化精氨酸生成一氧化氮。血管通透性的上升主要由血小板内皮细胞黏附分子 1（PECAM1）、血管内皮黏附素（VE-cadherin）等内皮细胞间黏附分子的重新分布以及细胞膜结构的改变等引起。血管生成素 2（angiopoietin 2，Ang2）的激活导致细胞间连接的松弛。大量纤维蛋白原血浆成分的渗出，为内皮细胞的迁移提供临时支架分子。内皮细胞向着血管新生因子方向芽生、迁移时，血管新生因子与细胞膜受体的结合，细胞表面的黏附分子、整合素与胞外基质的相互作用等都可以通过信号转导途径传到执行运动的效应分子，即胞内的骨架蛋白和分子马达，使细胞产生极性（polarization），进而朝着一定的方向开始运动。同时，细胞向胞外释放基质分解酶，促使基底膜降解，既为内皮细胞的迁移打开路径，又使血管新生因子从胞外基质中游离出来，发挥血管新生的活性。

（二）内填式血管新生的分子基础

由于迄今尚无较好的实验系统来研究这种类型的血管新生，内填式血管新生的分子基础还不很清楚。从实验动物研究获得的间接证据发现，血流动力学因素（如剪切力、血流速度等）对于内填式血管新生比较关键。内皮细胞可以感受机械力学刺激，通过胞内信号转导，引起一些基因（如生长因子、eNOS 和黏附分子）表达的变化，促进内填式血管新生，但具体的细胞和分子机制仍不甚明了。血管新生因子血管生成素 1（angiopoietin 1，Ang1）及其受体 Tie2 也起一定的作用。Ang1 的过表达小鼠血管扩大，并呈现较多微柱样结构，而 Tie2 的基因敲除小鼠微柱形成出现障碍。由于内皮细胞分裂不明显，VEGF 信号系统可能不参与这一过程。促红细胞生成素可以诱导内填式血管新生。此外，低氧诱导因子（hypoxia inducible factor 1α，HIF1α）及其靶基因、成纤维细胞生长因子（fibroblast growth factor，FGF）、血小板源生长因子（platelet-derived growth factor，PDGF）也可能参与其中。

（三）新生血管重塑的分子基础

血管管腔内外的多种因素对于新生血管的重塑和成熟起调节作用。首先，内皮细胞生长因子如 VEGF 与周细胞趋化因子如 PDGF、Ang1 等的表达变化，导致内皮细胞增殖信号交替至血管成熟、稳定信号，使内皮细胞停止增殖，分化成管状结构，合成并产生胞外新基质及招募周细胞，周细胞通过分泌血管稳定因子［如组织金属蛋白酶抑制剂（tissue inhibitor of matrix metalloproteinase，TIMP）］，防止细胞凋亡等。其次，血流的剪切力对于内皮细胞与外周细胞和胞外基质分子间的相互作用也起到调节作用。目前已知，胞外基质分子如纤维连接蛋白、整合素等对于血管的成熟起重要作用。磷酸鞘氨醇受体（S1P1）通过诱导整合素的表达，促进黏附斑和细胞间连接形成。另外，导向分子 Ephrin、Notch、Sonic Hedgehog 等信号系统也起重要作用。由于内皮细胞产生的 Ang1 能诱导周细胞趋化因子如 MCP1（monocyte chemotactic protein1）的表达，周细胞的募集又可以促使内皮细胞分泌 Ang1、VEGF、TIMP 等，因而 Ang1 在新生血管的重塑和成熟过程中起关键作用。

二、血管新生的调控机制

机体内存在血管新生的促进因素和抑制因素。由于正常状态下血管细胞处于静息状态，两种因素之间的动态平衡偏向于抑制血管新生。一旦身体需要（如女性生理周期、创伤愈合等），内皮细胞可以迅速脱离静息状态，呈现快速增殖、迁移等血管新生反应，从而增加机体的供血供氧，或促进组织的损伤修复。血管新生也可以被各种病理因素（缺血、缺氧、炎症、肿瘤等）所激活，反过来会促进疾病的发生与发展，从而加重病情（图 15-2）。可见，血管新生是一个多因素、多细胞、多步骤的复杂过程，它的调控必然也是一个多位点、多层次、多阶段的动态系统。如此错综复杂的网络系统如何实现高度整合和协调有序，是本领域今后研究的重要课题。

（一）血管新生促进因子和抑制因子

随着内皮细胞培养技术和血管新生研究方法的建立以及分子生物学的发展，已经陆续发现了多种血管新生促进因子和抑制因子（表 15-2），并对它们的血管新生活性及其细胞分子机制进行了大量研究[7-10]。

1. 血管新生促进因子　血管新生促进因子包括以下几种类型：①以血管细胞为主要靶点的生长因子，如 VEGF、胎盘生长因子（placental growth factor，PlGF）等；②有多细胞靶点的生长因子，如成纤维细胞生长因子（FGF）、肝细胞生长因子（hepatocyte growth factor，HGF）；③细胞因子，如粒细胞集落刺激因子（granulocyte colony-stimulating factor，G-CSF），如白介素 1β（interleukin 1β）、白介素 6（interleukin 6）等；④作用于血管新生其他环节的分子，如基质降解酶类等；⑤血管活性物质，如血管活性肽（内皮素 1，endothelin 1）、血管缓激肽（bradykinin，BK）、前列腺素（prostaglandin，PG）、一氧化氮。小分子类血管新生促进因子往往作用靶点多样，难以明确其促血管新生的具体机制。血管新生常需多种因子的协同参与，参与其各个环节的调节。现将具代表性的血管新生促进因子概要介绍如下。

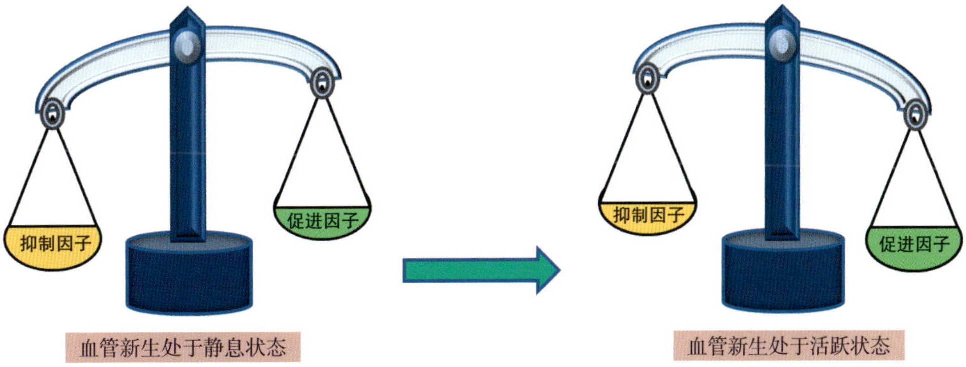

图 15-2　血管新生的状态取决于促进因素和抑制因素之间的平衡与否

在正常状态下，两种因素之间的动态平衡偏向于抑制血管新生，血管细胞处于静息状态；在特殊生理状态或某些病理状态下，血管新生促进因素大于抑制因素，出现血管新生反应

表15-2　血管新生的调节因子

促进因子	抑制因子
血管内皮细胞生长因子（VEGF)	凝血栓蛋白1（TSP1）
成纤维细胞生长因子（bFGF)	干扰素α、β（IFNα、β）
促血管内皮素（Ang1、Ang2）	血管生成抑素（angiostatin）
血小板源生长因子（PDGF);	内皮抑素（endostatin）
肝细胞生长因子（HGF）	肿瘤抑素（tumstatin）
转化生长因子β（TGFβ）	色素上皮衍生因子（PEDF）
基质细胞衍生因子（SDF1）	血管内皮细胞抑制因子（VEGI)
基质金属蛋白酶（MMP)	基质金属蛋白酶抑制剂（TIMP）
纤溶酶原激活因子（PA)	纤溶酶原激活因子抑制剂（PAI）

（1）血管内皮细胞生长因子（vascular endothelial growth factor，VEGF）：VEGF被认为是最为重要的一个血管新生因子。家族成员包括VEGFA、VEGFB、VEGFC、VEGFD、VEGF E，其中VEGFC主要靶细胞为淋巴管内皮细胞。VEGF有两种高亲和性酪氨酸激酶受体：VEGFR1/Flt1、VEGFR2/KDR。后者是VEGF的主要功能受体，介导VEGF的促内皮细胞增殖、迁移和增加血管通透性等功能。VEGF及其受体对于胚胎期血管发生起重要作用。在成体水平，VEGF通过调控血管新生参与肿瘤的发展与转移。此外，VEGF还具有非血管新生功能，如参与炎症、糖尿病、组织损伤修复与再生等。在调控VEGF基因表达的多种因素中，缺氧起关键作用。它既通过HIF1α增加VEGF的基因转录及mRNA的稳定性，还可以提升VEGF受体的表达水平，从而增强VEGF信号系统。

（2）成纤维细胞生长因子（fibroblast growth factor，FGF）：FGF是研究较早的促血管新生因子。家族成员众多，有碱性和酸性两种，研究最多的是碱性亚型bFGF（FGF2）。bFGF能够与硫酸乙酰肝素蛋白聚糖结合，这一特性既使得细胞膜外基质成为bFGF的储存库，又能促进它与特异性受体的结合。bFGF除了能促进血管内皮细胞、平滑肌细胞的增殖外，还能刺激内皮细胞产生和释放纤溶酶原激活物和胶原酶，降解细胞外基质，既能有利于内皮细胞的迁移，又能使基质中的bFGF等生长因子向外释放。

（3）血管生成素（angiopoietin）：目前已经发现四个亚型，即Ang1、Ang2、Ang3、Ang4，但研究得比较清楚的是Ang1与Ang2。Ang1能够招募周细胞和平滑肌细胞，并诱导胞外基质产生，所以Ang1的促血管新生作用除有抗凋亡作用外，主要是对于新生血管起稳定、防止渗漏作用。抗Ang2具有拮抗Ang1的作用，可以降低Tie2活性，导致内皮细胞间连接的松弛，在血管新生早期可能起重要作用。

（4）肝细胞生长因子（hepatocyte growth factor，HGF）：HGF最初是作为肝细胞生长促进因子而发现的，后来发现它具有较强的促内皮细胞增殖、迁移和抗凋亡活性，有研究发现HGF促进DNA合成的能力甚至强于bFGF和VEGF。HGF的促新生血管作用已经在几种组织缺血、损伤模型中得到证实，从而受到广泛重视。HGF在间充质组织表达，分布于肝、肺、心脏和肾等多种器官。它的作用是通过激活其特异性受体c-met而发挥的。

（5）血小板源性生长因子（platelet-derived growth factor，PDGF）：PDGF家族成员包括PDGFA、PDGFB、PDGFC、PDGFD四种，其中PDGFB的作用被研究得最为广泛。PDGFB基因的表达谱较广，在肌肉、神经、上皮、成纤维等细胞中都可检测到。PDGF受体在平滑肌细胞中表达较高，促进细胞增殖、迁移，并刺激细胞合成分泌胶原和胶原酶，调节胞外基质的更新。在血管新生的后期，PDGF与TGFβ一起，对于血管的稳定、成熟和重塑起重要作用。

（6）转化生长因子β（TGFβ）：哺乳动物至

少发现有TGFβ1、TGFβ2、TGFβ3、TGFβ1β2四个亚型，其中TGFβ1在血管新生中的作用研究较多。大量研究表明，TGFβ1能够诱导内皮细胞分化、管状结构形成，促进血管重塑与稳定。TGFβ在细胞更新活跃的组织（如成骨细胞、肾脏、骨髓等）表达水平较高。它的作用是由其特异性受体TGFβR介导。

（7）基质细胞衍生因子（SDF1）：基质细胞衍生因子（stromal cell-derived factor 1，SDF1）属于趋化因子（chemokine）家族，除了调节免疫和炎症反应外，能促进内皮祖细胞（EPC）移行、增殖，参与成体血管发生和血管新生。在缺血缺氧、肿瘤等病理因素诱导下，SDF1信号系统分子表达升高，与VEGF的促血管新生功能具有协同作用。SDF1在骨髓、多个脏器、淋巴结的成纤维细胞中表达，通过其特异性受体趋化因子受体4（CXCR4）发挥趋化作用。除了SDF1外，粒细胞集落刺激因子（G-CSF）、干细胞因子（stem cell factor，SCF）、白介素8（IL8）等都具有动员内皮祖细胞、促进血管新生作用。

（8）基质降解酶类：主要包括金属蛋白酶（matrix metalloproteinase，MMP）和丝氨酸蛋白酶（serine protease)。前者如MMP2、MMP9和MT-MMP1等，后者起主要作用的是纤溶酶原激活剂（plasminogen activator，PA）。基质金属蛋白酶依赖于内源性的Zn^{2+}和外源性的Ca^{2+}，能分解胶原蛋白等细胞外基质成分。纤溶酶原激活剂有尿激酶型纤溶酶原激活剂（urokinase-type plasminogen activator，u-PA）和组织型纤溶酶原激活剂（tissue-type plasminogen activator，t-PA）。血管生成过程中内皮细胞产生的纤溶酶原激活剂可裂解纤溶酶原，使之转变为纤溶酶，从而水解纤维蛋白原、纤粘连蛋白等。纤溶酶还可激活特定的MMP产生胰蛋白酶样的活性金属蛋白酶（MMP）。细胞外基底膜的降解可以通过增强内皮细胞迁移、促进胞外基质中血管新生因子的释放而发挥血管新生活性。

2. 血管新生抑制因子　血管新生抑制因子依其来源、作用靶点的差别，也可以分为几种类型，但体内常需多种因子共同参与血管新生的调节，作用于血管新生的各个环节。现将具代表性的血管新生抑制因子概要介绍如下。

（1）凝血栓蛋白（thrombospondin，TSP）：包括TSP1、TSP2。TSP1是第一个被发现的血管新生抑制因子，具有较强的抗血管新生活性，能抑制内皮细胞迁移、诱导细胞凋亡等。凝血栓蛋白在血小板、成纤维细胞、血管平滑肌细胞及巨噬细胞等多种细胞都有较高表达，但在肿瘤细胞中表达较低。肿瘤抑制基因P53突变或缺失时，TSP1水平降低，当恢复P53表达后细胞的TSP1水平也随之上升，提示TSP1的血管新生抑制活性有助于抑制肿瘤。

（2）干扰素（interferon，IFN）：包括IFNα、IFNβ。IFNα是第一个试用于临床的血管新生抑制剂，具有拮抗血管内皮生长因子（如VEGF、FGF等）的活性，能抑制内皮细胞的增殖、迁移和管状结构形成，诱导内皮细胞凋亡。动物实验证明，干扰素能抑制肿瘤诱导的新生血管形成，目前已经在婴幼儿重症血管瘤的治疗中取得较好疗效，但其明显的副作用，限制了在临床上的进一步应用。

（3）血管抑素（angiostatin）：血管抑素是纤维蛋白溶酶原的一个裂解多肽片段，分子量为38 000，具有较强的内皮细胞增殖抑制活性。实验表明，血管抑素不仅具有拮抗血管新生因子（如VEGF、FGF等）的活性。还能通过下调存活蛋白Bcl2、BclxL等基因的表达激活细胞凋亡的信号通路。此外，血管抑素能抑制组织型纤溶酶原激活物（t-PA）催化的纤溶酶原活性，从而抑制内皮细胞的迁移。动物实验证明，血管抑素能有效抑制小鼠肿瘤诱导的新生血管形成和肿瘤生长。

（4）内皮抑素（endostatin）：内皮抑素是胶原蛋白XⅧ羧基末端的裂解片段，分子量为20 000，具有较强的抗促血管新生活性。其作用机制包括拮抗血管新生促进因子（如VEGF、FGF等）的活性，抑制内皮细胞增殖、诱导细胞凋亡等。

（5）肿瘤抑素（tumstatin）：肿瘤抑素是Ⅳ型胶原蛋白α3链的NC1结构域的一个多肽片段，分子量为28 000，具有抑制内皮细胞增殖和管状结构形成、诱导细胞凋亡等作用。动物实验研究表明，对于不同阶段的肿瘤新生血管都有较强抑制作用。肿瘤抑素在胸腺、睾丸、卵巢等脏器组织都有表达。有意思的是，肿瘤抑素在一些肿瘤组织表达较低，而且与肿瘤的预后呈负相关效应。

（6）色素上皮衍生因子（pigment epithelium-derived factor，PEDF）：PEDF最初认为是视网膜神经细胞的营养因子，之后发现有较强的血管新生抑制作用。PEDF能拮抗多种血管新生因子（如VEGF、FGF、IL8等）的活性，抑制内皮细胞迁移，促进细胞凋亡。在肿瘤组织中，PEDF与血管新生因子（如VEGF等）的基因表达模式相反，提示有抗肿瘤血管新生的作用。

（7）血管内皮细胞抑制因子（vascular endothelial cell growth inhibitor，VEGI）：VEGI属于TNF家族成员，与TNF家族其他成员的氨基酸同源性为20%～30%，是Ⅱ型跨膜蛋白质，与TNF有相似的活性，能较强地抑制血管新生。VEGI的作用机制除了与TNF相似外，还能抑制VEGF与VEGFR2的结合，抑制内皮细胞增殖，促进细胞凋亡。此外，VEGI还能阻止内皮祖细胞的分化，抑制细胞黏附和管状结构形成。

（8）基质降解酶类抑制剂：包括抑制金属蛋白酶活性的组织金属蛋白酶抑制剂（tissue inhibitor of matrix metalloproteinase，TIMP）和抑制纤溶酶原激活剂活性的纤溶酶原激活抑制剂（plasminogen activitor inhibitor，PAI）。这些抑制剂通过防止细胞外基底膜的降解而发挥血管新生抑制作用。具有拮抗血管新生促进因子（如FGF等）活性，抑制内皮细胞迁移和管状结构形成等作用。动物实验研究表明，应用基质降解酶类抑制剂可以有效抑制肿瘤血管新生。

以上介绍的都是内源性大分子类血管新生抑制因子。迄今也陆续发现了一些内源性小分子抑制因子，包括细胞因子（如白介素4、白介素12等）、纤维蛋白原（fibrinogen）降解片断［如血管抑肽（alphastatin）］、血小板源肽［如血小板因子4（PF4）］等。其作用及其机制与上述大分子类血管新生抑制因子相似。

（二）血管新生中的信号通路

血管内皮感知环境的各种理化刺激（如缺氧、剪切力、生长因子、细胞因子、基底膜分子等），经过一定的信号转导途径，开始细胞增殖、基底膜分解、迁移、分化、抗凋亡等血管新生反应。虽然具体的信号转导途径取决于血管新生信号的种类及其细胞膜上特异受体接受、处理信号的方式，但也存在一些共享的基本信号通路（图15-3）。还有，血管细胞存在相对独特的信号系统，对于血管新生信号的过程起到不可或缺的作

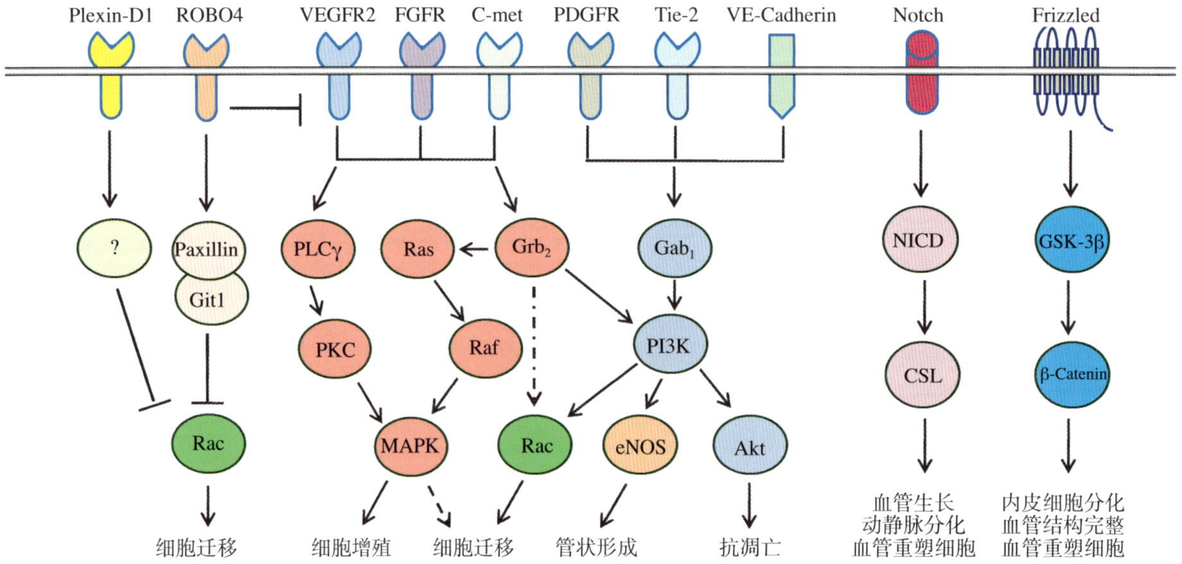

图15-3　血管新生主要信号转导通路

血管内皮细胞通过细胞膜上特异性受体感知胞外刺激，经过一定的信号转导途径，导致细胞的增殖、迁移、存活、分化、管状结构形成，产生新的血管，再经过重塑和成熟过程后变成功能完整的血管。PLCγ，蛋白磷酸化激活磷脂酶C；PKC，蛋白激酶C

用[11-15]。此外，近来的研究显示 microRNA 在血管新生过程中起到重要的调节作用[16-19]。

1. MAPK 通路　MAPK 激酶介导的信号转导是调节血管内皮细胞增殖的主要通路。MAPK 家族有 3 个成员，即 Erk1/2、JNK 和 P38，其中有关 Erk1/2 在血管新生中的作用研究最多。以 VEGF 为例。VEGF 的促内皮细胞增殖活性主要由 VEGFR2 介导。VEGFR2 通过蛋白磷酸化激活磷脂酶 C（PLCγ），可以激活 MAPK 通路。具体的方式是：磷脂酰肌醇 -4，5- 二磷酸（PIP_2）在磷脂酶 C 作用下水解生成二酰基甘油（diacylglycerol，DAG）和三磷酸肌醇（inositol trisphosphate，IP3），DAG 通过激活 PKC 来激活 MAPK。此外，VEGFR2 还可通过信号接头分子 Grb2、Shc、Gab1 的介导来激活 MAPK，即通过 Grb2-SOS-Raf 来激活 MAPK 信号通路。事实上，其他血管新生因子如 FGF 和 HGF 也都可以通过上述 2 条途径激活 MAPK，促进内皮细胞增殖。除了生长因子受体外，其他一些胞外环境刺激可以单独或与生长因子受体相互作用，激活 MAPK 通路促进内皮细胞增殖。例如，整合素（integrin）在细胞膜的脂质筏（lipid raft）与生长因子受体相互作用，促进 MAPK 通路的完全激活。

2. Akt 通路　Akt 激酶介导的信号转导是调节内皮细胞存活的主要通路。血管新生早期 Akt 活性上升，抗细胞凋亡起到促血管新生作用，晚期活性下降在血管修剪、重塑中起一定作用，此外一定的 Akt 活性对于血管的稳定也比较重要。Akt 有三种亚型，其中 Akt1 在血管内皮细胞中有较高表达。Akt1 既能通过磷酸化反应抑制促凋亡分子（如 Bad、Bax、Caspase9 等）的活性，又能增加抗凋亡基因 Bcl2 和 BclxL 的表达。血管新生因子如 VEGF、FGF 和 HGF 都可以激活磷脂酰肌醇 3 激酶（phosphatidylinositol 3 kinase，PI3K），PI3K 通过磷酸化反应将磷脂酰肌醇 -4，5- 二磷酸（PIP_2）转换成磷脂酰肌醇 -3，4，5- 三磷酸（PIP_3）。PIP3 连接 PDK1 与 Akt，从而激活 Akt。不仅如此，其他诱导或参与血管新生的刺激，如细胞因子、剪切力、整合素介导的细胞 / 胞外基质相互作用等，也需要激活 Akt 以促进细胞存活。

3. 小 G 蛋白通路　小 G 蛋白（small guanosine nucleotide-binding protein）家族成员（RhoA、Rac 及 Cdc42）介导的信号转导是内皮细胞迁移的重要通路。实验表明，RhoA 和 Rac 在 VEGF 和剪切力诱导的细胞迁移中起关键作用。RhoA 能促进细胞肌动蛋白聚合体及黏附斑的形成，引起应力纤维（stress fiber）的收缩。抑制 RhoA 的活性可以减慢 VEGF 诱导的内皮细胞迁移，引起细胞凋亡。Rac 促进肌动蛋白聚合体、板状伪足的形成，还能增加细胞间的粘接。此外，Rac 能介导 VEGF 诱导的通透性升高的活性。Cdc42 促进内皮细胞丝状伪足和微棘（microspike）的形成，与 Rac 一起激活 Pak 激酶，促进管状结构形成。

4. Wnt、Notch 信号转导　Wnt 和 Notch 两个信号系统之间的协调效应对于新生血管的分化和重塑起重要作用。Wnt/β-catenin 信号系统是由 Wnt 配体、跨膜蛋白 Frizzled（FZD）受体及其下游的信号分子（如 β-catenin，经典通路；平面细胞极性（planar cell polarity，非经典通路）等构成，而 Notch 信号系统是由受体 Notch（Notch 1～Notch4）、配体（Delta-like 1～4，jagged 1，2）及其下游的信号分子（如通路）等构成。Wnt 和 Notch 能相互激活。比如，在内皮细胞过表达 β-catenin 可以升高 Delta-like 4 的水平，激活 Notch 信号可以通过诱导 Wnt 信号调节基因 Notch 调节锚蛋白（NRARP）的表达来增强血管的稳定性。激活 Wnt 信号可以促进内皮细胞增殖和存活，而 β-catenin 的内皮细胞特异性基因敲除小鼠胚胎出现血管重塑障碍和细胞间连接异常，致使胚胎出血死亡。Notch 信号系统几乎参与新生血管的全过程（出芽、内皮细胞分裂、管状结构形成、血管重塑）。特别值得一提的是，Notch 信号具有从出芽内皮细胞中选择尖端细胞（tip cell) 的功能。

5. 导向分子（Eph、Plexin D1、ROBO、Neuropilin）信号转导　与神经元的出芽、轴突导向（guidance）相似，血管出芽生长也需要导向分子信号系统（配体 / 受体）Ephrin/Eph、Semaphorin/ Plexin D1、Slit/ROBO 等。Ephrin/Eph 信号系统在血管发生时保持动静脉系统的分离，在血管新生后期招募周细胞，促进血管成熟。Semaphorin/ Plexin D1 信号系统对于维持正常的血管形成模式非常重要。Slits/ROBO 信号系统能稳定血管，对于血管新生有抑制作用，其中一个机制是拮抗 VEGFR2 信号。Neuropilin 1，2 是 semaphorins 的辅助受体，也能通过调节 VEGF165 与受体的结合而增强 VEGF 的作用。已经知道，Neuropilin 对于血管重塑和分枝形成不可缺少。有意思的是，EphA 信号也参与 VEGF 诱导的血管新生，阻断 EphA 信号可以抑制 VEGF 诱导的内皮细胞迁移。

6. 血管生物力学信号转导系统　血管细胞存在感知血流剪切力、管腔内压及牵拉力的机械信号转导（mechanotransduction）系统。尽管目前对于细胞膜表面力学感受器分子的认识尚未统一，但已经发现了一些关联的力学传导“元件”。比如，与内皮细胞间连接有关的 VE-cadherin 信号系统，内皮细胞与血流及血液细胞相互作用的 PECAM1 信号系统等。这些系统在血管新生过程中起重要的调节作用。VE-cadherin 是一种钙依赖性黏附分子，VE-cadherin 缺失小鼠会死于胚胎发育期，呈现广泛的内皮细胞凋亡。VE-cadherin 与 VEGFR2 之间存在物理性相互作用，VEGFR2 的抗凋亡及管状结构形成维护作用依赖于 VE-cadherin 分子。PECAM1 参与调节管状结构形成和血管重塑，PECAM1 缺失小鼠出现血管新生障碍。最近的研究揭示了血管机械信号转导的一些途径及其在血管新生中的作用。例如，VE-cadherin、VEGFR2、PECAM1 等参与感受细胞外力学及基质软硬度刺激，p190RhoGAP 调控力学刺激诱导的管状结构形成，转录因子 KLF2、TFⅡ-Ⅰ 及 GATA2 等在转录水平起重要调节作用。随着研究的展开，机械信号转导在血管新生中作用的关键机制，如内皮的力学感受器（mechanosensor），终将探明。

上述这些信号转导系统在下游可以发生一定的整合作用，包括激活一些共同的效应分子。不少血管新生促进因子如一些血管生长因子（如 VEGF、HGFF 等）、血流剪切力等都可以通过激活内皮细胞一氧化氮合酶（eNOS），所产生的 NO 通过多个环节对血管新生起调节作用。例如，在血管新生刚启动时 NO 起着扩血管和增强通透性的作用，在后期 NO 能促进内皮细胞分化和管状结构形成。eNOS 基因敲除小鼠呈现血管新生缺陷，即使使用 VEGF 也不能恢复。证明 eNOS 通路在血管新生过程中起不可或缺的作用。

（三）microRNA 在调节血管新生中的作用

microRNA 是单链非编码小 RNA，18～25 个核苷酸长，通过碱基配对的方式与靶基因的 3 端 UTR 区结合，调控靶基因的转录。microRNA 在成为有功能的调节因子之前，必须经过两次 RNase 酶的处理：即在细胞核中被名叫 Drosha 的 RNase 酶处理，以及在出核后被名叫 Dicer 的 RNase 酶切割。对 microRNA 在调节血管新生中的作用已经开展了一系列细胞和动物实验研究[16-19]。研究表明，microRNA 在血管内皮细胞中有较高表达。Dicer 基因敲除表现为致命性血管形态发育不良，Dicer 或 Drosha 基因下调导致斑马鱼血管发育障碍[19]。这些结果说明，microRNA 对于血管系统具有重要调节作用。有意思的是，microRNA 对血管新生的调节具有双向性[16]。

1. 促进血管新生作用　迄今为止，已经发现了若干 microRNA 具有促进血管新生作用，包括 miRNA-126、miRNA-210、miRNA-296、miRNA-17～92 片（cluster）等[16-19]。究其作用机制，可以大概分为两类：①通过协助血管新生因子作用，或上调血管生长因子受体来促进血管发生和血管新生。例如，miRNA-126 可以促进 VEGF、促血管素 Ang1 等生长因子激发的 MAPK 和 Akt 信号转导，促进血管新生和重塑。又如，miRNA-296 通过下调蛋白质降解关联 HGS 基因来升高 VEGF、PDGF 受体等，达到促进血管新生的作用。还有，miRNA-132 能够直接下调 p120RasGAP 基因的表达，激活 MAPK 和 Akt 通路，从而促进内皮细胞增殖和迁移的信号通路。②通过下调血管新生抑制因子来促进血管新生。拥有 6 个 microRNA 的 miRNA-17～92 簇（cluster）在肿瘤发生过程中通过下调血管新生抑制因子（如 Tsp1，TIMP1）促进肿瘤血管新生，而且 Tsp1 等并非是 miRNA-17～92 簇的直接靶点，Tsp1 的下调其实而是通过抑制 TGFβ 信号通路间接实现的。

2. 抑制血管新生作用　目前还发现许多microRNA具有抑制血管新生作用，包括miRNA-15/miRNA-16、miRNA-20a/miRNA-20b、miRNA-132、miRNA-221/miRNA-222、miRNA-132等[16]。其作用机制至少包括两方面：①下调血管生长因子的基因表达。例如，miRNA-15/miRNA-16、miRNA-20a/miRNA-20b可能会下调VEGF基因的表达，在低氧时这些microRNA出现下降，与低氧促VEGF基因表达一致；②下调血管活性因子受体。例如，miRNA-221/miRNA-222可以既下调受体c-Kit，又可以下调促进血管新生的信号分子eNOS基因的表达。过表达miRNA-221/miRNA-222可以抑制内皮细胞迁移和管状结构形成，伴随eNOS等基因表达的下降。

第三节　生理性与病理性血管新生

在正常生理状态下，血管内皮细胞绝大多处于静息状态，更新率低达0.01%～0.14%，只有在特殊生理情况（如女性生理周期等）下才会出现血管新生。在病理状态下，各种刺激可以使内皮细胞迅速脱离静息状态，呈现快速增殖及抗凋亡、迁移等血管新生反应。适度的血管新生可以满足机体供血供氧的需要，促进损伤修复，如果不足则会导致机体损伤，出现损伤修复的延迟；相反，过度血管新生也会加重许多疾病的发生发展（图15-4）。

一、生理性血管新生

生理性血管新生为适应生理需要或修复创伤时产生，新生的血管分布有规律，通透性正常，血管新生会随着生理状态的完结或伤口的愈合而中止。

（一）女性生理周期

血管新生主要见诸于月经期中的子宫内膜修复、黄体发育以及妊娠早期的胎盘形成等过程

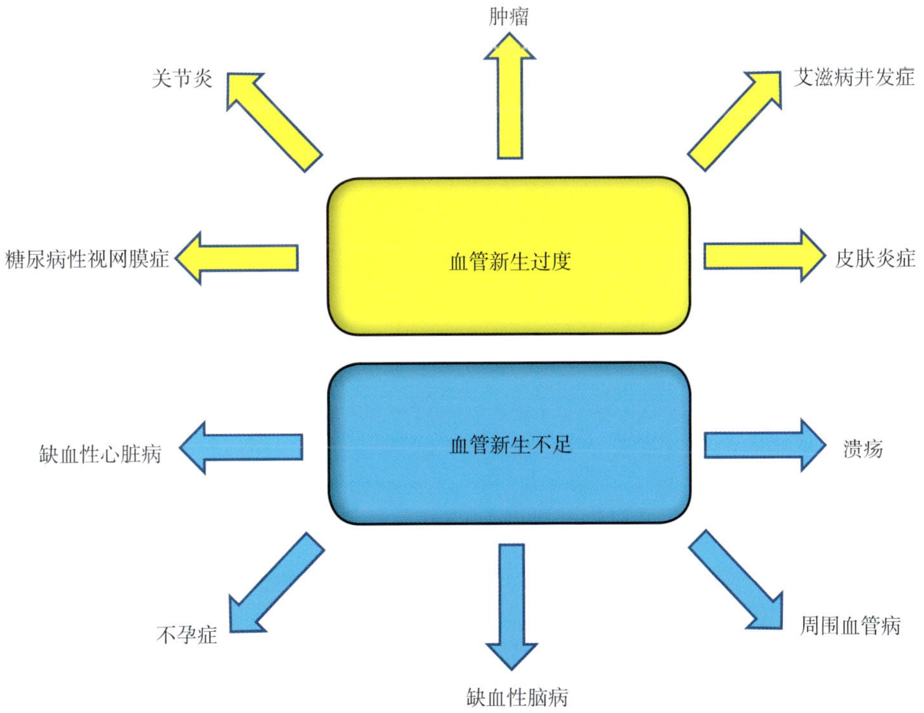

图15-4　血管新生的不足与过度都会导致机体疾病的发生与发展

中，对于女性生理周期的正常进行、胚胎着床、胎儿的正常发育等起重要作用。

在女性月经周期过程中，子宫内膜呈现增殖、分泌、剥脱的周期性变化。在剥脱期之后，血管新生就开始出现，以芽生方式从血管断端长出新生血管，从而开始内膜的修复，说明血管新生在子宫内膜生长和修复过程中起一定作用。进一步研究发现，血管新生因子及其受体的基因表达也呈现周期性波动。例如，血管新生因子VEGF、FGF等基因在子宫内膜的长腺体及间质中都有表达，并在内膜修复阶段达到高峰。有意思的是，子宫内膜中也有血管新生抑制因子（如血小板因子4）的表达，说明子宫内膜的血管新生受到严格的调控。初步证据显示，子宫出血、内膜炎症、内膜异位症等相关疾病与血管新生的异常有一定关系。

黄体是卵巢内的暂时性分泌组织，在生殖周期、胚胎着床等过程中起重要调控作用。在黄体形成的早期阶段，内皮细胞增殖迅速，血管新生旺盛，血管密度增加，丰富的血管和充足的供血供氧促进了黄体的成熟以及多种激素的合成。若卵子受精，这些激素起到妊娠早期的建立和维持作用；若卵子未受精，血管密度减少，黄体开始萎缩直至消退。已经知道，VEGF信号系统在这一过程中起重要调节作用，因为抑制VEGFR2信号通路可以导致黄体功能不全。研究表明，多囊卵巢综合征、卵巢过度刺激征与异常的血管新生有关。

孕母与胎儿之间的新生血管网络是胎盘形成的重要组成部分。只有保持子宫与胎盘之间一定的血流量，才能给胎儿提供良好的生长环境，适合生长发育和代谢的需要。相反，胎盘血管形成的障碍，胎盘绒毛毛细血管数目的减少，血管网发育的畸形，血管生成因子表达的异常，均可造成妊娠疾病，如早期流产、妊娠高血压综合征、胎儿发育受限、妊娠糖尿病等。研究表明，血管新生因子VEGF、FGF和Ang家族及受体在胎盘蜕膜有一定的表达，其表达下降可能与上述疾病有关。最近的基因敲除小鼠技术证明，以VEGF为代表的血管新生因子信号系统在胎盘血管发生和新生过程中起重要作用。

（二）创伤愈合

血管新生是创伤愈合过程的重要组成部分。创伤愈合分急性炎症期、增生期及愈合重塑期，血管新生在创伤的早期就开始出现，既是受损血管组织的自我修复，也有助于创伤组织其他细胞成分（如结缔组织、上皮组织等）的修复。新生血管可以改善创伤组织的供氧、营养和代谢环境。

创伤组织在急性炎症期常伴有局部微环境理化性质的改变，包括低氧、乳酸的堆积等，以及多种细胞的激活。研究表明，这些理化因子都能刺激血管新生因子及其受体的表达，在伤口边缘可以发现VEGF、FGF、HGF等基因表达的升高；受到激活的血小板可以释放VEGF、PDGF、$TGF\beta_1$等多种血管生长相关因子；浸润的炎症细胞分泌血管新生因子和细胞因子。这些生长因子和细胞因子可以引起血管通透性升高，激活内皮细胞，促进内皮细胞增殖及抗凋亡、迁移和管状结构的形成，进而导致新生血管的产生。一般认为VEGF是导致伤口部位通透性增加和血管新生的重要因子。多发性创伤及烧伤病人的VEGF血浆浓度明显增高，并与伤口部位肉芽组织的形成有关。因此，在创伤增生期血管新生非常活跃。值得一提的是，在有些器官组织创伤修复的肉芽组织中，血管新生及细胞凋亡均非常迅速。初步研究表明：抑制细胞凋亡、维持血管新生被认为是促进创伤修复的关键，与凋亡有关的分子如Caspase3/Surviving/Bcl2/IAP（inhibitor of apoptosis protein）可能成为潜在的治疗靶点。

随着创口趋向愈合，内皮细胞、纤维细胞等产生新细胞外基质和胶原纤维；此外，血管新生抑制因子（如凝血栓蛋白、金属蛋白酶抑制剂等）的表达增加，促进新基质合成，抑制内皮细胞生长，新生血管进入稳定、重塑阶段，成为功能完整的血管。

二、病理性血管新生

自从20世纪70年代Jude Folkman提出肿瘤生长依赖血管新生概念以来，血管新生与疾病的关系已经得到了广泛的关注和研究，并导致以血管新生为靶点药物的出现[13-14, 20-21]。总的来说，病理性血管新生对于疾病的发生、发展起推波助澜作用，时间较长，甚至始终与疾病相伴。病理性的新生血管往往分布没有规律，分支也不规则，渗透性高。下面以目前研究最多的三种与血管新生关系密切的疾病为例，探讨病理性血管新生的特点和分子机制。

（一）肿瘤

肿瘤是病理性血管新生研究涉及最多的一种疾病。肿瘤关联的血管新生过程复杂，机制多样，一方面有肿瘤细胞及其间质组织表达和释放血管新生促进因子（VEGF、bFGF、MMP 等）的增加，另一方面又有血管新生抑制因子（如 TSP1、PF4 等）表达的下降。此外，新生血管除了为肿瘤提供营养和氧气外，还能通过内皮细胞旁分泌一些生长因子促进肿瘤细胞生长。血管新生在肿瘤早期就已开始，肿瘤的扩展速度和程度依赖于新生血管的密度。到了肿瘤中期，血管新生还参与肿瘤的转移。在肿瘤的终末期，广泛和高密度血管新生更为常见，成为肿瘤恶性化程度高的标志之一。因此，血管新生自始至终伴随肿瘤的发展和恶化。

肿瘤血管新生包括血管基底膜和周围间质组织的降解、内皮细胞增殖及抗凋亡、迁移、管状结构形成等，这一系列过程受到肿瘤微环境血管新生促进因子和抑制因子的调节。血管新生促进因子，如 FGF、VEGF 等，源于肿瘤细胞、肿瘤组织中间质细胞（如成纤维细胞等）、巨噬细胞、肥大细胞等。局部微环境的缺氧及其关联代谢产物是血管新生因子的重要诱导因素。血管新生因子不仅能促进血管生长，而且能增加血管通透性。肿瘤血管密度的增加、通透性的升高，以及毛细血管基底膜的不完整增加了肿瘤细胞进入血液循环和远端转移的机会。由于肿瘤抑制基因（如 P53、RB 等）的下调或缺失，血管新生抑制因子，如血小板因子 4、凝血栓蛋白等基因的表达水平下降，进一步促进了血管新生进程。鉴于目前血管新生抑制剂并不能有效阻断肿瘤血管新生、防止肿瘤细胞转移，以及根治肿瘤的现实，对于肿瘤血管新生分子机制的了解还有很长的路要走。

（二）糖尿病性视网膜病变

糖尿病性视网膜病变是糖尿病较为常见且严重的并发症，轻者视功能受损，重者完全失明。导致糖尿病性视网膜病变的机制还不完全清楚，但血管新生被认为是重要的病理改变之一。糖尿病患者常出现眼底血管硬化、管腔狭窄甚至闭塞，引起视网膜缺血、缺氧，激活 HIF1α 信号通路，促进 VEGF 等血管新生因子及其受体的表达，从而产生新生血管。高血糖和胰岛素也可以通过激活 HIF1α 引起 VEGF 基因的表达。除了血管新生活性之外，VEGF 能够升高血管通透性，加上新生血管的基底膜不完整，从而引起视网膜的渗出和水肿，加重视网膜病变。

糖尿病性视网膜病变的动物模型显示，脉络膜、视网膜神经节细胞层、内核层细胞的 VEGF 基因的 mRNA 水平明显升高，新生血管内皮细胞的 VEGFR2 也相应上升，提示 VEGF 信号系统对糖尿病性视网膜病变具有促进作用，运用 VEGFR2 的抑制剂显著降低了血管密度，减少了视网膜的渗出。目前运用抗 VEGF 单克隆抗体或特异性的小 RNA 干扰技术针对 VEGF 等血管新生信号系统已经取得了较好的疗效。例如，眼底注射抗 VEGF 单克隆抗体 Bevacizumab 可以使视网膜病患者眼底的新生血管快速消退，患者视力的改善，并显著降低了失明的发生率。该疗法获得美国食品及药品管理局（FDA) 的批准应用于有关疾病的临床治疗。

（三）炎症

炎症反应是许多疾病的共同基础，血管新生反应在炎症过程中起关键作用。已经知道，许多血管新生因子（如 VEGF、Ang2 等）能够引起白细胞的在内皮上的滚动、黏附和穿过血管壁游到损伤区域。还有，VEGF 能够升高血管通透性，促进炎性渗出。另一方面，参与炎症反应的中性粒细胞、巨噬细胞等激活后可以分泌多种血管新生因子（如 VEGF、IL8、PDGF 等）。因此，血管新生与炎症的发生、发展具有密切关系。以皮肤炎症为例，银屑病患者皮损部位的角质形成细胞分泌较多的 VEGF，周围新生血管的 VEGFR2 mRNA 水平也升高。这种基因表达方式也可见于其他皮肤炎症（如尖锐湿疣等）的组织细胞中。滑膜的病理检查发现，类风湿关节炎的早期即呈现活跃的血管新生现象，伴有多种血管生长因子（如 VEGF、FGF、IL6 等）的表达。此外，关节腔积液中血管生长因子的蛋白质水平也明显上升，提示血管新生在类风湿关节炎的发病中有一定的意义。动物实验结果证明，运用血管新生阻断剂可以通过抑制新生血管的形成，缓解关节的炎症和结构损坏，有效控制病情的发展。

第四节　血管新生的研究展望

自从 1971 年 Jude Folkman 将血管新生作为一个病理生理概念提出以来，无论在基础理论还是在临床应有研究方面都取得了很大进展。前者体现在揭示了血管新生的基本细胞生物学事件及分子调控机制；后者体现在明确了血管新生与众多疾病的关系，以及血管新生为靶点的新型疗法初步走上了临床。可以预见，今后血管新生将继续在这两大方面取得进一步进展。

一、血管新生的基础研究展望

（一）细胞生物学领域

目前，对血管细胞从出芽、增殖、迁移到产生结构稳定、功能完整的新生血管各个阶段细胞生物事件的时空特征及其整合协调，以及血管细胞与周围组织细胞的相互作用的细节尚不清晰；对于血管新生的器官、组织特异性也所知不多；对于从固有血管树发芽产生的新生血管与 EPC 细胞、诱导性多功能干细胞（iPS）来源的新生血管之间细胞生物学特性的异同也不够明确。通过进一步研究，这些问题有望获得解决。

（二）分子调控机制

血管新生是细胞膜上受体分子感受、处理化学、物理、机械性等刺激，通过激活胞内复杂的信号调控网络，通过各种细胞生物学功能而实现的。近来研究表明，传统所认为的血管新生因子如 VEGF 还可以通过诱导内皮；细胞分泌多种生长因子、细胞因子等，调节内皮与周围组织细胞进行相互作用；此外，传统认为的血管新生关联信号通路如 VE-cadherin、VEGFR2 在感受、调节血管细胞生物力学信号系统中也起关键作用。这些发现说明，血管细胞具有整合各种刺激，协调各种信号转导通路，进行动态、精确反应的功能等。今后，血管新生分子调控机制的研究有望在这些方面取得进展。

二、血管新生的临床研究展望

（一）促进血管新生

尽管在血管新生的基本细胞、分子生物学方面取得较多进展，但治疗性血管新生（therapeutic angiogenesis）对于心脏、肌肉等缺血性疾病的治疗仍未取得良好效果[13, 20]。有些临床治疗不能诱导足够的新生血管，有些治疗所诱导的新生血管存在通透性高、稳定性不够等问题。运用 EPC 诱导的新生血管不能很好地与原有血管进行整合，实现功能一体化。要想在这一方面取得进展，离不开对血管新生细胞、分子生物学机制的深入理解。

（二）抑制血管新生

人们曾经对通过抑制血管新生治愈肿瘤寄予很高期望，但迄今为止，尽管有化学及外科疗法的配合，血管新生抑制疗法仍未取得令人满意的疗效[14]；此外，有些血管新生抑制疗法还诱发高血压、肾性蛋白尿、缺血性心脏病等副作用。前者说明我们对于血管新生在肿瘤发展、转移中所起的作用及其机制尚不完全清楚，后者说明血管新生信号系统尚在维护血管及器官稳态等方面起重要作用。开发高效、低副作用的抗血管新生药物是目前血管新生临床研究的关键课题之一，而这也离不开对于肿瘤血管新生的作用及其机制，以及对血管新生在维护血管、器官稳态等方面的具体作用及详细机制的深入研究。

参考文献

[1] Risau W. Mechanisms of angiogenesis. Nature, 1997, 386:671-674.
[2] Hunter J, Palmer JF. The works of John Hunter, F.R.S. Vol 1. London: Longman, Rees, Orne, Brown, Green, and Longman, 1835.
[3] Caligiuri MA, Lotze MT. Cytokines in the genesis and treatment of cancer. New York: Humana Press Inc, 2007:245-246.
[4] Folkman J. Tumor angiogenesis: therapeutic implications. New Engl J Med, 1971, 285:1182-1186.
[5] Folkman J, Merler E, Abernathy C, et al. Isolation of a tumor factor responsible for angiogenesis. J Exp Med, 1971, 133:275-288.
[6] Brem H, Folkman J. Inhibition of tumor angiogenesis mediated by cartilage. J Exp Med, 1975, 141:427-439.
[7] Shing Y, Folkman J, Sullivan R, et al. Heparin affinity: purification of a tumor-derived capillary endothelial cell growth factor. Science, 1984, 223:1296-1299.
[8] Tugues S, Koch S, Gualandi L, et al.Vascular endothelial growth factors and receptors: anti-angiogenic therapy in the treatment of cancer. Mol Aspects Med, 2011, 32:88-111.
[9] Chung AS, Ferrara N. Developmental and pathological angiogenesis. Annu Rev Cell Dev Biol, 2011, 27:563-584.
[10] Shibuya M. VEGFR and type-V RTK activation and signaling. Cold Spring Harb Perspect Biol, 2013, 5:009092.
[11] Jain RK. Normalization of tumor vasculature: an emerging concept in antiangiogenic therapy. Science, 2005, 307:58-62.
[12] Shibuya M, Claesson-Welsh L. Signal transduction by VEGF receptors in regulation of angiogenesis and lymphangiogenesis. Exp Cell Res, 2006, 312:549-560.
[13] Simons M, Bonow RO, Chronos NA, et al. Clinical trials in coronary angiogenesis: issues, problems, consensus: An expert panel summary. Circulation, 2000, 102:73-86.
[14] Potente M, Gerhardt H, Carmeliet P. Basic and therapeutic aspects of angiogenesis. Cell, 2011, 146:873-887.
[15] Bir SC, Xiong Y, Kevil CG, et al. Emerging role of PKA/eNOS pathway in therapeutic angiogenesis for ischaemic tissue diseases. Cardiovasc Res, 2012, 95:7-18.
[16] Kuehbacher A, Urbich C, Zeiher AM, et al. Role of Dicer and Drosha for endothelial microRNA expression and angiogenesis. Circ Res, 2007, 101:59-68.
[17] Mammoto A, Connor KM, Mammoto T, et al. A mechanosensitive transcriptional mechanism that controls angiogenesis. Nature, 2009, 457:1103-1108.
[18] Bonauer A, Carmona G, Iwasaki M, et al. MicroRNA-92a controls angiogenesis and functional recovery of ischemic tissues in mice. Science, 2009, 324:1710-1713.
[19] Nicoli S, Standley C, Walker P, et al. MicroRNA-mediated integration of haemodynamics and VEGF signalling during angiogenesis. Nature, 2010, 464:1196-1200.
[20] Stewart DJ, Kutryk MJ, Fitchett D, et al. VEGF gene therapy fails to improve perfusion of ischemic myocardium in patients with advanced coronary disease: results of the NORTHERN trial. Mol Ther, 2009, 17:1109-1115.
[21] Hanahan D, Weinberg RA. Hallmarks of cancer: the next generation. Cell, 2011, 144:646-674.

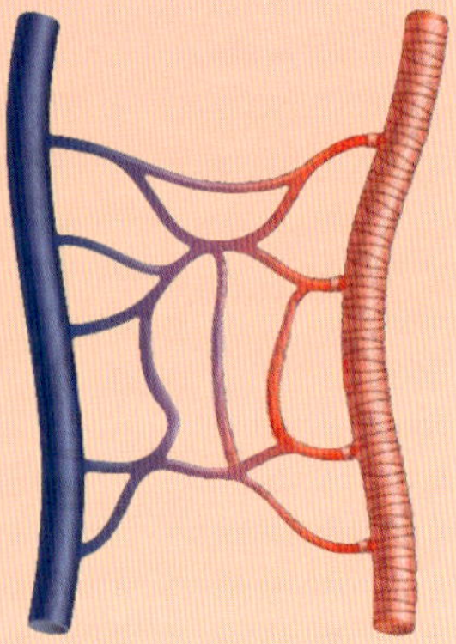

第十六章

血管衰老

田小利　李　扬

衰老是生命的基本特征，是随时间的推移自发的必然过程。衰老包括两方面含义：①自然衰老（chronological aging），表现为时间上的“老”，用自然年龄表示；②功能或生理状态上的衰老（functional aging or physiological aging），表现为结构和机体主要功能的“衰”，临床上可根据个体组织和器官的结构及功能推算出相当的自然年龄，即生理年龄。自然衰老与功能衰老高度相关，但功能衰老受到多种环境和病理因素的调节。衰老可以发生在个体、组织器官和细胞等不同层次，是由内在编程决定并受环境因素影响的过程。

个体衰老在多个器官上得以体现，而各个器官的衰老既受个体衰老影响又兼具各自的规律，同时不同程度地影响个体衰老的进程，不同层次衰老之间存在密切而又复杂的关系。威廉·奥斯勒（William Osler，1849—1919）在完成大量人体解剖后指出“血管衰老，人即衰老”，说明了血管衰老在个体衰老中的重要作用。

血管衰老是指血管的结构与功能随着年龄的增加而发生退行性改变的过程。遗传、内分泌、代谢以及外环境等多种因素对血管衰老有重要影响。血管衰老与重大心脑血管疾病如高血压、冠心病、脑卒中和血管性老年痴呆等疾病的发生密切相关。这些疾病严重影响老年人的健康和生活质量，给患者和社会带来沉重的负担。本章主要介绍血管衰老的基本特征、分子机制、修复、干预、与老年疾病的关系以及研究血管衰老的模型等。

第一节　血管衰老的基本特征

血管在细胞种类上主要包括内皮细胞、平滑肌细胞及成纤维细胞。大部分内皮细胞在体处于静息状态，少量内皮细胞可以分裂增殖，说明内皮细胞的衰老包括复制型衰老和诱导型衰老；而正常平滑肌和成纤维细胞在体均可以分裂和增殖，所以它们的衰老可能以复制型衰老为主。衰老过程中，血管会出现一系列形态和功能的变化。血管结构的异质性很大，不同个体和同一个体的不同部位血管的衰老特征不完全一致。另外，血管衰老相关功能的改变也常受病理因素影响，所以目前对血管衰老程度的评价需要多个指标才能实现，如衰老分子标志物以及衰老相关的血管形态和功能特征等。

一、血管衰老的形态和功能特征

（一）血管衰老的组织和细胞形态学特征

正常状态的血管柔韧而富有弹性，适合机体血液运输的基本需要。随着年龄的增长，血管在形态、结构上表现出以下特征和改变：①血管的直径和内中膜层厚度（intima media thickness，IMT）增加；BLSA（Baltimore Longitudinal Study of Aging）研究发现，大动脉直径随年龄的增长而增加，其中主动脉降部相关性最强。从 20 到 90 岁，IMT 可增加近 3 倍，以内膜的增厚为主；②血管密度和数量明显减少，毛细血管疏松；③小动脉粥样硬化；④血管钙化、胶原纤维增加，弹力纤维逐渐变得杂乱、稀疏、断裂；⑤胞外基质黏多糖沉积增加，晚期糖基化终末产物（advanced glycation-end-product，AGE）的积累增加；⑥血管相关细胞如内皮细胞、平滑肌细胞形态学异常，出现细胞扁平，细胞核体积增大，核染色质浓缩，线粒体和内质网数量明显减少等。衰老的血管和血管相关细胞如图 16-1、图 16-2 所示。

（二）血管衰老的功能特征

衰老血管在功能上主要表现为：①弹性动脉僵硬度增加，顺应性和弹性降低。20 岁的人平均收缩压为 120mmHg，80 岁的人平均收缩压达到 140mmHg 以上。舒张压相反，从 80mmHg 降至 75mmHg；②平滑肌细胞对刺激因子反应性增强；③血管内皮的分泌功能，如分泌血管新生因子、血管舒张或收缩因子等能力降低或异常；④内皮的通透性增加；⑤血管内皮对神经体液因子等刺激的反应异常（舒张功能降低等）。值得注意的是，衰老过程中，不同类型的血管对于相同刺激的反应变化是不同的：6 月龄大鼠的动脉血管对 β- 肾上腺素的反应与 1 月龄大鼠相比明显降低，是其颈静脉就没有这种变化。

二、血管衰老的测定

（一）结构与功能指标

根据如上所述的血管衰老相关特征，目前临床检测血管僵硬度的指标包括脉搏波传导速度（pulse wave velocity，PWV）、心踝指数（cardio-ankle vascular index，CAVI）、踝臂指数（ankle-brachial index，ABI）、脉压差（pulse pressure，PP）以及多种血管影像技术等。

PWV 是心脏泵血造成的动脉搏动沿管壁由近心端向远心端的传导速度，为两个记录脉搏波位点的距离与脉搏波传导时间的比值，反映动脉弹性及可扩张性。根据 Moens-Korteweg 方程，PWV 与弹性系数的平方根成正比。PWV 值越高表明血管壁的弹性系数越大、僵硬度越高。动脉血管的僵硬度随衰老增加，因此 PWV 值可以一定程度上反映血管的衰老程度。由于 PWV 的测量方法简便易行又没有创伤，其被作为评估动脉僵硬度的一个常用指标。

PWV 可以在不同的体表位置测量：颈动脉 - 股动脉脉搏波传导速度（carotid-femoral artery PWV，cfPWV）；颈动脉 - 桡动脉脉搏波传导速

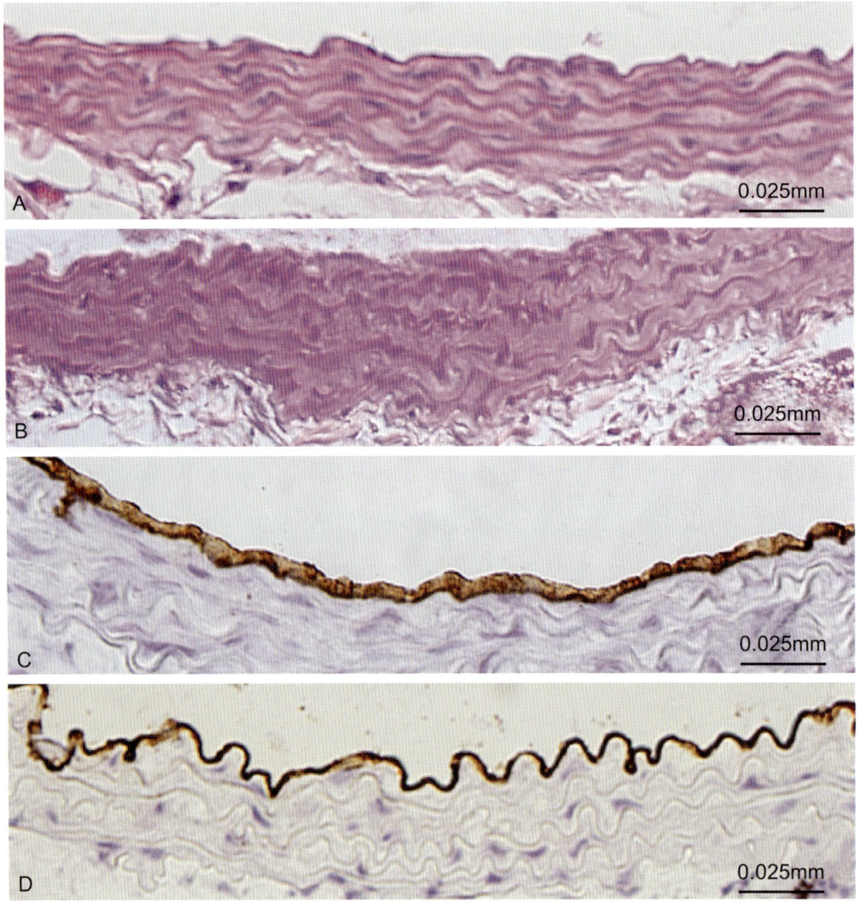

图 16-1　不同年龄小鼠主动脉切片

A、B 分别为 6 月龄和 30 月龄小鼠主动脉的苏木精 - 伊红染色结果，可见老年小鼠的血管弹力纤维逐渐变得杂乱、稀疏、断裂，内中膜层厚度增加；C、D 为 6 月龄和 30 月龄小鼠主动脉 CD31 免疫组化结果，可见老年小鼠的血管内皮层曲折变形

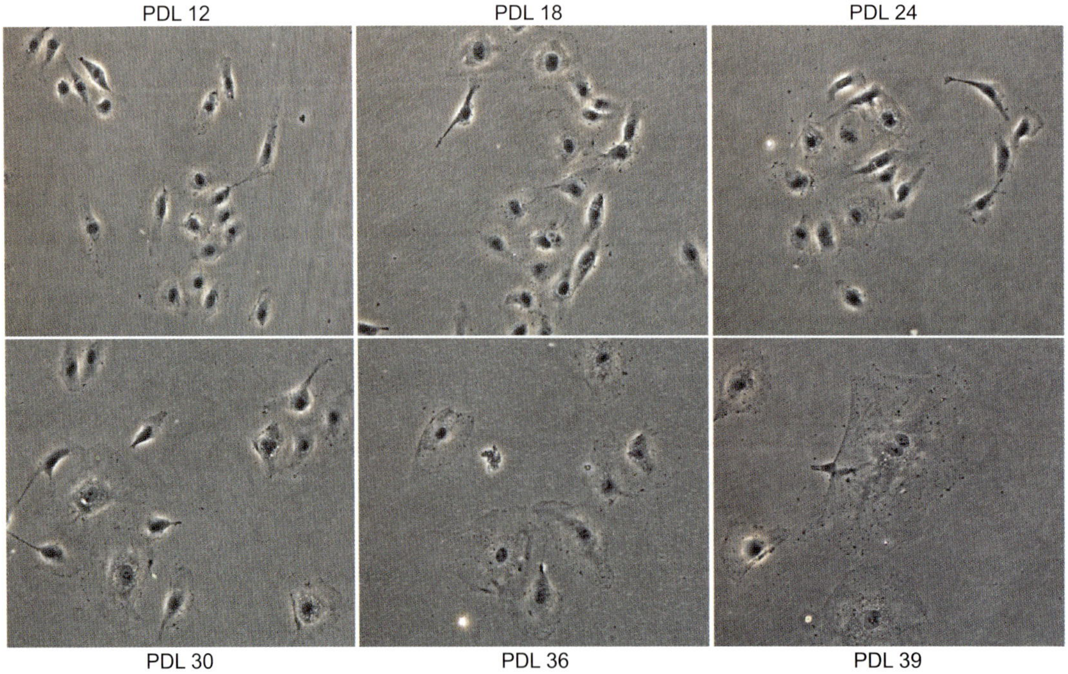

图 16-2　不同代数人脐静脉内皮细胞

细胞代数分别为 12、18、24、30、36、39，可见随着细胞代数的增加，细胞形态逐渐扁平，放大倍数为 200 倍

度（carotid-radial artery PWV，crPWV）；颈动脉-肱动脉脉搏波传导速度（carotid-brachial artery PWV，cbPWV）和肱动脉-踝动脉脉搏波传导速度（brachial-ankle artery PWV，baPWV）。由于动脉粥样硬化性病变多出现在弹力型动脉，因此动脉僵硬度检测多关注于弹力型动脉。目前cfPWV是最为常见的评估弹力型动脉僵硬度指标。20岁的人平均cfPWV约为5m/s，而80岁的人平均cfPWV约为12m/s，说明随着衰老血管弹性系数可以成倍增加[1]。

PWV的测定在一定程度上受血压的影响，CAVI是一项新的不依赖血压的动脉硬化评价指标。CAVI通过心电图、心音图、肱动脉脉搏波形和踝动脉脉搏波形记录并计算求得，主要与降主动脉的僵硬度和顺应性相关。

ABI也是无创检测外周动脉粥样硬化的常用方法之一。目前以ABI<0.9作为下肢动脉粥样硬化致管腔阻塞的标准，ABI异常降低是严重下肢动脉粥样硬化阻塞性疾病的标志。PP为收缩压和舒张压之差，亦可综合反映外周血管阻力和大动脉硬化程度。主动脉血管弹性减弱，收缩压急剧增加而舒张压受影响小导致脉压增大。大动脉弹性指数（C1），又称容量顺应性参数，指舒张期压力呈指数样衰减期间，动脉血流体积与血流压力下降的比值，反映大动脉顺应性；小动脉弹性指数（C2），又称震荡顺应性参数，是指舒张期压力呈指数衰减期间，血流震荡体积与震荡压力变化的比值，反映小动脉顺应性，对血管内皮功能的变化尤为敏感。

除动脉僵硬度和顺应性外，内皮功能、内膜厚度等指标亦可用于评估血管衰老。通过检测内皮依赖的外周动脉扩张率可反映血管内皮功能：超声前臂反应性充血试验（flow mediated dilation，FMD）是无创进行内皮功能测定的技术，即检测血流变化诱导内皮细胞释放NO而产生的扩血管作用；超声、超速CT和核磁共振技术也可以无创评价动脉形态学的异常，如内膜的增厚等。

此外，实验室还可以根据血管相关细胞如内皮细胞、平滑肌细胞的形态和功能评估血管衰老情况。

（二）分子标志物

除上述血管衰老相关功能指标外，衰老分子标志物对判断血管衰老也非常重要。这里仅介绍分子和代谢方面血管衰老分子标志物，它们多是衰老通用的分子标志物而非血管特异的衰老分子标志物。

1. 染色体端粒长度　端粒是染色体末端由DNA重复序列和其结合蛋白组成的染色质结构。其重复序列和长度因物种而异，如人类端粒的重复单位为T_2AG_3，重复约1000次。端粒在维持染色体末端稳定性及避免染色体被核酶降解等方面有重要的保护作用。端粒并非由DNA聚合酶合成，而是由端粒酶（端粒聚合酶）完成。端粒酶是一个核糖体蛋白复合物，包括逆转录酶和RNA，能以自身RNA为模板合成端粒DNA。精原细胞、肿瘤细胞中端粒酶有较高活性，而正常体细胞中其活性则很低，因此在正常体细胞分裂过程中端粒不能被有效合成，导致随着细胞分裂次数的增加，端粒不断缩短。当端粒缩短至一定长度，将导致细胞周期停滞和衰老相关信号通路的活化。体外研究表明，复制型衰老的内皮细胞和成纤维细胞都出现端粒的明显缩短[2]，而如果在内皮细胞中过表达端粒酶，内皮细胞就会永生化而不衰老。病理状态下，血管相关疾病如高血压、动脉粥样硬化、血管性痴呆等患者较健康人细胞端粒缩短[3-5]。综上所述，端粒缩短被认为是细胞尤其是复制型细胞衰老的标志。然而，端粒缩短与细胞衰老机制的关系并没有那么简单。人们发现，因过表达端粒酶而永生的细胞其端粒仍然是缩短的，也就是说端粒酶可能是通过其他方面的作用使得细胞永生的。

2. 糖脂代谢能力　研究发现，胰岛素信号通路效率随年龄增长而递减，老年人胰岛素受体对胰岛素的亲和力和对胰岛素的应答力都比年轻人低。胰岛素抵抗是衰老血管的重要特征之一。此外，老年人的糖氧化代谢也明显低于年轻人，衰老组织的呼吸系数降低。脂代谢方面，由于参加脂肪分解的脂肪酶活性降低，老年人脂肪组织中脂肪累积增多，血清胆固醇水平及主动脉内膜的胆固醇脂和甘油三酯随年龄而增加。在衰老动物主动脉中磷脂含量明显降低，且磷脂与游离胆固醇的比例降低，提示细胞膜特性随年龄发生改变[6]。

3. 应激（氧化应激、内质网应激等）状态　Hsieh等研究发现，在没有刺激的情况下，衰老组织表现慢性应激状态，提出衰老本身就是一持续应激过程。氧化应激（oxidative stress）通常是指生物体出现的持久的异常氧化还原状态：由于氧化能力的异常提高，导致细胞成分的过氧化修饰。衰老过程中氧化还原平衡会向氧化增强状态转变，其原因包括活性氧（reactive oxygen species，ROS）的产生增加和内源性抗氧化防御系统功能随增龄而降低。血管细胞（内皮细胞和平滑肌细胞）产生活性氧与增龄呈明显相关性[7]。超氧化歧化酶、过氧化氢酶、丙二醛等指示氧化应激反应的酶或产物水平的改变也可以一定程度反映血管及血管相关细胞衰老的程度[8]。内质网应激（endoplasmic reticulum stress，ERS）是指多种原因导致内质网稳态失衡和错误折叠蛋白的堆积。在衰老过程中，细胞DNA和蛋白质等生物大分子氧化损伤增加，细胞内损伤蛋白积累并且由于内质网分子伴侣损伤增多，内质网处理错误和未折叠蛋白的能力下降，导致损伤和未折叠蛋白堆积并引发ERS。实验证实，内质网应激标志物如分子伴侣GRP78、蛋白质二硫键异构酶和钙网织蛋白氧化损伤随年龄增加[9]。内质网应激参与多种血管衰老相关表型的形成，例如氧化低密度脂蛋白（oxidized low density lipoprotein，oxLDL）主要活性成分oxPAPC诱导人主动脉内皮细胞内质网应激分子显著上调；ApoE敲除小鼠血管分支处和动脉粥样硬化部位内质网应激分子如XBP1高表达，并与损伤发展的严重性相关；抑制内质网应激和炎症可以预防Ⅱ型糖尿病小鼠由于缺血导致的血管病理学改变；在高血压小鼠中发现，内质网应激参与血管内皮细胞的功能损伤。

4. β-半乳糖苷酶活性　研究发现，在多种衰老相关模型中，β-半乳糖苷酶活性显著上升，其与衰老程度有良好的相关性，使得β-半乳糖苷酶活性成为目前经典的衰老分子标志物。在血管内皮细胞和平滑肌细胞的复制型衰老和诱导型衰老模型中，都可以检测到β-半乳糖苷酶活性的上升。此外，β-半乳糖苷酶活性还可以指示在体血管的衰老情况。

5. P53，P21，P16基因磷酸化或表达水平　详见本章第二节。

第二节　血管衰老的分子机制

衰老不是单一性状或者表型，而是一组衰老相关表型的总和。从这个意义上看，用“衰老表型组学（aging phenomics）”来描述衰老更为合适；而对衰老表型组有贡献的所有基因可称之为“衰老相关基因（aging-related gene）”。

血管衰老是血管组成细胞（内皮细胞、平滑肌细胞和成纤维细胞）衰老的综合效应。与其他细胞的衰老一样，血管组成细胞的衰老也是一个程序化的过程。随着时间的进行，细胞中一组“衰老相关基因”有序启闭，导致衰老的发生。从表面上看，衰老的过程似乎只是一个表达调控或者表观遗传学的范畴。事实上，衰老相关基因序列的功能变异、血管组成细胞内部错误累积以及所接触的环境因素（如体液环境、血流环境等）对衰老的“程序化过程”或者“衰老相关基因有序启闭”有重要的影响，构成了单个细胞和个体衰老的物质基础。

一、血管衰老的遗传和表观遗传学基础

（一）血管衰老相关基因时空有序表达对血管衰老进程的调节

发现血管衰老相关基因需要多重组学的整合研究。通过转录组学（transcriptomics）、蛋白质组学（proteomics）以及表观遗传组学（epigenomics）研究，分别检测衰老不同时期的基因表达谱、蛋白质水平以及表观遗传改变，初步确定衰老相关基因。这些初步确定的衰老相关基因需要进一步功能研究以确定它们与衰老的因

果关系。目前已经证实一些基因在血管衰老过程中差异表达，或许有更多的衰老相关基因仍待发现。下面仅简述一些达成共识的随血管衰老表达明显改变的基因及功能。

1. 一氧化氮（NO）代谢相关基因　NO是调节血管内皮舒张功能并维持内皮细胞稳定的重要因子，由内皮型NO合酶（endothelial nitric oxide synthase，eNOS）和诱导型NO合酶（inducible nitric oxide synthase，iNOS）合成。随着年龄增加动脉eNOS表达和磷酸化的水平降低，而iNOS表达水平升高[10]。iNOS的持续升高虽然会增加NO的产生，但同时会导致过量的氮源性自由基的产生增加和可利用的NO降低，从而导致内皮功能失调。

2. 炎症相关基因　血管衰老过程中，血管炎症反应不断增强，黏附分子表达水平不断升高。Miller等发现细胞间黏附分子1（intercellular cell adhesion molecule 1，ICAM1）、血管细胞黏附分子1（vascular cell adhesion molecule 1，VCAM1）和白介素6（interleukin 6，IL6）和白介素8（interleukin 8，IL8）等在衰老的大鼠血管中表达上升，而这种表达变化部分可以归因于衰老血管中ROS的增加。单核细胞趋化蛋白1（monocyte chemotactic protein 1，MCP1）可以促进血管平滑肌细胞增殖和浸润能力，促进血管炎症损伤，增加血管对粥样硬化易感性而加速血管重塑。年老大鼠主动脉中MCP1及其受体CC类趋化因子受体2（C-C motif chemokine receptor 2，CCR2）的表达水平显著升高，伴随主动脉平滑肌迁移、增生、浸润能力增强，动脉壁增厚。

3. 生长因子相关基因　血管功能受到许多生长因子的调节，而这些生长因子的表达随血管衰老的改变对血管功能产生重要影响。转化生长因子（transforming growth factor β，TGFβ）随血管衰老表达上调。血小板源性生长因子（platelet-derived growth factor，PDGF）随血管衰老表达上升，同时伴随NF-κB核定位增加，推测可能为PDGF表达上升的原因。TGFβ和NF-κB的表达随血管衰老上升都伴随着血管壁增厚的现象，说明这些生长因子可能通过作用于平滑肌细胞，增强平滑肌细胞的增殖和迁移，从而影响血管衰老过程中的血管重塑。

4. 细胞周期调控基因　细胞周期调控基因表达水平的变化也是血管衰老的重要机制之一。P53、P21随着血管衰老在主动脉中表达上升，引起内皮细胞、平滑肌细胞凋亡增加，抗损伤、修复能力减弱[11]，这种变化在衰老血管的动脉粥样硬化区域尤为突出。

5. 胶原及其代谢相关基因　胶原及其代谢相关基因在血管衰老进程中表达存在明显变化。血管衰老过程中，胶原蛋白不断沉积，弹性蛋白不断减少。金属蛋白酶家族参与胶原代谢，MMP2、MMP3表达随血管衰老上升，增加胶原沉积，参与血管重塑过程。

6. 离子通道相关基因　电重塑引起的血管细胞膜电位和反应性的改变，是血管衰老过程中的一个重要方面。因此，离子通道相关基因也被报道在衰老过程有明显差异表达。衰老的自发性高血压大鼠主动脉的L型钙通道表达上调，并且血管收缩增加。MaxiK通道可以调节冠状动脉收缩反应，并且随着血管衰老，该通道α和β亚基的表达量降低，导致血管收缩反应增加[12]。

除了上述参与血管衰老编程的基因外，还有许多其他基因可能参与该过程，比如血管紧张素系统相关基因血管紧张束Ⅰ转换酶（angiotensin Ⅰ converting enzyme，ACE）、血管紧张素Ⅱ（angiotensin Ⅱ，Ang Ⅱ）、促凋亡相关基因TNFα、TNFβ、Caspase9等随衰老上调等。

（二）个体衰老相关基因参与调节血管的功能与衰老

上述衰老相关基因在序列上的改变（突变或功能多态性）会影响它们有序开关进而对个体衰老的进程产生影响。许多与个体衰老相关的基因对血管的功能具有重要的调节作用。因此，通过基因组学的方法，比较“长寿群体”或“早衰群体”与“普通群体”之间存在的遗传变异，也是发现衰老相关基因的重要手段。迄今，已发现ApoE、SIRT1、FOXO1A、FOXO3A、AMPK、P53、Klotho、ADRB2、LaminA等基因的突变或功能多态性与寿命（个体衰老）的控制有密切关系。这些基因与血管功能或相关疾病的发生有密切联系。

1. ApoE基因　ApoE与长寿的关系在1994年被首次报道。Schachter等发现ApoE的两个等位基因在百岁老人的频率明显低于对照人群。丹麦的队列分析显示，ApoE 不同基因型个体生存率存在显著差异。ApoE 与血管的功能有密切联系，ApoE 敲除可以影响脂质代谢并参与动脉粥样硬化的发生。

2. SIRT1 基因 SIRT1 是依赖于烟酰胺腺嘌呤二核苷酸（NAD^+）的组蛋白脱乙酰酶，为 Sirtuins 家族成员之一，与细胞增殖、分化、衰老、凋亡和代谢密切相关。研究发现，SIRT1 影响酵母的寿命。后续研究发现 SIRT1 可通过去乙酰化一系列底物，如 FOXO1，NF-κB，PPAR，PGC1 及 eNOS 等对氧化应激及细胞衰老进行调节。P66shc 是 SIRT1 上游基因，可以调控 SIRT1 表达，并参与线粒体的 ROS 信号转导，也是衰老相关基因。过表达这两个基因均可降低 ApoE 敲除小鼠血管斑块的数量和面积。SIRT1 也可通过抑制 P66shc 进而阻止高脂血症引起的血管内皮功能失调和抑制血管平滑肌的增生和迁移，减缓血管损伤时新生内膜的增生。体外研究发现，SIRT1 可通过抑制氧化应激从而抑制复制型的或者氧化应激和高糖诱导的内皮细胞衰老。同时，血管内皮特异性过表达 SIRT1 的小鼠的血管内皮衰老程度显著降低。P66Shc 基因敲除小鼠的血管衰老导致的内皮功能损伤情况有明显好转[13]，其寿命可以延长 30%。

3. FOXO 基因 胰岛素样生长因子 1（insulin-like growth factor 1，IGF1）/FOXO 是进化中保守的参与寿命调控的信号通路。FOXO 基因（包括 FOXO1A 和 FOXO3A）与人的长寿和衰老相关[14]，对血管功能及血管内皮细胞具有重要的保护作用[15]。心脑血管系统是 IGF1 重要的作用靶器官。在人或动物模型中，IGF1 的异常将引起心脑血管系统功能失调，从而增强心脑血管疾病发生的易感性。

4. Klotho 基因 Klotho 于 1997 年被发现，Klotho 缺失鼠（$Kl^{-/-}$）的表型与人类衰老表型十分相似，包括寿命缩短、动脉硬化、皮肤肌肉萎缩、认知障碍、运动神经元受损、软组织钙化、听力下降、骨质疏松等。群体遗传学分析发现 Klotho 基因除了与人的长寿显著相关外，还与一些血管疾病如高血压、脑卒中等相关。Klotho 可以通过调节 NO 的合成与释放保护内皮细胞。除此，Klotho 缺陷引起慢性肾病的血管钙化。相反，Klotho 基因高表达可延长实验动物的寿命，可能与抑制胰岛素和 IGF1 信号通路以及抑制 Ddx58（维 A 酸诱导基因）介导的衰老相关炎症反应相关[16]。

5. ADRB2 基因 β- 肾上腺素受体 2（adrenoceptor beta 2，ADRB2）是 G 蛋白偶联受体超家族的重要成员之一。在大鼠和人群中研究发现，ADRB2 的应答和调节能力随年龄增长而逐渐衰退。最近研究探索了衰老相关信号通路 ADRB2-AC 中的 5 个关键基因（ADRB1、ADRB2、ADCY5、ADCY6、MAPK1）对人类寿命的影响，发现 ADRB2 的多态性通过降低蛋白翻译效率与人类的长寿相关[17]。AC5 敲除小鼠食欲增加但体重下降，寿命延长大约 30%，该小鼠对肾上腺素诱导的心跳加快反应明显降低，抵抗压力的能力增强。另有报道发现，ADRB2 的 Ile164、46A>G 及 79C>G 等多个多态性与冠心病的发生相关。ADRB2 的 Glu27 多态性与心梗相关。ADRB2 的阻滞剂 ICI 118551 增加内皮祖细胞迁移和增殖功能，在小鼠中用 ICI118551 阻断 ADRB2 信号通路可以有效降低缺氧诱导的血管损伤。以上报道说明个体衰老相关基因 ADRB2 可以通过与 Gs 和 Gi 偶联，调节血管的功能，参与血管相关疾病的发生。

6. 人类早老症相关基因 郝 - 吉早老综合征（Hutchinson-Gilford progeria syndrome，HGPS）为显性遗传病。患者幼年早老，皮下脂肪消失，秃发，骨质疏松，死于 20 岁前。HGPS 早老症的病因之一是核纤层蛋白 A 基因突变。核纤层是核膜的网状结构，与 DNA 复制、染色体构成、转录调控、细胞分裂有关。核纤层蛋白 A 是核纤层的主要成分。HGPS 病人有严重的动脉粥样硬化以及血管外膜纤维化，7 ~ 20 岁会因为心梗或脑卒中而死亡。Werner 综合征是一种隐性遗传的成年早老综合征，Werner 综合征患者 DNA 损伤修复异常，细胞的体外可传代数远低于同龄人。该综合征是 DNA 解旋酶 WRN 基因突变所致。解旋酶异常使 DNA 不稳定性增加、损伤并导致早老。与 HGPS 早老症相似的是，Werner 综合征患者常于 40 岁后因动脉粥样硬化死亡，说明个体衰老基因 WRN 对血管功能的重要性。

除此，BMAL1 等与衰老相关的基因在血管功能调节中也有十分重要的作用，我们不在此一一赘述。

（三）细胞周期调节基因对血管组成细胞功能和衰老的影响

对复制型衰老而言，细胞周期停滞是细胞衰老的重要环节。细胞周期蛋白（cyclin）和细胞周期蛋白依赖性激酶（cyclin-dependent kinase，CDK）形成的系列复合物对细胞周期起重要的调控作用。已发现多种 CDK 和 Cyclin 基因，他们在细胞周期的不同阶段发挥各自的功能。P21 是 Cyclin-CDK 激酶功能的负调节剂之一。衰老细胞中 P21 表达较年轻细胞高 10～20 倍，而在低龄细胞中过表达 P21 可抑制细胞周期进程，提示 P21 在细胞周期和衰老中的重要作用。另外，抑癌基因 P53 可促进 P21 基因的表达从而抑制细胞周期的进程。P16 是另一个在 Gl 期对 Cyclin-CDK 复合物起抑制作用的基因。多种永生细胞系中出现 P16 突变或缺失，而衰老的细胞中 Pl6 蛋白水平较高，在正常成纤维细胞中过表达 P16 产生衰老相关表型，这些说明 P16 是细胞衰老遗传控制程序中的重要分子之一。

（四）表观遗传学与血管衰老

早在 1975 年，人们就发现了表观遗传学在衰老调控中的作用。全基因组的甲基化分析发现一些特异的 DNA 甲基化模式与衰老相关，并且他们在物理距离上靠近那些参与 DNA 结合或基因转录调控的基因。另一方面，不同组织的全基因组 miRNA 表达谱分析发现很多 miRNA 表达水平随衰老变化，其中某些 miRNA 已通过功能分析被证实参与衰老进程调控。比如，miRNA-217 以及 miRNA-34a 通过抑制 SIRT1 基因而促进内皮细胞衰老；miRNA-164a 通过靶基因 NOX4 抑制内皮细胞衰老。

二、体液因子影响血管衰老的分子机制

作用于血管的体液因子可以通过调节血管功能、血液流动性与黏附性、调节凝血和纤溶之间的平衡以及血管壁损伤修复等影响血管组成细胞衰老相关表型。本部分将讨论包括内皮源性舒张因子、内皮源性收缩因子、趋化因子、激素、自由基、同型半胱氨酸等因素对血管组成细胞衰老的影响。

（一）内皮源性舒张因子

NO 是内皮细胞产生的血管舒张因子，主要由 eNOS 催化 L- 精氨酸而产生。NO 可扩散至血管平滑肌细胞激活鸟氨酸环化酶从而介导血管舒张。不仅如此，NO 还具有抑制血小板聚集、抑制单核细胞黏附于内皮细胞、抑制平滑肌细胞增殖等作用。随着年龄的增长，NO 产生或生物利用率降低，使得内皮依赖性血管舒张功能减弱，导致血管衰老[18]。衰老内皮细胞 NO 产量降低可能是由于：①NO 合成酶活性降低；②NO 前体物质或合成反应中其他物质缺乏；③eNOS 内源抑制剂二甲基精氨酸的增加。除 NO 外，内皮分泌的血管舒张因子还包括缓激肽、前列环素和内皮衍生超极化因子等，有研究发现其他舒张因子也是随衰老呈下降趋势。

（二）内皮源性收缩因子

内皮素（endothelin，ET）是具有很强的血管收缩功能的 21 肽，目前发现有三种内皮素（ET1，ET2 和 ET3）。研究发现，细胞中 ET1 的浓度随年龄增加。在年老的个体中，内皮素介导的血管收缩更强烈，来源于年老个体的主动脉内皮细胞内皮素的合成更旺盛。内皮素系统参与血管衰老的可能机制有：①内皮依赖性血管收缩功能增强，外周阻力明显增加；②刺激血管平滑肌细胞的迁移和增生，从而促进内膜加厚和动脉粥样硬化的进程；③损伤血管内皮细胞功能；④内皮素作为单核细胞趋化剂，通过炎症细胞中介参与炎症反应。目前研究发现绝大多数心血管疾病的发生都与局部内皮素系统的激活有关[19]。

AngⅡ是血管紧张素Ⅰ（angiotensinⅠ，AngⅠ）在血管紧张素转化酶的作用下水解产生的八肽。AngⅡ信号通路相关组分在动脉血管中的表达随年龄增加[20]。除增加血压外，AngⅡ可以通过丝裂原活化蛋白激酶的激活引起血管内皮功能低下和内皮细胞衰老，也可以通过 P53/P21

依赖的信号通路诱导平滑肌细胞早衰。Ang Ⅱ 也有促炎功能，与血管的慢性炎症反应相关。此外，Ang Ⅱ 会使血管内皮祖细胞老化，修复能力下降。在动脉粥样硬化小鼠模型中，Ang Ⅱ 能增加衰老平滑肌细胞的数量，导致促炎反应分子和 P21 的表达。

（三）趋化因子

研究发现年老血管的炎症相关基因表达明显增加，包括趋化因子和黏附分子等。趋化因子在老年人血清中升高，提示血管内皮慢性炎症参与血管损伤及衰老的生物学过程。炎症与衰老可能相互促进，互为原因。炎症反应导致内皮功能障碍而加速血管衰老相关表型的出现。事实上，降低炎症发生的转基因模式小鼠血管老化受到遏制，也说明炎症反应对血管衰老的重要性[21]。

（四）激素

激素对血管衰老起重要的调节作用。目前认为，绝经期前后雌性激素水平的变化对血管衰老及相关疾病的发生有巨大影响[22]。绝经期前的女性心血管疾病的发病率远低于男性，而绝经期后的女性与男性心血管疾病的发病率几乎持平，甚至高于男性。雌激素对于血管衰老的作用机制包括：①调节脂蛋白代谢，雌激素可增加乳糜微粒残粒在肝内的清除速度，增加肝对极低密度脂蛋白残余部分的摄取。雌激素还可以促使载脂蛋白 A 的合成以及增加高密度脂蛋白浓度和代谢，使血浆高密度脂蛋白胆固醇维持在较高水平；②清除活性氧自由基，雌激素可以作为自由基的清除剂，提高机体抗氧化能力，并可对抗脂质过氧化反应。此外，雌激素还能激活细胞内抗氧化物谷胱甘肽；③参与血管收缩、舒张的调节，雌激素主要通过减少内皮源性缩血管因子分泌，增加内皮源性舒血管因子分泌来扩血管，以及通过非内皮依赖机制使动脉扩张。除了性激素外，其他一些激素也参与血管衰老的过程：胰高血糖素样肽通过激活蛋白酶 A 阻止 ROS 诱导的内皮细胞衰老。盐皮质激素受体促进血管氧化应激，包括抑制血管松弛，增加血管炎症、纤维化以及血管重塑。循环中的生长激素和胰岛素样生长因子随年龄增加而下降，其结果导致细胞抵抗氧化损伤的信号通路受损，进而导致血管功能下降。动物实验说明生长激素和胰岛素样生长因子缺陷加重高脂饮食诱导的内皮损伤。

（五）自由基

逐渐增加的氧化压力、多种活性的自由基物质能够通过氧化应激作用促进血管衰老相关的病理改变[23]。①自由基所产生的氧化应激抑制血管功能的重要因子 NO 的活性，既会造成内皮细胞功能障碍，又导致内皮细胞的衰老；②ROS 能够通过 NF-κB 依赖性途径诱导血管内皮生长因子相关基因的表达，特别是其中血管内皮生长因子受体 2（vascular endothelial growth factor receptor 2，VEGFR2）的表达。在病理状态下，由过量 ROS 产生的过量血管内皮生长因子促进了内膜的增厚，导致了血管的老化；③ROS 引起血管平滑肌细胞 K^+ 通道蛋白结构、功能、代谢等的变化，从而改变了血管平滑肌对内源性血管活性物质及药物的反应性，导致了老化相关疾病如动脉粥样硬化、高血压等的发生；④自由基导致 DNA 损伤，端粒进行性缩短，加速血管内皮细胞、血管平滑肌细胞、成纤维细胞和血细胞等细胞的衰老，进而促进血管衰老；⑤自由基会使蛋白质和脂质产生非酶修饰，即糖基化过程，经过复杂而不可逆的分子反应合成 AGE。AGE 是异质性复合物，积聚在内皮细胞内或血管壁上，可以通过增加炎症反应、增加纤维胶原交联等加速血管的老化。

（六）同型半胱氨酸

同型半胱氨酸血浓度升高是心脑血管疾病的一个独立危险因素。同型半胱氨酸可通过下述几种方式导致血管衰老：①促进超氧化物的产生，而同时减少细胞内抗氧化酶谷胱甘肽、过氧化物酶或细胞外超氧化物歧化酶，两者共同导致超氧化物急剧增多，引起氧化应激反应的发生，最终损伤血管内皮；②阻碍内皮诱导松弛因子 NO 的产生；③刺激血管平滑肌细胞的增殖，后者是动脉硬化形成的重要因素。

（七）血液中其他病理因素

吸烟、高糖高脂饮食、紧张等环境因素能够

明显加速血管及个体衰老。香烟提取物可以在人体内促进活性氧的产生，从而通过DNA损伤、内皮细胞功能失调、炎症反应及胞外基质调节功能紊乱促使血管衰老的发生。糖代谢对机体衰老进程有举足轻重的影响，体内过多的糖导致糖化终末产物的沉积增加，如前所述可造成多种损伤。此外，高血糖引起血液黏稠、内皮细胞功能损伤等也可以加速血管衰老。血脂也是血管衰老的主要危险因素之一，血脂升高除了能引起动脉粥样硬化外，还能增加血液黏度，提高血小板聚集性，诱导自由基产生增加。高尼古丁、高糖、高胆固醇的环境还被证实可以减少循环中内皮祖细胞的数量并损伤其功能，进而加快血管衰老进程。

三、机械牵张及血液流变学与血管衰老

体液因子对血管衰老的作用属于化学因素对血管的影响，下面将讨论机械牵张及血液流变学等物理因素是如何参与血管衰老过程的。

（一）机械牵张与血管衰老

血管的机械牵张主要包括血管内流体静力所产生的压力、血管细胞间的连接在血管舒缩运动过程中产生的拉伸应力，以及血液流动所产生的剪切力。多个研究发现，血流的剪切应力可以影响内皮细胞的形态：在血液流速较低的地方，内皮细胞是多边形的，而在血流单向层流部位，内皮细胞形态与血流方向同向延长。适当范围的层流剪切力和拉伸应力对维持内皮细胞和血管正常功能是非常重要的，其可刺激内皮细胞释放多种生物活性物质，如超氧歧化酶、谷胱甘肽、NO等。但是，长期的层流剪切力和拉伸应力会使动脉内膜增厚，血管衰老相关表型出现。此外，有实验发现周期性变化的牵张力及剪切力可经PDGF及下游信号通路诱导平滑肌细胞增殖。另一方面，由于剪切力和拉伸应力是刺激内皮细胞分泌NO的主要因素之一，长期处于机械迁张中的内皮细胞对剪切应力敏感性下降，引起内皮NO产生障碍，继而加速血管衰老。更为重要的是，在血管的分叉以及弯曲处产生的如扰流或湍流以及低剪切力会导致动脉内皮细胞损伤，通透性增加和老化，目前已普遍认识到低剪切力是动脉疾病最危险的血流动力学因素。

（二）血液流变学与血管衰老

研究比较青壮年期（20～41岁）、中年期（45～59岁）、老年期（60～92岁）三组无心血管病人群血液流变学指标，包括体外血栓形成长度、重量，血小板黏附率，红细胞电泳时间等发现，中年期血液的黏滞性和凝固性开始有所改变，出现血液黏滞性和凝固性升高的现象，老年期较中年期相比上述现象更为明显。血液的黏滞性和凝固性上升会使动脉壁上血小板的黏附和聚集作用增强，局部动脉壁的压力加大，促使血栓性疾病形成，促进血管衰老进程。还有研究发现红细胞变形能力下降是引起衰老的诱因之一[24]。大多数中老年人的血红细胞除了其变形能力明显下降外，往往呈现干瘪、聚集成串、变异畸形等脱水衰老的状况，导致其很难流过人体组织器官的毛细血管和末端部位。这一方面导致血流阻力增加，血液黏度上升，促进血管衰老。另一方面也会导致人体器官和组织细胞的氧气和养分供应不足，体内和血液中废物和毒素无法正常代谢，进而造成人体组织和器官种种衰老和病变现象的产生。

综上所述，遗传编程决定了血管衰老的基本进程，而衰老相关基因的功能多态性和突变、衰老相关表观遗传学改变以及内外环境可以通过影响衰老相关基因时空有序表达进而影响血管衰老的进程。

第三节　血管衰老的修复及干预

血管衰老是可以被干预的。参与该过程的内源因素主要与干细胞相关，包括内皮祖细胞等专能干细胞以及间充质干细胞等多能干细胞。除这些内源因素外，药物、饮食、运动等外源因素同样也可以干预血管衰老进程。

一、干细胞与血管衰老的修复

研究证实，当内皮损伤，伤口愈合等情况发生，骨髓来源的内皮祖细胞（endothelial progenitor cell，EPC）参与血管内皮细胞的形成和修复。人 EPC 主要存在于骨髓中，外周血 EPC 只占外周细胞 0.01%，其主要由骨髓动员而来，并趋化至内皮损伤部位。近年研究表明循环中的 EPC 对于血管的修复十分重要。来源于年轻个体的 EPC 的修复功能远强于来源于年老或动脉粥样硬化个体的 EPC。循环中的 EPC 数量随衰老而减少。因此，EPC 数量和功能随衰老降低进而导致的血管生成和修复能力下降可能是血管衰老相关表型的重要原因[25]。

与 EPC 不同，间充质干细胞（mesenchymal stem cell，MSC）是可形成多种细胞类型的多能干细胞。MSC 在体内或体外特定的诱导条件下可分化为脂肪、骨、肌肉、肌腱、韧带、神经、肝、心肌、内皮等多种组织细胞。MSC 广泛分布于人体组织，除分化为血管相关细胞对受损或死亡细胞进行替换修复外，体外氧化应激环境下 MSC 可诱导组织细胞的缺氧诱导因子 1（hypoxia inducible factor，HIF1）、血红蛋白加氧酶（heme oxygenase 1，HO1）和环氧酶 2（cyclooxygenase 2，COX2）表达，减少氧化应激诱导的细胞早期凋亡，保护细胞正常生理功能。利用 MSC 减轻炎症反应和抵抗氧化应激的功能，干预氧化应激诱发的血管内皮及平滑肌细胞的衰老过程，可能成为延缓血管衰老的重要途径[26]。与 EPC 相似，随着年龄的老化，MSC 数目也会显著降低、增殖分化能力大幅度衰退。

如前所述，体内的祖细胞或干细胞可以修复血管衰老的早期事件，延缓血管衰老进程。同时，祖细胞或干细胞本身数量和功能也随着个体的衰老而减少或衰退。老年个体 EPC 功能衰退是否可逆目前还存在争议。有研究发现，有氧运动不仅可以增加以往久坐的老年男性循环 EPC 的数量，还可以增加其迁移活性。来源于年轻大鼠的血清可以增加来源于老年大鼠的 EPC 的功能。还有研究发现，生长激素介导的 IGF1 的增加也可以改善 EPC 活性。这些证据说明年龄相关 EPC 或干细胞的状态改变一定程度上是可以逆转的。

二、影响血管衰老的外源因素

多种治疗心血管疾病的药物可以逆转衰老相关表型。如他汀类药激活内皮 eNOS，改善内皮功能，浓度依赖性地使 eNOS 表达上调；西伐他汀治疗老年糖尿病患者 3 天，血浆硝酸盐、环磷酸乌苷水平显著升高，氧化应激产物降低，血管内皮依赖性舒张功能明显改善；阿伐他汀和辛伐他汀通过抑制内皮细胞上氧化低密度脂蛋白的内皮受体（lectin-like oxLDL receptor 1，LOX1）表达，减少内皮细胞摄取 oxLDL，减少动脉粥样硬化早期来源。另外，他汀类药物通过减少血管内皮细胞表达的 P- 选择素、VCAM1、ICAM1、巨噬细胞黏附分子 1 抑制单核细胞与内皮细胞的黏附，从而减少血管损伤；他汀类药物、血管内皮生长因子、粒细胞集落刺激因子等药物可以提高 EPC 对损伤因素的抵抗能力；降压药物均可降低动脉壁硬度；大型临床试验 HOPE 和 EUROPA 的研究结果显示，在高心血管危险因素的人群中，长期高剂量的 ACE 抑制剂可改善动脉舒张功能。

改善生活方式可能延缓血管老化的进展。在健康成人增龄过程中，规律的有氧运动可延缓弹性动脉硬化；坚持长期有氧运动的中老年人与同龄同性别久坐人群相比，大动脉脉搏波传导速度降低；经常适当运动的老年人血管内皮功能得到改善，延缓血管的老化；通过运动增加体内血流剪切力能明显提高 EPC 数量和功能[27]。此外，通过调整饮食也可以延缓血管衰老相关表型的出现。低钠高钾饮食可以扩张血管、降低血压。研究表明，茶多酚是饮茶养生的主要功效成分所在，可以延缓血管衰老。其作用机制包括：①茶多酚能与脂类结合，并通过粪便将其排出体外，抑制脂质斑块的形成；同时使血管内膜斑块中的胆固醇更多的逆向转运至肝，并经过代谢生成胆固酸排出体外，起到调节血脂、血黏度的作用；②茶多酚能竞争性地与自由基结合，贡献一个电子给自由基而自己不受影响，终止自由基的链反应，阻止其对细胞和组织的损害。

第四节　血管衰老与老年疾病

人口老龄化以及随之而来的老年疾病是我国以及全世界必须面临的重大社会问题。血管衰老在众多常见老年疾病（如高血压、动脉粥样硬化性疾病等）的发生和发展过程中都起重要作用。另一方面，老年疾病的病理过程也影响了血管衰老的进程。

一、血管的整体衰老和高血压

高血压是老年人群中常见的一种疾病，是血管整体衰老的重要表现。流行病学调查研究表明，我国老年人群高血压患病率高于 50%。不仅仅是我国，世界范围内高血压的发病率也随年龄急剧上升。高血压是心脑血管疾病和肾相关疾病的危险因素，严重威胁老年人群健康。通常，血压中的收缩压随年龄的增加而上升，而舒张压在 50 岁左右进入停滞期，之后缓慢下降，导致脉压随年龄增大。对老年高血压而言，血管弹性降低、僵硬度增加、血管内膜增厚和动脉粥样硬化是老年人收缩期高血压的主要原因。血管的这些改变导致心脏射血时，动脉血管体积不能及时随之扩大，进而产生更大的压力，表现为收缩压升高；心脏射血阻力增大，导致心脏在射血时更强有力地收缩，使更多的血液进入血管，血容量增加，进一步使血管压力增大。在心舒张期，因为血管硬化造成的周围血管阻力过高会使舒张压升高，而同时，动脉血管弹性回缩减弱又导致舒张压降低。所以，绝大部分高血压病例收缩压升高而舒张压可能升高、降低或不变。在基因层面，衰老相关基因与高血压关系密切。衰老抑制基因 Klotho 对血压具有重要的调节作用，它可以通过调节 NO 的合成与释放来调节血管管径，进而影响血压[28]；Klotho 蛋白可作为循环体液因子上调内皮细胞中第二信使 cAMP 的表达；重组 Klotho 蛋白能增加人脐静脉内皮细胞血管紧张素转换酶的活性；过表达 Klotho 基因可通过减少超氧化物的生成阻止自发性高血压的进展，减轻高血压造成的肾损伤[29]；群体遗传学分析发现 Klotho 基因与高血压相关[30]。

二、血管的局部衰老和动脉粥样硬化性疾病

动脉粥样硬化性疾病是血管局部衰老的重要表现。动脉粥样硬化可致冠心病、缺血性脑卒中、周围血管疾病、老年痴呆、老年性耳聋等。冠心病和缺血性脑卒中是由血管病变和闭塞引起的心脏和大脑缺血性疾病。老年冠心病患者冠状动脉病变表现为弥漫、钙化以及慢性闭塞等相关病变。脑卒中由脑血栓和脑栓塞引起。脑血栓表现为脑动脉硬化引起的脑动脉管腔明显狭窄或闭塞；而脑栓塞则是由于身体其他部位的脱落斑块随血流进入脑动脉引起脑动脉阻塞。周围动脉粥样硬化症，是指除冠状动脉、颅内动脉外全身其他动脉粥样硬化，临床多见于 60 岁以上的老年人。老年痴呆症包括脑细胞变性、血管病变或二者混合型痴呆三种类型。血管性痴呆主要由脑血管老化和损伤引起的供血障碍所致，约占老年痴呆的 30% 以上，发病年龄多在 50 ~ 60 岁，多数病人有高血压、高脂血症及动脉粥样硬化等病

史。老年性耳聋主要是由于老年血管粥样硬化使螺旋器毛细胞和螺旋神经节供血不足，发生退行病变所致。血管局部损伤、有害物质局部积累以及内皮不均一老化都可能导致血管的局部衰老，进而导致内皮细胞功能障碍，单核细胞和内皮细胞的相互作用增强，EPC 减少，导致动脉粥样硬化。研究发现，和正常组织来源的细胞相比，来源于粥样斑块的血管细胞在体外生长受到抑制并且具有衰老的表型，说明血管及相关细胞的衰老是动脉粥样硬化的重要影响因素。在基因层面，衰老相关基因与动脉粥样硬化关系密切。比如衰老相关基因 P66shc 敲除可以明显降低 ApoE 敲除小鼠的动脉粥样硬化发生情况；血管内皮细胞过表达衰老相关基因 SIRT1 能够显著抑制 ApoE 敲除小鼠的动脉粥样硬化斑块的形成[31]；关联分析发现 Klotho 基因与冠心病相关[32]。

三、病理因素对血管衰老的影响

上述众多血管相关疾病与血管衰老的关系并不是单向的，在血管衰老状态影响疾病发生发展的同时，疾病也会反过来影响血管衰老进程。比如高血压会引起动脉硬化，其机制一方面可能是血管的自身保护，以更好地适应增加的管壁张力；另一方面是高血压引起的血管损伤反应。对自发性高血压大鼠 SHR 和 WKY 大鼠胸主动脉进行比较发现，SHR 大鼠表现为内膜、中膜增厚、平滑肌向内膜迁移、胶原相对含量显著升高等血管老化特征。

第五节　血管衰老的研究模型

科学研究的实施中非常重要的一步是选用合适的研究模型。一个好的研究模型需要在相似性、重复性、可控性以及易行性等多个方面满足实验要求，血管衰老的研究也不例外。血管衰老的研究模型分为动物整体水平研究模型和细胞水平研究模型。动物整体水平模型包括自然衰老模型和诱导衰老模型；细胞水平模型包括复制型衰老模型和诱导衰老模型。每种模型都有各自的优点和缺点，在选择研究模型时需要多方面考虑和衡量。

一、动物整体水平的研究模型

（一）自然衰老模型

自然衰老模型是指在没有人为外界因素干预下，动物随时间自然老化模型。为了更大程度上模拟人类血管衰老的过程，此模型需要选择具备与人类相似血管组织的较为高等的模式动物，如啮齿类甚至灵长类。然而，此模型存在的问题是与人类的相似度越高的模式动物其自然衰老的时间越长，饲养价格越昂贵。以生命周期较短的小鼠为例，其自然衰老就需要两年甚至更长的时间。此外，实验中后期需要严格控制各种实验条件，以保证动物进入自然衰老过程而不会因其他因素死亡。

（二）诱导衰老模型

相比于自然衰老模型，动物整体水平的诱导衰老模型更为常用。诱导衰老模型通常根据某一衰老学说诱导制备接近人类衰老症状的动物模型。目前使用较多的为啮齿类动物诱导衰老模型，包括 D- 半乳糖诱导衰老模型、臭氧诱导衰老模型、γ 射线辐射衰老模型、β- 淀粉样蛋白致衰老模型、氯化铝致衰老模型、去胸腺衰老模型、SAMP 系小鼠早衰模型、Klotho 小鼠早衰模型等。

中国学者徐瀫本早在 1985 年首次发现给予啮齿动物 D- 半乳糖可以加速其衰老进程。之后，D- 半乳糖诱导大鼠小鼠衰老模型在国内外广泛应用。其模型动物出现免疫功能低下、基因表达与调控功能异常，细胞生长繁殖能力下降、细胞退行病变、记忆巩固与再现障碍、寿命缩短等现象。在血管表型方面，经过长时间的 D- 半乳糖处理，动物主动脉内膜增厚、内皮细胞部分脱落、内皮下间隙增大，平滑肌细胞增生且排列紊乱，中膜明显增厚。近年来，D-半乳糖致衰老的作用机制也存在多种学说，比如糖代谢紊乱学说、氧化应激和自由基学说、羰基中毒学说等。臭氧诱导衰老主要依据了衰老的自由基理论。臭氧是强氧化剂，与体内分子作用产生自由基，而自由基与衰老之间的关系在本章之前的内容已详细阐述。γ 射线辐射衰老模型与臭氧模型相似，也是诱导机体内产生多种自由基。由于目前研究认为免疫系统的功能对于衰老的发生发展起巨大作用，胸腺是机体的重要免疫器官，去胸腺衰老模型就是模拟免疫系统功能减退进而促进衰老发生。此外，除了每种诱导因素单一使用外，也有文章报道将两种因素混合使用，比如在 D-半乳糖诱导过程中加入辐射诱导等。

上述的模型是在某一诱导物或手术诱导下动物出现衰老表型，还有一大类模型并不需要诱导物的存在，而是经过遗传筛选或基因工程改造而促使早衰表型发生。快速衰老小鼠（SAM 品系小鼠）是最常用的该类动物模型，其在生命早期就出现了身体各部位功能衰老现象。该品系动物是日本京都大学在进行常规 AKR/J 系小鼠繁殖饲养过程中发现的。1975 年，他们精心挑选了 5 窝表现明显衰老的 AKR/J 小鼠作为 P 系祖先，表现有正常衰老过程的小鼠作为 R 系祖先。P 系称为快速老化小鼠（senescence accelerated mouse/prone，SAMP），R 系称为抗快速老化小鼠（senescence accelerated mouse/resistance，SAMR）。目前 SAM 品系小鼠共有 12 个亚系，SAMP 系包括 P 1、2、3、6、7、8、9、10、11，SAMR 包括 R 1、4、5。不同 SAMP 亚系衰老特征性表现不完全一致，因此适用范围也不一样。比如，SAMP 1 在增龄过程中免疫功能低下及听力下降是其特征性病理改变；SAMP 2 以肺部发生病理学改变为特征；SAMP 3 由于关节退行性疾病发生月龄最早，且发病率最高，因此多作为研究与年龄相关性关节退行性疾病的动物模型；SAMP 6 主要表现为成骨细胞缺陷；SAMP 8 主要以学习记忆功能呈增龄性加速衰退为主；SAMP 9 是研究老年性白内障发病机制的良好动物模型；SAMP 10 是唯一发生与衰老相关脑萎缩的啮齿类动物；SAMP 11 与其他 SAMP 亚系相比，老化过程更迅速，生存期仅为 7.4 月龄，其病理学改变主要以 β 淀粉样蛋白生成，肾萎缩为主。基因工程动物方面，已经发现多例由于某个目标基因的修饰而使得小鼠的寿命改变。比如，Klotho 基因缺失鼠（$Kl^{-/-}$）的表型包括寿命缩短、动脉硬化、皮肤肌肉萎缩、认知障碍、运动神经元受损、软组织钙化、听力下降、骨质疏松等，与人类衰老的表型十分相似。因此，可以作为研究衰老的在体模型。

二、细胞水平的研究模型

（一）复制型衰老模型

早在半个多世纪以前，Hayflick 提出，人类正常的二倍体成纤维细胞在体外培养时存在分裂次数的极限。后来，人们发现除了成纤维细胞外，体外培养的血管内皮细胞、平滑肌细胞等都存在复制次数的极限。随着传代次数的增加，细胞呈现出衰老相关的表型，如细胞体积变大、边扁平，细胞核体积变大，多倍体核细胞数目增加，衰老相关 β-gal 染色阳性细胞比例增加等。

（二）诱导型衰老模型

除了使细胞不断复制建立细胞衰老模型外，通过诱导也可以较为快速地建立多种细胞衰老研究模型。诱导型细胞模型中，血管内皮细胞较为常用。根据诱导方式不同，该类模型总体上分为两类。一类是外界诱导物诱导的细胞衰老模型。外界诱导物包括物理辐射（γ 射线、X 射线、紫外线等）、氧化应激（H_2O_2、oxLDL）、高糖、Ang Ⅱ、TNFα、同型半胱氨酸、丝裂霉素等。另一类是基因诱导的细胞衰老模型。目前发现的很多诱导细胞衰老的基因为癌基因。癌基因诱导的衰老（oncogene induced senescence，OIS）是由于癌基因活化导致 DNA 损伤信号的产生，从而激活了 DNA 损伤调控反应，最终导致细胞周期延迟或阻滞。此外，一些 miRNA 基因如 miRNA-34a、miRNA-217 也可诱导血管内皮细胞的衰老。

本章结语

血管的衰老是由血管组成细胞的遗传编程决定并受内外环境影响的生物学过程。血管衰老使血管容易受损和修复困难，因此血管衰老是多种老年性心脑血管疾病的共同基础。干预血管衰老这个公共靶点，可能是延缓老年性心脑血管疾病发生的另一条途径。

参考文献

[1] Laurent S, Cockcroft J, Van Bortel L, et al. Expert consensus document on arterial stiffness: methodological issues and clinical applications. Eur Heart J, 2006, 27(21):2588-2605.

[2] Shelton DN, Chang E, Whittier PS, et al. Microarray analysis of replicative senescence. Curr Biol: CB, 1999, 9(17):939-945.

[3] Ogami M, Ikura Y, Ohsawa M, et al. Telomere shortening in human coronary artery diseases. Arterioscler ThrombVasc Biol, 2004, 24(3):546-550.

[4] Benetos A, Gardner JP, Zureik M, et al. Short telomeres are associated with increased carotid atherosclerosis in hypertensive subjects. Hypertension, 2004, 43(2):182-185.

[5] von Zglinicki T, Serra V, Lorenz M, et al. Short telomeres in patients with vascular dementia: an indicator of low antioxidative capacity and a possible risk factor? Lab Inves, 2000, 80(11):1739-1747.

[6] Morisaki N, Fujiyama Y, Matsuoka N, et al. Role of aging in lipid metabolism in the aorta of rats. Gerontology, 1984, 30(1):13-21.

[7] Csiszar A, Ungvari Z, Edwards JG, et al. Aging-induced phenotypic changes and oxidative stress impair coronary arteriolar function. Circ Res, 2002, 90(11):1159-1166.

[8] Brandes RP, Fleming I, Busse R. Endothelial aging. Cardiovasc Res, 2005, 66(2):286-294.

[9] Rabek JP, Boylston WH 3rd, Papaconstantinou J. Carbonylation of ER chaperone proteins in aged mouse liver. Biochem Biophys Res Commun, 2003, 305(3):566-572.

[10] Spier SA, Delp MD, Meininger CJ, et al. Effects of ageing and exercise training on endothelium-dependent vasodilatation and structure of rat skeletal muscle arterioles. J Physiol, 2004, 556(Pt 3):947-958.

[11] Antropova YG, Bryantsev AL, Kalinina NI, et al. Proliferative activity and expression of cyclin-dependent kinase inhibitor p21WAF1 and p53 protein in endothelial cells of human aorta during replicative aging in vitro. Bull Exp Biol Med, 2002, 134(1):81-83.

[12] Marijic J, Li Q, Song M, et al. Decreased expression of voltage- and Ca(2+)-activated K(+) channels in coronary smooth muscle during aging. Circ Res, 2001, 88(2):210-216.

[13] Migliaccio E, Giorgio M, Mele S, et al. The p66shc adaptor protein controls oxidative stress response and life span in mammals. Nature, 1999, 402(6759):309-313.

[14] Li Y, Wang WJ, Cao H, et al. Genetic association of FOXO1A and FOXO3A with longevity trait in Han Chinese populations. Hum Mol Genet, 2009, 18(24):4897-4904.

[15] Oellerich MF, Potente M. FOXOs and sirtuins in vascular growth, maintenance, and aging. Circ Res, 2012, 110(9):1238-1251.

[16] Liu F, Wu S, Ren H, et al. Klotho suppresses RIG-I-mediated senescence-associated inflammation. Nat Cell Biol, 2011, 13(3):254-262.

[17] Zhao L, Yang F, Xu K, et al. Common genetic variants of the beta2-adrenergic receptor affect its translational efficiency and are associated with human longevity. Aging cell, 2012, 11(6):1094-1101.

[18] Hayashi T, Yano K, Matsui-Hirai H, et al. Nitric oxide and endothelial cellular senescence. Pharmacol Ther, 2008, 120(3):333-339.

[19] Barton M, Kiowski W. The therapeutic potential of endothelin receptor antagonists in cardiovascular disease. Curr Hypertens Rep, 2001, 3(4):322-330.

[20] Minamino T. Role of the renin-angiotensin system in the regulation of vascular senescence. Nihon Rinsho, 2009, 67(4):715-722.

[21] Hasegawa Y, Saito T, Ogihara T, et al. Blockade of the nuclear factor-kappaB pathway in the endothelium prevents insulin resistance and prolongs life spans. Circulation, 2012, 125(9):1122-1133.

[22] Dubey RK, Jackson EK. Estrogen-induced cardiorenal protection: potential cellular, biochemical, and molecular mechanisms. Am J Physiol Renal Physiol, 2001, 280(3):365-388.

[23] Nilsson PM, Boutouyrie P, Laurent S. Vascular aging: A tale of EVA and ADAM in cardiovascular risk assessment and prevention. Hypertension, 2009, 54(1):3-10.

[24] Khecuriani R, Lomsadze G, Arabuli M, et al. Deformability of red blood cells and human aging. Georgian Med News, 2010, 182:42-46.

[25] Hill JM, Zalos G, Halcox JP, et al. Circulating endothelial progenitor cells, vascular function, and cardiovascular risk. New Engl JMed, 2003, 348(7):593-600.

[26] Lu Y, Jin X, Chen Y, et al. Mesenchymal stem cells protect islets from hypoxia/reoxygenation-induced injury. Cell Biochem Funct, 2010, 28(8):637-643.

[27] Xia WH, Li J, Su C, et al. Physical exercise attenuates age-associated reduction in endothelium-reparative capacity of endothelial progenitor cells by increasing CXCR4/JAK-2 signaling in healthy men.

Aging Cell, 2012, 11(1):111-119.
[28] Saito Y, Yamagishi T, Nakamura T, et al. Klotho protein protects against endothelial dysfunction. Biochem Biophys Res Commun, 1998, 248(2):324-329.
[29] Wang Y, Sun Z. Klotho gene delivery prevents the progression of spontaneous hypertension and renal damage. Hypertension, 2009, 54(4):810-817.
[30] Wang HL, Xu Q, Wang Z, et al. A potential regulatory single nucleotide polymorphism in the promoter of the Klotho gene may be associated with essential hypertension in the Chinese Han population. Clin Chim Acta, 2010, 411(5-6):386-390.
[31] Zhang QJ, Wang Z, Chen HZ, et al. Endothelium-specific overexpression of class III deacetylase SIRT1 decreases atherosclerosis in apolipoprotein E-deficient mice. Cardiovasc Res, 2008, 80(2):191-199.
[32] Arking DE, Becker DM, Yanek LR, et al. KLOTHO allele status and the risk of early-onset occult coronary artery disease. Am J Hum Genet, 2003, 72(5):1154-1161.

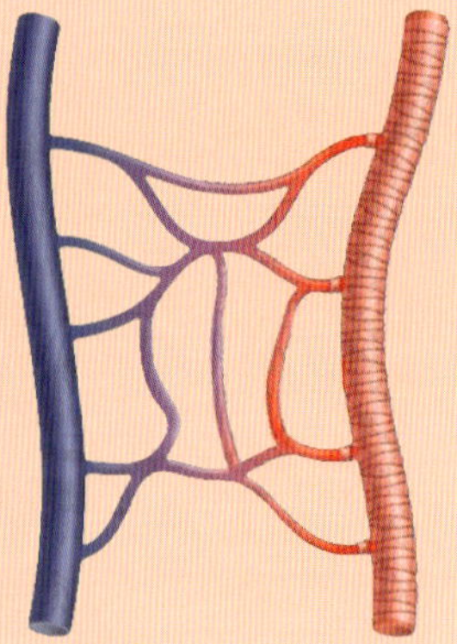

第十七章

血管钙化

齐永芬

血管钙化是指羟磷灰石矿物质沉积于血管系统的病理过程，临床多见于动脉粥样硬化的斑块、糖尿病、衰老及慢性肾衰竭、尿毒症的血管及心脏瓣膜。临床和流行病学资料显示血管钙化是患动脉粥样硬化、高血压、糖尿病血管病变、血管损伤和慢性肾病等疾病的患者中普遍存在的共同临床病理表现，是导致心血管事件的重要危险因子，出现在80%血管损伤和90%冠脉疾病中。婴儿期血管钙化、尿毒症性小动脉钙化和钙化的瓣膜病可以危及生命。青年血管钙化患者的发病以糖尿病患者多见，而老年患者以血脂异常居多。近年血管生物学和心血管影像学（如电子光束计算机断层扫描等）的研究发现血管钙化的部位和钙化程度可作为脑卒中、缺血性心脏病的预警指标以及预测Ⅱ型胰岛素非依赖性糖尿病患者心血管死亡率的指标。既往认为血管钙化是机体钙磷代谢失衡所致的钙盐沉积于组织间的被动过程。自20世纪90年代后期有大量研究表明血管钙化是一个与骨发育和骨代谢相似的主动的、高度可调控的细胞介导过程。血管钙化时血管平滑肌细胞（vascular smooth muscle cell，VSMC）、内皮细胞、间充质细胞和造血干细胞相互作用且对机械刺激、炎症、氧化应激、代谢发生反应，激活骨形态发生信号导致血管钙化的发生。血管钙化发生的关键问题是VSMC在各种刺激因素作用下由原来的收缩表型向成骨细胞样表型转化，而细胞表型转化则是细胞生物学的重大科学问题。血管钙化使血管壁僵硬度增加，顺应性降低，进而导致心肌缺血、左心室肥大和心力衰竭，引发血栓形成、斑块破裂，是心脑血管疾病高发病率和高死亡率的重要因素之一，亦是心脑血管病发生的重要标志分子。

第一节　血管钙化的分型

根据血管钙化发生的解剖部位和临床表现，血管钙化分为 4 种不同的类型：①点灶状、斑片状和偏心性分布羟基磷灰石晶体钙沉积的内膜钙化（intimal calcification），②羟基磷灰石钙盐沿弹力板分布或沿弹力纤维层呈同心圆状弥漫分布的中膜钙化（medial calcification），③以主动脉瓣为主的瓣膜钙化（valvar calcification），④以系统性小动脉钙化、血栓形成和皮肤及软组织缺血坏死为特征的钙化的尿毒症性小动脉病变（calcific uremic arteriolopathy，CUA）。

一、分型

（一）内膜钙化

血管内膜主要由内皮细胞和少量的内皮下结缔组织组成。血管内膜钙化是血管钙化中较常见的类型，主要出现在动脉粥样硬化斑块中。在动脉粥样硬化斑块形成过程中，血管内膜首先出现炎症反应并逐渐增厚，并伴随出现胆固醇结晶增加，然后出现钙化，此种钙化以钙盐结晶的形式存在，在局部呈点灶状、斑片状和偏心性分布的羟基磷灰石晶体钙沉积，并形成与生理性骨发育类似的细胞内基质小泡，巨噬细胞及肥大细胞的激活促进早期血管内膜钙化发生。粥样斑块纤维帽中微小的钙盐沉积可以导致斑块破裂的风险增加[1]。目前认为动脉粥样硬化性内膜钙化是由于血管细胞（如平滑肌细胞、周细胞）在炎症因子、细胞因子、氧化应激以及氧化修饰的脂蛋白和新血管生成等多种刺激因素的作用下，发生软骨样细胞表型或成骨样细胞表型的转化，表现为合成和分泌多种骨形成蛋白如碱性磷酸酶、骨形态发生蛋白、骨桥蛋白、骨连接素和骨钙蛋白等特征。高脂血症促进血管钙化的发生，而三羟基三甲基辅酶 A 还原酶抑制剂则抑制血管钙化的发生。近年的研究还发现人动脉粥样硬化斑块中有骨形态发生蛋白 2 存在。致动脉粥样硬化因素如炎症细胞因子、氧化脂质、单核巨噬细胞分泌因子产物等均可促进骨发生和血管细胞基质囊泡钙化。

（二）中膜钙化

血管中膜由平滑肌细胞和富含弹性蛋白的细胞外基质组成。与内膜钙化成弥散性分布不同，中膜钙化时羟基磷灰石钙盐主要沿着弹力板分布，沿弹力纤维层呈同心圆状弥漫分布[1]，中膜钙化导致血管顺应性降低、僵硬性和脉搏波速率增加，因而增加钙化血管的收缩压和脉压，从而导致心脏舒张功能障碍、左心室肥厚、心肌缺血和心力衰竭。中膜弹性蛋白钙化与成骨样骨形成过程明显不同，且其发病亦不同于动脉粥样硬化。研究发现沿着基质Ⅱ型胶原分布的中膜钙化结节处的邻近细胞表现为成软骨样细胞。中膜钙化时 VSMC 由收缩型向成软骨样细胞或成骨样细胞表型转化。

既往认为动脉中膜钙化既不引起血管的狭窄，亦不导致血管栓塞。近年的研究发现动脉中膜钙化与心血管疾病的高死亡率和 2 型糖尿病的截肢风险及终末期肾病死亡率密切相关。此外，动脉中膜钙化与维生素 D 中毒和衰老相关。完整的弹性蛋白基质可以维持机体 VSMC 表型，而动脉中膜钙化早期均有弹性蛋白的降解，弹性蛋白降解代谢物则可激活细胞依赖性的钙结晶沉积，损伤血管产生的基质金属蛋白酶 9 可促进华法林/维生素 K 诱导的动脉中膜钙化时的钙沉积。弹性蛋白的降解也是 Marfan 综合征动脉钙化的显著特征。

（三）瓣膜钙化

瓣膜钙化主要发生于主动脉瓣，其主要特点是瓣膜的增厚和钙化，随着钙化的进一步发展，瓣膜细胞外基质结构和组成发生明显改变，组织学和病理学检测发现钙化的瓣膜中存在斑点状钙化和板层骨、弹性蛋白降解、脂质蓄积、慢性炎症和高水平的骨桥蛋白（osteopontin，OPN）

等病理改变。钙化的瓣膜导致主动脉狭窄，是导致充血性心力衰竭和终末期肾病高死亡率的重要原因[2]。机械应力、炎症以及钙磷代谢、糖代谢和脂质代谢紊乱引起的瓣膜损伤最终导致瓣膜钙化。参与瓣膜钙化形成的细胞主要来源于主动脉瓣膜的间质细胞。钙化的瓣膜处有巨噬细胞和T细胞浸润，骨形态发生蛋白（bone morphogenetic protein，BMP）2和4、核心结合因子 α_1 亚基（core-binding factor α subunit 1，CBFα1）和骨钙素在钙化的瓣膜中高表达，这些炎症细胞和骨调节蛋白以及转录调节因子在血管瓣膜钙化过程中具有重要的调节作用[3]。

（四）钙化的尿毒症性小动脉病变

钙化的尿毒症性小动脉病变，又称为钙化防御（calciphylaxis），是以系统性小动脉钙化、血栓形成和皮肤及软组织缺血坏死为特征的一种少见的、致命性的血管性疾病。常见于发生肾衰竭接受肾透析治疗的同时给予华法林治疗的患者。CUA是一种主动的血管中膜钙化病变，主要发生于小动脉（直径＜0.6mm），伴有内膜增殖、血栓栓塞、纤维化、脂肪炎症和坏死。病变处有BMP4高表达，系统炎症标志物如红细胞沉降率和C-反应蛋白水平显著升高。邻近皮下脂肪坏死组织的真皮层较易发生钙沉积，肠系膜组织和肺组织亦表现为广泛的钙化，CUA的病理过程十分复杂，并且大多数的CUA患者血中钙磷水平及甲状旁腺激素水平是正常的。CUA的发生与患者应用免疫抑制药、患糖尿病、肥胖和血液高凝状态有关，预后较差，在发生CUA后2年内的病死率接近100%。

二、血管钙化相关疾病

（一）冠心病

血管钙化以冠状动脉和主动脉最为常见，冠状动脉钙化还是动脉粥样硬化的标志，并反映冠状动脉硬化的程度，钙化的动脉壁不能对生理性刺激做出相应的舒缩反应，从而导致冠脉血流量调控失调。主动脉钙化增加了主动脉的硬度，降低了血管的顺应性，易导致心肌缺血、左心室肥大、心力衰竭和脑卒中等心血管事件的发生。目前冠状动脉钙化（coronary artery calcification，CAC）的定量测定最常用的检测方法是电子光束计算机断层扫描（electron beam computed tomography，EBCT），该方法主要用冠状动脉钙化分数来表示钙化的范围和程度。由EBCT测得的冠状动脉钙化分数可以敏感和特异地预测未来冠状动脉事件的发生，尤其对无临床症状患者心血管事件的预测具有重要的临床意义。此外，临床研究表明在机体没有发生冠状动脉钙化的情况下，未来发生心血管事件的可能性非常低。颈动脉钙化对于评估和预测心肌梗死、脑卒中或死亡以及积极预防和治疗心脑血管疾病亦具有重要的临床意义。在不考虑其他与主动脉弓钙化相关的因素情况下（如年龄、人种、吸烟、饮酒、高血压和糖尿病等），主动脉弓钙化与冠心病增加的危险性密切相关，且无性别差异。

（二）高血压

血管组织重塑通常伴有血压增高、细胞外基质的改变以及血管细胞的激活，并提供钙磷沉积于血管壁的微环境。大血管或其分支的钙化可以促进血管组织的硬化，而血管硬化则会进一步促进高血压的产生，特别是随着年龄的增加，这种作用更加明显，主要表现为收缩压增高，舒张压降低，因而脉压增大。高血压和大血管的钙化各自代表了两种相关的过程，并形成了由高血压动脉损伤，钙磷沉积和高血压所导致血管壁硬化等组成的恶性循环[4]。目前的研究表明血管紧张素Ⅱ可以通过细胞核因子-κB受体活化因子配体（receptor activator of nuclear factor-kappa B ligand，RANKL）的激活诱导体内外血管钙化。此外，RANKL还可以激活肾素-血管紧张素Ⅱ系统，特别是血管紧张素Ⅱ转换酶和血管紧张素1型受体。因此，肾素血管紧张素Ⅱ及其受体系统和RANKL系统的相互作用促进血管钙化的发生可能是高血压和血管钙化沉积所形成的恶性循环的主要机制[5]。

（三）衰老

衰老是生物随着时间的推移、自发的必然过程。它是复杂的自然现象，表现为结构和机能衰退，适应性和抵抗力减退。而衰老也可以对心血管产生多种影响，衰老可以诱导血管在结构上和功能上产生多种变化，其中最主要的变化是增加中心动脉血管壁的硬化程度，而这主要与细胞外基质重塑有关，如胶原含量及交联的增加，弹性蛋白降解及碎片的增加，以及血管钙化程度的增加。衰老所导致的细胞外基质的重塑是由于血管壁内 VSMC 受到各种衰老相关因素刺激后由收缩型向合成型转变所致，并与血管壁炎症相关。血管钙化是衰老相关的细胞外基质重塑最常见的表现。衰老的 VSMC 表现为钙化前体细胞或成骨样细胞表型。血管钙化是老年人群中普遍存在的病理过程，在患有动脉粥样硬化、糖尿病和肾衰竭等疾病的老年患者中血管钙化程度显著加重。

（四）糖尿病

糖尿病是一种多病因的代谢性疾病，其病理特点是慢性高血糖，以及与之相伴的因胰岛素分泌减少和（或）作用缺陷引起的糖、脂肪和蛋白质代谢紊乱。糖尿病患者发生血管钙化的风险显著高于非糖尿病患者。目前血管钙化被认为是糖尿病患者心血管疾病发病率和死亡率的主要独立危险因素。糖尿病患者血管钙化包括血管内膜钙化和中膜钙化，糖尿病患者血管内膜钙化主要与动脉粥样硬化病变相关，并可伴有严重的冠状动脉钙化，属于典型的内膜钙化。糖尿病患者血管中膜钙化主要发生在大动脉无炎性细胞浸润和脂质沉积的环境中，或由内膜钙化累及中膜发展为中膜钙化，其钙化严重程度和部位是预测 2 型胰岛素非依赖性糖尿病患者心血管事件发生率、脑卒中和截肢的最佳指标。糖尿病通常伴有高糖血症及其晚期糖基化终末产物（advanced glycation end product，AGE）的增加、高胰岛素血症、氧化应激、脂质代谢紊乱、炎症、细胞凋亡、骨调节蛋白表达异常、血管局部自分泌和旁分泌紊乱等病理生理过程。高糖血症、高胰岛素血症、氧化应激、脂质代谢紊乱和炎症是诱发糖尿病血管钙化发生的主要因素，除此以外，遗传因素以及各因素间相互作用也与糖尿病血管钙化的发生发展密切相关。

（五）慢性肾病

慢性肾病（chronic kidney disease，CKD）患者存在广泛的血管钙化，即使是没有传统心血管疾病危险因素的中青年肾透析患者亦有广泛的血管钙化。心血管疾病是慢性肾病患者死亡的主要原因。计算机断层扫描发现 4～5 期慢性肾病患者 80% 有主动脉钙化，并且其钙化的严重程度可作为心血管事件的预警指标。慢性肾病时继发甲状旁腺功能亢进、钙磷代谢紊乱，以及给予维生素 D 和华法林治疗等均可促进血管钙化的发生。此外，肾透析病人体内缺乏 γ- 羧基谷氨酸基质蛋白、胎球蛋白 A 和焦磷酸盐等钙化抑制因子，血管细胞死亡和弹力纤维的降解等均有利于钙磷的沉积[6]。

（六）主动脉瓣狭窄

钙化的主动脉瓣狭窄是瓣膜置换术的常见指征。随着急性风湿热发病的减少，风湿性心脏病发病率的下降，钙化性主动脉狭窄已成为主动脉瓣膜病的最常见病因。流行病学研究显示主动脉瓣膜病的危险因素与动脉粥样硬化的发病因素相似，如吸烟、性别、高血压、胆固醇水平的升高、肾衰竭和糖尿病等。对来自患者人群的描述性研究发现，主动脉病的主要标志性特点包括早期动脉粥样硬化、细胞增殖和成骨细胞标志分子表达。经典的心血管危险因素、遗传因素和瓣膜生物学可能在瓣膜钙化的发展过程中具有重要作用，而主动脉瓣钙化是主动脉瓣狭窄的主要病因。钙化主动脉瓣的早期病理表现为主动脉瓣硬化，并伴瓣叶增厚、钙化、僵硬所致左室流出道梗阻。人们不再简单认为瓣膜的磨损是钙化性主动脉瓣狭窄的原因，已经认识到引起主动脉瓣狭窄的病因比较复杂，与动脉粥样硬化的发生机制不仅相关而且有相似之处[7]。

第二节　血管钙化的细胞来源及影响因素

血管的管壁细胞主要由内皮细胞、中膜平滑肌细胞以及外膜成纤维细胞和脂肪细胞构成。近年研究发现血管钙化的细胞来源具有多样性，在各种刺激因素下能转变为成骨样细胞，主要是VSMC、钙化的血管细胞、管周细胞、循环血来源的间充质细胞、血管壁内的间充质干细胞以及位于内皮基底膜和外膜的间充质干细胞。

一、血管钙化的细胞来源

目前研究认为VSMC是血管钙化形成时主要的细胞来源。在有血管钙化的高血压、糖尿病和慢性肾衰竭肾透析患者以及高钙、高磷和维生素 D_3 与尼古丁合用制备的大鼠血管钙化模型均证实，血管中膜的VSMC在上述各种因素刺激下可由收缩型转变为合成分泌型，并最终发展为成骨样细胞表型。不仅如此，在处于疾病进展过程的动脉粥样硬化斑块中，出现VSMC迁移、增殖活跃，并分泌大量细胞外基质如Ⅰ型、Ⅲ型胶原和蛋白多糖，粗面内质网的数量增加，以及氧化脂质包括氧化的低密度脂蛋白聚集等现象。同时，与动脉粥样硬化有关的一些因子还可以使VSMC获得成骨细胞样特征。尤其有意义的是促进成骨样细胞分化的关键转录因子——成骨细胞特异转录因子2/核心结合因子 α_1 亚基（osteoblast-specific transcription factor 2 / core binding factor α subunit 1，Osf2/CBFα1）在钙化的VSMC中表达，从而表明VSMC向成骨细胞样表型转变是血管中膜钙化的主要细胞来源。此外，大量研究发现，在血管壁存在一种被称为“钙化的血管细胞”（calcifying vascular cell，CVC）的细胞。这种细胞为VSMC的一个亚群，能自发形成结节和钙化，且具有成骨样细胞特点，即细胞膜上均表达碱性磷酸酶以及分泌产生Ⅰ型胶原、骨桥蛋白、骨钙蛋白和骨连蛋白。此外，这些细胞还具有间充质细胞的潜能，可向成骨样细胞分化。血管周细胞（pericyte）是位于血管基底膜内的一种多能细胞，分布于大、中、小动脉的内膜内层、中膜外层和外层滋养血管，形态为星形。周细胞可以分化为巨噬细胞、脂肪细胞、软骨细胞和血管平滑肌细胞等。周细胞具有与CVC相似的表型分子，包括α-actin和β-actin等。周细胞在一定条件下可分泌细胞外基质，形成大量的钙化结节，并分泌Ⅰ型胶原、骨桥蛋白、γ-羧基谷氨酸基质蛋白和骨钙素，进而分化为成骨样细胞、骨细胞和骨组织。循环血来源的间充质细胞、血管壁内的间充质干细胞、位于内皮基底膜和外膜的间充质干细胞也可在致钙化因素作用下转分化为成骨样细胞，因此也是血管钙化的细胞来源之一。对动脉粥样硬化模型小鼠中的成软骨样细胞的研究表明，在成软骨样细胞中，87%的成骨样细胞中含有干细胞标记物CD34，55%的成软骨样细胞中含有髓样前体细胞抗原CD13，说明骨髓来源的 $CD34^+CD13^+$ 前体细胞在动脉粥样硬化的内膜钙化中向成软骨样细胞转变，并对内膜钙化的发生发展起到重要的作用[8]（图17-1）。近年的研究还发现人动脉斑块钙化发生于粥样硬化Ⅲ期，与巨噬细胞、胞外类胰蛋白酶和弹性蛋白的局部沉积和巨噬细胞局部增殖相关，与血管平滑肌细胞无关；进一步的研究发现在动脉粥样硬化的斑块中，Runx2/CBFα1可与RANKL的启动子区直接结合促进VSMC与巨噬细胞细胞的相互作用，促进巨噬细胞迁移并分化为成骨样细胞。此外，肌成纤维细胞亦能在钙化诱导因素作用下转分化为成骨样细胞[1]。

二、影响血管钙化的因素

（一）氧化应激

氧化应激是机体在多种损伤因素作用下，产生过多活性氧自由基（超氧化物、过氧化氢等），从而导致组织损伤。在慢性肾衰竭患者血浆中，抗氧化物质生成减少或活性降低，尤其是慢性

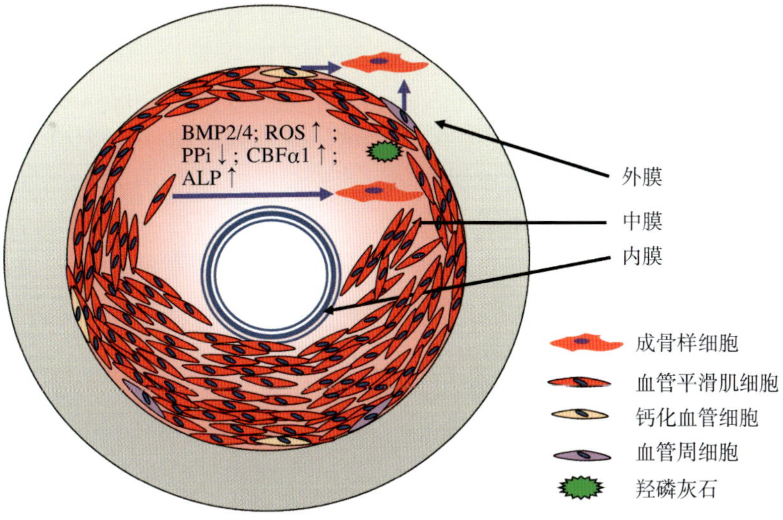

图 17-1　血管钙化的细胞来源

BMP2/4：骨形态发生蛋白 2/4；ROS：活性氧自由基；PPi：无机焦磷酸盐；CBFα1：核心结核因子 α_1 亚基；ALP：碱性磷酸酶

肾衰竭患者透析治疗后一些抗氧化物质如维生素C和维生素E丢失，还原型谷胱甘肽水平下降，血浆和红细胞中超氧化物歧化酶和谷胱甘肽过氧化物酶活性均降低，导致过多的氧化产物产生，如红细胞膜上丙二醛水平、血浆氧化型低密度脂蛋白（oxidized low density lipoprotein，oxLDL）升高。而oxLDL的产生，可刺激VSMC向成骨细胞表型转分化。另外，促氧化剂（如过氧化氢和黄嘌呤）能增加细胞内的氧化应激，增强VSMC中碱性磷酸酶（alkaline phosphatase，ALP）的活性，促进VSMC向成骨样细胞转化。氧化应激还可上调和激活Runx2/CBFα1基因在血管的表达，并上调BMP2表达，促进VSMC向成骨细胞表型转化。

（二）碱性磷酸酶（alkaline phosphatase，ALP）

ALP是成骨细胞的一个生物标志物，是细胞外基质沉积的早期指标，对促进骨的矿物质化有关键作用，其活性增高常提示血管钙化的发生。在软骨内成骨时，ALP活性的高低是羟基磷灰石形成的关键因素，在血管钙化时ALP也有类似作用。传统的动脉粥样硬化性钙化刺激因子，包括BMP2和oxLDL都能增加ALP的活性。焦磷酸盐是ALP的作用底物和强效的血管钙化抑制物，可由血管壁细胞旁分泌/自分泌产生。ALP通过减少无机焦磷酸盐（inorganic pyrophosphate，PPi）水平促进血管钙化的发生发展。

（三）Ⅰ型胶原蛋白（collagen type Ⅰ）

胶原蛋白是由成纤维细胞合成的一种纤维型蛋白质，它主要存在于肌腱、韧带、软骨、皮肤及其他结缔组织中，是人体内含量最丰富、分布最广的一种蛋白质。它具有支撑器官和保护肌体的功能，也是组成细胞间质的最重要的功能蛋白质，血管壁中存在多种胶原蛋白，共同保持管壁弹性，并作为细胞、血小板和基质成分的锚定位点。Ⅰ型胶原蛋白是骨基质的基本成分，缺乏Ⅰ型胶原蛋白会使骨骼失去弹性，导致脆骨病。CVC表达Ⅰ型胶原并分泌到上清，Ⅰ型胶原蛋白在牛主动脉血管平滑肌细胞培养的上清中也有低水平表达。VSMC在动脉粥样硬化时分泌Ⅰ、Ⅲ、Ⅴ型胶原蛋白，使血管壁增厚而导致血管堵塞。Ⅰ型胶原蛋白能促进单核细胞向巨噬细胞转化，导致脂类摄取增加和基质金属蛋白酶合成。它还与LDL结合，促进LDL氧化修饰，加速斑块形成。因此，Ⅰ型胶原可以使钙化结节形成加速，钙沉积增加，ALP 活性增加并进而加速血管钙化进程。

（四）炎症

炎症过程中所分泌的各种炎症因子在血管钙化的发生、发展过程中起非常重要的作用。炎症因子如白介素 6（interleukin，IL6）与心血管疾病和血管钙化有密切联系。IL6 可以增加热休克蛋白 70 的表达和分泌，后者可与血管钙化抑制物基质 γ- 羧基谷氨酸蛋白［matrix Gla（γ-carboxyglutamic acid）protein，MGP］结合，拮抗 MGP 的功能，从而导致 BMP2 和 BMP4 活性增加，促进钙化的发生。IL6 等炎症因子还可以刺激肝产生过多的 C 反应蛋白（C reactive protein，CRP），促进动脉粥样硬化和血管钙化的发生。肿瘤坏死因子 α（tumor necrosis factor α，TNFα）可诱导血管细胞发生钙化，在血管钙化中起重要作用。TNFα 可通过激活 cAMP 通路，增强一些重要成骨细胞分化转录因子的活性，如 cAMP 效应元件结合蛋白、活化蛋白 1（activated protein1，AP1），以及促进成骨细胞转录调节因子 CBFα1/Runx2 与 DNA 结合等效应，刺激 VSMC 向成骨样细胞的转化。慢性炎症过程，如动脉粥样硬化，可以激活单核巨噬细胞系统，而巨噬细胞在动脉粥样化的钙化过程中发挥重要作用。巨噬细胞可以合成多种细胞因子和生长因子，如骨桥蛋白、TGFβ 或活性氧等，这些因子都可以促进平滑肌细胞迁移和增殖，且可促进 VSMC 向成骨样细胞表型转化，参与血管钙化的形成[9-10]。

（五）脂代谢紊乱

大量临床研究已经证实，脂蛋白与胆固醇在血管钙化发生发展过程中起重要作用。高脂血症特别是高浓度的 LDL 和胆固醇可激活单核巨噬细胞，促进其向血管壁内迁移、聚集，并释放生物活性介质，进而促进血管钙化的形成。此外，脂蛋白的增加还可以促进体内的氧化应激水平升高，导致活性的氧化物产生增加，氧化生成的 oxLDL 可促进 VSMC 向成骨样细胞表型转化，进而促进血管钙化的发生。

第三节　血管钙化的发生机制

既往研究认为血管钙化是钙磷在血管壁的被动沉积过程，近年细胞生物学和血管影像学的研究证实血管钙化是一个与骨发育类似的、主动的、可预防和可逆转的高度可调控的细胞介导的生物学过程。多种机制参与了血管钙化的发生，包括成骨细胞和破骨细胞的标志分子、血管钙化抑制因子的缺失、基质囊泡形成与细胞死亡、钙磷稳态失衡以及血管旁分泌 / 自分泌功能紊乱等（图 17-2）。

一、成骨细胞和破骨细胞

既往认为成骨细胞和破骨细胞的标志分子仅作为判断骨生成或骨质疏松的标志分子，近年研究发现成骨细胞和破骨细胞的标志分子亦参与血管钙化的发生发展。如 Ⅰ 型胶原是骨基质的基本成分，是钙化基质囊泡的内在成分。钙化的血管细胞表达 Ⅰ 型胶原并分泌到上清。动脉粥样硬化时 VSMC 分泌 Ⅰ 型、Ⅲ 型、Ⅴ 型胶原，使血管壁增厚而堵塞。Ⅰ 型胶原可促进单核细胞向巨噬细胞转化，导致脂类摄取增加和金属蛋白酶合成；它还与 LDL 结合，促进 LDL 氧化修饰；Ⅰ 型胶原促使斑块形成加速，钙沉积增加，ALP 活性增加而加速钙化。骨钙素（osteocalcin）又称骨 γ- 羧基谷氨酸蛋白［bone Gla（γ-carboxyglutamic acid）protein，BGP］，骨钙素是一类 γ- 羧基化蛋白，其谷氨酸残基的羧基化依赖维生素 K，谷氨酸残基可结合钙、磷和羟磷灰石。骨钙素是成骨细胞晚期分化的标志分子，与羟基磷灰石具有高度亲和力，骨钙素可抑制骨中羟基磷灰石结晶的形成。ALP 是骨矿化过程中的关键酶，VSMC 可在各种致钙

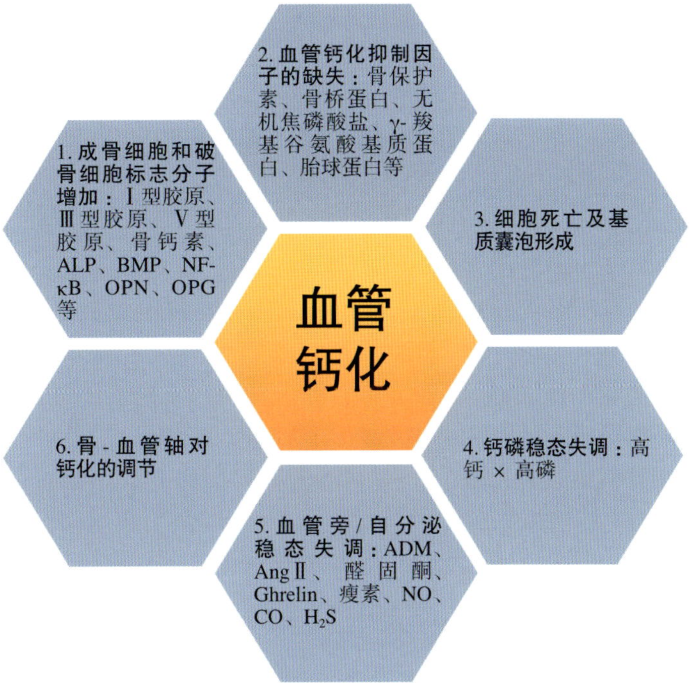

图 17-2　血管钙化的发病机制

ALP：碱性磷酸酶；BMP：骨形态发生蛋白；NF-kB：核因子-κB；OPN：骨桥蛋白；OPG：骨保护素；ADM：肾上腺髓质素；Ang Ⅱ：血管紧张素Ⅱ；Ghrelin：生长素；NO：一氧化氮；CO：一氧化碳；H_2S：硫化氢

化因素作用下高表达 ALP，且酶活性显著增加，从而促进钙化发生。BMP 是转化生长因子超家族成员，其中 BMP2 和 BMP4 能够诱导动物或人体间充质细胞分化为骨、软骨等组织。在动脉粥样硬化斑块中发现主要存在 BMP2 和 BMP4。BMP2 可促进肌成纤维细胞的钙化，其作用与 BMP2 诱导的骨分化作用相同。核因子-κB（nuclear factor-κB，NF-κB）受体活化因子及其配体（RANK/RANKL）系统亦可促进血管钙化的发生，刺激破骨细胞的骨重吸收活性[10]。

二、血管钙化的抑制因子

（一）骨保护素

骨保护素（osteoprotegerin，OPG）属于肿瘤坏死因子超家族中的一员，是破骨细胞生成抑制因子，在骨骼重塑过程中起重要作用。研究表明 OPG 的缺失可以导致血管中膜钙化，OPG 主要是通过抑制 RANKL 及其受体 RANK 的激活来发挥作用。生理条件下，由成骨细胞产生的 RANKL 可以促进破骨细胞的生成、融合、分化和激活，并进一步促进骨质的吸收和丢失。OPG 对 RANKL 的抑制作用，削弱了 RANKL-RANK 的相互作用，导致破骨细胞的成熟过程受阻，防止了骨骼中钙和磷的释放，从而减少了血管钙化形成的概率。OPG 也是肿瘤坏死因子（tumor necrosis factor，TNF）受体基因超家族成员的分泌型蛋白，在动脉及软骨组织中均有表达，在体内、外发挥抑制破骨细胞形成的作用。$OPG^{-/-}$ 小鼠亦发生动脉内膜和中膜的钙化，主要在主动脉和肾动脉，两周时即出现，两个月时最明显，可导致动脉瘤的形成，最终导致血管破裂和出血。在 $ApoE^{-/-}$ 小鼠，OPG 的失活可加重血管钙化的发生，并增加动脉粥样硬化斑块 OPG 基因缺陷大鼠出现严重骨质减少及非致死性的主动脉及肾动脉中膜钙化的概率[6, 11]。

（二）骨桥蛋白

骨桥蛋白（osteopontin，OPN）是一种分泌型糖基化磷酸蛋白，在骨、软骨、肾、蜕膜和胎盘等组织中广泛表达，但在骨骼中的分布最多。OPN 是一种多功能蛋白，在细胞黏附、信号转导、肿瘤转移、成骨细胞功能调节及基质矿化等过程中都有十分重要的作用。有证据表明 OPN 通过其受体 $\alpha v\beta_3$ 整合素调节单核细胞衍生的骨吸收细胞——破骨细胞的功能。内源性 OPN 是破骨细胞活性的重要调节因子，破骨细胞生成不依赖 OPN，但 OPN 调节稳定状态下破骨细胞数量。当骨骼发生重塑时，OPN 主要在破骨细胞的细胞膜上表达，破骨细胞与底物黏附后即形成局部酸化的微环境，使矿物质溶解，随后分泌蛋白酶和水解酶，降解胶原和其他骨基质蛋白。在体外培养的 VSMC 模型中加入外源性 OPN 可抑制基质矿化。OPN 主要在钙化缺损处表达，OPN 能与含有羟基磷灰石的磷酸钙紧密结合，是羟基磷灰石晶体形成和扩大的潜在抑制因子。OPN 既存在于成长的骨细胞中，也存在于增殖的 VSMC 中。OPN 可显著抑制 VSMC 钙化，但不能抑制细胞中 ALP 的活性及培养基中磷的水平，当培养基中加入过多钙质时可拮抗 OPN 对 VSMC 钙化的抑制作用，导致细胞内钙含量增加。尽管 OPN 对血管钙化的抑制作用是钙依赖性的，但并非通过简单的螯合钙发挥作用，而可能是直接通过与钙晶体表面作用实现对钙化的调节。

（三）无机焦磷酸盐

无机焦磷酸盐能够通过直接抑制羟磷灰石形成和抑制血管 VSMC 向成骨样细胞表型转化，对血管钙化发挥抑制作用。无机焦磷酸盐抑制血管钙化的作用，主要依赖于三条独立的膜蛋白对细胞外局部无机焦磷酸盐的调节。包括核苷酸内焦磷酸酶 / 磷酸二酯酶 1（ectonucleotide pyrophosphatase/phosphodiesterase 1，eNPP1），其作用为分解 ATP 产生无机焦磷酸盐；组织非选择性碱性磷酸酶（tissue non-specific alkaline phosphatase，TNAP），TNAP 是成骨细胞的标记蛋白，该酶能够水解无机焦磷酸盐生成磷酸盐并拮抗 eNPP1 的作用，进而促进骨质形成。当血管损伤处的 TNAP 异常增加时，可以促进血管钙化形成。锚蛋白（ankyrin，ANK），ANK 不仅可以介导细胞质内的无机磷酸盐的流出，还可以调节无机焦磷酸盐转运体的活性。因此 NPP1 或 ANK 的持续激活可以抑制血管钙化的发生发展。此外，当线粒体功能缺陷所导致的 ATP 活性降低时也可以通过降低组织中无机焦磷酸盐水平而促进血管钙化的发生 [1]。

（四）基质 γ- 羧基谷氨酸蛋白

基质 γ- 羧基谷氨酸蛋白［matrix Gla（matrix γ-carboxyglutamic acid）protein，MGP］属于维生素 K 依赖蛋白家族，是平滑肌细胞及软骨细胞合成的一种细胞外基质蛋白，并可以作为成骨细胞的标志分子。MGP 的 5 个 Gla 残基与羟基磷灰石具有高度亲和力，可显著抑制钙沉积及羟基磷灰石晶体增长。MGP 通过多种细胞和分子机制防止异位钙化的沉积，包括：①通过 VSMC 产生的基质囊泡和凋亡小体来调节钙化，凋亡的 VSMC 产生凋亡小体，而凋亡小体可以作为钙化的发生位点启动环节，MGP 通过与 BMP2 直接结合抑制 VSMC 凋亡而抑制血管钙化的发生。②抑制钙磷混合物的沉积，MGP 可以直接与钙质或钙盐结晶结合抑制钙盐沉积。③抑制 VSMC 的分化：VSMC 发生表型转变主要与 BMP2 相关，后者可刺激 VSMC 转变为成骨样细胞从而促进血管钙化的发生；MGP 通过与 BMP2 结合抑制 VSMC 向成骨细胞表型转变，从而抑制血管钙化的发生 [12]。

（五）胎球蛋白 A

胎球蛋白 A（FetuinA），也被称为 α2-Heremans-Schmid 糖蛋白，是一种 Ca^{2+} 结合蛋白，由肝细胞合成，广泛存在于细胞外。FetuinA 是生长因子的携带者，可以结合和失活转化生长因子 β 和骨形态发生蛋白 2，后者是骨矿化的主要促进因子。与 OPN、OPG 和 MGP 不同，FetuinA 不能直接作用于血管壁而是作为血管钙化的循环抑制物而发挥其抑制血管钙化的作用。缺乏 FetuinA 的小鼠表现为广泛的软组织钙化。VSMC 摄取血清中 FetuinA，储存于细胞的膜结合基质小泡内，含有大量 FetuinA 的基质小泡不能形成羟基磷灰石结晶。VSMC 对 FetuinA 的摄取是钙依赖性的，随着 FetuinA 进入细胞内，细胞外液的 Ca^{2+} 也进入 VSMC，有利于 FetuinA 抑制血管钙化。但当羟基磷灰石结晶形成后，胎球蛋白则不能对其产生溶解作用。因此，胎球蛋白可以预防循环中的不良钙化的形成，但不会对骨质代谢产生影响。

（六）微 RNA

微 RNA（micro RNA，miRNA）是一段由22个核苷酸组成的单链非编码 RNA，是一种基于基因水平的调节因子。miRNA 能与目的信使 RNA（messenger RNA，mRNA）的互补序列相结合，并发挥抑制翻译或使目的 mRNA 降解的作用。一个单独的 miRNA 可以作用于多个基因位点，发挥广泛的转录后调节作用；多个 miRNA 也可以各自作用于一条通路的不同位点来发挥共同作用。miRNA 与多种心血管损伤有关，包括血管重塑、心肌肥厚、心力衰竭和心肌梗死后重塑等[1]。而且，miRNA 在调节血管功能及血管钙化的发生过程中也发挥调节作用。一些 miRNA 可以抑制血管钙化的发生，如 miRNA-133a 可抑制 VSMC 向成骨细胞转化，miRNA-125b 可以通过作用于靶基因 SP7 抑制 VSMC 向成骨细胞转化，从而抑制血管钙化的发生；miRNA-204 通过下调其靶基因 RUNX2 的表达水平抑制血管中膜钙化的形成；miRNA-30b/30e 可以通过 Samd 通路抑制 Runx2 的表达，进而抑制 ALP 的表达和细胞外基质钙化；miRNA-26a 则通过抑制 Smad 通路上的 Smad1 和 Smad5 的表达水平，抑制 VSMC 向成骨样细胞的分化；miRNA-141 能够抑制成骨相关的转录因子 Dlx5 的表达水平，并通过抑制 BMP2 表达水平抑制血管钙化发生。miRNA-29a/b 可以直接作用于含Ⅰ型血小板反应蛋白的解聚素和金属蛋白酶 7 抑制软骨寡聚基质蛋白的降解从而抑制血管钙化的发生，此外，miRNA-29a/b 还可通过减少细胞外基质中的胶原蛋白和弹性蛋白等组成成分抑制血管和动脉瓣膜钙化的发生。一些 miRNA 则促进血管钙化的发生。在 Klotho 突变（kl/kl）小鼠动脉中膜中 miRNA-135a、miRNA-762、miRNA-714 和 miRNA-712 表达增加，并伴随着 Ca^{2+} 流出受阻，导致细胞内钙离子浓度增加，而在给予 miRNA 抑制剂后可以减轻 VSMC 的钙化程度，细胞内钙离子浓度也随之降低，表明 miRNA 可以通过作用于钙离子转运体，破坏钙离子的转运，并进而影响细胞内钙离子浓度，从而促进血管钙化的发生。miRNA 还可以通过影响平滑肌细胞的表型转变促进血管钙化的发生，如 miRNA-143/145 可以通过促进 VSMC 的分化以及抑制其增殖，使其表型发生转变，促进血管钙化的形成[13]。

三、基质囊泡形成与细胞死亡

基质囊泡（matrix vesicle）是由增殖的软骨细胞或骨细胞浆膜形成的独立于细胞外的细胞器[6]。基质囊泡的膜含有丰富的磷脂，具有富集钙离子生成无定形磷酸钙并进一步转化为磷灰石的作用。胚胎骨、软骨及牙本质中的矿物质均通过基质囊泡在细胞外形成。近年研究证实动脉中膜细胞凋亡或坏死后的降解产物——基质囊泡是血管钙化的始动环节。VSMC 在各种致钙化因素刺激下受损，基质囊泡从受损的、活的或即将死亡的 VSMC 中释放出来，并含有 ALP 活性，形成易于碱性钙磷沉积的微环境，并含有大量的钙和磷，基质囊泡结合细胞外的基质蛋白，启动血管的钙化。而在细胞外基质，基质囊泡释放的磷灰石结晶至细胞外间隙（extracellular space），并沉积于此处的胶原纤维中，继续生长形成钙化结节。基质囊泡的几种内在成分，包括钙结合蛋白、磷脂和膜联蛋白，都参与了钙化的始动[14]。而与基质囊泡相关联的Ⅱ型和Ⅹ型胶原通过结合膜联蛋白Ⅴ加速了钙化的过程，激活了基质囊泡钙通道的活性，导致基质囊泡内的钙离子积聚。

四、钙磷稳态失衡

高钙和高磷可以直接作用于 VSMC，促进血管钙化的发生，即刺激 VSMC 向骨样或软骨样细胞分化、囊泡释放、细胞凋亡和细胞外基质降解。细胞外高浓度钙可诱导碱性磷酸酶活性升高；细胞内钙浓度升高则使钙结合蛋白（annexin，Anx）A2、A5 和 A6 定位在细胞膜上，升高的 ALP 和钙结合蛋白以及胶原蛋白促进基质囊泡的钙化。细胞质中的钙也是促进 VSMC

基质囊泡释放的关键因素。抑制钙进入细胞内或用螯合剂螯合细胞内钙可有效抑制血管钙化的发生。磷［大部分是以无机磷（Pi）的形式存在］是细胞和组织的重要组成部分。在人体中，85%磷分布于骨骼，14%分布于细胞内，1%分布于细胞外液。正常条件下肾是血清磷稳态的主要调节器官，骨骼作为磷的主要储存部位，通过骨质形成和吸收调节血清磷的浓度。调节磷稳态的激素有甲状旁腺素（parathyroid hormone，PTH）、成纤维细胞生长因子23（fibroblast growth factor 23，FGF23）、Klotho和1,25二羟维生素D_3等。PTH的主要作用是促进骨释放钙和磷，促进肾重吸收钙和抑制肾重吸收磷，维持体内钙磷稳态，但长期给予过量的PTH或PTH分泌增加就会促进血管钙化的发生[1, 15]。FGF23是分子量为23 000、主要来源于骨细胞和成骨细胞的激素，通过下调肾近曲小管腔面膜上Ⅱ型钠磷共转运体的表达，抑制磷的重吸收，促进磷的排泄，从而调节磷代谢稳态。慢性肾病患者循环血中FGF23水平进行性升高，进而促进磷的排泄，导致肾1,25二羟维生素D_3减少、刺激PTH分泌。Klotho基因是在类似于人类衰老的小鼠模型上发现的一种与衰老相关的基因，Klotho蛋白主要表达于肾小管上皮细胞，为单次跨膜蛋白，Klotho基因缺失小鼠出现包括寿命缩短、血管钙化、骨质疏松、动脉硬化血管病变等。此外，Klotho基因缺失可诱导FGF23抵抗，促使磷储留，并使机体出现严重的软组织和血管钙化[14]。$1,25(OH)_2D_3$可直接作用于VSMC的钙调节系统，从而导致钙在血管壁的沉积。

五、血管旁分泌/自分泌功能紊乱

血管的内皮细胞、中膜平滑肌细胞、外膜成纤维细胞和其他附属组织如脂肪组织及血管神经末梢等均具有重要的内分泌功能，可以分泌多种活性物质如血管活性多肽和气体信号分子以及其他细胞因子等。血管壁细胞分泌的多种活性物质在血管结构和功能稳态维持中具有重要的调节作用。近年来的研究还特别注意到血管局部旁分泌/自分泌功能的紊乱参与血管钙化的发生发展。

（一）血管活性多肽

肾上腺髓质素（adrenomedullin，ADM）是1993年发现的一种血管舒张肽，属降钙素基因相关肽（calcitonin gene related peptide，CGRP）家系。具有强大的舒张血管、降低血压和抑制VSMC增殖等广泛的生物学效应，是维持心血管功能稳态的重要活性多肽。ADM在成骨细胞分化的调节和血管钙化中也起重要作用。在钙化的大鼠心肌细胞和VSMC及动物模型上发现，钙化的细胞内源性ADM生成增加、ADM及其受体系统CRLR、RAMP2、RAMP3基因表达明显上调。ADM可明显抑制血管钙化，ADM抑制血管钙化的机制与其激活受体和受体后信号通路、增加OPN蛋白的表达水平，以及降低BMP2蛋白，CBFα1 mRNA和蛋白的表达有关。肾素-血管紧张素-醛固酮系统（renin-angiotensin-aldosterone system，RAAS）在血管稳态维持中具有重要调节作用，与血管钙化的发生发展也有密切关系。AngⅡ可以通过激活RANKL系统诱导血管钙化的发生，而RANKL系统也可以激活肾素-血管紧张素Ⅱ系统，特别是血管紧张素Ⅱ转换酶和血管紧张素Ⅱ1型受体，因此肾素血管紧张素Ⅱ系统和RANKL共同参与促进血管钙化的生成。血管紧张素受体抑制剂可以抑制血管钙化的发生。醛固酮是肾素血管紧张素醛固酮系统中的一个重要活性激素，血浆中醛固酮浓度的增高与血管硬化、血管损伤和动脉粥样硬化相关。钙化的血管内源性醛固酮水平增高，醛固酮受体抑制剂可以显著减轻血管钙化程度，醛固酮作为一种内源性激素参与了血管钙化的发生发展过程。醛固酮可促进VSMC向成骨细胞分化和矿物质化。醛固酮还可上调BMP2和TNF-α的表达以及磷转运体磷酸盐摄取及钠依赖性磷酸盐共转运体1（phosphate uptake and sodium dependent phosphate cotransporter 1，Pit1）的表达。此外，醛固酮还可以通过诱导氧化应激反应从而通过激活NF-κB通路促进血管钙化的发生。瘦素（leptin）是脂肪组织来源的激素，具有调节食物摄取、能量消耗和外周组织的其他生理功能。Leptin 受体存在于下丘脑及丘脑外组织，循环的 Leptin 水平增加与心血管疾病、肥胖症、衰老、细菌脂多糖引起的感染以及高脂肪饮食有关。在心血管系统中，Leptin 可以起到调节血管钙化的作用，并且可以作为血管钙化发生的独立预测因素。Leptin 能使 VSMC 的 ALP 活性增加，并进而促进这些细胞的钙化。此外，Leptin 还可以促进 VSMC 向成骨细胞转化，参与血管钙化的形成。Ghrelin 是由 28 个氨基酸组成的短肽，具有多种生物学效应，在心血管系统稳态维持中具有重要的调节作用，包括增加心肌收缩力、降低平均动脉压、促进血管舒张、抑制梗死后心力衰竭、改善心室重塑功能和减轻心脏缺血再灌注损伤等。血管钙化时 Ghrelin 通过激活细胞外信号调节激酶依赖的通路磷酸化抑制 VSMC 向成骨细胞分化，抑制血管钙化的发生。此外，甲状旁腺激素相关肽、C- 型钠尿肽和中介素在血管钙化的发生发展中亦具有重要的调节作用[16-20]。

（二）气体信号分子

20 世纪 80 年代中期，发现内源性气体分子一氧化氮（nitric oxide，NO）具有舒张血管、抑制血小板聚集和抑制细胞增殖等广泛的生物学效应，代表一种新型的非受体依赖性信号转导机制。继 NO 之后，一氧化碳（carbon monoxide，CO）和硫化氢（hydrogen sulfide，H_2S）相继被发现分别可经血红素和含硫氨基酸代谢内源性产生，并且发挥广泛的生物学效应。L- 精氨酸 / 一氧化氮合酶 / 一氧化氮（L-Arg/NOS/NO）途径是心血管系统功能稳态调节的重要的气体信号分子。血管钙化时内源性 NO 生成减少，cGMP 含量减少，L- 胍氨酸转化升高，L-Arg 转运降低，补充 NO 前体 L-Arg 可以减轻钙超载引起的血管损伤。CO 是继 NO 之后发现的又一种内源性气体信号分子，与 NO 功能相似，内源性 CO 是血红素在血红素加氧酶（heme oxygenase，HO）催化作用下产生的。在钙化的血管和 VSMC 上发现 HO1mRNA 表达及蛋白生成减少、活性降低、CO 生成减少、CGRP 含量降低。血红素 / HO/CO/cGMP 通路下调。H_2S 是继 NO 和 CO 之后的第三种内源性气体。研究发现 H_2S 可以减轻血管钙化大鼠模型体内血管钙化的严重程度，说明 H_2S 也参与了血管钙化的发病过程。进一步的研究表明，当血管钙化发生时，参与 H_2S 产生的胱硫醚 -γ 裂解酶（cystathionine gamma-lyase，CSE）的活性降低，其基因表达亦下调，并进而导致 H_2S 的产生减少。外源性 H_2S 可以抑制血管钙化发生发展，说明 H_2S/CSE 的通路在血管钙化的病理过程中，起到重要的调节作用。其主要作用机制为抑制细胞外基质中钙盐的沉积和抑制促进 VSMC 向成骨细胞转化的基因，如 ALP、骨钙素和 CBFA 等。此外，H_2S 还能够抑制磷酸盐以及钠磷共转运体的上调[21]。

综上所述，血管不仅是血液循环、代谢交换的动力器官，血管的内膜、中膜和外膜均可合成和分泌多种生物活性物质，同时也是这些活性分子的作用靶点。血管活性物质在不同的作用环节对血管钙化具有重要的调节作用。一些血管局部分泌的活性物质虽不直接参与钙磷代谢的调节，但具有促进（如血管紧张素Ⅱ等）或抑制（如 ADM 等）血管钙化的作用，由此提出血管组织局部旁分泌 / 自分泌功能紊乱是导致血管壁细胞向成骨细胞样表型转化进而形成血管钙化的重要因素（图 17-2）。这一观点的提出不仅对阐述血管钙化的理论具有重要意义，并为临床防治血管钙化提供了新思路，具有较强的应用前景。

六、骨 - 血管轴对血管钙化的调控

流行病学和临床前研究表明，在血管钙化与骨矿化之间，既有平行变化，也有相互影响。如炎症脂类和细胞因子能促进血管钙化，抑制骨矿化；而一些骨合成代谢分子，如 PTH 和 BMP7，促进骨矿化，但抑制血管钙化。在临床上，血管钙化与骨密度下降以及骨质疏松性骨折相关，而与年龄无关，即无论青年人还是老年人，一旦在体内检测到血管钙化就意味着发生骨质疏松症以及骨折的危险性增大。血管钙化与骨质疏松有三种可能的因果关系：①血管钙化促进骨丢失，虽然已知导致动脉狭窄和动脉粥样硬化的炎症可以促进骨丢失，但关于血管钙化促进骨丢失的研

究还很有限。②骨丢失促进血管钙化，骨基质中含有丰富的调节因子，这些因子在血管稳态调节中亦具有重要作用，例如 OPN、MGP 和转化生长因子基因超家族的分子。骨吸收过程中，这些因子被释放到血液循环中。在动物模型中阻断骨吸收的药物也阻止了血管钙化，证明了这些因子在血管钙化中的作用。除了单纯的骨丢失增多可以促进血管钙化的形成外，血管钙化也出现在骨形成、骨丢失同时受到抑制，但骨丢失仍大于骨形成的低骨转换型病理过程中，如糖皮质激素性骨质疏松症等。③二者具有共同的病因，即血管钙化和骨质疏松症有共同的致病因素，如衰老、雌激素缺乏、维生素 D 和维生素 K 的异常、血脂异常、甲状旁腺功能亢进、慢性炎症、同型半胱氨酸血症和氧化应激等。参与骨与血管相互作用的分子可能包括 OPN、FGF23、Klotho、FetuinA、MGP、磷酸盐、PTH 和维生素 D 以及 RANKL /RANK /OPG 系统[1, 22]。

第四节　血管钙化研究的动物模型

目前认为多种因素参与了血管钙化的发病过程。提出了骨形成蛋白调节学说，钙化抑制因素丢失学说，凋亡体基质囊泡学说等多种假说，但这些学说均不能完全说明血管细胞向骨细胞表型转化的机制，难以解释临床常见血管钙化与骨质疏松并存的现象。为探索血管钙化的发病机制，进行实验研究，尤其是动物模型上的干预研究，具有非常重要的意义。目前常用来制备在体血管钙化的实验动物有小鼠、大鼠、兔和微型猪等，最常用的鼠血管钙化模型的方法主要有药物诱导、慢性肾衰竭、基因敲除和高脂饮食近交培育 4 种[23]。

一、药物诱导的血管钙化模型

维生素 D_3（calcitriol）、华法林（warfarin）、尼古丁（nicotine）、氯化钙（$CaCl_2$）的单独或联合应用均可诱导大鼠和小鼠的动脉钙化。其操作相对比较简便，诱导时间较快，成活率高，成本较低，作为常用的血管钙化动物模型的制备方法广泛应用于基础研究，但不能完全模拟临床血管钙化患者的病理生理过程。

（一）维生素 D_3 诱导

维生素 D_3 与维生素 D_3 结合蛋白（vitamin D binding protein，DBP）结合发挥生物学效应。除骨组织外，体内几乎所有的组织均有维生素 D_3 受体（vitamin D receptor，VDR），包括 VSMC、心肌细胞和血管内皮细胞。在人体，中毒剂量的维生素 D_3 可引起高钙血症、高钙尿、食欲缺乏、恶心、昏迷、异位软组织的钙化、肾钙质沉着及肾衰竭，诱导动脉弹力层钙化。维生素 D_3 能够有效促进骨的重吸收，使血清钙水平升高 30%以上。给 7 周龄雄性 SD 大鼠皮下注射维生素 D_3 50 万单位 /(kg·d)，持续 3d 能使大鼠出现广泛的主动脉、股动脉、肠系膜动脉、肝动脉、肾动脉和颈动脉的钙化，血清钙水平上升 30%以上。但这种血管钙化大鼠同时并发肺、气管、肾、胃、小肠等脏器广泛钙化。这种钙化模型的缺点是难以模拟临床血管钙化的病因，因为机体存在对维生素 D_3 摄取和代谢的稳态调节，除医源性外，自然病程很难使体内维生素 D_3 的蓄积量达到这种诱导剂量。

（二）华法林诱导

华法林是维生素 K_1 的抑制剂，依赖维生素 K_1 的 MGPγ 羧化后产生的羧化基质 Gla 蛋白是血管钙化的抑制因子，华法林通过拮抗维生素 K_1 而抑制羧化基质 Gla 蛋白的生物合成发挥其致动脉钙化的作用。给 6 周龄雄性 SD 大鼠每 12h 背部皮下注射华法林 150mg/kg，同时为有效防止华法林引起的出血，每天再给予维生素 K_1 15mg/kg 连续 3 周即可诱导动脉中膜弹力层钙化，但不影响骨的生长和重吸收、体重的增加以及血清钙磷含量，且这种大鼠不出现骨量减少以及由此而产生的病理性骨折。但是华法林诱导钙化的产生与大鼠的年龄和生长状态密切相关，而且华法林也增加了机体出血的风险。因此，复制该模型时限制条件多，风险大。此外，该模型不能模拟慢性肾衰竭肾透析病人使用华法林出现血管钙化的病理生理过程。

（三）华法林和维生素 D_3 联合诱导

华法林和维生素 D_3 的联用能明显增加动脉中膜弹力层钙化的范围。给 24 周龄雄性 SD 大鼠皮下注射维生素 D_3 30 万单位 /(kg·d) 连续 3d，同时每 12h 皮下注射华法林 150mg/kg，且在注射维生素 D_3 前的 48h 即开始辅之维生素 K_1 15mg /(kg · d) 皮下注射，4d 后出现明显的动脉中膜弹力层钙化。尽管该模型可以在较短时间内建立钙化模型，但华法林能增加维生素 D_3 诱导血管钙化鼠死亡率，导致模型的复制成功率降低。该模型也不能模拟慢性肾衰竭肾透析患者使用华法林出现血管钙化的病理生理过程。

（四）维生素 D_3 和尼古丁联用

大剂量维生素 D_3 可造成动脉组织钙含量增加，尼古丁可增强维生素 D_3 的作用。上午给予 2 月龄的雄性 Wistar 大鼠肌肉注射维生素 D_3 30 万单位 /kg 和灌胃尼古丁 25mg/kg，当日下午再重复灌胃尼古丁一次，1 ~ 2 个月后发生了广泛的血管中膜钙化，伴有血管弹力蛋白降解、弹力纤维网的破坏、动脉壁的僵硬性增加、动脉收缩压上高、脉压升高和左心室肥大。该模型的优点是钙化大鼠血浆钙含量、心率和平均动脉压无明显影响，可以作为一种稳定性高、重复性好的血管钙化模型，但是该模型除诱导心血管组织钙化外，还伴有肾、肺、肠等多器官组织的钙化或钙超载。此模型不能准确反映机体心血管钙化发病过程中的临床表现。

（五）氯化钙诱导

暴露成年 SD 大鼠的腹主动脉后，其外膜用浸有 0.15mol/L $CaCl_2$ 溶液的无菌纱布湿敷 15min，7d 后能明显诱导相应区域血管的钙化。钙化区域有弹性纤维降解、细胞外基质的结构破坏以及血管细胞中等程度的凋亡，但不会出现由更高浓度氯化钙诱导血管钙化时所伴有的动脉瘤和炎症反应的发生。氯化钙诱导的血管钙化模型的形态学和生化改变类似于人类 Marfan 综合征和 Monckeberg 中膜钙化。

二、慢性肾病血管钙化模型

血管钙化是慢性肾病的并发症之一，慢性肾病大鼠的主动脉中膜钙化，这与慢性肾病产生的继发性甲状旁腺功能亢进和骨代谢紊乱有关。

（一）嘌呤饮食法

给予 8 周龄雄性 SD 大鼠含 0.75 % 的腺嘌呤拌饲料喂养大鼠，也可用 2% 腺嘌呤每日 250 ~ 300mg /(kg · d) 灌胃、5% 腺嘌呤 150mg/(kg · d) 灌胃，持续 6 周后血尿素氮、肌酐持续增高可产生慢性肾衰竭，表现为继发性甲状旁腺功能亢进症，甲状旁腺增生，血中甲状旁腺激素急剧升高。钙磷代谢严重紊乱，骨的再吸收作用增强，主动脉、冠状动脉以及其他软组织的钙化形成。该模型所诱导出现的主动脉钙化主要发生在中膜，与临床上典型的慢性肾衰竭肾透析患者动脉钙化极为相似。

（二）大鼠 5/6 肾切除模型

大鼠 5/6 肾切除模型分经典二步法手术与改良后的一步法手术。经典二步法是分两次手术切除大鼠全部肾的 5/6，两次手术间隔 1 周，手术 4 周后再予高磷饮食建立动物模型。其缺点是耗时长，增加麻醉意外及手术感染风险。一步法肾切除是弧形切除 19 周龄成年雄性 SD 大鼠的左肾上下极各 1/3 及右肾，予含磷 1.2% 的饮食喂养 28 天后主动脉中层出现广泛钙化。此种模型可以诱导机体出现有效肾单位减少，致肾小球高灌注、高滤过、高内压以及通透性改变等病理状态。肾小球变性坏死过程与人慢性肾衰竭的病程相似，并且所发生的肾小球损伤与人的局灶节段性肾小球硬化相似。

三、基因敲除

基因敲除小鼠血管钙化模型是利用转基因技术，把对血管钙化有抑制作用的基因缺失或替换，制备血管钙化的小鼠模型。这种方法排除了饮食和药物诱导血管钙化时所伴随的副作用和复合因素，可以复制出与临床血管钙化相类似的病理过程。但是，模型制备过程复杂，需时长，成本高。此外，利用基因敲除方法所构建的小鼠血管钙化模型，过于强调单基因因素在血管钙化中的作用，而临床中血管钙化的病理过程是由多因素共同作用所造成的，因此基因敲除鼠在复制临床中所出现的血管钙化的病因方面并不完善。目前常用的基因敲除小鼠主要有以下几种。

（一）基质 Gla 蛋白缺陷（$MGP^{-/-}$）小鼠

$MGP^{-/-}$ 小鼠可产生广泛的动脉弹力层钙化，包括主动脉及其大的分支、所有弹性动脉和肌肉动脉，同时冠状动脉内弹力层和气管、小支气管软骨钙化，伴随主动脉的软骨性化生，表现为软骨性基质Ⅱ型胶原蛋白聚糖的出现。动脉的管壁僵硬，脆性增大，易于破裂。该模型小鼠出生后1周出现动脉中膜钙化，2周时变化明显，3周时中膜全部钙化，2个月时常因主动脉破裂死亡。

（二）骨保护素缺陷（$OPG^{-/-}$）小鼠

$OPG^{-/-}$ 小鼠出现总骨密度下降和骨折发生率升高，同时产生动脉内膜和中膜的钙化，在2周时出现，2个月时最为明显，钙化主要发生在主动脉和肾动脉，在小动脉中不明显，伴有严重的骨质疏松，其病变还可以在内源性 OPG 产生的部位出现。最新发现，6～10周龄的雄性 $OPG^{-/-}$ 小鼠连续 3d 注射维生素 D_3 后可见主动脉中膜 VSMC 细胞质和细胞外基质中严重的钙沉积，ALP 的活性与主动脉钙化面积呈正相关，但无 VSMC 凋亡和巨噬细胞浸润 [4]。

（三）载脂蛋白 E 缺陷（$ApoE^{-/-}$）小鼠

$ApoE^{-/-}$ 小鼠在动脉粥样硬化纤维帽形成后即可产生血管钙化，2/3 的 $ApoE^{-/-}$ 小鼠在正常饮食下同时发生主动脉和冠状动脉的钙化。在高脂饮食下 $ApoE^{-/-}$ 小鼠可出现更为广泛的动脉粥样硬化和血管钙化。该模型广泛用于研究动脉粥样硬化和血管钙化的发病和治疗。近来还发现 $ApoE^{-/-}$ 小鼠在慢性肾衰竭后期出现的尿毒症症状能加速动脉粥样硬化内膜以及无动脉粥样硬化的血管中膜的钙化形成 [7]。

（四）低密度脂蛋白受体缺陷（$LDLR^{-/-}$）小鼠

给予 8～10 周龄 $LDLR^{-/-}$ 小鼠喂养高脂饮食（含 1.25% 的胆固醇和 0.5% 的胆盐），则能产生明显的主动脉钙化，表现为促进矿化和成骨分化的同源结构域转录因子 Msx2、Msx1 以及成骨细胞的基质蛋白——骨桥蛋白（osteopontin，OPN）的表达上调，von Kossa 染色证明主动脉和动脉外组织中广泛钙沉积。

（五）骨桥蛋白缺陷缺陷（$OPN^{-/-}$）小鼠

$OPN^{-/-}$ 小鼠破骨细胞功能异常，导致骨质的丢失，但是血管钙化的发生不明显。然而 MGP 和 OPN 基因双敲除（$MGP^{-/-}$/$OPN^{-/-}$）的小鼠在4月龄时动脉钙化的程度比单纯 $MGP^{-/-}$ 小鼠更为严重，组织学检查发现动脉弹力层断裂、血管破裂并形成动脉瘤，同时发现这种双敲小鼠的 VSMC 的标志物 α-actin 丧失，致使 VSMC 的可塑性下降并转化为成骨样细胞最终导致血管钙化的发生。从主动脉的 von-Kossa 切片染色和钙化区域的定量分析表明，60 周龄 $OPN^{-/-}$/$ApoE^{-/-}$ 小鼠比 60 周龄 $ApoE^{-/-}$ 小鼠具有更广泛的钙化面积。

（六）胎球蛋白 A 缺陷（$FetuinA^{-/-}$）小鼠

用含维生素 D_3 的高钙高磷饮食喂养 $FetuinA^{-/-}$ 小鼠可自发性地产生严重的小血管、肾小管和肺泡的异位钙化，而有钙化倾向的 DBA/2 小鼠的 FetuinA 缺失则出现严重的肾、心、肺、皮肤广泛的矿物质的沉积，伴有动脉血压的增高、肾衰竭、严重的蛋白尿、继发性甲状旁腺功能亢进症和骨质的减少，但未见大动脉的钙化。

（七）Klotho 基因缺陷（$Klotho^{-/-}$）小鼠

$Klotho^{-/-}$ 小鼠于出生后 4 周就能产生进行性的动脉粥样硬化过程，随后出现中等大小的肌性动脉的中膜钙化及其内膜增厚，肾的小动脉也出现广泛的钙化。Klotho 基因的缺失与慢性肾衰竭患者所出现的高磷血症和肾病性骨营养不良有关。

（八）Smad6 基因缺陷（$Smad6^{-/-}$）小鼠

$Smad6^{-/-}$ 小鼠心瓣膜形成障碍，6 周时心脏附近的主动脉和肺动脉出现钙化，而且在主动脉的中膜发现软骨化生和骨小梁结构形成，可伴有骨髓的成分，与 BMP2 介导的软骨内成骨过程相似，但是有 Smad6 表达的 VSMC 处的骨形成受到抑制。同时内皮依赖的血管舒张功能下降，股动脉的平均动脉压升高。

（九）碳酸苷酶同工酶Ⅱ（carbonic anhydrase Ⅱ，CA Ⅱ）缺陷（$CAII^{-/-}$）小鼠

CA Ⅱ缺陷是一种常染色体隐性遗传病，临床表现为骨硬化症、肾小管性酸中毒以及大脑的钙化。骨吸收过程中，破骨细胞首先附着于骨骼表面形成相对隔绝的细胞外骨吸收微环境，然后在酸性条件下（约 pH4.5）溶解骨矿物质，继而降解骨基质成分。在此过程中，骨吸收所必需的酸性微环境是通过破骨细胞中所含有的 CA Ⅱ形成的：CA Ⅱ催化 CO_2 与 H_2O 反应生成 H^+，并通过破骨细胞皱褶缘上的 H^+-ATP 酶将 H^+ 转运至骨质吸收的微环境中进而形成酸性吸收微环境，再通过 Cl^-/HCO_3^- 交换，转运入 Cl^- 以维持电荷平衡。所以当破骨细胞中 CA Ⅱ缺陷后，失去了骨重吸收所需的酸性微环境，致使 CA $Ⅱ^{-/-}$ 小鼠出现骨硬化症和血管钙化。Spicer SS 等观察到 $CAII^{-/-}$ 小鼠大部分器官的小动脉及其分支的中膜均发生钙化，这种血管钙化与年龄的增长呈正相关，雄性比雌性严重，生殖道动脉壁有广泛的钙盐沉积。

（十）原纤维蛋白 1（fibrillin 1）缺陷（$Fibrillin1^{-/-}$）小鼠

Fibrillin1 同源染色体等位基因的突变会破坏局部组织的稳态，诱导显性遗传病 Marfan 综合征的产生，出现主动脉根部的扩张和夹层动脉瘤的破裂。6 周龄 $Fibrillin1^{-/-}$ 小鼠可见血管中膜弹力层的钙化，在弹力层断裂处最为明显，伴有炎性的纤维增生反应和炎症介导的弹性组织溶解。9 周时 VSMC 侵入内膜层并大量增生，弹力层变薄以至破坏消失，胶原、蛋白聚糖和弹力蛋白紊乱。

（十一）核苷酸焦磷酸酶/磷酸二酯酶 1（nudeotide pyrophosphatase/phosphodiesterase 1，NPP1）缺陷（$NPP1^{-/-}$）小鼠

NPP1 能够水解 ATP 产生焦磷酸，从而抑制羟磷灰石结晶的形成。NPP1 表达缺失，焦磷酸的产生受到抑制，则不能抑制基质囊泡中羟基磷灰石结晶的形成，而且丧失其原本具有的局限基质囊泡和拮抗钙化的功能。先天性 NPP1 缺失会导致原发性婴儿动脉中层钙化征。Johnson K 等发现 C57BL/6 背景的 $NPP1^{-/-}$ 小鼠有软骨特异性基因的表达，上调碱性磷酸酶活性，下调生理性钙化抑制剂骨桥蛋白的表达；在主动脉组织内可见到软骨特异性胶原基因的表达，使血管等软组织发生广泛钙化[10]。

（十二）锚蛋白（ankyrin，Ank）缺陷（$Ank^{-/-}$）小鼠

细胞膜上的 Ank 蛋白能够把细胞内的焦磷酸盐转运到细胞外，通过抑制矿物质的沉积而抑制钙化的发生。小鼠 Ank 基因敲除后产生了广泛的异位钙化，包括心、血管、脑、肝、脾、肺、骨骼肌，同时伴有骨关节炎的发生、骨赘的形成和关节的破坏[10]。但是与 $NPP1^{-/-}$ 小鼠相比，$Ank^{-/-}$ 小鼠的钙化程度要低一些，而 Ank 和 NPP1 双敲除（$Ank^{-/-}/NPP1^{-/-}$）的小鼠则出现更广泛的钙化。

四、高脂、高胆固醇饮食喂养的近交系小鼠

动脉粥样硬化常伴有血管钙化的发生，血管钙化增加动脉粥样硬化斑块的不稳定性和导致心血管事件的发生。高脂、高胆固醇饮食（含有 15%脂肪、1.25%胆固醇和 0.5%胆酸）不仅加剧动脉粥样硬化病变的进程，也能诱导血管钙化的发生。近交系是指 20 代以上连续全同胞或亲子

交配，近交系数大于 99%，品系内所有个体都可追溯到前 20 或以上代数的一对共同祖先。一些近交系小鼠在普通饮食喂养条件下并不出现血管钙化，而在高脂、高胆固醇饮食的喂养时容易自发产生血管钙化。常见的有 C57BL/6J、C3H/HeJ、C57BL/6J 和 C3H/HeJ 重组近交系（B×H RI）和 DBA/2J 四种近交系小鼠。

高脂、高胆固醇饮食喂养 15 周，C57BL/6J 和 C3H/HeJ 小鼠出现主动脉钙化率分别为 24% 和 17%，冠状动脉钙化率为 2% 和 26%。B×H RI 小鼠在第 11 代（B×H RI-11）100% 出现升主动脉和主动脉弓的中膜钙化，而只有约 25% 的冠状动脉出现钙化（其他代数的钙化率更低）。DBA/2J 小鼠在普通饮食喂养 15 周，50% 即能发生冠状动脉钙化，高脂、高胆固醇饮食可使其 100% 主动脉钙化，但不能产生冠状动脉钙化。另外，Doehring LC 等用冷冻复融方法损伤 C3H/HeJ 小鼠肾内大动脉的方法诱导产生该部位血管的钙化，最早出现在损伤后的 24h 内，7d 可达高峰[8]。不同品系的小鼠表现出的主动脉钙化和冠状动脉钙化的程度不同可能是由不同遗传因子的差别所致。

高脂、高胆固醇饮食诱导小鼠血管钙化产生的动物模型的建立，具有重要意义，目前临床上高脂血症发病较为常见，并且常会诱导血管钙化的产生，因此该模型的建立为深入研究高脂血症与血管钙化的关系打下了基础。而且该模型小鼠所出现的血脂、血钙升高，血管内皮损伤、中膜钙化、弹性纤维延展性降低，顺应性降低以及平滑肌细胞内在结构与排列构筑上的变化，都与临床患者的病理表现类似，但是，该模型在不同品系小鼠中建立过程存在较大差异，因此模型的稳定性还需要提高。

第五节　血管钙化的干预

羟基磷灰石［$Ca_5(PO_4)$］$_3OH$ 是高度不可溶解的物质，是血管钙化的主要有效成分。从动脉壁移走羟基磷灰石实质上相当于去掉骨化的矿物质，毫无疑问这是一个非常大的挑战。近年来的研究发现老年人血管钙化与骨质疏松的并存给血管钙化的治疗带来了两难问题。因此探寻并研究既能预防或治疗血管钙化，又能改善老年人骨质疏松的机制以及由此开发相关的预防和治疗的药物是当前血管钙化研究的热点和难点问题。同时近年血管影像学和细胞生物学及分子生物学的研究均认为血管钙化是与骨发育相似的主动的高度可调节的生物学过程，因此血管钙化理论上应当是可预防和可逆转的。尤其是影像学的发展对血管钙化的早期对钙化的预后判断提供了精确的方法和技术手段。目前关于血管钙化的干预主要是控制血管钙化的危险因素和各种药物治疗[24-25]。

一、控制血管钙化的危险因素

控制心血管钙化的传统危险因素（如吸烟、高血脂、糖尿病等）至关重要。适当降低血压，稳定血糖水平，都将延缓心血管疾病的进程，应作为防治心血管疾病的基础治疗。此外，纠正脂质代谢紊乱及慢性炎症状态，应用血管紧张素转换酶抑制剂和血管紧张素Ⅱ受体阻断剂可改善血管顺应性，降低心血管疾病的发生。

二、二磷酸盐

二磷酸盐一直以来都被作为治疗骨质疏松症的有效手段，其能通过与羟磷灰石结合来干扰正常的破骨细胞功能，并减少骨质的重吸收。二磷酸盐也是矿物质晶体形成的抑制剂，从而能减少钙质的沉积，由于骨质疏松与血管钙化的密切关系，所以二磷酸盐也被用来治疗血管钙化。通过动物实验证明焦磷酸盐和二磷酸盐可以抑制血管钙化，这种抑制作用主要通过降低血清中钙、磷含量以及抑制钙磷晶体的形成等导致血管钙化的因素而实现。

三、磷结合剂

磷结合剂是一种经典的药物，其作用机制主要是在消化系统中与磷结合并形成一种不易溶解的混合物，防止磷被吸收，这一药物主要用于终末期肾病的患者，维持磷的稳态。磷结合剂有两种类型：一种是包含钙的结合剂，例如乙酸钙，另一种是不含钙的结合剂，如碳酸镧和碳酸思维拉姆。虽然这两种类型的磷结合剂都能调节磷的水平，但对于血管钙化却有不同的作用，包含钙的磷结合剂促进血管钙化的发生和发展，但不含钙的磷结合剂则减缓这一过程。因此对于有很高的概率会产生血管钙化的患者，应该选用不含钙的磷结合剂[23]。

四、维生素D受体激活剂

维生素D在多种代谢途径中都起重要作用，这其中也包括了对矿物质代谢的调节。维生素D受体激动剂用来治疗慢性肾病患者，以减轻甲状旁腺功能亢进和维生素D缺失所引起的症状。而通过慢性肾病动物模型的实验发现，维生素D受体激动剂可以显著降低动脉钙化程度。

五、钙敏感受体调节剂

钙敏感受体调节剂是一种模仿钙离子在体内作用的化合物。钙敏感受体调节剂已经被用来治疗甲状旁腺功能亢进，该药主要是通过与甲状旁腺中的钙敏感受体结合发挥作用。钙敏感受体调节剂是钙敏感受体的变构调节剂，可以使钙敏感受体对循环中的钙离子更加敏感，从而抑制PTH的分泌。钙敏感受体调节剂已经在多种动物实验中被证明有效，甚至也有证据表明其在人体中也能发挥作用，更进一步的研究表明钙敏感受体调节剂与维生素D受体激动剂合用比维生素D受体激动剂单独使用在抑制血管钙化方面显示了更好的效果。

六、维生素K

维生素K与γ-谷氨酸羧化酶结合对MGP进行修饰，使其形成激活状态。激活的MGP可以抑制钙化，其机制是MGP与晶体结合或与BMP结合来预防细胞向骨细胞分化。动物实验证实维生素K可以抑制由华法林诱导的大鼠血管钙化的形成。在人体，羧化不全的MGP与血管钙化相关并能增加心血管死亡率的发生风险，而给予维生素K后，可以增加机体中羧化MGP的数量，从而对血管钙化产生抑制作用。

七、硫代硫酸钠

硫代硫酸钠是一种小分子物质，在体内作为血管舒张药、抗氧化剂和钙螯合剂来发挥作用的。硫代硫酸钠已经被成功用来治疗弥散性血管钙化，它能减轻钙化程度并提高局部循环。硫代硫酸钠能与钙离子结合形成硫代硫酸盐，然后由机体排出体外。由于硫代硫酸钠在治疗弥散性钙化中有很好的效果，该药也将逐渐被应用于其他类型的钙化。

八、他汀类药物

他汀类药物（statin）是羟甲基戊二酰辅酶A还原酶抑制剂，此类药物通过竞争性抑制内源性胆固醇合成限速酶，阻断细胞内羟甲戊酸代谢途径，使细胞内胆固醇合成减少，从而反馈性刺激细胞膜表面（主要为肝细胞）LDL受体数量和活性增加，使血清胆固醇清除增加，水平降低，从而预防动脉粥样硬化的发生。瓣膜狭窄和钙化与动脉粥样硬化有很多相似之处，包括炎症和脂质沉积；并且动脉粥样硬化和瓣膜钙化常出现在同一个患者身上。正是由于上述原因，他汀类药物也可以被用来预防瓣膜钙化。

九、钙通道阻滞药

动物实验表明钙通道阻滞药在减少动脉钙沉积方面是有效的。这些动脉钙化模型的不同之处在于血管钙化的分布区域和对钙通道阻滞药的反应不同。例如：自发高血压大鼠的血管钙化在动脉树的末梢最明显，然而，用高剂量的维生素引起的正常血压的Wistar大鼠钙化模型，钙化最明显的区域是大动脉近心端的主干。钙通道阻滞药维拉帕米（verpamil）和地尔硫卓（diltiazem）对整个动脉树有效。然而，硝苯地平对外周的动脉钙化更加有效。在一项持续 3 年多的临床研究中，Motro 等观察到降压药尼非地平在治疗高血压患者时明显地抑制冠状动脉钙沉积，减慢了冠状动脉钙化的进展。在钙拮抗剂治疗组，心血管疾病的死亡率和发病率明显降低了。

近年血管影像学和细胞生物学及分子生物学的研究均认为血管钙化的发生是与骨发育相似的、由细胞介导的、主动的、高度可调控、甚至是可以逆转的过程。影像学的发展对血管钙化的早期及预后判断提供了精确的诊断方法和技术手段。目前针对血管钙化发病的治疗药物如焦磷酸盐、双磷酸盐、硫代硫酸盐等均未取得较好疗效。临床研究结果表明维生素 K 减轻血管钙化同时还能改善部分患者的骨质疏松症，维生素 K 治疗的耐受性好，并未引起高凝状态。在目前所有能够阻止动脉钙化进展的药物中，3-羟-3-甲基戊二酸单酰辅酶 A（3-hydroxy-3-methyl glutaryl coenzyme A，HMG-CoA）还原酶抑制剂他汀类可能是最有潜能的药物，可以抑制成骨细胞的分化和细胞骨化，并抑制在体巨噬细胞浸润和骨发生。HMG-CoA 还原酶抑制剂可能对血管钙化与骨质疏松并存的患者有特殊的效应。因为 HMG-CoA 还原酶抑制剂还能抑制破骨细胞的形成和骨的再吸收，并促进新骨的生成。此外，以血管活性因子作为防治血管钙化及其并发骨质疏松症新靶点的观点，目前受到实验室和医药公司的高度关注，用以开发新型防治药物。

参考文献

[1] Demer LL, Tintut Y. Vascular calcification: pathobiology of a multifaceted disease. Circulation, 2008, 117(22):2938-2948.
[2] Towler DA. Molecular and cellular aspects of calcific aortic valve disease. Circ Res, 2013, 113(2):198-208.
[3] Rajamannan NM, Subramaniam M, Rickard D, et al. Human aortic valve calcification is associated with an osteoblast phenotype. Circulation, 2003, 107:2181-2184.
[4] Shroff R, Long DA, Shanahan C. Mechanistic insights into vascular calcification in CKD. J Am Soc Nephrol, 2013, 24(2):179-189.
[5] Rattazzi M, Bertacco E, Puato M, et al. Hypertension and vascular calcification: a vicious cycle? J Hypertens, 2012, 30(10):1885-1893.
[6] Osako MK, Nakagami H, Shimamura M, et al. Cross-talk of receptor activator of nuclear factor-κ B ligand signaling with renin-angiotensin system in vascular calcification. Arterioscler Thromb Vasc Biol, 2013, 33(6):1287-1296.
[7] Neven E, D'Haese PC. Vascular calcification in chronic renal failure: what have we learned from animal studies? Circ Res, 2011, 108(2):249-264.
[8] Dweck MR, Boon NA, Newby DE. Calcific aortic stenosis: a disease of the valve and the myocardium. J Am Coll Cardiol, 2012, 60(19):1854-1863.
[9] Aikawa E, Nahrendorf M, Sosnovik D, et al. Multimodality molecular imaging identifies proteolytic and osteogenic activities in early aortic valve disease. Circulation, 2007, 115:377-386.
[10] Aikawa E, Nahrendorf M, Figueiredo JL, et al. Osteogenesis associates with inflammation in early-stage atherosclerosis evaluated by molecular imaging in vivo. Circulation, 2007, 26:2841-2850.
[11] Speer MY, Yang HY, Brabb T, et al. Smooth muscle cells give rise to osteochondrogenic precursors and chondrocytes in calcifying arteries. Circ Res, 2009, 104(6):733-741.
[12] Schurgers LJ, Uitto J, Reutelingsperger CP. Vitamin K-dependent carboxylation of matrix Gla-protein: a crucial switch to control ectopic mineralization. Trends Mol Med, 2013, 19(4):217-226.
[13] Goettsch C, Hutcheson JD, Aikawa E. MicroRNA in cardiovascular calcification: focus on targets and extracellular vesicle delivery mechanisms. Circ Res, 2013, 112(7):1073-1084.
[14] Proudfoot D, Skepper JN, Hegyi L, et al. Apoptosis regulates human vascular calcification in vitro: evidence for initiation of vascular calcification by apoptotic bodies. Circ Res, 2000, 87(11):1055-1062.
[15] Shanahan CM, Crouthamel MH, Kapustin A, et al. Arterial calcification in chronic kidney disease: key roles for calcium and phosphate. Circ Res, 2011, 109(6):697-711.
[16] Zeadin M, Butcher M, Werstuck G, et al. Effect of leptin on vascular calcification in apolipoprotein E-deficient mice. Arterioscler Thromb Vasc Biol, 2009, 29(12):2069-2075.
[17] Liang QH, Jiang Y, Zhu X, et al. Ghrelin attenuates the osteoblastic differentiation of vascular smooth muscle cells through the ERK pathway. PLoS One, 2012, 7(4):33126.
[18] Cai Y, Xu MJ, Teng X, et al. Intermedin inhibits vascular calcification by increasing the level of matrix (gamma)-carboxyglutamic acid protein. Cardiovasc Res, 2010, 85: 864-873.
[19] Rashid G, Plotkin E, Klein O, et al. Parathyroid hormone decreases endothelial osteoprotegerin secretion: role of protein kinase A and C. Am J Physiol Renal Physiol, 2009, 296(1):60-66.

[20] Armstrong ZB, Boughner DR, Drangova M, et al. Angiotensin II type 1 receptor blocker inhibits arterial calcification in a pre-clinical model. Cardiovasc Res, 2011, 90(1):165-170.
[21] Zavaczki E, Jeney V, Agarwal A, et al. Hydrogen sulfide inhibits the calcification and osteoblastic differentiation of vascular smooth muscle cells. Kidney Int, 2011, 80(7):731-739
[22] Thompson B, Towler DA. Arterial calcification and bone physiology: role of the bone-vascular axis. Nat Rev Endocrinol, 2012 , 8(9):529-543.
[23] 段晓辉，齐永芬，唐朝枢．血管钙化动物模型的研究进展．中国动脉硬化杂志，2008，16(2):153-157.
[24] Latif F, Khalid MM, Khan F, et al. Role of hyperphosphatemia-mediated vascular calcification in cardiovascular outcomes and its management: a review. J Cardiovasc Med (Hagerstown), 2013, 14(6):410-415.
[25] O'Neill WC, Lomashvili KA. Recent progress in the treatment of vascular calcification. Kidney Int, 2010, 78(12):1232-1239.

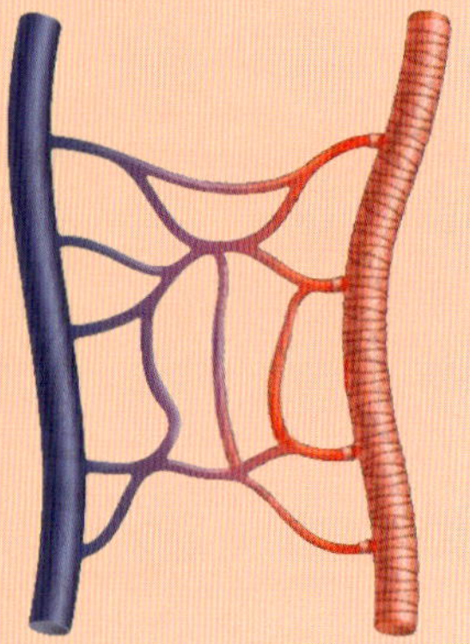

第十八章

血管与炎症

杜　杰　刘　燕

炎症是具有血管系统的活体组织对损伤因子应激所引起的防御反应，而心血管反应是其中心环节。根据持续时间不同，炎症可以分为急性炎症和慢性炎症。绝大多数的血管病变都是一种慢性炎症性疾病，这主要是由于以下几个方面：①导致血管病变的因子多数是炎症损伤因子，包括高血压、高血糖、高血脂等；②血管病变的过程与慢性炎症反应具有一致性，包括炎症细胞的趋化、黏附、迁移，细胞因子分泌，细胞增殖，组织纤维化、钙化等；③诸多炎症细胞参与了血管病变的过程；④许多炎症反应的标志物也是血管疾病的标志物；⑤一些抗炎性药物也用于治疗血管病变。然而不同的血管病变其炎症反应也有其共性和个性。本章将从血管病变中炎症起始因素、参与炎症反应的细胞、炎症介质、炎症信号通路及炎症标记物和用于治疗血管病变的抗炎性药物这几个方面对炎症与血管病变的关系进行讲述。

第一节　血管病变中的炎症起始因素

在血管病变中，多种因素都会诱发炎症反应，而这些诱发因素又往往是血管病变发生的始动因素。这些起始因素归纳起来主要存在于以下三个方面：糖脂代谢异常、肾素 / 血管紧张素系统（renin angiotensin system，RAS）紊乱以及血流动力学的改变。糖脂代谢异常造成的过高的血糖和血脂水平不仅会引起血管局部的炎症反应，还会造成全身的慢性炎症，从而加重血管病变；RAS 系统会在多个方面作用于血管，包括影响管壁通透性、促进炎症细胞浸润以及诱导活性氧释放等，激发血管的炎症反应；在多种血管疾病中存在血流动力学的改变，比如动脉粥样硬化斑块存在时血流形态发生变化以及高血压或者血管移植时会发生机械牵张力的改变。这些因素都在炎症反应中发挥重要的始动作用。

一、糖脂代谢异常

代谢综合征是伴随肥胖增加而引起的一组常见的代谢紊乱症候群，包括中心性肥胖、高血糖、高甘油三酯血症和高血压。代谢性综合征是血管病变的危险因素之一。

（一）糖代谢异常诱发血管炎症

代谢综合征的核心是胰岛素抵抗，胰岛素抵抗不仅会明显损伤胰岛 β 细胞，还会造成全身性的影响。严重糖尿病常合并器官小动脉的损伤，统计糖尿病死亡的病因，占第 1 位的是以动脉粥样硬化为主体的病变，而糖尿病患者其动脉粥样硬化的发生率约是无糖尿病患者群的 2 倍。

在正常血糖情况下，葡萄糖主要通过糖酵解进行代谢，而在高血糖状况下，过多的葡萄糖由糖酵解途径转换到其他途径代谢，比如通过多元醇途径流出、增加细胞内晚期糖基化终末产物（advanced glycation end product，AGE）的形成、激活细胞内蛋白激酶 C（protein kinase C，PKC）信号和经过己糖胺途径流出。AGE 是体内糖与蛋白、核酸或脂质游离基发生非酶糖基化反应以及氧化反应所形成的终末期产物。非酶糖基化反应是在生理条件下，体内富含醛基的葡萄糖、果糖和葡萄糖 -6- 磷酸酮糖与多种氨基酸、多肽和蛋白质、核酸及脂质分子的氨基端发生缩合反应，生成不稳定的 Shiff 碱，之后 Shiff 碱发生分子内重排，生成较为稳定的 Amadori 重排产物，这两步反应是可逆的，生成的产物称为早期糖基化产物，其中最知名的 Amadori 产物就是糖基化血红蛋白（A1c）和果糖胺。之后，它们经过一系列脱水、氧化和化学重排，凝聚成不可逆的终末产物，称为晚期糖基化终末产物。在正常情况下糖基化的过程非常缓慢，而糖尿病条件下，这一过程明显加速。

AGE 与细胞表面的受体结合介导细胞内的信号转导通路，其受体包括晚期糖基化终末产物受体（receptor for advanced glycation end products，RAGE）、巨噬细胞清道夫Ⅰ型和Ⅱ型受体、半乳糖结合蛋白 3（即 AGE 受体 3）及寡糖转移酶 48（即 AGE 受体 1）等，目前认为 RAGE 是介导 AGE 损伤的主要受体，而其他受体参与 AGE 的代谢与清除。RAGE 是免疫球蛋白超家族成员，并表达在多种细胞的细胞膜上，包括内皮细胞、单核 / 巨噬细胞、淋巴细胞、血管平滑肌细胞等。RAGE 由胞外区、跨膜区和胞内区构成，胞外区结合配体，胞内区较短，能结合细胞内的信号转导分子。炎症反应可以诱导 RAGE 的表达，RAGE 介导的生物学效应取决于它所结合的配体，除了 AGE 外，它的配体还包括高迁移率族蛋白 1（high mobility group box-1 protein，HMGB1）、S100/ 钙粒蛋白家族、β2- 整合素等。在糖尿病的血管病变中，AGE-RAGE 信号通路介导了血管炎症过程。

首先，AGE-RAGE 造成血管内皮细胞功能障碍。在 2 型糖尿病患者中，血浆 AGE 的水平与内皮或非内皮依赖的血管舒张程度呈负相关。AGE-RAGE 可以通过刺激 p21、ERK1/2、p38 MAPK（mitogen-activated protein kinase）、压力激活蛋白激酶 /Jun 氨基末端激酶（stress-activated protein kinase/Jun-N-terminal kinase/SAPK/JNK）、Rho GTPase、PI3K 和 JAK/STAT 等信号通路激活核因子-κB（nuclear factor kappa B，NF-κB）途径，促进炎症因子的表达和释放，激活烟酰胺腺嘌呤二核苷酸（nicotinamide adenine dinucleotide phosphate，NADPH）氧化酶，生成活性氧类（reactive oxygen species，ROS）；NF-κB 被激活后又形成正反馈，促进以上信号途径的进一步激活。在内皮细胞中 AGE 介导的氧化应激使内皮一氧化氮合酶（endothelial nitric oxide synthase，eNOS）解偶联，还可以通过受体途径抑制 eNOS 磷酸化减少其活性，并降解其 mRNA

来减少内皮来源的一氧化氮（NO），介导内皮细胞损伤。内皮细胞活化后，表面的炎性黏附分子表达增加，此时 AGE 通过激活转录因子 NF-κB 途径促进炎症细胞因子和趋化因子的释放，趋化炎症细胞（如单核细胞等）向血管壁黏附和浸润，进一步加重损伤。AGE-RAGE 相互作用还可以激活内皮细胞血栓调节蛋白，同时促进内皮细胞和单核细胞组织因子表达，促进血栓形成[1]。

AGE 还可以沉积在管壁中，作用于细胞外基质，刺激胶原蛋白交联，引起管壁硬化，堆积的 AGE 还会刺激血管外膜中的成纤维细胞，产生氧化应激，诱发血管外膜的炎症反应。

RAGE 能够被剪切，其胞外部分（sRAGE）以可溶性形式进入循环，与 AGE 结合，作为“诱饵受体”，阻断 AGE-RAGE 的细胞内作用。使用 sRAGE 可以抑制糖尿病状况下 AGE 所造成的 NF-κB 途径激活，减少肿瘤坏死因子 α（tumor necrosis factor α，TNFα）、白介素 6（interleukin 6，IL6）、白介素 1β（interleukin 1β，IL1β）等促炎性细胞因子的生成，降低炎症反应，并抑制基质降解蛋白的活性，减轻血管病变。

糖基化也可以作用于脂蛋白。糖基化的低密度脂蛋白（low density lipoprotein，LDL）与 LDL 受体的结合率降低，代谢速度延缓，糖化 LDL 还可以通过 Toll 样受体 4（Toll-like receptor 4，TLR4）途径介导内皮和巨噬细胞中促炎性细胞因子的产生，促进血管病变的炎症反应。LDL 糖基化的过程中，可以进一步与氧自由基反应生成氧化 LDL（oxidative-LDL，oxLDL），oxLDL 具有更强的促炎和促动脉粥样硬化斑块的作用。高密度脂蛋白（high density lipoprotein，HDL）和构成它的载脂蛋白 ApoAI 可以介导胆固醇的逆转运，即胆固醇从内皮和巨噬细胞外流，从而防止动脉粥样硬化斑块的形成，发挥抗动脉粥样硬化的作用。HDL 糖基化成糖化 HDL 后，其清除胆固醇的能力降低，加速了动脉粥样硬化斑块的进展[1]。

除了糖基化蛋白对炎症的作用，内皮细胞本身的胰岛素抵抗作为独立的危险因素也会促进炎症反应，诱发动脉粥样硬化斑块的形成。在 ApoE 敲除小鼠中，通过 Cre-loxP 系统在内皮细胞中特异性敲除胰岛素受体虽然不影响小鼠整体的糖脂代谢水平和血压，但却抑制了内皮细胞中 eNOS 的磷酸化，增加了血管细胞黏附分子（vascular cell adhesion molecule 1，VCAM1）的表达，促进了白细胞对内皮细胞的黏附。

（二）脂代谢异常诱发血管炎症

在代谢综合征中，除了糖代谢异常，脂质代谢异常也是其一大特征。高胆固醇的饮食可以增加循环中的炎症标志物如 C 反应蛋白（C-reactive protein，CRP）和血浆淀粉样蛋白 A（serum amyloid A，SAA）的水平。此外，肥胖人群通常会发生全身的炎症反应，表现为循环中 CRP 和炎症因子水平的升高。这种由糖代谢和脂代谢异常所造成的全身慢性炎症，又称为“代谢性炎症”。对于脂代谢紊乱所诱发的炎症，其中一种机制认为高脂饮食喂养使细菌内毒素（lipopolysaccharide，LPS）从胃肠道转入血液循环中，从而造成内毒素血症。此外，动物实验发现高脂饮食可以造成脂肪组织、肝脏和血管的炎症。脂肪组织增多，浸润的巨噬细胞开始分泌炎症因子，从而诱发了低水平的全身炎症。在肝中，高脂饮食增加了 NF-κB 的活性，促进了促炎性细胞因子的表达。高胆固醇饮食还能够诱导肝中 CD68 阳性的巨噬细胞浸润并表达炎症趋化因子 MCP1（monocyte chemotactic protein 1）和细胞因子，并增加了血浆中炎症蛋白 SAA 和 E-选择素（E-selectin）的水平。高脂或高胆固醇饮食后在多组织器官中激活炎症的过程是由脂蛋白和脂质在炎症细胞和代谢活跃组织中激活炎症通路来实现的[2-3]。

1. 脂蛋白和炎症　在高脂血症的小鼠模型研究中发现循环中高水平的乳糜微粒、极低密度脂蛋白（very-low-density lipoprotein，VLDL）、LDL 及其残粒可以被肝中的 Kupffer 细胞通过清道夫受体摄取来激活肝炎症，尤其是修饰的 LDL 中的氧化脂质，比如氧化甾醇、氧化的磷脂和脂肪酸就可以被摄取。肝炎症可以增加循环中的促炎性介质的水平，进而加剧动脉粥样硬化等血管疾病的进程。除了诱发肝炎症，循环中修饰的脂蛋白也同样可以诱发血管炎症。与肝中的 Kupffer 细胞相似，血管壁中浸润的单核/巨噬细胞也可以摄取 oxLDL，激活和放大局部炎症通路如

NF-κB、JNK 等；此外抗炎性的 M2 型巨噬细胞吞噬 oxLDL 后可以转化成促炎性的表型。但是，不是所有的氧化脂质都只有促炎性的作用，氧化磷脂就既有促炎性又有抑炎性的作用。此外，高胆固醇血症还会导致血管壁中出现胆固醇晶体，通过激活 NLRP3（NOD-like receptor family, pyrin domain containing 3）炎症小体，促进巨噬细胞分泌 IL1β。循环中的单核细胞也可以被甘油三酯富集的脂蛋白残粒激活，从而促进了内皮细胞激活及单核细胞黏附到血管壁。脂质不仅会影响血管壁中巨噬细胞，还会调节管壁的 T 细胞浸润，高胆固醇血症在小鼠中可以减少管壁中调节性 T 细胞的浸润和存活并增加血管壁中效应性 T 细胞的数量，从而打乱了血管壁中 T 细胞亚群间的平衡，形成了促炎性微环境。

高密度脂蛋白 HDL 具有抗炎的特性，能够减少高胆固醇喂养的动物主动脉管壁上的黏附分子 VCAM1 和 ICAM1（intercellular adhesion molecule 1）的表达，从而减轻血管炎症。HDL 也可以通过清道夫受体 B1（scanvenger receptor B1，SRB1）的途径来减轻 LPS 诱导的促炎性信号通路的活化，从而抑制了“代谢性内毒素血症”。HDL 的抗炎特性部分取决于它的脂质成分，HDL 含有特殊的脂质可以充当抗炎性信号分子，比如溶血磷脂鞘氨醇 -1- 磷脂（sphingosine-1-phosphate，S1P）。S1P 类似物免疫抑制剂 FTY720（fingolimod）有效地减少小鼠动脉粥样硬化的进展。HDL 可以减少免疫细胞膜上脂筏中的胆固醇含量，从而改变免疫细胞的活性。此外，HDL 还可以抑制补体的激活。这些研究结果显示脂蛋白调节血管炎症过程。

2. 脂肪酸代谢和炎症反应　脂肪酸不仅可以供能，也是多种细胞功能包括炎症的调节分子。饱和的脂肪酸可以通过激活 TLR 激活细胞内的 NF-κB 信号，另外脂肪酸可以通过结合到免疫细胞和代谢活跃组织细胞的多种 G- 蛋白偶联受体（G-protein-coupled receptor，GPCR）上调节炎症信号通路。例如，肠道细菌产生的短链脂肪酸可以结合到 GPCR43 上，促进了白细胞聚集到炎症部位；中链脂肪酸可以结合 GPCR84，增加巨噬细胞中促炎性细胞因子的表达；Omega3 类多不饱和脂肪酸可以结合到脂肪细胞和巨噬细胞表面的 GPCR120 受体，抑制 TLR 介导的炎症信号。Omega6 类的脂肪酸可以被代谢成前列腺素、白三烯等，具有促进炎症的作用[2-3]。

二、肾素 / 血管紧张素系统紊乱

（一）RAS 调节血管通透性

血管通透性的增加是血管炎症发生的重要条件。早期认为血管紧张素Ⅱ（angiotensin Ⅱ，AngⅡ）主要通过压力介导的内皮机械损伤增加血管通透性，Asscher 等将肾切除及肾动脉夹闭的高血压大鼠的肾提取物给动物腹腔注射，可以观察到血浆从血管中渗漏；Cuthbert 及 Beilin 等也发现肾提取物中的具有血管通透活性的物质是肾素，给动物灌注 AngⅡ也会产生这些具有血管通透活性的物质。更多研究发现 AngⅡ可以不依赖血流动力学的改变直接影响血管内皮的通透性。多种调节因子参与了 RAS 增加血管通透性的作用，比如二十碳烷酸中的白三烯 C4、前列腺素 E_2 和 I_2 等[4]。

（二）RAS 调节炎症细胞在血管中的浸润与功能

炎症反应的一个重要过程是单核细胞从循环到组织中的浸润，主要包括滚动、黏附和迁移 3 个步骤。AngⅡ通过其 AT1 和 AT2 受体，调节了单核细胞浸润的多个步骤。选择素家族在白细胞上表达的有 L- 选择素，在内皮细胞上表达的有 E- 选择素和 P- 选择素，在血小板上表达的是 P- 选择素，介导了循环中的白细胞和血管内皮细胞的最初较弱的相互作用。整合素使得活化的白细胞通过血管细胞上表达的黏附分子 ICAM1、ICAM2、血小板内皮黏附分子（platelet endothelial cell adhesion molecule，PECAM1）和 VCAM1 稳固地黏附到血管细胞上。在内皮细胞中，AngⅡ通过氧化应激激活敏感的转录因子来调节 E- 选择素和 VCAM1 及 ICAM1 表达。

单核细胞通常沿趋化因子的浓度梯度迁移入组织中，在趋化因子家族中 C-X-C 类趋化因子通常趋化急性炎症的中性粒细胞浸润，而 C-C 类趋化因子通常趋化亚急性和慢性炎症的单核细胞和淋巴细胞浸润。很多血管疾病都会出现单核/巨噬细胞的浸润，介导损伤的进展。在动脉粥样硬化患者血管的切片中，可以观察到RAS系统激活与巨噬细胞存在共定位；而ACEI类药物和AT1的拮抗剂可以减少血管病变患者血浆中C-C类趋化因子MCP1的水平。在动物模型中也发现，AngⅡ诱导的血管病变中巨噬细胞的浸润是C-C类趋化因子引起的。

RAS系统不仅影响炎症细胞的浸润，还影响其功能。AngⅡ可以上调巨噬细胞的吞噬功能，并且参与了巨噬细胞和树突状细胞的分化；AngⅡ还通过AT1途径引起巨噬细胞的氧化应激和胆固醇外流。在血管病变中，局部RAS系统的激活不仅促进了巨噬细胞的浸润，还会影响T细胞浸润及二者之间的相互作用。动脉粥样硬化中局部RAS激活促使巨噬细胞和T细胞浸润到病变部位，而ACE抑制剂可以抑制单核细胞分泌的细胞因子IL12[4]。

（三）RAS通过调节氧化应激引发血管炎症

ROS和炎症反应有密切关系并参与了血管炎症的多个过程，包括血管通透性改变、白细胞黏附、细胞生长和纤维化等。在血管细胞内，ROS的产生主要依赖于NADPH氧化酶，AngⅡ通过激活c-Src、PKC、磷脂酶A2和D，上调了NADPH氧化酶的亚基表达，并增强了它的活性。AngⅡ还可以通过PKC依赖的途径活化NADPH氧化酶，促进$ONOO^-$生成，诱导线粒体损伤，线粒体损伤后调节了内皮细胞NO和超氧阴离子的产生，介导了内皮细胞功能障碍。ROS还可以活化细胞内多条信号途径，包括MAPK、受体及非受体酪氨酸激酶和转录因子，包括NF-κB、活化蛋白1（activator protein 1，AP1）和低氧诱导因子1（hypoxia-inducible factor 1，HIF1）等，启动炎症反应。

（四）RAS通过促炎性的转录因子途径启动血管炎症

核转录因子NF-κB在AngⅡ诱导的血管炎症中发挥重要的调节作用。AngⅡ通过AT1和AT2受体调节NF-κB的活化。在平滑肌细胞中，AngⅡ通过小G蛋白RhoA磷酸化NF-κB亚基RelA（p65），进而增加p65亚基核转位、DNA结合。AngⅡ还可以促进IκB降解激活NF-κB。激活的NF-κB反过来还可以上调血管紧张素原的表达，进一步放大AngⅡ介导的炎症反应。AngⅡ激活NF-κB后可以上调IL6、VCAM1、MCP1、IL18、内皮素（endothelin 1，ET1）等的表达。ET1也是一个较强的血管炎症调节因子。ET1的受体为ET_A和ET_B，在平滑肌细胞中ET1通过PKC、MAPK、PI3K/AKT及Ca^{2+}介导细胞的增殖和收缩，而内皮细胞中主要表达ET_B，可以通过其受体偶联的小G蛋白，激活MAPK信号通路，进而激活NF-κB途径，上调炎症因子[4]。

肾上腺皮质小球带细胞受到AngⅡ刺激分泌醛固酮，醛固酮在血管炎症和损伤中也发挥重要作用。醛固酮与盐皮质激素受体结合，通过调节氧化应激诱发炎症并引起多个器官的血管病变。选择性阻断盐皮质激素受体后，可以减少血液中骨桥蛋白（osteopontin，OPN）、MCP1、IL8等的浓度，发挥血管保护作用。

三、血流流体力学改变

血管内皮细胞作为血管壁的最内层细胞直接接触血流。在各种化学和机械作用力的刺激下，血管内皮细胞对于维持血管的稳态发挥至关重要的作用。在感受刺激的时候，血管内皮表面会表达各种分子，如整合素、选择素、黏附分子等，介导炎症细胞的黏附与浸润；合成和分泌促凝和抗凝因子、纤溶因子、趋化因子及其他促炎性细胞因子，调节血栓和血管的稳态；分泌血管收缩和舒张因子，作用于平滑肌，调节血管的舒缩和血压。内皮功能障碍会导致炎症和多种血管病变的发生和发展，而血流动力学因素在这一过程中的作用不可忽视。

血液由心脏泵出，在血管中呈脉冲式流动，血管壁持续受到多种血流动力的作用，主要为平行于管壁的流体剪切力、垂直于管壁的液体静压力以及由压力所造成的环血管的细胞机械牵张力。

在不同的血管中流体剪切力的大小也不同，在人体静脉系统剪切力的大小范围为1～6dyn/cm^2，在动脉血管为 10 ~ 70dyn/cm^2，而在小鼠中，血流剪切力更高。在血管的不同部位由于有不同的血流分布，受到的流体剪切力类型也不同，大致可以分为两大类，即层流和紊流。在动脉血管的直部，血流的方向单一不变，平行于血管壁，即为层流，内皮细胞感受到高剪切力刺激；在弯部和分叉处，血流紊乱，朝向多个方向，或血流减缓，即为紊流，内皮细胞感受低剪切力或往复洄流剪切力的刺激；受层流剪切力作用的动脉部位不形成动脉粥样硬化斑块，而受紊流剪切力作用的动脉部分易发生斑块。生理状况下，除了在血管弯部和分叉处，主动脉根部的主动脉瓣朝向管壁的一侧，静脉瓣部位感受的也是紊流剪切力的作用。在疾病情况下，包括血管手术、放置血管内支架、静脉旁路移植手术、静脉瓣功能不全、静脉梗阻等，局部血流发生改变，血管也会受到紊流剪切力的作用。紊乱的血流剪切力造成内皮细胞激活、炎症浸润，推动动脉粥样硬化斑块形成、静脉曲张、深静脉血栓及慢性静脉功能不全等血管疾病的发生发展[5]。

在小鼠静脉旁路移植模型中，将颈外静脉移植到颈动脉，使得静脉血管暴露在动脉血流下，剪切力和管壁牵张力均升高，静脉发生动脉化改变，在早期出现炎症反应，内皮黏附分子 E- 选择素和 VCAM1 的表达均升高，同时中性粒细胞和单核 / 巨噬细胞浸润血管壁。在鼠类静脉血栓模型中，结扎下腔静脉导致静脉高压和血流剪切力改变，诱发了快速的静脉壁炎症反应，包括内皮细胞激活和中性粒细胞浸润，导致血栓形成和静脉内膜狭窄。

在离体情况下，使用流体小室、圆锥 - 平板 - 黏度计或微流控体系等将层流和紊流作用于培养的血管内皮细胞，用以研究剪切力对内皮功能和血管炎症的作用。检测紊流作用的内皮细胞中基因及蛋白谱的表达改变，发现与层流细胞相比，多种参与炎症、血栓形成、氧化应激、增殖、血管收缩、细胞外基质重塑等基因及蛋白表达均被上调。

紊乱的血流剪切力，可以改变膜上的脂质分布，改变膜的结构，紊流剪切力可以诱导细胞膜上小凹蛋白（caveolin1）从细胞内向细胞膜转位，形成小凹结构，介导多种受体的激活和失活；在洄流剪切力作用下，Caveolin1 介导 ATP 合酶 β 链由线粒体向细胞膜转位，进而可以被 T 细胞受体识别结合，介导 γ/δT 细胞对内皮的黏附；此外，紊流剪切力还可以激活内皮细胞 TLR2、Tie1、血小板源生长因子受体（platelet derived growth facter receptor，PDGFR）等膜受体，进而激活细胞内的 NF-κB、AP1 及 JNK、MAPKp38、ATF2 等信号途径，介导下游促炎性细胞因子及黏附分子等的表达，如 ICAM1、VCAM1、E- 选择素、MCP1、骨形成蛋白（bone morphogenetic protein，BMP）、组织因子（tissue factor，TF）、TGFβ 等，促进白细胞黏附、迁移，浸润血管壁，诱发炎症反应，并促进凝血和血栓形成。紊流剪切力可以诱导内皮细胞中 BMP2 和 BMP4 的表达，同时在动脉斑块和钙化的主动脉瓣它们的表达也上调，内皮细胞中 BMP4 可以通过 $p47^{phox}$ 和 NOX1 以自分泌的形式刺激 NOX 的表达和活性，促进 ROS 形成和释放，进一步激活 NF-kB，增加 ICAM1 表达，促进炎症；除了增加氧化酶系统的表达，紊流剪切力还可以通过抑制抗氧化系统，如降低细胞内谷胱甘肽（glutathione，GSH）的水平，抑制抗氧化酶超氧化物歧化酶（superoxide dismutase，SOD）的表达和活性，增加 ROS 的水平；内皮中 NO 可以增加 SOD 的活性，促进 ROS 的清除，紊流剪切力抑制了 GTP 环化水解酶 1（GTP cyclohydrolase1，GTPCH1）的磷酸化激活，GTPCH1 是四氢生物蝶呤合成的限速酶，而四氢生物蝶呤是内皮 eNOS 的辅助因子，从而减少了 NO 的释放，共同增加了细胞的氧化应激，加重了炎症反应。补体系统的激活在血管炎症中发挥重要作用；紊流与层流相比减少了补体系统抑制分子 CD59 的表达，从而使得补体系统激活增加，补体系统中 C3a 和 C5a 作用于内皮细胞及其他炎症细胞的受体，主要介导炎症信号反应[5-6]。

第二节　血管病变中参与炎症反应的细胞

血管管壁中的固有细胞主要包括内皮细胞、平滑肌细胞、成纤维细胞及一些干细胞或前体细胞，它们都不同程度地参与了血管炎症病变的过程。此外，循环中来源的白细胞，包括单核细胞、粒细胞等以及血小板，在刺激下会黏附和浸润血管管壁，激发和放大炎症。此节将对以上细胞在血管炎症中的作用进行详细阐述。

一、单核 / 巨噬细胞

巨噬细胞是一种来源于循环中单核细胞的白细胞，而单核细胞又来源于骨髓中的前体细胞。巨噬细胞和单核细胞皆为吞噬细胞，在体内参与非特异性防卫（先天性免疫，innate immunity）和特异性防卫（适应性免疫，adaptive immunity）。它们的主要功能是对细胞碎片及病原体进行吞噬作用，并激活淋巴细胞或其他免疫细胞，令其对组织损伤作出反应。

巨噬细胞的活化主要通过细胞表面的受体，包括：甘露糖受体，可以与病原体表面或受损部位暴露的甘露糖或岩藻糖基结合，从而促进细胞吞噬；清道夫受体，不仅可以结合和内吞氧化或乙酰化的低密度脂蛋白颗粒，最新研究表明它也能与 LPS 及凋亡细胞的磷脂酰丝氨酸相结合，从而吞噬和清除凋亡细胞；Toll 样受体，与体内产生的病原相关分子模式物质（pathogen-associated molecular pattern，PAMP）和损伤相关分子模式物质（damage-associated molecular pattern，DAMP）相结合，通过其胞内区相关蛋白激酶引发的信号传导，可使单核巨噬细胞活化，产生细胞因子，增强其吞噬能力，并引起炎症反应进而参与免疫调节；调理型受体，与调理素（包括免疫球蛋白、补体分子及凝集素）结合，从而促进吞噬作用。

（一）单核 / 巨噬细胞的黏附和浸润

活化的巨噬细胞浸润受损部位并发挥其作用需经过三个步骤：滚动、黏附、穿内皮细胞层。当组织受到损伤时，局部产生的大量趋化因子，如 MCP1、巨噬细胞炎症蛋白 1α（macrophages inflamonatory protein 1α，MIP1α）、MIP1β、干扰素 γ 诱导蛋白 10（interiferon -inducibte protein 10，IP10）等，释放入血，并与循环中的单核细胞表面的趋化因子受体 CCR2、CCR3、CXCR1 等结合，从而招募单核细胞向损伤部位的聚集。巨噬细胞的黏附过程主要由细胞表面的黏附分子淋巴细胞功能相关抗原（lymphocyte function-associated antigen 1，LFA1）、P- 选择素糖蛋白配体（P-selectin glycoprotein ligand，PSGL）分别与内皮细胞表面的黏附分子 ICAM1、P- 选择素相结合，以及 Integrin 家族的富集来实现的[7]。

（二）巨噬细胞的分化

当巨噬细胞浸润组织之后，受到微环境以及刺激因子的影响，巨噬细胞发生分化。巨噬细胞主要分化为两种类型：M1 型，即经典激活的巨噬细胞，其主要被 LPS 和 T 细胞产生的 IFNγ 所激活，产生较高水平的 IL12，诱导型 NOS（inducible nitric oxide synthase，iNOS），以及 IL1β，发挥促进和放大炎症反应的作用；M2 型，即替代激活的巨噬细胞，其主要被 IL4 所激活，产生高水平的 IL10、TGFβ1，以及 Arg1 等，在组织损伤时起到抑制炎症，促进修复的作用[8]。

巨噬细胞是一种多功能细胞。活化的巨噬细胞的主要作用为：作为体内的“清道夫”，吞噬、杀伤和清除病原体、坏死的细胞以及细胞碎片；诱导表达 MHC Ⅱ 类分子，及协同刺激分子 B7 等，为抗原提呈及活化 T 细胞提供信号分子，诱导免疫应答；分泌促炎的细胞因子（如 IL1β、TNFα、IL6、CRP 等）及趋化性细胞因子（MCP1、MIP1α、MIP1β、IL18 等），从而促进炎症反应，增强抗感染作用；活化的巨噬细胞还可以分泌 IL12 从而刺激 NK 和 T 细胞产生

IFN γ，又可以反馈活化巨噬细胞，发挥免疫调节作用；另外，活化的巨噬细胞产生的酶类（如透明质酸酶、弹性蛋白酶及胶原酶等）及生长因子（如成纤维细胞生长因子、转化生长因子及内皮细胞生长因子等）可促进血管新生和细胞外基质（extracellular matrix，ECM）的分泌，从而促进损伤组织的修复和重建。

二、成纤维细胞

在组成血管的细胞中，所占比例最大的为成纤维细胞，约占全部细胞总数的 70%，因此成纤维细胞在血管病变的发生中所起的作用不容忽视。

成纤维细胞是来源于中胚层的一种构成结缔组织的细胞。正常情况下，成纤维细胞可分泌细胞外基质，从而维持组织和器官的框架结构。当血管损伤发生的时候，成纤维细胞在微环境的影响下可以被激活并转分化为肌成纤维细胞，在损伤修复中发挥重要作用[9]。成纤维细胞活化必须依赖以下条件：①损伤局部存在活化的 TGFβ1；②ECM 成分结构发生相应修饰与变化；③细胞重塑行为和 ECM 结构变化造成细胞外应力的增强。活化的 TGFβ1 能使细胞内的 Smad 2/3 磷酸化增加，并进入细胞核中调控相应的基因表达，尤其是 α-SMA、Collagen Ⅰ 和 Collagen Ⅲ 的表达，诱导其向肌成纤维细胞转化。另外，有文献报道，成纤维细胞可以作为细胞因子“工厂”。在血管损伤时，活化的血管外膜成纤维细胞可以释放大量的细胞因子，如 TGFβ1、CTGF、IL6、MCP1 等，从而放大血管炎症反应，促进血管损伤和修复。

另外，骨髓来源的成纤维细胞骨髓前体细胞，亦称为纤维细胞，是间质肌成纤维细胞的另一个重要来源。纤维细胞最初是从循环中源于骨髓的 $CD34^+$ 细胞群中分离出的细胞亚群，形态接近成纤维细胞。这类细胞表面既有淋巴细胞标记，又有间质细胞标记（如Ⅰ型胶原）。这类细胞可以表达趋化因子（如 CCL 21、CCL2）及其受体，对于血管中炎症细胞的招募和炎症反应的发生起促进作用。

三、血小板

血小板是由骨髓中成熟的巨核细胞的细胞质脱落而成的，循环血液中的血小板一般处于静止状态。血小板的生理功能包括黏附、聚集、释放等，这些功能是在血小板激活后几乎同时出现的。

黏附（adhesion）指的是血小板与非血小板表面的黏着。当高血压、缺血、缺氧等应激状态使血管内皮受损后，血管内皮细胞下的胶原暴露于血液，血小板表面的 von Willebrand factor（vWF）可立即与胶原结合，并发生变构，随后，变构的 vWF 与血小板细胞膜上的糖蛋白结合，使得血小板黏附于受损的血管；与此同时，血小板内钙离子浓度升高，cAMP 浓度降低，进而出现细胞骨架重组，引起血小板变形并增加黏性。

聚集（aggregation）指的是血小板彼此的黏着，通常分两个时相。第一聚集相也叫可逆聚集相；第二聚集相也叫不可逆聚集相。引起血小板聚集的物质叫致聚剂，也叫诱导剂。病理性致聚剂包括病毒、细菌、免疫复合物、药物等。生理性致聚剂包括：二磷酸腺苷（adenosine diphosphate，ADP）、血栓烷 A_2（thromboxane A_2，TXA_2）、胶原、凝血酶等。

释放指血小板受到刺激后，将贮存在血小板颗粒等细胞器内的物质排出的现象。活化的血小板可以产生脱颗粒现象，释放出的物质包括 ADP、TXA_2 等，可进一步促进新一轮的血小板激活，引起正反馈。另外一种 α 颗粒包含 P- 选择素、血小板因子 4、TGFβ1、PDGF、纤维连接蛋白等炎症介质，促进血管炎症反应的发生。同时血小板表面的 P- 选择素也可以与单核巨噬细胞表面的黏附分子 PSGL 相结合，介导单核巨噬细胞的黏附。

四、平滑肌细胞

平滑肌细胞作为血管壁的主要组成细胞，正常情况下主要作用为调节血管的舒缩。但是新近研究表明，血管平滑肌细胞表型转换在动脉粥样硬化、主动脉瘤等血管损伤和修复的疾病中具有重要的病理生理学意义。当平滑肌细胞受到大量脂质刺激时，可以发生表型的转化，其特异性的标志物 α-SMA 或 SM22 的表达水平降低，而巨噬细胞的标志物 CD68 表达上调，表现为类巨噬细胞的生物学行为，如吞噬脂质、释放基质金属蛋白酶（matrix metalloproteinase，MMP）、释放大量的炎症因子等。动脉硬化斑块中平滑肌细胞的数量的多少与斑块的稳定性呈正相关。

五、其他细胞

（一）内皮细胞

内皮细胞可以受细胞因子（如 IL1、IL6、IFN γ、TNF）或其他免疫应答相关物的作用而活化，表达黏附分子，增加对单核细胞、中性粒细胞和其他循环细胞的黏附作用；活化的内皮细胞有时表达 MHC Ⅱ类分子，表现抗原递呈功能；也可分泌 IL1 和粒细胞 - 巨噬细胞集落刺激因子（granulocyte-macrophage colony stimulating factor，GM-CSF），调节免疫应答。当内皮细胞受到胆固醇和紊乱的流体剪切力刺激时，由线粒体转位到细胞膜表面的 ATP 合成酶 β- 链可以招募炎症细胞浸润，激活炎症细胞的细胞毒作用，导致血管炎症。另外，ATP 合成酶本身可以影响内皮细胞的胆固醇代谢，从而促进动脉粥样硬化的形成[10]。其他研究还表明 ATP 合成酶能够抑制前列环素的合成，促进 NO 的降解，从而调节血管收缩舒张节律。此外，细胞内氧化应激水平增加时，NF-κB 的活化明显上升，激活内皮细胞内的黏附分子和炎症因子的表达，从而促进血管炎症反应（图 18-1）。

（二）干细胞

在血管壁中存在丰富的干细胞，它在不同的血流方式的刺激下可以分化为不同的细胞。正常层流的情况下可以刺激这些细胞向内皮细胞分化，而异常的湍流或压力刺激的变化可能会导致干细胞“错误”地向成纤维细胞和平滑肌细胞分化，从而促进了血管再狭窄的形成。Li 等新近的研究发现，当大鼠或小鼠的血管内膜剥脱损伤后，新生内膜中的平滑肌不是来源于血管中层平滑肌细胞的分化和增殖迁移，而是来自一群多能血管干细胞的增殖分化[11]。

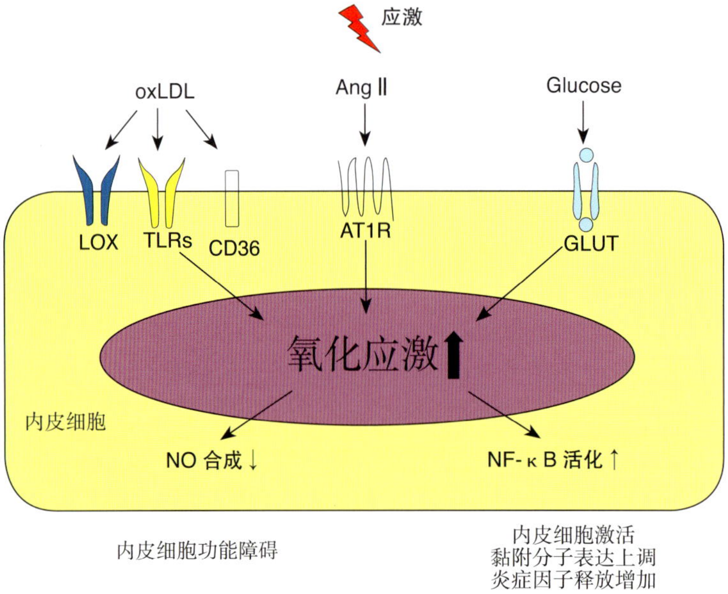

图 18-1　内皮细胞在血管炎症中的作用

第三节　血管病变中炎症介质

炎症介质是指介导炎症反应的生物活性物质。在急性炎症反应中，有些致炎因子可直接损伤内皮，引起血管通透性升高，但许多致炎因子并不直接损伤局部组织，而主要是通过内源性化学因子的作用导致炎症。血管病变中涉及的炎症介质一部分是由局部的细胞分泌释放的，另外一部分是由体液来源作用到局部的。细胞分泌的炎症介质主要包括细胞因子、趋化因子、活性氧代谢产物，而体液来源的炎症介质主要包括激肽系统、凝血系统和补体系统；本节中将就主要的炎症介质及其作用进行阐述。

一、细胞因子

细胞因子（cytokine）是由各种免疫细胞和血管细胞产生的多种的可溶性短效应蛋白、糖蛋白和多肽组成。从皮摩尔级到毫微摩尔级浓度的细胞因子可以激活特异性的受体，进而调控许多细胞和组织的功能。不同类型的细胞可以分泌相同的细胞因子，而单一的细胞因子可以作用于多种类型的细胞，其产生的多种生物活性取决于细胞的类型、时机和环境。一般来说，细胞因子可以分为以下几类：肿瘤坏死因子类（tumor necrosis factor，TNF）、白介素（interleukin，IL）、淋巴因子、干扰素（interferon，IFN）、集落刺激因子（colony stimulating factor，CSF）、转化生长因子（transforming growth factor，TGF）和趋化因子等。根据其细胞来源，细胞因子可分为Ⅰ型细胞因子，由Th1细胞产生，包括IL2、IL12、IFNγ 和TNFβ1等。Ⅱ型细胞因子由Th2细胞产生，包括IL4、IL5、IL6、IL10和IL13等。

炎症刺激诱导的细胞因子主要由巨噬细胞和辅助性T（Th）细胞产生，但也可以由其他炎症细胞、血管细胞和脂肪细胞产生。巨噬细胞是产生细胞因子的主要来源，可以产生促炎细胞因子TNFα、IL1、IL6、IL12、IL15、IL18 和 IL32，也产生抑炎细胞因子IL10和TGFβ。T细胞分泌许多细胞因子，如IFNγ 和IL4。血管细胞既可以产生细胞因子，又可作为细胞因子的效应细胞，如内皮细胞产生IL1α 和IL1β，而平滑肌细胞产生TNFα、IL1α 和IL1β。

细胞因子受体超家族由多种胞外结构相同而胞质域不同的蛋白组成，包括血细胞生成素受体、IFN受体、TNF受体和趋化因子受体。

（一）细胞因子对血管细胞的影响

1. 细胞因子对血管内皮细胞的影响　内皮细胞对维持血管张力、白细胞黏附以及平滑肌细胞增殖起决定性作用。在正常情况下，内皮维持血管舒张，并具有抗血栓和抗炎的作用。内皮细胞是细胞因子的主要效应细胞，可以介导内皮功能失活以及血管炎症。内皮细胞在循环系统中发挥功能依赖于合成血管扩张剂，如NO和PGI_2、内皮来源的超极化因子（endothelium-dependent hyperpolarizing factor，EDHF）、血管收缩剂（如内皮素ET1和血管紧张素AngⅡ等）。细胞因子可以介导iNOS的表达，进而诱导内皮细胞产生NO，例如TNFα 和IFNγ 是内皮细胞产生iNOS的主要刺激因素。但是在小冠状动脉中，TNFα可以抑制NO介导的内皮依赖的血管松弛。在炎症环境下，PGI_2的表达上调，研究证实，促进细胞因子释放的脂多糖LPS可以促进PGI_2的产生。炎症因子可以促进EDHF的释放，而有研究表明TNFα 和IL6可以刺激ET1的产生[12]。

2. 细胞因子对血管平滑肌细胞的影响　在各种刺激下（如传染性病原体、机械因素、氧化应激产物、免疫复合物和血管紧张素等），血管平滑肌细胞可以合成和分泌IL1、IL6、IL8、IL11、干扰素γ、粒细胞巨噬细胞刺激因子、MCP、成纤维细胞生长因子、血管内皮生长因子、血小板源性生长因子、巨噬细胞迁移抑制因子1α

和 1β，以及各种趋化因子。在血管损伤处，多种细胞可以产生丝氨酸蛋白酶——凝血酶，作用于血管的平滑肌细胞，产生多种细胞因子，如 MCP1 和 IL6。在血管损伤和动脉粥样硬化的病理过程中，平滑肌细胞产生的细胞因子促进了单核细胞的浸润。细胞因子也可刺激人的血管平滑肌细胞释放微量的粒细胞 - 巨噬细胞集落刺激因子（GM-CSF）和 G-CSF，抑制中性粒细胞的凋亡并促进炎症的发生。在血管损伤和动脉粥样硬化的病理过程中，平滑肌细胞产生的细胞因子不仅促进了单核细胞的浸润，也反馈诱导平滑肌细胞释放微量的 GM-CSF 和 G-CSF，抑制中性粒细胞的凋亡并促进炎症的发生。在动物的血管损伤模型中，平滑肌细胞的增殖和迁移可以导致血管内膜和中膜的增厚。平滑肌细胞的增殖和迁移可以被多种因素调节，例如可溶性的生长因子、趋化因子以及与内皮细胞的相互作用[13]。

（二）细胞因子与血管病变

1. 细胞因子与动脉粥样硬化　早期动脉粥样硬化的特征是白细胞招募和促炎细胞因子表达。在动脉粥样硬化患者的血浆和组织中可以检测到细胞因子及其相关蛋白的表达。另外许多利用细胞因子敲除小鼠的实验直接证明细胞因子在动脉粥样硬化中发挥作用。天然细胞因子（如 IL1 或者 TNF）可以激活内皮细胞、平滑肌细胞、单核 / 巨噬细胞以及淋巴细胞等。这些血管细胞可以介导血管壁中炎性细胞因子依赖的反应，包括产生细胞因子和浸润细胞间的相互作用等过程。激活这些通路导致低密度脂蛋白和细胞外基质在管壁沉积，这将有利于炎性细胞的进一步浸润。因此，血管细胞通过激活炎性通路参与动脉粥样硬化的发生和发展。CD40 与 CD40L 的相互作用是血管系统中炎性通路不可或缺的组成部分。血管壁细胞上的 CD40 促进单核细胞的招募并参与动脉粥样硬化中血栓的形成。

2. 细胞因子与主动脉瘤（aortic aneurysm，AA）　AA 是一种炎性疾病，其特征是主要表达 Th2 型细胞因子，但缺乏 Th1 型细胞因子的表达。在 AA 中，炎性细胞（多形核中性白细胞、巨噬细胞、T 细胞和 B 细胞等）通过管腔血栓和血管细胞膜渗透至病变部位。这些浸润的细胞分泌许多炎性因子包括细胞因子、白三烯、ROS 和免疫球蛋白。Th1 型和 Th2 型细胞因子可以影响动脉炎症，研究表明在 AA 患者的血液中细胞因子 IL1、IL6、TNFα 和 IFN γ 的表达上调。在动物模型的 AA，ROS 可以引起 Th2 型自身免疫反应，而抗氧化治疗可以抑制血管炎和 IgE 的产生[14]。

3. 细胞因子与静脉曲张　炎性细胞因子和黏附分子，尤其是 TGFβ、IL6、IL8 和 VCAM1，可能参与了静脉瓣膜功能不全疾病的发生和发展。由静脉瘤细胞产生的 bFGF 和 TGFβ 在静脉壁扩张中扮演重要角色，但导致扩张的确切机制仍不清楚。在静脉缺陷患者中，单核 / 巨噬细胞招募到静脉壁，释放 IL1β、IL6 和 TNF-α 等细胞因子[15]。

二、趋化因子

一系列临床和实验性研究表明，趋化因子（chemokine）和趋化因子受体在招募白细胞至血管病变部位中发挥关键作用。趋化因子是由一群结构相似的具有趋化性的细胞因子组成，根据前两个半胱氨酸的位置分为几个亚群（CC、CXC、CX3C）。MCP1（也称为 CCL2）通过其受体 CCR2 在招募单核细胞至动脉粥样斑块的过程中发挥重要作用，并在动脉损伤后内膜增生的形成中发挥作用。CCL5 可以表达于多种类型细胞，包括单核 / 巨噬细胞、T 淋巴细胞和平滑肌细胞，参与单核 / 巨噬细胞和 T 淋巴细胞的捕获以及跨内膜转运。CCL5 可以与多个受体结合，包括 CCR1 和 CCR5，不同受体介导不同的生物学效应。研究表明 CCR5 敲除可以防止动脉损伤后新生内膜的形成，而 CCR1 敲除不影响新生内膜的形成。

CXC 趋化因子家族中的 CXC1 和 CXCL8 可以结合和激活 CXCR2 受体，在动脉粥样病变中的单核 / 巨噬细胞中检测到这些因子的表达。CXCL1 被证实可以抑制动脉损伤后新生内膜的形成。趋化因子 CXCL8（也称为 IL8）是趋化因子 CXC 家族的典型成员，可以诱导血管平滑肌细胞和内皮细胞的增殖，进而影响血管病变时新生血管的形成[16]。在低浓度时，趋化因子 CXCL4 发挥的功能不明显，其可与 CCL5 形成异构体，通过受体CCR3发挥作用。血管病变时，血小板快速释放促炎趋化因子 CCL5 和 CXCL4 作用于内皮细胞，进而导致单核细胞和 T 细胞招募到血管壁[17]。CXCL10 作为一个强有力的促有丝分裂因子和趋化因子，血管病变时通过减少主动脉中调节性 T 细胞的数量调控免疫系统中效应因子和调控因子的平衡。

CX3CL1 是一个可以与细胞膜结合的结构独特的趋化因子，其跨膜蛋白部分可以作为单核细胞和 T 细胞的有效黏附分子，其可溶性部分具有趋化功能，CX3CR1 是其唯一的受体。研究证明在动脉粥样斑块中，CX3CL1 是单核 / 巨噬细胞的一个重要存活因子。血管内皮细胞可以表达 CX3CL1，表明其主要功能可能是诱导白细胞的捕获。而动脉斑块中血管平滑肌细胞表达其可溶性形式，这表明它的功能是促进巨噬细胞和 T 细胞招募到病变部位（图 18-2）。

三、黏附分子

血管病变时，黏附分子和趋化因子在招募炎症细胞至血管组织扮演重要角色。血管黏附因子包括 L- 选择素、E- 选择素和 P- 选择素、VCAM1、ICAM1、PECAM1 以及 Integrin 等。

L- 选择素在大部分循环淋巴细胞上都有表达，介导淋巴细胞浸润至高内皮微静脉和血管炎症部位。L- 选择素的配体是含碳水化合物的分子（如 P- 选择素糖蛋白配体 1，PSGL1），其参与淋巴细胞招募至主动脉可能依赖于 L- 选择素 / PSGL1 介导的白细胞二次捕捉。P- 选择素和 E- 选择素在急性或慢性的炎症内皮细胞上表达，作为单核细胞、中性粒细胞以及效应 T 细胞等的黏附因子。P- 选择素主要储存在血小板的 α 颗粒和内皮细胞的帕拉得小体（Weibel-Palade body）中，刺激后可迅速迁移到细胞表面。P- 选择素可与中性粒细胞和单核细胞上的 PSGL1 结合。E- 选择素在非炎症状态下不持续性表达，但在炎症状态下合成，其与髓系细胞上的 PGSL1、CD44 和 E- 选择素配体 1 等配体结合。

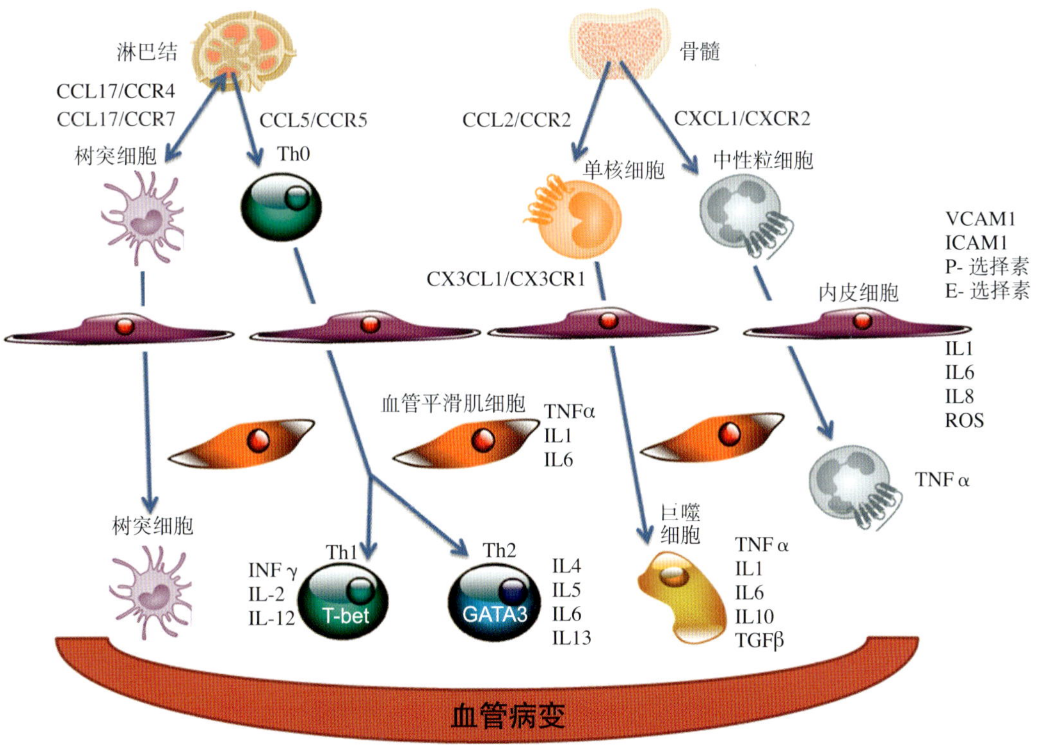

图 18-2　血管病变中细胞因子和趋化因子的作用

在血管病变时，招募免疫细胞需要依赖VCAM1和ICAM1的作用，ICAM1主要表达于内皮细胞。PECAM1也称为CD31，是免疫球蛋白家族中的一员，主要表达在内皮细胞的外侧，在免疫细胞上也有少量表达。在血流动力改变的情形下，PECAM1敲除可以降低炎症基因的激活。整合素是由24个细胞表面受体组成的多聚体，介导细胞与细胞，细胞与细胞外基质，细胞与病原体之间的相互作用。在血管病变中，整合素调控淋巴细胞的归巢和免疫突触的形成，并参与淋巴细胞的聚集、迁移和吞噬等作用。

四、补体系统

补体系统（complement system）由膜表面的调节蛋白和受体，以及大量的与多种细胞和介质免疫反应相关的血浆蛋白组成。在不同的病理过程中，他们之间的关联不太相同，并且出现在不同的免疫反应阶段。补体系统具有广泛的作用和激活机制，是先天免疫中的核心成分，同时也参与调节适应性反应。组织损伤是触发固有免疫和炎症反应的起始信号，它能激活包括补体系统在内的多条级联信号系统，从而最终改变血管微环境。多种细胞表面的补体系统受体和补体激活过程中产生的过敏毒素相互作用，调节炎症反应的过程。例如：被过敏毒素激活的肥大细胞和中性粒细胞释放炎症介质如TNFα等，从而导致血管舒张和体液外渗。巨噬细胞不仅可以迅速对造成感染的病原体反应，同时其自身也表达补体过敏毒素受体从而更进一步释放激活炎症细胞的信号，这一过程也会导致巨噬细胞释放大量的细胞因子和趋化因子。补体系统和促炎细胞因子之间的作用是相互的，已有许多研究证实促炎细胞因子的释放可以导致补体过敏毒素受体表达的上调。因血管管径和血流的变化激活了血管内皮细胞，从而可以导致血管渗透性的增加，血流动力学的改变和血管内皮细胞屏障渗透压的增高导致包含着大量蛋白和炎症细胞的炎性分泌液渗出。血管内皮细胞的这种改变可被多种细胞因子调节，如组胺、激肽、白细胞三烯、TNFα等。这些细胞因子的表达和释放已被证实部分受到过敏毒素的调节。过敏毒素也会上调血管内皮细胞和白细胞的黏附因子，促进白细胞和血管壁的黏附，最终迁移至炎症反应的组织间隙中。

五、活性氧类

血管病变时，激活的血管内皮和免疫系统组分会释放大量的ROS。NADPH氧化酶是血管系统ROS主要来源之一，可以受到多种因素（如胰岛素、血管紧张素Ⅱ等）的激活。增加的ROS影响血管病变的各个方面。首先ROS减少一氧化氮的含量，从而导致血管内皮细胞功能失活。其次，ROS诱导黏附因子VCAM1和ICAM1的表达上调，进而导致病变部位炎症细胞的聚集。最后，ROS可以诱导各种生长因子的表达以及激活压力信号通路（如JNK通路等），这些将引起血管平滑肌细胞的增殖。

第四节 血管病变中主要的炎症信号通路及主要的炎症标志物

在炎症反应中，炎症信号由多条通路所介导，包括细胞因子与其受体的相互作用及介导的下游信号，在细胞内各细胞器和细胞核中多种蛋白分子的相互作用等，它们之间既有区别又存在相互的交叉与关联。在临床中我们如何判断炎症的发生及其所提示的心血管病变，主要是通过对炎症标志物的检测来实现的，因而新标志物的发现将对血管病变的诊疗及预后具有重要意义。本节将对血管病变中主要的炎症信号通路及炎症标志物作一综述。

一、炎性细胞因子及受体介导的信号通路

炎症反应的作用是对抗感染和组织损伤。组织中存在先天免疫细胞，如巨噬细胞、成纤维细胞、肥大细胞，及树突状细胞，以及在循环中的白细胞，包括单核细胞和中性粒细胞，能够识别病原体入侵或通过细胞表面的病原相关模式识别受体（pattern recognition receptor，PRR）识别细胞的损伤。这些受体能够直接或间接地识别PAMP，例如微生物的核酸、脂蛋白和碳水化合物或受伤细胞释放的DAMP。活化的PRR能够聚集和组装成大型多亚基复合物，启动信号级联反应，触发炎症和趋化因子释放，促进白细胞招募到炎症部位。

血管的改变在炎症中发挥重要作用，组胺、前列腺素及一氧化氮作用于血管平滑肌，导致血管舒张，增加血流量，并带来了循环白细胞，而炎症介质组胺和白三烯作用于血管内皮细胞，血管通透性增加，使血浆蛋白和白细胞离开血液。细胞因子如TNF、IL1，增加白细胞对血管内皮细胞的黏附，促进白细胞外渗。在感染或受伤的部位先天免疫细胞活化，包括树突状细胞、巨噬细胞和嗜中性粒细胞，分泌外源性颗粒和吞噬的碎片，同时这些细胞也能够分泌细胞因子活化淋巴细胞介导的适应性免疫反应[18]。

（一）Toll样受体（TLR）信号通路

TLR是进化上很保守的分子，在模式动物果蝇中首先发现了Toll受体的表达，这类受体具有识别微生物组分和激活先天免疫的作用，之后Toll受体的同源蛋白在哺乳动物的免疫细胞中被发现，因而被称为Toll样受体。哺乳动物Toll样受体是一个至少包含12个膜蛋白的家族，能通过NF-κB通路和IFN调节因子（IFN regulating factor，IRF）依赖的信号通路激活先天性免疫应答。哺乳动物TLR由于受不同的配体激活而具有不同的功能。

TLR家族成员全部是PRR，能够识别脂类、碳水化合物、多肽和核酸结构，广泛地表达在不同的微生物群体中。TLR在识别不同的PAMP和先天免疫反应中发挥重要作用。他们是防御病原体入侵的第一道防线，在炎症反应中发挥重要作用，调节免疫细胞存活及增殖。目前为止，TLR家族的11名成员已被确定，其中TLR1、TLR2、TLR4、TLR5、TLR6和TLR11定位在细胞表面，TLR3、TLR7、TLR8和TLR9蛋白定位于胞内体/溶酶体。TLR信号通路的激活，起源于受体细胞的胞内Toll/IL1受体（TIR）结构域，与同样含TIR结构的接头蛋白MyD88结合。当受到PAMP的刺激后，MyD88使得IL1受体相关激酶（interleukin 1 receptor-associated kinase，IRAK）结合到TLR受体上，其间通过两个分子的死亡结构域相互作用。IRAK1通过磷酸化激活后，与TRAF6结合，从而激活IKK复合物，导致MAPK激活（JNK，P38 MAPK）和NF-κB激活。Toll作用蛋白（Toll-interacting protein，Tollip）和IRAK-M抑制TLR与IRAK相互作用，参与TLR介导的信号通路的负调控。

（二）NOD样受体（NLR）信号通路

NOD样受体（nucleotide-binding oligomerization like receptors，NLR）家族（NLRP1/NALP1，NLRP3/NALP3/cryopyrin，and NLRC4/Ipaf）广泛存在于人类的细胞质内，识别相应配体之后能够激活Caspase1和NF-κB、MAPK信号途径，从而启动先天性免疫和获得性免疫。NLR及其介导的信号通路将在本节的第四部分炎症小体的作用中详细阐述。

（三）NF-κB信号通路

NF-κB属于Rel家族的转录因子，广泛存在于细胞质中，能够被TNFα、IL1、神经生长因子等多种配体激活。NF-κB / Rel蛋白家族有5个成员，包括NF-κB1（p50/P105）、NF-κB2（p52 /p100）、C-Rel、RelA/p65，以及RelB。这些蛋白质都能够形成二聚体转录因子，控制生长因子、转录因子、趋化因子等众多基因的表达，调节广泛的生物过程，其中包括先天免疫和适应性免疫、炎症、应激反应、B细胞的发育以及淋巴器官的形成。在经典通路中，NF-κB/Rel蛋白

与 IκB 蛋白结合保持抑制状态。促炎的细胞因子、LPS、生长因子，以及受抗原激活的 IKK 复合物（IKKα、IKKβ 和 NEMO），都能够磷酸化 IκB 蛋白，导致其泛素化，而被蛋白酶体降解，释放 NF-κB。活化的 NF-κB 进一步被磷酸化激活，之后入核，单独或与其他转录因子如 AP1、ETS（E-twenty six），及信号传导与转录激活因子（signal transducer and activator of transcription，STAT）结合，诱导靶基因表达。在替代 NF-κB 通路中，NF-κB2 p100 / RelB 基因复合物以未激活的状态停留于细胞质中，通过一些受体，如人淋巴毒素 β 受体（lymphotoxin β receptor，LTβR）、CD40、B 细胞激活因子受体（B cell activating factor receptor，BAFFR，BR3），激活 NF-κB 诱导激酶（NF-κB-inducing kinase，NIK），进而激活 IKK 复合物，后者对 NF-κB2 p100 的 C-末端残基磷酸化。磷酸化的 NF-κB2 p100 导致泛素化并被蛋白酶体加工而降解为 NF-κB2 p52，最后形成具有转录能力的 NF-κB p52 / RelB 复合物入核，诱导靶基因的表达。

（四）MAPK 信号通路

MAPK 是介导细胞反应的重要信号系统，普遍存在于多种生物，包括酵母和哺乳动物细胞。MAPK 信号通路参与细胞的生长、发育、分裂、分化及死亡等多种细胞过程。在哺乳动物细胞中已发现四个 MAPK 亚族，分别是 ERK、JNK/SAPK、P38/MAPK、ERK5/BMK1。MAPK 属于一种 Ser/Thr 蛋白激酶，可在多种不同的信号转导途径中充当一种共同的信号转导成分，并且在细胞周期调控中发挥重要作用。ERK1/2 信号转导通路调控细胞生长和分化，JNK 和 P38 MAPK 信号转导通路在炎症与细胞凋亡等应激反应中发挥重要作用。

P38 MAPK（α，β，γ，和 δ）是 MAPK 家族成员，能够被各种环境压力和炎性细胞因子激活。其靠近细胞膜的是一个 MAPKKK，其磷酸化后，能够激活 MKK3 /6，它是 P38 MAPK 的激酶。当细胞受到凋亡刺激，MKK3 / 6 直接激活凋亡调节激酶（apoptosis-stimulated kinase 1，ASK1）。P38 MAPK 调节的下游包括：热休克蛋白 27（heat shock protein，HSP27）、丝裂原活化蛋白激酶活化的蛋白激酶 2（mitogen-activated protein kinase-activated protein kinase 2，MAPKAPK2，MK2）、MAPKAPK3，以及转录因子包括 ATF2、STAT1、肌细胞增强子因子（myocyte enhancer factor，MEF2）、Ets 样蛋白（Ets-like protein 1，Elk1），可以通过活化丝裂原和应激活化蛋白激酶 1（mitogen-and stress-activated protein kinase 1，MSK1）间接激活 cAMP 反应元件结合蛋白（cAMP-response element binding protein，CREB）。

SAPK/JNK 能够被各种环境应力激活，炎症细胞因子、生长因子等都能够激活。应激信号通过 Rho 家族的小 GTP 酶（Rho、Rac、Cdc42）级联传递。其膜近端通常是一个 MAPKKK14，去磷酸化并激活 MKK4 或 MKK7，它们是 SAPK/JNK 蛋白激酶。此外，MKK4/7 可以由另一种 GTPase 依赖的方式激活。活化后的 SAPK/JNK 入核，调控细胞核内多种转录因子。

（五）JAK / STAT 信号通路

Janus 激酶（Janus kinase，JAK）和信号传导与转录激活因子（signal transducer and activator of transcription，STAT）是调节细胞、存活、分化，以及抵抗病原体的过程的关键部分。细胞因子（如 IL6、IL2、IL4、IL7、IL9、IL13、GCSF 等）结合诱导其受体（gp130）二聚化，同时激活与其结合的受体激酶 JAK 蛋白，活化的 JAK 蛋白对受体和自身进行磷酸化，这些磷酸化的位点成为 STAT 蛋白和其接头蛋白的结合位置，接头蛋白将受体和 MAP 激酶、PI3K/Akt 信号，以及其他细胞信号通路联系在一起。

受体结合的 STAT 蛋白被磷酸化后形成二聚体，能够转移进入细胞核调节目的基因的表达。细胞因子信号转导抑制分子家族（SOCS）通过同源或异源的反馈调节减少受体传递信号。

JAK / STAT 通路中的细胞因子，如促红细胞生成素、血小板生成素、G-CSF，在生理和疾病状态下作用重要，同时其通路中还能够通过干扰素介导的信号，以及异常的 IL6 信号，参与炎症过程。

（六）选择素和整合素介导的炎症信号

内皮细胞受到LPS、TNF和IL1β刺激后，细胞黏附分子表达增加。这些黏附分子主要包括：P-选择素、E-选择素、ICAM1以及VCAM1。白细胞表面的一些糖蛋白如CD44、PSGL1以及E-选择素配体1（E-selectin ligand 1，ESL1）与选择素相互作用，进一步介导白细胞沿血管壁滚动。PSGL1或CD44均可诱导白细胞β2整合素LFA1和MAC1在细胞表面表达，并通过改变分子构型增加对内皮细胞ICAM1的亲和力。β2整合素和ICAM1之间相互作用进一步减缓白细胞滚动。介导炎症的信号分子。

炎症的信号通路众多而又复杂，许多炎症信号的主要蛋白已经确定。TLR的结合、IL6家族受体，以及众多细胞因子激活的一系列与炎症相关的信号通路，激活不同的炎症细胞，在炎症的发生发展过程中发挥重要的作用。

二、氧化应激

在哺乳动物细胞中，ROS有众多的酶的来源，包括NADPH氧化酶、线粒体、黄嘌呤氧化酶和非耦合型一氧化氮合酶。各种病理刺激，包括高血管紧张素Ⅱ、高血糖、高血脂、过度的机械性牵拉、缺血/再灌注损伤和其他，都能够使得血管产生的ROS增加。这些刺激诱导的ROS增加，可能引起的疾病包括动脉粥样硬化、高血压和糖尿病。重要的是，ROS在正常细胞中也有重要的信号功能，在氧化和炎症之间起着相互连接的作用。氧化事件促进促炎基因的表达，如黏附分子、趋化因子和细胞因子。这些分子促进白细胞浸润并进一步产生ROS。尽管ROS在血管疾病中发挥重要作用的证据已经非常充分，但是临床实验结果表明抗氧化剂还未被证明有助于治疗动脉粥样硬化、高血压、糖尿病等疾病。ROS是氧的电子从其他分子或在某些情况下把自己的电子转移到目标分子所产生的分子。术语称作"自由基"，是指有非配对电子保留在外层轨道，一般具有很强的反应性。在哺乳动物中，一个特别重要的自由基是超氧自由基（O_2^-），由氧催化还原形成。超氧化物既可以氧化也能够还原其他分子，这取决于目标分子的氧化还原电位。其他ROS还包括过氧化氢（H_2O_2）、羟自由基（HO•）、过氧化亚硝酸盐（$ONOO^-$）、次氯酸（HOCl分子）、脂质过氧化（LOO•）以及烷氧自由基（LO）等。另一个相关的分子群是活性氮（reactive nitric species，RNS），包括NO、过氧亚硝基盐（$ONOO^-$）、二氧化氮自由基（NO2•），和亚硝酰正离子（NO^+）。过氧亚硝基是由NO与O_2^-反应形成，在ROS和RNS中是一种强氧化剂。RNS可以与许多蛋白质及某些细胞器反应，改变其功能和结构。

（一）氧化应激：新与旧的概念

氧化应激，传统上认为是平衡氧自由基与细胞抗氧化防御失衡后的产物。近年来，有了一个新的评估概念，认为氧化还原电位的变化能够发生在自身细胞中，在线粒体、细胞核、细胞质甚至细胞外隙中。

ROS在正常细胞的信号转导中发挥重要功能，调节细胞生长、迁移和性状。过氧化氢是目前已知的一个内皮产生的超极化因子，能够调节血管张力。ROS产生能够调节T细胞在促进炎症和抑制炎症中的功能。在"氧化应激"过程中，ROS产生的增加可能只是在局部，并不总是引起细胞中氧化和抗氧化的失衡。此外，局部的ROS产生不仅代表"应激"，实际上甚至可能在细胞存活上是有益和必要的[19]。

（二）氧化应激和炎症的关系

氧化应激是一个强有力的炎症刺激，而且氧化应激与炎症存在相互作用。ROS激活促炎症因子的转录，比如核因子E2相关因子2（nuclear factor-E2-related factor 2，Nrf2）、NF-κB及AP-1，反过来又可以调节黏附分子和趋化因子基因的表达，促进炎症细胞滚动和黏附。活性氧还可以促进细胞表达炎症细胞因子，如TNFα等。氧化损伤内皮通透性，从而增加脂蛋白进入内皮下间隙，启动炎症反应。氧化脂蛋白与TLR，特别是TLR-4结合，导致血管疾病。ROS可影响T细胞极化和细胞因子的分泌。炎症细胞如巨噬细胞和粒细胞可进入组织，释放活性氧，进一步促进氧化环境。这种环境中的蛋白质氧化修饰和其他细胞成分可能导致形成新抗原，促进适应性免疫应答。[19]

因为氧化损伤与炎症反应的相互作用，降低ROS可以减少炎症。抗氧化剂，如超氧化物歧化酶TEMPOL，在角叉菜胶诱发的胸膜炎、脓毒性休克、牙周炎、结肠炎和脑炎等实验模型中发挥抗炎的作用。在大鼠血管紧张素Ⅱ灌注造成高血压的模型上，使用NADPH氧化酶抑制剂，能够降低血压和抑制巨噬细胞聚集。

ROS也可以影响T细胞的功能。外源性的ROS导致细胞凋亡，抑制T细胞的增殖和产生的IL2。值得注意的是，T细胞通过内源性的NOX_2-NADPH氧化酶也产生活性氧，调节细胞因子的产生和T细胞极化。

在许多病理条件下，包括动脉粥样硬化，高血压、糖尿病、吸烟和老化，存在一个常见的现象是内皮来源的NO缺失，部分原因是由于超氧化物的氧化作用灭活了NO。NO抑制黏附分子的表达，抑制趋化因子，通过减轻超氧化物及反应性，发挥抗氧化作用，继而发挥抗炎作用。与此相反，过氧化物和其他基团促进炎症反应。因此，内皮NO的受损可能是众多疾病，包括血管疾病发展的一个重要原因。

三、内质网应激

内质网（endoplasmic reticulum，ER）是蛋白质折叠、修饰、组装以及细胞内钙贮存的场所。约1/3新合成蛋白被转运到ER内并折叠成正确的三维结构，然后运输到达目的地。当蛋白发生不正确的加工或修饰时，ER起到质量控制的作用，将那些非折叠或错误折叠的蛋白滞留在ER，通过泛素-蛋白酶体通路（ubiquitin-proteasome pathway，UPP）清除，这就是所谓的ER相关的蛋白降解（ER-associated degradation，ERAD）。但是聚集在ER内的未折叠或错误折叠蛋白超过ER的负荷能力，将会引起ER平衡失调，从而导致ER应激。早期的ER应激通过非折叠蛋白反应（unfolded protein response，UPR）减轻ER内压力，而长期、严重的ER应激则导致细胞凋亡或死亡。此外，内质网尚有一些其他的重要功能，如参与新生蛋白质的裂解、糖基化、二硫键的形成以及新生肽链的折叠和组装。其中BIP［热休克蛋白70（Hsp70）家族分子］、GRP94［热休克蛋白90（Hsp90）家族分子］、钙网蛋白、钙连接蛋白和蛋白二硫键异构酶（PDI）等ER内的分子伴侣有助于提高ER对蛋白的折叠能力。内质网腔内聚集的异常蛋白会干扰ER的功能，并对细胞的存活产生威胁。当未折叠蛋白质在内质网蓄积时会激活一种细胞内内质网信号转导系统，即未折叠蛋白质反应（UPR），从而起到保护细胞的作用。但剧烈或者持久的内质网应激，能诱发细胞凋亡机制，引起细胞死亡，清除损伤细胞，达到保护周边残存细胞的目的。内质网应激诱导的细胞凋亡将造成大量的细胞损失，以致组织器官的功能受损，最终引发糖尿病、缺血性疾病以及神经退行性疾病等多种病理过程的发生。内质网应激不仅直接诱导细胞凋亡，而且也能引发炎症和自噬的发生。

（一）内质网应激的分子机制

目前认为ERS主要涉及4个不同机制：①通过激活蛋白激酶样内质网激酶（protein kinase-like ER kinase，PERK）以磷酸化真核起始因子2α（alpha subunit of eukaryotic initiation factor 2，eIF2α），减弱翻译能力，减少新蛋白合成，防止未折叠蛋白进一步积聚。②上调BIP等ER分子伴侣保护性基因的表达，以增强ER蛋白折叠能力。③通过细胞质中的泛素-蛋白酶体系统，即ER-相关蛋白降解途径，降解聚集在ER内的非折叠或错误折叠的蛋白质。④当内质网应激非常剧烈或持久时，ER功能严重受累，机体以凋亡方式清除受损细胞以保护器官的功能。内质网应激介导的凋亡机制至少包括3条信号通路：C/EBP同源蛋白（C/EBP homologous protein，CHOP）的转录激活途径；IREl-TRAF2-ASK1-MAPK途径；ER相关分子半胱氨酸天冬氨酸蛋白酶12（caspase12）的激活途径。

正常生理情况下，细胞内CHOP表达水平十分低。当内质网应激发生时，其表达明显增加。PERK、ATF6以及IRE1都能够诱导CHOP的转录，然而PERK-ATF4是CHOP蛋白表达所必需的。研究证实CHOP缺失的细胞和小鼠可抵抗由ERS诱导的细胞凋亡。Marciniak等证实，ERS时，CHOP通过诱导生长阻遏和DNA损伤诱导基因44（growth arrest and DNA damage-inducible gene，GADD44），激发eIF2α去磷酸化过程，进而抑制蛋白质合成的减少。也有报道指出，CHOP诱导的凋亡信号可通过激活促凋亡分子Bax和诱导Bcl-2家族成员BH3的预凋亡基因Bim传递至线粒体。

JNK和P38-MAPK是MAPK应激反应家族成员。凋亡信号调节激酶1（apoptotic signaling kinase1，ASK1）属于MAPK家族，可通过直接磷酸化并激活MAPK激酶家族分子SEK1/MKK7和MKK3/MKK6，进而激活JNK和P38通路。TNFα或Fas配体刺激细胞可激活ASK1。TNFα通过TRAF2直接激活ASK1共同形成IRE1-TRAF2-ASK1复合物。在非应激情况下，硫氧还蛋白（thioredoxin，Trx）可直接与ASK1结合并抑制其激酶活性，而给予H_2O_2、硫氧还蛋白氧化剂等活性氧自由基后，则能诱发Trx从ASK1解离。当内质网应激发生时，激活的IRE1α通过其细胞质的酶结构域招募接头分子TRAF2，并与激酶ASK1共同形成IRE1-TRAF2-ASK1复合物，进而激活JNK。因此认为线粒体信号途径参与ASK1介导的凋亡机制。

Caspase12是Caspase家族中较新的成员。正常生理情况下，Caspase12以无活性的酶原形式存在于ER外膜，当ERS发生时可以特异地激活Caspase12酶原。然而，其激活机制尚未完全明确。Caspase12缺陷鼠能部分抵抗ERS引起的凋亡。

细胞自噬是机体一种重要的防御和保护机制。细胞可以通过自噬和溶酶体，消除、降解和消化受损、变性、衰老和失去功能的细胞、细胞器和变性蛋白质与核酸等生物大分子。当内质网应激发生时，蛋白酶体的抑制可诱发自噬。据报道，在内质网应激情况下，IRE1-JNK/P38途径和ATF4途径可直接诱导自噬的发生。

（二）内质网应激在炎症中的作用

iNOS是由活化的炎症相关细胞（如巨噬细胞）产生的，一氧化氮参与各种炎症相关疾病过程。一氧化氮激活包括CHOP在内的ER应激通路发挥治疗作用的机制可能是扰乱ER应激通路中钙离子稳态，或通过硝基化细胞色素c氧化酶抑制线粒体呼吸系统从而促进ROS的产生，或通过NO诱导S-亚硝基化抑制PDI。在炎症条件下，其他ROS产物也增多，并且作为内质网应激产物在炎症部位发挥作用。在内质网中，二硫键形成过程中所产生的电子不是用以减少细胞质中的化合物，而是用于将内质网氧化还原酶1（endoplasmic reticulum oxidoreductase 1，ERO1）中的氧转化为分子氧。ERO1是一个ER中参与二硫键形成的氧化酶，因此，分泌蛋白合成时会引起内质网中还原当量减少。另外，由于ER中的蛋白质量体系，许多在内质网中合成的蛋白质逆转运到细胞质中并在ERAD过程中发生降解；在这个过程中，二硫键的跨膜运动减少。因此，ERAD系统是一个氧化体系。如前所述，为保留ER的功能，ERAD在ER应激反应过程中是增强的。此外，另有报道称：ROS通过扰乱管腔内Ca^{2+}稳态和蛋白质加工过程抑制ER功能。因此，氧化应激诱导ER应激反应，同时ER应激诱导氧化应激[20]。

有报道称，TLR2和TLR4介导的信号通路，特别是IRE1-XBP-1活化通路，参与宿主防御细菌病原体激活过程。X-盒结合蛋白（X-box binding protein1，XBP1）是一个内质网应激诱导的转录因子，并且是ER的功能保护因子。有研究表明：LPS激活IRE1-XBP1途径，而不是PERK途径；因此，内质网应激途径参与多种炎症性疾病。ER应激途径不仅由炎症激活，同时也参与炎症反应过程。此外，Parketal等发现CHOP通过激活NF-κB参与促炎因子IL8的表达。活化的ER压力传感器IRE1通过IRE1-TRAF2-ASK1途径激活JNK/P38 MAP激酶。活化的JNK/P38 MAP激酶磷酸化C-Jun使AP-1活性增强。活化的AP1参与炎症相关基因，例如TNFα、IL6、IL8、MCP1的转录诱导。IRE1α-TRAF2-IKK复合物诱导IκBα的降解、NF-κB的活化，以及TNFα、TGFβ、IL2、IL6和IL8等炎症基因的转录。因此，ER应激通路在炎症反应中起至关重要的作用。

严重或长期的内质网应激诱导应力激活的内质网应激CHOP通路，CHOP诱导细胞凋亡。炎症相关的内质网应激条件下，CHOP诱导蛋白酶11的产生并且激活IL1β活化途径，但不激活凋亡途径。因此，CHOP 针对不同的刺激发挥不同的作用。研究发现了精确炎症刺激内质网应激 CHOP 通路和典型内质网应激诱导刺激之间的差异。CHOP 基因的转录是在 ER 应激介导的细胞凋亡下由 ER 的三个压力传感器活化转录因子 6（activating transcription factor 6，ATF6）、IRE1、NDPERK 信号途径共同调节的。当细胞暴露于炎症刺激下时，ATF6 和 IRE1 被激活，但 PERK 没有。因此，由 LPS 诱导产生的 CHOP 与由内质网应激诱导产生的 CHOP 相比延迟；毒胡萝卜素，以及 ER 的功能保护分子，如 BiP 均在炎症反应的早期阶段产生。XBP1 是内质网应激诱导的转录因子。XBP1 的活化形式由 ATF6 和 Ire1 通路联合诱导，ATF6 和 XBP1 的活性形式在 ER 的功能保护因子，包括 BiP 和 ERAD 相关分子的产生中发挥关键作用[20]。

四、炎症小体的作用

（一）模式识别受体理论

固有免疫系统实现其应对外来危害这一重要的功能，是通过 PRR 来实现的。这些分子通常都是由保守的基因序列所编码的。这些 PRR 多表达在一些处于免疫系统防线第一线的细胞，如巨噬细胞、单核细胞、树突状细胞等。目前人们所认识到的 PRR 主要有 TLR、C 型凝集素（C-type lectin，CTL）、RNA 敏感的 RIG 样解旋酶（RNA-sensing RIG like helicase，RLH），RIG1 与黑素瘤分化相关蛋白 5（melanoma differentiation associated protein 5，MDA5），以及 DNA 的感受器 DAI 与 AIM2 等，这些 PRR 识别特定信号 PAMP 以及 DAMP。当 PRR 识别这些危险的信号后，通过不同的激活过程，最终都相应汇聚到一个共同的信号通路，包括 NF-κB 的激活以及 AP1 转录因子的启动，促使炎症因子或趋化因子的产生，引起炎症反应等。在这些 PRR 当中，有一类不同于上述的种类，被称为 NLR，同样可以识别 PAMP 与 DAMP，并最终形成一种称为炎症小体（inflammasome）的分子组装体，激活 Caspase1，促使 IL1β 等细胞因子的成熟与释放，参与到宿主对抗感染与损伤的炎症反应当中[21]。

（二）NLR 家族

NLR 家族包括 22 种人类基因编码和更多数量的小鼠基因所编码的蛋白，它们都拥有相同的祖先来源。NLR 的结构通常可以简单地分为 3 个部分，中间部分的 NACHT 结构域（又称为 NOD 结构域）具有结合核苷酸以及寡聚化的位点；C 段的末尾会有亮氨酸重复序列（lencine rich repeat，LRR），起到配体识别以及一些自身调节的功能；而 N 端的末尾会有 Caspase 募集域（caspase recruitment domain，CARD）或热蛋白结构域（pyrin domain，PYD），用以结合同型蛋白，激活下游的信号转导。其中 NACHT 结构是 NLR 所唯一共有的，而根据 NACHT 的编码结构分析，通常将 NLR 分为三个亚家族，包括 NOD 家族（NOD1-2、NOD3/NLRC3、NOD4/NLRC5、NOD5/NLRX1、CIITA）、NLRP 家族（NLRP114，也称为 NALP 家族）以及 IPAF 家族［由 IPAF（NLRC4）和 NAIP 组成］[22]。

2 型转录激活体（the Class Ⅱ transactivator，CⅡTA）是第一个被发现和描述的 NLR 家族成员，参与到调节 MHCⅡ基因的重要过程当中；NOD1 和 NOD 2 可以识别细菌胞壁上的掉落产物，在一系列复杂的过程后将最终激活 NF-κB 转录因子，同时激活下游的促炎基因表达。而 NLRP 家族则参与炎症小体的组装。

（三）炎症小体中 Caspase1 的激活与 IL1β 的成熟

Caspases 是半胱氨酸蛋白酶的一种，可以引起炎症或是细胞死亡。通常 Caspase 以前体形式存在于细胞内，在适当的时候会被激活。根据其作用，Caspase 分为两类，一类包括 Caspase1、Caspase4、Caspase5，具有激活促进炎症的作用；而另外一类，如 Caspase3 则促进细胞凋亡。在这些 Caspase 当中，Caspase1 的作用研究较为明确，其通过炎症小体被激活，从而引发下游细胞因子的成熟及活化过程。

IL1β 是一种重要的促炎因子，多产生在损伤原位，可以招募多种炎症细胞，同时也参与睡眠食欲体温的调节的过程。IL1β 的表达包括三个过程，即前体表达、成熟体形成以及释放。通常炎症刺激可以诱导产生没有活性的 IL1β 前体，而其成熟和释放则是由炎症小体来控制的。当然 IL1β 的活性也受到内源性 IL1 受体拮抗剂（IL1Ra）的调节。

炎症小体由一些可以发生自身寡聚化的蛋白组装而成，有研究报道一些 NLR 的成员可以在体外实验中展现出炎症小体的活性，然而很少有 NLR 在体内具有明确的生理功能。NLRP1、NLRP3 以及 IPAF 作为侦测危险信号的哨兵，通过同型的 NACHT 之间相互作用，自身折叠寡聚化成为高分子量的多聚体（可能是六聚体甚至八聚体），进而引发 Caspase1 的激活。此外，HIN-200 家族成员 AIM2 也可介导炎症小体的组装。不同分子激活炎症小体的过程依赖于不同的蛋白质组装，由于结构域的结构相互接近，提示至今仍未阐明机制的 NLRP 家族成员可能都参与炎症小体的激活过程。

1. NLRP3 炎症小体　NLRP3 炎症小体是迄今为止研究较为透彻的炎症小体，其在结构上由 NLRP3、凋亡相关斑点样蛋白（apoptosis-associated speckle-like protein containing CARD，ASC）（PYCARD）以及 Caspase1 组成。NLRP3 炎症小体可以由多种分子激活，包括 PAMP、DAMP、外环境的一些其他刺激等。同样，人体内的一些小分子同样可以激活 NLRP3 炎症小体，包括细胞外的 ATP，损伤细胞所释放的透明质酸、淀粉酶 β 肽等；一些应激下的代谢产物，如升高的葡萄糖，尿酸等；外环境下的理化刺激，如硅、石棉、UVB、二硝基苯等。NLRP3 炎症小体的激活通常都与病理过程联系在一起。

当 NLRP3 激活时，其自身寡聚化可以使其多个 PYD 相互积聚，并与 CARD 之间相互作用形成 ASC；随后 ASC 上的 CARD 与 pro-Caspase1 的 CARD 发生相互作用，引起 pro-Caspase1 聚集；最后 pro-Caspase1 自身裂解为 Caspase1 与 p10/p20 形成的四聚体，而 Caspase1 则使前体形式的 IL1β 或 IL18 转化为成熟体，并伴随其最终释放出细胞（图 18-3）。

关于 NLRP3 在胞内被激活的过程尚不明确，目前研究大致有 3 种模式。第一种研究发现细胞外的 ATP 可以激活 P2X7 分子的 ATP 门控离子通道，导致钾离子外流，引起 Pannexin1 膜孔蛋白的聚集，最终引起细胞外 NLRP3 的激动剂进入细胞内激活 NLRP3；第二种假设中，一些小颗粒的分子，如石棉、淀粉酶 β 等，可以被细胞吞噬，从而引起溶酶体的损伤，内容物释放，其中一些可以被 NLRP3 所感应的内容物则激活 NLRP3；而最后一种模式当中，所有的 NLRP3 激活过程都依赖于 ROS 系统。这三种模式都有相应的研究证明，但都不能完全解释 NLRP3 的激活过程。在未来的研究当中，仍需要进一步明确在 NLRP3 激活的过程当中，离子流动以及 ROS 系统间是如何相互辅助或者独立运行的[23]。

2. 其他炎症小体　NLRP1 炎症小体是最先被发现和描述的，NLRP1 在 C 端额外的 CARD 域，这使得其可以直接与 pro-Caspase1 相互作用而不依赖 ASC 的辅助，但是 ASC 可以辅助提高 NLRP1 炎症小体的活性。除了 Caspase1，NLRP1 也可以与 Caspase5 相互作用，而后者在人类细胞内也可能参与 IL1β 产生过程。NLRP1 具体的激活机制并不清楚，有待进一步研究。

IPAF 炎症小体可以被具有Ⅲ型或Ⅳ型分泌系统的革兰阴性菌所激活，例如沙门菌、志贺菌、军团菌以及铜绿假单胞菌。IPAF 含有一个

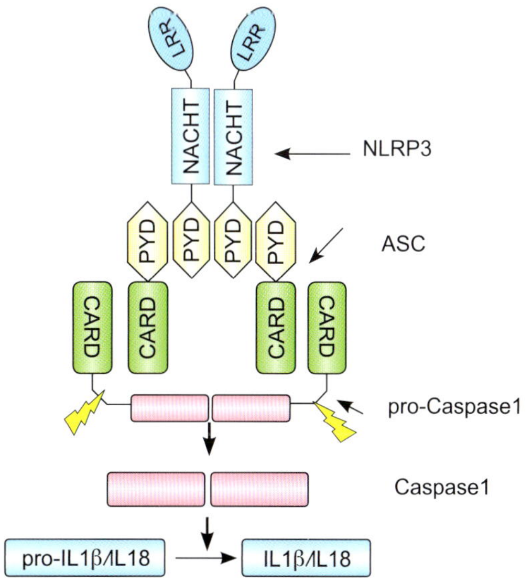

图 18-3　NLRP3 炎症小体复合物

LRR：亮氨酸重复序列；NACHT：NOD 样结构域；NLRP3：NOD 样受体家族热蛋白结构域相关蛋白 3；PYD：热蛋白结构域；CARD：Caspase 募集域；ASC：凋亡相关斑点样蛋白

CARD 域，它被认为可以直接与 pro-Caspase1 相互作用。但在通常有 ASC 辅助作用下，Caspase1 对抗沙门菌和铜绿假单胞菌的作用可以达到最大化，但 ASC 在 IPAF 炎症小体中的具体作用不明。IPAF 所引发的 Caspase1 激活与细胞的快速死亡相关。

AIM2 是一种最近发现的 HIN-200 家族的成员，作为一种细胞质内双链 DNA 结构（dsDNA）感受器，可以在识别配体后产生 Caspase1 途径依赖的 IL1β。这是第一次在非 NLR 家族成员中发现的炎症小体结构。AIM2 炎症小体由 AIM2、ASC 以及 Caspase1 组成，其 C 端的 HIN 结构可以识别 dsDNA 结构，包括病毒、细菌以及宿主自身的 dsDNA。其激活的方式类似于 NLRP3，激活后最终促进 IL1β 和（或）IL18 成熟并将其释放。目前的研究推测 AIM2 可能在一些病毒性疾病或者自身免疫疾病中起到一定作用。

（四）炎症小体的调节

所有的炎症小体活性以及 pro-IL1β（IL1β 的前体）的产生，都受到其他的一些促炎症的信号通路的影响。而炎症小体的激活往往与一些 TLR 的激动剂（如 LPS），促炎因子（如 TNF 家族成员）共同起始，这一过程被称为“Priming”。在炎症起始阶段，Caspase1 被激活，但 IL1β 的生成却是很少的，这是因为在大多数细胞中都缺乏 pro-IL1β 的基础表达。因此只有其他促炎信号通路引发 NF-κB 转录因子的激活，才促使 IL1β 启动子的激活与转录，进而引起 IL1β 的生成。与此同时，促炎信号通路也可通过 NF-κB 诱导产生 NLRP3 来增强炎症小体的作用。其他炎症小体的激活过程是否也存在有这样的过程仍需进一步研究。一些关于 IFNγ 诱导的 AIM2 的研究提示，通过 IFNγ 激活 TLR 或是 IFN 自身也可能有类似的过程。另外，有一些研究报道，炎症小体的活性也可能受到 MDA5 等一些参与对抗病毒过程的分子所调节，MDA5 可以增强 NLRP3 炎症小体的活性。

在进化过程中，病原体在应对炎症小体的保护中，产生了多种炎症小体的抑制剂，提示炎症小体对于免疫功能起至关重要的作用。一些结构上含有 PYD 的蛋白以及细菌的毒力因子都可以抑制 Caspase1 的活性。而人体内自身也需要一些机制，来防止炎症小体乃至免疫系统的过度激活。在人体内 CD4+ 和记忆性 T 细胞可以通过细胞细胞间相互作用来抑制 NLRP3 的作用，而自身包含 PYD 与 CARD 结构的蛋白，如 Pyrin、POP1、POP2 都可以抑制炎症小体的组装。Caspase12 也具有一定的抑制 Caspase1 的功能，但在大多数人种体内 Caspase12 都是没有活性的。

（五）炎症小体与血管病变

炎症小体参与到体内的多种疾病过程当中，例如动脉粥样硬化、2 型糖尿病、肠炎等。在心血管疾病中炎症小体的研究近几年才开始。目前有一些研究报道炎症小体参与心血管疾病的病理过程。炎症小体参与心血管疾病的过程通常都与 IL1β 的成熟与分泌相关。例如在急性心肌梗死以及再灌注的过程中，坏死释放的产物会激活 TLR 与 ROS 系统，可以激活心脏成纤维细胞中的炎症小体，进而引发 IL1β/IL18 的释放和分泌，促进和放大炎症反应，招募外周血中的炎症细胞进入心脏组织中。在一些研究中，ASC 与 NLRP3 敲除的小鼠可以明显减轻心肌梗死或者缺血再灌注后心脏的损伤，改善心梗后的病理性重塑。一些关于 IL1β 与动脉粥样硬化板块稳定性的研究，也提示可能有炎症小体参与其中。目前而言，在心血管领域中发现多为 NLRP3 炎症小体，而其他炎症小体是否参与其中仍有待研究。

五、血管病变中主要的炎症标志物

生物标志物（biomarker）是一种可以用来分析和评价疾病过程的参数。美国 NIH 定义生物标志物是“一种可以客观测量和评价区分正常的生理过程，病理过程以及药物疗效作用的指标”。生物标志物的作用体现在划分高风险人群及个体、迅速精确的诊断疾病，以及有效的评估疾病预后和治疗效果之上。评价标志物在临床上是否具有价值，除了精确性以外，诊断结果的可重复性也是一个必要的标准。同时，患者的依从性和医生的易用性，以及诊断的特异性和灵敏度都是作为一个生物标志物所需要的。

动脉粥样硬化性疾病、心肌梗死以及其他心血管疾病，往往都具有复杂的病理过程，因此希望可以有一些标记物，能够在兼顾特异性和敏感性的基础之上，诊断一种疾病的同时还能划分出疾病的危险程度。所以在找寻标志物的过程中，尽可能地去寻找一些可以涵盖某种疾病进展过程中病理生理学各方面变化的分子，作为潜在的生物标记物候选。

目前已经发现了一些炎症相关的生物标记物，对于心血管疾病事件的预测和预后都有一定的可靠性。按这些标志物的功能，主要划分为神经体液系统的激活、内皮功能失调、缺血性疾病以及坏死这几个方面。

（一）神经体液系统激活的标志物

神经体液系统基础张力对于维持人体内循环系统的正常稳态是十分必要的。在急性心衰的过程中，这些系统往往发挥有益作用，但在慢性心衰的过程中，神经体液因素的代偿会导致左心室负荷的增加并引起心脏结构不良重塑。这种代偿可以维持体内的循环系统，但却加剧了对心血管器官的损害程度，在一定程度上使心血管疾病（cardiovascular disease，CVD）的发病率以及致死率都有所增加。由于神经体液系统激活的水平与心衰的严重程度存在相关性，因此认识与改善神经体液系统的激活以及血流动力学上的改变，是优化CVD药物治疗的必要途径。

B型利钠肽（B-type natriuretic peptide，BNP）的水平升高与急性冠脉综合征的临床不良预后相关联。在动脉压升高以及心腔扩张的时候，BNP会被心肌细胞所释放。近期实验表明，床旁BNP的测量有助于提高心血管疾病的风险预测。这个长达10个月的研究结果表明，BNP水平可以不依赖于其他传统超声心动图而单独地对心功能做出评价。这一点提示，除了进行超声心动图外，BNP的水平有助于判断CVD后的临床预后情况。

肾上腺髓质素（adrenomedulin，ADM）在心血管系统中的生物活性类似于BNP，可以使血管舒张，引起血压降低，同时激活血小板内cAMP的产生。在急性心肌梗死和冠心病当中，血浆ADM明显升高，ADM的前体MR-proADM提示有可能作为临床上有用的预后指标，尤其是AMI后一些BNP前体NT-proBNP升高的患者当中。

和肽素（copeptin）是血管升压素（vasopressin，VP）前体的C端片段，具有较长的半衰期，因而易于存在于循环血液中。和肽素是一种可以提示预后情况的标志物，其水平在急性心梗后早期即可达到峰值，并且与心梗后的死亡或心衰事件相关联。和肽素联合心肌肌钙蛋白可提高AMI早期诊断的灵敏度。同时，和肽素也可用在对败血症或其他疾病来进行危险分层，也具有较好的性能，因而并非特异性的针对心血管系统疾病[24-25]。

（二）内皮细胞功能失调的标志物

动脉粥样硬化疾病的最初表现往往是内皮细胞的损伤，使得一些可溶性的细胞内黏附分子释放到血液当中。这些分子往往可以作为一种标志物，预示着内皮功能失调和血管性疾病的发生。事实上，白细胞穿内膜的迁移过程也被这些黏附分子所调控，例如ICAM1、VCAM1以及选择素E。当内皮细胞被细胞内毒素、IL1β、TNFα、CRP、oxLDL等促炎因子以及血流动力学因素所激活的时候，黏附分子的表达通常会增加。因此，黏附分子被认为是早期系统性炎症以及内皮细胞激活时候的标志物。

其他一些标志物分子包括可溶性的CD40L（sCD40L）、IL18、MCP1、纤维蛋白原以及CRP。sCD40L属于TNF家族，参与血管粥样硬化的过程，起促炎和促栓的作用。IL18在斑块中有高表达，在发生心肌梗死以及不稳定性心绞痛的患者中，动脉及血清中的IL18表达也有升高。MCP1可以通过招募巨噬细胞促进原位的炎症反应而增强斑块的稳定性。纤维蛋白原的水平与动脉硬化以及血栓发生的情况有关，它参与凝血的瀑布式反应过程中，可以增加血液的黏滞度，促进血小板的聚集，刺激平滑肌细胞的迁移。血浆高CRP水平与卒中、心绞痛以及心肌梗死相关，是动脉硬化和血管坏死的指标。除了作为炎症的标记物，CRP同时也是血管疾病的介导者，其可以改变内皮细胞的表型，导致损伤的形成，斑块的破裂以及冠状动脉的血栓。

髓过氧化物酶（myeloperoxidase，MPO）是一种可能参与动脉粥样硬化形成以及其他 CVD 过程中的标志物候补，MPO 是一种在中性粒细胞、单核细胞以及组织巨噬细胞中表达的酶类，可以催化 ROS 的形成。MPO 与 ROS 在动脉粥样硬化的斑块，以及心梗后梗死区的表达很高。高血浆水平的 MPO 可以预示内皮功能的失调以及冠心病等疾病的发生，而低水平的 MPO 以及某些特定种类的 MPO 在一些研究中提示具有保护性作用[24-25]。

一些关于动脉粥样硬化的蛋白组学的研究发现，OPN 也具有作为斑块标志物的潜在可能性。高血浆水平的 OPN 强烈预测了新血管并发症出现的危险。

目前一些研究将目标定位在了游离脂肪酸（free fatty acid，FFA）在早期动脉粥样硬化形成中所起的作用上来，FFA 能够增加单核细胞中 ROS 的产生，激活内皮细胞中促进炎症的 NF-κB 途径。临床研究表明，FFA 与上述炎症标志物一起，可以提供动脉粥样硬化和其他 CVD 发生的早期证据。

（三）缺血性标志物

在急性缺血性事件的诊断过程中，最重要的一点是，有确切的标志物可以在组织缺血发生不可逆损伤之前进行早期检测。在发生缺血时，由于脂肪组织的水解会增加，脂肪酸的利用会减低，因此相应血液中的 FFA 会增多。所以血清 FFA 水平可以用来提示心肌早期损伤而不是以前所认为的坏死性标志物。

发生心肌缺血的患者血清白蛋白结合钴的能力要比正常对照人群显著降低，但是这种缺血修饰的白蛋白（ischemia modified albumin，IMA）在一些非心肌缺血性的病理过程中也可出现，因此测量 IMA 作为标志物的设想还需要更多的研究来验证。

近年来，一些通过对血液进行蛋白质组学的研究发现，在急性心梗后早期的患者当中，血清载脂蛋白 J（apolipoprotein J，ApoJ）会发生改变。ApoJ 是一种与 HDL 相关的糖蛋白，具有抗炎的特性，在缺血发生后，其血清中糖化的亚型会发生减少，提示这可能作为一种诊断心肌缺血性疾病的标志物[24-25]。

（四）坏死性标志物

测量血清心肌肌钙蛋白，包括肌钙蛋白 T（cTnT）与肌钙蛋白 I（cTnI），是目前诊断心肌梗死的主要指标。肌钙蛋白有很好的心肌组织特异性以及敏感度，可以为心梗后的治疗策略提供十分有效的证据。在心肌发生不可逆的坏死后，肌钙蛋白会从心肌细胞内被释放到血液当中，所以肌钙蛋白可以看做是一面映衬心肌细胞死亡的镜子，并且其在血清中的水平持续增高与心梗后的心肌重塑相关[23-24]。这种灵敏的特性揭示出心肌细胞坏死的现象不仅存在于急性心梗也存在于其他一些临床病理过程中（例如病毒性心肌炎等），所以我们还需要一些其他手段（包括 BNP 与超声心动图等）来共同进行 AMI 的诊断。

就目前来看，一些生物标志物所提供的诊断信息，与传统危险因素对于心血管疾病事件的风险评估结果之间存在着相互矛盾的情况。一些研究表明 CRP、MPO、BNP 以及 ADM 都有助于心血管事件的预测，但也有一些报道认为，这些新型生物标志物在风险预测上所作的贡献比起传统危险因素所能提供的信息来说，仍是十分有限的。影响生物标志物表达的因素有很多，尽管在高危人群中，生物标志物往往能够准确地预测风险，但在低 - 中危人群中的预测结果却经常存在自相矛盾。

尽管如此，人们对于生物标志物的兴趣仍然很大，一方面体现在这些标志物与成年人心血管疾病的联系，另一方面体现在伴发代谢综合征的疾病中与传统危险因素相结合的诊断与预测。事实上，一些血浆标志物（血管内皮生长因子 VEGF 和胎盘生长因子 PlGF）、炎症标志物（CRP 与 NT-proBNP 等）以及坏死标志物（TnT）对于伴发代谢综合征的心血管系统的病理生理改变有很大意义。

另外一些研究致力于将传统危险因素与生物标志物联系起来，为疾病模型的预测和评估以及预后提供更有力的证据。在一项研究中，研究者测定了两种传统风险因素（腹型肥胖与缺乏运动）与循环中炎症标志物的水平的关联，包括 CRP、脂联素（adiponectin）、分泌型 PLA2（secretory PLA2，sPLA2）以及纤维蛋白原，研究发现这些炎症标志物的水平均与两项风险因素线性相关。此外，CRP、MPO、sPLA2 以及纤维蛋白原水平也与冠心病的风险增加相关，并且不依赖于传统的危险因素，这证明了这些炎症标志物并非只是伴随于传统风险因素，而是具有独立预测相关事件风险的能力。

总之，尽管生物标志物为预测和评估 CVD 风险起了一定作用，但还没有达到人们对于标志物所寄托的希望。有一些困难和问题仍然没有解决。目前我们所面临的主要挑战，是希望能够找到一些能够可以独立或辅助传统风险因素的标志物，不仅能够明显提高 CVD 事件的预测率以及风险评估，同时可以为疾病的诊治和临床干预提供有力证据。

第五节　抗炎药物在血管病变治疗中的应用

目前，在血管疾病的治疗中，抗炎药物的应用越来越受到重视，尤其是一些单克隆抗体作为细胞因子及其受体的抑制剂被报道具有良好的抗动脉粥样硬化等血管病变的作用，有的已经进入临床试验阶段。本节将就目前血管病变临床治疗及研究中所用的抗炎药物作一总结。

一、动脉粥样硬化的抗炎药物治疗

（一）IL1 抑制剂

在人类发生粥样硬化的动脉管壁上，IL1 的水平是升高的；而对 IL1 受体有拮抗作用的基因同冠脉支架术后再狭窄呈明显负相关。对发生过急性心梗的患者应用人抗 IL1β 单克隆抗体 Canakinumab 的大型二级预防性试验 Canakinumab Anti-inflammatory Thrombosis Outcomes Study（CANTOS）正在进行中。此外，医学研究委员会开展的 IL1 受体拮抗剂 - 心脏研究将对发生心梗的患者分别短期应用 IL1 受体拮抗剂 Anakinra 与安慰剂比较疗效[26]。

（二）CCR2 拮抗剂

在早期斑块形成过程中，单核细胞通过 MCP-1 与内皮细胞 CCR2 的相互作用被招募到斑块形成部位，因而有望成为治疗的靶点。MLN1202 是抗 CCR2 的单抗。二期临床试验表明在患有动脉粥样硬化心血管疾病的患者中应用 MLN1202 可以明显减少外周血高敏感性 C 反应蛋白的水平[26]。

（三）选择性磷脂酶 A2 抑制剂

磷脂酶 A2（phospholipase A2，PLA2）的家族成员能够修饰磷脂类并产生致动脉粥样硬化的促炎脂类。因此，抑制 PLA2 有望成为预防动脉粥样硬化的新靶点。目前，有两类药物的疗效正在考核中，分别是 sPLA2 抑制剂和脂蛋白相关的 PLA2（lipoprotein-associated PLA2，Lp-PLA2）抑制剂。二期临床试验表明在稳定的冠心病患者中，sPLA2 抑制剂通过增强 LDL 的清除来发挥抗炎作用。遗憾的是，大型三期临床因无疗效而终止。同样在稳定性的冠心病患者中，二期临床试验证实 Lp-PLA2 抑制剂 Darapladib 能够降低患者外周血中 IL-6 和 CRP 的水平。目前，Darapladib 正在进行的三期临床试验评估有两个：①在慢性冠心病患者中，除了标准治疗外，应用 Darapladib 来稳定粥样斑块的临床试验（the stabilization of atherosclerotic plaque by initiation of darapladib therapy trial，STABILITY）；②在急性冠脉事件后，应用 Darapladib 来稳定斑块的临床试验（stabilization of plaques using darapladib –thrombolysis in myocardial infarction，SOLID-TIMI 52）[26]。

（四）白三烯抑制剂

白三烯是由花生四烯酸衍生出的脂质炎症介质，通过与其受体相互作用，发挥促炎作用，招募白细胞至炎症部位。5- 脂氧合酶（5-LO）

在5-LO激活蛋白（FLAP）的辅助下激活是白三烯类生成的重要环节，5-LO抑制剂可以减少冠心病患者的白三烯产生，CT的数据初步显示这能够有效影响动脉粥样硬化。此外，DG-031（FLAP的抑制剂），能够显著减少白三烯通路相关基因突变患者的炎症标志物。但到目前为止，该类药还未进行三期临床试验[26]。

（五）HMG-CoA还原酶抑制剂（他汀类）

他汀类药物通过竞争性抑制HMG-CoA还原酶活性，减少肝胆固醇的生成，促进血浆LDL及IDL的清除。近年来临床试验表明他们在降脂之外还有其他保护作用。例如，在CARE（cholesterol and recurrent event）研究中，心梗后的患者用普伐他汀进行治疗可以降低血中CRP的水平，而与胆固醇水平的减少并不相关。在AFCAPS/TexCAPS试验中，对6500名患者预防性用药，发现无心血管疾病病史的患者心血管事件发生率显著下降。他汀类抗炎的机制可能部分依赖其降脂作用。但也有证据表明他汀类有直接抗炎作用。他汀类能够减少内皮血管细胞黏附分子1和细胞间黏附分子1的表达（它们二者能够捕捉循环中的单核细胞）。在体内，他汀类能够减慢巨噬细胞的生长，降低基质金属蛋白酶的活性从而稳定斑块。他汀类抑制IFNγ产生及T细胞激活的作用或许也有助于斑块的稳定[27]。

（六）抗氧化剂

通过减少氧化型脂蛋白来预防它们进入血管壁已经成为一种新的抗炎疗法。在6144例患者的随机前瞻性临床实验中检验Succinobucol（一种同普罗布考相关的抗氧化剂）的效果，发现在用药组，心血管死亡、心搏骤停、心肌梗死和中风等事件的发生率降低。

二、其他血管病变的抗炎药物治疗

（一）糖皮质激素

糖皮质激素是血管炎病的基础治疗，重要内脏受损时，还应加用免疫抑制剂。最常用的免疫抑制剂是环磷酰胺，其他如甲氨蝶呤和环孢素等。甾类药物长期用药会有很多副作用，包括骨折、糖尿病、感染和胃肠出血。此外还有一些患者存在甾类药物抵抗。抗炎药物为血管炎病的治疗提供新的方向。

（二）抗TNFα药物

抗TNFα药物是炎性风湿性疾病中最常用的药物。在各种不同的血管炎性疾病中TNFα的浓度是增加的。最近一个大型研究回顾性分析了不同研究中共99例风湿性多肌痛患者应用抗TNFα药的效果。其中三项研究用药为英利昔单抗，五项研究应用的依那西普。在给予抗TNFα治疗后，泼尼松的用量下降。七项研究中临床症状都得到了改善，其中六项研究的炎性标志物下降超过50%。这些研究表明，无论合并应用糖皮质激素与否，抗TNFα治疗都能改善风湿性多肌痛患者的症状[28]。

（三）细胞因子及其受体的抗体

IL6能诱导抗体生成，激活Th17细胞。Tocilizumab是人源化的抗人IL6受体单抗。在美国和欧洲的风湿性关节炎治疗中它的疗效已经得到证实。而几个试验性研究也为它用于血管炎性疾病提供了理论依据[28]。

利妥昔单抗是嵌合的单克隆抗体，针对B淋巴细胞特异性细胞表面蛋白CD20。利妥昔单抗和CD20的结合能够导致B细胞的死亡，并在接下来的6～12个月内在外周血无法检测到。活动性肝炎是该药的禁忌证，HCV病毒相关肝炎也应慎用该药。已有用利妥昔单抗治疗成功的血管炎病案例：包括3例顽固性大动脉炎，1例免疫球蛋白及甾类药物抵抗的川崎病，2例多动脉炎。

参考文献

[1] Barlovic DP, Soro-Paavonen A, Jandeleit-Dahm KA. RAGE biology, atherosclerosis and diabetes. Clin Sci (Lond), 2011, 121(2):43-55.
[2] van Diepen JA, Berbée JF, Havekes LM, et al. Interactions between inflammation and lipid metabolism: Relevance for efficacy of anti-inflammatory drugs in the treatment of atherosclerosis. Atherosclerosis, 2013, 228(2):306-315.

[3] Savoia C, Schiffrin EL. Vascular inflammation in hypertension and diabetes: molecular mechanisms and therapeutic interventions. Clin Sci (Lond), 2007, 112(7):375-384.
[4] Marchesi C, Paradis P, Schiffrin EL. Role of the renin-angiotensin system in vascular inflammation. Trends Pharmacol Sci, 2008, 29(7):367-374.
[5] Chiu JJ, Chien S. Effects of disturbed flow on vascular endothelium: pathophysiological basis and clinical perspectives. Physiol Rev, 2011, 91(1):327-387.
[6] Cunningham KS, Gotlieb AI. The role of shear stress in the pathogenesis of atherosclerosis. Lab Invest, 2005, 85(1):9-23.
[7] Hajishengallis G, Chavakis T. Endogenous modulators of inflammatory cell recruitment. Trends Immunol, 2013, 34(1):1-6.
[8] Gordon S. Alternative activation of macrophages. Nat Re Immunol, 2003, 3(1):23-35.
[9] Berk BC, Fujiwara K, Lehoux S. ECM remodeling in hypertensive heart diseas. J Clin Invest, 2007, 117:568-575.
[10] Fu Y, Zhu Y. Ectopic ATP synthase in endothelial cells: a novel cardiovascular therapeutic target. Curr Pharm Des, 2010, 16(37):4074-4079.
[11] Tang Z, Wang A, Yuan F, et al. Differentiation of multipotent vascular stem cells contributes to vascular diseases. Nat Commun, 2012, 3:875.
[12] Kofler S, Nickel T, Weis M. Role of cytokines in cardiovascular diseases: a focus on endothelial responses to inflammation. Clin Sci, 2005, 108(3):205-213.
[13] Gomez D, Owens GK. Smooth muscle cell phenotypic switching in atherosclerosis. Cardiovasc Res, 2012, 95(2):156-164.
[14] Shimizu K, Mitchell RN, Libby P. Inflammation and cellular immune responses in abdominal aortic aneurysms. Arterioscler Thromb Vasc Biol, 2006, 26(5):987-949.
[15] Satokowa H, Hoshino S, Igari T, et al. The appearance of cytokines and adhesion molecules in saphenous vein valves in chronic venous insufficiency. Phlebology, 2002, 16:106-110.
[16] Boisvert WA, Curtiss LK, Terkeltaub RA. Interleukin-8 and its receptor CXCR2 in atherosclerosis. Immunol Res, 2000, 21:129-137.
[17] Koenen RR, von Hundelshausen P, Nesmelova IV, et al. Disrupting functional interactions between platelet chemokines inhibits ather-osclerosis in hyperlipidemic mice. Nat Med, 2009, 15:97-103.
[18] Newton K. Signaling in innate immunity and inflammation. Cold Spring Harb Perspect Biol, 2012, 4:006049.
[19] Harrison DG. Inflammatory diseases of blood vessels. 2th ed. Hoboken: Blackwell Publishing Ltd, 2012.
[20] Gotoh, T. Endoplasmic reticulum stress-related inflammation and cardiovascular diseases. Int J Inflam, 2011, 2011:259462.
[21] Schroder K. The inflammasomes. Cell, 2010, 140(6):821-832.
[22] Kersse, K. NOD-like receptors and the innate immune system: coping with danger, damage and death. Cytokine Growth Factor Rev, 2011, 22(5-6):257-276.
[23] Sutterwala, FS. Critical role for NALP3/CIAS1/Cryopyrin in innate and adaptive immunity through its regulation of caspase-1. Immunity, 2006, 24:317-327.
[24] Badimon L.Circulating biomarkers. Thromb Res, 2012, 130:12-15.
[25] Vasan RS. Biomarkers of cardiovascular disease. Circulation, 2006, 113:2335-2362.
[26] van der Valk FM, van Wijk DF, Stroes ES. Novel anti-inflammatory strategies in atherosclerosis. Curr Opin Lipidol, 2012, 23(6):532-539.
[27] Charo IF, Taub R. Anti-inflammatory therapeutics for the treatment of atherosclerosis. Nat Rev Drug discov, 2011, 10(5):365-376.
[28] Paroli M. Clinical use of biologics in vasculitis syndromes. Biologics, 2012, 6:371-378.

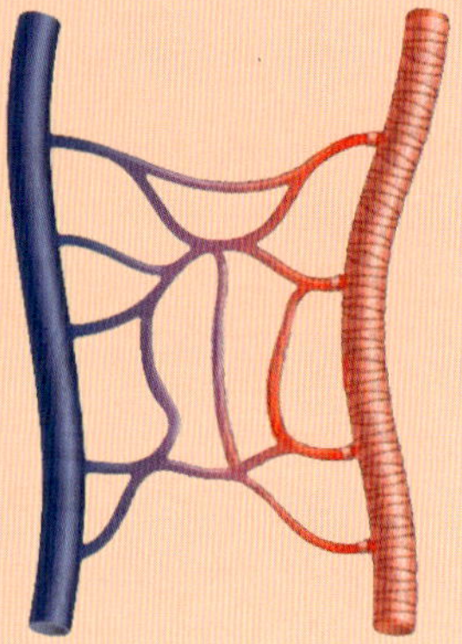

第十九章

细胞应激与血管病变

陈丰原

应激是生物体对外界刺激最基本的反应，也是生命进化过程中最原始最本质的特征之一。早期血管内皮细胞应激反应产生多种具有保护性的生物活性物质。过度的血管内皮细胞应激反应所造成的胞内氧化还原状态改变、炎症刺激及新陈代谢状态改变，可使血管内皮细胞丧失产生具有生物活性物质的能力和（或）增加有害物质的生成，是导致动脉硬化、高血压、冠心病等心血管疾病发生和发展的基础和关键环节。本章重点讨论血管内皮细胞 / 内皮祖细胞应激及其介导的细胞功能障碍与血管疾病。

第一节　参与血管病变的重要细胞应激

一、血管细胞与细胞应激

（一）内皮细胞 / 内皮祖细胞

血管内皮细胞为单层、裱衬在整个心血管系统内表面的上皮样细胞，是形成心血管封闭管道系统的形态基础。内皮细胞具有区别于其他类型细胞的特点，能够分泌多种活性物质，具有维持循环系统稳态的功能，包括调控血液与周围组织之间的物质交换，维持正常的血液流动，调控血流，调节炎症反应等。因此，正常的血管内皮细胞功能是维持心血管系统正常运行所必需的[1]。

内皮祖细胞（endothelial progenitor cell，EPC）是一群混杂的细胞群，细胞表面有干细胞标记和内皮细胞标记的表达，在早期阶段，EPC表达CD133，随后出现CD34/Flk1的表达。EPC可以增殖、迁移并向成熟内皮细胞分化，参与血管内皮修复和组织血管再生。血管壁稳态的维持依赖于血管损伤和修复之间的平衡，成熟的内皮细胞虽然也可以参与血管损伤的修复，但由于内皮细胞属于终末分化细胞，增殖潜能较弱，所以修复内皮的能力受到限制。在损伤部位坏死细胞的修复就需要具有很强增殖能力的 EPC 的参与。血管内皮受损时，内皮细胞在损伤因素的刺激作用下坏死，坏死的内皮细胞可以被循环中的 EPC 代替，在开始的几天内，EPC 缺乏成熟内皮细胞的功能，随着 EPC 向成熟内皮细胞分化，而逐步具备内皮细胞的特点，从而获得修复血管内皮的功能[1-2]。

（二）非内皮细胞

除了内皮细胞，组成血管的细胞还包括血管平滑肌细胞（vascular smooth muscle cell，VSMC）、成纤维细胞等。血管壁的结缔组织细胞以成纤维细胞为主，当血管受损伤时，成纤维细胞具有修复外膜的能力。血管平滑肌细胞是血管壁的重要组成成分，主要位于血管中膜，血管内膜中也有少量该细胞，在正常成年个体中是一种高度特化的细胞，具有收缩血管、调节血管张力和维持血压等功能。与血管内皮细胞等其他细胞相比，VSMC 的特别之处在于其表型的可转化性。VSMC 分化成熟的状态称为收缩表型，维持动脉管壁的正常功能，无增殖及迁移能力，细胞呈纺锤形，体积相对较小，含有丰富的肌丝和结构蛋白，而粗面内质网和高尔基体等合成有关的细胞器较少。未分化和分化后又回到未分化状态则被称为合成表型，其分化程度低或未分化，呈扁平形，肌丝和结构蛋白含量少，与合成有关的细胞器丰富，胞体较大，分化、增殖能力以及合成、分泌基质蛋白能力强，并可迁移入内膜，产生相关病理变化。收缩型 VSMC 的特异性标志蛋白有平滑肌细胞肌球蛋白重链（myosin heavy chain，MHC）SM1 和 SM2 亚型、α 平滑肌肌动蛋白（α-SMA）等，而合成型 VSMC 的特异性标志蛋白有 CRBP1 和平滑肌细胞肌球蛋白重链 Smemb 亚型等。在多种应激因素的作用下，平滑肌细胞的表型可由收缩型转化为合成型。研究显示，血管平滑肌细胞表型转化是动脉粥样硬化、高血压等心血管疾病中平滑肌细胞增殖和迁移的关键始动因素，处于合成状态的平滑肌细胞可合成和分泌大量细胞外基质，而细胞外基质又能影响血管平滑肌细胞的增殖、迁移等过程[3]。

二、重要的细胞应激

（一）氧化应激

1. 血管细胞中活性氧（reactive oxygen species，ROS）的来源　细胞中很多生化反应和酶参与了 ROS 的合成和释放，包括线粒体呼吸链、参与花生四烯酸代谢的酶（脂氧化酶和环氧合酶）、细胞色素 P450 系统的酶、黄嘌呤氧化酶（XO）、过氧化物酶等。最近在调节内皮细胞功能中起作用的氧化剂的研究更多地集中在 XO、NADH/NADPH 和 eNOS 上[4]。

黄嘌呤氧化酶是催化次黄嘌呤氧化为黄嘌呤并可继续催化黄嘌呤氧化为尿酸的酶，在此氧化反应过程中，使氧分子生成超氧阴离子和过氧化氢。Suzuki 等发现由 XO 生成的超氧阴离子在原发性高血压的微循环中升高，提示 XO 在调节内皮功能和高血压发展中起重要作用。

NADH/NADPH 氧化酶是血管系统中产生 ROS 最重要的酶，在不同的组织中该酶由不同的亚单位构成。亚单位包括与细胞膜结合的 gp91phox（Nox2）和 p22phox、细胞质中酶的催化亚单位 p47phox 和 p67phox、G 蛋白 rac1/rac2。内皮细胞中的 NADPH 氧化酶包括上述亚单位，而血管平滑肌细胞含有 gp91phox 同源物 Nox1 和 Nox4。NADH/NADPH 氧化酶催化氧分子中电子传递生成超氧阴离子。血管中 NADH/NADPH 氧化酶的表达受到多种动脉粥样硬化发生发展中的危险因素的调节，包括细胞因子、激素和机械因素等。NADPH 氧化酶的抑制剂 Apocynin 可以降低内皮细胞中 ROS 的产生从而改善内皮功能的障碍。

2. 氧化应激在内皮功能障碍中的作用机制　NOS 活性的改变在内皮功能障碍中起重要作用，而血管系统中 ROS 的增加可以影响 NO 的合成和活性，ROS 对 NO 的影响如图 19-1 所示。首先，超氧化物可以与 NO 迅速反应生成过氧亚硝酸根离子（peroxynitrite，$ONOO^-$），从而导致 NO 的消耗和其活性的丧失。其次，ROS 可以降低二甲基精氨酸二甲胺水解酶（dimethylarginine dimethylaminohydrolase，DDAH）的活性，引起内源性 eNOS 抑制物非对称二甲基精氨酸（asymmetric dimethylarginine，ADMA）的水平

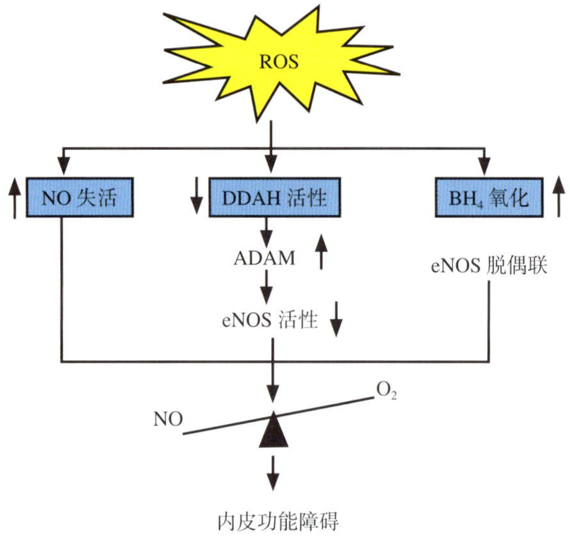

图 19-1 ROS 对内皮功能障碍中 NO 降低的作用机制

ROS：活性氧；DDAH：二甲基精氨酸二甲胺水解酶；ADMA：非对称性二甲基精氨酸

升高，从而降低 eNOS 的活性。最后，ROS 可以引起四氢生物蝶呤（tetrahydrobiopterin，BH_4）的氧化，BH_4生物活性的丧失引起 eNOS 解偶联，使 NO 生成减少而超氧阴离子生成增加。最终，NO 的减少导致内皮功能障碍。

3. 氧化应激的药理学意义 尽管氧化应激参与多种心血管疾病的病理生理发展过程，包括动脉粥样硬化、高血压等，但是近年来，多种抗氧化剂被应用于临床研究中，以防治心血管疾病的发展，却没能得到一致的保护心血管疾病的结果。在一些小规模临床试验中，维生素 C 和 E 可以改善高危患者的内皮细胞功能，但是也有很多冠状动脉粥样硬化的干预实验得出有争议的结果，除了小部分阳性结果外，大部分没有明显作用，甚至在有些高危人群中显示有害作用。因此维生素 C 和 E 不被推荐为防治冠脉粥样硬化的抗氧化剂，需要发展新的抗氧化治疗策略以阐明抗氧化治疗在冠脉粥样硬化中的准确作用。在一个大规模高血压的临床研究中，联合应用维生素 C 和 E 治疗有高心血管病危险因素的患者 20 536 例，5 年后没有观察到血压的降低，患者的死亡率也没有明显降低[5]。高血压患者体内升高的 ROS 可以刺激体内抗氧化防御系统的激活，也能激活 NO/cGMP 通路，因此 ROS 和 NO 可能取得一个“较高水平”的平衡，抗氧化治疗时，当 NO 生成超过 ROS 产生时，会在短期内对患者有保护作用，而长期的抗氧化治疗反而不能起到保护心血管系统的长期疗效。有争议的临床试验结果也可能与一些因素有关，首先与所用抗氧化剂的种类、剂量、治疗时限、促氧化的能力及生成 ROS 有关；其次，参与临床试验患者的不统一性，例如体内 ROS 升高的程度不同也可能对抗氧化剂的治疗效果有一定的影响。此外，除了抗氧化剂的治疗，研发新的可以抑制促 ROS 生成的酶的活性的药物，也为临床上降低患者体内的氧化应激水平，改善由此导致的内皮功能障碍提供了新的治疗策略。

（二）炎症应激

内皮细胞在炎症反应中的作用受到了广泛的关注。在许多疾病中，内皮细胞不仅是炎症反应损伤的靶器官，也是炎症反应的中介物，它可通过诱导蛋白及其他成分的合成、分泌及细胞表型的改变，影响炎症反应的进展和结果。许多因素可引起内皮细胞的活化/损伤，包括炎性细胞因子（如 IL1 和 TNFα）、体液因子（如组胺、凝血酶、抗内皮细胞抗体）、细菌产物如内毒素（lipopolysaccharide，LPS）、病毒等。在这些因素的刺激下，内皮细胞可出现细胞皱缩、P-选择素移位至细胞膜、血管假性血友病因子（von willebrand factor，vWF）等因子释放，以及血小板活化因子、E-选择素和 IL8 等因子表达[6]。因此，血管内皮细胞也主动参与了炎症反应并在炎症反应过程中起重要的调控作用。

近年来的研究显示，Toll 样受体（Toll like receptor，TLR）和高迁移率族蛋白 B1（high mobility group box 1 protein，HMGB1）在介导炎症反应与内皮细胞功能障碍中也扮演着重要角色[7]。

Toll 样受体作为固有免疫的成员之一，广泛存在于人体的各种细胞，如单核巨噬细胞、中性粒细胞等，目前人体中共发现 10 种 TLR（TLR1～TLR10），它们通过识别并结合外来的病原物质（如 TLR2 可识别和结合革兰阳性菌的肽聚糖），在固有免疫中起重要作用。TLR 不仅能与外源性病原体结合，还能结合细胞受损后释放的物质（如热休克蛋白等），进而介导产生炎症反应。TLR不仅存在于各种免疫细胞中，在人体的心血管系统也广泛分布，如TLR3、TLR6、TLR8在心肌细胞上有表达，TLR2、TLR4不仅存在于心肌细胞中，还表达于冠状动脉内皮细胞上。研究发现，TLR2、TLR4均可参与介导内皮细胞的炎症反应和功能损伤，并与动脉粥样硬化、心肌病等心血管疾病有密切联系。

高迁移率族蛋白B1是一种核蛋白质，可由坏死及受损细胞主动释放，也可由活化的免疫细胞分泌至细胞外，在全身性炎性反应中发挥着重要作用。HMGB1受体包括晚期糖基化终产物受体（receptor for advanced glycation end products，RAGE）和Toll样家族成员受体（TLR）。HMGB1释放至细胞外后，可与细胞表面的RAGE相结合，从而激活细胞外信号调节激酶和核转录因子（nuclear factor-κB，NF-κB），引起多种促炎细胞因子的释放。另外，TLR也已被证实在HMGB1介导的炎性反应中扮演着重要角色。HMGB1与TLR2和TLR4结合后，能够激活细胞内信号通路（如NF-κB通路），促发下游细胞因子的释放，从而增强炎性反应。

由炎性细胞因子等所造成的血管内皮损伤及功能失常，是动脉粥样硬化产生的最重要原因之一。由受损内皮细胞和活化的炎性细胞主动释放和分泌的大量HMGB1，能刺激与受损内皮细胞相邻的细胞产生大量促炎细胞因子、趋化因子、黏附分子等，这些因子也可反过来促进HMGB1和其他细胞因子的释放。研究发现，活化的巨噬细胞释放的HMGB1可导致血管内皮细胞损伤，而且HMGB1在损伤部位血小板聚集、粥样硬化斑块进展过程中发挥着非常重要的作用。粥样硬化血管中的HMGB1水平明显高于正常血管。另有研究证实，糖尿病患者血管系统中的HMGB1与RAGE结合所引起的一系列炎性反应，在患者的血管损伤进程中起着至关重要的作用。由于HMGB1在血管内皮损伤、动脉粥样硬化的形成发展过程中具有重要作用，它很有可能成为动脉粥样硬化相关疾病防治的新靶点。

另外，多种炎症介质可通过不同信号通路影响内皮祖细胞的数量和功能，从而影响受损血管的修复和再生，参与动脉粥样硬化等血管损伤性疾病的发生和发展过程。炎症因子C-反应蛋白（C-reactive protein，CRP）诱导内皮细胞功能紊乱、损伤血管壁、促进炎症反应的机制之一即是CRP损伤EPC的数量和功能。研究发现，人重组CRP能降低外周血中EPC的分化、活性和促血管生成功能，也可明显降低EPC和内皮细胞层的黏附能力，抑制VEGF诱导的EPC迁移功能，这与CRP抑制eNOS表达，从而降低NO的合成与释放有关。另有研究发现，在炎症反应早期，TNFα可增加EPC的凋亡，使体外培养的EPC的数量明显下降。高剂量的辛伐他汀能减弱TNFα诱导的EPC凋亡，并且呈剂量依赖关系，而治疗剂量的辛伐他汀却无此作用。

（三）代谢应激

长期慢性高血糖可导致血管结构和功能的改变。研究显示，经过体外高糖培养可增加血管内皮细胞通透性。非糖尿病患者的内皮细胞经高糖培养后细胞生长受到抑制，细胞间黏附分子1（intercellular adhesion molecule 1，ICAM1）和E-选择素（E-selectin）表达增加[8]。糖尿病患者的内皮细胞经高糖培养后，细胞生长也受到一定程度的抑制，同时血管内皮细胞黏附分子1（vascular cell adhesion molecule1，VCAM1）和单核细胞趋化蛋白1（monocyte chemoattractant protein1，MCP1）的表达均显著增加。葡萄糖浓度增高可通过组蛋白去乙酰化酶（sirtuin type 1，SIRT1）介导下调内皮祖细胞的数量。在高糖环境下，成纤维细胞生长因子2水平升高可促进肿瘤坏死因子α（TNFα）诱导的动脉内皮细胞的凋亡。高糖环境也可通过凋亡信号调节激酶1（ASK1）信号通路的激活促进内皮细胞凋亡。高血糖还可通过增强自由基的产生，诱导氧化损伤启动与内皮细胞凋亡有关的信号路径。研究显示，稳定或波动的高糖环境都可通过线粒体产生过多的超氧化物，进而增加氧化应激和内皮细胞凋亡。

升高的血清晚期糖基化终末产物（advanced glycation end product，AGE）也在糖尿病血管病变形成中发挥了重要作用，通过给正常动物注射AGE可复制与糖尿病血管病变相似的病理学改变。AGE受体可在内皮细胞和平滑肌细胞等血管细胞上表达，在糖尿病内皮细胞功能异常和动脉粥样硬化形成和发展中扮演了重要角色。研究显示，与接受低 AGE 饮食的 2 型糖尿病患者比较，接受高 AGE 饮食患者的血管内皮发生了更显著的功能障碍。AGE 可通过 ERK 和 p38 MAPK 途径导致内皮细胞屏障功能异常。

高同型半胱氨酸血症（hyperhomocysteinemia，HHcy）是心血管疾病的独立危险因素，研究证明高同型半胱氨酸血症可能通过多种机制引起血管内皮细胞功能损伤。同型半胱氨酸（homocysteine，Hcy）在自身氧化过程中，可产生超氧化物阴离子、过氧化氢等活性氧簇（reactive oxygen species，ROS）；Hcy 还能使低密度脂蛋白自身氧化生成氧化型低密度脂蛋白（oxidized low density lipoprotein，oxLDL）；ROS 可与 NO 反应，Hcy 本身也能与 NO 反应，从而使 NO 浓度降低；以上这些均可导致内皮细胞功能损伤。研究也发现，高同型半胱氨酸可引起血管内皮细胞的内质网应激（endoplasmic reticulum stress）和诱导血管内皮细胞凋亡，可诱导产生多种炎性介质（如 NF-κB、IL1β、IL6 和 IL8 等），从而促进内皮细胞功能的损伤[9]。

（四）线粒体应激

线粒体是真核动物细胞进行生物氧化和能量转换的主要场所，它可氧化三大营养物质，生成为细胞生命活动提供能量的三磷酸腺苷（adenosine 5'-triphosphate，ATP）。细胞生命活动所需能量的 80% 是由线粒体提供的，所以有人将其称为细胞的“动力工厂”。另外，线粒体也在细胞信号调控和细胞凋亡调节中起重要作用。线粒体的膜间隙和基质中有多种促凋亡因子，特别是作为呼吸链成分之一的细胞色素 c，当它释放进入细胞质，与凋亡蛋白酶激活因子 1（Apaf1）结合引发 Caspase 级联反应，可诱导细胞凋亡。

线粒体生物氧化和能量转换的过程中伴随着活性氧（ROS）的产生。线粒体不仅是细胞内 ROS 产生的主要场所，也是 ROS 攻击首当其冲的靶标。因此，当线粒体 ROS 生成过多时，或线粒体抗氧化酶包括锰超氧化物歧化酶（manganese superoxide dismutase，MnSOD）、谷胱甘肽过氧化物酶等的抗氧化能力降低，就会导致氧化应激，进而引起线粒体功能障碍。氧化应激可以上调解偶联蛋白（uncoupling protein，UCP）表达，UCP 是位于线粒体内膜中的一类具有离子通道作用的蛋白质，过度表达的 UCP 是介导氧化或硝基化应激引起线粒体功能障碍的重要效应分子。氧化应激还可引起线粒体 DNA、蛋白质和脂质的损害。ROS 本身也可以诱导线粒体产生更多的 ROS，这一现象称之为 ROS 诱导的 ROS 释放（ROS-induced ROS release，RIRR），可导致线粒体功能进一步损害，进而导致细胞功能障碍、凋亡等。

研究表明，线粒体产生的 ROS 及其修饰的氧化型低密度脂蛋白涉及动脉粥样硬化的各个病理过程，而 oxLDL 又可通过抑制线粒体呼吸酶活性，使线粒体呼吸链电子传递异常，增加 ROS 生成，形成恶性循环，促进内皮细胞损伤和动脉粥样硬化形成[9]。另有研究发现，线粒体功能障碍与高血压密切相关，线粒体产生的超氧阴离子可氧化灭活内皮细胞合成释放的 NO，使内皮依赖性血管舒张功能降低，血管张力增加，血压升高。UCP2 基因多态性或表达改变引起的线粒体氧化磷酸化解偶联也与高血压有关。将 UCPI 基因转染到小鼠的血管平滑肌细胞可明显升高动脉血压并增加血浆肾素活性。另外，线粒体能量代谢障碍（如线粒体 ATP 生成减少、产生过量的 ROS 等）也是引起心肌缺血再灌注损伤的重要因素，缺血心肌再灌注时产生的过量 ROS 是引起心肌缺血再灌注损伤的主要原因，而线粒体是心肌缺血再灌注过程中产生 ROS 的重要来源。

有研究证实，线粒体氧化应激水平升高在糖尿病内皮祖细胞（EPC）数量减少和功能障碍中扮演着至关重要的角色，而导致其氧化应激水平升高的一个重要机制是 EPC 线粒体中锰超氧化物歧化酶（MnSOD）表达和活性显著下降[8]。线粒体中 MnSOD 是清除氧自由基的主要功能酶，它对于内皮细胞和 EPC 防御氧化应激损伤具有重要作用。但是在糖尿病状态下，内皮细胞和 EPC 中 MnSOD 的表达与活性均明显降低。这些结果提示，糖尿病内皮细胞和 EPC 线粒体中 MnSOD 表达与活性下降可能是氧化应激水平升高及细胞功能障碍的重要机制。因此，恢复与增加 MnSOD 表达和活性可能成为干预糖尿病内皮细胞和 EPC 线粒体应激并改善细胞功能的新策略。目前已知可有效增加 MnSOD 表达和活性的手段有运动、红酒（白藜芦醇）等。另有研究发现，微小 RNA（miRNA）对内皮细胞和 EPC 线粒体中 MnSOD 表达与活性具有重要的调节作用。miRNA 是一种进化上保守的非编码小分子 RNA，通过靶基因 mRNA 碱基配对而引导沉默复合体（RISC）降解 mRNA 或阻碍其翻译。miRNA 作为重要基因表达调控物质，在心血管疾病领域越来越受到广泛重视。在为数不多与血管新生有关的 miRNA 中，微小 RNA let7f 与 miRNA-27b 在糖尿病 EPC 中明显降低，而恢复表达 let7f 与 miRNA-27b 可显著上调糖尿病 EPC 线粒体中 MnSOD 的水平和活性，从而降低氧化应激并改善 EPC 功能[10]。

（五）内质网应激

内质网是细胞质中蛋白质合成、折叠、修饰、组装和分泌的细胞器。内质网腔内高钙和独特的氧化还原环境是蛋白质二硫键形成和蛋白质折叠加工所必需的。在病理状态下，如内质网腔内氧化还原态破坏、钙外流、过量突变蛋白表达、能量耗竭等，内质网处理蛋白能力下降，造成内质网内大量未折叠蛋白聚集，这一现象就称为内质网应激（endoplasmic reticulum stress，ER stress）。内质网膜上存在感受内质网应激状态的感受器，主要由活化转录因子 6（activating transcription factor6）ATF6、需肌醇酶 1（inositol-requiring enzyme 1，IRE1）和蛋白激酶样 ER 激酶（PKR-like ER-regulated kinase）PERK 三条途径介导。当内质网应激发生时，细胞首先启动自我保护性反应，即未折叠蛋白反应（unfolded protein reponse，UPR）。这种反应主要是暂停新的蛋白质合成以减轻内质网负担；选择性激活内质网分子伴侣如 Grp78 的表达，以增强内质网蛋白折叠能力。同时还包括激活内质网相关的蛋白分解途径（endoplasmic reticulum associated degradation，ERAD），清除未折叠和聚集的蛋白。此反应主要由 ATF6 自身剪切和 PERK 及 IRE1 自身磷酸化介导。当干扰内质网内环境的因素严重或持续存在时，上述反应不足以清除聚集的未折叠蛋白。为防止未折叠蛋白对周围细胞和组织产生毒性，细胞即启动死亡信号途径，从而诱导细胞凋亡。目前发现的内质网应激所介导的凋亡途径主要有 IRE1-JNK-Bcl2 途径、PERK-elF2a-CHOP-Bim 途径和 Caspase12 途径等。

近年来的研究发现，内质网应激在糖尿病的发病中起着关键作用，尤其是内质网应激在 2 型糖尿病和胰岛素抵抗关系中的作用研究进展显著。例如 PERK 突变人群在婴儿期即患糖尿病，PERK 基因敲除鼠出生后迅速死于糖尿病。高血糖症导致的糖尿病血管细胞发生内质网应激被认为在动脉粥样硬化和心血管并发症的发生和发展中发挥着越来越重要的作用[11]。另外，在许多心血管疾病，例如动脉粥样硬化、缺血性心脏病、心肌肥大、心力衰竭、糖尿病心肌病、病毒性心肌炎与自身免疫性心肌病等的病理机制的研究中，内质网应激的作用越来越受到关注。

内质网这个负责体内大多数蛋白质的合成和加工的器官的应激反应是指示内皮功能紊乱的一个重要的早期指标。对于高血压、冠状动脉疾病、慢性心力衰竭、糖尿病血管并发症、外周动脉疾病、慢性肾衰竭等许多心血管疾病而言，内皮功能紊乱是它们一个共同的发病机制[12]。同时，内皮功能紊乱也是动脉粥样硬化的一个诱发因素。而内质网应激与血管内皮细胞功能障碍关系密切。高血糖、高胰岛素以及氧化应激等因素均可引起内质网应激，造成内皮细胞功能和结构改变，进而触发血管损害。糖尿病患者的高血糖可以激活血管内皮细胞中 PKC，刺激血管内皮细胞上的黏附分子表达，增加晚期糖基化终产物（advanced glycation end product，AGE），进而损伤内皮细胞。高血糖导致血管内皮细胞发生强烈且持久的内质网应激，可通过 XBP1 /Caspase 途径介导内皮细胞凋亡。

有研究发现，糖尿病大鼠骨髓 EPC 的内质网应激特异性蛋白 GRP78 表达增加可引起内质网应激激活。内质网应激特异性凋亡因子 Caspase12 mRNA 表达增高诱发的内质网应激可能介导糖尿病大鼠骨髓 EPC 的凋亡。有研究报道，对于糖尿病小鼠，抑制其内质网应激可以显著改善其内皮祖细胞的迁移、黏附、分化功能，从而促进糖尿病小鼠缺血区血管新生，提升血流量，改善因缺血导致的一系列心血管疾病。糖尿病导致的内皮祖细胞功能的下降严重干扰了缺血区血管新生的能力，妨碍了损伤组织的修复。因此，抑制慢性内质网应激可以改善内皮祖细胞的功能，从而促进缺血诱导的新生血管形成，增加缺血区毛细血管密度，同时上调促血管新生因子，最终改善缺血组织血流的恢复。

第二节　内皮细胞应激与血管病变

一、血管内皮细胞产生的重要活性物质与细胞应激

血管内皮细胞可分泌多种活性物质（表19-1），这些活性物质在维持循环系统稳态中发挥重要作用。下面介绍其中部分活性物质。

（一）内皮细胞舒张因子

1. 内皮细胞舒张因子（EDRF/NO）的化学性质和生物合成　1980年Furchgott等发现血管内皮舒张因子（endothelium-dependent relaxing factor，EDRF），对其化学本质进行了探讨。1986年Furchgott因观察到NO_2酸化后生成一氧化氮（NO），在离体血管产生与EDRF相似的舒张作用，且两者作用均可被血红蛋白所消除，被超氧化物歧化酶所增强，故提出EDRF可能是NO的假说。1987年英国Moncada与美国Ignarro实验室同时报道用不同方法得到的实验证据证实EDRF本质是NO[12]。Furchgott、Ignarro等因此获得1998年诺贝尔医学生理学奖。

体内许多细胞由L-精氨酸-NO合成通路合成NO，通称为内源性硝基舒血管物（endogenous nitrovasodilator，EDNO）。如图19-2所示，NO合成的基本底物是L-精氨酸（L-arginine）与O_2，在NOS的催化作用下生成NO与L-瓜氨酸（L-citrulline）。用以合成NO的N来自L-精氨酸末端的胍基，其中间产物是N-羟基-L-精氨酸。在NOS催化NO形成过程中需要多个供电子的辅助因子使O_2得以利用。在已被克隆的NOS中，已经鉴定出五种成分：还原型辅酶Ⅱ脱氢酶（NADPH）、黄素腺嘌呤二核苷酸（flavin adenine dinucleotide，FAD）、黄素单核苷酸（flavin mononucleotide，FMN）、钙调蛋白（calmodulin，CaM）和血红蛋白。电子的传递方向可能是从NADPH-FAD-FMN到血红蛋白，含铁的血红蛋白与O_2结合并使之活化，使分子氧化得以与来自L-精氨酸末端胍基的N化合成NO。在NO合成过程中还需要四氢生物蝶呤（tetrahydrobiopterin，BH_4）的参与。在内皮细胞与神经元的NOS合成NO时，它所含有的钙调节蛋白必须由Ca^{2+}来激活，故这种NOS合成NO是钙依赖性的。NOS以NADPH-FAD-FMN传递电子的结构与肝细胞中的细胞色素P450还原酶有部分相同，提示NOS与此酶在催化功能上的相似性，以及在发生过程中的关联[13]。

2. NO的生物学效应　NO生成后，凭借其强亲脂性迅速扩散到邻近细胞内并与细胞内的鸟苷酸环化酶（guanylate cyclase，GC）的血红蛋白（heme）基团结合，形成NO-heme-GC复合物，使GC激活，促进细胞内GTP转化为cGMP，其作为第二信使，再激活cGMP依赖的蛋白激酶和各种靶蛋白的磷酸化，产生多种心

表19-1　血管内皮细胞产生的活性物质

舒血管活性物质	内皮舒张因子（EDRF/NO）、内皮超极化因子（EDHF）、前列环素（PGI_2）
缩血管活性物质	内皮缩血管因子（EDCF）、内皮素（ET1）、血管紧张素Ⅱ（AngⅡ）、血栓素A_2（TXA_2）、血小板活化因子（PAF）、前列腺素H_2（PGH_2）
凝血因子/抗凝血因子	von Willebrand因子（vWF）、组织型纤溶酶原激活物（t-PA）、纤溶酶原激活抑制物（PAI）
细胞黏附分子	血管细胞黏附分子（VCAM1）、细胞间黏附分子（ICAM1）、P-选择素（P-selectin）
生长因子和化学因子	血小板生长因子（PDGF）、血管内皮生长因子（VEGF）、转化生长因子（TGF）、巨噬细胞集落刺激因子（M-CSF）、单核细胞趋化因子-1（MCP1）

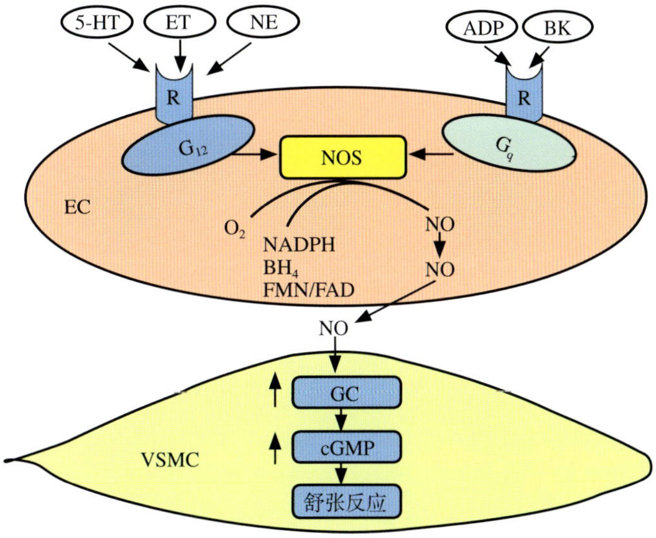

图 19-2　一氧化氮（NO）合成通路示意图

NADPH：还原型辅酶Ⅱ脱氢酶；FAD：黄素腺嘌呤二核苷酸；FMN：黄素单核苷酸；5-HT：5-羟色胺；ET：内皮素；NE：去甲肾上腺素；ADP：二磷酸腺苷；BK：缓激肽；GC：鸟苷酸环化酶；EC：内皮细胞；VSMC：血管平滑肌细胞

血管效应。实验证明 NO 具有多种生物学效应，eNOS 产生的 NO 多具有心血管保护作用；但也能与超氧阴离子反应生成具有细胞毒性的过氧化亚硝酸根离子（$ONOO^-$）。iNOS 产生的 NO 是通过细胞因子或细菌脂多糖等病理因素诱导产生的，量大，一方面有抗菌与抗癌作用，另一方面有细胞毒作用；故总的来说 NO 是“双刃剑”或“双面孔”。

（1）舒张血管平滑肌作用：大量实验资料证明理化因素可以刺激内皮细胞释放 NO 舒张血管，能持续调节血管张力。

物理性刺激：血管切应力（shear stress）与血管搏动性牵张，可在几秒之内激发 Ca^{2+} 内流，使内皮细胞迅速释放 NO，通过激活可溶性鸟苷酸环化酶（soluble guanylate cyclase）sGC 升高细胞内 cGMP 水平，使平滑肌细胞内 Ca^{2+} 减少，引起血管舒张，以适应对血管舒张的生理需要。

化学性刺激：钙离子导入剂——A23187、受体激动剂、ACh、缓激肽、P-物质、组胺、5-HT、血管紧张素Ⅱ、凝血酶、ADP 等可通过激动各自的受体增加内皮细胞内 Ca^{2+} 而引起 NO 的释放。但不是所有动物的各种内皮细胞对上述激动剂都起反应，例如体外培养的牛主动脉血管内皮细胞对 Ach 不产生释放 NO 的反应，而对 ADP 则敏感，兔主动脉内皮细胞对缓激肽亦不产生释放 NO 的反应。

现已证实，除大血管外，骨骼肌、肾、脑、冠脉等内脏小血管的内皮细胞也均有基础的及刺激引起的 EDRF/NO 释放，这对维持小血管张力与器官灌流有重要的作用。

家兔实验表明给予 NOS 抑制剂阻滞 NOS 合成 NO 后，血压升高，给予 L-精氨酸则可使升高的血压降低。在人的血管床观察到同样的结果。这表明血管内皮细胞静息时有持续的 NO 基础释放，其生理意义在于对抗交感神经释放的去甲肾上腺素及其他内源性缩血管活性物质的作用，以调控静息时的血管张力，保持正常血压与器官血流灌注。酪氨酸等含 SH 基团的氨基酸和组织中的硫醇化合物也可与 $ONOO^-$ 结合使之解毒。

NO 的生物学效应受多种因素影响。因为 •NO 亦为一种自由基，能与超氧阴离子（O_2^-）结合成 $ONOO^-$ 而失去 NO 的活性。使用清除 O_2^- 的超氧化物歧化酶（superoxide dismutase，SOD）能增强 NO 的作用。$ONOO^-$ 与蛋白巯基的 S-亚硝基化反应形成了 S-亚硝酰基硫醇而失活，所以一些含有巯基的物质如清蛋白和谷胱甘肽，可延长 NO 的生物学作用。

（2）抑制心肌收缩力：有资料表明心肌细胞不仅存在 cNOS，也存在 iNOS，两者产生的 NO 均能抑制心肌收缩力。其作用机制尚无定论，可能通过依赖 cGMP 途径，激活蛋白激酶 G，降低心肌细胞 L- 钙电流和心肌收缩力；或通过改变心肌收缩蛋白对 Ca^{2+} 亲和力；或激活 cAMP 磷酸二酯酶，降低细胞内 cAMP 水平，减弱心肌收缩力。也可能通过 NO 对靶蛋白分子中氨基酸残基的 S- 硝基化而发挥其抑制心肌收缩力的作用。

（3）抗血小板聚集和血栓形成：NO 有很强的抗血小板聚集和抑制血小板血栓形成的作用。对胶原、U46619、ADP 和凝血酶诱导的血小板聚集均有对抗作用，并可使胶原或 U46619 诱导的血小板解聚。NO 进入血小板，活化可溶性鸟苷酸环化酶，增加 cGMP，使血小板不易聚集。血小板也有 NOS，其合成的 NO 可防止血小板黏附、聚集。NOS 抑制剂 L-NMMA 能通过抑制 NO 生成，促进血小板聚集，表明在 NO 抗血小板聚集过程中也有 L- 精氨酸 -NO 通路的参与。且已有资料表明缓激肽等激动剂可以促进血小板释放 NO，提示 NO 在血小板聚集的反馈调节中有重要作用。有资料表明 NO 的抗血小板聚集作用可被阈值下浓度的前列环素所增强。同样，NO 也有增强前列环素的抗血小板聚集的作用，两者有协同解聚血小板的作用。

（4）抗血细胞黏附作用：缓激肽在释放 NO 的作用外，还有抑制多种血液成分如血小板、淋巴细胞、单核细胞等黏附于血管内皮细胞的作用。据分析这一抗血细胞黏附的作用是释放 NO，而不是释放前列环素的结果。在培养内皮细胞中也发现 NO 能抑制 P- 选择蛋白介导的中性粒细胞的黏附作用。NO 也可抑制白细胞黏附分子 CD11、CD18 活性或抑制血管细胞黏附分子（VACM1）和单核细胞趋化蛋白 1（MCP1）的表达而抑制白细胞黏附于内皮细胞。NO 的这些作用对维持血管功能的完整性和血管通透性、防止血栓与动脉粥样硬化形成有重要意义。

（5）抗血管平滑肌细胞增殖作用：当血管内皮细胞受损失去屏障作用时，其下层的血管平滑肌与血液中和血管壁局部的大分子接触，例如血小板源生长因子（platelet derived growth factor，PDGF）以及碱性成纤维细胞生长因子（basic fibroblast growth factor，bFGF）与之相互作用，可促使血管平滑肌细胞增生。这是产生动脉粥样硬化与血管病理性重构（remodeling）的重要因素。内皮细胞释放 NO 有抑制血管平滑肌细胞增殖和迁移的作用，还可能通过 cGMP 诱导抑制平滑肌细胞分裂增殖而减少胶原纤维、弹力纤维的生成，从而阻止动脉粥样硬化与血管病理性重构的病理过程。

（6）抑制内皮素的生成：内皮细胞产生的内皮素为 21 个氨基酸组成的多肽，有 4 个异构肽如 ET1、ET2、ET3 及 VIC，其中 ET1 是很强的缩血管因子。已知多种理化因素如缺血、缺氧、切应力改变和各种炎症细胞因子如白介素、肿瘤坏死因子等均可刺激内皮细胞产生 ET。ET1 除有缩血管作用外，还有促多种细胞分泌生长因子和促平滑肌细胞增殖作用，通过白细胞参与炎症反应。ET1 的作用与 NO 相反，两者在维持血管舒缩功能中发挥重要作用。同时，NO 可抑制 ET 的产生，这对维持血管及血液内环境的平衡起重要作用。

（7）清除氧自由基：内皮细胞释放 NO 的同时亦可生成超氧阴离子（O_2^-）。•NO 亦为一种自由基，在生物体内能终止 O_2^- 的链式反应：$3•NO+O_2^-+H_2O \rightarrow 3NO_2^-+2H^+$。当 NO 增多时，通过清除氧自由基，抑制 oxLDL 形成和细胞膜脂质过氧化。正常时血管生成 NO 的底物 L- 精氨酸并不缺乏，可以生成足量 NO 来清除 O_2^-，但过多的 O_2^- 亦可拮抗 NO 的作用。在病理状态下，过多的 O_2^- 与 NO 作用可生成过氧亚硝基（$ONOO^-$）和 NO_2^-，$ONOO^-$ 可转变为细胞毒羟自由基，而增强血管细胞炎症性损伤。

（8）促进缺血组织血管新生：NO 可以直接参与血管新生。多种不同化学性质的 NOS 激动剂和 NO 供体都可以促进内皮细胞增殖和迁移，而 NOS 的抑制剂可以拮抗这种作用。NO 对血管新生的具体作用如图 19-3 所示，高血流切应力（shear stress）和一些促血管生成的因子（angiogenic factor）可以作用于内皮细胞上的相应感受器和受体，激活 eNOS，还可以上调 eNOS 的表达，从而促使 NO 的生成和释放。释放的 NO 促进内皮细胞的增殖和迁移，并能促进内皮祖细胞的动员和增殖，最终促进血管新生。

NO 可以介导 VEGF 的促进血管新生的作用，因为 VEGF 引起的内皮细胞增殖和动

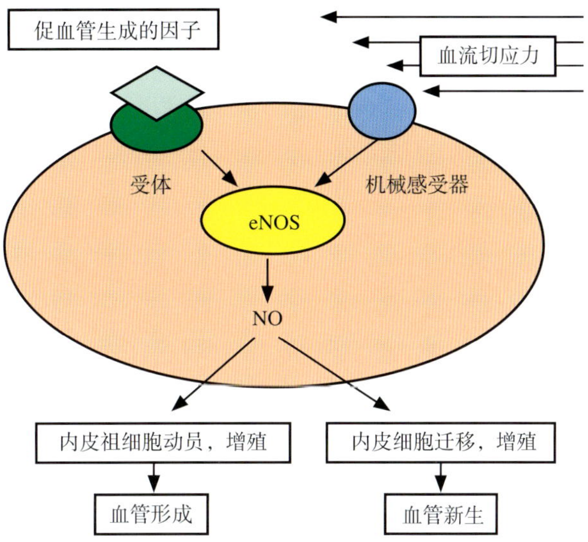

图 19-3　NO 促进血管新生的作用机制

员可以被 NOS 抑制剂 L-NMMA 和 GC 抑制剂 LY83583 阻断。同时 NO 也参与很多其他促血管新生因子的作用，包括血小板源生长因子（platelet-derived growth factor，PDGF）、血管生成素 1（angiopoietin 1，Ang1）、鞘氨醇 -1- 磷酸（sphiogosine1phosphate，S1P）等。其主要的作用机制是通过激活可溶性的鸟苷酸环化酶及其下游的作用靶点 cGMP 而实现的。NO 也可以通过促进基质金属蛋白酶 9（matrix metallopeptidase 9，MMP9），促进内皮祖细胞动员，从而促进血管新生。

另外，NO 也参与其他一些抗血管新生因子的作用过程。内源性的抗血管新生物质血小板反应蛋白（thrombospondin 1，TSP1）可以拮抗内皮细胞、血管平滑肌细胞和血小板中的 NO，通过与其受体 CD47 作用，抑制 NO-cGMP 通路，从而抑制血管新生。同时 TSP1 也可与其另一受体 CD36 作用，通过降低 eNOS 的磷酸化，从而抑制血管的新生。

（二）非对称性二甲基精氨酸

非对称性二甲基精氨酸（asymmetric dimethylarginine，ADMA）是一种自然存在于血浆内的化合物。它是在人体细胞内细胞质中发生蛋白质修饰过程产生的代谢副产物，与精氨酸有密切关系。

1992 年，ADMA 被首次发现在调节精氨酸/NO 通路中起重要作用，这种调节作用是通过抑制 NOS 的活性而实现的。Vallance 等的实验结果显示，向正常人的动脉内注射 ADMA 可以引起剂量依赖性的前臂血流降低，而这一作用可以被精氨酸部分逆转。同 L-NMMA 一样，ADMA 作为内源性的精氨酸类似物，可以竞争性地抑制 NOS 的活性从而抑制 NO 的生成。

人体内每天大约生成 300μmol ADMA，其中大部分（90%）可以由二甲基精氨酸二甲胺水解酶（dimethylarginine dimethylaminohydrolase，DDAH）代谢生成瓜氨酸和二甲胺，其余小部分（10%）通过排泄尿素代谢。因此人体内持续产生的 ADMA 通过 DDAH 代谢而防止其在体内聚集。目前已经明确的 DDAH 包括两种异构体：DDAH1 和 DDAH2。其中 DDAH1 主要分布在表达 nNOS 的组织和肝、肾皮质和肺组织中。最近有研究表明，DDAH1 在血管内皮细胞中也有高表达；而 DDAH2 主要分布在表达 eNOS 和 iNOS 的组织中，主要包括内皮和血管平滑肌细胞。DDAH1 主要参与调节血浆中的 ADMA 水平，而 DDAH2 主要调节局部血管内皮由 NO 介导的血管舒张。动物实验结果表明，在 DDAH1 基因缺陷小鼠中，DDAH1 活性的缺失引起体内 ADMA 的聚集，NO 生成减少，最终引起血管的病理生理学变化，包括内皮功能障碍、收缩期血管阻力增加、收缩压和肺血管压力升高。在内皮特异性 DDAH1 基因敲除小鼠中，血浆中 ADMA 水平升高，从而使小鼠收缩压升高，提示 DDAH1 在清除 ADMA、维持内皮依赖性血管舒张和正常血压中起重要作用。DDAH 的活性主要依赖于其活性部位的一个半胱氨酸残基，该半胱氨酸残基易于被氧化和亚硝基化，因此氧化应激可以降低 DDAH 的活性。DDAH、ADMA 和 NO 的关系如图 19-4 所示[14]。

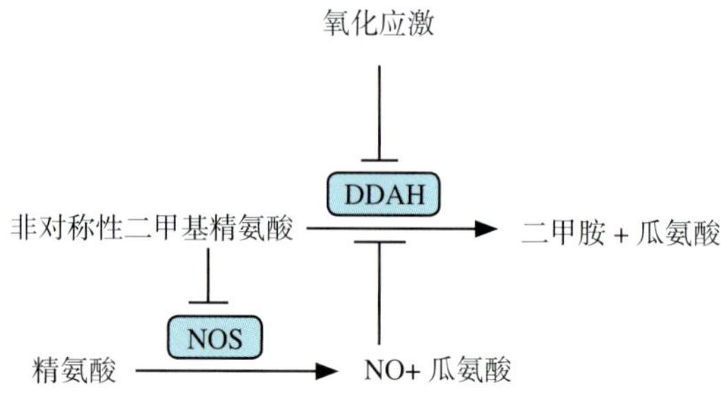

图 19-4 DDAH、ADMA 和 NO 的作用关系
DDAH：二甲基精氨酸二甲胺水解酶
ADMA：非对称性二甲基精氨酸

（三）内皮细胞超极化因子

除了 NO 和前列环素等，血管内皮细胞还能释放另一种舒张因子，使血管平滑肌产生动作电位超极化而舒张血管，故称为内皮细胞超极化因子（endothelium-derived hyperpolarizing factor，EDHF）。EDHF 主要调节阻力动脉平滑肌细胞的内皮依赖性血管张力，EDHF 在介导内皮依赖性舒张功能中的作用随着血管直径降低而增加[15]。

1. EDHF 的释放和作用机制 EDHF 的释放及其在内皮细胞中产生超极化信号和血管平滑肌细胞的反应过程如图 19-5 所示。

EDHF 介导的反应基本机制可分为两个阶段：第一阶段是内皮细胞（EC）内的阶段，包括 Ca^{2+} 内流增加，激活 Ca^{2+} 依赖的 K^+ 通道（K_{Ca}），K^+ 外流，引起细胞超极化、物质合成以及信号产生，通过细胞膜或肌内皮缝隙连接（myoendothelial gap junction，MEGJ）扩散到血管平滑肌细胞（VSMC）。第二阶段是在 VSMC 水平，EDHF 激活 K^+ 通道引起内皮依赖性超极化（EDH），同时伴随电压敏感性 Ca^{2+} 通道关闭，从而引起血管舒张。

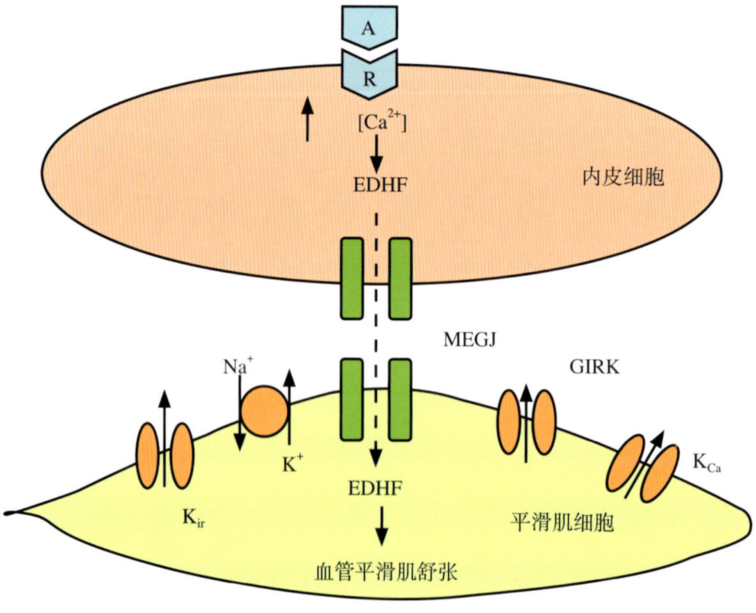

图 19-5 内皮依赖性超极化过程
EDHF：内皮细胞超极化因子；MEGJ：肌内皮缝隙连接；GIRK：G 蛋白门控性 K_{ir} 通道

2. EDHF 的四种主要类型　参与这一过程的 EDHF 主要包括四种：①细胞色素 P450（CYP450）作用产物；②钾离子（K^+）；③过氧化氢（H_2O_2）；④ C 型钠利尿肽（C-type natriuretic peptide，CNP）。

（1）细胞色素 P450（CYP450）作用产物：EC 中 Ca^{2+} 增加激活磷脂酶 A_2（phospholipase A2，PLA_2），PLA_2 是由磷脂酶（phospholipase，PL）生成花生四烯酸（arachidonic acid，AA）过程的限速酶，AA 是 CYP450 家族的作用底物，AA 在环氧化酶作用下的产物是环氧二十碳烯酸（epoxyeicosatrienoic acid，EET），EET 可以直接激活 VSMC 中的 K_{Ca} 通道从而引起舒张。

（2）钾离子：内皮细胞上的 K_{Ca} 通道开放，引起细胞外 K^+ 浓度增加，通过激活 VSMC 上毒毛花苷 G（哇巴因）敏感的 Na^+-K^+-ATPase 和内向整流性钾通道（K_{ir}）使血管平滑肌细胞超极化。

（3）过氧化氢：内皮细胞内 Ca^{2+} 增加激活产生超氧阴离子的酶，超氧阴离子在超氧化物歧化酶（SOD）作用下生成过氧化氢。过氧化氢通过激活 K_{Ca} 通道使血管平滑肌细胞超极化。

（4）CNP：内皮性的 CNP 通过特异性的 C 型钠利尿肽受体（c-type natriuretic peptide receptor，NPR-C）激活 G 蛋白门控性 K_{ir} 通道（G procein gated inwardly rectifying K channel，GIRK）和 Na^+-K^+-ATPase，从而引起血管平滑肌细胞超极化。

二、内皮细胞 / 内皮祖细胞应激与疾病

血管内皮细胞 / 内皮祖细胞应激所导致的血管损伤和血管修复再生能力下降，是导致动脉硬化、高血压、冠心病等血管疾病发生和发展的基础和关键环节。

（一）动脉粥样硬化

近年来，氧化应激对内皮损伤而导致动脉粥样硬化（atherosclerosis，AS）形成受到重视。有报道，内皮细胞在受损状态下，合成和释放 NO 减少，同时释放 O_2^- 增加。O_2^- 使低密度脂蛋白氧化修饰为 oxLDL，加重内皮细胞的损伤。又可通过激活转录因子 NF-κB 诱导内皮细胞表达多种黏附分子，产生单核细胞趋化蛋白（MCP1），促进单核细胞移入内膜下分化为巨噬细胞，其过多吞噬 oxLDL 后形成泡沫细胞，又释放出更多 O_2^-，与 NO 生成 $ONOO^-$ 而损伤内皮细胞。oxLDL 也可使 NOS 的表达下调，减少 NO 的合成。在血循环中 ADMA 增加，竞争性抑制 NOS，进一步使 NO 合成减少，可作为内皮细胞损伤与动脉粥样硬化的预测指标之一。由于 NO 的减少，促使缩血管内皮素 1 和细胞因子等活性物质释放增多，诱发血管平滑肌细胞增殖和迁移。实验性高胆固醇血症家兔和高脂血症患者在血管出现 AS 病变前已有明显的血管内皮依赖性舒张功能障碍。据报道，静脉或口服补充 L-精氨酸可改善内皮依赖性舒张功能异常，并具有抗 AS 形成的作用。结果提示内皮功能障碍与 AS 形成有密切关系，对 AS 的预防和治疗有指导意义[16]。

动脉粥样硬化常见于冠状动脉、颈动脉、肾动脉、髂动脉及主动脉等部位，造成冠心病、心肌梗死、脑缺血或脑卒中、急性肾衰竭、下肢溃疡、跛脚等临床常见病症。多基因型动脉粥样硬化症的病因可能与 NO 及内皮细胞中介的血管舒张功能异常有关。很可能是过氧化物产生增多，抗氧化能力减弱，NO 产生减少、破坏增多的综合结果。已有不少基因被选作靶基因以选择性地抑制细胞增生过程的某一或某些环节。如 HSV-tk 基因经转入细胞后形成毒性代谢产物，抑制 DNA 复制而导致增殖细胞死亡。表达抗血小板或抗凝血蛋白（例如 PA、水蛭素等）可防止血管损伤部位的血小板聚集和血栓形成，从而抑制血小板源生长因子（platelet derived growth factor，PDGF）的释放。由于细胞从 G_1 期到 S 期的周期转换需要细胞周期蛋白（cyclin）/ 细胞周期依赖性激酶（cyclin-dependent kinase，CDK）复合物，其天然移植物（如 P21、P27）或其反义寡核苷酸（如 C-myb、CKD2 激酶、生长细胞核抗原，或其产物 E2F 等）都可用于中断细胞复制增生。近来人们还用腺病毒载体将 β- 半乳糖苷酶基因导入患有主动脉粥样硬化症的猴子体内。发现 β-

半乳糖苷酶在有病灶的动脉内的表达要远远高于正常动脉。将胎盘碱性磷酸酶基因经腺病毒载体导入患冠状动脉及颈动脉粥样硬化症的人体内，也在病灶血管内层的非内皮细胞、巨噬细胞和平滑肌细胞内有高水平的表达。因此，有斑块裂缝和血栓形成的病灶可能成为重组基因功能表达的特异性靶位。此外，重组基因在经过胶原酶和弹性硬蛋白酶处理后的人工血管中的表达要比在正常血管中高7倍以上，提示重组基因的表达还受组织周围细胞外基质的影响。另外，最近的研究发现抗单核细胞化学黏附蛋白1（anti-monocyte chemoattractant protein 1，anti-MCP1）的基因治疗在小鼠上证实可改善甚至逆转动脉粥样硬化的程度。总之，这些实验结果表明，腺病毒载体系统不失为用于灵长类和人体基因转移的有效工具；即使在患动脉粥样硬化和血栓的血管病灶，外源性重组基因仍可获得治疗水平的功能表达。

仅仅选择性地抑制细胞增生过程的某一或某些环节并不足以完全抑制血管增生的复杂过程。由于NO有广泛的生物活性，导入重组eNOS基因将能较长期地持续增加NO释放，从而能持续抑制动脉粥样硬化发生的几个主要环节，包括抑制白细胞黏附与移行、血管平滑肌细胞增生、血小板黏附与聚集、基质合成等。利用腺病毒载体将基因转入家兔动脉粥样硬化的颈动脉上，发现转基因后1～3天，动脉内膜表面黏附分子VCAM1、ICAM1表达显著减少，淋巴细胞及单核细胞浸润比对照组减少3倍。内皮细胞受损、黏附性增高导致单核细胞黏附到内皮是动脉粥样硬化最早期事件之一，故eNOS基因治疗有可能对动脉粥样硬化早期的防治有效。近年来对血管壁eNOS基因治疗的研究关注如何减小载体造成的免疫反应对其可能的阳性效应造成的干扰，eNOS基因对动脉粥样硬化的血管治疗仍将继续作为最有发展前景的目标之一[17]。

（二）高血压

高血压的形成是一个复杂的病理生理过程，内皮功能障碍可能在高血压发生和发展中占有一定地位。正常内皮细胞平衡地释放舒缩血管介质以调节外周血管阻力，保持正常血压稳定。目前认为内皮细胞基础性释放NO和PGI_2，调节血管张力。一旦内皮细胞受到病理性刺激，将释放出很强缩血管因子，如内皮素、AngⅡ等，而又不能相应增加NO的释放，致使缩血管作用大于舒血管作用，促进高血压的发生和发展。研究发现，自发性高血压大鼠的内皮依赖性舒张血管功能降低，正常大鼠给予NOS抑制剂，抑制NO的合成，可引起血压升高。也发现补充L-精氨酸促进NO的合成，能使血压下降。提示内皮细胞功能障碍，NO释放减少与高血压的发生有一定关系。临床研究表明，原发性高血压患者有不同程度的内皮细胞功能低下，给予NOS抑制剂L-NMMA，可使血管阻力增加，血压升高；而给予L-精氨酸则可使血压下降；也提示高血压患者存在内皮功能障碍。近有报道认为清晨血压升高，AS斑块上血栓脱落，发生心肌梗死、脑卒中等意外较多，可能也与内皮功能障碍释放舒缩血管介质有关。虽然多数高血压患者有内皮功能受损与释放血管收缩因子，但这可能是高血压的结果，而不一定是原因。因为用抗高血压药物治疗可恢复内皮功能；同时有高血压家族史的血压正常的后代虽有内皮功能障碍，但不发生高血压。故内皮功能障碍与高血压的因果关系还有待进一步阐明。

多种高血压模型中的内皮功能障碍都与NO生成减少或NO生物学活性降低有关，但是内皮细胞超极化因子（EDHF）则可以选择性地改善这种功能障碍。在人的原发性高血压中，NO介导的前臂血流灌注减少，而EDHF反应途径反而被上调。同时，从原发性高血压患者分离的皮下动脉的内皮依赖性舒张功能受损，而EDHF引起的舒张反而上调。尽管EDHF在高血压中介导的血管舒张机制尚未完全阐明，但有很多研究表明EDHF在改善高血压中起重要作用。到目前为止，ACEI、AT_1受体拮抗剂、抗氧化剂坦波尔、红酒都可以增强EDHF在高血压中的作用。

原发性高血压患者体内ADMA水平比正常对照人群高2倍，而且ADMA的水平与高血压患者的内皮功能标记物相关。临床试验结果显示，短期的ACEI治疗可以降低ADMA的水平，AngⅡ受体阻滞剂也可以降低ADMA的水平，保护血管功能，其中部分作用是通过降低氧化应激从而恢复DDAH活性而实现的。

另外，在心血管疾病众多危险因素中，高血压是损害 EPC 迁移能力的最重要因素。Ang Ⅱ 增高可以通过增加氧化应激降低 EPC 的端粒酶活性，加速 EPC 的衰老。但也有报道 Ang Ⅱ 可以通过上调 VEGF 受体而促进 EPC 在体外形成小管的能力。

原发性高血压病因复杂且不清楚，涉及敏感基因型遗传因素及环境因素。左旋精氨酸 -NO 通道功能异常，包括 eNOS 基因缺陷被认为是其病因之一。将含有人的 eNOS 基因和巨细胞病毒（CMV）启动子的裸露 DNA 质粒注入患自发性高血压大鼠的尾静脉内，第一次注射使大鼠全身血压下降并持续 6 周，第二次注射同样剂量则可维持疗效达 12 周。利用腺病毒载体将 eNOS 基因转入 SHRSP 高血压大鼠模型的颈动脉上，24 小时后转基因后的大鼠血管 eNOS 蛋白表达比对照组报告基因半乳糖苷酶基因转移血管增高 5 倍，免疫组织化学分析显示重组 eNOS 基因主要在血管内、外膜表达。转基因后的颈动脉对去氧肾上腺素的收缩反应减弱。在血管紧张素 Ⅱ 诱导的家兔高血压模型上，主动脉超氧阴离子含量比正常组高 2.5 倍，血管内皮依赖性舒张功能减弱。用腺病毒载体将 10×10^{10}pfu/ml 的 CuZn-SOD 基因转入该家兔的主动脉，尽管该主动脉超氧阴离子含量恢复正常，但未见主动脉对 Ach 的舒张反应得以改善；同样方法利用腺病毒载体将 eNOS 基因以 10×10^{10}pfu/ml 转入家兔的主动脉，可显著增强主动脉对 Ach 的舒张反应，说明利用腺病毒进行 eNOS 基因转移是改善血管内皮依赖性舒张功能的有效方法。而 SOD 基因转移无效。可见，无论是由非病毒还是病毒介导的转移，eNOS 基因均能通过过度表达 eNOS 蛋白而使得 NO 释放持续增加，导致血管舒张，能避免用 NO 供体如左旋精氨酸、硝酸甘油等治疗所带来的全身血压下降的副作用，这可能成为治疗原发性高血压的一种既安全又有效的方法。关于血管紧张素原反义核酸对 SHR 血压发展影响的实验研究发现，未处理的 SHR 在出生后 8～10 周发展为高血压，而在出生后第 5 天注射血管紧张素原反义核酸或肾上腺髓质素（adrenomedullin）可以使 SHR 血压升高延缓 6 个月，并且肾上腺髓质素基因治疗可以减少血压升高带来的心血管靶器官损害[16, 18-19]。

（三）缺血性心血管疾病

当心肌缺血再灌注时，O_2^- 增加并和 NO 反应生成 $ONOO^-$，使细胞膜脂质过氧化，导致内皮细胞功能障碍，NO 释放减少，血小板黏附 / 聚集，降低冠脉流量，加重心肌细胞缺血、收缩功能障碍，促使细胞凋亡和坏死；NO 的减少增加黏附分子的表达，激活的中性粒细胞渗入缺血心肌区，释放出炎症性细胞因子，活化心肌 iNOS，产生过量的 NO，生成 $ONOO^-$ 而加重细胞膜损伤，抑制线粒体呼吸和细胞内 Ca^{2+} 超载，而影响心肌收缩功能。实验发现在缺血再灌注前给予超氧化物歧化酶（SOD）可减少过氧化亚硝基（$ONOO^-$）和 •OH 的生成，明显减轻内皮功能障碍的程度，改善循环功能，提示减少 $ONOO^-$ 的细胞毒作用，呈现心肌保护机制。也有报道给予含半胱氨酸的 NO 供体药 SPW-5186 能减轻缺血 / 再灌注引起的心肌坏死和中性粒细胞聚集。因此，保护内皮细胞的功能，增加内源性 NO 产生或供应外源性 NO，清除 O_2^-，可缩小心肌梗死范围、改善缺血后收缩功能和防止心律失常的发生。

ADMA 水平在急性冠脉综合征患者体内升高，而在药物治疗后迅速下降。临床试验结果表明，ADMA 可以有效地区分冠心病患者和对照组。ADMA 与颈动脉内膜中层厚度（intima media thickness，IMT）明显相关，可以独立预测其进展。

有报道显示，尽管严重的慢性冠心病（coronary artery disease，CAD）患者循环中的 EPC 数量与正常人相比没有明显降低，但是从 CAD 患者骨髓中分离体外培养的 EPC 功能降低，移植到裸鼠后肢缺血模型后，其在恢复缺血组织灌流中的作用也明显受损。另有报道，在心肌梗死的患者中，循环中的 EPC 数量在发病早期明显升高，第 7 天达到高峰，随后细胞数量开始下降，在 2 个月内降到对照组水平。血清中的 VEGF 水平也呈现相似的变化趋势，表明在冠脉综合征患者 VEGF 在促进 EPC 的动员进入循环中起重要作用，但促进 EPC 数量增多的始动因素尚未阐明[16, 20]。

治疗性血管生成已成为治疗缺血性心血管疾病的一个新方法，血管生长因子可刺激内皮细胞的迁移并通过增加损伤区内皮细胞化而促进内皮修复，因此可以向缺血心肌内注射血管生成促进基因以促进新的血管生成。目前研究中一般采用经皮穿刺心肌注射法，采用该法可以使治疗基因在缺血区高水平表达，对其他器官的影响较小。现已证明许多基因可刺激形成血管以改善心脏和机体供血不足、阻止支架置入后的再狭窄、预防急性栓塞避免器官梗死、稳定粥样斑块以减少斑块发展及破裂、纠正高密度脂蛋白和低密度脂蛋白水平以治疗高脂血症等。目前治疗性血管生成的研究主要用于治疗球囊成形术或冠状动脉搭桥术无法治疗的冠状动脉粥样硬化引起的心肌缺血性疾病，目前所用的重组因子或基因有VEGF2121、2165以及成纤维细胞生长因子21、22（fibroblast growth factor，FGF21、22）、肝细胞生长因子（hepatocyte growth factor，HGF）、转化生长因子22（transforming growth factor，TGF22）、血管生成素21（angiogenin，Ang21）等，一般临床试验认为安全有效。用合适的载体将上述生长因子的编码基因注入机体内表达，从而增加侧支循环，防止或减轻缺血程度，加快与改善缺血后的心肌恢复过程，这种血管生成疗法又称为“分子搭桥术”。有研究报道，对难治性冠心病患者采用phVEGF165裸质粒DNA进行基因治疗，取得显著疗效。血管生成素1（angiopoietin1，Ang1）是近年来发现的能使血管渗透性减低的生长因子。Ang1可使内皮细胞与它们周围的支撑细胞最大限度地相互作用，还可抑制内皮细胞的凋亡来稳定血管结构。还有研究发现心肌内注射TGF22基因也可达到同样的效果。继发于急性缺血和慢性心肌重构的细胞凋亡可诱发心力衰竭。相关的动物实验研究发现抗凋亡蛋白Bcl2可以阻断细胞凋亡途径从而保护心室结构和功能。还有研究发现腺病毒介导的Bcl2基因输送可保护缺血的左心功能，减少细胞的凋亡和心室重构。还有研究发现细胞外基质蛋白Del1聚集于新生血管周围并促进血管形成，向鼠或兔缺血性后肢肌肉内肌注表达Del1基因的载体可以诱导缺血肌肉新生血管的生成并能促进缺血肌肉功能的恢复。由于Del1蛋白是通过与静止内皮上的整合素αβ5结合启动血管生成，并导致转录因子HoxD3和整合素αβ3的表达，Hox D3可以将静止内皮转换为血管生成内皮，因此Del1可作为缺血性疾病的治疗靶点[21]。

经皮球囊导管冠脉成形术（percutancous translumina coronary angioplasty，PTCA）是治疗缺血性心脏病的主要手段之一。美国每年有30万例患者接受PTCA，而全世界每年100万例。然而，PTCA后容易出现血管再狭窄。再狭窄一般在术后1～2周开始发生，而于1～4个月达高峰，可能是由于气囊损伤后的愈合反应过度所致，包括血小板、白细胞及其他细胞浸润与聚集，并释放化学活性物质与促分裂原物质，导致平滑肌细胞与成纤维细胞增殖、内膜增厚、血栓形成，最终形成血管再狭窄。利用再狭窄病变在冠脉局部且NO有广泛生物效应的特点，人们探讨了用基因转移方法将NOS导入病灶局部的可行性。将eNOS基因直接转入家兔被气囊损伤的颈动脉（以内皮细胞为靶细胞）或动脉外层（以动脉外壁为靶器官），4天后即观察到受损病灶内内皮细胞NO合成恢复正常，而且受损动脉的血管舒张功能增强。在气囊损伤2周后血管新内膜的形成减少了70%。在同样的大鼠模型，eNOS基因表达还使得增生的平滑肌细胞结构蛋白Paxillin的合成减少，说明eNOS基因治疗后增殖型平滑肌细胞减少。腺病毒载体中介的eNOS基因直接体内转移可抑制气囊损伤后新内膜增生达4周以上。在行PTCA后，腺病毒中介的iNOS基因直接转移入大鼠的颈动脉或猪的髂动脉，血管新内膜的形成分别减少了95%、50%，且作用持续达6周以上。此外，在反转录病毒载体中介的eNOS转染的细胞和种植的血管上血管舒张因子刺激的磷酸蛋白（vasodilator-stimulated phosphoprotein，VASP）的磷酸化也显著增强。VASP参与血小板、内皮细胞、平滑肌细胞中肌动蛋白微丝形成，VASP磷酸化增强可能在抑制血管平滑肌增生上有重要作用。反义或诱饵寡核苷酸构成的 抗C2myb、C2myc、Cdc22、Cdk22、Ras、Bcl2x、NF-κB、E2FH和增生细胞核抗原在再狭窄实验中可降低内膜厚度。P21、P27、Gax、P53、TK、胞嘧啶脱氢酶、衰老细胞衍生抑制剂、Fas配位体或构成的有活性成视网膜细胞瘤基因，在动物实验中证实具有减少膜厚度的作用；通过preprocecropine A基因，抑制血小板源生长因子（PDGF）或PDGF受体的表达、增生细胞抗原或受体的表达可使内膜增厚的重要介质失活，而减慢平滑肌细胞的增生等。上述结果提示，若在冠脉成形术后尽早使用基因治疗将能显著抑制冠脉成形术后的再狭窄。

（四）糖尿病

有报道表明，在糖尿病动物模型和患者血浆中ADMA浓度升高，并伴有内皮依赖性血管舒张功能降低，并提出ADMA是导致糖尿病血管内皮功能损害的重要因子，也是促进糖尿病血管并发症形成的重要原因。血中内源性ADMA浓度升高总是与血清糖基化蛋白含量的增加相伴随。用糖基化终末产物形成抑制剂氨基胍治疗可明显降低糖尿病患者血中内源性ADMA浓度，并改善其受损的血管内皮依赖性舒张功能。这些研究提示，升高的内源性ADMA是糖基化蛋白促糖尿病血管病变的效应分子之一[22]。

糖尿病患者病情恶化和死亡的主要原因之一是进行性动脉粥样硬化。糖尿病患者易发生动脉粥样硬化的众多原因包括持续性高血糖、代谢紊乱、胰岛素抵抗、免疫调节失调、过度氧化应激、内皮细胞功能受损等。

持续性血糖增高可引起非酶促糖化反应、蛋白质和脂肪氧化反应等而使不可逆的糖化终产物（advanced glycation end product，AGE）在体内聚集。AGE通过与其特异受体结合对糖尿病血管内皮细胞产生直接毒性作用，使得内皮细胞NO产生减少，黏附性增加，NO介导的血管内皮细胞依赖性血管舒张功能失调，血管平滑肌及基质增生，动脉粥样硬化。已有数篇报道证实eNOS基因转移能改善实验性糖尿病动物模型动脉血管内皮功能失调。在四氧嘧啶诱发的实验性家兔糖尿病模型，主动脉对Ach的舒张反应显著降低。用腺病毒载体经体外将eNOS基因转入该糖尿病模型家兔的主动脉，24小时后即可见在血管外壁及内皮细胞中有eNOS基因功能性表达，并使动脉对Ach的舒张反应增强。同样模型的另一研究报道则表明糖尿病家兔的颈动脉对Ach的舒张反应降低30%，共聚焦荧光显微镜显示颈动脉管壁尤其内膜超氧阴离子含量增高。用同样的腺病毒载体将eNOS基因体外转入该家兔的颈动脉，基因转移24小时后颈动脉对Ach的舒张反应增强，L-NNA能阻断这一作用。基因转移24小时后颈动脉对去氧肾上腺素的收缩反应及硝普钠的舒张反应均未见改变。上述结果说明颈动脉对Ach的舒张反应增强是由于eNOS基因转入后过度表达eNOS蛋白而使内源性NO合成增加。另外，将CuZn-SOD基因转入该家兔的颈动脉则未见血管对Ach的舒张反应增强。可能的解释是，CuZn-SOD基因转入该家兔的颈动脉虽然可能降低动脉管壁超氧阴离子含量，但由于SOD基因的表达产物SOD不像NO那样能穿透血管壁进入中膜平滑肌，故不能改善该糖尿病家兔已受损的颈动脉血管内膜依赖性舒张功能[23]。

（五）脑动脉痉挛

慢性脑血管痉挛一般见于蛛网膜下腔出血后4~12天、脑动脉血管迟发性、局部或弥散性地持续收缩，造成脑缺血、中枢神经功能异常甚至患者死亡。NO产生减少或功能障碍是脑血管痉挛的主要原因。患者eNOS mRNA水平下降，nNOS免疫反应缺陷，cGMP产生减少。有人用能在细胞内释放NO的硝酸甘油，或向颈动脉内注射NO，或脊髓鞘内注射NO，或服用左旋精氨酸等来缓解实验性脑血管痉挛。但是，NO或其供体治疗往往容易引起低血压等副作用，且产生的NO半衰期短，故不适用于临床治疗。利用腺病毒载体将重组eNOS基因转移入脑动脉血管内进行功能表达，却能持续释放NO至血管平滑肌，导致脑动脉血管扩张，改善脑血管痉挛，并且腺病毒载体系统转基因的表达一般比较短暂（只维持3周左右），在时程上也比较适合脑血管痉挛的治疗。脑血管不可能像外周血管一样封闭起来用作基因转移，因为那样有造成脑缺血的危险。经外源性eNOS基因转导的脑动脉可见cGMP合成增加，同时，对缓激肽的舒张反应也显著增强。eNOS基因转移所引起的血管舒张是血管外壁依赖性的，而与血管内皮细胞和平滑肌细胞无关。因为 eNOS 基因转移并在内皮剥脱的脑基底动脉外膜表达，仍能引起由缓激肽诱导的血管舒张反应。在犬的蛛网膜下腔出血模型上，经体外程序将 eNOS 基因转移到犬的脑动脉后，eNOS 蛋白增加，而且由于血管外壁 NO 产生增加，使得血管功能得到部分恢复。可见，外源性 eNOS 基因在血管外壁成纤维细胞内的功能表达可以改变正常以及病变的脑血管的缩舒功能。有报道，将腺病毒包装的 eNOS 注射于实验犬的脑脊液中，记录 0～7 天的脑血流图。发现在此期间 LacZ 转移和未转移组的犬脑基底动脉中点明显痉挛，而在 eNOS 组则没有。自转移第 2 天起脑脊液中 NO 量明显升高，且 eNOS 转移的犬脑动脉对缓激肽引起的血管舒张反应明显增强，同时内皮素 1 显著降低。另有研究发现，将 eNOS 转移至 30 例人脑软膜动脉，24 小时即可观察到 eNOS 表达于外膜成纤维细胞，能明显扩大缓激肽引起的血管舒张反应，L-NAME 则可引起收缩，并可抑制缓激肽反应，提示 eNOS 转基因对脑动脉痉挛的治疗潜力[24]。

（六）高胆固醇血症

在正常情况下，NO 在调节主动脉和其他大动脉的内皮依赖性舒张中起重要作用；而在高胆固醇血症时，受损的内皮依赖性血管舒张可以被 EDHF 部分性地改善。另一方面，尽管动脉粥样硬化不会发生在阻力血管，但 oxLDL 和高胆固醇仍可引起小血管的功能异常，NO 生成和释放减少是血管功能障碍的主要原因；而在高胆固醇血症时，NO 的减少主要是由于 NO 在氧自由基作用下失活，而 EDHF 是可以抵抗氧化应激的，因此 EDHF 可以在维持病理状态下的血管舒张中起代偿作用[15]。

动物实验结果显示，高胆固醇饮食可以升高血清中的 ADMA 水平，从而产生动脉粥样硬化和内皮功能障碍。NO 的产生与血清中的 ADMA 浓度呈负相关，提示由 ADMA 引起的 NOS 抑制在高胆固醇引起的动脉粥样硬化中起重要作用。体内 oxLDL 升高可以通过增加氧化应激水平而降低 DDAH 的活性，从而增加 ADMA 的浓度。而 ADMA 本身也可以通过使 NOS 解偶联而促进超氧阴离子的产生和 oxLDL 受体（LOX1）的表达，促进细胞对 oxLDL 摄取增加，从而促进动脉粥样硬化的发生。

补充外源性 BH_4 可以改善很多病理状态下的内皮功能障碍，包括高胆固醇血症、糖尿病、高血压、冠脉疾病和心力衰竭，同时也可以改善吸烟者和老年人的内皮功能。这种治疗作用是内皮特异性的，因为 BH_4 对非内皮依赖性扩血管药物的血管舒张作用没有影响（例如硝酸甘油）。BH_4 的治疗作用来自对 eNOS 的激活和其抗氧化作用。最近有临床试验旨在研究长期口服 BH_4 在高胆固醇血症和高血压患者中的治疗效果。在高胆固醇血症病患者中，口服 BH_4 治疗 4 周，血清中 BH_4 水平明显升高，并使在高胆固醇血症患者中受损的对乙酰胆碱的内皮依赖性舒张功能正常化，并没有观察到任何副作用。另一关于高血压患者的研究结果表明血压控制不好的高血压患者口服 BH_4 可以降低动脉血压，改善内皮功能障碍。同时，还有一点需要注意，除了 eNOS，BH_4 也是 iNOS 和 nNOS 活化的辅助因子，这两种酶的激活可能导致局部 NO 的生成过度增高，从而产生有害作用。因此，对长期服用 BH_4 的患者加强检测可以发现一些潜在的副作用[25]。

（七）心力衰竭

发生慢性心力衰竭不仅是心肌收缩功能的改变，而且有神经内分泌代偿机制的参与。已证明临床心力衰竭患者的内皮依赖性血管舒张功能减弱，外周血管收缩增强，组织灌注减少，导致心肌受损。心力衰竭发生内皮功能障碍的可能机制为：循环中细胞因子特别是肿瘤坏死因子（TNFα）增加，损伤内皮 NOS 合成 NO 和刺激引起 NO 的释放，并发现血浆中 TNFα 的水平与内皮功能障碍的程度相关；增加血管紧张素转换酶的活力，增加缓激肽的分解，和（或）增加氧自由基的水平，致使 EDRF/NO 失活；慢性减少血流量可降低 NOS 的表达，同时增加内皮依赖性血管收缩因子如环氧化酶依赖收缩因子对抗 NO 的舒血管作用；损害内皮受体信号转导途径，如功能性胆碱受体。

现已证明ACE抑制剂对慢性心力衰竭有效，有效机制与改善内皮功能有关。ACE抑制剂能通过缓激肽刺激内皮细胞B_2受体而加强NO和EDHF的释放，恢复内皮依赖性血管舒张功能，改善动脉顺应性和降低血管阻力。所以改善内皮功能对治疗心力衰竭有益[16-17]。

（八）中毒性休克

细菌内毒素作用于巨噬细胞、血管内皮细胞与血管平滑肌细胞的相应受体，诱导iNOS的基因表达，产生大量的NO，激活平滑肌细胞内的可溶性鸟苷酸环化酶（sGC），持续产生大量的cGMP，舒张血管平滑肌，降低血管对收缩因子的反应性，使血压更加降低，加重休克。细菌内毒素诱导心肌iNOS产生的大量NO，也抑制心肌收缩力，加重中毒性休克。早期用糖皮质激素可阻止细胞因子对iNOS的诱导作用，故对中毒性休克有效。一旦iNOS被诱导发生基因表达，糖皮质激素的作用无从发挥，故在休克后期应用无效。同理，肿瘤患者用白介素等细胞因子增强免疫力时，也可通过诱导iNOS产生大量NO而引起低血压[16-17]。

（九）子痫和子痫前期

子痫前期（preeclampsia）的表现为高血压伴有肾小球内皮细胞病变，同时脐血管释放NO减少。现在认为此病可能是血管内皮细胞疾病，因怀孕大鼠给予NOS抑制剂后可见与人的子痫前期相似的高血压、蛋白尿与流产。冠心病、高血压与高脂血症均伴有血管内皮细胞释放EDRF/NO障碍。在糖尿病患者，某些组织的基础NO合成虽有增强，但激动剂刺激引起的NO合成则降低。这可能是高血糖激活蛋白激酶C作用所致[16-17]。

（十）肝硬化及门脉高压

在人和动物肝硬化时，窦状内皮细胞和肝血管内皮细胞的eNOS表达降低，而灌流左旋精氨酸则降低由去甲肾上腺素引起的门静脉高压，提示内源性NO具有降低门静脉压、保护肝的作用。此外，肝细胞内源性iNOS的表达不但在正常肝细胞功能中起重要作用，而且在败血症及肝缺血时具有保护肝的作用。目前能将NO持续输入肝细胞的方法很有限。最近，已有实验尝试应用NOS基因转移来作为肝细胞产生NO的来源，以控制肝细胞的凋亡过程和减少星状细胞在肝硬化时的收缩性。腺病毒介导的iNOS基因转移使得肝细胞内NO产生持续增加，自发性和TNFα所引起的肝细胞凋亡明显减少，与细胞凋亡有关的Caspase3样蛋白显著降低。在四氯化碳诱导的肝硬化大鼠，一次性向门静脉注射携带eNOS基因的腺病毒后，在窦状隙内皮细胞及肝细胞内可见重组eNOS基因的功能性表达，eNOS基因转移4天后，这些肝硬化大鼠的门静脉压即显著下降。而用腺病毒载体将nNOS通过股静脉插管导入胆道结扎或四氯化碳诱导的肝硬化门脉高压的大鼠体内，24小时后其星状细胞收缩性降低，7天后门脉压显著降低。上述结果显示，无论是iNOS、eNOS或nNOS基因转移，都对肝硬化及门脉高压有治疗作用[26]。

ROS对内皮功能障碍中NO降低的作用机制见图19-1。

第三节 非内皮细胞应激与血管病变

血管平滑肌细胞应激与多种血管相关疾病的发生和发展密切相关。

一、动脉粥样硬化

动脉粥样硬化是引起心脑血管疾病死亡的主要原因，严重危害着人们的健康。研究证实，心脑血管事件的突然发生是“易损斑块”存在所引起的必然结果，“纤维帽”的破裂是引起“易损斑块”破溃、导致心脑血管事件的主要原因。血管平滑肌细胞是血管壁的一个重要构成部分，其增殖与迁移在动脉粥样硬化形成的早期、中期、后期的发病机制中都起关键性的作用，它是“纤维帽”的主要组成部分，也是决定粥样硬化斑块“纤维帽”稳定性的主要因素。在动脉粥样硬化的发生及发展过程中，血管平滑肌细胞的增生及凋亡与斑块的形成、斑块生长中的血管重构以及斑块破溃有关。当血管内皮受到损伤时，损伤的血管内皮细胞、血小板和炎性细胞可释放细胞因子（如纤维生长因子、血小板源性生长因子、IL1、TNFα 等），这些应激因素可刺激血管平滑肌细胞的表型由收缩型向合成型发生转换，促进血管平滑肌细胞穿过弹性膜进入损伤血管内膜，包绕炎性细胞、脂质条纹等，形成纤维性粥瘤，随着平滑肌细胞的不断增生，促进了局部血管的狭窄及粥样硬化性疾病的形成。另外，研究也发现血管平滑肌细胞的凋亡与粥样硬化斑块的破溃、血管重构有关[3, 16-17, 27]。

二、肺动脉高压

肺动脉高压（pulmonary arterial hypertension）是由于肺动脉阻力增加引起肺循环压力进行性增加，最终导致右心衰竭的一组临床综合征。动脉血管重构是其基本病理学特征，表现为血管平滑肌细胞增殖肥大、内皮细胞功能紊乱和细胞外基质沉积等。肺动脉平滑肌细胞（pulmonary artery smooth muscle cell，PASMC）是肺动脉血管中膜的主要成分，在肺血管重构中发挥主要作用。PASMC 的异常增殖表现为平滑肌细胞的收缩、增生、分化和基质分泌，引起肺动脉血管中膜明显增厚。多种应激因素（如缺氧、炎症反应等）可引起 PASMC 的增殖。另有研究显示，氧化应激也与 PASMC 的异常增殖密切相关。在病理条件下，机体内活性氧（ROS）的过多积聚，可对组织和细胞直接造成氧化损伤或启动氧化还原信号途径，促进肺动脉血管重构[3, 28]。

三、腹主动脉瘤

腹主动脉瘤（abdominal aortic aneurysm）是一种腹主动脉壁局限扩张性疾病。一旦瘤体发生破裂，总病死率高达 85%。腹主动脉瘤的发病机制尚不清楚，目前认为是遗传环境、免疫炎症反应和平滑肌细胞凋亡等多因素共同作用的结果，其病理生理学基础是动脉壁弹力纤维和胶原纤维的降解与损伤。近年来，氧化应激、炎症反应与腹主动脉瘤发病之间的关系越来越受到重视。

氧化应激导致腹主动脉瘤形成的一个重要机制是诱导平滑肌细胞的凋亡。研究表明高浓度 H_2O_2 和脂质过氧化物可通过激活 NADPH 氧化酶来诱导平滑肌细胞凋亡。除活性氧分子外，活性氮自由基也可诱导平滑肌细胞凋亡。因为平滑肌细胞是主动脉壁中膜的主要细胞成分，对维持血管壁正常的舒缩功能以及弹性纤维、胶原纤维的合成和修复具有重要作用，故血管平滑肌细胞的凋亡可能导致腹主动脉瘤形成。

研究显示，前列腺素（PG）受体 EP4 介导的炎症反应也参与了腹主动脉瘤的形成。虽然正常人平滑肌细胞中 EP4 的表达不增加，但通过 PGE2 刺激可增加 EP4 表达。腹主动脉瘤病变处的炎症反应可能会增加 EP4 在腹主动脉平滑肌细胞的表达，而通过抑制 EP4 信号可阻止腹主动脉瘤恶化。腹主动脉瘤形成过程中可诱导环氧酶 2（COX2）依赖的 PGE2 合成，巨噬细胞和平滑肌细胞合成的 PGE2 可增加基质金属蛋白酶（MMP）的产生并刺激 IL6 生成，而 IL6 又可增加 MMP 的产生。MMP 可使腹主动脉壁内的弹性蛋白降解，进而导致腹主动脉瘤的形成甚至破裂[3, 29]。

参考文献

[1] Pober JS, Min W, Bradley JR. Mechanisms of endothelial dysfunction, injury, and death. Annu Rev Pathol, 2009, 4:71-95.

[2] Krenning G, van Luyn MJ, Harmsen MC. Endothelial progenitor cell-based neovascularization: implications for therapy. Trends Mol Med, 2009, 15(4):180-189.

[3] Lacolley P, Regnault V, Nicoletti A, et al. The vascular smooth muscle cell in arterial pathology: a cell that can take on multiple roles. Cardiovasc Res, 2012, 95: 194-204.

[4] Madamanchi NR, Vendrov A, Runge MS. Oxidative stress and vascular disease. Arterioscler Thromb Vasc Biol, 2005, 25(1):29-38.

[5] Heart Protection Study Collaborative Group. MRC/BHF Heart Protection Study of antioxidant vitamin supplementation in 20,536 high-risk individuals: a randomised placebo-controlled trial. Lancet, 2002,

360(9326):23-33.
[6] Lin CP, Lin FY, Huang PH, et al. Endothelial progenitor cell dysfunction in cardiovascular diseases: role of reactive oxygen species and inflammation. Biomed Res Int, 2013, 2013:845037.
[7] Vallejo JG. Role of toll-like receptors in cardiovascular diseases. Clin Sci (Lond), 2011, 121(1):1-10.
[8] Kim KA, Shin YJ, Kim JH, et al. Dysfunction of endothelial progenitor cells under diabetic conditions and its underlying mechanisms. Arch Pharm Res, 2012, 35(2):223-234.
[9] Pober JS, Min W, Bradley JR. Mechanisms of endothelial dysfunction, injury, and death. Annu Rev Pathol, 2009, 4:71-95.
[10] Wang JM, Tao J, Chen DD, et al. MicroRNA miR-27b rescues bone marrow-derived angiogenic cell function and accelerates wound healing in type 2 diabetes mellitus. Arterioscler Thromb Vasc Biol, 2014, 34:99-109.
[11] Hotamisligil GS. Endoplasmic reticulum stress and the inflammatory basis of metabolic disease. Cell, 2010, 140:900-917.
[12] Moncada S, Palmer RM, Higgs EA. Nitric oxide: physiology, pathophysiology, and pharmacology. Pharmacol Rev, 1991, 43(2):109-142.
[13] Chen AF, O'Brien T, Katusic ZS. Transfer and expression of recombinant nitric oxide synthase genes in the cardiovascular system. Trends Pharmacol Sci, 1998, 19(7):276-286.
[14] Vallance P, Leiper J. Cardiovascular biology of the asymmetric dimethylarginine: dimethylarginine dimethylaminohydrolase pathway. Arterioscler Thromb Vasc Biol, 2004, 24(6):1023-1030.
[15]Feletou M, Vanhoutte PM. Endothelium-dependent hyperpolarizations: past beliefs and present facts. Ann Med, 2007, 39(7):495-516.
[16] Luscher TF. The endothelium and cardiovascular disease--a complex relation. N Engl J Med, 1994, 330(15):1081-1083.
[17] O'Connor DM, O'Brien T. Nitric oxide synthase gene therapy: progress and prospects. Expert Opin Biol Ther, 2009, 9(7):867-878.
[18] Schulz E, Jansen T, Wenzel P, et al. Nitric oxide, tetrahydrobiopterin, oxidative stress, and endothelial dysfunction in hypertension. Antioxid Redox Signal, 2008, 10(6):1115-1126.
[19] Li L, Crockett E, Wang DH, et al. Gene transfer of endothelial NO synthase and manganese superoxide dismutase on arterial vascular cell adhesion molecule-1 expression and superoxide production in deoxycorticosterone acetate-salt hypertension. Arterioscler Thromb Vasc Biol, 2002, 22(2):249-255.
[20] Shintani S, Murohara T, Ikeda H, et al. Mobilization of endothelial progenitor cells in patients with acute myocardial infarction. Circulation, 2001, 103(23):2776-2779.
[21] Zhong J, Eliceiri B, Stupack D, et al. Neovascularization of ischemic tissues by gene delivery of the extracellular matrix protein Del-1. J Clin Invest, 2003, 112(1):30-41.
[22] Xiong Y, Lei M, Fu S, et al. Effect of diabetic duration on serum concentrations of endogenous inhibitor of nitric oxide synthase in patients and rats with diabetes. Life Sci, 2005, 77(2):149-159.
[23] Lund DD, Faraci FM, Miller FJ Jr, et al. Gene transfer of endothelial nitric oxide synthase improves relaxation of carotid arteries from diabetic rabbits. Circulation, 2000, 101(9):1027-1033.
[24] Pluta RM. Delayed cerebral vasospasm and nitric oxide: review, new hypothesis, and proposed treatment. Pharmacol Ther, 2005, 105(1):23-56.
[25] Antoniades C, Shirodaria C, Warrick N, et al. 5-methyltetrahydrofolate rapidly improves endothelial function and decreases superoxide production in human vessels: effects on vascular tetrahydrobiopterin availability and endothelial nitric oxide synthase coupling. Circulation, 2006, 114(11):1193-1201.
[26] Rockey DC. Cellular pathophysiology of portal hypertension and prospects for management with gene therapy. Clin Liver Dis, 2001, 5(3):851-865.
[27] Hopkins PN. Molecular biology of atherosclerosis. Physiol Rev, 2013, 93(3):1317-1542.
[28] Shimoda LA, Laurie SS. Vascular remodeling in pulmonary hypertension. J Mol Med (Berl), 2013, 91(3):297-309.
[29] Nordon IM, Hinchliffe RJ, Loftus IM, et al. Pathophysiology and epidemiology of abdominal aortic aneurysms. Nat Rev Cardiol, 2011, 8(2):92-102.

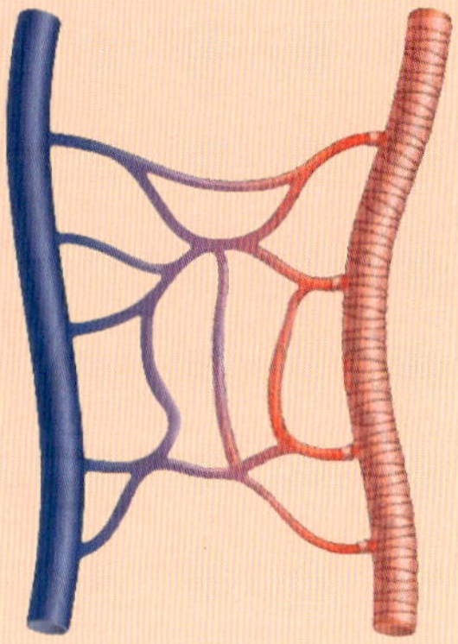

第二十章

动脉粥样硬化

任 骏 张英梅

动脉粥样硬化（atherosclerosis，AS）的主要病变特征是指动脉某些部位的内膜下有脂质沉积，同时有平滑肌细胞和纤维基质成分的增殖，并发展形成 AS 性斑块（atherosclerotic plaque）。AS 斑块是散在性的动脉内膜病变，斑块可发生在从主动脉至直径为 3mm 的大动脉、中等动脉的内膜，最常发生在冠状动脉，其次是脑动脉、颈动脉、主动脉，也可发生在肢体动脉，在乳内动脉则很少发生。斑块部位的动脉壁增厚、变硬，斑块内部组织坏死后与沉积的脂质结合，形成粥样物质，故称粥样硬化。粥样硬化是动脉硬化最重要的病理分型，此外，动脉硬化还包括细小动脉硬化和 Monckeberg 型中膜钙化。

AS 的特点是受累动脉的内膜有类脂质的沉着，复合糖类的积聚，继而纤维组织增生和钙沉着，并有动脉中层的病变。AS 斑块的发生发展是慢性过程，一旦成熟，可因其体积增大或因表面破裂而致血栓形成，造成动脉管腔堵塞，也可导致管壁破裂出血等严重后果。如此种情况发生在心、脑血管则导致心、脑血管意外，危及生命，如发生在肢体血管则导致肢体坏疽。AS 多见于 40 岁以上的男性和绝经期后的女性，常伴有高血压、高脂血症或糖尿病等，为老年人主要病死原因之一。

冠心病即冠状动脉粥样硬化性心脏病，是 20 世纪中叶以来发达国家主要的死亡原因，约占死亡总数的 50%，因此 AS 发病机制的研究受到重视，粥样斑块形成过程中的形态学变化现已基本清楚。AS 的发生、发展从动脉血管壁病理形态上可分为四期：①早期脂纹，②稳定性斑块，③脆性斑块，④斑块破裂及血栓形成。脂纹期外观为小圆形或卵圆形黄色斑点分布于血管内膜表面。病灶内平滑肌细胞呈弥散或灶性分布，泡沫细胞增多，其中平滑肌源泡沫细胞多于吞噬细胞源泡沫细胞，细胞间质增多。稳定性斑块期为脂质斑表面有大量致密胶原纤维，其间夹杂着少量以平滑肌细胞为主的细胞，深层为无定形坏死物，后者多为胆固醇。脂质核的形成以及炎症反应是构成不稳定斑块的主要病理基础。脆性斑块发生破裂或附壁血栓即形成了复合病变。尽管AS形成的细胞形态变化已经明了，但导致形态变化的发病机制目前尚不明确，多年来一直是医学界的重点和热点问题。本章将概括地叙述目前对AS发生过程及其发病机制的认识。

第一节　动脉壁的结构与功能

除毛细血管和毛细淋巴管以外，血管壁从管腔面向外一般依次为内膜、中膜和外膜。内膜（tunica intima）是管壁的最内层，由内皮、内皮下层、内弹性膜组成。内皮下层位于内皮之外，为较薄的疏松结缔组织，内含少量平滑肌纤维。内弹性膜由弹性蛋白构成，呈波浪状，有许多小孔，可作为内、中膜的分界线；中膜（tunica media）位于内膜和外膜之间，主要由10～40层平滑肌组成，平滑肌之间有少量弹性纤维和胶原纤维。平滑肌纤维的舒缩控制管径的大小，调节器官的血流量。外膜（tunica adventitia）由疏松结缔组织组成，其中含螺旋状或纵向分布的弹性纤维和胶原纤维。外膜厚度与中膜相近，在外膜与中膜交界处有外弹性膜相隔，外膜中有小血管、淋巴管神经分布（图20-1）。

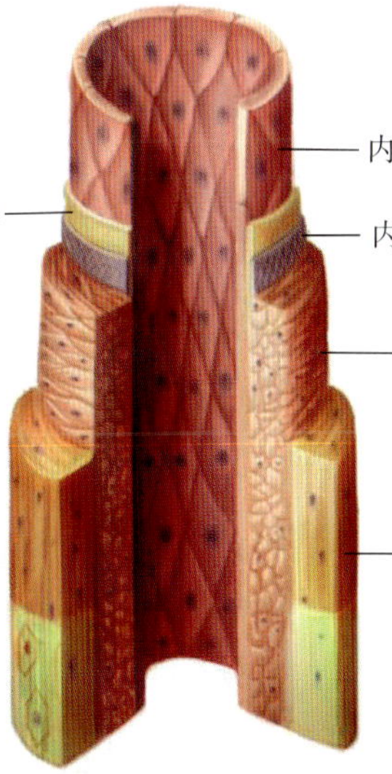

图20-1　动脉壁结构
动脉分为内膜、中膜和外膜三层

一、血管内皮细胞

血管内皮细胞多为长椭圆多角形，呈镶嵌排列，细胞长轴与血流方向一致，细胞核圆形居中，核所在部位略隆起，细胞表面有小孔和小窗。在内皮表面有呈茸毛状的多糖，与细胞的通透性有关。细胞间有紧密连接和缝隙连接两种连接形式。内皮基质与基底膜相连，前者含有糖蛋白、胶原、弹性蛋白，可作为基底膜的一道滤过膜。内皮细胞作为血管的内衬，形成光滑面，便于血液流动。内皮细胞和基板构成通透性屏障，是防止血液成分向血管壁渗透的第一道防线。同时液体、气体和大分子物质可选择性地透过此屏障。内皮细胞内含有肌动蛋白和肌球蛋白，可伸张和收缩，调节内皮细胞小孔的大小，影响其细胞通透性。内皮细胞可分泌多种物质如细胞因子、前列环素（prostacyclin，PGI_2）、组胺和心钠素等，此外内皮细胞膜上有多种脂蛋白、激素以及药物受体。

二、平滑肌细胞

血管平滑肌纤维较内脏平滑肌纤维细，肌纤维间有中间连接和缝隙连接。平滑肌细胞呈长梭形，长约6μm，宽约2μm。胞核为圆形或椭圆形，位于细胞中央。平滑肌细胞可分泌多种细胞因子如PGI_2、前列腺素E以及细胞趋化因子，促进平滑肌细胞和吞噬细胞增殖。平滑肌细胞表面有脂蛋白受体，如低密度脂蛋白受体（low density lipoprotein receptor，LDLR），结合 LDL 并吞入细胞内，参与血液脂蛋白代谢。平滑肌细胞表面有多种细胞因子受体和生长因子受体。可合成分泌血管壁结缔组织间质成分。血管平滑肌可与内皮细胞形成肌内皮连接（myoendothelial junction），借助于这种连接，血管平滑肌可接受来自血液或内皮细胞的化学信息。

三、单核－吞噬细胞

血管壁内吞噬细胞来源于血液单核细胞。细胞呈现为大小 15～30nm 的不规则圆形，表面有伪足样凸起，细胞核呈圆形或椭圆形，位于细胞中央，细胞质溶酶体发达。单核－吞噬细胞主要功能包括分泌白介素 1（interleukin 1，IL1），从而活化吞噬细胞增强其吞噬能力。吞噬细胞能分泌促进成纤维细胞、平滑肌细胞及内皮细胞的生长因子。与此同时吞噬细胞表面有 β- 极低密度脂蛋白（β-very low density lipoprotein，β-VLDL）、LDL、化学修饰脂蛋白等多种受体参与调节细胞内的脂质代谢。

四、蛋白多糖

蛋白多糖是由核心蛋白以共价键形式连接多个氨基葡萄糖构成，不同排列顺序及长度的氨基多糖链对蛋白多糖的生物学功能具有重要作用。组成蛋白多糖的多糖阴离子分别由两种氨基己糖（氨基葡萄糖、氨基半乳糖）之一和乙醛糖通过不同糖苷键连接而成。蛋白多糖与胶原交合呈网架结构排列，使血管富有弹性。由于蛋白多糖具有弹性螺旋结构及凝胶样特性，尤其是透明质酸与水的结合能力强，因此蛋白多糖可调节血管壁中水的含量。蛋白多糖具有抗凝血酶的作用，蛋白多糖可加速抗凝血酶与凝血酶结合，防止凝血和血栓形成。蛋白多糖可对抗平滑肌细胞增生。当动脉受损时，血小板释放出的表皮生长因子（epidermal growth factor，EGF）或由内皮细胞单核细胞释放的血小板源生长因子（platelet derived growth factor，PDGF）的作用需强于蛋白多糖，而使平滑肌细胞增生。

五、胶原

胶原是由数目不等的微纤维组成，每个微纤维由数根原胶原分子组成，原胶原是由三条右手旋转 α- 肽链，通过共价键交联。α- 肽链含有大量重复的（Gly-X-Y）$_n$ 结构，X、Y 代表氨基酸，如较多的赖氨酸和羟赖氨酸，其含量通常可达 20%～25%。胶原的功能主要是与蛋白多聚糖共同组成波纹状网架结构，支撑血管壁细胞，保持血管弹性。当血管扩张到一定程度时，胶原纤维可产生张力，而血管继续扩张，胶原纤维可产生极大张力阻碍，从而血管进一步扩张。胶原可影响血管壁细胞的形态和聚集方式，并且影响黏附细胞的功能，内皮细胞、平滑肌细胞都黏附到胶原上才能使纤维粘连蛋白增殖，并参与细胞与胶原间的连接。

六、弹性蛋白

弹性蛋白为黄色胶样物质，呈弯曲状单条纤维，外形不规则，直径 1～10μm，长短不一，富有弹性。其氨基酸组成与胶原相似，大约含 1/3 的甘氨酸，非极性氨基酸达 90% 以上。弹性蛋白极易交联，其蛋白中赖氨酸在赖氨酰氧化酶作用下转变成携带活泼的 ε- 醛基，可与未醛化的赖氨酸发生羟醛缩合反应。弹性蛋白的功能主要包括与胶原一起组成网架样结构，具有弹性从而维持血管的韧性。网架状的弹性蛋白可以拦住血浆成分，参与 AS 形成。

七、粘连蛋白

血管中粘连蛋白主要为基膜粘连蛋白（laminin），基膜粘连蛋白呈“+”字形结构，有一条长臂和三条短臂，臂的末端为球形区域。laminin 经蛋白酶水解后可被分解成 7 个片段，不同片段具有不同的生物学功能。片段 1 可拮抗胃蛋白酶的降解，laminin 中多数半胱氨酸和二硫键都集聚于片段 1，此外抗原决定簇也在此。片段 3 对蛋白酶敏感，呈 α- 螺旋结构。其他片段呈 β- 螺旋结构和周期性重复结构。

第二节　动脉粥样硬化的危险因素

AS 的确切病因不明，大量流行病学资料表明与动脉粥样硬化的发生有明显统计学关系的主要危险因素包括血脂代谢紊乱、高血压、糖尿病、吸烟、半胱氨酸以及遗传因素等（表 20-1）。

一、血脂代谢紊乱

脂代谢异常包括高胆固醇、低密度脂蛋白（low-density lipoprotein，LDL）及高密度脂蛋白（high-density lipoprotein，HDL）、高甘油三酯血症等。脂代谢异常对 AS 的发展有重要促进作用，纠正血脂代谢紊乱对 AS 的发生发展有着明显的益处。

（一）低密度脂蛋白

LDL 是 AS 危险相关性最强的因素。LDL 每 1% 的差异可导致 AS 危险性 2%～3% 的变化。NECPATPⅡ 将 LDL 危险性分类为：高危 LDL ≥ 160mg/dl（≥ 4.14mmol/L），临界升高 LDL：130～159mg/dl（3.37～4.12mmol/L），理想值应＜130mg/dl（＜3.37mmol/L）。LDL 随年龄和体重的增加，高饱和脂肪酸和胆固醇摄入而增加。脂代谢异常与生活方式有关，也可继发于其他疾病如糖尿病、甲状腺功能低下、阻塞性肝病、慢性肾衰竭以及肾病综合征等。降低 LDL，尤其是使用他汀类药物可以明显改善预后。

（二）高密度脂蛋白

HDL 与 AS 危险成明显负相关，HDL 每下降 1mg/dl（0.03mmol/L），冠心病的相对危险性增加 2%～3%。HDL 与胆固醇由循环向肝逆转运有关，从而具有抗粥样硬化作用。HDL- 胆固醇水平＜35mg/dl（＜0.91mmol/L）是独立的冠心病危险因素。HDL 主要受家族史和某些生活方式的影响（吸烟，肥胖，少活动），由于改善脂代谢药物及生活方式的改善常同时影响多种脂质，要证明单独升高 HDL 对降低冠心病危险的作用比较困难。目前通过药物干预的方法来升高 HDL，但没有出现预期的大幅度降低冠心病风险的结果。

（三）甘油三酯

越来越多的证据表明甘油三酯对 AS 和冠状动脉疾病的发生有重要促进作用。然而关于甘油三酯对 AS 的影响尚存在一定争议，这可能是由于甘油三酯的测定受多种因素影响，从而影响了二者关系的观察。

（四）脂蛋白（a）

研究发现脂蛋白（a）[lipoprotein（a），Lp（a）] 与冠心病发病有关。Lp（a）的增高是使颈动脉中膜增厚的独立危险因素，继而也增加心脑血管事件的危险，且独立于其他危险因素。不同种族血液 Lp（a）差异较大，Lp（a）＜25～30mg/dl（＞250～300mg/L）被认为是明显的心血管病危险因素。Lp（a）与血纤溶酶原高度同源，因而可通过竞争性抑制纤溶而促进 AS 的发生发展。与此同时 Lp（a）也显示出抑制转化生长因子 β（transforming growth factor β，TGFβ）的纤溶活性。

二、高血压

高血压是 AS 发生的重要因素，高血压引起 AS 主要通过血流力学作用对血管内皮造成损害，它使动脉内皮细胞损伤，通透性增加，进而血脂成分及其他致 AS 的物质沉积于血管内皮下，同时高血压还有刺激血管平滑肌细胞增殖，促使胶原、弹力纤维等细胞间质合成增加的作用，AS 得以形成和发展。高血压可促发所有重要的心血管疾病的发生，包括心力衰竭、脑卒中、冠心病、肾衰竭和周围动脉病。冠心病是高血压最常见、最致命的后果之一。高血压与心血管病的发生具有明显相关性，血压越高，危险性越大。在Framinghan研究中，所有年龄的男性，冠心病、脑卒中、心力衰竭和周围动脉疾病的发生率在纯收缩期高血压组均高于纯舒张期高血压组。收缩期高血压和舒张期高血压共存时，其危险性仅较纯收缩期高血压有边缘性增高。同时血压的波动及脉压也与AS关系密切。目前对普通人群降压的目标值是小于140/90mmHg，而对于合并糖尿病或肾功能损害者其目标值是130/80mmHg。

三、吸烟

大量流行病学资料表明，吸烟者的冠心病发生率较不吸烟者高，吸烟使冠心病危险性加倍，并与其他危险因素有协同作用，增加冠心病的危险。吸烟可增加动脉瘤尤其是腹主动脉瘤的发生。吸烟引起AS的机制，一般认为与一氧化碳、尼古丁及镉等有害物质有关，吸烟者HDL呈明显下降且有量效关系。有人发现是HDL磷脂降低，有可能HDL颗粒上的磷脂转移至LDL颗粒上，HDL结构反复改变从而丧失抗AS的能力。吸烟可使LDL暴露于烟中的自由基，从而促进LDL氧化。吸烟也可使纤维蛋白原浓度增加，从而增加血小板反应性，诱发继发性红细胞增多，增加血黏度。

四、糖尿病

糖尿病患者的AS性疾病发生率比非糖尿病患者高2～3倍。糖化血红蛋白每升高1%，男性糖尿病患者的心血管病风险就增高2～3倍，而女性则增高3～5倍。女性糖尿病患者心血管病风险高于男性的原因目前尚不清楚。糖尿病患者AS高发的机制主要包括：①脂蛋白代谢紊乱：糖尿病患者高脂蛋白血症的发生率高达20～90%，以极低密度脂蛋白（very low-density lipoprotein，VLDL）增高最为常见。②血小板功能异常：糖尿病患者的血小板黏附性增高，其机制可能与血小板中血栓素 A_2（thromboxane A_2，TXA_2）的增多有关。TXA_2 有促血管痉挛的作用，易导致心绞痛和心肌梗死发作。③代谢障碍：糖尿病患者血管壁中 PGI_2 减少，不足以对抗TXA2。④血糖浓度升高可以直接刺激平滑肌细胞增殖。

五、遗传因素

冠心病的家族聚集现象提示遗传因素是本病的重要危险因素之一。家族性高胆固醇血症（familial hypercholesterolemia，FH）患者由于细胞的LDL受体基因突变以致其功能缺陷，导致血浆LDL水平极度升高。目前已知至少有20种遗传性脂蛋白疾病。除FH外，还有家族性高乳糜微粒血症（familial hyperchylomicronemia）、家族性脂蛋白脂酶缺乏（familial lipoprotein lipase deficiency）、家族性高甘油三酯血症（familial hypertriglyceridemia）及家族性联合高脂血症等。这些遗传性脂蛋白疾病均可诱导血脂代谢紊乱。

六、其他

除了上述所述的诸多种因素外，一些不可调节的因素比如性别、年龄也是AS的重要危险因素。随着年龄增加，AS的发病率和死亡率也增加；男性患病的风险明显高于女性。女性绝经期后发病率逐渐增多。肥胖者冠状动脉粥样硬化的概率比不肥胖者增加1倍以上。体力活动少，精神紧张者以及高半胱氨酸血症患者AS的发生率都显著增高。高半胱氨酸血症者心血管病相对危险度为2.2，且与吸烟、高血压等危险因素之间存在相互作用。半胱氨酸对血管的损害可

表20-1　动脉粥样硬化的危险因素

主要危险因素	次要或不确定危险因素
不可控因素	肥胖
增龄	缺乏体力活动
男性	应激（A型性格）
家族史	高半胱氨酸血症
遗传性异常	绝经后雌激素缺乏
可控因素	高碳水化合物摄入
高脂血症	饮酒
高血压	载脂蛋白a
吸烟	不饱和脂肪酸摄入
糖尿病	肺炎衣原体肺炎

能与以下因素有关：过度氧化，释放过氧化氢和超氧阴离子，使一氧化氮失活，抑制谷胱甘肽过氧化酶的活性和合成。高半胱氨酸血症还促使血栓形成，其机制可能与其作用于血小板、组织因子、活化的蛋白C及V，Ⅶ，Ⅸ等多种凝血因子有关。半胱氨酸硫内酯可改变LDL，增加小而致密的LDL颗粒，后者自行聚集后被巨噬细胞吞噬，形成泡沫细胞，导致内膜损害，LDL氧化、胆固醇和脂质沉着、血栓形成，结缔组织改变而形成粥样斑块。另外，动脉粥样硬化及其相关的心血管疾病的相关因素的研究一直还在继续，最新研究发现寒冷可通过解偶联蛋白依赖性的脂解机制促进动脉粥样硬化斑块的形成及增加不稳定性[1]。

第三节　动脉粥样硬化的病理特点

AS斑块从开始发生至发展成熟是一个渐进的缓慢过程，需经过10～15年的时间。目前其发生发展过程中的具体事实，也即形态学的变化基本清楚，但对发生这些现象的机制则尚未完全阐明。

AS斑块的发展过程大致如下：由于血浆脂质水平较高和（或）动脉内皮发生了某种变化，血浆脂质进入动脉内膜并沉积在内膜间隙。此时血流中的单核细胞（monocyte）易与内皮细胞发生黏附，并通过内皮细胞间隙跨过内皮，进入内皮下，其功能也发生了变化，能摄取内皮下沉积的脂质而转化成巨噬细胞（macrophage），后者又通过其细胞膜上的清道夫受体（scavenger receptor，SR）摄入大量脂质而形成泡沫细胞（foam cell）。此时AS斑块已开始形成，表现为初起的脂质条纹，这种脂质条纹已是光镜和肉眼可见的，内含大量泡沫细胞，但还是可逆的。此阶段也可见到胶样隆起（gelatinous elevation），是脂质条纹的进一步发展，也可见到附壁微血栓（microthrombi）。

进一步的发展是血管平滑肌细胞（smooth muscle cell，SMC）受到沉积脂质的影响，以及斑块局部产生的细胞因子和生长因子的影响开始增殖，并向内膜方向迁移，同时SMC本身也能摄入脂质而转化成泡沫细胞。SMC的增殖使动脉壁变厚并可发生纤维化，AS斑块便趋于成熟。

成熟的斑块含有大量脂质、泡沫细胞、淋巴细胞、增殖的平滑肌细胞，以及基质成分（包括胶原、弹力蛋白、糖蛋白及蛋白聚糖等）。一般的斑块上有内皮覆盖，斑块较大时表面可出现裂隙或溃疡，可继发血栓形成，而造成该血管支配部位的缺血、梗死。若血栓形成发生在冠状动脉内则致心肌梗死。

根据动脉硬化发展程度及进程可分为四期，即AS早期病变（包括脂纹形成），稳定斑块形成，脆性斑块形成以及斑块的破裂和血栓形成（图20-2）。

一、AS的早期病变

在有损伤的内皮局部，单核-巨噬细胞吞噬大量的脂质，形成脂质条纹是AS的早期病变。由于单核细胞和平滑肌细胞增生及吞噬脂质增多，吞噬细胞或泡沫样细胞也增多，并逐渐崩解，形成细胞之间脂质的聚集。此后，由于单核细胞、平滑肌细胞以及蛋白聚糖的聚集增加，使脂点、脂纹和脂斑等更加明显地向内膜表面隆起。在这一期内，病理改变上有三种类型：

Ⅰ型病变：肉眼改变不明显，其特征为散在的含氧化脂质小滴的巨噬细胞，即泡沫细胞。

Ⅱ型病变：苏丹Ⅳ染色时，肉眼可见扁平的脂肪条纹，在泡沫细胞和平滑肌细胞内有明显的脂质小滴。

Ⅲ型病变：苏丹Ⅳ染色时，肉眼可见突起的脂肪条纹，除了泡沫细胞和平滑肌细胞内有明显的脂质小滴外，还有多处小的细胞外脂质核，平滑肌细胞数目增多。

二、稳定斑块及脆性斑块的产生

在 AS 的发展过程中，脂质的蓄积、细胞增殖和细胞外基质的合成应随着时间而逐渐加重。

在第二期病程中，可出现如下类型的病变：Ⅳ型病变：此时细胞外的脂质密度增加，累及的范围扩展，但仍局限在血管内膜层。细胞外蓄积的脂质称为脂质核。Ⅳ型病变也称为粥样斑块（atheromatous plaque），为发展成熟的粥样硬化病变，也称为粥瘤（atheroma），是在Ⅲ型病变的基础上，散在的细胞外脂斑逐渐扩大而相互融合成片，脂核逐渐增大而形成的。

Ⅴ型病变：除了Ⅳ型病理改变外，脂质与管腔间的纤维层中含有大量的胶原和平滑肌细胞。蓄积在细胞外的脂质引起内膜结构破裂，继而产生炎症反应，胶原合成增加而蓄积在纤维帽中。所以，在很多种情况下，还可见到微小血栓合并存在。此型病变称为脆性或不稳定型斑块。

三、破裂性斑块和血栓形成

脆性或不稳定型斑块破裂，随后发生斑块几何形状的改变和血栓形成，产生了Ⅵ型病理改变，又称复合性病变。

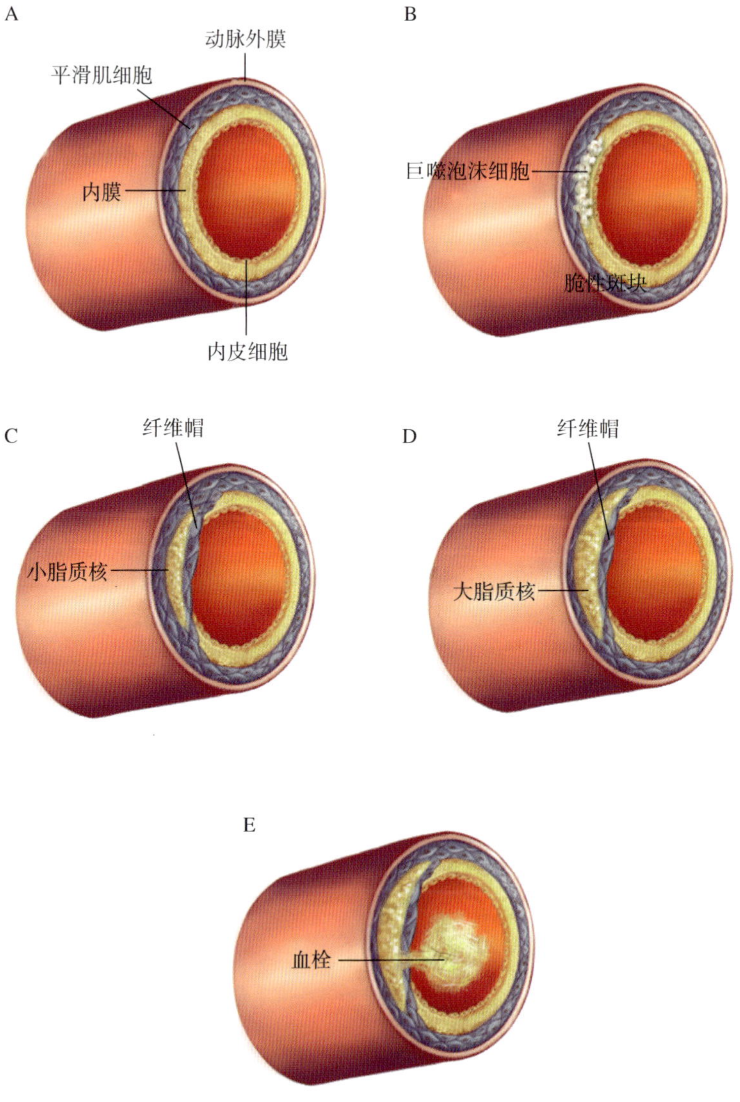

图 20-2　AS 分期

A. 正常动脉壁；B. 脂纹；C. 稳定斑块；D. 脆性斑块；E. 破裂性斑块和血栓形成

第四节　动脉粥样硬化斑块形成机制

在AS斑块的发生中血浆脂质水平增高是重要的发病因素之一，脂蛋白的分析和进一步实验说明低密度脂蛋白（low-density lipoprotein，LDL）是促进AS斑块发生的主要血脂成分，近年又说明氧化低密度脂蛋白（oxidized low-density lipoprotein，oxLDL）更具有致AS的作用。但脂质如何进入动脉内皮而在内皮下间隙沉淀，却是长期以来尚未解决的问题。近年来对于内皮本身的功能变化以及单核细胞、巨噬细胞在脂质向内皮下沉着中的作用有了新的发现。免疫和分子生物学的研究发现单核细胞迁移过程中存在黏附分子（adhesion molecule）及趋化因子（chemotactic protein）的作用，部分地说明脂质在内皮下的沉积与这些因子有关。此外在脂质沉积的同时，SMC受到激活，发生表型的改变并增殖，一方面SMC也摄入脂质而成为泡沫细胞，另一方面SMC自身又产生生长因子等促进自身的增殖，使斑块逐渐增大并发生纤维化和硬化。

下面将对与AS斑块发生发展有关的主要发病因素及其作用机制作简要的概述。

一、血管内皮细胞的损伤与动脉粥样硬化

血管内皮的损伤及功能改变是AS的开端。我们前面列举的危险因素多数都可造成血管内皮的损伤，其可能的机制包括：高ox-LDL血症；自由基（如活性氧，reactive oxygen species，ROS）造成的损伤；遗传因子的异常；高半胱氨酸血症；感染因素（如肺炎衣原体或疱疹病毒）；血液涡流造成的剪切力应激或内源性的炎症因子如细胞因子等。血管内皮细胞是血流剪切力改变的感受细胞，通过跨膜蛋白、信号转导等途径将力学信息传达到细胞内，再将信息作用于相应的靶细胞，参与内皮细胞凋亡、增殖、炎症反应、细胞因子的表达等的调节。当然，剪切力对动脉粥样硬化形成的影响不仅局限于内皮细胞，无论是高剪切力还是低剪切力或是高、低剪切力组合均可导致血小板相互碰撞，从而激活血小板。另一方面低剪切力可增加血液黏度，改变血管局部LDL的浓度，促进动脉粥样硬化的形成。新近的报道说明，血浆中高水平的LDL，尤其是氧化修饰的LDL可使内皮细胞发生轻度损伤，使脂质容易进入内皮。脂质进入内皮后又对内皮有活化作用，活化的内皮可促进活性氧的生成，后者又可使脂质氧化，oxLDL又损伤内皮细胞，进一步使内皮功能发生改变而使大量脂质进入内皮下。

内皮功能改变时，也有内皮的活化。活化的内皮可产生一些黏附分子（vascular cell adhesion molecule1，VCAM1），称血管细胞黏附分子，及细胞间细胞黏附分子1，2（intercellular cell adhesion molecule 1，2，ICAM1，ICAM2）。这些黏附分子使血流中的单核细胞与血管内皮细胞发生黏附，并进入内皮下间隙。同时活化的内皮细胞还能合成一种对单核细胞有特异化学趋化作用的蛋白，称单核细胞化学趋化蛋白1（monocyte chemotactic protein 1或monocyte chemoattractant protein 1，MCP1），可加速单核细胞的迁移过程，使与内皮黏附的单核细胞容易通过内皮细胞间隙，迁移至内皮下。

内皮功能障碍时除使脂质容易通过内皮外，还有合成促凝和抗凝物质的平衡失调。如内皮表面的蛋白聚糖丢失，使内皮的抗凝作用减弱。纤溶酶原激活物（plasminogen activator，PA）的合成不足，使内膜表面形成的微血栓不易溶解，有利于斑块的形成和发展。

内皮功能障碍时内皮依赖的血管舒张因子（endothelium derived relaxing factor，EDRF）即一氧化氮的产生明显减少，而EDRF有抑制单核细胞与内皮细胞黏附的作用，EDRF（NO）的减少增加了两者的黏附性。

抗炎症因子血红素加氧酶1（heme oxygenase 1，

HO1）对内皮功能障碍具有保护作用。研究表明在HO1缺陷的人类和Hmox1$^{-/-}$小鼠模型中存在严重而持续的内皮损伤。

二、血浆脂蛋白的浸润与动脉粥样硬化

（一）血浆脂蛋白的组成和分类

近30年的研究已探明血浆中的脂质（主要有胆固醇、磷脂、中性甘油酯及脂肪酸）与载脂蛋白结合在一起。载脂蛋白的主要功能之一就是运输脂质。由于载脂蛋白有许多类型，有载脂蛋白A及其亚型（ApoAⅠ、ApoAⅡ、ApoAⅢ）、载脂蛋白B及其亚型（ApoB B48，ApoB B100）、载脂蛋白C及其亚型（ApoCⅠ、ApoCⅡ、ApoCⅢ），以及ApoD、ApoE等，因此脂蛋白（lipoprotein）也有许多类型。

血浆脂蛋白的分类依不同分离方法而异。常用的两种分离方法是：①超速离心-高效液相层析方法，根据脂蛋白密度的不同分为高密度脂蛋白（high-density lipoprotein，HDL）、低密度脂蛋白（low-density lipoprotein，LDL）、极低密度脂蛋白（very low-density lipoprotein，VLDL）及乳糜微粒（chylomicron，CM）；②电泳法，是根据脂蛋白表面的电荷多少来分类，泳动速度最快的称为α-脂蛋白，以后依次为前β-脂蛋白（相当于VLDL）、β-脂蛋白（相当于VLDL）及CM。此外还有不能包括在上述分类中的脂蛋白（a）[Lp（a）]及脂蛋白（x）[Lp（x）]等。上述各种脂蛋白均含有一种以上的载脂蛋白，如HDL含ApoAⅠ、ApoAⅡ及ApoC，LDL的主要脂蛋白是ApoB。VLDL及CM中则含ApoB及ApoC。

（二）低密度脂蛋白在动脉粥样硬化斑块发生中的作用

20世纪50年代以来的研究已经肯定AS斑块的发生与血浆脂质超过正常水平，尤其是高胆固醇血症有关。血浆胆固醇以脂蛋白的形式存在，其中60%～70%存在于低密度脂蛋白中。血浆蛋白水平高，尤其是LDL和VLDL增高，可促进AS斑块的发生，这已经由流行病学研究所证实。近年对AS斑块成分的分析表明，斑块中80%的脂质由单核/巨噬细胞摄取，并存在于其进一步转化成的泡沫细胞中。其余的20%存在于摄取脂质的平滑肌细胞、内皮细胞、增生的平滑肌细胞及细胞外基质中。对泡沫细胞中胆固醇的分析得知，其主要是以胆固醇酯的形式存在，并主要来源于血浆脂蛋白中的LDL。正常生理情况下，LDL通过与LDL受体结合可以相对自由地出入动脉内膜，何以此时会沉积在内膜下呢？当血浆LDL水平升高时，动脉内膜受高LDL或还有其他因素的作用，可产生氧自由基及其他代谢产物，而使进入内皮的LDL发生氧化，成为oxLDL。oxLDL抑制其本身与受体结合，抑制巨噬细胞移动，因而不能像正常LDL那样移出内膜或被巨噬细胞所清除，结果便大量沉积在内膜下。沉积的oxLDL可以改变内皮细胞表面分子，导致内皮通透性增加和内皮功能损伤，使LDL向动脉内膜下的迁移进一步增加。此外，oxLDL还促使内皮细胞产生白介素6（interleukin6，IL6）、肿瘤坏死因子α（tumor necrosis factorα，TNFα），并促进血管细胞黏附分子1（vascular cell adhesion molecule1，VCAM1）的大量产生，而使血流中的单核细胞与内皮细胞黏附并大量进入内皮下，摄取脂质并转化成巨噬细胞，后者进一步摄入脂质而转化为泡沫细胞，粥样斑块进一步发展增大。

（三）乳糜微粒和极低密度脂蛋白在动脉粥样硬化斑块发生中的作用

乳糜微粒颗粒大，不能通过内皮，因而对AS斑块发生的直接作用较小。VLDL则可进入动脉内膜，而且结构与LDL相似，也是参与AS斑块发展的一个因素。乳糜微粒和VLDL主要是通过各自残体途径进入动脉内膜，促进动脉粥样硬化。

（四）高密度脂蛋白在动脉粥样硬化斑块发生中的作用

血浆HDL是一种小而致密的球形脂蛋白，其中脂质和脂蛋白各占50%。HDL中的脂质主要是磷脂、胆固醇、甘油三酯，蛋白质则主要是ApoAⅠ、ApoAⅡ。HDL主要在肝和小肠合

成，在血浆的半衰期为3～5天。其降解也主要在肝，成熟HDL可能与肝细胞膜的HDL受体结合，被肝细胞摄取，分解出的胆固醇通过胆汁排出体外。其主要功能是接受细胞的或脂质水解时释出的磷脂和胆固醇并将这些脂质转运到肝再循环或排出体外，故HDL有使胆固醇逆转运的作用。

大量流行病学资料说明，血浆HDL水平与AS的发生呈负相关。动物实验也证实，血浆HDL含量与AS的发生呈现负相关。临床研究也发现，当血浆LDL水平降低，HDL水平升高时，胆固醇可从AS斑块中被清除。给家兔静脉注射HDL样颗粒可以加速已形成的AS斑块的消退。HDL有抗AS发生发展的作用已得到肯定。

（五）脂蛋白（a）在动脉粥样硬化斑块发生中的作用

人的血浆脂质中脂蛋白（a）[lipoprotein，Lp（a）]含量较多，这些人常有AS病变存在，而且易发生心血管意外，其机制还不清楚。

总之，血浆脂质含量过高，尤其是LDL水平增高是AS发病的一个重要因素已得到肯定。血浆LDL等脂质成分如何进入内皮下并沉积则还和其他许多致AS发生的因素有关。

三、泡沫细胞的形成与动脉粥样硬化

单核细胞通过内皮并向内皮下迁移过程，受到oxLDL、自由基、细胞因子等的作用，单核细胞本身也被活化，开始摄取脂质，部分转化为巨噬细胞，二者均通过细胞上的清道夫受体大量摄入脂质。单核/巨噬细胞上的清道夫受体不存在下调作用，故对脂质的摄取几乎是无限的，脂质充满细胞时成为泡沫细胞（foam cell）。在AS形成过程中，巨噬泡沫细胞的形成起核心作用。

（一）清道夫受体与泡沫细胞的形成

在人和小鼠的AS斑块中富含oxLDL，是体液免疫反应的主要靶点。巨噬泡沫细胞的形成通过清道夫受体吞噬oxLDL。清道夫受体被封闭是泡沫细胞形成和AS的可能机制。清道夫受体的功能不止于此，还包括调节炎症、清除凋亡细胞和血管新生等。尽管长期以来我们一直认为清道夫受体的主要作用是调节巨噬细胞对脂质和胆固醇的清除作用，然而阻滞清道夫受体并无明显获益。目前已知的清道夫受体包括：清道夫受体A（scavenger receptor A，SRA），这是发现最早的清道夫受体，主要参与调节乙酰化LDL的摄取和降解，及胆固醇在巨噬细胞中的堆积。目前已知的在AS过程中起主要作用的清道夫受体还包括CD36、血凝素样氧化低密度脂蛋白受体（lectin-like oxLDL receptor 1，LOX1）、CXC趋化因子配体16（CXC ligand 16，CXCL16）。CD36作用与SRA相仿，清除堆积的胆固醇，但研究表明这一受体可触发炎症反应的爆发，引起更多巨噬细胞的聚集和病变的发展。LOX1是具有oxLDL和其他清道夫配体摄取能力的跨膜受体蛋白，但与SRA和CD36不同，LOX1主要表达在内皮细胞表面，小部分表达于平滑肌细胞、血小板和巨噬细胞上[2]。正因为这样，LOX1是内皮细胞摄取oxLDL的主要受体，具有调节内皮细胞功能和凋亡的作用。CXCL16具有清道夫受体和趋化因子的双重功能，是清道夫受体家族独特的成员。一方面细胞表面的CXCL16可吞噬oxLDL，刺激泡沫细胞的形成，另一方面其裂解分泌形式能导致表达CXC趋化因子受体6（CXC receptor 6，CXCR6）受体的T细胞的募集，导致细胞迁移和炎症斑块的进展。目前人们对于清道夫受体的认识正在逐渐深入，它们不仅是清除多余脂质的细胞表面受体，在AS的形成过程中它们还参与细胞的迁移、凋亡和炎症反应。

（二）低密度脂蛋白修饰酶与泡沫细胞的形成

分泌性磷脂酶A2（secretory phospholipase A2，sPLA2）和分泌性神经磷脂酶（secretory sphingomylenase，s-SMase）通过修饰LDL并促进其滞留于内皮下，参与AS过程。这些酶通过修饰脂蛋白微粒增加其与ECM蛋白聚糖的结合力，不仅增加LDL的滞留也调节不同酶对LDL的活性。目前已经证实在AS斑块中，至少有4个sPLA2家族成员（ⅡA、Ⅲ、Ⅴ、Ⅹ）

表达上调[3-6]。sPLA 对天然 LDL 的水解作用改变 ApoB100 的结构，使微粒减少，暴露蛋白聚糖结合位点，增加动脉蛋白聚糖的结合力。另外，sPLA2 修饰的蛋白聚糖具有更强的聚合和融合能力。因此，sPLA2 激活促进脂质在动脉内皮基质中的沉积，促进 AS 的形成。另一个广为人知的动脉脂肪分解酶是 s-Smase。在炎症因子的刺激下，s-Smase 可表达在动脉内皮细胞和巨噬细胞中，在 AS 的斑块中，可见细胞外基质中 s-Smase 的存在[7]。体外实验表明，s-Smase 可导致 LDL 的聚集和融合，导致人大动脉蛋白聚糖的结合增加，导致巨噬泡沫细胞的形成[8-9]。

（三）脂蛋白受体与泡沫细胞的形成

天然的 VLDL 和 VLDL 残存物可与细胞表面的脂蛋白脂肪酶作用，将 VLDL 的甘油三酯核心水解成游离脂肪酸，后者被摄取并酯化为甘油三酯。胆固醇酯残存物通过包括 LDL-R 在内的一些受体被吞噬。LDL-R 相关蛋白、VLDL-R、SR-BI 等与 LDL-R 具有结构同源性，可能参与 VLDL 的摄取，然而目前尚无体内试验证据。体外实验表明，VLDL-R 的表达不受细胞内胆固醇成分的影响，促进泡沫细胞的形成。在家兔和人动脉硬化损伤处 VLDL-R 表达显著增加，然而 $LDLR^{-/-}$ 小鼠中 VLDL-R 基因缺陷并不影响斑块的形成。关于脂蛋白受体在动脉粥样硬化形成和发展中的作用尚待进一步研究。

（四）非受体依赖性的巨噬细胞胆固醇沉积

早期研究认为天然 LDL 在浓度高于 LDL-R 饱和浓度时不能触发巨噬细胞吞噬胆固醇，产生泡沫细胞，认为 LDL 修饰在泡沫细胞形成的起始阶段是必需的。然而，目前研究表明，即使当动脉内膜的 LDL 水平达到高脂血症（0.5～2mg/ml）时的水平，巨噬细胞仍可吞噬大量自然 LDL。这就是非受体依赖性的 LDL 内在化过程，也就是“巨胞饮”。通过胞饮方式进入巨噬细胞的天然 LDL 与清道夫受体途径一样，最终导致胆固醇的水解，运送至内质网进行再酯化和贮存。

除了脂蛋白摄取途径外，巨噬泡沫细胞也受促进细胞内多余胆固醇清除途径的调节。促进多余胆固醇从巨噬细胞到细胞外受体的转运过程是防止 AS 脂质沉积的重要机制。HDL 和 HDL 载脂蛋白受体是巨噬细胞胆固醇外流的主要受体，在胆固醇逆向转运过程中起主要作用。

四、炎症因子与动脉粥样硬化

（一）趋化因子在动脉硬化中的作用

目前已知的趋化因子 50 余种。按照半胱氨酸残基的位置分为四大类：C、CC、CXC 和 CX_3C。趋化因子通过其受体发挥生物学效应。趋化因子在天然免疫和适应性免疫反应中均有促使白细胞向炎症或损伤部位聚集的作用。CXC 家族的趋化因子（如 CXCL8）主要参与急性炎症反应中多形核白细胞的募集，在细菌产物（如 LPS）的刺激下可在损伤处快速释放。而 CC 家族的趋化因子主要参与慢性炎症中单核细胞的募集。AS 形成过程中，随着内皮损伤和激活，趋化因子表达上调，与内皮表面的 G 偶联受体相结合，吸引循环中表达同源趋化因子受体的单核细胞与之紧密结合。单核细胞在趋化因子梯度的作用下进入血管内皮下，分化为巨噬细胞。趋化因子不仅促使单核细胞聚集，在 AS 的起始阶段起作用，还在巨噬细胞在斑块中的滞留过程中起作用，参与斑块的进展。Barlic 等的研究表明 ox-LDL 导致单核细胞丢失促迁移因子 CCR2，获得促黏附因子 CX_3CR1，使其黏附于 SMC，滞留于斑块中，促进斑块进展[10-11]。

此外，某些趋化因子如 CXCL9、CXCL10 和 CXCL11 也可导致 T 细胞的聚集，尤其是 $CD4^+$Th1 亚群。Th1 细胞分泌白介素 γ（interferon γ，IFNγ）导致巨噬细胞的激活，LDL 摄取及泡沫细胞的形成，这些都是早期动脉硬化斑块的特征。趋化因子几乎参与了斑块形成的所有过程，包括平滑肌细胞的凋亡和增殖，单核细胞的抗凋亡，血小板的激活，基质金属蛋白酶（matrix metalloproteinase，MMP）的表达以及新生血管的形成等。

（二）黏附分子在动脉硬化中的作用

白细胞在血管壁内的募集是AS的第一步。白细胞渗透进入血管壁至少需要5个步骤：俘获、滚动、缓慢滚动、黏附和移行。每一步都受到不同黏附分子的调控。黏附分子共分为四大类：选择素、选择素配体、免疫球蛋白家族以及整合素。选择素与选择素配体相结合，调节白细胞俘获和滚动，免疫球蛋白家族和整合素对白细胞的黏附和迁移起重要作用。多方研究均表明黏附分子在AS的各个阶段均起重要作用，见表20-2。

选择素家族成员包括P-选择素，E-选择素和L-选择素。P-选择素是已知的最大的选择素，贮存于激活的血小板颗粒和内皮细胞中。在炎症调节因子的刺激下，P-选择素数分钟内出现于细胞表面，其存在时间短，一般在10分钟左右达到峰值，更多的P-选择素合成是在2小时左右在细胞因子（如IL1，TNFα等）的诱导下产生的。可溶性的P-选择素是选择素的降解产物，可与其反受体相结合，起到抑制剂或激活剂的作用，但不触发细胞募集。E-选择素表达于活化的内皮细胞，受炎症因子刺激后数小时内达到峰值，此后迅速减少。核因子-κB（nuclear factor-κB，NF-κB）和活化蛋白1（activator protein 1，AP1）转录因子在E-选择素的基因活化中起关键作用。L-选择素在多数白细胞上均有表达。E-选择素和L-选择素的可溶形式在血液中均可检测，一般是蛋白水解和脱落的碎片。

选择素与其配体的结合在黏附阶段的早期起重要的调节作用。三种选择素均可识别包含唾液酸化酶X的糖蛋白和（或）糖脂。目前已知的P-选择素配体有P-选择素糖蛋白配体、CD24；L-选择素受体有糖基化依赖性细胞黏附分子、CD34、黏膜地址素细胞黏附分子和P-选择素糖蛋白配体；E-选择素的特异性配体在所有的白细胞中均有表达，只是其特征目前尚不明确。

（三）细胞因子在动脉硬化中的作用

炎症在AS的各个阶段，从早期内皮下LDL-胆固醇沉积到斑块破裂均起主要作用，促炎症细胞因子的促动脉硬化作用是多方面的。AS早期细胞因子可改变内皮细胞的通透性，促

表20-2　黏附分子在动脉硬化斑块中的作用

黏附分子	不同物种AS	黏附分子的表达和部位
P选择素	人粥样硬化动脉	P-选择素在覆盖活化的粥样硬化的内皮中高表达，而在纤维化的斑块内皮表明未见表达增高[12]
	高胆固醇血症家兔模型主动脉	在单核细胞和T淋巴细胞募集至血管壁之前出现内皮中P-选择素的表达增高[13]
E-选择素	人粥样硬化动脉	仅表达于覆盖纤维化或包含脂质的斑块表面的内皮[14]
	高胆固醇血症家兔模型主动脉	仅表达于覆盖泡沫细胞病损表面的内皮[13]
	小鼠动脉粥样硬化模型	E-选择素mRNA和蛋白质在粥样硬化斑块和倾向于发生斑块的动脉壁均未检出[15]
细胞间黏附分子（intercellular adhesion molecule 1，ICAM1）	人粥样硬化动脉	ICAM1在各个阶段的斑块内皮层、巨噬细胞以及平滑肌细胞的表达均有增加[12]
	小鼠动脉粥样硬化易损处	易损处内皮细胞可见ICAM1表达，ICAM1主要表达在早期病变的内皮层，在病损边缘的内皮细胞上其表达量更高[15]
血管细胞黏附分子1（vascular cell adhesion molecule 1，VCAM1）	人粥样硬化动脉	VCAM1在纤维化和脂质斑块的内皮细胞，斑块巨噬细胞以及平滑肌细胞均有表达[14]
	高胆固醇血症家兔模型主动脉	VCAM1的表达增高在巨噬细胞渗透出现之前，并在整个斑块形成过程中持续增高[13]
	小鼠动脉粥样硬化易损处	小鼠动脉易损处内皮细胞表面可见VCAM1表达[15]
	小鼠粥样硬化动脉	VCAM1主要表达在小鼠早期病变和家兔进展期病变的内皮层，在病损边缘的内皮细胞上其表达量更高[15]

进内膜下脂质沉积和白细胞迁移。一些促炎症因子（如 TNFα 和 IFNγ）可改变调节细胞间黏附的黏附受体的分布，导致细胞间连接的重构，内皮细胞的渗透性消失。细胞因子在黏附分子的活化、趋化因子的表达、淋巴 / 单核细胞募集等过程中均起重要作用。IFNγ 通过上调对 oxLDL 摄取和泡沫细胞形成有调控作用的 SR-PSOX 的表达而促进泡沫细胞的形成。IFNγ 同样可抑制 ApoE 和 ATP 结合盒转运子 A1（ATP-binding cassette transporter A1，ABCA1），减少胆固醇从巨噬细胞中的释放。另外，TNFα，IL4，IL13 等可增强细胞调节的氧化作用。

在进展阶段，促炎症细胞因子促进细胞凋亡和细胞基质降解，使斑块变得不稳定，增加斑块破裂的可能性。巨噬细胞凋亡与脂质核心的增大，平滑肌细胞的凋亡与纤维帽变薄，使斑块更易发生破裂。目前研究表明 IL1、TNFα 和 IFNγ 等促炎症细胞因子可促进平滑肌细胞和巨噬细胞的凋亡。

在人和哺乳动物的 AS 斑块中均可见多种免疫分子的激活，细胞因子整体表达上调，研究表明抑制促炎症的细胞因子包括 IL1、TNFα、IFNγ、IL1、IL12、IL18 等均可一定程度上阻止斑块的进展，然而这些细胞因子都是人体防御微生物系统的核心，因此将这些细胞因子作为治疗靶点还为时尚早。

（四）Toll 样受体在动脉硬化中的作用

模式识别受体（pattern recognition receptor，PRR）在人类自身免疫系统中的发现是免疫学研究的重要成果。Toll 样受体（toll-like receptor，TLR）家族是重要的 PRR 成员。最新研究发现，其在 AS 的发生、发展过程中起重要作用。MyD88 是多数 TLR 的下游结合蛋白，包括 TLR2 和 TLR4，也是 IL1 和 IL8 的受体。Bjorkbacka 和 Michelsen 团队发现 $ApoE^{-/-}$/$MyD88^{-/-}$ 双重敲除的小鼠 AS 斑块显著减小，说明了 TLR 信号通路可能在调节 AS 的发展中起作用[16]。由于 MyD88 是许多受体的下游分子，尤其是 IL1 和 IL8 这两种已经证明促进 AS 的分子的受体，因此这一研究并不能直接说明 TLR 在 AS 中的独立作用。TLR 直接参与 AS 的证据来自于 $ApoE^{-/-}$/ $TLR4^{-/-}$ 双敲除模型，证实 $MyD88^{-/-}$ 的抗动脉硬化作用与 TLR4 直接相关。在动脉硬化模型 $LDLR^{-/-}$ 背景下，$TLR2^{-/-}$ 可显著减轻 AS 的程度，而这一作用与内皮细胞、平滑肌细胞及成纤维细胞有关，与骨髓来源的单核细胞、巨噬细胞等无关。进一步的实验表明，TLR2 和 TLR4 对斑块的大小有影响，还参与外周动脉的重构。目前 TLR2 和 TLR4 在 AS 进程中的作用机制不明，其他 TLR 是否参与 AS 尚有待进一步研究。

（五）过氧化物酶增殖体激活受体在动脉硬化中的作用

过氧化物酶增殖体激活受体（peroxidase proliferator activated receptor，PPAR）是一类脂质激活的转录因子，PPAR 发现之初是由于其在糖、脂代谢过程中的作用，继而人们发现它还是重要的炎症调节因子。这一作用的发现将代谢和炎症联系起来，也使其成为 AS 这一代谢相关的炎症性疾病的可能的治疗靶点。三种 PPAR 组织分布不同，但生物学效应重叠。PPARα 调节脂肪酸氧化，是肝代谢平衡的重要调节因子；PPARδ 在能量代谢、脂肪酸 β 氧化等过程中起重要作用；PPARγ 则控制脂肪细胞分化、参与调节胰岛素敏感性和血糖控制。在内皮细胞中，PPARα 一方面直接调节内皮细胞的反应性，VCAM1 的表达，限制单核细胞的募集，抑制斑块的形成。另一方面，PPARα 在单核细胞向巨噬细胞分化的过程中上调，同时 PPARα 抑制巨噬细胞和 T 细胞促炎症因子的表达，减少 MMP 的分泌，从而抑制 AS 的进程。PPARδ 是目前唯一未被作为治疗靶点的亚型，在脂肪组织、骨骼肌、心肌等多组织中，PPARδ 调节游离脂肪酸氧化、能量消耗等过程。最新研究表明，PPARδ 不仅参与糖脂代谢的调节，还对血管壁细胞的生物活性具有调节作用，从而参与调控 AS 的进程，是可能的治疗靶点。PPARγ 在血管壁的所有细胞中几乎都有表达，内皮细胞中的 PPARγ 可抑制 VCAM1 和 ICAM1 的表达，减少单核细胞进入斑块。此外，由于 PPARγ 激活剂可促进 NO 的释放，它还是一种舒张血管物质。和 PPARα 一样，PPARγ 同样可调节单核细胞向巨噬细胞的分化。临床试验表明 PPARα 和 PPARγ 激动剂可降低 2 型糖尿病患者患心血管疾病的风险，改善心血管疾病的预后，说明 PPARα 和 PPARγ 是很有前景的心血管疾病治疗靶点。

五、氧化应激与动脉粥样硬化

（一）NADPH 氧化酶与动脉粥样硬化

ROS 参与了 AS 从脂纹的形成到斑块的不稳定和破裂的整个过程。ROS 的主要来源是 NADPH 氧化酶（NADPH oxidase，NOX）。NOX 与细胞的增殖、迁移、凋亡、坏死，脂质氧化，血管新生等均密切相关。NOX 的抑制是一把双刃剑，一方面可以显著延缓 AS 的进程，另一方面可影响 SMC 的增殖和 MMP 的活性，导致斑块的不稳定和破裂。

（二）eNOS 解偶联与动脉粥样硬化

NO 除了是著名的血管舒张物质外还具有多方面的抗 AS 活性，如下调白细胞黏附分子的表达，抑制血小板聚集，抑制平滑肌细胞增殖等，NO 生物活性的降低是 AS 的关键环节。在特定的病理状态下，内皮细胞 NO 合成酶（eNOS）也可成为超氧化物的促发物质。在这一过程中，eNOS 解偶联增加血管的氧化应激，使 NO 的生物活性进一步丧失。研究发现，内源性四氢生物蝶呤（BH_4）的 eNOS 结合位点被占用与 eNOS 功能丧失，促使 ROS 的产生密切相关。在 AS 发生时，BH_4 被 ROS 氧化，导致 eNOS 进一步解偶连，eNOS 蛋白水平升高，在 BH_4 的 eNOS 有效结合位点已经减少的情况下，促进超氧化物的进一步产生。因此虽然需要更多的临床试验的支持，BH_4-eNOS 偶联仍是合理的动脉硬化治疗靶点。

（三）血红素加氧酶 1 与动脉粥样

HO1 是新型的抗炎、细胞保护物质，实验证明其对 AS 具有保护作用。研究表明，AS 斑块中过量的铁沉积与氧化应激有关，而 HO1 的激活有利于转铁蛋白表达增加，促进转运至骨髓，Fe^{2+} 通道开放。目前 HO1 对 AS 局部的 Fe^{2+} 作用尚不清楚。一般 HO1 在正常动脉中检测不到，然而在泡沫细胞、斑块表面的平滑肌细胞和内皮细胞中均有高水平的表达。在 $Hmax1^{-/-}$ 小鼠模型中可见内皮细胞的损伤和氧化应激，内皮下富含血小板的微血栓形成，巨噬细胞中 ROS、单核细胞趋化蛋白 1（monocyte chemoattractant protein 1，MCP1）、IL6 表达均较野生型显著增加，在 oxLDL 刺激下泡沫细胞的形成也显著增多[17]。高铁血红素可显著抑制高脂饮食导致的 $LDLR^{-/-}$ 小鼠 AS，而 HO1 抑制剂 SnPPIX 则可使斑块变大。然而 HO1 是否可作为新的治疗靶点目前仍有待进一步的支持和证明。

六、各种细胞与动脉粥样硬化

（一）血管平滑肌细胞的增殖与动脉粥样硬化

平滑肌细胞在 AS 形成过程中作用复杂，包括基质合成增加、多种蛋白酶产生、改变血管收缩力等，其中平滑肌细胞的增殖和凋亡在内膜增厚、AS 或再狭窄斑块形成等过程中起主要作用。平滑肌细胞的生物作用因不同物种的不同亚型而异，如在动物模型中，上皮样平滑肌细胞（epithelioid-smooth musle cell，E-SMC）和菱形平滑肌细胞（rhomboid- smooth musle cell，R-SMC）的增殖、迁移活性均显著高于梭形平滑肌细胞（spindle-shaped - smooth musle cell，S-SMC），而 α-SMA，Desmin 和 SMMHC 等则在 S-SMC 中更为丰富。S-SMC 对血管收缩因子（包括内皮素 1，血管紧张素Ⅱ等）的反应比 E-SMC 更加敏感等。E-SMC 和 R-SMC 的生物特征可以很好地解释 AS 中平滑肌细胞在内皮下聚集的现象。大动物模型的平滑肌细胞的活性与人类十分相近。对于不同平滑肌亚型生物学行为的研究使人们对 AS 过程中平滑肌细胞在内皮下沉积的现象理解更加深入，同时治疗靶点的研究和选择更具有针对性。

（二）血小板功能与动脉粥样硬化

血小板在血栓形成过程中起重要作用，其黏附于损伤的血管表面，形成血小板凝块，进一步形成纤维成分为主的白血栓。目前临床上冠心病患者从抗血小板药物如阿司匹林、氯吡格雷等的获益主要来源于其抗血栓作用。血小板对于 AS 的作用一方面体现在促进相关细胞因子的分泌，另一方面体现在与“炎症化”内皮细胞的结合以及促进其他炎症分子和炎症细胞与“炎症化”内皮细胞的结合。正常内皮细胞分泌诸多抗血小板物质，如 NO、PGI_2 等，表达抑制黏附分子血小板内皮细胞黏附分子 1（platelet endothelial cell adhesion molecule 1，PECAM1），因此血小板不与正常内皮结合，血管内皮的损伤、功能失调、激活、炎症反应等均可以形成血小板与内皮细胞结合的病理基础。血小板与内皮黏附的起始阶段受 P- 选择素以及血小板相应结合受体如 P- 选择素糖蛋白配体 1（P selectin glycoprotein ligand 1，PSGL1）的调控，而在稳定黏附的阶段受 GPⅡb/Ⅲa 的调节。进一步深入了解血小板的黏附和分泌功能及其相应的调节通路对于研究病理状态下血小板的活动方式大有裨益。

（三）单核巨噬细胞与动脉粥样硬化

单核巨噬细胞的激活导致炎症反应，引起多种慢性炎症性疾病，包括 AS。单核巨噬细胞参与了 AS 的各个阶段，在 AS 的起始阶段，内皮下 LDL 的蓄积触发循环中单核细胞的聚集并分化成巨噬细胞，吞噬胆固醇脂类演变成泡沫细胞，成为“脂纹”的病理基础。泡沫细胞和 SMC 的持续蓄积导致脂纹发展为Ⅱ型病变，持续的高胆固醇血症促使细胞外的脂质沉积逐渐增多，构成Ⅲ型病变和Ⅳ型病变，在纤维帽形成的Ⅴ型病变中，巨噬细胞分泌的生长因子和细胞外蛋白酶诱导平滑肌细胞的聚集和增殖，最终促进纤维帽的形成。然而巨噬细胞在纤维帽的肩部最为丰富，这与斑块的破裂密切相关，这可能与斑块中巨噬细胞的聚集与胶原成分减少，蛋白酶合成增多有关。

第五节 动脉粥样硬化斑块的消退

AS 病变或已形成的动脉粥样斑块能否消退，这是长期以来人们希望得到解答的问题。半个多世纪以来，大量研究资料证明经过饮食控制和（或）药物治疗可以延缓或中止病变的发展，甚至可以使病变逆转和消退。近十多年来不少动物实验报道肯定斑块可以消退的事实，对人类动脉粥样斑块的消退问题也作了肯定性的回答。

动脉粥样斑块可以消退的证据主要来自三方面的研究：①人类 AS 流行病学与病理学研究；②动物学实验的研究；③近期对人的动脉造影的研究。目前认为非人类灵长类和猪的 AS 模拟最类似人类 AS 病变，其消退过程也最符合人类的情况，家兔的病变则较难消退。

有关动脉粥样斑块可以明显消退的研究首推 Armstrong 对恒河猴所做的研究。他们给猴服含饱和脂肪（41%）和高胆固醇（1.2%）膳食 17 个月，造成重度 AS 模型，然后改饲低脂肪（4%）无胆固醇或高玉米油（40%）无胆固醇膳食 40 个月，观察到动脉粥样斑块明显消退[18]。Fritz 等给猪喂饲高脂肪高胆固醇饲料 17 个月复制成粥样斑块，再改用低脂饲料加氯贝丁酯（安妥明）（2g/d）治疗 12 个月，发现主动脉病变中脂质和 DNA 含量减少，DNA 合成率减慢等消退现象。他们又用气囊导管损伤腹主动脉同时喂饲高脂高胆固醇饲料 4 个月，复制成主动脉的严重复合性 AS，然后单用糠糊饲料消退 14 个月，结果斑块明显消退，表现为病变范围缩小（$P<0.005$），内膜表面平坦，脂质（尤其是胆固醇）含量显著减少，比消退开始前减少 30 倍，原有的坏死、出血、血栓形成等复合损伤消失，钙化程度也减轻[19]。以上猴和猪的实验表明，即使是重度的复合性病变，在严格控制饮食的条件下，也可能完全消退。

Wissler 的实验说明喂饲低脂低胆固醇食物加降胆固醇药物则使已形成的斑块消退更加迅速而完全。实验也在恒河猴上进行，以 25% 花生油 819.3kJ/100g+2.0% 胆固醇喂饲 12 个月全部形成斑块，在此基础上喂饲消退膳食［18% 玉米油 667.2kJ/100g+0.05% 胆固醇 +2.5% 考来烯胺（cholestyramine）] 4 个月时已开始有消退迹象，8 个月时部分消退，12 个月时斑块全部消退[20]。他们的工作提示分别用低脂、低胆固醇膳食均可使恒河猴复制成的中等或严重 AS 病变减轻，而二者结合应用则斑块的消退更明显，不论是在主动脉还是冠状动脉均显示这一点。此外用两种降脂药，如 Probucol 与考来烯胺（消胆胺）联合应用对斑块的消退更有效。在猴即使仍饲以高脂饮食这种联合用药也有消斑作用。在患者对低脂、低胆固醇膳食无反应时，采用此种联合用药可能有效。

以上均为动物实验结果，究竟人类的 AS 能否消退呢？近年来由于动脉造影术的应用，使得人们有可能在人体直接观察粥样斑块的消长过程，促进了对人类 AS 消退的研究。现在已有资料说明人类动脉粥样斑块也是有可能消退的。有作者报道，22 例严重高胆固醇血症并有重度 AS 患者经部分回肠旁路术（partial ileal bypass）后 3 年，与术前的冠脉造影对比，12 例病变无进一步发展，2 例有改善，3 例明显消退，总结果是 77% 的患者 AS 停止发展或有消退。回肠旁路术的作用机制是使胆固醇从粪便排出量增加 3～4 倍，并加速肝内胆固醇降解和排泌。上述材料说明持续地降低血脂可使 AS 病变得到部分消退。从而也证明人的 AS 发生过程也基本上是可逆的。由于血浆脂质过高是 AS 发生发展的必需条件，因此目前促进消退措施都在于降低血脂水平，同时促进斑块中胆固醇酯的水解，使胆固醇移出，斑块不再发展，甚或逐步消退。但人类的动脉粥样斑块形成过程不像在实验动物是在短期内形成的，往往是多年持续发展的结果，斑块中除大量脂质沉淀外，有平滑肌细胞的增生，纤维和基质蛋白质的增多和硬化，有些有形成分的消退不是短期内能达到的，因此在人的 AS 斑块治疗中不能获得 100% 的成功，这就是大多数人主张限制脂质过量摄入、预防 AS 应从青年就开始的原因。

第六节　转基因动物在动脉粥样硬化研究中的应用

转基因动物是指用实验方法导入的外源基因在其染色体基因组内稳定地整合并可以表达和传给后代的一类动物。利用转基因技术，被整合进入动物基因序列的外源基因可以起到“gain-of-function”（产生新的蛋白）或是“loss-of-function”（通过干扰现有的功能蛋白）的作用。实验动物模型对于人类疾病的研究意义非凡，转基因动物这一生命科学研究的新体系已被广泛应用于脂蛋白代谢及其紊乱与 AS 的研究。早期 AS 的实验动物以家兔和小型猪为主。家兔在脂代谢方面与人类具有相似之处，1993 年人 ApoA1 基因被成功导入家兔的基因组中，培育成功携带人 Apo A1 的转基因兔[21]，开始使用转基因家兔研究人类脂质、脂蛋白的代谢。到目前为止，人类载脂蛋白（a）、载脂蛋白 AⅡ、载脂蛋白 B、载脂蛋白 E2、载脂蛋白 E3、人卵磷脂胆固醇酰基转移酶（lecithin cholesterol acyltransferase，LCAT）、肝脂酶（hepatic lipase，HL）、脂蛋白脂酶、15- 脂质氧化酶、MMP12、血管内皮生长因子、C- 反应蛋白（CRP）基因等已经在家兔身上表达。转基因家兔模型为研究人类动脉粥样硬化等脂质代谢相关疾病提供了有力工具，开辟了新的研究领域。然而用家兔做 AS 疾病模型也有其缺点，如血清胆固醇必须达到很高的水平才能形成斑块，而这时内脏易于发生脂质沉着，动物寿命短，抵抗力差，容易继发感染而死亡。此外，兔为草食动物，其脂代谢与人体的脂代谢差异较大，其冠状动脉病变主要呈现在心脏的小动脉，而人主要发生在冠状动脉的大分支。小型猪由于其冠状动脉循环在解剖学、血流动力学方面与人类很相似，猪血浆脂蛋白的生化性质、LDL 结构以及载脂蛋白等也与人类相似，因此小型猪可能是 AS 研究较理想的动物模型。成年猪可以自然发生 AS，其粥样变前期可与人相比。但用小型猪作为动脉粥样硬化模型的缺点是饲养要花一定代价。AS 的发生需要类脂质代谢有一定改变或动脉损伤的基础。近年研究开始使用小鼠作为模型，然而用小鼠作为AS研究，通常受到小鼠的大多数品系无法形成AS斑块的限制。此外与动脉粥样硬化形成负相关的小鼠血液中的HDL水平通常较高。在比较了C57 BL/6J，BALB/C和C3H三种小鼠后发现C57BL/6J的HDL水平通常要低于BALB/C和C3H鼠株，因此C57BL/6J被认为是适合的AS小鼠模型。

通常诱导AS模型需要用高脂饲料或是诱发AS的饲料，这些饲料在脂肪尤其是胆固醇成分上稍有不同。然而，研究表明仅通过改变饲料的脂肪成分来诱导AS往往是不够的，利用转基因技术来改变转脂蛋白的水平和增强斑块损伤已成为配合高脂饮食诱导动脉粥样斑块形成的主要手段。目前广泛应用的AS相关转基因小鼠包括以下几类：①载脂蛋白转基因小鼠。1992年，第一个自发性小鼠AS模型通过敲除ApoE载脂蛋白而产生。ApoE的缺失导致脂质在体内堆积。胆固醇的组成也迅速由HDL转向VLDL，ApoE$^{-/-}$小鼠可在正常饲料喂养的情况下产生AS，而这种改变在高脂饲料的喂养情况下更为明显，研究表明小鼠血胆固醇的水平可在ApoE$^{-/-}$的情况下上升5～8倍（正常饲料）或15～18倍（高脂饲料），与之相应的AS病变也大幅度增加。ApoB为LDL的主要蛋白质成分，ApoB基因突变可导致血浆ApoB和LDL水平升高，ApoB主要成分是B100，人ApoB100转基因小鼠的特点是人ApoB100在肝大量表达，血中总胆固醇和甘油三酯明显升高[22]，这一模型有助于高胆固醇血症的发病机制研究。ApoC是目前所知载脂蛋白中分子量最小的一类，有Ⅰ、Ⅱ、Ⅲ三种亚型，ApoCⅢ主要结合于VLDL和HDL颗粒，其基因表达速率与血浆甘油三酯（TG）水平成正比。ApoCⅠ、Ⅱ、Ⅲ转基因小鼠，均为以甘油三酯血症为特征的动物模型。Apo（a）是构成脂蛋白（a）[Lp（a）]的重要蛋白质。Lp（a）是AS发病的独立危险因子，仅Apo（a）的转基因鼠对饮食诱导所致的AS敏感性显著增加。Callow等[23]通过杂交制备了ApoB/Apo（a）双转基因鼠，该动物能有效地装配出与人血浆Lp（a）颗粒非常相似的Lp（a）分子。②脂蛋白受体转基因小鼠。LDLR$^{-/-}$小鼠是另一种重要的AS模型。LDLR$^{-/-}$小鼠中血胆固醇水平可以上升2倍（正常饲料）到15倍（高脂饲料）不等。值得注意的是，由于血胆固醇水平上升的幅度相当小，LDLR$^{-/-}$小鼠喂饲正常饲料通常不发生AS病变。在高脂饲料的情况下，LDLR$^{-/-}$小鼠可与ApoE$^{-/-}$小鼠一样在全身各处动脉尤其是主动脉弓发生AS损伤。进一步的研究表明，ApoE和LDLR双敲除模型是一种能够产生比单敲ApoE或LDLR更为严重的高胆固醇血症和AS的小鼠模型。除此之外，清道夫受体转基因小鼠也是备受关注的AS相关转基因模型。目前已知的包括SR-A1的转基因鼠（主要集中在血管的内皮细胞上，出现早期AS的病理改变，血浆甘油三酯水平明显升高，总胆固醇和血脂蛋白成分无显著改变）。SR-B1转基因及基因敲除小鼠（过量的SR-BI基因表达可导致血浆中HDL消失，胆汁中的胆固醇含量增加），SR-CD36基因敲除小鼠（血浆胆固醇、甘油三酯和脂肪酸水平均显著升高，腹膜巨噬细胞对oxLDL的结合和摄取能力显著降低。）③脂质代谢有关的酶、转运蛋白转基因模型。如卵磷脂胆固醇酰基转移酶（lecithin cholesterol acyltransferase，LCAT）过表达小鼠虽血浆中HDL的水平升高，但其构成和功能均异常，因而促进AS的形成[24]。转基因动物的广泛应用帮助我们更好地认识AS的发生、发展，易损性及斑块破裂等病理过程。

参考文献

[1] Dong M, Yang X, Lim S, et al. Cold exposure promotes atherosclerotic plaque growth and instability via UCP1-dependent lipolysis. Cell metab, 2013, 18(1):118-129.
[2] Sawamura T, Kume N, Aoyama T, et al. An endothelial receptor for oxidized low-density lipoprotein. Nature, 1997, 386(6620):73-77.
[3] Hanasaki K, Yamada K, Yamamoto S, et al. Potent modification of low density lipoprotein by group X secretory phospholipase A2 is linked to macrophage foam cell formation. J Biol Chem, 2002, 277(32):29116-29124.
[4] Karabina SA, Brocheriou I, Le Naour G, et al. Atherogenic properties of LDL particles modified by human group X secreted phospholipase A2 on human endothelial cell function. FASEB J, 2006, 20(14):2547-2549.

[5] Menschikowski M, Kasper M, Lattke P, et al. Secretory group II phospholipase A2 in human atherosclerotic plaques. Atherosclerosis, 1995, 118(2):173-181.
[6] Wooton-Kee CR, Boyanovsky BB, Nasser MS, et al. Group V sPLA2 hydrolysis of low-density lipoprotein results in spontaneous particle aggregation and promotes macrophage foam cell formation. Arterioscler Thromb Vasc Biol, 2004, 24(4):762-767.
[7] Marathe S, Kuriakose G, Williams KJ, et al. Sphingomyelinase, an enzyme implicated in atherogenesis, is present in atherosclerotic lesions and binds to specific components of the subendothelial extracellular matrix. Arterioscler Thromb Vasc Biol, 1999, 19(11):2648-2658.
[8] Tabas I, Li Y, Brocia RW, et al. Lipoprotein lipase and sphingomyelinase synergistically enhance the association of atherogenic lipoproteins with smooth muscle cells and extracellular matrix. A possible mechanism for low density lipoprotein and lipoprotein(a) retention and macrophage foam cell formation. J Biol Chem, 1993, 268(27):20419-20432.
[9] Haley KJ, Lilly CM, Yang JH, et al. Overexpression of eotaxin and the CCR3 receptor in human atherosclerosis: using genomic technology to identify a potential novel pathway of vascular inflammation. Circulation, 2000, 102(18):2185-2189.
[10] Ali S, Robertson H, Wain JH, et al. A non-glycosaminoglycan-binding variant of CC chemokine ligand 7 (monocyte chemoattractant protein-3) antagonizes chemokine-mediated inflammation. J Immunol, 2005, 175(2):1257-1266.
[11] Barlic J, Zhang Y, Foley JF, et al. Oxidized lipid-driven chemokine receptor switch, CCR2 to CX3CR1, mediates adhesion of human macrophages to coronary artery smooth muscle cells through a peroxisome proliferator-activated receptor gamma-dependent pathway. Circulation, 2006, 114(8):807-819.
[12] Schmitz J, Owyang A, Oldham E, et al. IL-33, an interleukin-1-like cytokine that signals via the IL-1 receptor-related protein ST2 and induces T helper type 2-associated cytokines. Immunity, 2005, 23(5):479-490.
[13] Sakai A, Kume N, Nishi E, et al. P-selectin and vascular cell adhesion molecule-1 are focally expressed in aortas of hypercholesterolemic rabbits before intimal accumulation of macrophages and T lymphocytes. Arterioscler Thromb Vasc Biol, 1997, 17(2):310-316.
[14] Xu D, Chan WL, Leung BP, et al. Selective expression of a stable cell surface molecule on type 2 but not type 1 helper T cells. J Exp Med, 1998, 187(5):787-794.
[15] Iiyama K, Hajra L, Iiyama M, et al. Patterns of vascular cell adhesion molecule-1 and intercellular adhesion molecule-1 expression in rabbit and mouse atherosclerotic lesions and at sites predisposed to lesion formation. Circ Res, 1999, 85(2):199-207.
[16] Bjorkbacka H, Kunjathoor VV, Moore KJ, et al. Reduced atherosclerosis in MyD88-null mice links elevated serum cholesterol levels to activation of innate immunity signaling pathways. Nat Med, 2004, 10(4):416-421.
[17] Orozco LD, Kapturczak MH, Barajas B, et al. Heme oxygenase-1 expression in macrophages plays a beneficial role in atherosclerosis. Circ Res, 2007, 100(12):1703-1711.
[18] Armstrong ML, Heistad DD, Marcus ML, et al. Structural and hemodynamic response of peripheral arteries of macaque monkeys to atherogenic diet. Arteriosclerosis, 1985, 5(4):336-346.
[19] Augustyn JM, Fritz KE, Daoud AD, et al. Biochemical effects of moderate diet and clofibrate on swine atherosclerosis. Arch Pathol Lab Med, 1978, 102(6):294-297.
[20] Lichtor T, Davis HR, Vesselinovitch D, et al. Suppression of atherogenesis by nifedipine in the cholesterol-fed rhesus monkey. Appl Pathol, 1989, 7(1):8-18.
[21] Perevozchikov AP, Vaisman BL, Sorokin AV, et al. Study of the effect of the cDNA for the human apolipoprotein A-I gene in transgenic rabbits: modeling the neurological syndrome of human Tangier disease. Mol Biol (Mosk), 1993, 27(1):24-37.
[22] Xiong WJ, Zsigmond E, Gotto AM Jr, et al. Locating a low density lipoprotein-targeting domain of human apolipoprotein B-100 by expressing a minigene construct in transgenic mice. J Biol Chem, 1991, 266(31):20893-20898.
[23] Callow MJ, Stoltzfus LJ, Lawn RM, et al. Expression of human apolipoprotein B and assembly of lipoprotein(a) in transgenic mice. Proc Natl Acad Sci USA,1994, 91(6):2130-2134.
[24] Berard AM, Foger B, Remaley A, et al. High plasma HDL concentrations associated with enhanced atherosclerosis in transgenic mice overexpressing lecithin-cholesteryl acyltransferase. Nat Med, 1997, 3(7):744-749.

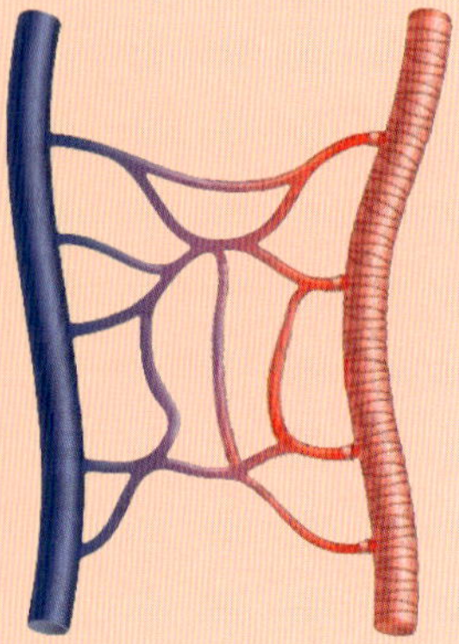

第二十一章

血管再狭窄

刘慧荣　张苏丽

心肌缺血梗死发生后，尽早恢复心肌灌注是降低死亡率，改善预后的有效措施。经皮冠状动脉介入治疗（percutaneous coronary intervention，PCI）自应用以来已成为临床治疗缺血性心脏病的主要手段。PCI的发展历程可分为两个阶段：第一个阶段（1977—1985年）以经皮腔内冠状动脉成形术（percutaneous transluminal coronary angioplasty，PTCA）为代表；第二个阶段（1985年至今）以非球囊器械（如支架置入术、激光成形术、旋磨术、定向旋切术、切吸术、抽吸术等）为代表，又称为后球囊阶段，其中冠脉支架置入术最具代表性。PCI可以恢复患者缺血部位的血运，改善心肌缺血状态，提高心脏功能，显著降低心血管事件的发生率。然而，无论是球囊，还是支架的置入，都存在一定的弊端，最为突出的是部分患者术后中远期出现血管再狭窄。

血管再狭窄的主要病理特征为血管中膜平滑肌细胞增殖，向内膜迁移，合成分泌大量细胞外基质（extracellular matrix，ECM），内膜增生等[1]。但是到目前为止，PCI术后血管再狭窄的发生机制尚不完全明确。研究发现，血管再狭窄的发生个体差异很大，多种临床因素、生物因素、遗传因素、理化因素等都会不同程度地影响再狭窄的发生和预后。了解这些危险因素在再狭窄发生发展中的重要作用，将有助于临床采取合理有效的防治手段，降低再狭窄的发生率，同时也可为开发新的防治措施，促进介入微创技术的发展提供理论依据。因此，本章将着重从病理过程、危险因素、防治原则等方面，结合经典概念及最新研究进展，从多角度阐述血管再狭窄的发生机制。

第一节 血管再狭窄形成的病理过程及机制

血管再狭窄即随访时经PCI术的血管再次发生狭窄。PCI术后1~3个月是血管再狭窄发生的高峰时期，多数发生在半年以内，极少发生在12个月以后。

一、血管再狭窄的概念及分类

对于血管再狭窄的概念曾经有EMORY、NHLBI Ⅰ~Ⅳ等几种不同的定义方法，目前得到普遍认可、临床应用较多的为EMORY标准，即PCI术后即刻获得管腔晚期丢失，致使其管腔直径减小50%以上。PCI术后再狭窄通常通过组织学检查、血管造影，以及临床表现三方面来综合判断，所以再狭窄的概念可分为三类：组织学再狭窄、造影再狭窄、临床再狭窄。组织学再狭窄是指发生在血管壁内细胞水平的变化，主要是在动物实验和尸检时根据内弹力板包绕的面积来定义；造影再狭窄特指PCI术后经冠状动脉造影证实血管再次狭窄，管腔狭窄程度大于50%，可以用肉眼分析冠脉造影的图像或使用冠状动脉定量测量技术测定；临床再狭窄是指与靶血管相关的靶病变部位再次血运重建、心肌梗死或心源性死亡。与组织学检查及造影相比，临床结果（心绞痛复发、心脏负荷试验阳性、再次血运重建、心肌梗死、心源性死亡等）对患者的预后影响更为重要，所以评估PCI术后的效果主要以不发生临床事件和不必再次进行血运重建为标准[2]。

根据Mehran在1999年提出的方法，支架内再狭窄（in-stent restenosis，ISR）分为四个亚型：①局限型ISR：病变长度＜10mm的ISR，约占88.6%；②弥漫型ISR：病变长度＞10mm的ISR，约占2.3%，其中位于支架边缘内但长度＞10mm者称为支架内弥漫型ISR；③弥漫增生型ISR：病变长度＞10mm且超过支架边缘的ISR，约占4.5%；④完全闭塞型ISR：按心肌梗死溶栓治疗临床试验（thrombolysis in myocardial infarction，TIMI）血流评定为0级的ISR，约占4.5%。

在PTCA时代，再狭窄的发生率为30%~58%。随着技术的发展，自1986年开始，支架术已经逐步取代PTCA，成为PCI的主流技术。大型随机临床对照研究发现，与PTCA相比，用316L不锈钢或钴合金等制作的裸金属支架（bare metal stent，BMS）可使再狭窄率明显降低。但值得注意的是，支架术本身并不能抑制内膜增生，反而会促进内膜增生性反应，其降低再狭窄率的优势主要在于可增大术后即刻管腔，弹性回缩也更小。此外，即便是临床效果最好的裸金属支架，其再狭窄率也达10%~20%，某些高危人群中甚至达到30%[3]。因此，再狭窄成为PCI术治疗所面临的重大挑战。随着探索不断深入，人们逐渐认识到，只有抑制支架置入后平滑肌细胞增殖迁移和内膜增生，才能从根本上解决再狭窄问题。近年来，药物洗脱支架（drug-eluting stent，DES）成为PCI史上一个里程碑式的发明。DES是指在原来的金属支架表面增加抗增生的药物（如西罗莫斯、紫杉醇等），并由控释系统来控制药物的释放，通过局部控释抗内膜增生药物来防止再狭窄。DES的应用使得再狭窄率降低到10%以下。但由于PCI治疗的冠心病患者基数大，影响因素多，个体差异大，阐明血管内再狭窄的发生机制，从而寻找更有效的防治方法仍具有十分重要的临床意义。

一般认为，PTCA术后再狭窄主要机制为血管弹性回缩，负性重塑（病变处血管横截面积/平均参考血管面积＜1.0），受损部位血栓形成，血管平滑肌细胞（vascular smooth muscle cell，VSMC）增殖迁移，ECM分泌，内膜增生等。支架能有效减轻血管弹性回缩和负性重塑，因此ISR的主要机制是VSMC增殖迁移和内膜增生。再狭窄的病理过程简述如下：球囊扩张或支架的置入可造成血管内皮撕裂损伤，内膜下组织裸露，激活血小板，启动局部血栓形成，并促使炎症反应发生，炎症反应又可加重血管内皮的损伤程度。血细胞释放各种生长因子及炎症介质刺激 VSMC 过度增殖和向内膜迁移，在迁移过程中发生表型转化，并分泌大量胶原、弹力蛋白、纤维粘连蛋白、多糖基等 ECM，沉积在血管内膜。血栓、增生的血管平滑肌以及过多的 ECM 构成血管新生内膜的主要组成部分，血管发生重塑，最终形成再狭窄。

二、血管再狭窄的病理过程及机制

根据发生机制，血管再狭窄的病理过程主要包括五个阶段：①血栓形成阶段；②炎症反应阶段；③ VSMC 增殖阶段；④ ECM 形成阶段；⑤血管重塑阶段。本节将重点从以上五方面阐述血管再狭窄的发生过程和相关机制。

（一）血管内皮损伤与血栓形成

内皮细胞覆盖在血管内膜表面，是血液和组织之间的一个天然屏障，是维持血管完整性和正常血液流动及功能的一个重要条件。PCI 术可导致血管内皮细胞的机械性损伤、血管内膜的撕裂、基底膜暴露，从而促进局部血栓的形成。血栓形成一般发生在术后 1～12 小时内，是血管内皮剥脱后出现的早期继发事件。血小板膜上有多种具有受体功能的糖蛋白（glycoprotein，GP），血管内皮细胞损伤时，血浆血管假性血友病因子（von Willebrand factor，vWF）作为“桥梁”，同时结合血小板膜上的 GP Ⅰb/Ⅸ/Ⅴ复合物和内皮下胶原，使得血小板与内皮下基质连接起来。血小板通过膜上胶原受体与胶原牢固结合，沉积并黏附于受损血管壁上。胶原、凝血酶、ADP、肾上腺素、血栓素 A_2（thromboxane A_2，TXA_2）等均可以与血小板表面相应的受体结合，激活血小板，并使其释放出一系列的活性因子。大多数血小板激活剂，同时也具有促血小板聚集的作用。在这些致聚剂的激活下，血小板膜上 GP Ⅱb/Ⅲa 复合物构象发生改变，暴露纤维蛋白原受体，在 Ca^{2+} 的作用下纤维蛋白原与之结合，从而连接相邻的血小板。在纤维蛋白原的“桥联”作用下，血小板之间聚集成团，在血管破损处形成早期血栓。

基础研究发现，在球囊动脉损伤的家兔模型中，利用血小板黏附抑制剂金精三羧酸（aurintricarboxylic acid，ATA），能够减少内膜增生，表明血小板黏附在内膜增生中发挥重要的作用。临床试验发现，联合应用高剂量的阿司匹林与双嘧达莫，能显著减少患者 PCI 术后六个月内的血管再狭窄或闭塞的发生。同时在另一个双盲实验中，PCI 术后阿司匹林与双嘧达莫联合应用比单独使用阿司匹林能更有效地抑制血管再狭窄的发生。上述研究表明，PCI 术后有效的抗血小板治疗在抑制血管再狭窄方面具有重要意义。

血栓形成后，可诱导多种生长因子的释放，包括血小板源生长因子（platelet-derived growth factor，PDGF）、转化生长因子 β（transforming growth factor β，TGFβ）、血管内皮生长因子（vascular endothelial growth factor，VEGF）、胰岛素样生长因子 1（insulin-like growth factor 1，IGF1）等，这些生长因子通过作用于不同的细胞，在血管再狭窄中发挥重要作用。

1. 血小板源生长因子　PDGF 因首先发现于血小板而得名，除血小板外，PDGF 还可由内皮细胞、VSMC、巨噬细胞、成纤维细胞、肿瘤细胞、胚胎细胞等合成。在哺乳动物，PDGF 由 9 个不同基因编码，生成 4 种不同的多肽链（A、B、C、D 链）。目前发现的 PDGF 都是由两条多肽链通过二硫键连接形成同源或异源二聚体形式，包括 PDGF-AA、PDGF-BB、PDGF-AB、PDGF-CC、PDGF-DD 几种形式。PDGF 与靶细胞膜上的 PDGF 受体结合发挥作用。PDGF 受体广泛分布于 VSMC、成纤维细胞、内皮细胞、神经胶质细胞等多种细胞，为含 N- 乙酰氨基葡萄糖和半乳糖残基的单链膜糖蛋白，有四个功能区，分别为胞外配体结合区、跨膜区、胞内近膜区和酪氨酸蛋白激酶区。成熟的 PDGF 受体以二聚体稳态的形式（αα，αβ，ββ）存在。离体实验发现，αα 受体可与 PDGF-AA、PDGF-BB、PDGF-AB、PDGF-CC 结合，αβ 受体可与 PDGF-BB、PDGF-AB、PDGF-CC、PDGF-DD

结合，ββ 受体可与 PDGF-BB、PDGF-DD 结合。

PDGF 激活其相应的受体，一方面可以刺激血管收缩，另一方面进一步诱导血小板聚集、黏附、激活和释放 PDGF。PDGF 具有趋化活性和致分裂活性。在 PDGF 的诱导下，中膜 VSMC 可由收缩型转换为合成型，VSMC 向内膜迁移、增殖、并释放大量的 ECM。但不同 PDGF 二聚体对 VSMC 增生迁移的作用有所不同。例如，PDGF-AA 和 PDGF-BB 均可通过丝裂原活化蛋白激酶（mitogen activated protein kinase，MAPK）信号通路促进 VSMC 增殖，但后者效应更强；PDGF-BB 可以通过激活磷脂酶 C（phospholipase C，PLC）/ 二磷酸磷脂酰肌醇（phosphatidylinositol bisphosphate，PIP_2）/ Ca^{2+} 信号通路促进 VSMC 向内膜迁移，而 PDGF-AA 无此作用。因此，在血管再狭窄形成过程中，PDGF 是促进内膜新生的一个重要刺激剂。在 PTCA 的大鼠模型中，术后 7 天检测发现 PDGF 使内膜厚度显著增加，PDGF 受体表达上调，给予 PDGF 受体酪氨酸激酶抑制剂可减缓内膜新生[4]。

2. 转化生长因子 β　TGFβ 是由两条多肽链以二硫键形式组成的同源二聚体，通过结合 TGFβ 受体发挥生物学效应。TGFβ 受体是细胞表面上一种单次跨膜丝氨酸 / 苏氨酸蛋白激酶受体，广泛存在于正常细胞和肿瘤细胞表面。血小板源性 TGFβ 参与 PCI 术后的血管再狭窄，机制可能有：TGFβ 是单核细胞和中性粒细胞有效的趋化剂，可介导炎症反应；TGFβ 可增强 VSMC 的细胞分裂，促进细胞增殖；TGFβ 可增加 VSMC 膜上整合素 αv 和 β3 亚基的表达，介导平滑肌细胞的迁移；TGFβ 可激活胶原等 ECM 的合成，抑制金属蛋白酶等的降解；TGFβ 可促进血管外膜成纤维细胞迁移、增殖，以及表型转换，参与血管重塑。和原发的动脉粥样硬化相比，发生再狭窄损伤的患者血管中 TGFβ mRNA 水平更高。动物实验显示，抗 TGFβ 抗体可减缓 PCI 后的内膜新生。

3. 血管内皮生长因子　VEGF 作为内皮细胞特异性的有丝分裂原，可以刺激内皮细胞增殖分裂，维持内皮细胞功能和存活，改变内皮细胞的表型和酶学特性，进而加快内膜的内皮化，使内膜的屏障功能部分恢复，减少血流中的活性分子对 VSMC 的直接刺激作用。VEGF 通过结合 VEGF 受体（VEGF receptor，VEGFR）起作用。VEGF-VEGFR 系统包括至少五个 VEGF 家族成员和三个 VEGFR 家族成员。VEGF-A 结合 VEGFR1（Fms-like tyrosine kinase1，Flt1）和 VEGFR2（kinase insert domain-containing receptor，KDR /Flk1）；VEGF-B 和胎盘生长因子（placental growth factor，PlGF）结合 VEGFR1；VEGF-C 和 VEGF-D 结合 VEGFR2 和 VEGFR3。VEGFR1 和 VEGFR2 特异性表达于血管内皮细胞，而 VEGFR3 主要表达在淋巴管内皮细胞。VEGF 在再狭窄中的作用一直存有争议。有研究者利用动物实验发现，局部给予 VEGF-A 或 VEGF-C 可以加速血管再内皮化，减少内膜厚度。此外，另有研究认为，VEGF 的促内皮化作用可能会加重血管损伤。该理论得到一些实验的支持，如 VEGF 可以加速动脉粥样硬化斑块的形成，并且 VEGF 这种效应和毛细血管密度密切相关。还有研究认为，外源性给予 VEGF 可加速血管再狭窄，而内源性的 VEGF 无此作用。上述分歧可能是由于研究者利用不同的损伤模型、采用不同的 VEGF 阻断剂等所致[5]。这也提示，VEGF 和血管再狭窄之间有着非常复杂的关系，需要更多的实验来明确二者关系。

4. 胰岛素样生长因子 1　IGF1 既是一种内分泌因子，又是一种自分泌和旁分泌因子，可由内皮细胞、平滑肌细胞、巨噬细胞等合成和分泌。IGF1 通过结合 IGF1 受体发挥生物学效应。IGF1 受体是一种四聚体糖蛋白，由两个 α 亚基和两个 β 亚基组成，具有酪氨酸蛋白激酶结构域和多个自磷酸化位点。IGF1 与受体结合后，激活酪氨酸蛋白激酶，引起细胞内一系列磷酸化反应，发挥短期的胰岛素代谢效应和长期的调节血管、非血管细胞生长分化的功能。在血管再狭窄过程中，IGF1 可以促进 VSMC 有丝分裂、蛋白合成、细胞增殖，但其作用强度弱于 VEGF。IGF1 还可以增加巨噬细胞的趋化性和促进炎性因子的释放，促进弹性蛋白原的合成。

除了多种生长因子，一些血管内皮源性

的活性因子在血管再狭窄形成中也起不容忽视的作用。众所周知，除了维持血管完整性外，血管内皮细胞还是人体最大的内分泌和旁分泌器官，可以产生和分泌多种生物活性物质，如一氧化氮（nitric oxide，NO）、内皮素（endothelin1，ET1）、前列环素（prostacyclin，PGI_2）、5-羟色胺等，调节血管的舒缩状态，防止血小板黏附和血栓的形成；调节 VSMC 的生长和增殖；防止炎症细胞的浸润和有害物质的侵入。生理状态下，各种促收缩因子与促舒张因子处于平衡状态，当内皮细胞受损、功能失调时，该平衡被打破，导致血小板黏附、白细胞激活、血栓形成和 VSMC 异常增生，是启动和促进再狭窄的重要原因。

NO 与 ET1 是两种最重要的内皮源性血管活性因子，具有相互拮抗的作用。NO 是在 NO 合酶（nitric oxide synthase，NOS）的催化下，由 L-精氨酸氧化生成。生理浓度的 NO 可以通过 NO/环磷酸鸟苷（cyclic guanosine monophosphate，cGMP）/蛋白激酶 G（protein kinase G，PKG）信号通路舒张血管，调节血管张力；通过抑制血小板选择素的表达、胞内 Ca^{2+} 浓度的增加、整合素糖蛋白Ⅱb/Ⅲa 构象的改变等，从而抑制血小板激活、黏附、聚集和分泌；与 PGI_2 协同作用，减少细胞黏附分子和单核细胞趋化蛋白的表达，抑制白细胞趋化及与内皮的黏附；NO 对 VSMC 和内皮的作用不同：NO 可抑制 SMC 增殖、迁移、ECM 形成，促进 VSMC 的凋亡，相反，NO 可增加内皮细胞的增殖，抑制内皮细胞凋亡。因此，NO 对血管再狭窄具有抑制作用。动物以及临床试验皆表明，损伤局部给予 NO 供体，可以减缓 PTCA 术后的内膜增生和再狭窄。然而，ET1 的作用则相反，可引起血管强烈收缩，增加单核细胞黏附，激活巨噬细胞，促进 VSMC 增殖和迁移。内皮素包括 ET1、ET2、ET3 三种类型，人的血管内皮细胞只表达 ET1，具有强烈的收缩血管的作用。ET1 由前内皮素原在内肽酶的作用下转化成大 ET1，再经 ET 转化酶作用生成 21 个氨基酸的 ET1。ET1 与其受体结合后发挥作用。ET1 的受体包括 ETA、ETB、ETC 三个亚型。在血管系统中，ETA 受体仅存在于 VSMC 中，可以引起血管收缩及 VSMC 增生；ETB 主要表达于血管内皮细胞，ETB 激活后，可促使内皮细胞释放 PDGF、NO、及 PGI_2，引起血管平滑肌松弛，舒张血管，并能抑制 ET 的分泌，形成负反馈调节。大量研究证实，ET1 与 ETA 受体结合后，激活磷脂酶 C，生成三磷酸肌醇（inositol triphosphate，IP_3）和二酰甘油（diacylglycerol，DG），IP_3 可升高胞内 Ca^{2+}，DG 激活蛋白激酶 C（protein kinase C，PKC），两者共同作用，最终导致 VSMC 收缩、增殖、及迁移。NO 释放量的增加可以抑制 ET1 的产生并调节其受体数量和亲和力，从而拮抗 ET1 的效应。总之，促进受损内皮细胞修复，恢复正常平衡的内皮功能是再狭窄防治的关键。

（二）炎症反应激活

球囊或支架置入造成的血管机械性损伤可诱导局部炎症反应，炎性反应部位主要有组织细胞、淋巴细胞、中性粒细胞、单核/巨噬细胞等，通过释放大量生长因子和炎性因子，进而刺激 VSMC 的增殖、迁移，ECM 的合成，内膜增厚等，最终诱导再狭窄的发生。研究显示，PCI 术后 48 小时内，即会出现急性炎症反应。血小板、中性粒细胞和单核细胞在引起 PCI 术后的炎症过程中发挥重要作用。首先，血小板黏附在内皮破损的血管壁上，并通过糖蛋白Ⅱb/Ⅲa 连接纤维蛋白原形成血小板覆盖层，同时通过血小板上表达的 P 选择素（P-selectin）募集白细胞。白细胞借由其表达的 P 选择素糖蛋白配体 1（P-selectin glycoprotein ligand 1，PSGL1）与 P 选择素相结合，滚动并被激活，白细胞表面大量表达组织因子（tissue factor，TF）。血小板还可以释放血小板活化因子（platelet activating factor，PAF），通过与 PAF 受体结合，激活白细胞表面的整合素 Mac1（CD11b/CD18），滚动的白细胞通过 Mac1 结合于血小板膜上的 GPⅠb-α，停止并黏附在血小板上。Mac1 可使Ⅹ因子活化为Ⅹa，后者与纤维蛋白原相结合，最终使得白细胞在血栓形成部位聚集。大量实验已经证实 Mac1 在白细胞黏附中的直接作用，针对 Mac1 的干预措施可以减少血管再狭窄动物模型的新生内膜厚度。临床研究同样发现，与循环中的中性粒细胞相比，PCI 术后的 48 小时内，患者冠状窦处中性粒细胞表面 Mac1 的水平显著升高，并且 Mac1 的升高程度与血管成形术后管腔丢失以及再狭窄发生率呈正相关。以上提示，Mac1 的高表达和血小板介导的白细胞黏附（又称“二次捕获”）在血管炎症和再狭窄发生中起重要作用[6]。

CD40L 是一种由活化的血小板释放的免疫刺激分子，它的出胞伴随着血小板 α- 颗粒的释放。α- 颗粒主要包括 PDGF、TGFβ 等生长因子，以及趋化因子 RANTES（regulated upon activation normal T-cell expressed presumed secreted）。生长因子可以促进 VSMC 的表型转换、增殖、迁移、合成分泌 ECM 等，RANTES 可以趋化单核细胞与内皮细胞的黏附。在 PDGF 的刺激下，激活的血小板还可以释放另一种有效的趋化因子——单核细胞趋化蛋白 1（monocyte chemotactic protein 1，MCP1）。最终，单核细胞在趋化因子、黏附因子，以及炎性细胞分泌的炎性介质的作用下，以阿米巴样运动形式穿过内皮细胞间隙和基底膜，同时释放出蛋白酶等，破坏血管壁（图 21-1）。

目前研究认为，炎症反应并非局限于 PCI 术后的早期，而是参与了血管再狭窄发展的全过程。炎症反应可能通过三种方式参与血管再狭窄的发生：促进血管平滑肌的增殖和迁移，促进 ECM 的形成，促进新生内膜增生。血浆中多种炎症及相关因子水平的变化与再狭窄的发生密切相关。例如血清 C- 反应蛋白（C-reactive protein，CRP）、肿瘤坏死因子（tumor necrosis factor，TNF）、白介素 1（interleukin 1，IL1）、IL6、补体 C3a 和 C5a、基质金属蛋白酶（matrix metalloproteinase，MMP）2/3/9、非对称二甲基精氨酸（asymmetric dimethylarginine，ADMA）、纤溶酶原激活物抑制物（plasminogen activator inhibitor 1，PAI1）等。

1. C 反应蛋白　在众多可能的再狭窄相关生物标志物中，CRP 是研究最充分的标志物之一。在炎症等病理情况下，血清中 CRP 水平急剧升高，而高敏 CRP（high-sensitivity CRP，hsCRP）已经成为实验和临床上的重要炎症标志物。CRP 的功能涉及补体的激活和促进白细胞的黏附等。血清 CRP 水平与众多心血管疾病的发生密切相关。研究表明，血清 CRP 水平升高提示支架术后可能发生了再狭窄。另外，随着药物洗脱支架（DES）的应用，研究发现应用 DES 的患者其血清中 CRP 升高的发生率低于使用裸金属支架（BMS）的患者。

2. 肿瘤坏死因子　TNF 是存在于损伤组织

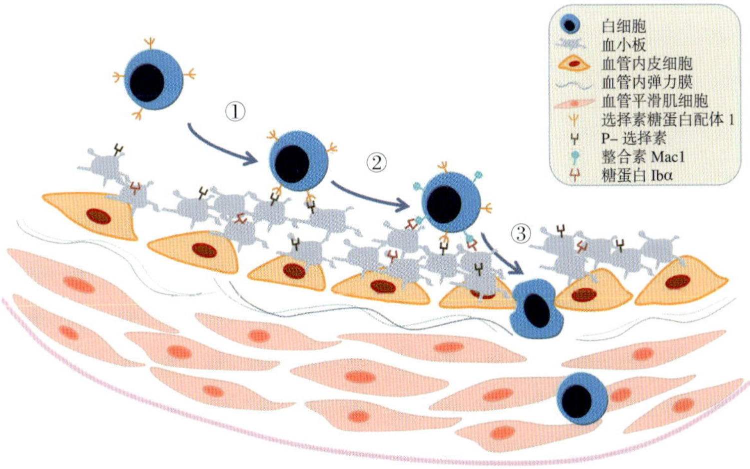

图 21-1　白细胞在血管壁上滚动黏附迁移

①血小板募集白细胞的过程。血小板上表达的 P- 选择素可识别结合白细胞膜上的选择素糖蛋白配体 1，使得白细胞在血管内滚动并被激活。②激活的白细胞通过其膜上表达的整合素与血小板膜上的糖蛋白结合，稳定白细胞与血小板的聚集。③白细胞在多种趋化因子及炎性介质的介导下，向内膜下迁移

的重要细胞因子，在炎症反应中发挥关键作用。TNF 可以通过激活 AP1、NF-κB 等转录因子介导炎症反应。例如，TNF 促进了 MMP 和 IL1 的活化，参与炎症反应。很多研究提示血清中 TNF 水平与再狭窄的发生密切相关。TNF 基因敲除小鼠在血管损伤后内膜增生程度低于野生型小鼠；临床研究显示，某些 TNF 基因启动子的多态性可以降低再狭窄风险，而这些基因多态性都表现出血清中低浓度的 TNF。同时，研究提示抗 TNF 的治疗措施可抑制再狭窄的发生发展。TNF 家族可以作用于血管中多种类型的细胞，从而参与 PCI 术后再狭窄的发生。例如，CD40L 是 TNF 家族成员，研究提示其可能通过结合细胞膜上的 CD40、整合素 Mac1 等分子，参与再狭窄的发生。

3. 白介素 1 IL1 是一种促炎因子，主要由激活的巨噬细胞合成释放，同时对参与内膜新生的成纤维细胞、平滑肌细胞，以及 B 和 T 淋巴细胞发挥生长因子的作用。IL1 可以促进 IL6 和 IL8 的合成，从而介导血管损伤后的炎症反应。IL1 还可以诱导内皮细胞上 E- 选择素等多种白细胞黏附分子表达增加。研究发现，单核细胞释放 IL1 的量和 PTCA 术后再狭窄的发生率呈正相关，提示血管损伤部位浸润的单核细胞释放的 IL1 可以促进内膜新生。用重组人 IL1 受体阻断剂（IL1ra）可以抑制培养的 VSMC 增殖，提示 IL1ra 可能会干扰 IL1 的自分泌调节，从而抑制内膜新生和再狭窄。有研究者建立了一个再狭窄发生的级联反应模型，在此模型里，巨噬细胞先释放 IL1，然后激发后续的 VSMC 和内皮细胞释放细胞因子和生长因子，从而建立一个正向的、自我激活的自分泌和旁分泌环路，促进内膜新生。

4. 白介素 6 IL6 被认为是再狭窄发生的重要危险因素。有研究显示，IL6 在 PCI 术后 1 天即可出现升高，这提示 IL6 可能参与了早期炎症反应。IL6 可能也参与了再狭窄过程中炎症反应的其他阶段，有临床研究显示在应用 DES 和 BMS 的患者中，IL6 等炎症因子可能参与了晚期炎症反应。IL6 可以促进 TF 和 ECM 降解相关酶的表达，同时也参与平滑肌增殖和促进血小板的聚集。IL6 也通过促进内皮细胞表面黏附分子的表达参与对血管的损伤。

5. 整合素 Mac1 整合素 Mac1 是一种和再狭窄发生率密切相关的细胞表面分子。整合素 Mac1 表达于白细胞表面，主要介导炎症反应中白细胞的黏附。在白细胞黏附过程中整合素 Mac1 的 αMI 结构域结合于血小板上的 GPIb-α。同时也有研究认为，Mac1 可以结合于细胞间黏附分子 1（intercellular adhesion molecule 1，ICAM1）、C3bi 和纤维蛋白原，介导白细胞活化迁移。整合素 Mac1 还通过介导 IL1 受体相关激酶（IL1 receptor- associated kinase，IRAK），激活 NF-κB，促进再狭窄相关的炎症反应。此外，有研究发现，整合素 Mac1 可通过叉头框转录因子（forkhead transcription factor，Foxp1）参与单核细胞的分化。

6. 补体 C3a 和 C5a 补体 C3a 和 C5a 是补体系统的重要组成成分，其与白细胞表面的 C3a 受体和 C5a 受体结合并促进炎性介质的释放，同时参与白细胞黏附和趋化。有临床研究显示，在 PCI 术后，患者 C3a 和 C5a 的水平升高，而发生再狭窄的患者其 C3a 和 C5a 水平显著高于未发生再狭窄的患者，且 C3a 和 C5a 的水平与冠脉再狭窄的程度呈正相关。另有研究证实，抑制 C3 可以抑制血管增厚，也提示补体在再狭窄中的作用。

7. 纤溶酶原激活抑制物 1（plasminogen activator inhibitor 1，PAI1） 关于 PAI1 与再狭窄之间的关系，目前尚存争议。很多研究认为 PAI1 可以促进内膜增生，但同时有研究显示，PAI1 对内膜增生的效应可能是抑制的。近年来，越来越多的研究支持 PAI1 促进血栓形成，促进再狭窄的观点。

8. 非对称二甲基精氨酸（asymmetric dimethylarginine，ADMA）和一氧化氮 NO 在平衡血管舒张和抵抗血管炎症中发挥重要作用。ADMA 可以结合并阻断一氧化氮合酶，导致在维持血管稳态中发挥重要作用的 NO 合成减少。最近的研究发现，ADMA 在再狭窄患者血清中显著升高，ADMA 的升高和 NO 含量的下降均是导致再狭窄发生的重要相关因素。

（三）血管平滑肌细胞增殖迁移

位于中膜的VSMC在出生后发育过程中具有高度的可塑性。VSMC有两种表型：收缩型（即分化型）和合成型（即去分化型）。正常成人血管壁以收缩型VSMC为主，这种类型的VSMC一般呈梭形，直径2~5μm。其细胞质内含大量肌丝束，并可见致密体及致密斑，而粗面内质网、高尔基体和线粒体等细胞器甚少，细胞膜外环绕一层基底膜，可在生物活性物质或机械性刺激作用下产生收缩反应，是引起血管收缩的主要效应细胞。但是在一些病理状态下，收缩型VSMC可以去分化成为合成型VSMC。在去分化过程中，VSMC呈现成纤维细胞样形态结构，细胞质内肌丝含量减少，收缩能力逐渐下降甚至消失，但是粗面内质网、高尔基体及游离核蛋白体明显增加，显示出较强的增殖能力，以及合成分泌ECM的能力，参与血管壁的形成和修复。合成型VSMC细胞膜外无明显基底膜。

血管再狭窄形成过程中，VSMC表型转换、增殖、迁移是促进内膜新生的关键环节。PCI术致血管内膜损伤后24小时内即可观察到中膜平滑肌细胞开始增殖，48小时达高峰；数天后，部分增殖的中膜VSMC开始向内膜迁移，迁移至内膜的VSMC进一步增殖并分泌ECM，成为新生内膜的主要细胞成分。内膜处VSMC的增殖可持续1年左右，直到管腔完全闭塞。此外，新生内膜处的平滑肌细胞除了来自血管中膜外，还有一部分由血管外膜成纤维细胞迁移而来，变成肌成纤维细胞。近年来研究发现，来自骨髓的血管平滑肌祖细胞可能也参与了血管内膜新生。研究者发现，根据不同的实验对象、损伤模型、检测方法，新生内膜中血管平滑肌祖细胞来源的细胞占了20%~66%。但是目前该结论尚存在争议，需要进一步验证[7]。

VSMC通过有序的DNA复制和有丝分裂来完成细胞增殖。正常情况下，静止的VSMC处于不分裂的G_0期。血管损伤后，在多种细胞因子刺激下，平滑肌细胞进入G_1期。细胞在G_1期生长，主要合成RNA和核糖体，细胞体积增大；然后进入S期进行染色体复制；染色体复制停止后，细胞进入G_2期，此期为有丝分裂做准备，大量合成RNA和蛋白质；最后细胞在M期分裂，并重新开始新一轮细胞周期。在细胞周期的G_1中期至晚期之间存在一限制点（R点），细胞在该点对复杂的细胞内外信号进行整合传递，决定细胞进入分裂程序、发生凋亡，或是返回G_0期。PDGF、碱性成纤维细胞生长因子（basic fibroblast growth factor，bFGF）、IGF1等可以激活平滑肌细胞内核转录因子（c-fos、c-myc等），合成细胞周期调节蛋白增多，促使平滑肌细胞达到G_1中晚期的R点，进入分裂程序。平滑肌细胞进入G_2期后，不再需要生长因子的进一步刺激。

细胞周期蛋白（cyclin）、细胞周期蛋白依赖性激酶（cyclin-dependent kinase，CDK），以及细胞周期蛋白依赖性激酶抑制蛋白（CDK inhibitor，CDKI）在细胞周期各阶段的调控中起主要作用。血管损伤时，增多的生长因子与平滑肌细胞表面相应的酪氨酸激酶受体结合后，通过信号传递促进Cyclin合成增多，Cyclin与相应CDK结合为激酶复合物——磷酸化视网膜母细胞瘤基因产物（retinoblastoma gene product，Rb），磷酸化的Rb可释放与其结合的核转录因子E2F，游离的E2F进入核内，结合一系列具特殊序列的基因启动子区（C-myc、C myb、Cdc2、二氢叶酸还原酶基因、TK基因、E2F-1基因的启动子区等），促进这些基因的表达。这些基因的产物促进细胞通过G_1/S调控点，进入自主分裂程序。CDKI是细胞周期最重要的负性调节因子。从结构上CDKI可以分为两大类：INK4家族（P14、P15、P16、P18、P19）和KIP/CIP家族（P21、P27、P57）。例如，$P27^{Kip1}$在静息细胞中高表达，可以结合并抑制调节G_1期的Cyclin-CDK复合物的活性，从而抑制细胞分裂。$P21^{Cip1}$是另一种类型的CDKI，在G_1后期高表达，主要作用是限制Cyclin-CDK复合物的活性（图21-2）。研究发现，给施行PTCA的血管中转染$P27^{Kip1}$或$P21^{Cip1}$基因，可以显著减少VSMC的增殖和内膜新生。因此，与VSMC增殖相关的调节因子成为临床防治血管内再狭窄的重要靶点。

VSMC的增殖是血管再狭窄的一个关键因

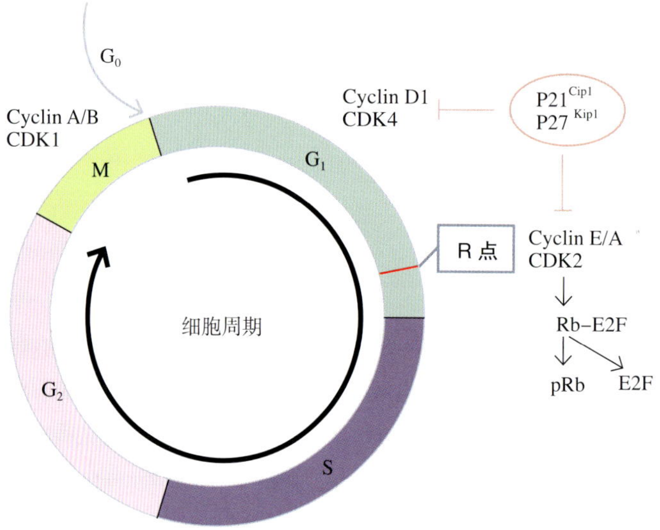

图 21-2　细胞周期示意图

细胞周期是指细胞从一次分裂完成开始到下一次分裂结束所经历的全过程，该过程受到多种细胞周期蛋白（cyclin）及细胞周期蛋白依赖的蛋白激酶（CDK）的调控。在限制点（R 点），Cyclin 与 CDK 复合物可以使视网膜母细胞瘤基因产物（Rb）磷酸化（pRb），后者释放出核转录因子 E2F，促使细胞进入分裂阶段。细胞周期蛋白依赖性蛋白激酶抑制蛋白家族成员（$P27^{Kip1}$、$P21^{Cip}$ 等）可以抑制 Cyclin-CDK 复合物的活性，从而抑制细胞分裂。G_1：DNA 合成前期；S：DNA 合成期；G_2：DNA 合成后期；M：细胞分裂期

素，而增殖的平滑肌细胞由血管中层向内膜的迁移是内膜增厚的一个重要机制。在正常的未损伤的血管中，由于基质的黏附、刺激因素相对缺乏等原因，平滑肌细胞不发生迁移。生长因子、细胞因子、ECM 成分、血流、剪切力、基质顺应性等因素均可以影响 VSMC 的迁移。VSMC 迁移的结果可导致内膜中 VSMC 的大量积聚和结缔组织的形成，进而促进新生内膜形成。VSMC 的迁移和细胞周期以及细胞增殖也密切相关。平滑肌细胞位于 G_1 期的时候可以迁移，G_1 期之后便不能再迁移。$P27^{Kip1}$ 或 $P21^{Cip1}$ 不仅是平滑肌细胞增殖的主要抑制剂，同时在抑制平滑肌细胞迁移过程中也发挥重要作用，可以抑制迁移过程中平滑肌细胞的多种改变，如板状伪足形成、肌动蛋白肌丝和黏着斑重塑等。

血管再狭窄发生时，多条信号转导通路参与了 VSMC 增殖和迁移的调控，主要包括：丝裂原活化蛋白激酶（mitogen activated protein kinase，MAPK）级联通路、磷脂酰肌醇 3 激酶（phosphatidylinositol 3 kinase，PI3K）/Akt 通路、PKC 通路、蛋白激酶 A（protein kinase A，PKA）通路等。

1. MAPK 级联通路　MAPK 是一类广泛存在于脊椎类动物细胞质内的具有丝氨酸/苏氨酸双重磷酸化能力的蛋白激酶。经典的 MAPK 信号转导以三级激酶级联的方式进行，即 MAPKKK 受有丝分裂原刺激磷酸化而激活后，磷酸化并激活 MAPKK，最后由 MAPKK 磷酸化 MAPK，使其活化进而转入核内。MAPK 家族主要包括细胞外信号调节激酶（extracellular signal regulated kinase，ERK）、c-Jun N 端激酶（JNK）/应激激活的蛋白激酶（stress activated protein kinase，SAPK）、P38MAPK，以及 ERK5 四个亚族。不同的亚族可以由不同的刺激因素激活，形成不同的转导通路，介导不同的生物学效应，但是彼此之间也存在着广泛的交联。不同研究发现，在血管再狭窄新生内膜形成过程中，ERK1/2、JNK1/2 和 P38 三条通路均参与了 VSMC 的增殖。然而，MAPK 对 VSMC 的迁移仅有轻度的促进作用。

2. PI3K/Akt 通路　PI3K/Akt 信号通路在调控细胞周期、分化、凋亡、迁移等方面都具有重要作用。PI3K 是由一个 p85 调节亚基（分子量 85×10^3）和一个 p110 催化亚基（分子量 110×10^3）组成的异源二聚体。多种生长因子均

可活化 PI3K/Akt 信号通路，PI3K 被激活后生成 3，4，5 三磷酸磷脂酰肌醇，再以后者作为第二信使激活下游的 Akt，继而调控与细胞周期相关的蛋白，主要是上调 Cyclin D 和下调 CKI（如 p21 和 p27），从而参与血管再狭窄中 VSMC 的表型转化、增殖和迁移。研究发现，IGFI 诱导的 VSMC 增殖和迁移均依赖于 PI3K 和 Akt 的磷酸化，PI3K 抑制剂几乎完全阻止 IGFI 引起的增殖，并对其迁移大约有 60% 的抑制作用。PI3K 抑制剂还可使 VSMC 形态发生改变并失去收缩活性。

3. PKC 通路　PKC 家族包括 10 种同源蛋白激酶，由一个调控域和一个催化域构成。催化区高度保守，可结合 ATP 和蛋白底物；调控区保守度低一些，包含可结合第二信使 DAG 和 Ca^{2+} 的结构域。不同的细胞亚型 PKC 同工酶的分布和数量都不同。在人平滑肌细胞上 PKCα、PKCβ、PKCδ、PKCε 的水平相对较高，PKCζ 则呈低表达。不同的研究利用不同的实验模型发现，PKCα，PKCβ，PKCδ 和 PKCζ 都与 VSMC 增生的调节有关。在这些同工酶中，PKCβ 可促进细胞生长得到了广泛认可，而其他 PKC 的作用尚存争议。PKC 促进 VSMC 增殖的机制比较复杂。通常情况下，PKC 由 G 蛋白偶联受体激活后，从细胞质转移至核膜或细胞骨架。丝裂原激活的蛋白激酶，如 ERK、p38 和 JNK 是 PKC 下游的效应物。PI3K/Akt 信号转导通路受 PKC 的调控。PKC 也可激活细胞转移相关分子，PKCα、PKCβ 和 PKCδ 被证明可通过增强肌动蛋白聚合或增强细胞黏附来调控平滑肌细胞迁移 [8]。

4. PKA 通路　前列环素、肾上腺素等一些激素与细胞膜上相应受体结合后，引起激活型 G 蛋白（G）变构活化，Gα 激活后将活化腺苷酸环化酶（adenylate cyclase，AC），AC 可使胞内环磷酸腺苷（cyclic adenosine monophosphate，cAMP）生成增多，cAMP 结合具有两个调节亚基（R）和两个催化亚基（C）的 PKA，并使得 PKA 释放出 C 亚基，C 亚基可以磷酸化细胞质中的很多底物，包括 Raf，从而抑制 Ras/Raf 1 / MEK/MAPK 信号通路的激活。C 亚基还可以进入细胞核内，启动一些 cAMP 应答基因的转录，促进或者抑制细胞生长。离体和在体实验均证实，cAMP/PKA 信号通路的激活可以抑制血管成形术中 VSMC 的增殖和迁移，减少内膜新生 [9]。

（四）细胞外基质合成

ECM 是维持人体各种器官正常功能的必要因素。ECM 位于上皮或内皮下层、结缔组织细胞的周围。血管 ECM 主要由增殖的 VSMC 和成纤维细胞分泌，其成分主要由胶原、蛋白聚糖、糖蛋白，以及与基质代谢相关的蛋白酶（如基质金属蛋白酶和丝氨酸蛋白酶及其特异性的抑制物）组成。在正常动脉血管壁组织中，ECM 仅占总体积的 2%～4%；但再狭窄形成的后期，ECM 发生了很大的变化：其成分可占新生内膜总体积的 50%～60%；其合成和分泌的速度在再狭窄形成的后期较正常血管高 4～10 倍 [10]。

1. 胶原　胶原是具有三股螺旋结构的纤维蛋白，在血管中主要以Ⅰ、Ⅲ型和Ⅳ型胶原为主。Ⅰ型胶原和Ⅲ型胶原主要分布于血管的中膜和外膜，是血管壁主要的间质胶原，占血管胶原总量的 80%～90%。Ⅰ型胶原与血管壁的抗张力强度相关，Ⅲ型胶原与血管壁的延展性相关；Ⅳ型胶原主要存在于基底膜，可使内皮细胞处于分化状态并参与调节内皮细胞的迁移和增生，但其降解产物可抑制内皮细胞的增生和迁移。与 PCI 术后血管再狭窄有明确关系的是Ⅰ和Ⅲ型，在 VSMC 增殖迁移期可以合成和分泌大量的Ⅰ型和Ⅲ型胶原。手术后血管内皮损伤使 ECM 暴露于血液成分，其中Ⅰ型和Ⅲ型胶原诱导血小板黏附、聚集和激活，并释放 PDGF，刺激 VSMC 增殖和迁移。新的研究发现，Ⅷ型胶原也可以通过 β_1- 整合素和（Ras homolog gene family A，RhoA）调节 MMP2 的表达和平滑肌细胞的迁移，提示Ⅷ型胶原也可能参与了术后再狭窄的发生。

2. 蛋白聚糖　蛋白聚糖由糖胺聚糖共价连接于核心蛋白所组成，在血管壁中的糖胺聚糖主要有透明质酸（hyaluronic acid，HA）、硫酸软骨素（chondroitin sulfate，CS）、硫酸皮肤素（dermatan sulfate，DS）、肝素和硫酸乙酰肝素

（heparan sulfate，HS）以及硫酸角质素（keratan sulfate，KS）。VSMC 和内皮细胞均能合成不同类型的蛋白聚糖，其主要功能是维持血管壁的完整性，抑制血小板黏附，防止血栓形成，抑制 VSMC 增殖等。其中串珠素作为 ECM 中硫酸肝素类蛋白聚糖之一，与血管再狭窄密切相关。串珠素由核心蛋白和 4 条硫酸肝素侧链组成，分子量约为 700 000。不同组织细胞来源的串珠素侧链结构差别较大，侧链的变化对于其生物学活性具有明显的影响。串珠素不仅在软骨、骨骼肌和心血管组织发育中发挥重要作用，同时还参与细胞增殖、脂蛋白摄取、细胞黏附和 ECM 组装，在调节血管生物学行为和损伤修复中具有重要作用。已有的研究证实，串珠素对于 VSMC 和血管内皮细胞具有不同的调节作用，主要表现为抑制 VSMC 增殖迁移，而促进内皮细胞增殖、迁移和血管新生。这种现象被称为"串珠素反常"，可能与两种细胞产生的串珠素硫酸肝素分子大小及其侧链长度不同有关。串珠素可以抑制 VSMC 增殖，抗血栓形成，并刺激内皮细胞增殖，这些作用利于支架后动脉血管的快速愈合，可用于再狭窄的防治。

3. 糖蛋白　糖蛋白是由糖链与多肽链以多种形式共价修饰而形成的一类重要生理活性物质。ECM 的糖蛋白包括纤连蛋白（fibronectin）、层粘连蛋白（laminin）、玻连蛋白（vitronectin）、血小板反应蛋白（thrombospondin，TSP）及骨桥蛋白（osteopontin，OPN）。纤连蛋白位于血管内皮下基膜，包绕 VSMC，主要由血管内皮细胞、平滑肌细胞和成纤维细胞合成及分泌。纤连蛋白有两种存在形式：一种存在于组织中，为细胞源性纤连蛋白，另一种存在于各种体液中，为血浆源性纤连蛋白。正常情况下，纤连蛋白主要以细胞源性形式存在。PCI 术后早期血浆源性纤连蛋白变为不溶性纤连蛋白，沉积于受损血管组织中形成纤维网，成为损伤修复的早期肉芽组织成分之一，与 VSMC 迁移和增殖相关。层连蛋白为基膜中的一种结构糖蛋白，包围 VSMC，促进基膜的黏附过程，维持基膜的正常结构功能。层连蛋白主要由内皮细胞和 VSMC 合成和分泌，其作用是抑制 VSMC 表型转化、增殖、迁移，并拮抗纤连蛋白对 VSMC 增殖的刺激作用。血小板反应蛋白是细胞外基质糖蛋白的一种，由血小板 α 颗粒、成纤维细胞、血管内皮细胞等分泌，其不同功能区结合位点与受体结合，可发挥多种生物学功能。TSP1 具有促进血小板激活和聚集、VSMC 增殖、抑制内皮细胞生长等生物学特性，从而参与血管再狭窄的发生。研究发现，在大鼠颈动脉 PTCA 术后，TSP1 表达明显上调。骨桥蛋白是细胞外基质中一种重要的功能性蛋白，因其介导骨细胞与骨基质的连接、参与骨基质矿化和重吸收过程而得名。但在巨噬细胞、内皮细胞、VSMC 及上皮细胞等也有表达。PDGF、bFGF、TGFβ、IL1 等均可以刺激 OPN 的表达。原位杂交免疫组织化学和 Western 印迹检测结果显示，不仅粥样硬化和再狭窄病变部位的内皮细胞和 VSMC 内 OPN mRNA 呈高表达状态，而且 ECM 中的 OPN 含量也明显升高。OPN 可以通过参与 VSMC 和外膜成纤维细胞的表型转化、增殖、迁移，促进内膜新生，从而参与再狭窄的发生。

4. 基质金属蛋白酶　MMP 是一组重要的基质蛋白水解酶，它可以降解 ECM，促进 VSMC 迁移和增殖，促进内膜增厚和改变血管重塑而参与再狭窄的发生。所有的 MMP 具有下列功能特征：①它们降解 ECM 成分；②以酶原形式分泌，在一定条件下活化后发挥生物活性；③活化中心存在锌离子；④需要钙离子保持酶的稳定性；⑤在 pH 为中性条件下活化；⑥可以被特异性组织型基质金属蛋白酶抑制物所抑制。目前已发现的 MMP 家族成员有 20 多种，根据其结构及底物特异性的不同 MMP 可分为六类：①胶原酶（MMP1、MMP8、MMP13）：它们的主要水解底物是纤维类胶原，即Ⅰ、Ⅱ、Ⅲ型胶原；②明胶酶（MMP2、MMP9）：主要水解变性胶原及基膜的主要成分Ⅳ型胶原；③间质溶素（MMP3、MMP10、MMP11）：主要水解Ⅲ、Ⅳ型胶原及蛋白聚糖、明胶及糖蛋白；④膜型 MMP（MMP14、MMP15、MMP16、MMP17）：除能降解几种 ECM 外，还能激活其他 MMP；⑤基质溶素：包括 MMP7、MMP26；⑥其他类型 MMP（MMP12、MMP19、MMP20、

MMP22、MMP23）。MMP 中的明胶酶是血管壁细胞表达和分泌的最主要的 MMP。

MMP 是迄今为止发现的唯一能分解纤维类胶原的酶。MMP 可以降解 ECM，促进平滑肌的迁移，促进血栓的形成。MMP2 和 MMP9 参与冠脉壁中Ⅳ、Ⅴ、Ⅶ和Ⅹ型胶原、弹性蛋白、变性胶原的降解，而 MMP13 主要降解间质胶原。在 PCI 术后的再狭窄血管组织中，MMP 的表达和活性显著增加，MMP 可以通过剪切并激活蛋白酶活化受体 1（protease activated receptor 1，PAR1），降解 ECM，尤其是破坏内弹性膜，促进 VSMC 向内膜迁移，参与再狭窄的发生。有研究显示，MMP 的缺失将导致血管平滑肌增殖和迁移能力的下降。冠脉中的 MMP 组织抑制物（tissue inhibitor of metalloproteinase，TIMP）可以抑制 MMP 的活性。TIMP 可以分为三种亚型，即 TIMP1、TIMP2 和 TIMP3。TIMP1 的缺失将促进 MMP2 和 MMP9 水平的增加，并导致平滑肌增殖增加，以及内膜的增生[11]。

（五）血管内皮新生与血管重塑

目前认为，血管再狭窄的形成因素主要有两种，即细胞增殖导致的内膜增生和伴随着血管几何学改变的血管重塑。血管重塑是指血管直径的变化或血管壁结构的改变，即血管腔/壁比例和几何形状的改变。血管重塑可分为扩张型重塑（适应性重塑、正性重塑）和收缩型重塑（非适应性重塑、负性重塑），前者可以减轻或避免再狭窄，后者易发生再狭窄。血管重塑贯穿于 PCI 术后的全过程，以细胞增生肥大、ECM 聚集合并纤维化、细胞重排、血管腔比例和几何形状改变为特征。内皮剥脱及其介导的内皮损伤是 PTCA 和支架置入后引起血管重塑的启动因素。内皮细胞通过释放血管活性物质或生长因子，参与 VSMC 表型转换，进而影响 VSMC 的增殖以及分泌 ECM，直接参与血管重塑。动物实验证明，尽管在血管成形术后的管腔空间丢失是内膜增生和动脉血管重塑的共同结果，但血管重塑可能有更大（超过 70%）的作用。

（六）血管弹性回缩

介入微创技术已经成为治疗血管狭窄、闭塞的主要方法。然而，研究发现在成功的冠脉成形术后所获得的最小血管内径（minimal lumen diameter，MLD）和最小血管横截面积（minimal cross-section area，MCSA）都小于球囊膨胀时的球囊或支架的膨胀直径与截面积，理论上所能达到的管腔增量在球囊撤出后即刻出现部分丢失，称为即刻弹性回缩。对 PTCA 成功扩张的冠脉病变节段在球囊膨胀时及撤出球囊后即刻的管腔横截面积进行评估时发现，理论上可获得的横截面积的 50% 在球囊减压后很快丧失。目前研究认为急性弹性回缩是一种“即刻现象”，其对动脉内径和横截面积的最大影响发生在成形术后即刻。研究者分析 PTCA 术后即刻和 24 小时后的造影资料发现，术后即刻 MLD 与球囊膨胀时直径差值较大，而这种差值在 24h 后没有进一步变化。随着技术的革新，近年来 BMS 和 DES 逐渐取代球囊置入，成为 PCI 术的主流技术，血管弹性回缩的作用已经很小。采用血管内超声研究发现，在 BMS 置入 6 个月后，支架仍保持术后即刻的支架容积和支架对称指数而未发生慢性弹性回缩。DES 运用先进的支架载药及药物控制释放技术，在支架机械支撑病变血管的同时，具有抑制 VSMC 增生的药物从支架表面缓慢释放，作用于与支架接触的血管壁，也明显减少了血管弹性回缩、重塑及内膜的过度增生问题。但是 BASKET-LATE 研究结果表明，过早停用氯吡格雷可能导致 DES 置入后晚期血栓事件风险增加。因此，美国心脏协会/美国心脏病学会等建议将置入后双联抗血小板治疗延长到术后至少 1 年，但带来的问题是出血及其他药物不良反应发生率增加，且显著增加费用。随着介入治疗设备的改进和创新，DES 技术也在不断地成熟和发展，相信未来的 DES 将能更有效地预防血管再狭窄。

三、血管再狭窄的实验动物模型

虽然 DES 的应用将血管再狭窄率降低到

10% 以下，但再狭窄病变仍是直接影响 PCI 预后的顽疾。这一难题的彻底解决，依赖于从再狭窄发病机制和病理生理过程中寻找到有效的控制措施和防治手段。各种动物模型为研究再狭窄的病理生理机制提供了很大帮助，但由于目前尚无任何一种动物模型可以完全模拟人类血管再狭窄的病理过程，因此在研究中应根据实验目的，合理选择动物模型，以揭示再狭窄的发生机制，探索可能的治疗策略。同时，研究者们仍需不断探寻更加理想的模型，进而取得突破性进展。本部分介绍三种现有的常见的血管再狭窄动物模型。

（一）大鼠颈动脉模型

一般选用 250g 左右的正常大鼠，雌雄不限，在颈内动脉起始处及颈总动脉近心端距动脉分叉 1.5 ~ 2.0 cm 处用动脉夹临时夹闭，球囊导管自颈外动脉穿刺进入，扩张球囊并来回拖拉剥脱内皮，退出导管，结扎颈外动脉，松开动脉夹恢复血流，缝合切口。术后普通饲料喂养。

该模型于损伤后 2 ~ 3 天动脉壁平滑肌细胞开始分裂增殖，3 周时内膜增厚达最大，提供了平滑肌细胞增殖、迁移等病理改变，可用于研究抗增殖效应。但是，该模型有管腔血栓形成且内膜增生较少，未能真实反映人体反应，临床相关性较差。

（二）高胆固醇兔髂动脉模型（球囊拉伤法——两步法）

第一步：建立动脉粥样硬化模型。选择体重为 3.0 ± 0.5kg 的健康家兔，雌雄不限。家兔局麻后分离右下肢股动脉。结扎远心端，在远心端结扎线的近心侧动脉壁上剪一斜切口。将球囊连接压力泵，抽负压，将球囊导管尖端经动脉切口插入，扩张球囊后回拉球囊造成内皮损伤。反复 3 次后拔出导管，结扎动脉，逐层缝合。术后高胆固醇饲料连续喂养 4 周，建立动脉粥样硬化动物模型。

第二步：建立再狭窄模型。将上述家兔局部麻醉后游离右侧颈总动脉，结扎远心端，在远心端结扎线的近心侧动脉壁上剪一斜切口，迅速插入造影导管。在指引钢丝引导下通过主动脉弓和胸主动脉将造影导管送至腹主动脉，行双下肢动脉造影。撤出造影导管，根据血管直径及病变长度选择适合型号的球囊和（或）支架，对狭窄超过 50% 的病变以适当的压力进行扩张。重复造影，确保残余狭窄不超过 20%，如置入支架，则确保支架贴壁良好。撤出导丝和导管，结扎动脉，逐层缝合伤口。术中、术后均需预防血栓形成，继续高胆固醇饲料喂养 4 周。

该模型应用充盈的球囊摩擦血管内皮导致内皮剥脱损伤，辅以高胆固醇饲料喂养，造成动脉损伤修复过程中形成富含脂质的斑块。由于正常兔髂动脉管径与人冠状动脉相近；血管损伤程度包括内弹力层和中膜的撕裂，与人 PCI 术后内膜和中膜损伤类似；损伤后早期血栓反应明显且有明显的炎症反应，早期即有单核细胞从管腔向血栓的浸润，而巨噬细胞的浸润以及单核细胞的激活与再狭窄发生率有关；血管损伤后 8 天细胞增殖达到高峰，且血管重塑与人类类似，因此可用于血栓与再狭窄关系的研究。

（三）小型猪冠状动脉再狭窄模型

选用健康实验用小型猪，体重 30 ± 5 kg。术前抗凝、抗血小板治疗，术中右卧位固定动物，腹股沟横纹下方行右下肢股动脉穿刺。针尾喷出回血后，将直头配套导丝送入血管腔，切开皮肤置入动脉鞘管，立即静脉肝素化。选用 6F Judkins 3.5 左、右冠状动脉引导导管，JL3.5 指引导管到达主动脉根部后，在造影剂的指示下进入左冠状动脉；指引导管到达主动脉根部后，转动导管使其头端向上进入右冠状动脉。根据造影结果确定支架的释放部位。在指引导管到位后，指引导丝进入靶血管远端，再沿导丝送入预装支架到达靶血管段，释放支架。术后继续抗凝、抗血小板等处理。

小型猪冠状动脉特点、血流动力学参数、血小板特性及血管修复反应与人类相似；从脂质沉淀、泡沫细胞形成到纤维细胞增生钙化的时序也与人相同；采用球囊扩张和支架置入时易形成损伤性狭窄，病理过程与人 PTCA 术后再狭窄相仿。而且，小型猪冠脉模型影像学评价最为直观和方便，可观察到整个支架血管段的内膜增殖、血栓、贴壁等，并可重复进行。该模型多用于抗狭窄治疗临床试验前的安全性及有效性评价。但是，在小型猪冠脉支架置入模型中，冠脉修复反应所需时间为人冠脉的1/6，所以实验中应注意时间点的选择。

第二节　血管再狭窄发生的临床危险因素

冠状动脉支架置入术后，患者的临床因素对疾病预后及再狭窄的影响重大，主要表现在以下方面。

一、年龄

年龄与血管再狭窄之间的关系目前尚不完全明确。已有的研究提示：随着年龄的增加，血管再狭窄的发生率明显增加，但缺乏直接的证据。在正常衰老以及糖尿病中，晚期糖基化终末产物（advanced glycosylation end product，AGE）明显增加。动物实验证实，衰老过程中产生的AGE能够通过募集并激活炎症细胞，增加黏附分子的表达，促进VSMC增殖以及异常基质的产生，导致新生内膜的增生，从而参与血管再狭窄的病理过程。同时AGE的形成还可以促进高血糖，进而参与糖尿病诱导的血管再狭窄。研究证实，在高发血管再狭窄的糖尿病患者中，年龄越大，血管再狭窄的发生率越高。

二、性别

临床研究发现，女性患者较男性有更多的临床及血管造影表现提示高发血管再狭窄，例如：糖尿病和血管口径变小。同时经皮冠状动脉介入后，在高发血管再狭窄的胰岛素依赖性糖尿病患者中女性患者更多。但也有文献报道相反的结果，较女性患者，男性患者更容易发生血管再狭窄。目前比较认可的观点是，女性糖尿病患者较易发生血管再狭窄，而男性高发血管再狭窄的危险因素主要为高血压和斑块大小。

三、吸烟、饮酒

尽管吸烟对于多种冠状动脉疾病是一种危险因素，但是在介入手术后血管再狭窄的过程却是一种保护作用[12]。这一现象看似是矛盾的，但吸烟与血管再狭窄的低发生率呈正相关这一点已得到证实。进一步的机制探讨认为，吸烟对新生内膜的抑制作用可能是吸烟保护血管再狭窄的重要机制之一。但目前有少部分研究认为吸烟与血管再狭窄发生率低无关或呈负相关，这有待进一步的确认。

同样，适量饮酒也可减少经皮冠状动脉支架介入术后血管再狭窄的发生[13]。调查发现，每周≥50g的饮酒可使血管再狭窄的发生率减少15.1%；给高脂动物喂食酒精可减缓动物血管再狭窄的发生。而酒精也可以抑制内膜增殖，以及抑制纤维生长因子所诱导的平滑肌细胞增殖。这就进一步证实适量饮酒可能通过以上途径对介入术后血管再狭窄起到了保护作用。

四、高血压

高血压也是发生血管再狭窄的危险因素，在临床表现为血管再狭窄的患者中，高血压的比例达到46.0%，显著高于无临床表现的血管再狭窄患者。尽管目前没有明确二者之间的因果关系，但可以确定的是，血管内皮损伤同时参与了高血压和血管再狭窄的病理过程。同时在高发血管再狭窄的糖尿病患者中，高血压患者更易发生血管再狭窄。

五、糖尿病

很多学者认为糖尿病是支架术后再狭窄的

独立预测因素，其机制可能是胰岛素抵抗致内皮功能不全，并加速血小板聚集，激活生长因子，促进平滑肌细胞和炎性细胞的增殖，造成冠脉内膜增生，导致支架术后再狭窄的发生[14]。糖尿病可以通过许多途径影响术后的血管重塑、血小板的黏附聚集、血栓形成及新生内膜的过度增生。

糖尿病是再狭窄最重要的预测因素。文献报道，糖尿病患者 BMS 术后血管再狭窄的发生率为 36.7%，明显高于非糖尿病组的 25.9%。糖尿病特别是依赖胰岛素的Ⅰ型糖尿病（IDDM）患者经冠脉支架置入后住院死亡率（2%）高于非糖尿病患者（0.3%），血运重建率（28%）也高于非糖尿病患者（16.3%），晚期心脏事件存活率（60%）低于非糖尿病患者（76%）。另有研究以临床表现和造影结果为参数，观察了 196 例共 210 处 ISR 病变，通过多因素回归分析发现，糖尿病是弥漫性 ISR 的独立预测因子[15]。

六、血管再狭窄史

一旦发生支架内再狭窄，再次介入治疗后更易发生再次再狭窄。小样本临床观察及随机血管内皮放射治疗研究显示，再狭窄病变接受介入治疗后血管造影的再次再狭窄率为 22%～65%，平均约为 46%，而且在缩窄的瘢痕部位实施 PCI 术存在更大的手术风险。

七、病变局部特征与血管再狭窄

瘢痕长度是 PCI 术后冠脉再狭窄发生的独立预测因素。有研究显示，虽然瘢痕长度与亚急性血栓的形成无关，但是瘢痕长度和再狭窄的发生率显著相关。有研究对使用 DES 的患者进行统计，结果显示较短的支架可以有效地减少再狭窄的发生概率。另外，一些更为复杂的瘢痕类型也会增加再狭窄的发病风险。比如，美国心脏病学会 / 美国心脏协会定义的 C 型瘢痕、钙化瘢痕和弯曲的瘢痕将增加再狭窄的发病风险。慢性完全闭塞性病变是 IRS 的独立危险因素。开口处病变、左前降支近端病变、分叉处病变、成角病变（＞45°）、偏心性病变等，均属于易发生再狭窄的病变。

实施 PCI 术血管的直径也与再狭窄的发生密切相关，动脉直径越小，其发生再狭窄的风险越高。

第三节 影响血管再狭窄形成的遗传因素

血管再狭窄是个多因素参与的复杂过程。近年来分子流行病学调查显示，部分血管再狭窄患者具有明显的遗传倾向，提示遗传因素是独立于传统的临床变量之外新的再狭窄危险因素之一。遗传因素对血管再狭窄的影响主要体现在两方面，即某些蛋白的基因多态性与关键基因的表观遗传修饰。

一、基因多态性与血管再狭窄

基因多态性（gene polymorphism）是指基因内含子或调节序列区域碱基的改变。该变化一般不影响蛋白质的表型，但是对蛋白质的表达可能存在上调或下调作用。广义的多态性是指种内或种间表现在分子、细胞、个体三个水平的遗传变异程度，即具体表现在种内或种间外部形态特征、核型特征、基因表达产物以及 DNA 分子水平的多态性；狭义的基因多态性主要是指种内显著不同的种群间和同一种群内的遗传变异，又称为遗传多样性，是用一个种、变种、亚种或品种的基因变异来衡量一个种内变异性的概念。基因多态性是经自然选择而稳定表达和维持的，不同于瞬时多态性的相互影响和取代，基因多态性体现出一种稳定的平衡选择。

大量研究表明，遗传因素在部分患者再狭窄的过程中有重要作用，一些编码再狭窄相关蛋白的基因多态性可能与再狭窄密切相关。主要分为以下七类：血管紧张素转换酶（angiotensin-converting enzyme，ACE）基因多态性，内皮型一氧化氮合酶（endothelial oxide synthase，eNOS）基因多态性，载脂蛋白基因多态性，血红素加氧酶（hemet oxygenase，HO）基因多态性，ICAM1 基因多态性，IL6 基因多态性和雌激素受体 α 基因多态性。它们各自的基因多态性与血管再狭窄的关系主要表现如下。

（一）血管紧张素转化酶基因多态性与血管再狭窄

ACE 基因总长度为 21kb，位于人类染色体 17q23 区域，在其内含子 16 上存在一个长 287bp 的插入 / 缺失（insertion/deletion，I/D）多态性。其中 D 等位基因多态性是再狭窄的主要危险因素，与 PTCA 术后的再狭窄有关。但流行病学调查显示，这种现象有个体差异。例如部分造影随访发现 DD 基因型患者有更小的支架内最小管腔内径和更高的支架内再狭窄率。在 ACE I/D 基因多态性、血管紧张素原 M253T 基因多态性、血管紧张素Ⅱ1 型受体 A1166C 基因多态性，以及血管紧张素转化酶抑制剂依那普利对再狭窄的影响的共同研究中发现，DD 基因型患者有更小的最小管腔内径，而血管紧张素原和血管紧张素Ⅱ1 型受体的两种基因多态性与最小管腔内径无关。但是也有研究未发现 ACE 基因多态性与再狭窄有相关性；对 PCI 术后患者应用 ACE 抑制剂也不能降低再狭窄的发生率。总之，不同人群间 ACE 基因多态性与再狭窄关系相差甚大。

（二）一氧化氮合酶基因多态性与血管再狭窄

eNOS 7G1u298Asp 基因多态性与造影再狭窄独立相关。eNOS 基因外显子 7Glu298Asp 变异与内皮功能紊乱有关，当 eNOS 基因发生错义突变时，可能降低 eNOS 的活性，使 NO 生成减少，进而促进再狭窄的发生发展进程。而在一些动物实验中，用腺病毒载体携带 eNOS 基因对球囊扩张再狭窄模型进行基因治疗，可使再狭窄模型斑块面积减小 73.1%，狭窄程度减轻，病变组织的胶原成分由 29.1% 减少为 4.8%[16]。血管局部转染 eNOS 基因可能成为预防再狭窄的一种潜在新方法。

（三）载脂蛋白基因多态性与再狭窄

与再狭窄有关的载脂蛋白基因主要包括载脂蛋白 E 基因和载脂蛋白 B 基因。其中人类的载脂蛋白 E 基因包含 4 个外显子和 3 个内含子，第 4 个外显子编码的第 112 位和 158 位氨基酸存在多态性，分别构成 E2、E3 和 E4 等位基因。这些等位基因在人群中组成 6 种基因型，分别为纯合子 E2/2、E3/3 和 E4/4，杂合子 E2/3、E2/4 和 E3/4。E2 和 E4 分别有降低和升高胆固醇的作用。而同时携带载脂蛋白 E 的 E4 等位基因和 ACE 的 D 等位基因个体，再狭窄的危险性比不同时携带者增加了 16 倍。载脂蛋白 B 基因位于人类第 2 号染色体短臂上，由 28 个内含子及 29 个外显子组成，全长 43kb，含 6 个 ALU 重复序列。载脂蛋白 B 基因具有多态性，共 75 处核苷酸变异，其中导致氨基酸改变有 54 处，碱基的部分缺失或插入是导致基因多态性的基础。就个体而言，基因多态性的碱基序列终身不变。载脂蛋白 B 基因 –86 至 –52 区间内含两个蛋白结合位点，–86 至 –61 区段结合的是蛋白因子 AF-1，结合在 –69 至 –52 区段的是热稳定蛋白 C/EBPO，这两个区段的碱基突变，均可导致载脂蛋白 B 基因转录活性大幅度下降，从而成为再狭窄的高危因素。

（四）血红素氧合酶基因多态性与再狭窄

HO 是血红素降解的起始酶和限速酶，在进化上高度保守且在生物界广泛存在。HO 通过降解血红素产生一氧化碳、胆绿素和铁离子，胆绿素进一步经胆绿素还原酶作用生成胆红素，铁离子诱导铁蛋白的合成。在人类 HO21 基因的启动子上有一双核苷酸（GT）$_n$ 重复序列（微卫星），由于不同个体 GT 重复次数不同，在人群中具有高度多态性。这一多态性影响 HO21 的转录水平，具体表现为 GT 重复次数少者 HO21 基因对各种诱导剂的反应性增强，转录增加；相反，GT 重复次数多者则 HO21 表达减少。HO21 基因启动子微卫星多态性与再狭窄有相关性，新生内膜形成的同时伴有局部 HO21 表达增加，增加的 HO21 可通过多种途径抑制内膜过度增生，从而防止再狭窄的发生。

（五）细胞间黏附分子 -1 基因多态性与再狭窄

血管再狭窄的主要机制是血管内膜增生，炎症反应在此过程中有重要作用。ICAM1 介导白细胞在血管内皮细胞的紧密黏附，当 ICAM1 发生基因突变而过表达时，可使蛋白表达上调，通过加重炎症反应而促进再狭窄的发生。同时，这种血清 ICAM1 水平持续升高是出现血管早期再狭窄的预测因子。

（六）白介素 6 基因多态性与再狭窄

IL6 基因 –174G/C 多态性是 IL6 基因启动子区 –174 位点的点突变（鸟嘌呤向胞嘧啶转变），G 等位基因可导致 IL6 表达增强。IL6 –174G/C 多态性是支架置入术后再狭窄的强烈预测因素。控制其他的再狭窄危险因素后，纯合子 CC 型再狭窄风险是 GG 型的 2.42 倍，可能与血小板活性和炎性反应增强有关。

（七）雌激素受体 α 基因多态性与再狭窄

流行病学及临床研究均表明雌激素对血管有保护作用；而动物实验也证实，雌激素具有抗 VSMC 增殖作用，此效应是通过血管壁细胞中雌激素受体介导的。雌激素受体功能异常可影响血管平滑肌细胞增殖，并导致再狭窄的发生。多因素分析显示，雌激素受体 PVu Ⅱ T/T 基因型是女性患者支架内再狭窄的独立危险因素，而雌激素受体 XbalG/A 基因多态性与再狭窄无关。

目前遗传与再狭窄之间关系的研究仍然局限在单基因突变上，不同的研究之间结果不完全一致。造成这种差别是多因素的，可能与种族差别、环境与基因之间，以及基因与基因之间的复杂影响有关。阐明遗传因素与再狭窄之间的关系，还需要更深入的研究。目前，针对再狭窄的关键基因作为治疗靶点，是防治再狭窄潜在的新方法。

二、表观遗传学与血管再狭窄

表观遗传学（epigenetics）是研究表观遗传变异的遗传学分支学科，其与遗传学（genetics）是相对应的概念。表观遗传学是研究在没有细胞核 DNA 序列改变的情况下，基因功能发生的可逆、可遗传的改变；也指生物发育过程中包含的程序的研究。在这两种情况下，研究的对象都包括在 DNA 序列中未包含的基因调控信息如何传递到（细胞或生物体的）下一代这个问题。由此我们可以认为，基因组含有两类遗传信息：一类是传统意义上的遗传信息，即 DNA 序列所提供的遗传信息；另一类是表观遗传学信息，它提供了何时、何地、以何种方式去应用遗传信息的指令。表观遗传的现象很多，已知的有 DNA 甲基化（DNA methylation）、组蛋白乙酰化（histone acetylation）、基因组印记（genomic imprinting）、母体效应（maternal effect）、基因沉默（gene silencing）和核仁显性休眠转座子激活 RNA 编辑（RNA editing）等。

（一）DNA 甲基化与血管再狭窄

DNA 甲基化（图 21-3）是指在 DNA 甲基化转移酶催化作用下，以 S 腺苷甲硫氨酸为甲基供体，将活化的甲基引入 DNA 链中，形成 5-甲基胞嘧啶的过程。DNA 的甲基化导致 DNA 结合蛋白与 DNA 主螺旋沟的结合能力降低，从而在不改变 DNA 碱基序列的基础上调控基因的表达。DNA 甲基化是表观遗传学的重要组成部分，在维持正常细胞功能、遗传印记、胚胎发育以及人类肿瘤发生中起重要作用。它能引起染色质结构、DNA 构象、DNA 稳定性及 DNA 与蛋白质相互作用方式的改变，从而控制基因表达。在哺乳动物中，甲基化主要发生在 DNA 分子 CpG 双核苷酸序列的胞嘧啶上，CpG 的甲基化通常情况下与基因沉默相关。甲基化位点可随 DNA 的复制而遗传，DNA 启动子区的甲基化可引起基因的失活。

DNA 甲基化是目前新的研究热点之一，其在基因组中广泛存在，可引起基因的表达异常，

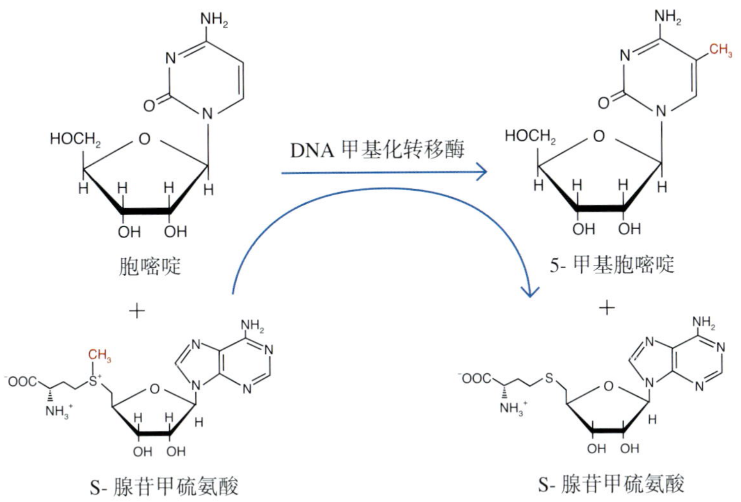

图 21-3　DNA 甲基化过程

与多种疾病相关。VSMC 的异常增殖是血管再狭窄发生的关键环节，该过程被证明与 DNA 甲基化相关。VSMC 在适应环境变化的过程中体现了典型的表观可塑性。例如，VSMC 在新生血管内膜中的表型会因为 ISR 等血管损伤而发生改变。血清应答因子（serum response factor，SRF）及其辅助因子与 VSMC 染色质启动子区的 CArG box DNA 序列相互作用，是启动 VSMC 在生长发育或疾病过程中分化的关键环节。在生长发育期，翻译后组蛋白修饰的 VSMC 限制性位点位于 VSMC 基因染色质的 CArG box 序列。组蛋白修饰通过调控 SRF 及其辅助因子与染色质模板的结合，编码 VSMC 特异性的表观遗传学程序，从而在胞外环境变化影响 VSMC 分化的过程中发挥重要作用。这一过程包括：异染色质上的组蛋白甲基化可召集甲基化结合蛋白（methyl binding protein，MBP），促进染色质压缩和转录因子与 DNA 的结合；而在常染色质上，组蛋白乙酰化则抑制核小体压缩，从而提供可结合的 DNA。组蛋白残基的甲基化又可以为 MBP 提供蛋白质 - 蛋白质结合位点，并进一步召集转录因子。当外环境暂时抑制转录活动时，组蛋白去乙酰化酶（histone deacetylase，HDAC）转移乙酰基，引起染色质压缩，并抑制转录因子结合。而甲基化的组蛋白则将转录信息保留于压缩的染色质中，以待外环境信号的改变。从而，在血管损伤和 AS 等病理阶段，组蛋白甲基化保存了 VSMC 基因转录的正常生理活动所需的表观遗传学信息。可见，VSMC 分化依赖于受环境调控的 SRF-CArG 反应，以及相应的组蛋白修饰程序；所以，VSMC 谱系的内在可塑性取决于外环境变化在染色质水平控制的细胞分化。由于 VSMC 的这一病理过程，动脉狭窄性疾病往往带来致命的后果。其他实质细胞谱系例如上皮细胞、内皮细胞、软骨细胞、神经胶质细胞、软骨细胞、肝细胞等在病理条件下均表现了相似的特性，说明 VSMC 的表观遗传学原则可适用于其他细胞系。

近期研究发现，SRF 在多细胞组织中发挥更加复杂的作用，包括干预细胞迁移、黏附、肌生成、细胞骨架构建和 ECM 分泌等过程，这一作用来源于这些细胞基因 CArG box 序列的共同进化。在一种由环境因素引起的哺乳动物多血症模型中，发现 SRF 的转录活性改变。这为外部环境通过 SRF-CArG 交互反应调控细胞功能提供了证据。以上发现提示，DNA 甲基化在 PCI 后血管损伤进而导致 VSMC 增殖中发挥作用，但更直接的证据还需进一步的探索。

（二）组蛋白乙酰化与血管再狭窄

组蛋白乙酰转移酶（histone acetyltransferase，HAT）和组蛋白去乙酰化酶（histone deacetylase，HDAC）参与了很多基因表达调控的基本过程，可能在再狭窄的发生中起重要作用。目前这种假设已在实验中得到证实：P300/CBP是肿瘤相关转录因子，P300/CBP和其相关因子（P300/CBP associated factor，PCAF）都是细胞中最常见的HAT，在炎症反应基因激活过程中起重要作用。该研究发现PCAF基因启动子部位——2481G/C基因多态性与ISR发生相关。HAT、HDAC和NF-κB关系密切，而NF-κB是前炎症转录因子，炎症反应中大多数炎症介质都是通过NF-κB介导的。所以，HAT和HDAC与ISR中炎症反应密切相关，参与了炎症因子嗜酸性细胞激活趋化因子、环氧酶2、粒细胞-集落刺激因子等的激活过程。组蛋白的乙酰化以及去乙酰化过程贯穿在炎症反应、VSMC增殖、ECM分泌以及细胞周期调控等过程中，目前已发现该过程与动脉粥样硬化密切相关[17]。因此，可推断HDAC与PCI术后的再狭窄相关。

（三）微小核糖核酸与血管再狭窄

微小核糖核酸（microribonucleic acid，miRNA）是一类小分子非编码单链RNA，通过与靶基因互补配对而影响翻译水平，即在转录后水平对生物体基因的表达起精细的调节作用。miRNA主要通过促进mRNA的降解和抑制mRNA的翻译两方面介导转录后基因调节：miRNA和靶基因mRNA完全或接近完全互补配对时则导致mRNA剪切，随后导致mRNA的降解；不完全互补配对时则导致其翻译被抑制。miRNA可以调节药物转运蛋白和药物代谢酶的表达，其参与调节血管平滑肌生物学功能的研究也正在广泛展开。目前研究证明，与PCI后发生再狭窄有关的miRNA主要有：miRNA-21、miRNA-221、miRNA-222和miRNA-143/miRNA-145簇[18]。研究发现，血管损伤后miRNA-21中度增加，当反义敲除miRNA-21后，可以减弱置入支架后血管损伤而导致的新生内膜。在大鼠颈动脉PTCA术中，miRNA-221和miRNA-222表达上调，而他们分别对应的靶基因$P27^{Kip1}$和$P57^{Kip2}$表达下调；若下调miRNA-221和miRNA-222后，VSMC增殖和内膜新生将受到抑制。miRNA-143/miRNA-145簇在主动脉、肺动脉、冠脉平滑肌细胞中高表达，主要作用于和VSMC分化相关的转录因子，可以抑制平滑肌细胞的增殖。动物实验发现，腺病毒介导的miRNA-145过度表达可促进VSMC标志物的表达并减少内膜增生反应。

第四节 影响血管再狭窄形成的理化因素

随着临床资料的不断积累，医学工作者认识到，支架本身的材料构成、理化特性，以及手术过程均会影响再狭窄的发生率。因此，寻找性能更优的支架类型，探索预后更好的手术操作一直是临床和基础相关领域研究人员努力的方向。

一、支架的构成与血管再狭窄

自二十世纪八十年代中期以来，血管内支架置入术得到迅速发展和广泛应用，目前已成为急性心肌梗死后心肌血运重建的重要手段之一（图21-4）。根据来源和性能分类，血管支架可分为如下几类。

（一）金属裸支架

BMS最早于1957年用于治疗经皮冠状动脉腔内成形术后的血管急性闭塞与再狭窄。BMS由于其优异的力学性能，在心血管疾病治疗中发挥一定的作用，但在置入人体后，存在血液相容性差异等问题。支架表面粗糙程度对再狭窄发生有很大影响，而且金属支架在血液中会释放出重金属离子，这些重金属离子会加速血栓形成。不同患者群中，置入BMS后血管再狭窄的发生率为10%～30%。

（二）药物涂层支架

DES能有效克服BMS的不足，使血管再狭

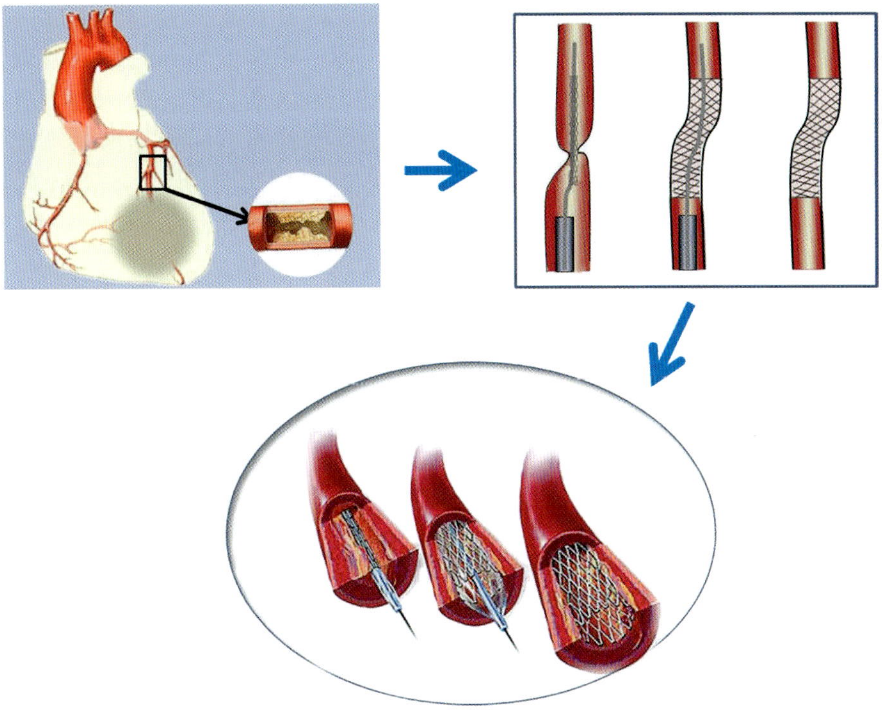

图 21-4　冠脉支架置入示意图

利用血管造影等方法明确血管出现狭窄的部位，根据靶血管病变的特征以及支架的特性，选择合适的冠状动脉内支架类型和介入路径（主要为股动脉路径和桡动脉路径），在指引导管和导引导丝的支撑与引导作用下，将支架准确定位，再给予充盈压力，将支架完全打开，确定支架置入成功后，撤出辅助设备

窄发生率低于 10%。DES 主要针对血管狭窄性病变，在金属支架或其他材料支架表面涂以聚合物，进而结合抑制血管内膜增生的药物或抗体，支架在病变血管撑开后，药物缓慢释放入血管局部，从而防止血管再狭窄发生。DES 主要由支架、基质和药物三部分组成。支架是主体，可采用 316L 不锈钢、镍钛合金等材料。基质是由可降解多聚物或多聚体制成，是药物控释的平台，在体内随着多聚物降解，其携带的药物也随之缓慢释放。基质常采用的材料有聚乳酸、聚羟基乙酸、聚乙酸丙醋、聚乙酞谷氨酸等。药物有西罗莫司（雷帕霉素）、紫衫醇、肝素、水蛭素等。由于 DES 能够有效降低血管再狭窄发生率，因此已逐步取代 BMS。但尚存在血浆血小板活化因子水平升高、血栓形成、炎症反应，以及不同年龄患者疗效差异显著、ISR 等问题，应引起重视。涂层支架药物的作用机制主要包括以下几个方面。

抗血管平滑肌细胞增殖的药物洗脱支架：①西罗莫司洗脱支架：西罗莫司又称雷帕霉素，是一种大环内酯类抗生素，其作为免疫抑制剂主要应用在肾移植手术中，研究中发现西罗莫司还有抗细胞增殖的作用，因此产生了目前的西罗莫司洗脱支架，其中药物比例为 33%。但西罗莫司洗脱支架也有它的局限性，即支架血栓的形成和炎症反应。有报道证实，在置入支架的患者中会发生急性（24h）或者亚急性（30 天）支架血栓；患者在抗血小板治疗停止后，会发生严重的炎症反应。②依维莫司洗脱支架：依维莫司是最常用的第二代药物洗脱支架，可通过与西罗莫司类似的方式发挥促细胞增殖作用，但依维莫司可以抑制 T 细胞介导的免疫反应，降低了炎症和超敏反应。作为第二代药物洗脱支架，由于采用了更先进的设计，依维莫司洗脱支架具有更高的灵活性，更合适的弹性，更好的血管顺应性，同时这种洗脱支架更小的表面积也能够有效地降低发生超敏反应的概率。

抗血小板的药物洗脱支架：以紫杉醇洗脱支架为代表。紫杉醇因为其抗血小板聚集以及抗细胞增殖作用，用于药物洗脱支架。紫杉醇洗脱支架的不良反应有：长期作用后支架血栓形成概率增加，包被支架的多聚物易于引发炎症。此外，由于支架近腔表面纤维蛋白的积累会造成紫杉醇洗脱支架的贴壁不良。

重新内皮化的药物洗脱支架：以佐他莫司洗脱支架为代表。作为西罗莫司的同源物，佐他莫司比西罗莫司作用更强，有助于血管壁重新内皮化。佐他莫司可以结合 FK506 结合蛋白 12（FK506 binding protein 12，FKBP12），阻断哺乳动物西罗莫司靶蛋白（mammalian target of rapamycin，mTOR）的磷酸化能力，延缓细胞增殖的 G1 期。支架的包被物中含有磷酸化的胆碱，可以模拟血浆中红细胞的细胞膜，故可避免超敏和炎症等不良反应。与其他 DES 相比，佐他莫司洗脱支架也有类似的晚期血栓形成。

总体而言，晚期支架内血栓形成是 DES 的主要副作用，如在置入西罗莫司支架的 3 个月后，置入紫杉醇支架的 6 个月后，其形成是多因素造成的。支架本身的构成部件，如金属支架的材料，承载药物的聚合物种类等可以直接引起炎症和超敏反应，导致血栓形成；细胞周期抑制药物（西罗莫司和紫杉醇等）可以阻止平滑肌增殖迁移，破坏血管壁损伤后正常的修复过程，从而减低内膜新生，引起内皮再生滞后。也有研究发现，支架远期的抗再狭窄能力有所下降。总之，不论是金属支架还是药物洗脱支架，不完整的内皮和持续的纤维蛋白沉积一直都是置入支架患者晚期血栓形成的重要因素。

（三）生物可降解支架

DES 待药物释放完毕后，剩下的金属支架在体内长期存在容易引发内膜增生，导致再狭窄，因而研制生物可降解支架引起众多研究人员的深入关注。理论上降解的聚合物可以通过新陈代谢完全排出体外，只剩下治愈的血管，不会对身体产生潜在或负面的影响，不需要抗血小板药物的长期治疗。天然生物可降解材料来源于动植物或人体内天然存在的可降解的生物大分子，包括胶原、层粘连蛋白、纤维结合蛋白、基质胶、透明质酸、纤维蛋白、壳聚糖、脱细胞基质等。高分子降解材料的共同特点是在人体内可以自行降解为二氧化碳和水等小分子，并随机体正常代谢排出体外。现在应用的医用高分子降解材料较多，有聚乳酸、聚羟基乙酸、聚乙酸丙酯、聚乙酰谷氨酸等。有以下优点：①在血管内短期即被吸收，降解为无毒产物，无副作用；②支架对血管提供暂时性支撑作用，无长期并发症；③支架可以作为载体携带药物，通过控制材料的降解速度来控制药物的释放速度，降低血管的再狭窄率；④材料具有良好的生物相容性。缺点：①支架的支撑强度要弱于金属支架；②支架的尺寸较大，输送系统与支架的释放是个难题；③在 X 光下的无法显影，支架在手术中难以准确定位；④高分子聚合物都是弹性材料，易致血栓；⑤某些消毒措施（如射线辐照或环氧乙烷处理）可改变高分子材料的性能。

（四）其他支架

1. 放射性血管支架　放射性血管支架通过影响细胞周期上调蛋白而减慢或者终止细胞增生从而达到减少再狭窄的目的。其危害在于易产生支架边缘再狭窄，从而造成增生反弹，并形成动脉瘤，应引起重视。

2. 静脉覆盖支架　静脉覆盖支架可减少支架血栓形成和局部组织反应。研究表明，89% 的患者两年内没有发生再狭窄，但此方法尚处于初步探索阶段。

二、支架的特点与血管再狭窄

（一）生物相容性

生物相容性是置入人体医用器件的主要技术性能，要求对生物体不产生明显有害作用，并且不会因为与生物系统直接接触而降低其性能与使用寿命。心血管内支架置入后的生物相容性主要包括组织相容性和血液相容性，血管内支架材料结构，材料性能和表面状态均影响其生物相容性。研究发现，心血管内支架材料的生物相容性与血管再狭窄的发生密切相关。支架作为人体组织之外的异物，自置入后开始发生生物相容性。它不仅会对机体组织细胞产生不同程度的理化性刺激，引起炎症反应，导致细胞黏附和增生，形成伪内膜，诱导血管再狭窄；而且可与血液中的血小板、红细胞、白细胞及血浆蛋白等成分相互作用，造成血栓形成、溶血、补体系统激活及血液中有形成分改变等。同时，机体通过固有免疫反应，对置入的生物材料也会产生一系列排异反应。血管内支架对人体组织的生物相容性是国内外研究支架置入后血管再狭窄的重要方向。因此选择合适的支架材料，是血管内支架置入的关键。

（二）机械力学和物理学特性

1. 支架支撑力　是指支架对作用外力的应变力，此特性决定展开的支架能否牢固贴附于血管壁。置入血管支架需要有良好的支撑力，才能够保证血管最大腔内径。支撑力弱的支架释放后，支架不能紧贴血管壁，并给予狭窄段血管足够的力学支撑，从而易发生移位；支撑力过强的支架释放后，可造成局部血管壁的损伤并嵌入血管壁内，引起周围组织过度的修复反应，导致内膜过度增生，管腔狭窄。

2. 支架的柔顺性　支架的柔顺性是支架能够顺利通过弯曲血管，到达病变部位并与血管相适应（即顺应性）的主要因素。有研究发现，S-tent 比 L-tent、X-tent 有更好的柔顺性。但柔顺性好的支架往往径向支撑力较差，如何兼顾支架的柔顺性与径向支撑力，将是改善血管内支架临床应用效果的重要因素[19]。

3. 支架覆盖性　是指支架完全覆盖病变、支持血管的能力。该性能以支架扩张后金属覆盖率（支架扩张后与血管壁面接触的面积占其支撑的血管壁面面积百分比）为指标，数值不能过大或过小。当覆盖率过大，并且抗血小板治疗不恰当时，会增加再狭窄等并发症的发生率。因为金属或合金表面都有促凝作用，金属表面积越小，血栓形成的概率越小。同样大小的一只支架，展开充分者与展开不完全者相比，血栓形成概率低。

4. 支架伸展性　支架伸展性用扩张率表示，是指释放后完全展开直径同支架压缩后的直径之比值。当血管内支架置入时，球囊对支架的压力大于支架筋梁的材料屈服极限，小于其强度极限，支架扩张并可以维持在扩张状态。理想的支架扩张率应大于 6，扩张率小于 4 的支架不宜使用。支架的细小网线在过度扩张时会导致疲劳而失效，因此支架的扩张率也不宜太大。总之，在对支架筋梁进行设计时需要提高其伸展性，避免发生支架坍塌，这对预防支架置入后血管内再狭窄的发生具有重要意义。

5. 支架纵向缩短率　是指支架扩张前后以及在血管弹性回缩作用下的支架轴向和径向回缩程度。支架的扩张使得其半径增大，随之支架的轴向回缩自然也会增加。轴向的回缩性直接影响支架的金属覆盖率；径向的回缩性与支架的辐射张力成反比，决定支架支撑血管的有效性和安全性。因此，术前必须选择长度和管径相适合的支架，使血管内支架置入术顺利进行。

6. 支架的透光性及示踪性　透光性是指在 X 线下的可视程度，在血管内支架材质的选择上必须考虑其透光性。支架移位是 PCI 的一个并发症，而支架的透光可视性可以帮助将移位的支架恢复。由于生物可降解材料的密度低于金属材料，生物可降解支架不能像金属支架那样于 X 射线下清晰显影，故生物可降解支架释放时必须借助释放器的金属定位标志做参照，但此法不适用于日后的复查。第二代药物洗脱支架在射线不透性上有了更大的进步。示踪性是指沿导引丝到达病变的能力，有报道提示，经过不断的开发，目前大部分的支架示踪性性能还是比较强的。

7. 支架符合流体力学　支架置入对血流动力学的影响是造成支架内再狭窄的主要原因之一。经动物实验和临床试验证实，有狭窄性病变的血管置入支架后，虽然可使狭窄段血管恢复到与邻近血管段相似或者一致的几何学形态和管径，改善局部的血流状态，但由于支架的置入，低的平均剪切力，振荡的剪切力，长的颗粒滞留时间，非层流流动等往往会导致血管内膜增生，从而引起血管内再狭窄。支架符合流体力学可以营造一个更加有利的血流动力学微环境。目前的支架中，高孔隙支架因其设计符合流体力学可以降低血栓栓塞。

（三）免疫原性

已有的研究显示，支架置入后过敏反应时有发生，主要症状有呼吸困难、发热、皮疹、麻疹、瘙痒等。一项回顾性研究发现，在5783例药物洗脱支架患者中，有262例患者在药物洗脱支架置入后发生不同程度和类型的过敏反应，有4例患者发展成支架内血栓，并且死亡。低免疫原性可以降低支架置入术后患者出现过敏反应、血栓以及再狭窄的风险。

（四）多孔结构

生物材料的多孔结构一直是组织工程血管学的研究重点，其中适用于小血管的小孔径材料是研究的难点与热点。不同的材料以及制作方法（包括不同直径的针尖，堆积后施加不同的压力）可以影响支架的孔隙率和孔径。研究表明，高孔隙率和合适的三维立体孔径，有利于营养物质的吸收和代谢废物的排出、内皮细胞对血管的修复与抗再狭窄功能，防止平滑肌细胞的过度迁移与促再狭窄过程等。相反，孔隙较少或者孔径过小，将影响血管组织摄入营养物质和代谢废物的排出，导致局部组织炎症反应，最终加速血管再狭窄的发生。通常支架应比血管直径大1.0～2.0mm，应根据患者不同部位的血管进行个性化定制。

（五）易加工性、可消毒性

血管支架的材料来源丰富，制作工艺在不断地发展与改良。其加工工艺迄今主要历经了三个过程，即编织/缠绕式支架（早期），光刻卷焊式支架（中期），三维激光雕刻支架（现代）。其中，目前应用较广泛的激光雕刻支架技术具有可精确切割复杂的微细零件、高效生产、低成本的特点。相反，在加工过程中，切割不均匀的激光将导致支架在使用过程中相应地变形不均匀、局部变形和应力集中，加剧病变部位的血管内皮损伤，大大增加支架置入后再狭窄的概率。同时，加工过程中价格低廉，便于塑形，更易消毒对制造更成功的血管支架起着重要作用。

三、手术过程与血管再狭窄

尽管置入支架后的效果令人满意，但随着血管内置入支架人群的增多，难治性再狭窄的发生日渐成为一个严重问题。因为术后再狭窄的发生严重影响血管内支架介入治疗的预后，所以有必要对基于手术操作的再狭窄影响因素及其处理方法进行探讨。手术过程中导致血管再狭窄的常见因素如下。

（一）边缘效应

实验发现，支架两端血管再狭窄的发生率要高于支架覆盖区域。其主要原因包括支架长度不能充分覆盖病变、支架释放过程中球囊引起的损伤、支架近端药物洗脱过快等。通过改良支架的设计及释放策略，如使用长支架、调整支架/球囊比例、采用未预扩张直接支架术，以及改进药物释放工艺等，有望解决这一问题。

（二）支架膨胀不全

支架贴壁不全容易导致急性、亚急性、迟发血栓形成，也容易导致血管再狭窄的发生。因此，操作过程支架要充分扩张，对很多病变要先用小短球囊预扩张，甚至用切割球囊。

（三）涂层撕裂或药物分布不均匀

近年来，高分子涂层血管支架得到了很多研究者的关注，被认为是极具潜力的血管支架。但是，高分子涂层血管支架的广泛应用尚有许多工作要做。它存在的问题有：涂层与金属基体界面结合力问题，结合力不好易导致涂层脱落；在支架撑开时涂层可能受到损坏。

（四）支架断裂与结构破坏

发生支架断裂的原因可能是心脏收缩舒张过程中，血管发生扭曲运动，这种扭曲运动产生的机械压力作用于支架导致其断裂。有报道称，肌桥的存在也可能导致支架断裂。

（五）术后支架脱载与移位

支架脱载指支架未能紧贴血管壁，两者之间出现了微小的腔隙。原因可能是药物涂层支架过度抑制血管内皮增生。尽管目前尚未发现支架轻度脱载会引起任何不良反应和临床后果，但长期是否导致血栓、动脉瘤、支架移位等并发症还需进一步观察。

第五节　血管再狭窄的防治原则

血管狭窄、阻塞是危害人类健康的常见疾病之一，虽然伴随介入微创技术包括经皮经腔血管成形术，和血管内支架置入术的临床应用，血管狭窄、阻塞患者的症状缓解率已显著提高，但仍有很高比例的患者术后发生再狭窄，寻求预防和治疗管腔再狭窄已成为当今临床和基础医学领域的热点。

一、药物防治

许多类型的药物已用于预防PTCA术和动脉粥样斑块切除术后的血管再狭窄，但是仍然没有一种药物对预防血管再狭窄具有持久作用。回顾近年来各种基础及临床研究，有以下药物在防治血管再狭窄的应用中得到了临床认同[20]。

（一）西罗莫司

西罗莫司属大环内酯类抗生素，具有免疫抑制和抗器官排斥反应的作用。有研究者让22例支架置入后有再狭窄高危因素的患者口服西罗莫司，负荷剂量6mg，此后每天2mg，共4周。由于副作用，并且西罗莫司并不能降低临床上发生或血管造影发现的再狭窄，故近50%的患者终止治疗。但西罗莫司涂层支架可抑制细胞增殖，从而减轻内膜增生，已广泛应用于临床，并取得了良好效果。

（二）阿司匹林

由于剂量的变化、时间选择、阿司匹林治疗的持续时间、样本量的限制以及不能完整地进行血管造影随访等原因，阿司匹林对PCI术后血管再狭窄的预防目前尚存争议。尽管如此，PCI术后阿司匹林治疗应作为心血管事件（死亡、心肌梗死或脑卒中）的二级预防长期应用，而不仅是预防后期血管再狭窄。

（三）血管紧张素转换酶抑制剂和血管紧张素Ⅱ受体阻断剂

血管紧张素Ⅱ与中膜VSMC上的相应受体结合，可刺激c-fos、c-myc等原癌基因的升高，从而促进VSMC增殖。血管紧张素转换酶抑制剂（angiotensin converting enzyme inhibitor，ACEI）和血管紧张素Ⅱ受体阻断剂（angiotensin Ⅱ receptor blocker，ARB）通过阻断血管紧张素Ⅱ的效应，从而发挥减低PCI术后血管再狭窄的作用。研究发现，喹那普利能有效预防冠状动脉支架置入术后再狭窄的发生，并且用于具有血管紧张素转换酶D（ACED）型等位基因的患者疗效最好。

（四）降脂药

大量研究评价了冠状动脉介入术后降脂治疗后对再狭窄的预防作用，但没有显示对再狭窄具有持续的降低作用。FLARE（fluvastin angioplasty restenosis trial）研究中应用大剂量氟伐他丁后，虽然总死亡率和心肌梗死率有明显降低，但对血管造影显示的再狭窄并没有发现差异。这些研究提示，冠状动脉支架置入后，降脂药物在降低再狭窄方面仅能起到有限的作用，但对预防冠状动脉粥样硬化的进展和由远离支架置入的部位所引发的临床事件，应用降脂药物获益匪浅。

（五）钙通道阻滞药

研究者用定量冠状动脉造影术和血管腔内超声比较氨氯地平和喹那普利对冠状动脉支架术后再狭窄的抑制作用，发现在增大管腔直径和减少内膜面积方面前者的作用更显著。

二、手术治疗

在全球所有的血管成形术或支架放置病例

中，有10%～30%发生再狭窄，复杂病例有高达50%的再狭窄率。在这种情况下，患者必须再次接受手术以使动脉开放。依据再阻塞血管的部位、血管类型、闭塞程度等可以选择多种手术治疗方式[21]。

（一）动脉旁路移植术

动脉旁路移植术是治疗血管阻塞的经典外科手术。在全身不同部位的血管阻塞中均能应用，分别可以移植自体静脉以及人工血管。但动脉旁路手术也有损伤严重、适应性狭窄的缺点，现在越来越多地被介入微创技术所取代。

（二）介入微创技术

介入微创技术包括PCI和血管内支架置入术。但是由于操作难度增加等原因，使得介入微创技术并不适用于治疗大多数的血管再狭窄。所以近年来研究热点集中在初次介入微创后预防血管再狭窄的方法。而新型支架的发明，为这一目标指明了方向。目前的新型支架包括药物涂层支架和DES。药物涂层支架与DES相似点在于其支架设计上均是在药膜层涂有一层物质来控制药物缓慢释放的防护膜层。两者区别在于，药物涂层是指支架表面使用抗细胞增殖药物，可抑制VSMC增殖和迁移，涂层药物洗脱完毕后，内皮下平滑肌细胞增殖以及药物影响支架内皮细胞再生，进而导致外膜下层与肌层长期暴露在血液中，出现内皮化延迟、亚急性血栓形成等后果。DES也称为药物释放支架，其典型特征是药物释放的可控性。目前DES在临床上应用较为广泛，在降低再狭窄率方面取得了良好的效果，尤其对于治疗直径为3～3.5mm的小血管病变效果明显，但对大血管病变则治疗价值有限。目前临床试验所选的病例均是相对简单的病变，对复杂病变，如冠脉左主干病变、开口部病变、分叉病变、再狭窄病变等方面的疗效及安全性尚需进一步确定。再则，某些药物可能会影响内皮细胞再生，使血管再内皮化延迟，从而可能会发生亚急性血栓、动脉瘤和晚期支架贴壁不全等不良后果。此外，由于目前药物涂层支架非常昂贵，因此多用于再狭窄的高危人群，尤其是小血管。而对于弥漫性病变及糖尿病患者，适用的范围较为局限。

西罗莫司洗脱支架和紫杉醇洗脱支架是目前临床上应用最为广泛的洗脱支架。西罗莫司是通过抑制新内膜生成进而降低支架术后血管再狭窄的风险，它是从吸水性链霉菌发酵液中提取出来的药物，属于细胞稳定剂，可阻止细胞进入分裂期；紫杉醇属于细胞毒性药物，通过阻断有丝分裂以抑制细胞增殖。西罗莫司及紫杉醇两者结合用于设计洗脱支架在活体外及活体内药物释放研究中得出以下结论：无论体内还是体外，西罗莫司及紫杉醇药动学均为双时相模式，与单一药物药动学相似。基于以上研究发现，两者结合能否在血管再狭窄疗效上取得突破性进展有待进一步研究。总之，DES能明显降低血管再狭窄率及反复血管成形术的必要。

此外，外国学者在多中心随机研究中发现：在BMS组中血管直径与血管再狭窄率呈负相关，但是在西罗莫司洗脱支架组中未看到这种现象。目前有学者报道在长达5年的随访中发现，应用DES治疗BMS术后再狭窄是安全有效的方法。2006年美国心脏病学年会上BASKE-LATE研究结果的公布，提示DES可能存在支架内晚期血栓形成。晚期血栓形成发生机制尚未完全明了，可能和支架置入后内皮化延迟等有关。如何避免支架内晚期血栓形成尚在进一步研究之中。如能克服支架内晚期血栓形成这一问题，将会使DES在临床得到更广泛的使用。

三、基因治疗

随着分子生物学技术和载体技术的发展，目的基因不断被克隆，以及再狭窄分子病理生理学研究的不断深入，血管局部定位基因转染逐步成为治疗再狭窄研究的热点，它可将特异性基因精确地定位转染至血管壁，实现外源基因表达，最大限度地在局部发挥生物学效应，减少全身副作用。

（一）抗血栓或促纤溶基因

转染抗血栓或促纤溶基因（如组织型纤溶

酶原激活物）至局部血管，可增强局部抗血栓能力，从而预防早期血栓形成，并且能减少局部血小板释放血管活性物质和生长因子，抑制内膜增生。

（二）生长因子、转录因子、原癌基因、细胞周期基因和凋亡抑制基因

生长因子、转录因子、原癌基因、细胞周期基因和凋亡抑制基因在病理情况下都是过度表达，促进 VSMC 迁移、增殖，用反义核酸技术使这些基因失活，可达到抑制内膜增生的目的。反义核酸是依据碱基互补原则，将能与靶基因结合的 RNA 或 DNA 片断导入细胞后抑制靶基因的复制、转录和翻译，该技术已成为防治再狭窄的重要手段。研究者将含有 c-myb 反义 RNA 的凝胶涂于颈总动脉静脉移植物的外膜，一天后即在中膜和外膜中检测到了反义 RNA，内膜的增殖与对照组相比明显减少，同时还可以保护乙酰胆碱介导的内膜细胞依赖性血管舒张作用。另有研究以腺病毒为载体将 bFGF 反义 RNA 导入大鼠损伤的颈动脉，通过检测内膜/中膜的比值，发现反义 bFGF 基因可以明显抑制新生内膜的增殖、表达，从而抑制内膜增生。

（三）抑癌基因、促凋亡基因和细胞毒性基因

抑癌基因、促凋亡基因和细胞毒性基因的作用是抑制细胞增殖或促进细胞凋亡，转染这类基因使之过表达可抑制内膜增生。如转染抑癌基因 P21、P27 等，促凋亡基因如 Fas 等，细胞毒性基因如单纯疱疹病毒胸苷激酶基因等都可抑制再狭窄。

（四）血管活性因子

转染 NOS 或前列环素合酶，促进 NO 或前列环素（prostacyclin，PGI_2）的合成，可促进血管舒张，抑制血小板聚集及 VSMC 增生。而血管紧张素Ⅱ和内皮素则促进血管收缩和 VSMC 增殖，用反义核酸技术抑制它们的表达可防治再狭窄。

目前体内、体外实验研究以及临床研究多选用单一基因转染表达，虽有很多成功的报道，且对研究某一特异基因在再狭窄中的作用机制有着重要意义，但这显然是不够的。血管再狭窄是一个多因素共同作用的过程，因此在今后的设计中，应采用多基因共同转染，作用于再狭窄的不同过程和方面，即所谓的鸡尾酒疗法，以更好地发挥作用。

四、干细胞治疗

骨髓源干细胞具有高度的造血和生成血管的潜能，经适当的诱导可以分化为内皮细胞、血细胞、心肌细胞等。目前，利用不同措施向靶血管内移植扩增干细胞，已成为修复损伤血管以及防治血管再狭窄的一个应用前景良好的新策略。但是由于干细胞种类的多样性以及分化调节的复杂性，现有的关于干细胞在心血管疾病中作用的报道尚有争议之处。

（一）内皮祖细胞

支架置入后良好的内皮再生是防止血管再狭窄和血栓形成的关键环节。血管内皮祖细胞（endothelial progenitor cell，EPC）是 Asahara 等在 1997 年首次证实的。他们发现循环外周血中存在能分化为血管内皮细胞的前体细胞，将其命名为 EPC。通常采用 CD34、CD133 及 KDR（kinase insert domain-containing receptor）等几种抗原联合的方式对 EPC 进行鉴定。在生理或病理因素刺激下，EPC 可从骨髓动员到外周血参与损伤血管内皮的修复。在血管再狭窄过程中，EPC 是否发生改变，能否利用 EPC 修复内皮的特点，阻止血管成形术后再狭窄的发生和血栓的形成等问题成为研究者关注的焦点。

有研究发现，冠脉支架置入后发生再狭窄患者的循环外周血中 EPC 数量下降，其中衰老的 EPC 细胞数量增多。多元分析显示，衰老的 EPC 数目和再狭窄的发生明显相关（OR：1.10，95% CI：1.01～1.20）。提示 EPC 的衰老，数量减低可能参与了血管再狭窄的发生。另有研究证实，弥散性支架内再狭窄患者循环外周血中的 EPC 数量低于局灶性支架内再狭窄，并且 EPC 数量减少。黏附力减弱可能是弥散性支架

内再狭窄患者内膜异常增生的一个重要机制，这些指标将有望作为血管再狭窄危险性分层的重要参考。但是相反的报道同样存在。有研究者发现，CD34⁺EPC在球囊成形术和裸金属支架导致的再狭窄患者体内水平升高，而在未出现再狭窄的患者体内降低。这些结果上的差异可能是由于干细胞检测方法和判断标准不统一、研究方法不一致等造成的。因此，EPC在血管再狭窄中的病理生理意义与作用机制，以及EPC与再狭窄的因果关系等尚需进一步研究。

为了探究EPC的治疗作用，研究者将EPC包被在支架上，发现EPC可从支架处迁移，在病变血管表面形成单层内皮，从而防止支架内血栓形成和再狭窄发生。为了进一步提高EPC的功效，研究者将具有保护作用的A20基因转染入EPC内，再包被于支架上，显著增加了EPC分化为内皮细胞的效率。近年来，研究者又开发出一种EPC捕获支架（Genous Bioengineered R Stent ™；OrbusNeich Medical Technologies Inc，FL，USA）。该支架上包被有抗$CD34^+$抗体，可以吸引并结合循环中的EPC。动物实验显示，和BMS相比，这种EPC捕获支架使用48小时后，支架上铺满内皮细胞，并且90天内没有血栓形成和炎症反应。在随后的两个小型非随机性临床研究中，该支架的有效性及安全性在非复杂性冠脉损伤患者体内得到了肯定。还有研究将紫杉醇等药物涂层支架表面包被上抗$CD34^+$抗体，可以进一步减小术后管腔内径丢失程度。目前，多中心、随机的临床研究评估EPC捕捉支架的工作还在进行中，EPC捕获支架和BMS以及DES的比较工作也在开展中。此外，随着纳米技术的发展，将有生物活性的纳米复合材料包被于金属支架上将可能成为未来一种新的促血管内皮再生的治疗手段[22]。

（二）造血干细胞

粒细胞集落刺激因子（granulocyte-colony stimulating factor，G-CSF）是一种功能很强的骨髓造血细胞增殖因子，可促进造血干细胞的增殖分化。已有临床研究发现，慢性缺血性心脏病患者体内$CD34^+$的造血干细胞数量下降，患者行支架置入术后，若将G-CSF诱导生成的大量自体$CD34^+$干细胞移植入病变处冠脉内，随访1年观察到，患者血运良好，新生血管形成，患者生活质量明显改善，且无1例血管内再狭窄发生。另有研究同样发现，对急性心梗患者行PCI术，4天后冠脉内移植G-CSF诱导的自体外周血干细胞，6个月后，患者左室功能明显改善，2年后，除了1例无症状的支架内再狭窄，没有其他心血管事件。提示对抗血管重塑，降低心血管事件可能是自体骨髓源造血干细胞发挥保护作用的重要机制。

同时，也有研究报道，给缺血冠脉注射G-CSF诱导的自体外周血干细胞后，心梗患者心脏收缩功能、心脏灌注，以及运动能力等均得到显著改善，但意料之外的是，患者出现了高概率的支架内再狭窄。另一关于$CD133^+$骨髓造血干细胞的研究得出了相似结论。有研究者认为，干细胞处理的时间对其治疗效果影响很大。若在支架置入后4周到3个月之间向冠脉内注射G-CSF诱导的干细胞，可以避免激活处于早期增殖阶段的血管平滑肌细胞发生增殖，从而降低再狭窄的发生。此外，支架类型、不同的研究方法、患者个体差异、血管狭窄程度等也可能会影响干细胞的治疗效果。总之，应用自体骨髓干细胞移植对于血管成形术后的心脏修复是安全和有效的，但相应的并发症需密切关注，长期的、多中心联合、随机的、大型的、统一标准的临床研究有待进一步开展。

干细胞疗法预示着心血管再生医学的新篇章，但是干细胞分化是个非常复杂的过程，受很多因素调控，具体的调控机制还不十分清楚。干细胞在生理与病理条件下的分化有何异同，如何让干细胞朝着正确的合理的方向分化，如何提高干细胞在组织中的滞留率，进而用于心梗、心衰等心血管疾病的治疗，尚需大量的后续工作以及进一步的研究。

参考文献

[1] Jukema JW, Verschuren JJ, Ahmed TA, et al. Restenosis after PCI. Part 1: pathophysiology and risk factors. Nat Rev Cardiol, 2011, 9:53-62.

[2] Levine GN, Bates ER, Blankenship JC, et al. 2011 ACCF/AHA/SCAI guideline for percutaneous coronary intervention: executive summary: a report

of the American College of Cardiology Foundation/American Heart Association Task Force on Practice Guidelines and the Society for Cardiovascular Angiography and Interventions. Catheter Cardiovasc Interv, 2012, 79(3):453-495.

[3] Eoin A, Murphy, Fergal J, et al. Reducing in-stent restenosis through novel stent flow field augmentation. Cardiovasc Eng Technol, 2012, 3(4):353-373.

[4] Andrae J, Gallini R, Betsholtz C. Role of platelet-derived growth factors in physiology and medicine. Genes Dev, 2008, 22:1276-1312.

[5] Shiojima I, Walsh K. The role of vascular endothelial growth factor in restenosis: the controversy continues. Circulation, 2004, 110:2283-2286.

[6] Inoue T, Croce K, Morooka T, et al. Vascular inflammation and repair: implications for re-endothelialization, restenosis, and stent thrombosis. JACC Cardiovasc Interv, 2011, 4:1057-1066.

[7] Marx SO, Totary-Jain H, Marks AR. Vascular smooth muscle cell proliferation in restenosis. Circ Cardiovasc Interv, 2011, 4:104-111.

[8] Ding RQ, Tsao J, Chai H, et al. Therapeutic potential for protein kinase C inhibitor in vascular restenosis. J Cardiovasc Pharmacol Ther, 2011, 16:160-167.

[9] Curcio A, Torella D, Indolfi C. Mechanisms of smooth muscle cell proliferation and endothelial regeneration after vascular injury and stenting: approach to therapy. Circ J, 2011, 75:1287-1296.

[10] Batchelor WB, Robinson R, Strauss BH. The extracellular matrix in balloon arterial injury: A novel target for restenosis prevention. Prog Cardiovasc Dis, 1998, 41(1):35-49.

[11] Chaabane C, Otsuka F, Virmani R, et al. Biological responses in stented arteries. Cardiovasc Res, 2013, 99(2):353-363.

[12] Cohen DJ, Doucet M, Cutlip DE, et al. Impact of smoking on clinical and angiographic restenosis after percutaneous coronary intervention: another smoker's paradox? Circulation, 2001, 104:773-778.

[13] Niroomand F, Hauer O, Tiefenbacher CP, et al. Influence of alcohol consumption on restenosis rate after percutaneous transluminal coronary angioplasty and stent implantation. Heart, 2004, 90:1189-1193.

[14] Aronson D, Edelman ER. Revascularization for coronary artery disease in diabetes mellitus: angioplasty, stents and coronary artery bypass grafting. Rev Endocr Metab Disord, 2010, 11:75-86.

[15] Lee SG, Lee CW, Hong MK, et al. Predictors of diffuse-type in-stent restenosis after coronary stent implantation. Catheter Cardiovasc Interv, 1999, 47:406-409.

[16] von der Thüsen JH, Fekkes ML, Passier R, et al. Adenoviral transfer of endothelial nitric oxide synthase attenuates lesion formation in a novel murine model of postangioplasty restenosis. Arterioscler Thromb Vasc Biol, 2004, 24:357-362.

[17] Pons D, de Vries FR, van den Elsen PJ, et al. Epigenetic histone acetylation modifiers in vascular remodeling: new targets for therapy in cardiovascular disease. Eur Heart, 2009, 30:266-277.

[18] Chen LJ, Lim SH, Yeh YT, et al. Roles of microRNAs in atherosclerosis and restenosis. J Biomed Sci, 2012, 19:79-91.

[19] Qiao A, Zhang Z. Numerical simulation of vertebral artery stenosis treated with different stents. J Biomech Eng, 2013, doi: 10.1115/1.4026229.

[20] European Society of Cardiology. ESC Guidelines for the management of acute myocardial infarction in patients presenting with ST-segment elevation. Eur Heart J, 2012, 33(20):2569-2619.

[21] Zipes DP, Bonow RO, Libby P, et al. Braunwald's heart disease 2-volume set: a textbook of cardiovascular medicine. Part VI: Atherosclerotic cardiovascular disease. 7th ed. Philadelphia: W.B. Saunders Company, 2009.

[22] Motwani MS, Rafiei Y, Tzifa A, et al. In situ endothelialization of intravascular stents from progenitor stem cells coated with nanocomposite and functionalized biomolecules. Biotechnol Appl Biochem, 2011, 58:2-13.

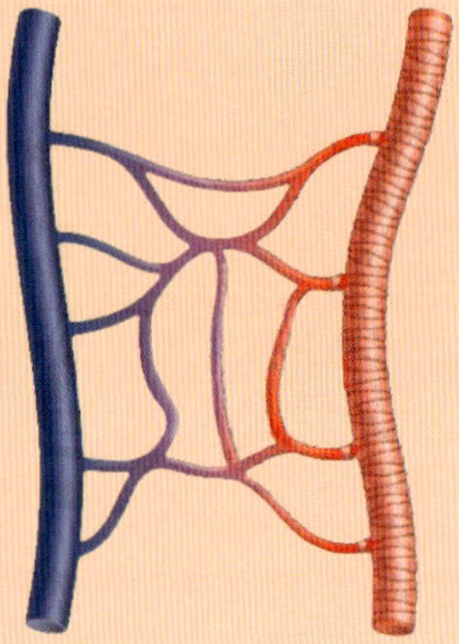

第二十二章

高　血　压

祝之明

高血压（hypertension）是以血压升高（≥140/90mmHg）为主要临床表现、伴或不伴有多种心血管代谢危险因素的综合征，也是严重影响健康的重大慢性疾病。高血压的发生发展是一个慢性隐匿过程，血压从理想水平（＜120/80mmHg）到确诊为高血压的过渡阶段，其血压水平为 120～139/80～89mmHg，称之为“高血压前期”（prehypertension）。高血压的主要危险因素有性别、年龄、高盐或低钾膳食、肥胖、高血压家族史、精神应激、寒冷等。目前高血压呈全球流行趋势，美国成人高血压患病率为 29%～31%，欧洲为 32%；我国高血压患病率已达到 25%，患者超过 2.6 亿。另外，我国高血压前期的罹患率＞40%～60%，且以中青年为主，其中约 45% 将在 10 年后发展为高血压。高血压的主要并发症为脑卒中、冠心病以及心肾衰竭等，我国每年心血管病患者死亡约 300 万人，其中一半以上与高血压相关。我国每年用于高血压的治疗费高达 480 亿～720 亿元。

高血压的发病机制主要涉及遗传和环境等多种因素，其经典理论包括：①血管内皮功能紊乱；②肾素 - 血管紧张素 - 醛固酮系统失衡；③交感神经系统激活；④血管平滑肌细胞增殖；⑤炎症反应。针对其发病的关键环节研发了一系列降压药物，在临床治疗中也取得了良好的效果。近 30 年高血压的基础研究为经典的发病机制增添了许多新的内容，并发现了一些新的致病机制，如代谢紊乱、炎症与氧化应激等。这些新老致病因素常交互作用，使高血压发病机制更加复杂，血压也更加难以控制，致使高血压患病率及其并发症逐年增高的趋势仍未得到有效遏制。因此，揭示高血压的发病机制，探索有效的干预措施仍是高血压领域面临的主要挑战。

第一节　高血压的主要发病机制

近百年的高血压研究已明确遗传因素、环境因素、神经体液激活、肾病变和血流动力学异常等因素在高血压发病中起着重要作用，但近30年的高血压发病机制研究有许多新的发现，极大地丰富了对高血压发病机制的认识。

一、高血压的遗传机制

高血压具有明显的家族聚集倾向，同卵双生子发病的一致性，种族特异性的发病表现，如非裔美国人较欧洲人更易出现血容量增加和肾排钠功能障碍，提示遗传因素参与高血压发病。目前，关于遗传机制在高血压中的作用，主要有两种遗传模式假说：寡基因模式和多基因模式。在寡基因模式中，认为血压升高与一个或几个主效基因的作用有关。这些基因通过作用于血压调节过程中的不同阶段，共同参与了高血压的发生。只有在这些主效基因同时发生变异时，在合适的条件下才能诱发高血压。在多基因模式中，认为高血压的发生涉及许多微效基因的累积效应，不同个体这些微效基因的不同组合均参与了高血压的发生，而不同遗传复合物组合也就决定了个体对血压易感性的高低，并且与血压分布的连续性相吻合[1]。

（一）高血压的遗传候选基因

目前已发现大约10种符合孟德尔遗传定律的单基因遗传性高血压，如Liddle综合征、糖皮质激素可治性醛固酮增多症、多发性内分泌瘤、表征性盐皮质激素增多症、11β-羟化酶缺乏症、17α-羟化酶缺乏症和Gordon综合征等疾病。单基因高血压病的发现证实了高血压研究中亚群选择的重要性，为高血压发病机制的探讨及候选基因的研究提供了线索。但是，由于所占比例小，并且具有特异的生理和生化特征，其与人群血压变异的相关性并不清楚。

更多的高血压是一种多基因疾病，与单基因遗传性高血压病不同，具有异质性强、多个基因参与、单一基因作用微弱、发病与外界环境和生活方式密切相关等特点，因此为其相关基因的识别带来了很多困难。目前，高血压候选基因主要包括肾素-血管紧张素-醛固酮系统、交感神经系统、下丘脑-垂体轴、内皮素、利钠肽、激肽释放酶-激肽系统、类固醇激素、前列腺素、生长因子和激素、骨架蛋白和黏附分子、细胞内信使、脂质代谢、糖代谢、载脂蛋白、离子通道或转运体等至少150种基因。

早期高血压相关基因的研究多采用候选基因策略，即认为任何编码了参与血压调控蛋白的基因都可以作为高血压候选基因。相应的遗传分析方法主要包括连锁分析和关联分析，前者根据重组率来计算两基因之间的染色体图距，如家系连锁分析和受累同胞对分析。连锁分析对单基因遗传病的研究十分有效，但并不适于高血压这类复杂性状疾病。关联分析是基于群体中无血缘关系的病例组与表型正常的对照组在某个遗传标记位点上会出现的不同频率而设计的分析方法，其优点在于不仅可以检测主效基因效应，还可以观察微效基因效应，但关联分析重复性差，并且早期的关联分析只针对已知的高血压候选基因，不能发现未知的高血压相关基因[2]。

（二）高血压的全基因组研究

近年来，随着人类基因组计划的完成及第3代遗传标记单核苷酸多态性（single nucleotide polymorphism，SNP）的兴起，使建立在SNP基础上的全基因组关联分析策略（genome wide association studies，GWAS）成为最新研究热点。以欧洲人群为对象的高血压GWAS研究中，THE CHARGE consortium发现了11个与血压相关的基因，其中与收缩压相关的有ATP2B1、CYP17A1、PLEKHA7及SH2B3，与舒张压相关的有ATP2B1、CACNB2、CSK-ULK3、TBX3-TBX5、UKL4及SH2B3；Global Blood Pressure

Genetics（Global BPgen）协作研究组在总样本量达14万余人群中开展高血压的GWAS和重复验证研究，发现了8个SNP位点与收缩压或舒张压相关，而且这些位点都与高血压状态相关，相邻的基因分别为CYP17A1、CYP1A2、FGF5、SH2B3、MTHFR、c10orf107、ZNF652和PLCD3（均$P<5\times10^{-8}$）。THE CHARGE研究组有三个基因在BPgen研究组中得到重复。其中来自THE CHARGE研究组的ATP2B1、CYP17A1、SH2B3、PLEKHA7和来自BPgen研究组的MTHFR、NT5C2共6个位点达到GWAS统计学意义。在2011年9月发表的关于国际血压联盟全基因组关联研究ICBP-GWAS则是对前者研究的进一步延伸。研究者利用69 395名欧洲人群的约250万个SNP的基因分型或估算数据，来寻找与血压变化相匹配的变异。随后在另外133 661名欧洲个体上检验了特异的SNP，发现了28个位点上与血压相关的29个SNP。在这28个位点中13个位点为2009年两项大型研究所发现的位点，而SLC4A7、MECOM、SLC39A8、EBF1、MOV10、HFEBAT2-BAT5、PLCE1、FLJ32810-TMEM133、JAG1等位点为新位点。2009年报道了非裔美国人的GWAS研究，发现5个特异位点PMS1、YWHA7、IPO7、SLC24A4及CACANA1H，其中后两者涉及高血压的调节机制。8项涉及19 608例东亚人群的GWAS研究meta分析发现CAPZA1、GRB14、ENPEP、NPR3、ALDH2及TBX3等6个特异的与高血压关联位点，为东亚地区人群高血压遗传因素提供了新的信息[3]。

高血压的GWAS研究也存在以下问题：

（1）研究人群局限性，目前多数研究在发达国家人群中进行，其中多数为白色种族人群，缺少中国人群及其他人群的GWAS数据。

（2）尚未发现直接影响高血压的基因，虽然高血压GWAS识别出涉及血压调节机制的基因有ATP2B1、CACNB2、CYP17A1、STK39、SLC24A4等，但目前仍没有一个被识别的基因可以作为常见的变异基因参与血压调节。

（3）遗传性缺失现象，GWAS发现了一些高血压的遗传易感位点，但这些位点对人群血压水平的影响很小（≤1 mmHg），对高血压发病风险的贡献也很微弱。

（4）缺少基因与环境的交互作用，虽然遗传因素对高血压发病影响可达到30%～60%，但对于复杂性疾病而言，其所受后天环境因素的影响往往会降低遗传因素的作用。目前，GWAS研究中几乎没有基因与环境交互作用的分析。

（5）GWAS关注的基因变异主要集中在常见的基因变异（等位基因频率＞2%～5%），GWAS不能发现罕见基因变异与疾病的关系。

（6）高血压是一个复杂的临床综合征，包含了各种不同的表型，其遗传背景（基因型）应该是不同的。但是如果没有正确有效地确定和区分不同的表型，GWAS也就很难得出可重复和有意义的结果。

（7）生物的血压是连续分布的，所谓高血压（血压≥140/90mmHg）是人为定义的，而简单按照这一标准来区分表型可能也是研究失败的原因之一。因此，导致大多数GWAS中的结果在别的人群中重复率低或无法重复。

（三）高血压的表观遗传学研究

表观遗传学（epigenetics）是指在DNA碱基序列不发生变化，但基因表达的水平和功能却发生了可遗传的改变。表观遗传信息通过DNA甲基化、组蛋白共价修饰和miRNA干扰等，明显影响机体的表型特征，并在细胞的分裂、增殖及之后的发育过程中都能稳定地从亲代传给子代，从而引起相应的病理生理变化，影响心血管、代谢等多种疾病的发生发展[4]。

高血压的表观遗传学研究尚处于起步阶段，许多问题并不清楚，美国国家心脏、肺和血液研究所于2011年6月成立了多学科专家工作组，以揭示高血压病因、进展及预防的表观遗传学标志物。研究证实高血压患者外周血单核细胞HSD11β2基因的近端启动子存在高度甲基化。Smolarlek等发现高血压患者全血细胞的DNA甲基化整体水平较健康个体明显减少，并且与高血压的严重程度呈正相关。同时，还发现一个有趣的现象，在人的一生中，DNA甲基化类型改变是年龄依赖性的，并且针对某些特殊类型的细胞进行表观遗传调控。因此，与年龄相关的高度或低度甲基化可以修饰高血压的正常基因。除了 DNA 甲基化，组蛋白修饰也参与了血压的调控。Pojoga 等在喂食高盐小鼠模型中发现，赖氨酸特异性去甲基化酶 1（LSD1）缺失与高血压的发生有关。LSD1 可以导致组蛋白 3 去甲基化，而组蛋白 3 是最具活性和化学性质的组蛋白之一。

表观遗传学补充了“中心法则”忽略的两个问题，即哪些因素决定了基因的正常转录和翻译以及核酸并不是存储遗传信息的唯一载体。很多研究提示了表观遗传学在心血管疾病中的作用。表观遗传学改变在某种程度上可逆，运用表观遗传学的技术来设计药物和提出措施，以改变或调整基因表达的状态和活性，可能为高血压提供新的治疗靶点。目前仍有很多问题需进一步明确，如整合多种表观遗传学修饰的生物学重要性，表观遗传学改变涉及的信号级联系统等。

总之，高血压的易感基因研究虽取得许多新进展，但大多数仍处于动物实验向临床应用的过渡阶段，尚未达到广泛应用于临床这一既定目标。现阶段以单一基因转移为主的基因疗法仍有许多技术缺陷，这不仅要求安全、高效、可控的转基因技术，而且还需深入了解血压及高血压相关基因对血压的调控机制，阐明人体组织器官生物学特性和高血压的病理生理过程。

二、环境因素诱导的高血压

传统观点认为，高血压多由环境因素与遗传因素相互作用所致。环境因素在高血压发病中起着十分重要的作用，常见的环境因素包括高钠低钾饮食、寒冷、噪声、海拔高度、纬度、空气污染，不良生活方式如长期精神过度紧张和体力活动缺乏等，社会因素包括职业、受教育程度和城镇化等。

（一）盐与高血压

盐作为重要的环境因素之一，早在公元前 2000 年的《黄帝内经》中就有“咸者，弦脉也”的论断。大量研究证实了盐与血压之间的关系，有报道某些原始部落里的印第安人每日盐摄入量极低（少于 2.9g），高血压的患病率小于 5%。当这些人群迁移至西方社会每日摄盐量增至数倍后，血压普遍上升。这种改变在非裔美国人群中最为显著，盐敏感性高血压的患病率高达 73%（正常人群 26%）[5]。我国居民盐摄入普遍偏多，北方地区居民每天摄盐量大多超过 15g，其人均盐摄入量是南方居民的 2 倍左右，北方地区高血压和脑卒中的发病率也明显高于南方。国际著名的 Intersalt 研究表明，平均 24 小时尿钠排量与血压随年龄上升幅度呈显著正相关。除人群研究外，限盐干预研究则从另一个角度证实了盐摄入对血压的影响。膳食疗法终止高血压（dietary approaches to stop hypertension，DASH）研究表明食盐摄入减少与血压下降的效果呈量效依赖性。

高盐摄入导致高血压的机制已有许多报道，较早研究认为细胞外液容量扩张、细胞钠离子转运异常及肾钠排泄障碍可能是其主要原因，近年来多项研究表明皮肤组织间隙非渗透性钠盐储存和血清钠也在血压升高过程中发挥重要作用。

1. 细胞钠转运异常　钠离子是细胞外液渗透压构成的主要成分，为了维持渗透压的稳定，细胞外钠离子的蓄积必然造成细胞外液的增加。当肾钠盐清除能力受损时，盐负荷会造成细胞外液容量的增加，心输出量也随之增加，使血压升高。有学者提出高血压的易感人群可能存在潜在的肾排钠缺陷，在高盐饮食后出现水钠潴留，细胞外液容量扩张，刺激肾上腺分泌钠泵抑制因子，导致体内广泛的细胞膜钠 / 钾泵活性抑制，致细胞钠转运障碍，细胞内钠水平增加，并激活钠钙交换，促进钙内流及细胞内钙浓度升高，血管对血管活性物质的反应性增强，外周血管阻力增加，最终导致高血压的发生。

对钠泵抑制因子研究较多的有内源性哇巴因（endogenous ouabain，EO）、海蟾蜍毒素等。EO 主要来源于肾上腺皮质，下丘脑也可少量合成和分泌，受促肾上腺皮质激素调控，是钠泵结合位点的配体。研究发现约 50% 未治疗的原发性高血压患者和大部分肾上腺瘤伴高血压患者的血清 EO 明显升高，且血压与血清 EO 浓度成正相关。即使在正常人中，高盐饮食也可引起血清 EO 浓度升高。动物和人体研究证实给予小剂量 EO 可引起血压升高，给予 EO 的拮抗剂后血压恢复正常。体内的钠泵由 α 和 β 两个亚基组成，α 亚基上有强心苷受体结合位点，在高等动物该位点基因序列高度保守。α亚基有α_1、α_2、α_3三种亚型，在体内不同细胞表达不同的亚型，大多数细胞表达α_1型钠泵，神经胶质细胞、内皮细胞和所有肌细胞表达α_1和α_2型钠泵，多数神经元表达α_1和α_3型钠泵，绝大多数肾上皮细胞表达α_1型钠泵。循环EO可抑制动脉平滑肌上的α_2型钠泵活性，盐敏感大鼠存在α_2型钠泵等位基因缺陷，导致血管平滑肌上α_2型钠泵活性降低，这可能是其摄盐后引起血压升高的原因之一。

多数研究认为血压升高与钠潴留引起细胞外液慢性扩张有关，但有些钠泵遗传缺陷性疾病虽然可以引起钠潴留或钠丢失，但并不引起细胞外液容量的变化，如引起钠丢失的遗传缺陷性疾病Bartter's和Gittleman's综合征，引起钠潴留的遗传缺陷基因如G蛋白偶联受体激酶4、α内收蛋白、丝氨酸/苏氨酸激酶基因。

2. 细胞外钠的作用　高盐摄入可引起血清钠的改变，摄盐量为50mmol/d的正常人，当饮食中钠盐摄入由10mmol/d逐渐增加到250mmol/d，可引起血清钠浓度增高。当盐摄入量由350mmol/d下降至10～20mmol/d，血清钠下降约3mmol/L。在一项随机、双盲研究中，与正常钠盐摄入相比，减少盐摄入可以降低血清钠0.4mmol/L。尽管血清钠的变化很小，但与收缩压的下降明显相关。流行病学研究也证实血清钠与血压成正相关，血清钠升高1mmol/L，收缩压升高1mmHg，血清钠大于147mmol/L，可导致血浆醛固酮水平升高。动物实验研究发现血清钠浓度的变化可直接导致血压升高，与细胞外液容量无关。组织细胞培养结果证实，增加培养液中的钠离子浓度，尽管在生理范围以内，也会引起血管平滑肌细胞的肥大和内皮型一氧化氮合酶（eNOS）活性下降。此外，人体研究也证实高盐摄入可使血管内皮功能减退，减少盐摄入可使血管内皮功能明显改善。

3. 皮肤组织间隙非渗透性钠盐储存　近年来长期钠盐平衡研究给传统观念带来了挑战，大量钠盐的蓄积并不一定伴随着体液的潴留。Heer等观察到一些高盐饮食的个体中蓄积了大约1800mmol钠盐，细胞外液容量或者体重没有相应地增加。有研究证实在持续2周的观察中，受试者分别蓄积了640 ± 83 mmol及300 ± 90 mmol钠盐，在血清钠浓度没有发生改变的情况下，细胞外液容量并没有增加。Jens等发现钠盐的蓄积不仅与皮肤组织间隙糖胺聚糖的含量及硫酸化作用相关，并且与糖胺聚糖聚合酶的基因表达相关。相反，当饮食盐摄入减少，随着皮肤组织间隙钠离子的动员，糖胺聚糖的聚合及硫酸化作用会相应地减少。因此，阴离子糖胺聚糖与阳离子钠结合储存于皮下组织，却不参与渗透压构成的过程被称为组织间隙非渗透性钠盐储存。另外，淋巴管大量存在于皮肤组织间隙，对局部渗透压的维持及血容量的调节有着重要的作用。研究发现，高盐摄入造成的皮肤组织间隙非渗透性钠盐储存，会促进单核巨噬细胞中渗透压反应增强子结合蛋白（osmotic response element binding protein，OREBP）的激活及血管内皮生长因子C的分泌，从而导致淋巴管网络的增生，最终影响细胞外液容量和血压的调控[6]。以上研究结果提示，长期高盐饮食而血压不高的原因可能与皮肤组织间隙非渗透性钠盐储存增加有关，但这个推论尚需进一步研究证实。

（二）寒冷与高血压

流行病学研究证实，在冬季或寒冷地区高血压及相关的心脑血管事件发病率增高。随着温度的降低血压明显升高，成线性相关，室外温度每降低10℃，收缩压平均增加5.7mmHg。冬夏季温度可使同一个体血压相差5～10mmHg，寒冷季节将导致更多的人发展为高血压前期或高血压。动物在寒冷暴露（5℃）1～3周后可出现血压升高、心动过速和心肌肥厚，导致冷应激高血压（cold-induced hypertension，CIH）。冷应激高血压大鼠在离开暴露源后，血压仍无法回到应激前水平。血压升高是动物对寒冷产生的一种保护机制，其目的是为了维持血液循环功能和保持体温，但长期冷应激可致血压升高和心血管损害。近年来的研究认为CIH的发病机制可能与激活交感神经和肾素-血管紧张素-醛固酮系统、减少NO的产生、上调内皮素A受体、增加炎症反应、血液流变学异常等有关。最近有报道冷敏感通道TRPM8异常可能参与了CIH的发生。

（三）其他环境因素对高血压的作用

低钾摄入与高血压患病密切相关，在盐皮质激素诱导的高血压大鼠和使用利尿剂治疗的高血压患者中，纠正低钾可以降低血压。血压正常的人在钠盐摄入量正常的情况下，短期钾丢失可使平均动脉压从 90.9 ± 2.2 mmHg 上升至 95.0 ± 2.2 mmHg。此外，急性钠负荷在低钾情况下可使血压升高，而对血钾正常的人的血压无明显影响。此外，高血压患者在钠盐摄入量正常情况下，适当补钾可降低血压，尤其是黑人盐敏感性高血压患者，补钾后血压下降更为明显。钾对血压影响的作用机制目前仍不明确。

大量酒精摄入（＞30g/d）与血压升高密切相关，是高血压发病的独立危险因素，而适量饮酒对血压的影响尚存争议。酒精摄入与血压的关系除了饮酒量，还与种族、性别有关，酒精对黑人男性影响更大，少量饮酒也可导致血压升高；少量饮酒可减少女性患高血压病的风险，但会增加男性患高血压的风险，且饮酒量与血压升高风险成正相关[7]。

三、高血压的代谢机制

虽然遗传、环境和某些继发因素在高血压的发生中起着重要作用，但高血压的主要危险因素中＞50% 与代谢异常有关，约 80% 的高血压患者合并各种形式的代谢紊乱，在高血压的危险分层中代谢危险因素起着重要作用。

（一）代谢性高血压

有学者提出了代谢性高血压的概念：即代谢紊乱与血压升高之间存在较为明确的因果关系，排除了其他继发性高血压，通过干预代谢危险因素能有效地控制高血压，可称之为代谢性高血压。高血压合并代谢紊乱，更易发展成顽固性高血压，加重对靶器官的损害，显著增加心血管风险。代谢性高血压主要的临床类型包括：肥胖性高血压、糖尿病性高血压、家族性高胆固醇血症相关性高血压、高血压型代谢综合征、高血压合并高同型半胱氨酸血症、高血压合并高尿酸血症等[8]。

（二）代谢因素与高血压靶器官损害

高血压以外周阻力血管的高反应性和重构为主要特征，然而许多研究表明，高血压合并代谢紊乱时大血管的顺应性下降，内皮功能受损和发生动脉粥样硬化。另外，血管损害的形式取决于代谢紊乱的类型。血脂异常使单核细胞黏附并迁移至内皮下，摄取脂质形成泡沫细胞，导致大血管动脉粥样病变。高血糖环境下氧化应激增强，氧自由基损伤血管内皮致使视网膜和肾的微血管受损，此外高糖激活细胞多元醇代谢途径，蛋白激酶 C（protein kinase C，PKC）和氨基己醣途径的激活，以及糖基化终末产物的形成也损伤血管。

（三）肥胖与高血压

肥胖相关性高血压为代谢性高血压的一种常见类型，在中青年因体重增加导致血压轻度增高的患者中，相当一部分仅需生活方式改变控制体重，即可使血压恢复正常。肥胖性高血压的主要机制有：交感神经系统激活、胰岛素抵抗、肾素-血管紧张素-醛固酮系统激活、肾钠盐重吸收增加和脂肪因子失衡等。肥胖时交感神经系统激活机制包括压力反射功能异常、下丘脑-垂体轴功能失调、高胰岛素血症/胰岛素抵抗、高瘦素血症和升高的血管紧张素Ⅱ浓度等。近年来，脂肪组织作为内分泌器官的观点逐渐被接受，多种脂肪因子参与调节机体的能量代谢、糖脂代谢和血压。脂联素是脂肪组织基因表达最丰富的蛋白质产物之一，具有胰岛素增敏、调脂、抗炎、抗动脉粥样硬化等作用，其水平在肥胖患者中显著降低。低脂联素血症可导致胰岛素抵抗、内皮型一氧化氮合酶（endothelial nitric oxide synthase，eNOS）表达下调，进一步导致高血压。生理水平的瘦素具有抑制食欲、增加能量消耗、抑制脂肪合成、促进脂肪分解的作用；但大部分肥胖患者血浆瘦素水平升高，提示存在瘦素抵抗；而高瘦素血症可促进去甲肾上腺素转化、通过下丘脑皮质激素通路增加交感活性导致血压升高。此外，抵抗素、网膜素和内脂素、纤溶酶原激活抑制物 1、视黄醇结合蛋白 4 等也与高血压有一定关联。近年还发现血管周围脂肪及其分泌的相关因子参与血管功能的调控。

（四）胃肠道功能异常与高血压

新近研究提示，胃肠道菌群失调、胃肠激素分泌异常等在心血管代谢病的发病中起重要作用。人类肠道菌群不但在免疫和抗病方面有重要的作用，还与代谢密切相关，特别是其可以通过调节宿主营养物质吸收存储相关的基因，影响宿主的能量平衡。肠道菌群失调，包括菌群数量和比例的失调和定位转移异常，可导致机体对营养物质的吸收增加和肠屏障功能受损，内毒素产生增加以致机体炎症水平上升。越来越多的证据表明，肠道菌群的变化是心血管代谢性疾病发生的一个重要环节。

因此，不健康膳食通过胃肠道损害心血管和代谢系统可能是代谢性高血压的一个新的致病途径[9]，如图 22-1 所示。

四、高血压的神经内分泌机制

神经系统和内分泌系统在血压调控中起着十分重要的作用，二者既有区别，又有密切联系，神经系统负责血压的快速调节，而内分泌系统则与血压的缓慢维持有关[10]。

（一）神经系统在血压调控中的作用

1. 心脏血管的神经支配　支配心脏的传出神经为心交感和心迷走神经，支配血管的神经分缩血管神经与舒血管神经，前者释放儿茶酚胺，后者释放乙酰胆碱。

2. 血压调控中枢　在正常情况下，心血管交感活动与延髓血管运动中枢加压区的紧张性有关。研究证实，延髓及脑桥下三分之一的网状结构在血管运动中是必不可少的。若在此处以上横断脑桥，动物血压可基本维持正常；但若在延髓

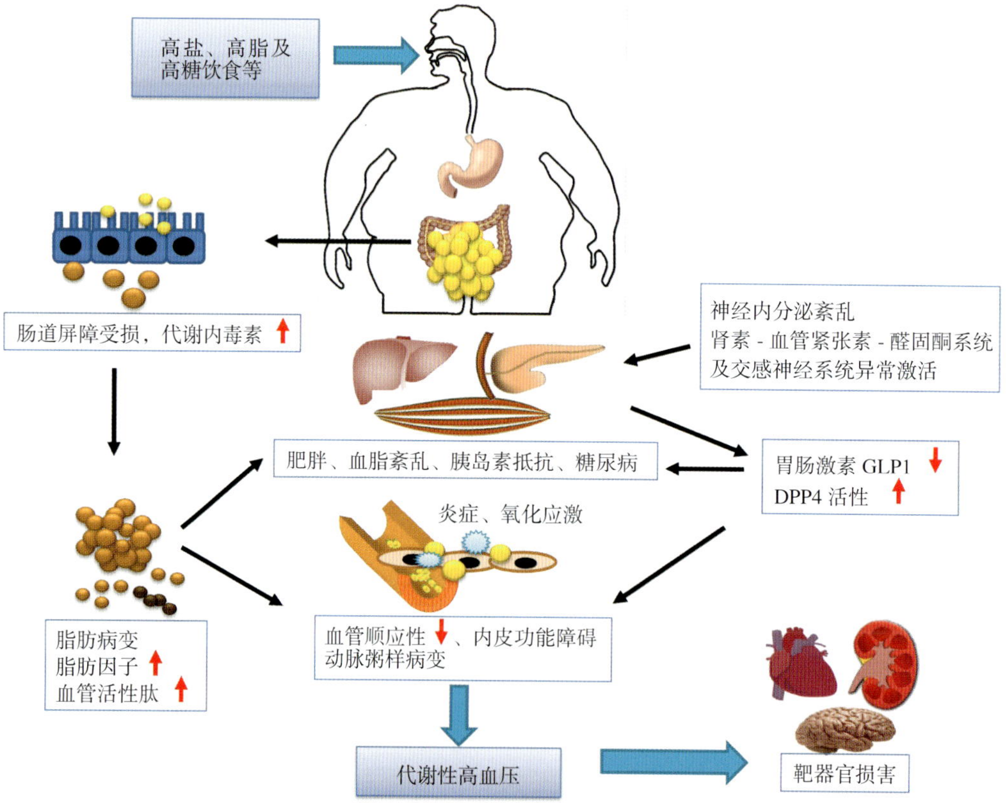

图 22-1　代谢性高血压发生发展的可能机制

胃肠道是心血管代谢性危险因素进入体内的一个主要途径，高盐、高脂以及高糖饮食损害肠道屏障功能，促进代谢内毒素血症、脂肪病变，增加氧化应激和炎症反应，激活肾素 - 血管紧张素 - 醛固酮和交感神经系统，使胃肠激素胰高血糖素样肽 1（GLP1）分泌减少，二肽基肽酶 4（DPP4）活性增加，从而导致代谢性高血压及相关靶器官损害

门部横断，则血压立即降至 40mmHg。加压区的活动又受减压区与感受区孤束核（nucleus tractus solitarius，NTS）的调制。血管活动中枢是调节心血管系统交感活动最基本的结构，但也需要延髓、脑桥、下丘脑甚至更高级中枢内一些核团的参与。在上述中枢神经系统内除有兴奋交感活动的结构外，还有抑制性区域。例如，与压力感受器有关的下丘脑前背部、延髓尾端腹外侧区、孤束核等。在交感兴奋、血压升高时，压力感受器传入冲动能通过对这部分结构的激活，释放 γ- 氨基丁酸等递质，抑制延髓腹外侧区头端（rostral vertrolateral medulla，RVLM）的心血管交感神经元与脊髓交感节前神经元，从而限制过度升压。刺激中缝隐核可使血压下降，内脏与肾血管扩张，肌肉血管收缩，与防御警觉反应时的心血管反应恰好相反。

3. 心血管反射　神经系统对心血管活动的调节是通过各种心血管反射来实现的。各种心血管反射的生理意义都在于维持机体内环境的稳定，以及使机体适应外环境的各种变化。总体来说，它们均具有负反馈特性：位于心血管系统的感受器，将血压变化的信息传入延髓或更高级的中枢神经系统，由整合机构发出指令来改变心血管状态、循环血量，从而调节血压。

许多研究表明高血压时支配血管的神经、中枢调控血压的核团及心血管反射功能均有不同程度的障碍。

（二）内分泌系统在血压调控中的作用

体内许多激素和体液因子与血压调控有关，但研究较多的主要有以下几个系统。

1. 肾素 - 血管紧张素 - 醛固酮系统（renin angiotensin aldosterone system，RAAS）　肾素由肾入球小动脉的近球细胞合成，贮存并释放到血液中，直接作用于来自肝的血管紧张素原，使血管紧张素原转变成血管紧张素（angiotensin，Ang）Ⅰ，AngⅠ在肺循环中被来自肺上皮细胞的血管紧张素转换酶（angiotensin converting enzyme，ACE）降解为 AngⅡ。AngⅡ有强烈的缩血管作用，还可刺激肾上腺皮质球状带合成并分泌醛固酮，潴留水钠；AngⅡ刺激交感神经节增加去甲肾上腺素分泌，增加交感神经递质和提高特异性受体的活性，使血压升高。同时，AngⅡ还可反馈性地抑制肾分泌肾素和刺激肾分泌前列腺素，使血压保持在正常水平。近年来发现 RAAS 的多个新成员，Ang（1～7）经 ACE_2 催化生成，并作用于 Mas 受体，激活前列腺素 - 缓激肽 - 一氧化氮（nitric oxide，NO）系统，发挥舒张血管、降低血压、抑制血管平滑肌增殖的作用。目前认为 ACE_2-Ang（1～7）-Mas 与 ACE-AngⅡ-AT_1/AT_2 轴的平衡对维持血压的稳定十分重要[11]。

2. 儿茶酚胺　儿茶酚胺是交感神经发挥作用的神经递质，它包括肾上腺素（epinephrine，E）、去甲肾上腺素（norepinephrine，NE）和多巴胺（dopamine，DA）。交感神经系统功能亢进，使肾上腺素能活性增加，节后交感神经末梢释放增强，血浆中儿茶酚胺浓度升高，使周围阻力小动脉收缩痉挛，血压增高，导致高血压的发生。多巴胺受体在调节血压的过程中发挥重要的作用，多巴胺受体介导的利尿利钠作用、舒血管能力下降参与了高血压的发生、发展。根据其结构和药理学特性不同分为两类，即 D1 类（包括 D1 和 D5）受体与刺激型 G 蛋白（G_{as}、G_{olf}）偶联，激活腺苷酸环化酶；D2 类（包括 D2、D3、D4）受体与抑制型 G 蛋白（G_{ai}、G_o）偶联，抑制腺苷酸环化酶，调节钙离子、钾通道活性。D1 受体对血管的作用已有共识，小剂量的多巴胺可以通过刺激 D1 受体发挥舒血管作用，但对 D2 受体的研究结果却不尽一致。

3. 其他激素类物质　血管加压素是一种强效血管收缩因子，可刺激水钠潴留；在急性低血压情况下，它对维持正常血压起重要作用。血管升压素对血压的长期作用取决于水摄入和反向调节机制。激肽是一类具有降压作用的组织激素，在高血压的发病过程中起重要作用。激肽由激肽释放酶裂解激肽原而形成，激肽具有强大的舒血管作用，并可以刺激 NO、前列腺素和其他调节因子的释放。花生四烯酸（arachidonic acid，AA）和其他不饱和脂肪酸如亚油酸（linoleic acid）均在组织环氧酶（cyclooxygenase，COX）、细胞色素 P450 和脂氧化酶的作用下产生前列腺素及其下游代谢物、表氧化 20 碳三烯酸（epoxyeicosatrienoic acid，EET）和白三烯

（leukotriene）。前列环素和前列腺素 E_2 均为血管舒张因子，能对抗去甲肾上腺素和血管紧张素Ⅱ（AngⅡ）的升压作用，刺激利尿和利钠作用。前列腺素 H_2 和前列腺素 F_2 均为血管收缩因子，能减少肾盐排泄。神经肽 Y 是一种作用于中枢的抑制性神经递质，可降低交感神经输出和血压。在神经血管突触处，神经肽 Y 增强交感神经和多种升压激素的血管收缩效应；中枢神经部位的神经肽有降血压和降心率的作用，而外周则相反。在肾，神经肽 Y 可以减少肾素的释放，改变肾近曲小管钠泵活性，增强利尿钠效应和降低盐敏感性。

（三）神经内分泌的交互作用

RAAS 的所有成分在脑内均存在，它们广泛分布于中枢各个神经核团，其中以下丘脑、延髓等重要的心血管调节中枢含量最为丰富。中枢 RAAS 的过度激活会导致诱导 NAD（P）H 氧化酶催化产生活性氧簇及激活交感神经系统影响血压。动物实验证实中枢给药阻断 RAAS，可拮抗高血压的水钠潴留、交感激活及心室重构。中枢 AngⅡ既通过激活 AngⅡ受体，又通过产生一氧化氮和活性氧分子影响神经元，产生交感兴奋作用。AngⅡ激活内源性一氧化氮，可透过血脑屏障扩散，进而改变血压相关神经核团的活性。中枢神经系统中一氧化氮生物活性和 ROS 生成的不平衡将导致神经源性高血压。另外，AngⅡ、炎性细胞因子等刺激下丘脑室旁核 NAD（P）H 氧化酶催化产生超氧化物，这些超氧化物是脑内重要的信号分子，在正常生理情况下，中枢超氧化物生成和抗氧化系统维持动态平衡状态，而当这种平衡状态被破坏，就会引起中枢氧化应激，导致高血压。研究表明下丘脑室旁核血管紧张素通过激活活性氧簇信号通路，诱导 NAD（P）H 氧化酶催化产生活性氧簇影响血压和心血管系统[12]。

总之，神经递质和激素也相互影响，形成一个复杂的网络，神经内分泌系统在高血压的发生和发展中发挥重要作用。

第二节　血压调控器官在高血压发病中的作用

长期高血压导致心、脑、肾等多个靶器官损害（target organ damage，TOD）和临床并发症，如心肌梗死、肾衰竭、脑卒中等。大规模临床荟萃分析证实，血压与脑卒中、冠心病事件的风险呈连续、独立、直接的正相关关系，血压从 115/75mmHg 到 185/115mmHg，收缩压每升高 20mmHg 或舒张压每升高 10mmHg，心、脑血管并发症发生的风险增高 1 倍。但血管、心脏、肾和脑同时又直接参与血压的调节，也是重要的血压调控器官。在高血压前期，已存在血压调控器官的损害，这将促进高血压的发生发展。

一、血管结构及功能异常与高血压

（一）血管平滑肌重构

1989 年 Baumbach 和 Heistad 提出血管重构（vascular remodeling）的概念，将存在于小血管腔周围的组织重排，而不伴增生反应的小动脉病变过程称为血管重构。随着研究不断深入，血管重构概念也得到很大的拓展。广义的血管重构现象包括多种形式，血管横截面积可以增大、缩小或不变，血管腔径可以缩小也可以扩大，毛细血管面积的变化也属于血管重构的研究范畴。

1. 高血压血管重构的类型　高血压过程中血管重构最典型的特征包括中层增厚、内径缩小和基质增多。但不同的血管重构有不同变化，Dzau 等将其变化概括为 4 种类型：

（1）血管壁内膜和中膜均增厚，血管腔内径减小，壁厚与腔径的比值增大。此型变化主要见于高血压的小动脉，主要是由于平滑肌细胞（smooth muscle cell，SMC）的肥大及增殖（细胞数增加）所引起；也可能没有明显细胞增殖，仅由 SMC 及其他细胞和非细胞成分重排所致。此型血管重构的特点是血管的收缩反应性增强，周围血管阻力增大。

（2）血管内径和外径均增大，血管腔扩张，血管壁肥厚相对较轻，壁厚与腔径的比值减小。这种变化主要见于高血压大血管，在高血流量状态下，主要由血管壁的细胞及非细胞成分重排引起，可无明显的SMC增殖。

（3）血管壁厚度及内外管径均减小，壁厚与腔径比值不变，主要见于血流量减小时的大、中动脉。

（4）微循环数目减少，如毛细血管面积减少，是由于血流量长期减少所致[13]。血管重构发生在高血压之前还是由高血压导致的有不同认识。有研究表明高血压早期仅有心输出量的增加，而外周血管阻力并无显著变化[14]。

2. 高血压血管重构发生机制　高血压血管重构是一个复杂的病理生理过程，其中涉及多种因素的协同作用。目前已经证实局部生物活性物质变化、血流动力学的异常和基质调节在其中起着重要的作用。

（1）细胞因子及血管活性物质的作用：高血压时VSMC、血管内皮细胞及基质成分以及血小板和单核/巨噬细胞通过自分泌、旁分泌和细胞内分泌等多种方式分泌多种生物活性物质调节自身生长，其中促进生长的因子包括血小板源生长因子、成纤维细胞生长因子、表皮细胞生长因子等；抑制生长的因子包括转化生长因子β1、内源性硫酸肝素等。除了细胞因子，血管活性物质对VSMC的生长也起着重要的作用。大多数内源性缩血管物质有独立促进血管平滑肌细胞生长的作用，如内皮素、血管紧张素Ⅱ、5-羟色胺、血栓素A、P物质等；而多数内源性扩血管物质具有抑制生长的作用，如内皮舒张因子、前列腺素I_2（prostaglandin I_2，PGI_2）、PGF_2、PGE_1、心房钠尿肽等。

（2）血流动力学的异常：血流动力学的异常包括剪切力和管壁张力的异常。剪切力是指血流对血管壁腔面的牵引力，它与血流速率成正比，与血管半径的立方成反比。高血压时血流量或血流速率的变化可引起剪切力的变化。当血流速率变化时，血管发生重构以保持剪切力的恒定，这个过程是内皮依赖性的。血压的变化是影响管壁张力的主要因素。管壁张力增加可直接诱导VSMC肌球蛋白基因表达增加，促使其核糖核酸和蛋白增加，细胞肥大；并使促分裂因子产生，诱导VSMC增殖。

（3）基质调节的作用：细胞外基质的增多或减少，基质蛋白和碳水化合物的合成及降解是一个动态过程。内源性蛋白酶，如组织型纤维蛋白溶酶原激活剂、纤维蛋白溶酶、弹力蛋白酶、胶原酶、透明质酸酶和肝素酶等均影响细胞外基质的代谢。通过控制血管壁内弹力蛋白的量，改变管壁的张力及结构，参与血管重构。内皮细胞能表达诸多黏附分子，调节其对细胞外基质的黏附作用和细胞之间的连接。

（二）高血压时血管功能的改变

血管组织的增生及肥厚不仅可以改变血管张力，使管腔狭窄，阻力增加，同时也能影响血管反应性。高血压时血管功能异常主要表现在小血管反应性增加与大血管顺应性下降。

1. 血管功能障碍　血管反应性主要指对各种血管活性物质的反应或敏感性大小。血管反应性的高低可以通过血压、血流压力、血流灌流压和VSM的长度或张力的变化来反映。高血压时血管对各种缩血管物质的反应性明显增高，且这种变化常常出现于血压升高之前。大动脉的机械特性主要由其管壁的细胞外基质决定，特别是弹性蛋白和胶原蛋白，而平滑肌在其中所做的贡献很小。弹性纤维使大动脉具有可逆的伸展性，而胶原纤维使大动脉具有一定的强度从而防止在高压时破裂。目前常用的评价动脉硬化程度的指标是脉搏波传导速度（pulse wave velocity，PWV），动脉硬化程度增加将会使脉搏波的传导速度加快。在高血压早期，血压处于正常高值水平时，PWV就已经增加了，提示血管硬化可能是高血压的致病因素之一。

2. 高血压血管功能障碍的机制　高血压时血管反应性增高的机制十分复杂，血管壁几何结构重新排列是血管反应性改变的结构基础。另一方面，从中枢到外周，凡参与血压调节和影响VSMC兴奋-收缩偶联的各种因素都表现出不同程度的缺陷，均与血管反应性密切相关。

（1）交感神经系统激活：心血管中枢的兴奋性通过脊髓的交感神经节前神经元和节后肾上腺素能缩血管神经达到血管壁，使神经末梢释放去甲肾上腺素（NE），NE 作用于 VSMC 膜上的 α 肾上腺素受体，导致 VSM 经常处于（维持）一定程度的紧张，亦即保持一定的张力，这是血管外周阻力产生的原因。在高血压初期，由于交感神经活动紧张，发放冲动增加，相应递质释放也增加，导致心输出量增加，血管反应性升高，血压升高。此后由于持续的血压升高，可使上述程度进一步加重，形成正反馈过程，一旦高血压稳定后，神经因素可能不起主要作用，随后逐渐由非神经因素来维持。

（2）肾素 - 血管紧张素系统（RAS）激活：从中枢到外周的多种器官和组织还存在独立的 RAS，血管局部生成和释放的 AngⅡ 可能有提高 AngⅡ 受体亲和力的作用，从而促进血浆中 AngⅡ 与受体结合。AngⅡ 也能够刺激交感神经末梢合成及释放 NE，抑制其重摄取和降解，使血管张力升高，反应性增强。从中枢注射 AngⅡ 或其阻断剂所引起的血压及血管反应性的改变，包括了儿茶酚胺的作用，脑中 AngⅡ 和儿茶酚胺通过负反馈，二者可能在功能上相辅相成。

（3）细胞膜离子转运异常：对实验性高血压动物和原发性高血压患者的研究发现，血管反应性的增强与 VSMC 膜的结构及细胞离子转运密切相关。在高血压早期，甚至在高血压发生之前，多种细胞膜，如红细胞膜、VSMC 膜等已出现遗传学缺陷，表现为细胞膜的稳定性下降，存在钠泵、钙泵、Na^+/H^+ 交换、钙离子通透性等多种阳离子的转运功能异常。通过对细胞膜两侧钾离子与钠离子浓度及梯度的研究发现，原发性高血压患者血管平滑肌细胞膜存在着内向的钠钾协同运转功能低下和钠泵抑制，使细胞内钠离子增加，后者不仅促进动脉管壁对血中某些收缩血管物质的敏感性增加，同时增加血管平滑肌细胞膜对钙离子的通透性，使细胞内钙离子增多，增强了血管平滑肌兴奋 - 收缩偶联，使血管收缩或痉挛，导致外周血管阻力增加和血压升高。细胞膜离子转运异常的基本原因是先天性遗传缺陷，内分泌因素及高钠低钙饮食可加重这种缺陷。细胞内钙离子浓度增高是产生高血压的分子水平基础，但高钙饮食又可对抗高血压，看起来似乎有些矛盾。事实上，细胞外液钙离子增多可抑制钙离子进入细胞内，这可能是由于钙离子对甲状旁腺的负反馈作用。甲状旁腺激素可促进钙进入细胞内，在细胞外液钙离子增高时，甲状旁腺受抑制，分泌减少，血压降低。

二、心脏结构及功能异常与高血压

生理情况下，心脏搏出量增大，则收缩期摄入主动脉的血量增多，动脉管壁所受的张力也更大，引起收缩期动脉血压明显升高；反之，当心脏搏出量减少时，则主要使收缩压降低，脉压减小。在心率加快时，由于心脏舒张期明显缩短，心脏舒张期流向外周的血液就减少，主动脉内存留的血量增加，舒张压升高；相反，心率减慢时，舒张压降低的幅度比收缩压降低的幅度大，故脉压增大。而当各种病因引起心脏发生器质性病变时，血压水平和昼夜节律都会受到影响。研究发现，高血压前期就已有左心室结构和功能的改变，即使是年轻人的高血压前期也存在轻度的左心室肥厚。国内外对心肌肥厚及其纤维化的血流动力学和神经体液机制已有较多研究，近年较关注心肌肥厚的信号通路变化，如 MAPK/ 钙调磷酸酶 -NFAT、$TGF\beta_1$/RAAS/MMP 与 TIMP 平衡等。遗传学研究也发现了一系列与心肌肥厚相关的基因。肥胖、高盐和高同型半胱氨酸血症等可在不升高血压的情况下，导致心肌肥厚，且这种异常与炎症免疫通路改变有联系。

三、肾结构及功能异常与高血压

肾是体内水盐调节最重要的器官，也是神经体液及血管活性物质的作用靶点，重要的升压和降压物质的发源地。既往对肾的钠水调节机制了解较多，研究证实钠水潴留与下述因素有关：压力性钠排泄再置，肾单位缺血致肾素释放增多，肾单位数目或肾小球的滤过表面积减少，高盐摄入增加利尿钠激素、抑制血管钠离子转运，管球反馈再置促使肾小管钠重吸收增加，肾远曲小管上皮细胞的钠通道（the epithelial Na^+ channel，ENaC）激活促使钠重吸收增加等。高盐摄入也激活肾交感神经和肾素 - 血管紧张素系统，损害血管内皮功能等导致血压升高。肾分泌的升压与降压物质及肾的排钠排水等生理功能，均直接或间接地影响心排出量和外周血管阻力，对血压的调节起着重要的作用。当肾实质发生病变后，通过多种病理生理过程导致血压升高，高血压患者中由肾病引起者约占10%，继发性高血压患者中因肾病引起者占首位。此外，肾衰竭患者的血压昼夜节律性存在异常，表现为夜间杓型变化不明显，可能与自主神经功能障碍有关，这些情况都会增加高血压及相关心血管疾病的发生率[15]。

四、脑功能异常与高血压

多项研究提示，中枢神经系统功能异常是高血压发病的主要神经机制。延髓神经元接受感觉信号和输出终末运动信号，大脑通过此过程调节动脉压，而更高级脑区提供下行整合，协调动脉压和行为应答。通过局部消融、电刺激和神经移植实验已明确下丘脑在慢性高血压中的作用[16]。此外，基底神经节、隔核、杏仁核等皮质下核团也可在动脉压变化中起重要作用，详见表22-1。

总之，心、脑、肾与血管在生理情况下参与血压调控，其本身异常又促进血压升高，也是重要的血压调控器官，早期干预并逆转这些靶器官损害有助于防止高血压的发生发展。

表22-1　调节动脉压和参与高血压发生的大脑中枢神经系统主要区域

中枢神经系统水平	大脑区域	对动脉压的主要作用
大脑皮质	新（大脑）皮质和杏仁核	与行为和情感有关的动脉压改变
前脑室周区	终板血管器、穹窿下器	分别相对于血浆钠和血管紧张素Ⅱ（AngⅡ）浓度的动脉压改变
下丘脑	下丘脑前区和视前核 外侧和后核 室旁核和视上核	主要降低动脉压 主要升高动脉压 主要升高动脉压和加压素释放
脑干	孤束核 延髓头端腹外侧区（RVL） 延髓尾端升压区 最后区	减压反射中起重要作用 维持和调节血压的关键脑区 通过RVL产生升压反应 AngⅡ起作用的中枢部位 接受压力反射和相关的感觉输入到大脑 调控RVL活性发生反应

第三节　血压调控的共同机制

高血压的病因与遗传、环境、代谢、神经内分泌等因素有关，产生各种类型的高血压，但导致血管功能障碍和血压升高的关键环节是共同的，涉及血管功能的调节、受体及信号通路、离子通道、炎症与氧化应激等，这些关键环节在不同类型的高血压均存在不同程度的异常，干预这些环节有助于高血压的控制。

一、血管舒缩的调控机制

平滑肌的粗肌丝主要由肌球蛋白（myosin）构成，细肌丝中不含肌钙蛋白，只有肌动蛋白（actin）和原肌球蛋白（tropomyosin）。由于平滑肌粗肌丝横桥头部的ATP酶活性很低，ATP酶的激活是通过对头部一对轻链的磷酸化而实现的。其磷酸化过程如下：电压依赖的L型钙通道激活导致胞内游离Ca^{2+}浓度增加，Ca^{2+}首先结合于钙调蛋白（CaM），Ca^{2+}与CaM的复合物进一步结合并激活胞质内的肌球蛋白轻链激酶（myosin light chain kinase，MLCK），活化的MLCK可使横桥中一对20kd的肌球蛋白轻链（myosin light chain，MLC）磷酸化。MLC的磷酸化使横桥ATP酶活性升高，并引发肌丝滑行和肌肉收缩。胞内Ca^{2+}浓度降低后，MLCK失活，磷酸化的MLC在胞质内肌球蛋白磷酸酶的作用下脱磷酸，导致肌肉舒张。除了上述Ca^{2+}介导的平滑肌收缩的经典机制外，近年发现还存在对平滑肌细胞的"Ca^{2+}敏感性"调节，这主要是通过调节RhoA/ROCK信号通路来实现的。RhoA/ROCK信号通路激活后可以抑制肌球蛋白磷酸酶，使MLC保持磷酸化的状态并维持收缩张力。研究表明高血压时Ca^{2+}内流，CaM活性、Ca^{2+}泵活性和RhoA/ROCK信号分子都发生了明显的变化，具体表现在以下几方面：①高血压时不仅基础Ca^{2+}内流明显升高，对高钾或NE引起的Ca^{2+}内流也明显升高，$[Ca^{2+}]_i$升高，这可能是血管反应性升高的原因之一。②高血压时血管CaM活性明显升高，组织中存在一种可以明显激活PDE对CaM亲和力的因子——CaM活化因子，CaM活性的增高可能是这种因子作用的结果。③高血压患者存在Ca^{2+}代谢障碍和Ca^{2+}泵活性抑制，其红细胞膜、VSM和（或）心肌线粒体及质膜上均观察到Ca^{2+}泵活性明显减弱，这是高血压时胞内Ca^{2+}水平持续升高的一个重要原因。④最近研究表明，RhoA/ROCK信号通路在高血压时被激活，抑制RhoA/ROCK能降低血压。

二、血管细胞的信号转导机制

血管细胞上有各种生长因子、细胞因子和生物活性多肽的受体，分属G蛋白偶联受体和酪氨酸蛋白激酶相关的受体，具有PI3K/Akt、PKC、MAPK等多重细胞信号转导通路，可以通过离子通道，调节血管收缩反应；也可以通过多种转录因子和基因表达，调节细胞增殖、迁移、肥厚和细胞外基质的代谢，在高血压的发生中起着中介和桥梁作用。

（一）G蛋白偶联受体介导的信号转导

G蛋白偶联受体（G-protein-coupled receptors，GPCR）的典型特征为7次跨膜结构，配体与受体结合后，细胞膜内受体偶联的G蛋白就会解离为α亚基和βγ亚基。根据Gα亚基传递信号的选择性，将GPCR大致分为i/o型、s型、q型等，引起不同的下游信号途径活化：①腺苷酸环化酶途径：$G_{i/o}$抑制腺苷酸环化酶（adenylate cyclase，AC），导致第二信使cAMP合成减少，G_s激活AC导致cAMP生成增多。cAMP可激活蛋白激酶A（protein kinase A，PKA），引起多种靶蛋白磷酸化，调节细胞功能。②磷脂酶途径：G_q直接激活细胞膜上磷脂酶C（phospholipase C，PLC），催化质膜磷脂酰肌醇二磷酸（phosphatidyl inositol bisphosphate，PIP_2）水解，生成三磷酸肌醇（inositol triphosphate，IP_3）和甘油二酯（diglyceride，DG）。IP_3促进肌浆网或内质网储存的Ca^{2+}释放，Ca^{2+}可作为第二信使启动多种细胞反应。Ca^{2+}与钙调蛋白结合，激活Ca^{2+}/钙调蛋白依赖性蛋白激酶或磷酸酯酶，产生多种生物学效应。DG与Ca^{2+}能协调活化PKC。儿茶酚胺、AngⅡ、加压素、内皮素等血管活性物质均可激动GPCR，导致血管平滑肌细胞中IP_3水平增加，促使胞内钙池释放，促使血管平滑肌收缩。DG-PKC途径激活，PKC使靶蛋白底物磷酸化，其中包括细胞质中的多种转录因子，后者磷酸化后可进入细胞核内在转录水平上促进基因表达，致细胞增殖[17]。

（二）受体酪氨酸蛋白激酶信号转导途径

受体酪氨酸蛋白激酶（receptor tyrosine protein kinase，RTPK）是最大的一类酶联受体，它既是受体，又是酶，能够同配体结合，并将靶蛋白的酪氨酸残基磷酸化。胞外配体与受体结合并引起受体二聚化形成二聚体，激活受体本身的酪氨酸蛋白激酶活性。TPK受体的下游信号转导通过多种丝氨酸/苏氨酸蛋白激酶的级联激活丝裂原活化蛋白激酶（AMP-activated protein kinase，MAPK）、PKC或磷脂酰肌醇3激酶（phosphatidyl inositol 3 kinase，PI3K），产生相应的生物学效应。RTPK 途径的配体主要为各类生长因子，如表皮生长因子、血管内皮生长因子、胰岛素和类胰岛素生长因子 1 等，与细胞增殖肥大的关系密切。血管平滑肌细胞的 RTPK 信号途径激活后，引起下游 MAPK、PKC 或 PI3K 活化，导致血管平滑肌细胞增殖、血管管壁增厚及张力增高 [18]。

（三）PI3K 家族

磷酸肌醇 3 激酶是一个保守的转换酶家族，参与细胞内信号转导，其特征在于其双蛋白质和脂质激酶活性。这个家族成员具有不同的蛋白质结构、表达、调控和底物特异性，但具有共同的催化功能。AngⅡ激活 PI3K 促进血管平滑肌收缩，PI3K 被认为是 AngⅡ受体下游的关键信号转导成分。抑制激酶依赖的 PI3Kγ 信号及其下游信号 Akt，能够显著损害血管肌源性收缩。PI3Kγ/Akt 信号是压力引起的机械应力的主要途径，可增加阻力血管产生的肌源性收缩 [19]。

因此，上述细胞信号转导的多个环节均可作为抗高血压的重要靶点，已有许多研究涉及各种激酶抑制剂。

三、离子通道在高血压中的作用

血管平滑肌细胞膜上表达有 4 种不同类型的钾离子通道、2 种电压门控钙离子通道、2 种氯离子通道、储存操纵钙离子通道及牵张激活阳离子通道。研究表明自发性及继发性高血压动物模型的血管平滑肌细胞均存在离子通透性的改变。遗传因素和血流动力学的改变均可以影响离子通道的表达和功能。血管跨壁压急性升高时，VSMC 膜电位就会发生去极化改变，L 型 Ca^{2+} 通道开放导致 Ca^{2+} 浓度升高，从而触发 VSMC 兴奋-收缩偶联，使血管张力增加。在此过程中，VSMC 的 K^+ 通道开放也增强，通过 K^+ 的外流以调控细胞膜电位的复极化。当血管跨壁压持续升高时，Ca^{2+} 一方面参与 VSMC 兴奋-收缩偶联，另一方面可作为关键信号转导因子调控 VSMC 的生长与增殖。如 Ca^{2+} 增加可诱发细胞核内 Ca^{2+} 浓度增加，刺激 VSMC 增殖。因而血管张力的持续增加最终会引起动脉血管结构的重塑性变化。近年对自发性高血压大鼠（spontaneously hypertensive rat，SHR）研究还发现，持续性高血压可引起 L 型 Ca^{2+} 通道上调与电压依赖的钾通道（K_v）下调，以及大电导 Ca^{2+} 激活的 K^+ 通道（BK_{Ca}）过量表达，称为血管“VSMC 膜离子通道重塑”（ion channel remodeling in VSMC membrane）。高血压时基底动脉 ATP 敏感性钾通道（ATP-sensitive K^+ channel，K_{ATP}）的活性降低；SHR 大鼠脑阻力血管细胞的钙激活性钾通道（K_{Ca}）的电流密度、幅度增加。因此，K^+ 通道和 Ca^{2+} 通道的相互关联变化不但调控着血管张力的调节，还可参与血管功能与结构的重塑性改变，并且离子通道功能与表达均可发生改变以维持细胞膜的兴奋性。与血管平滑肌收缩功能及细胞增殖密切相关的 Cl^- 通道有两型：Ca^{2+} 激活 Cl^- 通道（Ca^{2+} activated Cl^- channel，CaCC）和容积调节性 Cl^- 通道（volume regulated Cl^- channel，VRAC）。盐敏感性高血压大鼠模型中，随血压升高，股动脉平滑肌细胞内 Cl^- 浓度也不断增加。容积调节性 Cl^- 通道参与血管增殖反应。一些抗血管增殖的药物抑制 VRAC 开放引起细胞质 Cl^- 外溢。CaCC 的下调通过促进基底血管平滑肌细胞增殖，而参与高血压过程中的脑血管重构。目前 L 型钙通道拮抗剂已广泛应用于高血压的治疗，也是预防脑卒中的有效药物。钾通道开放剂通过开放钾通道，使 K^+ 的外流增加，膜电位加大，发生超极化，如吡那地尔。也有些钾通道开放剂可通过激活鸟苷酸环化酶提高细胞内 cGMP 浓度，而舒张血管，如烟酰胺属吡啶类药物，但 Cl^- 通道阻滞剂能否用于高血压治疗仍值得探索。

近年发现一类可介导调节细胞内 Ca^{2+}、Na^+ 和 H^+ 的非选择性阳离子通道，称之为瞬时受体电位通道（transient receptor potential channel，TRPC）。TRP 通道为 6 次跨膜蛋白，其 N 末端和 C 末端均在胞内，由第 5 和第 6 跨膜结构域共同构成非选择性阳离子通道。与经典的由膜电压改变激活或配体（如神经递质等）激活的离子通道不同，TRP 通道可被许多因素调节，包括温度、渗透压、pH、机械力以及一些内、外源性配体和细胞内信号分子。近年研究发现 TRP 通道与心血管疾病有密切的联系，如通过神经源性、内皮和血管平滑肌途径参与血管张力和血压的调节，与代谢、炎症、氧化应激等也有一定的关系。

在血管组织中已有超过 10 种 TRPC 亚家族，并在 mRNA 和蛋白表达水平上予以证实。研究表明多种 TRP 通道的表达及功能异常与高血压有关。

（一）TRPC 与高血压

TRPC3 在自发性高血压大鼠和高血压患者的血管组织和单核细胞中的表达显著上升，激活 TRPC3 促进单核细胞迁移、炎症反应及血管的节律性震荡[20]，如图 22-2 所示。另外，TRPC5 和 TRPC6 与血管的张力和血压水平的调节有密切的联系。

（二）TRPV 与高血压

TRPV1、TRPV4、TRPV2 在阻力血管中有丰富的表达。目前研究证实，无论是激活感觉神经的 TRPV1，还是血管内皮的 TRPV1 均可产生显著的血管舒张效应，对心血管系统有保护作用。TRPV1 的激动剂辣椒素可显著促进血管内皮的 eNOS 磷酸化，改善血管功能及降低血压[21]，显著延缓卒中易发型自发性高血压大鼠（SHRSP）的卒中发作时间。此外，激活 TRPV1 还可防止高盐导致的小鼠夜间血压的升高。与相应的野生型小鼠比较，在 TRPV4 敲除的小鼠中，乙酰胆碱介导的血管内皮依赖性舒张反应下降约 75%。在盐敏感性高血压中，TRPV4 表达上调可能是拮抗血压升高的一种代偿机制。有研究发现 TRPV2 是血管平滑肌细胞重要的牵张感受器。

（三）TRPM 与高血压

TRPM8 在血管平滑肌中有表达，TRPM8 的激动剂 Icillin 和薄荷醇能抑制血管反应性及降低血压，这与拮抗 RhoA/ROCK 有关。TRPM4 敲除后，可促进自主神经系统中儿茶酚胺的释放，交感活性增强，导致血压的显著升高。TRPM7 与血管平滑肌细胞的 Mg 转运、迁移、增殖和血管的张力调节有密切的联系，高血压时血管 TRPM7 的功能异常。

（四）其他

脑血管内皮的 TRPA1 通过超极化效应介导

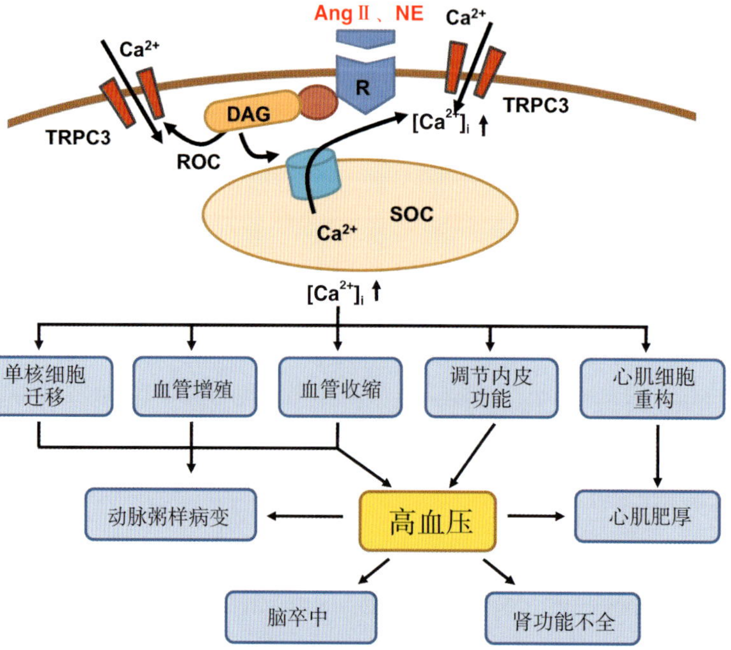

图 22-2　TRPC3 通道在高血压及其相关靶器官损害中的作用

血管紧张素（Ang）Ⅱ、去甲肾上腺素（NE）等与 G 蛋白偶联受体（R）结合，通过第二信使甘油二酯（DAG）等，激活血管平滑肌、内皮、单核或心肌细胞的 TRPC3 通道，以受体操纵性（ROC）和钙库操纵性（SOC）通道方式调节细胞内钙，促进血管增殖、收缩，增加单核细胞迁移，影响内皮功能和心肌重构，从而引起高血压及相关心血管损害

脑血管的内皮依赖性舒张反应；桂皮醛通过激活 TRPA1 对肠系膜动脉也有显著的舒张作用；TRPP1 与 TRPP2 可调节血管内皮的 eNOS 活性。

四、血管内皮功能

血管内皮能分泌几十种血管活性物质，也是许多活性物质的靶器官，在调节血管舒张状态、维持凝血和纤溶系统的平衡、抑制血小板聚集、抑制炎性细胞与血管内皮细胞间的黏附以及调控血管平滑肌生长等方面有重要作用。研究发现高血压时血管内皮介导的收缩反应增强，而舒张反应减弱，内皮功能失调参与高血压的发生和发展。

（一）内皮舒张功能异常

内皮细胞不断生成一氧化氮，使血管持续处于舒张状态，是正常生理情况下的特征。当存在着基础和应激状态时，内皮细胞损伤，NO 合酶（NOS）作用底物 L- 精氨酸（L-Arg）缺乏或 NOS 缺陷，NO 生成受到抑制；氧化应激状态下氧自由基增加，超氧化物歧化酶缺乏导致超氧阴离子产生增加，NO 被破坏而减少；超氧阴离子结合 NO 后可生成过氧亚硝酸根离子（$ONOO^-$），$ONOO^-$ 的衍生物硝基酪氨酸可降低内皮对 Ach 的最大舒张反应；$ONOO^-$ 还能使低密度脂蛋白（LDL）氧化生成氧化修饰低密度脂蛋白（oxidized low density lipoprotein，ox-LDL），oxLDL 可以抑制 L- 精氨酸的合成和释放，导致 NO 合成不足，引起内皮依赖性舒张障碍。

（二）内皮素对血压的作用

高血压时内皮素升高，内皮素可激活血管平滑肌上的 ET_A 受体，ET_A 激活后可通过与 G 蛋白偶联的细胞信号转导途径导致 Ca^{2+} 内流，使血管收缩；可加强儿茶酚胺类和 Ang Ⅱ 的升压效应；血浆内皮素升高可使 NOS 基因启动因子的活性降低，NO 合成显著下降。此外，内皮素还可促进平滑肌细胞增殖肥大，促进胶原蛋白、基质金属蛋白酶、组织连接因子等合成，导致血管重构、细胞外基质积累，血管僵硬度增加。

ET_A 受体主要分布于血管平滑肌细胞，激活后可引起血管收缩、炎症、氧化应激、增加肾小球的通透性；ET_B 受体主要位于血管内皮细胞，激活后增加 NO 生成，发挥舒张血管作用。ET_A 和 ET_B 受体的平衡作用是机体维持血压稳定的内在调节机制。根据在肾的作用部位和激活受体不同，内皮素对血压调控作用不同。在肾皮质，内皮素通过 ET_A 增加肾血管阻力和降低肾小球滤过率导致高血压，涉及的机制包括：增加肾局部单核细胞趋化蛋白 1、细胞黏附分子等前炎症因子生成，促进单核细胞和淋巴细胞聚集，这些免疫细胞进而释放一些因子促进肾血管收缩和钠重吸收，导致血压升高。相反，内皮素作用于肾髓质 ET_B 受体，直接抑制集合管钠重吸收、增加髓质血流量，降低血压。

（三）环氧酶 - 前列腺素介导的内皮依赖性血管反应

环氧化酶（COX）有 2 个亚型，COX1 和 COX2，依据物种和血管的不同，促进不同的内皮依赖性收缩因子（endothelium-dependent contracting factor，EDCF）产生。COX1 在内皮细胞和血管平滑肌细胞中表达，尤其在 SHR 大鼠血管内皮细胞中高表达。COX1 的特异性抑制剂可抑制 SHR 大鼠主动脉的内皮依赖性收缩，而且 COX1 基因敲除鼠的主动脉内皮依赖性收缩反应消失，因此，COX1 是在鼠大动脉内皮依赖性血管收缩中发挥作用的主要亚型。然而，在幼年 SHR 大鼠主动脉却不存在 COX1 高表达情况，COX1 表达状况反映了血管壁的老化程度。在老化或疾病状态下，如果诱导 COX2 表达，也有助于 EDCF 介导的缩血管反应。COX1 和 COX2 促进花生四烯酸转化为内源性过氧化物，后者通过弥散于血管平滑肌细胞，激活血管平滑肌的血栓素 - 前列腺素受体（TP），促进内皮依赖性血管收缩；另外，内源性过氧化物还可代谢为前列环素（PGI_2）和血栓素 A_2。在 SHR 大鼠主动脉，乙酰胆碱可引起内源性过氧化物大量释放。PGI_2 是内皮细胞 COX 的主要产物，随着年龄和血压的增高，血管内皮细胞前列环素合成酶的编码基因表达增强。在 SHR 大鼠主动脉对乙酰胆碱的内皮依赖性收缩反应中，PGI_2 的生成远远大于其他前列腺素，而在仓鼠主动脉或老化和糖尿病大鼠的动脉，主要是 PGE_2 和 $PGF_{2\alpha}$ 促进 EDCF 介导的缩血管反应。

五、炎症与氧化应激

研究表明，氧化应激与炎症反应贯穿于高血压发生发展的全过程。炎症反应升高血压的机制涉及活性氧（ROS）增加，激活 Nrf2（NF-E2-related factor 2）、NF-κB（nuclear factor-κB）和 AP1（activator protein 1）等一系列前炎症转录因子，通过调节基因的表达，影响黏附因子和炎症趋化因子的产生，导致组织炎性细胞积聚。另外，ROS 可以影响 T 淋巴细胞的极化和细胞因子的分泌，而炎症细胞，如巨噬细胞和粒细胞又可以释放 ROS，更进一步增加氧化应激反应，从而导致血压升高。

（一）氧化应激在高血压中的作用

在高血压和高血压前期，由于机体超氧阴离子（O_2^-）和过氧化氢（H_2O_2）水平增加，导致血管内皮一氧化氮（NO）的合成减少和抗氧化物质生物利用度显著下降。氧自由基除了使 NO 的生成减少外，还可使髓袢升支粗段和致密斑对钠的重吸收增加，从而使血压维持在较高水平。氧化应激导致的 eNOS 脱偶联在其中也发挥重要的作用。eNOS 脱偶联所产生的 O_2^- 能够迅速与 NO 结合，生成具有极强氧化能力的过氧化亚硝基阴离子（$ONOO^-$），通过激活相关的炎症和增殖相关信号通路损害血管组织的结构与功能，导致血压水平的进一步升高，加重靶器官的损害[22]。

（二）炎症在高血压中的作用

引起血压升高的因素（包括遗传因素与环境因素），可导致白细胞（巨噬细胞）在组织浸润和（或）激活，释放细胞因子、氧自由基或其他炎性物质。由 AngⅡ诱导的高血压，可观察到实验动物肾有明显的巨噬细胞浸润，在治疗干预后显著减少，从而使器官得到保护。这种继发性免疫炎症反应一旦开始，将使血压持续上升，并发生血管重构和动脉粥样硬化，导致心、脑、肾等靶器官损害。在盐敏感性高血压中，肾小管间质发生炎症反应，肾组织早期即出现单核/巨噬细胞浸润。高盐、肥胖、高同型半胱氨酸等导致的代谢性炎症，其过程类似于传统（低度）的炎症反应。目前尚无足够依据证明炎症是高血压的原发因素，但高盐、肥胖、高同型半胱氨酸等导致的代谢性炎症与氧化应激对血管的损伤可能发生在高血压之前，是高血压的独立预测因素。单核/巨噬细胞在组织浸润，多是一种继发性的事件，可由代谢、应力、神经体液、氧化应激等多方面的因素所启动，导致血管重构和血压升高；若这些因素持续存在，血压将会持续升高，最终造成高血压及其靶器官损害[23]。

虽然大量研究证实氧化应激与炎症在高血压的进展中发挥了重要的作用，动物实验也显示拮抗氧化应激及炎症对减轻血管损害有良好的作用，但临床应用并未取得预期效果，相关问题仍有待进一步明确。

六、microRNA 在血压调控中的作用

近年来发现非编码 RNA（microRNA，long noncoding RNA）能够通过影响靶基因的翻译而在血压调节中发挥着重要作用。microRNA（miRNA）是进化保守的短链非编码 RNA，长 20～24 个核苷酸，通过促进目标 mRNA 的降解或者抑制其翻译，在转录后水平调控细胞功能。人类基因组 miRNA 基因的数量大约有 1000 个，可调控基因组 50% 的基因，目前已经克隆和测序的人 miRNA 已超过 800 种。大量研究证实人类疾病和特定的 miRNA 存在关联性，尤其是心血管系统，近年来高血压发病机制中 miRNA 的作用已引起关注。

（一）内皮 miRNA 在高血压中的作用

内皮细胞在血管网络的形成、维持和重构中发挥重要作用。内皮功能异常与高血压患者靶器官损伤及临床预后密切相关。高血压时存在内皮介导的功能性微脉管丢失和靶器官血管新生缺陷，而 miRNA 水平的异常变化与高血压内皮功能障碍和血管生成能力降低密切相关。有报道

内皮特异性的 miR-126 为保持血管完整性和血管生成所必需。miR-21 除了调控血管生成期间血流动力学的整合和血管内皮生长因子（vascular endothelial growth factor，VEGF）信号途径外，还发挥抑制血管生成的效应。缺氧导致的 miRNA-24 上调会损伤内皮功能并降低毛细血管密度。内皮细胞衰老参与了高血压等心血管疾病的发生。晚传代人主动脉内皮细胞（human aortic endothial cell，HAEC）与早传代的相比，细胞中刺激增生 / 抑制凋亡的 miRNA 表达减少，衰老 HAEC 中抑制 eNOS 表达的 miRNA 水平增高。某些 miRNA 能调控 eNOS 表达以维持血管稳态。eNOS 活性降低和 NO 分泌减少是导致内皮功能紊乱、血管舒缩功能障碍并形成高血压的关键环节。例如，miRNA-122 与其靶基因 eNOS 结合后抑制后者表达，因而损伤内皮细胞功能，降低 L-Arg 及 NO 的代谢，增加高血压的遗传易感性。另有研究发现 miRNA-155 过表达会减少 eNOS 的表达和 NO 的生成，抑制 miRNA-155 后 eNOS 的表达和 NO 的生成则增加，并能诱导内皮细胞依赖性的血管舒张作用。

（二）miRNA 对血管重塑与功能的作用

VSMC 增生性应答导致的血管重构是高血压的一个特征。miRNA 通过调控 VSMC 关键基因的表达参与其收缩、重构和表型转化。小鼠 VSMC 特异性敲除 Dicer 后会发生广泛内出血导致的胚胎致死。小鼠 miRNA-143 或 miRNA-145 敲除后的表型与 VSMC 特异性 Dicer 敲除相似，但不出现致死性改变，这些小鼠均出现血压降低、对血管收缩物质反应减弱、血管中层变薄、收缩分化减少、主动脉和股动脉合成型 VSMC 增加、损伤后内膜增生障碍。因此，miRNA-143 和 miRNA-145 影响 VSMC 的分化和功能，而 miRNA-221/222 的过表达会导致 VSMC 转化为增殖 / 去分化表型。

（三）miRNA 对肾素 - 血管紧张素 - 醛固酮系统的作用

RAAS 的过度激活是高血压的主要致病因素。已经证实有几种 miRNA 可作用于 RAAS。miR-155 靶向作用于人 AGTR1 基因的 3′ UTR 以调控该基因的表达。一项关于 RAAS 相关基因 miRNA 结合位点 SNP 的大样本人群调查研究，在 8 个 RAAS 基因 miRNA 结合位点发现了 10 个 SNP。NFATc3 和心肌素参与醛固酮诱导心肌和血管平滑肌肥大，两者均是 miRNA-9 的靶基因。miRNA-9 能抑制心肌素的表达，有可能成为逆转心血管重塑的潜在靶点。盐皮质激素受体基因 NR3C2 是一个配体依赖性的转录因子，通过影响肾性钠排，调节交感张力、血容量和血压，miRNA-124 和 miRNA-135a 能通过抑制其翻译来调控 RAAS。

（四）人巨细胞病毒（HCMV）编码的 miRNA 在高血压中的作用

最近有学者提出 HCMV 感染会损伤心血管系统。通过比较健康人和高血压患者，发现了几种差异性表达的 miRNA，除了 miRNA-296-5p、let-7e 之外，有 HCMV 编码的 hcmv-miRNA-UL112，故提议 HCMV 血清阳性及滴度升高和 hcmv-miRNA-UL112 阳性作为高血压发病风险增加的独立危险因素。

miRNA 是血管功能的重要调节因子，心、脑、肾既是重要的血压调控器官，又是高血压作用的靶器官。已经证实 miRNA 参与了多种高血压相关的病理损害，例如心肌肥大、间质纤维化、心力衰竭、肾纤维化、肾衰竭、高血压视网膜病变和脑卒中等。因此，miRNA 是潜在的高血压靶器官损伤的生物标志物和（或）治疗靶点。然而，miRNA 只是大量非编码 RNA 中的极小部分，lncRNA、piRNA、snRNA、T-UCR、lincRNA 等与高血压的关系也值得探索[24]。

第四节　高血压治疗的新靶点

过去 50 年，大量高血压的研究成果已广泛应用于临床实践，促进了高血压的防治，并显著降低了高血压相关的心血管事件。近年来一些新的研究成果的不断涌现又为高血压的非药物干预、药物和介入治疗提供了新的治疗靶点与科学依据 [25-26]。

一、高血压的非药物干预

流行病学研究表明，通过减少钠盐摄入、增加钾盐摄入和增加以蔬菜、水果为主的膳食，可有效降低血压和改善血管功能。其中，膳食植物多酚广泛分布于各种水果、蔬菜、谷物中，姜黄素是重要的植物多酚，具有降压作用，其机制与改善内皮功能和抗氧化等作用有关。研究证实多种膳食因子可通过影响瞬时受体电位通道降低血压和改善代谢，如红辣椒的主要成分辣椒素，是瞬时受体电位通道香草醛亚型 1（varilloid transient receptor potential，TRPV1）的高选择性激动剂，作用于血管、胰腺和脂肪组织等，预防高血压及其相关代谢损害 [21, 27-28]，如图 22-3 所示。薄荷醇可激活 TRPM8，桂皮醛可激活 TRPA1。含硫类食物可增加体内含硫气体分子，发挥抗炎、减少氧化应激及改善血管功能的作用。

二、新的靶向降压药

目前几大类降压药，如利尿剂、β 受体阻滞剂、钙通道阻滞剂（calcium channel blocker，

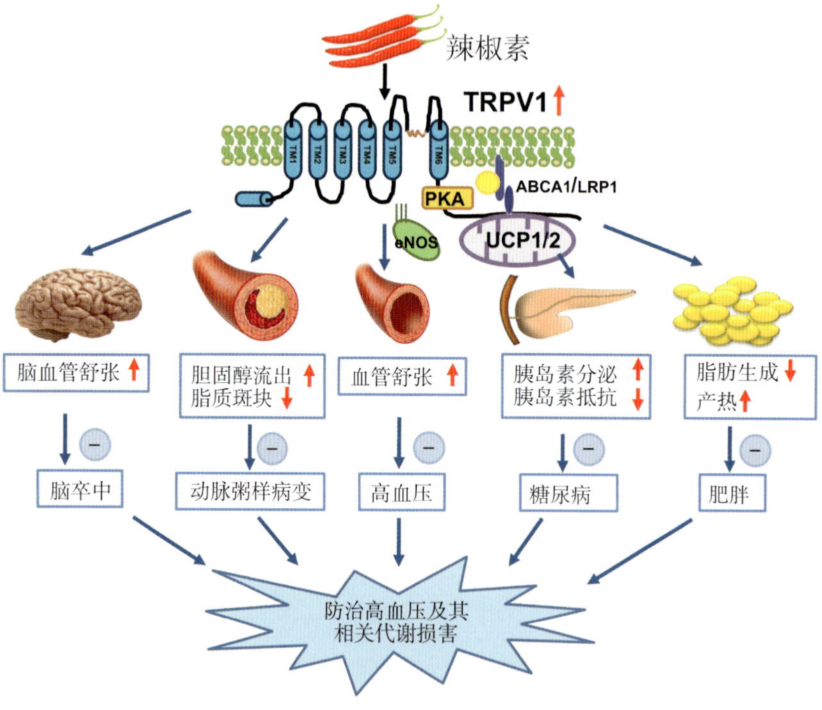

图 22-3　TRPV1 通道在高血压及其代谢异常中的作用

膳食辣椒素激活瞬时受体电位通道香草醛亚型 1（TRPV1）通道，作用于蛋白激酶 A（PKA）、内皮型一氧化氮合酶（eNOS）、线粒体解偶联蛋白 1/2（UCP1/2）以及 ATP 结合盒转运子 A1/ 低密度脂蛋白受体相关蛋白 1（ABCA1/LRP1）等，致血管舒张，延缓脑卒中发生；减少动脉粥样病变；促进胰岛素分泌，降低血糖；减少脂肪生成，预防肥胖和高血压

CCB）、血管紧张素转换酶抑制剂（angiotensin converting enzyme inhibitor，ACEI）和血管紧张素Ⅱ受体阻滞剂（angiotensin receptor blocker，ARB）从不同环节降低血压，但随着肾素抑制剂、血管紧张素转化酶（ACE）2-Ang（1-7）-Mas轴等RAAS新成员的发现，一些新的高血压治疗靶向药物又不断涌现。

（一）AngⅡ靶向疫苗

近年来，针对RAAS的靶向疫苗再度引起关注，并已有2种针对AngⅡ的靶向疫苗进入临床试验阶段，分别为PMD3117（AngⅠ疫苗）和CYT006（AngⅡ疫苗）。PMD3117具有阻断RAAS的作用，但它并不能有效降低血压；在自发性高血压大鼠，CYT006则能够有效降低收缩压达21mmHg。Ⅱa期临床研究也初步显示，CYT006具有中度降低血压的作用。此外，针对AngⅡ的AT_1受体的靶向疫苗（ATRl2181）在长达64周的动物实验研究中也初步显示能够有效降低自发性高血压大鼠的收缩压，同时能减轻大鼠心脏肥大和肾损害，且不引起自身免疫性疾病。

（二）AT_2受体激动剂

目前，AT_1受体阻断剂已广泛用于降压治疗，而AT_2的作用途径和效应与AT_1受体相反。研究表明刺激AT_2受体能激活NO/环鸟苷酸系统，活化磷脂酶A_2，并释放花生四烯酸，通过抑制细胞生长和促凋亡作用，促进血管组织NO产生，从而抑制血管内膜增殖、心脏重构等。但是，关于AT_2受体激动剂的临床作用还需进一步研究。

（三）NEP抑制剂

中性肽链内切酶（neutral endopeptidase，NEP）是一种结合于细胞膜的锌金属肽酶，在结构上具有一个与ACE相似的催化单位，能降解多种血管活性肽。由于NEP底物既可以收缩血管又能够舒张血管，在治疗高血压时，NEP抑制剂主要是通过联合ACEI或AT1受体阻断剂来发挥作用[29]。

（四）内皮细胞调控剂

内皮细胞在高血压的发生中具有重要作用，能分泌多种内皮源性的收缩和舒张因子（ERCF和EDRF），如内皮素、前列环素、ROS、NOS、HO等。它们在血管局部炎症、免疫、重塑和张力调控中起着重要作用。现在开发的新药有ETAR拮抗剂、ETBR激动剂、NO释放剂、可溶性鸟苷酸环化酶（soluble guanylate cyclase，SGC）激活剂、表氧化酶抑制剂等。

三、新的高血压介入治疗措施

高血压多合并代谢紊乱或临床并发症，如肥胖性高血压、高血压合并交感神经兴奋等，仅药物治疗难以达标。近年来，推出了多项新的高血压介入治疗措施。

（一）肾交感神经消融术

肾交感神经消融术（renal sympathetic denervation，RSD）的理论基础为选择性消融肾传入和传出交感神经，抑制交感神经过度兴奋。2007年Krum等开展了Symplicity HTN-1临床试验，术后第1、3、6、12个月，患者平均血压分别降低14/10mmHg、21/10mmHg、22/11mmHg、27/17mmHg。术后磁共振血管造影和肾血管选择造影检查均未发现肾动脉狭窄，肾小球滤过率监测也未发现肾功能下降，首次报道RSD治疗顽固性高血压的效益[12]。然而，新近的Symplicity HTN-3的试验结果未能证实RSD对顽固性高血压治疗的有效性。目前尚须对RSD治疗策略、疗效、指征及安全性进一步探索。

（二）植入式颈动脉窦刺激器

颈动脉窦是重要的人体自主血压调节器。大脑通过传入神经系统，接收来自颈动脉窦压力调节感受器发出的信号，进而可以降低中枢交感神经系统活性和血压。目前临床研究表明，植入颈动脉窦刺激器后第3、12、24个月，患者平均血压分别降低21/12mmHg、30/20mmHg、33/22mmHg。此方法主要用于难治性高血压的治疗，但手术相关并发症是限制该装置应用于临床的主要因素，并且不同患者对压力感受器反射刺激的反应不一[17]。

（三）代谢手术

代谢手术起初是外科医生设计用来减轻体重的治疗措施，称之减重手术，后来逐渐发现这些手术能改善代谢状况，也称之为代谢手术。近年研究证实代谢手术能显著减轻高血压等代谢性心血管病的症状，国外近30年的研究充分证明，代谢手术除有效减肥外，能明显预防糖尿病的发生，可使80%的2型糖尿病达到临床治愈，可使70%的高血压得到控制。代谢手术荟萃分析显示，术后高血压完全缓解率（无须服用降压药，血压仍维持在正常范围内）达到61.7%，完全缓解或好转率达到78.5%。最早的瑞典肥胖队列研究显示，在代谢手术6个月后，收缩压和舒张压分别降低11mmHg和7mmHg。对比研究不同代谢手术的短期和长期降压作用结果显示，胃转流术后2年分别降低收缩压和舒张压12.1mmHg和7.3mmHg，术后10年分别为5.1mmHg和5.6mmHg，与对照组相比有显著降压效果。而垂直捆绑胃成形术后2年和10年也有降压趋势，但降压幅度显著小于胃转流术（术后2年降低收缩压和舒张压分别为6.2mmHg和4.6mmHg，术后10年降低收缩压和舒张压分别为0.9mmHg和2.1mmHg）[26]。

临床研究已明确代谢手术能长期显著降低血压，同时改善高血压相关多种心血管危险因素，是治疗顽固高血压的有效方法。今后需深入探讨的问题是代谢手术改善或治愈高血压和代谢病的机制以及手术的适应证，以更有效地控制顽固性高血压。

参考文献

[1] 兹奥．高血压手册．4版．王文、高玖鸣、马丽媛译．北京：人民军医出版社，2011.

[2] 朱鼎良．遗传因素在原发性高血压发病中的新进展．中国循环杂志年，2012，27:2.

[3] Ehret G B, Munroe P B, Rice K M, et al. Genetic variants in novel pathways influence blood pressure and cardiovascular disease risk. Nature, 2011, 478:103-109.

[4] Cowley A W, Nadeau J H, Baccarelli A, et al. Report of the national heart, lung, and blood institute working group on epigenetics and hypertension. Hypertension, 2012, 59:899-905.

[5] He F J, Macgregor G A. Salt intake, plasma sodium, and worldwide salt reduction. Annals of Medicine, 2012, 44:S127-S137.

[6] Machnik A, Neuhofer W, Jantsch J, et al. Macrophages regulate salt-dependent volume and blood pressure by a vascular endothelial growth factor-C–dependent buffering mechanism. Nat Med, 2009, 15:545-552.

[7] Fedecostante M, Barbatelli P, Guerra F, et al. Summer does not always mean lower: seasonality of 24 h, daytime, and night-time blood pressure. J Hypertens, 2012, 30:1392-1398.

[8] 祝之明．代谢综合征病因探索与临床实践．北京：人民军医出版社，2005.

[9] Zhu Z, Wang P, Ma S. Metabolic hypertension: concept and practice. Front Med, 2013, 7:201-206.

[10] 刘力生，龚兰生，陈孟勤．高血压．北京：人民卫生出版社，2001.

[11] Carey R M. The intrarenal renin-angiotensin and dopaminergic systems control of renal sodium excretion and blood pressure. Hypertension, 2013, 61:673-680.

[12] Pereira V H, Cerqueira J J, Palha J A, et al. Stressed brain, diseased heart: a review on the pathophysiologic mechanisms of neurocardiology. Int J Cardiol, 2013, 166(1):30-37.

[13] Schiffrin E L. Vascular remodeling in hypertension mechanisms and treatment. Hypertension, 2012, 59:367-374.

[14] 韩启德，文允镒．血管生物学．北京：北京医科大学、中国协和医科大学联合出版社，1997.

[15] Wadei H M, Textor S C. The role of the kidney in regulating arterial blood pressure. Nat Rev Nephrol, 2012, 8:602-609.

[16] Zhang W, Mifflin S. Plasticity of GABAergic mechanisms within the nucleus of the solitary tract in hypertension. Hypertension, 2010, 55:201-206.

[17] Kauffenstein G, Laher I, Matrougui K, et al. Emerging role of G protein-coupled receptors in microvascular myogenic tone. Cardiovas Res, 2012, 95:223-232.

[18] Batchu S N, Korshunov V A. Novel tyrosine kinase signaling pathways: implications in vascular remodeling. Curr Opin Nephrol Hypertens, 2012, 21(2):122-127.

[19] Carnevale D, Lembo G. PI3Kγ in hypertension: a novel therapeutic target controlling vascular myogenic tone and target organ damage. Cardiovas Res, 2012, 95:403-408.

[20] Liu D, Yang D, He H, et al. Increased transient receptor potential canonical type 3 channels in vasculature from hypertensive rats. Hypertension, 2009, 53:70-76.

[21] Yang D, Luo Z, Ma S, et al. Activation of TRPV1 by

dietary capsaicin improves endothelium-dependent vasorelaxation and prevents hypertension. Cell Metab, 2010, 12:130-141.
[22] Montezano A C, Touyz R M. Oxidative stress, Noxs, and hypertension: experimental evidence and clinical controversies. Ann of Med, 2012, 44:S2-S16.
[23] Harrison D G, Guzik T J, Lob H E, et al. Inflammation, immunity, and hypertension. Hypertension, 2011, 57:132-140.
[24] Heggermont W A, Heymans S. MicroRNAs are involved in end-organ damage during hypertension. Hypertension, 2012, 60:1088-1093.
[25] 赵光胜．现代高血压学．北京：人民军医出版社，1999.
[26] 祝之明．高血压防治——从指南到实践．北京：北京大学医学出版社，2010.
[27] Ma L, Zhong J, Zhao Z, et al. Activation of TRPV1 reduces vascular lipid accumulation and attenuates atherosclerosis. Cardiovasc Res, 2011, 92:504-513.
[28] Wang P, Yan Z, Zhong J, et al. Transient receptor potential vanilloid 1 activation enhances gut glucagon-like peptide-1 secretion and improves glucose homeostasis. Diabetes, 2012, 61:2155-2165.
[29] Dhaun N, Webb D J. Dual endothelin-converting enzyme/neutral endopeptidase inhibition: A novel treatment for renovascular hypertension beyond blood pressure lowering? Hypertension, 2011, 57:667-669.

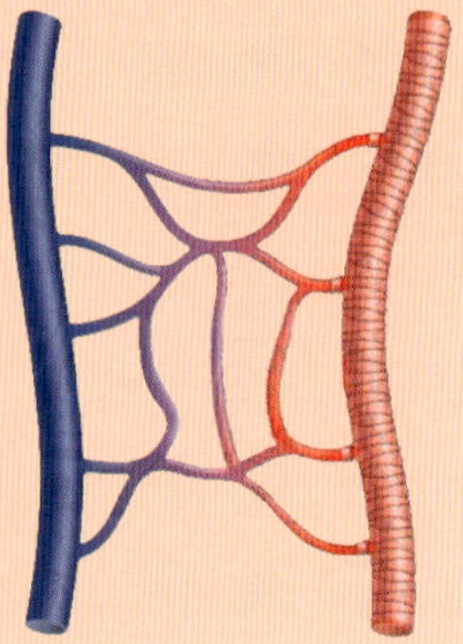

第二十三章

动 脉 瘤

孔 炜　黄娅茜

动脉瘤一词源于希腊语 aneurysma，意为扩张。一般将直径达到正常毗邻动脉段 1.5 倍以上的永久性局限性动脉扩张病变定义为主动脉瘤。主动脉瘤是一种严重威胁人类健康的疾病，瘤体一旦破裂病死率甚至高达 90%，目前临床除了手术，缺乏有效的治疗方法。即使能够存活并及时接受治疗，其死亡率仍高达 47% ~ 83%[1]。

动脉系统的各个部位，中心动脉如胸主、腹主动脉；周围动脉如脑动脉、四肢动脉和内脏动脉均可扩张形成动脉瘤。主动脉瘤根据病因可分为以下几类：①非特异性（或称退化性）动脉瘤，无特异性病因，最常发于高龄合并动脉粥样硬化者的腹主动脉，即通常所谓的动脉粥样硬化性动脉瘤。②原发性结缔组织异常相关性动脉瘤，最多见于马方综合征（Marfan syndrome），是由 15 号染色体上的微纤维蛋白 -1 基因的变异引起，临床表现主要为近端主动脉扩张、夹层动脉瘤、眼晶状体脱位、硬脊膜膨出。③全身性异常混杂因素相关性动脉瘤，如局灶性中膜发育不良、结节性硬化等。④机械因素（血流动力学相关性）动脉瘤，主要发生于动脉狭窄远端，由于动脉侧壁压力、异常剪切应力及震颤增强而扩张成瘤。其余的还分为假性动脉瘤、动脉炎性病变相关性动脉瘤、感染性动脉瘤和妊娠相关性动脉瘤等。

主动脉瘤大多无症状，当瘤体不断增大，甚至破裂，加以其特殊的解剖毗邻关系，其临床表现可相当复杂多变。有些自述腹部跳动感，消瘦者可自己发现腹部有搏动性肿块，少数患者有脐周或中上腹部、腰背部疼痛，但疼痛表现多样，不具备特异性，临床上常可导致误诊及病情的急剧恶化。当主动脉瘤发展到一定程度即可发生难以避免的破裂并发症，引起难以控制的大出血致患者死亡。突发的剧烈疼痛往往是主动脉瘤破裂或扩张的特征性表现。

早期诊断、早期治疗是减少主动脉瘤致死率的关键。但动脉瘤患者早期临床症状不明显，常被忽略，也缺乏敏感有效的生化指标进行早期预警。目前早期诊断的方法主要是 B 超，辅以 CT、磁共振及动脉造影等检查确诊。治疗主动脉瘤最常见的方法是外科手术：开放手术（动脉瘤切除、人工血管置管）和腔内修复术。对已发生破裂的主动脉瘤或未破裂但直径增大至一定程度或增长速率较快的主动脉瘤，即具有手术干预的指征。但手术治疗缺点很多，譬如风险大，费用高，不能治本，难以普及。对于小动脉瘤，即瘤体直径小于 5.5cm 时，瘤体破裂的风险小于手术风险，一般采取非手术的保守治疗。虽然目前也有少量药物如多西环素（强力霉素）、罗红霉素等抗生素，他汀类药物，β- 受体阻断剂等应用于小规模临床试验治疗主动脉瘤[2]，但缺乏明确的大规模随机对照研究数据支持。因此寻找主动脉瘤的防治方法成为目前心血管研究一个重点和热点。

过去数十年细胞和分子生物学技术的迅速发展，使我们对主动脉瘤的发病机制有了较深入的认识，本章就胸主动脉瘤和腹主动脉瘤的研究进展进行综述。

第一节　胸主动脉瘤发病机制

胸主动脉瘤（thoracic aortic aneurysm，TAA）以往一直被认为是血管退行性病变，1991 年，原纤蛋白 1（fibrillin1）突变被发现是导致马方综合征的主要原因，这个发现大大推动了对胸主动脉瘤机制的认识，本节将介绍胸主动脉瘤的主要致病基因、发病机制和生物标记物。

一、主要病理特征

胸主动脉瘤是从主动脉根部、升主动脉、主动脉弓、降主动脉至膈水平的主动脉瘤。当病变主动脉部位横截面直径扩张至正常值（升主动脉平均直径 3cm，主动脉弓 2.5～3.5cm，降主动脉 2.3～3cm）的 1.5 倍时可诊断为 TAA[3]。通常 TAA 发生在一处或多处主动脉段。60% 的 TAA 发生在主动脉根部、升主动脉或主动脉弓，40% 发生在降主动脉，其中有 10% 发生胸腹主动脉瘤。不同部位的 TAA 病因学、病史及治疗都有所差异。胸主动脉瘤常见病因包括某些结缔组织综合征如马方综合征、家族遗传性或先天性二叶式主动脉瓣（biscupid aortic valve）畸形、Turner 综合征、动脉粥样硬化、梅毒、主动脉动脉炎等。升主动脉瘤经常由于血管囊性中层退化，例如血管平滑肌细胞缺失和弹力纤维退化导致。中膜退化致使主动脉壁抗压能力减弱，继而导致主动脉扩张和动脉瘤形成。当动脉瘤发生在主动脉根部，解剖学发现主动脉瓣环扩张。囊性中层变性常随着年龄增长而出现，但高血压可以加速这个疾病过程。

二、遗传因素

原纤蛋白 1 突变所致马方综合征（高度近视、身材瘦高、特别是手指脚趾细长）是目前较为公认的主要的胸主动脉夹层动脉瘤遗传病。75% 的马方综合征患者可发生主动脉夹层动脉瘤。Fibrillin1 是弹力蛋白微管的结构糖蛋白，其突变会导致转化生长因子 β1（TGFβ1）信号异常激活，从而促进 TAA 发生。其他较为少见的可引起胸主动脉瘤的结缔组织综合征包括 Ehlers-Danlos 综合征、Loeys-Dietz 综合征，分别由胶原 COL5A1、COL5A2、COL3A1 及 TGFβ 受体 TGFBR1 和 TFBR2 突变所致。

大约 19% 的主动脉动脉瘤有家族史，这些通常属于常染色体遗传性疾病，患者发病年龄较轻[4]。目前已鉴定的家族性 TAA 遗传位点包括 TAAD1（5q13-14）、FAA1（11q23-24）、TAAD2（15q24-26）、TAAD4（10q23-24）和 16p12-13 位点。其中部分致病基因已经找到，如 TGFBR2、MYH11、ACTA2。其中 TGFβ 受体 2 基因定位于 23p24.2-25，其突变也可导致马方综合征 MFS；而 TGFβ 受体 1 的突变能够导致 Loeys-Dietz 综合征。这两种综合征可表现为家族多发性胸主动脉瘤或胸主动脉夹层动脉瘤。

除了上述基因外，目前还有其他很多基因突变被发现参与 TAA 的发生，这其中包括胞外基质蛋白 Fibulin4、COL1A1、COL3A1、COL4A1、COL4A5、ysyl hdroxylase 1；跨膜蛋白 Endoglin、LC2A10、OTCH1、DK1、K2；以及细胞质蛋白 SMAD3、Filamin-A、Uberin 等。

上述基因在动脉瘤中的作用已被基因敲除小鼠的动物模型所证实（表 23-1）。

三、病理生理机制

（一）管壁结构和功能异常

血管壁的基本结构功能单位是层状单位，由两层弹力纤维夹着血管壁平滑肌细胞构成三明治结构，中间充填有细胞外基质成分。这种结构使得血管壁具有良好的收缩强度和弹性。其组成和功能的异常可能导致 TAA 的发生。下面分述如下：

1. 血管平滑肌　如前所述，某些与细胞收缩相关的细胞骨架蛋白的突变，如 ACAT2 和 MYH11，以及一种 Actin 结合蛋白 Filamin A 的突变或可导致 TAA 的发生。这与血管平滑肌细胞的功能特性有关。血管平滑肌细胞除了收缩功能外，还在机械及生化信号刺激作用下，具备转分化和分泌功能，如分泌多种基质蛋白；通过与细胞膜表面整合素、G 蛋白偶联受体（GPCR）和盘状结构域受体（discoidin domain receptor）相互作用，连接细胞骨架和胞外基质蛋白；将机械信号转化为生物信号，引起细胞内反应（如细胞骨架重排和应力纤维排列）和细胞外改变（合成、排列和修复特定的基质成分），从而实现细胞内外的交流。当细胞骨架 - 细胞膜整合素 - 细胞外基质这一条轴线受到破坏，以上过程即会发生紊乱，如 MYH11 和 ACTA2 突变的患者血管壁出现蛋白聚糖的堆积、弹力纤维断裂、平滑肌细胞数目减少等囊性中膜变性的典型特征，部分还会出现异常的平滑肌细胞排列紊乱、增殖、外膜滋养血管扩张等病理改变。其血管平滑肌

表23-1　家族性TAA概况[5]

TAA分类	染色体	基因	蛋白	定位
综合征				
马方综合征	15q21.1	FBN1	fibrillin1	细胞外基质
Marfan-like综合征	3p24-25	TGFBR2	TGFβR2	细胞表面
Loeys-Dietz综合征	3p24-25	TGFBR2,	TGFβR2,1	细胞表面
	9q33-34	TGFBR1		
Ehlers-Danlos综合征	2q24.3-31	COL3A1	Ⅲ型胶原	细胞外基质
BAV-TAA综合征	9q34-35,	NOTCH1	Notch 1	细胞内
	其他	未确认	未确认	
动脉扭曲综合征	20q13.1	SLC2A10	GLUT10	细胞内
Turner综合征	45, XO	未确认	未确认	未确认
Noonan综合征	12q24.1	PTPN11	PTPN11（SHP2）	细胞内
			SOS1 GTPase K-Ras	
	2p21-22	SOS1	未确认	细胞膜
	12p12.1	KRAS	未确认	细胞膜
多囊性肾病	16p13.3	PKD1	多囊蛋白1	细胞膜
	4q21-22	PKD2	多囊蛋白2	
非综合征				
TAAD1	5q13-14	未确认	未确认	未确认
FAA1	11q23-24	未确认	未确认	未确认
TAAD2	3p24-25	TGFBR2	TGFβR2	细胞表面
TAAD3	15q24-26	未确认	未确认	未确认
TAAD4	10q23-24	ACTA2	smooth muscle actin	细胞内
TAAD-久存性动脉导管	16p12-14	MYH11	β-MHC	细胞内
TAAD5	9p33-34	TGFBR1	TGF-βR1	细胞表面

细胞会产生胰岛素样生长因子（IGF1）及血管紧张素转换酶（ACE），巨噬细胞炎症蛋白 MIP-α、MIPβ，基质金属蛋白酶 MMP2、MMP9，可能是导致上述病理变化的原因。

2. 胶原　血管壁中以Ⅰ型和Ⅲ型胶原为主，主要位于中膜和外膜，为血管提供弹性和一定的硬度；Ⅳ型胶原则是组成基底膜的主要成分。胶原在血管壁的作用除了提供机械强度，还通过与细胞膜表面的相应受体结合，介导细胞内与增殖和黏附相关的信号激活；此外，胶原还可作为可溶性因子（如白介素 2）的储存库，从而调控其活性。因此，编码胶原纤维基因的突变可能导致血管壁结构和功能的异常，从而促进 TAA 的发生。如编码Ⅲ型胶原 COL3A1 基因的突变与Ⅳ型（血管型）Ehlers-Danlos 综合征发生有关。

3. 弹力蛋白　透射电镜观察显示，弹力纤维是以高度交联的弹力蛋白为核心，周围由微纤维包绕而形成的复杂聚合体。弹力蛋白在该聚合体中的含量达 90%，是以可溶性弹力蛋白原单体的形式合成并分泌至细胞外。通过单体间的相互凝聚和交联，最终形成不溶性弹力蛋白多聚体。该多聚体具有良好的顺应性和回弹性，赋予弹力纤维以弹性特质。弹力蛋白占了胸主动脉干重的 50% 以上，弹力蛋白可在压力和牵张力的作用下，由血管中膜平滑肌细胞合成，不仅可以提供血管壁的顺应性，还参与血管壁细胞功能的主要调节。在 TAA 的血管壁，弹力纤维的减少和降解片段普遍存在，造成囊性中膜变性的病理表现。因此以往人们把过多的注意力放在 Elastin 和 TAA 的关系。但有趣的是 Elastin 缺陷的小鼠，并不出现主动脉瘤；相反，该小鼠在出生后很快死于血管狭窄[6]。类似地，人类 Elastin 突变会导致 Williams 综合征，也是以血管狭窄为主要表现，并不出现动脉瘤。

4. Fibrillin 和 Fibulin　弹力蛋白原合成并分泌至细胞外后，在微纤维上定位沉积，并通过凝聚、交联等作用才能形成成熟的弹力纤维，这一过程即为弹力纤维的组装。未经有效组装的弹力纤维无法执行正常的生理功能。这一组装机制目前尚不清楚，但研究已表明 Fibrillin 与赖氨酰氧化酶类（lysyl oxidases，LOXs）在弹力纤维的组装中起关键作用。Fibrillin1 突变会引起马方综合征，其机制在于 Fibrillin1 对于调控生长因子及微丝相关蛋白的活性，如 TGFβ 和 BMP 至关重要；它可通过 RGD 序列直接结合到细胞膜表面的整合素受体，激活细胞信号转导。Fibrillin2 主要参与胚胎时期的血管发生，但对于之后血管稳态调控影响较小，其突变也不会引起血管异常。Fibulin 是微纤维的主要结构成分，有 7 种亚型，其中以 Fibulin-2 合成时间最早，成熟组织中以 Fibulin1 为主。Fibulin5 是弹力纤维结合蛋白，对连接弹力蛋白和平滑肌，形成层状单位至关重要。Fibulin5 基因敲除小鼠皮肤松散，肺气肿症状严重，动脉延长扭曲。受影响的组织显微镜下观察到弹力纤维虽然存在但短小及无组织，但有趣的是其基因突变在人类并不引起动脉的扩张。Fibulin4 也参与了弹力纤维的组装，但作用机制与 Fibulin5 不同。Fibulin4 通过与赖氨酰氧化酶前体及弹力蛋白结合，联系 LOXs 参与弹力蛋白的交联。Fibulin4 敲除小鼠及人类 Fibulin4 突变均可出现升主动脉瘤，其机制与 TGF β1 异常激活、Smad2 核转位及上调金属蛋白酶 MMP9 表达有关[5]。

（二）机械应力增加

血液在动脉腔内流动，产生对血管壁的压力和摩擦力，后者称为机械应力。每一个心动周期，胸主动脉都处于多种机械应力的刺激下，如短轴应变和血流剪切力。有研究显示 TAA 患者 90% 伴有高血压；动物实验也发现高血压能加速 TAA 的发生发展。机械应力增加，可导致血管内皮损伤，平滑肌细胞凋亡。而局部涡流的形成，使部分红细胞、血小板滞留在这个区域，聚集成串，形成附壁血栓。而血浆中的脂蛋白也向内膜扩散，当血压升高时，脂蛋白透过率增加。以上过程都会引起在主动脉高收缩压时局部血管膨出，形成动脉瘤。

（三）氧化应激和炎症增强

细胞在有氧呼吸过程中，有小部分氧不能被完全还原，形成具有较强氧化作用的活性氧簇（reactive oxygen species，ROS）。当 ROS 产生过多可引起血管内皮细胞功能障碍、血管平滑肌细胞凋亡、单核细胞迁移进入组织形成巨噬细胞并进而介导炎症反应，最终导致血管破坏和心血管系统疾病。ROS 可促进基质金属蛋白酶（matrix metalloproteinase，MMP）转录、翻译和激活。而 MMP 的血管重构作用通过正反馈促使更多 ROS 生成，形成恶性循环。此外，ROS 作为第二信使可激活多种细胞内信号转导途径，参与炎症反应、细胞增殖、新生内膜形成过程和血管壁细胞凋亡，从而促进 TAA 的形成。

在人 TAA 血管壁发现有大量炎症细胞浸润[7]，特别是破裂的动脉瘤管壁中膜。有研究发现，炎症相关基因如趋化因子、肿瘤坏死因子、β- 淋巴毒素、Toll 样受体 2 和 CD14 抗原基因在局部 TAA 组织中的表达均显著上调。此外，TAA 组织中 TH1 相关的细胞因子如巨噬细胞迁移抑制因子、干扰素 γ 含量也明显增加，并与血管重构和内膜扩张存在相关性，而这些因子的增加可上调 MMP9 表达和促进弹性蛋白降解，加重血管壁重构。

（四）TGFβ 信号受损

$TGFβ_1$ 在心肌和血管形态发生及维持细胞外基质稳态方面起重要的作用。它可通过刺激胶原和弹力蛋白产生而在基质合成方面起核心作用。另一方面，它可通过增加纤溶酶原（plasminogen）激活物产生和 MMP2 及 MMP9 释放而促进基质降解。TGFβ1 被认为是 TAA 发病的关键成员。在细胞外基质中，大量 TGFβ1 的前体形式结合在无活性 TGFβ 结合蛋白（latent TGFβ binding protein，LTBP）上，使之处于不激活状态。Fibrillin1 通过结合到 LTBP 而调节 TGFβ1 的生物活性，释放活性的 TGFβ1，继而激活经典（Smad）和非经典（Smad 非依赖的，

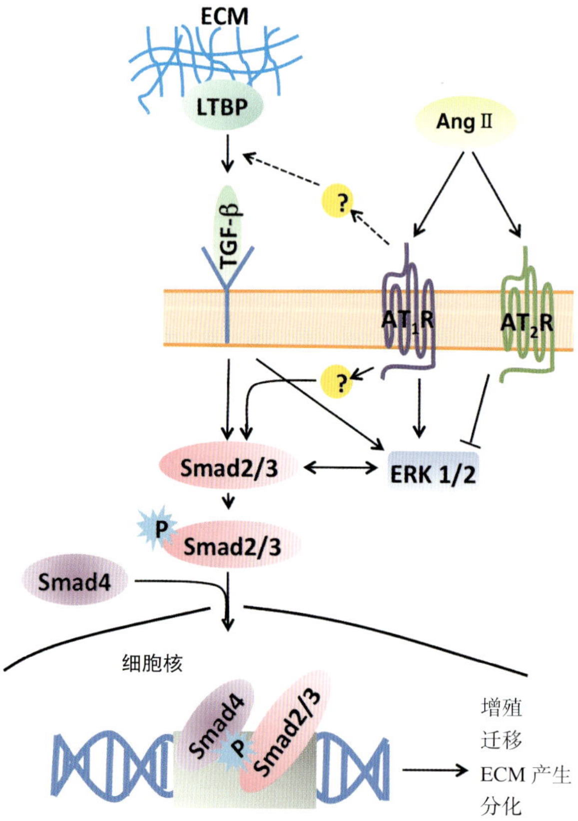

图 23-1 胸主动脉瘤的主要信号转导

TGFβ 以前体形式储存在细胞外基质中，当它被激活后结合到 TGFβ 受体，导致 Smad 信号激活，而磷酸化的 Smad2/3 与 Smad4 形成复合物，转位到核中，调控靶基因转录，介导增殖、迁移、细胞外基质产生和分化。血管紧张素Ⅱ结合到 AT_1 和（或）AT_2 受体而激活 Smad 信号。此外 AT_1 刺激激活而 AT_2 受体刺激抑制 ERK 级联。Smad 和 ERK 信号通路存在交互作用。AT_1 受体刺激是否影响 TGFβ 活性尚未可知。Ang，血管紧张素；AT_1R，血管紧张素Ⅱ 1 型受体；AT_2R，血管紧张素Ⅱ 2 型受体；ECM，细胞外基质；ERK，细胞外信号调节激酶；LTBP，前体 TGFβ 结合蛋白；P，磷酸化；TGFβ，转化生长因子 β

如 ERK、p38-MAPK）信号（图 23-1）。活化的 TGFβ1 可结合 TGFβ 受体 2，继而招募和激活 TGFβ 受体 1，促进 Smad 蛋白磷酸化。此外，药物抑制 TGFβ 或 ERK 信号可在 MFS 的动物模型中抑制 TAA 的发生发展，提示 TGFβ1 的过度激活促进 TAA 的发生[8]。

但有趣的是，另一些研究提示 TGFβ 下游信号的缺失也促进 TAA 发生。来自比利时的 Bart Loeys 及其团队，在患有胸主动脉瘤和其他 Loeys-Dietz 综合征特征的个体中发现转化生长因子 β2 配体（TGFB2）基因的突变和缺失；有研究发现在选择性敲除动脉中膜平滑肌细胞的 TGFβ1 受体 2 的小鼠，TGFβ1 下游 Smad3 缺失突变均可诱发 TAA，提示了 TGFβ1 信号转导异常与胸主动脉瘤的发病密切相关。为何会出现这种矛盾现象，目前尚不清楚。

（五）基质降解和 MMP 激活

MMP 是一类锌、钙依赖性的蛋白水解酶家族，负责细胞外基质降解，对维持血管壁胶原纤维结构至关重要。MMP 主要由巨噬细胞和平滑肌细胞产生。许多心血管疾病的病理生理过程中均出现 MMP 表达及活性增强，并动员激活炎症细胞，加重动脉瘤管壁组织的炎症反应和弹性纤维、胶原纤维等基质降解，促使血管壁重构并膨出。与 TAA 关系最密切的是 MMP9 和 MMP2。已有研究发现，TAA 血管壁平滑肌细胞分泌的 MMP9 明显升高，破裂的 TAA 壁中 MMP9 较未破裂者升高更显著。而 MMP9 基因敲除小鼠造模术后的胸主动脉扩张程度直径明显小于野生对照组。因而，MMP9 的高表达水平是 TAA 血管壁的特征性变化，抑制其过度表达可减缓主动脉的扩张程度。MMP2 与 MMP9 类似，MMP2 在 TAA 血管组织中转录和表达均升高，在破裂的 TAA 血管组织中表达更高。MMP 的显著增高，促进基质降解作用，导致 TAA 发生与发展。

（六）肾素 - 血管紧张素（RAS）系统异常

Ang Ⅱ 直接输注可诱导 ApoE 敲除或年老的 C57 小鼠发生腹主动脉瘤和少数的胸主动脉瘤[9-10]，详见下文。该过程由血管紧张素受体介导，与 MCP1 及其受体 CCR2 及 IL6 的产生有密切关系。最近的研究提示血管紧张素受体的不同亚型在该过程中作用相反，在小鼠 Marfan 模型中，抑制 AT_1 减轻而抑制 AT_2 反而加重动脉瘤的发生[11]。此外，Ang Ⅱ 信号既可增强 TGFβ 信号，又可以 TGFβ 不依赖的方式激活血管平滑肌细胞内 Smad 和 MAPK 信号级联（图 23-1）。有文献报道给予非高脂的 C57BL/6 小鼠抗 TGFβ 抗体可明显增加 Ang Ⅱ 诱导的动脉瘤发生率；但如果这个模型是在单核细胞缺失或沉默单核巨噬细胞趋化因子 CXCL10 的背景下，抗 TGFβ 抗体又可减弱 Ang Ⅱ 诱导的动脉瘤和夹层发生率[12]。这些研究提示 TGFβ 在 Ang Ⅱ 诱导的动脉瘤中发挥着双相作用，它在急性强烈的炎症状态下可能有保护作用。

（七）生物标记物

目前还没有明确的 TAA 的生物标记物，尽管血栓、胶原更新、MMP、遗传标记物以及其他的可能标记物被提示可作为 TAA 的生物标记物。马方综合征患者中血清 TGFβ1 水平和主动脉大小相关。用氯沙坦、β- 肾上腺素受体拮抗剂或联合应用两者可导致循环 TGFβ1 水平显著减少，因此 TGFβ1 有可能作为治疗靶点[13]。其他可能的靶点包括 MMP2 和 MMP9，但它们的循环血浆水平检测方法没有达到足够的敏感性和特异性，以致无法作为临床常规使用的生物标记物。

第二节　腹主动脉瘤发病机制

腹主动脉瘤（abdominal aortic aneurysm，AAA）的发生率显著高于胸主动脉瘤，在老年男性中尤为多见。动脉粥样硬化、吸烟、遗传因素等与腹主动脉瘤的发生相关，RAS 系统的异常激活，炎症免疫反应，脂质介质、基质合成与水解的动态变化等均参与其中。

一、主要病理特征

腹主动脉瘤在动脉瘤中最常见、最危险，97% 位于肾下动脉。AAA 经常定义为腹主动脉扩张，直径超过 30mm。腹主动脉瘤的临床典型表现为腹部搏动性包块、血栓形成与栓塞及瘤体破裂。腹主动脉瘤与主动脉破裂的增加危险性和心肌梗死、脑卒中及下肢局部贫血等其他心血管事件相关。腹主动脉瘤影响 65 岁以上的 5%～7% 的男性和 1% 的女性，在血脂异常和高血压的吸烟者中更为常见[14]。腹主动脉发生通常是主动脉细胞外基质破坏和恢复过程失衡的结果。腹主动脉瘤活检的组织学检查显示主动脉正常层状结构被破坏，局部炎症细胞浸润，包括 T/B 淋巴细胞、巨噬细胞、中性粒细胞、肥大细胞和浆细胞。动物模型表明腹主动脉瘤是一个血管壁重塑的过程，伴随着新生血管生成、炎症细胞浸润、内皮功能障碍、凋亡、血管平滑肌细胞的缺失以及弹力板的破坏（图 23-2）。

二、遗传因素

AAA 发病具有遗传易感性。15% 的 AAA 患者具有此类疾病的家族史。1977 年 Clifton 首先报道了同一家族中有 3 例 AAA 患者，提出了 AAA 有遗传特征的可能性。Tilson 等调查了大量的 AAA 患者的家族性资料，发现有 11%～21% 的 1 个或多个一级亲属患有 AAA，其第 1 级亲属的 AAA 发病风险增加 11.6 倍，最常见的是伴性遗传或常染色体支配伴 X 染色体变异。随后 Powell 等采用血清遗传标记物的研究方法对性染色体及常染色体研究发现，X 染色体及 16 号染色体长臂上多位点的基因变异与 AAA 的形成有密切关系。他们发现 16 号染色体上的胆固醇酯转移蛋白基因在 AAA 患者中表现出较强的基因多态性，提示与 AAA 的发病有关系。近来又有研究发现，位于 19 号染色体的 q13 染色体含有许多已知基因[15]，如编码激肽释放酶 1（kallikrein 1，KLK1）基因，它将低分子量激肽原转化成赖氨酸 - 血管舒缓激肽，后者的许多生物学功能如促进炎症等与 AAA 密切相关。此外，一项含 1629 个患者的研究发现 KLK1 的单

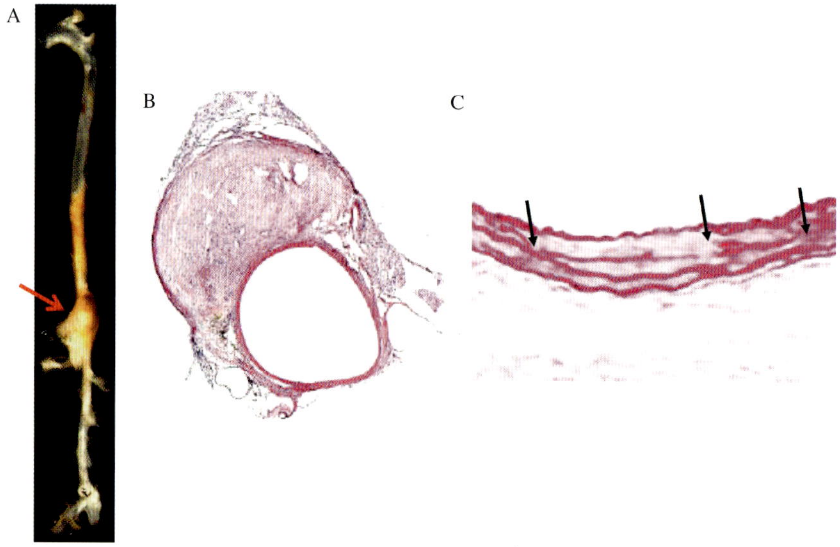

图 23-2 血管紧张素Ⅱ诱导的 $ApoE^{-/-}$ 小鼠肾上腹主动脉瘤

A. 相片显示 4 个月雄性 $ApoE^{-/-}$ 小鼠输注血管紧张素Ⅱ［1000ng/（kg · min）］28 天产生典型的肾上腹主动脉瘤。红色箭头所指的是腹主动脉瘤体部分。B. 腹主动脉瘤体横截面苏木精 - 伊红染色。C. Gomori 染色显示腹主动脉瘤弹力板降解，黑色箭头所指是弹力板断裂

核苷酸多态性（SNP）rs5516 G 等位基因与大 AAA（直径≥50mm）相关，且它在大 AAA 组织样本中上调。GWAS 还发现 9p21 和 12q13.3 染色体上的 SNPs 都与人 AAA 存在相关性，如定位在 12q13.3 染色体上的低密度脂蛋白受体相关蛋白 1（LRP1）基因上的 SNP rs1466535，它能通过转录调节 LRP1 基因表达，而小鼠血管平滑肌细胞 Lrp1 的失活易于形成动脉瘤。除此之外，有研究发现某些 MicroRNA（miRNA）参与 AAA 发展过程，如在小鼠 AAA 模型中抑制 miRNA-29b 可消除 AAA 扩张，同样的模型中上调 miRNA-21 可抑制 AAA 发展，并消除尼古丁促进的 AAA 等[16]。

三、环境因素与表观遗传

（一）老年

AAA 患病率随年龄增加，Chichester 研究显示年龄在 65～80 岁男性 AAA 发生率高达 7.6%。男性是女性的 6 倍，65 岁后每 5 年危险性增加 40%[14]。与较年轻 AAA 患者相比，老年人患者高危因素表现在同时合并高血压、冠心病、周围动脉粥样硬化及糖尿病，多种危险因素共同作用，加剧了血管病变。随着年龄增加，即使是正常血管也会出现结构的改变，如管腔扩张、血管壁变厚、弹力纤维断裂和钙化。据研究 20 岁动脉的弹性纤维数量是 70 岁的 3 倍多。血管的这些改变导致胶原增生、血管弹性减弱、机械应力升高，进而导致血管直径增加和 AAA 的易感性提高。此外，随着年龄增加，血管中膜平滑肌细胞出现退行性变，凋亡增加，而促进 AAA 形成。有研究发现从 15 个 AAA 手术修复的患者中获得的动脉瘤壁组织中平滑肌细胞增殖能力减弱，出现了复制性衰老，进一步证实了年老在 AAA 形成中的重要性[17]。

（二）吸烟

临床研究统计表明，AAA 患者中吸烟者人数是非吸烟者的 8 倍，吸烟者死于 AAA 破裂比不吸烟者多 4 倍。Bergoeing 等研究认为，吸烟对 AAA 的发生和发展有协同作用，推测可能是由于吸入烟草燃烧的气体成分进入血液后，CO 损伤血管内皮细胞，引起中性粒细胞聚集，使中性粒细胞弹力蛋白酶在血管壁上大量表达，同时使收缩型血管平滑肌细胞发生表型转化，转化为分泌型平滑肌细胞，产生和分泌大量的弹性蛋白酶，使弹性蛋白降解增加，从而使主动脉壁力量减弱。也有研究发现水溶性香烟提取物通过抑制血管平滑肌细胞 prolyl-4-hydroxylase 表达，进而减少胶原产生，减弱动脉修复中膜损伤的能力，进而促进 AAA 发展[18]。Wang 等[19]发现平滑肌细胞腺苷酸活化蛋白激酶 α_2（AMPKα_2）的激活是尼古丁增强 AAA 形成的主要原因，吸烟者和 AAA 患者中 AMPK-α_2 增加的现象进一步证实了这点。

（三）高同型半胱氨酸血症

高同型半胱氨酸血症（hyperhomocysteinemia，HHcy）指血浆中同型半胱氨酸的水平超过 10 μmol/L。早在 1978 年，Almgren 首次报道了一例 AAA 与高胱氨酸尿症并发的病例。继而有文献报道提出高同型半胱氨酸血症与 AAA 之间存在相关性。而流行病学的研究也证实腹主动脉瘤的患者大部分都有高同型半胱氨酸血症，并且推测同型半胱氨酸是通过损伤内皮从而促进 AAA 的发生。很多文章认为高同型半胱氨酸可以促进 AAA 的发生，是通过加重 AAA 的扩张和血管壁的炎症程度，或是增加管腔内的血栓厚度，而补充维生素（叶酸 / 维生素 B_6）可以延缓腹主动脉瘤的扩张。人群中大规模的基因多态性分析，发现调控同型半胱氨酸代谢的重要酶，如胱硫醚 β 合酶（CBS）、亚甲基四氢叶酸还原酶（MTHFR）等的基因突变也对 AAA 发生发展起了重要的作用。例如在 MTHFR 基因突变的患者中高发 AAA。这些结果都提示了高同型半胱氨酸有可能是腹主动脉瘤发生发展的重要致病因素。已有研究应用动物模型证实高同型半胱氨酸血症能够增加血管紧张素Ⅱ介导的小鼠腹主动脉瘤发生，而这种作用至少是部分通过升高外膜成纤维细胞的 Nox4，加重血管外膜炎症来实现的[20]。

四、病理生理机制

（一）RAS系统

血管紧张素Ⅱ（angiotensinⅡ，AngⅡ）被认为能促进AAA发展，是基于其输注入LDL受体缺陷小鼠可复制AAA形成。接着，很多研究者发现AngⅡ输注入ApoE$^{-/-}$小鼠也能产生AAA。也有报道称AngⅡ输注非高脂血症小鼠也可促进小部分AAA发生。与人群中男性好发AAA一样，AngⅡ输注的雄性小鼠AAA发生概率和严重程度都比雌性高。AngⅡ引起的AAA位置经常在肾上腹主动脉，而且在不影响血压下给予干预可减轻AngⅡ诱导的AAA发生率和严重程度，提示了AAA形成与血流动力学压力改变无关。AngⅡ输注诱导AAA形成过程中血管的起始改变是巨噬细胞浸润到动脉瘤易发区域，接着跨中膜断裂引起肾上腹主动脉管腔迅速膨胀，伴随着血管外膜的明显增厚。而中膜损伤处发生的壁内血栓引起复杂的炎症过程，管腔进一步逐渐扩张。然后血栓被再吸收，取而代之的是浸润了很多白细胞（巨噬细胞、T淋巴细胞、B淋巴细胞）的纤维组织，这个区域称为再内皮化[21]。

除了AngⅡ输注作为刺激剂促进AAA发展和成熟外，肾素-血管紧张素系统在AAA的其他模型中也发挥了一定作用。有研究发现在管腔内输注弹力酶诱导的AAA模型中，动脉瘤组织部位血管紧张素转化酶（angiotensin-converting enzyme，ACE）表达增加。而应用ACE抑制剂（captopril、lisinopril和enalapril）可明显抑制这个模型造成的AAA发展，提示了动脉瘤中ACE的增加可能有致病作用。并且弹力酶诱导AAA的模型中ACE抑制剂作用与血流动力学效应无关。此外，ACE抑制剂Temocapril也可抑制β-氨基丙腈诱导的主动脉瘤形成，而AT_1受体拮抗剂CS866并没有类似的作用。ACE抑制剂Enalapril或AT_1受体拮抗剂Losartan都可抑制挪威棕鼠自发的主动脉弹力板破裂。

肾素-血管紧张素系统在人AAA发展中的作用现在并没有大量的文献报道。在AAA研究中也只有少数肾素-血管紧张素系统中的基因相关性实验。有研究检测了AT1受体基因上A1166C多态性与AAA的关系，发现在AAA患者中A1166C多态性发生率明显增加。此外，一些基因相关研究发现ACE多态性和AAA有相关性。多态性是指ACE基因内区16的一段287 bp序列的插入（Ⅰ等位基因）或缺失（D等位基因）。DD基因型和ACE血浆活性增加有关，而且DD基因型被发现与AAA独立相关。但是其他两个类似的研究并没有发现DD基因型与AAA相关。产生这些差异的原因主要在于所有这些研究的样本量太小。除此缺点外，动脉瘤扩张速率个体差异大及超声波测量的准确度（很大程度依赖于扩张速率）都是这些研究的瓶颈之处。因此有意义的基因相关性研究将需要大样本量和计算机断层照相法等先进技术的应用。此外大规模病例对照研究表明ACE抑制剂（ACEI）处理后AAA患者动脉瘤破裂风险明显降低；而AngⅡ受体阻断剂（ARB）能抑制马方综合征患者动脉瘤的发展，但与AAA发生风险没有显著相关性。ACEI和ARB的作用还需要大量随机对照试验进一步确证。

血浆成分的浓度经常被用来测定它们在疾病中的作用。然而，AngⅡ血浆浓度的测定存在大量技术问题，如AngⅡ血浆浓度低、半衰期短，而且AngⅡ有多种生物学活性，用免疫学方法测量AngⅡ前需要借助高效液相色谱技术才能得到可靠的血浆浓度。但是精确测量的AngⅡ血浆浓度可能具备较小的预测价值，因为AAA形成部位局部产生的AngⅡ是疾病进程的主要决定因素。

在人的AAA组织中，也检测过一些经典的肾素-血管紧张素通路中的其他成分，如使用免疫组化测定人AAA组织中的ACE，发现其与巨噬细胞相关。将AngⅠ转变成AngⅡ的胃促胰酶（chymase）也在人动脉瘤外膜肥大细胞中被发现，且AAA组织提取物可形成血管紧张素肽。这些报道都提示胃促胰酶在这些提取物中的作用超过ACE。但这不能排除提取物制备会导致细胞内储存的胃促胰酶释放出来的可能。

（二）金属蛋白酶

细胞外基质的异常是导致动脉瘤的原因之一。细胞外基质的降解受到多种蛋白水解酶的影响，目前研究证实，在动脉瘤组织中，基质金属蛋白酶1（属于胶原酶）增多，而基质金属蛋白酶组织抑制剂1减少，基质金属蛋白酶2活性增加且其mRNA表达增加，基质金属蛋白酶3活性和含量亦明显增加；另外研究证实，基质金属蛋白酶9不仅具有降解弹力蛋白的作用，还具有降解胶原的作用，并且证实在动脉瘤组织中基质金属蛋白酶9 mRNA明显高于正常人，活性也明显增强；正常情况下，弹力蛋白在动脉壁组织占15%～35%，而动脉瘤中弹力蛋白的百分含量下降，只占5%～8%。以上研究结果说明基质金属蛋白酶活性增强，可能导致主动脉中膜弹力蛋白减少，主动脉弹性下降，被动扩张并最终形成动脉瘤。鉴于基质金属蛋白酶在AAA中的关键作用，1996年Petrinec等发现其抑制剂多西环素可抑制大鼠AAA形成。随后Prall等通过动物实验证实多西环素以人可耐受的血药浓度同样有抑制AAA的作用，提示它对患者可能是安全且可以耐受的。Baxter等给予AAA患者多西环素200 mg/d并持续6个月，发现AAA扩张速率明显降低，提示它对小动脉瘤患者是有效的[22]。

（三）炎症免疫

慢性炎症细胞浸润是腹主动脉瘤典型的病理特征。虽然浸润的程度及模式各不相同，但这一现象贯穿在腹主动脉瘤形成、发展的过程中，在腹主动脉瘤细胞外基质损伤中发挥了重要作用。有些炎症细胞分布在中层不定形物质中，有些则紧密聚集呈现淋巴样组织。Koch等的研究显示浸润的炎性细胞主要是$CD3^+$的T淋巴细胞，主要分布在腹主动脉瘤的外膜。$CD19^+$的B淋巴细胞也较为显著，其余的为$CD11c^+$的巨噬细胞。淋巴细胞一般积聚成团，由T淋巴细胞包绕B淋巴细胞。巨噬细胞则散在于这些淋巴细胞之中。此外还有多形核中性粒细胞。最近研究发现在人AAA主动脉中膜和外膜存在肥大细胞。肥大细胞可激活并释放基质金属蛋白酶，导致弹力纤维降解、血管平滑肌细胞凋亡等。在实验性AAA小鼠中不管是敲除肥大细胞基因还是给予肥大细胞抑制剂均可以明显减少AAA形成[23]。此外有研究发现肥大细胞是人AAA中组织蛋白酶G的主要来源，它可通过胃促胰酶和组织蛋白酶G激活肾素-血管紧张素系统。而激活的肥大细胞可导致新生血管、炎症和动脉粥样硬化，而这些都是AAA的特征。

（四）外膜反应

血管外膜参与血管扩张、免疫炎症和纤维化反应。血管外膜慢性炎症浸润是AAA的一个特征。外膜浸润的炎症细胞主要由单核细胞、巨噬细胞、淋巴细胞和肥大细胞组成，形成炎性AAA。外膜浸润的巨噬细胞早期功能可能是吞噬，如用普鲁士蓝染色发现巨噬细胞含有血铁黄蛋白，提示它为红细胞降解产物从管腔血栓到外膜之间对流提供媒介作用。此外巨噬细胞可释放大量的炎症因子，包括MCP1、IL6等，它也可释放并激活MMP9，促进基质降解。Koch等观察到AAA外膜充满了丰富的淋巴样积聚，包括树突状细胞和激活的内皮细胞，导致AAA外膜发生淋巴样新生。肥大细胞是外膜常驻白细胞，与过敏反应相关，由于IgE抗原交互作用，导致肥大细胞脱颗粒。而肥大细胞含有的颗粒包括胃促胰酶、类胰蛋白酶、组胺、生长因子和细胞因子，部分以蛋白聚糖复合物分泌。胃促胰酶和类胰蛋白酶直接作用于基质，也激活MMP，降解黏附分子，或激活肾素-血管紧张素系统。肥大细胞被报道和AAA直径相关，并和外膜血管新生关系密切。AAA外膜存在新生血管的现象在15年前已被发现。新生毛细血管、弹力纤维降解与AAA血管壁白细胞浸润三者之间有很强的空间联系。相对于出血斑块或阻塞性血栓，新生血管定位在外膜和中膜的外部，可能是因为局部蛋白酶解活性过强所致[24]。此外外膜是纤维化反应的重要位置，通常由TGFβ介导，出现胶原聚集，推迟AAA破裂的发生。外膜成纤维细胞能增殖，分泌前胶原1，导致周边血管纤维化和抵抗破裂。而成纤维细胞也能分泌大量的MCP1和IL6等炎症因子，与炎性AAA密切相关。

（五）脂质介质

在$ApoE^{-/-}$或$LDL^{-/-}$小鼠输注AngⅡ的腹主动脉发生显著AAA，但这些变化在同年龄、同性别、同背景野生型小鼠（C57BL/6J）少有出现。提示高脂可能是动脉瘤的危险因素。但在临床上血浆脂质水平和AAA之间的关系很复杂。一些研究发现低密度脂蛋白（low-density lipoprotein，LDL）或高密度脂蛋白（high-density lipoprotein，HDL）水平与AAA有关系。Iribarren等报道升高的血清胆固醇（>240mg/dl）与AAA相关。降血脂药物他汀类可通过抗炎、抗蛋白水解、抗氧化，抑制MMP2和MMP9活性，保护血管弹性纤维和平滑肌细胞。荷兰AAA筛选数据库的追溯分析表明他汀可延缓AAA生长，降低AAA患者死亡率。花生四烯酸代谢通路在AAA发生中有重要作用，如在PG通路、EET通路、LOX通路中花生四烯酸被环氧酶（COX）、脂氧酶（LOX）和P450单氧酶（CYP）三条途径代谢产生上百种不同生物活性的代谢产物。COX代谢产物前列腺素E_2（PGE_2）可抑制血管平滑肌细胞增殖，促进IL1β和IL6分泌，进而促进AAA患者动脉瘤扩张速率[25]。LOX代谢产物白三烯生物合成的关键酶之一——5-脂氧合酶（5-LO）通路促进细胞因子MIP1α和MIP2依赖的炎症，进而促进高脂依赖性的AAA发病[26]。CYP通路的可溶性表氧化物水解酶（sEH）抑制剂通过降低血清脂质，减少IL6、IL1α分泌，抑制ICAM1和VCAM1表达，抑制AngⅡ诱导的小鼠AAA形成[27]。

五、生物标记物

弹力蛋白肽，即弹力蛋白降解产物。主动脉和全身弹力蛋白代谢改变在AAA形成中有重要作用。在AAA中可观察到弹力蛋白的结构和数目发生变化并且弹力酶水平增加。The Chichester Aneurysm Screening Group发现在大动脉瘤（>60 mm）破裂的患者血清中弹力蛋白肽水平比破裂前显著升高（P=0.041）。这些发现显示除了胶原降解外，弹力蛋白缺失的个体AAA破裂倾向大，并且弹力肽的血清水平与主动脉的生物力学相关。

胶原在保持动脉壁力学稳定性方面有重要作用。MMP和半胱氨酸蛋白酶家族成员降解Ⅰ型和Ⅲ型胶原的高蛋白酶抵抗结构。在这些胶原结构失稳后，低特异性蛋白酶进一步降解胶原。胶原降解增加导致动脉壁胶原减少与AAA的进展和破裂相关。因此，胶原代谢产物可能是AAA进程的生物标记。例如Ⅲ型前体胶原的氨基端前肽（aminoterminal propeptide of typeⅢprocollagen，PⅢNP）反映Ⅲ型胶原的合成，Ⅰ型前体胶原羧基端前肽（carboxyterminal propeptide of typeⅠprocollagen，PICP）反映Ⅰ型胶原的合成。目前已经发现手术中获取的AAA组织中PICP水平升高。血浆PⅢNP水平在AAA患者伴有主动脉闭塞疾病中显著升高（P>0.0001）。并且，PⅢNP的血清水平与动脉瘤直径和管腔内血栓最大厚度相关。在小AAA患者随访研究中发现，AAA的直径、血栓的厚度和PⅢNP的血清水平具有相关性。此外，AAA破裂患者呈现出异常的高前肽浓度，表明PⅢNP的血清水平可能是破裂的前兆。此外，一个针对55个患者至少2年的随访研究发现增加的PⅢNP浓度和AAA直径具有最强相关性（r=0.55，P=0.002）。

弹力酶是催化成熟的弹力蛋白降解的主要分解代谢酶，其活性被胰酶抑制，而胰酶被α_1-蛋白酶抑制（α_1-抗胰酶，α_1-antitrypsin，A1AT）。Campa等发现AAA患者血清A1AT水平较主动脉闭塞患者明显升高。鉴于血清中弹力酶容易失活、不易检测，研究中常用弹力酶-A1AT复合物水平反映弹力酶活性。Lindholt等和Vegade Céniga等的研究都表明A1AT在AAA进展中有预测性作用（r=0.42和r=0.55）。

MMP的直接功能包括降解细胞外基质、控制炎症和诱导凋亡，而间接功能包括促进结合细胞因子的释放和降解细胞外基质而释放生长因子。Lindholt等在36个小动脉瘤（30～50 mm）患者的随机样本中测试可能的AAA生物标记物，发现MMP-9血浆水平与AAA大小（P=0.04）以及扩张程度（P= 0.01）有显著相关性。

AAA壁中所有主要的细胞类型都表达组织蛋白酶（cathepsins）。活性半胱氨酸蛋白酶已经在平滑肌细胞、内皮细胞和巨噬细胞培养基中检测到。巨噬细胞和弹力板接触处产生的酸性微环境可以增强酶解活性，同时限制蛋白酶抑制剂的进入。此外，平滑肌细胞分泌活性组织蛋白酶，降解弹力板。培养的平滑肌细胞在白介素1β、肿瘤坏死因子和干扰素γ等细胞因子的刺激下，分泌活性Cathepsin S并进一步提高弹力板酶解活性。半胱氨酸蛋白酶抑制剂 C（cystatin C）是众多重要的半胱氨酸蛋白酶的细胞外抑制剂之一，特别是其中的 Cathepsin S 和 K。Cystatin C 敲除小鼠模型表现出 Cathepsins B、S 和 L 增加，导致弹力板降解增加和继发的动脉粥样硬化动脉扩张。此外，有报道在人的动脉粥样硬化和 AAA 损害中 Cathepsins B、S 和 L 都升高。AAA 直径与血清 Cystatin C 水平相关。在 AAA 组织也发现 Cystatin C 水平减少。有报道称 Cystatin C 水平和 AAA 的年扩张速率存在中等度的负相关性（$r=-0.24$，$P<0.05$）。

血纤溶酶是丝氨酸蛋白酶家族成员，以血纤溶酶原形式释放到循环中，而后者能被组织纤溶酶原激活物（t-PA）、尿激酶纤溶酶原激活物（u-PA）等激活，t-PA 和 u-PA 活性又可被 1 型血纤溶酶原抑制剂（PAI1）调节。在血中，血纤溶酶即刻被 α_2- 抗血纤溶素激活，产生血纤溶酶 - 抗血纤溶素复合物（PAP）。血纤溶酶既可通过激活 MMP 直接降解细胞外基质，又可介导巨噬细胞降解细胞外基质。t-PA 血清水平和 AAA 之间的正相关已经被报道，并证实吸烟通过血清可替宁激活 t-PA。另外，70 个患者的研究发现 t-PA 和 AAA 扩张相关（$r=0.37$，$P=0.002$）。有报道发现高 PAI1 水平和 AAA 显著相关，破裂 AAA 和升高的 PAI1 活性的相关性也已被阐明。此外血浆 PAPs 水平也和动脉瘤的扩张速率相关（$r=0.39$，$P<0.001$）。

蛋白 C 是 VitaminK 依赖的丝氨酸蛋白酶，能被 thrombin 结合到内皮细胞上的 Cofactor（thrombomodulin）而激活，成为活性的 Protein C（APC）。APC 是主要的生理性抗凝剂，由 protein S 辅助，APC 降解膜结合因子Ⅴa 和Ⅷa，抑制损伤部位凝结和限制血栓形成。除了它的生理性抗血栓形成的活性，APC 还显示出抗炎症和抗凋亡活性。Protein C 抑制剂（PCI）是主要的 APC 抑制剂，它可与 APC 结合成 APC-PCI 复合物的形式，后者是血栓形成的敏感指示剂和凝血激活的一个指标。Kölbel 等发现 AAA 患者中 APC-PCI 水平比对照高 3 倍，而且比起其他血管疾病的患者，AAA 患者中 APC-PCI 水平显著增高。值得注意的是，低 APC-PCI 水平的 AAA 患者通常是没有血栓的动脉瘤。Kölbel 等还报道了 APC-PCI 水平和 AAA 直径和生长速率之间的关系。与对照相比 AAA 患者 APC-PCI 显著升高，而且据报道与 AAA 直径（$r=0.22$，$P=0.001$）、BMI（$r=-0.19$，$P=0.004$）和年龄（$r=0.19$，$P=0.004$）显著相关。

TNF 通过引起平滑肌细胞死亡和诱导蛋白酶释放，削弱主动脉基质，在动脉扩张过程中发挥主要作用。TNF 是致炎因子，能放大炎症和免疫损伤。TNF 从 TH1 细胞或激活的巨噬细胞释放出来抑制胶原合成。相比于健康人，AAA 患者循环 TNF 水平明显升高，血清 TNF 水平和 AAA 大小及症状出现呈显著相关。

IFNγ 从 TH1 淋巴细胞和自然杀伤细胞释放出来，在调节 TH2 反应和把白细胞募集到损伤处有重要作用。在 AAA 环境中，IFNγ 抑制平滑肌细胞胶原产生——血管壁胶原的主要来源。一些研究表明循环 IL1、IL6、TNF 和 IFNγ 在 AAA 患者中升高，而且这些因子包含在 AAA 病灶处。产生 IFNγ 的 CD28-T 细胞出现在绝大多数 AAA 周边和血管壁。

TGF1β 控制很多细胞的增殖、分化和凋亡。TGF1β 是平滑肌细胞分泌 Cystatin C 的诱导者。TGF1β 缺陷导致血管壁重塑的病理过程。在 AAA 患者中观察到 TGF1β 循环活性低，这可能是 AAA 壁 Cystatin C 低水平的原因。

巨噬细胞迁移抑制因子（macrophage migration inhibitory factor，MIF）是一个多效性细胞因子，在炎症反应中从巨噬细胞、T 细胞和脑下垂体释放出来。MIF 是炎症的重要调节子，尽管当初仅被认为在延时性脱敏反应时抑制巨噬细胞迁移。在过去 15 年中这个介质一些新的生物学功能被发现，包括刺激血管新生，调节细胞增殖和巨噬细胞功能，T 细胞激活，B 细胞抗体产生和 MMP 表达。而且，MIF 有效激活 u-PA 和 t-PA。Pan 等首先发现 MIF 在 AAA 中的作用。在排除 MIF 水平低于检测限度的患者后，MIF 循环水平与起始 AAA 大小呈正相关（$r=0.42$，$P=0.001$）。在 98 个患者随访平均 2.9 年后发现 MIF 和每年 AAA 膨胀速率存在中等正相关。

骨保护素是 TNF 受体超家族成员，也被称为破骨细胞发生抑制因子，因为它首先是破骨细胞产生的重要调节子。Jono 等和 Kiechl 等发现骨保护素参与血管疾病的发生发展，血管紧张素Ⅱ可上调离体血管平滑肌细胞的骨保护素表达，这是致动脉粥样硬化和AAA发病的重要因素。Moran等发现骨保护素和AAA的发展有关，其结果表明将血管紧张素Ⅱ的作用阻断后，AAA病灶处骨保护素分泌水平明显减少，可有效减慢AAA进程。Moran等发现血清骨保护素水平和AAA扩张速率有微弱的正相关（$r = 0.20$，$P = 0.04$）。

白介素IL1到IL17，由T细胞、单核巨噬细胞和脂肪细胞等产生。白介素有很多生物学活性，包括诱导树突状细胞分化、T细胞增殖和分化，促进血管内皮细胞和平滑肌细胞产生细胞因子，诱导急性期蛋白如肝中纤维蛋白原和C反应蛋白产生等。Treska等发现IL1β、IL2和IL6的血清浓度在AAA患者显著升高，而IL8水平减少和AAA直径的增加呈明显相关。Sun等报道在弹力酶诱导的小鼠AAA中IL6水平明显升高，而给予IL6缺陷小鼠同样的处理则由于减少炎症和抑制弹力蛋白和胶原降解从而抑制AAA形成。而且，在AAA血栓标本的上清中IL6的高浓度也表明IL6在炎症过程中发挥了重要的调节作用。目前只有IL1β和IL6被用作AAA进展的预测指标。

C反应蛋白（C-reactive protein，CRP）是很多心血管事件的预测标志。血清CRP水平在AAA患者较作为对照的主动脉阻塞疾病明显升高。AAA患者血浆CRP水平升高，从而支持了“炎症促进AAA发展”这一假说。虽然在大病例对照研究中发现无症状AAA与升高的血清CRP水平没有关系，但有研究报道在有症状和破裂的AAA患者中CRP水平（$P = 0.002$）和白细胞数目（$P<0.0001$）显著升高，CRP水平可能被用来鉴定高风险的小AAA（30～54mm）患者。

高同型半胱氨酸是蛋氨酸代谢过程中形成的一个含硫氨基酸。高同型半胱氨酸（正常范围5～15μmol/L；轻度升高16～30μmol/L；中度升高31～100 μmol/L；严重升高＞100 μmol/L；最适宜水平＜7 μmol/L）是冠状动脉和外周动脉粥样硬化性疾病的独立危险因素。血浆同型半胱氨酸水平的升高由叶酸缺乏、维生素B_6和维生素B_{12}缺乏或同型半胱氨酸代谢中的酶遗传缺陷引起。50%的AAA患者有同型半胱氨酸水平升高。Strauss等报道小样本MTHFR 677T等位基因携带者，其患AAA风险增加。另一项研究表明AAA患者的同型半胱氨酸水平和主动脉直径存在线性相关性（$r = 0.13$，$P = 0.005$）。Spark等报道AAA患者中同型半胱氨酸升高的概率非常高。另一研究也证实了相对于健康个体，AAA患者中高同型半胱氨酸具有较高概率。

骨桥蛋白是一种细胞外基质，通过磷酸化和糖基化调节细胞黏附。骨桥蛋白由内皮细胞、平滑肌细胞和巨噬细胞等产生。它可能存在组织特异性亚型，发挥特异的细胞功能。有研究报道骨桥蛋白能促进AAA形成。在内皮细胞，骨桥蛋白的表达和它的整合素受体由血管内皮生长因子诱导，在血管新生时直接影响内皮细胞迁移。而且，骨桥蛋白参与巨噬细胞和淋巴细胞的招募和刺激，成为微生物感染的非特异性反应。Golledge等研究发现骨桥蛋白的血清水平不依赖于CRP水平，与AAA症候相关，与AAA大小不相关。在骨桥蛋白浓度为57.2ng/ml时能给予AAA准确诊断，但只有73%的敏感性和52%的特异性。由于这个敏感值太低，因而不能用来进行临床筛选。但对中等直径AAA（34±3.8mm）患者随访至少3年后发现AAA的年生长速率范围从–5.0mm到14.2mm，与骨桥蛋白水平呈中等程度相关性（$r = 0.24$，$P = 0.001$）[28]。

第三节　常用动物模型

能够模拟临床病理表现特征的动物模型对于深入探讨主动脉瘤的机制、预防和治疗至关重要。这里我们将介绍主要的胸主动脉瘤和腹主动脉瘤的动物模型、各自的病理特点及不同模型之间的比较。

一、胸主动脉瘤动物模型

（一）马方综合征小鼠模型

马方综合征是常染色体异常的结缔组织病，病变主要表现在眼、骨骼和心血管系统异常。马方综合征患者常见的表现为骨生长异常、晶状体脱位和进行性主动脉根部扩张导致的主动脉回流、夹层或破裂，严重威胁生命安全。研究表明马方综合征是由编码微纤维蛋白1（Fibrillin1）的基因突变造成的。微纤维蛋白是细胞外微纤维的主要组成成分，而微纤维广泛分布在结缔组织，与弹力纤维的弹力蛋白和非弹力蛋白组装相关。大量实验表明马方综合征微纤维蛋白1突变导致微纤维不能正常组装，从而削弱组织完整性。组织结构损伤和慢性循环应激共同导致主动脉的机械故障。最近的研究表明微纤维蛋白的激活在TGFβ调控通路中有重要作用。因此，微纤维蛋白对于维持细胞外基质和整体组织稳态必不可缺。

纯合子Fibrillin1突变小鼠（mgR/mgR）只能产生15%～25%的正常微纤维蛋白1，从而发展为马方样血管异常，这些小鼠出生时血管弹力板表面上是正常的，但6周左右出现局部钙化。随着年龄增长，平滑肌细胞合成型表型增加，中膜弹力板断裂，炎症细胞浸润，基质金属蛋白酶水平升高，最终导致主动脉扩张和夹层。超声测定法显示马方综合征患者的升主动脉比正常对照组明显僵硬。而同样的现象在3～5个月的R/R小鼠中也可观察到。磁共振影像测定发现主动脉弓部和主动脉分叉处扩张度下降，但僵硬度却增加。

马方综合征是相当一部分先天性动脉瘤的病因，主动脉中层破坏、薄弱导致升主动脉或主动脉窦部扩张成瘤，少数情况下腹主动脉也可受累成瘤，甚至破裂，因此患者死亡率高。临床上使用普萘洛尔可降低主动脉扩张速度，提高生存率。在马方综合征小鼠中可观察到多西环素能延缓动脉瘤破裂。

（二）主动脉夹层动物模型

主动脉夹层（aortic dissection）是指主动脉腔内血液从主动脉内膜破裂处进入主动脉中膜，使中膜分离，并沿主动脉长轴方向扩展，形成主动脉壁的二层分离状态。它为多种病变因素作用的结果，其基本病变是含有弹力纤维的中膜破坏或坏死。主动脉夹层常在45～70岁急性发作，40岁以内的主动脉夹层患者多伴有马方综合征，40岁以下的女性主动脉夹层患者中有50%发生于妊娠后期。此外，高血压通过促进老化主动脉的退行性变化而引起并加速主动脉夹层的形成。根据内膜破裂部位和主动脉夹层扩展范围，可分为两型[1]：A型，内膜破裂口位于升主动脉、主动脉弓或近段降主动脉，扩展可累及升主动脉、弓部，也可延及降主动脉甚至腹主动脉；B型，内膜破裂口位于主动脉峡部，扩展仅累及降主动脉或延伸至腹主动脉，但不累及升主动脉。主动脉中膜分离后，主动脉真正内腔称为真腔，在中膜内形成的壁间腔隙称为假腔。主动脉中膜发生退行性病变，弹力纤维降解、断裂，平滑肌细胞大量凋亡，这时在高压血流强力冲击等因素作用下，内膜及中膜破裂，高压血流冲击中膜使之形成假腔，继而推动假腔的扩张，形成主动脉夹层的瘤样扩展，最终发生出血和破裂。主动脉夹层的原发破裂口在主动脉上的分布有节段性差异，大约62%位于升主动脉，16%位于主动脉峡部，10%位于降主动脉，9%位于主动脉弓部，仅有2%位于腹主动脉。在临床治疗中，有效封闭破裂口，对治疗效果至关重要。

有研究报道大鼠喂养甜豌豆或喂养氨基氰可形成“自发性”主动脉夹层和破裂，但具体机制尚未清楚，而且这些模型未被广泛证实。

（三）其他TAA模型

除了模拟MFS的小鼠模型，其他小鼠模型被发展来研究非马方综合征TAA，如小鼠Fibulin4突变模型。Fibulin4是细胞外基质蛋白七成员家族的其中一个，在弹力纤维组装和功能方面起主要作用。Fibulin4突变的婴儿被诊断为皮肤松弛综合征1型，存在血管畸形，包括升主动脉TAA和降胸主动脉扭曲。在主动脉扭曲、狭窄和动脉瘤的患者中，Fibulin4中有三处突变。Fibulin4在TAA中的作用在缺乏Fibulin4的小鼠模型上发现。Fibulin4缺陷小鼠表现为动脉扭曲、不规则和动脉瘤，死于围产期的主动脉破裂。

二、腹主动脉瘤动物模型

腹主动脉瘤动物模型建立的基本前提是它们和人类生理病理过程享有同样的生化和细胞机制，因而能复制人类疾病不同方面的关键特征，包括中膜变性、炎症、血栓形成和破裂。最初，人们使用更接近人的大动物模型，主要是猪和犬类，但大动物繁殖周期长，来源受限，实验过程复杂。而后更多的研究青睐于使用啮齿类动物，如大鼠和小鼠。它们有很多优点，例如体积小、繁殖周期短、照料相对简单。根据研究目的，可在小动物身上使用不同的方法模拟腹主动脉瘤，包括自发性动脉瘤形成、药物诱导动脉瘤、手术制造动脉瘤、基因操纵、化学诱导和饮食诱导等模型。遗传学方法有自发性，应用转基因和基因敲除技术设计变异体来模拟细胞外基质成熟缺陷、弹力纤维和胶原降解增加、胆固醇稳态紊乱、血管紧张素肽产生增加。小鼠模型更多地用于遗传学研究，其靶向基因缺失为研究特异性基因在动脉瘤发展中的作用提供了重要的手段。化学方法包括管腔内输注弹力酶，主动脉周敷氯化钙和皮下输注血管紧张素Ⅱ。目前最常用的是化学方法诱导动脉瘤形成（表23-2）。

表23-2　腹主动脉瘤动物模型

模型	方法	机制
弹力酶	腹主动脉瞬态灌注猪胰弹力酶	弹力板和外膜区域广泛破坏
氯化钙	腹主动脉外孵育氯化钙联用硫胶质	中膜结构破坏和炎症反应
血管紧张素Ⅱ[29]	皮下植入渗透微泵传送血管紧张素Ⅱ	中膜巨噬细胞积聚和弹力蛋白降解
主动脉移植[8]	遗传错配［BALB/c（B/c, H-2^d）供体和129SvEv（129Sv, H-2^b）受体］	MMP9和MMP12显著增加，导致严重动脉瘤
ApoE$^{-/-}$和LDL受体$^{-/-}$[30]	载脂蛋白E和（或）LDL受体敲除小鼠	动脉壁高脂形成动脉粥样硬化和动脉瘤

（一）氯化钙诱导动脉瘤模型

Freestone等发现在家兔腹主动脉外周涂抹氯化钙可促进动脉壁增厚，而在高脂血症家兔腹主动脉联合使用氯化钙和硫胶质（巨噬细胞激活剂）可加速动脉瘤形成。这个模型在小鼠上也试验成功。氯化钙溶液可浸渍于纱布上，或将浓缩溶液直接涂在肾静脉分支到髂分支之间的腹主动脉上。这个方法不能使腹主动脉直径立即增加，但2周后直径显著增加，4周后发现腹主动脉直径增加48%～110%。外周涂抹的氯化钙浸润腹主动脉，钙沉积形成复合物，诱导中膜损伤，并伴随着钙化和内皮损伤，受损的腹主动脉瘤样扩张，促进动脉瘤的形成。钙-弹力组织复合物是炎症细胞聚集的中心，包括中性粒细胞、淋巴细胞、单核细胞和多形巨细胞，引起炎症应答，主要发生在内膜和中膜。研究表明在体炎症浸润与动脉瘤壁增厚密切相关。大鼠腹主动脉输注免疫系统非特异性激活剂巯基乙酸盐和纤维蛋白溶酶，可观察到炎症细胞的积聚与动脉瘤直径的增加相一致。此外还有大量研究提示炎症细胞可通过破坏和削弱动脉壁细胞外基质而形成动脉瘤。

（二）弹力酶诱导动脉瘤模型

自从Anidjar等第一次在大鼠中建立弹力酶诱导腹主动脉瘤模型，腹主动脉肾下节段管腔内瞬时输注弹性蛋白酶模型被广泛应用。这个模型的原理是基于在腹主动脉瘤中观察到弹力纤维的破坏，所以用弹力酶降解弹力纤维造成中膜损伤，破坏腹主动脉结构完整性。这个模型在大鼠、小鼠身上都已成功试验。在众多转基因或基因敲除小鼠中这个模型应用更为广泛。在髂分支附近分离的远端腹主动脉中插入导管，将猪胰弹力酶输注入管腔，并孵育5分钟，然后恢复血流，由于机械效应引起腹主动脉即刻和持续的扩张。随着时间延长，弹力纤维广泛破坏，外膜及其周边区域有显著的炎症浸润。给予MMP的广谱抑制剂多西环素可显著减弱弹力酶诱导的动脉瘤形成。MMP12缺陷或MMP12与MMP9共同缺陷，对于弹力酶诱导的腹主动脉瘤直径没有明显影响。弹力酶诱导的腹主动脉瘤通常伴有内皮和神经型一氧化氮合酶表达的下降，但诱导型一氧化氮合酶表达增加。诱导型一氧化氮合酶在炎症相关疾病和血管疾病发展中发挥着病因性的作用。有研究表明在弹力酶诱导的雄性小鼠腹主动脉瘤模型中敲除诱导型一氧化氮合酶不会影响动脉瘤直径。而在动脉瘤雌性小鼠敲除诱导型一氧化氮合酶可显著减小动脉瘤尺寸。

（三）血管紧张素Ⅱ诱导动脉瘤模型

血管紧张素Ⅱ输注到LDL受体$^{-/-}$或ApoE$^{-/-}$小鼠可形成腹主动脉瘤。血管紧张素Ⅱ输注剂量为500～1000ng/(kg·min)，一般采用皮下渗透性微泵，在输注后28天形成腹主动脉瘤。血管紧张素Ⅱ诱导的动脉瘤的一些特征已被明确。最早一些文献指出血管紧张素Ⅱ输注不会引起动脉血压改变，但这是测量麻醉小鼠得出的结论。后来使用植入子计算机遥测技术测量清醒小鼠，发现血管紧张素Ⅱ低剂量输注不会增加血压，而最高剂量能使血压增加，大概在25mmHg范围内，增加的血压与动脉瘤的发展关系并不密切，即动脉瘤的形成不依赖于血压。大多数血管紧张素Ⅱ输注研究使用高脂血症的小鼠，也有研究使用野生型C57BL/6小鼠。与前者相比，在野生型C57BL/6小鼠中发生动脉瘤的概率低得多，而发生的动脉瘤直径则相近。这提示高脂血症在血管紧张素Ⅱ诱导的动脉瘤发展中不是必须的，但它却可以增加动脉瘤发生率。

（四）不同腹主动脉瘤模型比较

氯化钙模型造成中膜破坏、内皮细胞损伤和动脉壁加厚。这个模型比较简单方便，但最大的缺点是其病理生理过程较人体的腹主动脉瘤差异较大，不能很真实地模拟人体疾病发生过程。

弹力蛋白酶加压输注模型原理是弹力蛋白酶诱导大、小鼠腹主动脉损伤，引起腹主动脉炎症反应，动脉壁结构蛋白破坏，导致瘤性动脉扩张，最终形成腹主动脉瘤。这个模型可重复性强，制造的动脉瘤明显，更为重要的是它与人体腹主动脉瘤有相似的病理特点而被广泛采用，成为研究腹主动脉瘤发病机制的经典模型。而且这个模型是由于机械效应引起动脉扩张，可用以确定MMP在疾病过程中的作用。但这个模型操作对显微技术要求较高，且手术时间较长，建模死亡率高达40%以上，特别是在灌注弹力酶过程中，损伤下腔静脉和腰动脉导致破裂出血，致使动物极易死亡，且术后易出现脊髓缺血及双后肢瘫痪致死。

血管紧张素Ⅱ输注可导致中膜巨噬细胞聚集和弹力蛋白降解，术后1周解剖主动脉可观察到血管发生血肿和血栓，在疾病演变后期会明显出现大的动脉粥样硬化斑块和动脉瘤。这个模型和人的模型有很多相似处，如中膜结缔组织、弹力纤维破坏，蛋白水解酶增多，炎症和动脉粥样硬化等。而且这个模型与人类动脉瘤相似的另一个重要特征是雄性小鼠动脉瘤发生倾向大，大约是雌鼠的2倍。但是动脉瘤的定位与人区别甚大。在人中，动脉瘤好发于肾下腹主动脉，而在小鼠模型中好发于肾上腹主动脉区域。

参考文献

[1] Klink A, Hyafil F, Rudd J, et al. Diagnostic and therapeutic strategies for small abdominal aortic aneurysms. Nature reviews. Cardiology, 2011, 8:338-347.

[2] Iida Y, Xu B, Schultz GM, et al. Efficacy and mechanism of angiotensin ii receptor blocker treatment in experimental abdominal aortic aneurysms. PloS one, 2012, 7:e49642.

[3] Barbour JR, Spinale FG, Ikonomidis JS. Proteinase systems and thoracic aortic aneurysm progression. The Journal of surgical research, 2007, 139:292-307.

[4] Coady MA, Davies RR, Roberts M, et al. Familial patterns of thoracic aortic aneurysms. Archives of surgery. 1999, 134:361-367.

[5] El-Hamamsy I, Yacoub MH. Cellular and molecular mechanisms of thoracic aortic aneurysms. Nature reviews. Cardiology, 2009, 6:771-786.

[6] Li DY, Brooke B, Davis EC, et al. Elastin is an essential determinant of arterial morphogenesis. Nature, 1998, 393:276-280.

[7] Lesauskaite V, Epistolato MC, Castagnini M, et al. Expression of matrix metalloproteinases, their tissue inhibitors, and osteopontin in the wall of thoracic and abdominal aortas with dilatative pathology. Human pathology, 2006, 37:1076-1084.
[8] Holm TM, Habashi JP, Doyle JJ, et al. Noncanonical tgfbeta signaling contributes to aortic aneurysm progression in marfan syndrome mice. Science, 2011, 332:358-361.
[9] Daugherty A, Cassis LA. Mouse models of abdominal aortic aneurysms. Arteriosclerosis, thrombosis, and vascular biology, 2004, 24:429-434.
[10] Tieu BC, Lee C, Sun H, et al.An adventitial il-6/mcp1 amplification loop accelerates macrophage-mediated vascular inflammation leading to aortic dissection in mice. The Journal of clinical investigation, 2009, 119:3637-3651.
[11] Habashi JP, Doyle JJ, Holm TM, et al.Angiotensin ii type 2 receptor signaling attenuates aortic aneurysm in mice through erk antagonism. Science, 2011, 332:361-365.
[12] Lindsay ME, Dietz HC. Lessons on the pathogenesis of aneurysm from heritable conditions. Nature, 2011, 473:308-316.
[13]Isselbacher EM. Thoracic and abdominal aortic aneurysms. Circulation, 2005, 111:816-828.
[14] Krishna SM, Dear AE, Norman PE, et al.Genetic and epigenetic mechanisms and their possible role in abdominal aortic aneurysm. Atherosclerosis, 2010, 212:16-29.
[15] Shibamura H, Olson JM, van Vlijmen-Van Keulen C, et al. Genome scan for familial abdominal aortic aneurysm using sex and family history as covariates suggests genetic heterogeneity and identifies linkage to chromosome 19q13. Circulation, 2004, 109:2103-2108.
[16] Golledge J, Kuivaniemi H. Genetics of abdominal aortic aneurysm. Current opinion in cardiology, 2013, 28:290-296.
[17] Sawabe M. Vascular aging: From molecular mechanism to clinical significance. Geriatrics & gerontology international,2010,10 Suppl 1:S213-220.
[18] Norman PE, Curci JA. Understanding the effects of tobacco smoke on the pathogenesis of aortic aneurysm. Arteriosclerosis, thrombosis, and vascular biology, 2013, 33:1473-1477.
[19] Wang S, Zhang C, Zhang M, et al. Activation of amp-activated protein kinase alpha2 by nicotine instigates formation of abdominal aortic aneurysms in mice in vivo. Nature medicine, 2012, 18:902-910.
[20] Liu Z, Luo H, Zhang L, et al. Hyperhomocysteinemia exaggerates adventitial inflammation and angiotensin ii-induced abdominal aortic aneurysm in mice. Circulation research, 2012, 111:1261-1273.
[21] Daugherty A, Rateri DL, Cassis LA. Role of the renin-angiotensin system in the development of abdominal aortic aneurysms in animals and humans. Annals of the New York Academy of Sciences, 2006, 1085:82-91.
[22] Baxter BT, Terrin MC, Dalman RL. Medical management of small abdominal aortic aneurysms. Circulation, 2008, 117:1883-1889.
[23] Sun J, Zhang J, Lindholt JS, et al. Critical role of mast cell chymase in mouse abdominal aortic aneurysm formation. Circulation, 2009, 120:973-982.
[24] Michel JB, Martin-Ventura JL, Egido J, et al. Novel aspects of the pathogenesis of aneurysms of the abdominal aorta in humans. Cardiovascular research, 2011, 90:18-27.
[25] Walton LJ, Franklin IJ, Bayston T, et al. Inhibition of prostaglandin e2 synthesis in abdominal aortic aneurysms: Implications for smooth muscle cell viability, inflammatory processes, and the expansion of abdominal aortic aneurysms. Circulation, 1999, 100:48-54.
[26] Revermann M, Mieth A, Popescu L, et al. A pirinixic acid derivative（lp105）inhibits murine 5-lipoxygenase activity and attenuates vascular remodelling in a murine model of aortic aneurysm. British journal of pharmacology, 2011, 163:1721-1732.
[27] Zhang LN, Vincelette J, Cheng Y, et al. Inhibition of soluble epoxide hydrolase attenuated atherosclerosis, abdominal aortic aneurysm formation, and dyslipidemia. Arteriosclerosis, thrombosis, and vascular biology, 2009, 29:1265-1270.
[28] Hellenthal FA, Buurman WA, Wodzig WK. Biomarkers of abdominal aortic aneurysm progression. Part 2: Inflammation. Nature reviews. Cardiology, 2009, 6:543-552.
[29] Daugherty A, Manning MW, Cassis LA. Angiotensin ii promotes atherosclerotic lesions and aneurysms in apolipoprotein e-deficient mice. The Journal of clinical investigation, 2000, 105:1605-1612.
[30] Shimizu K, Shichiri M, Libby P, Lee RT. Th2-predominant inflammation and blockade of ifn-gamma signaling induce aneurysms in allografted aortas. The Journal of clinical investigation, 2004, 114:300-308.

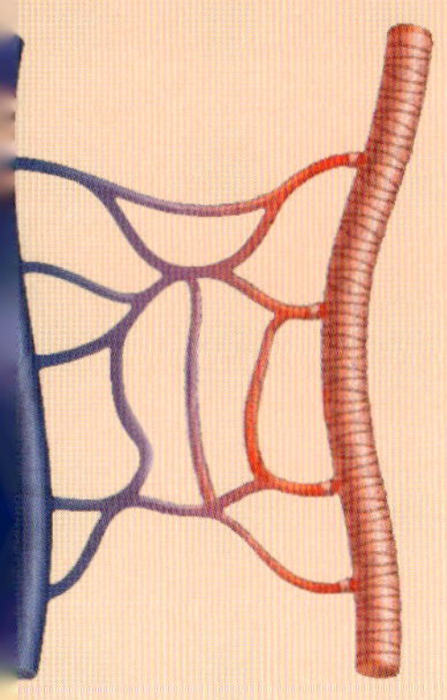

第二十四章

心脏微循环与缺血-再灌注损伤

杜晓军

心、脑器官在缺血 - 再灌注时不仅发生心肌细胞或脑神经细胞的坏死和功能丧失，同时也存在局部微血管损伤。微血管损伤最重要的病理生理后果是再灌注时发生微循环无复流，由此进一步加剧组织的缺血损伤和梗死范围的扩大。微血管屏障功能丧失也促进和加剧了局部的水肿和炎症反应。心、脑缺血的实验动物模型或患者，无复流现象和局部水肿或出血的发生率均很高。缺血 - 再灌注后的微血管损伤明显削弱了旨在保护心肌细胞、脑神经细胞的治疗效果。微血管损伤的发生机制涉及血液细胞在微血管内黏附聚集、氧化应激、血管内皮细胞分泌扩血管分子减少、白细胞 - 血管内皮黏附分子结合所启动的信号通路、微血管周细胞功能异常等。微血管损伤是缺血性脑卒中伴发脑水肿和梗死出血性转化的基本病理生理机制。代谢综合征、老龄、高血压、动脉粥样斑块较大、炎症倾向、血管生长因子高表达等均可加重微血管损伤。应用多种医学影像技术可以对缺血 - 再灌注时的微血管损伤范围和程度进行评估。在研究微血管损伤机制和新的干预途径时，应将心肌细胞或脑神经细胞与微血管及其他间质细胞视为一个整合的结构与功能单元来予以考虑，以期更有效地减轻心、脑组织缺血损伤。

在发生急性心、脑组织缺血时，治疗的宗旨是尽早再通阻塞的动脉以恢复缺血组织的血供（再灌注），从而减轻组织缺血损伤并缩小梗死范围。动脉血管机械性阻塞目前可以通过溶栓药物或经皮冠状动脉介入治疗术（percutaneous coronary intervention，PCI）来解除。然而，在动脉机械性阻塞去除和动脉血流恢复之后，组织水平的血液灌注并没有得到有效恢复，这种情况称为低或无复流现象（low or no-reflow phenomenon）。临床研究证实，急性心肌梗死（myocardial infarction，MI）后，无复流现象伴随有梗死面积扩大、心功能恶化和梗死心室重塑加重。因此，临床和实验研究不仅应关注动脉血管的再通和血流恢复，也应重视组织微循环血运的重建。

近几十年来对于缺血 - 再灌注（ischemia-reperfusion，IR）时心、脑功能细胞损伤的机制和保护性干预措施已有大量的研究，然而对于IR时其他间质细胞尤其是微血管损伤（microvascular damage，MVD）以及无复流的病理生理机制和干预策略的研究相对较少。目前的研究表明，MVD是IR组织损伤的重要组成部分，微血管阻塞和功能异常是导致无复流现象的主要原因，同时MVD对局部炎症过程有明显影响。重要的是，MVD的存在可能使心、脑的各项保护性治疗措施（包括再灌注本身）均难以奏效。因此对IR微血管病理生理的深入研究将有助于阐明IR组织损伤的病理生理和开发有效的干预措施。多种脏器发生IR时均可能出现MVD。鉴于目前有关心脏和脑MVD的研究内容比较丰富而且具有互补性和相互借鉴的特点，本章将重点阐述心脏IR微血管的病理生理，同时讨论缺血性脑卒中时微血管损伤的特征和病理生理意义，并概述目前在细胞和分子机制方面的研究进展。

第一节 缺血-再灌注时微血管的病理生理改变

微血管损伤（MVD）的重要病理生理意义是造成无复流现象。Kloner等于1974年首先描述了心脏IR后的无复流现象。在组织形态学方面，IR区域的毛细血管出现显著的形态学异常，同时有细胞外间质水肿和局部组织炎症细胞浸润。这些组织学病变导致心肌微循环血流的进行性下降，并伴有不可逆的心肌细胞损害。

一、微血管损伤的时相特征

在心肌细胞发生IR损伤的同时，微血管也呈现明显的细胞形态学异常，毛细血管内皮细胞出现核染色质边缘模糊，胞饮小体数目减少，内皮肿胀且局部向管腔内凸起并形成漂浮于管腔内的微绒毛，严重时微绒毛可以堵塞毛细血管管腔。进一步发展可出现毛细血管管腔内白细胞聚集、血小板微血栓形成、纤维蛋白沉积，进而引起毛细血管阻塞。病变区域组织间隙有白细胞浸润，血管内皮细胞完整性破坏可导致红细胞漏出于血管腔以外[1]。微血管损伤性改变随着缺血时间的延长而加重。然而更重要的是，再灌注显著地加剧了微血管内皮细胞的形态和功能的损害。利用兔心脏IR模型的研究显示，心肌缺血30分钟后再灌注2分钟时，无复流面积只占整个缺血面积的10%，随着复灌时间的延长，无复流区域进行性扩大，2小时之后占到缺血区的35%以上[2]。这一发现提示与再灌注有关的某些因素对MVD的发生至关重要。同样，在狗心脏IR模型中发现，从再灌注2分钟至3.5小时期间，无复流区域自心内膜心肌层向心外膜心肌层进行性扩展，其面积扩大了2倍以上。应用放射核素心肌显像技术在狗IR模型中发现，复灌后4小时内微循环血流呈进行性下降。这些动物实验研究均显示，IR后MVD的重要特征之一是随着再灌注时间延长，微循环低或无复流的心肌区域呈进行性地扩大（图24-1）。在大鼠或猪的心脏IR模型中发现，无复流现象可持续长达数周。IR后MVD和无复流现象很可能加速心肌细胞坏死，影响干预措施的疗效，并可能加剧一系列不良的病理生理过程，包括梗死心肌节段伸展，心室重塑，炎症反应和心肌纤维化，最终导致心功能恶化[1-7]。

二、无复流现象的临床研究

急性MI患者接受PCI治疗后，应用多种临床影像检查均能检测到低或无复流区域的存在（表24-1）[3-7]。临床上也根据PCI术后心电图ST段滞后恢复来间接估计心肌血流重建的时相。

目前临床报道有关急性MI患者PCI术后无复流检出率差异很大，从4%到50%不等。一般认为无复流的临床发生率为30%～40%[3]。然而，应用磁共振影像的临床研究发现急性MI患者在PCI术后病变区域无复流现象的检出率为65%～90%。在部分急性MI患者无复流现象呈不可逆性，直至MI后1个月仍可以检测到。这

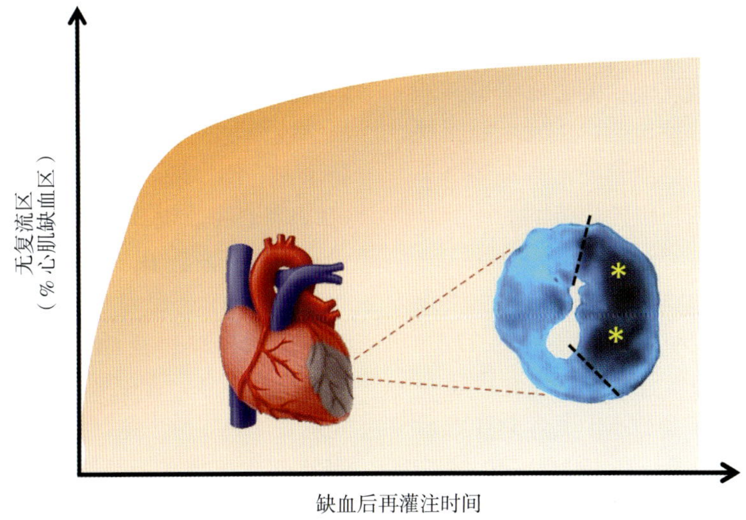

图 24-1 心肌缺血 - 再灌注后大约 8 小时内无复流区域占缺血区比例的动态变化示意图

在复灌的最初阶段（大约2小时以内），无复流面积进行性地扩大。无复流区一般可以占到整个缺血心肌的40%～50%。本图根据多个动物实验研究结果绘制。右侧为缺血 - 再灌注心脏的左心室横切面，蓝色荧光缺损区域（星号）为无复流区

表24-1 急性缺血-再灌注后心肌血液灌流的临床检测方法

方法	临床应用及评定
冠状动脉造影TIMI血流分级	TIMI（thrombosis in myocardial infarction）分级主要评价闭塞血管远端造影剂充盈和向前排空状况 0级：闭塞点远端无前向血流 1级：闭塞点远端仅有少量造影剂通过，远端血管隐约显影，血管充盈不全 2级：造影剂可充盈闭塞点远端血管，但继续向前排空速度减慢 3级：造影剂完全充盈闭塞点远端动脉并迅速排空
冠状动脉造影心肌灌注显影（MBG）分级	MBG（myocardial blush grade）分级主要评价造影剂进入缺血心肌的程度和从心肌排空的时间 0级：无心肌显影 1级：极少量的心肌显影 2级：中等程度的心肌显影，但少于非梗死区 3级：正常心肌显影，与非梗死区相同
超声心动图心肌血流显影	常用微气泡为造影剂显示微循环灌注状况，可以对缺血区范围和复灌效果进行评定。TIMI 3级的患者中，应用此方法仍可在16%的患者检出无复流心肌区域的存在
超声心动图冠脉多普勒血流影像	无再灌注时特征性的冠脉血流速度变化包括： 收缩期冠脉血流逆行； 收缩期和舒张期血流速度减慢； 舒张期向前血流的衰减速度加快；
心脏磁共振成像(CMR）并应用钆造影剂	可以较准确和全面地评价缺血和梗死范围、梗死透壁程度、心室重塑程度和心功能状况。应用CMR方法报道的无复流的检出率高于其他临床影像方法。无复流现象的CMR影像特征包括首次钆造影剂心肌显影缺损和延迟钆对比影像增强（delayed gadolinium enhancement, DGE）阳性。T2加权或T2*加权图像可以显示心肌出血、水肿等变化
心肌核素显像(SPECT-MRI）	心肌梗死早期对比影像检查可发现无增强区（暗区）的存在，周围被完全或延迟增强影像区（亮区）所包围
正电子断层扫描(PET)	该技术可以对局部心肌血流和代谢同时进行定量分析。缺血心肌显示出局部灌注和代谢不匹配，如代谢正常或旺盛而血流灌注减少。由于需要回旋加速器产生短半衰期的放射性核素，故PET检查的价格昂贵，限制了临床应用
心电图ST段抬高的恢复	经皮冠状动脉介入治疗术（PCI）后心肌血流恢复理想时心电图ST段变化可以很快恢复。连续心电图监测若显示ST段变化延迟恢复则提示心肌血流重建不理想

些临床发现与动物实验研究的报道较为吻合。

目前的临床研究表明，PCI 术后急性 MI 患者若出现无复流现象，则发生重要心血管事件的危险性明显升高，这些事件包括再次发生心肌缺血、心功能恢复程度差、心血管死亡率高等[3-7]，而且无复流现象是独立于心肌梗死范围的预后影响因素。

临床研究发现，急性 MI 患者 PCI 后发生无复流者，其 30 天病死率较对照组高出 5 倍（27.5% 和 5.3%），而且长期无心血管事件的生存率也显著降低。Funaro 等报道了急性 MI 患者 PCI 术后的多中心临床影像研究结果，在 110 例心电图 ST 段提高的 MI 患者中，24 小时 CMR 显示 36% 的患者心肌血流完全重建，64% 的患者发生无复流现象[5]。此后的 CMR 随访检查发现，其中 30% 的患者无复流现象是可逆的，而在另外 34% 的患者则为不可逆的心肌无复流。在随访期间，未发生或仅有短暂无复流患者组梗死区明显缩小，同时心室收缩功能略有增强。而无复流患者组在随访期间心肌梗死范围无变化，心腔扩大更为显著，心室收缩功能显著减退，心血管事件发生率显著高于前一组。随访研究证实，无复流现象的急性 MI 患者心力衰竭或恶性心律失常的发生率显著高于对照组患者。在 1452 例无 ST 段抬高型心肌梗死（NSTEMI）患者中，在 PCI 后出现包括无复流现象的合并症患者组 30 天死亡率较未发生合并症组高出 4.7 倍（28.3% 和 7.8%）。长期随访研究发现，PCI 后发生无复流的急性 MI 患者（410 例）5 年生存率显著性地低于复流理想组（996 例，18.2% 和 9.5%）[7]。

临床研究还发现无复流现象也可见于择期性 PCI 患者，虽然其发生率仅在 0.5% ~ 2%，但这一部分患者在 PCI 术后的随访期间发生 MI 或心血管死亡的概率较对照组患者高出 3 ~ 4 倍。

第二节 微血管阻塞和血管屏障功能丧失

缺血 - 再灌注后 MVD 的病理生理后果主要体现在两方面：①微血管阻塞（即无复流现象）；②微血管屏障功能丧失（或异常高通透性）。这些改变显著地影响 IR 后的病理生理过程。

一、无复流的动物实验研究

利用多种动物种属的实验研究均证明心、脑器官在 IR 后发生组织无复流现象。在动物实验研究中，观察无复流现象的常用方法是经心房注入荧光试剂（如 thioflavin-S）或炭黑，然后即刻取心并制备心室横截面切片，观察紫外线激发的荧光缺失区或黑染缺失区域（图 24-2），并以其占整个缺血区的百分比表示。缺血区域可以通过经冠状动脉注入其他颜色的染料（如伊文思蓝）来显示（无染色区域，即缺血区）[1-2]。用氮蓝四唑组织化学染色方法可以显示缺血区内的梗死心肌面积。也有报道用其他方法如注入放射性同位素标记或荧光标记微球来估计 IR 后局部心肌血供情况。但微球法难以提供形态学上的定量分析，也无法获得有关缺血区和梗死心肌面积的指标。近年来已有报道应用高分辨率或细胞、分子影像技术观察微血管和相关蛋白质分子的在体实验研究。

一些动物实验研究发现无复流区均位于心肌梗死区之内，因而提出 IR 后无复流现象与心肌梗死的因果关系尚不明确。但这一观点与新近的动物实验和临床研究发现并不吻合。最近 Lautamalc 等应用 64 排螺旋 FDG-PET 的影像研究显示，猪在 IR 后 80% 的缺血心肌出现无复流现象，组织学显示相应区域有明显的炎症反应，而且无复流区域也见于未发生梗死的区域。在小鼠 IR 模型中也观察到，MVD 的范围可以波及非缺血区（图 24-2C）。Villanueva 等在狗心脏 IR 模型上发现，在 90 分钟心肌缺血后复灌，超声心动图心肌血流造影检查显示心肌显影减弱，而且低或无复流心肌面积的大小与心肌梗死范围密切相关，提示血供恢复不良可导致心肌梗死范围增大。如前所述，无复流现象在复灌之后数小时进行性发展和恶化（图 24-1）。大量关于心肌 IR 损伤的研究证明，复灌所致的心肌损害占 IR 后

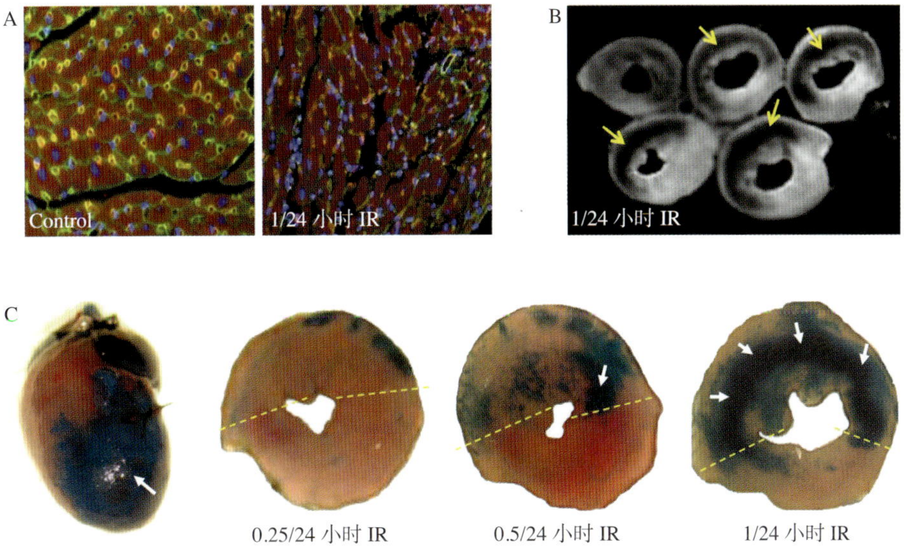

图 24-2　小鼠心肌缺血 - 再灌注（IR）模型中微血管损伤的特征

A. IR 后毛细血管形态呈现明显异常，绝大多数毛细血管管腔闭塞并有炎性细胞共存（蓝色为 DAPI 染色显示细胞核），提示炎性细胞在微血管内黏附（400×）。B. 左心室（右心室去除）连续切片显示，在冠状动脉结扎 1 小时然后松解 24 小时之后，微血管内的 Thioflaxin-S 染料在紫外光下荧光明显，而大范围荧光缺损区（箭头）的存在提示心肌无复流。C. 在 1 小时缺血 24 小时复灌之后，应用伊文思蓝检测方法观察局部微血管通透性改变。伊文思蓝大量溢漏至组织间隙，提示微血管高通透性。左心室横截面水平切片可见微血管溢漏严重程度与心肌缺血时间呈正相关。箭头指示严重微血管溢漏区域；虚线表示缺血心肌区域。注意微血管溢漏的范围也扩展到了非缺血区，提示相邻的非缺血心肌也发生 MVD

整个梗死心肌量的 50% 左右，因此心肌无复流与不可逆心肌损伤二者之间有密切的联系。

二、无复流现象的细胞机制

在 IR 心肌中，微血管内皮细胞出现明显的形态学异常，在微血管管腔内往往可以见到紧密聚集的红细胞，这提示在解除了大的冠状动脉阻塞之后，于再灌注初期血流的确能够进入微血管，但局部微循环血流很快出现严重淤滞。在再灌注的 20～60 分钟内，微血管管腔内可见血小板微血栓形成和纤维蛋白聚集，自 2～3 小时起微血管内出现大量白细胞聚集，出现这些病变的区域往往是发生无复流的区域[2]。这些组织病理形态学改变随着再灌注时间的延长而加重，为理解无复流的时相特征提供了实验依据（图 24-1）。

（一）白细胞和血小板的作用

白细胞和血小板在微血管内的聚集十分常见，被视为 IR 后微血管机械性阻塞和无复流的重要原因。利用离体灌注心脏模型的研究发现，虽然灌注液中并无任何血细胞成分，在 IR 之后仍然可以出现低复流现象，在向灌流液中加入白细胞或血小板可以明显加剧 IR 后的无复流现象。因此，白细胞和血小板虽然不是无复流现象所必需，但血细胞与微血管内皮细胞的相互作用对 MVD 的发展和微血管闭塞起到了重要作用[8]。新近的研究发现 PCI 术后发生心肌无复流的急性 MI 患者往往同时伴有血小板活性增强。

在正常生理情况下，血管内皮细胞分泌包括一氧化氮（NO）、腺苷和前列腺素等分子，这些生物活性分子具有扩血管和抑制白细胞、血小板活性的作用。在缺氧缺血等病理应激条件下，微血管丧失了由 NO 介导的内皮细胞依赖性的血管舒张反应。在这样的微血管标本中，白细胞加入后可以很快出现细胞贴壁、黏附聚集和血液淤滞[8]。在缺氧刺激下，微血管内皮细胞高表达另一类具有致炎、缩血管作用的分子，包括细胞间或血管黏附分子（intercellar adhesion molecule，ICAM；vascular cell adhesion molecule，VCAM），P- 选择素、血栓素 A_2、内皮素和多种细胞因子，与此同时，由白细胞分泌产生的大量活性氧 - 氮族（reactive oxygen or nitrogen species，ROS 或 RNS）可进一步刺激内皮细胞表达上述致炎和缩血管因子。在此基础上，白细胞 - 血管内皮细胞间的黏附过程明显增强[8]。已有研究证明，应用针对黏附因子、P- 选择素或血小板来源的生长因子（platelet-derived growth factor，PDGF）的抑制剂均可以减轻 IR 后的微血管阻塞。因此，血管内皮细胞、白细胞和血小板间的复杂作用是微血管阻塞发生的基本病理生理机制。

除了中性粒细胞和单核细胞等直接参与 IR 所激起的原始免疫反应外，最近的研究还发现，普遍认为仅参与继发性免疫反应的调节性 T 细胞（regulatory T cell，Treg）也参与 IR 时 MVD 的发生。在脑 IR 后 24 小时 Treg 细胞即出现在病变区域，由 T 细胞介导的组织损伤也可在 24 小时内观察到。重组激活基因（recombination activating gene，RAG）在调控 B 和 T 淋巴细胞的发生、成熟和继发性免疫反应中起到关键作用。利用 RAG1 敲除小鼠或缺乏功能性 T 细胞小鼠的研究发现，这些动物对脑 IR 所致组织损伤的耐受性显著地高于对照动物。最近的研究发现，在缺血 60 分钟后复灌的情况下，Treg 细胞缺失小鼠在 24 小时和第 7 天时脑梗死面积仅为对照组的 20%，神经功能恢复的程度也明显地优于对照组[9]。缺乏 Treg 细胞小鼠在脑 IR 后，病变区域微血栓的形成显著减少。这些研究发现表明，在 IR 后给予抑制 Treg 细胞的短周期治疗有可能减轻 MVD 和组织的损伤。机制研究发现，Treg 细胞通过其表达的整合素 LFA1（lymphocyte function-associated antigen 1）与血管内皮细胞表面的黏附分子 ICAM1 结合，进一步造成微血管内皮功能异常和微血栓形成[9]。Treg 细胞在 IR 所诱发的天然免疫性反应中的作用与该类细胞在获得性免疫反应的功能没有关联[9]。

微血管内皮细胞的一氧化氮合酶（nitric oxide synthase，NOS）活性很高，利用 L- 精氨酸和氧合成 NO。这一过程需要钙 / 钙调蛋白、还原型烟酰胺嘌呤二核苷酸（nicotinamide adenine dinucleotide phosphate，NADPH）、黄素嘌呤核苷酸和四氢生物蝶呤（tetrahydrobiopterin，BH_4）等作为辅因子。Dumifrescu 等报道，在离体灌流全心脏 IR 后，心肌 BH_4 几乎完全被氧化降解，其代谢产物二羟黄嘌呤含量则成比例地升高。与此同时 NOS 活性显著降低[10]。在缺血后复灌 30 分钟时，冠脉流量显著低于对照水平，NOS 依赖性冠脉流量的降低则更为明显，提示发生心肌无复流现象。在加入 BH_4 后 NOS 活性和冠脉流量均明显提高[10]。因此，BH_4 的迅速耗竭是 IR 时血管内皮功能异常和无复流的重要机制之一。

（二）微血管周细胞功能异常

近几年的研究表明，心、脑 IR 时周细胞（pericyte）的损伤和功能异常是 MVD 病理生理的重要机制之一。周细胞是位于毛细血管前微动脉、毛细血管和毛细血管后微静脉的一类细胞，与微血管同处于基底膜的包绕中（图 24-3A）。在组织发生学上，周细胞起源于神经嵴或间皮层[10]。毛细血管内皮细胞与周细胞的比例在不同组织中差别很大，从 5∶1 至 1∶1 不等[11]。Nees 等最近的研究发现，在左心室组织，毛细血管内皮细胞与周细胞的比值为（2～3）∶1。目前的研究提示，周细胞参与调节微血管通透性，维持血 - 脑屏障、血管内皮功能和血管再生（表 24-2）。周细胞具有一定的吞噬功能和多向性干细胞的潜能，有报道称周细胞可以向心肌细胞或神经元分化。另外，周细胞包被并影响微血管的通透性（图 24-3B）。周细胞对微血管的包被程度因组织而异，从 20%～95% 不等，以视网膜和脑微血管的包被率最高，但周细胞对心肌毛细血管的包被率目前尚不清楚。在单独培养或与血管内皮细胞共培养条件下，周细胞可形成毛细血管网状结构。Dar 等最近在小鼠后肢缺血模型的研究中发现，应用多能血管分化型周细胞（multipotent vasculogenic pericyte）治疗加速了缺血组织的血管新生。

周细胞表达多种受体，在相应激动剂作用下呈现收缩或舒张反应。在多种分子（如内皮素 1，5- 羟色胺、血管紧张素 2、去甲肾上腺素、组胺等）的刺激下，周细胞细胞质内游离钙水平升高并发生收缩反应，而在 NO 或乙酰胆碱的作用下周细胞呈现舒张反应。新近的研究发现，活性氧 / 氮族（reactive oxygen/nitrogen species，ROS/RNS）可以引起周细胞内游离钙水平持续性升

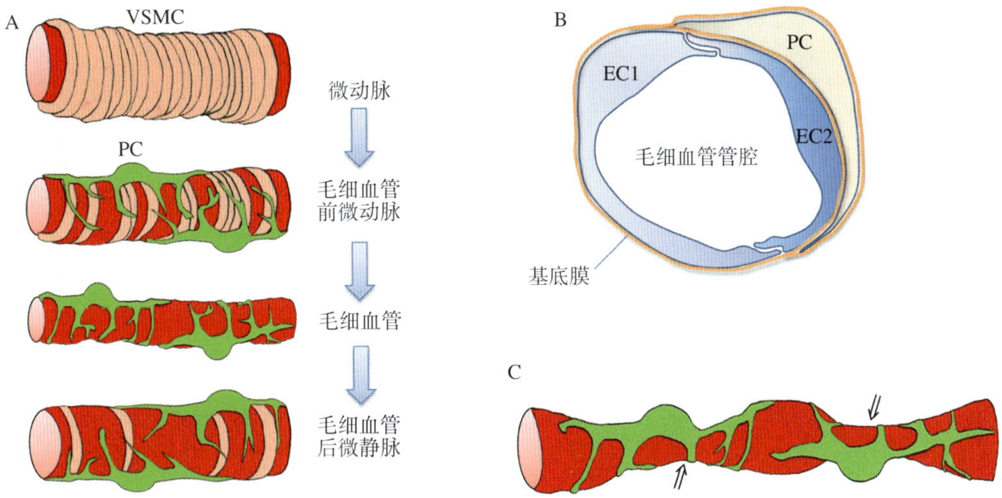

图 24-3　周细胞和微血管的解剖关系及周细胞收缩对毛细血管的影响

A. 从微动脉到微静脉显示周细胞的形态和与微血管的位置关系。粉色结构代表血管平滑肌细胞（VSMC），绿色结构代表周细胞（PC）。B. 周细胞（PC）与毛细血管内皮细胞（EC）位置关系的横截面示意图。C. 缺血 - 再灌注可以通过氧化应激等机制诱导周细胞收缩进而造成毛细血管管腔狭窄（箭头所示）致使红细胞无法通过

表24-2　微血管周细胞的功能

功能	生理和病理意义
微血管外层包被	参与稳定和调节微血管的结构与通透性，对血–脑屏障尤其重要
收缩功能	周细胞表达多种收缩蛋白（α-平滑肌肌动蛋白、原肌球蛋白、肌纤维蛋白等），收缩时调节微血管血流，在IR时可导致微血管无复流的发生
血管新生功能	通过分泌VEGF、PDG和EGF等因子促进血管再生
促凝血作用	表达组织因子、前凝血酶原
分化功能	参与组织损伤后的修复和纤维化过程，可能向血管细胞（vasculogenesis）、肌细胞（即myogenesis）、神经元或肌型成纤维细胞分化
免疫调节	可能通过调节炎性细胞跨微血管壁的迁移来影响免疫反应和炎症过程

高。Yemisci 等报道，小鼠脑缺血 2 小时复灌 6 小时之后可以观察到，由于周细胞收缩造成毛细血管管腔局部狭窄致使红细胞呈不规则的滞留现象（即红细胞在毛细血管管腔内呈藕节状间隔排列）（图 24-3C）[12]。给予 ROS 或 RNS 抑制剂可以减轻周细胞的收缩，同时改善局部微循环血流和神经细胞的存活 [12]。

三、屏障功能异常和发生机制

在微血管阻塞和无复流发生的同时，另一显著的微血管功能异常则表现为血管通透性异常增高，造成血液成分溢漏至组织间隙。由此形成局部水肿和组织间隙静水压升高，从外部进一步压迫微血管，加重局部血流的减少。同时血管溢漏也促进和加重了局部的炎症过程。

（一）微血管损伤时微血管屏障丧失

微血管的屏障功能和对水或其他分子的通透性取决于毛细血管内皮细胞间的缝隙连接（gap junction）结构，以及内皮细胞外基底膜和外层周细胞的包被程度。在生理情况下，水和溶质跨毛细血管的转运主要是通过内皮细胞间的缝隙连接来进行的。内皮细胞间的缝隙约占细胞表面积的 0.2%，缝隙的通透性依靠 Adherent 和紧密连接（tight junction）来保持（更详细阐述请参阅第

一篇第一章）。Adherent 是由多种细胞黏附分子构成的细胞间连接装置，包括血管内皮钙黏附蛋白 VE-cadherin、Catenin 和 P120 等。这些蛋白质分子相互结合并与细胞骨架蛋白相维系，进而形成稳定的细胞间连接。在 IR 之后，内皮细胞间缝隙连接的松散是白细胞向血管外迁移的主要原因。此外，细胞内裂隙（intracellular gap）明显增多，对蛋白质的通透性显著增加。血细胞也可以经内皮细胞损伤严重甚至缺失的部位漏出至组织间隙中。

实验研究中测定微血管通透性的方法有多种，例如淋巴液生成分析，单一灌流微血管通透性测定（该模型可以改变微血管内压力和灌流液成分等条件，应用录像光密度测定法观察水和溶质的通透性），应用标记分子（如荧光或辣根过氧化酶标记某种蛋白）来测定局部微血管通透情况，染料分子（如伊文思蓝）标记微球的漏出等。心脑血管 IR 后微血管通透性的改变多采用伊文思蓝溢漏检测方法（Miles 法）。伊文思蓝分子量为 960 D，正常情况下不能通过微血管进到组织间隙。在造成小鼠心脏 IR 后，静脉注入伊文思蓝数小时后取心脏，经冠脉灌流冲洗去除血管内的染料后，可以清楚地观察到 IR 区域染料溢漏并聚集于组织间隙，提示 IR 区域微血管的高通透性（图 24-2C）。微血管的溢漏严重程度随着再灌注前缺血时间（15～60 分钟）的延长而加重（图 24-2C）。在小鼠 MI 或 IR 模型中，缺血区心肌内出血和血管外组织间隙血小板聚集均很常见，炎症反应剧烈[13]。这些病理改变与 MVD 直接有关。

随着 IR 程度和复灌时间的延长，微血管屏障功能丧失可以由下列因素所致：①血管内皮间缝隙连接松散；②血管内皮细胞的胞饮过程增强；③周细胞与血管内皮细胞的分离（见后述）；④血管内皮细胞死亡，局部微血管壁缺损。有研究表明，缺血和再灌注二者对微血管的屏障功能均有不同程度的影响，与单纯缺血的影响相比较，再灌注对微血管通透性的损害更大。单层内皮细胞培养模型的研究显示，缺氧后蛋白的通透率较对照值增加 50%，而缺氧 - 复氧后蛋白通透率则增加 230%。

微血管的高通透性引起血浆蛋白质，包括纤连蛋白和纤维蛋白原等大分子蛋白质漏出至组织间隙，并形成了血浆源性临时基质（plasma-derived provisional matrix）。这一结构促进了白细胞由微血管管腔向组织间隙浸润的过程。实验研究发现，纤维蛋白原缺乏小鼠在心脏 IR 后的炎症反应程度较对照小鼠减弱，同时心肌梗死范围缩小。同样，应用小分子多肽阻断纤维蛋白与血管内皮间隙 Cadherin 的结合也可以抑制 IR 后的炎症细胞浸润。

（二）屏障功能异常的分子机制

1. 活性氧、活性氮族（ROS 和 RNS）　IR 时 ROS 和 RNS 的主要来源为白细胞和血管内皮细胞。再灌注时，大量氧分子的供给促进了线粒体产生超氧阴离子自由基（O_2^-）。O_2^- 生成的另一重要途径是血管内皮细胞的黄嘌呤氧化酶，后者的表达和活性在 IR 或缺氧 - 复氧的条件下均显著升高。ROS 和 RNS 的另一来源是血管内皮细胞的 NAPDH 氧化酶。在脑 IR 模型中发现，微血管屏障功能丧失与 NAPDH 氧化酶密切有关。$Gp91^{phox}$ 为 NAPDH 氧化酶的亚单位之一，敲除 $Gp91^{phox}$ 的小鼠在 IR 后血管通透性异常程度与对照动物比较显著减轻。向培养的脑微血管单层内皮细胞加入过氧化氢（H_2O_2）可以引起内皮细胞高通透性改变，在给予 NAPDH 氧化酶抑制剂 Apocymin 后过氧化氢的这一作用明显削弱。在缺血缺氧时，血管内皮一氧化氮合酶（eNOS）活性下降。再灌注或恢复供氧后细胞内游离钙水平持续升高，同时氧的恢复供应造成 NO 产生增加，并超过超氧化物歧化酶的处理能力，进而与 O_2^- 反应生成过氧亚硝酸盐（$ONOO^-$）。有证据表明，在 IR 情况下，$ONOO^-$ 较 NO 或 O_2^- 更具有细胞毒性，而且半衰期更长。

ROS 所致血管内皮细胞功能异常的一个重要机制是抑制了 NO 的正常生理作用。生理水平 NO 抑制血细胞黏附于血管内皮细胞表面，并维持微血管正常通透性。研究发现，在给予 NO 供体治疗或 eNOS 过度表达小鼠模型均可以减轻 IR 所致的微血管溢漏；相反，给予 NO 抑制剂则可以模拟出与 IR 相似的一些微血管异常改变，包括白细胞贴壁黏附和通透性增高等。另外，位于微血管旁的肥大细胞激活可以促进白细胞黏附和微血管屏障功能下降。有研究发现，IR之后与微血管毗邻的肥大细胞近30%发生脱颗粒现象并释放包括ROS、活性胺（如组胺、5-羟色胺）和细胞因子如肿瘤坏死因子（tumour necrosis factor α，TNFα）和白介素1β（interleukin 1β，IL1β）等活性分子，给予肥大细胞稳定剂（如Cromoglycate）能够减轻IR时的MVD和微血管屏障功能丧失程度。相反，在肥大细胞缺失大鼠，IR后MVD的程度较对照动物明显减轻。

2. 肌球蛋白轻链磷酸化　炎性反应在MVD的发生中起到了重要的作用，但炎症细胞通过何种机制引起微血管内皮通透性增高一直不清楚。生理情况下内皮细胞之间的缝隙连接和肌丝-肌球蛋白骨架纤维决定了微血管内皮细胞的通透性。免疫组化研究发现，在中性粒细胞的刺激下血管内皮细胞骨架蛋白和细胞缝隙连接发生重组改变，致使内皮细胞通透性升高，内皮细胞收缩并形成收缩应激纤维和细胞内裂隙。已知肌球蛋白轻链参与细胞骨架形成，肌球蛋白轻链收缩可以导致内皮细胞的形态改变，细胞间缝隙连接变得松散。在肌球蛋白轻链激酶（myosin light chain kinase，MLCK）的作用下，肌球蛋白轻链被磷酸化并发生收缩。最近的研究显示，向单层培养的猪冠状动脉内皮细胞中加入由补体激活的中性粒细胞，几分钟之内即可观察到内皮细胞对白蛋白的通透性升高的改变，与肌球蛋白轻链被磷酸化的时相一致，而且通透性增高的程度与加入的粒细胞数量呈正相关[14]。在给予MLCK抑制剂（如ML-7）或转染MLCK抑制肽后内皮细胞的改变明显受到抑制。与此相反，向内皮细胞转染并表达结构活化型（constitutive active）MLCK则能够引起内皮细胞的高通透性[14]。在炎症、肺缺血-再灌注、烧伤或内毒素刺激等实验条件下，MLCK基因敲除小鼠局部微血管通透性增加和脏器损伤的程度较对照动物明显减轻，生存率也明显高于对照组。因此，MLCK和肌球蛋白轻链在介导粒细胞刺激所致的内皮细胞高通透性的发生机制中起到重要作用。有研究还提示，MLCK也可被其他因子如血管内皮生长因子（vascular endothelial growth factor，VEGF）所激活。

3. 血管内皮生长因子和白细胞贴壁黏附所启动的信号转导　除了影响血管内皮细胞生存、增殖、迁移之外，VEGF对微血管的通透性有重要的调节作用。在伴随有VEGF高表达的病理情况下（例如肿瘤组织、某些炎症疾病、糖尿病视网膜病变等），微血管通透性异常升高并形成组织水肿和血浆蛋白外渗[15]。在组织缺血缺氧时，血管内皮细胞和其他细胞（包括心肌细胞、神经元、间质细胞和某些炎症细胞）VEGF的表达明显升高，与此同时血管内皮细胞表达VEGF受体（VEGFR）也明显升高。VEGF/VEGFR的高表达在IR或缺氧后数小时即可出现，并可以持续1周以上。大量的研究证明，VEGF/VEGFR的高表达与微血管高通透性和组织水肿的形成有着因果关系。VEGFR被激活后介导了VE-cadherin的磷酸化，并进一步引起VE-cadherin与其他位于Adherent的蛋白质解聚，从而造成血管内皮细胞间的缝隙连接松散，通透性增加。Vestweber的研究组对其分子机制进行了系列研究。他们发现，VEGF与位于内皮细胞的VEGFR2结合后，可以通过小G-蛋白Rac1激活NADPH氧化酶，进一步增强细胞内氧化应激过程并激活氧化应激敏感的酪氨酸激酶PYK2（proline-rich tyrosine kinase 2，又称related adhesion focal tyrosine kinase，RAFTK）。PYK2的激活进一步引起VE-cadherin和血管内皮络氨酸去磷酸化酶（vascular endothelial protein tyrosine phosphotase，VE-PTP）的解聚，最终导致adherent的多种蛋白质在络氨酸位点被过度磷酸化，其中斑粒蛋白（placoglobin）的磷酸化可以引起Adherents结构松散和微血管通透性增加[16]。该研究组最近发现，白细胞通过内皮细胞间向血管外迁移的过程也依赖于VE-cadherin与VE-PTP的解聚。同样，白细胞在与血管内皮表面VCAM1结合后也可以启动Rac1/NADPH氧化酶/PYK2信号通路[17]。

应用脑IR动物模型的研究表明，VEGF/VEGFR的高表达与脑水肿的出现和发展在时相上高度吻合。小鼠缺血脑组织表达VEGF/VEGFR的水平显著升高，给予抗VEGF治疗则显著减轻了复灌24小时后脑水肿（磁共振影像方法测定）的程度，而且 8～12 周治疗组脑梗死范围明显小于对照组[18]。在大鼠脑缺血模型上也发现，缺血后 1 小时即给予 VEGF 治疗的动物出现更严重的脑水肿、血脑屏障破坏、脑梗死出血性转化（hemorrhage transformation of an infarct，HTI）和脑组织损伤。相反，在脑缺血 48 小时后再进行 VEGF 治疗则增加了脑组织的血管新生并且改善了神经功能的恢复。临床研究表明，地塞米松对 IR 后脑组织水肿有一定疗效，已有实验研究发现地塞米松可以抑制 VEGF 的表达，其机制可能是通过激活细胞内的糖皮质激素受体而抑制了调控 VEGF 基因表达的转录因子的活性（例如 signal transducer and activator of transcription 3，STAT3）。VEGF 的表达也受到缺氧诱导因子 1α（hypoxia inducible factor 1α，HIF1α）的调节。有研究发现在脑缺血之前给予 HIF1α 抑制剂 YC1 可以抑制 VEGF 的表达，同时脑微血管溢漏程度明显减轻。

Angiopointin like 4（ANGPTL4）属于 Angiopointin 蛋白质家族，参与对血管新生和微血管功能的调节。在缺氧缺血时，血管内皮细胞表达 ANGPTL4 上调，同时 ANGPTL4 被释放到血管外组织间隙并与间质组织中的其他蛋白如硫酸酯蛋白聚醣发生分子交联。该交联体的形成可以显著抑制微血管内皮细胞肌球蛋白应激纤维（actin stress fiber）的形成和由此引起的血管高通透性，同时也抑制血管新生和血管内皮细胞死亡。在整体心脏 IR 模型上的研究发现，利用病毒转染 ANGPTL4 后，心肌无复流区域从对照组的 40% 下降到了 20%，同时心肌组织水肿、出血和炎性细胞浸润等均有显著性改善，慢性期梗死区的修复过程加快，心功能较对照组明显改善[19]。

4. 前神经生长因子（pro-nerve growth factor，Pro-NGF）　除了 ROS 和 RNS 可以引起周细胞收缩外，Siao 等报道了周细胞在 IR 后发生收缩的另一机制[20]。Pro-NGF 是神经生长因子的前体，具有细胞因子的作用。在缺血之后，心肌细胞表达 Pro-NGF 显著升高。与此同时，周细胞表达 Pro-NGF 受体（P75）增加。P75 的激活引起周细胞与毛细血管内皮细胞分离，由于周细胞对毛细血管的包被面积减少而引起微血管通透性增加。在造成心脏 IR 后，P75 基因敲除小鼠心肌梗死范围较对照动物明显缩小[20]。这一发现提示，Pro-NGF/P75 激活导致的周细胞功能异常在 IR 时 MVD 的发生和心肌损害中起到一定作用。

5. 鞘氨醇激酶（sphingosine kinase，SK）　SK（包括 SK1 和 SK2）主要分布于血管内皮细胞，其产物鞘氨醇 -1- 磷酸对内皮细胞的多种功能有调节作用，包括细胞内钙转运，细胞迁移、增殖、存活，血管新生和微血管通透性等。在脑 IR 时，SK2 蛋白含量和活性均明显增高，在复灌 24 小时 SK2 的变化达到峰值，而 SK1 没有明显改变[21]。在造成脑组织缺血之前给予 SK2 抑制剂（如 FTY720）能够显著地减轻脑水肿和微血管溢漏，并缩小脑梗死范围[21]。

第三节　脑缺血性卒中微血管损伤的特征

缺血性脑卒中占全部脑卒中病例的 70% 以上，其中约 45% 是脑动脉血栓形成所致，另有 25% 是由于脑动脉栓塞引起。目前的基础和临床研究均证明，MVD 对缺血性脑卒中的病理生理过程有重要影响。由于脑组织的解剖生理特征，缺血性脑卒中后 MVD 具有一些特征性改变。

一、缺血性脑卒中微血管损伤的高发率

早在 1968 年 Ames 等就报道了脑缺血后无复流现象。在兔大脑 IR 模型中观察到，脑动脉闭塞后松解，缺血区呈现无复流的概率很高，无复流区一般占整个缺血区的 90% 左右。

在小鼠大脑中动脉闭塞（middle cerebral artery occlusion，MCAO）模型中，30～45 分钟缺血后再灌注 24 小时，用磁共振影像方法观察到明显的局部脑水肿，脑水肿的严重程度随着缺血时间的延长而加剧。

缺血性卒中的治疗关键是及时进行抗凝、抗血栓治疗以实现再灌注，从而减轻脑组织损伤并缩小梗死范围。由于神经组织对缺血高度敏感，最佳治疗的时间窗口是发病 2～3 小时以内。然而临床统计资料显示，脑缺血卒中患者在发病后 1.5 小时和 3 小时内开始接受抗凝溶栓治疗的比例仅分别为 4.5% 和 14%，而绝大多数患者在发病 4.5 小时以后才到达医院就医。大量的临床研究表明，延迟进行的溶栓治疗伴有显著增高的 MVD 发生率。此外，缺血性脑卒中患者在接受抗凝、溶栓治疗后发生脑水肿、出血等合并症的风险较大。这些与 MVD 密切相关的病理改变可以明显地影响病情发展过程、梗死范围、脑功能损伤程度以及患者的预后。因此，无复流现象在缺血性脑卒中患者十分常见并具有临床重要性。

二、神经血管单元与脑缺血-再灌注损伤

神经血管单元（neurovascular unit）概念的提出有助于理解 MVD 在缺血性脑卒中的病理生理意义和神经保护性干预的设计原则[22]。神经血管单元是指包括了神经细胞、血管内皮细胞、周细胞、星形细胞、神经胶质细胞以及细胞外间质的一个形态和功能密切联系的体系。星形细胞和微血管对机能高度分化的神经细胞起到了重要的支持作用。这些作用包括参与神经细胞能量代谢、保持离子与水的平衡、释放神经生长因子、代谢经突触释放的神经递质、清除代谢产物、形成和维系血脑屏障等。另外星形细胞具有调节微血管功能的作用。在病理情况下，神经血管单元的各个细胞成员同时对缺血发生快速的反应，这些反应可能有着很高的协同性。然而神经血管单元的不同成员对缺血的敏感性差别很大，因此在脑缺血后的不同时相出现不同程度的损伤。重要的是，不同成员的损伤改变相互影响，互为叠加，各个神经血管单元成员之间的解剖关系和内在的功能协调性受到破坏最终加重了 IR 时脑神经细胞的损伤（图 24-4）。从这一角度来考虑，如果治疗干预仅仅针对神经细胞的保护则疗效不可能理想。

三、微血管损伤与脑梗死出血性转化和脑水肿

HTI 和脑水肿是缺血性脑卒中时的重要病理

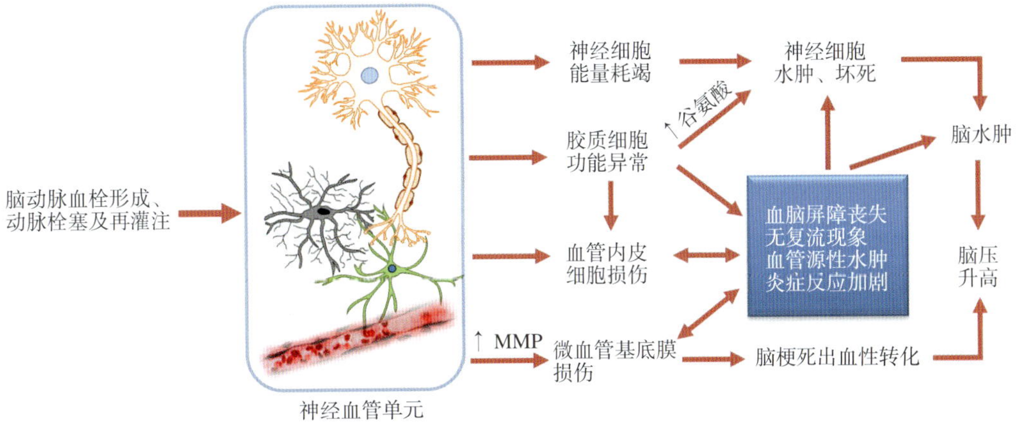

图 24-4　神经血管单元和缺血-再灌注（IR）时脑组织损伤机制示意图

神经血管单元包括脑神经细胞（黄色）、星形细胞（绿色）、胶质细胞（灰色）和微血管。星形细胞具有摄取和代谢谷氨酸、参与血-脑屏障的形成和调节微血管功能、支持神经细胞能量代谢等功能。除了脑神经细胞在 IR 后由于能量耗竭而发生细胞毒性水肿外，神经血管单元不同组分在 IR 时也出现功能和形态的异常，这些改变相互影响、互为叠加，最终导致神经组织坏死和脑水肿。IR 时星形细胞的损伤导致兴奋性递质谷氨酸浓度升高进而加重神经细胞毒性作用。血管内皮细胞损伤和微血管基底膜的破坏导致血-脑屏障丧失，可以促成脑梗死出血性转化。微血管的损伤可直接引起无复流现象和组织间质水肿，并加重病变部位的炎症反应，形成恶性循环加速脑组织的损伤。MMP：基质金属蛋白酶

改变，与脑梗死范围和功能损伤程度密切相关，因此具有重要的临床意义。目前已有充分的实验和临床证据表明 MVD 是 HTI 和脑水肿发生的基本病理生理机制。

HTI 是指在缺血性脑卒中发生后，部分脑梗死区出现梗死灶内出血（intra-infarct hemorrhage）。实验研究发现缺血区血管周围由炎症细胞表达的间质金属蛋白酶 9（matrix metalloproteinase 9，MMP9）活性异常升高，同时其他蛋白酶包括 MMP2、膜型 MMP（membrane type-MMP）和组织蛋白酶的活性也升高，进一步引起微血管基底膜结缔组织降解和血管完整性的破坏，其后果是血液成分漏出。脑组织细胞外间质蛋白质（如层粘连蛋白、纤连蛋白、四型胶原纤维、基底膜糖蛋白等）在这些蛋白酶的作用下也被降解，所形成的降解分子碎片对于炎症细胞具有很强的趋化作用，从而进一步加重了局部炎症反应。目前认为，这是 HTI 发生的基本病理生理机制[22]。HTI 一般在发病 1～2 周期间多见，而在缺血性脑卒中发作 24 小时之内出现的 HTI 往往提示预后不良，发生瘫痪和死亡的概率显著增高。CT 影像研究提示，脑卒中患者中 HTI 的发生率为 10%～15%，接受抗凝、溶栓治疗的患者 HTI 更为常见（约 30%）[23]。组织凝血酶原激活因子（tissue plasminogen activator，t-PA）是脑卒中溶栓治疗的首选药物。在临床实践中，放弃使用 t-PA 的原因往往是顾忌发生 HTI 的危险。HTI 在 CT 影像中表现为梗死区内呈现弥散、不均一分布的出血灶，也可以涉及较大范围而融合成片。前一种类型的 HTI 对患者的临床过程和恢复预后可能没有显著影响，但较大范围的 HTI 往往提示短期和长期预后不良。临床观察发现，脑卒中患者的一些基本病理情况，包括血管粥样硬化、高血压、糖尿病和高龄等均有可能增加脑微血管的易伤性和 HTI 的发生。在伴有高龄、脑梗死范围较大、高血糖和发病后血小板水平因耗竭过度而下降等情况的患者中，HTI 的发生概率明显增高。导管干预技术预防缺血性卒中的尝试性研究近年已有报道。Carserly 等发现，在 414 例有严重颈动脉粥样病变狭窄的患者中，实施带有远端血栓保护装置的导管干预后，患者发生缓慢复流（slow-reflow）的概率约为 10%，而这些患者在 30 天内发生缺血性卒中或死亡的危险性较对照患者高出 3 倍（9.5% 和 2.9%），提示这一类患者在发生脑卒中之前已经存在一定程度的脑 MVD。

在临床和动物实验研究中，IR 后脑水肿的发生和严重程度可以通过影像技术（如 CT、MRI 等）来确定并进行连续随访观察。影像学检查所观察到的脑水肿定位与最终发现脑梗死的区域高度吻合，通过影像方法对水肿区域进行定位和定量测定一般可以准确提示脑组织缺血和不可逆损伤的范围。临床 CT 影像学调查显示，缺血性卒中患者在发病最初 6 小时内脑水肿检出率很高，而且在使用 t-PA 溶栓治疗后脑水肿的发生和范围往往会进一步恶化。有研究资料提示，HTI 与脑水肿有着内在的联系。与无明显脑水肿的脑卒中患者比较，出现脑水肿的卒中患者发生致死性 HTI 的危险性增加 3～9 倍。由于颅腔的解剖特征，缺血性脑卒中引起的脑水肿和 HTI 具有重要的临床意义，水肿和 HTI 一方面压迫局部血管造成血流进一步下降，另一方面可引起颅压升高（图 24-4）。

在不同种属的脑缺血实验动物模型中，脑水肿和 HTI 均十分常见。在灵长类和狗的脑卒中模型上观察到，梗死灶内出血多来自明显扩张和溢漏的微血管或侧支微动脉。一般认为脑水肿和 HTI 的形成与卒中后 MVD 密切相关，而共同的发生机制是局部微血管的结构损伤和屏障作用丧失（图 24-4）。临床研究也提示，MMP2 和 MMP9 的高表达与脑水肿的发生和颅压升高有密切联系。

第四节　缺血 - 再灌注微血管损伤的危险因素和治疗干预

目前的研究提示在某些临床情况下，IR 后发生 MVD 的概率较高。但是这些危险因素缺乏特异性和预测 MVD 的价值。一些临床介入治疗或药物治疗对 MVD 具有一定的防治效果。然而亟待开发针对 MVD 的更特异性的治疗。新近的基础研究确定了若干药物干预的新分子靶点，临床前期治疗干预研究取得了较好的疗效。总之，这一领域尚有待于深入地阐明 MVD 病理生理机制和更积极的临床转化研究。

一、危险因素

在某些临床情况下患者在 IR 后发生 MVD 的危险性增高，这些临床情况包括合并糖尿病、老龄、MI 发作至 PCI 的间隔时间较长、ST 段抬高型急性 MI、合并心源性休克等[2-5]，而后几项因素往往伴有较严重的心肌损伤或较大的心肌梗死范围。其他增加 MVD 和无复流现象发生概率的临床情况还包括：较大的冠脉粥样斑块和血栓负荷、融合型斑块病变、急性 MI 发作前无胸痛病史（即缺乏短暂心肌缺血刺激）等。临床研究发现，未发生或仅有短暂性无复流患者一般无家族冠心病史，年龄较小，多不伴有糖尿病，在急性 MI 发生后一般及时接受了 PCI 治疗[5]。这些均提示 PCI 或溶栓治疗时冠脉病变严重程度或心肌侧支循环不良等情况与 MVD 的发生明显相关。在有较大的粥样斑块和血栓负荷或斑块脂质成分含量较高的情况下，PCI 术中发生病变冠脉远端小分支血管被斑块或血栓碎屑栓塞的可能性也增大。大隐静脉是冠状动脉旁路移植的主要血管来源之一，但与动脉血管桥比较，移植术后大隐静脉血管桥更容易发生粥样硬化病变并诱发血栓形成，据临床统计，搭桥术后 1 年和 10 年内血管闭塞发生率分别为 15% 和 50%。这一类患者在接受移植血管 PCI 治疗时发生无复流现象的概率明显高于其他患者，其原因尚不清楚。

年龄较大的急性 MI 患者于 PCI 术后发生 MVD 和无复流现象的危险性较高，目前关于这方面的机制性研究很少。有研究比较了 3 月龄和 24 月龄大鼠微血管内皮细胞对 ROS 刺激的反应，发现老龄鼠血管内皮细胞表达肿瘤坏死因子 α 和细胞凋亡的改变均明显高于年轻鼠细胞，提示老龄鼠微血管内皮细胞对致病因素的易伤性增高。多个实验研究发现，老龄动物的心、脑组织毛细血管密度较年轻动物显著降低，同时组织血流降低。

临床观察发现，代谢综合征患者在发生 IR 并接受 PCI 治疗时，MVD 的发生率显著高于无代谢综合征患者，而且程度一般更严重。这提示伴随代谢综合征的多种病理生理因素，包括高血脂、高血糖、炎症倾向、高氧化应激状态和 VEGF 高表达等，均可能加重病变组织的损伤和炎症反应，从而促成 MVD 的发生。动物实验研究结果支持代谢综合征与 MVD 有着密切联系这一临床发现。在自发性糖尿病大鼠上的研究发现，在造成 IR 之前，糖尿病动物的微血管仅有少数白细胞呈现附壁滚动现象，蛋白质透过率有所增高。在 IR 之后，微血管内的白细胞黏附、聚集和迁移以及白蛋白透过率增加等现象在糖尿病动物较无糖尿病动物更为严重[24]。实验研究发现糖尿病动物在缺血后微血管上 ICAM1 和 TNFα 的表达明显高于无糖尿病动物。糖尿病所伴随的微血管病理生理异常是某些临床合并症的重要发生机制，例如视网膜病变。与其他组织的微血管比较，视网膜微血管的正常功能更多地依赖于微血管周细胞。Lindahl 等报道，糖尿病视网膜病变的重要发生机制之一是微血管周细胞丢失[25]。目前已知 PDGF 及其受体（PDGFR）信号转导通路对周细胞生存和正常功能具有重要的影响。已有研究发现 PDGF 或 PDGFR 基因敲除小鼠的微血管缺乏周细胞，而且这两个基因敲除的小鼠均出现视网膜微血管细胞成分减少和功能异常的表型[25]，与糖尿病视网膜病变非常相似。另有实验研究证明，在高血糖刺激下，周细胞的蛋白激酶 Cδ（protein kinase Cδ，PKCδ）被激活，通过 P38 丝裂原活化蛋白激酶（mitogen-activated protein kinase，MAPK）提高 SHP1（Src homolog-2 domain-containing phosphotase 1）的表达和活性。SHP1 进一步通过对 PDGFR 的去磷酸化而使其失活，进而造成周细胞凋亡[26]。同样，糖尿病伴随的氧化应激也可以造成周细胞的凋亡。这些发现虽然是在视网膜微血管的研究中得到的，但对进一步研究在心、脑 IR 时 MVD 的发生机制以及糖尿病和周细胞在 MVD 中的病理生理学意义具有参考价值。

二、治疗干预

通过 PCI 或溶栓药物尽快重建组织的血供是目前治疗心、脑梗死的原则，以期达到减轻功能细胞的可逆损伤并缩小梗死范围的目的。然而，MVD 的发生明显阻碍了组织血供的重建（即无复流现象）从而加重组织损伤，同时局部炎症反应更明显（即血管屏障功能丧失）。因此，针对 MVD 的辅助治疗应引起重视并使其成为缺血后再灌注治疗的重要组成部分。

根据目前对 IR 时 MVD 机制和微血管病理生理异常的认识（图 24-5），原则上治疗 MVD 的靶点有多方面。目前临床上应用的治疗方案还比较有限，疗效也需进一步评价。动物实验研究已发现了一些有效而且针对性较强的干预方法。这些干预方法最终在临床上应用尚有待于进一步的转化医学研究（表 24-3）。

针对目前已知的 MVD 危险因素，包括大范围冠脉病变、血栓负荷量大、大隐静脉血管桥病变等，在实施 PCI 对病变血管进行球囊扩张之前可施行经导管斑块旋切、血栓抽吸处理，或使用远端血栓阻滞或过滤装置的导管。研究证明这些措施均能降低 PCI 后无复流的发生率、改善心功能并减少心血管事件的发生概率（表 24-3）。

药物干预是目前临床常规治疗 IR 的方法。IR 时经冠脉给予腺苷具有减少心肌梗死区炎症细胞浸润，保护微血管及缺血心肌的作用，但经静脉给药则无效。2005 年 AMISTAD Ⅱ 期临床研究显示，虽然高剂量腺苷治疗的患者组心肌梗死范围缩小，但患者的临床过程并无显著改善。Nicorandil 是线粒体膜钾通道开放剂，应用于急性 MI 患者有心肌保护作用，同时该药也是 NO 供体，具有降低心脏前后负荷和抑制白细胞激活的作用。临床研究发现，静脉给予 Nicorandil 可以改善 PCI 后心肌血供和缩小心肌梗死范围，而且患者的临床过程有显著性改善[27]。

在对急性 MI 患者实施 PCI 治疗时，应用血管扩张剂（如硝普钠、钙通道阻断剂）可能有改善心肌微循环的作用。有临床研究报道，经冠脉给药显著地提高了反映心肌血流的 TIMI 值，局

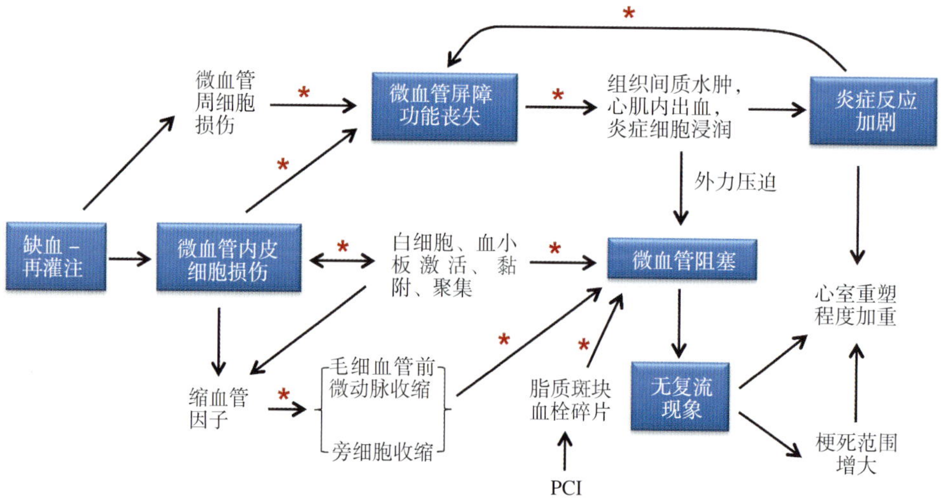

图 24-5 心肌缺血 - 再灌注时微血管损伤的发生机制和病理生理后果

微血管损伤的后果表现在微血管阻塞和屏障功能丧失两个方面。*：可能的治疗干预靶点。PCI：经皮冠状动脉介入治疗术

表24-3 目前临床或实验研究显示可减轻缺血-再灌注后微血管损伤和无复流现象的治疗措施

一、冠脉介入治疗（PCI）时的预防性治疗
1. 较大范围动脉血管病变时，先行血栓抽吸再进行血管扩张术
2. 在粥样斑块和血栓负荷大的情况下，实施斑块旋切以减少病变组织量
3. SAFER临床研究表明，对大隐静脉移植血管梗阻病变实施PCI时，采用远端血栓保护装置（如球囊远端血栓阻滞或过滤）可降低无复流现象的发生
二、临床上目前应用的药物
1. 腺苷（经冠脉内给药）
2. 一氧化氮（NO）供体，如硝普钠（冠脉内给药）
3. 抗血小板药物（如GpⅡb/Ⅲa）
4. Nicorandil（该药有激活蛋白激酶G，激活血管平滑肌细胞K^+-ATP通道以及抑制钙内流的作用，引起血管舒张）
5. 其他：他汀类药物、钙通道拮抗剂、肾上腺素能受体阻断剂
三、动物实验研究证明有效的干预措施
1. 拮抗活性氧、活性氮（ROS、RNS）药物（如Apocycin，超氧化物歧化酶等）
2. 应用抗体造成低白细胞血症
3. 激酶抑制剂，包括蛋白激酶C、肌凝蛋白轻链激酶（MLCK）、丝裂原活化蛋白激酶（MAPK，如MEK1/2）等的抑制剂
4. 血管内皮素受体A拮抗剂
5. 血管内皮黏附因子封闭抗体
6. 补体受体阻断剂
7. Angiopointin like 4基因转染表达
8. 钠-氢交换抑制剂
9. 抗血管生长因子（VEGF）药物、地塞米松（缺血性脑卒中合并脑水肿时使用）
10. 磷酸二酯酶抑制剂 或RhO 激酶抑制剂（治疗脑梗死出血性转化，HTI）
11. 其他：缺血预适应、缺血后适应

部心肌收缩功能也得到改善。动物实验研究提示，钠 / 氢交换抑制剂可以减轻细胞内钙超载所致的心肌损伤，并有改善微循环功能和心肌血供的作用。然而对急性 MI 患者的临床大样本多中心研究结果提示，应用 Cariporide 或 Eniporide 等钠 / 氢交换抑制剂对心肌血供、心功能和临床情况并无明显疗效。

小样本临床研究显示，PCI 术前接受血管紧张素Ⅱ受体阻断剂治疗的心肌梗死患者无复流发生率明显地低于未治疗对照组（8.7% 和 26.7%）。这一发现尚有待于大样本临床研究来进一步证实。已有几个研究组最近在小鼠脑 IR 模型中发现，磷酸二酯酶Ⅲ抑制剂 Cilostazol 具有防止 IR 后的无复流现象以及脑水肿和 HTI 的作用，治疗组动物的存活率和神经功能的恢复均明显提高。Cilostazol 除了抑制磷酸二酯酶Ⅲ之外，也有一定的血小板抑制作用。在小鼠 MCAO 模型的系列研究中发现，应用 Cilostazol 治疗抑制了缺血区血管内皮细胞黏附分子和 MMP9 的表达，防止了 IR 后血小板和白细胞在微血管内的聚集，同时有效地抑制了无复流和 HTI 的发生并减轻了脑水肿严重程度。研究终点时治疗组小鼠的脑梗死范围缩小，神经功能障碍的程度显著减轻，动物的死亡率明显下降。在小鼠 MCAO（6 小时）同时应用 t-PA 的模型中，给予 Rho 激酶抑制剂显著地降低了 HTI 的发生率，到 7 天时动物的死亡率和运动神经损害程度显著下降。

在非药物治疗方面，欧洲多中心的临床研究观察了急性 MI 患者于 PCI 时经冠脉给予骨髓干细胞的疗效，结果显示术后 3 天和 8 天时的心肌血流状况与对照组无显著性差异。临床小样本研究发现，缺血后适应（post-ischemia preconditioning）可以减轻前壁缺血所致的血管内皮功能异常或改善急性 MI 患者 PCI 后的心肌血供。但动物实验结果表明，兔在心肌缺血后，缺血后适应对 MVD 程度和心肌梗死范围均无显著性影响。

实验研究证明，多种干预性治疗（如基因转染、抗体或药物）具有减轻 MVD 和心肌损伤、缩小梗死范围的作用。这些发现为进一步转化医学研究提供了重要线索。动物实验研究还显示，缺血预适应（pre-ischemia preconditioning）可以减轻心、脑组织 IR 后 MVD 和组织损伤。虽然这一干预缺少临床应用意义，但其分子机制的阐明对理解 MVD 的病理生理具有一定参考价值。另外，运动对脑 IR 后 MVD 有保护性作用。在大鼠 MCAO（2 小时）模型中，卒中前 3 周进行运动实验组脑微血管溢漏和脑水肿程度均显著减轻，同时发现运动组动物 IR 区域微血管基底膜胶原纤维降解减少，因而基底膜的完整性得以较好地保持。

三、研究展望

在过去的 30 多年里，对心、脑器官在 IR 后损伤机制和保护性干预已经进行了大量研究，但是基础研究结果向临床的转化并不理想。其中可能的原因之一是保护 IR 损伤的研究焦点一直集中在心肌细胞或脑神经细胞本身，而相对忽略了微血管、间质细胞以及细胞外间质组织损伤的重要性。根据目前的研究发现可以认为，IR 时微血管和间质细胞的损伤对心、脑缺血损伤的病理生理和临床过程有重要影响（图 24-4、图 24-5），对 MVD 的机制和治疗的深入研究必将对保护心、脑 IR 损伤具有重要的临床意义。例如 MVD 所致的微血管阻塞阻碍了病变区域血流的重建，同时微血管的溢漏引起局部水肿和炎症反应，一方面压迫微血管进一步减少组织血流，另一方面组织间质静水压增高限制了药物分子由微血管管腔向组织间隙扩散。在这些情况下，药物必然难以到达病变部位而发挥疗效。因此，在探讨微血管损伤机制和新的干预措施时，应将心肌细胞或脑神经细胞与微血管和其他间质细胞同视为一密切相关的结构与功能单元。在对心肌或脑神经细胞实施保护性干预时，若提前或同时给予针对 MVD 的特异性治疗则有望取得更好的疗效。在具备了有效的治疗 MVD 方案后，可望对延迟到达医院的急性 MI 或缺血性脑卒中患者进行 PCI 或溶栓治疗。在保护心、脑 IR 损伤的研究中，应考虑将 MVD 作为一常规疗效评定指标来观察。

目前对于 MVD 的临床危险因素有一定认识，但这方面的实验研究明显滞后，例如在动脉粥样硬化和代谢综合征的基础上，心、脑 IR 时 MVD 的特征研究很少。临床上发生急性 MI 或缺血性脑卒中的患者多数年龄较大同时患有多种心血管和代谢疾病，而目前关于 MVD 的实验研究结果均来自于年轻、健康的动物，例如目前尚缺少用老龄并患有动脉粥样硬化或高血压的动物模型研究心、脑 IR 后 MVD 的报道，故实验研究发现必然与临床情况有较大的差别。因此，今后的动物实验研究应对动物疾病模型的临床模拟性有更高的要求。同时，涉及 MVD 的临床研究设计也可以更多地参考实验研究的发现。例如临床报道 MVD 的发生率相差很大（4%～40% 不等），原因尚不清楚。而在多种动物模型的研究清楚地显示 MVD 的高发生率（例如，兔、猪、大鼠和小鼠在心肌 RI 后 80%～100% 的动物出现 MVD），而且 MVD 的发生发展与缺血时间和复灌时间均密切相关（图 24-1、图 24-2）[1-2]。因此，除了不同影像方法的敏感性差异之外，PCI 术后检测无复流现象的时间差异是临床研究中无复流现象检出率不一致的可能原因之一。考虑到患者的年龄、多种共患疾病等特征，有理由认为患者在 IR 后发生 MVD 和无复流现象应该接近实验动物模型的检出率。

常用的检测心肌 MVD 和无复流的临床影像技术，其定量性、敏感性和预测性尚有待提高。近年来细胞和分子影像学在基础研究（包括在整体动物模型）已显示了诱人的应用前景[28]，有望在今后几年里将这些新的影像技术应用于 MVD 的研究和临床诊断中。除无复流现象外，MVD 另一个病理生理后果是微血管屏障功能丧失，而目前的临床影像学研究一般较少关注血管屏障功能丧失的影像特征、临床诊断价值以及与无复流征象的关联。多种临床影像指标可望对 IR 后 MVD 的特征和临床意义进行更全面的评定。目前已有影像技术包括 CMR T_2 加权影像和 CT，这些技术能够较准确地对组织水肿、出血进行定量和定位。Bekkers 等报道，心肌 IR 后的无复流区与心肌内出血区存在着良好的相关性[4]，其他临床研究也发现，发生心肌内出血的急性 MI 患者常常伴有心肌无复流。

鉴于目前对 MVD 发生机制的认识，临床前期和临床针对 MVD 的治疗设计似乎更应集中在抑制白细胞与血管内皮细胞相互作用、抗氧化应激和抗炎等方面。在评估疗效方面，一些远期的病理生理指标，包括心室病理重塑程度或新的侧支循环建立的情况均可以考虑作为评定指标。减轻MVD有望加速组织修复过程、减轻心室重塑、保护血管并促进侧支循环建立，最终改善心功能。在不同的器官关于 MVD 发生机制的研究发现很可能互有借鉴价值，如周细胞异常在缺血性脑卒中或糖尿病视网膜病变中的重要意义已备受关注，而关于周细胞在心肌 MVD 中的作用尚少见报道。

已有临床研究显示，在接受择期 PCI 术预防性治疗的患者中，若出现无复流现象则在随访期发生 MI 或心血管死亡的危险性增加 4~5 倍；同样，有严重脑动脉粥样病变患者在接受导管介入治疗后若出现缓慢复流现象，则 30 天内缺血性卒中的发生率增加 3 倍。除了考虑大动脉血管病变因素，原发性微血管病变和功能异常也有可能促成 IR 的发生。最近有临床研究观察了左心室心肌活检标本的毛细血管密度，发现在新近发生 MI 患者的非病变区域，心肌毛细血管密度仅有对照值的 50%。目前对非急性 MI 所致的急性失代偿性心力衰竭的病理生理机制尚缺乏足够的认识。应用 MicroScan 成像系统对舌下组织的微循环观察发现，急性失代偿性心力衰竭患者开放的微血管数目减少，提示微血管功能障碍所致的重要脏器缺血可能是急性失代偿性心力衰竭发生的重要病理生理机制之一。因此，很有必要研究 MI 或急性失代偿性心力衰竭高危患者在发病之前是否已经存在有一定程度的 MVD 以及其预后价值。

参考文献

[1] Kloner RA. No-reflow phenomenon: Maintaining vascular integrity. J Cardiovasc Pharmacol Ther, 2011, 16:244-250.

[2] Reffelmann T, Kloner RA. Microvascular reperfusion injury: rapid expansion of anatomic no reflow during reperfusion in the rabbit. Am J Physiol Heart Circ Physiol, 2002, 283:H1099-1107.

[3] Niccoli G, Burzotta F, Galiuto L, Crea F. Myocardial no-reflow in humans. J Am Coll Cardiol. 2009, 54:281-292.

[4] Bekkers SC, Smulders MW, Passos VL, et al. Clinical implications of microvascular obstruction and intramyocardial haemorrhage in acute myocardial infarction using cardiovascular magnetic resonance imaging. Eur Radiol, 2010, 20:2572-2578.

[5] Funaro S, Galiuto L, Boccalini F, et al. Determinants of microvascular damage recovery after acute myocardial infarction: results from the acute myocardial infarction contrast imaging (AMICI) multi-centre study. Eur J Echocardiogr, 2011, 12:306-312.

[6] Bekkers SC, Yazdani SK, Virmani R, et al. Microvascular obstruction: underlying pathophysiology and clinical diagnosis. J Am Coll Cardiol. 2010, 55:1649-1660.

[7] Ndrepepa G, Tiroch K, Fusaro M, et al. 5-year prognostic value of no-reflow phenomenon after percutaneous coronary intervention in patients with acute myocardial infarction. J Am Coll Cardiol, 2010, 55:2383-2389.

[8] Rodrigues SF, Granger DN. Role of blood cells in ischaemia-reperfusion induced endothelial barrier failure. Cardiovasc Res, 2010, 87:291-299.

[9] Kleinschnitz C, Kraft P, Dreykluft A, et al. Regulatory T cells are strong promoters of acute ischemic stroke in mice by inducing dysfunction of the cerebral microvasculature. Blood, 2013, 121:679-691.

[10] Dumitrescu C, Biondi R, Xia Y, et al. Myocardial ischemia results in tetrahydrobiopterin (BH4) oxidation with impaired endothelial function ameliorated by BH4. Proc Natl Acad Sci USA. 2007, 104:15081-15086.

[11] Armulik A, Genové G, Betsholtz C. Pericytes: developmental, physiological, and pathological perspectives, problems, and promises. Dev Cell, 2011, 21:193-215.

[12] Yemisci M, Gursoy-Ozdemir Y, Vural A, et al. Pericyte contraction induced by oxidative-nitrative stress impairs capillary reflow despite successful opening of an occluded cerebral artery. Nat Med, 2009, 15:1031-1037.

[13] Liu Y, Gao XM, Fang L, et al. Novel role of platelets in mediating inflammatory responses and ventricular rupture or remodeling following myocardial infarction. Arterioscler Thromb Vasc Biol, 2011, 31:834-841.

[14] Shen Q, Rigor RR, Pivetti CD, Wu MH, Yuan SY. Myosin light chain kinase in microvascular endothelial barrier function. Cardiovasc Res, 2010, 87:272-280.

[15] Carmeliet P, Jain RK. Principles and mechanisms of vessel normalization for cancer and other angiogenic diseases. Nat Rev Drug Discov. 2011, 10:417-427.

[16] Nottebaum AF, Cagna G, Winderlich M, et al.

VE-PTP maintains the endothelial barrier via plakoglobin and become dissociated from VE-cadherin by leukocytes and by VEGF. J Exp Med, 2008, 205:2929-2945.
[17] Vockel M, Vestweber D. How T cells trigger the dissociation of the endothelial receptor phosphatase VE-PTP from VE-cadherin. Blood, 2013, 122:2512-2522.
[18] van Bruggen N, Thibodeaux H, Palmer JT, et al. VEGF antagonism reduces edema formation and tissue damage after ischemia/reperfusion injury in the mouse brain. J Clin Invest, 1999, 104:1613-1620.
[19] Galaup A, Gomez E, Souktani R, et al. Protection against myocardial infarction and no-reflow through preservation of vascular integrity by angiopoietin-like 4. Circulation, 2012, 125:140-149.
[20] Siao CJ, Lorentz CU, Kermani P, et al. ProNGF, a cytokine induced after myocardial infarction in humans, targets pericytes to promote microvascular damage and activation. J Exp Med, 2012, 209:2291-2305.
[21] Wacker BK, Park TS, Gidday JM. Hypoxic preconditioning-induced cerebral ischemic tolerance: role of microvascular sphingosine kinase 2. Stroke, 2009, 40:3342-3348.
[22] del Zoppo GJ. Toward the neurovascular unit. A journey in clinical translation. Stroke, 2013; 44:263-269.
[23] Paciaroni M, Agnelli G, Corea F, et al. Early hemorrhagic transformation of brain infarction: rate, predictive factors, and influence on clinical outcome: results of a prospective multicenter study. Stroke, 2008, 39:2249-2256.
[24] Panés J, Kurose I, Rodriguez-Vaca D, et al. Diabetes exacerbates inflammatory responses to ischemia-reperfusion. Circulation, 1996, 93:161-167.
[25] Lindahl P, Johansson BR, Levéen P, Betsholtz C. Pericyte loss and microaneurysm formation in PDGF-B-deficient mice. Science, 1997, 277:242-245.
[26] Geraldes P, Hiraoka-Yamamoto J, Matsumoto M, et al. Activation of PKC-δ and SHP-1 by hyperglycemia causes vascular cell apoptosis and diabetic retinopathy. Nat Med, 2009, 15:1298-1306.
[27] Ishii H, Ichimiya S, Kanashiro M, et al. Impact of a single intravenous administration of nicorandil before reperfusion in patients with ST-segment-elevation myocardial infarction. Circulation, 2005, 112:1284-1288.
[28] Nishimura N, Schaffer CB. Big effects from tiny vessels: imaging the impact of microvascular clots and hemorrhages on the brain. Stroke, 2013, 44(6 Suppl 1):S90-92.

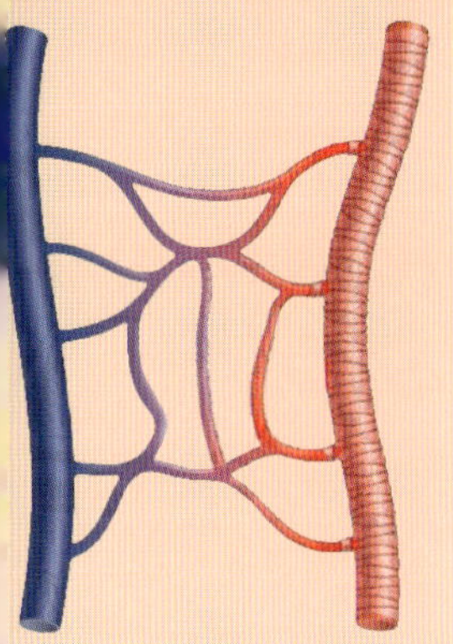

第二十五章

脑血管病变

汪道文　陈　琛

脑血管疾病是危害人类健康的常见病和多发病，且随年龄的增长其发病率和致死率呈上升趋势，因此针对脑血管疾病的防治研究仍然是我国科研工作者和临床医务人员的紧迫任务。脑部血液供应量 80%～90% 来自颈内动脉系统，10%～20% 来自椎动脉系统。左、右两条颈内动脉经颈动脉管进入颅内后分出大脑前动脉、大脑中动脉、脉络丛动脉和后交通支；左、右两条椎动脉经枕骨大孔进入颅内在延髓背部合并成基底动脉，分出小脑上动脉和大脑后动脉，后者经后交通支与颈内动脉系统连接共同构成颅底动脉环（Willis 环）。大脑前动脉分出皮质支和中央支，前者主要供应顶枕沟以前半球内侧面、额叶和顶叶，后者供应基底节和内囊；大脑中动脉分出数支皮质支供应大脑半球外侧面大部和岛叶（包括感觉、运动中枢和语言中枢），该处阻塞易发生严重功能障碍。大脑中动脉沿途发出一些细小中央支供应基底节和内囊，由于是垂直发出而在高血压时更容易受到损害。椎动脉主要分支包括脑桥动脉、小脑上动脉、大脑后动脉，供应小脑、大脑枕叶、丘脑、脑桥等。脑血管结构特点是动脉壁较薄，缺乏侧支循环；静脉壁缺乏平滑肌、无瓣膜，静脉不与动脉伴行，形成独特的硬脑膜窦，血液与神经元间有由脑血管内皮细胞、细胞外基质基底层和星形胶质细胞足构成的血脑屏障（blood-brain barrier，BBB）。脑功能调节中另一个重要结构是“神经血管单元”（neurovascular unit），它由脑微血管、胶质细胞和神经元组成，通过“神经血管偶联”机制调控脑血流量。正常的脑功能依赖于通过致密的血管网不断地运输充足的氧气和营养。脑组织代谢水平高，血流量大，安静时每 100g 脑组织血流 5～65ml/min，耗氧 3～3.5ml/min。全脑重虽然仅占体重的 2%，但是血流量为 750～900ml/min，氧耗量占全身的 20%。脑组织对血液供应的依赖性很强，对缺氧十分敏感，血流中断 5～10 秒氧耗尽，意识丧失，5 分钟后即出现不可逆损伤。近年来，研究者对脑血管疾病状态下各类功能细胞的病理生理学变化和调控机制已有大量研究。目前的研究表明，大脑通过调控胶质细胞和神经元释放不同的神经递质、调控内皮细胞等释放不同的内源性小分子物质以及调节各种离子通道的活性来调节脑循环。而在不同的疾病状态下，氧化应激和炎症反应等使得血管功能发生障碍，但其中具体的分子机制各异。

本章重点讨论脑血管疾病的病理生理改变和相关的细胞和分子机制。以血管功能调控为中心，上联基因，下系疾病，深入讨论内、外因素诱发脑血管疾病的关键分子和细胞机制。

第一节　胶质细胞和神经元与脑循环调节

人类脑组织代谢活跃，能量消耗大，机体静息状态下消耗总产量 20% 的能量，并且其耗能量根据机体需求不断变化。在某些疾病状态下，如缺血性脑卒中、蛛网膜下腔出血后血管痉挛、脊髓损伤后继发性缺血等，局部血流减少，葡萄糖或氧供应不足时，会造成神经元和神经胶质细胞损伤甚至死亡。为了维持神经元的功能，大脑采用了“神经血管偶联”调控机制，即当神经元被激活后，相应区域的血供增加，称为功能性充血。传统理论认为，激活的神经元通过产生某种代谢信号，如氧分压下降、葡萄糖浓度下降或二氧化碳水平升高，使血管扩张，脑血流量增加。最近研究发现，由星形胶质细胞介导的神经递质信号，特别是谷氨酸，在脑血流量调节中具有重要的作用。谷氨酸介导的信号通路促使一氧化氮（nitric oxide，NO）从神经元释放、花生四烯酸（arachidonic acid，AA）衍生物从星状细胞（也有可能是神经元）释放，根据局部氧浓度调节血流量。在大脑的不同区域，谷氨酸介导的信号不同，其作用也各异[1]。

一、神经递质和调质与脑血流调节

在生理和病理生理情况下，脑血流受多种神经递质（neurotransmitter）和调质（neuromodulator）的调节。前者是指在神经元内合成并储存于突触前神经末梢囊泡中，由末梢释放至突触间隙并作用于突触后膜特异性受体的信使物质，该物质在局部能经突触前膜重新摄取再利用和经过酶系统降解而失活。神经调质则是由神经元合成，不能跨突触直接进行信息传递，但能经过调节递质释放从而增强或削弱递质的效应。主要有 H^+、K^+、O_2、CO、NO 和 H_2S 等。除了神经元产生这类物质外，脑组织其他成分包括胶质细胞、脑血管细胞等都是这些调质的重要来源，在缺血和炎症等病理条件下调质的作用更显著。神经元对脑血流量的调控主要依赖神经突触释放不同的递质作用于脑血管的不同节段，使相应区域的局部动脉和其上游的供血动脉舒张或收缩，脑血流量增加或减少。上游供血动脉的舒张可以防止局部血管舒张导致微血管压力下降，从而预防对邻近区域的

“窃血效应”。上述调质、腺苷和 AA 代谢产物等在介导血管舒张中起重要作用。

早期学者们推测局部脑血流量接受负反馈系统的调控，即神经元激活使得 ATP 消耗增加，ATP 将产生一系列代谢信号，如 O_2 浓度下降、葡萄糖浓度降低或 CO_2 浓度增加。这些改变刺激脑血流量增加，继而提供更多的能量。但随后的研究否定了这种假设，实验结果表明血糖和血氧浓度的改变并不能调控脑血流量。研究者们发现，神经元激活可使局部细胞外 pH 偏碱，而不是推测的由于 CO_2 蓄积呈酸性。原因是血流增加可以迅速带走局部产生的 CO_2，并且神经元激活使神经元细胞内 Ca^{2+} 浓度升高，继而神经元 Ca^{2+}、H^+-ATP 酶泵促进胞内 Ca^{2+} 与细胞外 H^+ 交换，使得细胞外环境碱性化。尽管外源性 CO_2 可以增加血流量，但这些研究均否定了局部 CO_2 浓度升高是使得脑血流量增加的始动因素。除此之外，某些代谢产物，如腺苷（ATP 水解产生）也参与功能性充血调控，阻断腺苷受体将减少神经元激活所致的血流量增加；当糖酵解产生的丙酮酸的量超过了丙酮酸氧化磷酸化的消耗时，也能促进血流量增加；其中具体的信号转导机制涉及多种神经递质。

最近的研究工作表明神经元调控血流量，除神经末梢分泌介质直接作用之外，主要是通过血管神经单元实现的，也就是神经元分泌神经递质，作用于胶质细胞上的特异性受体，改变其下游信号，从而调节胶质细胞功能并分泌递质或调质，作用于血管平滑肌细胞并经过改变细胞的 cAMP 和 cGMP 水平而调节血管舒缩和血流量。这两种信号途径均需要神经递质的介导，特别是谷氨酸（图 25-1）。

最近的研究还表明，CO 是脑内重要的内源性血管调质，它是体内血红素（heme）经血红素加氧酶（heme oxygenase，HO）发生 NADPH 氧化降解的产物。HO 在脑和脑循环中表达水平最高，脑脊液中 CO 水平高达（5～8）$\times 10^{-8}$M，在脑和脑血管床中也是最高的。CO 经过提高血管平滑肌大电导钙激活钾通道（large-conductance Ca^{2+}-activated K channel，BK_{Ca}）而扩张血管。在缺氧、血压降低、癫痫发作和兴奋性神经递质谷氨酰胺等刺激时 CO 产生增加，脑

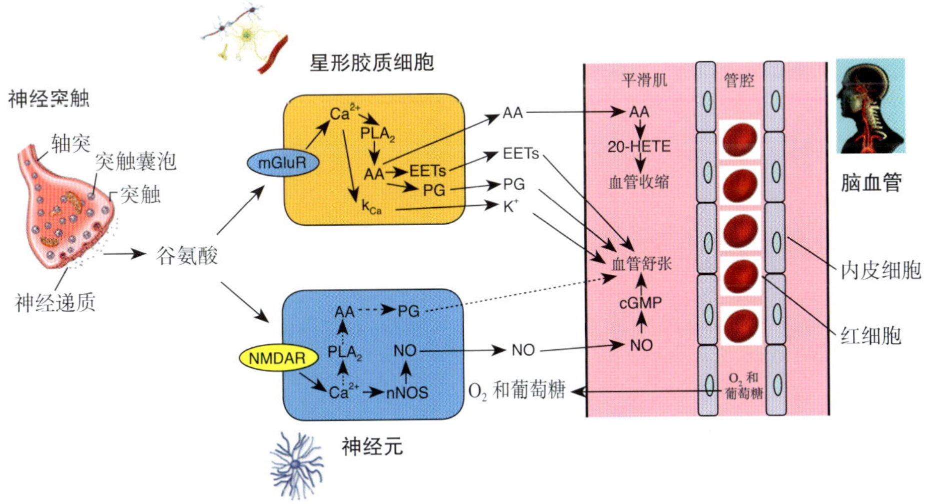

图 25-1　谷氨酸介导的脑血流量调控的主要途径：星形胶质细胞和神经元通过释放神经递质调控动脉对细胞的供氧和葡萄糖

在星形胶质细胞中，谷氨酸通过激活代谢型谷氨酸受体（metabotropic glutamate receptor，mGluR）升高 Ca^{2+} 浓度，生成 AA 及其不同的代谢产物：环氧化酶（cyclooxygenase，COX）代谢产生的前列腺素（prostaglandin，PG）和细胞色素 P450（cytochrome P450，CYP）表氧化酶代谢产生的环氧二十碳三烯酸（epoxyeicosatrienoic acid，EET）舒张血管；ω- 羟化酶代谢产生的 20- 羟二十烷四烯酸 [20-hydroxy-(5Z, 8Z, 11Z, 14Z)-eicosatetraenoic acid，20-HETE] 收缩血管。同时，升高的 Ca^{2+} 浓度激活 Ca^{2+} 依赖性钾通道 “Ca^{2+}dependent K^+ channel，K_{Ca}”，释放 K^+，舒张血管。在神经元中，突触释放谷氨酸作用于 N- 甲基 -D- 天门冬氨酸受体（N-methyl-D-aspartate receptor，NMDAR）使 Ca^{2+} 浓度升高，促使神经元型一氧化氮合酶（neuronal nitric oxide synthase，nNOS）释放 NO，激活平滑肌鸟苷酸环化酶，生成环磷酸鸟苷（cyclic guanosine monophosphate，cGMP）舒张血管。Ca^{2+} 浓度的增高也能使磷脂酶 A_2（phospholipase A_2，PLA_2）的代谢产物 AA 增多，经 COX2 及表氧化酶代谢分别生成 PG 和 EET 舒张血管

血管扩张。此外，CO 还通过促进脑血管内皮细胞增殖来促进脑血流增加。但在缺氧条件下 CO 有抑制内皮细胞和平滑肌细胞增殖的作用。

硫化氢（H_2S）是最近继 NO 和 CO 之后被认识的另一气体调质，在哺乳动物体内由 L- 半胱氨酸经过胱硫醚 β- 合成酶（cystathionine beta-synthase，CBS）、胱硫醚 γ- 裂解酶（cystathionine gamma-lyase，CSE）和 3- 巯基丙酮酸转硫酶催化形成。这些酶系统在脑内表达水平非常高并产生高水平的 H_2S。H_2S 通过促进 N- 甲基 -D- 天冬氨酸受体（N-methyl-D-aspartate receptor，NMDAR）介导的神经元调控作用，在神经胶质细胞中经激活瞬时受体电位锚蛋白 1（transient receptor potential ankyrin 1，TRPA1）通道而促进钙内流并最终导致血管扩张、血流增加，还可以通过激活 K_{ATP} 促使细胞膜超极化引起平滑肌舒张。

二、神经元与脑血流调节

突触释放的谷氨酸作用于神经元 NMDAR，促使 Ca^{2+} 进入神经元激活神经元型一氧化氮合酶（neuronal nitric oxide synthase，nNOS），释放 NO 舒张血管。在大脑皮质中，抑制 nNOS 可以减弱这种效应，提示 NO 参与了神经血管的偶联调控。当加入 NO 供体，持续提供一定浓度的 NO 时，被减弱的效应得以恢复。这表明，尽管 NO 参与了神经血管偶联调控，但神经元激活产生的 NO 并不直接参与神经血管偶联调控。相反，NO 可能是星形胶质细胞调控血管张力所必需的。在小脑中，NO 供体不能逆转抑制 nNOS 产生的功能性充血减弱的效应，表明 NO 直接参与了这一反应。研究表明，激活大脑皮质肽能中间神经元可以舒张或收缩血管，但这种舒张现象往往是不可逆的。目前，这种现象是否与释放的肽相关，还是神经元对血管的直接效应，抑或是星形胶质细胞介导的间接效应尚不明确。

通过刺激基底前脑，产生神经递质 γ- 氨基丁酸（γ-aminobutyric acid，GABA）作用于 $GABA_A$ 受体，也能诱导大脑皮质血管舒张效应。但这种现象是 GABA 的直接效应，还是由神经元或星形胶质细胞介导的间接效应尚不明确。

三、星形胶质细胞与脑血流调节

星形胶质细胞包绕在突触的周围，其足突与血管密切相连，这种形态为突触传递和神经血管偶联调控提供了解剖学基础。两种星形胶质细胞特异性蛋白（水通道蛋白 4 和间隙连接蛋白 Cx43）在足突处均大量表达。

传统理论认为星形胶质细胞受神经元刺激被激活，从足突释放 K^+，使细胞外 K^+ 浓度增高，血管平滑肌超极化，减少 Ca^{2+} 内流，舒张血管。“K^+ 虹吸”假说认为激活的神经元释放 K^+ 使星形胶质细胞去极化，K^+ 从星形胶质细胞足突流出。但实验结果显示，直接使神经胶质细胞去极化不能使血管舒张，表明“K^+ 虹吸”假说不足以解释血管舒张效应。星形胶质细胞可能通过 K^+ 介导的另外一种机制舒张血管。当激活的神经元在突触释放谷氨酸时，一部分谷氨酸作用于星形胶质细胞代谢型谷氨酸受体（metabotropic glutamate receptor，mGluR），使得星形胶质细胞内 Ca^{2+} 浓度增加，足突的大电导钙激活钾通道 BK_{Ca} 开放，释放 K^+，作用于血管细胞。

大量的研究表明，星形胶质细胞还可以通过产生和释放花生四烯酸（AA）代谢产物调控脑血流量。谷氨酸作用于星形胶质细胞 mGluR，升高 Ca^{2+} 浓度，激活磷脂酶 A_2（PLA_2），使结合于细胞膜内的 AA 游离而被前列腺素合成酶（COX）和细胞色素 P450 表氧化酶代谢产生 PG 和 EET 舒张血管。PG 可以通过作用于前列腺素受体增加蛋白激酶 A（protein kinase A，PKA）的活性，EET 可通过 cAMP-PKA 通路激活 PKA，减少肌球蛋白轻链磷酸化，从而舒张血管平滑肌[2]。PG 和 EET 还可以通过激活血管平滑肌 K^+ 通道，使得膜电位下降，减少 Ca^{2+} 内流。EET 还能通过抑制血栓素受体发挥舒张作用。有研究结果显示，星形胶质细胞中增高的 Ca^{2+} 浓度也可以通过平滑肌细胞 CYP4A 代谢产物 20-HETE 介导产生缩血管效应。星形胶质细胞 Ca^{2+} 浓度增高产生的综合效应取决于调控前血管的张力和局部 O_2 浓度。还有其他一些神经递质也参与了星形胶质细胞对脑血流量的调控作用。

还有研究表明神经元和星形胶质细胞中储

存的结合形式的硫，在谷胱甘肽和半胱氨酸的作用下可以转化并释放 H_2S，发挥脑血管保护作用。谷胱甘肽还能作用于星形胶质细胞，增加 CO 的产量，使得脑血管舒张，保护脑血管，减轻损伤。

四、脑微血管循环调节

最新的研究表明，除了神经血管偶联机制以外，周细胞（毛细血管旁直径 50μm 左右的细胞）可以在毛细血管水平调控血管张力[3]。既往研究表明，周细胞中表达的收缩蛋白可以参与微血管收缩调控，其具体信号机制可能与图 25-1 类似。据推测，周细胞可以通过周细胞之间的缝隙连接或其与血管内皮细胞之间的缝隙连接，可能经过去极化和超极化分别传递收缩和舒张信号。周细胞与血管和激活的神经元之间的距离分别为 70～160μm 和 8～23μm，进一步提示周细胞可能介导了血管与神经元之间的信号传递。

微循环对血流量的调控程度取决于毛细血管阻力对血管血流动力学的影响。已有研究表明，脑实质内毛细血管阻力占总血管阻力（动脉 + 毛细血管 + 微静脉）的 16%～70%。理论上，根据流体动力学定律，流量与单位长度上的压力降并与管径的 4 次方成正比（$Q=\pi\times r^4\times\Delta p/8\eta L$，其中：Q，血流量；r，血管半径；Δp，血管两端的压强差；η，血流的黏滞系数；L，血管长度）。在去甲肾上腺素的条件下，谷氨酸灌流舒张毛细血管管径 2.1 倍，将使血流量增加 1.18～2.98 倍。但实际上，由于不同条件下内源性谷氨酸的产量不同，并且红细胞和白细胞的存在使得血流量并非线性依赖于血管内径。周细胞对血流量的具体调控作用有待更深入的研究。

五、脑缺血后神经血管调节

当脑缺血发生后，经外源性组织型纤溶酶原激活剂（tissue plasminogen activator，t-PA）溶栓治疗或阻塞的血栓自溶后，在短暂的充血过程后会发生持续数小时的血流量降低，这种神经元激活与血流量失衡的现象被称为“无复流现象”，将对神经元和神经胶质细胞造成比原发缺血更严重的损伤。早期理论认为星形胶质细胞足突水肿，毛细血管内径缩短，造成血细胞和纤维蛋白阻塞毛细血管，引起血流下降。但随后的研究发现，动脉舒张失调也可能是导致持续性血流量减少的机制之一。最近的研究显示毛细血管周细胞在缺血后持续性血流量减少的调控中扮演着重要的角色。当发生缺血时，由于缺乏足够的 ATP 将 Ca^{2+} 泵出细胞，周细胞胞内 Ca^{2+} 增高，释放的血管活性物质改变，导致细胞收缩，毛细血管管腔缩小。缺血时，ATP 缺乏也能造成周细胞损伤，并可能在卒中早期导致周细胞收缩毛细血管，由于缺乏 ATP 无法舒张被收缩的肌丝，导致周细胞持续僵硬，毛细血管内径无法使红细胞通过。这种现象甚至可以持续到阻塞血管再通后 2 小时。抑制氧化应激可以减轻周细胞收缩，从而恢复毛细血管功能，改善组织恢复。这提示，氧化应激可能是导致周细胞收缩的另一种机制。过氧亚硝基能抑制内皮细胞产生血管舒张因子前列环素，导致血管收缩因子前列腺素 H_2（prostaglandin H_2，PGH_2）蓄积，同时抑制 EET 和 NO 的生成，最终收缩周细胞。

局灶性脑缺血与供血动脉闭塞后再灌注下游微血管床阻塞有关[4]。不仅会产生水肿导致外源性压迫，还会使内皮细胞肿胀、内皮细胞微绒毛形成、血管通透性增加，局部血小板 / 白细胞 / 凝血激活和血管内阻塞。研究表明，大脑中动脉阻塞术后 4 小时内，中性粒细胞通过激活的内皮细胞表达的白细胞黏附分子受体黏附于毛细血管后静脉，阻塞局部的毛细血管，导致局部“无复流现象”。与其他系统一样，在脑内中性粒细胞黏附依赖于白细胞整合素（CD18）与内皮细胞受体细胞间黏附分子（intercellular adhesion molecule，ICAM）的相互作用。活化的血小板和纤维蛋白（原）也促进了缺血区微血管阻塞。血小板与白细胞之间的相互作用是通过血小板 P- 选择素 / 中性粒细胞 P- 选择素糖蛋白配体 1（P selectin glycoprotein ligand 1，PSGL1）介导的，而血小板与纤维蛋白结合则需活化的血小板上的整合素Ⅱb3。Okada 等发现大脑中动脉阻塞术后 2 小时内缺血区域中血小板整合素Ⅱb 在一部分微血管中表达增加，证明血小板开始被激活并聚集[5]。再灌注前，通过干预CD18或整合素Ⅱb3，均可以显著增加残留微血管的通畅性，缓解局部“无复流”[6-7]。基因敲除和特异性抑制剂研究也证实通过抑制血小板-纤维蛋白之间的相互作用可以减少微血管阻塞，减轻组织损伤[8-9]。总之，缺血使得血管与血液之间的接触面迅速发生显著改变，白细胞和血小板活化和黏附，阻塞微血管。

大脑中动脉阻塞术后，缺血区中纤维蛋白在微血管中的沉积比例随时间延长不断增加[10]。血管腔中纤维蛋白的积累，提示血管内生成了凝血酶。组织因子（tissue factor，TF）通常表达于血管周围灰质，通过促进凝血酶生成，催化纤维蛋白形成。管腔内出现纤维蛋白意味着缺血导致局部微血管渗透性增加，这样大分子物质（如纤维蛋白、白蛋白和IgG等）可以滤过[11]。研究发现，阻断TF和Ⅶa因子在微血管周围形成复合物将显著减少微血管管腔内的纤维蛋白沉积，增加微血管的通畅性，表明纤维蛋白沉积也是导致“无复流”的机制之一。这些研究证实了局部脑缺血过程中，微血管功能、凝血激活和细胞炎症之间的相互关系。由于缺血时血脑屏障受损易渗，t-PA可能外渗入脑实质，t-PA还可能通过上调基质金属蛋白酶9（matrix metalloprotease 9，MMP9）加重这种损伤，溶栓治疗本身也可能影响神经血管偶联。研究表明，神经元释放的内源性t-PA通过剪切NMDAR的NR1亚基，增强NMDAR信号转导效应。此外，内源性t-PA通过调控nNOS磷酸化增加NO释放，在NMDAR介导的神经血管偶联中起着重要作用。外源性t-PA也可以通过类似的NO依赖途径促进血管舒张。但是，外源性t-PA也能增强脑卒中后血管舒张失调的效应。因此t-PA治疗是否具有神经毒性尚未定论。临床上t-PA治疗急性血栓形成性脑缺血的利弊得失可能与治疗时间的早晚和是否实现再通有关。

如上所述，HO/CO系统是神经血管调节因素，研究表明缺氧缺血时脑内HO1表达上调，CO生成增加，通过激活BK_{Ca}而扩张血管和增加脑血流量，降低血液的黏附性，使脑组织的缺血缺氧状态得到改善，从而起保护作用。但是CO水平过高使血流灌注过度可以导致脑水肿而促进脑损伤。

研究还表明，脑缺血时脑皮质和海马区H_2S水平及其生成酶系统表达增加，促进血流恢复，同时还使ROS生成减少，减轻脑损伤；但是过高的H_2S则使NMDAR表达增多，导致细胞钙超载而损伤细胞。

总之，NO、CO和H_2S系统在缺血性脑损伤时均被激活，产生量增多，三者均参与缺血性脑损伤的病理生理过程，它们也发生相互促进或相互抑制的作用，共同对血管功能产生作用，同时也形成一个复杂的调控网络。

六、阿尔茨海默病神经血管调节

阿尔茨海默病（Alzheimer’s disease，AD）是以认知功能障碍为特点的慢性进行性神经退行性疾病。虽然认知障碍或痴呆包括血管性痴呆和AD，但是临床和流行病学研究发现，约70%的AD患者都有腔隙性脑梗死，这就说明血管性痴呆和AD间的差异并不像以前假设的那样肯定了。越来越多的研究表明血管相关因素在AD发生发展的过程中起着重要的作用。许多AD患者局部脑灌注不足，并且与认知能力下降具有相关性。因此人们提出了AD的两个假设，分别是“淀粉瀑布假设”和“血管假设”。前者认为异常的不溶性β-淀粉样蛋白片段沉积引发了AD发病，经过增强氧化应激导致神经损伤凋亡、神经元纤维结和认知障碍。研究也发现，β-淀粉样蛋白片段通过促进氧化应激，抑制星形胶质细胞和神经元产生血管扩张因子，减弱功能性充血。神经氧化应激毒性损伤血管内皮功能，引起内皮依赖性血管收缩；研究还表明，产生β-淀粉样斑块的小鼠的星形胶质细胞中Ca^{2+}浓度增高，血管平滑肌细胞收缩增强，干扰了神经元和星形胶质细胞对脑血管的正常调控。同样，脑外伤后形成的星形胶质细胞瘢痕也使得神经血管偶联机制受损。

血管假设认为AD病理开始于脑血流灌注减低，这就导致神经元和胶质细胞损伤，最终导致神经变性和认知障碍。AD血管假设的依据是多种导致脑灌注减低的血管疾病都增加AD的风险；Framinghan心血管病和脑卒中风险积分在中年后期与认知下降有关并可有效用于评价认知障碍风险；血管危险因素促进轻度认知障碍向 AD 转化，而且针对风险因素治疗减少了 AD 发生。这些风险因素包括高血压、肥胖、脂代谢异常、糖尿病、脑卒中。这些因素均导致脑灌注减低和缺氧，缺氧诱导因子 1α（hypoxia-induced factor 1α，HIF1α）表达增加，HIF1α 结合到 β- 淀粉样蛋白切割酶（β-site amyloid precuvsor protein cleaving enzyme，BACE1）的缺氧反应元件上而使之表达上调，导致 β- 淀粉样蛋白片段生成增多并沉积形成淀粉样蛋白斑块。来自血管病的低灌注还增加 BACE1 的活性，低灌注还可进一步加重脑缺氧和神经胶质能量危机，除了促进淀粉样蛋白斑块外，还引起脑淀粉样蛋白血管病（cerebral amyloid angiopathy，CAA）和缺血，因此形成恶性循环。

第二节　内源性小分子物质与脑循环调节

1980 年，研究者们发现只有当血管内皮细胞层完整时，乙酰胆碱（acetylcholine，Ach）才能引起血管舒张；当内皮被剥离后，Ach 导致血管收缩。因此，推测 Ach 刺激内皮细胞产生“内皮来源的舒张因子（endothelium-derived relaxing factor，EDRF）”作用于血管平滑肌细胞（vascular smooth muscle cell，VSMC），使其舒张，扩张血管[12]。

1987 年，Palmer 首次发现了最著名的 EDRF——NO。随后陆续有了其他 EDRF 相关的研究报道，包括一氧化碳（CO）、硫化氢（H_2S）、过氧化氢（H_2O_2）、K^+ 等。

一、NO 与脑血流调控

（一）NO 的生成和生物学作用

在 O_2 和辅助因子 [NADPH、四氢生物蝶呤（tetrahydrobiopterin，BH_4）、血红素、FAD、FMN 和钙调蛋白等] 的介导下，NOS 催化 L- 精氨酸生成 NO 和 L- 瓜氨酸。BH_4 缺乏将导致 NOS 解偶联，生成超氧阴离子而不是 NO。eNOS 解偶联将促使内皮功能障碍，导致血管功能障碍和代谢紊乱，如高血压、高脂血症、动脉粥样硬化、胰岛素抵抗和糖尿病等。最近研究表明，脑动脉的 eNOS 解偶联参与缺氧缺血性脑损伤。组成性 NOS（eNOS 和 nNOS）的激活依赖于细胞内 Ca^{2+} 浓度增高，而 iNOS 激活无需 Ca^{2+} 参与。PI3K/Akt 信号途径也可以通过磷酸化 eNOS 丝氨酸 1177/1179 位点激活 eNOS。

内皮来源的 NO 通过 cGMP 介导血管舒张，减少血管阻力、降低血压、抑制血小板聚集和黏附、抑制白细胞黏附和迁移、抑制 VSMC 增殖、延缓动脉粥样硬化的进展。周围传出（氮能）神经来源的 NO 也可以通过 cGMP 介导血管舒张调控、血流增加、平滑肌松弛。5 型磷酸二酯酶（phosphodiesterase type 5，PDE5）通过降解 cGMP，减少 5’-GMP 生成，而 PDE5 抑制剂如西地那非可以增强 NO 和 cGMP 的作用。最近，研究者发现了一些非 cGMP 介导的舒张机制，如谷胱甘肽化修饰，内质网 Ca^{2+}-ATP 酶激活和 NO 供体激活 Ca^{2+} 依赖性 K^+ 通道。

在中枢神经系统，nNOS 来源的 NO 作为神经递质参与调控突触可塑性、睡眠 - 觉醒周期和激素分泌。谷氨酸及相关的氨基酸，如 NMDA，通过增加细胞内 Ca^{2+} 浓度，刺激 NO 生成。nNOS 来源的过量 NO 参与了多种急慢性神经退行性疾病、免疫反应、缺血和炎症导致的组织损伤和细胞凋亡的病理生理过程。

过量产生的 NO 具有神经毒性，但具体机制尚不清楚。NO 在超氧阴离子存在的情况下代谢为过氧亚硝基，直接与 DNA 结合，改变 DNA 结构，导致细胞损伤。另外，NO 还可以抑制线粒体呼吸链的终末复合体——细胞色素 C 氧化。在包括神经元和神经胶质细胞的大部分细胞中，NO 可以通过调节耗氧量产生一系列与神经元存活调控相关的信号分子。NO 还可以通过调节糖酵解途径和戊糖磷酸化途径，调控神经元的糖代谢平衡，并可能参与神经退行性疾病和氧化应激导致凋亡的机制。

无论何种来源的 NO 均可迅速经氧化反应失活生成亚硝酸盐或硝酸盐。当超氧阴离子和 NO 产生量足够时，将形成另一种自由基——过氧亚硝酸盐，继而发挥生物学效应。

（二）NO 生理状态下对脑血流量的调节作用

大量研究表明，在静息状态下，eNOS 产生基础量的 NO 释放至脑循环，调节血管张力、阻力和血管生成，有助于预防脑血管重塑。NOS 抑制剂、NO 清除剂、cGMP 抑制剂和血管内皮损伤均可以导致脑血流量下降。另一方面，Ach、缓激肽（bradykinin，BK）或 Ca^{2+} 载体 A23187 可以刺激脑血管内皮细胞生成 NO，舒张血管。雌激素也可以通过增加 eNOS 水平起到血管保护的作用。

电脉冲或神经节兴奋剂刺激传出神经激活可以诱发脑血管扩张、增加脑血流；选择性抑制 nNOS，而不是 eNOS 或 iNOS，可以抑制这种效应，提示 nNOS 来源的 NO 参与脑循环调控。静息状态下氮能神经释放 NO，调控脑血流，维持大脑的正常生理功能。副交感神经核激活，节后氮能神经 NO 的释放增加，导致脑血管扩张，血流量增加（图 25-2）。

NO 还可以通过影响脑血流自身调控或介导其他气体分子（如 CO_2、O_2 和 CO）参与脑血流量的调节。

（三）NO 病理状态下对脑血流量的调节作用

大鼠大脑中动脉结扎模型常用于缺血 - 再灌注研究。大量研究表明，缺血再灌注损伤将降低 NO 的产量，减少 EDHF 释放，增加超氧阴离子和血管收缩因子（如 PG）的产量，使得脑血管内皮功能异常[13]。而可逆性阻塞大脑动脉导致的脑缺血，将使内皮 Caveolin 和 eNOS 蛋白表达上调，血浆氮氧产物（NOx，包括 NO 和 NO_2 等）浓度增高，脑血流量增加，并减轻记忆功能受损。缺血后脑损伤的运动康复治疗可能得益于 eNOS 活性增强，NO 产量提高。而缺血脑组织中升高的 RhoA/Rho 激酶活性则会减少 NO 产量，血管张力增加，恶化病情。但是，也有研究表明 NOS 抑制剂对缺血导致的神经损伤具有保护性。微栓塞能诱导血管内皮细胞 eNOS 表达，损坏血脑屏障，导致脑水肿。有趣的是，有研究者观察到 NO 和聚腺苷二磷酸 - 核糖多聚酶（poly ADP-ribose polymerase，PARP）参与缺血后神经毒性

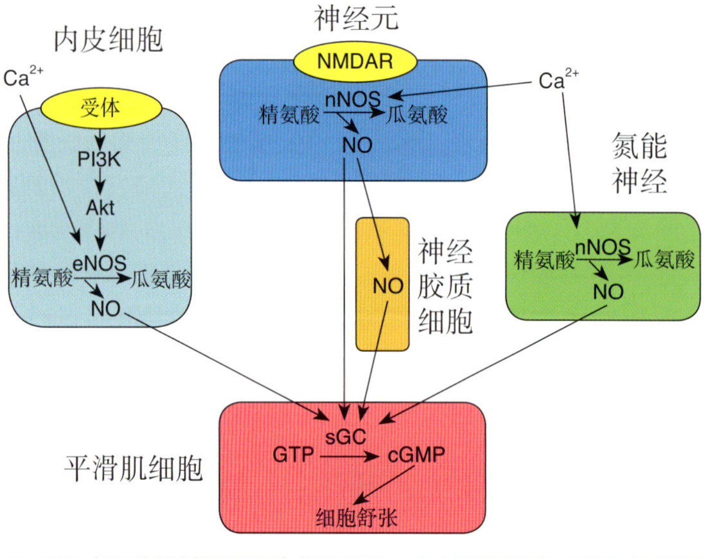

图 25-2 NO 介导的脑循环调控的主要途径：内皮细胞通过 eNOS 合成释放 NO

神经胶质细胞可介导神经元 nNOS 释放 NO。突触旁氮能神经是 nNOS 依赖的 NO 最主要的来源。继而在血管平滑肌细胞中通过 cGMP 信号途径舒张血管。PI3K：磷脂酰肌醇 3 激酶；Akt：蛋白激酶 B；eNOS：内皮型一氧化氮合酶；NMDAR：N- 甲基 -D- 天门冬氨酸受体；nNOS：神经元型一氧化氮合酶；sGC：可溶性鸟苷酸环化酶

只在男性导致细胞死亡，而 nNOS/PARP1 信号通路激活在女性产生的却是保护效应，其机制有待进一步研究。再灌注后期主要是由于 iNOS 形成的硝基酪氨酸对血管内皮造成损伤。

蛛网膜下腔出血（subarachnoid hemorrhage，SAH）后常继发脑血管痉挛，不仅和一些非 NO 相关的血管收缩因子（如 COX、ROS、ET1）释放和 RhoA/Rho 激酶激活有关，氮能神经和内皮细胞来源的 NO 生物活性受损也是重要的致病因素。非对称二甲基精氨酸（asymmetric dimethylarginine，ADMA）作为内源性的 NOS 抑制剂参与了 SAH 继发的脑血管痉挛的发生发展。脑脊液中 ADMA 的含量与脑血管痉挛的严重程度呈正相关，而 NO_2、NO_3 和瓜氨酸的含量下降。内源性 NO 主要通过舒张血管增加血流量、抑制血小板聚集、清除超氧阴离子、拮抗 ET1 的生成并抑制 RhoA/Rho 激酶活性，防止 SAH 继发的脑血管痉挛。

脑外伤患者和脑损伤模型动物的大脑受损面积与脑血流量 /NO 含量呈正相关。eNOS 产生的 NO 在维持脑外伤时血流稳态中起着重要作用。iNOS 来源的 NO 可以拮抗 ET1 的缩血管作用。

最近的研究表明，脑血管内皮功能障碍，eNOS 来源的 NO 产生减少导致的脑血管舒张障碍和神经退行性变与 AD 发生和发展密切相关。AD 可继发于长期大脑灌注不足，eNOS 来源的 NO 在其病理生理过程中起着重要的作用。脑 eNOS 来源的 NO 水平减低或相关信号通路分子的遗传多态性将导致血管性记忆力减退、老年痴呆症和神经退行性疾病，并可能诱发脑缺血、脑卒中[14-15]。

二、CO 与脑血流调控

较高浓度的 CO 与血红蛋白结合形成碳氧血红蛋白，后者能抑制 O_2 的结合与释放至组织器官，具有生物毒性，并可能造成迟发性的中枢神经系统损伤和神经系统后遗症[16]。其机制可能与诱发氧化应激，激活了 NMDA 的 nNOS 途径有关。但是，机体在代谢血红素时，HO 催化血红素降解为胆绿素和铁，并产生内源性 CO。HO 有两种不同的异构体，诱导型 HO1 和组成型 HO2，在 VSMC 和内皮细胞表达。有研究报道内源性产生的 CO 诱导的血管舒张作用是通过激活 VSMC 中 Ca^{2+} 依赖的 K^+ 通道（Ca^{2+} dependent K^+ channel，K_{Ca}）和 cGMP 信号通路实现的。并且 CO 还可以通过增加钙活化与 K_{Ca} 的有效偶联增强 K_{Ca} 的活性。CO 也可以通过 NO 介导脑血管的舒张效应。

CO 在静息状态和多种病理状态时都参与脑血流量的调控，但机制仍有待进一步研究。其中基于 HO 信号途径，并能有效避免 CO 神经毒性和其他副作用的治疗策略有待研发。CO 和 NO 之间的相互作用也需要深入研究。

三、H_2S 与脑血管功能调节

H_2S 是一种具有臭鸡蛋气味的有毒气体，在体内主要由血管内皮细胞 CBS 和 CSE 代谢 L-半胱氨酸生成。H_2S 可以通过开放 K^+ 通道，增强外向 K^+ 电流，导致膜电位超极化，血管平滑肌舒张。H_2S 的血管舒张功能部分依赖于正常的内皮功能。有研究发现，CSE 基因敲除小鼠呈现出高血压表型，其内皮依赖的血管舒张功能下降，并且血清、心脏、主动脉和其他脏器中的 H_2S 含量明显减少，而静脉注射 H_2S 供体（NaHS）可以暂时降低小鼠的动脉压，表明 H_2S 具有调控血压的作用，并可能与 NO 相互作用调控血管平滑肌张力。在新生猪颅骨开窗术模型中，局部给予 H_2S 可以剂量依赖性地扩张软脑膜小动脉，并且内源性的 CSE 可以产生足够的 H_2S 以降低血管张力[17]。这些研究表明 H_2S 不仅在血压和血管平滑肌张力调控中具有重要作用，还极有可能也参与脑血流的生理状态和各种病理生理调控，并具有治疗作用，但尚需进一步的深入研究。

在中枢神经系统中，H_2S 可改善缺血性损伤，但会导致脑卒中的恶化。大脑中增高的 H_2S 浓度会诱导脑梗死，而 CBS 或 CSE 抑制剂能逆转这种效应。在 AD 患者，局部 H_2S 浓度增高导致病情恶化。此外，唐氏综合征患者 H_2S 生成增加，其特异性代谢产物硫代硫酸盐在尿中的含量增加，提示 H_2S 浓度和唐氏综合征的加重呈正相关。

四、内皮素与脑血管功能调节

除了血管舒张因子，内皮细胞还可以释放收缩血管的因子，其中最受关注的是内皮素（endothelin，ET）。内皮素前体是约200个氨基酸的多肽（preproET），经肽链内切酶剪切成前肽（proET），再由内皮素转换酶（endothelin-converting enzyme，ECE）转换成内皮素。三种内皮素（ET1、ET2和ET3）分别由不同的基因编码，都是由21个氨基酸组成的多肽。在生理状态下，脑血管内皮细胞只产生ET1。血栓素、转化生长因子β（transforming growth factor β，TGFβ）、血红蛋白和肿瘤坏死因子α（tumor necrosis factor α，TNFα）都可以促进内皮素基因的表达，而NO和cGMP可以抑制内皮素基因的表达。ET1基因的启动子区含有剪切应力的反应元件，激活该元件后可使ET1基因的转录降低。

ET1能产生强大而持久的脑血管收缩作用。ET1和ET2的收缩作用强于ET3。内皮素诱导的血管收缩效应依赖于细胞外Ca^{2+}，并经由蛋白激酶C（protein kinase C，PKC）激活介导。

内皮素通过两种内皮素受体（endothelin A receptor，ETAR和endothelin B receptor，ETBR）介导，发挥血管活性作用。通常情况下，ET_A受体在血管平滑肌表达，介导缩血管效应。ET_B受体的作用则与其表达部位相关，血管平滑肌的ET_B受体介导血管收缩作用，而内皮细胞的ET_B受体通过释放前列环素或者EDRF介导血管舒张作用（图25-3）。

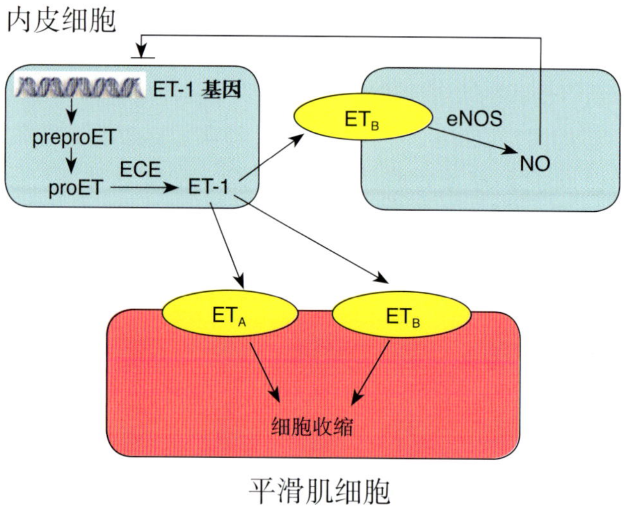

图25-3　内皮素介导的脑循环调控的主要途径：ET1基因转录生成前体preproET，经酶剪切成proET，最后经由ECE转换为ET1。

ET1可以结合于血管平滑肌细胞ET_A和ET_B受体收缩血管。ET1还可以结合内皮ET_B受体，激活eNOS，生成NO。NO和cGMP可以抑制ET1基因的表达。ET：内皮素；preproET：内皮素前体；proET：内皮素前肽；$ET_{A/B}$：内皮素受体A/B；eNOS：内皮型一氧化氮合酶；ECE：内皮素转换酶

第三节　钾离子通道与脑循环调节

K^+通道的活性在血管张力调控中起着重要的作用。血管平滑肌细胞的K^+通道激活导致细胞膜超极化，电压门控Ca^{2+}通道关闭，细胞内Ca^{2+}浓度下降，血管舒张。体外检测脑血管平滑肌膜电位为–40～–70mV，但缺乏相应的体内检测数据。仅仅几毫伏的膜电位变化可以使血管张力产生巨大的变化。被激活的K^+通道能介导脑血管对不同刺激因素产生不同的效应，包括受体结合反应、第二信使信号通路和缺氧反应等。内皮依赖性超极化因子（endothelium-dependent hyperpolarizing factor，EDHF）通过激活 K^+ 通道使血管平滑肌超极化，舒张血管[18]。

大量的研究表明，在大脑中，不仅血管平滑肌表达多种 K^+ 通道，内皮细胞也表达 K^+ 通道。内皮细胞超极化，调节 Ca^{2+} 浓度，是介导 EDHF 释放的重要机制之一。

一、ATP 敏感性钾通道与脑血管调节

ATP 敏感性钾通道（adenosine 5'-triphosphate-sensitive potassium channel，K_{ATP}）是由 Kir6.x 亚基和磺酰脲受体（sulfonylurea receptor，SUR）亚基及其他成分组成的，可定位于细胞膜、线粒体和细胞核。其特征为随细胞内 ATP 浓度增高，通道活性被显著抑制。当 ATP 与通道解离时，通道开放，细胞超极化。与胞内 ATP 浓度相反，氧分压或 pH 的下降将使通道开放，血管舒张。K_{ATP} 通道能在一定程度上反映细胞的代谢状态。

大脑 K_{ATP} 通道激活使细胞超极化，脑动脉包括基底动脉等舒张。一些内源性脑血管平滑肌舒张因子（包括 EDHF、腺苷和 cAMP 等）的舒血管效应需经由 K_{ATP} 通道激活介导。但大多数研究提示 NO 的舒血管效应并不依赖于 K_{ATP} 通道激活。有研究表明 K_{ATP} 通道激活是缺氧条件下脑血管舒张的重要机制之一，K_{ATP} 通道抑制剂（格列本脲和甲苯磺丁脲）可以抑制缺氧诱导的颈动脉和脑动脉舒张。

尽管在各种刺激状态下，K_{ATP} 通道激活可以调控血管舒张效应，但在静息状态下，K_{ATP} 通道对血管张力的调节并不明显。K_{ATP} 通道激活剂尼可地尔用于冠心病治疗能够明显改善心肌缺血并减轻心肌损伤，其是否也能用于改善脑缺血和减轻脑损伤需要研究证实[19]。

二、钙离子依赖性钾通道与脑血管调节

K_{Ca} 由 α 和 β 亚基构成，当细胞内钙离子浓度增高时被激活。α 亚基是成孔亚基，β 亚基是调控通道功能的跨膜蛋白结构。研究发现，不论在体内还是体外实验，使用 K_{Ca} 通道抑制剂干预脑动脉，均可使其收缩，表明 K_{Ca} 通道参与静息状态下脑血管（特别是大动脉）张力的调控。大量的研究结果显示，多种脑血管扩张剂（毛喉素、cAMP、异丙肾上腺素、降钙素基因相关肽和肾上腺髓质素等）的脑血管扩张作用可被 K_{Ca} 通道抑制剂逆转。因此，腺苷酸环化酶介导的 K_{Ca} 通道激活是血管舒张反应的重要机制之一。K_{Ca} 通道可被四乙基铵（tetraethylammonium，TEA）特异性阻断。

值得注意的是，根据血管内径大小、种属和器官不同，NO 可以激活某些血管表达的 K_{Ca} 通道。K_{Ca} 通道可能是介导 NO 和 cGMP 诱导的大脑微血管舒张反应的重要结构基础。

有电生理学研究显示，活性氧（reactive oxygen species，ROS）可以通过激活钾离子通道舒张血管。例如，过氧化氢和氧化剂可以增加血管平滑肌 K_{Ca} 通道活性。而过氧化氢和缓激肽诱导的脑血管舒张效应，可以被 K_{Ca} 通道阻断剂抑制。

此外，花生四烯酸经细胞色素 P450 酶的代谢产物（EET 和 20-HETE）对脑血管活性作用部分也是经由 K_{Ca} 通道介导的。

三、电压依赖性钾通道与脑血管调节

与 K_{Ca} 通道相似，当细胞膜去极化时，电压门控的钾通道（voltage-dependent potassium channel，K_v）开放增加，产生一个外向电流，使膜电位回复至静息电位水平，通过负反馈机制维持血管张力。尽管 K_v 通道和 K_{Ca} 通道都可以被细胞膜去极化激活，4-氨基吡啶（4-aminopyridine）可以选择性抑制 K_v 通道活性。

K_v 通道的功能也与 K_{Ca} 通道类似。研究发现当细胞内 pH 下降时，将使 K_v 通道电流增大，表明在酸中毒或高碳酸血症状态下，K_v 通道是调控脑血管张力的重要机制之一。NO 可以激活肺血管平滑肌的 K_v 通道，而 4-氨基吡啶可以部分抑制 NO 所产生的舒血管效应，但在脑血管尚无类似的研究。

四、内向整流钾通道与脑血管调节

与 K_v 通道和 K_{Ca} 通道不同，内向整流钾通道（inward-rectifier potassium channel，K_{ir}）在细胞膜超极化时被激活，产生一个外向的超极化电流，使膜电位回复至静息电位水平。K_{ir} 通道对细胞外钡离子很敏感，低浓度的细胞外钡即可选择性抑制 K_{ir} 通道活性。

K_{ir} 通道主要介导细胞外 K^+ 对血管张力的调控作用。在体外研究中证明，细胞外 K^+ 浓度少量增加即可使脑血管超极化舒张。这种效应可以被低剂量的钡离子所抑制，但 TEA、格列本脲和 4- 氨基吡啶对其无效，提示这种效应是由 K_{ir} 通道所介导的。

第四节　花生四烯酸细胞色素 P450 代谢产物与脑循环调节

花生四烯酸（AA）经细胞色素 P450（cytochrome P450，CYP）酶生成的代谢产物 20-HETE 和 EET 具有广泛的生物学活性，包括调节不同器官的血流量。大脑和脑血管中多种类型的细胞均有相关的 CYP 酶表达，可代谢 AA 生成 20-HETE 和 EET，并在脑血流的自调控和神经血管偶联调控中起重要作用。越来越多的研究揭示 AA 的 CYP 代谢产物相关的分子信号机制参与调控脑血管功能和病理状态的改变。可溶性环氧化物水解酶（soluble epoxide hydrolase，sEH）是通过抑制 EET 水解，调控 EET 水平的。20-HETE 和 sEH 已成为许多脑血管疾病的分子治疗靶点。抑制 20-HETE 产生或者通过抑制 sEH 酶活性增加 EET 水平，可以减轻脑卒中后的脑损伤，这主要是得益于脑血管结构或功能的改善和神经元及神经胶质细胞死亡的减少。因此，CYP 代谢产物不仅是脑血管功能调控的关键因子之一，还是心脑血管疾病和神经系统疾病治疗的新靶点[22]。

一、脑 AA 经 CYP450 酶代谢的途径

目前研究发现 AA 有三条代谢途径，分别为环氧化酶（cyclooxygenase，COX）、脂氧化酶（lipoxygenase，LOX）和 CYP450 酶代谢途径。AA 在脑血管、神经胶质细胞和神经元中经不同的 CYP 酶代谢途径分别生成 EET 和 20-HETE：CYP 表氧化酶途径生成 EET，CYP 羟化酶途径生成 20-HETE。脑血管 20-HETE 最主要由 CYP4A 羟化酶代谢产生，CYP4A3 是大鼠脑循环中表达量最高的亚型，其他 CYP 酶，如 CYP4F 家族、CYP4A1 和 CYP4A8 等也能促进大鼠脑血管代谢生成 20-HETE。在人类 CYP 羟化酶相应为 4A11 和 CYP4F2。大脑 EET 主要由 CYP2C 和 CYP2J 表氧化酶代谢产生，在人类主要为 CYP2C8、2C9 和 2J2 三种。这些表氧化酶主要分布在大脑不同区域的神经元和神经胶质细胞中，脑血管内皮细胞也具有表氧化酶活性。EET 经由 sEH 代谢生成生物活性较低的代谢产物 DHET（dihydroxyeicosatrienoic acid）（图 25-4）。已有的研究表明，神经元、神经胶质细胞、少突胶质细胞、室管膜细胞、血管内皮和平滑肌细胞均表达 sEH。

二、AA-CYP 代谢产物对生理状态下脑血流的调节作用

神经血管偶联可以使大脑特定区域内神经元激活，最终导致局部血流量增加。这种空间时相性调控的生物学机制复杂，涉及 NO、CYP 表氧化酶和 K^+ 通道激活。有研究发现，当刺激 eNOS 和 nNOS 敲除小鼠时，其脑血流改变反应正常，表明 NO 并不是神经血管偶联不可或缺的信号。类似的研究发现，NO 通过维持血管平滑肌 cGMP 的水平介导其他因子或介质的血管舒

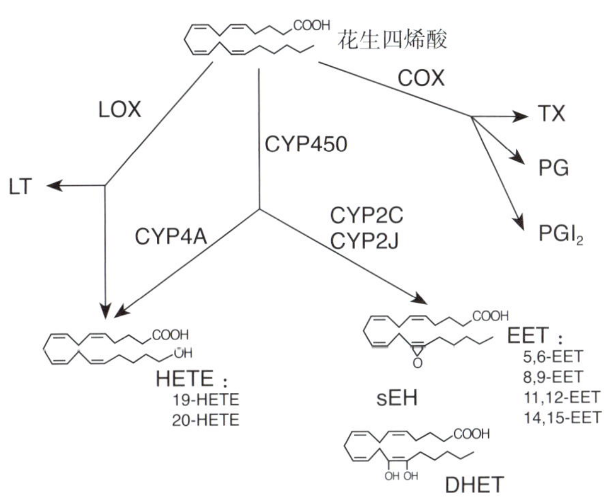

图 25-4　脑 AA 经 CYP 酶代谢的主要途径：AA 主要经 COX、LOX 和 CYP450 酶代谢

COX 途径主要代谢生成 TX、PG、PGI_2。LOX 途径主要由 5-LO 代谢生成 LT。CYP450 途径主要有两种代谢方式：经表氧化酶 CYP2C 代谢生成 EET，再经由 sEH 代谢生成较低活性的 DHET；经羟化酶 CYP4A 代谢生成 20-HETE。TX，血栓素；PG，前列腺素；PGI_2，前列环素；5-LO，5- 脂氧合酶；LT，白三烯；20-HETE，20- 羟二十碳四烯酸；EET，环氧二十碳三烯酸

张作用。

功能性充血反应中的另一个关键机制是神经元释放谷氨酸刺激星形胶质细胞生成 CYP 代谢产物 EET。继而，EET 促使星形胶质细胞和血管平滑肌细胞的 K_{Ca} 通道开放，细胞超极化，血管扩张；EET 可显著增加内皮细胞中 eNOS 表达和活性，促进血管扩张。EET 的拮抗剂或者抑制 EET 合成可以逆转大脑皮质激活导致的脑血流量增加的效应。

另一种 AA 代谢产物 20-HETE 也可以影响神经血管偶联。在普通大鼠或小鼠中，20-HETE 对大脑皮质血流量的影响不大。但当 nNOS 被抑制时，20-HETE 通过削弱 EET 的作用，影响功能性充血性反应。NO 还可以通过结合于 CYP4A 抑制其羟化酶活性，减少 20-HETE 的产生，间接促进 EET 激活 K_{Ca} 通道。这表明 20-HETE 和 EET 都参与神经血管偶联调控，并且相互之间有交叉作用。

早期的研究已表明，EET 可以调节压力介导的血管收缩作用。类似的研究也表明，当灌注压从 80 mmHg 升至 120 mmHg 时，表氧化酶活性抑制剂可以增强动脉收缩反应。而 CYP 羟化酶抑制剂则相反，可以抑制动脉对灌注压升高的收缩反应。这些资料提示，EET 有抑制血管平滑肌收缩、降低血压的作用，而 20-HETE 则相反。20-HETE 激活蛋白激酶 C（protein kinase C，PKC）途径是介导血管平滑肌细胞反应的重要信号转导机制。

总体来说，花生四烯酸 CYP 代谢产物参与各种神经活动和脑血流动力学调节（图 25-5）。

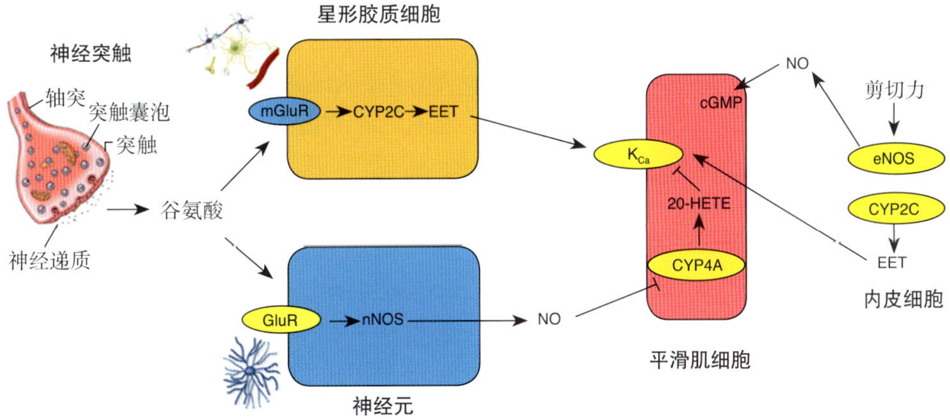

图 25-5　CYP 代谢产物与神经活动和血流动力学脑血流调节

在星形胶质细胞中，CYP2C 或 CYP 2J 被激活产生 EET 舒张血管；而树突接受刺激后，NO 产量增加，抑制 CYP4A 生成 20-HETE，舒张血管。在血管平滑肌细胞，EET 可以激活 K_{Ca} 通道或增加 NO，使血管扩张，而 20–HETE 可以使 K_{Ca} 通道失活。CYP2C：细胞色素 P450-2C；mGluR：代谢型谷氨酸受体；EET：环氧二十碳三烯酸；nNOS：神经元型一氧化氮合酶；20-HETE：20- 羟二十碳四烯酸；eNOS：内皮型一氧化氮合酶

在神经血管偶联调控中，突触前神经元释放谷氨酸，作用于星形胶质细胞 mGluRs 和树突谷氨酸受体 [postsynaptic AMPA（α-amino-3-hydroxy-5-methyl-4-isoxazolepropionic acid）receptor，GluR]。在星形胶质细胞中，CYP2C、2J 被激活产生 EET；树突接受刺激后，nNOS 增加 NO 的生成，作用于血管平滑肌抑制 CYP4A，减少 20-HETE 生成。而压力应激可以增加脑血流自身调控，增加 20-HETE 产量。并且，剪切应力可以激活 eNOS 在血管内皮细胞产生 NO，增加血管平滑肌细胞 cGMP 产量，导致血管舒张。内皮细胞也能产生 EET，但与其他器官相比，大脑内皮衍生的 EET 对血流量的调控作用有限。在血管平滑肌细胞，EET 可以激活 K_{Ca} 通道，也可通过增加 eNOS 表达和活性增加 NO，使血管扩张，而 20-HETE 可以使 K_{Ca} 通道失活。此外，新近研究还证明，EET 除抑制抗神经元和胶质细胞损伤和凋亡外，还能明显促进其分泌血管内皮生长因子，从而促进脑内血管新生。

三、AA-CYP 代谢产物对病理状态下脑血流的调节作用

各种病理生理状态，如高血压、颈内动脉狭窄或颅内高压将损伤神经血管偶联机制和脑血流量自调节机制，并降低大脑血管的肌源性张力，减弱神经元激活导致的血管舒张。此外，20-HETE 生成增多引起的肌张力增加抵消了血管平滑肌细胞 K_{Ca} 通道开放的效应。由于在复杂的病理生理状态下，脑血管肌张力可能上升也可能下降，因此很难确定 AA-CYP 代谢产物与脑血流量调控之间的相互作用关系。EET 和 sEH 的失调都有可能与神经血管偶联损伤有关。大鼠星形胶质细胞中表达 CYP2C11，合成 EET，继而由神经元和脑血管中的 sEH 水解 EET。在间歇性缺氧发生以后，星形胶质细胞中 CYP2C11 和 EET 增加，并起到神经保护和扩张血管增加血流的作用。虽然 CYP 代谢产物 EET 和 20-HETE 在大脑代谢和脑血流量调控中的作用并未完全阐明，但这些产物在大脑缺血和中风后的损伤修复中确实具有重要的药理作用。

（一）脑卒中

脑卒中是位列全球死亡因素第三的病因，更为严重的是，脑卒中的长期致残率高。虽然脑动脉瘤发病率不高，但是它是出血性脑卒中通常的重要原因之一。尽管现有的研究没有完全阐明 CYP 代谢产物 EET 和 20-HETE 在出血性脑卒中的作用及机制，20-HETE 抑制剂已显示出作为出血性脑卒中潜在治疗靶点的良好前景。缺血性脑卒中或血栓栓塞引起的脑卒中占卒中患者类型的 80%。由于缺血性脑卒中脑血流量失调通常伴有多种心血管疾病（如高血压等），针对 CYP 代谢产物 EET 和 20-HETE 的治疗措施可能起到有效的多器官靶点治疗作用。

1. EET 与脑卒中　EET 具有促血管扩张、促纤溶、抗炎、抗损伤凋亡和促血管生成作用，并可以根据神经元活性和代谢需求调控脑血流量。因此，当发生脑缺血时给予 EET 或在恢复期提高 EET 的水平具有脑保护作用。由于 EET 是脂肪酸类物质，可与血浆蛋白迅速结合或被降解，EET 的给药方式是目前相关药物研发的重点和难点之一。最近已有研究组研发出更为稳定、活性更强的 EET 类似物或激动剂，并在动物实验中取得了很好的效果。但药理学研究方面 sEH 抑制剂的研究有了突破，目前还在不断改进。

流行病学资料表明 EPHX2 基因的单核苷酸多态性（single nucleotide polymorphism，SNP）与缺血性脑卒中患者风险增高具有相关性，该基因编码产生 sEH 蛋白，这表明 sEH 抑制剂可能具有治疗脑卒中的疗效。动物实验证明，sEH 抑制剂能够改善大鼠和小鼠的脑缺血损伤。12-（3-金刚烷 -1- 基 - 脲基）十二酸 [12-(3-adamantan-1-yl-ureido)dodecanoic acid，AUDA] 可减轻卒中易感性自发性高血压大鼠（spontaneously hypertensive rat，stroke-prone，SHRSP）的脑缺血损伤。与自发性高血压大鼠（spontaneously hypertensive rat，SHR）相比，SHRSP 大鼠不仅会发生高血压，还伴有血管壁重塑和脑血流量减少，大部分 SHRSP 大鼠会在 5 月龄时并发脑出血或梗死，并且更容易出现大面积梗死。长期给予 SHRSP 大鼠 AUDA 治疗后，即使不产生降压

效应，也可以缩小大脑中动脉结扎术引起的大脑梗死范围。在血压正常的小鼠中，抑制 sEH 也可减轻大脑缺血 - 再灌注损伤。短期给予 sEH 抑制剂能保护大脑缺血损伤。在大脑缺血损伤前数小时和再灌注时给予 sEH 抑制剂处理，可以减轻大脑损伤。这些证据都表明 sEH 抑制剂通过抑制 sEH 酶活性，提高 EET 水平，能保护缺血性脑卒中引起的脑损伤。

有趣的是，抑制 sEH 获得的脑缺血性损伤保护效应的机制是多方面的，涉及脑血管结构变化和神经细胞信号转导通路激活。EET 产生的神经保护效应包括减少缺氧缺糖导致的星形胶质细胞死亡。反之，高表达 sEH 或 sEH 活性相关的 SNP 将增加缺氧缺糖造成的星形胶质细胞死亡。已有的研究表明低氧预适应可以通过缺氧诱导因子（hypoxia inducible factor 1α，HIF1α）上调星形胶质细胞 CYP2C11 表达，保护细胞。EET 通过上调 Bcl-2，抑制神经酰胺和活性氧的产生。长期予以 SHRSP 或 WKY 大鼠 sEH 抑制剂可增加大脑抗凋亡因子 Bcl-2 家族基因、Fas 诱导凋亡抑制基因（Cflar 和 Faim）、抗氧化基因 Prdx2 和神经保护因子的表达，减少促凋亡介质 Fas、TNF 配体、TNF 受体和活性氧的生成。特别是在采用 AUDA 治疗 SHRSP 大鼠的研究中，研究者发现 AUDA 上调了编码 c-Jun 的 N-末端激酶相互作用蛋白（c-Jun N-terminal kinase-interacting protein，JIP）的 Mapk8ip 基因的表达。现有的研究表明，JIP 能增强神经元细胞对缺血和应激的耐受性，其机制主要是通过调控细胞质丝裂原活化蛋白激酶（mitogen activated protein kinase，MAPK）活性，抑制基因转录和凋亡。增加大脑中 Mapk8ip 的 mRNA 表达水平可提高大鼠对脑缺氧的耐受性。并且，MAPK 和 PI3K/Akt 信号通路的激活不仅可以保护神经元细胞，也具有内皮细胞保护作用。因此，EET 和 sEH 抑制剂可以通过靶向干预多种类型细胞，保护大脑缺血后细胞功能。还能激活 cAMP-PKA，抑制血管平滑肌迁移，缓解血管重塑[2]。

2. 20-HETE 与脑卒中　20-HETE 也是潜在的治疗脑缺血和脑卒中的靶点之一。有证据表明，CYP4A11 和 CYP4F2 的遗传变异性与亚洲人群的脑梗死具有相关性。20-HETE 合成的抑制剂 TS-011 具有保护大鼠出血性或缺血性卒中的效应。研究表明，TS-011 能抑制 CYP4A11、CYP4F2、CYP4F3 和 CYP4F3B 羟化酶活性，但对表氧化酶活性没有明显影响。抑制 20-HETE 的合成，可以减弱蛛网膜下腔出血后导致的脑血管痉挛和脑血流量下降效应。另一项研究结果显示，大脑 20-HETE 表达水平在大脑中动脉闭塞后 8 小时内增加；而 TS-011 能够显著改善脑缺血后的大脑功能和远期神经功能，其效应与降低了 20-HETE 水平有关。另一种 20-HETE 合成的抑制剂 HET0016 也具有降低大脑 20-HETE 表达、恢复减低的脑血流量、减轻脑缺血后损伤的作用。大脑中动脉结扎术后的 SHRSP 大鼠脑血管中生成的 20-HETE 加重了脑血流量的减少和脑组织损伤。与 WKY 大鼠相比，SHRSP 大鼠缺血后再灌注损伤范围更大。HET0016 可以减轻 SHRSP 大鼠的再灌注所致的充血反应和脑血管氧化应激反应，并改善内皮依赖的血管舒张功能。这些研究都表明脑血管中增高的 20-HETE 会促进氧化应激和内皮细胞功能紊乱，增加大脑缺血后损伤的易感性。20-HETE 拮抗剂［20-hydroxyeicosa-6(Z)，15(Z)-dienoic acid］也具有缩小大鼠脑缺血梗死面积的作用。与 sEH 抑制效应相似，抑制 20-HETE 可以通过保护神经元和脑血管功能缓解缺血后损伤。最新的研究还发现，TS-011 可以改善大脑缺血后梗死灶周围微循环的自调节反应，减轻损伤。总而言之，通过抑制 20-HETE 可以保护大脑蛛网膜下腔出血或脑缺血损伤。

（二）脑血管重塑

血管重塑过程对血流动力学和血管张力等因素均会产生影响，多发生在高血压、动脉狭窄、动脉粥样硬化和血管损伤等疾病状态下。高血压大血管病变，例如 SHRSP 大鼠大脑中动脉，表现为血管增生重构，血管壁增厚。并且，长期的血压增高将导致血管平滑肌细胞增生和新生内膜形成。当血管平滑肌表型转化为增殖 / 合成表型并侵入中层时，新生内膜形成。动脉狭窄、动脉粥样硬化斑块进展和血管损伤时，也具有相似的病理改变。更重要的是，血管重塑不仅是缺血性卒中的病理改变特征，还会增加缺血性卒中的发病风险。寻找血管重塑中的关键因子将为卒中治疗提供新的治疗靶点。

1. EET 与脑血管重塑 研究资料表明，抑制 sEH 具有防止病理性血管重塑的效应。给予外源性 EET 和 sEH 抑制剂可以通过下调细胞周期蛋白 D1（cyclin D1）抑制血小板衍生生长因子（platelet-derived growth factor，PDGF）诱导的血管平滑肌细胞增殖。过表达 CYP 表氧化酶也可以通过激活 cAMP/PKA 通路抑制 PDGF 诱导的血管平滑肌细胞迁移。抑制 sEH 还能减少血管紧张素灌注诱导的高血压大鼠肾胶原沉积和肾血管重塑。利用 CYP2J2 内皮特异性转基因鼠，研究者发现过表达 CYP2J2 可以通过提高循环 EET 水平，增加脑血流量，减少星形胶质细胞和神经元凋亡，起到神经保护、抵抗脑缺血损伤的作用[23]。

SHRSP 大鼠是一种常用的卒中动物模型，其大脑侧支循环发育不良，且微血管密度下降。长期给予 AUDA 干预 SHRSP 大鼠能减轻大脑缺血损伤，其机制之一是改善了大脑中动脉的血管重塑和减轻胶原沉积。一些研究结果显示，EET 和 sEH 抑制剂主要通过调控血管平滑肌细胞和成纤维细胞中的信号转导通路逆转血管重塑。除此之外，sEH 抑制剂治疗还可以增加 SHRSP 大鼠大脑微循环的密度。与此一致的是，几个小组的体内研究都表明 EET 可以促进血管生成；星形胶质细胞和内皮细胞共培养也得到了类似的研究结果。由于缺氧和代谢需求增加能诱导星形胶质细胞 EET 介导的血管生成，因此，可以推测，sEH 抑制剂可能是通过相同的机制增加微血管的密度。与 WKY 大鼠相比，sEH 抑制剂治疗也能改善颈动脉结扎术后 SHRSP 大鼠的血管重塑。总之，这些研究都表明 sEH 抑制剂的脑保护效应部分得益于血管结构的改善。

2. 20-HETE 与脑血管重塑 20-HETE 也具有调控脑血管重塑和微血管密度的作用。20-HETE 主要通过调控 MAPK 和酪氨酸激酶信号通路促进 PDGF 诱导的血管平滑肌细胞的迁移；反之，20-HETE 抑制剂 HET0016 能抑制迁移。另外，某些研究表明内皮素 1 通过 20-HETE 介导促进血管平滑肌细胞增殖。然而，另一些研究发现 20-HETE 具有抑制血管平滑肌细胞增殖的作用，并可以逆转 PDGF 诱导的细胞周期蛋白 D1 的表达。这主要是由于 20-HETE 上调了血管平滑肌细胞 TGFβ 的表达水平，从而导致细胞生长抑制。20-HETE 也能作为非缺氧调节因子调控人微血管内皮细胞的 HIF1α，激活 VEGF，促进内皮细胞增殖。这些研究提示 20-HETE 可能具有影响脑血管重塑和微循环密度的作用，但仍需进一步实验研究证实。

第五节 脑血管功能障碍病理生理变化

内皮细胞通过合成血管保护分子 NO，在维持血管功能稳定的调控机制中起着至关重要的作用[24]。脑血管内皮功能障碍主要表现为 NO 生物利用度下降，是高血压、高胆固醇血症、卒中、蛛网膜下腔出血和 AD 的共同特征之一。研究者们一直致力于了解内皮功能障碍的机制。研究表明，虽然与 NO 功能失常相关的疾病多种多样，但其中有相似的机制。例如，多种证据表明，在不同类型的心血管疾病的高危状态和脑血管疾病中，氧化应激可能是 NO 信号受损的重要机制。尽管血管活性氧自由基（ROS）的来源多样，NADPH 氧化酶被认为是导致血管氧化应激产生过量 ROS 的主要来源。现有研究表明，除了 ROS 外，炎症、RhoA 蛋白 / Rho 激酶途径和β-淀粉样肽也是脑血管疾病时血管内皮功能障碍的重要调控机制。

一、氧自由基与氧化应激反应

ROS 包括以超氧阴离子（O_2^-）和 OH·（羟基）为代表的自由基和过氧化氢（H_2O_2）等非自由基。除了 ROS，血管中还能产生另一类活性物质——活性氮（reactive nitrogen species，RNS），包括过氧化亚硝酸盐（$ONOO^-$）。多种酶反应体系可以生成 O_2^-，包括线粒体电子传递链、COX、脂氧合酶、细胞色素 P450 还原酶、黄嘌呤氧化酶、一氧化氮合酶及 NADPH 氧化酶。在正常的生理状态下，血管细胞内的活性氧水平通过超氧化物歧化酶（superoxide dismutase，SOD）、过氧化氢酶和谷胱甘肽过氧化物酶（glutathione peroxidase，GPX）受到严格控制。在受到严格调控的情况下，ROS 被认为是维持正常血管功能调节的重要的信号分子。但是，当 ROS 产生增强和（或）ROS 代谢受损的情况下，将激发氧化应激。氧化应激是导致血管内皮功能障碍的重要机制之一（图 25-6）。

（一）自由基功能

当 O_2^- 生成增加或代谢减少时，过量的 O_2^- 将迅速与 NO· 反应生成 $ONOO^-$，其反应速度比 SOD 清除 O_2^- 的速度快 3 倍。大量的临床数据和实验结果表明，NO· 氧化失活是脑血管疾

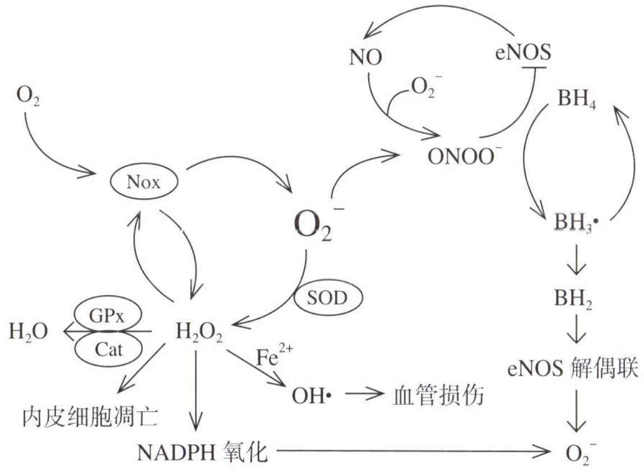

图 25-6　血管内皮 ROS 和 NO· 的合成途径和相互作用关系：各种氧化酶作用于 O_2 使其失去一个电子生成 O_2^-，继而由 SOD 家族进一步代谢

SOD 有三种异构体，即细胞质铜锌 -SOD（cytosolic CuZn-SOD，SOD1）、线粒体锰 -SOD（mitochondrial Mn-SOD，SOD2）和细胞外铜锌 -SOD（extracellular CuZn-SOD，SOD3）。SOD 能代谢 O_2^- 生成 H_2O_2，接着被过氧化氢酶或 GPXs 代谢为 H_2O。在正常生理状态下，这些抗氧化酶严格地控制着血管 ROS 水平。然而，ROS 活性增强和 ROS 代谢受损的状态下，将激发氧化应激。氧化应激将破坏 NO· 的正常功能。O_2^- 很容易与 NO· 反应，生成 $ONOO^-$，反过来氧化 eNOS 的辅助因子 BH_4，导致 eNOS 解偶联，进一步增加 O_2^- 的生成。H_2O_2 可以和 Fe^{2+} 反应，形成高活性的 OH· 自由基。此外，H_2O_2 可以通过激活 NADPH 氧化酶，调节 eNOS 表达。NOX：NADPH 氧化酶；SOD：超氧化物歧化酶；GPX：谷胱甘肽过氧化物酶；BH_4：四氢生物蝶呤；eNOS：内皮型一氧化氮合酶

病和衰老相关的 NO· 依赖性反应受损的重要机制之一。实验证明，在衰老模型动物和各类疾病模型［高血压、高胆固醇血症、高同型半胱氨酸血症、AD、蛛网膜下腔出血（subarachnoid haemorrhage，SAH）、糖尿病和卒中］中，O_2^- 清除剂可以改善脑血管的 NO· 依赖性反应活性。此外，一项利用 SOD 缺陷小鼠的研究发现，O_2^- 可能通过失活 NO· 或直接激活血管平滑肌细胞中生长相关的信号通路，促进大脑小动脉增厚。除了降低 NO· 生物利用度，O_2^- 还可以影响 NO· 介导的信号通路。

作为 O_2^- 和 NO· 的反应产物 $ONOO^-$ 可导致脑皮质内动脉和毛细血管的硝基化，并抵抗 NO· 依赖的脑血管舒张反应。在非大脑动脉的研究中发现，$ONOO^-$ 可以氧化 BH4 和 eNOS 中的锌 - 硫醇盐复合物，导致 eNOS 解偶联，继而生成 O_2^-。但脑血管中是否具有相似的效应仍有待进一步研究。$ONOO^-$ 还可能通过损伤 DNA，激活 DNA 修复酶 PARP[poly(ADP-ribose) polymerase]，导致血管和脑功能障碍。

大量研究表明，H_2O_2 是病理生理状态下调控脑血管张力的重要血管活性物质。通常情况下，H_2O_2 能舒张血管，但某些情况下也有刺激脑血管收缩的作用。在脑循环中，H_2O_2 参与剪切力相关的血管舒张反应，调控血管紧张素Ⅱ（angiotensinⅡ，AngⅡ）介导的收缩反应，并介导缓激肽和 AA 的舒张反应。H_2O_2 可以上调 eNOS，并迅速刺激 eNOS 生成 NO·。总之，在一定条件下，H_2O_2 在脑血管功能调控中起着有益的作用。但是，持续性 H_2O_2 增多和 ROS 合成增加对血管功能的不利影响不容忽视。实际上，H_2O_2 可以转化为 OH· 损害脑血管功能。此外，高浓度的外源性 H_2O_2 能引起脑血管内皮细胞凋亡。有趣的是，在外周脑动脉的研究表明，H_2O_2 可以通过激活诱导 O_2^- 生成的酶，如 NADPH 氧化酶，增加自身产量，并通过氧化 BH_4，从而促进 eNOS 的解偶联。然而，脑血管中是否也存在相似的机制尚需研究证实。最近用 GPX 转基因小鼠的颈动脉进行离体试验发现，血管对 AngⅡ刺激的 NO· 依赖性舒张反应并未受损，间接表明在某些心血管疾病状态下，H_2O_2 可能损害了 NO· 的生物利用度。

（二）ROS 来源

1. NADPH 氧化酶（NADPH oxidase，NOX） 现有研究资料表明，无论是在脑循环还是体循环中，NADPH 氧化酶家族均是产生 ROS 的主要来源。这些酶与吞噬细胞的 NADPH 氧化酶的结构相似，但并不完全相同，其特征为：包括 2 个膜结合亚基（NOX 催化亚基和 $p22^{phox}$），最多 3 个细胞质亚基（$p47^{phox}$/NOXO1 和 $p67^{phox}$/NOXA1）和 1 个小 G 蛋白（Rac1/Rac2）。迄今为止，已有多个 NADPH 氧化酶的同源物被发现，其中在血管内皮细胞表达有 NOX1、NOX2、NOX4 和 NOX5 亚基。在生理状态下，脑血管（如大脑中动脉、基底动脉）中 NADPH 氧化酶的活性高于体循环动脉。此外，脑血管中 NOX2 和（或）NOX4 的活性也高于其他组织器官。更重要的是，在衰老和疾病动物模型中，NADPH 氧化酶在脑血管中的表达和活性均增强。因此，可以推测，这种改变使得血管 ROS 水平增加，加重了内皮功能障碍。实际上，有研究已经发现 NADPH 氧化酶抑制剂可以在多种疾病模型中改善内皮功能。在小鼠的大脑中动脉、脑动脉和毛细血管中，NOX2 主要定位于内皮细胞。通常情况下，在体外培养的基底动脉内皮细胞中，NOX2 基因 mRNA 的表达水平低于 NOX1 或 NOX4。此外，在基础状态下 NOX2 并不是组成性表达的。但是，利用 NOX2 缺陷小鼠进行的研究显示，NOX2 亚型可能在脑循环内皮功能障碍中起着关键作用。例如，NOX2 缺陷小鼠脑血管中没有检测到氧化应激，并且对 AngⅡ诱导的脑血管内皮功能损伤具有保护作用。其他 NOX 在脑血管功能障碍中的作用尚未完全明了。现有研究发现：①在生理状态下，NOX4 在脑动脉 / 小动脉内皮细胞中是组成性激活；②大鼠基底动脉和大脑中动脉中的 NOX4 表达水平高于体循环动脉；③高血压状态下，大鼠基底动脉的 NOX4 蛋白表达将增高；④与雌性大鼠相比，雄性大鼠基底动脉的 NOX1 和 NOX4 蛋白表达水平更高，提示这些 NOX 可能在病理生理状态下具有重要功能；⑤在 TNF-α 的刺激下，NOX4 是产生 O_2^- 导致脑微血管内皮细胞凋亡的主要原因之一；⑥目前关于 NOX1 在脑动脉内皮功能障碍中的作用尚无报道；⑦由于啮齿类动物并不表达 NOX5 基因，因此尚未见关于 NOX5 在脑循环中功能的研究报道。

2. 其他来源 尽管现有研究表明 NADPH 氧化酶是病理性 ROS 产生的主要来源，其他来源的贡献仍不可忽视。与其他血管相比，脑血管内皮细胞中线粒体含量更多，因此作为氧化磷酸化的副产品，线粒体产生的 O_2^- 是脑循环中 O_2^- 的重要来源之一。有研究发现，线粒体来源的 ROS 可以介导大脑脑膜血管平滑肌细胞的舒张。与此相反，也有研究证实线粒体氧化还原状态的改变和 ROS 产量的改变对血管功能有负面影响。例如，SOD2 杂合缺陷小鼠由于 ROS 清除功能减低，其脑动脉 NO 依赖性血管舒张反应受损。最近的证据表明，NADPH 氧化酶和线粒体来源的 ROS 之间可能相互影响。在体外培养的非脑血管内皮细胞中，外源性给予 AngⅡ干预，可以通过激活 NADPH 氧化酶导致线粒体功能障碍。此外，当小鼠过表达线粒体抗氧化酶 TRX2（thioredoxin 2）时，AngⅡ诱导的 NADPH 氧化酶亚基表达上调的效应被逆转。

脑循环 O_2^- 的另一种来源涉及黄嘌呤氧化酶通路，黄嘌呤氧化酶可以催化次黄嘌呤转换为尿酸。但其在脑循环中的作用尚无定论，仍需进一步的研究。大量的流行病学资料表明，尿酸升高与卒中后血管事件发生的风险增加相关。一项应用别嘌呤醇（一种特异性的黄嘌呤氧化酶抑制剂）的小型临床试验发现，2 型糖尿病患者的脑血管内皮功得到明显改善。相反的是，另一项更大的临床试验发现别嘌呤醇对卒中后患者的脑血管内皮功能并无益处。

大量的研究表明，COX 也是大脑和脑循环中 ROS 的重要来源之一。例如，AA 通过 COX 介导，增加 O_2^- 并影响脑血管张力。

在某些情况下，eNOS 也能产生 O_2^-，而不是 NO，是“eNOS 解偶联”的结果。尽管在不同情况下，导致 eNOS 解偶联的机制多样，但大多数研究认为其中最主要的机制是 BH_4 的生物利用度下降。在非脑动脉中的研究表明 eNOS 解偶联在多种疾病（包括高血压和动脉粥样硬化）中参与血管氧化应激。相比之下，eNOS 解偶联与脑血管病理性 ROS 之间的关系尚不明确。最

近有研究发现给予 BH_4 干预或 NOS 抑制剂治疗可以减少新生儿缺氧 / 缺血性脑损伤产生的 O_2^-，并增加脑血流量。这提示解偶联的 eNOS（或其他 NOS 异构型）可能参与缺血性脑卒中后的血管功能障碍。虽然早期的一项研究发现脑动脉中的 eNOS 在正常状态下是解偶联的，但与其他研究的结果相矛盾。后续的一些研究表明 eNOS 在生理状态下生成的是 NO，而不是 ROS。有证据表明，iNOS 在糖尿病颈动脉和脑动脉内皮功能障碍的发生发展中发挥了重要作用。同时，在人、犬和兔的脑动脉中，利用基因载体介导 iNOS 表达，均可以损伤 NO 依赖的舒张反应，其机制可能涉及氧化应激。由 iNOS 产生的过量 NO 可以和 O_2^- 反应，生成 $ONOO^-$。并且，当催化反应所需的底物或辅因子不足时，将产生解偶联的 iNOS 和 O_2^-。研究发现，基因转染 iNOS 的犬基底动脉中的 O_2^- 水平增高。此外，墨蝶呤（BH_4 生物合成的前体）可以改善 iNOS 基因转染兔的颈总动脉内皮功能。

NADPH 氧化酶、线粒体、黄嘌呤氧化酶、COX、解偶联 NOS 和其他酶在脑循环病理 / 生理性 ROS 产生中的作用还有待进一步研究。

（三）ROS 与血脑屏障

脑血管内皮是构成血脑屏障（BBB）的结构学基础，在中枢神经系统的稳态调控中起着至关重要的作用。大量的实验和临床证据表明，BBB 功能障碍与一系列血管疾病相关，包括缺血性卒中、糖尿病和 AD。尽管在这些疾病中，引起 BBB 功能障碍的原因多种多样，但其共同的特征是都发生了氧化应激。体内外研究均表明，O_2^- 或其他 ROS 可以增加 BBB 通透性。实验发现，抑制 NADPH 氧化酶或者基因敲除 NOX2 均可以减轻卒中后 BBB 功能障碍。据推测，ROS 可能通过激活下游一系列信号通路，例如氧化损伤、连接修饰、激活金属基质蛋白酶（matrix metalloproteinase，MMP）、激活免疫系统等，直接导致 BBB 功能障碍。

二、炎症反应

最近研究表明，炎症与多种疾病状态下的血管功能障碍相关。采用体循环动脉的研究发现，多种心血管疾病血管壁中的免疫系统被激活。此外，免疫细胞（如 T 细胞、巨噬细胞和树突状细胞）之间的相互作用、血管细胞、促炎因子（如 TNFα、IL1、IL6、IL17 和干扰素 γ）等均与心血管疾病的血管结构和功能损伤相关。同样，免疫系统激活也与脑缺血再灌注后的脑血管功能障碍相关，但其与其他疾病状态下脑循环功能障碍的关系尚需进一步研究。有实验发现，由于 NOX2-NADPH 氧化酶的作用，高胆固醇血症可以导致白细胞和血小板黏附性增加，并易在脑微血管中贴壁。但是，与颅内动脉（如基底动脉和大脑中动脉）和小动脉相比，颅外动脉更易罹患动脉粥样硬化。有趣的是，TNFα 可以通过激活脑血管 NADPH 氧化酶，生成 H_2O_2，继而舒张血管。这一研究提示，在疾病状态下，TNFα 通过改善脑血流量起到有益的作用。然而，最近又有研究发现，TNFα 可以通过 NOX4-NADPH 氧化酶介导，增加 O_2^- 的产量，导致脑微血管内皮细胞凋亡。在某些心血管疾病状态下，TNFα 和其他炎性刺激因子可以上调血管细胞 iNOS 的表达，导致脑内皮功能障碍。TNFα 有两种受体 TNFR1（R1）和 TNFR2（R2）共同表达于神经元和神经胶质细胞膜。激活 TNFR1 主要导致半胱天冬酶参与细胞凋亡的启动，因此这种受体被称为“死亡受体”。然而，与 TNFR2 有关的 TRAF2 受体相关的死亡结构域可以激活 NFκB 等，导致神经保护作用介质（如钙离子螯合剂、钙结合蛋白、超氧化物清除剂和 SOD）基因的转录和表达上调 [25]。总体来说，脑血管中 TNFα 的两种受体可能介导了不同的效应，其整体效应取决于二者的平衡，但是尚需进一步研究确定。

最近的研究证据表明，除了 TNFα，其他细胞因子也可以调节脑血管内皮功能。与野生型小鼠相比，AngⅡ干预导致的颈总动脉内皮功能损伤在 IL6 缺陷小鼠得到了保护，表明 IL6 可能在血管壁中介导 AngⅡ对内皮细胞功能的影响。此外，无论是在 IL6 缺陷小鼠还是 NOX2 缺陷小鼠，AngⅡ均无法导致血管 O_2^- 水平增加。因此，IL6 在 NADPH 氧化酶诱导的高血压相关的 NO 损伤中具有重要作用。另一项最近的研究发现，IL10 缺陷将增加颈总动脉 O_2^- 水平，并加重 AngⅡ诱导的内皮功能紊乱、氧化应激等多种损伤。提示抗炎因子 IL10 可能在 AngⅡ诱导的高血压和血管损伤等多种状态中起着重要的保护作用。与野生型小鼠相比，IL4 敲除小鼠在大脑中动脉结扎术后的损伤更严重，预后更差。其机制主要与炎症加重有关，外源性给予 IL4 可以缓解这种现象 [26]。

三、RhoA/Rho 激酶途径

RhoA/Rho 激酶选择性抑制剂［如 Y-27632、法舒地尔（也被称为 HA1077）和 C3 胞外酶］的研究进步大大推进了 RhoA/Rho 激酶途径在脑血管调控中作用的研究。实际上，RhoA/ Rho 激酶途径介导了脑血管基础张力调控和多种病理介质（如 AngⅡ、5- 羟色胺、内皮素 1 等）所致的血管收缩反应。此外，有研究表明，血管细胞中 RhoA/ Rho 激酶途径活性增强参与了多种疾病状态下的脑血管功能障碍，如脑卒中、SAH、高血压和糖尿病。

（一）内皮 RhoA/Rho 激酶与 NO

迄今为止的研究表明，RhoA/Rho激酶（Rho-associated coiled-coil containing protein kinase，ROCK）途径对脑血管功能障碍的调控作用主要来自于血管平滑肌细胞中增强的 ROCK 活性。然而，最近的研究发现，内皮细胞中 ROCK 信号增强也可能参与了疾病状态下脑血管功能障碍的调控。例如，在人内皮细胞中 RhoA 可以通过降低 eNOS mRNA 稳定性而下调 eNOS 蛋白表达。而 ROCK 可以通过抑制 PI3K 和 Akt，减少 eNOS 磷酸化和 NO 生成。但是，体外给予 ROCK 抑制剂法舒地尔干预可以上调内皮细胞 eNOS mRNA 和蛋白质水平，促进 NO 合成，并迅速增强 PI3K 活性，使 Akt 磷酸化增加。血管环实验表明，Y-27632 可以通过内皮 -PI3K-NOS 依赖的方式，逆转大鼠主动脉的收缩反应。此外，在健康志愿者中，法舒地尔可以诱导前臂血流量增加，但给予 NOS 抑制剂 L-NMMA 后，此效应消失，提示 RhoA/Rho 激酶途径在人动脉 eNOS 的调控中扮演着重要的角色。与此相一致的是，法舒地尔可以通过增加 NO 生物利用度改善冠心病患者的肱动脉内皮功能。并且在吸烟者中，NO 依赖的血管舒张功能障碍和法舒地尔血管舒张反应增强具有显著的相关性。总体说来，通过抑制 NO 生物活性，RhoA/Rho 激酶途径不仅在疾病状态下可以加重疾病进程，甚至可能在正常状态下，导致相关血管疾病的发生。

实际上，RhoA/Rho 激酶在脑循环中是否参与内皮 NO 产量调控尚无定论。现有的研究提示，缺血性脑卒中的内皮细胞中的 RhoA/Rho 激酶信号增强且具有调控作用。首先，在局限性脑缺血早期，大鼠半暗带微血管内皮中 ROCK 活性增加。其次，Y-27632 和法舒地尔可以迅速改善小鼠缺血核心区和半暗带的脑血流量。但是，在 eNOS 缺陷小鼠中观察不到这种效应，提示在疾病状态下，内皮细胞中 ROCK 活性增强可以导致 NO 生物利用度下降。与其一致的是，最近的一项研究报告指出，法舒地尔可以改善香烟暴露大鼠脑动脉受损的 NO 依赖的舒张反应。James Liao 等的研究表明，他汀类药物不仅可以通过抑制 HMG-CoA 还原酶起到降胆固醇的作用，还可以产生一系列调脂外机制的血管保护作用，包括改善血管内皮功能、增加 NO 生物利用度、抗氧化和抗炎。并且，在啮齿类动物卒中模型中，他汀类药物还可以通过增加脑血流量和上调 eNOS，表现出多种保护作用。抑制 HMG-CoA 不仅阻碍了胆固醇的合成，也减少了一些具有重要的生物学功能的类异戊二烯中间体的合成。这些中间体与 G 蛋白和小分子 GTP 结合蛋白的蛋白质翻译后修饰密切相关 [27]。他汀类药物多效性的研究也表明内皮细胞 RhoA/Rho 激酶可降低 NO 在脑血管疾病状态下的生物利用度。

（二）RhoA/Rho 激酶和 NADPH 氧化酶

研究表明，RhoA /Rho 激酶和 NADPH 氧化酶之间可能存在相互作用。ROS 或 AngⅡ可以激活 RhoA /Rho 激酶，导致血管平滑肌细胞收缩。此外，抑制 Rho 激酶可以通过抑制内皮 NADPH 氧化酶下调 NOX1、NOX2、NOX4 和 $p22^{phox}$ 的表达，减少 AngⅡ诱导的 O_2^- 生成。以此推测，内皮细胞中增强的 RhoA /Rho 激酶信号可能通过促进氧化应激导致脑血管内皮功能障碍。但脑循环中 RhoA /Rho 激酶和 NADPH 氧化酶之间是否存在类似的关系尚需进一步研究。

四、β- 淀粉样肽

淀粉样前体蛋白（amyloid precursor protein，APP）是一组跨膜糖蛋白，由 695～770 个氨基酸组成，经过 2 种天冬氨酰蛋白酶（β- 分泌酶和 γ- 分泌酶）剪切后，生成 β- 淀粉样肽（Amyloid β-peptide，Aβ）家族，主要为包含 40 个氨基酸（$A\beta_{1-40}$）的多肽和 42 个氨基酸（$A\beta_{1-42}$）的多肽。大脑中 Aβ 的生成 / 清除失衡将使得 Aβ 沉积，如发生在脑实质，则形成老年斑导致 AD；如发生在脑血管，则导致脑淀粉样血管病（CAA）。血管 Aβ 沉积是衰老和 AD 常见的病理改变；而 CAA 是导致脑出血的主要病因，并且是独立于卒中的导致脑缺血和认知功能障碍的潜在病因。多项研究表明，血管 Aβ 沉积与大脑中动脉和小动脉 NO 依赖的舒张反应受损密切相关。此外，有研究发现，即使没有发生血管沉积，水溶性 Aβ 增加也能损害脑血管功能。外源性给予 Aβ 可以收缩人和啮齿类动物的脑血管（基底动脉和大脑中动脉）。还有一些研究报道，APP 转基因小鼠表现出脑功能障碍，包括 NO 依赖性舒张反应受损，脑血流量减少，脑血管自动调节功能异常等；并且在淀粉样斑块和行为改变尚未发生时，提早出现功能性充血受损。而外源性给予 $A\beta_{1-40}$ 干预小鼠脑动脉，可以观察到与 APP 转基因小鼠脑血管病变类似的改变。有临床观察发现，脑灌注的改变早于 AD 患者发生发作性痴呆之前。因此，可溶性 Aβ 对脑血管功能的影响可能是 Aβ 相关疾病的早期病理生理改变。

（一）Aβ 与氧化应激

Aβ 损伤内皮细胞功能的具体机制尚未完全阐明。当 Aβ 沉积时，Aβ 可能对血管舒张形成机械性阻碍，使得血管壁僵硬。此外，血管平滑肌细胞数目减少或反应性降低也会损害血管舒张反应。除此之外，研究表明，氧化应激在 Aβ 导致的脑血管功能损伤的过程中起着重要的作用：①外源性给予脑微血管 $A\beta_{1-40}$ 干预将增加 ROS 的产量；② APP 转基因小鼠具有血管氧化应激的表型；③高表达 SOD 或采用 ROS 清除剂干预，可以改善幼龄和老龄 APP 转基因小鼠的血管功能。其中的机制之一可能与 NO 生物利用度下降有关。事实上，外源性 $A\beta_{1-40}$ 干预能破坏 NO 供体产生的脑血流量增加的效应，而 NOS 抑制剂可以阻断 $A\beta_{1-40}$ 对脑血管功能的影响。

（二）Aβ 与 NADPH 氧化酶

研究显示，Aβ 对血管的影响是由 NADPH 氧化酶产生的 ROS 所介导的。在 AD 患者的脑组织切片中，NADPH 氧化酶的细胞质亚基 $p47^{phox}$ 和 $p67^{phox}$，转移至细胞膜，表明 NADPH 氧化酶已被激活。NADPH 氧化酶抑制剂或 NOX2 基因敲除，均可抵消外源性 $A\beta_{1-40}$ 诱导产生的氧化应激和内皮功能障碍。此外，APP 转基因小鼠中进一步敲除 NOX2，可使其在年轻时不发生脑血管功能障碍。同样，老龄 APP 转基因小鼠敲除 NOX2 或给予 NADPH 抑制剂，均可使脑动脉内皮细胞功能恢复。这些提示，在疾病的发展期，NADPH 氧化酶来源的病理性 ROS 是导致内皮功能损伤的主要始动因素。然而，Aβ 诱导血管 NADPH 氧化酶激活的具体分子机制和信号通路还有待深入研究。

第六节　脑血管在不同状态下的病理生理变化

血管内皮细胞对于循环系统稳态和各种血管功能有十分重要的调节作用，特别是在大脑中。关于内皮功能障碍和血管疾病的机制研究不断取得新的认识。RAAS 系统激活、氧化应激和局部炎症是致病的关键分子机制。内源性的血管保护机制则包括抗氧化分子、抗炎分子和过氧化物酶体增殖物激活受体（peroxisome proliferator-activated receptor，PPAR）。尽管已经发现了它们的重要性，但是这些分子在脑血管疾病中的具体机制研究远落后于整体血管生物学研究。进一步阐明内源性分子和信号通路的血管保护机制，将为脑血管病变的靶向预防和治疗，特别是脑卒中和老年痴呆症防治研究提供基础[28]。

一、高血压

（一）急性高血压

急性高血压多发生于高血压急性发作期、嗜铬细胞瘤、升压药导致的全身性血压增高或头部损伤。急性高血压不仅会损害内皮细胞的形态，还会削弱脑血管对乙酰胆碱诱导的内皮依赖的血管舒张反应，而对硝普钠诱导的血管舒张反应影响较小。

氧化应激反应介导了脑动脉中内皮依赖性血管舒张反应的损伤。急性高血压和脑外伤时大脑中超氧阴离子的产生增加。局部给予 SOD 可以使脑血管对乙酰胆碱诱导的内皮依赖性血管舒张反应恢复至正常，提示超氧阴离子使 NO 失活，导致内皮功能损伤。

（二）慢性高血压

最近一项遗传学分析表明，受损的内皮依赖性舒张反应与卒中易感表型具有相关性，提示正常的内皮功能在脑血管中起着保护作用。慢性高血压患者和模型动物的外周血管的内皮依赖性舒张反应均受到损伤。大量研究表明，SHR 和 SHRSP 大鼠基底动脉、大脑中动脉和大脑小动脉的内皮依赖性舒张反应也明显受损。

与内皮依赖性反应相比，慢性高血压状态下脑血管对硝酸甘油、硝普钠和腺苷等的非内皮依赖性反应并未受损。这表明脑血管功能障碍发生在内皮细胞，而不是平滑肌细胞。并且，内皮功能障碍还可以使 SHRSP 大鼠脑血管对 5- 羟色胺诱导的收缩反应增强。

研究者们围绕慢性高血压脑血管内皮依赖性舒张反应损伤的机制展开了一系列研究。降血压治疗可以恢复内皮依赖性反应至正常水平，提示这种损伤是可逆的。SHR 大鼠主动脉内皮依赖性舒张反应受损与 COX1 的表达增加有关，COX 活性增强使内皮来源的收缩因子产生增加，抵消了内皮来源的舒张因子的舒血管作用。慢性高血压脑动脉中也存在类似的病理生理机制，吲哚美辛或 PGH_2/ 血栓素 A_2 受体抑制剂可以使受损的内皮依赖性反应恢复至正常水平。

然而，与大脑动脉相比，吲哚美辛并不能改善基底动脉受损的内皮依赖性舒张反应，提示其机制并不是 COX 来源的收缩因子增加，而可能是 EDRF 产量或活性下降。采用 NO 合成底物——L- 精氨酸治疗可以恢复老龄 SHRSP 大鼠基底动脉对乙酰胆碱的反应性。

在 SHRSP、SHR 和血压正常的对照 WKY 大鼠中，NOS 抑制剂不仅对脑动脉产生的收缩效应相似，脑血流量减少的效应也相似。提示与激动剂诱导的内皮依赖性舒张反应相反，慢性高血压的 EDRF 生理性释放并未受损。

慢性高血压状态下，大脑钾离子通道的功能也会发生改变。SHRSP 大鼠的 ATP 敏感钾通道介导的脑血管舒张反应性受损。体外研究发现，高盐饮食会损害大脑中动脉对前列环素和缺氧诱导的细胞膜去极化改变和血管舒张反应。而格列本脲可以抑制前列环素和缺氧刺激大脑中动脉产生的血管舒张作用，提示 K_{ATP} 介导了这种血管舒张反应。并且，降血压治疗可以改善 SHRSP 大鼠脑血管中受损的 K_{ATP} 活性。

与此相反，慢性高血压状态下，K_{Ca} 活性增强。与 WKY 大鼠相比，SHR 大鼠颈动脉的钾离子通道活性增强。而 K_{Ca} 抑制剂可以使慢性高血压大鼠基底动脉和颈动脉产生更强的收缩。与 K_{ATP} 活性降低相比，K_{Ca} 的活性增强可能是为了代偿细胞内钙离子浓度增高和增肌张力强的一种反应。

二、高胆固醇血症和动脉粥样硬化

高胆固醇血症和动脉粥样硬化患者和模型动物的非脑动脉血管的内皮依赖性舒张功能受损。无论是在基础状态下，还是在内皮依赖性激动剂刺激下，EDRF 的产量或活性都受到了损害。一些研究发现，即使仅是在尚未发生动脉粥样硬化病变的单纯高胆固醇血症的情况下，也足以使得内皮细胞功能障碍。一般来说，动脉粥样硬化病变的动脉对内皮依赖性刺激因子的血管舒张反应没有太大变化。但动脉粥样硬化模型兔的颈动脉在严重缺氧的状态下，血管非内皮依赖性舒张反应受损。

动脉粥样硬化状态下内皮依赖性舒张反应受损的机制尚未完全阐明，目前认为与ROS灭活EDRF有关。一些研究发现，在高胆固醇血症和动脉粥样硬化状态下，血管内超氧阴离子产量增加。利用免疫组化技术，研究者在动脉粥样硬化根部病变处的内皮细胞和巨噬细胞中检测到了超氧阴离子和NO的反应产物——过氧化亚硝酸盐。SOD可以改善动脉粥样硬化状态下受损的内皮依赖性舒张反应。此外，高胆固醇血症导致的血浆ADMA（一种内源性NOS抑制剂）水平增加，也可能损害了血管的内皮依赖性舒张反应。一些研究还发现，给予L-精氨酸处理，可以改善高胆固醇血症和动脉粥样硬化状态下受损的血管内皮依赖性舒张反应。最近的研究表明，补充BH_4也可以改善高胆固醇血症损害的血管内皮依赖性舒张反应。动脉粥样硬化经治疗后，血浆胆固醇水平下降，也可以使内皮依赖性舒张反应得到改善。

最近有研究检测了动脉粥样硬化过程中eNOS的表达是否发生了改变。氧化低密度脂蛋白（oxidized low-density lipoprotein，ox-LDL）和溶血卵磷脂可以损伤血管内皮依赖性舒张反应，溶血卵磷脂还可以损害EDRF介导的舒张反应。体外培养的内皮细胞中，LDL对eNOS表达影响的研究结果并不一致。但动脉粥样硬化兔的血管壁中eNOS mRNA和蛋白质表达水平均增加。还有研究发现，动脉粥样硬化的动脉血管壁中可检测到iNOS的表达，可能促进了动脉粥样硬化发展过程中过氧化亚硝酸盐的形成。

动脉粥样硬化对脑血管内皮依赖性反应的影响尚不明确。据观察，动脉粥样硬化的颈动脉内皮依赖舒张反应性下降，当动脉粥样硬化好转时，颈动脉的内皮依赖舒张反应性也随之恢复。与颈动脉相比，颅内血管似乎对动脉粥样硬化具有抵抗性。在动脉粥样硬化动物模型中，尽管颈动脉和主动脉内皮依赖性舒张反应受损明显，但相同动物的脑血管内皮依赖性舒张反应可以维持在正常水平。与此相反，一些研究发现，动脉粥样硬化或高胆固醇血症可以使脑动脉产生内皮功能障碍。体外研究表明，ox-LDL可以损害基底动脉对乙酰胆碱的舒张反应。高胆固醇血症与基底动脉对乙酰胆碱和ADP的舒张反应受损有关。给予L-精氨酸干预高胆固醇血症兔，可以使基底动脉对乙酰胆碱的血管舒张反应恢复正常。但颅内动脉对动脉粥样硬化相对不敏感的机制尚不清楚。

在动脉粥样硬化过程中，血小板和白细胞与血管壁之间的相互作用发生了相应的变化。例如，血小板聚集释放的5-羟色胺可引起冠脉收缩，在冠心病患者中这种收缩效应增强。同样，动脉粥样硬化可以增强脑部大血管和眼部供血血管对5-羟色胺和血栓素的收缩效应，也可以增强胶原活化血小板的反应。在体外研究中，有动脉粥样硬化病变的人大脑中动脉对血小板和白细胞的收缩反应增强。通常情况下，NO可以抑制大脑动脉对5-羟色胺等缩血管物质对大脑的收缩作用，因此，NO释放减少或活性减低均可导致动脉粥样硬化状态下血管收缩反应增强。与对照人群相比，颈动脉粥样硬化患者来源的白细胞灭活NO的能力增强。除了内皮功能受损，动脉粥样硬化状态下5-羟色胺诱导的血管收缩反应增强也可能是由PKC活性增强或血管平滑肌5-羟色胺受体表达的亚型改变介导的。当动脉粥样硬化好转时，增强的脑部大血管收缩反应也随之恢复正常。

体内研究表明，动脉粥样硬化也可以使脑部大血管和眼部供血血管对活化的白细胞收缩反应增强。活化的白细胞可释放多种血管活性物质（包括ROS、血栓素、白三烯、血小板活化因子和内皮素），导致动脉粥样硬化的过程中脑血管收缩反应增强。

无论是遗传还是膳食因素导致的血浆同型半胱氨酸水平增高，都与动脉粥样硬化并发症的风险增加相关。高同型半胱氨酸血症已被认为是周围血管疾病、心肌梗死和卒中的独立危险因素，严重的高同型半胱氨酸血症患者还易患动静脉血栓形成。体外研究发现，短期给予高浓度同型半胱氨酸（100nmol/L），将产生ROS，并损害主动脉的内皮依赖性舒张反应。初步证据表明，在Cu^{2+}存在的条件下，高同型半胱氨酸水平将产生超氧阴离子，损伤脑循环的内皮依赖性舒张反应。最近的一项研究表明，高同型半胱氨酸血症将损害颈动脉的内皮依赖性舒张反应和抗血栓活性，并增强血小板介导的血管收缩反应。人体研究表明，高同型半胱氨酸血症与前臂内皮依赖性舒张反应受损相关。因此，除了高脂血症，高同型半胱氨酸血症也可能导致脑血管功能障碍。

三、糖尿病

动物实验和人体研究发现，糖尿病时不仅颅外血管的内皮功能出现异常，脑动脉和基底动脉的舒张功能也发生异常。糖尿病状态下，毒蕈碱受体激活介导的脑血流量增加的反应受损。

糖尿病中内皮细胞功能障碍的机制尚未完全明确。一些证据表明，糖尿病时内皮源性 NO 的生成是正常的。有研究报道，高血糖并不影响内皮细胞中 eNOS mRNA 和蛋白的表达及酶活性。在这种情况下，内皮依赖性舒张反应受损的主要原因是过量产生的 ROS 损害了 NO 功能。糖尿病状态下，主动脉 Mn-SOD 和 Cu/Zn-SOD 的 mRNA 表达水平下降。也有研究发现糖尿病时 eNOS 表达和活性下降，且高表达 eNOS 能改善糖尿病和胰岛素抵抗[29-30]。还有研究发现，主动脉 COX1 基因的 mRNA 表达水平在糖尿病时也减低。

糖尿病内皮依赖性舒张反应损伤也可能与内皮来源的收缩因子（EDCF）生成增加有关。在脑动脉，激活的 PKC 和 / 或 EDCF 激活的 PGH2/TXA2 均可导致糖尿病内皮功能受损。高血糖本身可以通过激活 PKC 损害脑动脉的内皮依赖性舒张反应。与脑动脉相反，基底动脉的内皮依赖性舒张反应损伤并不是 COX 来源的 EDCF 介导的，且短期给予 L- 精氨酸（NOS 底物）治疗无效。

糖尿病血管功能损伤的机制和全身性血管功能损伤的机制不同。糖尿病状态下，脑血管对内皮非依赖性刺激因子（如硝酸甘油、硝普钠和毛喉素）的血管舒张反应是正常的，提示不存在血管非特异性损伤。相比之下，糖尿病状态下，脑血管对某些直接作用于血管平滑肌的刺激因子（包括异丙肾上腺素、去甲肾上腺素及 ATP 敏感钾通道激活剂）的舒张反应受损。

四、缺血

缺血可以损害脑血管对不同刺激因子的反应。脑动脉缺血后再灌注会导致对乙酰胆碱的内皮依赖性血管舒张反应受损。SOD 和过氧化氢酶可以改善受损的脑血管内皮依赖性血管舒张反应，提示超氧阴离子等 ROS 的产生是缺血后再灌注内皮功能损伤的机制之一。

缺血后再灌注产生 ROS 的来源多样：COX 途径可以产生超氧阴离子；在 L- 精氨酸缺乏的条件下，NOS 也可以产生超氧阴离子。在缺血再灌注状态下，COX1 和 COX2 的表达均增加。过量生成的 NO 与超氧阴离子结合，可以形成过氧化亚硝酸盐，产生舒血管效应，但也可能造成血管损伤。体外培养的脑血管内皮细胞在缺氧刺激下产生羟基自由基，这也是缺血状态下 ROS 的来源之一。

缺血再灌注后的脑损伤与白细胞活化并黏附至内皮细胞相关。细胞间黏附分子 1（intercellular adhesion molecule 1，ICAM1）是白细胞黏附的重要介质，当发生缺血时在脑血管内皮表达增加。研究表明，在 ICAM1 缺陷小鼠的嗜中性粒细胞浸润并聚积在局部缺血组织导致的脑血管损伤程度有所减轻。浸润的白细胞可能是 ROS 的来源，并诱导 iNOS 表达。白细胞还可以通过血小板活化因子相关的机制损害脑动脉内皮依赖性舒张反应。

多种研究表明，内皮细胞中 NOS 生成的 NO 在脑缺血期和缺血后具有保护作用。内皮来源的 NO 可以通过抑制血小板或白细胞的聚集和黏附，促进血管扩张，减轻缺血造成的损伤。最近的研究发现，生理浓度的过氧化亚硝酸盐可以抑制血管内皮细胞和白细胞的相互作用，提示缺血状态下或其他产生 ROS 的状态时，内皮来源 NO 的保护作用的机制之一是灭活超氧化物或生理浓度的过氧化亚硝酸盐，从而抑制白细胞黏附。

免疫组化分析发现，脑缺血状态下大脑内皮细胞 eNOS 表达上调，并且大脑微血管中 iNOS 表达。而 iNOS 缺陷小鼠对局部脑缺血有抵抗性。总之，血管表达的 iNOS 在脑缺血中的具体作用还需更多研究阐明。

脑缺血也可能损害脑血管对 K_{ATP} 激活的反应性。例如，降钙素基因相关肽和前列环素诱导的格列本脲敏感性脑血管扩张和阿普卡林（K_{ATP} 的激动剂）诱导的脑血管舒张在缺血再灌注状态下，均受到损伤。

除了 NO，缺血也可导致其他血管活性因子的生成发生改变。缺血后脑组织和脑细胞外液中内皮素水平增加，并导致脑损伤和血管舒张性下降。ET_A/ET_B 受体拮抗剂对脑缺血后神经元损伤具有保护作用。缺血可使血管扩张因子——肾上腺髓质素的表达增加，但其是否有脑缺血保护作用尚不完全清楚。

五、SAH

SAH 通常与脑血管痉挛相伴随，发生于卒中后。几种机制都可能导致 SAH 后血管痉挛，包括内皮依赖的舒张反应受损、内皮素等 EDCF 产生增多和脑血管钾通道活性降低。

1. SAH 患者的基底动脉和 SAH 模型动物的脑部大血管的内皮依赖性舒张功能受损。已有的研究发现导致内皮依赖舒张功能异常的机制可能包括：

（1）NO 的生成减少或活性降低：有研究发现 SAH 后发生血管痉挛的脑血管中 eNOS mRNA 和表达水平下降。但也有 Western blot 检测发现 SAH 后大脑大动脉内皮细胞 NOS 表达水平基本无改变，NOS 活性也未见变化，且 NO 生成也未发生改变。

（2）可溶性鸟苷酸环化酶（血管平滑肌细胞中 EDRF 的主要靶点）激活异常和 cGMP 生成异常：一些研究发现 SAH 后脑动脉对 NO 和硝基血管扩张剂的舒张性反应受损。SAH 犬和灵长类模型动物中，可溶性鸟苷酸环化酶的蛋白水平和活性下降，cGMP 水平也下降。但脑血管对脑钠肽（brain natriuretic peptide，BNP；激活特定的鸟苷酸环化酶）的舒张反应仍正常。尽管一些研究发现可溶性鸟苷酸环化酶 /cGMP 通路受损，但颈动脉输注 NO 可缓解灵长类动物 SAH 后血管痉挛，说明 SAH 后血管痉挛部分是由鸟苷酸环化酶 /cGMP 通路的异常介导的。

（3）血红蛋白作用于 NO：血红蛋白可与 NO 结合，阻止内皮细胞产生的 NO 扩散至平滑肌细胞，导致 SAH 后血管痉挛。此外，血红蛋白还可生成超氧阴离子损伤 NO 功能。最近一项研究指出，局部给予 SOD 干预可以降低脑血管痉挛的程度，支持氧自由基过剩导致 SAH 后血管痉挛的理论假设。

（4）白细胞浸润和黏附：SAH 可导致基底动脉 ICAM1 表达增强，促进白细胞黏附，诱导炎症反应。

2. 除了内皮细胞生成 NO 功能受损，内皮细胞来源的内皮素也是导致 SAH 后血管痉挛的重要机制之一。内皮素通过激活 ET_A 受体对脑血管产生强大的收缩作用。SAH 后基底动脉和脑脊液中的 ET1 水平增高。包括灵长类动物在内的动物实验结果表明，ET_A 受体拮抗剂（如 BQ-123 等）和 ECE 抑制剂（磷酰二肽和 CGS-26303 等）均可以显著缓解 SAH 后血管痉挛。针对 preproET1 mRNA 的反义寡核苷酸可以抑制溶血产物引起的基底动脉收缩反应。

SAH 状态下，除了 ET1 基因，其他 ET1 相关基因的表达也发生了改变。正常脑动脉中，内皮素诱导的收缩主要由 ET_A 受体介导；SAH 后脑动脉 ET_A 受体 mRNA 表达水平增加。而 ET_B 受体在平滑肌细胞中表达增加更多，也可能导致血管收缩。SAH 后基底动脉中 ECE 的活性增强近 3 倍，也可促进血管痉挛。

SAH 后导致内皮素基因高表达的机制尚未明确，可能的机制包括：①血红蛋白和凝血酶机制：SAH 后在血栓和脑脊液中可检测到血红蛋白和凝血酶，可以增强内皮细胞中内皮素的表达；②白细胞刺激机制：SAH 后白细胞浸润入基底动脉，可激活 ET1。

3. 钾离子通道　SAH 后，脑血管平滑肌呈去极化状态，使血管易于收缩，并可能导致痉挛。SAH 后血管平滑肌去极化最可能的机制是钾离子通道被抑制。尼可地尔可以通过激活钾离子通道松弛脑血管，在 SAH 动物模型中能部分逆转血管痉挛。最近的研究表明，尽管 SAH 状态下，几种血管舒张机制都被损害了，但基底动脉对钾离子通道激动剂的舒张性仍正常，甚至增强。SAH 状态下，脑部大血管对合成的钾离子通道激动剂（阿普卡林和克罗卡林）和降钙素基因相关肽（calcitonin gene related peptide，CGRP）（使脑血管平滑肌细胞超极化）的舒张性也正常甚至增强。这些研究表明，SAH 后血管平滑肌钾离子通道激活可能起到抗血管痉挛的作用。

六、脑膜炎

脑部炎症和中枢神经系统细菌感染（脑膜炎）将导致脑血管扩张、脑血流量增加。脑膜炎的病理生理改变包括脑水肿和颅压增加，脂多糖（lipopolysaccharide，LPS）和促炎因子（如 TNFα）可能是参与其中的信号调控和基因表达的调节。

最近研究了脑膜炎早期脑血管扩张的部分相关机制，其中涉及 iNOS 等。脑膜炎患者和模型动物的脑脊液中亚硝酸盐水平显著增加；病毒性脑膜炎大脑中 iNOS mRNA 增加，但主要局限性表达在浸润的炎症细胞。在细菌性脑膜炎早期，肺炎球菌刺激大脑内皮细胞产生亚硝酸盐，通过 NO 介导脑血流量增加。

可以诱导脑膜炎大脑表达 iNOS 的刺激物包括细菌的细胞壁成分（LPS），局部产生的 TNFα 或 IL1β、ROS 等。研究者已发现，脑膜炎模型动物的大脑和脑微血管的超氧阴离子产生增加。肺炎球菌的细胞壁成分可以增加体外培养的星形胶质细胞和内皮细胞的亚硝酸盐产生和 TNFα 的表达，而这种效应可以被 N 硝基左旋精氨酸（NG-nitro-L-arginine，L-NNA，NOS 抑制剂）、氨基胍、地塞米松和 IL10 所抑制。TNFα 和干扰素 γ 可以诱导脑血管内皮细胞表达 iNOS。

在脑膜炎发展早期，白细胞迁移至蛛网膜下腔和脑脊液是其重要的病理生理过程之一。黏附分子的表达对招募白细胞到细菌感染灶至关重要，而被招募的白细胞将导致脑水肿和增加脑血流量。由于白细胞可以表达 iNOS，因此白细胞的黏附与迁移可以导致脑膜炎血脑屏障渗透性增加和血管舒张。在脑膜炎模型中，抑制黏附分子可以减少白细胞的流动性和炎症反应。IL10 可以抑制脑膜炎脑血流量的增加和颅压的增高，并且抑制白细胞迁移到脑脊液。白细胞黏附分子表达缺陷小鼠在 TNFα 和 IL1β 的刺激下，血脑屏障受损，大量白细胞涌入脑脊液。

除了 iNOS，还有其他机制参与脑膜炎或促炎因子诱导的脑血管舒张反应。例如，许多诱导 iNOS 表达的刺激也可以诱导炎症反应中另一重要分子 COX2 表达。脑膜炎状态或 LPS 刺激时，激活的三叉神经 C 纤维、CGRP 受体和 P 物质也可导致脑血管舒张。LPS 也可以刺激三叉神经感觉纤维在局部释放 CGRP。脑膜炎通常伴有头痛，这可能与三叉神经纤维被激活相关。另外，最近的研究结果表明，活化的缓激肽受体也会导致脑膜炎时脑血流量增加和脑水肿。

LPS 诱导产生的肾上腺髓质素也可以促使脑膜炎血管舒张。肾上腺髓质素的结构与 CGRP 相似，在内皮细胞和血管平滑肌细胞中表达，LPS 可以增强其表达。肾上腺髓质素可使脑血管产生显著的舒张效应。由于肾上腺髓质素可以激活 CGRP 受体，因此 CGRP 拮抗剂抑制 LPS 诱导血管舒张的效应，是部分通过肾上腺髓质素介导的。

参考文献

[1] Attwell D, Buchan AM, Charpak S, et al. Glial and neuronal control of brain blood flow. Nature, 2010, 468:232-243.

[2] Sun J, Sui X, Bradbury JA, et al., Inhibition of vascular smooth muscle cell migration by cytochrome p450 epoxygenase-derived eicosanoids. Circulation research, 2002, 90:1020-1027.

[3] Iadecola C, Nedergaard M. Glial regulation of the cerebral microvasculature. Nature neuroscience, 2007, 10:1369-1376.

[4] del Zoppo GJ, Mabuchi T. Cerebral microvessel responses to focal ischemia, Journal of cerebral blood flow and metabolism : official journal of the International Society of Cerebral Blood Flow and Metabolism, 2003, 23:879-894.

[5] Okada Y, Copeland BR, Mori E, et al., P-selectin and intercellular adhesion molecule-1 expression after focal brain ischemia and reperfusion. Stroke,a journal of cerebral circulation, 1994, 25:202-211.

[6] Mori E, del Zoppo GJ, Chambers JD, et al., Inhibition of polymorphonuclear leukocyte adherence suppresses no-reflow after focal cerebral ischemia in baboons. Stroke,a journal of cerebral circulation, 1992, 23:712-718.

[7] Abumiya T, Fitridge R, Mazur C, et al. Integrin alpha(IIb)beta(3) inhibitor preserves microvascular patency in experimental acute focal cerebral ischemia. Stroke, a journal of cerebral circulation, 2000, 31:1402-1409; discussion 1409-1410.

[8] Walder CE, Green SP, Darbonne WC, et al., Ischemic stroke injury is reduced in mice lacking

a functional NADPH oxidase, Stroke; a journal of cerebral circulation, 1997; 28:2252-2258.
[9] Choudhri TF, Hoh BL, Zerwes HG, et al. Reduced microvascular thrombosis and improved outcome in acute murine stroke by inhibiting GP IIb/IIIa receptor-mediated platelet aggregation. The Journal of clinical investigation, 1998; 102:1301-1310.
[10] Thomas WS, Mori E, Copeland BR, et al. Tissue factor contributes to microvascular defects after focal cerebral ischemia. Stroke,a journal of cerebral circulation, 1993, 24:847-853; discussion 847.
[11] Mabuchi T, Kitagawa K, Ohtsuki T, et al. Contribution of microglia/macrophages to expansion of infarction and response of oligodendrocytes after focal cerebral ischemia in rats. Stroke, a journal of cerebral circulation, 2000, 31:1735-1743.
[12] Toda N, Ayajiki K, Okamura T. Cerebral blood flow regulation by nitric oxide: recent advances. Pharmacological reviews, 2009, 61:62-97.
[13] Toda N, Ayajiki K, Okamura T. Cerebral blood flow regulation by nitric oxide in neurological disorders. Canadian journal of physiology and pharmacology, 2009, 87:581-594.
[14] Williams FM, Carter AM, Hysi PG, et al. Ischemic stroke is associated with the ABO locus. The EuroCLOT study, Annals of neurology, 2013; 73:16-31.
[15] Ding H, Wu B, Wang H, et al. A novel loss-of-function DDAH1 promoter polymorphism is associated with increased susceptibility to thrombosis stroke and coronary heart disease. Circulation research, 2010, 106:1145-1152.
[16] Qi M, Hang C, Zhu L, et al., Involvement of endothelial-derived relaxing factors in the regulation of cerebral blood flow,.Neurological sciences: official journal of the Italian Neurological Society and of the Italian Society of Clinical Neurophysiology, 2011, 32:551-557.
[17] Leffler CW, Parfenova H, Basuroy S, et al. Hydrogen sulfide and cerebral microvascular tone in newborn pigs. American journal of physiology, Heart and circulatory physiology, 2011, 300:H440-447.
[18] Faraci FM, Heistad DD. Regulation of the cerebral circulation: role of endothelium and potassium channels. Physiological reviews, 1998, 78:53-97.
[19] Sakata Y, Nakatani D, Shimizu M, et al. Oral treatment with nicorandil at discharge is associated with reduced mortality after acute myocardial infarction. Journal of cardiology, 2012, 59:14-21.
[20] Bernard G, Shevell MI. Channelopathies: a review. Pediatric neurology, 2008; 38:73-85.
[21] Kullmann DM. Neurological channelopathies. Annual review of neuroscience, 2010; 33:151-172.
[22] Imig JD, Simpkins AN, Renic M, et al. Cytochrome P450 eicosanoids and cerebral vascular function. Expert reviews in molecular medicine, 2011; 13:e7.
[23] Li R, Xu X, Chen C, et al. Cytochrome P450 2J2 is protective against global cerebral ischemia in transgenic mice. Prostaglandins & other lipid mediators, 2012, 99:68-78.
[24] Miller AA, Budzyn K, Sobey CG. Vascular dysfunction in cerebrovascular disease: mechanisms and therapeutic intervention.Clinical science, 2010, 119:1-17.
[25] Watters O, O'Connor JJ. A role for tumor necrosis factor-alpha in ischemia and ischemic preconditioning. Journal of neuroinflammation, 2011, 8:87.
[26] Xiong X, Barreto GE, Xu L, et al. Increased brain injury and worsened neurological outcome in interleukin-4 knockout mice after transient focal cerebral ischemia, Stroke; a journal of cerebral circulation, 2011; 42:2026-2032.
[27] Sawada N, Liao JK. Targeting eNOS and beyond: emerging heterogeneity of the role of endothelial Rho proteins in stroke protection. Expert review of neurotherapeutics, 2009, 9:1171-1186.
[28] Faraci FM. Protecting against vascular disease in brain. American journal of physiology. Heart and circulatory physiology, 2011, 300:H1566-1582.
[29] Zhao CX, Xu X, Cui Y, et al. Increased endothelial nitric-oxide synthase expression reduces hypertension and hyperinsulinemia in fructose-treated rats. The Journal of pharmacology and experimental therapeutics, 2009, 328:610-620.
[30] Xu X, Tu L, Wang L, et al. CYP2J3 gene delivery reduces insulin resistance via upregulation of eNOS in fructose-treated rats. Cardiovascular diabetology, 2011, 10:114.

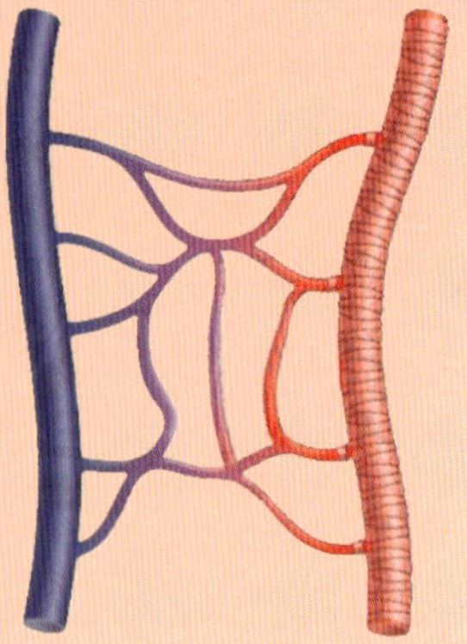

第二十六章

肺动脉高压

胡清华

肺动脉高压（pulmonary hypertension，PH）是指由各种原因导致肺动脉压力增高，在海平面静息状态下平均肺动脉压力≥25mmHg 或运动时平均肺动脉压力≥30mmHg。其发病率在心血管疾病中仅次于冠心病和高血压，是一种严重危害人体身心健康的疾病。由于肺动脉高压缺乏特异性的临床症状，患者早期可无自觉症状或仅出现原发疾病的临床表现，在临床诊疗中往往被忽视。超声心动图是常用的无创性肺动脉高压临床排除手段，但由于肺动脉高压的确诊需要右心室漂浮导管监测肺动脉压力，这种创伤性诊断远不及体循环压力监测方便，致使许多肺动脉高压患者未被发现，因此其实际发病率高于临床检出率。肺动脉高压的主要特征是肺血管收缩、肺血管压力和肺血管阻力进行性升高以及肺血管重构，并最终导致右心室肥厚、右心衰竭和死亡。其病理表现主要包括最初的内皮细胞功能障碍而引起的血管收缩和舒张的失衡，内皮细胞损伤以及随后的肺血管平滑肌细胞增殖及非肌型微动脉肌化，肺血管内膜增厚和纤维化、中膜肥厚而造成血管管腔狭窄甚至闭塞，其病变主要累及肺小动脉和微动脉。肺动脉高压临床治疗目前主要运用前列环素、内皮素受体阻滞剂，磷酸二酯酶抑制剂，L-精氨酸及吸入一氧化氮（NO）、钙通道阻滞剂等药物或方法，但上述药物的长期疗效均十分有限。因此实际上，肺动脉高压尚未有特异性治疗药物及标准化治疗方案，从而也被视为心血管疾病中的癌症。造成这一现状的根本原因还是人们对肺动脉高压发病机制缺乏足够深入的认识。本章节简述肺循环生理及肺动脉结构特征、肺动脉高压的分类、病因以及动物模型等，主要论述其发病机制。

第一节 肺循环生理特点及肺动脉结构

一、肺循环生理特点

肺具有两套血管系统：一为肺循环，又称为小循环，指右心房的静脉血射入肺动脉后，经肺毛细血管流入肺静脉，再回流入左心房的过程。其主要功能是使血液在流经肺泡时与肺泡之间进行气体交换。肺循环不同于体循环，具有高血容、高血流、低血压和低阻力的特点；另一套为支气管血管，主要为支气管提供供血，属于体循环系统。

一般成人肺血容量占全身血量的 9%，约为 450ml。呼吸运动显著影响肺血容量，即用力呼气时，因胸内压升高压迫肺泡毛细血管，其中血容量可减少至 200ml；而用力吸气时，因胸内压降低使肺泡外血管被动扩张，血容量可增加至 1000ml。由于肺血容量较大，且变化幅度宽，因而肺循环血管具有储血库的功能，当机体失血时，肺循环中的一部分血液可转移至体循环，发挥一定代偿作用。

肺循环具有较高的血流量，其血流量为右心室排出量，正常情况下与左心室排出量相当，约为 5 L/min。神经以及肺泡气氧分压通过调节肺血管舒缩活动而影响肺血流量。交感神经和迷走神经是支配肺循环血管活动的两大神经系统，直接刺激交感神经导致肺血管收缩和肺血流阻力增大；而整体水平下，由于交感神经兴奋引起体循环血管收缩，可导致一部分血液流入肺循环从而增加肺血流量。迷走神经对肺血管的直接作用是使其舒张。肺泡气氧分压亦是调节肺血管舒缩活动的重要因素，肺泡气氧分压降低使肺血管收缩、肺血管阻力增大，该特征与体循环血管对缺氧发生舒张反应是完全相反的。

肺循环压力较体循环压力低，肺动脉的收缩压与右心室收缩压相同，健康成人的肺动脉收缩压约为 22mmHg，舒张压约为 8mmHg，平均压约为 14mmHg。肺毛细血管平均压约为 8mmHg，肺循环的终点肺静脉和左心房的压力约为 2mmHg。相对体循环而言，肺循环的这种低压有利于维持肺泡干燥以保证外呼吸功能的正常。

肺动脉管壁厚度较主动脉薄，仅为主动脉的三分之一，其分支短且管径粗，因而肺动脉具有较强的扩张性，肺血流阻力较小。曾有研究用微管直接测定狗离体肺各段血管压力发现，肺血管的压降主要在肺泡毛细血管，其次在肺微动脉，极少部分在微静脉，表明整个肺血管阻力中肺动脉阻力实际上只占小部分。肺血管低阻力的另一个重要原因在于肺血管床容积大。低阻力是构成肺循环低压的基本条件，有利于减轻右心室后负荷，因此右心室后负荷远低于左心室，右心室壁厚度也仅为左心室壁的一半。

二、肺动脉结构

肺循环血管由肺动脉、肺毛细血管及肺静脉组成。肺动脉起自右心室，在主动脉弓下方分为左、右肺动脉，与气道伴行经肺门进入肺，逐次分级，构成肺动脉树。通常意义上的肺动脉树指的是从肺门部的左、右肺动脉直至末梢肺与胸膜交界处的整个动脉。人肺动脉树由 17 级分支组成，肺末梢近胸膜处为第 1 级分支，直径为 10～15μm，而左、右肺动脉（第 17 级）直径则可达 30mm。肺动脉树分级在不同物种间存在差异，如大鼠肺动脉树仅由 11～12 级分支构成。通常，肺动脉下一级分支在其上级分支上呈斜角分出，并与气道分支伴行；与此同时，还存在与上级分支呈直角的动脉，这些动脉不与气道分支伴行，且该部分动脉的数量也因物种而变化。

肺动脉外膜为疏松的组织，由细胞外基质、成纤维细胞或其他间质细胞、血管滋养管和神经元共同组成。此外，还发现肺动脉外膜层中含有弹性蛋白和胶原纤维。以往研究认为，肺泡外血管壁中的弹性纤维与末梢肺泡间隔中的弹性蛋白是相互独立的结构，但近年发现，人肺小动脉最外层的弹性纤维是肺泡间隔弹性蛋白的延续。同时有类似发现，肺动脉外膜胶原也可延续至胸膜表面。这种纤维基质的连续性不仅有利于末梢肺组织保持其稳定性，同时也能保持肺泡外血管与肺实质之间功能的偶联。成纤维细胞能够合成分泌胶原、纤连蛋白及蛋白多糖等间质基质分子，散在分布于肺动脉外膜，在纤维发生中起重要作用。肺动脉外膜以及肺动脉周围还观察到肥大细胞的存在。

肺动脉中膜层决定了其分型，主要依据为其弹力膜的存在以及肌化程度。按此分类标准，肺动脉分弹性动脉、肌性动脉、介于二者之间的过渡型以及部分肌性和非肌性动脉。弹性动脉中有大量的弹力膜散布于血管壁中膜，即弹力膜具有不连续性。人的肺动脉干主要是弹性动脉，成人直径大于 2mm 的肺动脉存在 4 层或更多的弹力膜。人肺门部肺动脉的中膜层厚度为 380 ~ 630μm，而大鼠该部位的肺动脉中膜层厚度则小于 20 μm，中膜层厚度决定整个动脉壁厚度。弹性动脉中膜层平滑肌细胞主要为 α 平滑肌肌动脉蛋白阳性细胞。较大的弹性动脉中膜层通常由多层弹力膜组成，其平滑肌细胞逐渐形成小的肌性动脉。随着动脉管径的减小，中膜层逐渐变为由单层内弹力膜和外弹力膜组成，人和大鼠直径小于 1 mm 的肺动脉其中膜层即为单层内、外弹力膜，末梢小肺动脉弹力膜断裂甚至消失。肺动脉的内弹力膜上存在相当数量的间隙，便于内皮细胞内的物质进入肺动脉中膜，为内皮 - 平滑肌细胞间物质和信息交流提供有利条件。有研究表明，与肺泡相邻的肺动脉中约 10% 为肌性动脉，但也有报道，其中肌性动脉占 73%，这一差异性结果可能与动物种属有关。部分肌性动脉中平滑肌细胞不能完整地覆盖整个血管壁，人体肺的部分肌性动脉直径在 35 ~ 228μm，而非肌性动脉直径约为 120μm。

肺动脉内膜均由单层无窗孔的内皮细胞排列而成，内皮下间隙延伸至中膜层的内弹力膜，人肺动脉内膜厚度占整个血管壁厚度的 1% ~ 16%。内皮细胞之间的紧密连接是保证肺血管内皮层完整性的关键因素。正常情况下，紧密连接可限制血液中的液体、蛋白以及其他成分进入组织间隙。较大的肺动脉中内皮细胞表达有许多紧密连接，而非肌性动脉中紧密连接甚少。肺动脉中异型细胞之间的连接也是很普遍的，如平滑肌细胞与内皮细胞之间的连接，是保证肺泡外动脉血管平滑肌与内皮细胞之间进行信号双向转运的有利条件。但有研究报道，肺动脉中的这种平滑肌 - 内皮间连接较肺静脉和毛细血管中少。

第二节　肺动脉高压的分类

1973 年世界卫生组织（WHO）第一次 PH 会议制定了其临床分类后，经历过一系列修订。2013 年法国 Nice 第五次 PH 会议确定了最新的临床分类，此次分类沿用了 1998 年 Evian 分类的基本标准和框架，并在 2003 年威尼斯会议以及 2008 年美国 DaNa Piont 制定的分类基础之上，对其中部分分类进行了更新和修订。虽然最新分类还未正式公布，但仍将此次会议推荐的最新分类列举如下（表 26-1）：

第三节　肺动脉高压的病因

虽然 WHO 将 PH 的临床分类划为五大类，但从病理生理角度来讲，引起 PH 的病因主要分为三类，分别为肺血管阻力增加、肺动脉血流增加和肺静脉压增加。

表26-1 最新的肺动脉高压临床分类（Nice，2013）

1. 动脉型肺动脉高压
1.1 特发性肺动脉高压
1.2 可遗传性肺动脉高压
1.2.1 BMPR2突变（骨形成蛋白受体2）
1.2.2 ALK1、ENG突变（伴或不伴遗传性出血性毛细血管扩张症）
1.2.3 SMAD9、CAV1、KCNK3突变
1.2.4 未知突变
1.3 药物和毒物所致的肺动脉高压
1.4 相关性肺动脉高压
1.4.1 结缔组织病
1.4.2 HIV感染
1.4.3 门脉高压
1.4.4 先天性心脏病
1.4.5 血吸虫病
1.5 新生儿持续性肺动脉高压
1.6 肺静脉闭塞性疾病（PVOD）和/或肺毛细血管瘤病（PCH）
2. 左心疾病所致的肺动脉高压
2.1 收缩功能不全
2.2 舒张功能不全
2.3 瓣膜病
2.4 先天性/获得性左心流入道/流出道梗阻
3. 肺部疾病和/或低氧所致的肺动脉高压
3.1 慢性阻塞性肺疾病
3.2 间质性肺疾病
3.3 其他伴有限制性和阻塞性混合型通气障碍的肺部疾病
3.4 睡眠呼吸暂停
3.5 肺泡低通气
3.6 慢性高原缺氧
3.7 先天性肺发育性疾病（先天性膈疝、支气管肺发育不良）
4. 慢性血栓栓塞性肺动脉高压（CTEPH）
5. 原因不明的多种因素所致的肺动脉高压
5.1 血液系统疾病：慢性溶血性贫血、骨髓增生疾病、脾切除术
5.2 系统性疾病：结节病、肺朗格汉斯细胞组织细胞增多症、神经纤维瘤病、血管炎
5.3 代谢性疾病：糖原储积症、高雪病、甲状腺疾病
5.4 其他：肿瘤性阻塞、纤维纵隔炎、慢性肾功能不全、节段性肺动脉高压

一、肺动脉血流增加

主要因先天性心脏病，如室间隔缺损、房间隔缺损或动脉导管未闭，形成左向右分流，使肺血流量增加，进而促使肺血管壁增生肥厚，管腔狭窄，导致肺动脉阻力增大，形成PH。该类原因引起的PH又称为高动力性PH。

二、肺静脉压增加

由肺静脉压或左心房压力增加引起的PH，长期、严重的左房压或肺静脉压升高，使肺毛细血管压上升，肺动脉压力也随之升高，从而导致PH。该类型PH又称为毛细血管后性PH。

三、肺血管阻力增加

主要由慢性支气管炎、支气管哮喘、肺纤维化、肺动脉栓塞等肺部疾病以及肺动脉炎、肺动脉先天性狭窄等肺血管壁病变等引起肺血管阻力增加，进而导致PH。该类型PH又称为毛细血管前性PH。

有资料表明，在肺动脉高压患者中，以先天性心脏病和慢性肺部疾病引起的PH最为常见。

而随着社会工业化的发展，人类生存环境的日益破坏，以慢性肺部疾病和缺氧引起的第三类 PH 发病率正在逐年上升。因此，本章重点阐述此类 PH 的发病机制。

第四节　肺动脉高压的发病机制

慢性气道炎症引起的慢性阻塞性肺病（chronic obstructive pulmonary disease，COPD）、睡眠呼吸暂停综合征是临床中导致 PH 的常见肺部疾病。COPD 等肺疾病不仅可通过缺氧引起肺血管收缩、平滑肌增生、血管壁肥厚，导致 PH；也可以通过缺氧以外的途径引起肺血管内皮损伤，诱导肺血管的收缩和改建，促进 PH 形成。简言之，此类 PH 发病的本质原因可分为缺氧和非缺氧两大基本因素。

一、缺氧与肺动脉高压

（一）缺氧性肺动脉高压的基本特征

缺氧可通过两个基本环节引起 PH：一是缺氧引起肺血管收缩，即缺氧性肺血管收缩（hypoxic pulmonary vasoconstriction，HPV），促使肺动脉压力升高，导致 PH；二是缺氧促进肺动脉平滑肌细胞增殖、肺血管增生肥厚，非肌型血管肌化以及细胞外基质增多，即肺血管重构，引起 PH。早期有研究发现，运用血管舒张药物只能部分逆转慢性缺氧引起的 PH，因此平滑肌细胞增殖作为肺动脉高压发生发展的一个重要环节受到人们极大的关注。然而，近来有研究发现，调节肌丝收缩性的 Rho 激酶受到抑制后几乎可完全逆转慢性缺氧引起的肺动脉压力增高，似乎说明肺血管收缩是引起 PH 的主要环节。甚至有研究报道，肺动脉平滑肌增殖可不改变肺阻力血管的管腔大小，肺血管重构呈离心性增生肥厚。该研究结果挑战了以往的某种片面观点，即主要是血管重构导致了阻力血管管径变小而引起肺血管阻力增加[1]。而实际上，这种离心性的肺血管增生可能是肺动脉压力增加后机体出现的一种代偿反应，即通过血管重构来适应不断增加的压力。此外，诸多研究表明肺血管收缩和肺血管重构并不是彼此独立而是密切关联的两个环节。因此，研究肺动脉高压的发病机制宜从肺血管收缩和肺血管重构两方面深入而不能偏颇。

（二）缺氧性肺动脉高压的分子机制

肺动脉高压的发生发展不是由某种因素或某种分子机制的独立作用所引起的，它是多因素、多分子共同作用和相互作用的结果，因此，本章按所涉及的信号、分子在平滑肌细胞内、外的不同分布，包括细胞内信号分子、细胞外血管活性物质或介质、细胞跨膜信号分子、细胞间信号分子及其对缺氧性肺动脉高压发病过程的影响进行阐述。

1. 细胞内信号分子

（1）钙信号：肺血管收缩的根本原因是肺动脉平滑肌细胞细胞质钙离子浓度（$[Ca^{2+}]_i$）升高。缺氧引起肺动脉平滑肌细胞 $[Ca^{2+}]_i$ 升高从而引起肺血管收缩，这一过程很大程度上依赖于细胞外 Ca^{2+}。作为 HPV 触发的中心环节，缺氧引起肺动脉平滑肌细胞 $[Ca^{2+}]_i$ 升高的机制存在多种不同学说，但归纳起来依然是由于胞外 Ca^{2+} 内流以及胞内 Ca^{2+} 释放所引起。最早被人们所接受的理论是，缺氧使电压依赖性钾通道（voltage dependent potassium channel，K_v）抑制，细胞膜去极化，L 型钙通道开放，胞外 Ca^{2+} 内流。随后，研究发现，缺氧还可诱导电压非依赖性钙通道开放，主要为受体操纵型钙通道（receptor-operated Ca^{2+} channel，ROCC）激活，引起受体操纵型钙内流（receptor-operated Ca^{2+} entry，ROCE）。胞内 Ca^{2+} 释放的机制主要是缺氧首先引起肌浆网膜 ryanodine 受体（RyR，即 ryanodine 敏感型钙通道）激活，肌浆网内 Ca^{2+} 释放。此外，肌浆网膜三磷酸肌醇受体（inositol trisphosphate receptor，IP3R，即 IP3 敏感型钙通道）也参与缺氧引起的胞内 Ca^{2+} 释放，即缺氧激活 PLC-IP_3 信号通路，从而引起肌浆网 IP3R 激活，肌浆网

内 Ca^{2+} 释放。进一步的研究发现，缺氧诱导的细胞外 Ca^{2+} 内流和细胞内 Ca^{2+} 释放并非是完全独立的过程，缺氧引起肌浆网 Ca^{2+} 释放，通过钙库操纵型钙通道（store-operated Ca^{2+} channel，SOCC）开放，引起钙库操纵型钙内流（store-operated Ca^{2+} entry，SOCE），共同导致 $[Ca^{2+}]_i$ 升高。虽然以上学说从不同角度解释了缺氧引起 $[Ca^{2+}]_i$ 升高的机制，然而，其中的具体环节还有待进一步深入探讨，特别是电压非依赖性钙通道，主要包括 ROCC 和 SOCC，其参与缺氧性肺动脉高压发生发展的分子亚型及其机制是目前该领域的一个研究热点。由于 ROCC 和 SOCC 是由细胞膜上跨膜蛋白所构成的 Ca^{2+} 通道，缺氧影响这些 Ca^{2+} 通道激活的机制将在细胞跨膜信号部分详细阐述。

虽然 HPV 的触发依赖于 $[Ca^{2+}]_i$ 升高这一观点已得到广泛的认可，但也有研究发现，缺氧引起的肺血管收缩可不依赖于 $[Ca^{2+}]_i$ 升高，即缺氧可通过细胞内、外其他信号分子，如内皮素 1（endothelin 1，ET1）、活性氧（reactive oxygen species，ROS）的增加提高收缩相关蛋白、激酶对 Ca^{2+} 的敏感性，从而实现收缩反应[1-2]。即使如此，HPV 的触发仍然与 $[Ca^{2+}]_i$ 密切相关。

此外，缺氧诱导 $[Ca^{2+}]_i$ 升高不仅是 HPV 的核心环节，越来越多的研究表明，缺氧诱导 $[Ca^{2+}]_i$ 升高同样是触发肺动脉平滑肌细胞增殖、肺血管重构的关键因素。$[Ca^{2+}]_i$ 升高调控平滑肌细胞增殖主要是通过 Ca^{2+} 依赖的细胞内下游信号分子的激活来实现。

（2）活性氧信号：自从发现缺氧引起动脉化学感受器以及肝细胞线粒体源性 ROS 产生增加以来，ROS 在 HPV 中的作用备受关注。以往虽有假说认为缺氧诱导 ROS 生成减少，从而导致 HPV[3]。但是，已有越来越多的实验证实缺氧通过 ROS 增加而引起 HPV[4-7]。有报道，缺氧可以通过一氧化氮合酶（nitric oxide synthase，NOS）、花生四烯酸代谢、线粒体、NADPH 氧化酶等不同途径引起肺动脉平滑肌细胞 ROS 生成增加，而目前得到较为广泛认可的主要是线粒体电子传递链及 NADPH 氧化酶系统[4-7]。Schumacker 等提出缺氧引起肺动脉平滑肌细胞 ROS 生成主要来自于电子传递链复合体Ⅰ、Ⅱ、Ⅲ，甚至进一步确定，缺氧引起肺血管平滑肌细胞 $[Ca^{2+}]_i$ 升高是由复合物Ⅲ前半泛醌来源的 ROS 起作用[4]。Wang 等最新报道，缺氧诱导 ROS 产生依赖于电子传递链复合体Ⅲ的 Rieske 铁硫蛋白（rieske iron-sulfur protein，RISP）[7]。此外，NADPH 氧化酶系统也是缺氧引起肺动脉平滑肌细胞 ROS 生成的重要途径。有报道，缺氧诱导 ROS 产生来源于 NADPH 氧化酶 NOX4 亚基[8]。而 Wang 等研究发现，NADPH 氧化酶 $p47^{Phox}$ 亚基从细胞质到细胞膜的转位介导了缺氧时 ROS 的产生；同时，在 $p47^{Phox}$ 亚基敲除小鼠的肺动脉平滑肌细胞中，缺氧诱导的 ROS 增加被显著抑制[9]。该课题组进一步的研究发现，缺氧诱导线粒体 ROS 产生比非线粒体区域 ROS 产生更多、更早；缺氧诱导线粒体源性 ROS 增加，激活 PKCε，进而诱导 NADPH 氧化酶活性增强，NADPH 源性 ROS 产生增加。可见，继发于线粒体源性 ROS 产生后，NADPH 依赖性 ROS 产生增多为缺氧诱导 ROS 增加提供了一个正反馈过程，促进 ROS 的进一步增加[9]。总之，缺氧诱导的 ROS 增加及其来源得到较为深入的探讨，并均趋于一致地表明缺氧诱导的 ROS 增加主要来自线粒体及 NADPH 氧化酶，虽然参与的具体亚基可能仍存在争议。

缺氧通过 ROS 增加诱导 HPV 这一现象已得到广泛认可，但 ROS 增加究竟通过什么机制引起 HPV 呢？研究已确定，经典的电压依赖性钾通道抑制是由缺氧诱导的 ROS 来介导[6]，即缺氧通过诱导 ROS 增加，抑制 K_v，细胞膜去极化，激活 L 型钙通道，细胞外 Ca^{2+} 内流，$[Ca^{2+}]_i$ 增加。有报道，ROS 可激活肌浆网膜 RyR，诱导肌浆网 Ca^{2+} 释放。ROS 如何引起 RyR 活化呢？早期的研究发现，ROS 可直接氧化 RyR 的巯基，从而使其活化；ROS 还可通过增强钙调蛋白活性，增强环腺苷二磷酸核糖（cyclic adenosine diphosphate ribose，cADPR）合成，从而激活 RyR。RyR 分为 RyR1、RyR2、RyR3 三种亚型，有报道以上三种亚型在肺动脉平滑肌细胞中均有表达，那么究竟是哪种亚型在缺氧诱导的 $[Ca^{2+}]_i$ 增加中发挥作用，是近来不断深入探讨的问题之一。Wang 等研究发现，缺氧诱导小鼠肺动脉平滑肌细胞

$[Ca^{2+}]_i$ 增加，而在 RyR_3 基因敲除小鼠的肺动脉平滑肌细胞中，缺氧诱导 $[Ca^{2+}]_i$ 增加幅度明显降低，表明 RyR_3 介导缺氧诱导 $[Ca^{2+}]_i$ 增加 [10]。此后，该小组报道，缺氧通过诱导平滑肌细胞线粒体源性 ROS 产生增加，促使 FK506 结合蛋白 12.6（FK506 binding proteins 12.6，FKBP12.6）氧化，与 RyR_2 发生解离，并从肌浆网膜转位至细胞质，从而激活 RyR_2，引起肌浆网 Ca^{2+} 释放 [11]。最近，该研究小组进一步研究了缺氧通过 ROS 诱导 IP3R 活化的机制，实验发现，缺氧诱导线粒体源性 ROS 产生增加，从而激活 PLCγ1，诱导 IP_3 增加，IP3R 活化，肌浆网 Ca^{2+} 释放，平滑肌细胞 $[Ca^{2+}]_i$ 增加 [7]。以上研究对缺氧诱导的 ROS 增加通过影响肌浆网内 Ca^{2+} 释放从而调节 $[Ca^{2+}]_i$ 的机制进行了较为深入的探讨，除此之外，ROS 还可通过影响细胞内其他信号、分子来调节 $[Ca^{2+}]_i$。

然而，ROS 并非必须通过 $[Ca^{2+}]_i$ 增加才能介导肺血管收缩，有研究显示，缺氧诱导 ROS 产生增加，可以通过激活 RhoA/ROCK 信号通路，提高平滑肌细胞收缩相关蛋白、激酶对 Ca^{2+} 的敏感性，实现收缩反应 [2]，即 ROS 介导肺血管收缩可以不依赖于 $[Ca^{2+}]_i$ 增加。也就是说，钙信号和 ROS 作为缺氧时细胞内产生的两种信号，可以分别影响肺血管收缩。那么这二者在 HPV 中是如何共同发挥作用的？或者说二者是否相互协同或是相互拮抗来调节下游效应？由于缺乏有效的研究策略，迄今为止，ROS 协同或拮抗钙信号调节 HPV 的机制尚未有报道。

ROS 不仅是触发 $[Ca^{2+}]_i$ 增加、引起 HPV 的关键因素，而且与肺血管重构、右心室肥厚存在紧密联系。慢性缺氧性肺动脉高压动物的肺组织及肺动脉均检测到 ROS 产生增多。进一步的研究表明，其 ROS 主要来源于线粒体电子传递链、NADPH 氧化酶、NOS 等途径；同时，运用抗氧化剂，可以抑制慢性缺氧引起的肺动脉压力升高、右心室肥厚以及肺血管重构。总之，缺氧可通过诱导 ROS 产生增多，激活细胞内 Ca^{2+} 依赖的信号通路，从而介导平滑肌细胞增殖、迁移，诱导肺血管重构。

（3）缺氧诱导因子 1：自从发现低氧诱导因子 1（hypoxia-inducible factor 1，HIF1）以来，它便成为缺氧性肺动脉高压研究领域的一个热点。HIF1 是由 HIF1α 和 HIF1β 组成的异二聚体，有研究揭示，HIF1α 的脯氨酸残基发生羟基化，从而诱导其泛素化，进而降解；而缺氧时，脯氨酸 -4- 羟化酶失活，HIF1α 的羟基化作用减弱，HIF1α 积聚。对在缺氧状态下，ROS 对 HIF1 的调节机制已有了比较深入的认识，比较公认的是缺氧诱导线粒体源性 ROS 产生增加是维持 HIF1α 稳定性的关键因素。其中具体机制是，ROS 通过激活 Src 家族蛋白激酶，引起 Rac 和 p38a 激活，p38a 进而介导脯氨酸 -4- 羟化酶失活，HIF1α 增加。此外，ROS 与 HIF1α 之间的相互调节作用也有相应研究，即 ROS 增加后 HIF1α 诱导 NADPH 氧化酶进一步产生 ROS。可见，缺氧诱导 HIF1α 激活已获得较为广泛和深入的理解，而已有的大量动物研究也确定了 HIF1 激活在缺氧诱导的平滑肌细胞增殖、肺血管重构中发挥的重要作用。那么，HIF1 介导缺氧性 PH 发生发展的分子机制有哪些呢？

HIF1 通过激活下游靶基因调控缺氧诱导的细胞增殖、凋亡等效应。已有研究发现，ET1、血管紧张素转换酶（angiotensin-converting enzyme，ACE）、血管紧张素Ⅱ（AngⅡ）受体、5- 羟色胺（5-HT）转运体在缺氧性 PH 中表达均受 HIF1 调控，从而通过这些与血管活性有关的信号分子作用，促进肺血管收缩及肺血管重构；研究还发现，HIF1 可通过调节内皮型和诱导型 NOS（eNOS、iNOS）活性影响缺氧诱导的 NO 合成，这一作用可能在一定程度上对抗肺血管重构。HIF1 在调控 K_v 通道及胞浆 Ca^{2+} 信号方面的研究也取得了较系统的理论成果。有研究报道，HIF1 通过调节 ET1 等血管活性分子的表达，激活 PKC，从而抑制 K_v，细胞质内 K^+ 增高，抑制细胞凋亡。缺氧通过 HIF1 激活诱导肺动脉平滑肌细胞经典型瞬时感受器电位（canonical transient receptor potential，TRPC），TRPC1 和 TRPC6 上调，从而引起 $[Ca^{2+}]_i$ 增高，进而肺血管收缩、平滑肌细胞增殖和迁移 [12]。最近有研究提示，HIF1α 活化，导致线粒体分裂，这一过程依赖于动力相关蛋白 1（dynamin-related protein 1，DRP1）616 位丝氨酸磷酸化，运用 HIF1α 抑制剂可使 DRP1 活化水平降低，阻断线粒体分裂，从而抑制肺动脉平滑肌细胞增殖；同样，DRP1 抑制剂或下调 DRP1 基因表达也可阻止线粒体分裂，并使细胞停滞在 G2/M 分裂间期，该研究表明，HIF1α 通过激活 DRP1，促进线粒体分裂，从而诱导 PH 平滑肌细胞增殖[13]。

（4）胞内其他信号分子：从以上论述中可以获得这样的总体认识，即缺氧诱导 $[Ca^{2+}]_i$ 增加很大程度上依赖于 ROS 产生增多，而 $[Ca^{2+}]_i$ 增加又是启动肺动脉平滑肌细胞收缩、增殖、迁移等效应的重要信号分子，钙信号活化后必须通过激活下游信号通路参与肺血管重构，因此，本节侧重阐述钙信号下游的 RhoA/ROCK、NFAT（nuclear factor of activated T cell，活化 T 细胞核因子）等信号通路，microRNA 以及内源性大麻素（endocannabinoid anandamide，AEA）/脂肪酸酰胺水解酶（fatty acid amide hydrolase，FAAH）的作用。

目前研究已明确，RhoA/ROCK 激活不仅在 HPV 中发挥重要作用，而且还是促进平滑肌细胞增殖与迁移，进而诱导肺血管重构的重要信号分子。虽然与 RhoA 具有同源性的 RhoB 在肿瘤细胞血管新生和血管收缩中的作用已得到论证，但其在缺氧性肺动脉高压中的作用则在最近才被人们所认识：缺氧诱导肺动脉平滑肌细胞 RhoB 活性增强，且与 RhoA 激活保持一致；进一步发现，RhoB 与 RhoA 发生协同作用，增强缺氧诱导的肌动蛋白聚合和肌球蛋白轻链磷酸化，从而增强血管收缩性；即使增加 RhoA 的表达，RhoB 基因敲除还能显著降低缺氧诱导的肺动脉高压，可见，慢性缺氧诱导 RhoB 的持续激活协同 RhoA 在促进肺血管重构及肺动脉高压形成中具有重要作用[14]。

NFATc3 是经典的 Ca^{2+} 依赖性转录因子，其通过调节 α 肌动蛋白（α-actin）表达以维持平滑肌细胞表型。目前有研究表明，慢性缺氧诱导 NFATc3 核转位增强，NFATc3 抑制剂可明显减弱缺氧诱导的 α-actin 表达上调，同时 NFATc3 基因敲除后，缺氧不再诱导 α-actin 表达增加以及肺血管壁增厚，说明 NFATc3 在慢性缺氧诱导的肺血管重构中起作用。该研究小组还进一步发现，运用 ET1 受体拮抗剂可减弱缺氧诱导 NFATc3 活性增强。最新有研究报道，超氧化物歧化酶（superoxide dismutase，SOD）基因敲除引起超氧化物增多、过氧化氢减少，同时导致肺动脉压力增高、肺血管重构；而运用 NFAT 抑制剂可逆转上述反应。以上结果说明，慢性缺氧诱导 SOD 活性下降，而超氧化物 / 过氧化氢失衡激活 NFATc3，从而导致 PH。可见，钙信号依赖性的 NFATc3 转录激活在 PH 形成中的作用已得到广泛认可。另外，有报道，NFATc2 也参与肺血管收缩和平滑肌细胞增殖，其作用是增强抗凋亡因子 Bcl2 表达，从而引起线粒体超极化，抑制平滑肌细胞凋亡。近来还有研究发现，昔多芬治疗肺动脉高压的分子机制也可能是通过抑制钙调磷酸酶 /NFATc2 这一信号通路，降低细胞周期蛋白 A 的表达，抑制细胞周期依赖性蛋白激酶活化，从而抑制肺动脉平滑肌细胞增殖来实现的[15]。

缺氧诱导的与平滑肌细胞收缩、增殖、迁移等有关的细胞内信号转导途径还涉及丝裂原激活蛋白激酶（mitogen-activated protein kinase，MAPK），如细胞外信号调节激酶 1/2（extracellular signal-regulated kinase，ERK1/2）等信号。研究发现，MAPK 抑制剂可阻断缺氧诱导的肺血管收缩反应，而抑制 NO 合成则逆转 MAPK 抑制剂的阻断作用，表明 MAPK 促进 HPV 的作用可能通过抵制 NO 对 Ca^{2+} 信号的钝化而实现。慢性缺氧诱导 SOD 活性下降，还可通过激活 ERK1/2 信号转导途径，上调氧化还原敏感型转录因子 Egr1 基因表达，导致平滑肌细胞过度增殖、肺血管重构。

MicroRNA（miRNA）是一种非编码小分子 RNA，由大约 22 个氨基酸组成，作用于 mRNA 的 3′非编码区，负向调节下游基因表达。有研究显示，与 PH 发生相关的因素，如缺氧、炎症等均可调节 miRNA 表达。近年来，miRNA 作为一种上游信号分子在肺血管重构中的作用受到关注，而且越来越多的研究显示，miRNA 有望作为改善肺血管重构的新的治疗靶点，目前已经证实至少 20 多种 miRNA 与 PH 存在联系。曾有研究论证了 miRNA 调节异常在 PH 中的作用，通过基因芯片及定量 PCR 技术发现，在慢性缺氧性 PH 模型中，miRNA-22、miRNA-30 和 let-7f 表达下调，而 miRNA-322 和 miRNA-451 表达上调。在 PH 患者平滑肌细胞上开展的研究发现，miRNA-138、miRNA-367、miRNA-27b、miRNA-302b、miRNA-145 和 miRNA-450a 表达上调，而 miRNA-204 表达下调。以上工作为研究 miRNA 在 PH 中的作用提供了非常重要的线索。

那么，miRNA 通过调节哪些信号通路参与肺血管重构呢？研究发现，miRNA-204 在细胞增殖和凋亡中的作用主要通过 Src-STAT3-NFAT/BMPR2 途径实现。由于 PH 中 ET1 等血管收缩因子增加，激活 STAT3，STAT3 与 miRNA-204 直接结合，导致 miRNA-204 表达下调，从而诱导其下游靶基因 SHP2 表达增加，SHP2 激活酪氨酸磷酸酶调节的细胞信号途径，诱导 Src 和 STAT3 进一步激活，在此过程中 STAT3 正反馈调节可能是导致肺血管重构不断加重的原因。miRNA-143 和 miRNA-145 是涉及平滑肌细胞表型由收缩型转变为分泌型的两种关键 miRNA。研究表明，缺氧性 PH 大鼠模型中，miRNA-145 表达增高，而敲除 miRNA-145 基因可显著降低缺氧引起的右心室压升高和血管改建。这可能与 miRNA-145 基因敲除后引起 Wnt 信号通路激活有关，但是一般认为 Wnt 信号通路激活是促进平滑肌细胞增殖的，因此有学者解释 miRNA-145 基因敲除抑制血管重构的作用是阻断 Wnt/β-Catenin 信号通路所致。可见，miRNA-145 调节的信号通路还需我们进一步深入探讨，而 miRNA-143 在肺血管重构中的机制也是如此。有研究报道，缺氧诱导 miRNA-138 表达增高，外源性 miRNA-138 可阻断 Caspase 以及 Bcl2 信号，抑制肺动脉平滑肌细胞凋亡，可见 miRNA-138 在缺氧性肺血管重构中可能发挥重要作用。目前虽然已知了一些在缺氧性 PH 中发生表达变化的 miRNA，但其介导或调节 PH 的机制并不完全清楚。

内源性大麻素 / 脂肪酸酰胺水解酶（AEA/FAAH）通路是最近发现的 HPV 重要的调节因子，虽然 AEA 在体循环血管中的作用早已有研究，但在肺血管中的作用却直到最近才被报道。通过质谱分析法发现，缺氧诱导肺组织中 AEA 及 FAAH 依赖的代谢产物花生四烯酸产生显著增加，并确认 AEA 具有强烈的收缩肺血管的作用，且缺氧诱导其合成主要来自肺动脉平滑肌细胞。在 $FAAH^{-/-}$ 小鼠以及 FAAH 抑制剂处理小鼠中，缺氧诱导的肺血管收缩及 PH 受到显著抑制[16]，说明缺氧诱导 AEA 增加通过 FAAH 代谢途径介导 HPV 及 PH。该研究为 PH 临床治疗提供了又一个可能的新靶点。

2. 细胞外血管活性物质或介质

（1）ET1、5-HT、AngⅡ：从 20 世纪 70 年代起，就有大量研究证实，缺氧可诱导肺血管内皮细胞、肺实质细胞等分泌血管收缩和舒张因子发生变化，这些物质通过旁分泌作用于肺动脉平滑肌细胞，其相对含量决定肺动脉平滑肌细胞的收缩性，即血管收缩因子分泌增多而血管舒张因子分泌功能障碍，是促进缺氧性肺动脉高压发生发展的重要因素。

早期的研究已经报道缺氧性 PH 动物模型中 ET1、5-HT、AngⅡ等可引起血管收缩的分子明显增多，并且 COPD 患者的肺动脉压力与 ET1 增加水平有显著相关性；应用 ACE 抑制剂后，可显著降低 COPD 患者以及慢性缺氧动物肺血管压力和肺血管阻力的增加。以上报道均表明，缺氧诱导血管收缩分子增多促进肺动脉高压形成。

然而，慢性缺氧诱导 ET1 表达增加后如何发挥缩血管作用这一问题还未得到充分阐明。有研究表明，ET1 与平滑肌细胞上的 ET_A 受体相互结合后发挥缩血管作用，而与内皮细胞 ET_B 受体结合后可通过诱导舒血管物质 NO 和 PGI_2 释放，导致局部血管舒张。但是，有报道缺氧诱导肺组织 ET1 及其受体 ET_A 和 ET_B 表达均增加，ET1 的舒血管功能受损。既然 ET_B 表达增加，那么，为什么会出现 ET1 介导的舒血管功能受损呢？有学者认为这与受体分布的密度和部位有关，因为平滑肌细胞上的 ET_B 受体同样具有收缩血管的效应。最新有研究表明，缺氧诱导肺动脉 ET1 及平滑肌细胞 ET_A 表达增加的同时，内皮细胞 ET_B 表达降低，这一结果似乎更确切地解释了缺氧诱导 ET1 表达增加导致内皮依赖性舒张功能障碍，引起血管收缩的机制。ET1 增加在缺氧诱导的肺血管收缩中的根本作用，除了早期的 ET1 通过 PLC 信号途径抑制 Kv，使平滑肌细胞膜去极化，$[Ca^{2+}]_i$ 增高，引起血管收缩这一效应外，ET1 还具有诱导平滑肌细胞增殖、迁移的作用。新近有研究报道，慢性缺氧刺激时，ET1 可通过激活电压依赖型钙通道（voltage-dependent Ca^{2+} channel，VDCC），促进胞外 Ca^{2+} 内流，进而引起 $[Ca^{2+}]_i$ 增高。

由于缺氧诱导 ET1 分泌是一个较缓慢的过程，且 ET1 引起肺血管呈稳定的、不可逆性的收缩，这似乎不太符合 HPV 表现的快速可逆性反应，甚至有研究表明即使阻断 ET 受体也不能抑制 HPV，因此有人认为 ET1 并不是介导 HPV 快速反应期的因素。然而，仍然有支持 ET1 介导 HPV 的报道，特别是 ET1 受体拮抗剂可显著抑制 HPV。造成以上两种不同现象的原因目前还不太清楚，可能与物种、实验对血管条的处理条件等不同有关。

5-HT 具有收缩血管和促有丝分裂的作用，其含量在 PH 患者中显著增加。运用 5-HT 转运体可加重缺氧诱导的 PH；抑制色氨酸羟化酶限速酶可显著降低肺组织 5-HT 含量，缓解缺氧性 PH 发生发展。以上一系列研究确定了 5-HT 在缺氧性 PH 中的作用。而 5-HT 发挥缩血管效应的机制也是人们关注的问题，有研究发现，5-HT 诱导慢性缺氧大鼠肺动脉平滑肌细胞 $[Ca^{2+}]_i$ 增高，该反应依赖于细胞外 Ca^{2+}，并且甘油二酯特异性抑制剂可显著降低 5-HT 诱导的细胞外 Ca^{2+} 内流，而尼群地平对该反应无抑制作用。以上结果表明，慢性缺氧时，由 5-HT 引起的 $[Ca^{2+}]_i$ 增高及血管收缩主要依赖于电压非依赖性钙通道的激活。最新有研究发现，香草素型瞬时受体电位 4（vanilloid transient receptor potential，TRPV4）抑制剂可显著降低 5-HT 诱导的肺血管收缩和 $[Ca^{2+}]_i$ 增高，表明 TRPV4 是 5-HT 诱导细胞质 Ca^{2+} 反应的主要钙通道；进一步实验发现，TRPV4 抑制剂显著逆转 5-HT 诱导慢性缺氧动物肺血管收缩反应。该研究表明，慢性缺氧性肺动脉高压中，TRPV4 在 5-HT 引起的血管收缩中发挥重要作用[17]。

AngⅡ是肾素-血管紧张素系统（renin-angiotensin system，RAS）中的关键分子，其与血管紧张素Ⅱ1 型受体（angiotensinⅡtype 1 receptor）作用，可引起肺血管收缩、平滑肌细胞增殖以及炎症反应，在 PH 发生发展中起重要作用。经典的 RAS 还包括 ACE，PH 患者和动物模型中调节 AngⅡ生成的 ACE 表达显著升高，而运用 ACE 抑制剂或 AT1R 拮抗剂阻断 AngⅡ与受体结合均可减轻 PH。近年来，有研究确定 RAS 中还含有 ACE 的类似物 ACE2，ACE2 以及其催化产物 Ang-(1～7)，可抑制细胞增殖、血管增生肥厚，发挥与 AngⅡ相反的生物学作用。Wen 等发现长期吸烟动物中 AngⅡ增加而 ACE2 水平下降，并同时伴有肺血管重构和右心室压升高，具有调节 ACE2 活性的洛沙坦可改善肺血管重构和右心室压力，并降低 AngⅡ的增加[18]。因此，提示 ACE2 可能在 PH 中起保护作用。此外，该研究小组还发现，Ang Ⅱ增加通过激活 TGFβ1/Smad 信号通路参与肺血管重构。

（2）NO、硫化氢、二氧化硫、花生四烯酸代谢产物：NO、硫化氢（H_2S）和以前列环素（PGI_2）为代表的花生四烯酸代谢产物是经典的血管舒张因子，通过抑制血管舒张因子 NO、PGI_2 的生成可进一步促进缺氧诱导的血管收缩，以及外源性 H_2S 可减轻缺氧诱导的肺动脉压力增加等一系列研究表明，血管舒张因子的活性或合成下降可促进缺氧性 PH 的发展。

有研究发现，缺氧性 PH 小鼠 eNOS 表达不足，NO 合成降低；也有报道，在缺氧性 PH 动物模型中，可诱导 NO 合成的血管活性物质乙酰胆碱及缓激肽含量显著降低。吸入 NO 后，缺氧性 PH 动物肺血管收缩反应减弱，可见内皮细胞合成 NO 功能下降是导致血管舒张功能障碍的重要原因。然而，也有缺氧诱导 eNOS 表达上调的研究报道。显然在缺氧刺激下 eNOS 的活性及表达究竟上调还是下调仍存在争议，这其中必然还存在其他降低 NOS 功能、减少 NO 合成的机制。

H_2S 是继 NO 和一氧化碳（CO）之后被人们所认识的一种新的气体信号分子。早期有研究发现，缺氧性 PH 动物肺组织中催化 H_2S 产生的胱硫醚-γ-裂解酶基因表达及活性降低，且血浆中 H_2S 水平下降，外源性补充 H_2S 后，可降低肺动脉压，减轻肺血管重构。继而该小组又报道了 H_2S 调节 PH 的分子机制，研究发现，外源性硫氢化钠在升高血浆 H_2S 水平的同时，降低缺氧诱导的肺动脉压力升高、减轻肺小血管肌化数量、抑制平滑肌细胞增殖，进一步机制探讨提示，外源性硫氢化钠可抑制缺氧大鼠肺动脉中Ⅰ型和Ⅲ型胶原蛋白、弹性蛋白和 TGFβ3 表达以及Ⅰ型和Ⅲ型前胶原基因表达[19]。此外，该小组还发现，动物缺氧处理的同时加入外源性硫氢化钠后，肺组织氧化型谷胱甘肽水平较缺氧组显著下降，提示 H_2S 在缺氧性 PH 中可作为一种抗氧化剂对抗氧化应激反应。总之，以往的研究均一致表明，缺氧诱导 H_2S 减少，是引起肺血管收缩及平滑肌细胞增殖的原因，然而其机制尚有待进一步揭示。

近年来有研究者提出，二氧化硫（SO_2）是又一内源性气体信号分子，SO_2 下调是缺氧性肺动脉高压以及肺血管结构重构形成的机制之一；SO_2 对缺氧大鼠肺肌性动脉平滑肌细胞增殖、肺组织前胶原 mRNA 表达和肺肌性动脉内皮细胞炎症反应具有重要的抑制作用，并且对肺组织 ET1 的合成以及血浆 ANP、ADM、CGRP 含量也有重要的抑制作用，从而参与其对缺氧性肺动脉高压、肺血管结构重构的调节机制[20]。

花生四烯酸代谢产物及其诱导的信号通路异常在缺氧性 PH 的发展中也起到非常重要的作用。PGI_2 是花生四烯酸代谢产物中人们较早认识的舒血管物质，临床使用 PGI_2 可引起肺血管舒张，使 PH 患者肺动脉压力下降。目前在临床上以 PGI_2 作为治疗 PH 的药物，可见 PGI_2 在 PH 中的作用基本得到人们的共识。近来有研究报道，花生四烯酸代谢产物 15- 脂氧合酶在 PH 患者肺动脉内皮细胞及平滑肌细胞中均有增加，并证实其进一步的代谢产物 15- 羟基二十四碳四烯酸（15-HETE）是介导血管收缩、诱导细胞增殖的关键分子。15-HETE 通过影响其下游细胞有丝分裂原和细胞生长周期信号，促进细胞增殖。对 15-HETE 抑制平滑肌细胞凋亡、促进细胞增殖的机制的深入研究，发现其中涉及的信号通路包括 ROCK、ERK1/2、iNOS 等。二十碳三烯酸（EET）是细胞色素 P450 环氧化酶催化花生四烯酸产生的代谢产物，已证实体循环血管中 EET 是一种典型的内皮源性的舒张因子，然而在肺循环中，其主要由平滑肌细胞产生，并发挥缩血管作用。早期有研究表明，缺氧诱导细胞色素 P450 环氧化酶活性增高，运用其抑制剂可减弱急性肺血管收缩和慢性肺血管重构，提示细胞色素 P450 环氧化酶催化产物 EET 可促进 PH 形成。EET 的血管收缩作用可能与其激活 TRPC6 并向细胞膜小凹处募集有关，即由此引起平滑肌细胞细胞质内 Ca^{2+} 信号变化。EET 还可显著激活肺动脉内皮细胞 JNK 和 c-Jun，从而促进细胞增殖、细胞由 G0/G1 期转为 S 期，刺激新生血管形成。由此可见，花生四烯酸代谢产物除了经典的 PGI_2 以外，15-HETE 和 EET 在 PH 中的作用也逐渐被人们所认识。

（3）基质金属蛋白酶：基质金属蛋白酶（matrix metalloproteinase，MMP）是一类锌离子依赖的降解细胞外基质所必需的酶，在细胞外基质成分的合成与降解中发挥着重要作用。缺氧时，细胞外基质合成增加而降解减少，胶原纤维总含量增多，从而可能导致肺血管弹性降低、肺动脉压力升高。

有研究表明，缺氧性 PH 动物的肺动脉中 MMP2 表达及活性均显著升高，且 MMP2 可能通过激活 RhoA/ROCK 而介导肺血管重构。此外，ET1 可激活 RhoA，诱导肺动脉平滑肌细胞 MMP2 表达上调，磷酸二酯酶 5 抑制剂则可阻断以上信号通路，从而抑制肺动脉平滑肌细胞增殖。肺动脉高压动物体内 MMP9 表达及其活性增强，导致肺血管增厚，介导了肺动脉高压的形成；而 MMP1 在肺动脉高压动物中表达下降，促进了肺动脉平滑肌细胞增殖、肺动脉胶原沉积，在肺血管重构中起调节作用。总之，MMP2、MMP9 基因表达促进肺血管重构；而 MMP1 基因表达可抑制肺血管重构。由于 MMP 有多种不同亚型，其在缺氧性肺血管重构中的作用和机制仍有待进一步探讨。

（4）骨形成蛋白及其受体：骨形成蛋白（bone morphogenetic protein，BMP）与其受体 BMPR 结合后，可通过依赖和非依赖 Smad 途径启动下游信号转导，其功能缺失在肺动脉高压形成中的作用已得到认可。来自肺动脉高压患者的肺动脉平滑肌细胞存在 BMPR2 突变，以致 BMP 信号减弱，导致 BMP2 的抗增殖效应受到抑制。在低氧诱导的肺动脉高压动物模型中也发现 BMPR2 表达下调，BMP 信号通路功能受损。但是，BMPR2 基因敲除小鼠并不一定发生肺动脉高压，提示 BMPR2 基因突变可能仅是肺动脉高压发病的遗传学基础或易感因素，也可能还有 BMP 信号通路下游效应蛋白在肺动脉高压发病过程中起关键作用。近年来，有学者一直致力于 BMP 信号转导异常在肺动脉高压中的机制研究，研究发现，缺氧可诱导 BMP2 和 BMP4 在肺组织中表达上调，尽管这两种蛋白具有高度相似的氨基酸序列，然而，它们在缺氧性肺动脉高压的发生发展中却发挥相反的作用。下调 BMP4 可阻止肺血管重构和缺氧性肺动脉高压的发展，而在 BMP2 基因敲除的小鼠中，缺氧可诱导更为严重的病理改变。Zhang 等对以上现象进行了深入的机制探讨，该研究小组发现，BMP4 可上调 TRPC1、TRPC4、TRPC6 三种亚型表达，从而增加肺动脉平滑肌细胞的 SOCE 和细胞质基础 Ca^{2+} 浓度[21]；BMP2 则抑制 TRPC1、TRPC4、TRPC6 基因和蛋白表达，减弱 SOCE、降低细胞质基础 Ca^{2+} 浓度，进而抑制肺动脉平滑肌细胞增殖和迁移[22]。

（5）缺氧诱导的促有丝分裂因子：缺氧诱导的促有丝分裂因子（hypoxia-induced mitogenic factor，HIMF）是在 2003 年发现的肺泡缺氧肺组织相对特异性的信号分子。研究通过 cDNA 微阵列分析，发现早期报道的 FIZZ1（found in inflammatory zone 1）在缺氧诱导的小鼠肺组织中表达升高，同时通过实验进一步验证了 FIZZ1 促进肺动脉平滑肌细胞增殖的作用，因此将 FIZZ1 重新命名为 HIMF。作为一种肺组织特异性的小分子分泌型蛋白，HIMF 可通过 PI3K/Akt、ERK/MAPK 等信号通路的激活促进平滑肌细胞增殖、内皮细胞迁移及新生血管形成，在 PH 后期的肺血管重建环节中发挥了重要作用[23]。虽然有相当数量的研究提示 HIMF 在 PH 肺血管重构中的作用，但其机制一直未能充分阐明。有研究报道，HIMF 通过 PLC-IP_3 信号诱导肺动脉平滑肌细胞细胞质 $[Ca^{2+}]_i$ 升高或钙振荡，而 Gq/11 基因敲除抑制上述钙反应，可见，HIMF 可能通过 G 蛋白偶联受体激活 Gq 蛋白，引起钙反应[23]。此外，还发现，HIMF 诱导细胞迁移依赖于钙结合蛋白 S100A11。虽然有报道，HIMF 可以通过 VEGF 受体发挥下游效应，甚至发现 Bruton's 酪氨酸激酶（BTK）与 HIMF 相互作用，但至今在细胞膜上未发现 HIMF 特异性受体或 HIMF 发挥效应的作用靶点/蛋白，同时缺氧诱导 HIMF 表达的信号途径也尚未完全明确，以上问题的揭示有望进一步深入认识 PH 的分子机制。

3. 细胞跨膜信号分子

（1）瞬时受体电位（transient receptor potential，TRP）：TRP 包含有 7 种超家族成员，可编码多种阳离子通道，其中已证实肺动脉平滑肌细胞中主要表达 TRPC 和 TRPV。已有大量研究表明，SOCE 在缺氧诱导的肺动脉平滑肌细胞 $[Ca^{2+}]_i$ 升高中起重要作用，且发现，TRPC 通道蛋白是 SOCC 的重要组成部分，随着机制研究的深入，TRPC 这一非选择性阳离子通道蛋白在缺氧性肺血管收缩、肺血管重构中的作用越来越受到关注。

TRPC1、TRPC6 是表达于大小鼠、人肺动脉平滑肌细胞的主要 TRPC 通道蛋白，有报道运用 TRPC1 特异性反义寡核苷酸可抑制肺动脉平滑肌细胞的 SOCE，而过表达 TRPC1 可增强 SOCE 诱导的肺血管收缩。此外，在 TRPC6 基因敲除小鼠的肺动脉平滑肌细胞中，甘油二酯类似物 OAG 不能再激活 ROCC 引起 ROCE，说明 TRPC6 在 ROCE 中发挥重要作用[24]。曾有报道，慢性缺氧诱导 TRPC1 和 TRPC6 表达增加，而 TRPC1 和 TRPC6 分别通过影响 SOCE 和 ROCE，促使胞外 Ca^{2+} 内流，从而使缺氧性 PH 大鼠肺动脉平滑肌细胞 $[Ca^{2+}]_i$ 升高。TRPC 通道在肺血管收缩中的作用可能由 Ca^{2+} 激活钙调蛋白、肌球蛋白轻链激酶，促进肌动蛋白-肌球蛋白相互作用等来实现。同样，TRPC 通道上调而引起的 SOCE 在肺动脉平滑肌细胞增殖中也发挥着重要作用。已有研究报道，TRPC1 下调可抑制肺动脉平滑肌细胞增殖；TRPC6 增强 SOCE，促进细胞增殖。但是，TRPC 通道在缺氧性肺动脉高压中的作用似乎与细胞实验并非完全一致，有研究显示，TRPC6 基因敲除后，对慢性缺氧小鼠的右心室收缩压、右心室重构及肺血管重构无任何抑制作用[24]；而 TRPC1 基因敲除可显著抑制缺氧性肺动脉高压。

TRPV 是对机械应力敏感的 TRP 超家族成员，有研究发现，6 种 TRPV 亚型中，仅 TRPV4 在缺氧诱导的肺血管、肺动脉平滑肌细胞中均发生上调；运用 TRPV 抑制剂可显著减弱慢性缺氧性肺血管压力的增加；TRPV4 基因敲除后可明显抑制缺氧引起的肺动脉平滑肌细胞 $[Ca^{2+}]_i$ 基础水平升高、肺血管肌化、右心室重构，缓解肺动脉高压。可见，缺氧诱导 TRPV4 表达增加在缺氧性肺动脉高压中发挥了重要作用。以往研究对于缺氧所造成的机械应力在肺动脉高压发病中的作用一直存在争议，以上一系列研究为机械刺激在缺氧性肺动脉高压发病机制中存在作用提供了依据。

上述研究已证实，TRPC1、TRPC6 以及 TRPV4 在促进缺氧性肺动脉高压形成中的作用。然而，缺氧通过哪些机制影响其蛋白表达及活性呢？有研究发现，缺氧诱导 TRPC1、TRPC6 表达增加受 HIF1α 调节；TRPV4 表达受 Ca^{2+} 依赖性转录因子，如 NF-κB、NFAT 的调节。此外，机械应力及 5-HT 等可激活肺动脉平滑肌细胞 TRPV4，推测该现象与受体介导的 PLA2 激活及花生四烯酸代谢产物 EET 产生有关。综上所述，现有以下认识：缺氧可通过肌浆网 IP3 敏感型钙通道或 Ryanodine 敏感型钙通道释放 Ca^{2+}，激活 / 诱导 TRPC1 表达增加，促进 SOCE，引起 $[Ca^{2+}]_i$ 升高；而甘油二酯、酪胺酸激酶等第二信使激活 TRPC6，诱导 ROCE，引起 $[Ca^{2+}]_i$ 升高；缺氧引起的机械刺激通过 PLA2 激活 TRPV4，引起胞外 Ca^{2+} 内流，$[Ca^{2+}]_i$ 升高。除此之外，缺氧引起的多种转录因子激活亦可调节以上三种 TRP 通道蛋白表达。以上机制共同作用导致平滑肌细胞 $[Ca^{2+}]_i$ 升高、肺血管基础张力增加、平滑肌细胞增殖、肺血管重构等一系列效应，进而引起肺动脉高压。TRP 通道蛋白参与缺氧性肺动脉高压的类型及可能机制总结如图 26-1 所示。

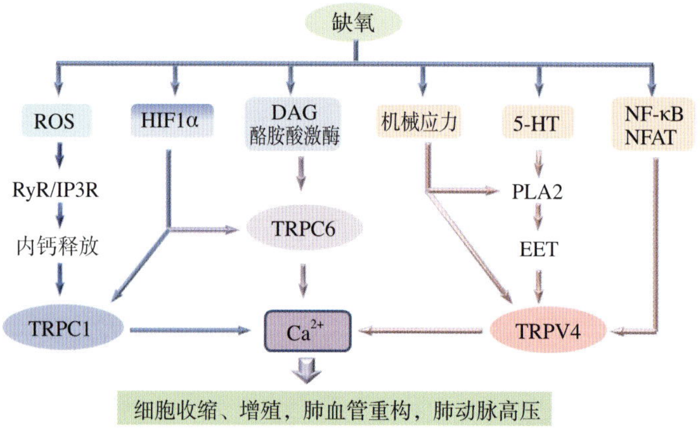

图 26-1 TRP 通道蛋白参与缺氧性肺动脉高压的类型及机制

缺氧通过活性氧（ROS）引起三磷酸肌醇受体（IP3R）/Ryanodine 受体（RyR）活化，肌浆网内钙离子释放，激活 TRPC1；此外，缺氧诱导因子 1α（HIF1α）可调节 TRPC1 和 TRPC6 的转录激活；缺氧可通过甘油二酯（DAG）和酪胺酸激酶等细胞内细胞分子激活 TRPC6；缺氧通过机械应力可引起 TRPV4 活性增强，其机制可能与机械应力及 5- 羟色胺（5-HT）等可通过磷脂酶 A2（PLA2）代谢产物 EET 的释放有关；此外 TRPV4 表达受转录因子 NF-κB 和 NFAT 的调控。TRPC1、TRPC6 和 TRPV4 激活均导致细胞内钙离子浓度升高，进而引起细胞收缩、增殖，以及肺血管重构和肺动脉高压

（2）基质相互作用分子 1：SOCC 是由多种通道蛋白组成的复合体，近年来有研究发现，除 TRPC 外，基质相互作用分子 1（stromal interacting molecule1，STIM1）是该通道另一个备受关注的组成部分。STIM1 作为内质网钙感受器在内质网钙离子排空的情况下发生向细胞膜的移位，与钙通道蛋白 Orai1 和（或）TRPC 结合，形成 SOCC 复合物，引起细胞外 Ca^{2+} 内流。结构功能方面的研究显示，STIM1 细胞质 ERM（ezrin radixin moesin）结构域可与 TRPC1 结合，因此 STIM1 可直接与 TRPC1 相互作用激活 SOCE。此外，STIM1 还可促使 TRPC1 与 TRPC3 发生异聚化，下调 STIM1 蛋白表达后可抑制缺氧引起的肺动脉平滑肌细胞 SOCE 和 $[Ca^{2+}]_i$ 升高。Gao 等最新研究报道，慢性缺氧可诱导肺内末梢小动脉 STIM1 表达增高，STIM1 基因沉默后可显著抑制缺氧诱导的肺动脉平滑肌细胞增殖和细胞周期，同时可抑制 SOCE 及转录因子 NFATc3 的激活，该实验表明，STIM1 介导缺氧肺动脉平滑肌细胞增殖是通过 SOCE/Ca^{2+}/NFAT 这一信号通路实现的[25]。

（3）细胞外钙敏感受体（extracelluar calcium-sensing receptor，CaSR）：细胞外钙敏感受体最初分离和克隆于牛甲状旁腺，是一种分布在细胞膜上的G蛋白偶联受体超家族C亚族中的成员。CaSR不仅表达于甲状旁腺组织，也表达于肝、肠道等多种组织，并通过激活细胞内信号转导途经，参与细胞收缩、凋亡、增殖等多种生物过程。迄今为止，CaSR在离体细胞增殖方面的作用及机制已有大量的文献报道，例如在人主动脉平滑肌细胞、骨髓间充质干细胞、人气道上皮细胞、胃黏膜上皮细胞中CaSR激活可分别通过MEK1/ERK1, 2、MAPK/ERK1, 2等信号通路促进增殖；也有离体细胞实验发现，CaSR可通过MEK/ERK1, 2信号通路参与缺氧引起的肺动脉平滑肌细胞增殖[26]。虽然上述一系列实验均提示CaSR激活引起离体培养细胞的增殖反应，而CaSR在HPV、肺血管重构及肺动脉高压发病中的作用及其机制的认识则来源于Hu[6]和Yuan[27]这两个实验室近期发表的工作。

Hu开展了细胞钙信号、离体血管条收缩、灌流肺张力以及在体循环动力学等系列性实验，首次阐述了CaSR在HPV和PH中的关键作用及其机制。该项研究发现，缺氧诱导的线粒体源性ROS使CaSR敏感性增强，从而引起RyR3介导的肌浆网Ca^{2+}释放，并促进STIM1介导的细胞外Ca^{2+}内流，共同造成平滑肌细胞$[Ca^{2+}]_i$升高，引起肺血管收缩和PH[6]。以上工作首先证实缺氧诱导$[Ca^{2+}]_i$升高依赖于CaSR。在细胞外Ca^{2+}存在的情况下，缺氧可引起$[Ca^{2+}]_i$升高，但当细胞外Ca^{2+}被去除、CaSR特异性阻断剂Calhex231存在或CaSR基因敲除后，缺氧可引起$[Ca^{2+}]_i$升高受到抑制，说明缺氧诱导$[Ca^{2+}]_i$升高依赖于细胞外Ca^{2+}和CaSR。CaSR的功能是感受细胞外Ca^{2+}变化，从而引起$[Ca^{2+}]_i$改变，然而在缺氧刺激下，细胞外Ca^{2+}浓度并没有发生变化，CaSR又是如何介导$[Ca^{2+}]_i$升高的呢？由于ROS在缺氧诱导$[Ca^{2+}]_i$升高中的关键作用，上述研究通过系列实验检测ROS是否影响CaSR活性。首先通过综合运用线粒体“剔除”、氧化状态敏感型绿色荧光蛋白（Ro-GFP）以及经典的DCFDA等技术手段，证实并首次定量确定缺氧可引起肺动脉平滑肌细胞线粒体源性ROS生成增加，缺氧诱导ROS产生相当于外源性15.6 μM H_2O_2的作用。继而，实验采用线粒体DNA“剔除”技术抑制线粒体DNA合成后，发现缺氧引起的ROS生成增多也被显著抑制，而且缺氧引起的$[Ca^{2+}]_i$增加消失，而在此基础上加入外源性15.6μM H_2O_2可逆转以上反应；但是，Calhex231和CaSR基因敲除又能够阻止H_2O_2对上述反应的逆转作用。从而表明，缺氧诱导线粒体源性ROS产生增加，激活CaSR，引起$[Ca^{2+}]_i$升高，也就是说，ROS增加后，在细胞外Ca^{2+}浓度不发生改变的情况下便能激活CaSR，即ROS提高了CaSR对细胞外Ca^{2+}的敏感性。

接下来，Hu[6]还深入探讨了CaSR敏感性增强引起$[Ca^{2+}]_i$升高的具体机制，即$[Ca^{2+}]_i$升高依赖于哪些钙通道的激活。实验运用RyR抑制剂Ryanodine、IP3R抑制剂XeC、SOCE抑制剂SKF96365后，发现高浓度Ryanodine及SKF96365可抑制缺氧和H_2O_2诱导的$[Ca^{2+}]_i$升高，而XeC对该反应无抑制作用。进一步运用STIM1和RyR3基因敲除也可减弱缺氧和H_2O_2引起的$[Ca^{2+}]_i$升高，上述一系列实验说明，缺氧通过ROS产生增加，使CaSR敏感性增强，从而被细胞外Ca^{2+}激活，进而引起RyR_3敏感性钙通道开放，钙库Ca^{2+}释放，并激活SOCE，通过STIM1介导细胞外Ca^{2+}内流，共同造成$[Ca^{2+}]_i$升高。以上CaSR介导平滑细胞$[Ca^{2+}]_i$升高的分子机制总结如图26-2所示。

值得注意的是，CaSR是一种G蛋白偶联受体，理论上当其活性增强后应该通过Gq介导PLC激活，从而使IP_3产生增多，引起IP_3敏感型钙通道开放。然而，Hu[6]的研究却发现缺氧通过CaSR介导Ryanodine敏感型钙通道开放，IP3R并不参与CaSR激活引起的细胞内Ca^{2+}释放。那么究竟是什么原因导致缺氧刺激下CaSR激活后的下游信号由IP_3介导而转变成Ryanodine介导呢？

进一步的实验发现，在常氧状态下，IP3R抑制剂XeC可阻断高浓度细胞外Ca^{2+}激活CaSR引起的$[Ca^{2+}]_i$升高，而Ryanodine却无抑制作用；缺氧刺激下正好相反，即Ryanodine可阻断缺氧引起的$[Ca^{2+}]_i$升高，而XeC无抑制作用，但此时若在抑制作用前加入蛋白激酶A（PKA）抑制剂，则上述反应出现逆转，即在缺氧刺激下

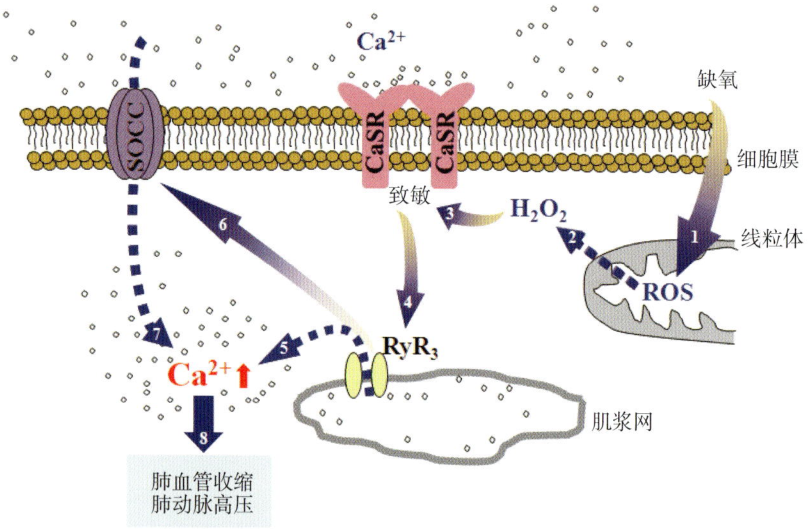

图 26-2　细胞外钙敏感受体（CaSR）介导平滑细胞细胞质钙离子浓度（$[Ca^{2+}]_i$）升高的分子机制

缺氧引起线粒体源性活性氧（ROS）产生增加，具有透膜能力的成分过氧化氢（H_2O_2）诱导细胞膜上 CaSR 敏感性增强，CaSR 敏感性增强后感受其配体——细胞外 Ca^{2+} 并与之结合，进而引起肌浆网 RyR3 钙通道开放，肌浆网 Ca^{2+} 释放，继而激活细胞膜上钙库操纵型钙通道（SOCC），引起细胞外 Ca^{2+} 内流，内 Ca^{2+} 释放和外 Ca^{2+} 内流共同导致 $[Ca^{2+}]_i$ 升高，最终触发肺血管收缩并引起肺动脉高压。CaSR：细胞外钙敏感受体；RyR3：兰尼啶受体 3；ROS：活性氧自由基

阻断 PKA 活性后，缺氧引起的 $[Ca^{2+}]_i$ 升高可以被 XeC 抑制，而不被 Ryanodine 所抑制。以上结果表明在常氧状态下 IP3R 作为 CaSR 激活的下游靶点，在缺氧状态下却转变为 RyR 与缺氧诱导 PKA 激活密切相关。

在深入探讨了 CaSR 在缺氧诱导肺动脉平滑肌细胞 $[Ca^{2+}]_i$ 升高中的作用及其机制后，作者综合运用离体血管条、在体灌流肺、整体动物等系统完整的肺循环动力学技术和方法，充分论证 CaSR 在肺动脉高压发生发展中的作用及机制。研究发现，Calhex231、CaSR 基因下调均能抑制缺氧诱导的离体肺血管条收缩，以及在体动物的肺动脉压力和阻力的增加。然而，由于在体动物不能耐受长时间的缺氧反应，因此，实验还特别运用在体灌流肺技术，监测 Calhex231 对长时间缺氧诱导的肺循环压力和阻力持续增加的抑制作用。在体灌流肺技术作为肺循环动力学研究相对特异的技术之一，一方面可完成整体动物水平中无法进行的较长时间缺氧反应；另一方面还可完全去除体循环变化对实验结果的影响，从而更全面地探讨了 CaSR 在 PH 中的作用。

Hu[6] 的上述研究提出的新认识虽然是初步的，但基本系统而完整，能够解释 HPV 的诸多基本特征并涵括了 HPV 已有的多种理论，为 HPV 以及肺动脉高压、肺心病的发病机制研究开辟了新的研究方向。

Yuan[27] 则在研究 PH 发病机制时发现，在特发性 PH 患者的肺动脉平滑肌细胞中，干扰 CaSR 基因表达可显著降低细胞外 Ca^{2+} 诱导的 $[Ca^{2+}]_i$ 升高以及细胞增殖；在野百合碱诱导的 PH 动物模型中，肺动脉平滑肌细胞 CaSR 蛋白表达增加，运用 CaSR 特异性阻滞剂 NPS2143 可抑制 PH 发生发展；同样，慢性缺氧诱导小鼠肺动脉 CaSR 表达增加，NPS2143 明显逆转缺氧性肺血管重构、右心室压力增高和右心室肥大，由此建立了 CaSR 介导缺氧性肺血管重构的最新理论[27]。该研究小组新近还发现，钙通道抑制剂虽能阻断来自 PH 患者和动物的肺动脉平滑肌细胞电压依赖性钙离子通道，但却又显著增加 CaSR 活性，提示在使用硝苯地平或尼卡地平治疗 PH 时警惕 CaSR 活性增强带来的不利影响。即该研究论证了运用钙通道抑制剂治疗 PH 无效的关键原因在于激活了 CaSR，可见 CaSR 在 PH 中应得到足够的关注。

Hu 的工作表明缺氧通过 ROS 增加 CaSR 的敏感性从而介导 HPV[6]，而 Yuan 的研究则发现慢性缺氧通过增加 CaSR 蛋白表达介导肺血管重构[27]，这两个实验室从不同角度各自独立的研究共同提示 CaSR 在缺氧性 PH 中的作用，从而使 CaSR 成为缺氧性 PH 基础研究领域的最新进展和未来深入的重要方向之一。

4. 细胞间信号分子 缝隙连接蛋白（connexin，Cx）是细胞与细胞之间进行物质或信号交流的主要通道。Cx 在 HPV 发病中的作用最近取得新的进展[28]，研究发现在敲除 Cx40 的动物中，缺氧引起的肺血管收缩明显受到抑制。缺氧诱导肺泡毛细血管内皮去极化通过 Cx40 逆向传导至上游小动脉，从而引起相应部位的平滑肌细胞收缩，而这一过程与缺氧诱导肺泡毛细血管内皮细胞钙信号及其引起的血管收缩物质花生四烯酸代谢产物激活 PLA2 有关。通过敲除 Cx40 可阻断内皮细胞去极化及钙信号，从而抑制缺氧引起的肺动脉高压。这项研究确定了内皮细胞在 HPV 中的重要调节作用，为 HPV 发生机制提供了又一新的理论解释。

二、缺氧以外的其他因素与肺动脉高压

（一）概述

吸烟所致的 COPD 患者中有 30%～70% 伴有不同程度的肺血管功能障碍、肺血管重构和 PH 的形成。传统观点认为，COPD 所致的缺氧是吸烟引起 PH 形成的主要原因。然而，有研究发现烟草可直接作用于肺血管[29]，而肺血管重构也可先于肺气肿发生。新近 Weissmann 等[30]的研究发现，吸烟暴露的 COPD 动物中，PH 的出现早于 COPD 的发生，且 PH 形成时机体并没有出现缺氧。以上研究均表明，吸烟诱导 PH 形成并非仅为缺氧所致，烟草中的某些有效成分直接作用于肺血管是引起 PH 形成的又一重要原因。简言之，吸烟既可通过缺氧，又可独立地直接作用于肺血管引起 PH。与吸烟病因类似，烟雾、工业废气、汽车尾气、空气粉尘等因素都是引起 COPD 的常见病因。对于这些因素诱导 PH 的机制仍是建立在 COPD 引起的缺氧这一中心环节上，既然烟草可直接作用于肺血管引起肺血管收缩，那么其他污染物及粉尘等是否也能直接作用于肺血管引起血管收缩，进而导致 PH？这类外源性刺激诱导 PH 形成是否亦存在缺氧以外的另一种共同机制？目前尚不清楚，是值得深入研究的。

由于不同个体对于缺氧的反应不同，并非所有人都会发展为肺动脉高压、高原性肺水肿，因此有学者致力于缺氧性 PH、肺水肿发生的易感性研究。目前，已有研究报道，NOS3、ACE、CYP11B2、Hsp70、ET1 等与高原性肺水肿的发生有关，但仍有许多基因与高原性肺水肿发生的关系不明。近年通过全基因组关联研究等新技术的运用，有望发现肺水肿新的易感基因。

高肺动脉血流是左向右分流型先天性心脏病合并肺动脉高压的重要病理基础，严重影响患者的预后和手术时机的选择。已有的观点认为左向右分流引起肺血流增加和压力增高引起的机械剪切力是造成肺血管内皮损伤，进而导致肺动脉高压的主要原因。然而临床中有部分左向右分流患者即使早期就进行了缺损修补，消除了分流对肺血管造成的损伤，但仍然会发生严重的 PH，提示分流仅是该类患者发生 PH 的原因之一，更多的机制有待阐明。

（二）分子机制

吸烟可以通过缺氧引起 PH，其分子机制在缺氧性 PH 中已经阐述。而吸烟通过非缺氧因素引起 PH 的研究目前还比较有限。

Weissmann 等已证实吸烟可不通过缺氧直接引起 PH，并发现长期吸烟诱导肺血管 iNOS 基因表达增加，iNOS 基因敲除可以阻止吸烟诱导的 PH，进一步研究发现这一过程可能依赖于骨髓来源的含有 iNOS 的细胞刺激肺血管重构[30]。由于烟草烟雾成分复杂，吸烟通过非缺氧以外的直接引起 PH 的因素很难进行确定，如何确认其中的有效成分，并从什么角度对其机制进行探讨均是亟待深入研究的问题。

第五节 肺动脉高压动物模型和研究方法

一、肺动脉高压动物模型

目前，常用的肺动脉高压动物模型主要有慢性缺氧性 PH 模型、野百合碱 PH 模型和吸烟 PH 模型。在肺循环对慢性缺氧反应的研究中，有学者提出动物模型具有种属特异性，如当暴露于慢性缺氧环境下，牛会发生严重的 PH，而羊却不会发生。大鼠暴露于慢性缺氧且不需要经细菌或病毒感染，即可出现中等程度的 PH，并伴有显著的肺血管重构和右心室肥大。早期研究已发现，在缺氧性 PH 模型复制中，大鼠肺动脉压升高和肺血管重构较小鼠显著，即大鼠对缺氧反应更为敏感。因此，在近 50 年来大鼠成为 PH 机制研究和临床前期药物实验中优先选择的动物种属。大鼠慢性缺氧性 PH 模型建立通常需要 3～4 周，具体方法如下：将大鼠置于常压低氧舱内，舱内氧浓度维持在 10% 左右，二氧化碳浓度维持在 5%，每天缺氧 8h，每周 6 天，连续 4 周。PH 的严重程度常随缺氧时间的延长而加重，其主要的病理生理特征是肺血管收缩和肺血管重构。慢性缺氧也是目前复制慢性缺氧性 PH 的常用方法。

野百合碱注射是复制PH的另一种常用方法。野百合碱属于双吡咯生物碱，在肝内经细胞色素 P450 氧化酶转化后到达肺，攻击肺动脉内皮细胞，从而引起肺动脉不可逆性损伤。大鼠一般采用野百合碱 60 mg/kg 一次性腹腔注射，3～4 周后模型即可成功，其主要原理为炎症反应引起肺血管内皮损伤，是结缔组织相关的 PH 发病机制研究中较理想的模型选择。早期有研究认为，小鼠肝缺乏细胞色素 P450 3A 同工酶，不能将野百合碱转化为有活性的形式，故小鼠对野百合碱反应不敏感，因而尽管慢性缺氧在小鼠中诱导 PH 程度较轻，早期 PH 研究中小鼠模型仍然以慢性缺氧为主。然而近年来多家实验室报道，小鼠一次性注射野百合碱 600 mg/kg，8 周后亦可诱导小鼠 PH。

此外，吸烟亦是一种诱导 PH 的常用方法。早期有研究发现，动物显露于慢性吸烟环境下会引起肺血管结构和功能改变。吸烟 1 个月的豚鼠即出现肺动脉压力增高，但此时并无明显的肺气肿。吸烟 3 个月、6 个月和 12 个月会引起肺气肿，而却并不加重肺动脉高压和右心室肥厚的程度。近来有研究发现，小鼠暴露香烟烟雾 3 个月以内会导致 PH 以及右心室压力增加，却不发生肺泡缺氧。显然，吸烟诱导 PH 并非只是 COPD 产生的缺氧所造成，香烟成分直接作用于肺血管可能是引起 PH 的直接原因。因此，根据研究的目的选择动物吸烟的合适时间尤其重要。

转基因小鼠的出现成为小鼠 PH 模型应用的转折点，近年来，相当数量的转基因小鼠应用于 PH 机制的探讨研究中。5- 脂氧合酶基因敲除小鼠是最早应用于 PH 研究中的转基因小鼠，尤其是当发现 BMPR2 基因突变与遗传性 PH 有关后，引导研究者尝试复制更多新的 PH 动物模型。2004 年，有学者构建平滑肌细胞特异性的表达 BMPR2 显性负突变小鼠，发现小鼠右心室收缩压升高，而最突出的表现为中膜的血管肌化，但无严重的内膜细胞增殖，该特征与人致丛性 PH（常见于左向右分流的先心病引起的 PH）高度一致。2008 年有研究发现，BMPR2 基因敲除小鼠会产生自发性 PH。随后，有研究证实内皮细胞 BMPR2 特异性敲除即可引起肺血管重构，导致 PH，然而其成功率仅有 30% 左右，并且小鼠右心室肥厚不明显。

近年来，炎症和免疫缺陷在 PH 发病中的作用越来越受到关注，但是炎症究竟是肺血管重构的原因还是结果仍存在争议。特发性 PH 患者高水平 IL6 预示高死亡率，因而过表达 IL6 可能会引起 PH，然而研究发现，过表达 IL6 的小鼠并不发生 PH，但当其暴露于慢性缺氧环境时便能诱发严重的 PH。VEGF 受体阻断剂 SU5416 可通过抑制 VEGF 信号导致肺水肿，皮下注射 SU5416 可导致成年大鼠发生 PH。当大鼠注射

SU5416并暴露于慢性缺氧环境下，则引起更为严重的PH，且即使恢复至常氧状态其改变仍不可逆。然而，采用同样的方式在C57BL6小鼠中，注射SU5416同时暴露于慢性缺氧并不能诱导其发生PH，也不会引起肺血管重构和右心衰竭的发生。

总之，虽然目前已发现多种PH模型，但至今仍未有一个较为完美的、同时具有PH临床三大特征，即肺小动脉闭塞、不可逆的肺动脉压力升高以及右心衰竭的动物模型，因此寻求新的PH动物模型将具有重要意义。

二、肺动脉高压的研究方法

肺血管收缩和肺血管重构是PH的两个基本环节，人们研究PH的技术和方法也因此围绕这两方面开展，包括细胞、离体血管条、离体与在体灌流肺、整体动物血流动力学等。这些技术和方法各具优势，分别结合了肺循环的生理与结构特征，不可简单地相互替代，是明确未知因素与PH发生机制需要综合运用的基本研究手段。比如单细胞实验可分析细胞亚类/型对缺氧反应的差异。又比如由于整体动物无法耐受持续的急性缺氧，而采用灌流肺技术可连续观察肺循环对急性缺氧反应的时段特征；特别是该技术还可同时去除体循环的某些因素，如心脏功能、代谢产物等对实验结果的影响。判断肺血管重构包括在细胞与分子水平上分析平滑肌细胞增殖与凋亡坏死、细胞外基质蛋白的变化；HE染色检测肺动脉平滑肌层增厚、非肌型血管肌化程度等。应指出的是，右心室肥厚指数也是通常一并观察的指标。

参考文献

[1] Weigand L, Sylvester JT, Shimoda LA. Mechanisms of endothelin-1-induced contraction in pulmonary arteries from chronically hypoxic rats. Am J Physiol Lung Cell Mol Physiol, 2006, 290(2):L284-290.

[2] Jernigan NL, Walker BR, Resta TC. Reactive oxygen species mediate RhoA/Rho kinase-induced Ca^{2+} sensitization in pulmonary vascular smooth muscle following chronic hypoxia. Am J Physiol Lung Cell Mol Physiol, 2008, 295(3):L515-529.

[3] Michelakis ED, Hampl V, Nsair A, et al. Diversity in mitochondrial function explains differences in vascular oxygen sensing. Circ Res, 2002, 90:1307-1315.

[4] Waypa GB, Guzy R, Mungai PT, et al. Increases in mitochondrial reactive oxygen species trigger hypoxia-induced calcium responses in pulmonary artery smooth muscle cells. Circ Res, 2006, 99:970-978.

[5] Wang YX, Zheng YM. ROS-dependent signaling mechanisms for hypoxic Ca^{2+} responses in pulmonary artery myocytes. Antioxid Redox Signal, 2010, 12(5):611-623.

[6] Zhang J, Zhou J, Cai L, et al. Extracellular calcium-sensing receptor is critical in hypoxic pulmonary vasoconstriction. Antioxid Redox Signal, 2012, 17(3):471-484.

[7] Yadav VR, Song T, JosePH L, et al. Important role of PLC-γ1 in hypoxic increase in intracellular calcium in pulmonary arterial smooth muscle cells. Am J Physiol Lung Cell Mol Physiol, 2013, 304(3):L143-151.

[8] Mittal M, Roth M, König P, et al. Hypoxia-dependent regulation of nonphagocytic NADPH oxidase subunit NOX4 in the pulmonary vasculature. Circ Res, 2007, 101(3):258-267.

[9] Rathore R, Zheng YM, Niu CF, et al. Hypoxia activates NADPH oxidase to increase $[ROS]_i$ and $[Ca^{2+}]_i$ through the mitochondrial ROS-PKCepsilon signaling axis in pulmonary artery smooth muscle cells. Free Radic Biol Med, 2008, 45(9):1223-1231.

[10] Zheng YM, Wang QS, Rathore R, et al. Type-3 ryanodine receptors mediate hypoxia-, but not neurotransmitter-induced calcium release and contraction in pulmonary artery smooth muscle cells. J Gen Physiol,2005, 125(4):427-440.

[11] Liao B, Zheng YM, Yadav VR, et al. Hypoxia induces intracellular Ca^{2+} release by causing reactive oxygen species-mediated dissociation of FK506-binding protein 12.6 from ryanodine receptor 2 in pulmonary artery myocytes. Antioxid Redox Signal, 2011, 14(1):37-47.

[12] Wang J, Weigand L, Lu W, et al. Hypoxia inducible factor 1 mediates hypoxia-induced TRPC expression and elevated intracellular Ca^{2+} in pulmonary arterial smooth muscle cells. Circ Res,2006, 98:1528–1537.

[13] Marsboom G, Toth PT, Ryan JJ, et al. Dynamin-related protein 1-mediated mitochondrial mitotic fission permits hyperproliferation of vascular smooth muscle cells and offers a novel therapeutic target in pulmonary hypertension. Circ Res, 2012, 110(11):1484-1497.

[14] Wojciak-Stothard B, Zhao L, Oliver E, et al. Role of RhoB in the regulation of pulmonary endothelial and smooth muscle cell responses to hypoxia. Circ Res,2012, 110(11):1423-1434.

[15] Li M, Liu Y, Sun X, et al. Sildenafil inhibits calcineurin/NFATc2-mediated cyclin A expression

in pulmonary artery smooth muscle cells. Life Sci,2011, 89(17-18):644-649.
[16] Wenzel D, Matthey M, Bindila L, et al. Endocannabinoid anandamide mediates hypoxic pulmonary vasoconstriction. Proc Natl Acad Sci U S A, 2013, 110(46):18710-18715.
[17] Xia Y, Fu Z, Hu J, et al. TRPV4 channel contributes to serotonin-induced pulmonary vasoconstriction and the enhanced vascular reactivity in chronic hypoxic pulmonary hypertension. Am J Physiol Cell Physiol, 2013, 305(7):C704-715.
[18] Han SX, He GM, Wang T, et al. Losartan attenuates chronic cigarette smoke exposure-induced pulmonary arterial hypertension in rats: possible involvement of angiotensin-converting enzyme-2. Toxicol Appl Pharmacol,2010, 245(1):100-107.
[19] Jin HF, Cong BL, Zhao B, et al. Effects of hydrogen sulfide on hypoxic pulmonary vascular structural remodeling. Life Sci, 2006, 78(12):1299-1309.
[20] Sun Y, Tian Y, Prabha M, et al. Effects of sulfur dioxide on hypoxic pulmonary vascular structural remodeling. Lab Invest, 2010, 90(1):68-82.
[21] Lu W, Ran P, Zhang D, et al. Bone morphogenetic protein 4 enhances canonical transient receptor potential expression, store-operated Ca^{2+} entry, and basal $[Ca^{2+}]_i$ in rat distal pulmonary arterial smooth muscle cells. Am J Physiol Cell Physiol, 2010, 299: C1370–1378.
[22] Zhang Y, Lu W, Yang K, et al. Bone morphogenetic protein 2 decreases TRPC expression, store-operated Ca^{2+} entry, and basal $[Ca^{2+}]_i$ in rat distal pulmonary arterial smooth muscle cells. Am J Physiol Cell Physiol, 2013, 304(9):C833-843.
[23] Fan C, Su Q, Li Y, et al. Hypoxia-induced mitogenic factor/FIZZ1 induces intracellular calcium release through the PLC-IP(3) pathway. Am J Physiol Lung Cell Mol Physiol, 2009, 297(2):L263-270.
[24] Weissmann N, Dietrich A, Fuchs B, et al. Classical transient receptor potential channel 6 (TRPC6) is essential for hypoxic pulmonary vasoconstriction and alveolar gas exchange. Proc Natl Acad Sci USA, 2006, 103:19093-19098.
[25] Hou X, Chen J, Luo Y, et al. Silencing of STIM1 attenuates hypoxia-induced PASMCs proliferation via inhibition of the SOC/Ca^{2+}/NFAT pathway. Respir Res, 2013, 14:2.
[26] Li GW, Xing WJ, Bai SZ, et al. The calcium-sensing receptor mediates hypoxia-induced proliferation of rat pulmonary artery smooth muscle cells through MEK1/ERK1, 2 and PI3K pathways. Basic Clin Pharmacol Toxicol, 2011, 108(3):185-193.
[27] Yamamura A, Guo Q, Yamamura H, et al. Enhanced Ca^{2+}-sensing receptor function in idiopathic pulmonary arterial hypertension. Circ Res,2012,111(4):469-481.
[28] Wang L, Yin J, Nickles HT, et al. Hypoxic pulmonary vasoconstriction requires connexin 40-mediated endothelial signal conduction. J Clin Invest, 2012, 122(11):4218-4230.
[29] Peinado VI, Pizarro S, Barbera` JA. Pulmonary vascularinvolvement in COPD. Chest, 2008, 134:808-814.
[30] Seimetz M, Parajuli N, Pichl A, et al. Inducible NOS inhibition reverses tobacco-smoke-induced emphysema and pulmonary hypertension in mice. Cell, 2011, 147(2):293-305.

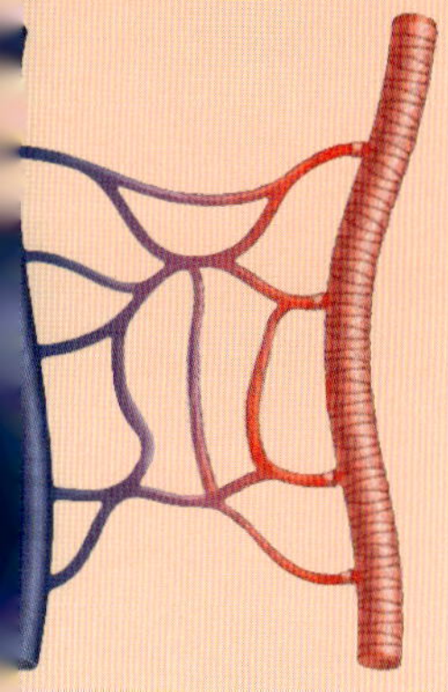

第二十七章

肾血管病变

阮雄中

越来越多的研究表明，心脑血管并发症是慢性肾疾病、肾透析和肾移植患者的主要致死原因，尤其是进入终末期肾病阶段（尿毒症），心血管疾病死亡率可进一步增高，甚至达到总死因人数的45%～60%。血液透析患者心血管疾病的年死亡率比正常人群高33倍[1]，因此近年来慢性肾疾病已经被列为心血管疾病的独立危险因素。另外，常规的临床治疗措施往往不能有效地防止这类心血管并发症的发生、发展。比如在正常人群中传统的他汀类药物降血脂治疗能有效地降低心血管疾病的死亡率，但在肾疾病患者中，他汀类药物治疗效果往往不佳，存在“他汀药物的抵抗现象”，提示并发于慢性肾疾病的血管病变，虽然与原发性动脉粥样硬化相比有很多相似的血管生物学特征，但又有其独特的病理生理学改变。比如慢性肾疾病总伴随有不同程度的慢性炎症应激，以及脂质代谢紊乱、糖代谢紊乱、蛋白质氨基酸代谢紊乱、钙磷代谢紊乱、尿酸代谢紊乱、铁代谢紊乱（贫血）等多种复杂性代谢紊乱；另外几乎每一种肾实质疾病都可以引起高血压，再加上不同病因所导致的肾动脉狭窄性病变，可使受累肾明显供血不足，引起肾血管性高血压，使得高血压（多为难治性高血压）、血管张力的改变成为慢性肾疾病患者血管损害的突出诱因。由于肾疾病患者合并有慢性炎症反应、复杂性代谢紊乱和高血压等特殊诱因，使其血管病变有着复杂的表型，涉及多种复杂的病理生理机制，影响到这类患者血管疾病的风险评估和临床治疗。该章从肾疾病患者常并发的复杂性代谢紊乱出发，讨论肾疾病患者血管生物学和病理生理的特征性改变，以及其相应的生物学和临床意义。

第一节 肾疾病的血脂紊乱与血管病变

脂质代谢紊乱是肾疾病患者心血管疾病发病率明显增加的主要原因之一。自1982年

Moorhead 提出“脂质肾毒性学”说以来，越来越多的实验和临床证据表明慢性肾疾病患者通常并发有脂代谢紊乱，而这些脂质代谢紊乱既是慢性肾疾病的结果，同时又是肾和血管进一步损害的病因。由于肾小球硬化和动脉粥样硬化有相同的病因学和病理学基础，因此提出“肾小球 - 动脉硬化”这个概念[2]。与正常人群相比，慢性肾衰竭患者心血管疾病死亡率显著增加，其主要原因之一是慢性肾疾病患者都合并有慢性炎症、致动脉硬化的血脂代谢紊乱，以及其他复杂性代谢紊乱（如钙磷代谢紊乱）。这些综合因素启动和加速血管损害。

一、肾疾病血脂紊乱的特点

高脂蛋白血症分为Ⅰ、Ⅱ、Ⅲ、Ⅳ和Ⅴ型。Ⅰ型患者由于脂蛋白脂酶（一种负责把乳糜微粒从血中清除出去的酶）缺陷或缺乏，而导致乳糜微粒水平的升高。乳糜微粒升高伴随着甘油三酯水平升高和胆固醇水平的轻度升高。Ⅱ型高脂蛋白血症是与动脉粥样硬化最密切相关的一型，主要表现为低密度脂蛋白（LDL）的增高（Ⅱa），或者 LDL 和 VLDL 同时升高（Ⅱb）。Ⅲ型是一种因 VLDL 向 LDL 的不完全转化而产生的一种异常脂蛋白疾病，这种异常升高的脂蛋白称为异常的 LDL，它的成分与一般的 LDL 不同。异常的 LDL 比正常 LDL 含甘油三酯量多很多。Ⅳ型的最主要特征是 VLDL 升高，由于 VLDL 是肝内合成的甘油三酯和胆固醇的主要载体，因此引起甘油三酯的升高，有时也可引起胆固醇水平的升高。Ⅴ型患者，乳糜微粒和 VLDL 都升高，由于这种脂蛋白运载体内绝大多数是甘油三酯，所以在Ⅴ型高脂蛋白血症中，血浆甘油三酯水平显著升高，胆固醇只有轻微升高。

与原发性高脂血症相比，继发于肾疾病的脂质代谢紊乱常常有它的“不典型性”和“特殊性”。肾病综合征的血脂代谢紊乱发病率在 70% 左右，多数表现为Ⅱ型高脂蛋白血症，也可为Ⅳ型或Ⅴ型高脂蛋白血症，血脂升高以血胆固醇及甘油三酯的增加为主，在大量蛋白尿（$>10g/d$）的患者中尤为突出。血脂的这种变化主要是由 LDL、VLDL 和（或）IDL（intermediate density lipoprotein）微粒增加而 HDL（high-density lipoprotein）减少或不变所致。载脂蛋白的变化表现为 ApoB 及 ApoCⅢ水平增加，而 ApoAⅠ、ApoAⅡ、ApoCⅡ水平不变。慢性肾衰竭（chronic renal failure，CRF）的血脂代谢紊乱主要表现为Ⅳ型高脂蛋白血症，伴有中度的高甘油三酯血症。甘油三酯浓度的升高不仅表现为 VLDL 成分的增加，其他的脂蛋白亚型，IDL、LDL、Lp（a）中甘油三酯含量也增高；HDL 含量降低，同时由于 LCAT 酶活性降低，HDL 成分和形态也出现异常，从而影响胆固醇逆转运。LDL 胆固醇量的变化不明显，主要表现为质的改变：如小颗粒高密度 LDL 增加，这些改变与胰岛素抵抗或糖尿病患者的血脂改变类似，是典型的致动脉硬化的脂蛋白表型。载脂蛋白的异常主要表现为 ApoAⅠ/ApoCⅢ及 ApoAⅠ/ApoB 比例降低，ApoCⅢ/ApoE 比例增加，另外 Lp（a）和 ApoAⅣ也增加，这种典型的致动脉硬化血脂谱甚至可以发生在肾小球滤过率正常的早期慢性肾疾病患者身上[3]。

虽然不同类型的慢性肾疾病的血脂谱不同，但有共同的特点，即 VLDL、IDL 和乳糜微粒增加，HDL 和 ApoA1 水平显著下降。高胆固醇血症是很多肾疾病，尤其是伴有蛋白尿的肾病综合征时一个显著的生化特征，但当疾病发展到肾功能不全阶段，血胆固醇水平通常反而降至正常水平。虽然在慢性肾疾病患者，血浆 LDL 胆固醇浓度并不增高，但心血管疾病的死亡率是正常人群的 33 倍以上。非常有意思的是，此类患者胆固醇血症的另一特征是血浆胆固醇水平与心血管疾病死亡率的相关关系与健康人群不一样，呈“U”型曲线相关关系，即血浆胆固醇的水平越低，死亡率反而增高。所以，在慢性肾疾病患者，没有一个安全的血脂浓度。这种现象称为“逆向流行病学”[4]。

肾疾病患者合并高脂血症的机制通常是由于肝合成脂质和载脂蛋白增多所导致。例如肾病综合征时由于大量蛋白尿引起低蛋白血症，从而导致低血浆渗透压和高血浆黏滞度，进而代偿性刺激肝脂蛋白合成增加，造成高脂血症。此外，也有人提出脂质降解减少所致的脂蛋白清除延迟也是导致高脂血症的主要原因之一，而不是脂质

（脂蛋白）合成过多所引起。这种差别可能是由于不同的研究用不同的动物模型所致。另外由于ApoCⅡ是LPL（lipoprotein lipase）活性调节必需的辅助因子，ApoCⅢ为ApoCⅡ的竞争性抑制剂。肾疾病由于ApoCⅢ/ApoCⅡ比例的增加，减少LPL的活性，进而导致富含甘油三酯的脂蛋白微粒清除延迟，造成甘油三酯、VLDL浓度的升高。HDL的下降可能与ApoA从蛋白尿中丢失增加，合成减少和外周组织胆固醇外流减少有关。

“逆向流行病学”现象在慢性肾功能不全患者中具有普遍性，说明这类患者由于伴随着复杂的代谢紊乱，胆固醇代谢稳态可能被修饰改变，然而其复杂的病理生理机制并不清楚。越来越多的证据表明，在肾损害的基础上，局部或全身的炎症应激引起了胆固醇的代谢稳态的失衡，参与了“逆向流行病学”的发生（详见本章第二节）。另外，虽然一些肾疾病患者LDL胆固醇水平一直在正常范围，但小而密LDL增加，这种脂蛋白由于颗粒较小，更容易通过血管屏障进入血管内皮下，而且更容易被氧化修饰，更容易造成血管和肾损害。

二、慢性炎症与脂代谢紊乱

（一）脂代谢紊乱与慢性炎症、氧化应激和内质网应激

慢性肾疾病患者通常合并一个系统性的、低丰度的慢性炎症反应，表现为CRP（creactive protein）、IL1β、IL6和TNFα等显著升高，并与慢性肾衰竭患者的死亡率显著相关，因此慢性肾疾病也是一种慢性炎症性疾病。在慢性肾疾病、透析患者中一些炎性介质，如CRP不仅是炎性指标，同时CRP能沉积在肾小管，直接参与肾损害[5]。慢性炎症的产生有多种诱因，原发于肾疾病免疫介导的炎症反应在疾病早期的炎症反应中起重要作用，随着肾功能的减退，各种复杂性代谢紊乱的出现加重了慢性炎症的发展。越来越多的证据表明，随着脂代谢紊乱的出现，脂蛋白及氧化修饰的脂蛋白本身可能就是潜在的炎性介质，一定浓度的LDL、VLDL和IDL都能刺激单核-巨噬细胞、内皮细胞、肾系膜细胞产生炎性因子、趋化因子、黏附因子，尤其是LDL的氧化修饰在启动慢性炎症反应和介导血管损害中起非常重要的作用。动脉壁上的所有细胞类型（即内皮细胞、平滑肌细胞和单核-巨噬细胞）、肾的系膜细胞及系膜基质均能氧化LDL形成氧化修饰的LDL（oxLDL）。oxLDL可以通过清道夫受体大量聚集在巨噬细胞、血管平滑肌细胞，使其最后变成“泡沫细胞”。oxLDL能诱导血管内皮细胞和平滑肌细胞产生趋化因子和黏附因子，如单核细胞趋化因子（MCP1）、单核细胞集落刺激因子（mCSF）及其他黏附因子，这些因子会诱导单核-巨噬细胞向血管壁浸润。oxLDL还抑制单核细胞分化成巨噬细胞后的移动，从而使巨噬细胞在血管壁大量聚集，进一步加重炎症反应。另外，oxLDL可以诱导巨噬细胞的凋亡，降低一氧化氮（NO）的活性，引起内皮细胞功能紊乱和血管收缩。正常的HDL具有抗炎的作用，能下调血管内皮细胞VCAM1和E-selectin并减少炎症反应，但慢性肾疾病患者由于HDL代谢相关的一些酶（对氧磷酶paraoxonase，谷胱甘肽过氧化物酶glutathione peroxidase，卵磷脂胆固醇酰基转移酶LCAT）的水平下降，导致HDL生物学功能从抗氧化、抗炎症转变为致炎症效果，增强炎症反应。以上这些病理生理改变都会启动、加重肾疾病患者的慢性炎症反应，导致血管损害。

虽然肾疾病患者氧化应激水平上升的机制目前还不十分清楚，但现有的研究表明：oxLDL水平与氧化应激的强弱显著相关，oxLDL在血管内皮下的聚集增加，导致单核细胞浸润，并刺激其产生ROS（reactive oxygen species），导致氧化应激。另外，免疫介导的肾损害及局部炎症因子（TNFα和IL1β等）的产生等也可以刺激血管内皮细胞产生ROS[6]。ROS一个重要的来源是NAD（P）H-oxidase（NOX），NOX包含有7个成员（NOX1～NOX7），其中NOX1、NOX2、NOX4和NOX5已经被证明在肾疾病介导的氧化应激中起重要作用；另外MPO（myeloperoxidase）和XOR（xanthine oxidoreductase）在终末期肾疾病患者氧化应激和血管损害中起重要作用[7-8]。氧化应激可以通过以下机制导致血管损害：氧化还原敏感（redoxsensitive）信号通路失调，损伤血管壁的DNA和蛋白质；激活巨噬细胞，激活炎症反应；引起内皮细胞凋亡；减少NO产生并刺激血管紧张素Ⅱ（angiotensinⅡ）合成，激活RAS（renin-angiotensin system）系统。

内质网内环境的稳定是实现内质网功能的基本条件，但仍然有很多因素可导致内质网功能的内稳态失衡，形成内质网应激。当细胞内蛋白质合成过快以至于超过蛋白折叠能力或当内质网内错误折叠的蛋白质累积时，细胞通过一系列信号对其进行应答，包括增强蛋白质折叠能力、停滞大多数蛋白质的翻译、加速蛋白质的降解等。如果内质网功能紊乱持续，细胞将最终启动凋亡程序，这些反应被统称为未折叠蛋白质应答（unfolded protein response，UPR）。UPR通常被PERK（PKR-like ER-regulated kinase）、IRE1（inositol-requiring enzyme 1）和ATF6三个内质网蛋白所启动。内质网应激最终可以通过激活JNK和IKK/NF-κB信号通路，进一步激活炎症反应和氧化应激。长链不饱和脂肪酸和游离胆固醇都可以导致巨噬细胞内质网应激，并引起细胞凋亡，而清道夫受体A在调节内质网应激所激发的细胞凋亡中起重要作用[9]。棕榈酸（palmitate acid）可以通过增加IRE1蛋白水平并激活JNK信号通路诱导内质网应激[10]。另外，CKD（chronic kidney disease）患者伴发的高同型半胱氨酸血症、氧化应激、钙代谢紊乱等都能引起内质网应激。

（二）慢性炎症调控LDL胆固醇的代谢稳态

慢性肾疾病患者存在的氧化应激和内质网应激可以进一步激活体内的慢性炎症反应，而慢性炎症反应又可以调控脂代谢稳态，和脂质协同作用，加重脂质介导的肾损害。细胞胆固醇代谢稳态受多种脂蛋白受体和胆固醇敏感器的调节。由于LDL是人类的主要胆固醇载体，LDL细胞摄取主要由LDL受体介导，因此LDL受体在维持血浆LDL胆固醇稳定中起重要作用。研究表明大量蛋白尿患者（如肾病综合征）通常合并有高脂血症，但是随着肾疾病的恶化，尤其是当疾病发展到肾功能不全阶段，血胆固醇水平反而降至正常水平，其中LDL受体在调节肾疾病患者血LDL胆固醇水平中起重要作用。正常的生理状况下，因为LDL受体受细胞内胆固醇浓度的负反馈调节，当细胞内胆固醇浓度增高时，细胞内胆固醇敏感器SCAP（SREBP cleavage activating protein）会通过调控转录因子SREBP2（steroid response element binding protein 2）的活化，下调LDL受体和HMGCoA还原酶的表达，抑制细胞对胆固醇的摄取和内源性胆固醇的合成，防止胆固醇在细胞内过多聚积。最近的研究表明，炎性介质通过干扰SCAP从而破坏LDL受体的负反馈调节，使血管、肾、肝可以大量吞噬LDL，并形成“泡沫细胞”[11]。这样，在炎症状态下，脂蛋白不需要任何修饰，便可以大量聚集在组织内，造成胆固醇从血循环向组织的“重新分布”[12-13]，同时相对降低血LDL胆固醇的浓度。这就解释了为什么临床上一些重度蛋白尿并伴有高脂血症的肾疾病患者，随着肾疾病的进展，当进展到终末期肾疾病（end stage renal disease，ESRD），血浆胆固醇反而逐渐回落到正常水平。原因之一是因为慢性炎症导致了胆固醇从血循环向组织内重新分布。临床上研究发现，通过对透析患者血浆胆固醇水平、炎症因子与心血管死亡率之间的关联分析发现，在炎症因子水平高患者群，透析患者的死亡率与血LDL胆固醇水平呈负相关，即低血浆胆固醇水平与高心血管疾病死亡率相关[14]，证实了这种“逆向流行病学”现象主要发生在伴有CRP和IL6增加的慢性炎症性人群，说明了慢性炎症反应直接影响了胆固醇的代谢稳态，导致了血胆固醇水平与患者预后不一致，这就是为什么这类患者血LDL胆固醇不高，但心血管事件死亡率是正常人群的33倍的主要病理生理基础。另外，炎症反应也刺激了HMG-CoA还原酶介导的胆固醇的合成[15]，进一步加重了细胞内胆固醇的聚集。

细胞内胆固醇摄取和排出的动态平衡决定了细胞内胆固醇的含量。生理状态下过多的游离胆固醇会通过ABCA1转运到细胞外，与ApoA结合形成HDL，并被转运到肝代谢，这个过程被称为“胆固醇逆转运”，在防止胆固醇在外周细胞聚集中起重要作用。有研究表明：炎性因子IL1β抑制ABCA1介导的胆固醇外流，其机制是

IL1β 抑制核受体 PPAR（peroxisome proliferators-activated receptor，过氧化物酶体增生物激活受体）和 LXRα（liver X receptor α，肝 X 受体）的表达，从而抑制了 ABCA1 的基因转录[16]。另有报道，一些细胞因子 TNFα、IL6 可抑制 ApoA1 的产生，炎症状态下血管细胞胆固醇外流的减少以及 ApoA 水平的降低都会降低血 HDL 的形成，影响胆固醇的逆转运，导致胆固醇在血管壁的聚集。这也是慢性肾疾病患者 HDL 水平降低的原因之一。因此炎症反应通过增加组织对 LDL 胆固醇的摄取或减少细胞内胆固醇的外流，导致胆固醇从血循环向组织内“重新分布”，这可能是“逆向流行病学”产生的病理生理机制之一。

（三）慢性炎症调控 VLDL 和 HDL 代谢

许多炎性因子，例如 TNFα、IFNγ 会增加血清甘油三酯的水平，这种现象可能是因为这些炎性因子促进肝 VLDL 合成和分泌增加；同时抑制脂蛋白脂酶的活性，从而延缓 VLDL 的清除。一些细胞因子降低 HDL 代谢相关的酶活性，例如 LCAT、肝脂蛋白脂酶和胆固醇酯转移蛋白（cholesterol ester transfer protein，CETP），影响胆固醇的逆转运[17]。另外，慢性炎症可以改变 HDL 脂质的成分，比如在肾疾病患者，随着血淀粉样蛋白 A（serum amyloid A，SAA）水平的上升和 HDL 水平的下降，SAA 逐步替代 HDL 中的 ApoA1，使得 HDL 抗氧化、抗炎症反应的功能下降[7]。由于 HDL 抗氧化水平的下降，炎症可以通过增加中性粒细胞中的髓过氧化物酶（myeloperoxidase，MPO）活性，修饰 ApoB 100 中的络氨酸残基，导致 LDL 氧化修饰[18]。

综上所述，慢性肾疾病总伴随有不同程度的脂质代谢紊乱和慢性炎症反应。伴发于慢性肾疾病的慢性炎症反应可以进一步改变脂代谢稳态，包括改变正常的脂质组分以及导致脂质从血循环向组织细胞内的异常重新分布。结果是一方面脂质在肾、血管等外周组织细胞内的异常聚集并形成泡沫细胞，导致氧化应激，内质网应激，最终导致肾损害以及血管并发症（动脉硬化）的发生；另一方面由于脂质向血细胞的重新分布，导致血循环中的 LDL 胆固醇减少，血浆中 LDL 胆固醇与组织内胆固醇的生理平衡被打破。因此，在慢性肾病患者伴有炎症状态的人群中，血浆 LDL 胆固醇水平不能作为风险评估以及降血脂治疗的指标。

第二节　肾疾病并发的钙、磷代谢紊乱与血管病变

一、钙、磷代谢紊乱与血管钙化

近年来的研究表明：血管钙化在动脉硬化的发展中起重要作用，采用能量色散 X 射线（energy dispersive X-ray，EDX）分析法对动脉粥样硬化斑块进行测定发现，钙、磷是斑块沉积物的主要组成元素，即使在很小的斑块中，也发现有羟磷灰石沉积物。慢性肾疾病、血液透析患者发生冠状动脉钙化是同龄人普通人群的 2～5 倍，发生率为 54%～100%（平均为 83%），而且在青少年患者中均可见冠状动脉钙化。这类人群血管形态学上有 2 个非常特异的表形，即血管壁增厚和血管内膜下及中层钙化，导致血管弹性减弱，心脏后负荷增加，左心室肥厚[19]。患者一旦出现冠状动脉钙化，其病情将迅速恶化。

钙、磷代谢紊乱及其骨病是慢性肾功能不全、特别是透析患者的重要并发症之一。正常人血浆中的钙、磷浓度维持平衡稳定状态，而慢性肾疾病患者随着病程进展，肾排磷及产生 1α 羟化酶减少，导致血浆中低钙、高磷，并刺激甲状旁腺分泌甲状旁腺激素（PTH）增多，引起甲状旁腺功能亢进。生理血磷浓度（0.8～1.5mmol/L）严格受 PTH、活性维生素 D_3、成纤维细胞生长因子 23（fibroblast growth factor 23，FGF23）/Klotho 等因子的调控[20-21]。

研究表明[22]，当肾小球滤过率（GFR）估算值 >30ml/(min · 1.73m^2) 和 <60ml/(min · 1.73m^2) 时，血浆中钙、磷水平虽尚处于正常范围，PTH

分泌已开始增加；随着慢性肾疾病患者 GFR 下降，尿磷排泄减少，血磷升高；高磷血症被认为是刺激 PTH 分泌的主要原因，其机制如下：①高血磷可直接刺激甲状旁腺分泌 PTH；②磷与钙结合形成 $CaHPO_4$，导致低钙血症，刺激 PTH 分泌增多；③高血磷可刺激 FGF23 生成增加，抑制 1α 羟化酶活性，使 $1,25(OH)_2$ Vit D_3 生成减少及维生素 D 受体下调，最后导致维生素 D 抵抗，继而降低对甲状旁腺的负反馈抑制效应，导致 PTH 的分泌增多。通常认为 Klotho 可以通过抑制钠离子依赖的磷的摄取和控制 VSMC(vascular smooth muscle cell) 向成骨细胞转化，从而抑制钙化，因此 Klotho 缺乏可以直接导致钙化[23-24]。

PTH 主要作用于骨和肾，促进破骨细胞活动，导致骨溶解，使血浆中钙、磷浓度增高。PTH 使肾 1α 羟化酶活性增强，生成 $1,25(OH)_2$ Vit D_3 增多，从而促进肠道对钙、磷的吸收。PTH 促进近曲小管钙的重吸收，并减少磷的重吸收。正常人体内肾小球滤液 85% 的磷从近曲小管重吸收，而透析患者磷的重吸收则少于 15%，这在一定程度上可使血浆中的钙、磷水平恢复至正常，但当患者 GFR＜30 ml/min 时，由于残余肾单位太少，即使肾小管重吸收磷的功能完全被抑制，也不能进一步增加磷的排出，而高血磷仍然能刺激 PTH 分泌增加，PTH 作用于骨，使钙、磷释放增多，进一步加重高磷血症，最终导致恶性循环，使得维持性血液透析患者中 80% 以上存在高磷血症（超过 50% 的患者血磷高于 6mg/dl）。

研究表明：高磷血症、钙磷乘积增高和甲状旁腺功能亢进可以导致血管钙化和心血管事件的危险性增加[20]，高磷血症是血管钙化特别是冠状动脉钙化的独立危险因素。高磷血症可以导致血管平滑肌细胞表型的改变，这种表型的转变主要由转录因子 Runx2（runt-related transcription factor 2 / 核心结合因子 CBFα1 亚基（core-binding factor subunit α1）介导一系列的与成骨细胞的表型相关的基因转录（比如：osteocalcin 和 alkaline phosphatase），使得血管平滑肌细胞具备了成骨细胞的特征[25]。另外高磷血症可以促进血管平滑肌细胞的凋亡和血管内皮功能损害[26]，并促进钙磷复合物在凋亡细胞上的聚集。临床上通过控制高磷血症可以减轻冠状动脉及主动脉的血管钙化，因此控制高血磷是十分重要的。

二、血管壁钙化发生的分子机制

慢性肾疾病并发的血管钙化并不是磷酸钙晶体在血管壁的简单被动沉积，而是一个复杂的、主动的并且高度可调控的生物学过程，这类似于骨和软骨形成过程中的骨化。随着动脉粥样硬化病灶发展到纤维钙化斑块阶段，成骨细胞的某些特异性标记开始在动脉粥样硬化病灶中的内皮细胞、泡沫细胞、平滑肌细胞中表达，主要是骨形成蛋白 2（bone morphogenetic protein2, BMP2）和核心结合因子 αl。大量体外实验显示血管平滑肌细胞在外界因素刺激下可转化为软骨细胞或成骨细胞表型[27]。在高磷环境中，培养的人血管平滑肌细胞细胞外基质与钙有更高的亲和力，并且无机磷可呈浓度依赖方式直接加重血管平滑肌细胞的钙化。修饰的 LDL 也可以刺激血管平滑肌细胞钙化，细胞内脂质聚集与具有成骨细胞表型的血管平滑肌细胞同时出现，并先于钙化斑出现；颈动脉内膜切除术标本原位杂交显示邻近钙化位置的富含脂质的血管平滑肌细胞表达碱性磷酸酶、骨钙素（骨 Gla 蛋白，BGP），从而证明脂质成分能促进血管平滑肌细胞的表型改变及钙化[26]。慢性炎症反应可以增加血管内皮下和中层钙化，导致血管损害[28-29]，实验研究发现 TNFα 能诱导血管平滑肌细胞碱性磷酸酶和骨桥蛋白（osteopontin，OPG）表达，促进血管平滑肌细胞向成骨细胞转化[30]；临床研究发现：CRP＞1.0mg/L 的患者主动脉的钙化发生率都显著高于 CRP＜1.0mg/L 的患者，说明炎症反应在血管钙化中起重要作用。

BMP2 是血管钙化的一个关键递质，然而它需要成骨细胞分化相关因子（MSX2、CBFα1 等）提高它的下游效应。CBFα1 可以识别骨钙蛋白（osteocalcin，OC）基因启动子区域的成骨细胞特异性顺式作用元件（OSE2），并通过它的 Runt 结构域与 OSE2 连接，从而刺激骨钙蛋白的表达。在随后的研究中发现：在 I 型胶原、骨桥蛋白等成骨细胞分化标志基因的启动子区域内均有 OSE2 样元件，CBFα1 可以和这些 OSE2 样元件结合并激活这些基因的表达，促进成骨细胞分化。总之，CBFα1 在成骨细胞分化过程中起到了必不可少的作用，可以作为检测成骨细胞分化的标志。正因为 CBFα1 在骨形成中起到重要作用，血管平滑肌细胞内 CBFα1 的表达可作为成骨细胞分化的早期特异指标以及血管壁钙化的启动步骤。

三、其他代谢紊乱与血管病变

肾是清除和代谢同型半胱氨酸的主要器官，其代谢特征主要是通过转硫通路，产生胱硫醚以及半胱氨酸，从而使肾对同型半胱氨酸的清除达78%[31]。慢性肾疾病患者由于肾小球硬化、肾间质纤维化及肾小管萎缩导致两种酶缺乏，影响肾对同型半胱氨酸的清除，导致患者血浆中同型半胱氨酸水平是肾功能正常者的 2~3 倍。近年来证实同型半胱氨酸是心脑血管病独立的危险因素，并已成为预测心脑及外周血管疾病的重要指标[32]；同时还发现高同型半胱氨酸血症与慢性肾疾病患者血管并发症的发生和发展密切相关，直接影响到慢性肾疾病患者的预后。另外铁代谢紊乱导致的贫血、氨基酸代谢紊乱都可以直接或间接地造成血管损害。

第三节　肾性高血压与血管损害

肾性高血压是一种常见的继发性高血压，几乎每一种肾实质疾病都可以引起高血压，占成人高血压的 5%~10%。它可因血容量增加和肾素-血管紧张素-醛固酮系统被激活，或体内扩血管物质活性降低等因素引起，以舒张压升高明显为特征。不同病理类型的肾疾病发生高血压的机会也不相同，微小病变、局灶性增殖性肾炎很少发生高血压，而弥漫性增殖性肾炎较易发生高血压。肾实质性高血压与肾小球的功能状态有关，肾小球功能减退时，血压趋向升高，肾衰竭后期高血压的发生率可达 80% 以上。另外不同病因所导致的单侧或双侧肾动脉的主干或其分支狭窄性病变（含动脉硬化所致），可使受累肾明显供血不足引起肾血管性高血压，占高血压患者的 1%~3%，占难治性高血压患者的 5%~15%。

高血压使全身小动脉处于高应力状态，可直接损伤血管内皮细胞；也可以通过氧化应激、炎症应激、活化血小板聚集等途径，使血管内皮舒张和收缩因子失去平衡，最终导致血管内皮依赖性舒张功能障碍，其中氧化应激可能是高血压导致内皮损伤的关键因素。在高血压等病理状态下，高血压可以增加 NAPDH 氧化酶活性，提高血管内超氧化物含量，导致氧化应激。另外 NOS 活性降低，NO 产生减少、降解增加都可以造成 NO 总量减少，进一步加重高血压。

炎症因子被认为与高血压介导的血管损伤密切相关。COX1（cyclooxygenase 1）比 COX2 具有更强烈的血管收缩功能，在高血压状态下，全身细胞 COX1 基因表达增加，加强血管收缩因子的作用。COX1 阻断剂可以保护血管内皮，有试验发现其可以降低高血压患者的血压。动物实验表明：与正常大鼠比，高血压大鼠血管存在血管周围炎症，血管周围脂肪组织 / 脂肪因子对血管的收缩也起着重要的调节作用。

近年发现的内皮祖细胞（endothelial progenitor cell，EPC）在修复血管内皮损伤、血管再内皮化、延缓动脉粥样硬化等方面具有重要意义。高血压患者的 EPC 数量和功能都受到损害，受损程度与疾病发生率呈正相关，提示机体内源性修复功能下降可能参与高血压的发生。有研究认为高血压时 EPC 端粒酶受损是 EPC 下调的原因，可能与高血压时内皮损伤有关，但其机制目前未明。增加循环 EPC 的数量和功能有利于改善内皮功能，预防远期心血管事件的发生。目前已证实血流切应力，多种因子如 EPO（Erythropoietin）、基质细胞趋化因子 SDF1（the stromal cell-derived factor）、NO 均可上调循环中的 EPC，其中 SDF1 对 EPC 动员和归巢起关键作用，血管内皮生长因子（vascular endothelial growth factor，VEGF）及NO等均通过SDF1途径增加EPC修复血管的能力。NO被证实在EPC的动员、迁移、增殖等过程中发挥重要作用，高血压患者NO与EPC同时下调，增加NO的分泌有助于EPC的恢复。内皮微颗粒（endothelial microparticle，EMP）也是近年来提出的反映内皮损伤及功能障碍的新指标，在病理状态下内皮细胞凋亡释放出EMP。在常见的心血管疾病如冠心病、高血压、糖尿病等疾病中都发现循环EMP水平升高，提示EMP可能参与了高血压等疾病形成的病理生理过程。有研究发现高血压患者循环EMP水平升高促进大动脉弹性功能减退，即使血压控制正常，较高水平的循环EMP仍然是动脉弹性功能减退的独立影响因素。关于EMP损伤血管内皮功能的机制仍不甚明了。有实验发现抗氧化剂、切应力、NO供体等均可改善有高浓度EMP刺激的内皮细胞功能。

第四节 继发于肾疾病的血管病变：风险评估和治疗学上的新概念

一、血管病变风险评估

由于这类人群血胆固醇水平不高，与心血管事件的发生呈“逆向流行病学”关系，血胆固醇水平与心血管事件的发生不成正相关。近年来的研究表明，慢性炎症可以导致脂质重新分布，这种重新分布可以体现在3个层次上，即从脂肪组织向肾分布（器官间）；血循环向细胞质分布；从细胞质向细胞器（内质网和线粒体）分布[12]。由于胆固醇的重新分布，打破了正常的胆固醇代谢稳态，导致了血浆胆固醇水平与细胞（器）内不平行，甚至表现为血胆固醇水平越低、心血管事件的死亡率越高。这些资料表明，在炎症应激状态下，单纯的血浆胆固醇浓度检测不能有效地作为风险评估和指导临床降血脂的指标，细胞（器）胆固醇的定位检测可能比单纯检测血浆胆固醇更有意义。

二、血管病变治疗上的新策略

由于肾疾病患者合并有多种复杂性代谢紊乱，针对单一传统的危险因子的治疗措施往往不能取得很好的疗效，比如他汀类药物能有效地降低正常人群心血管疾病的死亡率，但对防治肾疾病患者心血管事件疗效不显著[33-34]，可能存在“他汀抵抗现象”[13]，其机制之一是炎症应激显著激活细胞内HMG-CoA还原酶的活性，使得他汀类药物不能有效地抑制HMG-CoA还原酶的活性和细胞内胆固醇的合成，从而导致他汀药物抵抗[35-36]，需要加大他汀剂量来提供更好的心肾保护作用[37]。因此在防治肾疾病继发的血管病变时需要综合治疗，包括矫正慢性肾疾病并发的各种代谢紊乱（脂代谢紊乱、钙磷代谢紊乱、贫血等）和慢性炎症反应。

综上所述，由于慢性肾疾病患者合并有慢性炎症以及脂质代谢紊乱、蛋白质氨基酸代谢紊乱、钙磷代谢紊乱、尿酸代谢紊乱、铁代谢紊乱（贫血）等复杂性代谢紊乱以及多种危险因素，这些因素相互作用，使得慢性肾疾病合并的血管并发症有其复杂的病理生理表型（图27-1）。这些血管改变发生在肾疾病的早期，随着肾功能的衰竭，血管损害进行性加重。尤其是慢性炎症反应，在慢性肾疾病血管损害中起着非常重要的作用，比如以CRP升高为特征的慢性炎症可以改变胆固醇代谢稳态，导致胆固醇向组织细胞内重新分布，导致泡沫细胞形成，并相应降低血循环中胆固醇浓度，由此会出现血胆固醇越低、心血管并发症死亡率越高的“逆向流行病学”现象。同时慢性炎症也直接影响到他汀类药物的作用效果，因此在慢性肾疾病患者中，血循环中的胆固醇浓度不是理想的血管风险评估和指导临床降血脂治疗的指标。另外，慢性炎症也通过影响血管钙化、介导血管内皮损害等多种途径，并通过氧

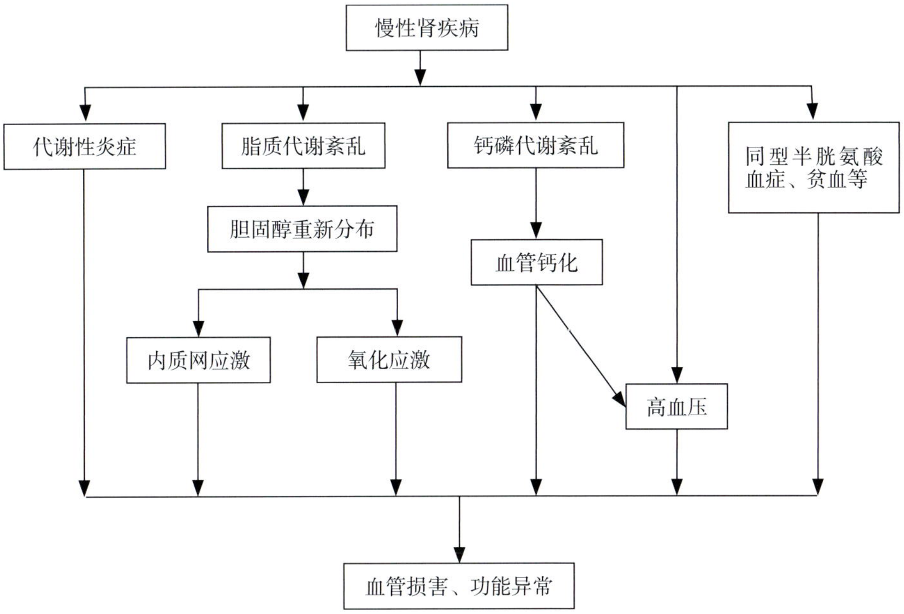

图 27-1　慢性肾疾病合并血管并发症的病理生理机制

化应激、内质网应激等多种机制，加重血管损害。这些复杂的病因和病理生理学特征将影响到慢性肾疾病患者血管疾病的风险评估和临床治疗。

参考文献

[1] Levey AS, Beto JA, Coronado BE, et al. Controlling the epidemic of cardiovascular disease in chronic renal disease: what do we know? What do we need to learn? Where do we go from here? National Kidney Foundation Task Force on Cardiovascular Disease. Am J Kidney Dis, 1998, 32:853-906.

[2] Moorhead JF, Chan MK, El-Nahas M, et al. Lipid nephrotoxicity in chronic progressive glomerular and tubulo-interstitial disease. Lancet, 1982, 2(8311):1309-1311.

[3] Wanner C, Ritz E. Reducing lipids for CV protection in CKD patients-current evidence. Kidney Int Suppl, 2008, 111:S24-S28.

[4] Kalantar-Zadeh K, Block G, Humphreys MH, et al. Reverse epidemiology of cardiovascular risk factors in maintenance dialysis patients. Kidney Int, 2003, 63:793-808.

[5] Schwedler SB, Guderian F, Dammrich J, et al. Tubular staining of modified C-reactive protein in diabetic chronic kidney disease. Nephrol Dial Transplant, 2003,18:2300-2307.

[6] Oberle GP, Niemeyer J, Thaiss F, et al. Increased oxygen radical and eicosanoid formation in immune-mediated mesangial cell injury. Kidney Int, 1992, 42:69-74.

[7] Kaysen GA, Eiserich JP. The role of oxidative stress-altered lipoprotein structure and function and microinflammation on cardiovascular risk in patients with minor renal dysfunction. J Am Soc Nephrol, 2004, 15:538-548.

[8] Suzuki I, Yamauchi T, Onuma M, et al. Allopurinol, an inhibitor of uric acid synthesis - Can it be used for the treatment of metabolic syndrome and related disorders? Drugs Today (Barc), 2009, 45:363-368.

[9] Tabas I. Consequences of cellular cholesterol accumulation: basic concepts and physiological implications. J Clin Invest, 2002, 110:905-911.

[10] Bachar E, Ariav Y, Ketzinel-Gilad M, et al. Glucose amplifies fatty acid-induced endoplasmic reticulum stress in pancreatic beta-cells via activation of mTORC1. PLoS One, 2009, 4:e4954.

[11] Ruan XZ, Varghese Z, Powis SH, et al. Dysregulation of LDL receptor under the influence of inflammatory cytokines: a new pathway for foam cell formation. Kidney Int, 2001, 60:1716-1725 .

[12] Ruan XZ, Moorhead JF, Varghese Z. Lipid redistribution in renal dysfunction. Kidney Int, 2008,74:407-409.

[13] Ruan XZ, Varghese Z, Moorhead JF. An update on the lipid nephrotoxicity hypothesis. Nat Rev Nephrol, 2009, 5:713-721.

[14] Liu Y, Coresh J, Eustace JA, et al. Association between cholesterol level and mortality in dialysis patients: role of inflammation and malnutrition. JAMA, 2004, 291(4):451-459.

[15] Ma KL, Varghese Z, Ku Y, et al. Sirolimus inhibits endogenous cholesterol synthesis induced by inflammatory stress in human vascular smooth muscle cells. Am J Physiol Heart Circ Physiol, 2010, 298:H1646-1651.

[16] Ruan XZ, Moorhead JF, Fernando R, et al. PPAR agonists protect mesangial cells from interleukin 1beta-induced intracellular lipid accumulation by activating the ABCA1 cholesterol efflux pathway. J Am Soc Nephrol, 2003, 14:593-600.
[17] Ruan XZ, Varghese Z, Moorhead JF. Inflammation modifies lipid-mediated renal injury. Nephrol Dial Transplant, 2003, 18:27-32.
[18] Cockerill GW, Huehns TY, Weerasinghe A, et al. Elevation of plasma high-density lipoprotein concentration reduces interleukin-1-induced expression of E-selectin in an in vivo model of acute inflammation. Circulation, 2001, 103(1):108-112.
[19] London GM, Marchais SJ, Guerin AP, et al. Arteriosclerosis, vascular calcifications and cardiovascular disease in uremia. Curr Opin Nephrol Hypertens, 2005, 14:525-531.
[20] Palmer SC, Hayen A, Macaskill P, et al. Serum levels of phosphorus, parathyroid hormone, and calcium and risks of death and cardiovascular disease in individuals with chronic kidney disease: a systematic review and meta-analysis. JAMA, 2011, 305(11):1119-1127.
[21] Gross P, Six I, Kamel S, et al. Vascular toxicity of phosphate in chronic kidney disease. Circ J, 2014, July 31(epub ahead)
[22] Levin A, Bakris GL, Molitch M, et al. Prevalence of abnormal serum vitamin D, PTH, calcium, and phosphorus in patients with chronic kidney disease: results of the study to evaluate early kidney disease. Kidney Int, 2007, 71:31-38.
[23] Hu MC, Shi M, Zhang J, et al. Klotho deficiency causes vascular calcification in chronic kidney disease. J Am Soc Nephrol, 2011, 22:124-136.
[24] Lim K, Lu TS, Molostvov G, et al. Vascular Klotho deficiency potentiates the development of human artery calcification and mediates resistance to fibroblast growth factor 23. Circulation, 2012, 125:2243-2255.
[25] Shanahan CM, Cary NR, Salisbury JR, et al. Medial localization of mineralization-regulating proteins in association with Monckeberg's sclerosis: evidence for smooth muscle cell-mediated vascular calcification. Circulation, 1999, 100:2168-2176.
[26] Six I, Maizel J, Barreto FC, et al. Effects of phosphate on vascular function under normal conditions and influence of the uraemic state. Cardiovasc Res, 2012, 96:130-139.
[27] Bostrom K, Watson KE, Horn S, et al. Bone morphogenetic protein expression in human atherosclerotic lesions. J Clin Invest, 1993, 91:1800-1809.
[28] Moe SM, Chen NX. Inflammation and vascular calcification. Blood Purif, 2005, 23:64-71.
[29] Al-Aly Z. Vascular calcification in uremia: what is new and where are we going? Adv Chronic Kidney Dis, 2008, 15:413-419.
[30] Shioi A, Katagi M, Okuno Y, et al. Induction of bone-type alkaline phosphatase in human vascular smooth muscle cells: roles of tumor necrosis factor-alpha and oncostatin M derived from macrophages. Circ Res, 2002, 91:9-16.
[31] Ueland PM, Refsum H, Stabler SP, et al. Total homocysteine in plasma or serum: methods and clinical applications. Clin Chem, 1993, 39:1764-1779.
[32] Li Y, Zhang H, Jiang C, et al. Hyperhomocysteinemia promotes insulin resistance by inducing endoplasmic reticulum stress in adipose tissue. J Biol Chem, 2013, 288:9583-9592.
[33] Wanner C, Krane V, Marz W, et al. Atorvastatin in patients with type 2 diabetes mellitus undergoing hemodialysis. N Engl J Med, 2005, 353(3):238-248.
[34] Fellstrom BC, Jardine AG, Schmieder RE, et al. Rosuvastatin and cardiovascular events in patients undergoing hemodialysis. N Engl J Med, 2009, 360(14):1395-1407.
[35] Chen Y, Ku H, Zhao L, et al. Inflammatory stress induces statin resistance by disrupting 3-hydroxy-3-methylglutaryl-CoA reductase feedback regulation. Arterioscler Thromb Vasc Biol, 2014, 34(2):365-376.
[36] Chen Y, Zhao L, Li Q, et al. Inflammatory stress reduces the effectiveness of statins in the kidney by disrupting HMGCoA reductase feedback regulation. Nephrol Dial Transplant, 2014, 29(10):1864-1878.
[37] Shepherd J, Kastelein JJ, Bittner V,et al. Effect of intensive lipid lowering with atorvastatin on renal function in patients with coronary heart disease: the Treating to New Targets (TNT) study. Clin J Am Soc Nephrol, 2007, 2(6):1131-1139.

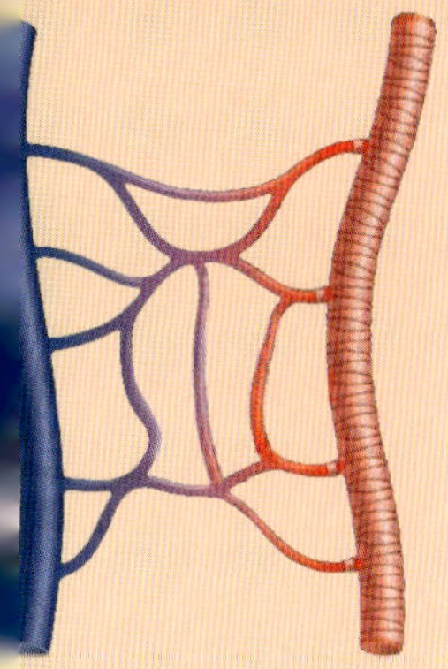

第二十八章

糖尿病血管病变

黎 健 沈 涛

糖尿病是血管病的独立危险因素之一，在血管病变的发生中具有重要作用。糖尿病血管病变具有高致残、高致死和高医疗花费的特征，是当前世界各国共同面对的公共健康问题。最新调查显示，近 10 年来中国糖尿病患病率增加了近 2 倍。2010 年中国糖尿病流行病学研究显示，我国 20 岁以上的成人糖尿病患病率为 11.6%，患病总人数高达 9240 万，高居世界第一位。同时，糖尿病血管病变的发生率也随着糖尿病患者的增多而迅速升高[1]。

糖尿病血管病变可分两大类：大血管病变和微血管病变，可以引起多种并发症，包括心脑血管意外、糖尿病肾病、糖尿病视网膜病变、糖尿病神经性病变、糖尿病皮肤病变等。糖尿病血管病变的发生可能存在多种分子生物学机制，本章将从高血糖、脂代谢异常、胰岛素抵抗和高胰岛素血症、氧化应激、炎症、晚期糖基化终末产物、肾素 - 血管紧张素 - 醛固酮系统激活、血小板及凝血和纤溶过程异常、内皮功能紊乱与血管壁平滑肌细胞异常增殖和迁移、细胞外基质转换异常及性激素调节异常等方面，对糖尿病血管病变的发病机制进行阐述。

第一节 糖尿病、糖尿病血管病变的定义和分类

糖尿病作为一种常见的慢性代谢性疾病，可以导致多种并发症，其中以糖尿病血管病变最为常见。

一、糖尿病的定义和分类

糖尿病（diabetes mellitus）是一组由于胰岛素分泌缺陷及（或）机体对胰岛素利用障碍引起的以血糖增高为主要特征的内分泌代谢性疾病。长期慢性血糖增高可导致糖、脂肪、蛋白质代谢紊乱，并且引起机体多系统损害，造成血管、心脏、肾、眼、神经等组织器官的慢性进行性病变、功能损伤及衰竭，病情严重时可发生急性代谢紊乱，如糖尿病酮症酸中毒、高血糖高渗状态等急性并发症。糖尿病主要分为四大类型，即1型糖尿病、2型糖尿病、妊娠糖尿病及其他特殊类型糖尿病[2]。

二、糖尿病血管病变的定义和分类

（一）糖尿病血管病变的定义

糖尿病血管病变（diabetic angiopathy）是指由于糖尿病引起的血管病变，是导致糖尿病疾病进展、全身多器官和系统损伤、心脑血管意外发生、致残和死亡的主要原因之一，常见的糖尿病血管病变可以引起糖尿病肾病、糖尿病视网膜病变、糖尿病神经病变及皮肤病变等。糖尿病血管病变主要分为糖尿病大血管病变和糖尿病微血管病变[2-4]。

（二）糖尿病血管病变的分类

1. 糖尿病大血管病变　糖尿病大血管病变是指由于糖尿病引起的主动脉、冠状动脉、肾动脉、脑基底动脉及肢体外周动脉等动脉粥样硬化。糖尿病大血管病变的发生与糖尿病血糖控制状况、糖尿病病程、患者年龄有关。与非糖尿病患者群相比，长期血糖控制不良的糖尿病患者动脉粥样硬化的发生率明显高于正常人群，且发病年龄较轻，病情进展快，病情较重、病死率高。临床70%～80%的糖尿病患者死于糖尿病的大血管病变，其中糖尿病合并冠心病、心肌梗死、急性脑血管病是糖尿病的主要死亡原因[2-8]。

2. 糖尿病微血管病变　微血管病变的发生发展与糖尿病病程和高血糖代谢紊乱有关，是糖尿病的特异性病变。微血管是指微小动脉和微小静脉之间、管腔直径在100μm以下的毛细血管及微血管网。糖尿病微血管病变的典型改变是微循环障碍和微血管基底膜增厚，病理学主要特征是微血管基底膜增厚并有透明样物质沉积。糖尿病一般都伴有微循环异常，继而造成微血管的结构和功能异常。微血管病变主要部位是视网膜、肾、心肌、神经及皮肤等。所以，临床上常以糖尿病肾病、糖尿病视网膜病变和糖尿病神经系统病变反映糖尿病微血管病变的发展和进程。糖尿病患者微血管病变的主要病理改变是毛细血管基底膜增厚[2-8]。

（1）糖尿病肾病（diabetic nephropathy）：糖尿病肾病是糖尿病微血管重要并发症之一，可以导致多种严重的临床症状。糖尿病肾病常见于病史超过10年的患者，是1型糖尿病患者的主要死亡原因，也是2型糖尿病患者排名第二的死亡原因，其严重性仅次于心脑血管病。糖尿病肾病血管性病变有大血管病变和微血管病变。大血管病变包括肾动脉硬化（累及主干及分支）和肾小动脉硬化（累及入球和出球小动脉）。微血管病变有3种类型：①结节性肾小球硬化型；②弥漫性肾小球硬化型；③渗出性病变。三者可单独或合并存在，上述病理改变中，最典型的是结节性肾小球硬化。

糖尿病肾损害的发生、发展可分五期：①肾小球高滤过期：主要表现为肾小球滤过率（glomerular

filtration rate，GFR）增高，肾小球代偿性肥大。②无临床表现的肾损害期：在此期内患者 GFR 可仍较高或正常，血压多正常。可出现间断微量白蛋白尿，患者休息时尿白蛋白排泄率（urinary albumin excretion rate，UAER）正常（<20μg/min 或 <30mg/d），应激时多出现异常。病理检查可发现系膜基质轻度增宽及肾小球底膜轻度增厚等早期肾小球病变。③早期糖尿病肾病期：GFR 仍高于正常或正常，可出现微量白蛋白尿，即 UAER 持续在 20～200μg/min（正常 <10μg/min）。病理检查可发现肾小球基底膜增厚和肾小球基质增宽，小动脉壁出现玻璃样变，肾出现不可逆的损伤。④临床糖尿病肾病期：GFR 下降，尿蛋白逐渐增多，UAER>200μg/min，即尿白蛋白排出量 >300mg/24h，肾功能明显下降，可伴有水肿和高血压；⑤肾衰竭期：多数肾单位功能丧失，出现尿毒症，UAER 降低，血肌酐升高，血压明显升高。

（2）糖尿病视网膜病变（diabetic retinopathy）：糖尿病视网膜病变是糖尿病的严重并发症之一。糖尿病病程超过 10 年的大部分患者都合并不同程度的视网膜病变。糖尿病视网膜病变是造成患者失明的主要原因。

糖尿病视网膜病变的主要病理表现为：①非增殖性糖尿病视网膜病变：临床最为常见，主要表现为眼底出现基膜增厚、血管腔改变、微血管瘤、出血、软性或硬性渗出物。②增殖性糖尿病视网膜病变：主要表现为视网膜有新生血管形成、纤维性增殖和牵引性视网膜脱离。③黄斑病变：黄斑水肿、渗出、缺血等严重糖尿病视网膜病变出现。

糖尿病视网膜病变可分为五级：①无明显视网膜病变期。②轻度非增殖期：仅有微动脉瘤。③中度非增殖期：微动脉瘤增多，介于轻度和重度非增殖期之间；④重度非增殖期：任意一个象限中有多于 20 处视网膜内出血；或在两个以上象限有静脉串珠样改变；或在一个以上象限有显著的视网膜内微血管异常。出现以上任何一个改变，但是无增殖性表现，即为此期。⑤增殖期：出现以下一种或多种改变：新生血管形成、玻璃体积血或视网膜前出血。

（3）糖尿病心肌病变（diabetic cardiomyopathy）：糖尿病心肌病变是指在糖尿病发生时，不能用高血压病、冠心病、心脏瓣膜病及其他心脏病来解释的心肌疾病。糖尿病心肌病变发生的主要原因为心肌壁内微血管病变、血管周边间质纤维化等。由于冠状动脉的微血管病变，糖尿病患者心肌存在弥漫性心肌壁内小血管病变、心脏微血管病变和心肌代谢紊乱，可引起心肌广泛灶性坏死，可诱发心力衰竭、心律失常、心源性休克和猝死。

（4）糖尿病神经病变（diabetic neuropathy）：糖尿病神经病变是糖尿病血糖控制不良的患者中最常见的慢性并发症之一，糖尿病神经病变在周围神经、自主神经及中枢神经等均可累及。其中周围神经病变最为常见，占所有糖尿病神经病变的 50% 以上，其特征为末梢纤维呈轴突变性，继以节段性或弥漫性脱髓鞘改变。糖尿病持续高血糖控制不良，还可以导致神经微血管的收缩性增加，舒张性减弱，血流减少，黏附分子表达增加，血液黏滞度增加，血液 - 神经屏障进一步损害，氧化应激，造成神经内膜缺血和缺氧，引起神经元、神经元附属物与支持细胞的凋亡和损伤，从而导致糖尿病神经病变发生。

（5）糖尿病皮肤病变（diabetic dermopathy）：糖尿病皮肤病变是由于长期血糖增高和代谢紊乱，造成局部皮肤的微血管病和组织局部缺血的微血管病变，可以见于全身任何部位，但以下肢胫骨前和足部皮肤微血管受损后产生局部发绀和皮肤缺血性溃疡多见。这种溃疡是浅表的、疼痛性的，而足背动脉搏动良好。临床常见的症状为：早期表现为皮肤感觉异常、表面干燥、足部畸形和胼胝，晚期患者可出现足部溃疡、感染、坏疽等。

第二节　糖尿病血管病变的遗传学及流行病学特点

糖尿病血管病变所致的糖尿病肾病、糖尿病视网膜病变、心脑血管动脉粥样硬化等是糖尿病的严重并发症，也是患者致残致死的主要原因。确定糖尿病血管病变的遗传易感因素和流行病学特点，以及对遗传易感者采取有效的预防和治疗措施是糖尿病血管病变所致慢性疾病研究的重点。流行病学研究证实，糖尿病血管病具有遗传易感性。目前关于糖尿病血管病变的遗传学研究主要集中于疾病基因的确定、疾病基因多态性与糖尿病血管病变发生的关系[9]。

一、糖尿病血管病变的遗传学机制

糖尿病患者存在糖脂代谢紊乱、血流动力学改变、激素及内分泌紊乱等多种病理过程，遗传学因素直接影响糖尿病患者代谢紊乱，进而影响血管并发症的发生。糖尿病心血管并发症的发生具有很强的家族聚集倾向性。关于家族倾向性、同卵双生和异卵双生受试者的研究也支持糖尿病所致肾病和冠心病具有遗传易感性的理论。

（一）基因多态性

多项研究发现，糖尿病血管病变和多个基因的多态性密切相关。现在已经发现的与糖尿病血管病变相关的基因多态性的基因有：

1. 脂代谢相关基因　载脂蛋白 A1 基因、脂蛋白酯酶基因、载脂蛋白 E 基因等。

2. 血管和内皮功能相关基因　血管内皮细胞生长因子基因（VEGF）、一氧化氮基因、G- 蛋白 β3 亚基基因、β 纤维蛋白原基因、缓激肽受体 2 基因、血管紧张素转换酶（ACE）Ⅱ基因、内皮型 NO 合酶（eNOS4A/B）基因、AT1R 基因及 MMP 9 基因等。

3. 氧化应激相关基因　NNO（促进产生血管超氧化物阴离子的 NADP/NADPH 氧化酶系统，NADH/NADPH oxidase system）基因、糖醛还原酶（aldose reductase，ALR）基因。

4. 其他相关基因　磷脂酰肌醇 3 激酶（PI3K）基因、对氧磷脂酶 1（paraoxonase 1，PON1）基因、AGE 受体基因、晚期糖基化终末产物受体（receptor for advanced glycation end product，RAGE）启动子区基因、亚甲基四氢叶酸还原酶（methylenetetrahydrofolate reductase，MTHFR）基因、Calpain 10 基因等均是糖尿病血管病变相关的易感因素。

（二）基因突变

糖尿病血管病变和许多基因的突变有关，现在已经发现的与糖尿病血管病变相关的突变相关基因有甲基四氢叶酸还原酶基因、线粒体 tRNA（leu）（UUR）基因、胰岛素样生长因子 1（IGF1）基因等。

二、糖尿病血管病变的表观生物学机制

DNA 甲基化水平与糖尿病血管病变密切相关。糖尿病发生时，机体的 DNA 甲基化水平发生明显的异常。糖尿病大鼠肾组织 DNA 甲基化水平降低，可能导致部分炎症相关的基因活化，与糖尿病肾病的发生相关。在糖尿病发生时，多种炎症相关的基因如 TNFα、IL6、IFNγ 等的启动子区的甲基化水平明显降低，造成炎症因子的转录和表达增高。而糖尿病大鼠胰腺组织甲基化水平升高，可能抑制与胰岛素合成相关的基因。糖尿病状态下组蛋白修饰、糖尿病血管病变相关基因的启动子区组蛋白乙酰化修饰也与糖尿病血管病的发生有密切关联。高糖环境中组蛋白 H3 的乙酰转移酶活性下降，而去乙酰化酶 HDACl、HDAC2 等表达增加促进了糖尿病视网膜病变的发展；SIRT1 对多种炎症因子的去乙酰化作用下降导致了炎症因子的激活和血管损伤。关于糖尿病血管病变与表观遗传学的研究结果还有待于进一步的探讨。

第三节　糖尿病血管病变的病理学特点

糖尿病血管病变以冠状动脉、脑动脉、肾动脉、下肢动脉、视网膜血管病变最为常见，其基本病理变化是动脉粥样硬化、微血管基底膜增厚、糖原沉积、脂肪样和透明样变性。

一、糖尿病大血管病变病理学特点

糖尿病大血管病变的病理学特点与非糖尿病导致的大血管病变相似，主要病理变化均为动脉内膜粥样硬化和纤维化，动脉中层变性、纤维化和钙化。主要累及主动脉、冠状动脉、脑动脉、肠系膜动脉、肢动脉等，特别在动脉分叉开口处病变最为严重，其原因可能是由于血流在分叉处形成漩涡，冲击内皮造成损伤，是引起病理改变的起始部位。糖尿病患者的糖尿病大血管病变在主动脉和髂动脉病变相对较轻，往往以四肢动脉受累为主，尤其是股腘动脉和小腿胫腓动脉，其中又以股腘动脉发生率最高，这与股腘动脉在膝关节运动中的过度拉伸、动脉弹性随年龄增高而降低、局部血流变化大、湍流及剪切力增高等解剖和血流动力学特点有关。

糖尿病大血管病变主要病理改变为大中动脉的粥样硬化。早期局限于动脉内膜，形成1～2mm大小的黄白色脂点、或长度可达数厘米的黄色脂肪条纹，并逐渐形成大小不一的向血管腔内凸出的脂质斑块。这些条状或点状内皮损伤逐渐融合，脂质斑块内含有大量单核巨噬细胞、胆固醇、胆固醇脂、甘油三酯、磷脂、糖蛋白钙盐等沉积，伴细胞碎片、平滑肌细胞及弹力纤维细胞的增生，血管外膜可发生纤维化、钙化，动脉壁中层钙化，血管内膜明显增厚，内膜纤维增生，致使管腔狭窄。粥样硬化斑块表面可形成纤维帽。在一定诱因下，部分不稳定斑块可发生破裂，其内容物释放，造成局部出血、血栓形成，造成动脉粥样硬化性闭塞。

糖尿病大血管病变与非糖尿病患者大血管病变在病理上极为相似，很难区分。其主要区别为：糖尿病大血管病往往有长期糖尿病病史；糖尿病患者心血管病变常较非糖尿病患者进展快；有较多糖原染色（PAS）阳性的糖蛋白沉积伴有微血管病变；心肌内常有灶性坏死等典型糖尿病性心肌病变[3-4, 6-8]。

二、糖尿病微血管病变病理学特点

糖尿病微血管病变不同于非糖尿病血管的病理学改变，是糖尿病的特异性病理改变。糖尿病微血管病变最常见于肾、心肌、视网膜、神经、皮肤等组织，主要特征是基底膜增厚并有透明样物质沉积。 糖尿病微血管病变的基本病理改变是糖原染色阳性物质沉积于微血管内皮下，引起毛细血管基底膜增厚，而弹力内膜一般完整，毛细血管周围单核巨噬细胞数目明显增多。微血管病变所致毛细血管基底膜增厚，进而导致糖尿病肾、心肌、视网膜和神经等病变。临床上常以糖尿病肾病、糖尿病视网膜病变和糖尿病神经系统病变作为反映糖尿病微血管病变的标志[3-4, 6-8]。

微血管病变形成过程主要表现为微循环障碍，血管内皮受损，血管基底膜增厚，血黏稠度增高，红细胞和血小板黏附和聚集，产生微血栓和微血管闭塞。

糖尿病微血管病变是糖尿病全身性病变，可以造成广泛的危害：

（1）糖尿病肾病：肾微血管基底膜增厚，引起结节性硬化、弥漫性硬化或渗出性肾小球病变，导致肾功能下降、肾衰竭，可导致尿毒症或者死亡。

（2）糖尿病视网膜病变：视网膜出现微血管瘤、棉絮状白斑、出血、硬性渗出、新生血管、纤维化、视网膜脱离，造成视力损伤和失明。

（3）神经病变：引起糖尿病性神经系统病变，如下肢神经系统损害等。

（4）心脏的微血管病变：可发生糖尿病性心肌病，引起心肌广泛灶性坏死而诱发心力衰竭，甚至猝死。

（5）皮肤：局部皮肤的微血管病和组织局部缺血的微血管病变，可产生局部发绀和皮肤缺血性溃疡。

（6）其他：糖尿病的微循环改变还可以累及皮下组织、骨骼肌等多种组织和器官。

第四节　糖尿病血管病变的病理生理学特点及分子生物学机制

糖尿病血管病变的发病机制目前尚未完全阐明，主要是由糖尿病患者体内糖、脂肪和蛋白质代谢紊乱所诱发的一系列病理生理变化造成，可能存在多种分子生物学机制，包括高血糖损伤、脂代谢异常、胰岛素抵抗和高胰岛素血症、氧化应激、炎症、晚期糖基化终末产物、肾素 - 血管紧张素 - 醛固酮系统激活、血小板及凝血和纤溶过程异常、内皮功能紊乱与血管壁平滑肌细胞异常增殖和迁移、细胞外基质转换异常和激素异常等多种因素。各种信号和机制可以相互促进或相互制约，影响糖尿病血管病变的发生和进展（图 28-1）。

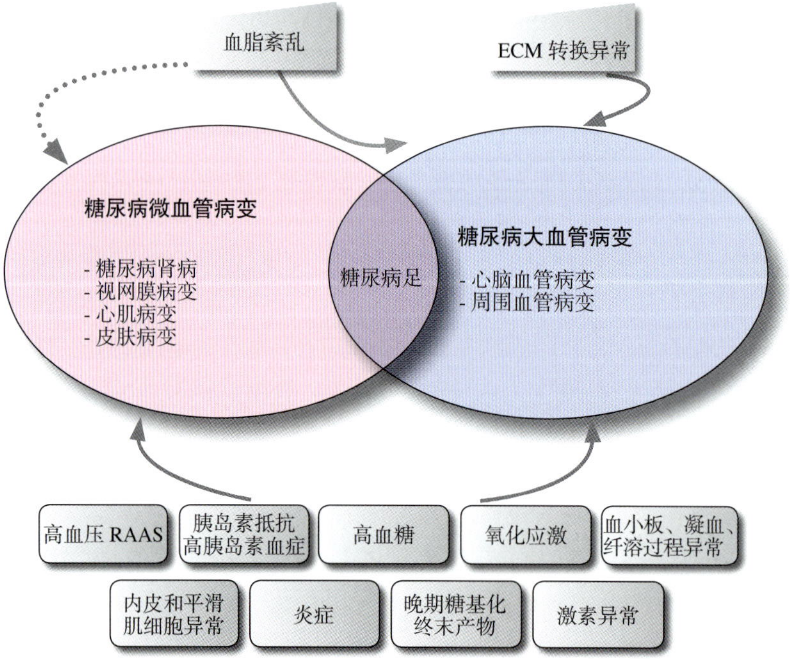

图 28-1　糖尿病微血管病变和大血管病变与各种信号和机制之间的关系示意图

一、高血糖

长期高血糖是糖尿病血管并发症的发病基础，对血管中不同细胞的功能和血管结构均有较大影响，在糖尿病大血管和微血管病变中发挥重要作用。糖尿病患者的血糖升高与糖尿病血管并发症之间存在明确的相关性。

高血糖可以造成组织缺氧和血管平滑肌的增殖。高血糖可以造成糖基化血红蛋白生成增多，输氧功能显著下降，尤其是葡萄糖酵解中 2,3- 二磷酸甘油酸（2,3-DPG）下降，造成氧解离困难，导致组织缺氧；高血糖还通过多元醇通路的醛糖还原酶生成较多山梨醇，刺激动脉平滑肌细胞和成纤维细胞增殖，导致动脉粥样硬化的发生。研究显示，高糖培养的血管平滑肌细胞的增殖速度明显高于正常血糖培养组。高血糖可以促进多种炎症因子的表达、氧自由基生成、血管紧张素Ⅱ生成、转录因子激活等，从而促进血管平滑肌细胞的增殖。以上研究结果提示糖尿病高血糖可以促进血管增殖和狭窄的发生和发展。

高血糖还能直接引起血管内皮细胞损伤和功能异常。高血糖可以引起血管内皮细胞合成和释放细胞间黏附分子1（ICAM1）增多、血管内皮素1（ET1）活化，使血管内皮的黏附能力增高，同时一氧化氮生成减少，进而促进血管中膜平滑肌细胞增殖并向血管内膜迁移。长期的高血糖可以生成过多的糖基化终末产物及糖基化终末产物受体，导致血管内皮细胞肌动蛋白和骨架蛋白重排，使血管内皮结构异常、通透性增加，引起血管功能异常。此外，高血糖还可以促进免疫细胞表达多种炎症因子如TNFα，IL6等，促进单核细胞与内皮细胞的黏附、泡沫细胞形成、平滑肌细胞增殖和动脉粥样硬化发生[10-11]。

高血糖引发血管病变的原因是血管的各种细胞对葡萄糖摄取异常及糖代谢紊乱，导致细胞内血糖水平异常增高，从而造成细胞的病理改变。损伤机制可能有氧化应激增强、晚期糖基化终末产物（advanced glycation end product，AGE）和AGE前体的产生、山梨醇旁路代谢的异常激活、非酶促糖化产物增多、PKC激活、己糖胺代谢增强等，最终导致血管内皮功能紊乱、炎症因子生成、关键结构蛋白的异常糖化而使其性质和功能改变等。高糖状态下糖酵解增加，导致糖酵解过程中包括甘油醛3-磷酸等中间产物增加，促进DAG合成增加。而DAG可以激活PKC，使之从细胞质中无活性状态转移到细胞膜成为活性状态。此外，高糖状态下，二酯酰甘油合成增加，也可以激活PKC继而激活细胞内一些转录因子（c-fos、c-jun），促进细胞外基质的合成。

临床上通过控制高血糖来治疗糖尿病血管病变，常用的降糖药物有胰岛素促分泌药物（磺脲类、格列奈类）、胰岛素增敏药（双胍类、噻唑烷二酮类）、α葡萄糖苷酶抑制剂、胰岛素制剂等。英国前瞻性糖尿病研究（UK Prospective Diabetes Study，UKPDS）显示，糖尿病强化血糖治疗可使2型糖尿病患者发生微血管病变的风险减少大约四分之一，但是强化血糖治疗对2型糖尿病大血管病变的改善并不显著。此外，多项大规模临床研究显示，强化血糖治疗会增加低血糖的危险，继而造成心血管事件的发生。多项研究结果提示2型糖尿病患者血糖控制治疗可能需要与血脂紊乱、胰岛素抵抗、高胰岛素血症等相关治疗相结合，并且要合理降糖治疗避免低血糖症发生[12]，才能有效预防和治疗糖尿病血管病变的发生。

二、脂代谢异常、过氧化物酶体增殖物激活受体与糖尿病血管病变

糖尿病时血脂异常、高血糖和胰岛素抵抗是糖尿病血管病变发生的重要影响因素。2型糖尿病患者发生脂代谢紊乱的发病率较高，发生冠心病的概率是正常人群的3～4倍。这一风险在绝经期后妇女的表现尤为明显，可能与糖尿病女性患者缺乏雌激素等保护，导致血脂异常有关。大量研究显示，糖尿病患者即使血糖控制理想，但是仍不能减少糖尿病心血管病变的发生，这可能与血脂紊乱相关。

（一）糖尿病血脂异常

糖尿病血脂异常主要表现为：极低密度脂蛋白（VLDL）和低密度脂蛋白（LDL）的水平增加，高密度脂蛋白（HDL）水平降低，甘油三酯水平升高[3,13]。

1. 极低密度脂蛋白（VLDL）　糖尿病患者VLDL往往增高，尤其是血糖控制不好并伴发糖尿病酮症的患者可以有明显的高脂血症。VLDL的合成和分泌增加是胰岛素抵抗和游离脂肪酸增高的直接后果。临床上胰岛素治疗可以明显改善1型糖尿病患者VLDL的水平和代谢异常；而在2型糖尿病患者中，胰岛素治疗或控制血糖只能改善部分糖尿病患者的高VLDL血症。

2. 胆固醇及低密度脂蛋白　低密度脂蛋白（LDL）是由极低密度脂蛋白（VLDL）转变而

来，主要功能是把胆固醇运输到全身各处细胞，运输到肝合成胆酸。每种脂蛋白都携带有一定的胆固醇，携带胆固醇最多的脂蛋白是LDL。糖尿病血管病变发生时患者往往LDL升高，易进入单核细胞或者出现LDL中的载脂蛋白B非酶糖化，而且容易发生氧化反应，形成有害的氧化型低密度脂蛋白（oxidized low density lipoprotein，oxLDL）。除了oxLDL，LDL还存在其他形成的修饰方式，主要包括糖基化修饰的LDL（Gly-LDL）、丙二醛修饰的LDL（MDA-LDL）、乙酰修饰的LDL（ac-LDL）等。这些修饰的LDL与oxLDL功能相似，均能促进内皮细胞氧化应激，直接损伤血管内皮细胞，促进氧自由基生成，并造成血管内皮细胞的损伤和功能异常；修饰的LDL还很容易被巨噬细胞摄取，形成泡沫细胞，引发免疫反应，促进炎症细胞释放TNFα、IL1β等炎症因子，增加凝血酶原活性，促进血小板聚集；促进基底膜增厚，血管壁弹性降低；造成早期粥样斑块的形成和糖尿病血管病变的发生。1型糖尿病患者胰岛素治疗后血糖控制良好，其LDL水平和功能基本正常。2型糖尿病患者胰岛素经治疗后的LDL表达降低，但是其他治疗糖尿病的药物对LDL的影响不大或没有明显影响。

ApoE基因敲除（$apoE^{-/-}$）和低密度脂蛋白受体基因敲除（$LDLR^{-/-}$）的小鼠是研究动脉粥样硬化的重要动物模型。ApoE基因敲除小鼠由于缺乏ApoE，肝不能通过ApoE受体对脂蛋白进行正常代谢，造成血浆乳糜微粒、VLDL增高，很容易发生动脉粥样硬化。$LDLR^{-/-}$小鼠也易于发生严重的动脉粥样硬化。$ApoE^{-/-}$和$LDLR^{-/-}$小鼠早期病变为动脉巨噬细胞或泡沫细胞的聚集，与人类糖尿病血管病发生时的病理状况类似，是研究糖尿血管病变的主要动物模型之一。此外，采用$ApoE^{-/-}$和$LDLR^{-/-}$小鼠与胰岛素抵抗或糖尿病易发小鼠杂交可以得到研究糖尿病血管病变的理想模型。利用链脲霉素注射$LDLR^{-/-}$小鼠可以得到1型糖尿病伴脂代谢异常的小鼠，其脂代谢与晚期糖尿病患者类似。但是，小鼠和人类糖尿病血管病变的病理状况（如脂质斑块的成分、分布、大小）存在一定差异，其原因主要是由于小鼠体内没有Apo(a)和CETP，这些种属间的遗传学上的显著区别，可能会造成小鼠和人类的研究结果存在差异。近几年来，多个研究组建立了表达人类Apo(a)、CETP和ApoAI的转基因动物，建立了与人类病理生理更接近的动物模型，为研究糖尿病动脉粥样硬化提供了有力支持。

3. 高密度脂蛋白（HDL）胆固醇　HDL主要由肝产生，能够结合外周细胞（血管、肾等）胆固醇并转运入肝而代谢，部分经胆汁排出，故可使血总胆固醇下降，是动脉粥样硬化与冠心病的保护因子。1型糖尿病患者HDL水平正常，胰岛素治疗后HDL水平增高。2型糖尿病患者血糖控制不佳者HDL减低，而且血糖控制治疗后只能部分改善HDL的水平。

近年来发现，在某些因素的影响下，HDL也可以发生与LDL相似的氧化修饰。当HDL在体内暴露到氧化LDL时，会发生氧化。LDH轻微氧化后，其激活LCAT的能力也有所降低。HDL在体外还可以被过氧化酶产生的酪氨酰基氧化，形成酪氨酰化HDL，并伴有蛋白质相联的双酪氨酸以及低水平脂质过氧化产物的形成，同时HDL蛋白分子间也发生一定的交联。酪氨酰化HDL可以有效耗尽胆固醇池中用于酯化的胆固醇和胆固醇酯，但不同时增加清除血浆胆固醇的能力。这实际上加速了将胆固醇从细胞中用于酯化的胆固醇池转运到细胞表面的胆固醇池，以利于胆固醇清除。

4. 甘油三酯和非酯化脂肪酸　糖尿病患者血脂异常多以甘油三酯升高为主，血浆胆固醇正常或轻度升高。甘油三酯水平升高是糖尿病相关脂代谢异常的最重要因素。甘油三酯的升高水平与糖尿病血管病变的进程及并发症严重程度密切相关。高甘油三酯血症是糖尿病患者冠心病发生的独立正相关因素之一。糖尿病患者动脉管壁甘油三酯中的长链脂肪酸尤其是油酸的含量显著升高。而动脉粥样硬化斑块中的脂肪酸水平主要通过粥样斑块内脂肪酶如脂蛋白脂酶（LpL）、分泌型磷脂酶A_2（secretory phospholipase A_2，$sPLA_2$）和内皮脂酶（endothelial lipase，EL）等来调节的。在粥样斑块中，LpL还能由巨噬细胞合成。高血糖、亚油酸、硬脂酸或软脂酸增高等均可使巨噬细胞合成LpL增加，促进甘油三酯水解。

2 型糖尿病时，除了循环中甘油三酯升高外，非酯化脂肪酸（non-esterified fatty acid，NEFA）即游离脂肪酸水平亦显著升高。糖尿病控制不佳可以影响饱和 NEFA 向不饱和 NEFA 的转变过程，并影响血管的正常结构和功能。其主要表现为：促进内皮细胞功能异常、氧化应激和凋亡；诱导单核细胞和淋巴细胞生成炎症因子和黏附因子表达（TNFα、IL6、MCP1、ICAM1、VCAM1），从而促进单核细胞与内皮的黏附；影响细胞内胆固醇合成、运输和分泌，促进泡沫细胞的形成；促进血管平滑肌细胞的增殖、迁移等。

糖尿病患者防治动脉粥样硬化疾病的临床研究已经确定 LDL-C 是调脂治疗的首要目标。对于糖尿病血管病变的调节血脂的治疗，临床常采用的有他汀类药物、贝特类、烟酸等。但是，这几类药物在调节血脂治疗上有各自的作用机制，并且侧重的治疗方面可能存在不同，所以临床常选用联合疗法调控患者的血脂异常。他汀类 / 贝特类或他汀类 / 烟酸的联合治疗可以较好地控制代谢综合征和血脂异常，尤其在降低 TG 和升高 HDL 治疗方面有显著作用，能显著降低糖尿病血管事件和微血管并发症的发生。大规模的临床研究显示，针对糖尿病血管病变的血脂治疗可以明显降低动脉粥样硬化的发生，降低心血管事件的发生率和致残、致死率。糖尿病血脂异常改善后，可以显著降低糖尿病血管病变的发生，降低大血管和微血管事件的发生。糖尿病治疗前后的血脂变化详见表 28-1。

（二）过氧化物酶体增殖物激活受体

过氧化物酶体增殖剂激活受体（peroxisome proliferator-activated receptor，PPAR）是核激素受体家族中的配体激活受体超家族成员之一，参与调控多种基因表达和机体代谢过程，主要有 PPARα、PPARβ/δ 和 PPARγ 三种亚型。PPARα 主要表达在肝、骨骼肌、肾、心脏和血管壁。PPARβ/δ 分布最广泛，大多数组织包括血管都有表达。PPARγ 是重要的细胞分化转录因子，主要表达在脂肪组织、骨骼肌和血管。

糖尿病患者血脂异常是血管病变的重要原因。PPARα 的激活可以调节脂质代谢，包括载脂蛋白 ApoAⅠ 和 ApoAⅡ 的转录，升高 HDL 的水平，上调“清道夫”受体（scavenger receptor，CLA1/SR-BI），增加对 HDL-C 的摄取。PPARα 还可以通过激活 β 氧化和脂蛋白脂酶，降低甘油三酯、游离脂肪酸和 apoCⅢ 的水平。PPARβ/δ 激活也能增加 HDL-C 水平，改善甘油三酯的清除能力。PPARγ 激动剂能促进胆固醇逆转运，减少细胞内脂质的沉积[4, 13]。

PPAR 激动剂主要通过调节血脂代谢，抑制

表28-1　1型糖尿病和2型糖尿病强化血糖治疗后血脂的变化特点[4]

1型糖尿病血脂异常		
血脂	血糖控制差	血糖控制良好
总胆固醇TC	增高	正常
VLDL-C	显著增高	正常或者低于正常
LDL-C	增高	正常
HDL-C	正常	正常或增加
甘油三酯	显著增高	正常或低于正常
2型糖尿病血脂异常		
血脂	血糖控制差	血糖控制良好
总胆固醇TC	增高	正常或降低
VLDL-C	显著增高	增高
LDL-C	接近正常或增高	正常
HDL-C	降低	降低或部分升高
甘油三酯	显著增高	增高

氧化应激、炎症、糖基化终产物生成、组织金属蛋白酶的活化、肾素血管紧张素系统的活化来抑制动脉粥样硬化的发生。PPAR 激活还能调节胰岛素敏感性，降低血糖，减少炎性细胞因子和早期炎性反应，降低内皮细胞表面黏附因子表达，从而减少巨噬细胞在动脉粥样硬化斑块中浸润。研究发现 PPARγ 的相关基因多态性与 2 型糖尿病患者糖尿病肾病的发生密切有关。

三、胰岛素抵抗、高胰岛素血症

胰岛素抵抗是指胰岛素促进葡萄糖摄取和利用的效率下降，正常数量的胰岛素不足以产生对脂肪细胞、肌肉细胞和肝细胞的正常作用，机体代偿性地分泌过多胰岛素产生高胰岛素血症，以维持血糖的稳定。胰岛素抵抗是“代谢综合征”的一个重要组成部分。高胰岛素血症常伴有高血压、高甘油三酯、高密度脂蛋白降低、低密度脂蛋白增加。高胰岛素血症也可伴有其他多代谢紊乱，如肥胖、高尿酸血症等。

胰岛素作用是通过与细胞膜表面相应受体的结合，再通过信号的跨膜传递产生一系列级联反应发挥正常生理功能。这些信号转导在胰岛素抵抗时显著减弱。发生胰岛素抵抗和高胰岛素血症可以促进 2 型糖尿病血管并发症的发生。因为胰岛素抵抗不仅可以直接导致动脉粥样硬化，还可能引起糖脂代谢紊乱，激活 LDL 受体活性，增加胆固醇合成，还可以促进血管平滑肌细胞生长和增殖。由于胰岛素敏感性降低，血糖升高常继发高胰岛素血症，进一步加重脂代谢紊乱。

胰岛素除了其已知的糖代谢功能外，还有血管活性作用。胰岛素可以通过上调内皮型一氧化氮，呈剂量依赖地调节血管扩张。所以当发生胰岛素抵抗时，机体还会表现为胰岛素介导的血管舒张功能异常。另外，在胰岛素抵抗状态下，游离脂肪酸浓度增加，进一步加重血管内皮功能的损伤。

胰岛素受体在血管中可以通过两条不同的信号转导通路活化，分别为 PI3K-Akt 通路和 Ras-MEK-MAPK 通路。PI3K-Akt 通路可以抑制动脉粥样硬化的发生；而 Ras-MEK-MAPK 通路具有促有丝分裂作用，能促进动脉壁平滑肌细胞的增殖，引起动脉壁平滑肌细胞增殖和肥厚，增加动脉壁脂质的合成与摄取，阻止胆固醇的清除，并导致细胞内胆固醇酯堆积，诱发和加剧动脉粥样硬化。当血浆胰岛素不足时，人体就会出现血糖、血脂等代谢紊乱，PI3K-Akt 通路信号减弱，而 Ras-MEK-MAPK 通路明显增强，这种信号转导通路异常已被证实与糖尿病血管病变的发生密切相关[3-4, 14]。

多项研究均发现，经适量的胰岛素治疗控制血糖后，糖尿病患者心脑血管并发症的发生率明显降低。因此，对糖尿病患者进行针对胰岛素抵抗和高胰岛素血症的治疗，具有早期预防和治疗糖尿病血管疾病的重要意义。

四、氧化应激

糖尿病高血糖引起的代谢紊乱所致的糖尿病血管病变和机体氧化应激增强有密切联系。氧化应激在糖尿病血管病变的发生发展过程中起着重要作用，机体内氧自由基（ROS）生成增多和清除不足造成的氧化应激损伤是糖尿病血管并发症发生的重要因素。氧化应激损伤不仅引起大血管病变，同时也可以引起微血管病变，造成血压升高、动脉粥样硬化、微血管功能异常和循环障碍。

糖尿病患者血浆中氧化应激的标志物——晚期氧化蛋白产物（advanced oxidation protein product，AOPP）水平明显升高，其自身能促进氧化应激，氧化应激又可以加速 AOPP 的生成，使氧化应激不断加重，继而导致血管内皮损伤和动脉粥样硬化的发生和发展。2 型糖尿病患者血浆中 AOPP、AGE 和丙二醛（malondialdehyde，MDA）水平明显升高，而谷胱甘肽过氧化物酶（glutathione peroxidase，GPX）水平则降低，发生明显的氧化还原失衡状态。糖尿病患者血浆中对氧磷脂酶（paraoxonase，PON）活性的明显降低促进氧化应激，破坏血管内皮细胞，导致糖尿病血管并发症发生。生理状态下 PON 可以水解脂质过氧化物，具有保护 LDL 免受氧化修饰，减少 oxLDL 聚集，并破坏 oxLDL 中的溶血磷脂、降低其细胞毒性作用；同时，PON 还可以保护 HDL 免受氧化，促进胆固醇的逆转运，从而减少胆固醇在巨噬细胞内的蓄积，抑制泡沫细胞生成及粥样硬化的发生[15-16]。

线粒体是细胞进行生物氧化和能量转换的细胞器，同时也是机体细胞内氧自由基产生的主要场所。但是线粒体不仅是ROS的主要来源地，同时也是ROS损伤作用的主要靶点。糖尿病高血糖和高血脂状态均可加重线粒体负荷，在电子转移传递过程中产生大量的超氧阴离子，同时影响ATP生成，导致线粒体功能障碍。很多研究发现，高血糖首先引起细胞内线粒体ROS生成增加，引起蛋白质非酶促反应和脂质过氧化的发生。氧自由基能破坏线粒体膜和嵴膜，导致其功能障碍，激活氧化应激通路，引起血管内皮细胞损伤和血管并发症的发生。外周血单个核细胞是机体重要的免疫细胞，参与机体非特异性免疫防御、特异性免疫应答和免疫调节，同时也参与机体的氧化应激，与糖尿病发生发展和糖尿病血管并发症的发生密切相关。有研究发现2型糖尿病患者的外周血单个核细胞线粒体数目增多，出现线粒体变性和空泡化等氧化损伤改变，提示2型糖尿病患者外周血单个核细胞存在明显氧化损伤，可能参与糖尿病血管病变的发生[16]（图28-2）。

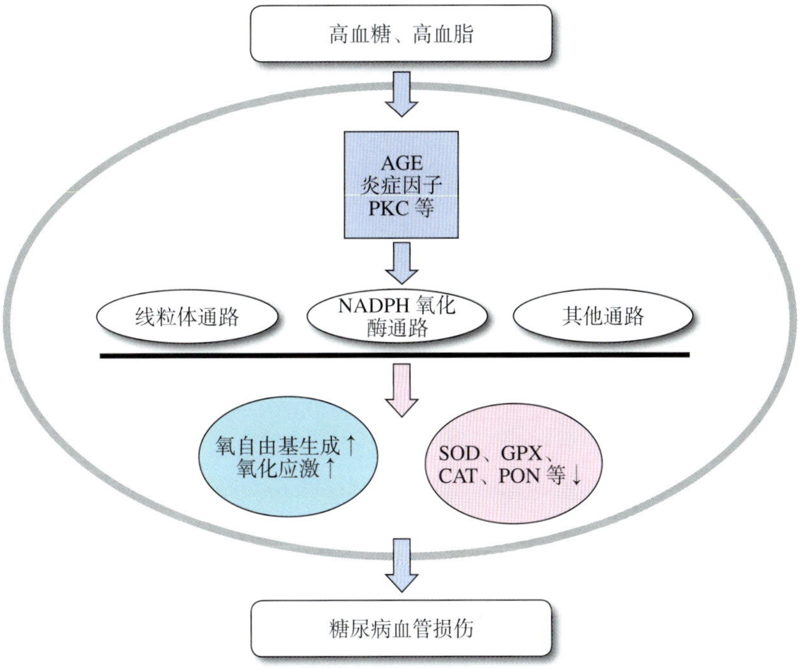

图28-2　血糖血脂异常、氧化自由基与糖尿病血管病变的关系

AGE，糖基化终产物；PKC，蛋白激酶C；SOD，超氧化物歧化酶；GPX，谷胱甘肽过氧化物酶；CAT，过氧化氢酶；PON，对氧磷脂酶

在糖尿病血管病变治疗中，抗氧化剂（维生素E、维生素C、GPX、α-硫辛酸等）和其他具有抗氧化功能的药物，如他汀类药物、血管紧张素转化酶抑制药、血管紧张素受体拮抗药等均有抗氧化功能，可以降低糖尿病血管病变的发生。

五、炎症

越来越多的证据表明炎症在糖尿病血管病变的发生中发挥重要作用。糖尿病血管病变发生时炎症因子包括细胞黏附分子、细胞因子及凝血因子等均表达增高。2型糖尿病患者血糖控制不理想时，白细胞的ICAM1、L-选择素及内皮细胞ICAM1表达增加，促进白细胞黏附于内皮上，产生多种炎症因子、趋化因子和水解酶，造成血管内皮损伤，并释放Von Willebrand因子（vWF）。

2型糖尿病患者体内脂肪细胞可以产生大量炎症因子，如TNFα和IL6。由于炎症因子的刺激，免疫细胞和血管内皮细胞的黏附分子（如ICAMl、VCAM1和E-selectin）的产生和表达增加，对促进糖尿病血管病变发生和发展时单核细胞向血管内皮壁的黏附和迁移起关键作用。

CD40 配体是一种 TNF 家族的跨膜蛋白，与其受体一起参与动脉粥样硬化的发生和血栓形成。临床病理学研究发现，糖尿病患者的 CD40 配体表达增高，人血管粥样斑块中可以检测到 CD40 和 CD40 配体。在糖尿病血管病发生过程中，对糖尿病患者心血管病变进行干预治疗可以显著降低 CD40 配体表达水平[5-7, 17-18]。

炎症标志物 C 反应蛋白（C-reactive protein，CRP）和高敏 C 反应蛋白（high sensitive C-reactive protein，hsCRP）是糖尿病动脉粥样硬化性疾病的研究热点之一。研究显示，校正了血脂水平、生活方式和血糖控制的影响后，高浓度的 CRP 和 hsCRP 是糖尿病心血管并发症的独立危险因素。临床研究中还显示糖尿病合并大血管或微血管病变患者 hsCRP 明显高于糖尿病无血管病变患者，并且与血管病变严重程度呈正相关。有研究发现，CRP 或 hsCRP 可在血管内膜损伤处吸引单核细胞，诱导单核细胞产生炎症因子，激活补体，还可以诱导内皮细胞产生多种黏附分子。一些证据显示，hsCRP 和白介素 6（IL6）与动脉粥样硬化和内皮细胞炎症过程有关，可以用于预测糖尿病血管病和并发症的发生。另外，hsCRP 浓度与糖基化血红蛋白（hemoglobin A1c，HbAlc）水平呈正相关，而后者是糖尿病患者血糖控制情况的重要指标。而且 hsCRP 与 CRP 相比，其在预测冠心病和其他动脉粥样硬化相关疾病的危险性方面更敏感[17-18]。

在糖尿病血管病变抗感染治疗中，水杨酸类药物（阿司匹林、水杨酸钠等）和其他具有抗氧化功能的药物，如他汀类药物、噻唑烷二酮类药物等均有抗炎功能，可以降低糖尿病血管病变的发生。因此，糖尿病患者的炎症因子表达增高并促进血管炎症反应、血清炎症标志物水平明显升高、相关信号通路激活。由此可见，炎症是造成糖尿病血管病变及其并发症发生的病理基础之一。

六、晚期糖基化终末产物

高血糖是糖尿病并发症的始动因素，可以促进蛋白质非酶糖基化终产物（advanced glycation end product，AGE）的形成，导致组织和器官损伤。AGE 与糖基化终产物受体（receptor for advanced glycation end products，RAGE）相互作用诱导氧化应激，促进炎症反应，影响凝血系统，加速糖尿病血管并发症的发生和发展。AGE 受体包括 RAGE、寡糖转移酶 48（Oligosaccharyl-transferase 48，OST48），AGER1、80K-H 磷蛋白（AGER2）、半乳糖结合蛋白（galectin3，AGER3）和巨噬细胞清道夫受体Ⅰ和Ⅱ等。RAGE 属于细胞表面分子免疫球蛋白超家族成员，广泛存在于体内多种细胞表面，包括内皮细胞、平滑肌细胞、淋巴细胞和单核细胞等。

糖尿病心血管病变与 AGE 密切相关。多项大规模人群研究结果显示，2 型糖尿病患者循环中可溶性 RAGE 水平与冠心病低发生率呈正相关。还有研究发现 1 型糖尿病患者血浆中 AGE 水平显著升高，伴随心血管疾病的患病风险增加。在糖尿病患者主动脉粥样硬化斑块中，特别在胶原中能检出 AGE。AGE 还可以积聚于长半衰期的蛋白质上，如结合并交联于血管胶原和肾小球基底膜的低密度脂蛋白，可以造成 AGE- 低密度脂蛋白体内清除受阻，并且被巨噬细胞大量摄取，促进动脉粥样斑块的形成。在糖尿病患者血 AGE- 低密度脂蛋白浓度显著升高，可以促进氧化型低密度脂蛋白的产生。

糖尿病患者发生血管病变时体内氧化应激明显增高，醛糖水平升高，非酶糖化过程明显增强。葡萄糖在非酶糖化过程中，蛋白质分子中游离氨基和葡萄糖分子中的羧基反应，形成结构稳定的不可逆产物——AGE，可以造成机体的损伤。AGE 是以蛋白、脂肪及核酸的游离氨基端和还原糖的醛基发生非酶催化反应，生成稳定不可逆的共价化合物，如羧甲基赖氨酸、戊糖苷等。蛋白非酶糖基化反应在生理环境即可发生，并随着年龄的增长而增加。AGE 多数存在于组织和细胞内（如细胞外基质、血管壁等），也可存在于血浆中。高血糖可诱导机体许多蛋白如血红蛋白、白蛋白、低密度脂蛋白、晶状体蛋白、神经蛋白、细胞外基质蛋白形成 AGE，其生成速度与血糖浓度及高血糖的持续时间有关。AGE

对糖尿病患者脂质的修饰及转变，进一步促进了氧化应激和炎症反应，导致氧化损伤和血管壁弹性丧失，并诱导单核细胞生成多种炎症因子，最终促进机体高凝状态的发生。

AGE 通过两种方式发挥作用：非受体途径（直接损伤）和受体途径。非受体途径是直接修饰蛋白形成交联结构，改变其结构和功能；受体途径是 AGE 与其受体相互作用，激活细胞内信号通路如核转录因子 NF-κB、磷酸肌醇 3 激酶（PI3K）、P38 促分裂素原活化蛋白激酶（P38MAPK）、JAK/STAT 信号途径等，导致组织器官损伤。

AGE 和 RAGE 在血管主要影响血管内皮细胞、内皮祖细胞和平滑肌细胞的功能，参与糖尿病血管病变的发生。AGE-RAGE 能抑制内皮细胞来源的一氧化氮的活性，使血管对 NO 的舒张反应丧失，阻止 NO 抑制平滑肌细胞、基底膜细胞的增殖。另外，AGE 还能够影响内皮细胞单层的通透性及抗血凝特性，并且趋化单核细胞迁移至内皮细胞下并转化为巨噬细胞，分泌细胞因子、生长因子和黏附分子，如上皮生长因子（epidermal growth factor，EGF）、血小板源性生长因子（platelet derived growth factor，PDGF）、IL1、TNFα、血管细胞黏附分子 VCAM1 等[8, 19]。内皮祖细胞在内皮修复和血管新生中起重要调控作用。糖尿病时，糖尿病血管病变与内皮祖细胞功能受损密切相关。AGE 修饰白蛋白（AGE-albumin）能促进内皮祖细胞衰老，抑制其增殖、迁移和血管生成的能力。血管平滑肌细胞增殖及迁移是糖尿病血管病变发生的重要因素之一。最近研究报道，AGE 促进 VSMC 增殖及迁移，其机制与 AGE 促进钙沉积、下调 PPARγ 表达有关。

实验发现，给糖尿病小鼠注射与配体竞争性抑制的可溶性 AGE 受体（soluble receptor of AGE，sRAGE）和抗 RAGE 抗体都可以阻断 AGE 与 RAGE 的结合，减轻氧化应激、减少 NF-κB 的活化和致炎因子的表达，抑制糖尿病血管病变的发生。

由上可见，AGE 和 RAGE 在糖尿病血管病变的发生和发展中发挥重要作用，也是糖尿病血管病变一个预防和治疗的重要靶点。

七、肾素 - 血管紧张素 - 醛固酮系统激活

在 2 型糖尿病患者中有 1/3 ~ 1/2 同时患有高血压，发生率远高于非糖尿病患者。糖尿病合并高血压增加了糖尿病血管病变的发展速度和心脑血管意外的发生率。

儿茶酚胺和肾素 - 血管紧张素 - 醛固酮系统（renin-angiotensin-aldosterone system，RAAS）与糖尿病血管病变之间具有明确的相关性。局部组织 RAAS 的调节紊乱对心血管损伤也有重要的作用。由于内皮组织能同时将循环和局部组织中的血管紧张素Ⅰ转化为血管紧张素Ⅱ，因此 RAAS 在心血管系统继发的结构改变（如动脉粥样硬化、心肌肥厚、心肌重塑等）中发挥十分重要的作用。血管内皮氧化应激和功能异常是糖尿病血管病变发生的两个重要过程，而这两个过程与循环和组织水平的血管紧张素Ⅱ直接相关。糖尿病高血糖可以导致 P53 糖基化，后者促进血管紧张素原的转化，导致局部组织中血管紧张素Ⅱ的产生增多，促进内皮凋亡和血管损伤。血管紧张素转化酶抑制剂（ACEI）能抑制血管紧张素转化酶，从而抑制缓激肽的积聚和血管紧张素Ⅱ的缩血管效应，改善冠状动脉通透性和心室功能[1, 20 21]。

血管紧张素对血管结构和功能具有重要的调节作用。血管紧张素可以诱导原癌基因和生长因子表达，促进血管平滑肌细胞的增殖。血管紧张素Ⅱ还可以作用于血管紧张素Ⅱ型受体，促进血管炎症的发生，导致血管氧化应激和细胞凋亡的发生，继而导致血管损伤和功能紊乱。在循环系统中，血管紧张素Ⅱ的活化主要是由两种细胞表面受体介导，即血管紧张素Ⅱ型受体（angiotensin Ⅱ receptor）AT1 和 AT2。血管紧张素Ⅱ介导的血管平滑肌细胞增殖主要是通过 AT1 受体亚型产生的，进而导致 G 蛋白介导的信号转导通路激活，包括 PLC- 依赖的 PKC 激活和细胞内储存钙的释放。AT1 受体还能激活细胞增殖和细胞抑制相关基因（如 c-fos 和 c-jun）及其信号转导通路，如 MAPK 家族信号途径、JAK/STAT 信号途径等。

在糖尿病血管病变治疗中，调控RAAS系统的异常及高血压有重要的临床意义。常用的具有调控RAAS和高血压的药物有：β受体阻滞剂、血管紧张素转化酶抑制剂、钙离子通道拮抗剂、血管紧张素受体拮抗剂、他汀类药物及部分血糖控制相关的药物。它们均能降低血压，同时降低糖尿病血管病变的发生。大量临床研究结果显示，对伴有高血压的糖尿病患者，合理降压治疗对于降低心血管事件发生有显著作用。

八、血小板、凝血和纤溶过程异常

血小板、凝血和纤溶系统异常是糖尿病血管病变中一个重要的发病原因。糖尿病患者体内血小板聚集能力及与血管内膜黏附能力增加、血小板代谢改变、抗氧化能力降低、血小板内信号通路改变、血小板平均容积增加等，这些改变使血小板在2型糖尿病血管病变的发生和发展中扮演重要角色。

血小板可释放由花生四烯酸合成的血栓素A_2（TXA_2）、前列腺素E（PGE）、前列腺素$F_{2\alpha}$（$PGF_{2\alpha}$）及丙二酰二醛。糖尿病患者血管并发症出现之前，血小板功能就发生异常，导致血液高凝状态。血小板功能的过度激活，容易导致血栓性疾病和心脑血管事件的发生。高血糖及血液渗透浓度增加可以促进血小板的花生四烯酸形成异前列烷，后者可以持续性促进血小板活化。研究还发现，糖尿病患者血小板表达激活依赖黏附分子（如激活的GpⅡb/Ⅲa、溶酶体Gp53、血小板凝血酶敏感蛋白和P-selectin）。糖尿病患者体内GpⅡb/Ⅲa能与纤维蛋白原结合和聚集，持续促进血栓形成。此外，糖尿病患者体内血小板的容积较正常对照者显著增加，膜通透性明显降低，可导致膜脂质合成和膜蛋白糖化过程的改变。另外，细胞内钙离子浓度增加也同样与血小板膜通透性降低有关，而细胞内镁离子浓度减少可导致血小板聚集和黏附能力增强。

2型糖尿病凝血系统活性增加，表现为凝血酶原、因子Ⅶ及因子Ⅷ增加，而纤溶系统活性下降，表现为血浆纤溶酶原激活抑制因子1（plasminogen activator inhibitor 1，PAI1）表达及活性增强，血浆中纤维蛋白降解减慢，有利于血栓形成。有研究显示，糖尿病患者的血浆纤维蛋白原、ATⅢ和PAI1浓度，vWF因子活性和凝血酶原时间均比正常人明显增加。糖尿病发生时往往存在钙平衡紊乱，造成血小板的形态改变、异常分泌及血栓素形成；糖尿病也会增加与vWF因子结合的糖蛋白（GP）Ⅰb及与血小板纤维蛋白作用的GPⅡb/Ⅲa的表达，促进血栓形成。此外，PKC在糖尿病患者中也存在激活增加现象，PKC的激活能刺激血管内皮细胞vWF的生成，增加血浆或组织中纤溶酶原活化物抑制剂的含量和活性，从而促进糖尿病性血管病变的高凝、低纤溶、高血黏度的形成，有利于血栓形成及持续存在。以上研究结果提示糖尿病存在时，患者体内有凝血酶原增加和纤溶亢进的趋势[5-7, 22]。

此外，在糖尿病微血管病变发生时，由于糖代谢紊乱可以使红细胞聚集性增强，携带释放氧的功能降低；血小板高黏附及抗凝血机制紊乱，使血液黏度增高，血流缓慢淤滞，造成微血管管腔狭窄和微循环障碍，促进了微血管病变的发生。因此，血小板功能异常、凝血和纤溶系统异常在糖尿病血管病变中发挥了重要的病理作用。

在糖尿病血管病变治疗中，调控血小板、凝血和纤溶过程异常的常用药物有：阿司匹林、GPⅡb/Ⅲ抑制剂、血管紧张素转化酶抑制剂、血管紧张素受体拮抗剂、β受体阻滞剂及雌激素。它们均能降低糖尿病血管病变的发生。

九、内皮功能紊乱与血管壁平滑肌细胞增殖和迁移

血管内皮细胞覆盖在血管壁的腔面形成一种连续性的物理性保护层，将血管壁组织与血液隔离。内皮细胞能合成和释放多种活性物质，维持血管内皮的正常功能。高血脂、高血糖、高胰岛素血症、氧化应激等均可损伤内皮的功能。

在糖尿病血管疾病发生时，血管内皮细胞的损伤和功能异常是糖尿病血管并发症的早期改变。内皮功能障碍表现为血管舒张功能受损，细胞黏附功能和血栓形成增强，平滑肌细胞过度增殖，从而导致动脉粥样硬化的形成。糖尿病内

皮细胞功能障碍主要表现为血管舒张功能受损，拮抗血栓形成和抑制平滑肌细胞增殖的作用减低，从而导致动脉粥样硬化的形成。糖尿病发生代谢紊乱时，高血糖、高血脂、氧化应激均会抑制 eNOS 的活性，减少 NO 的生成。NO 是血管内皮细胞分泌的一种重要的血管活性物质，具有很强的扩血管，抑制血小板的黏附、聚集和活化，减少血小板源性生长因子释放及抑制平滑肌细胞增殖的功能，从而防止动脉粥样硬化病变的形成。胰岛素抵抗使游离脂肪酸释放增加，PKC 激活，PI3K-Akt 信号途径和 eNOS 生成被抑制，导致氧自由基生成增加，NO 的合成和利用受到明显抑制。此外，胰岛素抵抗还能促进缩血管物质如内皮素 1（ET1）的产生；糖尿病患者糖脂代谢紊乱可以促进细胞内氧化应激，继而激活 NF-κB 信号通路，使细胞表面 ICAM1、VCAM1、MCP1 等黏附分子的表达上调，促进血液中的单核细胞与血管内皮细胞的黏附作用，从而导致动脉粥样硬化的形成。

内皮细胞可以合成并释放 vWF 因子，并参与凝血过程。血浆 vWF 是临床用于检测体内高凝状态的重要指标之一，也反映了血管内皮损伤和功能异常状况。很多研究结果发现，vWF 因子表达水平在 2 型糖尿病患者体内显著升高，这一现象与氧化应激以及糖尿病血管病变的严重程度密切相关。由于 vWF 因子是糖尿病患者合并心肌梗死的显著和独立危险因素，因此认为内皮功能异常是糖尿病患者心血管并发症增加的重要原因。

2 型糖尿病患者血管病变发生时，血浆中组织型纤溶酶原激活物（tPA）活性降低、血浆纤溶酶原激活抑制物（PAI1）活性增高、纤溶功能出现异常。2 型糖尿病患者血管病变发生前，其血管已经存在血管炎症性损伤。血清中 TNFα 可以引起血管内皮细胞损伤、脱落；TNFα 还能够通过增强血管平滑肌细胞合成 PAI1，降低血液纤溶活性，引起血液凝固性增高，致使血栓形成。

内皮细胞损伤在糖尿病微血管病变中也具有重要作用。反复的内皮细胞损伤和死亡、功能异常的内皮细胞大量增生及生物活性物质生成抑制，可引起基底膜增厚、血管口径缩小、内壁粗糙、弹性及收缩力减弱，最终导致血流不畅、淤滞，使体内组织处于缺氧状态，促进糖尿病微血管病变的形成[5-9, 23]。

在糖尿病血管病变的治疗中，降糖降血脂药物、抗高血压药物、抗压抗氧化药物，均对血管内皮的功能有显著的保护作用，可以抑制糖尿病血管病变的发生。

十、细胞外基质转换异常

细胞外基质（extracellular matrix，ECM）如基质金属蛋白酶（matrix metalloproteinase，MMP）和基质金属蛋白酶组织抑制物（tissue inhibitor of metalloproteinase，TIMP）与动脉粥样硬化的发生和其稳定性密切相关。TIMP 是一种内源性的 MMP 抑制物，可能参与血管基质纤维化的发生。动脉粥样硬化斑块破裂之后可以形成血栓，是突发性心脏事件的主要原因。基质金属蛋白酶可以破坏稳定动脉粥样硬化斑块的纤维帽，使其进展为更易破裂的不稳定型斑块。研究发现，糖尿病患者体内 MMP9 和 TIMP1 水平都明显升高，促进动脉硬化的发生和斑块稳定性降低。

正常情况下，动脉壁上 ECM 的合成与分解处于相对平衡状态，成分也相对稳定，不产生具有活性的 MMP。当血管内皮细胞受损后，炎症反应和氧化损伤可使受损部位的内皮细胞及黏附的血小板、淋巴细胞等合成释放多种细胞因子，促进血管平滑肌和单核 / 巨噬细胞表达 MMP2、MMP3 等。MMP 的生成增加，使 ECM 合成与分解间的相对平衡被打破，导致并加速动脉粥样硬化的形成。2 型糖尿病高血糖状态、高胰岛素血症或胰岛素抵抗均可诱导血管平滑肌细胞和内皮细胞合成 MMP2，过度降解 ECM，促进平滑肌细胞由中膜迁移至内膜，并从收缩型向合成型转换。大量平滑肌失去了收缩功能，并且吞噬脂质成为泡沫细胞。平滑肌在形成泡沫细胞过程中又会分泌大量的 MMP2、MMP9，降解 ECM。同时平滑肌细胞分泌的多种细胞因子又通过调节自身和其他细胞进一步促进了 MMP2 的分泌。血管平滑肌细胞从中膜迁移至内膜过程中，需要穿过以Ⅳ型胶原蛋白为主的内皮基底膜。MMP2

作为Ⅳ型胶原蛋白的主要分解酶，在血管平滑肌迁移过程中发挥重要作用。MMP 还可以相互影响，进一步促进平滑肌细胞的迁移，导致血管内膜增厚，管腔狭窄，促进动脉粥样硬化的发生。

糖尿病发生时，细胞外基质转换异常的机制如下：高血糖等可以激活核转录因子 NF-κB 诱发单核 - 巨噬细胞和内皮细胞的炎症反应，而 NF-κB 等多种细胞因子的激活可以启动 MMP 的基因转录。NF-κB 的活化后可与 MMP2 启动子结合，使 MMP2 表达上调。MMP 通过促进内皮细胞迁移、毛细血管基底膜破裂和细胞外周纤维蛋白溶解促进新生微血管的形成，并导致动脉粥样硬化斑块的不稳定性增加。而 ERK1/2 激酶抑制剂及 p38 MAPK 的抑制剂能阻止肌动蛋白重组和细胞迁移，减少内皮细胞微血管发生，抑制 MMP 的促进动脉粥样硬化作用，减少心血管事件的发生[3-8, 24]。

因此，细胞外基质转换异常在糖尿病大血管病变中发挥重要作用。

十一、性激素

（一）雌激素

大规模的流行病学研究表明：绝经前女性心血管疾病的发病率及病死率均低于男性，但绝经后快速上升。提示雌激素对绝经前女性的心血管具有保护作用。此外，绝经后（55～64 岁）糖尿病妇女患者的第一个 10 年中，发生心脏病、脑卒中的死亡率均明显高于同龄的糖尿病男性患者，提示雌激素和（或）黄体酮对于糖尿病血管病变的发生和发展具有重要作用。

心血管系统是雌激素的重要靶组织，雌激素具有调节血管内皮细胞和平滑肌细胞的作用。雌激素对血管的保护作用，包括通过受体途径促进一氧化氮合成，调整血管壁的张力并促进血管的扩张；或可通过非基因的机制引起血管内皮细胞释放 NO 使血管平滑肌松弛。雌激素对血管的基因组效应是通过雌激素受体 α（ERα）和雌激素受体 β（ERβ）实现的，ERα 和 ERβ 在血管内皮细胞和血管平滑肌细胞上均有表达，雌激素通过雌激素受体依赖途径激活内皮型一氧化氮合酶基因的转录，增加 eNOS 的数量，使 NO 合成增加。此外，雌激素可以加速血管内皮细胞的生长，促进血管壁愈合，减少血管损伤；抑制平滑肌细胞的增生，减轻损伤后动脉壁反应。雌激素还可以通过调整内皮细胞的迁移，抑制血管平滑肌细胞的迁移，抑制胶原的合成和分泌来促进血管的形成。雌激素也可能通过下调内皮依赖的血管收缩机制使冠脉扩张。雌激素还能扩张血管，促进血管、甚至已经发生粥样硬化的冠脉扩张。这一功能可能与雌激素上调血管内皮细胞的功能，即 eNOS、前列环素的产生等有关（图 28-3）。

雌激素可提高血 HDL 表达水平，因此育龄期女性血 HDL 明显高于男性。女性绝经后血脂改变表现为总胆固醇、甘油三酯和 LDL 水平升高，而 HDL 下降。适当剂量的雌激素可升高 HDL、ApoAⅠ、ApoAⅡ水平，降低 LDL 水平，减少绝经期后妇女的心血管病的发生。雌激素可以抑制脂化的胆固醇进入血管壁，并促进胆固醇从血管壁的清除，抑制循环系统 oxLDL 的形成，从而抑制早期脂质斑块的形成；雌激素还能抑制功能和结构异常的血管内皮细胞和平滑肌细胞的过度增殖，抑制胶原和弹性纤维的沉积等，可以通过稳定血管内皮间的紧密连接和增强紧密连接保护血管的正常功能和结构。此外，雌激素可以改善胰岛 β 细胞的功能，降低胰岛素和平均血糖水平，改善胰岛素抵抗。

雌激素在糖尿病和动脉粥样硬化发生时对炎症因子的影响也备受关注，但是对于动脉粥样硬化斑块形成和破裂方面的研究结果存在争议。多项研究发现雌激素可明显升高 CRP、基质金属蛋白酶 9 水平，降低多种细胞黏附分子，如 E-selectin、VCAM1、ICAM1 等细胞黏附分子水平。各种黏附分子的降低有可能减少白细胞黏附至血管壁的机会，而基质金属蛋白酶 9 激活后可降解不稳定斑块的纤维帽，导致斑块破裂，血栓栓塞。

雌激素对多种凝血因子均有影响，既表现出有利的作用，如抑制血小板在管壁的黏附和聚集、降低纤维蛋白原，减少血栓的发生，降低纤溶酶原激活物抑制剂、增加 D- 二聚体，促进纤溶；同时也存在不利作用，如升高Ⅶ因子，促进血栓形成。

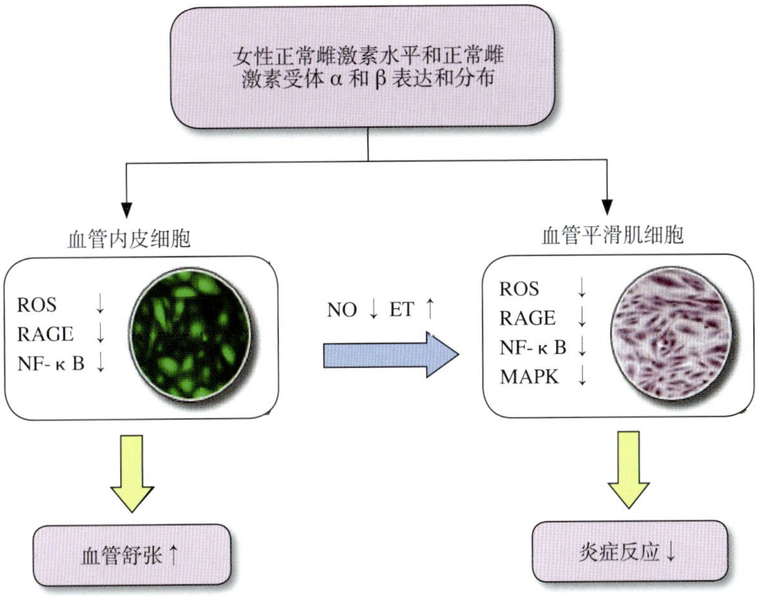

图 28-3　正常雌激素和雌激素受体表达介导的血管内皮细胞和平滑肌细胞间的相互作用和正常生理功能
ROS，活性氧自由基；RAGE，糖基化终产物受体；NF-κB，核因子-κB；MAPK，丝裂原活化蛋白激酶；NO，一氧化氮；ET，内皮素

近期大量临床研究发现，给予绝经后女性补充复合外源雌激素和孕激素存在健康风险，发生冠心病、脑卒中、静脉血栓、乳腺癌的风险增高，其总的健康风险超过收益。此外，年轻女性长期使用避孕药，部分会发生高胆固醇及甘油三酯血症，表明过量补充雌激素会带来副作用，反而促进动脉硬化的发生。雌激素替代治疗效果不佳的原因可能如下：绝经期后糖尿病女性雌激素受体的表达量和功能降低，因此单纯补充外源性雌激素不能达到保护血管的作用。此外，部分研究显示，补充雌激素的方式（注射、口服等）以及补充外源性雌激素过量等也可能是造成绝经期糖尿病妇女患者雌激素替代治疗效果不佳的原因[25-28]。

雌激素在糖尿病血管病变的发生中具有重要作用，研究其作用机制对于糖尿病血管病变的预防和治疗有重要指导意义。

（二）雄激素

关于雄激素对糖尿病血管疾病的作用目前仍存在争议。有研究显示，男性雄性激素水平与冠心病、心肌梗死发生率呈显著负相关，因此睾酮降低可能是中老年男性心血管疾病发生的一个独立危险因素。部分前瞻性研究发现，低总睾酮（total testosterone）的男性和低游离睾酮（free testosterone）的女性更容易罹患糖尿病心血管病，且死亡率更高。低睾酮糖尿病患者微血管病变的发生率明显高于睾酮水平正常的糖尿病患者。2 型糖尿病女性患者绝经期后，在生理范围内较高水平的血清睾酮可以抑制颈动脉粥样硬化的发展。大约三分之一的 2 型糖尿病男性患者会出现睾酮水平低下，他们患心血管疾病的风险较睾酮正常的糖尿病男性患者明显增高。还有研究显示，睾酮水平低下的糖尿病患者 C- 反应蛋白比睾酮正常的男性糖尿病患者高 1 倍。这些患者发生心脑血管疾病的风险是睾酮水平正常患者的 2 倍。睾酮不足可以导致腹型肥胖，还会造成体内致炎因子水平增高，与糖尿病血管病变密切相关。与睾酮水平正常的患者相比，睾酮水平低且未接受替代治疗者的生存率显著降低，而接受替代治疗者的生存率显著改善[29-31]。

睾酮对心血管的保护作用可能存在以下机制：睾酮能通过调节脂质代谢，减轻血小板聚集，增加纤溶活性，降低纤维蛋白水平，预防血栓形成，减少动脉粥样硬化的形成以及冠心病发生；睾酮还可以扩张冠状动脉，改善心肌缺血，进一步改善心脏功能。

然而，在多囊卵巢综合征的女性患者研究也

发现，高雄激素血症的多囊卵巢综合征患者极易发生糖尿病和动脉粥样硬化。高雄激素可能与胰岛素抵抗、高胰岛素血症协同作用，造成糖脂代谢紊乱，促进动脉粥样硬化的发生。此外，在体外培养的内皮细胞实验发现，雌激素可以促进内皮细胞NO生成，睾酮则可以减少NO合成和释放。因此，在病理状态下过量的雄激素可能会促进糖尿病血管病变的发生[4]。

因此，糖尿病男性患者雄激素水平与糖尿病心血管病变的发生可能存在相关性。临床应用雄激素治疗的研究正在进行中，关于雄激素在糖尿病血管病变发生中的作用需要进一步探讨。

第五节 糖尿病动物模型的种类和制备

人类糖尿病是一种常见病、多发病，其发病机制也较为复杂，应用可控的动物模型可正确分析其各种发病机制，严格的组织病理、生化和生理观察均可正确判断药物疗效情况，不同的动物模型应选择合适的测定指标。随着实验动物科学的不断发展，将建立更佳的符合临床发病机制、更经济、重复率高的模型，从而推动糖尿病机制及有效的防治研究。

根据糖尿病的研究的侧重点不同，使用的实验动物模型也存在不同。糖尿病动物模型种类很多，建立的方法也很多。糖尿病研究主要以啮齿类动物使用量最大，如大鼠、小鼠、金黄地鼠、豚鼠等。啮齿动物价格便宜，制作糖尿病模型的成本较低，方法简便。家兔容易发生动脉粥样硬化，可以用于糖尿病高脂血症的研究。但是由于家兔动脉硬化病变与人类动脉硬化机制不尽相同，限制了其在糖尿病血管病变研究中的应用。在大型哺乳动物的糖尿病模型方面，早期使用狗的胰腺切除的糖尿病模型较多。由于小型猪与人类器官及糖尿病发病的相似性，逐渐成为糖尿病动物模型的热点。此外，非人灵长类动物如猕猴等在解剖学、遗传学、病理学及药理学方面与人类的相似性，对于研究糖尿病发生和临床药物筛选方面有重要意义[32-34]。

下面分别按照糖尿病的分型介绍各种糖尿病动物模型的建立方法。

一、1型糖尿病动物模型

（一）手术方法（胰腺切除法）

胰腺切除法是最早用于建立糖尿病动物模型的方法。1890年德国的Mehring及Minkowski发现切除胰腺后的狗出现糖尿病症状，制得第一个糖尿病动物模型。但是切除全部胰腺，除可引起高血糖外，还可导致酮症酸中毒和动物死亡率增高，故一般主张切除75%～90%的胰腺。大多数哺乳动物（大鼠、兔、猫、犬、猴等）在胰腺大部切除后，再给予高糖饮食，其残存的胰岛β细胞功能逐渐衰竭，导致糖尿病。

此外，还可以使用手术结合药物损伤的改良方法，主要通过手术切除胰腺钩突及体尾部，再联合使用胰腺β细胞损伤性药物，破坏残余胰腺的β细胞，造成体内胰岛素缺乏，出现糖尿病的临床症状。这一改良方法克服了全胰切除所致的严重创伤和胰腺外分泌障碍的缺点，同时也避免了大剂量应用胰腺β细胞损伤性药物给其他组织器官带来的严重损伤。

（二）化学药物损伤所致1型糖尿病模型

化学诱导能破坏动物的大部分胰岛β细胞，使内源性胰岛素明显降低，从而导致高血糖和1型糖尿病发生。化学诱导方法简单而且相对便宜，可以用于各种实验动物，也包括非人灵长类动物。化学诱导的缺点是可以造成动物其他器官毒性。此外使用链脲佐菌素或四氧嘧啶可以造成肝、肾、肺、大脑、肠、睾丸的细胞色素P450同工酶发生明显的改变，因此不适合部分糖尿病相关研究。

1. 四氧嘧啶（alloxan） 四氧嘧啶能产生超氧自由基，破坏胰腺β细胞，导致胰岛素缺乏。大鼠对四氧嘧啶较为敏感，犬则不敏感，豚鼠则发生抵抗。

（1）小鼠：给药剂量因给药途径不同而异，静脉注射一般 50～100mg/kg，腹腔注射一般 200mg/kg。腹腔注射、皮下注射的剂量往往是静脉注射的 3 倍以上。一般制备小鼠模型的最佳条件为：给药前禁食，腹腔注射，采用雌性小鼠。注射后第 3 天血糖值在 15～30mol/L 则造模成功。

（2）大鼠：四氧嘧啶诱导的大鼠糖尿病模型是常用动物模型之一。一般禁食 48 小时，注射四氧嘧啶 40～200mg/kg，腹腔注射、皮下注射的剂量往往是静脉注射的 3 倍以上。用四氧嘧啶制作大鼠糖尿病模型静脉给药优于腹腔给药，给药前禁食，或者采取多次给药方式，模型成功率最高。部分大鼠在 30 天可自发性缓解至正常。

（3）家兔：用四氧嘧啶单次 100mg/kg 注射家兔可以建立 1 型糖尿病模型，但易发生低血糖和死亡，部分动物需要静注葡萄糖急救。而雌性家兔较雄性家兔耐受性强，死亡较少。

（4）犬：一般采用四氧嘧啶 50～70mg/kg 静注，可以出现典型的 1 型糖尿病症状。

（5）小型猪：小型猪在解剖、生理学上与人较其他动物更为相似。将 5% 四氧嘧啶按 200 mg/kg 体重经前腔静脉注射入小型猪后，可以出现高血糖、糖耐量降低、尿糖增高、低蛋白血症等典型 1 型糖尿病症状。

2. 链脲佐菌素（streptozotocin，STZ） STZ 是一种广谱抗生素，具有抗菌、抗肿瘤的功能，但是对胰岛 β 细胞具有高度选择性的细胞毒性，可以诱导糖尿病的发生。STZ 因为给药方式不同，建立的糖尿病模型也存在不同。采用小剂量分次给药的方法，则建立与人类 1 型糖尿病类似的模型；如采用较大剂量一次性注射的给药方法，则建立与人类 2 型糖尿病表现相似的大鼠模型。STZ 诱导的高血糖动物模型一般不能自发缓解。注射 3 天后，可以出现多饮、多尿、多食症状，血糖超过 11.1mmol/L 以上即显示糖尿病模型建立成功。与四氧嘧啶所致的糖尿病不同，STZ 引起的糖尿病血糖升高及酮症等均比较缓和，实验动物的死亡率比注射四氧嘧啶低。

（1）小鼠：小鼠对 STZ 敏感性较差，单次大剂量注射 100～200mg/kg 才能建立典型糖尿病模型。使用多次小剂量方法，可以连续注射 5 天以上，剂量范围 20～40mg/kg，可以诱导小鼠胰岛损伤和减少。

（2）大鼠：如采用腹腔单次注射 STZ 60mg/kg 的方法，可以建立速发型大鼠糖尿病模型。如采用连续 3 周、每周 1 次腹腔注射福氏完全佐剂 0.5m1 和 STZ 25mg/kg 的方法，则可以建立了迟发型大鼠糖尿病模型。

（3）豚鼠：腹腔单次注射 STZ 200mg/kg，即可造成血清胰岛素减少、血糖显著增高的糖尿病症状。

（4）非人灵长类动物：STZ 也可以用于非人灵长类动物糖尿病模型建立，如猕猴、食蟹猴和树鼩。这些非人灵长类动物糖尿病模型与人的糖尿病最为相似，可以用于糖尿病临床药物的筛选和治疗作用研究，对于糖尿病的病理生理研究也有重要意义。但是由于动物的成本很高，限制了非人灵长类动物糖尿病模型的应用。

3. 环丙庚哌（cyrpoheptadine） 环丙庚哌是一种抗组胺药物，大鼠连续给药 4 周，可出现胰岛 β 细胞分泌功能降低、胰岛素降低和高血糖等糖尿病症状。但是环丙庚哌构建的大鼠糖尿病模型是一种可逆的模型，中止给药 1 周，大鼠可自动恢复正常。

4. 水合阿脲（alloxan monohydrate） 小型猪单次静脉注射水合阿脲 200mg/kg 可产生典型的急性糖尿病症状。

（三）病毒诱导方法

柯萨奇病毒（Coxsackie virus）是常见的儿童肠道感染病毒，可以引发胰腺炎，导致淋巴细胞浸润胰腺，胰岛的 β 细胞坏死。柯萨奇病毒能感染新生的小鼠，使其血糖增高，同时伴有低胰岛素血症。但是这一病毒对成年鼠不致病。部分柯萨奇病毒所致的小鼠糖尿病症状可自然缓解。

此外，脑心肌炎病毒（encephalomyocarditis virus）、基尔汉大鼠病毒（Kilham rat virus）、淋巴细胞性脉络丛脑膜炎病毒（lymphocytic choriomeningitis virus）都可以造成胰岛 β 细胞损伤，造成由病毒引起的 1 型糖尿病动物模型。

（四）自发性糖尿病动物模型

自发性糖尿病动物模型是动物由于遗传易感性或基因缺陷发生的糖尿病，不需要外界干预与诱导，与人类糖尿病的发生有相似之处。

1. 非肥胖型糖尿病（nonobese diabetes，NOD）小鼠　NOD 小鼠是 C.B-17 小鼠的突变系，C.B-17 小鼠是 BALB/c 小鼠的同源近交系。NOD 小鼠可制作典型的 1 型糖尿病动物模型。其糖尿病发病突然，表现为典型的糖尿病“三高一少”症状，早期发生酮症酸中毒，存活期一般短于 1 个月。NOD 小鼠是自发性自身免疫 1 型糖尿病经典模型，主要由于自身免疫导致的胰岛 β 细胞损伤，引起低胰岛素血症。NOD 小鼠的糖尿病发病率与性别有关，雌鼠发病率显著高于雄鼠且发病早。

2. BB 糖尿病大鼠　是从 Wistar 大鼠中筛选出来的一种自发遗传性 1 型糖尿病动物模型。50%～80% BB 鼠可发生 1 型糖尿病，雄性与雌性大鼠发病率相当。大鼠在 2～4 月龄时突然发生糖尿病，发病前可见糖耐量异常及胰岛炎。具有典型 1 型糖尿病的症状：体重减轻、多饮、多尿、糖尿。发生高血糖、低胰岛素、酮症酸中毒、胰岛炎、胰岛 β 细胞减少，需依赖于胰岛素治疗才能生存。其发病和自身免疫性毁坏胰腺 β 细胞引发胰腺炎及胰岛素缺乏有关。由于 BB 鼠与人类 1 型糖尿病的自然发病、病程发展和转归十分相似，且不需要任何外界处理，是一种理想的 1 型糖尿病的动物模型。

3. LETL（long evans tukushima lean）大鼠　LETL 大鼠也是一种 1 型 DM 模型的动物，通常于 8～20 周龄时发生 1 型糖尿病，雄性大鼠发病率约为 21%，雌性大鼠发病率约为 15%，如果在 5～7 周龄时使用环磷酰胺处理，则大鼠在 16 周龄时糖尿病发病率会增加 1 倍。LETL 大鼠无外周血淋巴细胞减少，在明显糖尿病症状发生前 4～5 天，胰岛可见有明显的淋巴细胞浸润。

4. LEW.1AR1/-iddm 大鼠　是 Lewis 大鼠 MHC 单倍型自发突变引起自发性自身免疫缺陷而形成的 1 型糖尿病动物模型。多在 2 个月龄左右发病，发病率为 2%，性别不影响发病率。特点是高血糖、糖尿、酮尿和多尿。胰岛发生炎性细胞浸润，胰岛 β 细胞发生炎症损伤和大量细胞凋亡。

5. AKITA 小鼠　AKITA 小鼠来源于 C57BL/6NSlc 小鼠自发的 Insulin 2 基因的突变，导致机体不能正确处理胰岛素前体，同时造成内质网应激。小鼠 3～4 周龄即发生严重的胰岛素依赖型糖尿病，其特点是高血糖、低胰岛素、多尿、多饮。未经治疗往往 12 周左右死亡。可被用来作为 1 型糖尿病大血管病变模型。

二、2 型糖尿病动物模型

（一）化学药物损伤所致 2 型糖尿病模型

1. 一次性大剂量注射链脲佐菌素（STZ）　STZ 对胰岛 β 细胞选择性的破坏作用，可使多种实验动物产生糖尿病症状。由于其对组织毒性较小，动物存活率高，所以是目前最常使用的一种制备 2 型糖尿病动物模型的方法之一。

2. 多次小剂量 STZ 注射造模　多次小剂量注射 STZ 建立的 2 型糖尿病动物模型与 T 淋巴细胞介导的 β 细胞不断破坏有关。由于糖尿病主要表现为胰岛 β 细胞分泌缺陷、胰岛素抵、糖脂代谢紊乱是其重要特征。其 2 型糖尿主要表现为高糖血症和高脂血症。

（1）金黄地鼠：给金黄地鼠连续腹腔注射小剂量（40 mg/kg）链脲佐菌素 3 天，可以建立 2 型糖尿病模型，主要用于降血糖药物作用和调节血脂作用评价和研究。

（2）新生大鼠：用 STZ 处理的新生大鼠，成年后将呈典型的 2 型糖尿病表现。自发性高血压鼠（SHR）的新生大鼠给予 STZ 处理，成年后可获得 2 型糖尿病合并原发性高血压模型，是研究糖尿病血管病变很好的大鼠模型。

（二）自发性 2 型糖尿病动物模型

1. 单基因导致的肥胖和 2 型糖尿病模型

（1）db/db 小鼠：db/db 小鼠（diabetes mouse）由 C57BL/KsJ 近亲交配株常染色体隐性遗传衍化而来，属 2 型糖尿病模型。由于不正常的剪接，使终止密码子过早出现，从而使长链瘦素受体 Ob-Rb 被替换成了短链瘦素受体 Ob-Ra。因为 Ob-Rb 受体负责瘦素在下丘脑的调节食欲、体重、能量消耗，缺乏 Ob-Rb 受体就会导致肥胖，尽管血清瘦素水平升高。在 4 周龄时，db/db 小鼠糖耐量正常，而在 8 周龄时会产生严重的肥胖和糖尿病。db/db 小鼠早期有高胰岛素血症，血清脂肪酸和甘油三酯升高，发生严重的糖尿病症状，一般在 10 个月内死亡。db/db 小鼠可发生明显的糖尿病肾病。

（2）ob/ob 小鼠：属常染色体隐性遗传 2 型糖尿病动物。由于 ob/ob 小鼠瘦素基因突变，导致瘦素缺乏。纯合子突变小鼠体重迅速增加，可达野生型对照鼠体重的 3 倍。小鼠 4 周龄时发生轻度肥胖，表现出了高胰岛血症和糖耐量受损，但没有形成糖尿病。在第 15 周龄时才发生严重的肥胖和糖尿病。ob/ob 小鼠还表现出摄食过量，糖尿病样高血糖综合征、糖耐量不良、血浆胰岛素升高、生殖力降低、创伤愈合能力受损，以及垂体和肾上腺激素水平升高。糖尿病样综合征的表现型与遗传背景密切相关。在 C57BL/6J 背景下，高血糖症只是暂时的（14～16 周后降低）。在 C57BLKs 背景下，ob 纯合子表现出严重的糖尿病症状，胰岛退化和早期死亡。但是 ob/ob 小鼠发生 2 型糖尿病时血液不会出现高凝状态，因此不能用于糖尿病心血管和脑血管并发症的研究。

（3）ZDF（Zucker diabetic fatty）大鼠：ZDF 大鼠基因编码的瘦素受体发生了纯合子错义突变，是典型的高胰岛素血症肥胖模型。其肥胖与血脑屏障的瘦素载体减少有关，瘦素与中枢神经系统受体结合能够启动调节摄食和机体能量平衡，此平衡被打破可导致肥胖发生。其特征为肥胖、胰岛素抵抗、高胰岛素血症、高血脂、高血糖、高血压，无酮症表现，类似人的非胰岛素依赖型糖尿病。肥胖 Zucker 大鼠是研究糖尿病血管病变的理想模型。肥胖 Zucker 大鼠出生 4～5 周后出现糖尿病并伴有中度高血压，可作为 2 型糖尿病伴有高血压的动物模型。

2. 多基因导致的肥胖和 2 型糖尿病模型

（1）KK 小鼠：是一种轻度肥胖型 2 型糖尿病小鼠。KK 小鼠对胰岛素有轻度抗性，晚期可出现糖尿病性肾病、视网膜病变等并发症。近交系 KK 小鼠是典型的多基因糖尿病动物模型，表现为典型的 2 型糖尿病特征。该动物对胰岛素不敏感，对葡萄糖耐量小，糖尿病发病率高，以具有轻度肥胖、高胰岛素抵抗和高血糖症为特征。

（2）NSY（Nagoya- Shibata- Yasuda）小鼠：NSY 小鼠是从 ICR/JCL 小鼠中通过远亲株根据葡萄糖耐量减低选择繁殖获得，具有年龄依赖性自发糖尿病的特点。24 周龄时胰岛素分泌功能严重受损，48 周的累积发病率雄性为 98%，雌性为 31%。此鼠在任何年龄阶段都不表现严重肥胖和高胰岛素血症，胰岛也无肿大或炎性变化。24 周龄后葡萄糖刺激的胰岛素分泌受损显著，空腹胰岛素水平升高。这些都与人类 2 型糖尿病病理生理特点相似。

（3）TSOD 小鼠：是近交系 2 型糖尿病小鼠，2 月龄时出现多食多尿，继而出现高血糖及高胰岛素血症，此模型多用于糖尿病外周神经病的研究。

（4）新西兰肥胖（New Zealand Obese，NZO）小鼠：NZO 小鼠也是经过人工筛选得到的自发多基因导致肥胖和 2 型糖尿病模型。由于瘦素 leptin 抵抗，小鼠在 9～12 周发生高瘦素血症，并表现为贪食和肥胖。这些小鼠也患高胰岛素血症，肝胰岛素抵抗，血糖升高，糖耐量差。病理学显示 3～6 个月龄时胰岛增生和肥厚，但 β 细胞损失发生较晚，与成人晚发型自身免疫性糖尿病类似。

（5）TallyHo/Jng 小鼠：TallyHo/Jng 小鼠是通过人工筛选得到的自发肥胖和 2 型糖尿病的小鼠模型。由自发高血糖小鼠和高胰岛素血症小鼠发展而来。这些小鼠自发肥胖，血浆甘油三酸酯、胆固醇和游离脂肪酸酸水平升高。只有雄性小鼠在 10～14 周发生高血糖，高胰岛素血症、胰岛肥厚和脱颗粒较常见。

（6）NoncNZO10/LtJ 小鼠：这种小鼠第 8 周发展为肝和骨骼肌的胰岛素抵抗，12 周发生慢性高血糖。在胰岛 β 细胞减少前，胰岛已经发生增生和肥厚。部分雄性小鼠在 1 岁龄发生糖尿病肾病。

（7）中国地鼠（Chinese hamster）：亦称黑线仓鼠（Cricetulus barabensis），是通过近亲繁殖获得近交系，具有自发性遗传性糖尿病。此模型为非肥胖型糖尿病模型，空腹血糖、空腹胰岛素、甘油三酯水平明显升高，其胰岛细胞的病理变化与人类2型糖尿病相似。

（8）嗜沙肥鼠（desert gerbil，Psammomys Obesus，PO）：嗜沙肥鼠是2型糖尿病动物模型，但其晚期变为胰岛素依赖。病理学显示存在胰岛炎。糖尿病症状从轻度到重度高血糖、高胰岛素血症不等，重度还可发生酮症酸中毒。可以分成四个阶段：A阶段（正常血糖和胰岛素）、B阶段（血糖正常，高胰岛素血症）、C阶段（高血糖和高胰岛素血症）和D阶段（高血糖）。从A阶段到C阶段可通过饮食限制进行干预，但是到达D阶段后则不能恢复。

（9）OLETF大鼠：OLETF大鼠是慢性自发的2型糖尿病动物模型，具有腹型肥胖、胰岛素抵抗、高血压、血脂紊乱等代谢异常特征。该鼠贪食，不好运动，体形肥胖，12周龄起出现胰岛素抵抗、糖脂代谢紊乱，以后逐渐出现胰腺功能减退，晚期合并糖尿病肾病变，与人类2型糖尿病极为相似。OLETF大鼠一般无早期糖尿病视网膜病的特征性形态学改变，故不适合做血管性糖尿病视网膜病研究。

3. 非肥胖自发性2型糖尿病动物模型

（1）GK大鼠（Goto-Kakisaki Wistar rat）：GK大鼠是一种自发的2型糖尿病鼠模型，是通过连续近亲繁殖葡萄糖不耐受的Wistar大鼠发展而来。和其他许多非胰岛素依赖型糖尿病啮齿动物模型相比，GK大鼠没有肥胖和高血脂。其病理生理特点是：葡萄糖刺激的胰岛素分泌受损，胰岛β细胞数目减少，肝糖生成过多，肌肉和脂肪组织中度胰岛素抵抗。GK大鼠有高血糖，不伴有明显的蛋白尿和糖尿病肾病。此模型主要用于2型糖尿病发病机制及胰岛素抵抗方面的研究。

（2）hIAPP小鼠：hIAPP小鼠2型糖尿病的特征是：胰岛组织中胰岛淀粉样多肽（islet amyloid polypeptide，IAPP）形成的淀粉样沉淀，造成胰岛β细胞的毒性和损伤及糖尿病的发生。

（三）饮食诱导2型糖尿病动物模型

1. 大鼠　高果糖饮食1～2个月，大鼠体重的增加速度快于对照组；高糖饲养2个月时，组织对胰岛素的敏感性下降，表现为血糖轻度升高；第3～6个月，血糖水平明显升高，并形成了明显的胰岛素抵抗。

2. 新西兰兔　新西兰兔给予高糖高脂饲料（10%猪油、37%蔗糖、混合53%基础饲料）饲养8个月，可以造成血糖血脂持续升高，形成较明显的糖尿病，与人类2型糖尿病具有高度近似性。

3. 小型猪　喂食高脂高糖饲料（10%猪油、37%蔗糖、混合53%基础饲料）后，血清胰岛素水平明显降低，病理表现为胰岛萎缩，胰岛及胰岛内细胞数量减少，胰岛周围有少量淋巴细胞浸润，具有与人类2型糖尿病相似的症状。

（四）饮食诱导与STZ联合应用2型糖尿病动物模型

2型糖尿病的基本病变是胰岛素分泌减少和胰岛素抵抗。对于实验动物的糖尿病诱导模型，单纯用食物诱导往往会需要很长的时间，不利于实验研究。为了提高糖尿病模型建立的时效，往往采用饮食诱导与STZ联合应用的方法，即利用高糖高脂饮食诱导实验动物产生肥胖、胰岛素抵抗症状，再给予实验动物少量STZ，破坏一部分胰岛β细胞功能，使血糖升高，两者结合可以建立更接近人类2型糖尿病的动物模型。

1. 小鼠　用高脂肪饲料喂养C57BL/6J雄性小鼠3周，腹腔注射STZ，继续喂养4周，即表现出明显的高血糖和胰岛素抵抗。这种小鼠模型与2型糖尿病患者的代谢特征相似，方法简单，且建立模型的成本较低，是理想的2型糖尿病动物模型之一。

2. 大鼠　给雌性Wistar大鼠喂以高脂高糖饲料（其中含10%猪油、5%胆固醇、10%蔗糖）1个月，可以诱发出胰岛素抵抗。再给予低剂量STZ 25mg/kg腹腔注射，诱发胰岛素代偿性分泌障碍，即产生高血糖症。这种大鼠2型糖尿病模型具有胰岛素抵抗，中度高血糖、高血脂、高血压等特点，并且模型制作方便且成功率较高，是2型糖尿病及糖尿病血管并发症相关研究的理想模型之一。

（五）下丘脑性2型糖尿病动物模型

通过穿刺动物第三脑室底部，以电凝法或者

注射金硫葡萄糖的方法，可选择性破坏下丘脑下部腹内侧核饱食中枢，可使成熟动物产生过度摄食、肥胖，继而发生高血糖、高胰岛素血症和胰岛素抵抗。但是本方法成功率较低，并且部分模型动物不发生高血糖症状，故应用较少。

（六）注射激素诱发糖尿病动物模型

给实验动物注射糖皮质激素、生长激素、胰高血糖素、甲状腺素等对胰岛素有拮抗作用的激素，可制备内分泌性糖尿病动物模型。糖皮质激素和胰高血糖素促进糖原异生，抑制外周组织葡萄糖的利用及降低胰岛素的效能；生长激素使外周组织利用葡萄糖发生障碍，对胰岛素敏感性降低，刺激β细胞过度分泌发生衰竭，导致糖尿病。但这种方法造模时间较长，部分动物停药后可缓慢恢复至正常，故应用较少。

（七）转基因或基因敲除2型糖尿病动物模型

1. SREBP2转基因小鼠　为了研究胰岛β细胞合成胆固醇的作用，Ishikawa等使用了一种胰岛β细胞SREBP2转基因小鼠。SREBP2蛋白活化可导致大量β细胞凋亡和胆固醇聚积，产生严重的糖尿病。可以用于脂毒性及胆固醇代谢与细胞功能损伤方面的研究。

2. MODY2小鼠模型　MODY（maturity-onset diabetes of the young）即青幼年发病的成年型糖尿病，是2型糖尿病的一个亚型，有5种蛋白质的基因缺失或突变可以导致MODY，分别是肝细胞核因子4δ（HNF4α/MODY1）、葡萄糖激酶（GK，MODY2）、肝细胞核因子1A（HNF1A/MODY3）、胰岛素启动因子（IPF1/MODY4）、肝细胞核因子1β（HNF-1β，MODY5）。MODY2模型是由于葡萄糖激酶基因第629位的核苷酸由T变成了G，导致210位蛋氨酸变成了精氨酸。这种突变虽然葡萄糖激酶mRNA和蛋白质的表达没有减少，但是小鼠肝葡萄糖激酶活性明显降低。纯合子的突变小鼠表现出严重的生长停滞和高血糖，并在出生后不久便死亡。此外，雄性突变小鼠在90天后还表现出胰岛敏感性和空腹血清胰岛素水平降低。

3. KK-Ay小鼠　KK小鼠是轻度肥胖的2型糖尿病小鼠模型，将黄色肥胖基因（Ay基因）转至KK小鼠，即得KK-Ay小鼠。KK-Ay小鼠8周龄时出现中度肥胖；12周龄以后出现体重、血压、血糖、尿蛋白、血肌酐、血红蛋白、终末糖基化产物和转化生长因子β等明显升高，出现典型的2型糖尿病症状。4～5月龄进入稳定期，脂肪约占总体重的1/3；并逐渐出现角膜退化、皮肤上皮细胞坏死、细胞核内损伤等症状；15周龄时还会出现心肌间质纤维化；后期的高肾糖蛋白、肾小球系膜细胞增殖和细胞外基质积聚会进一步恶化形成糖尿病肾病。KK-Ay小鼠可用于评价抗糖尿病药物的胰腺外作用。

4. $IR^{+/-}$/$IRS1^{+/-}$双基因敲除杂合体小鼠　$IR^{+/-}$和$IRS1^{+/-}$单基因敲除的杂合体小鼠无明显的临床症状。双基因敲除杂合体小鼠肝和肌肉中IR和IRS1表达水平下降60%，造成胰岛素介导的IR自动磷酸化、IRS1和IRS2的酪氨酸磷酸化降低，PI3K的P85亚基与IRS1的结合减少。小鼠4～6月龄发生明显的胰岛素抵抗；6月龄时，约40%的小鼠发生糖尿病。

5. GK/IRS1双基因剔除小鼠　葡萄糖激酶（GK）缺失和IRS1缺失的两种小鼠杂交产生的双敲除杂合小鼠（$GK^{+/-}$/$IRS1^{+/-}$），主要表现为胰岛素分泌功能障碍和胰岛素抵抗，发生典型的糖耐量异常和胰岛素抵抗的2型糖尿病症状。

6. $IRS2^{-/-}$小鼠　$IRS2^{-/-}$小鼠主要表现为胰岛素分泌不足和胰岛素抵抗，造成2型糖尿病。

本章结语

糖尿病血管病变作为糖尿病患者最主要的并发症，具有较高的致残和致死率。依据糖尿病血管病变的分子生物学机制和病理生理学改变，平稳降糖，合理调脂，平稳降压，采用抗炎、抗氧化、抗凝等治疗，稳定并缓解糖尿病大血管和微血管病变，预防和治疗心血管事件。总之，对糖尿病血管病变机制和防治的探讨及研究，是一项长期而系统的工作，任重而道远。

参考文献

[1] Xu Y, Wang L, He J, et al. Prevalence and control of diabetes in Chinese adults. JAMA. 2013 Sep 4, 310(9):948-59.

[2] 中华医学会糖尿病学分会．中国 2 型糖尿病防治指南．2010 年版 :1-37.
[3] Fisher M. Heart Disease and Diabetes (Second edition). Oxford : Oxford University Press. 2012:1-76.
[4] Xu L, Kanasaki K, Kitada M, Koya D. Diabetic angiopathy and angiogenic defects. Fibrogenesis Tissue Repair, 2012 Aug 1, 5(1):13.
[5] Ashton Action. Diabetic angiopathies: Advance in research and treatment. Scholar Editions, 2013:1-40.
[6] Mangiapane H. Cardiovascular disease and diabetes. Adv Exp Med Biol, 2012,771:219-28.
[7] Forbes JM, Cooper ME. Mechanisms of diabetic complications. Physiol Rev, 2013, 93(1):137-188.
[8] Chistiakov DA. Diabetic retinopathy: pathogenic mechanisms and current treatments. Diabetes Metab Syndr, 2011 Jul-Sep, 5(3):165-172.
[9] Murea M, Ma L, Freedman BI. Genetic and environmental factors associated with type 2 diabetes and diabetic vascular complications. Rev Diabet Stud, 2012 Spring, 9(1):6-22.
[10] Cryer PE. Minireview: Glucagon in the pathogenesis of hypoglycemia and hyperglycemia in diabetes. Endocrinology, 2012, 153(3):1039-1048.
[11] Estacio RO, Jeffers BW, Gifford N, et al. Effect of blood pressure control on diabetic microvascular complications in patients with hypertension and type 2 diabetes. Diabetes Care, 2000 Apr, 23 Suppl 2:B54-64.
[12] Zoungas S, Patel A, Chalmers J, et al. Severe hypoglycemia and risks of vascular events and death. N Engl J Med, 2010 Oct 7, 363(15):1410-1408.
[13] Watts GF, Chan DC. Mechanisms for therapeutic correction of dyslipidaemia in insulin resistance and diabetes. Atheroscler Suppl, 2010, 11(1):61-64.
[14] Cubbon RM, Ali N, Sengupta A, Kearney MT. Insulin- and growth factor-resistance impairs vascular regeneration in diabetes mellitus. Curr Vasc Pharmacol, 2012, 10(3):271-284.
[15] Stadler K. Oxidative stress in diabetes. Adv Exp Med Biol, 2012, 771:272-287.
[16] Johnson EL. Glycemic variability in type 2 diabetes mellitus: oxidative stress and macrovascular complications. Adv Exp Med Biol, 2012, 771:139-154
[17] Calle MC, Fernandez ML. Inflammation and type 2 diabetes. Diabetes Metab, 2012, 38(3):183-191.
[18] Gologorsky D, Thanos A, Vavvas D. Therapeutic interventions against inflammatory and angiogenic mediators in proliferative diabetic retinopathy. Mediators Inflamm, 2012; 629452 doi:10.1155/2012/629452.
[19] Del Turco S, Basta G. An update on advanced glycation endproducts and atherosclerosis. Biofactors, 2012, 38(4):266-274.
[20] Hayashi T, Takai S, Yamashita C. Impact of the renin-angiotensin-aldosterone-system on cardiovascular and renal complications in diabetes mellitus. Curr Vasc Pharmacol, 2010, 8(2):189-197.
[21] Adler AI, Stratton IM, Neil HA, et al. Association of systolic blood pressure with macrovascular and microvascular complications of type 2 diabetes (UKPDS 36): prospective observational study. BMJ, 2000 Aug 12, 321(7258):412-419
[22] Alzahrani SH, Ajjan RA. Coagulation and fibrinolysis in diabetes. Diab Vasc Dis Res, 2010, 7(4):260-273.
[23] Xu J, Zou MH. Molecular insights and therapeutic targets for diabetic endothelial dysfunction. Circulation, 2009, 120(13):1266-1286.
[24] Tayebjee MH, Lip GY, MacFadyen RJ . What role do extracellular matrix changes contribute to the cardiovascular disease burden of diabetes mellitus? Diabet Med, 2005, 22(12):1628-1635.
[25] Dantas AP, Fortes ZB, de Carvalho MH. Vascular disease in diabetic women: Why do they miss the female protection? Exp Diabetes Res, 2012, 2012: 570-598.
[26] Franconi F, Campesi I, Occhioni S, et al. Sex-gender differences in diabetes vascular complications and treatment. Endocr Metab Immune Disord Drug Targets, 2012, 12(2):179-196.
[27] Rivellese AA, Riccardi G, Vaccaro O. Cardiovascular risk in women with diabetes. Nutr Metab Cardiovasc Dis, 2010, 20(6):474-480.
[28] Norhammar A, Schenck-Gustafsson K. Type 2 diabetes and cardiovascular disease in women. Diabetologia, 2013 Jan, 56(1):1-9.
[29] Fukui M, Kitagawa Y, Ose H, et al. Role of endogenous androgen against insulin resistance and athero- sclerosis in men with type 2 diabetes. Curr Diabetes Rev, 2007, 3(1):25-31.
[30] Grossmann M, Gianatti EJ, Zajac JD. Testosterone and type 2 diabetes. Curr Opin Endocrinol Diabetes Obes, 2010, 17(3):247-256.
[31] Kelly DM, Jones TH. Testosterone: a metabolic hormone in health and disease. J Endocrinol, 2013, 29, 217(3):R25-45.
[32] Akash MS, Rehman K, Chen S. An overview of valuable scientific models for diabetes mellitus. Curr Diabetes Rev, 2013 Jul, 9(4):286-293.
[33] King AJ.The use of animal models in diabetes research. Br J Pharmacol. 2012 Jun, 166(3):877-894.
[34] Harwood HJ Jr, Listrani P, Wagner JD. Nonhuman primates and other animal models in diabetes research. J Diabetes Sci Technol, 2012 May 1, 6(3):503-514.

第三篇

血管生物学研究热点

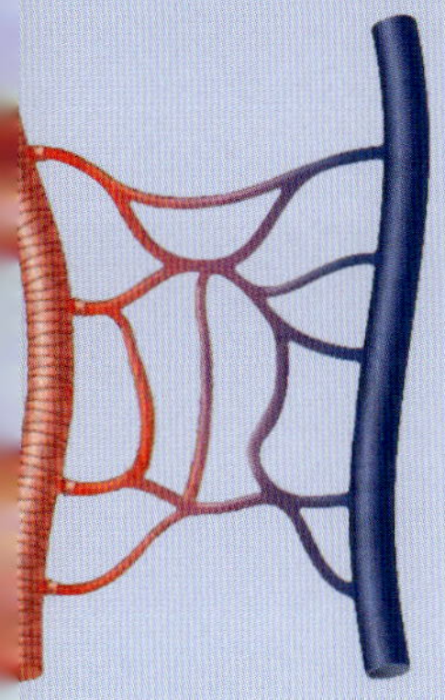

第二十九章

免疫与血管病变

杨晓峰　李欣源

动脉粥样硬化是一种慢性自身免疫性炎症疾病。临床研究发现，自身免疫性疾病患者动脉粥样硬化的发病率可达常人的 50 倍[1]。此外，急性冠状动脉综合征的患者血液中免疫抑制性调节 T 细胞（regulatory T cell, Treg）数量显著减少[2]。这些研究结果都说明动脉粥样硬化的发生、发展与免疫调控系统紊乱密切相关。本章将介绍人体免疫系统各种类型淋巴细胞在动脉粥样硬化发生、发展中的作用。首先，介绍传统的 T 细胞亚型包括 1 型辅助 T 细胞（type 1 T helper cell, Th1）和 2 型辅助 T 细胞（type 2 T helper cell, Th2）对动脉粥样硬化的影响。然后，着重讨论新型 T 细胞亚型包括调节性 T 细胞、辅助性 T 细胞 17 亚型（T helper 17 cell，Th17）以及 γδT 细胞在疾病发生、发展过程中的作用。最后，介绍 B 细胞和自然杀伤细胞与动脉粥样硬化的联系。本章中除了综述本领域的最新进展，也介绍了笔者实验室近年来的研究结果。为了避免重复，在本章不再讨论单核细胞 / 巨噬细胞等其他炎性细胞对动脉粥样硬化的影响（请参见第二十章）。剖析和阐述不同类型淋巴细胞对动脉粥样硬化的调节作用，将有助于开发新型抗动脉粥样硬化药物和制订新的治疗方案。

第一节 淋巴细胞与动脉粥样硬化

早期，研究者认为T细胞促进动脉粥样硬化发展，然而这种作用局限于1型辅助T细胞。现今，我们已经认识到调节性T细胞在炎症和动脉粥样硬化发展过程中发挥着至关重要的保护作用，而2型辅助T细胞和T细胞17亚型对病变的影响尚存争议。与T细胞相反，B细胞最初被认为是通过合成抗动脉粥样硬化抗原的抗体来抑制病变发展。目前这种观点也改变了，因为特定的B细胞亚型被证实具有促进动脉粥样硬化发展的作用。

一、淋巴细胞及其分类

免疫系统是机体抵御疾病的重要防卫系统，其基本功能包括抗原呈递、免疫记忆、消除自体异常细胞和外来物。免疫系统分为固有免疫系统和适应性免疫系统，而淋巴细胞是这两个免疫系统的重要整合成分。淋巴细胞占人体白细胞总数的20%～40%，并可被分为三大类：T细胞、B细胞和自然杀伤细胞。三大类淋巴细胞可以根据属性、基因表达和功能的差异细分为更多的亚型。在下面的章节中，我们将详尽介绍不同的淋巴细胞亚型并分析它们对动脉粥样硬化的影响。

二、淋巴细胞对动脉粥样硬化发生、发展的影响

（一）T细胞和B细胞缺失致使小鼠血管粥样斑块形成减少

淋巴细胞浸润局部血管壁是动脉粥样硬化的基本病变特征，这说明淋巴细胞与动脉粥样硬化的发生、发展直接相关。以小鼠为模型的动物实验证实了这个推断，重症联合免疫缺陷（severe combined immunodeficiency，SCID）小鼠是一种隐性基因突变小鼠，其体内DNA活化蛋白激酶催化酶（protein kinase，DNA activated, catalytic polypeptide，PRKDC）活性降低。该酶对于脱氧核糖核酸（deoxyribonucleic acid，DNA）的修复发挥着至关重要的作用，并且能够控制免疫球蛋白（immunoglobulin）和T细胞受体（T cell antigen receptor，TCR）基因的可变、多样性连接（variable，diversity，and joining，VDJ）。因此，SCID小鼠体内没有发育成熟的T细胞和B细胞。值得注意的是，第三类淋巴细胞——自然杀伤细胞因不受VDJ重组过程影响而可以在SCID小鼠体内维持正常功能。将SCID小鼠与动脉粥样硬化模型小鼠杂交可以检验T细胞和B细胞缺失对动脉粥样硬化的影响。结果表明，载脂蛋白E基因敲除（apolipoprotein E gene knockout，$ApoE^{-/-}$）背景下的SCID小鼠与对照组小鼠相比，其血管病变减少了73%[3]。利用另一种免疫缺陷的小鼠模型得到了相似的结论：DNA重组激活基因（recombination activating gene，RAG）编码两个VDJ重组酶——RAG1和RAG2。与SCID小鼠相似，RAG1或RAG2基因敲除都会导致VDJ重组受损，从而使小鼠体内的T细胞和B细胞无法成熟。$RAG1^{-/-}$小鼠与$ApoE^{-/-}$或低密度脂蛋白受体敲除（low density lipoprotein receptor gene knockout，$Ldlr^{-/-}$）小鼠（另一种小鼠动脉粥样硬化模型）杂交后病变数量均显著减少，而$RAG2^{-/-}$小鼠与$ApoE^{-/-}$小鼠杂交后血管壁脂斑面积也显著减小。上述动物实验说明T细胞和B细胞在动脉粥样硬化的疾病发生发展中发挥着至关重要的作用。

（二）内皮细胞通过分泌趋化因子吸引淋巴细胞迁移到斑块

T细胞不仅存在于动脉粥样硬化斑块形成的各个阶段，而且能够在斑块中识别抗原并克隆增殖。外周血液中的T细胞受到血管病变处的内皮细胞和其他炎性细胞所释放出的多种趋化因子（chemokine）吸引而迁移到病变斑块中。敲除单核细胞趋化蛋白1（monocyte chemotactic protein 1，MCP1）基因及其受体基因均使斑块中单核

细胞和T细胞的数量明显减少，病变程度同时降低[4]。趋化因子受体7（chemokine receptor 7，CCR7）介导的T细胞致敏及T细胞再循环同样与动脉粥样硬化发展密切相关。此外，斑块中的巨噬细胞和血管细胞还能够分泌其他趋化因子，比如趋化因子配体5（CC-chemokine ligand 5，CCL5）、趋化因子配体10（CXC-chemokine ligand 10，CXCL10）以及CXCL11。这些趋化因子都能够吸引淋巴细胞到达病变斑块中。基于内皮细胞在免疫反应中的贡献，我们最近提出了“内皮细胞是条件性固有免疫细胞”的新学说。

（三）斑块中的T细胞可通过抗原特异性和非特异性方式被代谢刺激物激活

动脉粥样硬化斑块中的T细胞具有很高的活性，说明在斑块中存在能够激活T细胞的特定抗原。T细胞通过其细胞表面的T细胞受体识别抗原呈递细胞（antigen presenting cell，APC）所呈递的特定抗原而被激活。树突细胞是最主要的专门的抗原呈递细胞并且存在于主动脉和心脏瓣膜处。除了被树突细胞激活，T细胞也可以被条件性抗原呈递细胞——内皮细胞所激活。在炎症激活条件下人体血管内皮细胞在其表面表达Ⅰ类和Ⅱ类主要组织相容性复合体（major histocompatibility complex, MHC）而且直接接触血液循环中的T细胞。被激活的T细胞反过来也通过细胞因子以及直接接触而调节内皮细胞功能，包括建立和重塑血管、调节血流量、调节血液流动性、保持血管通透性以及募集其他炎性白细胞[5]。

斑块中的$CD4^+$T细胞能够识别多种动脉粥样硬化专属的自身抗原。它们包括氧化低密度脂蛋白（oxidized low density lipoprotein，oxLDL）、热休克蛋白60（heat shock protein 60，HSP60）、β_2-糖蛋白Ⅰ（β_2-glycoprotein Ⅰ，β_2-GPⅠ）。斑块中10%的T细胞识别oxLDL，这种T细胞也存在于血液中[6]。为了能够被完全激活，T细胞需要同时结合抗原呈递细胞上的抗原肽-主要组织相容性复合体以及T细胞共刺激分子。我们发现，T细胞共刺激分子除了调节T细胞活化，也能通过提高抗凋亡基因Bcl-xL和Bcl-xγ的表达促进活化的T细胞存活。迄今为止已经发现了9种共刺激蛋白，分为两大家族——B7家族以及肿瘤坏死因子（tumor necrosis factor, TNF）/TNF受体家族。这些共刺激蛋白及其受体形成的功能组合称为功能对。B7家族包括B7-1/2（CD80/CD86）-CD28对，B7-1/2-CTLA-4（CD152）对，可诱导性共刺激分子（ICOS，CD278）-ICOSL对，程序性死亡（programmed death，PD）-PD受体1（PD-L1，CD274）以及PD受体2（PD-L2，CD273）对。在不同的条件下抑制B7和CD28可以减轻或加剧动脉粥样硬化，而敲除ICOS基因加剧了动脉粥样硬化。CTLA4等其他共刺激分子对动脉粥样硬化的影响目前还没有报道。TNF/TNF受体家族包括CD40-CD154（CD40配体）对，OX40-OX40配体对，CD137-CD137配体对，CD70-CD27对，GITR-GITRL对以及CD258-CD270对。除非Treg的功能受到抑制，抑制TNF超家族功能对基本上都会减轻病变程度。除了B7家族以及TNF家族共刺激分子，Toll样受体（toll-like receptor，TLR）——一类能够识别病原体相关分子模式（pathogen associated molecular pattern，PAMP）的固有免疫受体，也能够充当T细胞共刺激分子。过去人们一直认为T细胞只能以抗原特异性的方式激活，如今研究人员发现超过14种代谢刺激物可以作为内源性的TLR配体激活T细胞，它们包括HSP60、HSP70、GP96（Glycoprotein96）、高迁移率族蛋白1、载脂蛋白CⅢ、信使RNA、纤维蛋白原、纤维蛋白EDA、硫酸肝素、透明质酸片段、β-防御素2、氧化磷脂、oxLDL以及核酸。这说明动脉粥样硬化斑块中的T细胞也可以通过抗原非特异性的方式直接被代谢刺激物所激活。

T细胞一旦被激活，便开始增殖并分泌细胞因子。除了提供致炎环境外，激活的$CD4^+$T细胞还通过杀伤血管平滑肌细胞以及诱发斑块不稳定性而推动疾病发展。激活的T细胞还能够分化为效应T细胞、辅助性T细胞或者记忆性T细胞。效应T细胞和辅助性T细胞能够通过释放细胞因子以及直接接触来激活其他的细胞类型，而记忆性T细胞在建立对抗原的长期免疫过程中起着重要的作用。

（四）B 细胞通过分泌抗原特异性抗体参与免疫反应

B 细胞的成熟需要结合特异性抗原。幼稚 B 细胞（naïve B cell）在血液系统和淋巴系统之间循环直到结合于他们细胞膜表面抗体的特异抗原。$CD4^+$ 辅助 T 细胞也参与 B 细胞的成熟及活化。被抗原激活后，B 细胞增殖、克隆性扩张并分泌抗原特异性抗体参与免疫反应。

（五）自然杀伤细胞参与早期固有免疫反应

第三类淋巴细胞即自然杀伤细胞与 T 细胞和 B 细胞相比有很大差异，自然杀伤细胞行使功能不需要抗原特异性也不具备免疫“记忆”。自然杀伤细胞不需要先前的激活就可以行使细胞杀伤功能，因为自然杀伤细胞内贮存了含有穿孔素和颗粒酶等蛋白酶的小泡。作为固有免疫系统的一员，自然杀伤细胞通过识别细胞表面的异常抗原而建立早期的免疫反应。自然杀伤细胞的扩张和活性可以被多种细胞因子如干扰素（interferon，IFN）以及白介素 12（interleukin 12，IL12）所激活。

第二节 T 细胞在动脉粥样硬化中的作用

T 细胞的分化需要 3 种信号同时存在。首先，T 细胞受体需要被激活（信号 1）；其次，抗原呈递细胞需要上调或激活细胞表面的共刺激分子（信号 2）；最后，抗原呈递细胞需要合成特定细胞因子促进 T 细胞分化（信号 3）。在 T 细胞分化过程中，幼稚 T 细胞分化成不同的辅助性 T 细胞亚型并通过释放特定的细胞因子影响动脉粥样硬化发展。在很长一段时间里，人们对于 T 细胞在动脉粥样硬化中作用的认识局限于经典的 Th1-Th2 系统。其他新的 T 细胞亚型包括 Th17 和 Treg 的作用在近年来才逐渐被揭示。尽管 Th1 细胞促进动脉粥样硬化发展和 Treg 抑制动脉粥样硬化发展的理论已经被广泛接受，Th2 和 Th17 是否影响动脉粥样硬化发展仍然存在争议（图 29-1）。

一、T 细胞亚型

（一）经典的 Th1-Th2 系统

T 细胞在动脉粥样硬化斑块中的数量远少于单核细胞 / 巨噬细胞。在人体动脉粥样硬化斑块中，巨噬细胞与 T 细胞的比例介于 4 : 1～10 : 1。尽管如此，T 细胞在动脉粥样硬化的发展过程中仍发挥着至关重要的作用。$CD4^+$T 细胞通过分化成不同的辅助性 T 细胞亚型来调节炎症和免疫反应。这些 T 细胞亚型是通过他们分泌各自独特的细胞因子来加以区分的。传统上，$CD4^+$T 细胞被分为两大类：Th1 和 Th2 。IFNγ 和 IL4 分别是两类辅助性 T 细胞的标志性细胞因子。当 Mossman 和 Coffman 最初提出这个 Th1-Th2 系统的时候，他们提到了其他辅助性 T 细胞亚型存在的可能性。然而在随后的 20 年时间里，Th1-Th2 系统一直主导着 T 细胞免疫学界。渐渐地，人们意识到许多复杂的疾病并不能简单地用 Th1-Th2 系统解释。例如，自身免疫性 Th1 曾被认为驱动了自身免疫性疾病的发展，然而敲除 Th1 的标志性细胞因子 IFNγ 得到了完全相反的结果，IFNγ 和 IFNγ 受体基因缺失小鼠没有得到保护反而发展更为严重的自身免疫疾病。这些研究结果说明人体内存在其他的辅助性 T 细胞亚型。

（二）新发现的辅助性 T 细胞亚型

从 1990 年开始，除了 Th1 和 Th2 以外，新型辅助性 T 细胞亚型不断被发现。它们包括 Th17、Th9、Th22、滤泡辅助性 T 细胞（follicular T helper cell）以及 Tregs[7]。Treg 对抑制固有免疫和适应性免疫反应发挥着重要的作用，它们能够

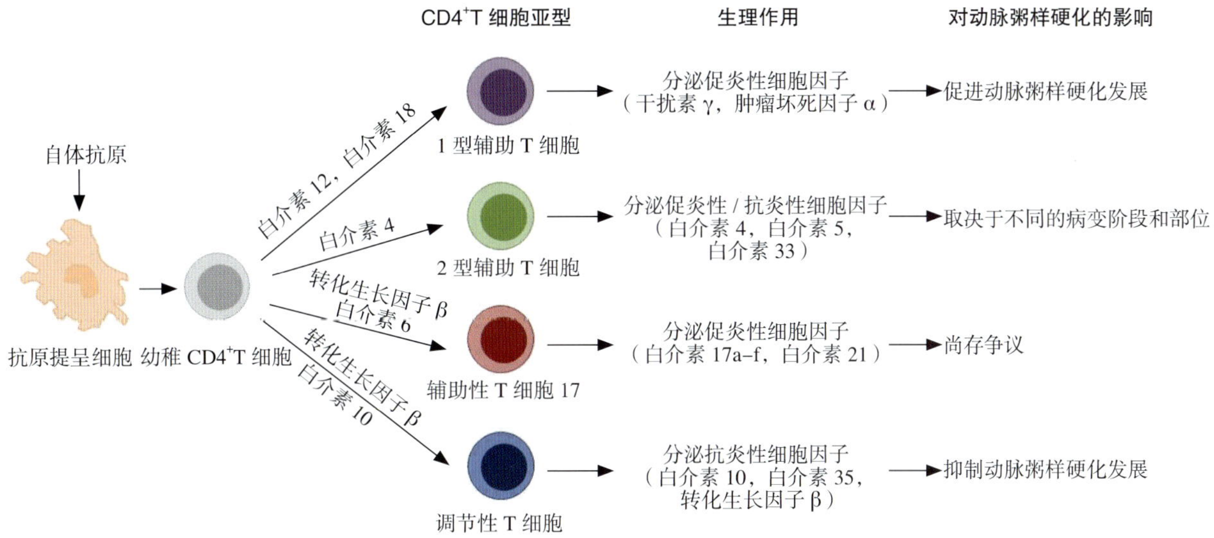

图 29-1　CD4⁺ 细胞亚型对动脉粥样硬化的影响

幼稚 CD4⁺T 细胞可分化成为多种亚型包括 1 型辅助 T 细胞、2 型辅助 T 细胞、辅助性 T 细胞 17 和调节性 T 细胞。如图所示，分化成为不同的 T 细胞亚型取决于环境中特定细胞因子的影响。成熟的 T 细胞群体通过分泌促炎性 / 抗炎性细胞因子对动脉粥样硬化起着促进或抑制的作用

抑制自身免疫性细胞的活性。Th17 及其分泌的效应性细胞因子参与了多种自身免疫性疾病的发展，并且介导机体对于多种病原入侵的防御机制。

二、1 型辅助 T 细胞促进动脉粥样硬化发展

（一）Th1 的分化和功能

Th1 的标志性转录因子是 STAT4 以及 T-bet，其细胞表面表达趋化因子受体 CCR5 和（CXC receptor CXCR 趋化因子受体）CXCR3。Th1 能够被 IL12 和 IL2 刺激而诱导分化，并且通过分泌 IFNγ 和 TNFα 等细胞因子参与机体对于病毒和细胞内病原的细胞免疫。

（二）诱导 Th1 分化的 IL12 和 IL18 促进动脉粥样硬化

许多动物学实验已经直接或间接地证实了 Th1 促进动脉硬化发展。用动脉粥样硬化模型 $Ldlr^{-/-}$ 小鼠与 Th1 特异性转录因子 T-bet（T-box expressed in T cell）缺陷小鼠杂交所产生的小鼠模型直接检验 Th1 对动脉粥样硬化的影响，实验结果显示该小鼠的脂斑形成明显减少。其他的小鼠模型间接地证实了诱导 Th1 分化的细胞因子对该疾病的影响。IL12 是由单核细胞、巨噬细胞以及树突细胞所合成的能够诱导 Th1 分化的细胞因子。IL12 通过激活信号传导及转录激活因子（signal transducer and activator of transcription，STAT）-4 和 T-box 而诱导 T 细胞合成 IFNγ，同时抑制 Th2 特异基因 IL4 和 IL5 的表达。ApoE 基因和 IL12 亚基 p40 双基因缺陷的小鼠血管斑块形成明显减少。相反，外源性注射 IL12 到 $ApoE^{-/-}$ 小鼠体内明显增强了动脉粥样硬化的发展以及 IFNγ 的合成。IL18 是另一个通过激活 T-box 而诱导 Th1 分化的细胞因子。向 $ApoE^{-/-}$ 小鼠体内转染含有过量表达的 IL18 结合蛋白（内源性 IL18 抑制蛋白）载体能够显著抑制动脉粥样硬化的发展。与 IL12 相似，外源性注射 IL18 加剧早期动脉粥样硬化发展。此外，ApoE 基因缺陷同时伴有 IL18 基因缺陷的小鼠动脉粥样硬化程度降低[8]。这些实验结果明确说明了诱导 Th1 分化的细胞因子 IL12 和 IL18 能够促进动脉粥样硬化的发展。

（三）Th1 通过分泌 IFNγ 和 TNFα 促进动脉粥样硬化

Th1 驱使的免疫反应伴随着动脉粥样硬化发展的各个阶段[9]。Th1 通过合成 IFNγ 和 TNFα

等促炎性细胞因子促进炎症。在疾病发展早期，IFNγ 刺激巨噬细胞合成促血栓因子等细胞因子加速脂斑形成。在后期，IFNγ 能够通过减少胶原的合成以及减缓内皮细胞和平滑肌细胞的增殖而导致斑块的不稳定性增加。动物实验已经证实了 IFNγ 能够促进动脉粥样硬化的发展：IFNγ 或其受体基因敲除的小鼠脂斑形成显著减少，脂斑中胶原含量提高。相反，外源性注射 IFNγ 到 $ApoE^{-/-}$ 小鼠体内加剧动脉粥样硬化的发展 。另一方面，TNFα 能够激活内皮细胞中的核因子-κB（nuclear factor kappa B，NF-κB）从而产生促进血栓形成的组织因子、活性氧和蛋白水解酶。TNFα 还可以通过降低载脂蛋白脂肪酶的活性而在血液中积聚载脂蛋白。综上所述，Th1 合成的促炎分子 IFNγ 和 TNFα 能够促进动脉粥样硬化的发展。

（四）以 Th1 为靶点的抗动脉粥样硬化药物

在临床治疗上，以 Th1 为靶点的抗动脉粥样硬化药物应用前景广阔。潜在的治疗手段包括抑制 Th1 分化或其分泌的细胞因子。如前文所述，IL12 和 IL18 能够诱导 Th1 分化。因此，抑制这两种细胞因子的活性会减少 Th1 的活性从而治疗疾病。两种能够抑制 IL12 亚基 p40 的抗体已经被用于治疗自身免疫性银屑病的三期临床试验。若确实有效，这种治疗方案也可以被用于治疗其他 Th1 相关疾病包括动脉粥样硬化。需要注意的是，IL12 的 p40 亚基同时被 IL23 共用，而 IL23 能够促进 Th17 的分化。因此在运用 p40 抗体时要考虑其对 Th17 的潜在影响。前文已经提到了内源性 IL18 结合蛋白通过抑制 IL18 功能能够抑制动脉粥样硬化发展。除此之外，合成抗 IL18 的抗体也可能有效治疗疾病发展。除了抑制 Th1 分化，阻滞 Th1 分泌的 IFNγ 和 TNFα 等细胞因子是另一种潜在的治疗手段。TNFα 基因缺陷同时伴有 ApoE 基因缺陷的小鼠内斑块减小，其体内单核细胞趋化蛋白 1、细胞间黏附因子 1（intercellular adhesion molecule 1，ICAM1）以及血管细胞黏附因子 1（vascular cell adhesion molecule 1，VCAM1）水平减少。这个动物实验研究结果再加上目前临床上通过抗 TNFα 的药物治疗多种炎性疾病的成功，有力地证实了抗 TNFα 药物在未来用于治疗动脉粥样硬化的可能性。与任何针对免疫系统的药物一样，使用以 Th1 为靶点药物时一定要格外小心。对 IFNγ 和 TNFα 这些强效促炎症细胞因子的抑制会显著影响人体免疫系统从而增加病原体感染易感性。

近年来的研究发现微小 RNA（microRNA，miRNA）通过调节细胞增殖、分化和凋亡等生理过程参与了多种疾病的发展过程。miRNA 是一类新发现的短小的（18～24 个核苷酸）内源性非编码 RNA。它们的生物学功能是通过结合信使 RNA（messenger RNA，mRNA）3’非编译区（3’-untranslated region，3’UTR）特定的碱基序列抑制转录后基因表达。miRNA 与 mRNA 的结合方式被分为“完美”和“近乎完美”两种。前者会导致目标 mRNA 的剪切和降解，而后者会导致 mRNA 翻译过程的阻滞。我们研究小组的实验结果表明，多达 19 种 miRNA 有可能通过抑制 T 细胞活性从而影响动脉粥样硬化的发展[10]。其他研究结果证实了血液里单核细胞内的 miRNA146 能够调节患有急性冠状动脉综合征病人 Th1 的活性。

三、2 型辅助 T 细胞与动脉粥样硬化

（一）Th2 的分化和功能

Th1 和 Th2 可以通过它们分泌的不同细胞因子加以辨别。IL4 通过 STAT6 信号途径激活 GATA3——Th2 的标志性转录因子。GATA3 被激活后能够抑制 T 细胞中 IFNγ 的表达而使 IL4 和 IL5 的分泌提高，从而分化成 Th2 细胞表型。功能上，Th2 通过分泌特定的细胞因子促进 B 细胞合成抗体并参与哮喘等过敏性疾病的发展。

（二）Th2 对动脉粥样硬化的影响取决于不同的病变阶段和部位

动脉粥样硬化斑块中很少能够监测到 Th2。由于 Th2 不仅能够合成 IL4 和 IL5 等促进动脉粥样硬化发展的细胞因子，也能够合成 IL10 和 IL33 等抑制动脉粥样硬化的细胞因子。Th2 对于动脉粥样硬化的综合贡献取决于不同的病变阶段

和部位。促进小鼠体内Th2细胞分化可以减少早期脂斑形成。而向小鼠体内注射Th2细胞分化相关细胞因子IL33也能够减缓动脉粥样硬化发展。在注射IL33以后，小鼠淋巴结和血清里中Th2相关细胞因子含量提高，对动脉粥样硬化起着保护作用的抗oxLDL的IgM抗体数量同时升高。不过也有许多研究结果显示，Th2促进动脉粥样硬化的作用。Th2标志性细胞因子IL4基因缺失的小鼠其主动脉弓和胸主动脉处的晚期脂斑形成显著减轻[11]。然而，同一组科学家在随后的类似研究中无法重复出相同的实验结果。尽管Th2对于动脉粥样硬化作用的争论依然存在，动脉粥样硬化疾病发展过程中Th2向Th1表型的转变是公认的结论。从这点来看，临床上如果不抑制Th1细胞分化而仅仅诱导Th2细胞的治疗方案尚不够全面。

四、调节性T细胞抑制动脉粥样硬化发展

（一）调节性T细胞的分化和功能

机体有两种建立自体耐受性和免疫稳态的机制。第一种机制涵盖通过细胞凋亡、受体复合物编辑途径消除自身反应性T细胞。第二种机制便与调节性T细胞相关。与其他T细胞亚型不同，调节性T细胞特异性表达转录因子叉头框P3（forkhead box P3，FOXP3）以及CD25。大部分调节性T细胞在胸腺里分化和成熟，称为天然调节性T细胞（natural Treg，nTreg）。另一部分调节性T细胞在外周血液中受转化生长因子β（transforming growth factor beta，TGFβ）和IL10影响由幼稚T细胞分化，并被称为诱导调节性T细胞（inducible Treg，iTreg）。尽管两类调节性T细胞的来源不同，它们的分化、生长和存活都依赖于IL2。IL2基因缺陷型小鼠体内胸腺和外周血液中的调节性T细胞数量都显著减少，而这种表型可以通过注射表达IL2的脾细胞和胸腺细胞而逆转。有趣的是，IL2的主要来源是效应T细胞。这说明了调节性T细胞和效应T细胞在维持免疫稳态过程中的相互依赖，效应T细胞首先分泌IL2并由此激活和维持调节性T细胞，调节性T细胞反过来通过抑制效应T细胞而减少IL2的表达从而维持了正常的免疫平衡。

天然调节T细胞在胸腺成熟后迁移到外周血液中并通过抑制炎性淋巴细胞来维持自身免疫耐受。这种调节其他T细胞亚型的作用通过4种基本细胞功能而实现，即细胞溶解、调节树突细胞的成熟、分泌抑制性细胞因子以及代谢阻滞。这些机制已经在其他综述中深入介绍便不在本章详细讨论。

（二）动脉粥样硬化患者调节性T细胞数量下降

调节性T细胞抑制其他效应T细胞的功能促使科学家们去研究它们对于动脉粥样硬化的影响。研究结果发现动脉粥样硬化患者斑块中调节性T细胞仅占T细胞总数的1%～5%，这个数值明显低于其他慢性炎症疾病中调节性T细胞的比值（25%）。值得注意的是，与正常小鼠相比，$ApoE^{-/-}$小鼠脾中调节性T细胞的数量同样明显减少。我们实验室先前的研究显示促凋亡蛋白Bcl2相关X（Bcl-2-associated X，Bax）表达上调以及一种抗凋亡蛋白-翻译控制肿瘤蛋白（translationally controlled tumor protein，TCTP）表达下调导致了$ApoE^{-/-}$小鼠体内调节性T细胞减少[12]。因此，我们发现调节性T细胞的凋亡途径可能成为治疗动脉粥样硬化的新靶点。

（三）调节性T细胞通过分泌免疫抑制性细胞因子IL35、IL10和TGFβ抑制动脉粥样硬化

调节性T细胞所分泌的两种抑制性细胞因子——IL10和TGFβ都具有抗动脉粥样硬化的作用。事实上，通过抗体或者基因敲除而减少这两种细胞因子的表达都能够导致Th1和Th2细胞活性提高。而当这两种细胞因子在$ApoE^{-/-}$小鼠或$Ldlr^{-/-}$小鼠体内的功能受到抑制时，小鼠的脂斑形成加速。从机制上来说，阻滞TGFβ途径会导致T细胞不受控制的增殖，继而加速炎症和动脉粥样硬化发展。IL35是在2007年新发现的免疫抑制性细胞因子。IL35能够被调节性T细胞而不是效应T细胞所分泌，我们研究小组最近报道了IL35在正常人体中表达极少，然而

编码 IL35 的基因在血管内皮细胞、平滑肌细胞以及单核细胞中能够被炎性刺激物诱导上调。研究结果表明，IL35 是一种新型反应性抑制细胞因子，这有别于普遍表达的 TGFβ 抑制性细胞因子[13]。动物实验已经证实了 IL35 能够抑制炎性肠病等慢性炎症性疾病，其对于动脉粥样硬化的影响有待研究。

（四）以调节性 T 细胞为靶点的动脉粥样硬化治疗方案

在动物实验中，给 $ApoE^{-/-}$ 小鼠外源性注入调节性 T 细胞，能够显著减轻炎症和动脉粥样硬化。类似的结果也在 $Ldlr^{-/-}$ 小鼠模型中得以重现。这些研究展示了以调节性 T 细胞为靶点治疗动脉粥样硬化的前景。迄今为止，许多以调节性 T 细胞为靶点的实验研究都获得了成功。在小鼠模型中黏膜给药促动脉粥样硬化抗原载脂蛋白 B100（apolipoprotein B100，ApoB100）、热休克蛋白 60 以及氧化低密度脂蛋白进行免疫耐受治疗都能够减轻小鼠动脉粥样硬化的发展。调节性 T 细胞数量以及免疫抑制性细胞因子 IL10 和 TGFβ 合成增多是这三种治疗方案共同的保护机制。类似地，$Ldlr^{-/-}$ 小鼠口腔或鼻腔给热休克蛋白 65 同样建立了动脉粥样硬化耐受性。不过这项研究没有将其治疗效果归因于调节性 T 细胞，而被归因于 2 型辅助 T 细胞的迁移以及相关细胞因子 IL4 的合成。T 细胞表型的迁移以及研究结果中 IL10 表达的上调很有可能源于调节性 T 细胞活性的增强。实际上，长期皮下注射流感疫苗能够诱导成熟的效应 T 细胞分化成调节性 T 细胞。而且当低剂量的无佐剂的载脂蛋白 B100 疫苗被注射到 $ApoE^{-/-}$ 小鼠体内时动脉粥样硬化脂斑形成减少了 40%。类似的结果同样发现在动脉粥样硬化发展后期，同时能看到 T 细胞增殖、向斑块中迁移以及细胞因子合成的减少。这些动脉粥样硬化的保护作用源于小鼠淋巴结中调节性 T 细胞数量的显著升高。相反地，这种抗动脉粥样硬化的治疗效果可以通过清除小鼠体内的调节性 T 细胞而消除。这些研究提供了充分的证据，说明调节性 T 细胞亚型在建立促动脉粥样硬化抗原的免疫耐受性以及抑制动脉粥样硬化发展过程中发挥了无法替代的作用。

除了建立对促动脉粥样硬化抗原的免疫耐受性，调节性 T 细胞也能够通过其他方式发挥抗动脉粥样硬化的作用。麻疹病毒通过减弱效应 T 细胞增殖、树突细胞的活性以及 IL12 的合成而抑制免疫系统。实际上，向 $ApoE^{-/-}$ 小鼠给予麻疹病毒核蛋白可以显著减缓动脉粥样硬化的发展。值得注意的是，这种保护作用伴随着调节性 T 细胞的数量增加。与此同时，通过抗体阻滞 T 细胞标记物 CD3 能够通过自体耐受性的重新建立减弱自身免疫性疾病。$Ldlr^{-/-}$ 小鼠口服或静脉注射 CD3 抗体能够减少动脉粥样硬化脂斑形成。这种保护作用伴随着淋巴器官中调节性 T 细胞数量、TGFβ 含量以及 FOXP3 表达水平的提高。此外，在树突细胞中过量表达趋化因子 17[chemokine（C-C motif）ligand 17，CCL17] 能够通过减少调节性 T 细胞的数量从而加速动脉粥样硬化的发展。相反地，趋化因子 17 特异性抗体能够上调调节性 T 细胞的数量并减缓动脉粥样硬化的发展。维生素 D3 的活性成分骨化三醇也能够促进免疫耐受。实际上，当骨化三醇被口服给予 $ApoE^{-/-}$ 小鼠时动脉粥样硬化发展减缓，此作用也同时伴随着调节性 T 细胞数量的增高。

五、辅助性 T 细胞 17 与动脉粥样硬化

（一）辅助性 T 细胞 17 的发现和功能

2005 年，一种新型 $CD4^{+}T$ 细胞亚型被发现并被命名为辅助性 T 细胞 17。这种细胞亚型特异性分泌细胞因子 IL17，同时也分泌其他细胞因子如 IL17F、IL21 以及 IL22。IL17 起初被认为是一种 Th1 相关的细胞因子，但如今已被重新划分成辅助性 T 细胞 17 亚型的特异性细胞因子。IL17 是一种促炎症细胞因子，它最初从 T 细胞杂交瘤中克隆并被称作细胞毒性 T 淋巴细胞抗原 8（cytotoxic T lymphocyte antigen 8，CTLA8）。当受到外界刺激时，人类外周血液 T 细胞中 IL17 水平表达增高，说明 IL17 的表达具有内在诱导性。人们发现辅助性 T 细胞 17 以及相关细胞因子参与机体抵御外界细菌和真菌的入侵。我们的研究发现，IL17 家组成员 A、B、C、D、E 和 F 有不同的组织表达水平以及不同的

启动子、mRNA 拼接及 microRNA 的调控方式。这些分子机制的多样性对免疫反应和动脉粥样硬化的作用有待深入探讨[14]。

（二）辅助性 T 细胞 17 对动脉粥样硬化的影响尚存争议

辅助性 T 细胞 17 以及 IL17 也参与许多炎症和自身免疫性疾病，如多发性硬化症、银屑病、炎性肠病和类风湿性关节炎等。辅助性 T 细胞 17 和 IL17 也存在于动脉粥样硬化斑块中，然而辅助性 T 细胞 17 对动脉粥样硬化的影响尚存争议。一些研究结果显示 IL17 具有促进动脉粥样硬化的作用，通过腺病毒产生的可溶性 IL17 受体或者 IL17 的单克隆中和抗体能够减轻 $ApoE^{-/-}$ 小鼠脂质斑块的形成。此外，在 $Ldlr^{-/-}$ 小鼠体内敲减 IL17 受体表达能够减轻动脉粥样硬化的产生。然而，也有实验研究发现 IL17 有抗动脉粥样硬化的作用。细胞因子信号传送阻滞物 3（suppressor of cytokine signaling 3，SOCS3）基因缺失导致辅助性 T 细胞 17 的增殖和 IL17 合成的升高。在 $Ldlr^{-/-}$ 背景的小鼠中，SOCS3 在 T 细胞中表达的缺失起到动脉粥样硬化的保护作用。该小鼠 IL17 和 IL10 合成增加并诱导抗炎巨噬细胞表型转化，从而减轻动脉粥样硬化。相反，给予这种小鼠体内输注单克隆抗体中和 IL17 则加速斑块形成。

由于前面提到的这些研究的实验方法可能缺乏特异性或者未能完全消除 IL17 的表达，为此几个实验室建立了双基因敲除小鼠模型 $ApoE^{-/-}IL17^{-/-}$ 和 $ApoE^{-/-}IL17R^{-/-}$ 试图澄清上述分歧。后续有一项研究结果显示 IL17 基因缺失并没有影响 $ApoE^{-/-}$ 小鼠高脂饲料喂养 3 个月后动脉粥样硬化斑块的大小。然而 $ApoE^{-/-}IL17^{-/-}$ 小鼠与 $ApoE^{-/-}$ 小鼠相比，血管炎症反应显著减轻，即 $ApoE^{-/-}IL17^{-/-}$ 小鼠主动脉中的白细胞和树突状细胞以及斑块中的巨噬细胞数量显著减少。这项研究的作者因此得出结论，IL17 可能在血管炎症反应中发挥作用，但抑制 IL17 不足以减缓脂质斑块形成[15]。另一项研究发现，与对照组相比，$ApoE^{-/-}IL17^{-/-}$ 小鼠在高脂肪饮食 15 周后整个主动脉动脉粥样硬化病变减少了 35%。同样，$ApoE^{-/-}IL17R^{-/-}$ 小鼠脂质斑块大小也减少了 25%，此外 $CD45^{+}$ 白细胞和 $CD3^{+}$T 细胞数目在 $ApoE^{-/-}IL17R^{-/-}$ 小鼠体内同样减少。尽管仍没有就 IL17 在动脉粥样硬化病变形成中的作用达成共识，但是这两项实验结果都说明抑制 IL17 的表达能够减轻血管的炎症反应。值得一提的是，在另一项 $ApoE^{-/-}IL17^{-/-}$ 小鼠的研究中得到了与上述研究相矛盾的结果，$ApoE^{-/-}IL17^{-/-}$ 小鼠在高脂饲料喂养 8 周或 16 周后动脉粥样硬化病变加速。总之，这些相互矛盾的报道说明 Th17 细胞以及 IL17 在动脉粥样硬化中的作用仍然不确定，有待进一步的研究。

六、γδ T 细胞与动脉粥样硬化

（一）γδ T 细胞的功能

少于 5% 的外周 T 细胞群体表达 γδ T 细胞抗原受体而不是传统的 αβ T 细胞抗原受体。这些 γδ T 细胞的受体缺少基因可变性，而且它们不需要致敏反应就能识别特定抗原。这些特征使 γδ T 细胞成为衔接固有免疫系统和适应性免疫系统的桥梁。γδ T 细胞既能合成 Th1 又能合成 Th2 的细胞因子如 IL2、IL4、IL5、IL10 以及 IFNγ，它们以此可以调节其他 T 细胞亚群的活性。

（二）γδ T 细胞存在于动脉粥样硬化斑块中

研究者已经在动脉粥样硬化病变早期的斑块内膜中检测到 γδT 细胞的存在。然而 γδ T 细胞对于疾病的影响尚有待深入研究。在一项研究中 T 细胞受体 δ 缺失没有影响 18 周 $ApoE^{-/-}$ 小鼠动脉粥样硬化的发生发展，然而还没有其他实验室的研究确认这一结果。

七、自然杀伤 T 细胞促进动脉粥样硬化发展

（一）自然杀伤 T 细胞的功能

自然杀伤 T 细胞（又称作细胞毒性 T 细胞）类似于 γδT 细胞，它们也是衔接固有免疫和适

应性免疫的T细胞亚群。自然杀伤T细胞既表达与固有免疫系统自然杀伤细胞（将在后文介绍）相关的标记物，又保持功能性的T细胞抗原受体复合物。研究人员对于这种混合型的T细胞在动脉粥样硬化中的作用非常感兴趣，因为它们能够识别特定抗原呈递细胞表面CD1复合物所呈递的脂质抗原和糖脂抗原。这种能力使自然杀伤T细胞可能通过识别异常脂质代谢物在动脉粥样硬化病变早期发挥关键性的作用。一旦被激活，自然杀伤细胞能够分泌IFNγ和其他促炎细胞因子从而推动疾病的发展。此外自然杀伤T细胞也可以通过激活自然杀伤细胞、$CD8^+$T细胞以及B细胞激活免疫系统。

（二）自然杀伤T细胞起促进动脉粥样硬化的作用

自然杀伤细胞特异性T细胞受体基因在动脉粥样硬化斑块中有表达，这为自然杀伤T细胞在动脉粥样硬化发展中发挥作用提供了直接证据。$ApoE^{-/-}CD1^{-/-}$小鼠动脉粥样硬化病变减少25%。为了证明该小鼠模型的实验结果来自自然杀伤T细胞失活而不是源于CD1基因缺乏所产生的其他影响，给予$ApoE^{-/-}CD1^{-/-}$小鼠自然杀伤T细胞的活化剂α-半乳糖。给药后小鼠动脉粥样硬化的病变大小增加了50%，证实了该小鼠模型的特异性，说明自然杀伤T细胞活性增强会加剧动脉粥样硬化的发展[16]。

第三节 B细胞在动脉粥样硬化中的作用

动脉粥样硬化的发展同时伴随着B细胞活化。B细胞的主要功能是分泌不同类型的同种型抗体。B2细胞合成IgG抗体时需要T细胞激活，而B1细胞合成IgM抗体时不需要T细胞的帮助。IgG抗体和IgM抗体都能够合成抗动脉粥样硬化特异的自身抗原oxLDL抗体。在小鼠体内抑制B1细胞合成IgM抗体后，小鼠B细胞数量下降同时伴随动脉粥样硬化发展加速，说明B1细胞在病变发展过程中起保护作用。然而，近年来的研究显示B2细胞具有促动脉粥样硬化发展的作用。因此与T细胞类似，不同B细胞亚型在动脉粥样硬化进程中发挥着不同作用。

一、B细胞的功能

B细胞的主要功能是合成抗体以及作为专职的抗原呈递细胞。大多数B细胞（简称为B2细胞）在特异性抗原激活后通过分泌IgG抗体参与适应性免疫反应。在功能上，B2细胞参与抗原呈递和细胞因子的产生。少数B细胞（简称为B1细胞）参与固有免疫反应并合成针对多种抗原的IgM抗体。B1细胞的功能与B2细胞相似，不过他们都没有“记忆”。

二、B细胞亚型在动脉粥样硬化进程中起保护或促进作用

在整个动脉粥样硬化发展过程中可以在斑块中找到IgG和IgM抗体。正如前面所讨论的，在动脉粥样硬化发展过程中T细胞的作用取决于其不同的亚群，最新的研究结果表明这一概念同样适用于B细胞。多项研究结果显示，B细胞主要发挥着抗动脉粥样硬化的作用。将B细胞缺陷小鼠的骨髓移植到动脉粥样硬化易感小鼠体内所产生的杂合小鼠较对照组相比动脉粥样硬化的发展加速。同样，脾切除也加速$ApoE^{-/-}$小鼠动脉粥样硬化发展；而脾切除小鼠接受来自晚期动脉粥样硬化$ApoE^{-/-}$小鼠的脾B细胞移植后，斑块病变减轻[17]。然而与这些研究结果相反，最近的研究表明某些B细胞亚群可能起到促动脉粥样硬化的作用。将B2细胞转移到受体小鼠中加重了动脉粥样硬化的发展，而这一现象并未在接受B1细胞移植的受体小鼠中观察到。此外，向$Ldlr^{-/-}$和$ApoE^{-/-}$小鼠中注入能够消耗

B细胞的抗体导致动脉粥样硬化程度显著减少。需要注意的是，该实验中消耗B细胞诱导了T细胞从Th1表型分化成Th17表型。实际上，中和IL17抑制了B细胞抗体的保护作用。这表明消耗B细胞对于动脉粥样硬化的影响可能源于小鼠体内T细胞亚群的改变，也支持了前文提到的Th17细胞的抗动脉粥样硬化作用[18]。我们先前的研究表明，用病人血清筛选表达文库中的基因（serological analysis of recombinant tumor cDNA expression libraries，SEREX）技术是确定参与自身免疫抗原的有效方法。参与自身免疫包括动脉粥样硬化过程的自身抗原的产生是由于mRNA拼接过程失控所致的。这项结果为抑制参与动脉粥样硬化及其他自身免疫病的自身抗原的产生提供了线索。

三、以B细胞为靶点的新型治疗手段

未来以B细胞为靶点的治疗方案应着眼于提高抗动脉粥样硬化B1细胞亚群，同时限制促动脉粥样硬化B2细胞亚群的数量。潜在的治疗途径包括封锁TNF家族的B细胞活化因子（B-cell activating factor，BAFF）。BAFF对于外周B细胞的存活和繁殖起到关键性作用。通过抗体封锁BAFF可导致小鼠脾中的滤泡B细胞数量减少，然而B1细胞的数量和功能却不受影响。目前，BAFF单克隆抗体正被用于治疗自身免疫性系统性红斑狼疮的临床试验中。如果这种治疗方法能够有效治疗系统性红斑狼疮，那么它很有可能被用于治疗动脉粥样硬化等其他慢性炎症性疾病。

第四节　自然杀伤细胞在动脉粥样硬化中的作用

自然杀伤细胞是先天免疫系统的一员。自然杀伤细胞通过合成IFNγ、IL12以及IL18参与固有免疫反应，这三种细胞因子都被证实促进动脉粥样硬化的发展。然而由于缺少合适的自然杀伤细胞缺陷小鼠模型，目前还没有直接的手段证实自然杀伤细胞在动脉粥样硬化的作用。

一、自然杀伤细胞的功能

自然杀伤细胞有别于先前所说的自然杀伤T细胞。自然杀伤细胞约占人体淋巴细胞的15%，产生于骨髓并参与固有免疫反应。在功能上，自然杀伤细胞通过释放细胞因子以及介导异常细胞的细胞毒作用而起到效应细胞的作用。

二、自然杀伤细胞对动脉粥样硬化的影响

自然杀伤细胞发挥作用不需要事先的致敏过程，加之其具备产生促动脉粥样硬化细胞因子如IFNγ、IL12以及IL18的能力，都提示自然杀伤细胞参与早期动脉粥样硬化的发生发展。实际上，自然杀伤细胞已经在早期和晚期人动脉粥样硬化斑块中检测到。但是，由于没有合适的小鼠模型，评估自然杀伤细胞在动脉粥样硬化进程中的贡献是极其困难的。自然杀伤细胞在免疫功能低下小鼠模型如RAG敲除小鼠中是正常的。只有一种自然杀伤细胞功能障碍的小鼠模型——米色小鼠模型，这种小鼠的自然杀伤细胞不能分泌细胞质颗粒致使细胞溶解缺陷，然而从这种小鼠模型得到的结果需要谨慎解读。将这种小鼠与$Ldlr^{-/-}$小鼠杂交能够减轻动脉粥样硬化，提示自然杀伤细胞具有动脉粥样硬化的保护作用。然而，类似的实验研究未能得到同样的结果。或许最有意义的评估自然杀伤细胞对动脉粥样硬化作用的模型是将在颗粒酶A启动子控制下高表达Ly49A的转基因小鼠骨髓移植到$Ldlr^{-/-}$小鼠体的小鼠模型。Ly49A是存在于所有自然杀伤细胞表面的抑制性一型主要组织相容性复合体特异性受体。一旦该受体被配体激活，自然杀伤细胞的活性便受到抑制。该小鼠自然杀伤细胞的完全失活导致了动脉粥样硬化病变在主动脉根和主动脉弓

分别减少 70% 和 38%[19]。需要注意的是，起初建立 Ly49A 转基因小鼠模型的研究者报道该小鼠脾中自然杀伤细胞数量减少了 50%，同时约有 50% 的 T 细胞也表达了 Ly49A 基因。如果这些 T 细胞也受到抑制，那么所观察到的实验结果不能完全归因于自然杀伤细胞。尽管自然杀伤细胞在动脉粥样硬化过程中发挥作用，他们确切的贡献仍然未知。建立更好的小鼠模型有利于深入研究自然杀伤细胞对动脉粥样硬化发生发展的贡献。

本章结语

在本章中，我们详尽阐述了近年来关于淋巴细胞如何影响动脉粥样硬化的发生和发展的最新进展，并且着重说明了不同淋巴细胞亚型对疾病的影响。对于这些淋巴细胞亚型的全面认识有利于揭示他们如何相互作用影响动脉粥样硬化血管病变。未来对于这一领域的深入研究有助于针对不同的免疫细胞因子和免疫细胞亚型开发安全有效的新型抗动脉粥样硬化药物。

参考文献

[1] Frostegard J. Atherosclerosis in patients with autoimmune disorders. Arterioscler Thromb Vasc Biol, 2005, 25:1776-1785.

[2] Mor A, Luboshits G, Planer D, et al. Altered status of CD4(+)CD25(+) regulatory T cells in patients with acute coronary syndromes. Eur Heart J, 2006, 27:2530-2537.

[3] Zhou X, Nicoletti A, Elhage R, et al. Transfer of CD4(+) T cells aggravates atherosclerosis in immunodeficient apolipoprotein E knockout mice. Circulation, 2000, 102:2919-2922.

[4] Boring L, Gosling J, Cleary M, et al. Decreased lesion formation in CCR2-/- mice reveals a role for chemokines in the initiation of atherosclerosis. Nature, 1998, 394:894-897.

[5] Choi J, Enis DR, Koh KP, et al. T lymphocyte-endothelial cell interactions. Annu Rev Immunol, 2004, 22:683-709.

[6] Stemme S, Faber B, Holm J, et al. T lymphocytes from human atherosclerotic plaques recognize oxidized low density lipoprotein. Proc Natl Acad Sci U S A, 1995, 92:3893-3897.

[7] Mai J, Wang H, Yang XF. Th 17 cells interplay with Foxp3+ Tregs in regulation of inflammation and autoimmunity. Front Biosci, 2010, 15:986-1006.

[8] Ait-Oufella H, Taleb S, Mallat Z, et al. Recent advances on the role of cytokines in atherosclerosis. Arterioscler Thromb Vasc Biol, 2011, 31:969-979.

[9] Hansson GK, Hermansson A. The immune system in atherosclerosis. Nat Immunol, 2011, 12:204-212.

[10] Virtue A, Mai J, Yin Y, et al. Structural evidence of anti-atherogenic microRNAs. Front Biosci, 2012, 16:3133-3145.

[11] King VL, Szilvassy SJ, Daugherty A. Interleukin-4 deficiency decreases atherosclerotic lesion formation in a site-specific manner in female LDL receptor-/- mice. Arterioscler Thromb Vasc Biol, 2002, 22:456-461.

[12] Xiong Z, Song J, Yan Y, et al. Higher expression of Bax in regulatory T cells increases vascular inflammation. Front Biosci, 2008, 13:7143-7155.

[13] Li X, Mai J, Virtue A, et al. IL-35 is a novel responsive anti-inflammatory cytokine--a new system of categorizing anti-inflammatory cytokines. PLoS One, 2012, 7:e33628.

[14] Mai J, Virtue A, Maley E, et al. MicroRNAs and other mechanisms regulate interleukin-17 cytokines and receptors. Front Biosci (Elite Ed), 2012, 4:1478-1495.

[15] Madhur MS, Funt SA, Li L, et al. Role of interleukin 17 in inflammation, atherosclerosis, and vascular function in apolipoprotein e-deficient mice. Arterioscler Thromb Vasc Biol, 2011, 31:1565-1572.

[16] Tupin E, Nicoletti A, Elhage R, et al. CD1d-dependent activation of NKT cells aggravates atherosclerosis. J Exp Med, 2004, 199:417-422.

[17] Caligiuri G, Nicoletti A, Poirier B, et al. Protective immunity against atherosclerosis carried by B cells of hypercholesterolemic mice. J Clin Invest, 2002, 109:745-753.

[18] Ait-Oufella H, Herbin O, Bouaziz JD, et al. B cell depletion reduces the development of atherosclerosis in mice. J Exp Med, 2010, 207:1579-1587.

[19] Whitman SC, Rateri DL, Szilvassy SJ, et al. Depletion of natural killer cell function decreases atherosclerosis in low-density lipoprotein receptor null mice. Arterioscler Thromb Vasc Biol, 2004, 24:1049-1054.

第三十章

前列腺素与血管炎症

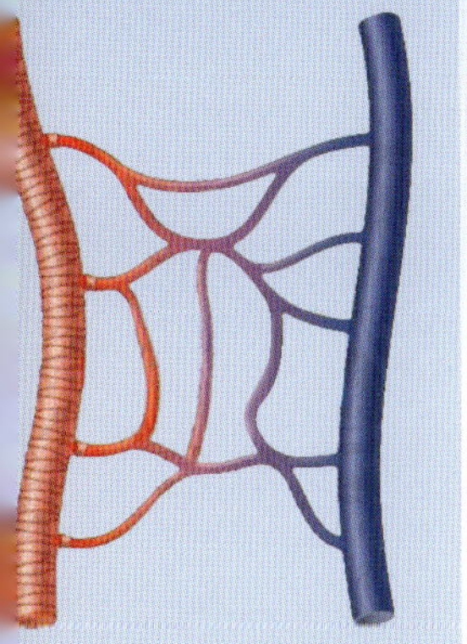

余　鹰　张　健

20 世纪 30 年代初，英国的 Goldblatt 及瑞典的 Von Euler 从人精液和羊精囊中分别提取到一种可以调节血压的活性物质。Von Euler 认为它们是由前列腺产生的，因此最早命名为前列腺素。后来的研究表明，前列腺素是一类由 20 个碳原子组成的不饱和脂肪酸，其基本结构是五碳环连接两条侧链。前列腺素是一类功能复杂又分布广泛的脂质介质，在全身各种组织中广泛存在，其中在子宫、肺、脑、胸腺和肾具有较高的水平。1957 年，Bergstrom 和他的学生 Bengt Samuelsson 获得了前列腺素 E_1（prostaglandin E_1，PGE_1）和前列腺素 $F_{1\alpha}$（prostaglandin $F_{1\alpha}$，$PGF_{1\alpha}$），随后陆续发现了前列环素（prostacyclin 2，PGI_2）血栓素 A_2（thromboxanc A_2，TXA_2）等前列腺素。1969 年，John Vane 等发现阿斯匹林等非甾类抗炎药能抑制前列腺素的合成。前列腺素和阿司匹林的消炎、解热、镇痛作用的发现开辟了前列腺素功能研究的新领域，三人由此获得了 1982 年诺贝尔医学奖。前列腺素半衰期很短，以自分泌或旁分泌的方式与各自特异的受体结合后，介导细胞增殖、分化和凋亡等一系列细胞活动，调节心血管系统稳态和生殖过程。此外，前列腺素也参与炎症、癌症和心血管疾病等病理过程。研究前列腺素的病理生理作用将为治疗炎症、癌症和心血管疾病提供新思路。本章将前列腺素的生物合成以及在心血管病理生理过程中的作用进行概要介绍。

第一节　前列腺素及其受体

细胞膜内花生四烯酸（arachidonic acid，AA）经磷脂酶 A_2（phospholipase A_2，PLA_2），

尤其第ⅣA类 $cPLA_2$，酯化膜磷脂sn-2位点而游离至细胞质，在前列腺素G/H合酶（prostaglandin H synthase，PGHS），又称环氧化酶（cyclooxygenase，COX）的环氧化活性和过氧化活性的作用下，依次转变为前列腺素中间代谢产物 PGG_2（前列腺素 G_2，prostaglandinG_2）和 PGH_2（前列腺素 H_2，prostaglandinH_2），然后经过下游不同的前列腺素合酶的作用生成各种有生物活性的前列腺素，包括前列环素（prostacyclin，PGI_2），前列腺素 E_2（prostaglandin E_2，PGE_2），前列腺素 $F_{2\alpha}$（prostaglandin $F_{2\alpha}$，$PGF_{2\alpha}$），前列腺素 D_2（prostaglandin D_2，PGD_2）和血栓素 A_2（thromboxane A_2，TXA_2）。前列腺素信号通路通过COX、前列腺素合酶和前列腺素受体多个层面进行调节。

一、前列腺素的合成代谢通路

前列腺素及其受体介导信号通路可以在不同的层面进行调控如前列腺素G/H合酶（PGHS或COX）、前列腺素异构酶或合酶、前列腺素受体和其下游的介导信号分子等。

（一）前列腺素G/H合酶

COX是前列腺素合成过程中的关键酶主要有COX1和COX2两种同工型，以同源二聚体或异源二聚体的形式存在于内质网膜上和核膜上。二者由不同的基因编码，具有进化的保守性，而且二者具有高度同源的氨基酸序列和相似的晶体结构。COX3，也称为COX1b，是COX1剪接亚型，仅在犬组织中检测到，但功能研究甚少。COX1在大多数细胞中组成型表达，例如在胃上皮细胞中表达并具有保护作用，在血小板中表达并参与止血过程。而COX2在大多数组织中正常生理条件下不表达，细胞因子、剪切力和肿瘤因子等诱导其高表达，因此炎症和癌症组织成为前列腺素的主要来源。最近有研究表明，COX2也在血管内皮、肾和脑组织中持续表达。

（二）前列腺素合酶

前列腺素合酶包括 PGI_2 合酶（prostacyclin synthase，PGIS），PGE_2 合酶（prostaglandin E synthase，PGES），$PGF_{2\alpha}$ 合酶（prostaglandin F synthase，PGFS），PGD_2 合酶（prostaglandin D synthase，PGDS），TxA_2 合酶（thromboxane synthase，TxS），分别负责合成 PGI_2，PGE_2，$PGF_{2\alpha}$，PGD_2 和 TXA_2。其中，PGES有三种，分别为微粒体PGES-1（microsomal prostaglandin E synthase-1，mPGES1）和微粒体PGES-2（microsomal prostaglandin E synthase-2，mPGES2），胞浆PGES（cytosolic prostaglandin E synthase，cPGES），三者中以mPGES1的催化活性最高，它的表达受细胞因子和炎症因子等诱导。$PGF_{2\alpha}$ 通常是通过前列腺素内过氧化物酶和还原酶还原 PGH_2 而合成。少数情况下也可以从其他前列腺素合成。如 PGE_2 通过9-酮还原酶或者 PGD_2 通过11-酮还原酶合成 $PGF_{2\alpha}$。

（三）前列腺素合成的调节

COX1和COX2在功能上对前列腺素合酶具有相对的选择性，有报道显示COX1主要与TxS、PGFS和cPGES偶联；而COX2更倾向与PGIS和mPGES偶联。PGD和PGF各有两种合酶。因此，COX1和COX2在功能上既有差别，又相互联系，共同参与维持体内稳态和炎症时的前列腺素合成。

PG的生物学功能主要通过前列腺素H合酶，前列腺素合酶，前列腺素受体多层面进行调节（图30-1）[1]。非甾体抗炎药（non-steroid anti-inflammatory drug，NSAID）比如阿司匹林（aspirin，ASA）、布洛芬（ibuprofen），主要通过抑制COX活性进而减少前列腺素的生物合成，从而达到消炎、解热和镇痛的药效。

二、前列腺素受体

前列腺素的半衰期很短，因而前列腺素合成后迅速被释放到细胞外，以自分泌或旁分泌的方式与它们产生部位邻近的膜受体结合而发挥生理作用。

（一）前列腺素受体的分类

PGD_2、PGE_2、$PGF_{2\alpha}$、PGI_2 和 TXA_2 分别可以结合其特异性受体——前列腺素D受体（prostaglandin D，DP）、前列腺素E受体（prostaglandin E，EP）、

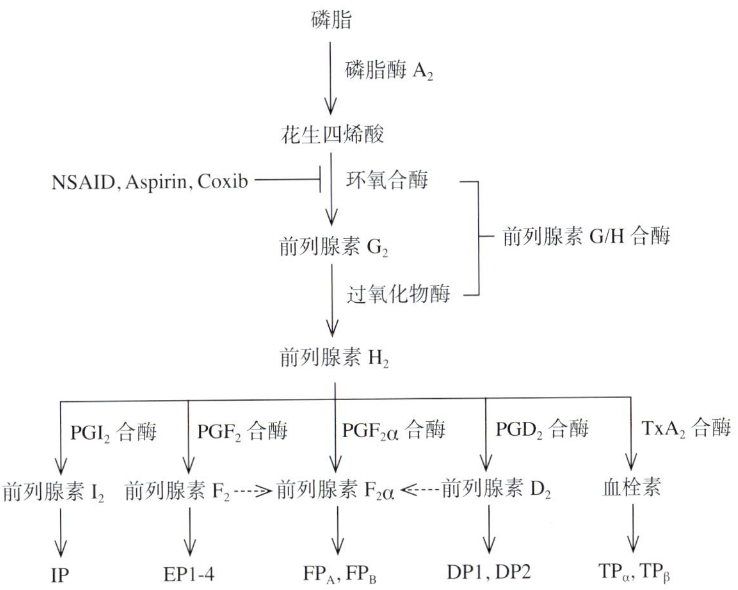

图 30-1　前列腺素生物合成过程和信号通路

IP，PGI_2 受体；EP，PGE_2 受体；FP，$PGF_{2\alpha}$ 受体；DP，PGD_2 受体；TP，血栓素 A_2 受体；NSAID，非甾体类抗炎药；Aspirin，阿司匹林；Coxib，昔布类药物

前列腺素 F 受体（prostanglandin F，FP）、前列腺素 I 受体（prostanglandin I，IP）和前列腺素 T 受体（prostanglandin T，TP）。在啮齿类，PGI_2、$PGF_{2\alpha}$、TXA_2 受体基因产物只有一种，但有些前列腺素受体具有亚型，EP 受体的亚型分别是 EP1、EP2、EP3 和 EP4，DP 受体亚型分别是 DP1 和 DP2。在人类，由于基因的选择性剪切，TP，FP 各产生两种亚型，分别为 TPα 和 TPβ、FP_A 和 FP_B，而 EP3 则有 8 个亚型。这些受体都具有七次跨膜区，一个胞外氨基端和胞内羧基端，属于视紫红质样 G 蛋白偶联受体。它们的同源性不高，但结构有一定的保守区域。

（二）前列腺素受体的信号通路

PG 受体都是 G 蛋白偶联受体（表 30-1）。一般，IP、DP1、EP2 和 EP4 通过与激活型 G 蛋白（G_s）相偶联激活腺苷酸环化酶，增加细胞内环磷酸腺苷（cyclic adenosine monophosphate，cAMP）浓度。EP1、FP 和 TP 与 G_q 蛋白偶联激活磷脂酰肌醇代谢，形成三磷酸肌醇（inositol triphosphate，IP3）和动员胞内钙。EP3 可以与抑制型 G 蛋白（G_i）或 G_{12} 相偶联，降低 cAMP 水平，提高胞内钙离子浓度，或者激活小 G 蛋白 Rho。TP 能与多种 G 蛋白偶联，例如 G_{12}/G_{13} 和 G_{16}，激活小 G 蛋白通路，可能激活或抑制腺苷酸环化酶[2]。各种前列腺素受体介导各自前列腺素的信号通路的同时，还有可能激活其他受体；另外有些受体有多种亚型，介导了多种下游信号通路，在不种生理和病理条件下发挥不同甚至相反的功能。

1. DP 介导的信号通路　PGD_2 通过 DP1 和 DP2 发挥作用。DP1 是 G_s 偶联受体。PGD_2 或者 DP1 选择性激动剂 BW245C 刺激，促进细胞内 cAMP 生成而升高钙离子浓度，这是因为 cAMP 激活 cAMP 依赖蛋白激酶（protein kinase A，PKA）后，进一步激活 L 型钙通道。DP2 与 DP1 没有结构相似性，DP2 与趋化因子受体结构相似。人类体内 Th2 细胞表面标记物 DP2（chemoattractant receptor homologous to the T helper 2 cell，CRTH2）是表达在 Th2 细胞上的趋化因子受体同源分子。DP2 是对百日咳毒素敏感的 G_i 偶联受体，抑制细胞内 cAMP 水平。磷脂酰肌醇激酶（phosphatidylinositol 3-kinase，PI3K）也参与 DP2 信号通路。PGD_2 诱导 DP2 受体内化，而不是 DP1，当抑制 PKA 或者蛋白激酶 C（protein kinase C，PKC）时，内化减少。DP2 受体内化可能受到 PKC、G 蛋白偶联受体激　酶（G protein-coupled receptor kinas，GRK）

表30-1 前列腺素及其受体介导的信号通路

前列腺素	受体	G蛋白	下游分子
PGD_2	DP1	G_s	cAMP, calcium mobilization
	DP2	G_i	cAMP, calcium mobilization
			PI3K
PGE_2	EP1	G_q	PLC/PKC
	EP2	G_s	cAMP
			PI3K
	EP3	$G_{12/13}$	Rho
		G_s	cAMP, calcium mobilization
		G_i	cAMP
			PI3K
	EP4	G_s	cAMP
			PI3K
$PGF_{2\alpha}$	FP	G_q	PLCβ
		G_i	Raf/MAPKK /MAPK
		$G_{12/13}$	Rho
PGI_2	IP	G_s	cAMP
TxA_2	TP	G_q	PLCβ
		$G_{12/13}$	Rho
		G_s, G_i, G_h	ERK

GRK2、GRK3、GRK6 和视紫红质抑制蛋白（Arrestin3）调节，决定因素在于受体羧基端。

2. EP 介导的信号通路 四种 EP 受体具有各自独特的组织分布，其配体 PGE_2 结合能力也不完全相同，并且介导各自相应的胞内信号通路。

EP1 主要与钙离子动员有关，可能与 G_q 偶联，例如，EP1 介导的磷脂酶 C（phospholipase C，PLC）/PKC 通路能够激活胚胎滋养细胞和成骨细胞。EP1 也可能参与了受体之间互相激活或者脱敏，例如，EP1 通过 PKC 磷酸化碳端残基介导了 TP 脱敏；EP1 介导了表皮生长因子受体的激活及其下游的蛋白激酶 B（protein kinase B，PKB/Akt）的激活。

EP2 在多种组织中有表达。EP2 是 G_s 偶联受体，提高 cAMP 水平；而 cAMP 升高通过正反馈又可以促进 EP2 表达。EP2 参与钙信号的传递、离子转运、胞吐作用、细胞黏附和缝隙连接的形成。另外，EP2 还可以激活 cAMP 非依赖通路。EP2 通过 PI3K 通路抑制甲酰化甲硫氨酸-亮氨酸-苯丙氨酸（Met-Leu-Phe）诱导的磷脂酶 D（phospholipase D，PLD）介导的嗜中性粒细胞的激活，从而导致 Th1 细胞分化。

EP3 最复杂，有多种亚型，每种亚型具有不同功能。关于 EP3 介导平滑肌收缩和百日咳毒素敏感性的药理学研究表明 EP3 参与更加复杂的 G 蛋白偶联。不同 EP3 亚型与至少三种第二信使系统有关，主要的信号通路是 G_i 介导的腺苷酸环化酶活性降低及胞内钙离子升高。EP3 还可以偶联 G_{12} 和 G_{13} 激活小 G 蛋白 Rho，通过 Rho 调节细胞突起的回缩。同时，EP3γ 可以激活 Gs 介导的腺苷酸环化酶活性。

与 EP2 类似，EP4 在组织中分布广泛，EP4 通过偶联 G_s，升高胞内 cAMP 水平。也有证据表明 EP4 介导 cAMP 非依赖通路，例如，EP4 通过 PI3K-ERK 通路调节细胞生长。在星形胶质细胞、巨噬细胞株 RAW264.7、人结肠癌细胞系 Caco-2 和结肠肌纤维母细胞中，EP4 通过激活促分裂素原活化蛋白激酶（mitogen-activated protein kinase，p38 MAPK）促进 COX2 mRNA 表达和稳定化；在心肌细胞中，EP4 通过 P42/44 或 PKC 调节心肌肥厚和脑钠素启动子。

3. FP 介导的信号通路 FP 在雌性生殖系统中表达尤其丰富。人类有两个剪接体 FP_A 和 FP_B。通常，FP 偶联 G_q，进而促进甘油二酯（diacylglycerol，DG）介导的 PKC 激活和三磷酸肌醇介导的胞内钙离子动员，激活钙调蛋白介导的肌球蛋白轻链激酶；激活 T 细胞钙调神经磷酸酶核因子，促进细胞生长。子宫内膜腺癌细胞中，FP 通过磷脂酶 Cβ（phospholipase C，PLCβ）介导的磷酸化表皮生长因子受体（epidermal growth factor receptor，EGFR）和激活胞外信号调节激酶 MAPK。FP 还与 G_i 偶联，从而参与 Raf（rapidly accelerated fibrosarcoma）/ mitogen-activated protein kinase kinase（MEK/MAPKK）/MAPK 通路；但 FP 激活上调了早期反应基因 Cyr61，这是通过 Ras/Raf 通路和 Tcf 转录，与 MEK/ERK 无关。FP 通过 $G_{12/13}$ 激活 Rho，磷酸化黏附斑激酶（focal adhesion kinase，FAK），导致细胞骨架重排和细胞形态改变。此外，兔肾中 FP 与 G_i 偶联，参与肾集合管水重吸收。

4. IP 介导的信号通路 IP 是 G_s 偶联受体，

促进 cAMP 合成、PI 转换和钙离子动员。IP 的胞内第一个环和第三个环与 $G_{\alpha s}$ 碳端残基结合，介导 cAMP 通路。IP 受体的 N- 糖基化参与腺苷酸环化酶激活和磷酸肌醇合成。IP 还与 G_i 和 G_q 偶联，这基于 G_s，PKA 磷酸化 IP 受体 Ser357 位点，进而激活钙敏感性钾通道（maxiK channel，BKCa）和磷酸化 STAT3（signal transducer and activator of transcription），这是 cAMP 非依赖通路。来源于血管平滑肌细胞（vascular smooth muscle cell，VSMC）和内皮细胞的 PGI_2 通过激活 IP-G_s-cAMP 环化酶通路，cAMP 激活 PKA，肌球蛋白轻链激酶失活，减少肌球蛋白磷酸化，抑制血管平滑肌细胞收缩；PKA 也介导血管扩张剂介导的蛋白磷酸化，这可能通过整合素 IαIbβ 由内而外的信号通路调节血纤维蛋白原结合调节血小板聚集。此外，PGI_2 还与核受体过氧化物酶体增殖物激活受体（peroxisome proliferator-activated receptor，PPAR）有直接的相互作用。

5. TP 介导的信号通路　TP 与 G_q 偶联，激活 PLCβ，合成 IP3 和甘油二酯（diacylglycerol，DG），促进钙离子动员，激活 PKC 级联反应。其他 G_q 家族的 G_{11}、G_{15}、G_{16} 也可以激活此通路。TP 还通过 $G_{12/13}$ 与 Rho 偶联。TP 还可能激活 G_s 和 G_i、G_h，进而转向激活 ERK1/2 和 EGFR。TP 具有 PKA、蛋白激酶 G（protein kinase G，PKG）磷酸化位点和 4 个 PKC 磷酸化位点，参与调节受体脱敏。人类 TP 具有两个亚型 TPα 和 TPβ，TPβ 有比 TPα 更长的羧基端。胞内羧基端影响受体内化，受体脱敏和 G 蛋白偶联。TPα 只在血小板中翻译表达，与不同 G 蛋白偶联，导致 TPα 不同构象，从而影响配体结合和受体激活；TPβ 则与 G_i 偶联。TP 通常以 TPα 和 TPβ 异二聚形式介导异构前列腺素通路。在血小板中，TP 与 G_α、$G_{12/13}$、G_q 偶联，激活 PKC 通路，促进血小板聚集，G_{12}/G_{13} 介导的 Rho/ROCK 通路调节肌球蛋白轻链磷酸化，调节血小板形态改变。

6. 前列腺素受体之间的相互作用　前列腺素受体之间在胞膜上也可能形成异源二聚体，这相当于扩大了与之结合的 G 蛋白和配体的种类。例如，TP 与 IP 形成异二聚体，这样 TXA_2 就可以发挥类似 PGI_2 的功能，提高 cAMP 水平；TP 和 IP 的结合产生了新的配体结合位点，可以识别异前列腺素 E_2（8-epi-prostaglandin E_2）。前列腺素受体还可以跟非前列腺素受体形成异二聚体，例如，EP1 和 β2- 肾上腺素受体形成异二聚体。此外，同一前列腺素受体的不同剪接体亚型之间也可以相互作用。例如，TPα 和 TPβ 结合异前列腺素（isoprostame，iP），FP 的野生型和 FP 剪接体 4（alt4）形成异二聚体与 prostamides $F_{2\alpha}$ 类似物比马前列素（bimatoprost）结合，抑制剂 AGN211335 可以阻断比马前列素的作用，但不影响 $PGF_{2\alpha}$ 的作用。

第二节　前列腺素的血管生理作用

COX 来源的 PG 参与一系列细胞乃至机体生理过程，如细胞增殖、分化、凋亡和调节雌性生殖功能，血小板聚集以及血管稳态。同时，PG 参与多种病理过程，如炎症，癌症和心血管疾病。阐明 COX 产生的 PG 在细胞和机体的生理功能与病理作用，为寻找新的抗炎、抗癌和治疗慢性心血管疾病靶点提供科学依据。尽管与传统非选择性 NSAID 相比，COX2 选择性抑制剂（rofecoxib，celecoxib，valdecoxib，diclofenac，meloxicam，nimesulide）对于消化道反应相对很安全，但长期服用显著提高了心梗、卒中、整体高血压和肺动脉高压、血栓、充血性心力衰竭和心脏性猝死的风险，说明 COX2 来源的 PG 在维持心血管稳态中起到重要作用。

一、前列腺素与血管发育

（一）COX 与血管发育

哺乳动物中，关于 COX 及其产物前列腺素对于血管形成作用的研究很多，在着床和蜕膜化过程中，COX 来源的 PG 对于子宫血管渗透性和血管形成有重要作用。体内研究证明 PGE_2 上调血管生长因子 VEGF、bFGF 等的产生和促进血管内皮细胞的增生迁移和管状化，NSAIDs 通过下调 PGE_2 抑制血管生成。但 COX 敲除小鼠胚胎发育正常，可能由于来自于母体子宫的前列腺素发挥重要作用。斑马鱼 COX 基因结构和功能与哺乳动物类似，但发育中的胚胎卵是透明的，胚胎发育存在于母体之外，并且各个组织都有相应标志物，这为研究前列腺素在血管发育中的作用提供了较好的模型。

在斑马鱼早期囊胚和肠胚时期，COX1 广泛表达；但在体节形成过程中和在 24h 受精卵时期，COX1 局限表达在后中胚层和血管、输尿管等后中胚层器官中。使用吗啉修饰的反义寡聚核苷酸（morpholino）敲降 COX1，发育停滞在原肠胚时期，而 morpholino 敲降 COX2 没有任何表型。原肠胚形成后使用反义寡聚核苷酸敲降 COX1 或者使用非选择性抑制吲哚美辛（indomethacin），受精后一天的受精卵 70% 肌节间血管变短，但肌节的分化正常，因此 COX1 可能直接影响肌节间血管发育。在不同时间点抑制 COX1 的实验表明，COX1 在 20 体节期，即中间细胞群形成背部动脉和后主静脉的过程中发挥作用。24 小时期，通过胎肝激酶 1 和 4（fetal liver kinase，Flk），酪氨酸蛋白激酶受体（ephrin B2 receptor，EphB2）染色，发现动脉和静脉内皮细胞存在，但动静脉结构之间的分界结构消失。这一结果与体外实验 COX1 siRNA 抑制人类的 HUVEC 细胞管状物形成相一致，而 COX2 siRNA 没有这一作用。因此，COX1 抑制血管形成不仅影响管状形成，而且影响成血管细胞（angioblast）沿着背血管从后外侧中胚层迁移并在肌节间出芽，从而导致血管形成缺陷和后半身的肌节间血管变短。这些缺陷可以被 PGE_2 处理完全挽救，或者被 $PGF_{2\alpha}$ 处理部分挽救，但 PGI_2、TxB_2 和 PGD_2 无影响。因此 COX1 及其产物 PGE_2 参与后中胚层器官的发育，特别是血管形成和后肾管的发育[3]。

（二）前列腺素 E 合酶与血管发育

斑马鱼的 PGES 结构与人类的同源性不高，而小鼠的则与人源的同源性相对较高，但是关键酶催化位点在不同种属是保守的。cPGES 在发育过程中广泛表达，在内耳、原肾和小肠中与 COX1 协同作用，在某些组织发育阶段独立于 COX1 存在。COX2 与 mPGES1 通常同时存在，主要分布于主动脉弓血管壁上。mPGES 主要在内皮中表达，但是 COX2 在主动脉弓血管壁表达，二者可能通过调控 VEGF 来调节血管发育。使用 cPGES 和 mPGES1 的吗啉修饰的反义寡聚核苷酸，mPGES1 缺失小鼠和 NSAID 处理斑马鱼胚胎都没有明显的发育缺陷。但 COX 抑制剂在临床应用中，常导致患者耳鸣、肾损伤、肾性高血压等副作用，提示 COX2 可能对于斑马鱼发育起到一定的修饰作用，而在人类的成熟血管系统中起到更重要的作用。mPGES 合成 PGE_2 从而促进内皮的出芽。在怀孕后期 COX2 和 mPGES 来源的 PGE_2 合成受抑制，通过 EP4 调节动脉导管闭合。

二、前列腺素与血小板功能调节

（一）TxA_2 对血小板功能的调节

成熟血小板只表达 COX1，大多非选择性 NSAIDs 可逆的抑制 COX，阿司匹林共价不可逆乙酰化 COX1 的 Ser529 和 COX2 的 Ser516。低剂量阿司匹林长期抑制血小板 COX1 来源的 TxA_2 生成，对心血管有保护作用。激活的血小板合成 TxA_2，TxA_2 促进血小板分泌可溶性 CD40，扩大血小板激活和招募。在不稳定型心绞痛、心肌梗死与脑卒中，TxA_2 的生物合成增加。TxA_2 通过 TP 受体诱导血小板聚集、血管收缩和平滑肌增殖，参与激活内皮细胞黏附因子的表达造成内皮功能失调。TP 激活，通过正反馈促进血小板聚集。TP 敲除抑制血管平滑肌细胞增生和血小板激活，流血时间增长并且不能形成稳定的血栓，但对于静脉注射花生四烯酸和 TxA_2 类似物 U-46619 没反应。iPs 是花生四烯酸自由基催化产物，反映体内脂质过氧化程度。其中，$iPF_{2\alpha}$Ⅲ 和 $iPGE_2$Ⅱ 激活血小板和促进血管收缩。iPs 是通过 TP 介导的，在 TP 敲除小鼠中，iPs 无法诱导血小板聚集。TxA_2-TP 还参与调节病理状态的微循环，例如内毒素血症中 TNFα

诱导肝微循环紊乱，白细胞黏附到微血管内皮，增加了非灌注的血窦数量；而 TP 敲除小鼠中非灌注血窦数量减少，由此可见 TNFα 通过激活 TXA_2-TP 通路使非灌注血窦数量增多。

（二）PGI_2 对血小板功能的调节

IP 受体敲除小鼠发育和寿命没有明显改变，血管内皮损伤后血栓倾向性增加，这与 PGI_2 具有抗血栓作用相一致。此外，IP 敲除促进血管平滑肌细胞增生和血小板激活[4]。PGI_2 主要由血管平滑肌细胞和内皮细胞 COX2 合成，少量由 COX1 合成。内源 NO 和 PGI_2 可以抑制血小板激活。血小板分泌的 TXA_2 和内皮细胞分泌的 PGI_2 共同调节血小板聚集。COX2 选择性抑制剂导致心梗和中风，主要是抑制了 COX2 产生 PGI_2，打破了 TXA_2 和 PGI_2 之间的平衡。也有学者认为 COX2 选择性抑制剂使花生四烯酸代谢谱向细胞色素 P450 羟化酶代谢通路转变，产生更多 20- 羟四烯酸（20-hydroxyeicosatetraenoic acid，20-HETE），进而促进血管痉挛、血压升高和血小板聚集[5]。

（三）PGE_2 对血小板功能的调节

PGE_2 在血小板功能方面的体内作用仍不清楚。血小板聚集主要取决于 IP 和 TP，但 EP 具有更加精细的作用。PGE_2 对于血小板聚集有双重作用，当浓度高时有抑制血小板聚集作用；当浓度低时，促进 TP 激动剂诱导的血小板聚集。在体外，高浓度 PGE_2（>10mmol/L），通过 IP 或者理论上通过 EP2，EP4 抑制血小板功能。低剂量的 PGE_2，通过 EP3 激活血小板，EP3 敲除小鼠出血倾向增加，出血时间延长，花生四烯酸诱导的血栓形成减少。但 mPGES1 敲除小鼠不影响血栓，因为底物转向 PGI_2 合成。

（四）PGD_2 对血小板功能的调节

小鼠血小板不表达 DP1 受体，人类血小板表达 DP1 受体并参与抑制血小板聚集。

三、前列腺素与血管张力

前列腺素半衰期短，它们不通过体循环来调节整体血压，但在合成部位发挥作用调节局部血管张力，或通过肾脏调节水盐代谢影响整体血压。

（一）COX 调节血管张力

COX1 和 COX2 在肾都有表达，COX1 在皮质和髓质收集管、肾小球系膜细胞、小动脉内皮细胞和鲍曼氏囊的上皮细胞表达，COX2 在髓间质细胞、致密斑和皮质厚升支表达。COX 抑制剂通常与钠潴留有关，导致水肿和高血压[6]。COX1 来源的产物促进集合管的盐分泌。COX2 来源的前列腺素增加髓质血流量并抑制肾小管对钠的重吸收。高盐饮食会诱导髓质 COX2 和 mPGES1 的表达。抑制 COX 可能导致全身高血压或盐敏感性高血压。然而 COX1 和 COX2 产物可能具有相反的肾效应。啮齿动物中，COX1 敲除或其抑制剂可以降低血管紧张素Ⅱ（angiotensin，AngⅡ）诱导血压升高，然而 COX2 基因敲除或抑制剂减少肾髓质血流，进而促进 AngⅡ诱导的高血压。因此选择性和非选择性的 NSAID 具有不同的肾脏副作用，COX2 选择性抑制剂将更大程度地升高血压。肾皮质来源的前列腺素对血压的调节方式与髓质前列腺素不同。肾皮质 COX2 来源的 PGE_2 和 PGI_2 通过扩张血管促进皮质血流和肾小球滤过作用。低盐饮食诱导皮质 COX2 表达升高，通过 PGE_2 或 PGI_2 促进肾素分泌，导致钠潴留和血压升高。相应地，敲除或药物抑制 COX2 的情况下，低盐饮食诱导血浆肾素减少。

（二）各种前列腺素调节血管张力

1. PGE_2 与血管张力的调节　2 型糖尿病小鼠中，血管平滑肌细胞中 COX2 表达升高，PGE_2 水平升高。EP1 和 EP3 介导血管收缩，而 EP2 和 EP4 介导血管舒张。EP1 主要在收集管中表达，介导 PGE_2 对水盐吸收的抑制作用。EP1 敲除小鼠由于血管加压素释放减少导致基础血压下降。EP1 敲除抑制麻醉状态下 AngⅡ诱导的血压升高。EP1 抑制剂 SC-51322 处理自发性高血压大鼠模型导致其血压降低；然而 EP1 激动剂提高骨骼肌小动脉张力并使血压升高，提示 EP1 参与维持心血管稳态。

EP3 在肾厚升支、收集管和肾小球中表达丰富。在肾盂积水的大鼠模型中，PGE_2 通过 EP3 介导对肾小叶动脉的收缩作用。EP3 影响中枢神经的单胺能神经元的功能，突触前 EP3 抑制儿茶酚胺的分泌，抑制增压作用。EP2 在髓袢薄壁段降支和外髓质直小管（vasa recta）表达量较低，EP2 敲除小鼠有盐敏感高血压。EP4 主要在肾小球和外髓质直小管表达，介导 PGE_2 依赖的肾循环血管扩张和肾素释放。EP2 和 EP4 参与了 PGE_2 诱导的肾素释放，细胞水平上，EP2 和 EP4 参与肾小球旁细胞产生肾素的胞吐作用。EP2 可以使血管平滑肌放松，降低血压。肾髓鞘内注射 PGE_2，EP2 介导了肾钠离子分泌，参与血压调节。高盐饮食条件下，EP2 敲除小鼠血压升高。因此，激活 EP2 可以保护小鼠免受高盐饮食诱导的高血压。也有报道，正常饮食条件下，EP2 敲除小鼠的基础血压偏低；高盐饮食后，血压回升到野生型小鼠水平。EP2 敲除小鼠血浆肾素水平和肾素 mRNA 没变。这种差异可能是由于 EP2 敲除小鼠背景不同。高盐饮食促进肾髓 PGE_2 合成，促进 EP2 介导的尿钠分泌。EP4 介导肺静脉的放松，而对肺动脉没有影响。大鼠动脉中，EP4 介导血管舒张，依赖于内皮一氧化氮合酶（nitric oxide synthase，NOS）和 cGMP。因此，临床上常使用 EP4 抑制剂舒张中脑和脑膜的动脉治疗偏头痛。

2. PGI_2 与血管张力的调节　PGI_2 生物合成增加展现出心脏保护功能。和 PGE_2 类似，PGI_2 肾小球微血管扩张，可以诱导肾素释放。PGI_2 介导血管舒张而维持血管张力，PGI_2 缓解缺氧和野百合碱（monocrotaiine）诱导的肺动脉高压和降低 Ang Ⅱ 灌注诱导的血压升高。IP 主要在肾小叶间、直小血管和肾小球入球小动脉表达。虽然 IP 敲除小鼠的基础血压没有改变，但在“两肾一夹”高血压模型中，IP 敲除小鼠血压显著降低，IP 敲除小鼠高盐饮食，雌性 IP 敲除小鼠血压升高。全基因组关联分析（genome wide association study，GWAS）表明 PGIS 和 IP 的多态性与高血压密切相关，因此 PGI_2 及其稳定类似物，在临床上被用来治疗肺动脉高压。

3. TXA_2 与血管张力的调节　无论在整体动物还是对于离体血管，TXA_2 都是一种血管收缩剂。TP 在肾小球和肾血管中表达，这与收缩血管从而减少肾血流和肾小球滤过率有关。TP 在心血管系统中广泛表达，参与多种心血管疾病。TP 敲除小鼠基础血压未见改变，

4. $PGF_{2\alpha}$ 与血管张力的调节　静脉内注射 $PGF_{2\alpha}$，可以显著提高野生型小鼠的基础血压，但没有提高 FP 敲除小鼠血压。FP 在外周阻力小动脉、肾收集导管和下丘脑中表达。在 FP 敲除小鼠中基础血压降低，血浆和尿液渗透下降，排尿增加，血浆中的肾素和血管紧张素Ⅰ水平也低，这与血浆肾素 - 血管紧张素 - 醛固酮系统降低相关。激活 FP 促进分离的球旁器颗粒细胞肾素 mRNA 表达。因此，$PGF_{2\alpha}$ 具有收缩血管，维持血管张力等生理功能。

5. PGD_2 与血管张力的调节　人类烟酸治疗导致局部皮下释放 PGD_2，舒张血管，导致局部皮肤血管扩张和脸红。DP1 对于血管平滑肌细胞的功能具有物种特异性。

第三节　前列腺素与动脉粥样硬化

动脉粥样硬化是一种慢性血管炎症性疾病，严重威胁人类健康。主要特征是动脉壁的脂质堆积和纤维化，临床表现为周围血管疾病和心脑血管疾病，具有较高死亡率，这是由于在大血管的内膜异常胆固醇沉积形成粥样斑块，斑块的破裂或诱导血栓形成，造成管腔闭塞。与其他慢性炎症和纤维化疾病（如肺部纤维化、肾小球硬化症等）一样，动脉粥样硬化斑块的形成也有多种细胞参与，例如，单核细胞、巨噬细胞、内皮细胞、血小板、T 淋巴细胞和血管平滑肌细胞，并有复杂的相互作用。起始阶段是由于血浆中氧化低密度脂蛋白升高，游离氧自由基增多等化学、机械、免疫因素造成的内皮功能紊乱，内皮黏附因子和趋化因子表达增加，招募和激活循环中的

单核细胞和淋巴细胞聚集，破坏了血管稳态。继而，巨噬细胞释放炎症因子可以渗透到血管壁并引导血管平滑肌细胞从收缩静止表型转变为合成增殖表型。这是动脉粥样硬化形成的重要环节。

一、COX 与动脉粥样硬化的发生、发展过程

许多分子参与了动脉粥样硬化的发生发展过程，包括细胞因子，趋化因子和生长因子等。其中，前列腺素也在血管炎症中扮演重要角色。不同前列腺素在动脉粥样硬化中发挥不同作用。这些前列腺素可能由血管平滑肌细胞、内皮细胞或浸润的炎症细胞分泌。

COX1 敲除或 COX1 特异抑制剂 SC560 可明显减少 ApoE 敲除小鼠动脉粥样斑块的形成，但在骨髓来源细胞中特异敲除 COX1 的 ApoE 敲除小鼠和 LDL 受体敲除小鼠早期动脉粥样硬化则更加严重[7]。虽然骨髓来源细胞 COX1 来源的促血栓形成的 TXA_2 表达减少，但 PGI_2、PGE_2、$PGF_{2\alpha}$ 水平没有明显变化，因此在这种小鼠中促进动脉粥样硬化的机制不是因为打破了 TXA_2 和 PGI_2 平衡，而是巨噬细胞产生的具有弥补 COX1 调节功能的 COX2 表达明显增加。因此，推测在 LDL 受体敲除小鼠中同时敲除 COX1 和 COX2 可以抑制动脉粥样斑块的形成。但是遗传学方法与抑制剂药理学方法得出的结果并不一致，敲除或选择性抑制 COX2 表现出抑制、促进或无影响动脉粥样硬化。出现这种差别可能与不同药物作用的时间和作用的位点不同有关，也可能是疾病发展过程中有多种不同功能的前列腺素参与，或者是不同类型的细胞对动脉粥样硬化的作用不同。最近，使用条件性 COX2 敲除避免了 COX2 缺失导致的发育障碍，但小鼠也表现出明显加重的动脉粥样硬化病理改变。5-LOX 激活蛋白（FLAP）缺失可以减轻 COX2 抑制剂引起的动脉粥样硬化加重，说明 FLAP 抑制剂或许可以缓解 COX2 抑制剂的心血管副作用。同时抑制 COX2 和 5-LOX，可以明显减轻血管炎症反应和损伤导致的新生内膜增生[8]。

二、前列腺素与动脉粥样硬化

（一）TxA_2 和 PGI_2 相互拮抗调节动脉粥样硬化

血小板的 COX1 和 TXA_2 合酶共同调节 TXA_2 的合成，两者在动脉粥样斑块中均高表达。TXA_2 是血小板强力激活剂，促进血管收缩，单核细胞黏附和血管平滑肌细胞分裂，促进动脉粥样硬化的进展。敲除 TP 或 TP 抑制剂处理小鼠，可以抑制动脉粥样硬化的进展。在心血管疾病二级预防中，利用低剂量阿司匹林抑制血小板中 COX1 活性从而减少了促血栓形成的 TXA_2 合成。理论上讲，TP 抑制剂应该与 COX1 选择性抑制剂一样，在抑制动脉粥样硬化方面有相似的疗效。然而有趣的是，即使 TXA_2 的合成受到抑制，TP 受体仍然可以被前列腺素如 isoprostane 等激活。因此，TP 似乎是预防和治疗动脉粥样硬化的更好靶点。内皮细胞和血管平滑肌细胞的 COX2 和 PGI_2 合酶共同调节 PGI_2 的合成。在动脉粥样硬化中，高密度脂蛋白诱导 COX2 表达升高，PGI_2 合成增加，继而 PGI_2 以旁分泌正反馈方式促使产生更多的 PGI_2。PGI_2 类似物伊洛前列腺素，能够抑制淋巴细胞与内皮细胞的黏附，提示 PGI_2 能够阻止动脉粥样硬化早期阶段。PGI_2 诱导胆固醇酯水解酶活性，催化从泡沫细胞中清除胆固醇——斑块的重要组成成分。PGI_2 还能抑制血管平滑肌细胞增殖和迁移。PGI_2 的效应是通过 G 蛋白偶联受体 IP 介导的。IP 受体敲除小鼠更容易出现血栓形成、内膜增生、损伤再狭窄和缺血再灌注损伤。GWAS 研究结果提示功能缺失的 IP 受体基因多态性增加心血管疾病的发病率，因此检测 PGI_2 体内合成的量可能可以预测心血管风险。此外，PGI_2 合酶的突变和多样性与原发性高血压、心梗和脑梗密切相关。

（二）PGE_2 与动脉粥样硬化

PGE_2 在炎症反应中发挥促炎和抗炎的双重功能，并参与多种病理过程[9]。在人类动脉粥样斑块的巨噬细胞中，COX2 和 mPGES1 均被诱导表达并共定位，MMP9 表达上调，与动脉粥样斑块稳定性降低和心肌梗死有关。敲除 mPGES1 或抑制剂处理小鼠可以明显延缓炎症，减少高脂

饮食诱导的动脉粥样硬化。在 mPGES1 敲除小鼠中，PGE_2 降低，PGI_2 升高。可能是因为中间产物 PGH_2 更多地流向 PGIS[10]。PGI_2 可以抑制 MMP 亚型表达，从而稳定动脉粥样斑块。目前 mPGES1 抑制剂是否也像基因敲除一样有类似的效果仍有待进一步研究。

在巨噬细胞中，PGE_2 作为促炎因子，激活 EP2 和 EP4 受体导致 cAMP 产生增加并激活其下游信号通路，可以促进蛋白水解酶 MMP2 和 MMP9 表达。PGE_2 也在早期动脉粥样硬化中，介导血管平滑肌去分化的信号。然而，其他研究表明，通过 cAMP 途径，PGE_2 抑制 TNFα、IFNβ 和巨噬细胞炎症蛋白 -1b 细胞因子和趋化因子，从而减少了人类巨噬细胞的激活。PGE_2 也会抑制由 IL1 诱导的血管平滑肌细胞增殖。因此 PGE_2 也是内源性抗炎因子。这些相矛盾的结果提示 PGE_2 在动脉粥样硬化病理过程中具有多重调节作用。 PGE_2 调节炎症反应是通过四种不同的 G 蛋白偶联受体 EP1、EP2、EP3 和 EP4 介导的。这四种亚型具有独特的氨基酸序列，比如 EP1 与 EP2、EP3 和 EP4 分别仅有 30%、33% 和 28% 的相似率。这决定了四种 EP 亚型受体介导不同的信号通路。EP1 介导 Ca^{2+} 动员和诱导平滑肌收缩；激动 EP3 受体可减少细胞内 cAMP 浓度从而抑制平滑肌舒张。相反，激动 EP2 和 EP4 受体引起 cAMP 升高，介导平滑肌舒张。四种 EP 受体在动脉粥样斑块中都表达增加。四种 EP 受体在动脉粥样硬化中发挥不同作用。

目前没有直接证据证明 EP1 调节动脉粥样硬化，但 EP1 在动脉粥样斑块中表达增加。有药物，如他汀类药物，可以下调斑块中 EP1 的表达。EP2 在人类粥样斑块中表达升高。在动脉粥样硬化初期，COX 未产生 PGE_2 时，斑块中积累的环氧异前列腺素磷脂（1-palmitoyl-2-epoxyisoprostane-sn-glycero-3-phosphorylcholine，PEIPC）可以激活 EP2 受体，通过 cAMP 依赖的信号通路，招募单核细胞黏附于内皮细胞。在动脉粥样硬化的晚期，单核细胞和巨噬细胞在亚内皮层聚集，COX 产生的 PGE_2 和 PEIPC 可以共同激活 EP2。因此，EP2 或许可以作为动脉粥样硬化潜在治疗靶点。EP3 在动脉粥样斑块中的表达升高程度远远高于其他 EP 受体[11]。PGE_2 通过 EP3 受体下调 cAMP 水平，促进血小板聚集和血栓形成。在 EP3 基因敲出小鼠中，PGE_2 不能促进血小板聚集，导致出血时间增长，血栓减少。同样，EP3 受体抑制剂 DG-041 抑制血小板激活，同时似乎并没有增加出血风险。

COX2/mPGES1/EP4 受体通路抑制迁移的单核细胞和巨噬细胞分泌趋化因子，在动脉粥样硬化初级阶段表现为抗炎作用。相对于其他 EP 受体，EP4 具有更长的胞内羧基端结构域。它与一个独特的蛋白 EPRAP 结合，不调节 cAMP 水平，而是调节核转录因子（nuclear factor-κB，NF-κB）和 MAPK 的激活。在动脉粥样斑块中，NF-κB 被激活并诱导抗凋亡基因转录，从而诱导斑块崩解。EP4 受体通过抑制 NF-κB 达到在动脉粥样硬化发展中发挥抗炎作用。另一方面，EP4 受体介导促炎作用。有研究证明动脉粥样斑块巨噬细胞的 COX2/mPGES1 合成 PGE_2，以自分泌的方式通过 EP4 促进 MMP2、MMP9 和蛋白水解酶表达，促进斑块的不稳定。用 EP4 激动剂 PGE1-OH 处理巨噬细胞，可以促进 MMP9 表达。用 EP4 抑制剂 L-161, 982 处理巨噬细胞，则抑制 MMP1 表达。用 EP4 的干扰 RNA 处理巨噬细胞，则降低血管细胞间基质诱导的 MMP9 表达。在巨噬细胞特异敲除 EP4 受体或用 EP4 抑制剂处理细胞，通过 PI3K/Akt 信号通路或 NF-κB 通路促进巨噬细胞凋亡并显著抑制早期动脉粥样硬化[12]。EP4 受体作为促炎和抗炎介导因子，参与动脉粥样硬化的不同阶段。

（三）PGD_2 与动脉粥样硬化。

动物实验表明生理状态下循环中 PGD_2 主要来自于血小板中 COX1，而在炎症组织中肥大细胞是 PGD_2 重要来源。

1. PGD_2 合酶　在血管内膜炎症部位，炎症细胞 H-PGDS 合成 PGD_2，从而趋化性地渗透到脉管系统中。此外，受到剪切力刺激的内皮细胞和动脉粥样硬化部位的血管平滑肌细胞中 Lipocalin 型（前列腺素 D 合酶 Lipocalin-type porstagladin D synthase，L-PGDS）表达升高，合成 PGD_2，从而抑制诱导型一氧化氮合酶和纤溶酶原激活抑制剂。L-PGDS 敲除小鼠相对于野生型表现为更严重的动脉粥样硬化症状。在人类的动脉粥样斑块中和血浆中也发现存在 L-PGDS。临床研究表明，血浆中的 L-PDGS 水平在冠心病人明显增高，而且与冠状动脉损伤程度（gensini score）密切相关，表明血浆中的 L-PDGS 有望作为介入治疗前进行冠心病的评估指标。

2. DP 受体　PGD_2 通过 DP1 抑制血小板的活化。体外试验证明，PGD_2 促使血管平滑肌细胞松弛。使用 ApoE 敲除小鼠，在高脂饮食条件下，DP1 受体基因缺失或 DP1 抑制剂 L-655 对小鼠动脉内胆固醇的含量及动脉粥样硬化的发展没有得出一致性结果[13]。但最近有报道，在 LDL 受体缺失的背景条件，DP1 缺失可以加重雌性小鼠的动脉粥样硬化的发生。

临床上，使用烟酸治疗脂质异常时，常伴有脸红的副作用，当同时服用烟酸和 DP1 抑制剂，该副作用得到缓解。这是因为烟酸可以刺激人类血小板 COX1 合成 PGD_2。因此，PGD_2 在烟酸治疗高血压和血栓过程中发挥重要的作用[14]。

（四）$PGF_{2\alpha}$ 与动脉粥样硬化

循环中 $PGF_{2\alpha}$ 在慢性心血管疾病如动脉粥样硬化、心肌梗死中显著升高。其受体 FP 在小叶间动脉、肾收集导管和下丘脑中表达。在小鼠中敲除 FP 明显降低血压，这与血浆肾素 - 血管紧张素 - 醛固酮系统降低相关。血浆和尿液渗透在 FP 敲除小鼠中下降，排尿增加。以 LdlR 敲除小鼠为背景，FP 受体敲除小鼠的动脉粥样斑块中并未检测到 FP 表达，血管 TNFα、诱导型 NOS、TGFβ 和斑块中巨噬细胞减少，动脉粥样硬化明显减轻。这些结果表明抑制 FP 或许为治疗与预防高血压开辟新思路。

第四节　前列腺素与血管重塑

当前治疗冠心病心肌缺血的方法主要有药物治疗、经皮冠状动脉介入治疗（percutaneous coronary intervention PCI）和外科手术治疗 – 冠状动脉旁路搭桥术（coronary artery bypass graft，CABG）三种。其中介入治疗包括经皮腔内冠状动脉成形术（percutaneous transluminal coronary angioplasty，PTCA）、冠状动脉内支架置入、冠脉斑块旋磨、血栓切除、冠状动脉激光成形等。

PTCA 被广泛用来治疗冠心病。虽然药物支架显著增加了 PTCA 的成功率，术后仍然有 5%～10% 的病人会出现血管的支架后再狭窄，这仍然是治疗失败的主要原因。人体乳内动脉（IMA）和大隐静脉（SV）经常用于冠状动脉旁路 CABG 手术。自体大隐静脉移植（saphenous vein graft，SVG）经常被用于旁路移植术的患者的冠状动脉和下肢动脉闭塞性疾病。移植静脉段暴露于动脉压和剪切应力，经常被破坏和新生内膜增厚，随后发生动脉粥样硬化，最终导致 30%～40% 的移植失败。

再狭窄是血管壁受到机械损伤后的自我修复，由两步组成，内膜增生（包括血管平滑肌细胞迁移增生和胞外基质降解）和血管重塑。基质金属蛋白酶（matrix metallo proteinase，MMP）MMP1、MMP 2 和 MMP 9 活性增加，新合成的胶原、蛋白多糖等细胞外基质成分沉积增加。细胞外基质重构被认为是血管平滑肌细胞迁移和增殖及促进内膜增生的必备条件。内皮重新生长，促进血小板激活和内皮细胞浸润，释放促炎因子 MCP1、CRP、补体 C3，启动血管平滑肌细胞迁移。血管平滑肌细胞从中膜迁移到内膜和随后的增生是内膜新生的重要过程。血管损伤后的炎症对于损伤修复有重要作用。前列腺素是调节血管稳态和炎症等细胞功能的重要调节因子。

一、前列腺素参与血管损伤后重塑

（一）COX 与血管损伤后重塑

作为前列腺素的关键酶，COX 的两个亚型 COX1 和 COX2 都在脉管系统中表达，COX2 是诱导型，在炎症中如动脉粥样硬化，动脉瘤，损伤血管等是前列腺素的主要来源。因此抗炎药物被广泛用来抑制支架后再狭窄。

塞来昔布（celecoxib）是COX2选择性抑制剂，广泛用于治疗关节炎。在兔球囊扩张模型中，血管损伤后高胆固醇食物喂养28天，celecoxib明显降低MCP1表达，血管重塑明显得到抑制，巨噬细胞浸润减少。celecoxib减少炎症反应和内膜增厚，可能通过抑制MCP1表达。球囊扩张或支架损伤，血管平滑肌细胞很多信号通路被激活。Akt/GSK是其中受关注的一个[15]。Celecoxib抑制血管损伤3天后的AKT磷酸化和GSK3磷酸化，抑制了血小板衍生因子（platelet-derived growth factor，PDGF）诱导的血管平滑肌细胞增殖和迁移，从而抑制血管增厚。COX2遗传性缺失的小鼠和野生型小鼠相比有明显的抵抗导丝损伤血管内皮后血管重塑的能力。相反，阿司匹林对Akt/GSK通路没影响，对新生内膜没影响。动物研究表明COX2抑制剂，虽然可以抑制内膜增厚，但由于PGI_2合成减少，打破了PGI_2和TXA_2之间的平衡，有可能增加血栓形成倾向的心血管副作用。

（二）PGE_2与血管损伤后重塑

1. mPGES1与血管损伤的重塑　mPGES1敲除可以抑制血管损伤后重塑，细胞外基质分子（tenascin-C，TN-C）在血管重构时上调[16]。mPGES1可能也调节其他胞外基质分子，从而介导血管平滑肌细胞行为。基因敲除mPGES1抑制血管平滑肌细胞增生，这与TN-C敲减效果类似。同时mPGES1基因敲除，使得底物PGH_2流向PGIS形成PGI_2。实验证明，PGE_2剂量依赖性的修复mPGES1基因敲除的血管平滑肌细胞的增殖，而IP激活剂抑制了野生型和mPGES1敲除的VSMC增殖。因此，在mPGES1平滑肌细胞特异敲除小鼠中，PGE_2减少和PGI_2增加都可以抑制血管平滑肌细胞增殖从而抑制内膜增生。mPGES1抑制剂有可能作为抑制支架后修复的药物，而且mPGES1抑制剂相对于COX2抑制剂有较小的心梗风险。然而在冠状动脉结扎后心肌修复模型中，心肌梗死区域附近的髓样细胞浸润，在巨噬细胞特异敲除mPGES1，仍有其他PGES可以弥补PGE_2的合成，因此mPGES1巨噬细胞特异敲除会不利于心肌重构。

2. EP2与血管损伤后的重塑　EP2在内皮细胞和血管平滑肌细胞中均有表达。内皮细胞中EP2促进单核细胞黏附，促进炎症反应和内膜增生。而血管平滑肌细胞的EP2对血管损伤后的修复具有保护作用[17]。在损伤血管和PDGF处理的血管平滑肌细胞中EP2表达升高。EP2敲除小鼠表现出血管平滑肌细胞增生和内膜增厚，以及在新生内膜的血管平滑肌细胞中cyclin D1表达升高。EP2激动剂butaprost和EP2过表达都可以抑制PDGF诱导的平滑肌细胞增生和cyclin D1表达，进而抑制PDGF诱导的血管平滑肌细胞迁移。

3. EP3与血管损伤后的重塑　最近我们研究表明，COX2产生的PGE_2通过EP3介导血管损伤后重塑[18]。使用血管内膜损伤模型，利用多种COX2突变小鼠发现是COX2来源的PGE_2介导了血管损伤后重塑。进一步利用EP受体选择性拮抗剂，发现拮抗EP3受体可以明显抑制血管平滑肌细胞迁移。小鼠EP3受体又分为三个亚型，EP3α、EP3β和EP3γ。利用3种不同EP3亚型血管过表达动物模型和过表达的培养血管平滑肌细胞，发现激活EP3α和EP3β受体可以通过上调小G蛋白（RhoA，Cdc42和Rac1）的活性，进而促进血管平滑肌细胞的极性改变和定向迁移。EP3α和EP3β与$G_{\alpha i}$亚基偶联，通过抑制腺苷酸环化酶降低cAMP水平，从而降低PKA活性，减少对小G蛋白RhoA的抑制；另外，$G_{\beta\gamma}$亚基激活PI3K，进而通过Akt/GSK3β通路来增加RhoA、Cdc42和Rac1活性，促进血管平滑肌细胞的迁移能力和极性改变。这些结果提示EP3可能成为冠心病支架后辅助药物靶标。

（三）PGI_2/TxA_2与血管损伤后重塑

1. PGI_2与血管损伤后的重塑　PGI_2被认为是抗动脉粥样硬化的一种介质，主要由内皮细胞产生。在ApoE或LDL受体敲除的背景下，IP受体敲除小鼠表现出新生内膜增厚，动脉粥样硬化形成加重。PGI_2通过激活IP受体促进血管舒张，抑制血管平滑肌细胞增殖，抑制血小板。IP受体敲除小鼠在血管损伤后表现为新生内膜增生加重，这个结果与PGI_2抑制培养的血管平滑肌细胞增殖是一致的。PGI_2促进内皮祖细胞

（endothelial progenitor cell，EPC）的招募，抑制血管重塑[19]。来源于骨髓的内皮祖细胞参与血管损伤后的再内皮化，从而抑制新生内膜增生。外源注射 EPC 或 EPC 动员因子，有利于内皮快速修复，从而抑制新生内膜形成。骨髓特异敲除 IP 受体，使得 EPC 功能缺乏，进而使内皮修复受到抑制，促进内膜增生；将野生型小鼠骨髓移植到 IP 受体敲除小鼠体中，可以逆转这一效应。因此，PGI_2 对于 EPC 的保护作用与其抑制血管平滑肌细胞增殖的作用相一致，都有助于抑制血管重塑。

2. TXA_2 与血管损伤后重塑　血小板和损伤的血管壁释放的 TXA_2 可以刺激血管平滑肌细胞增殖，导致新生内膜的形成。相反，TP 受体敲除的血管平滑肌细胞对于 TP 激动剂 U46619 刺激后血管收缩反应消失，血管平滑肌细胞增殖受到抑制；相应地，小鼠 TP 受体敲除对 AngⅡ诱导的高血压和血管重构具有保护作用，说明 TXA_2 参与了血管损伤后的血管重塑。因此，TP 敲除和 TP 抑制剂可以明显抑制由 IP 缺失导致的小鼠损伤后血管壁增厚与血小板激活。模拟临床冠状动脉旁路搭桥术的羊脐静脉移植实验表明，移植段静脉比冠状动脉产生更多的 TXA_2，但 PGI_2 的表达在两种血管尚无明显差异，而 PGI_2/TXA_2 比例降低是导致移植血管的血栓形成和内膜纤维增生的原因。因此，PGI_2 和 TXA_2 二者之间的稳态平衡对于血管损伤后的修复具有重要作用。

二、前列腺素与血管生理性重塑

动脉导管是连接主动脉与肺动脉之间的一根管道，为胎儿循环的重要通路。出生后动脉导管即在功能上关闭，逐渐闭合成为动脉韧带，若不闭合即称动脉导管未闭。PGE_2-EP4 受体的作用是在子宫内和出生时保持胎儿血流畅通。EP4 受体基因敲除小鼠出生后由于开放性动脉导管而不能存活，提示 PGE_2-EP4 受体通路对调节动脉导管的闭合具有重要作用。对血管平滑肌细胞和内皮细胞特异敲除 EP4 受体小鼠的进一步研究表明，是动脉导管的血管平滑肌细胞而不是内皮细胞调节动脉导管的闭合。新生小鼠动脉导管的全基因表达分析表明，激活 PGE_2/EP_4 轴可以产生一系列的独特平滑肌基因表达谱，其中包括促进血管平滑肌细胞增殖和迁移、维持血管张力以及血管重塑等相关通路中的基因。此外，COX2 敲除小鼠也表现为新生小鼠动脉导管未闭合，而 COX2 的 COX 活性丧失（COX2 H385F 基因突变小鼠）并没有这种缺陷，表明 COX2 可能与 COX1 形成异源二聚体来调节新生小鼠动脉导管闭合这一生理过程[20]。关于 COX 和各种前列腺素合酶及其受体如何在血管生理性重塑中发挥作用，有待深入研究。

三、前列腺素与静脉曲张

静脉曲张是指由于血液淤滞、静脉管壁薄弱等因素，导致的下肢浅静脉系统迂曲、扩张。PGI_2 激动剂 iloprost，明显加快静脉溃疡愈合速度。8- 异构前列腺素（8-epi-$PGF_{2\alpha}$）具有促进血管收缩的作用。临床数据表明，8-epi $PGF_{2\alpha}$ 降低可改变静脉张力使血管扩张，促进静脉曲张。临床研究表明 PGE_1 可用于治疗慢性静脉功能不全（chronic venous insufficiency，CVI）患者出现的营养性溃疡和皮肤血管炎，并减少复发率。

第五节　前列腺素与动脉瘤

动脉瘤是由慢性炎症和基质降解导致的永久性血管重塑。腹主动脉瘤是最常见的动脉瘤，其主要特点是大量炎症细胞浸润和主要来源于炎症细胞的血管壁内蛋白水解酶表达升高。平滑肌细胞是弹性蛋白和胶原蛋白的主要来源，用于修复和保持动脉壁的胞外基质结构。主动脉瘤表现为局部结缔组织退化和平滑肌细胞凋亡，最终导致主动脉扩张和破裂。虽然与常见的心血管疾病因素有关，主动脉瘤的发病机理仍不清楚。我国的腹主动脉瘤的发病率呈上升趋势，其中65岁以上老人中发病率约为8.8%。很多情况下是直到发生动脉壁夹层或破裂，才临床确诊动脉瘤。即便如此，目前仍没有有效的药物治疗主动脉瘤。

一、COX与动脉瘤的发生、发展

人类动脉瘤活检组织中，COX2表达很高；在啮齿动物模型的动脉瘤发展进程中，COX2表达升高，COX1表达没有明显变化。提示COX2参与了动脉瘤的发生发展。COX2主要在动脉瘤血管壁的巨噬细胞和平滑肌细胞中表达。

给高脂血症小鼠用微渗泵持续灌注AngⅡ，是常用的模拟临床腹主动脉瘤的小鼠模型。这个模型表现出了人类动脉瘤的特征。AngⅡ促进巨噬细胞招募，通过硝基酪氨酸染色，检测到动脉内膜和外膜的氧化应激。AngⅡ直接激活腹主动脉部位血管平滑肌细胞COX2。给ApoE敲除小鼠分别口服COX1和COX2共同抑制剂-传统的非甾类抗炎药（traditional non-steroidal anti-inflammatory drug，tNSAID），COX1抑制剂SC-560，COX2抑制剂celecoxib，1周后注射AngⅡ。实验结果显示celecoxib和tNSAID降低了腹主动脉瘤的发生和发展。在正常喂饲野生型小鼠中，也得到相似结果[21]。COX2基因敲除也明显减少了AngⅡ诱导的小鼠腹主动脉瘤的发生。但是在弹性蛋白酶灌注诱导动脉瘤的大鼠模型中，COX2选择性抑制剂rofecoxib处理并不影响腹主动脉瘤的进展，这可能与不同类型动脉瘤的发病机制不同有关。

二、前列腺素与动脉瘤的发生、发展

（一）PGE_2与动脉瘤

巨噬细胞产生的PGE_2促进平滑肌细胞合成基质金属蛋白酶和弹性纤维蛋白酶合成，从而降解胞外基质，破坏动脉壁完整性和促进动脉瘤发展。MMPs抑制剂强力霉素可以抑制动脉瘤发展。此外，人类动脉瘤的平滑肌细胞相对于正常动脉的平滑肌细胞，对PGE_2诱导的凋亡更加敏感。PGE_2也增加炎症因子产生，导致招募更多炎症细胞，促进动脉瘤发展。

1. mPGES1　mPGES1是PGE_2合成的主要来源。在LDL受体敲除背景的小鼠中，mPGES1缺失增加了PGD_2和PGI_2代谢物的分泌（PGH_2底物从原来的mPGHS1更多转向PGDS和PGIS），同时促进了血红素加氧酶1合成增加，减轻氧化应激和减少AngⅡ诱导的腹主动脉瘤发生率和严重程度[22]。

体外实验表明，mPGES1缺失对不同细胞PG合成影响不同，例如，在内皮细胞和平滑肌细胞PGH_2更多流向PGIS合成PGI_2，与TxA_2相互拮抗。虽然mPGES1敲除没有影响巨噬细胞的招募，但影响了巨噬细胞的前列腺素合成。在mPGES1敲除小鼠中，PGE_2减少，PGI_2和PGD_2合成提高。在动脉瘤形成过程中，mPGES1敲除，并不影响TxA_2代谢产物。mPGES1敲除影响了动脉MMP2活性，可能是由于PGE_2减少，导致氧化应激受到抑制。

2. EP受体　目前认为COX2-PGE_2的受体及下游信号通路在腹主动脉瘤的形成中发挥重要作用。主动脉活检标本检测出EP2、EP3和EP4表达。小鼠动脉平滑肌细胞同时表达EP四个亚型。EP2，EP3和EP4激动剂11-deoxy-PGE_1逆转了非特异性COX抑制剂吲哚美辛（indomethacin）抑制的培养中含动脉瘤病变的主动脉（aortic explant）的IL6分泌，而EP2激动剂butaprost和EP1/3的激动剂sulprostone没有作用。相反，PGE_2或11-deoxy-PGE_1激活病变主动脉壁中的巨噬细胞分泌IL-6。因此，PGE_2刺激动脉瘤血管壁分泌IL6的主要是巨噬细胞上EP4受体介导。在人类和小鼠腹主动脉瘤平滑肌细胞中EP4表达升高，EP4激活促进MMP2激活和IL6表达，同时，IL6可以促进MMP2的表达。相反，在人类离体培养的动脉瘤组织中，EP4抑制剂可以降低MMP2活性和IL6表达。EP4抑制剂AE3-208（每天10ng/kg）或EP4基因敲除均可以抑制小鼠腹主动脉瘤形成。因此，EP4参与动脉瘤炎症反应过程，EP4抑制剂通过降低细胞因子合成和基质金属蛋白酶的活性从而抑制腹主动脉瘤的发生率和严重程度[23]。

与抗炎药物相比，EP4 抑制剂似乎在抑制动脉瘤生长方面更特异。但也有学者持不同观点，将 EP4 敲除小鼠的骨髓移植到高血脂的 LDL 受体敲除背景小鼠，可以明显增加 AngⅡ诱导动脉瘤的发生率。这也许是 EP4 敲除加重了局部炎症，使得 LDL 受体敲除小鼠的动脉瘤更加严重。因为巨噬细胞中 EP4 可以抑制 MCP1 表达，而 EP4 的缺失促进局部炎症发生和凋亡基因表达，进而促使平滑肌细胞丢失。PGE_2 可减少巨噬细胞中 MCP1、IL8、MIP1α、MIP1β 和诱导型蛋白 -10 等趋化因子的蛋白和 mRNA 表达，同时还能抑制 TNFα、IFNγ、IL1β 介导的以上趋化因子的表达。EP4 抑制剂可以完全拮抗 PGE_2 引起的抑制趋化因子表达作用，说明 PGE_2 的抑制炎症作用是由其受体 EP4 所介导的。但是，在血管内皮细胞和平滑肌中 PGE_2 的效应则与巨噬细胞不同，LPS 和促炎因子刺激时，内皮细胞和血管平滑肌细胞的 PGE_2 不能抑制趋化因子表达。因此，敲除 COX2 或 mPGES1 减少 PGE_2 对动脉瘤的发生发展有保护作用，EP4 受体并不能完全解释这一现象[24]。

（二）PGD_2 与动脉瘤

AngⅡ直接诱导腹主动脉部位血管平滑肌细胞 COX2 和 PGDS 基因表达升高，PGD_2 水平升高；因此推测 PGD_2 参与 AngⅡ灌注引起的腹主动脉瘤形成。有研究证明，ApoE 敲除背景的 DP1 受体敲除小鼠，更易形成腹主动脉瘤[14]。说明 PGD_2 在形成腹主动脉瘤方面具有保护作用。

（三）PGI_2/TxA_2 与动脉瘤

PGI_2 类似物 iloprost 是强有力的血管舒张剂和血小板活化的抑制剂，一直用于治疗肺动脉高压和慢性下肢血管缺血。关于 PGI_2 对动脉瘤的直接影响尚无报道，临床跟踪研究显示，持续 iloprost 灌注能够预防择期腹主动脉瘤（elective abdominal aortic aneurysm，EAAA）手术后的外周组织缺血，大大改善了病人肾、心脏和呼吸功能。TXB_2 可能与腹主动脉瘤的破裂相关。直径相同的动脉瘤，破裂和不破裂的情况相比较，破裂动脉瘤分泌的 TXB_2 和 IL6 水平较高，但 TXB_2 和 IL6 等炎症因子的水平和动脉瘤直径大小没有绝对的正相关。

本章结语

综上所述，前列腺素这一脂质介质家族介导一系列重要而复杂的心血管效应，有些是协同效应，有些是拮抗作用。目前，作为主要的解热镇痛药，NSAID（抑制羟氧化酶 -COX 活性，如布洛芬、泰诺）表现较好的临床疗效并占有优势市场，阿司匹林也被广泛应用于心血管疾病的Ⅱ级预防。然而 COX2 选择性抑制剂显著增加血栓性疾病、心肌梗死、高血压、充血性心力衰竭和心脏性猝死的发病风险，尽管只占相关病人的 1%～2%。遗传背景、药物和疾病状态可以影响 COX2 选择性抑制剂的心血管事件风险程度。如何找到增加事件的风险标志物和长时间应用是否增加动脉粥样硬化的风险仍不清楚。另外，值得注意的是，所有 NSAID 都只抑制环氧化酶活性（COX），而对过氧化物酶活性（peroxidase，POX）无影响，POX 在有过氧化氢存在时可以催化 PGG_2 生成多种游离中间产物和大量的活性自由基，这些物质可能参与血压调节、血管平滑肌增生以及动脉粥样硬化。因此，了解 POX 活性对前列腺素生成的影响及其与心血管疾病发生、发展的关系也是将来研究兴趣所在。另外，以往的研究表明多种前列腺素和它们相应的受体参与同一种疾病的发生发展（如高血压、血管重塑），它们可能在疾病的不同发病阶段或在不同细胞 / 器官影响疾病进程，而 NSAID 是非选择性抑制所有前列腺素及其下游通路，因此 COX 抑制剂 NSAID 作为心血管疾病治疗药物具有局限性，开发靶向单一前列腺素受体或前列腺素合酶的药物，已经成为重要的研究方向。

某种前列腺素在不同的炎症条件下可以促进炎症的消退，如 PGD_2 和 ω-3 来源的前列腺素，但是这些前列腺素来源于哪些炎症细胞，如何发挥炎症的抑制作用仍不清楚。最近，阿司匹林与深海鱼油（DHA 和 EPA）合用可以产生多种促炎症消退的新型脂质介质如 Resolvin、Protectin 等，它们在心血管炎症的作用以及与阿司匹林协同作用存在潜在的转化前景，有待深入研究。

参考文献

[1] Zhang J, Gong Y, Yu Y. Pg f (2alpha) receptor: A promising therapeutic target for cardiovascular disease. Front Pharm, 2010, 1:116.

[2] Woodward DF, Jones RL, Narumiya S. International union of basic and clinical pharmacology. Lxxxiii: Classification of prostanoid receptors, updating 15 years of progress. Pharm Rev, 2011, 63:471-538.

[3] Cha YI, Kim SH, Solnica-Krezel L, et al. Cyclooxygenase-1 signaling is required for vascular tube formation during development. Developmental Biology, 2005, 282:274-283

[4] Cheng Y, Austin SC, Rocca B, et al. Role of prostacyclin in the cardiovascular response to thromboxane a2. Science, 2002, 296:539-541.

[5] Liu JY, Li N, Yang J, et al. Metabolic profiling of murine plasma reveals an unexpected biomarker in rofecoxib-mediated cardiovascular events. Proc Nat Acad Sci USA, 2010, 107:17017-17022.

[6] Smyth EM, Grosser T, Wang M, et al. Prostanoids in health and disease. J Lipid Res, 2009, 50 Suppl:423-428.

[7] Babaev VR, Ding L, Reese J, et al. Cyclooxygenase-1 deficiency in bone marrow cells increases early atherosclerosis in apolipoprotein e- and low-density lipoprotein receptor-null mice. Circulation, 2006, 113:108-117.

[8] Vidal C, Gomez-Hernandez A, Sanchez-Galan E, et al. Licofelone, a balanced inhibitor of cyclooxygenase and 5-lipoxygenase, reduces inflammation in a rabbit model of atherosclerosis. J Pharm Exp Therap, 2007, 320:108-116.

[9] Ricciotti E, FitzGerald GA. Prostaglandins and inflammation. Arterioscler, Thromb Vas Bio, 2011, 31:986-1000.

[10] Wang M, Zukas AM, Hui Y, et al. Deletion of microsomal prostaglandin e synthase-1 augments prostacyclin and retards atherogenesis. Proc Natl Acad Sci USA 2006, 103:14507-14512.

[11] Singh J, Zeller W, Zhou N, et al. Antagonists of the ep3 receptor for prostaglandin e2 are novel antiplatelet agents that do not prolong bleeding. ACS Chem Bio, 2009, 4:115-126.

[12] Babaev VR, Chew JD, Ding L, et al. Macrophage ep4 deficiency increases apoptosis and suppresses early atherosclerosis. Cell Metab, 2008, 8:492-501.

[13] Strack AM, Carballo-Jane E, Wang SP, et al. Nicotinic acid and dp1 blockade: Studies in mouse models of atherosclerosis. J Lipid Res, 2013, 54:177-188.

[14] Song WL, Stubbe J, Ricciotti E, et al. Niacin and biosynthesis of pgd(2)by platelet cox-1 in mice and humans. Journal Clin Invest, 2012, 122:1459-1468

[15] Yang HM, Kim HS, Park KW, et al. Celecoxib, a cyclooxygenase-2 inhibitor, reduces neointimal hyperplasia through inhibition of akt signaling. Circulation, 2004, 110:301-308.

[16] Wang M, Ihida-Stansbury K, Kothapalli D, et al. Microsomal prostaglandin e2 synthase-1 modulates the response to vascular injury. Circulation, 2011, 123:631-639.

[17] Zhu S, Xue R, Zhao P, et al. Targeted disruption of the prostaglandin e2 e-prostanoid 2 receptor exacerbates vascular neointimal formation in mice. Arteriosclerosis, Thrombosis, and Vascular Biol, 2011, 31:1739-1747.

[18] Zhang J, Zou F, Tang J, et al. Cox-2-derived pge2 promotes injury-induced vascular neointimal hyperplasia through the ep3 receptor. Circ Res, 2013, 113:104-114.

[19] Kawabe J, Yuhki K, Okada M, et al. Prostaglandin i2 promotes recruitment of endothelial progenitor cells and limits vascular remodeling. Arteriosclerosis, Thromb Vas Biol, 2010, 30:464-470.

[20] Yu Y, Fan J, Chen XS, et al. Genetic model of selective cox2 inhibition reveals novel heterodimer signaling. Nat Med, 2006, 12:699-704.

[21] King VL, Trivedi DB, Gitlin JM, et al. Selective cyclooxygenase-2 inhibition with celecoxib decreases angiotensin ii-induced abdominal aortic aneurysm formation in mice. Arterioscler, Thromb Vas Biol, 2006, 26:1137-1143.

[22] Wang M, Lee E, Song W, et al. Microsomal prostaglandin e synthase-1 deletion suppresses oxidative stress and angiotensin ii-induced abdominal aortic aneurysm formation. Circulation, 2008, 117:1302-1309.

[23] Yokoyama U, Ishiwata R, Jin MH, et al. Inhibition of ep4 signaling attenuates aortic aneurysm formation. PloS One, 2012, 7:36724.

[24] Tang EH, Shvartz E, Shimizu K, et al. Deletion of ep4 on bone marrow-derived cells enhances inflammation and angiotensin ii-induced abdominal aortic aneurysm formation. Arterioscler Thromb Vas Biol, 2011, 31:261-269.

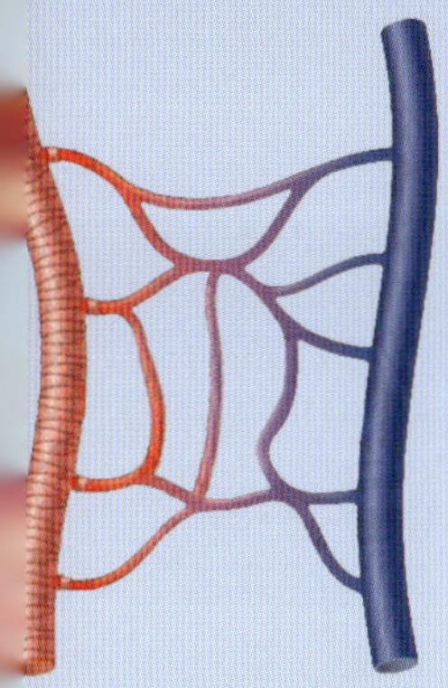

第三十一章

核受体与血管病变

汪南平　校　蕾

糖脂代谢紊乱及其所致的应激和炎症反应是多种血管疾病的危险因素和共同病理生理基础。核受体作为一类转录因子超家族，通过调节复杂的基因表达谱构成了机体代谢通路、炎症及众多其他生理及病理过程调控网络的若干重要节点。近年研究表明，多种内、外源物质及其代谢产物作为核受体的配体所组成的调节环路对于维持细胞的代谢稳态具有关键作用。一方面，由于对糖脂代谢紊乱的调节作用，多种核受体的合成配体已经成为糖尿病及脂质紊乱的治疗药物应用于代谢性血管疾病的临床治疗。另一方面，组织特异性基因敲除及转基因、高通量基因组学等研究手段的使用正逐步加深我们对于核受体血管生物学功能的了解，从而有助于阐明血管的生理调节、血管疾病的病理机制以及发现新的治疗靶点和干预策略。其中，糖皮质激素受体（glucocorticoid receptor，GR）、雌激素受体（estrogen receptor，ER）、过氧化物酶体增殖物激活受体（peroxisome proliferator-activated receptor，PPAR）、肝 X 受体（liver X receptor，LXR）、NR4A 孤儿受体和维 A 酸受体（retinoic acid receptor，RAR）等作为经典的核激素受体与非经典核受体的代表在炎症、动脉粥样硬化、胰岛素抵抗、脂质代谢与转运等血管生物学相关过程中具有较为明确的重要作用。因此，本章主要就以上核受体的血管生物学相关进展加以阐述。

第一节 核 受 体

核受体(nuclear receptor，NR)是一类配体依赖的转录因子，其成员众多，构成了核受体转录因子超家族(nuclear receptor and transcription factor superfamily)。核受体的共同特点是以亲脂性的小分子物质为配体而激活，进而转录调控基因的表达。迄今为止，这一超家族在人类基因组中有48个成员[1]。按照序列比对及构建分子系统发育树可将人类核受体超家族成员分为六个亚家族以及缺乏DNA结合域无法归入以上亚家族的DAX1和SHP(表31-1)。核受体参与机体多种生理功能的调节，如形态发育、细胞增殖分化、炎症及高级神经功能控制等。核受体功能及其所调控的靶基因表达的紊乱参与动脉粥样硬化、糖尿病、肥胖、脂肪肝、肿瘤等重大疾病的病理、生理过程，也是以上疾病治疗的重要靶点[2]。

一、核受体的结构

核受体有共同的结构，它的典型结构分为以下主要功能结构域[3](图31-1)：①A/B区：位于氨基端，包含配体非依赖性转录激活域(AF1)；②C区：DNA结合区(DNA binding domain，DBD)，包含两个高度保守的锌指结构[4]：CX2CX13CX2C(锌指Ⅰ)和CX5CX9CX2C(锌指Ⅱ)。DBD介导核受体与其靶基因调节区对应的DNA序列激素反应元件(hormone responsive element，HRE)的结合；③D区：为位于A/B区与C区间的绞链区，使得DBD得以通过旋转发生构像改变，该区也含有核定位信号序列，决定核受体的亚细胞转运及定位；④E区：即配体结合区(ligand binding domain，LBD)，目前配体激活型核受体的晶体结构均已解明。其主要结构包括与伴侣核受体(如RXR)形成二聚体的结构界面、与特异亲脂性小分子结合的配体结合袋(ligand-binding pocket)以及配体依赖性转录激活域(AF2)。AF2的核心结构是脂-水双亲性α螺旋，该结构除具有配体依赖性转录激活功能外也负责共激活因子(co-activator)的征募。⑤F区：位于羧基端，不同核受体间F区序列差异较大。

二、核受体的配体

配体是指能够与核受体配体结合袋发生可逆性结合的化合物。所有的核受体配体都是亲脂性小分子。由于配体的化学结构、受体选择性以及组织特异性等不同因素，核受体的不同配体会表现出激活或拮抗等多种复杂的作用。

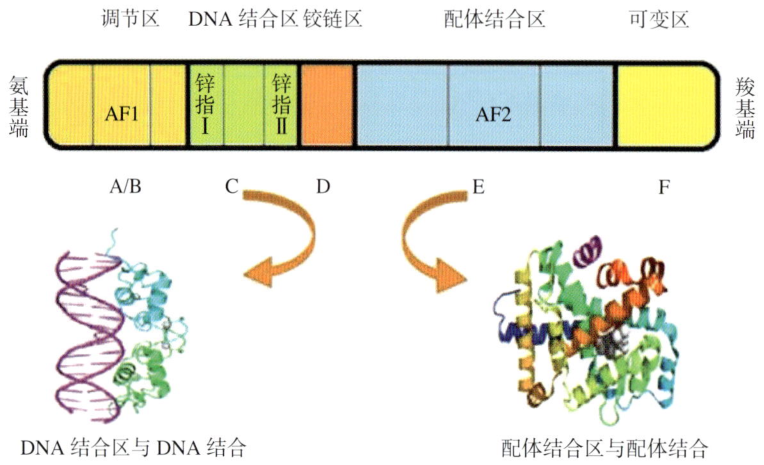

图31-1 核受体结构示意图

表31-1　人类核受体超家族分类

亚家族		组	成员		
			统一命名	名称	缩写
1	甲状腺激素受体样	A	NR1A1	甲状腺激素受体α	TRα
			NR1A2	甲状腺激素受体β	TRβ
		B	NR1B1	视黄酸受体α	RARα
			NR1B2	视黄酸受体β	RARβ
			NR1B3	视黄酸受体γ	RARγ
		C	NR1C1	过氧化酶体增殖物激活受体α	PPARα
			NR1C2	过氧化酶体增殖物激活受体β/δ	PPARβ/δ
			NR1C3	过氧化酶体增殖物激活受体γ	PPARγ
		D	NR1D1	Rev-Erbα	Rev-Erbα
			NR1D2	Rev-Erbβ	Rev-Erbβ
		F	NR1F1	RAR相关孤儿受体α	RORα
			NR1F2	RAR相关孤儿受体β	RORβ
			NR1F3	RAR相关孤儿受体γ	RORγ
		H	NR1H3	肝X受体α	LXRα
			NR1H2	肝X受体β	LXRβ
			NR1H4	法尼酯醇X受体	FXR
		I	NR1I1	维生素D受体	VDR
			NR1I2	孕烷X受体	PXR
			NR1I3	组成型雄烷受体	CAR
2	视黄酸X受体样	A	NR2A1	肝细胞核因子4α	HNF4α
			NR2A2	肝细胞核因子4γ	HNF4γ
		B	NR2B1	视黄酸X受体α	RXRα
			NR2B2	视黄酸X受体β	RXRβ
			NR2B3	视黄酸X受体γ	RXRγ
		C	NR2C1	睾丸孤核受体2	TR2
			NR2C2	睾丸孤核受体4	TR4
		E	NR2E1	孤儿核受体Tailless样蛋白	TLX
			NR2E3	光干细胞特异核受体	PNR
		F	NR2F1	COUP转录因子1	COUP-TFI
			NR2F2	COUP转录因子2	COUP-TFII
			NR2F6	v-erbA相关蛋白2	EAR2
3	雌激素受体样	A	NR3A1	雌激素受体α	ERα
			NR3A2	雌激素受体β	ERβ
		B	NR3B1	雌激素相关受体α	ERRα
			NR3B2	雌激素相关受体β	ERRβ
			NR3B3	雌激素相关受体γ	ERRγ
		C	NR3C1	糖皮质激素受体	GR
			NR3C2	盐皮质激素受体	MR
			NR3C3	孕酮受体	PR
			NR3C4	雄激素受体	AR

表31-1 人类核受体超家族分类（续表）

亚家族		组	成员		
			统一命名	名称	缩写
4	神经生长因子I-B样	A	NR4A1	神经生长因子I-B	NGFIB
			NR4A2	核受体相关因子1	NURR1
			NR4A3	神经元孤儿受体1	NOR1
5	类固醇生成因子样	A	NR5A1	类固醇生成因子1	SF1
			NR5A2	肝受体同源物1	LRH1
6	生殖细胞核因子样	A	NR6A1	生殖细胞核因子	GCNF
0	其他	B	NR0B1	DAX 1	DAX1
			NR0B2	小异二聚体伴侣分子	SHP

（一）激动剂（agonist）

激动剂通过与核受体结合，使AF2处于活化构像，进而征募共激活因子引起靶基因的转录激活。内源性甾类激素通过与相应核受体结合，刺激激动反应。人工合成的核受体配体由于可以模拟内源性激素的激动作用已广泛用于临床治疗。其中根据其激动效率的不同又可分为完全激动剂（full agonist）及部分激动剂（partial agonist）。

（二）拮抗剂（antagonist）

有些配体本身不能引起核受体的激活，但可以竞争性阻断激动剂的作用，这类配体称为核受体拮抗剂。拮抗剂的阻断机制主要是通过影响核受体AF2活化构象的形成、阻止其与共激活子结合、核受体二聚体的形成以及与DNA的结合等发挥作用。

（三）反向激动剂（inverse agonist）

在没有激动剂存在时，一些核受体促进低水平的基因转录（也称为基础激活）。可以与核受体结合并抑制其基础激活水平的合成配体称为反向激动剂[5]。反向激动剂可以抑制核受体与共激活因子的结合并促进其与共抑制因子（co-repressor）的结合。

（四）选择性核受体调节剂（selective nuclear receptor modulator，SNuRM）

某些配体的激动或拮抗作用具有高度的组织特异性，同一配体在一定组织对相应核受体具有激动效应，而在另一组织则具有拮抗效应。具有这种混合激动剂/拮抗剂效应的配体称为选择性核受体调节剂。例如他莫昔芬（tamoxifen）在子宫内膜组织具有雌激素受体激动效应，而在乳腺组织则具有拮抗效应。这种特异性作用可能与特定组织中共激活因子/共抑制因子表达水平的差异有关[6]。

三、核受体的作用方式

在非配体结合状态下，核受体可存在于胞浆（Ⅰ型）或核内（Ⅱ型）。甾类激素等亲脂性小分子配体扩散透过细胞膜与位于细胞质或细胞核的核受体结合后，引起受体构象的改变，引发包括受体二聚体形成、DNA结合、共抑制因子解离及共激活因子复合物形成等一系列的下游级联事件，最终导致基因表达的改变[7]。核受体转录因子调节基因表达的作用方式较为复杂，根据基础状态下亚细胞定位、二聚体形成方式以及DNA识别序列等的差异大致可分为以下四种类型。

（一）Ⅰ型

核受体第三亚家族成员（糖皮质激素受体、盐皮质激素受体、雌雄激素受体等）在基础状态下位于胞质并与热休克蛋白90（heat shock protein 90，HSP90）、HSP70等伴侣分子形成复合物[8]。激素配体结合与胞浆中的Ⅰ型NR结合后，促使HSP90解离、核受体-配体复合物向胞核内转位并与相应的DNA序列（即HRE）结合。HRE 是位于靶基因调控区由核受体识别的特异 DNA 序列，Ⅰ型核受体的核心反应元件是由两个 6 碱基半位点由数目不一的碱基间隔组成的反向重复序列（inverted repeat，IR）。HRE 半位点的组合方向、间隔距离（1～5 个碱基）以及核心序列变异是影响核受体 DNA 结合特异性的主要因素。第三亚家族 NR 识别 HRE 的间隔碱基一般为 3 个（IR3）[8]。该亚家族成员多以同源二聚体结合于 DNA 的 IR3 序列。配体结合的核受体与 DNA 结合后进一步募集多种蛋白组成转录复合体，调控靶基因的表达。

（二）Ⅱ型

与Ⅰ型相反，Ⅱ型受体无论是否与配体结合都会驻留在细胞核内，并且活化后以异二聚体形式（多数与 RXR 结合）与 DNA 结合。无配体结合时，Ⅱ型核受体与共抑制因子结合。这些因子能与组蛋白去乙酰化酶（histone deacetylase，HDAC）结合，使组蛋白去乙酰化，使靶基因转录处于抑制。配体进入核内与核受体结合后引起构象改变，使共抑制因子与受体解离，并招募共激活因子。由于共激活因子具有组蛋白乙酰转移酶（histone acetyltransferase，HAT）活性，导致染色质重塑及基因表达的激活。第一亚家族的多数核受体（如维 A 酸受体、PPAR 和甲状腺激素受体等）均以Ⅱ型方式发挥作用。

核受体共调节因子目前已有 350 多种，共抑制因子主要有 NcoR（nuclear receptor corepressor）、SMRT（silencing mediator for retinoid and thyroid hormone receptors）、RIP140（RXR interacting protein 140）等。共激活子是由多种蛋白家族组成，如 P160 家族（SRC1/TIF2/GRIP1/ACTR）、P/CIP、P300/CBP、PGC1、PGC2、PRIP 和 ARA70[9-10]。核受体辅因子对核受体及其配体生物学效应的精细调节以及相关疾病的发病及治疗中具有重要的作用。

（三）Ⅲ型

核受体第二亚家族成员如 HNF4 等形成同型二聚体与 DNA 结合。但其结合的 HRE 为正向重复序列。

（四）Ⅳ型

有些核受体既可以单体也可以二聚体形式与 DNA 结合，但即便以二聚体形式也只有其中一个的 DNA 结合域单独与 HRE 结合。除配体介导的调节以外，核受体也受到多种蛋白质翻译后修饰的影响。蛋白磷酸化、乙酰化、泛素化等可通过影响核受体的转位、DNA 结合、配体结合、转录活性以及蛋白降解等调节核受体的功能。

第二节　过氧化物酶体增殖物激活受体

过氧化物酶体增殖物激活受体（peroxisome proliferator-activated receptor，PPAR）属于核激素受体第一亚家族（NR1C）。参与调控糖脂稳态、细胞分化和增殖以及免疫炎症反应等重要细胞生理过程（图 31-2）。

PPAR 存在三种亚型：PPARα（NR1C1）、PPARβ/δ（NR1C2）和 PPARγ（NR1C3）。PPAR 三种亚型分别由不同基因编码，结构、功能各异。PPAR 与视黄酸 X 受体（retinoic X receptor，RXR）形成异二聚体，结合于靶基因启动子区的 PPAR 反应元件（PPAR responsive element，PPRE）。PPRE 是由两个 AGGTCA 半位间隔一个碱基正向重复的 HRE（DR1）。其激活方式为Ⅱ型。

参与 PPAR 转录激活作用的共激活因子主要有 PPAR 共激活因子 1（PPAR co-activator 1，PGC1）、CREB 结合蛋白（CREB binding protein，CBP/P300）、甲状腺激素受体相关蛋白 220（thyroid hormone receptor-associated protein 220，TRAP220）、PPAR 结合蛋白（PPAR-binding protein，PBP/PPARBP）等。此外，PPAR 也可以通过蛋白 - 蛋白相互作用及辅因子竞争作用抑制多种促炎症转录因子的作用，包括核因子 -κB（nuclear factor-κB，NF-κB）、信号转导

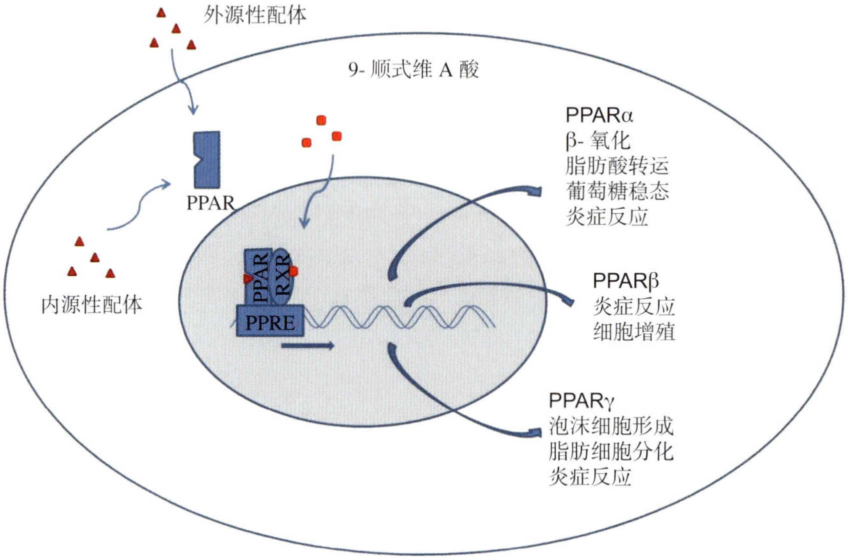

图 31-2 PPAR 激活的生理作用

与转录激活因子（signal transducer and activator of transcription，STAT）、活化蛋白 1（activator protein 1，AP1）、活化 T 细胞核因子（nuclear factor of activated T cells，NFAT）。PPAR 的内源配体主要为多不饱和脂肪酸及前列腺素的衍生物。自发现贝特类调脂药物及噻唑烷二酮类抗糖尿病药物分别激活 PPARα 及 PPARγ 以来，PPAR 在代谢性心血管疾病中的作用迅速受到关注。针对 PPAR 的选择性调节小分子也日益成为药物研发的重要靶点。

一、PPAR 概述

PPARα 主要分布于脂肪酸 β- 氧化活跃的组织器官，如肝、肾、心脏、骨骼肌以及褐色脂肪组织。在血管系统中，PPARα 可表达于内皮细胞、血管平滑肌细胞和巨噬细胞。

脂肪酸作为 PPARα 的天然配体，激活 PPARα 后启动脂肪酸分解代谢相关基因的表达。高脂饮食，特别是富含长链脂肪酸和多不饱和脂肪酸（DHA、EPA）的高脂饮食能够通过 PPARα 依赖的途径诱导脂肪酸 β- 氧化，上调参与肝脂肪酸氧化的基因转录，抑制固醇调节元件结合蛋白 1c（sterol response element protein 1c，SREBP1c），下调参与肝脂肪合成的基因表达。花生四烯酸通过脂氧酶或环氧酶通路产生的二十碳四烯酸产物（eicosanoids）也可作为 PPARα 的配体。PPAPα 配体还包括长链不饱和脂肪酸（long chain PUFA）、支链、聚合和氧化型脂肪酸、二十烷类化合物、白三烯 B4（leukotriene B4）、邻苯二甲酸酯增塑剂、除草剂及食物添加剂。临床上常用的调脂药物贝特类药物如非诺贝特（fenofibrate）、苯扎贝特（benzafibrate）等也是 PPAPα 的重要配体。此外，多种生理因素（节律、禁食、应激、寒冷等）通过影响 PPARα 的表达水平调节脂肪酸的代谢、转运及葡萄糖稳态。

PPARβ/δ 广泛分布于机体各个组织，尤其是在大脑、脂肪组织和皮肤中高表达。PPARβ/δ 是脂质与葡萄糖代谢、能量动态平衡的重要调节因子。体内多种不饱和脂肪酸、花生四烯酸产物可以激活 PPARβ/δ。PPARβ/δ 的合成配体包括苯乙酸衍生物 L2796449、L2165461 和 L2783483，但它们也是 PPARγ 的配体。苯氧乙酸衍生物（L2165041）与 PPARγ 结合较弱，对 PPARβ/δ 有较高亲和性。近年合成的 GW501516、GW610742、Compound F 对 PPARβ/δ 有很高的选择性。PPARβ/δ 的拮抗剂有 GSK0660。PPARβ/δ 在细胞生长、分化及组织损伤、修复过程中起重要作用，参与了众多的病理和生理过程如胚胎的发育、肿瘤发生、神经细胞分化发育、皮肤创伤愈合等的调节。还参与脂质代谢、转运及胰岛素信号传导，并具有重要的血管生物学效应。PPARβ/δ 与 RXR 形成异二聚体，共抑制因子如 NCoR、SMRT 或 B 细胞淋巴瘤 6（B-cell lymphoma，BCL6）结合于此异二聚体，形成抑制性复合物，结合于靶基因的 PPAR 反应元件（PPRE）。激动性配体结合后，共抑制因子从转录复合物上解离，代之以共激活因子，如 p300、SRC，形成转录复合物激活靶基因的转录。此外，PPARβ/δ 的转录活性还受到翻译后修饰的影响。

人类染色体编码 3 种 PPARγ mRNA，根据启动子和拼接方式不同分为 PPARγ1、PPARγ2 和 PPARγ3。PPARγ1 在脂肪组织、大肠以及造血细胞中大量表达，而在肾、肝、骨骼肌、胰腺以及小肠中有少量表达。PPARγ2 仅表达在白色脂肪组织。PPARγ3 只在大肠和巨噬细胞中有一定量的表达。PPARγ 天然配体包括脂肪酸及其代谢衍生物亚油酸、亚麻酸、15- 脱氧前列腺素 J2（15d-PGJ2）等；人工合成配体包括噻唑烷二酮类（thiazolidinedinoes，TZD）抗糖尿病药物如曲格列酮、罗格列酮和吡格列酮及非甾类抗炎药物（吲哚美辛、舒林酸、布洛芬等）。配体结合激活 PPARγ 调控靶基因表达，发挥改善胰岛素敏感性、调节免疫炎症反应、细胞增殖和分化等作用。此外，PPARγ 的转录活性也受磷酸化等翻译后修饰的调节。

二、PPAR 的血管生物学作用

（一）PPARα 的血管生物学作用

PPARα 的血管生物学作用极为广泛。PPARα 一方面通过改善机体代谢维持稳态发挥血管保护作用；另一方面，PPARα 也表达于血管内皮细胞、平滑肌细胞以及单核巨噬细胞，PPARα 的激活也具有直接的血管保护作用。

1. 内皮细胞　血管内皮作为循环与血管壁、组织之间的互动界面在血管功能机构的稳态调节中起至关重要的作用。内皮功能紊乱是高血压、糖尿病、动脉粥样硬化等众多疾病的早期环节及关键病理生理学机制。PPARα 的激活具有明确的抑制内皮细胞炎性激活的效应，包括抑制促炎趋化因子（monocyte chemoattractant protein 1，MCP1 和 interleukin 8，IL8）、黏附因子（intercellular adhesion molecule 1，ICAM1、vascular cell adhesion molecule 1，VCAM1 和 E-selectin）的表达，由此抑制单核细胞的黏附；PPARα 配体抑制内皮素 1（endothelin 1，ET1）的合成和分泌、促进内皮型一氧化氮合酶（eNOS）的表达及一氧化氮（nitric oxide，NO）产生，具有扩血管效应；PPARα 还通过上调超氧化物歧化酶（superoxide dismutase，SOD）等抗氧化酶并下调 NADPH 氧化酶的表达发挥抗氧化作用。

2. 平滑肌细胞　PPARα 在血管平滑肌细胞（smooth muscle cell，SMC）中也具有类似的抗炎、抗氧化作用，包括抑制白细胞介素 6（IL6）及环氧酶 2（cyclooxygenase，COX2）的表达。其抗炎作用可能与抑制 NF-κB 有关。PPARα 激动剂二十二碳六烯酸（ω-3 脂肪酸）也通过激活 p38 促进血管平滑肌细胞凋亡。PPARα 激活 p16 表达也介导其抗 SMC 增殖的作用。PPARα 也调节 SMC 表型转化，血流机械剪应力通过内皮释放的 PPARα 及 PPARβ/δ 内源配体抑制 SMC 由收缩向合成（分泌）表型的转化。

3. 巨噬细胞　PPARα 在巨噬细胞的表达也参与抑制小鼠动脉粥样硬化的形成。PPARα 敲除的 $LDLR^{-/-}$ 小鼠高脂诱导下动脉粥样硬化斑块增加，PPARα 敲除的巨噬细胞摄取 oxLDL 增加、胆固醇外流减少，该作用可能与 PPARα 调节清道夫受体 SRBI 及胆固醇转运蛋白 ABCA1 的表达及其对炎症因子的抑制有关。此外，PPARα 的血管保护作用也与其改善机体脂质代谢的作用密切相关。贝特类调脂药物通过激活肝 PPARα 改善与冠心病、代谢综合征相关的脂代谢紊乱，包括升高具有保护作用的高密度脂蛋白（HDL），减少循环中极低密度脂蛋白（VLDL）及游离脂肪酸的水平。PPARα 通过上调脂蛋白酯酶（LPL）并降低其抑制物 ApoCⅢ的表达加速富甘油三酯颗粒（如 VLDL 和乳糜微粒）的分解，从而降低甘油三酯水平；激活肝 ApoA1 及 ApoA2 的表达以及周围组织胆固醇逆转运从而升高 HDL 水平。此外，PPARα 上调脂肪酸如肉碱棕榈酰转移酶 1（CPT1）及乙酰辅酶 A 氧化酶等基因促进脂肪酸在线粒体的 β- 氧化及在过氧化物酶体的氧化分解；PPARα 通过上调脂肪酸转位酶CD36及转运蛋白的表达促进肝细胞对游离脂肪酸的摄取也降低循环游离脂肪酸水平，从而减少其对血管等组织的脂毒性。目前已有多个临床试验，如LOCAT（吉非贝特）、BECAIT（苯扎贝特）、DAIS（非诺贝特）证明了贝特类药物在2型糖尿病及代谢综合征患者中具有减少冠状动脉斑块进展的作用。

（二）PPARβ/δ的血管生物学作用

与PPARs的其他两个亚型不同，PPARβ/δ广泛表达于机体各组织，在肠道、肝、上皮、骨骼肌和脂肪组织表达较高，在心血管系统也有表达。PPARβ/δ以不饱和脂肪酸、前列腺素及其衍生物为天然配体，其高亲和力合成配体作为糖脂代谢紊乱相关疾病的潜在治疗药物近年已有较多的研究。PPARβ/δ参与糖脂代谢、细胞凋亡、增殖、血管新生以及炎症等众多血管病理生理过程的调节[11]。

1. 内皮细胞　PPARβ/δ在血管内皮细胞的作用主要包括抗凋亡、促血管新生、抗炎以及改善内皮功能的作用。PPARβ/δ激动剂前列腺素类似物（$cPGI_2$）及合成配体L-165041通过激活PPARβ/δ减少促凋亡蛋白Bad的线粒体转位、抑制Caspase凋亡信号途径，促进内皮细胞的存活。激动剂GW501516通过增加VEGF及其受体Flt1的表达和释放，促进内皮细胞的出芽（sprouting）、增殖和血管新生。PGI_2也通过激活PPARβ/δ促进内皮祖细胞（endothelial progenitor cells，EPC）成熟及血管形成（vasculogenesis）。PPARβ/δ激动剂GW610742和GW501516均能够显著抑制TNFα和IL1β诱导产生的内皮细胞黏附分子VCAM1、E-selectin的表达，并抑制白细胞与内皮细胞的黏附，上调抗氧化基因如SOD1、过氧化氢酶（catalase）和硫氧还蛋白（thioredoxin）等清除活性氧，减少氧化应激。但与其他PPAR亚型不同的是，PPARβ/δ的激活并不抑制NF-κB及AP1信号途径，而可能是与转录抑制辅因子Bcl6从该核受体转录抑制复合物的解离转而抑制炎症基因的表达有关[12]。此外，PPARβ/δ激活可以通过PI3K/Akt激酶通路的活化而增加NO产生，改善糖尿病小鼠的血管内皮舒缩功能。

2. 平滑肌细胞　PPARβ/δ的激活在血管平滑肌细胞具有抗增殖、抗凋亡及抗迁移作用。早期研究发现：血小板衍生因子（platelet derived growth factor，PDGF）可以诱导SMC中PPARβ/δ的表达，PPARβ/δ的过表达可以促进平滑肌细胞增殖。然而，配体依赖性激活PPARβ/δ通过抑制细胞周期蛋白Cyclin D1及细胞周期依赖激酶CDK4表达、上调细胞增殖抑制基因P53、P21、P27来抑制平滑肌细胞的增殖和迁移。合成配体L-165041也通过上调TGFβ抑制SMC增殖及炎症反应，减少大鼠颈动脉球囊损伤引发的内膜新生。同样，腺病毒介导前列环素合酶的过表达通过产生内源的PPARβ/δ配体PGI_2抑制血管平滑肌细胞的增殖和内膜增生。

3. 巨噬细胞　PPARβ/δ在巨噬细胞脂质代谢及炎症激活方面的作用较为复杂。PPARβ/δ激动剂GW501516能够上调ABCB1的表达及Apo-AI介导的胆固醇外流。然而PPARβ/δ的激动剂Compound F以及过表达PPARβ/δ则促进巨噬细胞脂质堆积，抑制与脂质代谢和胆固醇外流的关键基因，如ApoE和胆固醇27羟化酶（CYP27）的表达。在巨噬细胞炎症反应方面，PPARβ/δ的激动剂GW0742及GW501516能抑制LPS、IL1、IFNγ等促炎因子诱导的MCP1、COX2和iNOS的表达。而敲除PPARβ/δ的巨噬细胞同样降低其炎症激活。反之，过表达PPARβ/δ则增加炎症基因的表达。以上均提示PPARβ/δ的炎症调节作用与其配体激活状态有关。多数研究表明，PPARβ/δ的激动剂在动脉粥样硬化小鼠模型及高血压大鼠模型中具有保护作用。在$LDLR^{-/-}$及$ApoE^{-/-}$两种小鼠中，GW0742及GW501516分别具有抑制斑块形成的作用并改善脂质代谢（升高HDL）及炎症状态。GW0742还可以降低高血压大鼠收缩压及肠系膜血管重构并改善血管功能。

（三）PPARγ的血管生物学作用

PPARγ是调节脂肪细胞分化和胰岛素敏感性的重要核转录因子。由于糖尿病、肥胖和胰岛素抵抗是冠心病的主要危险因素和并发疾病，噻唑烷二酮类PPARγ激动剂是临床重要的抗糖尿病药物，PPARγ的血管生物学作用是近年来临床和基础心血管领域备受关注的研究课题。

1. 内皮细胞　PPARγ的抗炎作用是其内皮细胞的主要作用之一。PPARγ的多种合成激动剂曲格列酮、罗格列酮和吡格列酮以及内源配体15-PGJ2均显著减少TNFα等诱导的内皮促炎分子如VCAM1、ICAM1和趋化因子的表达。过表达组成激活型PPARγ也能抑制内皮细胞对单核巨噬细胞的招募。此外，TZD类配体通过上调一系列抗氧化基因并抑制氧化酶基因（如NAPDH氧化酶及环氧酶COX2）抑制内皮细胞氧化应激反应。内皮素1（ET1）是内皮释放的血管活性物质，通过作用于SMC细胞的A型ET受体（ETAR）发挥缩血管作用，而内皮细胞表达的B型受体（ETBR）则具有舒血管作用，TZD通过上调PPARγ靶基因ETBR改善血管的内皮依赖性舒张功能。血管紧张素受体阻断剂（ARB）替米沙坦和伊贝沙坦改善血管功能可能也与其激活PPARγ的作用有关。多数研究显示PPARγ激动剂具有促进内皮细胞凋亡及抗内皮迁移的作用。

2. 平滑肌细胞　血管SMC的增殖和迁移在动脉粥样硬化和动脉介入治疗后再狭窄进程中起着关键作用。PPARγ激动剂对血管SMC的主要作用表现为抑制其增殖、迁移和诱导凋亡。吡格列酮和曲格列酮能够抑制由胰岛素、表皮生长因子（EGF）以及血清诱导的血管SMC的增殖作用，并且对球囊损伤引起的大鼠主动脉新生内膜增生具有一定的抑制作用。曲格列酮和15d-PGJ2抑制PDGF诱导的冠状动脉SMC的迁移。其中涉及的机制可能包括：TZD通过增加周期蛋白依赖性激酶抑制蛋白P27和P21表达、降低抑癌基因Rb的蛋白磷酸化、抑制丝裂原活化蛋白激酶（MAPK）信号通路以及抑制微染色体维持蛋白（MCM）和血栓素受体的表达等。曲格列酮和15d-PGJ2也能够降低基质金属蛋白酶9（matrix metalloptoteinase 9，MMP9）表达。PPARγ激动剂也能够通过拮抗转录因子Sp1而抑制血管紧张素Ⅱ受体（AT1R）的表达，从而抑制AngⅡ诱导的SMC的增殖、迁移和血管重塑。而PPARγ促SMC凋亡的机制包括诱导GADD45表达、激活TGFβ1/Smad2及P53信号通路等。

3. 巨噬细胞　巨噬细胞分化可诱导PPARγ的表达，而PPARγ的激活对巨噬细胞的功能具有重要的调控作用。PPARγ激动剂能够抑制$LDLR^{-/-}$和$ApoE^{-/-}$小鼠的动脉粥样硬化斑块的形成，并且能明显抑制小鼠泡沫细胞的形成。PPARγ激动剂能通过转录激活核受体LXRα上调巨噬细胞ABCA1表达从而增加巨噬细胞胆固醇逆转运。PPARγ也调控单核巨噬细胞的炎症激活，包括抑制IL6、COX2、MMP9、黏附分子、趋化因子及其受体的表达。近年来研究表明，不同类型的刺激信号可以诱导巨噬细胞发生两种不同的激活表型：LPS及I型辅助T细胞（Th1）产生的细胞因子如IFNγ及IL1刺激巨噬细胞“经典”型（即促炎性）活化；而Th2细胞因子如IL4及IL13则刺激巨噬细胞发生“替代”型（抑炎或修复性）活化。PPARγ能调节巨噬细胞由经典型向替代型活化，抑制促炎症因子TNFα、IL1β及IL6的表达。PPARγ的抗炎症机制一方面涉及其通过竞争转录激活性辅因子（如P300及PCAF）抑制促炎转录因子（NF-κB）的活性；另一方面，配体结合导致PPARγ发生SUMO化修饰，继而与炎症基因启动子上抑制性辅因子复合物（NCoR/SMRT）结合，使之免于泛素化降解而将炎症基因置于转录抑制状态。TZD还能够通过抑制细胞外信号调节激酶（extracellular signal regulated kinase，ERK）通路的激活及诱导自噬通路来抑制巨噬细胞增殖。

三、贝特类调脂药物与心血管疾病

贝特类药物是PPARα激动剂，常用于治疗糖尿病伴发的高脂血症。糖尿病与心血管事件高度相关[13]。糖尿病动脉粥样硬化干预研究（diabetes atherosclerosis intervention study，DAIS）结果，2型糖尿病（T2DM）患者应用非诺贝特可减少动脉粥样硬化的进展。研究表明，贝特类降脂药除了主要纠正血脂异常之外，还能通过抗炎（抑制NF-κB减少多种促炎因子产生）、降低纤维蛋白原、改善内皮功能、抗凝（抗血小板作用）等途径来发挥抗动脉粥样硬化作用。赫尔辛基心脏病研究（Helsinki Heart Study，HHS）证实，吉非贝齐可明显减少冠心病（coronary heart disease，CHD）事件的发生。长期跟踪研究也显示，服用吉非贝齐者的 CHD 死亡率及各种致命性风险因素均比安慰剂组低。高密度脂蛋白干预试验（veterans affairs HDL intervention trial，VA2HIT）显示，吉非贝齐使合并糖尿病者的心血管联合终点事件显著减少。

四、噻唑烷二酮类药物的血管作用

PPARγ 的合成配体包括一系列胰岛素增敏药，称为噻唑烷二酮类药物（TZD）。作为控制 T2DM 患者血糖的一种有效药物，TZD 通过在核转录水平调节基因表达来调节胰岛素抵抗。这些药物可能有诸多心血管保护作用[14]。早期研究显示 TZD 可以明显降低 TNFα 诱导的内皮细胞 VCAM1 和 ICAM1 的表达，并能阻止 $ApoE^{-/-}$ 小鼠动脉粥样硬化斑块中单核巨噬细胞的聚集。TZD 可以在体内和体外通过 PPARγ 受体依赖和非依赖机制发挥抗炎作用。TZD 还可以通过上调周期依赖激酶抑制子 P27 和 P21，减少 Rb 蛋白的磷酸化，导致细胞周期停滞，进而抑制血管平滑肌增殖和迁移。

在伴有冠脉疾病的 T2DM 患者中，罗格列酮治疗可以降低患者血浆中 MMP9 及炎症标志物如 C 反应蛋白（C reactive protein，CRP）和 IL6 的水平，同时显著增加循环脂联素（adiponectin）的水平。TZD 也具有改善内皮舒张的功能，其机制可能与增加 NO 释放及抑制氧化应激反应有关。此外，TZD 还促进内皮细胞分泌 C 型利尿肽，抑制 ET1 的分泌。同时，TZD 治疗也具有一定的改善血压的作用。除了与改善血管内皮功能有关之外，TZD 还与改善胰岛素敏感性、降低交感神经兴奋性、抑制肾素 - 血管紧张素系统（renin–angiotensin system，RAS）的活性等作用密切相关。绝大多数资料显示 TZD 对改善 T2DM 患者的血脂也有积极作用，如降低甘油三酯、总胆固醇和升高 HDL 等。虽然具有一定的增加 LDL 的作用，但减少与 T2DM 心血管风险关系更为密切的小颗粒致密型 LDL（small dense LDL）的水平。就对血脂的影响而言，吡格列酮更优于罗格列酮，这或许与吡格列酮具有一定的 PPARα 激动作用有关。

大量体内、体外实验证实 TZD 具有持久控糖作用、减少炎症反应、改善血管内皮功能及调节血脂等诸多有益作用。而且，临床研究显示 TZD 可适度降低血压并延缓颈动脉和冠状动脉粥样硬化斑块的进程。然而，大规模的临床试验以及 meta 分析也发现 TZD 的心血管作用较为复杂，对其心血管风险的争议极大地影响了此类药物的临床应用。一项对 5238 名 T2DM（伴有先期的心肌梗死、中风或者外周心血管系统疾病）患者使用吡格列酮的临床试验发现：吡格列酮能够减少 T2DM 患者的死亡率以及中风、截肢的风险。临床试验证明吡格列酮能显著减少 T2DM 患者发生心血管疾病的风险。PERISCOPE 试验比较了吡格列酮和磺脲类降糖药（格列美脲）在防止 T2DM 患者冠状动脉粥样硬化进程的作用，发现吡格列酮在减少冠状动脉斑块形成方面明显优于格列美脲。尽管吡格列酮和罗格列酮都具有水钠潴留、体重增加、骨折及心衰风险增加等不良作用，但有关罗格列酮的心血管风险的报告更为普遍。特别是 2007 年 Nissen 的一项 meta 分析结果显示，罗格列酮增加心血管事件及全因死亡率，导致该药物在欧洲撤市及在美国的严格使用限制。后续评估罗格列酮对糖尿病心脏终点和血糖控制影响（rosiglitazone evaluated for cardiac outcomes and regulation of glycaemia in diabetes，RECORD）的研究表明，罗格列酮与常规治疗相比并未增加心血管死亡、卒中等主要终点事件。

第三节　肝 X 受体的血管生物学作用

肝 X 受体（liver X receptor，LXR）是配体激活的核受体超家族成员之一。最早是由 Willy 等于 1995 年从肝 cDNA 文库分离得到，因在肝表达非常丰富而命名。过去十多年的大量研究证实，LXR 经内源性或合成配体激活后，通过调控其靶基因的转录，参与调节糖、脂代谢、胆固醇转运和炎症等一系列生理和病理生理过程。LXR 包括 LXRα（NR1H3）和 LXRβ（NR1H2）两种亚型，二者 DNA 结合域和配体结合域氨基酸序列约有 77% 的同源性。LXRα 大量表达于肝，在巨噬细胞、脂肪组织、肾上腺、肾以及血管组织中也有少量表达；LXRβ 则广泛表达于全身各组织中。LXR 内源性配体多为氧化固醇类（oxysterol），如 22- 及 27- 羟化固醇和 24- 表氧固醇等。LXR 的人工合成激动剂有 T0901317 和 GW3965。LXR 与 RXR 形成异二聚体，通过与靶基因的特定核苷酸序列 LXR 反应元件 E（LXRE，DR4）结合而调节靶基因的转录。此外，LXR 活性也受到磷酸化等（如 PKA 和 PKC）翻译后修饰的调节。

近来研究发现，LXR 在心血管系统中有重要功能。在巨噬细胞中，LXR 作为细胞内的胆固醇感应器，通过调节胆固醇外流、转运、排泄和代谢的基因表达维持体内的胆固醇代谢平衡。LXR 激动剂 GW3965 能够有效抑制 $LDLR^{-/-}$ 和 $ApoE^{-/-}$ 小鼠的动脉粥样硬化斑块形成。LXR 通过直接上调 ATP 结合盒转运子 ABCA1、ABCG1 及 ABCG4 等相关胆固醇转运蛋白的表达，增强胆固醇的逆转运，减少巨噬细胞内的脂质积累。LXR 还通过上调脂肪酸合成相关基因促使游离胆固醇以胆固醇酯的形式储存。LXRα 及 LXRβ 敲除小鼠巨噬细胞出现胆固醇堆积。将其骨髓作为供体移植于 $LDLR^{-/-}$ 和 $ApoE^{-/-}$ 小鼠显著促进受体小鼠粥样硬化的发生。相反，骨髓特异性过表达 LXRα 则减少 $LDLR^{-/-}$ 小鼠发生粥样硬化。最近利用巨噬细胞特异性 ABCA1/G1 敲除小鼠发现，LXR 激动剂在 $LDLR^{-/-}$ 小鼠的抗动脉粥样硬化作用独立于 ABCA1/G1 而依赖于其抗炎作用。LXR 能够通过抑制 NF-κB 的转录活性而下调单核细胞炎症基因（如 IL6、COX2、iNOS、MMP9）的表达。小鼠 LXR 缺陷影响 TLR2/4/MyD88 通路活性而增强支原体促动脉粥样硬化的作用；而 LXR 能够激活天然免疫反应，促进凋亡细胞的清除。

血管内皮 LXR 表达及活性受到血管部位、血流动力学以及多种生理生化因素的影响。在血管直部如胸主动脉内皮中 LXR 表达较高。体外培养内皮细胞中层流剪应力上调 LXR 及其靶基因表达。氧化 LDL 则降低 LXR 及其靶基因 ABCA1 的表达。LXR 激动剂抑制内皮细胞促炎黏附分子（VCAM1 及 ICAM1）、细胞因子（IL6）表达并抑制游离脂肪酸诱导的细胞凋亡等脂毒性反应。

血管 SMC 表达 LXRβ 及少量 LXRα。LXR 激动剂抑制 AngⅡ诱导的 SMC 增殖及分泌表型。LXR 也具有上调 LIM1 及 $P27^{kip1}$ 表达、抑制血管损伤后内膜新生的作用。LXR 激动剂具有降低 AngⅡ受体表达、抑制 AngⅡ诱导的血管收缩及血压增高的作用。然而，羟化固醇促进血管钙化，此作用是否与 LXR 有关仍有待研究。

LXR 通过直接或间接的方式调控肝脂肪合成的基因表达，如增加固醇应答元件蛋白 1c（SREBP1c）、脂肪酸合酶（fatty acid synthase，FAS）、硬脂酰辅酶 A 去饱和酶 1（stearoyl-CoA desaturase 1，SCD1）、乙酰辅酶 A 羧化酶 1（acyl-CoA carboxylase，ACC）等促脂肪合成基因的表达。尽管 LXR 合成激动剂（T0901317 及 GW3965）在小鼠模型除减少动脉粥样硬化的发生外也降低血浆胆固醇水平，而且在肥胖小鼠中也具有改善糖耐量的作用，但是，这两种激动剂均升高血浆及肝甘油三酯含量，因此严重限制了其临床应用前景。

第四节 雌激素受体的血管生物学作用

雌激素通过与雌激素受体（estrogen receptor，ER）结合调节靶组织的功能。20 世纪 60 年代 Jensen 实验室发现 ER，1996 年 Gustafsson 实验室发现了第二种 ER（ERβ）[15]。不同的亚型在结构上有高度的同源性，但在编码基因、组织分布和各组织成分中的表达明显不同，与配体结合后的生物学效应也不同。ERα在女性生殖组织中高表达，如子宫内膜、乳腺、卵巢，在下丘脑也有表达。而ERβ在人体各组织中广泛表达，包括中枢神经系统、心血管系统、免疫系统、泌尿道、胃肠道、肾和肺。此外，近年来发现的一种G蛋白偶联受体GPCR30（Rhodopsin家族）可能是雌激素的第三类受体。

ER作为核受体第三亚家族成员，以Ⅰ型方式激活。雌激素与ER结合后，与HSP解离，受体以ERα-α、ERβ-β或ERα-β的形式发生二聚化后结合于靶基因调控区的雌激素反应元件（estrogen-response elements，ERE）序列（GGTCANNNTGACCT）。激动剂或拮抗剂的结合使ER发生相应的构象变化，激活或抑制靶基因转录。此外，ER也通过与其他转录因子如APl及SP1等相互作用而调节基因转录。雌激素不仅影响性发育和生殖生理，在心血管系统也有很重要的作用。大量流行病学研究表明在绝经期前雌激素增加妇女罹患冠心病的风险。然而，大样本随机对照研究证明雌激素替代疗法对心血管病并无预防作用。而且绝经期妇女口服雌激素可以增加静脉血栓风险。这显然与长期以来大量的实验动物结果所提示的雌激素的心血管强大保护作用之间有着极大的差别。导致这种矛盾结果的原因目前尚不明确。开始激素替代疗法的时间节点、给药途径（口服或经皮）、给药种类等可能均导致心血管风险结局的差异。另一方面，长期大量较为一致的实验证据也说明将基础研究成果转化为临床治疗是一项复杂而艰巨的工作，而不是从动物向人体的简单移植。

雌激素在小鼠、家兔到灵长类等几乎所有动物模型中都观察到对动脉粥样硬化的抑制作用。特别是在灵长类模型中，从更年期开始服用雌激素口服避孕药至绝经期使用激素替代治疗可以有效防止冠脉粥样硬化的发展。在ApoE$^{-/-}$及LDLR$^{-/-}$小鼠中卵巢切除促进斑块发生；给予外源雌二醇则具有保护作用。在高胆固醇血症家兔模型中以球囊损伤血管内皮后雌激素对动脉粥样硬化的保护作用丧失，提示内皮可能是雌激素的主要靶点。

在人和动物模型中，雌激素（雌二醇，E2）调控乙酰胆碱和血流引起的血管舒张作用。在去卵巢自发性高血压雌性大鼠中，乙酰胆碱诱导主动脉内皮依赖性血管扩张明显减弱，但雌激素可以显著增强其血管扩张。在内皮细胞中，E2通过增加内皮中NO和前列环素（PGI）的产生以预防早期动脉粥样硬化。E2通过上调eNOS表达水平等途径增加NO产生，同时也通过减少内皮细胞超氧阴离子的产生改善NO的生物利用度。E2也增加内皮细胞前列环素（PGI）的产生，下调缩血管因子内皮素1及AngⅡ受体1的表达等抑制血管收缩反应。基因敲除实验证明，E2促NO产生以及抗动脉粥样硬化的作用主要由ERα介导。E2促进血管损伤后内皮愈合及抑制内膜新生，这一作用可能与E2通过NO依赖的机制动员内皮祖细胞有关。在卵巢切除的ERα基因敲除小鼠中E2对血管损伤的保护作用消失。ERβ敲除小鼠表现为增龄性血压升高，伴有血管平滑肌细胞多种离子通道的功能异常。在ERβ敲除小鼠的血管E2转而增加血管收缩反应，提示ERβ在血压调节方面的主要作用。

雌激素对于凝血功能的影响较为复杂。可能对静脉血栓及动脉血栓的形成有不同作用。实验表明E2可影响血小板数目以及聚集、黏附。这些作用可能与ERβ介导的非基因组作用有关。

第五节　糖皮质激素受体的血管生物学作用

糖皮质激素或皮质类固醇（glucocorticoids，GC）因其调节葡萄糖（glucose）代谢、由肾上腺皮质合成（cortex）、具有类似胆固醇的化学结构（steroid）而得名。糖皮质激素受体（glucocorticoid receptor，GR）是1985年克隆的第一个甾类激素受体基因。GR广泛表达于各种组织，介导糖皮质激素在机体内分泌稳态、代谢、生长发育、应激反应及免疫功能等多种生理过程的调节效应。人类 GR 是由位于五号染色体的 NR3C1 基因编码，具有 777 个氨基酸。

非配体结合状态下，GR 在细胞浆内与伴侣分子 HSP90 及 FK506 形成复合体。当 GC 等配体扩散进入细胞结合于 GR 后，GR 与 HSP90 等解离并发生自身构象改变，启动核转位信号，使 GR-GC 复合物进入细胞核，通过 DNA 结合区与靶基因上的激素反应元件结合，在辅因子相互作用下通过转录激活或转录抑制两种方式调节靶基因的表达。

GC 的主要生物作用包括代谢调节、抗炎及免疫抑制等，主要通过激活 GR 来实现。例如，GC 升高血糖的作用主要通过转录激活糖异生过程的关键酶如葡萄糖 -6- 磷酸酶、磷酸烯醇丙酮酸羧化酶（PEPCK）的表达促进丙酮酸、乳酸、甘油、脂肪酸等生成葡萄糖；激活 ACC、FAS、SCD1、GPAT 等促进脂肪合成；激活脂肪组织甘油三酯酯酶（ATGL）、激素敏感性酯酶（LIPE）及单酰甘油酯酶（MAGL）刺激脂肪组织的脂肪分解及游离脂肪酸的释放。糖皮质激素受体的抑炎作用主要是由于 GR 对促炎转录因如 NF-κB、AP-1 及 STAT3 的抑制。

糖皮质激素是 GR 的天然配体。在人类主要为皮质醇（Cortisol），啮齿类为皮质酮（Corticosterone）。GC 合成激动剂与 GC 结构类似，如强的松、强的松龙、地塞米松、佛考龙（fuocortolon）及布地奈德（budesonide）。而米非司酮（RU486）及环丙氯地孕酮（cyproterone）为 GR 拮抗剂。孕酮及脱氢表雄酮（dehydroepiandrosterone，DHEA）也具有拮抗剂作用。由于 GR 具有强大的抗炎作用，GR 合成激动剂作为类固醇抗炎药物自半个多世纪以来在炎症性疾病的临床治疗中已得到广泛的应用。但其对代谢的作用通常也导致严重的不良反应，如向心性肥胖、糖尿病、高血压、骨质疏松及股骨头坏死等。因此，研发具有较强抗炎作用（转录抑制）而较少影响糖脂代谢（转录激活）作用的选择性调节剂（selective GR modulator，SGRM）是近年来 GR 相关药物研究的一个重点。此外，人类 GR 通过基因剪辑可产生 GRα 和 GRβ 两种亚型。与 GRα 的经典激活不同，GRβ 基础状态下即定位于核内，对 GRα 起负调控作用。除配体依赖的调节外，GR 活性还受到磷酸化、乙酰化以及 SUMO 化等翻译后修饰的调控。

长期使用 GC 及 GR 的过度激活可导致肥胖、胰岛素抵抗、糖脂代谢紊乱及高血压。以上作用主要与 GR 对相关靶基因的转录激活有关。在血管组织中不仅具有 GR 的表达，从而对循环糖皮质激素发生反应，而且血管局部也有 GC 合成。因此，GC 具有显著的血管生物学作用。在内皮细胞中，GC 通过减少 NO 及 PGI_2 的产生抑制血管舒张作用；在 SMC，GC 增强血管对去甲肾上腺素的收缩反应；由此起到升压作用。小鼠模型中内皮特异敲除 GR 则抑制地塞米松引起的高血压。GC 也具有抗血管新生的作用。由于 GC 的抗炎作用及抗增殖作用，GC 抑制胆固醇诱导的动脉粥样硬化模型中血管的巨噬细胞浸润并减少血管损伤后新生内膜的形成。研究表明，选择性抑制催化皮质醇生成的关键酶 11β- 羟基类固醇脱氢酶 1（11β-HSD1）能有效减少小鼠动脉粥样硬化斑块。目前 11β-HSD1 抑制剂已进入临床试验。

第六节　NR4A 孤儿受体的血管生物学作用

人类核受体超家族 48 个成员中近半数迄今尚未发现与之结合的相应配体，因此称作孤儿核受体（orphan nuclear receptor）。核受体 NR4A 亚家族的 3 个成员 Nur77（NR4A1）、Nurr（NR4A2）和 NOR1（NR4A3）即属于孤儿核受体成员。NR4A 的三个成员有着高度同源的氨基酸序列及经典的核受体结构域。但晶体结构分析发现 NR4A 的配体结合域配体结合袋（ligand-binding pocket）为疏水氨基酸残基占据。因此，它们主要作为配体非依赖性组成型激活的转录因子调节基因表达。翻译后调控是其能对外界快速反应的重要调控机制。三种 NR4A 受体都会在多种激酶如MAPK、PI3K、Akt及JNK等作用下发生丝氨酸磷酸化。NR4A受体也均有泛素化修饰位点。多种细胞外刺激因素，包括丝裂原、炎症刺激、细胞因子、肽类激素以及细胞应激都能快速诱导NR4A受体的表达并影响其翻译后修饰。NR4A可以单体和同源二聚体形式结合于靶基因的特定反应元件（NBRE，AAAGGTCA）；不同NR4A受体之间也会形成异源二聚体而协同激活基因转录。此外，NR4A还能通过诱导阻遏复合体抑制基因表达。

NR4A通过调节炎症、增殖、分化和凋亡相关的复杂蛋白网络参与动脉粥样硬化发生[16]。虽然在血管系统中NR4A受体基础表达水平比较低，但是NR4A受体家族三个成员均在动脉粥样硬化斑块，特别是巨噬细胞、SMC中以及血管损伤新生内膜中表达。促炎因子（LPS、TNFα、IL1、IFNγ等）以及oxLDL通过NF-κB依赖的机制诱导巨噬细胞及SMC中NOR1、Nurr1、Nur77表达。过表达NR4A这三类受体能降低巨噬细胞炎性细胞因子、趋化因子和清道夫受体（SRA及CD36）的表达，减少oxLDL的摄取。小鼠血管平滑肌组织特异性过表达Nur77抑制颈动脉SMC增殖，而腺病毒过表达Nur77负显性突变体则促进血管损伤后内膜新生。Nur77抗SMC增殖的作用可能与上调$P27^{Kip1}$表达及抑制细胞周期有关。相反，NOR1具有促进SMC增殖及内膜新生的作用；NOR1可转录激活Cyclin D1及促进Rb蛋白磷酸化。在内皮细胞中，生长因子、炎症因子及缺氧均可诱导NR4A表达。其中VEGF诱导NOR1基因表达涉及PKC、钙动员和钙神经素（calcineurin）多条通路介导。NOR1促进内皮细胞DNA合成及细胞增殖；Nur77敲除小鼠血管新生受到抑制，Nur77基因沉默也减少内皮细胞管腔结构形成以及抑制VEGF诱导的细胞周期蛋白的表达。纤溶酶原激活物抑制剂1（PAI1）也是NR4A受体在内皮细胞的直接靶基因，提示NR4A可能也参与调控纤溶与凝血过程。

第七节　维A酸受体的生物学作用

维A酸（RA）是维生素A或视黄醇（retinol）的衍生物。RA有9-顺（9-cis）及全反（all-trans）维A酸两种形式，分别与维A酸受体（retinoic acid receptor，RAR）及视黄酸X受体（retinoic X receptor，RXR）结合。RAR与RXR结构相差较大，RAR属甲状腺激素受体亚家族（NR1B），9-顺及全反维A酸均可激活RAR。而RXR属于RXR亚家族（NR2B），主要由9-顺维甲酸激活。RAR和RXR分别有α、β、γ三种亚型。RARα在机体组织中广泛存在；RARβ和RARγ的表达具有一定的组织特异性。RXRβ几乎表达在所有组织；RXRα主要表达于肝、肾、肠道与皮肤；RXRγ则主要在肌肉、脑及垂体表达。RAR与RXR形成异源二聚体；而RXR可与核受体亚家族的其他成员如TR、VDR、PPAR、LXR、FXR、PXR等形成异源二聚体。RAR及RXR以不同二聚体形式结合于靶基因启动子区的RARE（DR2或者DR5）和RXRE（DR1）元件，配体结合后调节靶基因的转录。维甲酸信号在机体发育以及其他多种细胞增殖、分化、炎症等生理病理过程中具有重要作用。RAR及RXR的合成配体已经广泛用于多种皮肤疾病（银屑病、痤疮、皮肤老化）及肿瘤（白血病）的临床治疗。

大量基础及临床研究提示维A酸在动脉粥样硬化及血管再狭窄等疾病中有重要作用。维A酸调节血管平滑肌细胞的增殖、迁移、分化以及血管炎症反应、纤溶、血栓等病理生理过程。近年研究发现维A酸也涉及血管内皮功能及钙化的调控。维A酸在心血管发育中有重要作用。RXRα基因敲除具胚胎致死性，可导致心室发育不良及室间隔缺损等严重的心血管发育缺陷。在大鼠动脉损伤模型中，全反维A酸及RARα激动剂显著抑制内膜增生及血管再狭窄，细胞机制主要涉及对SMC增殖、分化的抑制，对新生内膜SMC凋亡的诱导以及对血管内皮愈合及功能的改善；分子机制主要涉及对细胞周期蛋白、CDK、细胞外基质及金属蛋白酶、SMC收缩表型标志物的表达调控；转录机制主要涉及RAR介导对AP1的抑制以及通过调节转录因子KLF4/KLF5的相互作用。维A酸对于血管内皮功能的改善可能涉及通过PI3K/Akt激活eNOS，从而增加NO释放。维A酸对于凝血纤溶系统的作用以促纤溶抗血栓为主。机制涉及抑制组织因子、血栓烷素A2以及诱导组织型纤溶酶原激活物（tPA）的表达。维A酸以上血管作用大多是通过RAR而非RXR发挥作用。体外及动物实验中维A酸的心血管有益作用以及对维A酸代谢指标的临床观察提示改善维A酸水平可能具有心血管临床效果。β-胡萝卜素是体内转化为活性维A酸的主要前体。巢式对照研究表明心肌梗死与β-胡萝卜素水平呈负相关。然而，美国及欧洲以补充β-胡萝卜素为主的大样本临床实验结果表明，升高维甲酸水平并无心血管保护作用反而增加了心血管死亡率[17]。

RXR形成的异源二聚体依据RXR的作用有两种方式，即容许性（permissive）与非容许性（non-permissive）二聚体。非容许性二聚体只能由配对核受体如RAR、VDR及TR的配体激活。容许性二聚体既可以被与RXR配对的核受体如PPAR、LXR、PXR的配体激活，也可以被RXR本身的配体激活，两种配体同时结合可发挥相加或协同效应。9-顺维A酸是最早发现的RXR天然配体。二十二碳六烯酸（docosahexaenoic acid，DHA）、油酸（oleic acid）、植烷酸（phytanic acid）等脂肪酸也是RXR配体。多种RXR合成配体（称为rexinoid）已开始针对胰岛素抵抗及动脉粥样硬化的临床前试验。在小鼠脂质紊乱模型中rexinoid通过激活RXR增加巨噬细胞胆固醇逆转运减少动脉粥样硬化的发生。

第八节　核受体与血管生物节律的调控

生物节律是由内源性生物钟调控的机体生理过程的周期性变化。糖脂代谢、激素（胰岛素、瘦素、皮质醇）分泌、胰岛素敏感性、血压、凝血反应等生理过程均具有昼夜节律性。生理节律异常与代谢紊乱、肥胖、糖尿病、心血管疾病等有着密切联系。生物钟调控的机制极其复杂，其基本机制的阐明主要始于果蝇突变体的研究。生物钟核心机制的简化模式是细胞内两种基因调控蛋白Tim（timeless）和Per（period）水平的时相性调控。果蝇中Per水平24小时中呈节律性振荡，其转录激活由转录因子Clock/Cycle二聚体调控。当Per与Tim水平时相性增高到临界点后则形成二聚体入核，通过抑制Clock/Cycle关闭其本身的转录。这种基因转录的时相性反馈调节环路构成基因表达时间节律性的基础。已知的核心生物钟基因主要包括Clock（circadian locomotor output cycles kaput）及其类似物Npas2（neuronal PAS domain protein 2）、Bmal 1（brain and muscle ARNT-like protein 1）；Period基因（Per1、Per2、Per3）；Cry基因（cryptochrome 1与cryptochrome 2）等。在哺乳类动物中，位于下丘脑视上核（suprachiasmatic nucleus，SCN）的昼夜节律起搏点产生主控时钟节律。外周组织和细胞也存在这样的生物节律，其分子生物学机制和视上核的细胞相同，并且外周节律受到中枢时钟的调控。同样，心血管系统也存在这样的生物节律，一些生物钟基因表达的改变参与了心血管系统疾病的发生，如血压、心率等生理现象以及心血管疾病的发作时间都有明显的时间规律等。最近研究表明代谢性核受体与生物节律调控密切相关，不仅核受体表达受到生物钟调节，而且核受体在调节代谢节律方面有重要作用。其中，Rev-Erbα（NR1D1）和RORα（NR1F1）作为生物钟核心调节分子在脂质代谢、炎症反应及血管功能方面发挥重要作用。

一、核受体Rev-Erbα与RORα

甲状腺激素受体是由原癌基因c-ErbA编码。该基因的反义链则编码另一个核受体，由此将其命名为 Rev-Erbα。Rev-Erbα 及此后发现的 Rev-Erbβ 在结构上与多数核受体不同，其配体结合域缺乏 AF2 激活区。因此，Rev-Erb 主要通过招募抑制性辅因子对靶基因起到转录抑制作用。Rev-Erb 的另一个特点是不形成二聚体而是以单体形成结合于靶基因调控区含有单个 AGGTCA 序列的识别位点。血红素是 Rev-Erbα 的天然配体，其结合导致核受体辅助抑制因子（NcoR）的招募。维 A 酸相关孤核受体（RAR-related orphan receptor，ROR）包括 RORα、RORβ 和 RORγ 三个亚型。RORα 在小脑浦肯野细胞以及胸腺、心脏、子宫、骨骼肌、脂肪、视网膜、脾、睾丸等均有不同程度的表达。RORβ 在中枢神经系统包括松果体、视网膜以及视交叉上核高表达。RORγ 则在胸腺组织中表达丰富。ROR 不同亚型均可以配体非依赖方式招募辅因子激活靶基因转录。胆固醇及其衍生物 7- 脱氢胆固醇和胆固醇硫酸盐是 RORα 的天然配体。Rev-Erbα 及 RORα 具有相似的组织分布，常见于胰岛素敏感组织如肝、骨骼肌、脂肪，并且在血管组织也有表达；在靶基因调控区的识别位点也多有重叠。由于二者分别具有基础激活和基础抑制的作用，因此它们的相对活性可能决定了靶基因表达的激活或抑制。

二、Rev-Erbα、RORα 与生物节律及血管功能调控

心血管正常生理功能如血压、心率、血流、血管张力、血小板功能、纤溶活性及内皮功能等都具有明显的昼夜节律。多种心血管疾病如心肌缺血、急性心肌梗死、脑卒中、心源性猝死的发病通常在清晨高发，提示心血管疾病与昼夜节律生物钟也有着密切的关系。Rev-Erbα 的表达具有显著的昼夜节律性。Clock/Bmal1 二聚体可以转录激活 Rev-Erbα 的表达，而 Per/Cry 则抑制 Rev-Erbα 表达。Rev-Erbα 反过来也可以抑制 Bmal1 和 Clock 基因的表达，从而产生负反馈环路。此外，RORα 及 PGC1α 也参与 Bmal1 和 Clock 基因的表达调节。

Rev-Erbα 和 RORα 调节糖、脂代谢、炎症反应、纤溶蛋白降解等，因此，它们可能参与动脉粥样硬化发生发展过程。Rev-Erbα 敲除小鼠表现为 VLDL 及 ApoCⅢ升高；RORα 突变小鼠则具有相反的代谢表型。ApoAI 的表达也受到 Rev-Erbα 和 RORα 调节。Rev-Erbα 敲除小鼠血糖升高；而 RORα 缺陷小鼠则出现血糖降低及胰岛素敏感性增加的表型。研究显示，RORα 突变的 Staggerer 小鼠（sg/sg）在高脂高胆固醇喂养后出现严重的动脉粥样硬化及低 HDL 血症。最近研究发现，Rev-Erbα 在人类动脉粥样硬化斑块中表达增高，敲低骨髓造血细胞 Rev-Erbα 可加重 $LDLR^{-/-}$ 小鼠粥样硬化的发病。Rev-Erbα 及 RORα 对免疫炎症反应也具有重要的调节作用。Rev-Erbα 在巨噬细胞可抑制 Toll 样受体 4（Toll like receptor，TLR4）的表达，但在血管 SMC 则增强 TNFα 激活 NF-κB 及诱导炎症因子 COX2 及 IL6 表达的作用。相反，RORα 则抑制 NF-κB 激活及炎症反应。RORα 基因缺失小鼠的巨噬细胞产生过量的炎性细胞因子[18]。纤溶酶原激活物抑制因子 1（PAI1）是主要的纤溶抑制因子。其水平的昼夜波动可能是心肌梗死及血栓时间节律性发生的原因之一。Rev-Erbα 和 RORα 可以竞争性调节 PAI1 的表达，Rev-Erbα 可以抑制 RORα 对 PAI1 表达的诱导作用。此外，RORα 与低氧诱导因子 1（HIF1）互为靶基因在缺氧组织中表达上调。RORα 缺陷小鼠（sg/sg）阻力血管的张力及舒缩反应减低，平滑肌收缩表型标志减少，平均动脉压降低，提示 RORα 在维持血管生理张力及反应性方面具有重要作用。血管舒缩性的昼夜节律是通过中枢及外周生物钟的相互作用调控。最近研究显示，RORα 通过调节 Rho 相关激酶 2（ROCK2）的表达控制主动脉肌球蛋白轻链（MLC）磷酸化及收缩反应的内在节律[19]。

除 Rev-Erbα 和 RORα 外，其他核受体也参与血管节律调节。PPARγ 在主动脉的表达呈显著的昼夜节律性。血管组织 PPARγ 通过调节靶基因 Bmal1 的表达维持血管张力及血压的节律性波动。

第九节　核受体的非基因组学作用

如前所述，核受体作为转录因子，主要通过配体依赖的方式调控基因的表达而发挥其生理作用，即“基因组效应”。由于涉及基因转录及蛋白质翻译等过程，基因组效应通常于核激素（或配体）作用数小时后出现。然而，某些核受体的激动在数分钟乃至数秒钟内即可以产生十分迅速的生物效应。这一现象显然无法用基因组效应加以解释，转录或蛋白质合成抑制剂均不能阻断这种快速效应，因此，将这种效应称为“非基因组作用机制”（non-genomic action）。核激素可通过多种细胞信号如离子通道、第二信使分子如三磷酸肌醇（IP3）、cAMP、Ca^{2+} 以及相关激酶通路发挥作用；核受体本身也可直接与许多信号传导分子相互作用；近年来发现了核固醇激素如糖皮质激素及雌激素的膜受体，这些膜受体也介导重要的核激素非基因组效应。

一、糖皮质激素的非基因组学作用

介导 GC 的非基因组快速效应的可能机制包括：①皮质激素与细胞膜的相互作用；②由胞浆及膜结合型 GR 介导；③与其他信号通路的交互作用。在应激等条件下，循环中高水平 GC 可改变细胞及线粒体生物膜的理化特性，包括膜流动性及通透性。由此影响离子通道功能及钠钙转运；GC 也通过增加线粒体质子渗漏及抑制氧化磷酸化反应减少 ATP 产生。对于细胞膜的影响可能涉及 GC 的许多作用，如免疫抑制以及对血管反应性及血压的影响。在无配体结合状态下，GR 处于胞浆内并与 HSP70、HSP90、FKBP52、Src 及 MAPK 等多种蛋白形成复合物。配体结合导致由复合物解离的这些伴侣分子可以影响不同信号通路而介导 GR 的非基因组作用；长期以来，已有多数研究提出膜结合型 GR（mGR）介导 GC 的非基因组作用。在两栖类神经元及小鼠淋巴瘤细胞也证明有 mGR 存在。GC 和 mGR 结合后可能通过小凹蛋白（caveolin）、跨膜电流、磷酸化和细胞 Ca^{2+} 等多种机制来调节细胞功能。但 mGR 本质上是核受体 GR 的不同定位、基因的不同剪切体还是独立编码的蛋白目前并不明确。此外，GC 可以与多种信号激酶通路发生相互作用。例如，地塞米松通过 PI3K-Akt 通路激活 eNOS 发挥抗炎及心血管保护作用[20]。

二、雌激素的非基因组作用

雌激素的心血管保护效应主要通过血管内皮和平滑肌表达的 ERα 及 ERβ 受体来实现。早期观察发现，在绝经期妇女炔雌醇可以迅速改善冠脉异常收缩；雌激素可以迅速增强 eNOS 的催化活性。之后大量的研究表明雌激素的这些快速作用并非源于细胞核内，而是与在胞浆膜上 Caveolae 及脂筏与 eNOS 共定位的 ERα 及 ERβ 的作用有关。G 蛋白偶联受体 GPR30 是近年发现的雌激素的第三种受体。GPR30 表达于血管内皮，其激动剂可引起内皮及 NO 依赖性血管舒张。但是，GPR30 是否介导雌激素对血管内皮的非基因组作用尚有待证明。

三、核受体在血小板中的生物学作用

血小板作为循环血细胞成分之一是凝血过程的关键细胞，对于炎症、心血管疾病及糖尿病的发生发展至关重要。虽然血小板缺乏细胞核及 mRNA，但多种核受体在血小板均有表达。核受体特异激动剂可以调节血小板的聚集及活化。因此，血小板是研究核受体非基因组心血管作用的良好模型。血小板有糖皮质激素受体的表达，强的松龙处理 5 分钟即显著抑制 ADP 及 TXA2 受体介导的血小板聚集，GR 拮抗剂 RU468 可有效阻断该效应。PPAR 的三种亚型在血小板中也均有表达。PPARα 激动剂非诺贝特短暂处理可增加血小板 cAMP 水平，抑制血小板活化。PPARδ 及 PPARγ 激动剂也具有抑制血小板聚集的作用。血小板中这种快速的非基因组作用可能和核受体与胞浆信号分子的相互作用有关。如 PPARα 激活后可与 PKCα 结合，抑制 PKC 下游信号通路，但是血小板中核受体的定位以及具体功能机制仍有待研究[21]。

参考文献

[1] Maglich, JM, Sluder A, Guan X et al. Comparison of complete nuclear receptor sets from the human, Caenorhabditis elegans and Drosophila genomes. Genome Biol, 2001:RESEARCH0029.
[2] Chawla, A, Repa JJ, Evans RM et al. Nuclear receptors and lipid physiology: opening the X-files. Science, 2001, 294(4):1866-1870.
[3] Robinson-Rechavi, M, Escriva Garcia H, Laudet V. The nuclear receptor superfamily. J Cell Sci, 2003, 116:585-586.
[4] Valledor AF, Ricote M. Nuclear receptor signaling in macrophages. Biochem Pharmacol, 2004, 67(2):201-212.
[5] Busch, BB, Stevens WC Jr, Martin R et al. Identification of a selective inverse agonist for the orphan nuclear receptor estrogen-related receptor alpha. J Med Chem, 2004, 47:5593-5596.
[6] Smith, CL O'Malley BW. Coregulator function: a key to understanding tissue specificity of selective receptor modulators. Endocr Rev, 2004, 25:45-71.
[7] Novac, N Heinzel T. Nuclear receptors: overview and classification. Curr Drug Targets Inflamm Allergy, 2004, 3:335-346.
[8] Linja MJ, Porkka KP, Kang Z, et al. Expression of androgen receptor coregulators in prostate cancer. Clin Cancer Res, 2004, 10:1032-1040.
[9] Onate SA, Tsai SY, Tsai MJ, et al. Sequence and characterization of a coactivator for the steroid hormone receptor superfamily. Science, 1995, 270:1354-1357.
[10] Heery, DM, kalkhoven E, Hoare S, et al. A signature motif in transcriptional co-activators mediates binding to nuclear receptors. Nature, 1997, 387:733-736.
[11] Li J, and Wang N. Peroxisome proliferator-activated receptor-gamma in vascular biology. Cardiovasc Hematol Disord Drug Targets, 2007, 7:109-117.
[12] Wang N, PPAR-delta in Vascular Pathophysiology. PPAR Res, 2008, 2008:164163.
[13] Peter R, Reilly E, Anthony S. Therapy and clinical trials: fibrate therapy in type 2 diabetes - where are we now? Curr Opin Lipidol, 2010, 21:554-555.
[14] Wang N, Yin R, Liu Y, et al. Role of peroxisome proliferator-activated receptor-gamma in atherosclerosis: an update. Circ J, 2011, 75:528-535.
[15] Kuiper GG, Enmark E, Peltc-Huikko M, et al. Cloning of a novel receptor expressed in rat prostate and ovary. Proc Natl Acad Sci USA, 1996, 93:5925-5930.
[16] Zhao Y Bruemmer D. NR4A orphan nuclear receptors in Cardiovascular Biology. Drug Discov Today Dis Mech, 2009, 6(1-4):e43-e48.
[17] Rhee EJ, Nallamshetty S, Plutzky J. Retinoid metabolism and its effects on the vasculature. Biochim Biophys Acta, 2012, 1821:230-240.
[18] Laitinen S, Staels B. Potential roles of ROR-alpha in cardiovascular endocrinology. Nucl Recept Signal, 2003, 1:e011.
[19] Saito T, Hirano M, Ide T, et al. Pivotal role of Rho-associated kinase 2 in generating the intrinsic circadian rhythm of vascular contractility. Circulation, 2013, 127:104-114.
[20] Lowenberg M, Verhaar AP, van den Brink GR, et al. Glucocorticoid signaling: a nongenomic mechanism for T-cell immuno-suppression. Trends Mol Med, 2007, 13:158-163.
[21] Bishop-Bailey D. The platelet as a model system for the acute actions of nuclear receptors. Steroids, 2010, 75:570-575.

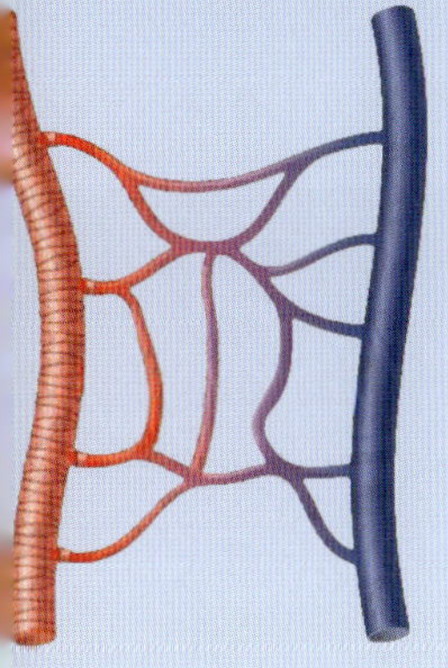

第三十二章

蛋白质泛素化与血管病变

邹明辉　王琼昕

正常细胞蛋白质代谢是一个持续降解和再合成的动态过程，维持蛋白质代谢稳态是保持细胞蛋白质正常功能的关键过程。由于基因组编码大量蛋白，而在一定时期内仅有部分蛋白被用于维持细胞功能，正常细胞内累积大量的蛋白代谢产物，包括有待清除、降解及循环再利用的错误折叠蛋白和氧化蛋白，因此严密控制蛋白分子合成、转运和降解的调节系统是机体不可或缺的。真核生物的蛋白降解主要依赖泛素 - 蛋白酶体系统（ubiquitin proteasome system，UPS），这一系统在维持蛋白质代谢稳态中起中心作用。蛋白质翻译后修饰过程包括泛素化、乙酰化、甲基化、烃化、糖基化、羟基化以及亚硝基化等。这些翻译后修饰是维持蛋白质代谢稳态所必需的，当此过程受到干扰时将导致机体的病理性改变。由于泛素化是细胞分化、凋亡、DNA 修复、应激反应、免疫应答等生理过程所必需的，UPS 功能异常则介导多种疾病的病理变化，其中包括心血管疾病。近年来越来越多的研究表明 UPS 在心血管系统生理过程和病理变化中的作用至关重要。本章主要论述 UPS 对心血管系统病理生理过程的影响及作用机制，探讨 UPS 信号通路中潜在的病变位点，概述 UPS 的药理调控机制以及阐述 UPS 特异性药物的临床应用前景。

第一节　泛素 - 蛋白酶体系统概述

人类基因组编码近 30 000 个蛋白，不同类型细胞（如内皮细胞、神经细胞、肝细胞等）依其特定的细胞功能表达相应的蛋白组群。尽管细胞特异性蛋白仅为细胞总蛋白的一部分，其仍然包含大量的蛋白分子，因此调节细胞特异性蛋白的合成降解，维持其代谢稳态成为极其复杂的分子作用过程。这些蛋白不仅结构功能各异，且具有各自不同的合成降解速率（半衰期），这一速率取决于蛋白自身的分子特征和其在细胞机制中的作用。某些结构蛋白存在长达数年，而某些调节蛋白则在数分钟内被降解，蛋白的代谢周期随其行使的作用机能不同而变化。细胞代谢进程中将累积大量的蛋白代谢物，其中包括有待清除、降解和循环利用的错误折叠蛋白以及氧化蛋白。因此蛋白质量的调控，是我们理解机体病理生理过程的关键。UPS 是降解真核细胞蛋白质的主要途径，其在维持蛋白质代谢稳态中所起的作用已日益受到人们的重视。功能异常的 UPS 参与多种疾病的病理过程，包括癌症、神经退行性疾病、肌病、病毒感染以及心血管疾病。大量研究证实 UPS 不仅参与心血管系统的生理作用，而且在心血管疾病中具有重要的病理生理学意义。因此，蛋白质翻译后修饰在心血管系统中的作用成为近年的研究热点。

一、泛素 - 蛋白酶体系统的基本组成

UPS 是介导细胞内非溶酶体性蛋白降解的主要系统，可降解短寿蛋白和调节蛋白。介导这一过程的组分包含泛素、泛素启动酶系统和蛋白酶体系统。泛素启动酶系统可活化泛素，并将其结合到待降解的蛋白上，形成靶蛋白多聚泛素链，完成泛素化过程。蛋白酶体系统则识别已泛素化的蛋白并将其降解。细胞内还存在另一类去泛素化蛋白酶（deubuiqitinating enzyme，DUB），发挥去泛素化的反向调节作用，解离泛素链分子。UPS 对蛋白质的降解由连续的两步组成：①泛素分子与靶蛋白的共价结合；②多聚泛素化的蛋白被 26S 蛋白酶体降解，同时泛素分子被重新活化。UPS 通过泛素分子与蛋白底物的结合标记蛋白酶体所降解的靶蛋白。泛素是一个由 76 个氨基酸组成的高度保守的多肽链。在 ATP 的参与下，泛素激活酶（E1）活化泛素并将其转移到泛素交联酶（E2）上，活化的泛素再从 E2 转移到泛素连接酶（E3），与蛋白底物特异性结合的 E3 催化泛素与蛋白底物活化的赖氨酸残基共价结合。单个泛素分子结合底物蛋白称为单泛素化，单泛素化底物可进一步被多次泛素化，即多个活化的泛素分子与蛋白底物赖氨酸残基结合，形成多聚泛素链（图 32-1）。泛素结合域或去泛素化酶对多聚泛素链的特异性识别取决于相连泛素分子间的精确结合位点。泛素系统存在严格的分级结

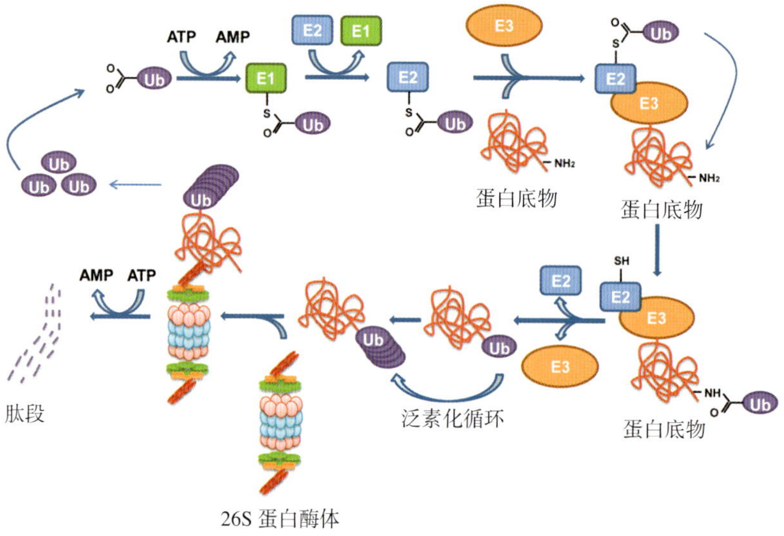

图 32-1　蛋白酶体依赖性的蛋白水解：蛋白底物多聚泛素化过程

首先，Ub 与 E1 结合，形成高能硫脂键，使 Ub 活化；而后通过转脂作用，Ub 从 E1 转移到 E2s 上；活化的 Ub 再从 E2s 转移到 E3s，并与底物结合，形成底物 -E3s 复合物，使底物发生 Ub 化。蛋白被多聚泛素化后才可被蛋白酶体识别降解

构，修饰活化泛素的E1仅有一种分子结构，而人类基因组编码超过20种E2和千余种E3。

二、泛素-蛋白酶体系统水解靶蛋白质的基本过程

底物蛋白与泛素链共价结合后被标记为靶蛋白，经由蛋白酶体降解。26S蛋白酶体是由多个亚单位组成的蛋白酶复合体，含有一个20S具有蛋白酶体催化活性的核心颗粒和两个19S具有调节功能的调节颗粒。19S颗粒介导底物蛋白与蛋白酶体复合物的结合，其具有ATP酶活性的环状结构，介导底物蛋白的去折叠以及20S核心颗粒的孔道开放。20S复合体呈对称的空心圆柱体结构，由四个堆积的七元环（2个α环和2个β环）所构成（图32-2）。多聚泛素化的底物蛋白可与转位因子以及蛋白酶本身的泛素结合位点特异性结合。去折叠的蛋白底物一旦进入蛋白酶体的20S复合体，将被降解成3～25个氨基酸残基的小肽段，同时在DUB的催化下释放游离的、可重新利用的泛素分子。已被鉴定的DUB有近百种，且功能各异，包括泛素的再合成与循环、蛋白泛素化的逆向调节、泛素前体蛋白的协同转录激活（图32-1）。

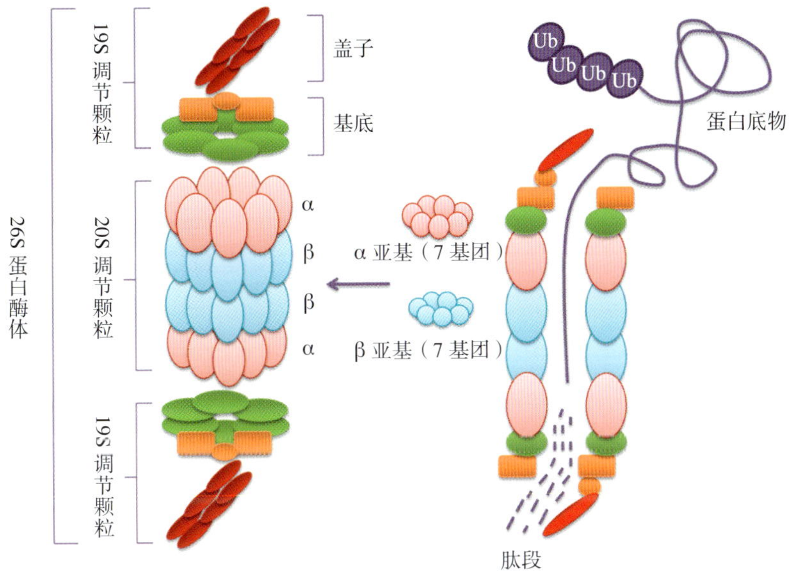

图32-2　26S蛋白酶体结构

26S蛋白酶体是一个2000 ku、由多个亚单位组成的蛋白酶复合体，含有一个20S具有蛋白酶体催化活性的核心颗粒和1～2个19S具有调节功能的调节颗粒（regulatory particle，RP）。19S与多聚泛素链结合使底物蛋白变性，并协助底物进入蛋白酶体的水解中心

第二节　泛素-蛋白酶体系统与血管内皮细胞功能

UPS通过对底物蛋白特异性的翻译后修饰以及对泛素化靶蛋白的水解，在细胞蛋白质合成降解过程中起中心调节和桥梁作用。因此当这一体系功能异常或作用被干扰时，将会引起细胞的病理变化，从而直接或间接参与机体疾病的病理过程。如泛素连接酶E6-AP的突变可引起以智力低下为表现的安格尔曼综合征；又如肾上皮细胞钠通道（epithelial Na^+ channel，ENaC）PPxY模序发生突变则引起以重度高血压为表现的里德尔综合征，突变的ENaC不能与泛素连接酶Nedd4相互作用，导致其稳定性下降及机体的水钠潴留，引起血压急剧增高。蛋白泛素化异常亦见于恶性肿瘤[1]，可通过降低抑癌基因如P53的稳定性以及促进致癌基因如c-Myc和c-Jun的过

表达引发肿瘤。例如在宫颈癌的患者，人乳头状瘤病毒 E6 癌蛋白和泛素连接酶 E6-AP 结合形成复合体，该复合体与 P53 特异性相互作用介导 P53 发生快速 UPS 依赖性的降解[2]。此外，UPS 的异常调节还见于结直肠肿瘤和乳腺癌患者。上述发现进一步证明了 UPS 在细胞蛋白代谢稳态中的重要作用。UPS 功能异常所致的蛋白代谢失衡，可引发多种类型的疾病和加重病变程度。

UPS 在心血管系统疾病中同样起着非常关键的作用。新近的研究指出 UPS 在维持内皮生理功能及心血管系统的运转中起重要作用。鉴于此，本章重点探讨 UPS 在内皮细胞功能中的作用以及对疾病状态下内皮功能失调的影响。

一、泛素 - 蛋白酶体与 Notch 信号

UPS 通过调节 Notch 信号通路影响血管网的生成。Nie 等[3]的研究指出 Numb 蛋白配体 X（ligand of Numb-protein X，LNX）是环指类型的泛素连接酶 E3，LNX 基因异位突变促进转化生长因子 β（transforming growth factor β，TGFβ）诱导的 E- 钙黏蛋白表达下调，波形蛋白的表达增加，细胞外基质的蓄积及 HK2 细胞的迁移。作为泛素连接酶 E3，LNX 可泛素化和降解 Numb 蛋白，维持 Notch 通路的信号转导。Numb 作为泛素化底物其跨膜受体蛋白 PTB 结构域可被 LNX 识别并与 LNX PDZ 结构域特异性结合[4]。泛素蛋白连接酶 FBW7/Sel10 也可靶向标记 Notch，促进其蛋白酶依赖性的水解。Tsunematsu R 等在 FBW7 敲除胚胎主动脉旁胚脏壁外植体培养的体外实验中发现，FBW7 基因敲除抑制血管网生成[5]。因此，UPS 至少存在两种不同的方式调节 Notch 通路的信号转导（图 32-3）。

二、泛素 - 蛋白酶体与 NO 信号

一氧化氮（nitric oxide，NO）及控制其合成的一氧化氮合酶（nitric oxide synthase，NOS）是维持内皮细胞（endothelial cell，EC）正常功

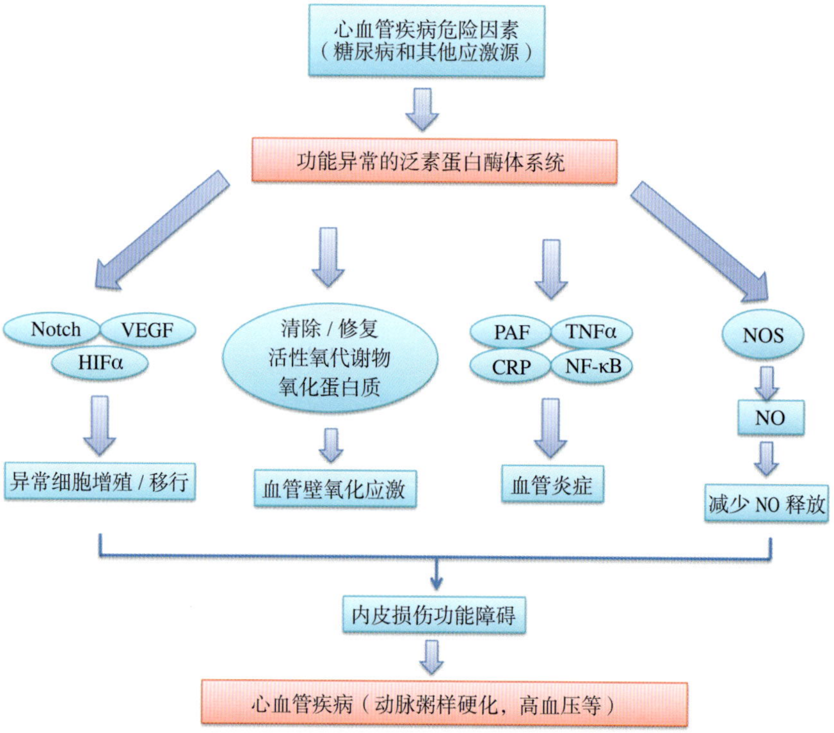

图 32-3　UPS 在内皮代谢应激到失代偿性血管疾病过程中的中心性作用

功能异常的 UPS 通过增加血管张力引起高血压，以及诱导内皮的炎症反应、内膜的氧化应激和血管的发育异常。这些级联反应导致内皮功能障碍和最终的动脉粥样硬化、缺血及梗死形成等

能的重要基础物质。NO 的生物半衰期十分短暂，调节其生物活性的 NOS 有三种亚型：内皮型 NOS（endothelial NOS，eNOS）、诱导型 NOS（inducible NOS，iNOS）和神经元型 NOS（neuronal NOS，nNOS）。eNOS 在内皮细胞为组成型表达，依赖钙离子的参与产生少量 NO。内皮细胞 eNOS 的调节存在至少五种不同的机制，包括：①转录调节；②蛋白翻译后修饰；③与蛋白相互作用，如与 Hsp90 和窖蛋白；④辅助因子可用度[如四氢生物蝶呤（BH_4）]；⑤磷酸化和去磷酸化。UPS 通过对 NOS 的翻译后修饰以及降解从而调节 NO 生成的详细机制的研究尚处于初期（图 32-3）。

（一）UPS 对 eNOS 的调节

当前研究阐述了 UPS 对 eNOS 功能和 NO 生成的调节机制。报道指出 Hsp90 抑制剂格尔德霉素能够诱导 eNOS 的泛素化及其蛋白酶体依赖性的蛋白水解，而泛素连接酶 CHIP（热休克蛋白 70 羧基端相互作用蛋白）可作为 eNOS 分子伴侣非泛素依赖性辅助其作用[6]。尚有报道提出 eNOS 的蛋白水解参与缺血后内皮功能障碍，对骨骼肌缺血损伤后的血管新生、老龄化心肌的缺血后修复以及肝缺血再灌注损伤的影响尤为显著[7-8]。Strangl K 等提出蛋白酶体抑制剂呈剂量依赖性双向调节体外培养内皮细胞 eNOS 的表达：低剂量诱导和高剂量抑制[7]。因此，UPS 对 eNOS 表达的调控依赖于蛋白酶体的活性。对大鼠主动脉内皮功能的研究显示，蛋白酶体抑制剂上调内皮细胞 eNOS 的表达，促进 NO 的生成，改善内皮依赖性的血管舒张功能[9]。当 eNOS 关键辅因子四氢生物蝶呤缺乏时，eNOS 不能利用氧分子催化 L- 精氨酸的氧化生成血管舒张因子 NO，导致超氧阴离子产生，此过程称为 eNOS 解偶联。eNOS 解偶联进而导致血管氧化应激以及内皮功能障碍。因而，UPS 对 NO 合成的调节作用在血管生理功能及病理改变中意义重大。

（二）eNOS 磷酸化增强蛋白酶体活性

研究指出转录因子 cAMP 反应元件结合蛋白（cAMP-response element-binding protein，CREB）NO 依赖性的磷酸化增加，促进其与靶基因启动子的结合，可增加蛋白酶体亚基 LMP2 和 LMP7 的表达。NO 依赖性蛋白酶体活性增加可拮抗蛋白激酶 A（protein kinase A，PKA）以及蛋白激酶 G（protein kinase G，PKG）抑制剂，细胞 LMP2 和 LMP7 反义寡核苷酸转染所可消除这一作用。

（三）UPS 对 iNOS 的调节

一些外源性刺激因素如内毒素、促炎因子或流体剪切力可诱导大部分血管细胞 iNOS 的表达。iNOS 表达增高引起内皮功能障碍导致心血管疾病的主要机制为，氧化应激状态下高表达的 iNOS 促进 NO 与超氧阴离子的生成及相互反应，形成具有强烈细胞毒性的过氧亚硝酸阴离子。细胞 iNOS 的活性主要取决于对其合成、降解及催化活性的调节。观察指出 UPS 对 iNOS 的降解主要依赖 CHIP 蛋白（热休克蛋白 70 羧基端相互作用蛋白）[10]。近来，Osawa 等发现在大鼠内皮细胞，蛋白酶体抑制剂可通过抑制 IκBα 降解有效干预 NF-κB 活化，增加 iNOS 的表达以及其在细胞内的蓄积[11]。平行板流动小室用于模拟细胞生理状态下的流体剪切力。当内皮细胞受到剪切力作用时，iNOS RNA 的表达明显增高，而 NF-κB 抑制剂 PDTC 或蛋白酶体抑制剂 MG132 将明显减弱这一效应。

三、泛素 - 蛋白酶体调节血管炎症

已有报道阐述了 UPS 如何调节血管炎症反应中特异性组分，进而影响动脉粥样硬化的进程。在此，本节主要探讨蛋白酶体抑制剂对 T 细胞应答及巨噬细胞功能的调节。

（一）对调节性 T 细胞的调节

UPS 通过改变调节性 T 细胞的功能抑制动脉粥样硬化形成中的炎症与免疫反应。氧化型低密度脂蛋白（oxidized low density lipoprotein，oxLDL）或尿毒症患者血清作用于调节性 T 细胞，降低其蛋白酶体活性，最终导致细胞周期停滞和细胞凋亡。这一临床研究显示终末期肾病血液透析患者外周血中 $CD4^+/CD25^+$ Treg 细胞

数量减少，其免疫抑制功能也相应减低。oxLDL可显著降低所孵育细胞中 $CD4^+/CD25^+$ Treg 细胞占总 $CD4^+$T 细胞的比例，而对 $CD4^+/CD25^-$ T 无明显作用。研究者推测 oxLDL 仅特异性作用于 $CD4^+/CD25^+$ Treg 细胞。此外，在血液透析患者，$CD4^+/CD25^+$ Treg 细胞将较早发生细胞周期停滞和细胞凋亡。深入机制的研究表明，这种细胞周期延滞和凋亡是因为 oxLDL 抑制蛋白酶体的蛋白水解活性，从而减少 P27Kip1 和 Bax 蛋白的降解[12]。

（二）对巨噬细胞的调节

蛋白酶体抑制剂还可降低内毒素诱导的基因表达，如 Toll 样受体 2，以及抑制 LPS 诱导的炎症反应。Qureshi 等发现蛋白酶体抑制剂乳胞素（lactacystin）呈剂量依赖性抑制 LPS 诱导的 RAW264.7 巨噬细胞样细胞系的 TNFα 表达。此外，乳胞素预处理巨噬细胞，可抑制 LPS 诱导的基因表达，包括 TNFα、IL6、IL12、p40、p35、环氧酶 2（cyclooxygenase 2、COX2）和 iNOS。乳胞素还可抑制 LPS 诱导的细胞外信号调节激酶（extracellular signal-regulated kinase，ERK）的磷酸化，但却不影响白介素 1 受体相关激酶 1（interleukin-1 receptor-associated kinase 1，IRAK1）的活性。此外，乳胞素可促进 P38 激酶和 c-Jun N 末端激酶（c-Jun N-terminal kinase，JNK）的磷酸化，提示蛋白酶体的水解活性可能参与下调这两个重要信号分子的活化水平[13]。

（三）蛋白酶体活性与炎性介质的表达

TNFα 诱导炎症和免疫反应部分是通过激活 NF-κB。研究发现受试者颈动脉斑块中蛋白泛素化和 20S 蛋白酶体的活性与 TNFα 和 NF-κB 的表达相关，抑制蛋白酶体活性将导致血管炎症加重及重度粥样斑块形成。对出现血压晨峰（与动脉粥样斑块不稳定和破裂相关的典型因素）表现患者粥样斑块的研究显示，增高的蛋白泛素化水平及 20S 蛋白酶体活性与升高的 NF-κB 活性相关[14]。斑块的免疫组织化学及 ELISA 检测表明这些斑块中巨噬细胞、T 淋巴细胞以及细胞因子 TNFα、NF-κB 和金属蛋白酶 9（matrix metalloproteinase 9，MMP9）增加[14]。Tan C 等在对 UPS 在动脉粥样硬化形成中作用的研究中，分别给予 4 个实验组新西兰兔正常饮食、正常饮食加阿司匹林、促动脉粥样硬化饮食和促动脉粥样硬化饮食加阿司匹林 12 周后，检测其蛋白酶体活性、血脂含量及过氧化水平。同时，检测泛素、泛素蛋白结合物、IκBα、磷酸化 IκBα 及 P65 的表达水平。研究者发现血脂含量及过氧化水平在给予促动脉粥样硬化饮食组兔子（给予或不给予阿司匹林）皆明显高于正常饮食组兔子（给予或不给予阿司匹林），且促动脉粥样硬化饮食组兔子形成的动脉粥样硬化病变较对照组更为严重。此外，促动脉粥样硬化饮食亦促进主要位于主动脉血管内皮下和中膜层的泛素蛋白结合物、IκBα 及磷酸化的 IκBα 水平增高[15]。由于检测到的 20S 蛋白酶体活性水平过高，以致 26S 蛋白酶体活性在不同组间未表现出明显差异[15]。但 20S 蛋白酶体抑制剂阿司匹林（乙酰水杨酸）处理可改善这一病变，不仅显著降低动脉粥样硬化病变面积，而且增加病变部位泛素化蛋白含量，从而证实了阿司匹林可通过抑制蛋白酶体活性而起抗动脉粥样硬化的治疗作用[15]。考虑到其他可能性的存在，尚需在其他种属或实验模型中进一步证实水杨酸对哺乳动物动脉粥样硬化病变的保护作用。但许多企图证实这一结论的研究获得的综合实验证据，并不支持水杨酸的这一保护作用（图 32-3）。

血小板活化因子（platelet activating factor，PAF）是一种潜在的炎性介质，在动脉粥样硬化形成中起重要作用。尽管血管中 PAF 的合成调控十分严格，但是 LDL 的氧化仍可引起 PAF 合成紊乱。氧化 LDL 可引起 PAF 水平升高，进而引发快速的局部血管炎症反应，导致内皮损伤及功能障碍，进而增加血管通透性，促进外周循环细胞向内皮下迁移，形成泡沫细胞及平滑肌细胞增殖，这些病理过程是形成动脉粥样硬化的重要起始因素。PAF 作为动脉粥样硬化形成中的磷脂信号分子，作用特征是使其受体快速减敏及表达下调。当 PAF 作用于细胞，其表面 PAF 受体（PAF receptor，PAFR）磷酸化，进而内化和表达下调。研究提出 PAFR 表达下调依赖于蛋白酶体系统介导的蛋白水解[16]。Dupre 等发现 PAF 诱导的受体内吞作用是 PAFR 表达下调的先决条件，且 PAFR 转运不依赖于其蛋白的泛素化。他们的研究还指出 PAFR 泛素化呈非配体依赖性。通过观察蛋白酶体抑制剂（proteasome inhibitor，PSI）和溶酶体抑制剂（EST）对甲基氨基甲酰 -PAF 诱导 COS7 细胞 PAFR 蛋白降解的影响发现，PSI 预处理减少细胞一半 PAFR 的降解，用另一种蛋白酶体抑制剂晶体乳胞素预处理细胞可得到相似的结果。这些结果表明，PAFR 泛素化本身只在下调这一受体水平中起部分作用。作者推测配体诱导的蛋白构象改变可暴露泛素分子，使其可与调节细胞内受体表达的蛋白结合[16]。除 PAF 以外，体外研究显示 C 反应蛋白（C-reactive protein，CRP）也参与急性期炎症反应，促进动脉粥样硬化的形成，但对 ApoE 敲除小鼠的在体研究却提出相悖的结论。一项对低密度脂蛋白受体缺陷（low-density lipoprotein receptor knockout，$LDLr^{-/-}$）小鼠的实验显示，伴随主动脉斑块内 26S 蛋白酶体表达的增高，在小鼠转基因表达人 CRP 可减少动脉粥样斑块的面积[17]。虽然转基因表达 CRP 减缓 $LDLr^{-/-}$ 小鼠动脉粥样硬化形成尚处于假说阶段，但持续高水平的蛋白酶体活性至少在其中起到部分作用（图 32-3）。

炎症信号分子及其他刺激因素可经不同途径激活 NF-κB。泛素化在 NF-κB 活化过程中起到几种不同的作用，包括靶向作用于 NF-κB 的抑制蛋白 IκB 促使其经蛋白酶体降解、对 IκB 酶（IKK）的激活以及 NF-κB 蛋白前体的加工处理。而这些作用可被特异性的 DUB 阻断或减弱。UPS 可在不同水平以相同方式调节 NF-κB 的活化。NF-κB 二聚体由 P65 与 P50 两个亚基组成，在静息细胞中，NF-κB 和其抑制蛋白 IκB 结合形成复合体，以无活性形式存在于胞浆中。激活 NF-κB 需要先磷酸化与其结合的 IκB，随后泛素连接酶识别磷酸化的 IκB，催化其多聚泛素化修饰及蛋白酶体依赖性的水解。这一作用可使抑制蛋白 IκB 与 NF-κB 解离，异源二聚体 NF-κB 转位入核，与靶基因上特定的序列结合，进而调节基因转录。很多刺激因素可以激活这一过程，包括炎症细胞因子、淋巴增殖性细胞因子、微生物病原体和病毒、诱导 IκB 蛋白水解活化转录因子 NF-κB。NF-κB 及其调节转录的靶基因参与单核细胞向血管壁内皮细胞下的间质趋化，这是动脉粥样硬化形成过程中的关键性始动因素，意味着粥样硬化病变进入不可逆转的阶段。（图 32-3）。

四、泛素 - 蛋白酶体与血管功能调控

UPS 通过调节血管活性因子在血管功能调控中起重要作用。众多血管活性因子参与血管功能的调节。内皮依赖性舒张因子（endothelium-dependent relaxing factor，EDRF）和内皮依赖性收缩因子（endothelium-dependent contracting factor，EDCF）主要通过内皮细胞调节血管舒张和收缩功能。内皮功能失调时，EDRF 水平降低伴随 EDCF 水平增高，导致基础血管张力增加，引起机体血压升高。内皮素 1（endothelin 1，ET1）和血管紧张素（angiotensin，Ang）Ⅱ是促血管平滑肌收缩作用极强的血管活性肽，UPS 则通过调节这些活性肽及其受体和受体相关的信号分子表达，调控血管功能。

蛋白酶体抑制剂可降低大鼠主动脉管壁 ET1 的表达水平。给予 Sprague-Dawley（SD）大鼠醋酸脱氧皮质酮盐以建立高血压模型，发现高血压大鼠主动脉 ET1 含量较正常对照组显著增高[18]。给予高血压大鼠蛋白酶体抑制剂[N- 苄氧羰基 -L- 叔丁酯基 - 亮氨，N-benzyloxycarbobyl-lle-Glu（O-t-Bu）-Ala- leucinal] 处理可显著降低 SD 大鼠主动脉内 ET1 含量及高血压水平[18]。由此可见，蛋白酶体依赖性的蛋白水解途径在促进血管 ET1 生成及其导致的高血压中起重要作用。蛋白酶体抑制剂对内皮细胞 ET1 表达水平的调节还见于其他的研究报道。MG132，一种潜在的特异性的 26S 蛋白酶体抑制剂，可显著降低人脐静脉内皮细胞（human umbilical vein endothelial cell，HUVEC）ET1 的表达。此研究揭示了细胞非毒性和毒性水平不同剂量的蛋白酶体抑制对原代内皮细胞特异性转录应答的影响。且首次证明了相对于细胞毒性高剂量时细胞内极少基因可被调节，无细胞毒性低剂量蛋白酶体抑制剂可显著降低 ET1 的转录水平，尽管对蛋白酶体的活

性只是部分阻断。抑制蛋白酶体活性可下调 ET1 及其受体 ET_A 的表达 [19]。如前所述，非细胞毒性水平的蛋白酶体抑制可降低 ET1 含量和增加血管舒张因子 NO 水平，引起内皮依赖性的血管舒张，改善主动脉环血管舒张功能 [19]。

研究表明蛋白酶体抑制剂可能通过抑制 TNFα 下调 ET1 表达。Lorenz 等 [20] 发现 TNFα 处理增高大鼠主动脉环 ET1 前体肽原 mRNA 表达水平，提示 TNFα 参与调节 ET1 的表达。且 TNFα 剂量依赖性抑制乙酰胆碱诱导的血管舒张。当同时给予蛋白酶体抑制剂处理时，ET1 表达的增高被明显抑制。同时给予大鼠主动脉环 TNFα 及 MG132 处理时，内皮依赖性的血管舒张功能较单独 TNFα 处理组明显改善。尽管 MG132 处理改善了血管舒张功能，但大鼠主动脉环内 eNOS mRNA 和蛋白表达水平仍出现下降。此研究证实抑制蛋白酶体活性可改善 TNFα 诱导的血管功能障碍，且蛋白酶体抑制剂还可通过降低超氧化产物水平而实现这一保护作用 [20]。

蛋白酶体参与调节 AngⅡ对机体的作用。AngⅡ具有两种天然受体，血管紧张素Ⅰ受体和血管紧张素Ⅱ受体（AT1 和 AT2）。在神经元细胞，UPS 介导 AT1 和 AT2 受体的蛋白水解。下丘脑分泌的去甲肾上腺素（norepinephrine，NE）通过改变交感神经系统的活性调节动脉血压，而 AngⅡ可通过抑制儿茶酚胺生物合成的限速酶酪氨酸羟化酶（tyrosine hydroxylase，TH）减少下丘脑 NE 的分泌，包括抑制 TH 的磷酸化降低其活性以及激活 AT2 受体促进 TH 蛋白酶体依赖性的蛋白水解下调其表达 [21]。但在血管组织是否存在上述的代谢过程尚未明确。近年的研究表明，活化的 AT1 通过磷脂酶介导第二信使生成以及与 NAD(P)H 氧化酶偶联引起血管收缩，这一过程伴随活性氧自由基、缓激肽和 NO 的产生。高血压状态下 AngⅡ分泌增加，诱导活性氧自由基产生，导致内皮功能失调。我们新近的研究 [22] 发现给予小鼠微泵注射 AngⅡ引起血管内皮细胞的 BH_4（NO 合成的重要协同因子）及 GTP 环化水解酶Ⅰ（GTPCH1；限速酶）表达下降，而给予小鼠 MG132 处理可消除 AngⅡ的上述作用。这些结果揭示了蛋白酶体通过影响 AngⅡ信号通路而调节内皮功能的可能机制。

另外两种血管活性因子 EDRF 和 EDCF，依赖内皮细胞环氧化酶（cyclooxygenase，COX）活性调节短时相或瞬时血管张力变化。尽管 COX2 蛋白降解的机制尚未明了，但已有研究证实其为 20S 蛋白酶体的作用底物 [23]。用含绵羊及人克隆重组的 COX2 基因的四环素载体转染 NIH/3T3 成纤维细胞，诱导细胞稳定表达野生型或突变型 COX2 结构基因。结果提示 COX2 经两种不同途径降解，包括 26S 蛋白酶体介导的蛋白水解和脂肪基质氧化所触发的蛋白降解。这些研究结果在某种程度上揭示了细胞蛋白稳态调控系统的复杂性，UPS 作为细胞蛋白代谢的重要调节系统，仅为其中的机制之一。

大部分血管活性因子，如 AngⅡ和 ET1 通过与内皮细胞表面特异性 G 蛋白偶联受体（G-protein coupled receptor，GPCR）结合发挥作用。GPCR 及下游的信号通路中存在多个泛素化调节位点。研究证明蛋白酶体参与 GPCR 降解调控其表达。GPCR 又可促进 1，4，5- 三磷酸肌醇受体泛素化，介导其经内质网相关蛋白降解（endoplasmic reticulum associated degradation，ERAD）途径快速蛋白水解。GPCR 泛素化参与调节 GPCR 的细胞内吞及其经溶酶体途径的降解。GPCR 泛素化在胞内运输中的作用在芽殖酵母体系中被首次报道，可易化 Ste2p 的有效细胞内吞。Hicke 和 Riezman 发现 Ste2p 生理性激动剂 α 伴侣因子可促进细胞 Ste2p 泛素化，且进一步观察显示 Ste2p 泛素化位点位于 Ste2p 细胞内吞作用相关的羧基末端内化信号位点上的一个赖氨酸残基 [24]。此泛素化过程的生理意义在于抑制 GPCR 持续诱导的信号激活，维持生理平衡稳态。

五、泛素 - 蛋白酶体与血管氧化应激

诸多证据表明活性氧自由基（reactive oxygen species，ROS）参与内皮功能障碍的病理改变。内皮功能障碍的机制之一为内皮细胞活性氧自由基生成过多和抗氧化机制失效。这种代谢

失衡也见于血管壁的其他细胞，包括平滑肌细胞。诱导氧化应激的自由基产物包括超氧离子（O_2^-）、过氧化氢（H_2O_2）、羟自由基、次氯酸（HClO）、NO 和过氧亚硝基（$ONOO^-$）。生理状况下，ROS 可发挥机体必要的生理功能，如刺激生长和促进增殖。但当细胞抗氧化功能缺陷时，这些自由基分子协同作用氧化修饰膜脂质和细胞蛋白引起 DNA 的损伤。UPS 可清除活性氧代谢产物从而调节氧化损伤的修复速率，26S 蛋白酶体降解细胞近 90% 的氧化蛋白。细胞活性氧自由基增加可导致常见的心血管疾病如动脉粥样硬化，而蛋白酶体在机体应对氧化应激对抗疾病过程中起关键作用（图 32-3）。

蛋白酶体在血管应激中的保护作用在新近的一些研究中得到证实。对重度动脉粥样硬化患者动脉内膜切除术标本的观察提示，不稳定斑块的氧化应激程度与蛋白酶体活性呈正相关[25]。颈动脉粥样硬化斑块中泛素结合物的含量在有临床症状患者较无症状患者显著增高，且与 3- 硝基酪氨酸和 NADPH 氧化酶亚基 P67 的表达及凋亡细胞比例正相关。不稳定斑块多见于有临床症状患者，表现为蛋白酶体活性减低和泛素化产物堆积[25]。UPS 和氧化应激间的相互作用在血管病理生理中起重要作用。蛋白酶体抑制剂可引起内皮细胞的应激反应，提升内皮抗氧化能力，长时间作用于细胞可能产生有害作用，甚至加剧内皮细胞的氧化应激。

第三节　泛素 - 蛋白酶体系统与血管发育及血管疾病

一、血管发育

血管发育始于中胚层来源的成血管细胞分化和形成管样结构，这一过程被称为血管发生。血管发生为在此基础上增殖和形成血管中膜的平滑肌细胞提供了内皮管型结构。血管新生则是在已有血管基础上以出芽方式产生新的血管分枝，其与血管发生的分子机制有很多共同之处。众多信号转导系统和通路参与血管发生和新生过程，其中包括 Notch 信号途径、血管内皮生长因子（vascular endothelial growth factor，VEGF）和缺氧诱导因子（hypoxia inducible factor 1α，HIF1α）信号途径。UPS 通过调控这些信号分子的表达，参与血管发生与新生，例如，激活 Notch 信号通路的配体 Delta/Serrate/LAG2（DSL）蛋白是 E3 连接酶的泛素化底物。DSL 是单次跨膜的糖蛋白，其胞外区含数量不等的 EGF 样重复区，氨基端存在一个结合 Notch 所必需的 DSL 基序。DSL 基序的泛素化是 Notch 配体活化的关键步骤。有研究证实两种不同的环指蛋白 E3 连接酶家族（Neuralized 1/2 和 Mind bomb 1/2）可以直接促进 DSL 配体的单泛素化及其细胞内吞，进而激活 Notch。VEGFR2 是 VEGF 的经典受体之一，当受体与配体结合后，受体发生酪氨酸磷酸化而被激活，继而发生泛素化经蛋白酶体途径降解[26]。在人原代内皮细胞、永生化 COS（猴肾成纤维细胞）细胞株和人中胚肾（human embryonic kidney，HEK）细胞株中，对 VEGFR2 的研究显示 UPS 密切调节 VEGFR 的泛素化和蛋白水解[26]（图 32-3）。

二、动脉粥样硬化

研究报道 UPS 参与动脉粥样硬化不同阶段的病变进展。动脉粥样硬化初期，循环血液中的单核细胞内皮下趋化并吞噬脂质成为载脂细胞，而这些沉积在内皮下的巨噬细胞吞噬大量脂质，形成胞体增大的泡沫细胞。更深入的研究揭示了细胞表面清道夫受体的数量与脂质内流相关。血管内膜（血管内膜单层内皮细胞）分泌趋化因子介导巨噬细胞的内皮下迁移，继而血管中膜平滑肌细胞移行至内膜下，形成动脉粥样硬化斑块。

蛋白酶体作用可通过调节脂肪分化相关蛋白（adipose differentiation related protein，ADRP）参与泡沫细胞的活化。这一蛋白存在于泡沫细胞内脂滴表面，而蛋白酶体在介导此蛋白进入泡沫细胞的过程中起关键作用。在不同类型的细胞，胞内脂滴的蓄积可诱导 ADRP 的表达，而其高表达可抑制细胞胞内脂质外流和增加胞内脂质蓄积，直接促进动脉粥样硬化的形成。报道指出 ADRP 的表达促进人单核细胞或单核巨噬细胞系的脂质装载。此外，对动脉内膜切除术标本的研究显示巨噬细胞 / 脂质富集区可检测到 ADRP mRNA 的表达。

阻断蛋白酶体作用可抑制动脉粥样硬化过程中新生内膜的形成。Barringhaus KG 和 Matsumura ME[27] 的研究显示，蛋白酶体抑制剂乳胞素处理 14 天可显著抑制大鼠冠状动脉球囊损伤后平滑肌细胞的迁移，减少 59% 的新生内膜的形成，且伴随细胞周期蛋白依赖性激酶抑制因子 P21 的上调。在血管平滑肌细胞（vascular smooth muscle cell，VSMC），较对照组乳胞素处理 5 天后 VSMC 数目减少 80%，进入 S 期的 VSMC 数目减少 86%，且伴随 P21 的增高。由此可知，阻断蛋白酶体可上调 P21 的表达，从而抑制体外培养及血管损伤动物模型中的平滑肌细胞增长。此研究为 UPS 在血管损伤后修复中作用的研究提供了新的视角。

血管重建是动脉粥样粥样硬化病变的终点之一，包括细胞外基质的合成降解及新生血管的形成。TGFβ 是调节细胞外基质合成的一个重要细胞因子，通过结合促进其受体经蛋白酶体途径降解，由此推测蛋白酶体抑制剂可通过减少 TGFβ 受体的降解增强 TGFβ 介导的信号转导。而对大鼠动脉粥样硬化的研究显示抑制蛋白酶体能够减少成纤维细胞外基质金属蛋白酶和胶原的产生。除细胞外基质的重建外，斑块新生血管形成是动脉粥样硬化血管重建的另一重要方面。血管新生的中心调节介质之一为血管内皮生长因子（VEGF）。缺氧诱导因子 1α（HIF1α）调控 VEGF 的表达，而其自身活性受 UPS 调节。HIF1α 是由一个缺氧环境下稳定的 α 亚基组成的转录因子。生理情况下，HIF 羟化酶催化 HIF1α 羟化，泛素连接酶（von Hippel-Lindau，VHL）识别羟化的 HIF1α 并介导其多聚泛素化，继而泛素化的 HIF1α 经蛋白酶体降解。缺氧条件下，稳定的 HIF1α 不发生羟化降解，其异源性二聚体与细胞核内缺氧反应元件（hypoxia response element，HRE）结合，启动与血管新生功能相关基因的转录。总之，UPS 不仅直接调节动脉粥样硬化中血管新生，而且还参与组织氧感受机制的调节（图 32-3）。

第四节　泛素 - 蛋白酶体系统有望成为多种血管疾病的治疗靶标

鉴于 UPS 对人类多种血管疾病如高血压和动脉粥样硬化存在广泛的影响，调控 UPS 的功能可能成为这些疾病的治疗措施之一。UPS 不仅在调节内皮正常生理功能中起重要作用，而且在介导内皮功能失调中的作用也极为关键。大量证据表明 UPS 参与调节动脉粥样硬化初始期、进展期和终末期（或复合病变阶段）病变的发展。就调节内皮功能而言，抑制 UPS 显示出预期的收益（如上调 eNOS 表达和促进 eNOS 解偶联 [9]），可能利于高血压性疾病血压的控制。鉴于其他相关研究与此提出的矛盾观点甚至是相反的结论，例如蛋白酶体抑制剂 MG132 可诱导细胞凋亡，蛋白酶体抑制剂尚不能成熟运用于心血管疾病的治疗（图 32-4）。

前期的研究提示抑制蛋白酶体的药物 [部分用于临床，如二甲双胍，可通过激活腺苷酸活化蛋白激酶（adenosine monophosphate activated protein kinase，AMPK）以恢复 UPS 正常功能] 或化合物对机体疾病包括恶性肿瘤、高血压及冠心病存在理论性治疗收益。这些药理学机制已部分地被近年的实验研究所证实。

近来，一些膜渗透性良好靶向抑制蛋白酶体复合物蛋白水解功能的化合物开始被列入研究及临床应用。这些化合物包括天然生成和人工合成

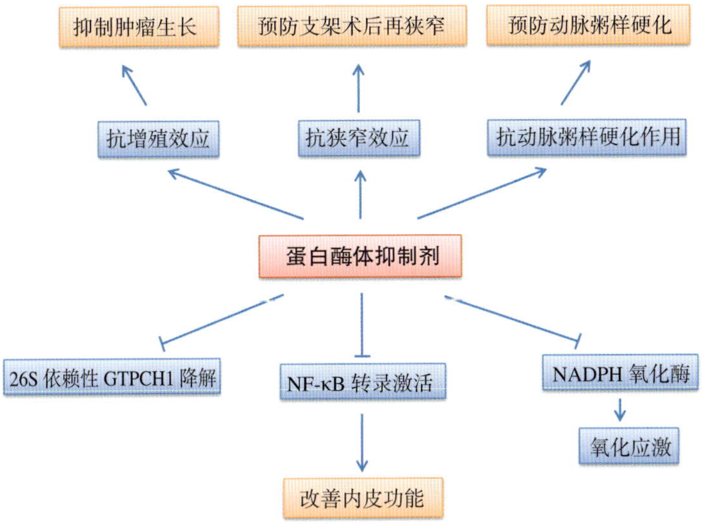

图 32-4　蛋白酶体抑制剂的药理作用

的药物，可通过形成中间态干扰生理状态下蛋白酶体底物的亲核攻击或与 20S 蛋白酶体 β 亚基氨基末端活性位点结合，从而抑制其蛋白水解活性。目前广泛用于实验研究的抑制剂多为人工合成，包括可逆性肽醛抑制剂（如 MG132）、不可逆的模绕酮酸抑制剂（如 PS341）和乙烯砜抑制剂（如 NLVS）。天然生成的抑制剂包括乳胞素、环氧甲酮四肽蛋白酶体抑制剂和 PR39。基于蛋白酶体在细胞生物过程及人类疾病中的关键作用，蛋白酶体抑制剂用于临床疾病治疗的可行性引起了极大的关注。一些蛋白酶体抑制剂开始被用于临床试验及临床治疗。例如，硼酸盐和乳胞素被用于癌症和脑卒中缺血再灌注损伤治疗的临床观察。蛋白酶体抑制剂也被用于恶性肿瘤治疗的 I 期临床试验。例如，硼替佐米（氨基端保护性二肽）被用于非小细胞肺癌、雄激素依赖性前列腺癌和套细胞及卵泡细胞非霍奇金淋巴瘤治疗的临床试验。此外，硼替佐米已经用于多发性骨髓瘤的标准治疗。

迄今为止，蛋白酶体抑制剂相关数据大部分源于癌症研究。在这些研究中，蛋白酶体抑制剂通过上调细胞系促凋亡因子如 P53、P21 和 Bax 的活性表现出极强的抑制细胞增殖作用。但这些抑制剂对心血管系统作用的研究尚处于初级阶段，然而蛋白酶体抑制剂对心血管系统潜在的毒副作用不容忽视。梅奥临床中心的研究指出长期抑制蛋白酶体系统可能导致冠状动脉粥样硬化[28]。在此研究中，母猪被随机分为正常饮食组和促动脉粥样硬化的高脂饮食组，并给予蛋白酶体抑制剂 MLN-273 处理。冠状动脉血管的组织学及免疫组织化学检测提示增高的氧化应激水平和早期出现的动脉粥样硬化斑块[28]。在蛋白酶体抑制剂对心血管疾病作用的初期研究中，蛋白酶体抑制剂可有效抑制动脉粥样硬化特定阶段的病变，如“增生期”或“进展期”。又如，蛋白酶体阻断剂通过抑制 NF-κB 激活及上调 P53 和 P21 的表达水平，呈剂量依赖性抑制血管平滑肌细胞增殖和促进细胞凋亡。亦有研究报道这些抑制剂可减少冠脉球囊成形术和支架植入术后的血管再狭窄。此外，动物实验的结果也证实蛋白酶体抑制剂可减轻血管病变的严重程度。例如，在高血压大鼠，阻断蛋白酶体可降低 ET_1 的表达，增加 eNOS 的表达，改善内皮依赖性的血管舒张[9, 18]。且最常用于心血管疾病的两类主导药物阿司匹林和他汀类，皆具有蛋白酶体抑制特性。为了提高蛋白酶体抑制剂用于机体疾病治疗的安全性和有效性，这些抑制剂的制备合成尚需进一步优化，使之能更特异性地阻断 UPS 信号转导，并作用于 UPS 更为早期的信号传导（图 32-4）。随着我们对 UPS 组分及蛋白酶体底物认识的不断增进，蛋白酶体抑制剂有望成为临床心血管疾病的治疗药物。

近来的研究证明增强 AMPK 活性可抑制内皮功能障碍动物模型中血管蛋白酶体活性，从而改善内皮细胞功能。AMPK 是细胞内重要的能量代谢感受器，对血管内膜单层内皮细胞而言尤为如此[29]。例如，AMPK 的两个催化亚基 α1 和 α2 在维持内皮生理功能中起重要作用。AMPK α1 和 AMPK α2 均可磷酸化内皮细胞的 eNOS 1177 和 635 位点的丝氨酸，进而促进 NO 的释放。AMPK 还可以通过抑制 26S 蛋白酶体引起的 GTPCHI 降解，促进糖尿病血管内皮功能损伤的恢复[29]。我们新近的研究进一步证实在 $LDLr^{-/-}$ 小鼠敲除 AMPK α2 基因显著增加 26S 蛋白酶体活性、IκB 降解和 NF-κB 转录激活，以及促进 NAD(P)H 氧化酶亚基表达增高，引起氧化应激和内皮功能障碍，给予小鼠 MG132（一种强效的细胞渗透性蛋白酶体抑制剂）可极大程度上抑制这些效应[30]。这些研究表明在动脉粥样硬化动物模型中 AMPK 通过对蛋白酶体活性的调节维持内皮的正常功能，同时也展示了机体疾病过程中对蛋白酶体活性调节的作用机制。

一、蛋白酶体作为治疗靶标的缺点

当前的研究显示抑制 UPS 获益的同时也可能产生不良效应。首先，基于细胞系的研究显示抑制蛋白酶体可起促炎作用（如在神经元细胞通过抑制 COX2 降解促进炎症反应）、促凋亡作用及抗炎作用（如在 HeLa 细胞抑制炎症反应）。其次，这些抑制剂在疾病的不同时期或对不同程度的病变所起的作用不同（如硼替佐米在多发性骨髓瘤治疗中的不同作用）。再者，绝大部分抑制剂在阻断蛋白酶体途径时缺乏特异性（如肽醛、MG132、MG115 和 PSI），尽管其对蛋白酶体复合物糜蛋白酶样活性的抑制作用很强，但却存在可逆性及低选择性。

二、泛素 - 蛋白酶体系统在血管疾病中尚未阐明及亟待解决的问题

近年来，蛋白酶体标记底物蛋白的各种降解信号被称为降解决定子（degron）。当前的研究指出泛素连接酶通过识别位于蛋白底物上的结构基序或降解信号（降解决定子）特异性作用于靶蛋白。降解决定子是决定特定蛋白发生降解或部分降解的重要基序，成为当前研究的热门。真核蛋白氨基端 - 降解决定子信号由 3 部分组成：①一个不稳定的 N 末端残基；②位于其内部与多聚泛素链结合的酪氨酸残基；③连接这些组分的结构区域。尽管关于 UPS 识别底物蛋白原理的研究众多，但仍存在一些尚待解答的基本问题。例如对泛素转位时蛋白底物结合 E3 和 E2 形成的复合体结构认识有限。再者，蛋白底物泛素链聚合的机制尚未被完全阐明，当前提出的泛素链聚合模型仍需进一步的验证。且泛素链与底物蛋白结合方式的不同是否导致蛋白酶体对靶蛋白的降解方式不同和或降解效率不同也尚未可知。为何蛋白酶体可以直接结合作用于部分底物蛋白，而对另一些底物蛋白的作用则需要连结性蛋白酶介导仍是未解之谜。对于上述问题的解答需要全面深入地理解 UPS 如何介导和调节庞杂的生理信号，参与机体的正常机能和病理改变。

综上所述，数十载激动人心的创新性研究证实 UPS 参与大量的细胞生理过程（表 32-1），发挥了极为重要的作用。这一系统不仅在维持蛋白质代谢稳态的细胞机能中起中心作用，而且在机体的各种病理变化中起关键作用。支持这一结论的实验数据来自整个生物医学的各个方面，包括机体疾病的动物模型实验，不同种类机体疾病的流行病学观察，药理学研究，细胞生物学研究，遗传学和表观遗传学研究等。

表32-1 泛素-蛋白酶体系统对血管细胞和血管疾病的调节概表

信号通路/功能进程	底物	E3	功能	血管作用/相关疾病
Notch	NumB	LNX	LNX降解NumB导致Notch 信号转导障碍	内皮功能障碍/动脉粥样硬化
一氧化氮（NO）信号通路	eNOS/iNOS	具体不详	UPS/GTP 环化水解酶 I 介导eNOS翻译后修饰 UPS介导eNOS蛋白水解	内皮功能障碍/动脉粥样硬化
血管炎症	促炎因子如TNFα和NF-κB	具体不详	增强血管壁炎症	促进动脉粥样硬化病变形成，斑块形成，血管收缩失调导致高血压
血管张力	血管活性分子AngⅡ，ET1, EDRF, EDCF	具体不详	增加血管张力	高血压
内皮ROS信号通路	3-硝基酪氨酸/NADPH氧化酶	具体不详	促进氧化应激	不稳定动脉粥样斑块
血管生成	Notch/VEGF/HIF1α	neuralized 1 和 2/mind bomb 1 和 2	干扰血管新生反应或反应失调	缺血/恶性实体肿瘤
内皮功能	脂肪分化相关蛋白（ADRP）/NH2/SOD1/HO1	不详	泡沫细胞形成	动脉粥样硬化
神经元凋亡	热休克蛋白/Caspase/细胞色素C/NF-κB/Tau-（τ）	CHIP/Mdm2	海马泛素样免疫反应	神经元缺失/阿尔茨海默病

参考文献

[1] Allende-Vega N and Saville MK. Targeting the ubiquitin-proteasome system to activate wild-type P53 for cancer therapy. Semin Cancer Biol, 2010(1):29-39.

[2] Kornitzer D and Ciechanover A. Modes of regulation of ubiquitin-mediated protein degradation. J Cell Physiol, 2000, 182(1):1-11.

[3] Nie J, Wu Q, Liu W, et al. Ectopic expression of Ligand-of-Numb protein X promoted TGF-beta induced epithelial to mesenchymal transition of proximal tubular epithelial cells. Biochim Biophys Acta, 2009, 1792(2):122-131.

[4] Nie J, McGill MA, Dermer M, et al. LNX functions as a RING type E3 ubiquitin ligase that targets the cell fate determinant Numb for ubiquitin-dependent degradation. EMBO J, 2002. 21(1-2):93-102.

[5] Tsunematsu R, Nakayama K, Oike Y, et al. Mouse Fbw7/Sel-10/Cdc4 is required for notch degradation during vascular development. J Biol Chem, 2004, 279(10):9417-9423.

[6] Jiang J, Cyr D, Babbitt RW, et al. Chaperone-dependent regulation of endothelial nitric-oxide synthase intracellular trafficking by the co-chaperone/ubiquitin ligase CHIP. J Biol Chem, 2003, 278(49):49332-49341.

[7] Stangl K and Stangl V. The ubiquitin-proteasome pathway and endothelial (dys)function. Cardiovasc Res, 2010, 85(2):281-290.

[8] Qi X, Okamoto Y, Murakawa T, et al. Sustained delivery of sphingosine-1-phosphate using poly(lactic-co-glycolic acid)-based microparticles stimulates Akt/ERK-eNOS mediated angiogenesis and vascular maturation restoring blood flow in ischemic limbs of mice. Eur J Pharmacol, 2010, 634(1-3):121-131.

[9] Stangl V, Lorenz M, Meiners S, et al. Long-term up-regulation of eNOS and improvement of endothelial function by inhibition of the ubiquitin-proteasome pathway. FASEB J, 2004, 18(2):272-279.

[10] Chen L, Kong X, Fu J, et al. CHIP facilitates ubiquitination of inducible nitric oxide synthase and promotes its proteasomal degradation. Cell Immunol, 2009, 258(1):38-43.

[11] Osawa Y, Lowe ER, Everett AC, et al. Proteolytic degradation of nitric oxide synthase: effect of inhibitors and role of hsp90-based chaperones. J Pharmacol Exp Ther, 2003, 304(2):493-497.

[12] Meier P, Golshayan D, Blanc E, et al. Oxidized LDL modulates apoptosis of regulatory T cells in patients with ESRD. J Am Soc Nephrol, 2009, 20(6):1368-1384.

[13] Qureshi N, Vogel SN, Van Way C 3rd, et al. The proteasome: a central regulator of inflammation and macrophage function. Immunol Res, 2005, 31(3):243-260.

[14] Marfella R, Di Filippo C, Portoghese M, et al.

Proteasome activity as a target of hormone replacement therapy-dependent plaque stabilization in postmenopausal women. Hypertension, 2008, 51(4):1135-1141.
[15] Tan C, Li Y, Tan X, et al. Inhibition of the ubiquitin-proteasome system: a new avenue for atherosclerosis. Clin Chem Lab Med, 2006, 44(10):1218-1225.
[16] Dupre DJ, Chen Z, Le Gouill C, et al. Trafficking, ubiquitination, and down-regulation of the human platelet-activating factor receptor. J Biol Chem, 2003, 278(48):48228-48235.
[17] Kovacs A, Tornvall P, Nilsson R, et al. Human C-reactive protein slows atherosclerosis development in a mouse model with human-like hypercholesterolemia. Proc Natl Acad Sci U S A, 2007, 104(34):13768-13773.
[18] Okamoto H, Takaoka M, Ohkita M, et al. A proteasome inhibitor lessens the increased aortic endothelin-1 content in deoxycorticosterone acetate-salt hypertensive rats. Eur J Pharmacol, 1998, 350(1):R11-12.
[19] Meiners S, Ludwig A, Lorenz M, et al. Nontoxic proteasome inhibition activates a protective antioxidant defense response in endothelial cells. Free Radic Biol Med, 2006, 40(12):2232-2241.
[20] Lorenz M, Wilck N, Meiners S, et al. Proteasome inhibition prevents experimentally-induced endothelial dysfunction. Life Sci, 2009, 84(25-26):929-934.
[21] Lopez Verrilli MA, Rodriguez Fermepín M, Longo Carbajosa N, et al. Angiotensin-(1-7) Through Mas Receptor Upregulates Neuronal Norepinephrine Transporter Via Akt And Erk1/2-Dependent Pathways. J Neurochem, 2012, 120(1):46-55.
[22] Xu J, Wang S, Wu Y, et al. Tyrosine nitration of PA700 activates the 26S proteasome to induce endothelial dysfunction in mice with angiotensin II-induced hypertension. Hypertension, 2009, 54(3):625-632.
[23] Mbonye UR, Yuan C, Harris CE, et al. Two distinct pathways for cyclooxygenase-2 protein degradation. J Biol Chem, 2008, 283(13):8611-8623.
[24] Hicke L and Riezman H. Ubiquitination of a yeast plasma membrane receptor signals its ligand-stimulated endocytosis. Cell, 1996, 84(2):277-287.
[25] Versari D, Herrmann J, Gössl M, et al. Dysregulation of the ubiquitin-proteasome system in human carotid atherosclerosis. Arterioscler Thromb Vasc Biol, 2006, 26(9):2132-2139.
[26] Bruns AF, Bao L, Walker JH, et al. VEGF-A-stimulated signalling in endothelial cells via a dual receptor tyrosine kinase system is dependent on co-ordinated trafficking and proteolysis. Biochem Soc Trans, 2009, 37(Pt 6):1193-1197.
[27] Barringhaus KG and Matsumura ME. The proteasome inhibitor lactacystin attenuates growth and migration of vascular smooth muscle cells and limits the response to arterial injury. Exp Clin Cardiol, 2007, 12(3):119-124.
[28] Herrmann J, Saguner AM, Versari D, et al. Chronic proteasome inhibition contributes to coronary atherosclerosis. Circ Res, 2007, 101(9):865-874.
[29] Wang S, Xu J, Song P, et al. In vivo activation of AMP-activated protein kinase attenuates diabetes-enhanced degradation of GTP cyclohydrolase I. Diabetes, 2009, 58(8):1893-1901.
[30] Wang S, Zhang M, Liang B, et al. AMPKalpha2 deletion causes aberrant expression and activation of NAD(P)H oxidase and consequent endothelial dysfunction in vivo: role of 26S proteasomes. Circ Res, 2010, 106(6):1117-1128.

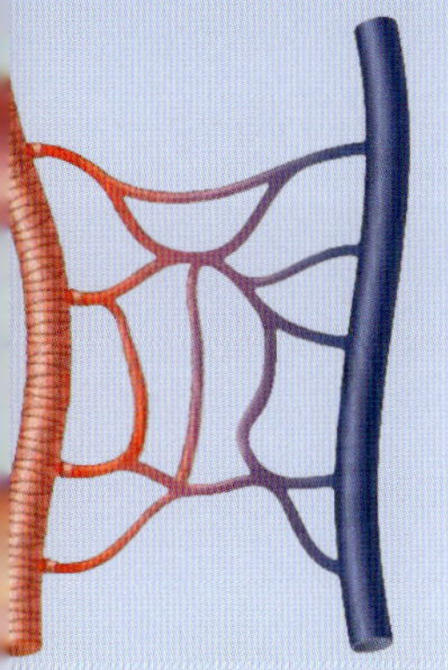

第三十三章

血管疾病的遗传学研究进展

王　擎　李　嘉

人体血管的发育形成受各种血管生长因子严格而精准的调控。从最初的胚胎期细胞分化和血管发生（vasculogenesis）到成熟血管的修饰，生长因子家族及各自受体互相协作，有序而精准地调控着每一步。出生后，生长因子能刺激循环多能造血干细胞分化为新生血管。编码这些生长调控因子的基因的先天或后天缺陷都会导致一系列的血管异常（vascular anomalies），造成新生儿死亡或在随后的生长中慢性发作。血管异常的发生与遗传、环境、激素以及外界作用力等多种因素有关。近年来，随着分子遗传学研究手段的不断进步，科学家们发现了一系列与血管异常相关的遗传与分子决定性因素，这些研究发现帮助我们更加深入地了解血管发生与血管生成的分子机制，为基因检测的临床运用提供了可能，也为血管异常相关疾病的治疗提供了新的策略。本章主要针对近年来血管疾病的遗传学研究热点与进展进行论述。

第一节　血管异常类疾病的遗传学研究进展

血管异常可分为两类：血管肿瘤（vascular tumor）与血管畸形（vascular malformation）。血管肿瘤包括婴幼儿期血管瘤、簇状血管瘤、卡波西样血管内皮瘤（Kaposiform hemangioendothelioma，KHE）、婴儿血管内皮细胞瘤、梭形细胞血管内皮瘤等。血管瘤是婴幼儿期常见的肿瘤，发生在1.1%～2.6%的新生儿身上，1岁幼儿患病率高达10%～12%，通常在婴儿出生后1～4周内出现并迅速增殖生长，然后在1岁半以后逐渐自行消退。血管畸形包括毛细血管畸形、静脉畸形、动脉畸形、淋巴管畸形、毛细血管扩张症以及合并或混合型血管畸形等。血管畸形通常出生时即存在，与患者生长发育同步，没有明显的增生期，且鲜少出现自行消退。有关血管瘤的遗传学研究较少，仅报道了一个位于染色体5q31-35区域的位点。此外，还发现了两个体细胞突变：位于血管内皮生长因子受体2（VEGFR2）的P1147S与位于血管内皮生长因子受体3（VEGFR3）的P954S，但这两个突变与血管瘤疾病间的关系以及作用机制仍未知。相反，分子遗传学研究报道了一系列血管畸形的致病基因。

一、脑海绵状血管畸形的遗传学研究进展

脑海绵状血管畸形（cerebral cavernous malformation，CCM）（OMIM 116860）是一种中枢神经系统先天性血管疾病。临床表现为癫痫、出血性休克和局部神经功能障碍等症状，也有部分病人无症状。临床上CCM表现为散发性（33%～50%）与家族遗传性（50%～67%）两种发病形式，后者以常染色体不完全显性的方式遗传。

目前已克隆出3个与遗传性CCM相关的致病基因，分别是位于染色体7q21.2的CCM1（MIM 604214）[1]，位于染色体7p13的CCM2（MIM 607929）[2]和位于染色体3q26.1的CCM3（MIM 609118）[3]，见表33-1。CCM1家系和CCM3家系中存在不完全显性的现象，外显率分别为88%和63%，CCM2家系则完全外显。

表33-1 CCM致病基因及位点

CCM类型	基因或基因座	OMIM编号	染色体位置	部分基因突变
CCM1	KRIT1	604214	7q21.2	C329X;1271insC;742C-T
CCM2	MGC4607	607929	7p13	23delG;Q107X;
CCM3	PDCD10	609118	3q26.1	586C-T;97_150del54

（一）CCM1

CCM1基因是第一个发现的CCM致病基因。1995年，Dubovsky等应用微卫星标记技术对一个西班牙裔CCM家系进行连锁分析，将致病基因定位到染色体7q11-q22，随后Gunel等进一步将区段缩小到7q11.2-q21。经过数年努力，研究者们在该区域成功克隆CCM1。

CCM1基因编码KRIT1（krev interaction trapped 1）蛋白，因此CCM1也称为KRIT1基因。KRIT1蛋白的C末端有一个与Krev-1/Rap1a（ras-related protein 1A）强烈互作的结构域，蛋白也因此得名。Krev-1/Rap1a为一种GTP调节蛋白，是Ras蛋白GTP酶家族成员，与Ras基因的表达调控以及血管壁内皮细胞的发育密切相关，对Ras的癌基因活性有抑制作用。KRIT1蛋白的N末端有3或4个锚蛋白重复域（ankyrin repeat domain），介导KRIT1与其他蛋白间的相互作用。除此之外，还发现KRIT1基因N末端具有一个NPXY（asn-pro-X-tyr，X表示任意氨基酸）基序，该基序可与胞质中整合素β1的NPXY基序竞争性结合ICAP1α（integrin cytoplasmic domain-associated protein-1α）。ICAP1参与整合素β1介导细胞粘连和迁移等过程，推测KRIT1蛋白与整合素β1对ICAP1的竞争性结合形成了一种平衡的调控机制，影响整合素β1依赖型的细胞黏着、迁移与血管形成。

目前报道的KRIT1基因突变类型包括错义突变、无义突变、移码突变以及剪接错误等，其中移码突变和无义突变为主要类型。功能缺失性突变造成KRIT1蛋白重要结构域和功能的丢失，影响KRIT1蛋白与Krev-1/Rap1a相互作用，导致血管壁内皮细胞发育异常；突变还可能通过影响KRIT1蛋白与整合素β1对ICAP1的竞争性结合，导致依赖于整合素β1的血管内皮正常生长发育出现障碍，最终引起CCM。约40%的

CCM 家系属于 CCM1 遗传。

（二）CCM2 与 CCM3

研究者们对不同人群的 CCM 家系进行分析，发现除了 CCM1 外还存在其他一些基因座位与 CCM 的发病有关，提示家族性 CCM 的发病存在遗传异质性。1998 年，Craig 等对 20 个非西班牙裔的高加索 CCM 家族进行连锁分析，定位了两个新的 CCM 致病基因座位：位于染色体 7p13-p15 的 CCM2 和位于染色体 3q25.2-q27 的 CCM3。2003 年与 2004 年，Liquori 与 Denier C 等发现 MGC4607 基因的突变引起 CCM2。随后不久，Bergametti 等的研究证实 PDCD10（programmed cell death 10，细胞程序性死亡 10）为 CCM3 的致病基因。约 20% 的 CCM 家系属于 CCM2 遗传，而 40% 为 CCM3 遗传。

MGC4607 基因的编码产物为 Malcavernin 蛋白，其 N 端含有一个磷酸酪氨酸结合域（phosphotyrosine-binding or PTB domain），参与渗透压感应。有研究表明，Malcavernin 与丝裂原活化蛋白激酶（mitogen-activated protein kinase，MAPK）家族成员 MEKK3、MKK3 及 Rac1 相互作用，通过改变渗透压，调节 P38 丝裂原活化蛋白激酶的活化，该通路在血管生成中起到重要的作用。

PDCD10 基因最早被称为 TFAR15（TF-1 cell apoptosis related gene 15），是一个凋亡相关基因，在缺乏生长因子的 TF-1 早幼粒细胞系以及诱导凋亡的成纤维细胞系中，PDCD10 基因的表达上调。除此之外，Malcavernin 还可能参与血管生成和构型重建的调控。

目前报道的 MGC4607 和 PDCD10 的基因突变类型包括错义突变、无义突变、缺失、插入等。2008 年，Liquori 等发现一个意大利 CCM3 患者杂合性缺失了整个 PDCD10 基因。最近研究表明，KRIT1、malcavernin、PDCD10 可能共同构成了一个三元信号复合物，参与调节 p38 丝裂原活化蛋白激酶和整合素 β1 细胞传导通路，在血管内皮细胞发育和维持血管稳定过程中起到不可小觑的作用。Liquori 等在 2006 年的一项研究中指出，可能还存在第四个 CCM 致病基因（CCM4），并预测在染色体 3q26.3-q27.2 内或附近。

二、静脉畸形的遗传学研究进展

静脉畸形是常见的血管畸形疾病，多为散发。现已鉴定出两个与静脉畸形相关的基因：与皮肤和黏膜多发静脉血管畸形（venous malformations，multiple cutaneous and mucosal，VMCM）（MIM 600195）相关的 TIE2 基因，以及与球形细胞静脉畸形（glomuvenous malformations，GVM）（MIM 138000）相关的 Glomulin 基因。

（一）皮肤和黏膜多发静脉血管畸形

VMCM 多为散发，偶有家系报道，呈常染色体显性遗传。在一个 VMCM 三代家系的连锁分析研究中，Boom 等将基因位点定位到染色体 9p21.2[4]。随后研究表明，编码受体酪氨酸激酶的 TIE2（MIM 600221）基因位于该区段。TIE2 是血管生成因子血管生成素 1（Ang1）和血管生成素 2（Ang2）的受体，在血管内皮细胞和造血干细胞中特异性表达。通过与血管生成素协同作用，TIE2 在机体的血管发生发育、血管重塑和维持血管稳定性等过程中发挥重要调节作用。研究发现，TIE2 基因发生 R849W（氨基酸序列第 849 位的色氨酸被精氨酸替代）点突变后获得激酶活性，启动下游信号传导途径，从而影响血管的发育、构建与稳定，是 VMCM 发生的重要原因。

非 R849W 突变和非 TIE2 基因突变的 VMCM 病例也有报道，这提示 VMCM 发病具有遗传异质性。

（二）球细胞静脉畸形

GVM 是一种特殊类型的低血流量静脉畸形，呈常染色体显性遗传。1999 年，Boon 等对 5 个遗传性 GVM 家系进行连锁分析，发现疾病并不与先前报道的 VMCM 相关区段 9p21 共分离，而是指向了一个新位点 1p22-p21，命名为 VMGLOM。接着 Brouillard 等进一步缩小位点范围，鉴定出突变基因 Glomulin（GLMN）[5]。该基因编码一个与 FK506 结合蛋白相关的 48kD 蛋白——FAP48（FKBP-associated protein of 48kD），但具体功能未知。GVM 患者的血管平滑肌细胞（vascular smooth-muscle cell，VSMC）出现异常的表型，这提示 GLMN 可能在 VSMC 的分化和血管生成，特别是静脉血管生成中发挥了重要的作用。GVM 可能是由 GLMN 基因的功能缺失性突变引起的。

三、伴皮层下梗死和白质脑病的常染色体显性遗传性脑动脉病

伴皮层下梗死和白质脑病的常染色体显性遗传性脑动脉病（cerebral autosomal dominant arteriopathy with subcortical infarcts and leukoencephalopathy，CADASIL）（MIM 125310）是一种常染色体显性遗传性脑血管疾病，患者常表现出多发性皮质下梗死、脑卒中、进行性血管性痴呆、认知功能障碍、偏头痛以及精神异常等临床特征。CADASIL 主要累及患者小动脉中层，平滑肌细胞表面会出现电子致密颗粒（electron dense granules）累积，且通过 MRI 检测会发现广泛的脑白质损伤以及皮质下梗死。

1993 年，Touriner-Lasserve 等将 CADASIL 的致病基因定位到染色体 19p，同年，Sabbadini 等确定 CADASIL 的发生与位于染色体 19p13.12 的 Notch3（MIM 600276）基因突变有关。Notch3 基因编码高度保守的跨膜蛋白受体，其细胞外配体结构域含有 34 个表皮生长因子样（epidermal-growth factor like，EGF-like）重复序列，胞内有 6 个锚蛋白重复序列，前者与配体结合，后者介导细胞内信号转导。Notch3 在血管平滑肌细胞中特异性表达，且在功能性动脉生成过程中起到调控动脉分化和 VSMC 成熟的作用[6]。

现已报道了 400 逾个家系，发现超过 170 种 CADASIL 突变，包括错义突变、剪接位点突变、缺失突变、重复突变、插入突变等，其中错义突变约占 95%，多发生在前 5 个 EGF-like 重复序列处，见表 33-2。这些错义突变使某个氨基酸置换成半胱氨酸残基，或使原来保守的半胱氨酸置换成其他氨基酸，导致了 EGF-like 结构域中的半胱氨酸残基的丢失或增加，变成奇数。EGF-like 重复序列含有 6 个保守的半胱氨酸残基，它们可形成 3 个二硫键，在维持蛋白质稳定性和蛋白 - 蛋白相互作用中发挥着重要的作用[7]。

目前，Notch3 突变引起 CADASIL 的机制尚不清楚，现主要有 3 种假说：①突变造成的不成对的半胱氨酸部分与其他蛋白形成异常的二硫化物，堆积在血管平滑肌细胞表面，造成平滑肌细胞损伤，进而引起脑血管自我调节功能障碍和血脑屏障的破坏，出现腔隙性脑梗死和大脑白质的缺血性脱髓鞘；②突变导致蛋白质构象变化，干扰了受体 - 配体间相互作用；③突变造成了 Notch 信号转导通路异常，该通路与线粒体呼吸链的电子传递有关，突变影响

表33-2 Notch3基因的常见错义突变位点

外显子	碱基改变	氨基酸改变
2	G291T	Trp71Cys / W71C
3	T304C	Cys76Arg / C76R
3	C346T	Arg90Cys / R90C
3	C406T	Arg110Cys / R110C
4	C475T	Arg133Cys / R133C
4	C583T	Arg169Cys / R169C
4	G599T	Cys174Phe / C174F
4	C622T	Arg182Cys / R182C
4	T625C	Cys183Arg / C183R
4	T658A	Cys194Ser / C194S
4	G716A	Arg213Lys / R213K
5	T829C	Cys251Arg / C251R

了线粒体的结构和功能。具体机制还需进一步研究。

四、毛细血管畸形的遗传学研究进展

毛细血管畸形（capillary malformation，CM）或葡萄酒色斑（port-wine stains）（MIM 163000）是一种常见的先天性毛细血管畸形，在新生儿中发病率约为0.3%。CM多发于面颈、四肢等裸露部位，并随年龄增长颜色加深，皮肤增厚，出现结节，给患者的容貌、正常生活与心理带来严重影响。CM通常散发，但也不乏外显不全的家系报道。流行病学研究指出，7%～22%的CM病人的家系成员患有皮肤血管斑痣，这提示CM具有遗传易感位点。目前，已定位出一个与CM相关的易感基因座，位于染色体5q13-15（CMC1）[8]；除此之外，还报道了1个与CMAVM相关的基因突变，以及与CM相关的体细胞突变。

2002年，Eerola等对6个遗传性CM家系进行了基因组连锁分析，将易感位点CMC1定位到染色体5q13-q15上，这个位点在另外7个CM家系中得到验证。但位于该位点的CM基因尚未成功克隆。2003年，Eerola等对17个CM家系进行RASA1（RAS p21 protein activator 1）（MIM 139150）基因突变的筛查，在其中6个家系中发现了RASA1基因的突变。这6个家系联合了非典型CM和动静脉畸形、动静脉瘘或Parkes-Weber综合征，Eerola等将其命名为“毛细血管畸形-动静脉畸形（capillary malformation-arteriovenous malformation，CMAVM）（MIM 608354）”。RASA1是RAS GAP家族成员，编码P120-RasGAP，C端包含一个具有催化活性的GTP酶活化蛋白（GAP）结构域，可与活化的RAS结合，激活内在的RAS GTP酶活性，是RAS信号通路的关键调节因子，与RAS通路的关闭失活密切相关。P120-RasGAP也会通过结合Krev-1/Rapla参与整合素β1介导的细胞黏附与血管形成。与KRIT1突变引起CCM1机制类似，突变的RASA1引起P120-RasGAP结构和功能的改变，影响与Krev-1/Rap1a的相互作用，导致细胞黏附、迁移以及血管发育的异常。2013年，Shirley等对13名非综合征型葡萄酒色斑患者的受累皮肤进行检测，在其中12名患者身上发现了GNAQ（guanie nucleotiede-binding protein，Q polypeptide）（MIM 600998）的体细胞功能获得性突变——R183Q，检出率为92%[9]。除此之外，在23名Sturge-Weber综合征患者的脑组织中也发现了R183突变（共检测了26名患者，检出率为88%）。669名来自千人基因组数据库的样本中有0.7%携带R183突变。

五、遗传性出血性毛细血管扩张症的遗传学研究

遗传性出血性毛细血管扩张症（hereditary hemorrhagic telangiectasia，HHT）（MIM 187300）于1864年由Sutton首次报道，是一种常染色体显性遗传性血管发育异常疾病。根据致病基因不同，HHT可分为4型（HHT1-4）。HHT主要临床表现为皮肤与黏膜毛细血管扩张、内脏（肺、肝与脑）动静脉畸形以及复发性鼻衄和出血等，其中鼻出血和消化道出血是HHT的常见并发症，外显率随年龄增加而增高。Shovlin等于2000年提出了HHT的诊断标准：①毛细血管扩张；②鼻出血；③内脏动静脉畸形；④具一定家族史。符合其中三项或以上则可确诊为HHT。

目前，已克隆出3个HHT致病基因：位于染色体9q34.11的ENG（endoglin）（MIM 131195）引起HHT1；位于染色体12q13.13的ALK1（activin receptor-like kinase 1）（MIM 601284）引起HHT2；位于染色体18q21.2的MADH4（MIM 600993）引起JP-HHT。除此之外，还定位了2个与HHT相关的基因座：与HHT3有关的染色体5q31.3-q32（MIM 601101）；与HHT4有关的7p14（MIM 610655），见表33-3。其中HHT1和HHT2更常见。

（一）HHT1与HHT2

ENG基因编码的endoglin是转化生长因子β（transforming growth factorβ，TGFβ）的细胞表面协同受体，与TGFβ1有高亲和力，高表达于血管内皮细胞中，是内皮细胞增殖的标记物之

表33-3 HHT致病基因

HHT类型	基因或基因座	OMIM编号	染色体位置	编码蛋白
HHT1	ENG	131195	9q34.11	endoglin
HHT2	ALK1	601284	12q13.13	ALK1
JP-HHT	MADH4	600993	18q21.2	smad4
HHT3	5q31.3-q32	601101	5q31.3-q32	尚不清楚
HHT4	7p14	610665	7p14	尚不清楚

一。ALK1 基因（也被称作 ACVRL1 基因）在内皮细胞中编码 ALK1 蛋白，是 TGFβ 超家族的 I 型单跨膜丝氨酸 - 苏氨酸激酶受体。TGFβ 超家族包括 TGFβ、β2、β3、激活素（activins）、骨形成蛋白（bone morphogenetic protein，BMP）等，是一组可调节细胞生长的多功能细胞因子，在胚胎发育、造血、血管生成、血管重塑、维持血管壁完整性、细胞间质形成以及免疫调节等过程中起到重要的调节作用。在 TGFβ 信号通路中，endoglin 促使 TGFβ 与其 II 型受体（TβRII）结合，催化 TGFβ 的 I 型受体 ALK1 与 ALK5 的丝氨酸 - 苏氨酸残基磷酸化，磷酸化的 ALK1 与 ALK5 再作用于下游转录因子 Smad 家族蛋白，传导信号入核，激活血管生长发育。ENG 基因与 ALK1 基因的突变导致 endoglin 与 ALK1 蛋白的结构与功能改变，影响 TGFβ 信号通路的正常传导，造成血管发育异常，引发 HHT[10]。在一项由 49 名 HHT1 患者与 34 名 HHT2 患者组成的群组研究中，研究者们在携带 endoglin 突变的患者中检测到肺动静脉畸形（pulmonary arteriovenous malformation，PAVM）。此外，研究者们还发现携带 endoglin 突变的 HHT 患者通常比那些携带 ALK1 突变的 HHT 患者更早出现鼻出血以及毛细管扩张等临床症状。HHT1 患者的症状较 HHT2 患者更为严重，这说明 ENG 基因可能参与更多的信号通路系统，或 ENG 基因位于 ALK1 基因的上游。

ENG 和 ALK1 均为 TGFβ 信号通路中的重要成员，其中 ENG 和 ALK1 基因突变占 HHT 患者的 85%，突变类型包括错义突变、无义突变、缺失突变、插入突变等。研究发现，ENG 基因主要发生移码突变，造成 endoglin 蛋白翻译密码子改变或翻译提前终止（约占 80%），降低了 endoglin 转录效率和蛋白的稳定性，导致 endoglin 蛋白结构与功能的异常。ALK1 基因突变主要引起翻译提前终止，造成 ALK1 受体缺陷[11]。

单倍体剂量不足（haploinsufficiency）可能是 HHT 的潜在病因。当一个等位基因发生突变时，其转录的 mRNA 稳定性降低，编码的蛋白质结构发生异常，容易被胞内监控机制识别并降解。此时，两个等位基因仅有一个在发挥正常作用，相当于“单倍体”状态。以 ALK1 和 ENG 基因为例，突变产生了一个无效的等位基因，引起了单倍体剂量不足效应，使得 ALK1 与 endoglin 蛋白表达量减少，造成 TGFβ 受体数量不足，从而阻碍 TGFβ 通路的信号传导，最终影响血管的发生发育。

（二）JP-HHT

幼年性息肉病（juvenile polyposis，JP）与 HHT 综合征，即 JP-HHT 综合征，也是一种 HHT 疾病。2004 年，Gallione 等在 6 个 JP-HHT 家系中没有检测到 ENG 与 ALK1 基因突变，但都发现了 MADH4 基因突变。MADH4 基因位于染色体 18q21.1，编码 TGFβ 受体的激酶底物——Smad4 蛋白[12]。Smad4 参与 TGFβ 超家族介导的胞内信号传导，是通路中信号传递蛋白 Smad 家族的功能活动中心，传递 TGFβ 信号入核。Smad4 是 TGFβ 信号转导通路中不可或缺的下游效应因子。MADH4 基因突变导致 Smad4 蛋白表达障碍而失去正常生理功能，影响了 TGF-β 通路的信号传导，最终导致 JP 的发生，同时伴有 HHT，即临床表型 JP-HHT。

（三）HHT3 和 HHT4

2000 年，Wallance 和 Shovlin 等对一个肺部受累的 HHT 四代大家系进行分析，排除了 ENG 和 ALK1 基因突变的可能，预言存在着第三个

HHT致病位点——HHT3。2005年，Cole等将HHT3基因座定位到染色体5q31.5-q32的标记D5S2001与D5S2490之间[13]。2006年，Bayrak等采取同样方法，鉴定了HHT4基因座，定位于染色体7p14的标记D7S2252与D7S510之间一个7Mb的候选区域内。目前HHT3与HHT4致病基因仅完成定位尚未成功克隆，其编码蛋白的结构与功能也尚不明确。这些不明基因座的定位很可能成为日后研究HHT致病基因的热点区域。

Rigelsky等于2008年在肺动脉高压伴疑似HHT病人身上发现BMPRⅡ（bone morphogenetic protein receptorⅡ）基因突变。BMPRⅡ基因编码的骨形成蛋白受体2（BMPR2）是TβR超家族成员中的Ⅱ型受体，其基因突变多与肺动脉高压相关，但无确凿证据表明BMPRⅡ基因突变与HHT相关，因为目前仅在HHT疑似病例中发现该突变。

（四）寇茨氏病

另一种与毛细血管扩张相关的疾病为寇茨病（Coats' disease），又称作视网膜毛细血管扩张症（retinal telangiectasis）（MIM 300216）。寇茨病的临床特征是视网膜血管发育缺陷造成的血管渗漏、视网膜下渗出、视网膜剥离等。研究发现，视网膜毛细血管扩张症与NDP基因的体细胞突变相关。NDP基因位于X染色体q11.4区域，是诺里病（Norrie disease）的致病基因。NDP基因编码一种叫作norrin的分泌蛋白，该蛋白能结合到受体Frizzled-4（Fz4）上，从而激活参与眼部与耳部血管发育的信号通路。

六、先天性静脉畸形骨肥大综合征的遗传学研究进展

先天性静脉畸形骨肥大综合征（Klippel-Trenaunay syndrome，KTS）（MIM 149000）是一种先天性血管疾病，最早于1900年由法国医生Klippel和Trenaunay描述并定义。KTS主要有三种临床特征：①毛细血管畸形，也称为葡萄酒色斑，是KTS中最常见的皮肤血管畸形，在KTS患者中发病率达98%；②静脉畸形或静脉曲张：72%的KTS患者患有静脉曲张，常见于下肢，症状会随年龄增长而加重；③骨骼与软组织增生：67%的KTS患者出现骨骼与软组织增生的症状。以上3个特征构成KTS的临床诊断标准，符合2个或以上即可判断为KTS。除此之外，有11%的KTS综合征患者发生淋巴管畸形，其中的10%会进一步发展为淋巴水肿。KTS病例绝大多数为散发，鲜有家系报道，学术界对KTS发病是否具有遗传基础一直存在争论。但KTS为先天性血管发育畸形，发病部位多呈镶嵌型，且部分症状呈现出家族聚集性，这些都提示有内在遗传因素在KTS发病机制中发挥了作用。

Happle提出了近显性遗传（paradominant inheritance）的概念来解释KTS以及其他散发的、发病部位呈镶嵌性表征的综合征的遗传基础。该遗传假说认为，KTS的发生经历了两次突变。第一次是生殖细胞的突变，形成了携带KTS致病突变的杂合子，但该杂合子表型是正常的，且KTS致病突变可通过这种杂合状态隐藏在细胞中一直在世代中传递下去。当携带KTS致病突变的杂合子在胚胎发育早期发生体细胞的二次突变时，会导致体细胞杂合性的丢失，形成致病的纯合性体细胞，引起了KTS的发生与发展。而这些表型正常的杂合性体细胞与致病的纯合性体细胞的共同存在造成了KTS患者发病部位性状的镶嵌性。目前，研究者们在KTS患者身上发现了3种染色体畸变：2个平衡易位t（5; 11）（q13.3; p15.1）和t（8; 14）（q22.3; q13），以及一个嵌合型18号环状染色体r（18），并从平衡易位t（5; 11）（q13.3; p15.1）中克隆了一个KTS致病基因。

（一）平衡易位t（5;11）（q13.3;p15.1）与AGGF1基因

1995年，Whelan等报道了一例平衡易位t（5; 11）（q13.3; p15.1）KTS病例，对患者的外周血淋巴细胞进行核型分析和染色体G带分析，发现了平衡易位t（5; 11）（q13.3; p15.1）。2004年，Tian等对平衡易位t（5;11）（q13.3; p15.1）进行了进一步深入研究，精细定位了平衡易位t（5; 11）（q13.3; p15.1）的两个断裂点位置，并在5号染色体q13.3断裂点处鉴定了一个新基因

VG5Q（Vascular Gene on 5q），5号染色体的易位断裂点位于VG5Q基因的启动子区。VG5Q现更名为AGGF1（angiogenic factor with G-patch and FHA domains 1）（MIM 608464），编码的蛋白包含一个FHA（forkhead-associated）结构域和一个G-patch结构域。在11号染色体断裂点左右各50kb范围内没有鉴定到基因。随后研究发现，在内皮细胞、血管平滑肌细胞、成骨细胞等与KTS发病相关的细胞中，以及在血管生成的过程中，均检测到AGGF1的表达与分泌，提示AGGF1参与了血管活动，AGGF1基因被认为是KTS的致病基因[14]。AGGF1蛋白与血管内皮细胞生长因子（vascular endothelial growth factor，VEGF）蛋白类似，都能有效促进血管生成，表明AGGF1可能是一种新的血管生成因子。

Tian等还在KTS患者身上发现了非保守的E133K突变。E113K突变使带负电荷的谷氨酰胺残基改变为带正电荷的赖氨酸残基，关联分析表明AGGF1基因的E133K突变与KTS是显著相关的（P=0.009）。但2006年，Barker与Gutierrez的两项研究分别发现，非KTS患者人群中也有E133K改变的携带者，因此他们认为E133K是个多态位点。目前，关于E133K的争议仍然存在。2008年，Hu等对173名高加索裔KTS病人与477名高加索裔对照进行了AGGF1基因变异的病例-对照关联分析，发现位于AGGF1基因11号内含子处的rs7704267和位于AGGF1基因7号外显子处的rs13155212与KTS的易感性显著相关。2013年，Li等通过应用分子生物学及发育生物学等研究方法，以斑马鱼为模式生物，发现AGGF1基因在血液血管系统的发育过程中起着非常重要的作用。研究人员认为，AGGF1是目前已知的控制血液血管母细胞发育的最上游的调控因子，控制着中胚层分化为血液血管母细胞的关键信号通路，见图33-1[15]。这为血液血管系统发育异常疾病的干细胞治疗提供了新的分子靶点。

（二）平衡易位t（8;14）（q22.3;q13）

2000年，Wang等对一名15岁的KTS男性患者的外周血淋巴细胞进行了G带染色体核型分析，发现了8号染色体q22.3区域与14号染色体q13区域的平衡易位，t（8; 14）（q22.3; q13）。临床检查与染色体核型分析显示，该患者的妹妹与双亲没有患上KTS，也没有携带该平衡易位，提示平衡易位t（8; 14）是自发新生的（de novo），且可能存在一个KTS致病基因，与平衡易位t（8; 14）（q22.3; q13）有关。

8号染色体q22.3的易位断裂点被定位至标记AFMA082TG9（YACs 850a5和899a3）和

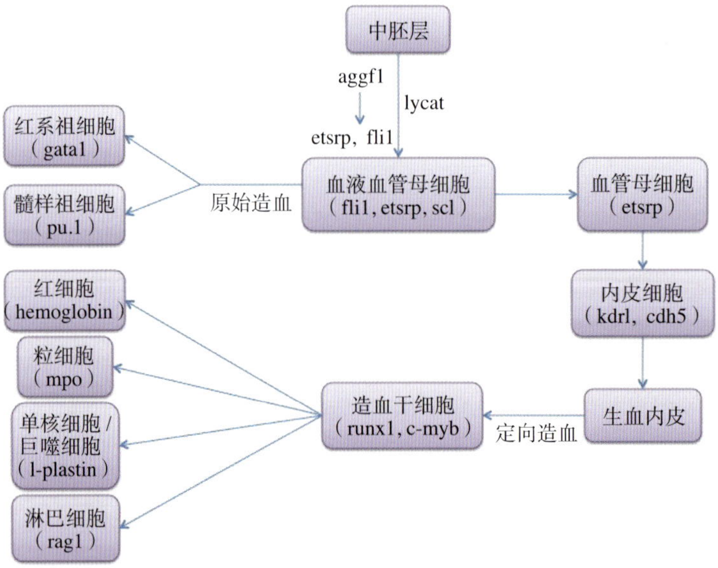

图33-1　调控因子AGGF1位于血液血管母细胞发育调控的上游，控制着中胚层分化为血液血管母细胞的关键信号通路
图中已标明参与血管发育的主要细胞及部分重要标记基因[15]

标记 GATA25E10（YAC 956e8）之间一个小于5cm 的区域里；14 号染色体 q13 区域的易位断裂点被定位至 STS WI-6583（YAC 772d1）和标记 D14S989（YAC 964b11）之间一个 1cm 的区域里。在这两个断裂点附近的候选基因有 ANGPT1、COL14A1、MATN2、SDC2 等[16]。血管生成素 1（ANGPT1）基因位于 8 号染色体 q22.3 断裂点区域。该基因编码的分泌型血管生成因子 ANGPT1 可与内皮细胞特异性酪氨酸激酶受体 Tie2 结合并参与到信号通路中去。Suri 等于1996 年研究发现，ANGPT1 缺陷型小鼠在胚胎发育中出现了严重的血管异常疾病，而在皮肤中过表达 ANGPT1 则引起小鼠血管在数量、大小以及分枝上的激增。虽然荧光原位杂交（FISH）检测发现 ANGPT1 基因的结构并没有被易位 t（8;14）破坏，但不能排除易位破坏了 ANGPT1 基因的表达调控区域，从而影响了基因功能；COL14A1 基因编码一种胞外基质糖蛋白——XIV 型胶原；MATN2 基因编码胞外基质蛋白 2（matrilin2），被认为参与了各种组织的胞外基质丝状网络结构的形成；SDC 基因编码的跨膜硫酸乙酰肝素蛋白聚糖 syndecan2 参与了骨骼的形成。

易位成为病因的原因有三种可能：①易位造成的染色体断裂与重新组合破坏了位于断裂点附近的基因的结构，从而影响了一个或多个与血管生长发育、维持、退化等过程相关的基因的功能，最终引起了 KTS；②易位没有破坏断裂点附近基因的结构，但影响了某个或某些基因的转录表达调控区域，造成了基因功能的缺失或改变，从而引起了 KTS；③易位造成了本来位于不同染色体上的基因的重新组合，可能由此产生了新的杂合基因，从而引起 KTS。

对平衡易位 t（8; 14）（q22.3; q13）断裂点的精确定位以及对位于这些区域的候选基因的进一步研究能帮助我们鉴定出一个新的血管基因，加深对 KTS 及其他血管和组织增生综合征的分子发病机制的了解与认识。

（三）18 号环状染色体 r（18）

2004 年，Timur 等在一名 30 岁男性 KTS 患者的细胞中发现了一个来源于 18 号染色体的自发新生（de novo）的超数小环状标记染色体——r（18）。r（18）呈镶嵌性，患者约 24% 的细胞携带 r（18），而 76% 的细胞正常。该环状染色体包含完整的着丝粒，较为稳定，可正常分裂。FISH 结果显示，r（18）短臂的断裂点位于标记 WI-9619（YAC 897E8）和 D18S1150（YAC 872a2）之间，与着丝粒距离小于 10cm；长臂的断裂点在着丝粒和 BAC 克隆 666n19 之间，与着丝点距离小于 40kb，说明 r（18）主要来源于 18 号染色体的短臂[17]。r（18）上的 KTS 候选基因有：①编码层粘连蛋白 α1 链的 LAMA1 基因：层粘连蛋白在所有基底膜中都有表达，而基底膜参与了包括血管生成在内的多种重要生物途径，KTS 患者表现出的血管畸变也许是由层粘连蛋白 α1 链的过度表达引起；②编码蛋白酪氨酸磷酸酶 M 型受体的 PTPRM 基因：Hanahan 于1997 年发现受体酪氨酸激酶（Tie1 和 Tie2）参与血管生成，而 Vikkula 等于 1996 年证实 Tie-2 的功能获得性突变引起皮肤与黏膜静脉血管畸形（VMCM）；③除此之外，候选基因还有编码 γ-可溶性 NSF 附着蛋白的 NAPG、编码鸟嘌呤核苷酸结合蛋白 α 亚基的 GNAL 以及一些编码高流动蛋白和富含亮氨酸重复序列蛋白的基因。

在 KTS 患者中发现自发新生的 18 号环状染色体，暗示也许在 18 号染色体上有一个在血管增生疾病的发病机制中发挥作用的基因。但同时也有研究者质疑，该 KTS 患者携带 18 号环状染色体是否只是一个巧合。这些都需要后续的研究去进一步证实。

（四）其他

2000 年，Sperandeo 等报道了一个贝 - 威综合征（Beckwith-Wiedemann syndrome，BWS）家系，其中一名家系成员患有 KTS。BWS 是一种先天疾病，具有巨大舌、脐膨出和过度生长 3 个主要特征。研究指出类胰岛素生长因子 2（insulin-like growth factor 2，IGF2）是 BWS 的一个候选基因，并认为 IGF2 的过表达与 KTS 等多种过度生长综合征中的组织肥大有关。2012 年，Kurek 等在 CLOVE 综合征（congenital lipomatous overgrowth with vascular，epidermal，and skeletal anomalies）病人中发现了体细胞 PIK3CA 基因错义突变嵌合体。CLOVE 是一种表现为多种器官不对称肥大的散发的综合征，与 KTS 的毛细血管、淋巴管和静脉畸形的表型类似。PIK3C 基因的激酶活性能刺激下游 AKT，促进细胞增殖，当 PIK3C 基因功能异常时，可使细胞不依赖生长因子过度增殖。Kurek 等对 15 名确诊 KTS 患者的受累组织进行检测，在其中 3 名患者中发现了 PIK3CA 基因错义突变（c.3140A>G）嵌合体细胞，推测 PIK3CA 的错义突变可能引起 KTS 发病。

七、Proteus 综合征的遗传学研究进展

Proteus 综合征（Proteus syndrome，PS）（MIM 176920）也称变形综合征，名字来源于希腊神话中因可随意改变外在形状而著名的海神 Proteus。PS 是一种复杂的缺陷疾病，患者表现出脑回结缔组织痣、表皮痣、脂肪组织生长失调、局部过度生长（大头畸形、四肢巨大畸形）以及多种血管异常等临床症状，同时还可能出现肺栓塞、肺囊性疾病、皮下肿瘤等严重并发症。PS 常见的血管异常包括血管瘤、毛细血管畸形以及静脉异常（静脉曲张、静脉突出）。PS 临床表型多样，差异大，给诊断带来困难。

据报道，约 20% 的 PS 患者及 50% 的 Proteus-like 综合征（proteus-like syndrome，PS-like）患者携带 PTEN（MIM 601728）突变。除此之外，还证实 PTEN 与多种人类遗传性综合征相关，包括 80% 的经典考登综合征（Cowden syndrome，CS，也称为多发性错构瘤综合征）以及 60% 的 Bannayan-Riley-Ruvalcaba 综合征（BRRS）。PTEN 基因定位于染色体 10q23.3，是一个具有双重特异性磷酸酶活性的肿瘤抑制基因，编码的脂质磷酸酶可下调 PKB/Akt 信号转导，介导细胞周期停滞在 G1 期，诱导凋亡。

2011 年，Lindhurst 等对 6 名 PS 患者的 11 份 DNA 样本以及他们的 7 名正常亲属的 7 份 DNA 样本进行了外显子测序，在 3 名患者的 7 份 DNA 样本中发现了 AKT1（MIM 164730）基因的激活性错义突变 E17K[18]。Lindhurst 等认为他们的发现支持了 Happle 于 1987 年提出的“体细胞嵌合体（somatic mosaicism）”的假说。该假说认为，PS 是由呈镶嵌模式的体细胞突变造成，若突变存在于所有体细胞将造成早期死亡。目前，PS 发病的真正原因和具体机制尚不明确，仍需进一步的探索。

八、胸主动脉瘤和夹层的遗传学研究进展

胸主动脉瘤和夹层（thoracic aortic aneurysm and dissection，TAAD）是一种累及主动脉壁的危重血管疾病，具有发病隐匿、进展急快、死亡率高、预后凶险的特点。

目前 TAAD 的确切病因与发病机制尚不明确，已知发病与遗传、环境等多种因素相关，其中高血压为高危险因子。研究表明，一些结缔组织病如马方综合征（Marfan syndrome，MFS）、先天性结缔组织发育不全综合征（Ehlers-Danlos syndrome）等可导致 TAAD。此外，非综合征型 TAAD 具有家族遗传的倾向，呈常染色体显性遗传的特征。临床研究表明，约 15%～20% 的 TAAD 患者具有家族史。遗传因素是 TAAD 分子发病机制研究中不可忽视的一部分。

（一）家族性 TAAD

家族性 TAAD 具有遗传异质性，目前已鉴定出数个 TAAD 相关遗传位点：TAAD1（5q13-14，2001 年），FAA1（11q23.3-q24，2001 年）、TAAD2（3p24-25，2003 年　）、TAAD3（15q24-26）、16p12-13（2006 年）、TAAD4（10q23-24，2007 年），以及数个 TAAD 致病基因：TGFBR2、MYH11、ACTA2、SMAD3、TGFB2、MLCK、TGFBR1 等。

1. TGFBR2　TGFBR2（transforming growth factor-beta receptor type II）（MIM 190182）位于染色体 3p24.1，编码转化生长因子（TGF）-β 受体蛋白。2005 年，Pannu 等对 80 个非综合征型 TAAD 家系进行检测，在其中 4 个家系中发现了 TGFBR2 基因 R460H 突变，提示该位点为 TAAD 突变致病热点。这些突变造成 TGFBR2 的胞质丝氨酸 / 苏氨酸激酶结构域的 460 位精氨酸发生改变。

2. MYH11　MYH11（myosin heavy chain 11）（MIM 160745）位于染色体 16p13.11，编

码 SMCβ 肌球蛋白。2006 年，Zhu 等对一个 TAAD 伴动脉导管未闭（PDA）的家系进行定位分析，在 16p12.2-p13，13 区段鉴定出致病基因 MYH11，并随后在数个 TAAD 伴 PDA 家系中得到验证。研究发现，MYH11 基因突变会对位于平滑肌肌球蛋白重链 C 端的卷曲螺旋结构域造成影响。

3. ACTA2　ACTA2（actin alpha 2）（MIM 102620）位于染色体 10q23.31，编码 SMCα 肌动蛋白。2007 年，Guo 等证实 ACTA2 为 TAAD 致病基因。与 TGFBR2（4%）和 MYH11（<2%）相比，由 ACTA2 突变引起的 TAAD 高达 14%，是目前最常见的 TAAD 致病基因。ACTA2 和 MYH11 编码的 SMCα 和 SMCβ 都是 SMC 收缩单位的主要成分，对保持升主动脉壁的完整性十分重要。

4. SMAD3　SMAD3 基因位于染色体 15q22.33，编码 TGFβ 信号通路中一个下游因子。2011 年，Regalado 等对一个 TAAD 家系进行外显子测序，在 SMAD3 中鉴定出一个新的移码突变。随后，他们对 181 个 TAAD 家系的先证者进行了 SMAD3 基因的测序验证，在其中 4 个家系中检测出另外 3 种 SMAD3 突变，证明 SAMD3 是 TAAD 的遗传易感位点[19]。约 2% 的家族性 TAAD 由 SMAD3 突变引起，突变主要发生在第 2、5、6 号外显子处。研究者们推测，SMAD3 可能参与了 TGFβ 信号通路介导的成纤维细胞和肝星状细胞分化为肌成纤维细胞的过程。

5. TGFB2　TGFB2（transforming growth factor-beta 2）（MIM 190220）位于染色体 1q41，编码 TGFβ2 蛋白。2012 年，Boileau 等在 2 个 TAAD 伴颅内动脉瘤（ICAs）和蛛网膜下腔出血（SAHs）家系中检测到 TGFB2 基因突变，分别为 6 号外显子的 5bp 缺失突变和 4 号外显子的无义突变，都造成了 TGFβ2 翻译的提前终止[20-21]。

6. 其他　MLCK（myosin light polypeptide kinase）（MIM 600922）位于染色体 3q21.1，编码肌球蛋白轻链激酶蛋白。2010 年，Wang 等在 TAAD 家系中发现 MLCK 一个无义突变、四个错义突变。研究发现，这些突变造成 MLCK 蛋白的激酶和钙调蛋白结合域结构改变或缺失，降低了激酶的活性。Wang 等还发现，在 SMC 中特异性下调 MLCK 的小鼠会表现出与主动脉内侧变性相符的表型。此外，MFS 主要致病基因 FBN1 突变导致的孤立型 TAAD 也偶有报道，另一编码 TGFβ 受体的 TGFBR1 基因突变也可能与 TAAD 相关。

（二）散发性 TAAD 关联分析

基于散发 TAAD 患者的研究发现，基质金属蛋白酶基因（matrix metaloproteinase，MMP）和维生素 K 环氧化物还原酶复合体 1 基因（VKORC1）与 TAAD 相关联，但仍需在不同人群中进一步验证。

1. MMP　MMP 是一类锌、钙依赖性的蛋白水解酶，负责细胞外基质降解，对维持血管壁胶质原纤维结构十分重要。在许多心血管疾病的病理生理过程中均出现 MMP 表达活性增强，促进动脉瘤管壁组织的炎症反应，加速血管壁重构并膨出。

2. VKORC1　VKORC1 在动脉内皮细胞中高表达，其中一个重要功能是将维生素 K 环氧化物还原为维生素 K。VKORC1 通过控制维生素 K 循环来介入凝血和非凝血因子的 γ- 羧化，在激活凝血系统、维持血流和血管完整性过程中发挥重要作用。

3. 染色体 9p21　目前，研究者们通过 GWAS 研究已发现数个与颅内动脉瘤（ICA）、腹主动脉瘤（AAA）相关联的位点，其中染色体 9p21 位点备受关注。编码蛋白 P16 和 P15 的细胞周期依赖性激酶抑制基因 CDKN2A 和 CDKN2B 是位于染色体 9p21 位点的主要候选基因。在颈动脉损伤小鼠模型中，抑制 P16 可引起血管平滑肌细胞（smooth muscle cell，SMC）的增殖，而血压升高可诱导 P16 在人和鼠肾及心脏部位表达。P15 则被认为与 TGFβ 信号通路介导的细胞周期调控有关。因此，CDKN2A 和 CDKN2B 可能参与 TAAD 病理过程，是 TAAD 发病机制的下一个研究热点。

4. TAAD 的致病机制探讨　TAAD 的发病机制与 SMC 功能异常相关。ACTA2 和 MYH11 编码的 SMCα 和 SMCβ 都是 SMC 结构蛋白，对保持升主动脉壁的完整性十分重要。ACTA2 与 MYH11 基因突变可能干扰动力传导相关蛋白间的相互作用，或干扰 ATP 水解影响微丝组装，最终引起TAAD。

TGFβ信号通路也可能参与了TAAD的病理过程。TGFβ家族含有TGFβ1~β3三个成员，在机体中调控多种细胞行为，包括增生、分化、迁移以及功能特化等。TGFBR1和TGFBR2基因编码TGFβ受体，研究表明TGFBR1和TGFBR2突变位点均在胞浆激酶结构域，可能影响了受体的激酶活性。体外实验中，携带TGFBR2突变的SMC组织分化异常，影响SMC相关收缩蛋白的表达与功能，推测TAAD由此引发。

目前TAAD诊断主要依靠影像学检查，但在症状和体征并不典型时作用有限；生化检查虽可助一臂之力，但目前尚缺少可信的生化指标；基因诊断是近年来兴起的基于分子遗传学的技术，它可从DNA水平对患者进行诊断，并使医生能在患者出现症状前即可进行早期诊断和危险分层。令人鼓舞的是，近年来ACTA2等TAAD致病基因的陆续发现，为在临床上展开基因诊断打下基础，预计不仅有助于TAAD的诊断以及治疗，而且使提前预防和干预TAAD成为可能。

第二节　多基因心血管疾病的遗传学研究进展

心血管疾病及心律失常是复杂性疾病，同时受到遗传和环境等诸多因素的影响，表现为非典型孟德尔遗传。多基因疾病的病理过程和遗传性状由染色体上多对微效基因和特殊环境因素共同导致，这些微效基因的作用是等效的，各基因对疾病的单独作用较小，具有越多此类基因，患病可能越大，因而称之为易感基因（susceptibility gene）。发现心血管疾病的易感基因并用于遗传诊断可促使病人改善生活方式，达到预防疾病、推迟发病时间、减低发病率和死亡率的目的；同时，易感基因也可成为新药靶发展新药，为实现个体化医疗奠定基础。

目前，有三种遗传学手段可用来研究如房颤、高血压等人类多基因遗传性疾病。

1. 连锁分析定位疾病基因　对大家系进行连锁分析以定位疾病基因，然后通过突变分析发现致病基因。虽然运用此法研究非孟德尔遗传有成功例子，但该法还是主要适用于已知遗传方式的单基因遗传病的基因定位，对于没有一个固定遗传模式且常存在遗传异质性的多基因遗传病而言，连锁分析的作用非常有限。

2. 候选基因关联分析法　基于人群的候选基因关联分析是指对单核苷酸多态性（single nucleotide polymorhism，SNP）位点进行基因型分型，在病人群体和对照群体中统计和分析候选基因的SNP频率，确定该候选基因是否在患者和正常人群中存在显著差异。候选基因关联分析法只局限于对已知基因的研究，且经常会引起假阳性、假阴性。除此之外，候选基因的选择往往容易受到研究者主观性的影响。这些缺陷限制了候选基因关联分析方法在搜寻人类复杂性疾病易感基因中的广泛应用。

3. 全基因组关联分析　基于SNP芯片技术的全基因组关联分析（genome-wide association studies，GWAS）成为一项近年日益受到重视的研究多基因疾病的手段，为多基因疾病易感基因的筛选开辟了新纪元。GWAS基于连锁不平衡原理，具有客观性的优势，不需要事先提出研究假设，在全基因组水平上筛选疾病候选基因。GWAS选择数十万个多态位点代表全基因组范围内的遗传变异，应用高通量的基因分型平台进行检测，将整个人类基因组与某种多基因病的临床表型进行关联，分析遗传变异与疾病表型间关系。以往，这种方法因为需要巨大费用支撑无法进行大规模应用。近年来，随着大容量的SNP数据库的建立，DNA分型新技术的发展使得其成本大为降低，为该技术在发现人类复杂性疾病的易感基因的应用创造了条件。GWAS具有样本量大、数据可靠、具可重复性等优势，《Science》曾预测利用GWAS研究复杂性疾病将是未来医学研究的重要方向。

一、原发性高血压

高血压是指收缩压和（或）舒张压增高的一种综合征，同时还是脑卒中、冠心病、心功能不全、肾疾病等多种疾病的重要危险因素。既往流行病学研究证实，高血压发病与遗传因素有关，其遗传度在家系研究中为20%～40%。寻找高血压以及高血压调节相关的基因，已成为当前心血管领域的研究热点之一，以帮助人们不断深入对高血压的发病机制以及血压调节机制的认识。高血压分为继发性和原发性两大类。继发性高血压是由其他疾病或原因引起的高血压，如脑、血管、肾、内分泌疾病等可引起血压的升高，其中肾疾病约占70%以上。一些属于单基因遗传病的继发性高血压的致病基因已被识别。而原发性高血压（essential hypertension，EHT）约占高血压患病率的95%以上，以体循环动脉血压持续升高为主要表现，是一种多基因遗传病，发病由多种环境因素、生活方式和遗传因素共同作用所致。

（一）单基因遗传性高血压致病基因

单基因遗传性高血压是一类罕见综合征，其遗传特点符合孟德尔遗传规律。人们对高血压的基因研究已有20多年，定位或克隆出多种呈单基因遗传性质的继发性高血压的致病基因。这些致病基因主要编码与水盐代谢有关的蛋白，多数表达在肾及肾上腺内。部分基因见表33-4。

2005年，Tobin等从WNK1与WNK4基因中分别挑选9个和1个SNP，并在一个由996名欧洲人组成的普通人群中研究这些SNP与动态血压的关系。结果发现，在普通人群中WNK1基因的突变与血压的调控也密切相关[22]。阐明致病基因在高血压发病中的分子生物学和病理

表33-4　单基因遗传性高血压致病基因

疾病	症状	致病基因	遗传方式
家族性高醛固酮血症Ⅰ型，也称糖皮质激素可治疗的醛固酮增多症	症状类似原发性醛固酮增多症、地塞米松抑制试验呈阳性	11β羟化酶（CYP11B1）与醛固酮合成酶（CYP11B2）嵌合基因	常染色体显性遗传
11-β羟化酶缺乏症	高血压、性征和性激素异常、低肾素	CYP11B1	常染色体隐性遗传
17-α羟化酶/17,20裂解酶缺乏症	高血压、低肾素、性腺发育障碍	CYP17	常染色体隐性遗传
妊娠加重的高血压	妊娠和螺内酯可加重的不伴血浆醛固酮升高的高血压、低肾素	盐皮质类固醇受体基因 NR_3C_2	常染色体显性遗传
表征型盐皮质增多症	高血压、低血钾、低肾素、血中醛固酮低或无、尿中无18-羟皮质醇和18-酮皮质醇代谢产物	11β-羟类固醇脱氢酶（11β-HSD）基因	常染色体隐性遗传
Liddle综合征	症状类似原发性醛固酮增多症，但血浆醛固酮水平低于正常高血压	内皮钠通道基因 SCNN1B（β亚基） SCNN1G（γ亚基）	常染色体显性遗传
Gordon综合征，也称假性低醛固酮血症Ⅱ型	高血压、高血钾、低肾素、低醛固酮水平、代谢性酸中毒	丝氨酸-苏氨酸激酶基因 WNK1、WNK4	常染色体显性遗传
多发性内分泌腺体肿瘤（MEN）并嗜铬细胞瘤	高血压、伴有2个或以上MEN	MEN	常染色体显性遗传
VHL综合征并嗜铬细胞瘤	高血压、伴有中枢神经系统血管母细胞瘤、视网膜血管瘤病、肾细胞癌以及胰、肾、附睾等器官囊肿或肿瘤	3q25-26	常染色体显性遗传

生理机制、探索基因治疗等方面还有待进一步研究。

（二）EHT 易感基因

EHT 是一类由遗传因素和环境因素共同影响所致的复杂性遗传病，约占高血压患者人群的 95%。因为 EHT 的复杂性，使得 EHT 易感基因的研究比单基因疾病困难得多。目前主要研究 EHT 易感基因的方法为候选基因法和 GWAS。

选择 EHT 候选基因主要从与血压相关性强的生理过程或重要功能入手，例如血管舒缩、交感神经功能、信号转导、内皮细胞功能、水盐代谢等方面，目前报道的 EHT 候选基因约有 200 余种，涉及肾素 - 血管紧张素 - 醛固酮系统（renin-angiontension-aldosterone system，RAAS）、交感神经系统、内皮素、儿茶酚胺代谢有关的酶及受体、上皮钠通道等，部分基因见表 33-5[23]；而在基因多态性与 EHT 相关性的研究中，肾素 - 血管紧张素 - 醛固酮系统、β- 肾上腺素受体、G 蛋白 β 亚基等方面的研究较多。在此，主要对肾素 - 血管紧张素 - 醛固酮系统中的候选基因进行介绍。

表33-5　原发性高血压的部分候选基因

相关血压调节机制	候选基因编码蛋白	主要基因多态性	染色体定位
RAAS	AGT	M235T、T174M、G（-6）A、A（-20）C、C（-18）T、G（-152）A	1q42-43
	ACE	Alu I/D Intron 16、T5941C、A240T、T93C、T1237C	17q23
	AT1R	A1166C、T573C、A1062G、G1517T、A1878G、A4421G、A（-810）T	3q21-25
	AT2R	A1675G、A1223G、C1334T、C4599A	Xq23-24
	CYP11B2	C（-344）T	8q22
交感神经系统	$β_2$ AR	R19C、Q27E、R16G	5q32-34
G蛋白信号转导	GNB3	C825T、G76A、G2906、A3882C、G5117A	12p13
其他	eNOS	T786C、G894T、Glu 298 Asp	7q36
	α-adducin	G460W	4p16.3

血管紧张素原 angiotensinogen，AGT；血管紧张素转换酶 angiotensin-coverting enzyme，ACE；血管紧张素Ⅱ的1型受体 angiotensin Ⅱ type 1 receptor，AT1R；血管紧张素Ⅱ的2型受体 angiotensin Ⅱ type 2 receptor，AT2R；肾上腺素受体 adrenergic receptor，AR；G蛋白β3亚基 G protein beta3 subunit，GNB3；内皮型一氧化氮合成酶 endothelial nitric oxide synthase，eNOS

RAAS 是血压最重要的调节机制之一，在维持机体正常水盐平衡和调节心血管活动中起十分重要的作用。RAAS 是以血管紧张素Ⅱ（angiotensin Ⅱ，Ang Ⅱ）为中心的血压调节系统，在维持水盐平衡和调节心血管活动中起重要作用。肾的球旁细胞分泌肾素，激活血管紧张素原（angiotensinogen，AGT），生成血管紧张Ⅰ（angiotensin Ⅰ，Ang Ⅰ）Ang Ⅰ 在血管紧张素转换酶（angiotensin-coverting enzyme，ACE）作用下转化为 Ang Ⅱ，促使小动脉平滑肌收缩，造成血压升高；Ang Ⅱ 与血管紧张素Ⅱ受体（angiotensin Ⅱ receptor，AT2R）相互作用，刺激醛固酮的分泌和儿茶酚胺的释放，也可使血压升高，RAAS 由此参与高血压的发生与维持。该系统中各个环节的基因多态性均会对血压造成影响。

1. 肾素（renin，REN）基因　REN 是 RAAS 的激活限速酶，可特异性催化 AGT 转化为 Ang Ⅰ。20 世纪 90 年代末，Forssard 和 Chiang 等分别对高加索人群和中国人群进行研究，发现 REN 基因的 Bgl Ⅰ 酶切位点的存在能增加阿联酋人和患高胆固醇血症的高加索人对 EHT 的遗传易感性，REN 基因的 Hind Ⅲ 的限制性片段长度多态性（restriction fragment length polymorphism，RFLP）与中国人群的高血压相关，这些结果提示 REN 基因可能是一个血压调节的基因。但 Zee 等在澳大利亚人群中却没得到 REN 与 EHT 相关联的结论，因此，有关 REN 与 EHT 的关系还有待进一步探讨。

2. 血管紧张素原（angiotensinogen，AGT）基因　在目前已报道的AGT基因多态中，研究最多的是位于第2号外显子的M235T和T174M，其中M235T多态的携带者发病早，对降压药反应差，患高血压的风险大。Jeunemaitre等发现M235T多态TT纯合个体的血浆AGT水平显著高于MM纯合个体，推测AGT的M235T多态可能是部分EHT发病的原因。在中国汉族人群中，陈鹏等于2003年进行了一项中国EHT患者AGT基因的M235T多态性的Meta分析，数据指出AGT M235T多态的TT基因型和T等位基因增加了EHT发病的风险。Nakamura等在2006年的一项研究中发现，AGT基因的M235T多态增加了日本人群患高血压的风险，但是在澳大利亚Anglo-Celtic白人和非洲黑人中没有得到相同结论。AGT基因多态性与EHT的关系除了因种族、人群不同而有异外，还有研究认为与性别有关。Sun等发现在西藏人群中M235T多态的MM基因型仅为女性的EHT预测因子，而Porto等则在阿根廷人群中发现T等位对男性的收缩压才有重要影响。除了M235T外，有关AGT基因的A（–20）C、C（–18）T等多态的多项研究也发现在不同人群、不同民族中AGT多态的等位基因频率以及和EHT的相关性存在差异。

3. 血管紧张素转换酶（angiotensin-coverting enzyme，ACE）基因　ACE是AngⅡ形成过程中的一个重要限速酶。现已发现多种ACE基因多态，其中对第16号内含子上一段287bp的Alu序列的插入（insertion，I）/缺失（deletion，D）多态研究最多。Gunes HV等2004年的一项对土耳其人群的研究发现，不同的ACE基因多态的血浆中ACE的水平与活性不同，DD型血浆ACE的水平与活性明显高于Ⅱ型与ID型。推测ACE基因第16号内含子处可能存在一个参与调解血浆ACE分泌的调控基因，而DD型缺失的287bp破坏了该调控基因的结构与功能，影响了ACE基因的表达，血浆ACE水平与活性升高，促使下游AngⅡ含量增加，导致血管收缩、参与高血压的发生。目前，国内外对ACE基因多态与EHT的关联研究很多，也因而发现ACE基因多态位点与EHT发病的关系因人种、年龄、性别等因素不同而异，Wang X等2004年对中国哈萨克族人的研究发现ACE基因的I/D多态与EHT无关；同年，Khaliq S等对巴基斯坦20～40岁人群的研究却发现Ⅱ型在高血压患者中显著增大，提示ACE基因的Ⅱ型多态与该人群的EHT有关；而Yoo J H等的一项针对韩国人群的研究表明，DD基因型与EHT的关系在男性，特别是老年男性中更为明显。ACE中D等位基因频率在英国、法国、非洲、南亚和中国人群中的分布百分比分别为58.9%、44.9%、56.2%、39.3%和42.7%，中国人群D等位频率与南亚人群相近而明显低于英法等欧洲人群与非洲人群，这可能是中国人、南亚人心脑血管疾病发病率与死亡率低于欧美等国家的原因之一。

4. 血管紧张素Ⅱ的1型受体（angiotensin Ⅱ type 1 receptor，AT1R）基因　血管紧张素Ⅱ（angiotensin Ⅱ，AngⅡ）具有强烈的缩血管作用，是人体已知的最强的内源性缩血管物质之一，通过与血管紧张素受体结合而发挥作用。目前已知的血管紧张素受体主要有2种，血管紧张素Ⅱ的1型受体（angiotensin Ⅱ type 1 receptor，AT1R）和2型受体（angiotensin Ⅱ type 2 receptor，AT2R）。研究认为，AngⅡ的主要生理功能，即经典的RAAS系统功能，是通过与AT1R结合来实现的，刺激交感神经末梢释放儿茶酚胺、促进血管收缩、刺激醛固酮分泌、维持水盐平衡、促进心肌及血管平滑肌细胞增生等。大量的流行病学调查表明，食盐的摄入与血压调节以及高血压发病有着密切关系，且近年研究表明机体中存在盐敏感的基因，AT1R基因可能为其一。自Bonnardeaux等于1994年第一次报道了T573C、A1062C、A1166C、G1517T、A1878G 5个多态以来，现发现的AT1R基因多态达50余种，多数研究有关于3′端的A1166C多态。与AGT、ACE基因多态一样，AT1R基因多态与EHT发病的关系也具有人群、人种异质性，来自波兰、英国、俄罗斯、西班牙、澳大利亚等国家的报道发现A1166C多态性与EHT发病有关，而Sugimoto K等在日本人群中的研究未得出类似结论，马萍等在对宁夏地区回族人群的研究中也发现AT1R基因A1166C多态性与EHT易感无明显相关性，有研究者推测可能是因为亚洲人中AT1R基因的A1166C多态性频率本身极低造成。中国、日本、西班牙、法国、澳大利亚人群中，A1166C 多态 C 基因型的频率分别为 11.8%、10.7%、28.8%、28.8%、22.5%。Jin W 等于 2003 年首次在中国汉族人群中发现了位于 AT1R 启动子区域的 A（–810）A 多态性，发现 A 基因型在 EHT 合并冠心病患者中频率较高，认为该多态可能是中国汉族人群 EHT 合并冠心病发病的危险因素。AT2R 介导 AngⅡ对心血管的作用可能跟 AT1R 相拮抗，主要涉及血管舒张、尿钠排泄、平滑肌细胞凋亡等。有关 AT2R 多态性与 EHT 关系的研究较少。

5. 醛固酮合成酶（aldosterone synthase）基因　醛固酮合成酶由 CYP11B2 基因编码，是近年来备受关注的一个高血压疾病候选基因，其中研究最多的是 C（–344）T 多态性。该多态位于转录调控区，影响 CYP11B2 基因启动子与类固醇生成因子 1（steroidogenic factor-1，SF1）的结合，从而影响醛固酮合成酶的转录和醛固酮的合成分泌，其中 C 等位表现出更强的 SF1 结合能力。国内外有关 CYP11B2 基因 C（–344）T 多态性与 EHT 发病的关联性的报道甚多，但结果常有争议。Tsujita Y 等于 2001 年开展的一项日本大规模临床研究发现，CYP11B2 基因与 EHT 的发病不存在相关性，但 Matsubara M 等的研究结果却显示 CYP11B2 基因 C（–344）T 多态可能是 EHT 的一个独立遗传危险因素。

传统的对多基因遗传疾病的研究具有一些局限性：①表征多涉及数量性状，在人群中呈连续分布，给病例和对照分组带来困难；②多基因遗传病是由多个微效基因的积累作用和环境因素共同造成，且发病机制中存在基因与基因间相互作用，对单个基因位点的研究并不能真实有效地反映发病的易感性。在人类基因组计划的推动下，全基因组扫描和连锁分析法成了研究多基因遗传性复杂疾病的利器。在高血压研究方面，自 2007 年首个高血压 GWAS 研究报道以来，许多关于血压 / 高血压易感基因的 GWAS 研究相继开展，并取得了不俗成果，例如全基因组扫描显示第 17 号染色体 17p12 存在人类高血压和代谢综合征的公认易感基因。GWAS 技术将成为日后我们研究多基因遗传病的强有力手段，帮助我们更加深入地探讨疾病背后的复杂机制。

二、动脉粥样硬化相关疾病

动脉粥样硬化（atherosclerosisi，AS）是一类由遗传、环境因素及其之间的相互作用引起的复杂性疾病，主要包括冠心病、脑卒中、心肌梗死、腹主动脉瘤等。AS 具有一定的家族聚集性和遗传倾向，动脉壁正常结构的破坏以及重塑是 AS 发生发展的重要病理基础。发现 AS 致病或易感基因、研究其功能及在疾病发生中的作用，为揭示 AS 的病因、探讨发病机制和发展规律提供了重要的理论依据。本小节主要涉及冠心病与脑卒中的遗传学研究进展。

（一）冠状动脉粥样硬化性心脏病

冠状动脉粥样硬化性心脏病（coronary atherosclerotic heart disease，CHD）是由冠状动脉血管壁粥样硬化引起的、以冠状动脉狭窄或闭塞为形态学改变的心肌缺血、缺氧性心脏病，简称冠心病。基于家系的连锁分析和候选基因关联分析是进行复杂疾病分子遗传学研究的两种传统策略，目前应用这些方法已鉴定了 MEF2A、LRP6、LDLR 等多个 CHD 致病或易感基因。但是 CHD 是一种典型的多基因复杂疾病，是多个易感基因的微效作用的累加与环境因素共同作用引起的。遗传因素和环境因素的相互作用使得 CHD 的遗传和临床异质性较高，通过传统策略发现的致病、易感基因或突变仅可解释少数 CHD 的发病原因。随着人类基因组计划的完成与发展，一种新的遗传分析策略开始崭露头角。GWAS 成为目前研究复杂性疾病的主要方法，除了可评价已知基因的遗传效应，还能发现更多新的易感基因。对心血管疾病候选基因 SNP 的研究是目前心血管疾病研究的热点。

1. 2007 年 CHD 的 GWAS 研究　2007 年，McPherson 等首次对高加索人群进行 CHD 的 GWAS 研究，发现了一个与 CHD 相关的易感位点，定位于染色体 9p21。该位点临近 CDKN2A 和 CDKN2B 基因，但不处于已知基因内，也与血浆脂蛋白、高血压或糖尿病等 CHD 的危险因子不相关。该位点的纯合子患上 CHD 的风险增加 30%～40%。自此，对 CHD 的 GWAS 研究拉开了序幕。

同年，WTCCC（the welcome trust case control consortium）进行了高血压、CHD 等 7 种疾病的 GWAS，发现了与 CHD 相关的 1q43、5q21、6q25、9p21、16q23、19q12、22q12 等易感位点；Samani 等分析了 WTCCC 等的 2 个群体研究结果后，发现了 4 个新的 CHD 相关 SNP 位点：1p13.3（rs599839）、1q41（rs17465637）、10q11.21（rs501120）、15q22.33（rs17228212）[24]。

Luke 等检测了共 12077 个 SNP，发现编码载脂蛋白（apolipoprotein）的 LPA 基因的 I4399M（rs3798220）与 CHD 相关。I4399M 位于载脂蛋白的类蛋白酶结构域（protease-like domain）。M 是危险等位，4399M 等位的携带者的血浆脂蛋白水平是非携带者的 5 倍。

2. 2009 年 CHD 的 GWAS 研究　Trégouët 等进行了全基因组单倍型关联分析（genome-wide haplotype association study，GWHAS），发现 SLC22A3-LPAL2-LPA 基因簇是 CHD 的强易感位点。同年，Erdmann 等报道了一个新的 CHD 易感位点，位于染色体 3q22.3。

3. 2011 年 CHD 的 GWAS 研究　Erdmann 等对 1157 名心肌梗死（myocardial infraction，MI）病人和 1748 名对照进行了全基因组 SNP 分析，发现位于染色体 10p11.23 的 KIAA1462 基因与 CHD/MI 显著相关。KIAA1462 基因编码的蛋白与功能尚不明确，还需进一步研究。同年，Wild 等在染色体 10q23.31 处发现了一个新的 CHD 功能性易感位点 LIPA，LIPA 基因表达受阻会造成内皮功能异常，这是 CHD 的先兆。

Coronary Artery Disease（CAD）Genetics Consortium 对 15 420 名 CHD 患者（8424 名为欧洲人，6996 名为南亚人）和 15 062 名对照进行了 GWAS 研究，发现了 4 个新的 CHD 相关位点：位于 11q22 的 PDGFD，15q25 的 ADAMTS7-MORF4L1，10p11 的 KIAA1462 和 7q22。其中位于 PDGFD 位点的 CHD 相关 SNP 表现出组织特异性的顺式表达数量性状位点效应（cis expression quantitative trait locus effects）。

2011 年以前报道的 CHD 易感基因和位点都是从欧洲人群中得到的，没有中国人群的相关报道。2011 年，Wang 等首次在中国汉族人群中发现了一个 CHD 发病相关的新位点 6p24.1（rs69030956）。

Schumkert 等对 14 项 CHD 的 GWAS 研究进行了荟萃分析（meta-analysis），发现了 13 个新的 CHD 相关位点；Barbalic 等首次在非裔美国人群中发现了 CHD 的易感 SNP——rs1859023，位于染色体 7q21，临近 PFTK1 基因。PFTK1 基因编码一种丝氨酸 - 苏氨酸蛋白激酶 PFTAIRE1，在细胞周期和细胞增殖过程中作为细胞周期依赖性蛋白激酶发挥作用。

4. 2012 年 CHD 的 GWAS 研究　Takeuchi 等在日本人群中开展 CHD 的 GWAS 研究，证实 12q24、6p21、9p21 这三个易感位点与日本人群的 CHD 相关。

Davies 等对 5 个 GWAS 研究进行了荟萃分析，在 MHC 基因中发现了一个 CHD 相关的新位点。MHC 基因有调节炎症反应和 T 细胞应答的功能，这两个过程参与了动脉粥样硬化的发生与发展。

Lu 等对 1515 名 CHD 患者和 5019 名对照人群进行 GWAS 研究，鉴定出 4 个新的 CHD 相关位点：2p24.1、4q32.1、6p21.32、12q21.33，可显著影响 CHD、心肌梗死的发病风险。这四个位点在 TTC32-WDR35、GUCY1A3、C6orf10-BTNL2 和 ATP2B1 基因内或附近。

5. 2013 年 CHD 的 GWAS 研究　Lee 等扫描了 521 786 个 SNP 位点，最终在韩国人群中发现了 3 个 CHD 易感位点：1p13.3/SPRT1（rs599839）、9p21.3/CDKN2A/2B（rs49977574）、11q22.3/PDGFD（rs974819）。

CARDIoGRAMplusC4D Consortium 对 63 746 名 CHD 患者和 130 681 名对照进行研究，发现了 15 个 CHD 易感位点。至此，CHD 的易感位点已达 46 个。

世界卫生组织报告提示，CHD 位列全球死因首位，危害很大。就目前已发表文献来看，CHD 相关基因主要涉及肾素 - 血管紧张素系统、脂质代谢、免疫与炎症反应、内皮损伤与修复、血栓形成、同型半胱氨酸代谢、氧化 - 抗氧化机制等多种功能与过程，见图 33-2。人们的研究重心由最初的脂质代谢、肾素 - 血管紧张素系统开始向内皮完整性、免疫与炎症反应偏移，CHD 逐渐被认为是一种免疫与炎症反应，而内皮损伤也被认为是 CHD 发生发展过程中重要的

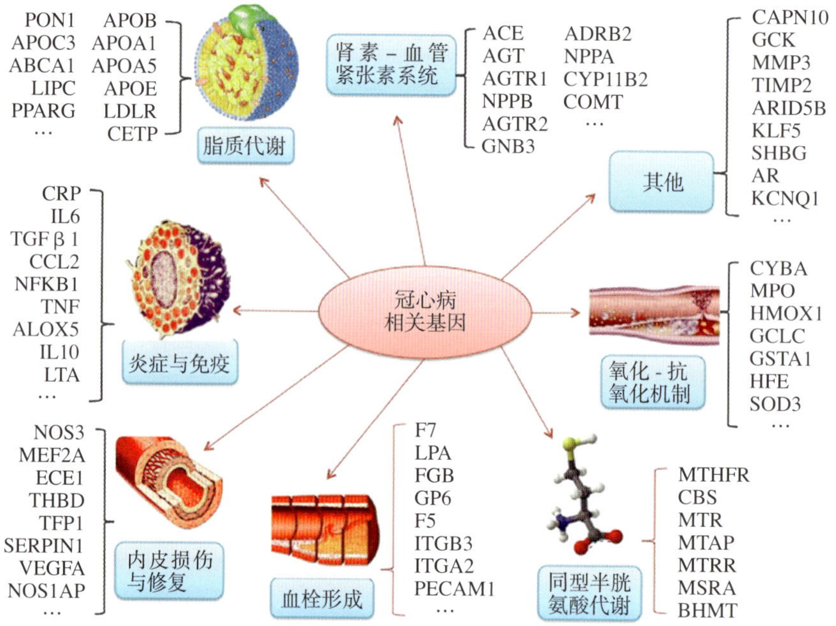

图 33-2　CHD 相关基因
目前已报道的冠心病相关基因主要涉及肾素 - 血管紧张素系统、脂质代谢、免疫与炎症反应、内皮损伤与修复、血栓形成、同型半胱氨酸代谢、氧化 - 抗氧化机制等多种功能与过程

一步。研究 CHD 的致病、易感基因对认识 CHD 的发病机制，以及 CHD 预警、高危人群的筛查和预测、临床早期诊断、新药研发、个体化防治等都具有重要的价值。

（二）脑卒中

脑卒中（stroke）又称为中风或脑血管意外，是一种复杂性疾病，其发生发展受多种遗传和环境因素的共同作用，是当今严重威胁人类健康与生命的主要疾病，在我国脑卒中是仅次于癌症的第二致死性疾病。随着人类基因组计划的完成，从分子水平揭示脑卒中的发病机理，可为及早发现脑卒中的危险人群、预防脑卒中的发生提供有利手段。脑卒中可分为缺血性和出血性两大类，其中大多数为缺血性脑卒中（ischemic stroke，IS），约占全部脑卒中的 43.7%～78.9%。

极少部分脑卒中是高外显率的单基因病，其中最常见的为 CADSIL，在本章第一节第三小节中介绍过，致病基因是位于染色体 19p12 的 Notch3。其余大部分脑卒中是复杂性状多基因遗传病，由多个微效易感基因和环境因素共同作用引发。早先对脑卒中易感基因的研究主要集中在与脑卒中病理机制有关的候选基因上，同时基于连锁分析策略的研究也取得了一定成果。自 2003 年 Gretardottir 等在冰岛人群中报道磷酸二酯酶（phosphodiesterase 4D，PDE4D）基因与 IS 显著相关以来，有关脑卒中的 GWAS 逐渐成为研究脑卒中易感基因的热点。下面介绍一些重要的脑卒中相关的候选或易感基因。

1. 候选基因关联研究　与脑卒中相关的候选基因研究主要涉及动脉粥样硬化、凝血系统、同型半胱氨酸代谢、肾素 - 血管紧张素通路、脂质代谢等方面。目前已报道的数个荟萃分析表明，脑卒中主要的候选基因有凝血因子 V（FV）、血管紧张素转化酶（ACE）、5, 10- 亚甲基四氢叶酸还原酶（MTHFR）、凝血酶原（prothrombin）等基因。①凝血因子 V 的 Leiden 突变（FVL）是指 FV 基因 1691 位核苷酸上的 G 置换为 A（G1069A），导致 506 位氨基酸由精氨酸 Arg 置换为谷氨酰胺 Gln（Arg506Gln）。FVL 突变改变了凝血因子 V 的功能，导致凝血酶产量增加，造成体内高凝状态的产生，是引起血栓栓塞的最常见遗传因素，对血栓形成有明显的促进作用。②ACE 基因存在一个插入（I）/ 缺失（D）多态，一些研究发现 D 等位多态增加了 IS 发病的风险，ACE 是将血管紧张素 I 转化为血管紧张素 II 的关键酶，可增加血管张力和促进血管平滑肌细胞的增殖。在血清和血管组织中，D等位基因与高ACE水平相关，可能通过改变ACE产量来影响脑卒中的发病。③MTHFR催化叶酸转化为5-亚甲基四氢叶酸，是同型半胱氨酸复甲基化为蛋氨酸的关键酶之一。血浆中同型半胱氨酸水平过高会引发动脉粥样硬化性脑血管病，是脑卒中的独立危险因素。研究最广泛的是MTHFR基因的C677T多态，认为T等位多态降低MTHFR酶活性，导致血清同型半胱氨酸浓度升高，与脑卒中呈剂量依赖性相关，增加脑卒中患病风险。④凝血酶原即凝血因子Ⅱ，是凝血酶的前提蛋白，对集体促凝作用以及抗凝作用的平衡有重要作用。凝血酶原基因G20210A多态发生在3'末端翻译区，可能导致血液循环中凝血酶原增多以及聚集增强，使血栓危险增加，成为脑卒中的危险因子[25]。除此之外，脑卒中的候选基因还有参与脂质代谢的载脂蛋白E（ApoE）、参与炎症反应的白介素6（IL6）等基因。

2. 连锁分析研究　2003年，冰岛DeCode研究组报道了一个多基因遗传性IS相关基因：磷酸二酯酶（phosphodiesterase 4D，PDE4D）基因，可能通过降解第二信使cAMP，导致血管平滑肌细胞增殖，促使动脉粥样硬化形成，但是后来在其他欧洲人群中没有得到有效的重复验证结果。2004年，DeCode团队对冰岛296个家庭的713例心肌梗死患者进行连锁分析，发现染色体13q12区域与IS和心肌梗死表现出相关性，随后精细定位，在该区域找到了一个候选基因：5-脂氧合酶激活蛋白（5-lipoxygenase activating protein gene，ALOX5AP）基因。ALOX5AP基因变异明显增加了IS的患病风险，且风险主要来源于位于该基因的4个位点（SG13S25等位基因G、SG13S32等位基因A、SG13S89等位基因G、SG13S114等位基因T）构成的HapA单倍型。Decode研究组在苏格兰人群中进行验证，证实ALOX5AP基因HapA单倍型在英格兰IS患者中出现频率明显高于对照组，增加1.36倍IS患病风险。ALOX5AP基因编码的产物5-脂氧合酶激活蛋白（5-lipoxygenase activating protein，FLAP）被认为是动脉粥样硬化炎症反应的关键调节因子。FLAP是一种膜结合蛋白，位于细胞核膜或内质网膜上，是炎症介质LTC4产生旁路的一个调节点。ALOX5AP基因变异可能导致FLAP表达量增加，通过5-脂氧合酶（5-lipoxygenase，5-LO）途径上调了LTC4的表达活性，加重动脉粥样硬化的炎症反应，造成管壁狭窄、损坏和破裂，使得大脑局部供血不足或中断，从而增加了IS的患病风险。

3. GWAS研究　2007年，Matatin等报道了采用基因芯片技术对人类染色体上超过40万个SNP位点与IS的GWAS研究结果，自此GWAS方法被广泛运用于大样本脑卒中病例-对照研究中，部分研究结果见表33-6[26]。

表33-6　脑卒中GWAS研究的部分结果

报道年限	基因	代表性SNP	RA	样本量（病例/对照）
2007	PRKCH（14q22）	rs2246700	A	1112/1112
	AGTRL1（11q12）	–	–	
2008，2009	PITX2（4q25）	rs6843082	G	1661/10 815
	ZFHX3（16q22）	rs879324	A	
2009	NINJ2（12p13）	rs11833579	A	19 602
		rs1242579	–	
2009	CELSR1（22q13）	–	–	992/5349
2012	HDAC9（7p21.1）	rs2107595	A	3548/5972

PRKCH：protein kinase C eta，蛋白激酶Cη；
AGTRL1：angiotensin receptor like-1，血管紧张素Ⅱ1型受体相关受体；
PITX2：paired-like homeodomain transcription factor 2，成对样同源结构域转录因子2；
ZFHX3：zinc finger homeobox 3，锌指同源盒蛋白3；
NINJ2：ninjurin 2，神经损伤诱导蛋白2；
CELSR1：cadherin epidermal growth factor laminin A seven-pass G-type receptor 1，钙黏蛋白EGF LAG七经G-型受体1；
HDAC9：histone deacetylation 9，组蛋白去乙酰化酶9

三、展望

分子遗传学被证实是一种研究血管异常病因学的有效手段，为我们研究血管异常疾病的致病机制以及血管形态发生、生长发育的分子机制提供了新的视野。现在对血管异常疾病患者而言，基因检测已成为可能，这有助于更加精确地诊断和对血管畸形进行分类。但是，仍然有许多血管异常疾病相关的新基因有待发现。该领域的未来研究主要集中在：①鉴定血管异常疾病的新基因；②血管异常疾病相关基因的功能，以进一步阐述血管形态发生/生长/发育过程中的分子机制；③基因型-表型相关性研究以及其他翻译水平上的研究等。这些研究有助于我们加深对疾病的认识，给临床诊断、治疗、预防以及新药的开发等方面都将带来新的曙光与改革。

参考文献

[1] Labergele Couteulx S, Jung HH, Labauge P, et al. Truncating mutations in CCM1, encoding KRIT1, cause hereditarycavernous angiomas. Nat Genet, 1999, 23:189-193.

[2] Denier C,Goutagny S,Labauge P, et al. Mutations within the MGC4607 gene cause cerebral cavernousmalformations. Am J Hum Genet, 2004, 74:326-337.

[3] Bergametti F, Denier C, Labauge P, et al. Mutations within the programmed cell death 10 gene cause cerebral cavernous malformations. Am J Hum Genet, 2004, 76:42-51.

[4] Boon LM, Mulliken JB, Vikkula M, et al. Assignment ofa locus for dominantly inherited venous malformations to chromosome 9p. Hum Mol Genet, 1994, 3:1583-1587.

[5] Brouillard P, Boon LM, Mulliken JB, et al. Mutations in a novel factor, glomulin, are responsible for glomuvenous malformations("glomangiomas"). Am J Hum Genet, 2002, 70:866-874.

[6] Joutel A, Corpechot C, Ducros A, et al. Notch3 mutations in CADASIL, ahereditary adult-onset condition causing stroke and dementia. Nature, 1996, 383:707-710.

[7] 韩红星，张晨，李湘青 . CADASIL 的研究进展 . 国外医学脑血管疾病分册 , 2004, 12(5):387-390.

[8] Eerola I, Boon LM, Watanabe S, et al. Locus for susceptibility forfamilial capillary malformation ('port-wine stain') maps to 5q. Eur J Hum Genet, 2002, 10:375-380.

[9] Shirley MD, Tang H, Gallione CJ, et al. Sturge-Weber syndrome and port-wine stains caused by somatic mutation in GNAQ. New Eng J Med, 2013, 368: 1971-1979.

[10] McAllister KA, Grogg KM, Johnson DW, et al. Endoglin, a TGF-beta binding protein of endothelial cells, isthe gene for hereditary haemorrhagic telangiectasia type 1. Natl Genet, 1994, 8:345-351.

[11] Johnson DW, Berg JN, Baldwin MA, et al. Mutations in the activin receptor-like kinase 1 gene in hereditary haemorrhagictelangiectasia type 2. Natl Genet, 1996, 13:189-195.

[12] Gallione CJ, Repetto GM, Legius E, et al. A combined syndromeof juvenile polyposis and hereditary haemorrhagic telangiectasia associated with mutations in MADH4 (SMAD4). Lancet, 2004, 363: 852-859.

[13] Cole SG, Begbie ME, Wallace GM, et al. A new locus for hereditary haemorrhagictelangiectasia (HHT3) maps to chromosome 5. J Med Genet, 2005, 42:577-582.

[14] XL Tian, R Kadaba, SA You, et al. Identification of an angiogenic factor that when mutated causes susceptibility to Klippel-Trenaunay syndrome. Nature, 2004, 427:640-645.

[15] Lei Li, Di Chen, Jia Li, et al. Aggf1 acts at the top of the genetic regulatory hierarchy in specification of hemangioblasts in zebrafish. Blood, 2013, 514612.

[16] Wang Q, AA Timur, P Szafranski, et al. Identification and molecular characterization of de novo translocation t(8;14)(q22.3;q13) associated with a vascular and tissue overgrowth syndrome. Cytogenet Cell Genet, 2001, 95:183-188.

[17] Timur AA, Sadgephour A, Graf M, et al. Identification and molecular characterization of a de novo supernumerary ring chromosome 18 in a patient with Klippel-Trenaunay syndrome. Ann Hum Genet, 2004, 68: 353-361.

[18] Lindhurst MJ, Sapp JC, Teer JK, et al. A mosaic activating mutation in AKT1 associated with the Proteus syndrome. New Eng J Med, 2011, 365: 611-619.

[19] Regalado ES, Guo DC, Villamizar C, et al. Exome sequencing identifies SMAD3 mutations as a cause of familial thoracic aortic aneurysm and dissection with intracranial and other arterial aneurysms. Circ Res, 2011, 109(6):680-686.

[20] Boileau C, Guo DC, Hanna N, et al.TGFB2 mutations cause familial thoracic aortic aneurysms and dissections associated with mild systemic features of Marfan syndrome. Nature Genetics, 2012, 44(8): 916-921.

[21] Lindsay ME, Schepers D, Bolar NA, et al. Loss-of-function mutations in TGFB2 cause a syndromic presentation of thoracic aorticaneurysm. Nat Genet, 2012, 44:922-927.

[22] Tobin MD, Tomaszewski M, Braund PS, et al. Common variants in genes underlying monogenic hypertension and hypotension and blood pressure

in the general population. Hypertension, 2008, 51:1658-1664.
[23] 罗浩军，廖晓岗，唐吟宇 . 中国汉族原发性高血压候选基因研究进展 . 医学综述 , 2008, 14(8):1158-1161.
[24] Wellcome Trust Case Control Consortium. Genome-wide association study of 14,000 cases of seven common diseases and 3,000 shared controls. nature, 2007, 447(7145):661-668.
[25] Lanktree MB, Dichans M, Hegele RA. Advances in Genomic Analysis of Stroke: What have welearned and where are we headed.Stroke, 2010, 41:825-832.
[26] Sharma P, Yadav S, Meschia JF. Genetics of ischaemic stroke. J Neurol Neurosurg Psychiatry, 2013, 0:1-7.

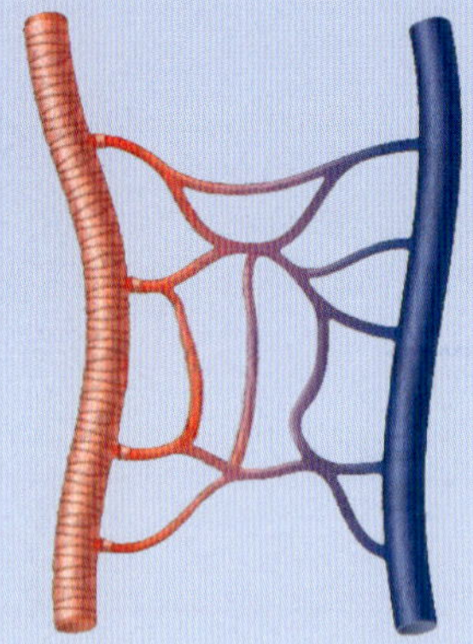

第三十四章

血管细胞的表观遗传学调控

王 虹 熊新宇

表观遗传这个概念最初是由 Conrad Waddington 在 20 世纪 40 年代提出，用于描述涉及高等生物发育与分化过程中基因组与外部环境的复杂的相互作用。经过几十年的研究和发展，现在表观遗传学调控这个概念用来描述在不改变 DNA 序列的情况下对基因表达的调控。主要的表观遗传学调控途径包括 DNA 甲基化修饰、组蛋白修饰和由微 RNA（microRNA）介导的转录后基因调控。DNA 甲基化修饰和组蛋白修饰是对特定基因的转录进行调控；而微 RNA 介导靶基因 mRNA 的降解或抑制 mRNA 的翻译，是一种转录后的基因表达调控。

DNA 甲基化修饰和组蛋白修饰是发生在染色质上的可逆共价修饰。染色质是由 DNA 和组蛋白组成的大分子复合物。染色质上的 DNA 和组蛋白都可被共价修饰，从而改变染色质的功能和结构。DNA 甲基化修饰是由 DNA 甲基转移酶催化，将一个甲基团转移到 CpG 二核苷酸上的胞嘧啶第五位碳原子上。而 CpG 上的甲基化修饰又可被 TET（ten eleven translocation）酶去除。组蛋白共价修饰发生在组蛋白 N- 端尾巴上，包括乙酰化、甲基化、磷酸化、泛素化和 SUMO（small ubiquitin-like modifier，泛素类似型小修饰蛋白）化等各种翻译后修饰。组蛋白共价修饰是由多种组蛋白修饰酶催化，而且可以被多种组蛋白去修饰酶去除。DNA 甲基化修饰和组蛋白共价修饰可以通过以下两种方式调控基因转录：①改变染色质的结构；②吸引或抑制转录因子与基因启动子的结合。

微 RNA 是一类可以调控基因表达的，内源性的长度为 20～23 个核苷酸的单链非编码小 RNA 分子。成熟的微 RNA 分子和 Ago 蛋白（argonaute protein）结合形成RISC复合物（RNA-induced silencing complex，RNA 诱导沉默复合物）。微 RNA 通过碱基互补配对原则指导 RISC 复合物与靶 mRNA 结合，然后由 Ago 蛋白降解靶 mRNA 或者抑制靶 mRNA 的翻译，从而导致靶基因的表达沉默。

表观遗传学调控对于维持机体正常的发育和生物学功能至关重要。大量研究表明表观遗传学调控的异常变化会导致包括心血管疾病、癌症、阿尔茨海默病、糖尿病和自身免疫病在内的许多疾病的发生。目前在血管细胞中发现的与心血管疾病相关的表观遗传学异常调控主要有三类：①基因组 DNA 总的甲基化水平的降低；②心血管疾病相关基因启动子区域染色质修饰异常，包括 DNA 甲基化修饰异常和组蛋白的甲基化、乙酰基化修饰异常；③特定的微 RNA 表达异常。在这三类表观遗传学调控中甲基化反应都起着关键的作用。

甲基化反应是一个由甲基转移酶催化的可逆的生物化学反应。甲基转移酶将 S- 腺苷蛋氨酸（S-adenosylmethionine，SAM）上的一个甲基基团转移到 DNA、RNA、蛋白质和磷脂等生物大分子上。在甲基基团转移之后，SAM 转化成 S- 腺苷同型半胱氨酸（S-adenosylhomocysteine，SAH）并进一步代谢成为同型半胱氨酸（homocysteine）。同型半胱氨酸可以调节细胞的甲基化反应。对于心血管疾病、糖尿病、阿尔兹海默病而言，体内同型半胱氨酸水平的升高是一个强危险因子。

我们将在本章里简要介绍 DNA 甲基化修饰、组蛋白修饰和由微 RNA 介导的转录后基因调控等表观遗传学调控途径的分子机制；总结血管细胞中异常的表观遗传学调控在心血管疾病中的作用；讨论同型半胱氨酸代谢的生物化学基础和细胞甲基化反应的调节机制。最后我们将介绍表观遗传学药物治疗研究的进展并展望未来可能的针对血管细胞表观遗传学调控的治疗方法。

第一节　表观遗传学修饰机制

染色质的基本功能单位是核小体。每个核小体包含一个组蛋白八聚体（由四种组蛋白 H2A、H2B、H3 和 H4 的各两个单体组成）和一段长 146 个碱基对的缠绕在八聚体上的 DNA。核小体串联连接成念珠状结构并进一步折叠形成染色质，从而将整个基因组 DNA 包装在内。染色质通常可被分为常染色质和异染色质。常染色质折叠程度低，用碱性染料染色时着色浅，包含大多数转录活跃的基因。相反，异染色质高度折叠，染色较深，主要包含失活基因。核小体上的 DNA 和组蛋白都可被共价修饰，从而改变核小体的功能和结构，导致基因的转录激活或抑制。

一、DNA 甲基化修饰

DNA 甲基化修饰通常发生在 CpG 二核苷酸胞嘧啶的第五位碳原子上。DNA 甲基转移酶（DNA methyltransferase，DNMT）催化甲基团从 SAM 到 DNA 的转移反应。在哺乳动物中已经发现了五个 DNMT 家族成员：DNMT1、DNMT2、DNMT3A、DNMT3B 和 DNMT3L。然而它们中只有 DNMT1、DNMT3A 和 DNMT3B 才具有甲基转移酶的活性。如图 34-1A 所示，DNMT3A 和 DNMT3B 可以在胚胎发生过程中在未被甲基化修饰的 DNA 上从头（de novo）建立甲基化模式[1]；而 DNMT1 则在 DNA 复制过程中，在子链上维持已有的 DNA 甲基化模式[2]。在基因敲除小鼠中的研究发现 DNMT1、DNMT3A 和 DNMT3B 对正常的胚胎发育至关重要，DNMT1 和 DNMT3B 的缺失会导致胚胎死亡，而 DNMT3A 的缺失则导致出生四周后的死亡[1，3]。

DNA 甲基化修饰是可逆的反应。DNA 去甲基化可以在 DNA 复制中被动发生。在哺乳动物的发育过程中，在受精卵着床前通过抑制 DNMT1 可以将母本的基因组去甲基化。DNA 去甲基化也可以是不依赖于细胞分裂的主动反应。有三类酶参与 DNA 主动去甲基化反应：氧化甲基化胞嘧啶的 TET 酶、将 5- 甲基胞嘧啶脱氨基的 AID/APOBEC 酶（activation-induced cytidine deaminase/apolipoprotein B mRNA-editing enzyme，激活诱导胞啶脱氨酶/载脂蛋白B mRNA编辑酶）和介导DNA错配修复的BER酶（base excision repair glycosylase，碱基切除修复酶）。这三类酶首先通过氧化或者脱氨基反应去除甲基胞嘧啶的甲基团，最后经由DNA修复机制用一个未甲基化的胞嘧啶取代原来的甲基胞嘧啶，从而实现DNA去甲基化。

DNA甲基化发生的位置决定着它们的功能。DNA甲基化发生在CpG位点上，而CpG位点会积聚于CpG岛（CpG island）、基因体（gene body）或者大型重复序列（large repetitive

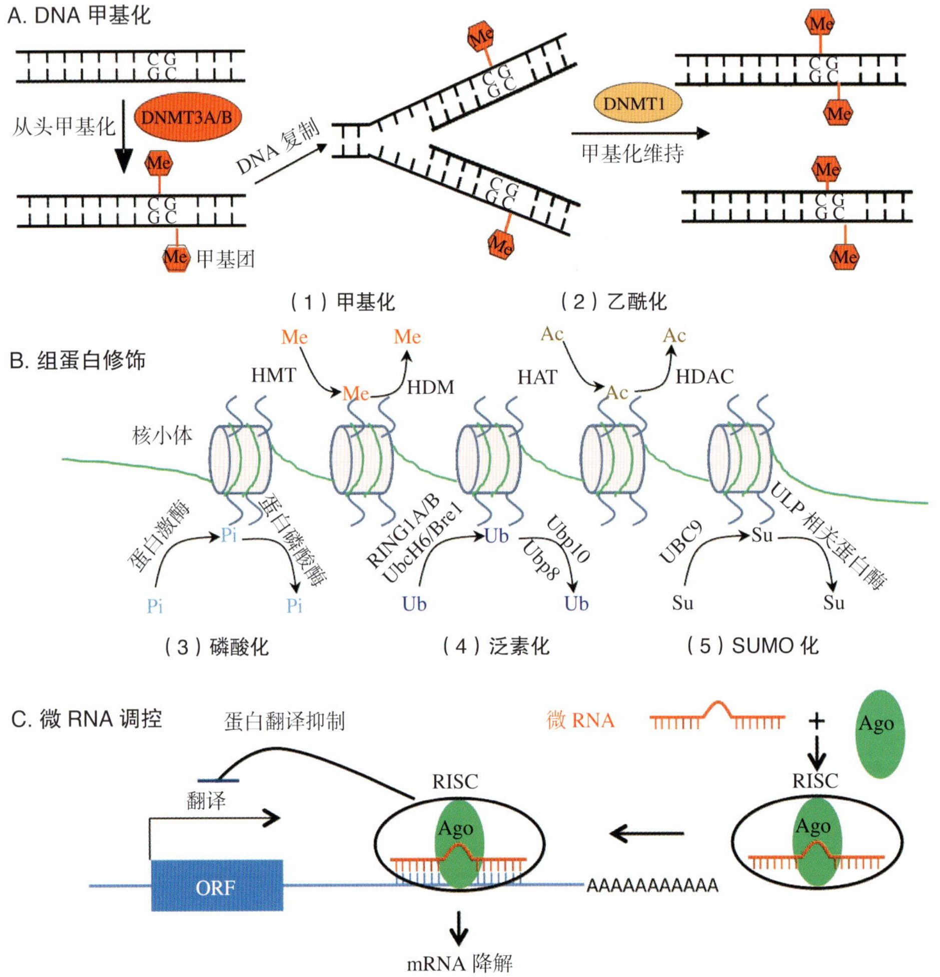

图 34-1 表观遗传学调控途径

主要的表观遗传学调控途径包括DNA甲基化修饰、组蛋白修饰和由微RNA（microRNA）介导的转录后基因调控。A. DNA甲基化修饰：在胚胎发生过程中，DNA从头甲基化转移酶DNMT3A/B将甲基转移到没有任何甲基化修饰的DNA上的CpG二核苷酸胞嘧啶上，从而建立全新的DNA甲基化模式。而在DNA复制过程中，DNA甲基转移酶DNMT1，以母链DNA上已有的甲基化模式为模板，将甲基转移到新合成的子链DNA的CpG位点上，从而维持DNA甲基化模式。B. 组蛋白修饰：组蛋白修饰主要包括甲基化（methylation，Me）、乙酰化（acetylation，Ac）、磷酸化（phosphorylation，Pi）、泛素化（ubiquitination，Ub）和SUMO化（SUMOylation，Su）。（1）甲基化：组蛋白甲基化由组蛋白甲基转移酶（histone methyltransferase，HMT）催化，被组蛋白去甲基酶（histone demethylase，HDM）去除。（2）乙酰化：组蛋白乙酰化由组蛋白乙酰转移酶（histone acetyltransferase，HAT）催化，被组蛋白去乙酰化酶（histone deacetylase，HDAC）去除。（3）磷酸化：组蛋白磷酸化由蛋白激酶催化，被蛋白磷酸酶去除。（4）泛素化：现在发现组蛋白泛素化发生在H2AK119或H2BK120上。H2AK119Ub由泛素E3连接酶Ring1A/B蛋白催化；H2BK120Ub由E2泛素结合酶UbcH6和E3连接酶Bre1联合催化，被去泛素化酶Ubp8和Ubp10去除。（5）SUMO化：组蛋白SUMO化由E2 SUMO结合蛋白UBC9催化，可能被ULP相关蛋白酶（ULP related protease）去除。C. 微RNA调控：微RNA分子和Ago蛋白（argonaute protein）结合形成RISC（RNA-induced silencing complex，RNA诱导沉默复合物）。微RNA通过碱基互补配对原则指导RISC与靶mRNA结合，然后由Ago蛋白降解靶mRNA或者抑制靶mRNA的翻译，从而导致靶基因的表达沉默

elements），例如着丝粒和逆转座子。CpG 岛是长约 1kb 的富含 CpG 的 DNA 片断，大约 60% 的人类基因的启动子区域都包含 CpG 岛。位于启动子上的 CpG 岛上的甲基化通常会阻碍转录的起始。而在基因体上的甲基化却发生在广泛表达的基因中并和基因表达正相关，并且基因体的甲基化被认为可能防止假的转录起始和促进转录延伸。着丝粒的甲基化在维持染色体的稳定中起重要作用，而在逆转座子上的甲基化则可能抑制转座元件的表达从而维持基因组的稳定。

二、组蛋白修饰

组蛋白修饰是发生在组蛋白核心蛋白 N- 端尾巴上的翻译后共价修饰。已经发现的修饰有甲基化、乙酰化、磷酸化、泛素化和 SUMO 化等。和 DNA 甲基化一样，组蛋白修饰也是一种可逆的修饰机制。如图 34-1B 所示，被组蛋白修饰酶连接在组蛋白 N- 端尾巴上的修饰基团可以被去修饰酶去除。我们将在下面的内容里介绍各种组蛋白修饰机制。组蛋白甲基化（methylation）：组蛋白甲基化主要发生在精氨酸（R）或者赖氨酸（K）上，是由组蛋白甲基转移酶（histone acetyltransferase，HAT）催化。如表 34-1 所示，不同位点组蛋白甲基化修饰是由不同的甲基转移酶催化，从而导致不同的基因调控结果。赖氨酸可以被不同的赖氨酸甲基转移酶（lysine methyltransferase，KAT）单甲基化（me）、二甲基化（me2）和三甲基化（me3）修饰；精氨酸可以被蛋白质精氨酸甲基转移酶（protein arginine N-methyltransferase，PRMT）单甲基化，对称二甲基化（me2s）或不对称二甲基化（me2a）修饰。组蛋白去甲基化是通过两类酶完成：单胺氧化酶，例如 LSD1（lysine-specific demethylase1，赖氨酸特异性去甲基酶 1）和 JmjC（jumonji C）家族羟化酶。LSD1 只处理单甲基化和二甲基化底物，而 JmjC 家族成员可以处理从单甲基化到三甲基化的赖氨酸。LSD1 的作用位点有 H3K4 和 H3K9，JmjC 家族可以去除 H3K4、H3K9、H3K27 和 H3K36 上的甲基化修饰。目前为止还没有发现特异的组蛋白精氨酸去甲基化酶。

组蛋白乙酰化（acetylation）：组蛋白乙酰化修饰发生在四个核心组蛋白的特定赖氨酸上，它是由组蛋白乙酰转移酶催化完成。组蛋白乙酰转移酶将乙酰团从乙酰辅酶 A 转移到靶赖氨酸残基的 ε- 胺基上。从表 34-1 可以看出，同一个组蛋白乙酰转移酶可以催化不同的赖氨酸位点的乙酰化。组蛋白乙酰化修饰可以被 HDAC（histone deacetylase，组蛋白去乙酰基酶）可逆消除。HDAC 被分成一型、二型、三型。一型和二型 HDAC 的去乙酰化机制相近，都不需要辅助因子；而三型 HDAC 则需要 NAD（nicotinamide adenine dinucleotide，烟酰胺腺嘌呤二核苷酸）作为它们催化机制的辅助因子。

组蛋白磷酸化（phosphorylation）：磷酸化是研究最深入的一个蛋白质翻译后修饰机制。组蛋白也是最早发现的可以被磷酸化修饰的集中蛋白之一。如表 34-1 所示，H3S10 可以被包括 Aurora B、Rsk2、PIM1 和 Msk1 在内的多种激酶磷酸化。组蛋白磷酸化修饰可以被蛋白磷酸酶除去。

组蛋白泛素化（ubiquitination）：蛋白泛素化修饰是由通用的泛素激活酶 E1 将泛素分子转移到泛素结合酶 E2 上，然后由 E2 和泛素连接酶 E3 共同识别靶蛋白，对其进行泛素化修饰的蛋白翻译后修饰过程。已经发现的组蛋白泛素化修饰发生在 H2AK119、H2BK120 和 H3 上。组蛋白泛素化修饰可以被去泛素化酶消除。H2BK120 泛素化可以被 Ubp8（ubiquitin-specific protease 8，泛素特异性蛋白酶 8）去除。而 Ubp8 本身是 SAGA 组蛋白乙酰化复合体的一个亚基，H2B 被 Ubp8 去乙酰化对于确立恰当的 H3K4 乙酰化水平是必须的一个步骤。

组蛋白 SUMO 化（SUMOylation）：蛋白 SUMO 化是将 SUMO 蛋白（small ubiquitin-like modifier，泛素类似型小修饰蛋白）连接到靶蛋白从而调节其功能的一种翻译后修饰。与泛素化修饰类似，SUMO 化修饰过程由 SUMO 激活酶 E1、SUMO 结合酶 E2 和 SUMO 连接酶 E3 完成。已知的组蛋白的 SUMO 化修饰发生在 H2A、H2B 和 H4 的赖氨酸残基上，由 E2 SUMO 结合蛋白 UBC9（ubiquitin carrier protein 9，泛素载体蛋白 9）催化，而 ULP 相关蛋白酶（ULP-related protease）可能去除组蛋白上的 SUMO 修饰。

在这一节里，我们介绍了DNA甲基化修饰和各种组蛋白翻译后修饰发生的位点和已知的酶促反应机制。在下一节里，我们将集中讨论各种表观遗传学修饰在基因转录调控中的具体作用。

表34-1　表观遗传学修饰酶及其功能

表观遗传学修饰酶	修饰位点	功能
1. DNA甲基转移酶		
DNMT3A/B	CpG二核苷酸胞嘧啶的第五位碳原子	DNA甲基化模式的从头建立
DNMT1	CpG二核苷酸胞嘧啶的第五位碳原子	维持DNA甲基化模式
2. 组蛋白甲基转移酶		
SETD1A、SETD7/9、SMYD3	H3K4	基因转录激活
SUV39H1、SUV39H2、PRDM2	H3K9	基因转录抑制
EZH1，EZH2	H3K27	基因转录抑制
SETD2	H3K36	基因转录激活
DOT1L	H3K79	基因转录激活
SUV420H1、SUV420H2、MLL1-5	H4K20	基因转录抑制
PRMT4（CARM1）	H3R2、H3R17、H3R26	基因转录激活
PRMT1	H4R3	基因转录激活
PRMT7	H3R2、H4R3	基因转录抑制
PRMT5	H3R8、H4R3	基因转录抑制
3. 组蛋白乙酰基转移酶		
KAT5	H2AK5	基因转录激活
NCOA1	H3K9	基因转录激活
NCOA1、TAF1、CBP/p300	H3K14	基因转录激活
CBP/p300	H3K18	基因转录激活
CBP	H3K23	基因转录激活
HAT1、p300、KAT7	H4K5	基因转录激活
p300、KAT7	H4K8	基因转录激活
CBP/p300、KAT7	H4K12	基因转录激活
KAT8	H4K16	基因转录激活
4. 组蛋白激酶		
Aurora B、RSK2、Msk1、PIM1	H3S10	基因转录激活
5. 泛素化修饰酶		
Ring1A/B	H2AK119	基因转录抑制
Bre1/UbcH6	H2BK120	基因转录激活
6. SUMO化修饰酶		
UBC9	H2A、H2B、H4	基因转录抑制

Bre1: brefeldin A sensitivity 1; CARM1: coactivator-associated arginine methyltransferase 1; CBP/p300: CREB-binding protein/ E1A-binding protein，300kD; DNMT: DNA methyltransferase; DOT1L: DOT1-like protein; EZH2: enhancer of zeste homolog 2; HAT1: histone acetyltransferase 1; KAT: lysine（K） acetyltransferase; MLL1，2，3，4，5: myeloid/lymphoid or mixed-lineage leukemia 1，2，3，4，5; Msk1: mitogen- and stress-activated protein kinase 1; NCOA1: nuclear receptor coactivator 1; PIM1: PIM1 oncogene; PRMT: protein arginine methyltransferase; PP2A: protein phosphatase 2A; PRDM1: PR domain containing 1， with ZNF domain protein; RSK2: ribosomal S6 kinase 2; Ring 1A/B: really interesting new gene 1A/B; SETD: SET domain containing protein; SMYD: SET and MYND domain containing protein; SUV39H: suppressor of variegation 3-9 homolog; SUV420H: suppressor of variegation 4-20 homolog; TAF1: TATA box binding protein（TBP）-associated factor; UBC9: ubiquitin carrier protein 9; UbcH6: ubiquitin-conjugating enzyme homolog 6

第二节　基因表达的表观遗传学调控机制

DNA 甲基化修饰、组蛋白表观遗传学修饰以及微 RNA 可以调控特定基因的表达水平，从而维持机体的正常发育和生物功能。DNA 甲基化和组蛋白修饰既可以通过改变染色质的结构，也可以通过吸引或阻碍转录因子与染色质的结合来激活或抑制基因的转录，是一种转录水平上的调控。微 RNA 可以直接降解靶 mRNA，或阻碍靶 mRNA 的翻译，是另一种转录后的调控机制。在本节里，我们将对这三种表观遗传学调控机制在基因表达控制中的具体作用进行简要的描述。

一、DNA 甲基化调控基因转录的机制

DNA 甲基化可以通过两种机制调控基因转录：①干扰转录因子和启动子的结合；②吸引 HDAC 结合到染色质，从而将组蛋白去乙酰化，导致染色质浓缩和基因转录抑制（图 34-2）。

在第一种机制中，启动子特定位点上的甲基 CpG 可以阻碍转录激活因子或者转录抑制因子的结合。在转录活跃的 mucin 基因启动子上的 NF-κB 位点和 Sp1 位点是不被甲基化的，它们可以分别与 p50-65 二聚蛋白和 Sp1 转录因子结合，启动 mucin 基因的转录。而甲基化的 NF-κB 位点则阻碍与 p50-65 二聚蛋白的结合；甲基化的 Sp1 位点则吸引 MBP（methyl-CpG-binding protein，甲基 CpG 结合蛋白）与其结合，从而阻碍与 Sp1 转录因子的结合；最后这两个位点的甲基化一起导致 mucin 基因的转录抑制[4]。另外一个例子是同型半胱氨酸诱导的 Cyclin A（细胞周期蛋白 A）启动子的低甲基化。在增殖活跃的血管内皮细胞中，Cyclin A 的启动子上的 CDE（cell-cycle dependent element，细胞周期依赖性元件）位点是被甲基化修饰的，以阻止转录抑制因子的结合，从而维持 Cyclin A 的高转录水平。在内皮细胞中 Hcy 浓度的升高会抑制 DNMT1 活性并诱导 CDE 低甲基化。这导致转录抑制因子和去甲基化的 CDE 的结合和 Cyclin A 的转录抑制[5]。

在第二种机制中，MeCP2（methyl-CpG-binding protein 2，甲基 CpG 结合蛋白 2）和其他的 MBD（methyl-CpG-binding domain，甲基 CpG 结合域）蛋白家族成员可以结合到甲基 CpG 位点上，并吸引 HDAC 结合形成复合体。复合体中的 HDAC 将组蛋白 H3、H4 上特定的赖氨酸残基上的乙酰基团移除，导致染色质的浓缩并进一步抑制基因转录。

二、组蛋白表观遗传学修饰对基因转录的调控机制

组蛋白表观遗传学修饰是一种蛋白翻译后修饰机制，它对基因的转录调控可以总结成两个模型：①改变染色质的结构；②操控转录因子和染色质的结合。我们将在下面的内容里面逐个介绍已经发现的组蛋白修饰对基因转录的调控机制。

（一）组蛋白乙酰化的转录调控机制

组蛋白上的赖氨酸通常带正电荷，而 DNA 则带负电荷。因此通过电荷吸引，DNA 和组蛋白紧密结合。如图 34-3A 所示乙酰化修饰可以中和靶赖氨酸带的正电荷，从而导致组蛋白与带负电荷的 DNA 分子的相互作用解体，使染色质的紧密结构变得松散，基因转录得以起始。而 HDAC 将组蛋白去乙酰化后，DNA 与组蛋白通过电荷吸引重新紧密结合，染色质结构变得浓缩，转录因子不能结合到染色质上，最后导致基因转录的抑制。

许多转录协同激活因子，例如 CBP/p300 和 NCOA1 等，本身就有组蛋白乙酰转移酶的活性。相反，许多转录协同抑制复合物，例如 mSin3a 和 NCoR/SMRT，也都包含具有 HDAC 活性的亚基。

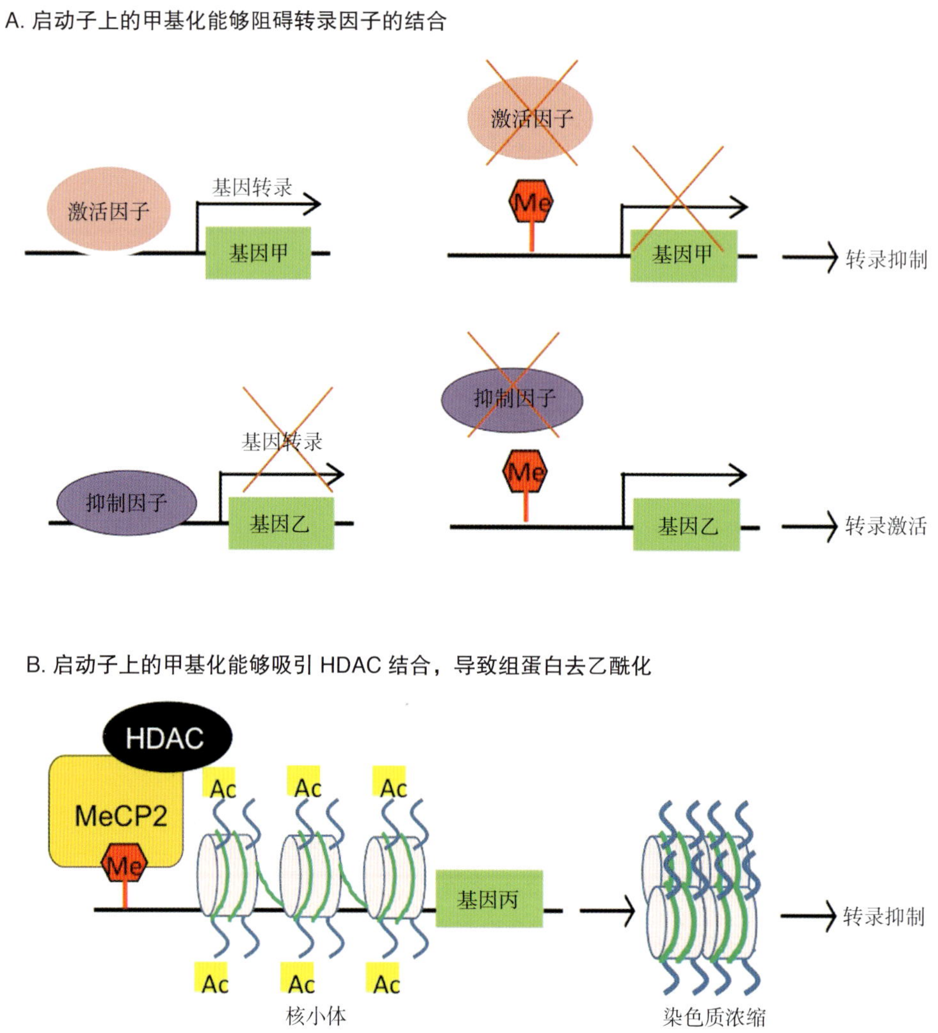

图 34-2　启动子 DNA 甲基化对基因转录的调控机制

A. 启动子上的特异的甲基化位点可以阻碍转录激活因子或者转录抑制因子结合到启动子上，从而分别抑制或激活基因转录。B. 启动子上的甲基化位点可以结合 MeCP2（methyl-CpG-binding protein 2，甲基 CpG 结合蛋白 2），然后通过 MeCP2 吸引 HDAC（histone deacetylase，组蛋白去乙酰酶）将组蛋白去乙酰化，导致染色质的浓缩和基因转录抑制

（二）组蛋白甲基化的转录调控机制

赖氨酸甲基化发生在组蛋白 H3 和 H4 的 N-端，在 H3K9、H3K27 和 H4K20 上的甲基化通常存在于异染色质里，而 H3K4、H3K79 和 H3K36 上的甲基化则与在常染色质里的活性基因相关。组蛋白精氨酸甲基化发生在 H3R2、H3R8、H3R17、H3R26 和 H4R3 上。

因为最初组蛋白精氨酸甲基化只被发现存在于基因转录活跃的染色质中，所以精氨酸甲基化一度被当作一个转录活性标记。现在我们知道因为甲基转移酶不同，精氨酸甲基化可以激活或抑制基因转录。PRMT1（protein arginine N-methyltransferase1，蛋白质精氨酸甲基转移酶 1）和 PRMT4 生成的单甲基和不对称二甲基精氨酸参与转录活化，而 PRMT5 和 PRMT7 产生的单甲基和对称二甲基精氨酸参与转录抑制。

如图 34-3B 所示，组蛋白赖氨酸甲基化依靠吸引或抑制转录因子与启动子的结合操纵基因转录。在转录激活调控中 H3K4me2/3 吸引转录激活因子 CHD1（chromodomain helicase DNA-binding protein1，染色质域解旋酶 DNA 结合蛋白 1）；H3K36 甲基化吸引转录延伸因子 EAF3；H3K79 甲基化阻碍转录抑制因子 Sir2/3 结合到常染色质。在转录抑制调控中，H3K9me3 吸引抑制蛋白 HP1；H3K27me3 吸引抑制蛋白

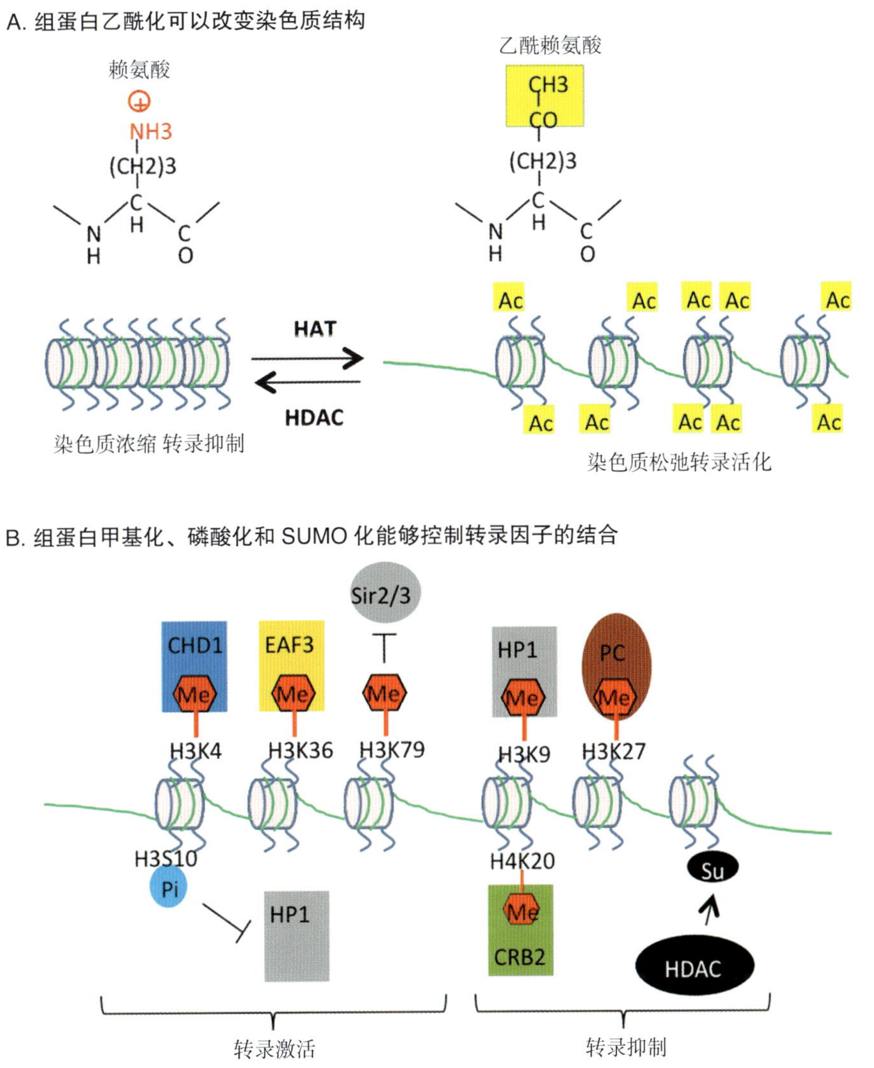

图 34-3　组蛋白修饰调控基因转录的机制

A. 组蛋白乙酰化（Acetylation，Ac）可以使染色质松弛，导致转录活化。组蛋白乙酰转移酶（histone acetyltransferase，HAT）催化组蛋白赖氨酸残基的乙酰化。乙酰化中和赖氨酸所带的正电荷，从而破坏组蛋白与带负电荷的 DNA 之间的电荷吸引，导致它们之间的紧密结合解体，使染色质结构变得松弛，最终激活基因转录。B. 组蛋白甲基化、磷酸化和 SUMO 化能够控制转录因子的结合。在转录激活调控中，H3K4me2/3 吸引转录激活因子 CHD1（chromodomain helicase DNA-binding protein1，克罗莫结构域解旋酶 DNA 结合蛋白 1），H3K36 甲基化吸引转录延伸因子 EAF3，H3K79 甲基化阻碍转录抑制因子 Sir2/3 结合到常染色质，H3S10 的磷酸化可以阻止 HP1（heterochromatin protein 1，异染色质蛋白 1）结合到 H3K9me3。这些被修饰的组蛋白和相应的转录因子的相互作用可以分别激活基因转录。然而，在转录抑制调控中，H3K9me3 吸引抑制蛋白 HP1；H3K27me3 吸引抑制蛋白 PC（polycomb protein，多梳蛋白）；H4K20me2 与 DNA 修复蛋白 CRB2 结合，SUMO 化的组蛋白可以吸引 HDAC 结合到染色质上，将染色质去乙酰化。这些修饰可以分别抑制基因转录

PcG（polycomb-group protein，多梳蛋白）；H4K20me2 与 DNA 修复蛋白 CRB2 结合。

而精氨酸甲基化可能间接导致组蛋白的乙酰化，以使染色质结构开放，促进转录。有研究发现在 pS2 基因转录激活过程中，组蛋白乙酰转移酶 CBP/P300 催化的乙酰化反应需要 PRMT1 和 PRMT4 的活性。

（三）组蛋白磷酸化的调控机制

研究发现组蛋白 H3 上第十位丝氨酸残基（H3S10）是一个对于基因转录调控非常重要的磷酸化位点。H3S10 的磷酸化可以阻止 HP1（heterochromatin protein 1，异染色质蛋白 1）结合到 H3K9me3，从而保持转录活化。

（四）组蛋白泛素化的调控机制

在哺乳动物中 H2AK119 的单泛素化修饰导致转录抑制，而 H2B120 的单泛素化引起 H3K4 的甲基化并最终激活转录。组蛋白泛素化调控可能会吸引特异的转录因子结合。到目前还没

有发现组蛋白泛素化调控基因转录的特定机制。但是因为已经发现了许多和被泛素化修饰的非组蛋白底物结合的特异的泛素结合蛋白，所以很有可能存在于泛素化组蛋白特异结合的转录因子。

（五）组蛋白 SUMO 化的调控机制

组蛋白 SUMO 化修饰可以被认为是一个抑制基因转录的表观遗传学标记。它通过两种途径抑制有转录活性的组蛋白修饰机制：首先 SUMO 化的组蛋白可以直接封闭住既可以被乙酰化也可被 SUMO 化的赖氨酸位点；其次 SUMO 化的组蛋白可以吸引 HDAC 结合到染色质上。

三、微 RNA 对基因表达的调控机制

微 RNA 是一类内源性的长度为 20～23 个核苷酸的单链非编码小 RNA 分子。微 RNA 可以通过降解靶 mRNA 或抑制靶 mRNA 的翻译来抑制靶基因的表达。微 RNA 诱导的基因沉默并不改变基因的 DNA 序列，因此是一种表观生物学调控途径。

微 RNA 是由微 RNA 基因编码，被 RNA 聚合酶 II 转录成大型的微 RNA 转录前体（pri-miRNA），然后被加工成长约 70 个核苷酸的具有茎环结构的微 RNA 前体（pre-miRNA）。微 RNA 前体随即从细胞核内输送到细胞质，经过 Dicer 酶的处理和解双链作用，变成单链的长约 20～23 个核苷酸的成熟微 RNA。最后如图 34-1C 所示，成熟微 RNA 和 Ago 蛋白一起被包装进 RISC 复合体，微 RNA 通过碱基互补配对原则指导 RISC 复合物与靶 mRNA 结合，再由 Ago 蛋白降解靶 mRNA 或者抑制靶 mRNA 的翻译，从而导致靶基因的表达沉默。

微 RNA 可以通过完全的碱基互补配对与靶 mRNA 结合，也可以通过不完全的碱基互补配对结合靶 mRNA。前者导致 mRNA 的降解，后者导致 mRNA 的翻译抑制。在哺乳动物中，这两种情况都能发生，但是微 RNA 诱导的翻译抑制是主要调控机制[6]。微 RNA 的 5′端头 2～8 个碱基决定了靶 mRNA 的特异性。而在微 RNA 诱导的翻译抑制机制中，微 RNA 是和 mRNA 的 3′ UTR（3′untranslated region，3′ 端非翻译区）通过不完全的碱基互补配对结合，因此将微 RNA 的 5′端头 2～8 个碱基作为种子，通过生物信息学方法搜索 mRNA 的 3′UTR，就可以筛选出微 RNA 的靶 mRNA。相关研究表明单个微 RNA 可以结合超过 200 种的靶基因 mRNA 产物。据此推测，人类大约 60% 的编码基因都可被微 RNA 调控[6]。

第三节　心血管疾病与血管细胞中异常的表观遗传学调控

表观遗传学调控在维持细胞的正常发育和生物学功能中起着关键作用。大量研究表明细胞中表观遗传学调控的异常变化会导致包括心血管疾病、癌症、阿尔茨海默病、糖尿病和自身免疫病在内的许多疾病的发生。在这些疾病当中，对癌细胞的表观遗传学调控机制的研究最为深入。在癌细胞中，总的 DNA 甲基化水平下降，在基因体、重复序列、逆转座子和内含子上的 DNA 低甲基化尤其突出。这种 DNA 低甲基化变化会导致基因组的不稳定。与此相反的是发生在许多抑癌基因的启动子 CpG 岛上的 DNA 高甲基化（hypermethylation），从而将抑癌基因沉默，导致癌细胞的增殖。另外在癌细胞中普遍发生总的 H3K16 乙酰化下降和总的 H4K20me3 水平的降低，这两种修饰通常和基因表达的活化和抑制分别相关。同时许多微 RNA 表达的异常也发生在癌细胞中[7]。

与癌细胞相比，对血管细胞的表观遗传学调控的研究相对不够活跃。到 2013 年 6 月底为止，用 PubMed 数据库搜索“表观遗传学与癌细

胞"，可以找到6984篇文献；然而搜索"表观遗传学与血管细胞"就只能找到267篇文献。而在这267篇文献中，关于动脉粥样硬化的有135篇。因此，动脉粥样硬化是血管疾病相关的表观遗传学研究的主要领域。从这135篇文献中，我们可以得出两个观点：①从动脉硬化病变组织中分离出的基因组DNA的总甲基化水平低（global DNA hypomethylation）；②特定的动脉粥样硬化相关基因的启动子区域的DNA甲基化和组蛋白修饰的异常变化发生在内皮细胞、血管平滑肌细胞和动脉硬化斑块中。

研究发现在老年人的动脉粥样硬化斑块中平滑肌细胞增殖区域的总的DNA甲基化水平下降了9%[8]。类似的总的DNA甲基化水平降低的现象也在$ApoE^{-/-}$小鼠的动脉硬化组织[9]和新西兰白兔的新内膜组织中观察到了[8]。

动脉粥样硬化的发生发展是一个复杂进程，包括血管细胞中多个基因的转录调控异常。对血管细胞中动脉粥样硬化相关基因的特异表观遗传学调控的研究，可以让我们更好地了解动脉粥样硬化的发病机制。在接下来的内容里，我们会介绍在内皮细胞、血管平滑肌细胞和动脉粥样硬化斑块中发生的特异表观遗传学变化。

一、内皮细胞中特异的表观遗传学变化

内皮细胞的增殖抑制和功能障碍所导致的内皮层损伤，是动脉粥样硬化发生过程中关键和首要的一步。eNOS（endothelial nitric oxide synthase，内皮型一氧化氮合酶）在内皮细胞中的高水平表达对于维持内皮细胞的正常功能十分重要。培养的人和小鼠内皮细胞中，eNOS基因核心启动子上的CpG位点甲基化水平相对较低[10]，并且人的eNOS基因核心启动子上富集H3K4me2/3[11]，这两种表观遗传学修饰一起维持了eNOS的高水平持续表达。

动脉粥样硬化的致病因子可以通过诱导特异的DNA变化来抑制内皮细胞生长或导致内皮功能障碍。我们发现动脉粥样硬化致病因子Hcy达到临床病理浓度后，可以选择性地抑制体外培养的内皮细胞生长，但不影响血管平滑肌细胞[12]。我们进一步发现Hcy在内皮细胞中引起的Cyclin A启动子上CDE位点的低甲基化会导致Cyclin A表达抑制，最终抑制内皮细胞的生长[5]。其他的研究发现Hcy可以诱导P66shc核心启动子上第6位和第7位CpG位点的低甲基化，从而提高P66shc的表达升高，导致氧化应激和内皮功能障碍。

二、血管平滑肌细胞中特异的表观遗传学变化

血管平滑肌细胞的增殖和向动脉内膜的迁移是动脉粥样硬化发生的重要步骤。在体外培养的人主动脉平滑肌细胞中，oxLDL（oxidized low-density lipoprotein，氧化型低密度脂蛋白）促进微RNA-29b表达的增加。而微RNA-29b可以抑制DNMT3，导致MMP2/9（matrix metalloproteinases 2/9，基质金属蛋白酶2/9）启动子低甲基化，从而提高MMP2/9的表达水平，最后促进细胞迁移[13]。而微RNA-29b启动子上H3K9甲基化的下降和H3K4甲基化的升高都和微RNA-29b表达增加相关[14]。此外雌激素可以抑制癌细胞和血管细胞的增殖。相对于已经分化的平滑肌细胞，增殖型人主动脉平滑肌细胞中的雌激素受体α的启动子处于高甲基化修饰状态，因此雌激素受体α表达被抑制，导致细胞增殖[15]。

三、动脉粥样硬化斑块中特异的表观遗传学变化

与培养的人血管平滑肌细胞中的现象类似，人的动脉粥样硬化斑块中雌激素受体α和雌激素受体β的启动子也处于高甲基化状态，从而引起雌激素受体α和雌激素受体β表达下降[16-17]。另外在人的动脉粥样斑块中发现TFPI2的启动子也被高甲基化修饰[18]。在表34-2，我们总结了目前已经发现的血管细胞中特异的表观遗传学变化。

表34-2 与心血管疾病相关的血管细胞的异常表观遗传学变化

诱导因子	靶基因	表观遗传学变化	相关后果
1.动脉粥样硬化斑块			
	EBα	启动子DNA甲基化水平增加	动脉硬化
	EBβ	启动子DNA甲基化水平增加	动脉硬化
	TFPI2	启动子DNA甲基化水平增加	脂类水平降低、巨噬细胞渗入降低
2.内皮细胞			
同型半胱氨酸	Cyclin A	启动子DNA甲基化水平下降、乙酰化H3和H4增加	内皮细胞生长抑制
同型半胱氨酸	P66shc	启动子DNA甲基化水平下降	内皮层功能障碍
同型半胱氨酸	FGF2	启动子DNA甲基化水平增加	内皮细胞生长抑制
剪切应力	c-fos	组蛋白H4乙酰化下降	内皮细胞炎症反应激活
内皮细胞对比非内皮细胞	eNOS	启动子DNA甲基化水平下降、H3K9Ac和H4K12Ac水平升高、H3K4me2/3水平升高	eNOS在内皮细胞高表达
内皮细胞对比肿瘤细胞	iNOS	启动子DNA甲基化水平升高、H3K9me水平升高	iNOS在内皮细胞低表达
肿瘤内皮细胞	ICAM1	H3K4me水平下降	ICAM1表达水平降低
3.血管平滑肌细胞			
氧化型低密度脂蛋白	MMP2/9	启动子DNA甲基化水平下降	细胞迁移提高
氧化型低密度脂蛋白	MiR29B	H3K4me水平升高、H3K9me水平下降	细胞迁移提高
增殖细胞比较分化细胞	ERα	启动子DNA甲基化水平升高	细胞增殖提高
剪切应力	c-fos	组蛋白H4乙酰化升高	细胞重构诱导

英语缩写和全称：eNOS: endothelial nitric-oxide synthase; ER: estrogen receptor; H3K4me: monomethylated H3 histone lysine 4; H3K4me2/3: di-/tri-methylated H3 histone lysine 4; H3K9me: monomethylated H3 histone lysine 9; ICAM1: intercellular adhesion molecule 1; iNOS: inducible nitric-oxide synthase; FGF2: fibroblast growth factor 2; miR29b: microRNA-29b; MMP2/9: matrix metalloproteinases 2/9; TFPI2: tissue factor pathway inhibitor 2

第四节 同型半胱氨酸 – 甲基化与心血管疾病的联系因子

如表 34-2 所示，目前已经发现的血管细胞中与心血管疾病相关的特异表观遗传学变化大部分是甲基化变化，包括启动子 DNA 的甲基化变化和组蛋白甲基化变化。加上已经在人和小鼠的动脉硬化病变组织中发现的总的DNA 低甲基化，我们可以看到甲基化调控在心血管疾病中起着关键作用。在这一节里，我们将重点介绍细胞甲基化调控的生物化学基础和同型半胱氨酸诱导的甲基化抑制在心血管疾病中的作用。

一、同型半胱氨酸 - 蛋氨酸循环是细胞甲基化调控的生物化学基础

因为催化染色质甲基化修饰的 DNA 甲基转移酶和组蛋白甲基转移酶都需要 SAM 作为甲基团的供体，所以调节 SAM 生成的生物化学机制在细胞甲基化调控中的作用至关重要。

如图 34-4 所示，SAM 是在同型半胱氨酸 - 蛋氨酸代谢循环中产生。衍生于蛋氨酸的 SAM 通过甲基转移反应为细胞甲基化提供一个甲基团后被转化成 SAH。SAH 紧接着被水解成同型半胱氨酸和腺苷。同型半胱氨酸随后被再次甲基化成蛋氨酸，或者可以通过转硫反应变为半胱氨酸[19]。

在这个循环中，SAH 的水解反应对甲基化的调控特别重要。SAH 水解反应是可逆的，但是反应方向偏向于 SAH 的生成。在正常的生理条件下，腺苷和同型半胱氨酸被快速除去，驱动

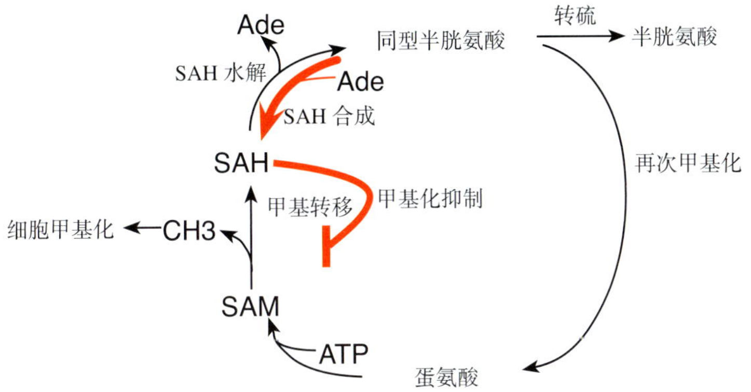

图 34-4　同型半胱氨酸 - 蛋氨酸代谢循环是甲基环调控的生物化学基础

SAM（S-adenosylmethionine，S- 腺苷蛋氨酸）是细胞内 DNA 甲基化和组蛋白甲基化的甲基供体。SAM 从蛋氨酸衍生而来，在甲基转移之后，被转化成 SAH（S-adenosylhomocysteine，S- 腺苷同型半胱氨酸）。SAH 紧接着被水解成同型半胱氨酸和腺苷。同型半胱氨酸随后被再次甲基化成蛋氨酸，或者可以通过转硫反应变为半胱氨酸。高浓度的同型半胱氨酸可以将 SAH 的水解反应逆转，导致 SAH 合成。SAH 的升高会抑制细胞甲基化调控

反应向 SAH 水解的方向进行。然而在病理条件下，例如高浓度的同型半胱氨酸，这个反应就会被逆转，导致 SAH 的积累。而且这个反应的调节是有细胞特异性的。我们发现病理浓度的同型半胱氨酸处理能够显著提高内皮细胞中的 SAH 水平，但是对血管平滑肌细胞中的 SAH 水平却没有明显影响 [12]。同型半胱氨酸浓度升高引起的内皮细胞内 SAH 水平的升高和 Cyclin A 启动子上 CDE 位点低甲基化，从而导致 Cyclin A 表达降低和内皮细胞特异性的生长抑制 [5]。另外也有研究发现在慢性肾衰竭病人体内同型半胱氨酸水平的升高和 SAH 血浆浓度的升高相关 [20]。

SAM、SAH 和同型半胱氨酸的血浆浓度对于维持组织中恰当的甲基化状态十分重要。很多研究显示细胞内 SAM/SAH 比率是 DNA 甲基化水平的一个指示记 [21]。SAM/SAH 比率越高，甲基化水平越高。另外的一些研究表明基于 DNA 甲基化水平和 SAH 浓度的关联性，SAH 浓度本身就是一个更好的 DNA 甲基化水平指示记 [22-23]。因此将 SAH 浓度和 SAM/SAH 比率联合运用，可以更准确地判断细胞甲基化水平。

二、同型半胱氨酸将甲基化和心血管疾病联系在一起

同型半胱氨酸 - 蛋氨酸代谢循环产生 SAM，为甲基化反应提供甲基团，而循环中产生的 SAH 又可以抑制甲基转移酶的活性。因此细胞内的甲基化很大程度上是被这个循环调控。同型半胱氨酸在 20 世纪 90 年代初被确定为心血管和血栓性疾病的独立致病因子后 [24]，就成为了心血管疾病研究领域的一个焦点。临床研究发现同型半胱氨酸浓度升高会诱导体内总的 DNA 低甲基化。在健康的年轻女性体内，同型半胱氨酸水平与淋巴细胞中 SAH 浓度以及 DNA 的低甲基化成正相关 [22]。其他的研究也指出了同型半胱氨酸水平和 DNA 甲基化之间的负相关 [25-26]。

我们通过一系列的研究发现同型半胱氨酸会选择性地在内皮细胞中提高 SAH 的水平并诱导细胞的低甲基化，导致内皮细胞特异性的生长抑制 [5，12，27]。其他的研究也发现同型半胱氨酸可以通过诱导 P66shc 启动子的低甲基化来提高 P66shc 的表达，导致内皮细胞功能障碍 [28]。依据这些研究成果，我们可以得出这样一个假说：同型半胱氨酸可以通过低甲基化这个关键的生物化学机制引起血管疾病。

第五节 心血管疾病的表观遗传学药物治疗

与遗传学变化不同，表观遗传学变化是可逆的。因此近些年来，进行了大量的针对表观遗传学修饰酶或去修饰酶的药物研究，目的是逆转表观遗传学调控异常。

目前表观遗传学药物治疗研究进展最快的是癌症治疗。美国食品与药品管理局已经批准了四个抗癌的表观遗传学药物。其中两个是 DNMT 抑制剂 Vidaza 和 Decitabine，用于治疗已经发展成急性白血病的脊髓发育不良综合征病人。另外两个是 HDAC 抑制剂 Vorinostat 和 Romidepsin，用于治疗皮肤 T 细胞淋巴癌和恶性血液病。其他的一些药物，比如一型、二型、三型 HDAC 抑制剂，组蛋白甲基转移酶抑制剂，组蛋白乙酰基转移酶抑制剂，组蛋白去甲基酶抑制剂等都处于临床试验阶段。

在心血管疾病治疗领域，HDAC 抑制剂是表观遗传学药物研究的重点。传统 HDAC 抑制剂，比如氧肟酸类衍生物 TSA（trichostatin A，曲古抑菌素），可以通过 P21WAF1 介导的细胞周期停滞途径来抑制血管平滑肌细胞的增殖[29]。用 HDAC 抑制剂 Scriptaid（氧肟酸类衍生物）可以抑制血管内皮细胞的增殖，并在小鼠血管损伤模型中降低心内膜增生[30]。因此 HDAC 抑制剂作为一个新的候选药物，正在心血管疾病中进行临床研究。

值得注意的是在临床上，已经批准的两类抗癌的表观遗传学药物只能用在那些没有其他治疗药物选择的病人。这是因为现在已有的表观遗传学药物，如 DNMT 抑制剂和 HDAC 抑制剂，并不能特异性地纠正表观遗传学异常变化。相反，它们可能还会引起非特异性的，广泛的表观遗传学变化，从而带来不可预知的不良反应。这一点对于心血管疾病的表观遗传学药物治疗研究也很有借鉴。针对由致病因子引起的特异的表观遗传学变化的药物研究可以为心血管疾病的治疗提供更加有效安全的治疗方法。

参考文献

[1] Okano M, Bell DW, Haber DA, et al. DNA methyltransferases Dnmt3a and Dnmt3b are essential for de novo methylation and mammalian development. Cell, 2009, 99:247-257.

[2] Leonhardt H, Page AW, Weier HU, et al. A targeting sequence directs DNA methyltransferase to sites of DNA replication in mammalian nuclei. Cell, 2009, 71:865-873.

[3] Li E, Bestor TH, Jaenisch R. Targeted mutation of the DNA methyltransferase gene results in embryonic lethality. Cell, 1992, 69:915-926 .

[4] Thai P, Loukoianov A, Wachi S, et al. Regulation of airway mucin gene expression. Ann Rev Physiol, 2008, 70:405-429.

[5] Jamaluddin MD, Chen I, Yang F, et al. Homocysteine inhibits endothelial cell growth via DNA hypomethylation of the cyclin A gene. Blood, 2007, 110:3648-3655.

[6] Esquela-Kerscher A, Slack FJ. Oncomirs - microRNAs with a role in cancer. Nat Rev Cancer, 2006, 6:259-269.

[7] Kelly TK, De Carvalho DD, Jones PA. Epigenetic modifications as therapeutic targets. Nat Biotechnol, 2010, 28, 1069-1078.

[8] Hiltunen MO, Turunen MP, Hakkinen TP, et al. DNA hypomethylation and methyltransferase expression in atherosclerotic lesions. Vasc Med, 2002, 7:5-11.

[9] Lund G, Andersson L, Lauria M, et al. DNA methylation polymorphisms precede any histological sign of atherosclerosis in mice lacking apolipoprotein E. J Biol Chem, 2004, 279:29147-29154.

[10] Chan Y, Fish JE, D'Abreo C, et al. The cell-specific expression of endothelial nitric-oxide synthase: a role for DNA methylation. J Biol Chem, 2004, 279:35087-35100.

[11] Fish JE, Matouk CC, Rachlis A, et al. The expression of endothelial nitric-oxide synthase is controlled by a cell-specific histone code. J Biol Chem, 2005, 280:24824-24838.

[12] Wang H, Yoshizumi M, Lai K, et al. Inhibition of growth and p21ras methylation in vascular endothelial cells by homocysteine but not cysteine. J Biol Chem, 1997, 272:25380-25385.

[13] Chen KC, Wang YS, Hu CY, et al. OxLDL up-regulates microRNA-29b, leading to epigenetic modifications of MMP-2/MMP-9 genes: a novel mechanism for cardiovascular diseases. FASEB J,

2011, 25:1718-1728.

[14] Chen KC, Liao YC, Hsieh IC, et al. OxLDL causes both epigenetic modification and signaling regulation on the microRNA-29b gene: novel mechanisms for cardiovascular diseases. J Mol Cell Cardiol, 2012, 52:587-595.

[15] Ying AK, Hassanain HH, Roos CM, et al. Methylation of the estrogen receptor-alpha gene promoter is selectively increased in proliferating human aortic smooth muscle cells. Cardiovasc Res, 2000, 46:172-179.

[16] Kim J, Kim JY, Song KS, et al. Epigenetic changes in estrogen receptor beta gene in atherosclerotic cardiovascular tissues and in-vitro vascular senescence. Biochim Biophys Acta, 2007, 1772:72-80.

[17] Post WS, Goldschmidt-Clermont PJ, Wilhide CC, et al. Methylation of the estrogen receptor gene is associated with aging and atherosclerosis in the cardiovascular system. Cardiovasc Res, 1999, 43:985-991.

[18] Zawadzki C, Chatelain N, Delestre M, et al. Tissue factor pathway inhibitor-2 gene methylation is associated with low expression in carotid atherosclerotic plaques. Atherosclerosis, 2009, 204:4-14.

[19] Lee ME, Wang H. Homocysteine and hypomethylation. A novel link to vascular disease. Trends Cardiovasc Med, 1999, 9:49-54.

[20] Perna AF, Ingrosso D, Zappia V, et al. Enzymatic methyl esterification of erythrocyte membrane proteins is impaired in chronic renal failure. Evidence for high levels of the natural inhibitor S-adenosylhomocysteine. J Clin Invest, 1993, 91:2497-2503.

[21] Kim JM, Hong K, Lee JH, et al. Effect of folate deficiency on placental DNA methylation in hyperhomocysteinemic rats. J Nutr Biochem, 2009, 20:172-176.

[22] Yi P, Melnyk S, Pogribna M, et al. Increase in plasma homocysteine associated with parallel increases in plasma S-adenosylhomocysteine and lymphocyte DNA hypomethylation. J Biol Chem, 2000, 275:29318-29323.

[23] Ulrey CL, Liu L, Andrews LG, et al. The impact of metabolism on DNA methylation. Hum Mol Genet, 2005, 14:139-147.

[24] Stampfer MJ, Malinow MR, Willett WC, et al. A prospective study of plasma homocyst(e)ine and risk of myocardial infarction in US physicians. JAMA, 1992, 268:877-881.

[25] Friso S, Choi SW, Girelli D, et al. A common mutation in the 5,10-methylenetetrahydrofolate reductase gene affects genomic DNA methylation through an interaction with folate status. Proc Nat Acad Sci USA, 2002, 99:5606-5611.

[26] Castro R, Rivera I, Blom HJ, et al. Homocysteine metabolism, hyperhomocysteinaemia and vascular disease: an overview. J Inherit Metab Dis, 2006, 29:3-20.

[27] Wang H, Jiang X, Yang F, et al. Cyclin A transcriptional suppression is the major mechanism mediating homocysteine-induced endothelial cell growth inhibition. Blood, 2002, 99:939-945.

[28] Kim CS, Kim YR, Naqvi A, et al. Homocysteine promotes human endothelial cell dysfunction via site-specific epigenetic regulation of p66shc. Cardiovasc Res, 2001, 92:466-475.

[29] Okamoto H, Fujioka Y, Takahashi A, et al. Trichostatin A, an inhibitor of histone deacetylase, inhibits smooth muscle cell proliferation via induction of p21(WAF1). J Atheroscler Thromb, 2006, 13:183-191.

[30] Findeisen HM, Gizard F, Zhao Y, et al. Epigenetic regulation of vascular smooth muscle cell proliferation and neointima formation by histone deacetylase inhibition. Arterioscler, Thromb Vasc Biol, 2011, 31:851-860.

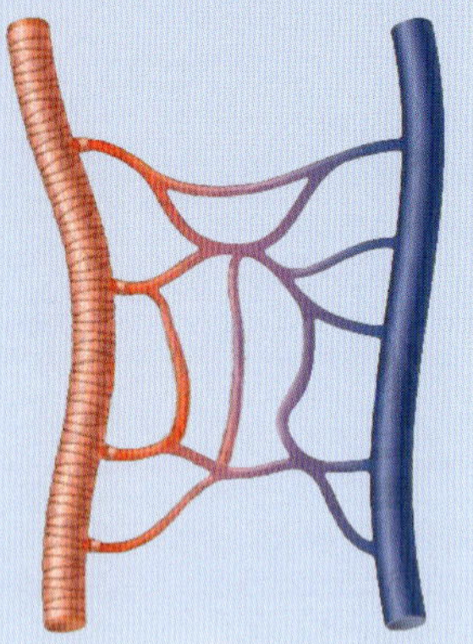

第三十五章

血管细胞与非编码RNA

李培峰

即使是最具洞察力的科学家使用最精密的仪器，他能看到的也不是生命的全部。与我们相对熟悉的基因编码世界相比，并存着一个不易洞察的世界，一个隐形的世界，触及生命调控的各个方面。很多细微的调控，难以被人们所察觉，而这细胞中最具制衡的分子之一，其实就隐藏在表型的背后，平衡地驾驭着生命的一举一动，这就是非编码 RNA。功能性的非编码 RNA 正成为生命科学领域的研究热点，也引起了科学家们对“RNA 调控”这一古老命题的重新审视。

非编码 RNA 与包括心脑血管疾病在内的多种人类疾病密切相关。作为近年来新发现的重要调节因子，非编码 RNA 参与调控血管生成、维持血管的完整性、血管细胞的命运决定以及血管细胞对环境刺激因子的应答，对维持血管正常功能是不可或缺的。随着非编码 RNA 研究的逐步深入，越来越多的新型非编码 RNA 被人们所发现，这可能为治疗包含血管疾病在内的多种疾病提供了新的突破口，有助于更深入地洞察非编码 RNA 的潜在生物学功能，找到新型的诊断标志物和治疗靶点，提供更好的治疗途径。

第一节　非编码 RNA——一种新的基因表达调控分子

非编码小分子 RNA 的发现向人们展示了一幅生命精微调控的“地图”，使人们重新审视了基因组所包含的生物信息并非如此“简单”。作为非编码 RNA 的重要成员，microRNA 表明了它参与转录后调控的强大功能，然而非编码 RNA 的奥秘却理所当然地并未止步于此，随着新型非编码 RNA —— piRNA 和 lncRNA 等的出现，人们也发现了由非编码 RNA 介导的 DNA 表观遗传修饰和转录调控功能。这种新型调控方式使非编码 RNA 的调控靶点由传统的 RNA 扩展到 DNA，由转录后调控功能扩展到转录前修饰调控功能，这种扩展的发现将引领延伸的探索，更精微的调控通路可能会陆续涌现，这些都是引人入胜并值得关注的。

一、非编码 RNA 的研究现状

非编码 RNA 的研究是后基因组时代的挑战之一。在传统理论中，RNA 被认为是 DNA 和蛋白质之间的信使分子。随着具有调控功能，特别是具有表观遗传调控功能的非编码小分子 RNA 的发现，将 RNA 的功能从中心法则中遗传信息的传递体拓展并上升至修饰、整合和调控基因的表达，使 RNA 的功能由遗传信息的简单传递者兼任为遗传信息的组织者，并在一定程度上被赋予“监护”使命，是遗传信息的“忠实伴侣”。研究表明，非编码 RNA 在染色质重构、表观遗传修饰、干细胞干性维持、胚胎发育、细胞分化、凋亡以及免疫应答等多种重要生命活动中发挥关键的调控作用。不仅如此，面对环境和遗传的波动变化，非编码 RNA 通过维稳机制监管着转录过程，减少转录数量的异常波动，增强生命过程的强韧性（robustness），抵抗由遗传和环境变异产生的剧烈表型变动。多种证据提示了生物体内存在着由非编码 RNA 介导的遗传信息表达调控网络。因此，一种新层次上的，由非编码 RNA“方式”介导的基因表达调控研究具有重要意义，因为它不仅代表着“秩序”，也代表着“强韧”。

非编码 RNA 并不是冗余的转录序列，它在生物遗传和进化中可能扮演重要的角色。在高等生物中非编码 RNA 随着进化而急剧增加，这种量的变化是否直接对应着高等精细的调控？在人类基因组中大约有 21 000 个蛋白质编码基因，而多数都是非编码序列。这些非编码序列一度令人困惑，随着功能性非编码 RNA 的不断发现，这座“困惑的宝藏”渐渐浮出水面。非编码序列转录产生包括 microRNA（miRNA）、piRNA 和长链非编码 RNA（lncRNA）在内的大量非编码 RNA，在核内与核外等多种层面上控制着基因的表达；2011 年研究人员在未使用 Oct4、SOX2、KLF4 和 cMyc 四种转录因子的条件下，利用 miR-302/367 cluster 对成人体细胞进行重编程，成功地诱导了 ips 细胞，这项研究支持了非编码 RNA 在细胞精细调控中的重要作用。目前已知功能的非编码 RNA 仅为冰山一角，进一步的探索是令人期待的。

非编码 RNA 是指不编码蛋白质的 RNA，转录后在 RNA 水平上行使生物学功能，其中包括 rRNA、tRNA、snRNA、snoRNA、miRNA、piRNA、ceRNA 和 lncRNA 等多种已知功能和未知功能的 RNA。从长度上来划分可以分为两类：小于 40 nt，包括 miRNA、siRNA、piRNA；大于 40 nt，包括 rRNA、tRNA、snRNA、snoRNA 和 lncRNA 等。以 miRNA 为代表的具有关键调节作用的非编码 RNA 研究有助于阐明人类疾病的发病机制，为疾病的预防和诊断提供了新思路，特别是为开发微小 RNA 作为治疗疾病的药物具有重要的指导意义。

在此主要介绍涉及基因组修饰、转录和转录后调控的三种热点非编码 RNA：miRNA、piRNA 和 lncRNA。

二、非编码 RNA 的发现、形成和调控原理

（一）miRNA 与 piRNA

miRNA 的发现：1993 年，在线虫中发现一种既可以调控线虫发育又可以编码小片段 RNA 而不是蛋白质的基因，即 lin-4。但这一发现在很长一段时间内并未引起足够的关注，而这种忽视一直延续到 2000 年，直到第二个非编码小 RNA let-7 的发现，它通过不完全互补配对的方式靶向结合到 mRNA 的 3′非编码区（3′UTR），抑制蛋白质翻译，进而下调蛋白表达；它同时影响多种线虫发育相关的 mRNA 的翻译，从而整体调控线虫发育进程。这些连续的发现表明，非编码 RNA 可能不仅仅是一种随机的基因调节方式，其是否拥有共性规律并广泛存在唤起了科学家们的重视。在此后的一年里，大量 19～25nt 的非编码 RNA 分别在线虫、果蝇和哺乳动物中被“捕获”，并称为 miRNA[1-2]。

miRNA 是一类 19～25 nt 的小 RNA，其基因转录后首先形成具有茎环结构的初级转录本（pri-miRNA），pri-miRNA 在 Drosha 酶和 DGCR8 的作用下形成 pre-miRNA。进一步地，pre-miRNA 在 Exportin5-RanGTP 帮助下，由细胞核转运到细胞质，在细胞质中 pre-miRNA 经 Dicer 剪切形成单链的成熟 miRNA，成熟的 miRNA 与 AGO1-4 蛋白结合形成 RISC 复合体，发挥生物学功能。成熟的 miRNA 通过 5′端 2～8nt 的种子区序列与 mRNA 互补配对，抑制 mRNA 的翻译或降解 mRNA。RNAi 技术就是利用了细胞体内的这个机制，在细胞或组织中转染 miRNA mimic，一种 miRNA 的模拟物来下调 miRNA 靶基因的表达[3]。

piRNA（piwi-interacting RNA）是近年来新发现的一类非编码小 RNA 分子，总数超过 4 万种，长度约 26～31nt，序列 5’端具有尿嘧啶偏向性（约 86 %），piRNA 成簇形成基因座（loci）分布于基因组上，特异性地同 Argonaute 蛋白家族中的 PIWI 亚家族蛋白结合，并因此而得名。2006 年，首次在小鼠精子细胞分离得到。最初发现 piRNA 主要在生殖细胞系中表达，对维持生殖 DNA 完整、抑制转座子转录、抑制翻译、参与异染色质的形成、执行表观遗传调控和生殖细胞发生等均有重要作用。随着研究的深入，人们发现 piRNA 可以在很多体细胞组织中广泛或者特异性表达，包括心脏、脑、肝、脾、肾、肺、胃、小肠、结肠、卵巢、子宫、睾丸。至今在果蝇、小鼠、斑马鱼、线虫、涡虫、人体内都发现了 piRNA[4]。

miRNA 和 piRNA 都是非编码小 RNA 分子，其相似度与可比性非常高，表现为以下几点：① miRNA 长约 19～25nt，piRNA 长约 26～31nt，序列长度比较接近；② miRNA 主要定位在细胞质，piRNA 既可定位在细胞质也可定位在细胞核内；③ miRNA 与 Argonaute 亚家族蛋白相互作用，piRNA 与 PIWI 亚家族蛋白相互作用，而 PIWI 蛋白则是 Argonaute 蛋白质家族成员；④ miRNA 与 piRNA 的加工过程有相似的地方，都是从基因组上转录出长链的 RNA 前体，进而在一系列酶的加工下产生成熟的小 RNA；⑤目前的研究结果显示 miRNA 与 piRNA 都在生物体的基因表达调控方面有重要作用。piRNA 与 miRNA 又有许多不同之处：① miRNA 的生物合成必需 RNaseⅢ家族酶，而 piRNA 的生物合成可能需要 PIWI 亚家族蛋白质；② piRNA 有超过 50 000 种，而 miRNA 只有数千种；③大多数 piRNA 序列起源于基因组上 20～90 kb 长度的 DNA 链，每条 DNA 链可能代表一个长的 piRNA 前体，常见 DNA 双链被双向不重叠的转录，生成 2 个 piRNA 长链前体，而 miRNA 分别从双链和短发夹结构 RNA 前体衍生；④除了基因沉默的负调控效应外，部分 piRNA 可能还有正调控效应，如增加 mRNA 的稳定性和翻译。因此，piRNA 是一类与 miRNA 非常相似的小 RNA 分子，故推测二者功能也有相似性，即 piRNA 可能在生长、分化和疾病发生发展中有重要作用，而 piRNA 又不同于 miRNA，是一种种类更多、存在更广泛的非编码小 RNA，有很好的研究潜力。

（二）lncRNA

长链非编码 RNA（long non-coding RNA，lncRNA）是一类长度超过 200nt 的 RNA 分子，lncRNA 主要由 RNA 聚合酶Ⅱ转录和剪切而成，结构与 mRNA 相似，具有 polyA 尾巴与启动子

结构，但不含有开放阅读框架，因此它们并不编码蛋白质。它广泛分布在基因间、内含子内和反义的编码序列中，因此也分类命名为反义长非编码 RNA（antisense lncRNA）、内含子长非编码 RNA（long intronic non-coding RNA）、基因间长非编码 RNA（large intergenic noncoding RNA，lincRNA）、启动子相关长非编码 RNA（promoter-associated lncRNA）和非翻译区长非编码 RNA（UTR associated lncRNA）。全基因组高通量测序表明，在基因组的同一位置上有着非常复杂的非编码 RNA 转录体系，可以是正向的也可以是反向的，可以是基因内的也可以是基因间的[5]。值得注意的是，基因是立体的，在转录出正面的同时也激活了它的调控面。

LncRNA 具有复杂的二级和三级结构，也正是这种结构使其具有多重的联系和结合功能，它不仅能与 DNA 特异性结合，也可与非编码 RNA 和转录因子结合，形成复杂的调控网络体系，协调基因转录和表达。LncRNA 的作用机制涉及染色质重构、DNA 甲基化和组蛋白修饰、转录抑制、细胞定位、激活或抑制蛋白功能。在已知的非编码 RNA 中，lncRNA 具有“脚手架”的特点，它对基因转录和表达的调节是立体的、多方位的，可以实现近程的、远程的多因子调控，是这种立体调控的重要组织者和管理者之一。然而“管理者”也需要遵守秩序，LncRNA 具有明显的时空表达特异性，这种表达秩序性同样也受表观遗传修饰、转录因子和非编码 RNA 的调控。

与 miRNA 相比，piRNA 和 lncRNA 有较少的保守性，但种类较多，已发现的 piRNA 和 lncRNA 各有数万种，因此具有丰富的多样性和广泛性，这也提示了 piRNA 和 lncRNA 可能有非常广泛多样的生物学功能。然而相对 miRNA 来说，piRNA 和 lncRNA 的研究还处于初级阶段，大多数 piRNA 和 lncRNA 的功能仍然未知，正是这种未知将引领科研人员走入非编码 RNA 隐形世界的深处（图 35-1）。

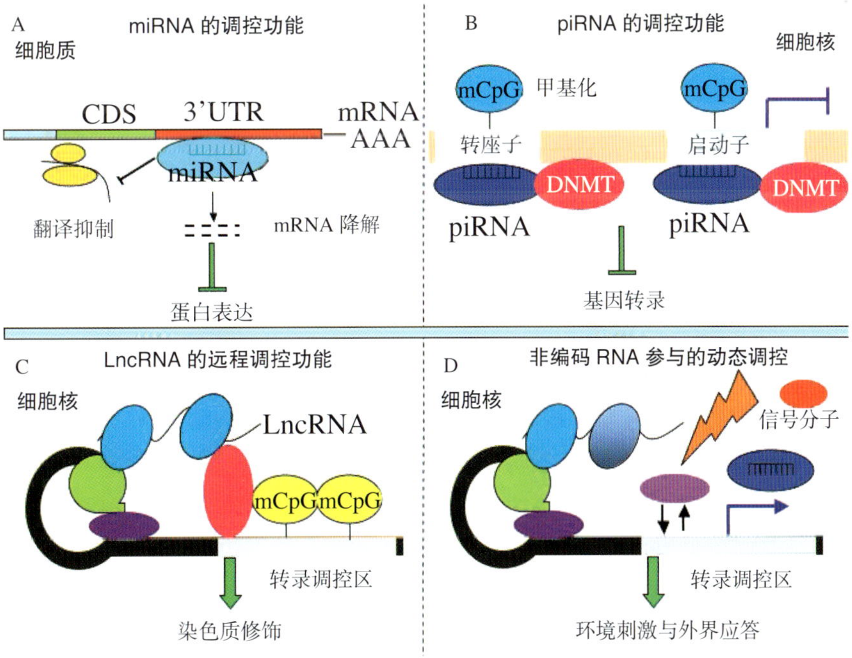

图 35-1　非编码 RNA 介导的 DNA 和 RNA 调控机制

A：microRNA 的调控功能。microRNA 与 AGO1-4 蛋白结合靶向调控 mRNA 的 3'UTR 区阻遏 mRNA 的翻译；B：piRNA 的调控功能。piRNA 具有表观遗传修饰功能，与 PIWI 蛋白结合靶向调控基因启动子区或启动子上游区域招募甲基化转移酶 DNMT，介导 DNA 甲基化，调控基因转录。C：LncRNA 的远程调控功能。LncRNA 招募 LncRNA 调控复合体，这一复合体参与了 DNA-loop 的形成，从而远程调控染色质的修饰与基因表达。D：一种假设的非编码 RNA 动态调控模式。此模式结合图 A、B 和 C 的调控机制提出一种由非编码 RNA 参与的、应答环境刺激的“调控热点区域”；外界环境刺激本身或其引发的转录因子和非编码 RNA 的表达变化作用于与之相关的“热点区域”，调控此区域的基因表达，应答环境变化

三、非编码 RNA 与表观遗传修饰

表观遗传修饰（epigenetic modification）是指基于非基因序列改变所致基因表达水平的变化，如DNA 甲基化修饰、组蛋白修饰和非编码 RNA 的调控作用等。近年来大量的研究指出表观遗传学改变与细胞的重编程、分化、凋亡及许多疾病的发生发展都密切相关，在这些生命过程中经常伴随着非编码 RNA 的表达变化。作为基因活性调节的中间参与者，非编码 RNA 在调节基因转录、蛋白质翻译、染色质重塑和表观遗传记忆中发挥重要功能。研究表明非编码 RNA 涉及表观遗传修饰网络的有序调控，并发挥重要作用，但具体机制尚不清楚。因此，由功能性非编码 RNA 介导、关键蛋白参与的表观遗传修饰研究具有重要的意义。

许多研究都揭示了非编码小 RNA 在表观遗传修饰中的作用，非编码小 RNA 包括 siRNA、miRNA、piRNA 以及长链非编码 RNA。在高等植物中，siRNA 在基因沉默方面有重要作用，siRNA、Chp1、Ago1 以及 Tas3 等蛋白形成了转录沉默复合体 RITS，Ago1 与 siRNA 结合并募集染色质蛋白诱发异染色质化。miRNA 则可以通过与 DNA 甲基化酶（DNMT）的 3'UTR 碱基互补来抑制 DNMT 的翻译，从而实现对 DNA 甲基化水平的调控。

piRNA 在转座子沉默和基因的表观遗传修饰方面具有重要作用。piRNA 既可以定位于细胞质也可以定位于细胞核内。相对于 miRNA，piRNA 的核定位性质使其能够更直接地参与 DNA 的修饰。但在高等哺乳动物中，piRNA 调控 DNA 甲基化的机制还未完全揭示。目前在果蝇中的研究已表明 PIWI 能通过直接募集染色质结构域蛋白 HP1a 而参与异染色质的形成（H3K9 甲基化），导致基因沉默。近期来自美国哥伦比亚大学的研究人员发现，piRNA 通过增加 CREB 启动子的 DNA 甲基化程度来促进神经细胞的长期记忆。研究指出了 piRNA 在记忆相关突触可塑性的表观遗传调控方面的作用，在体细胞 piRNA 的功能研究方面具有重大意义[6-7]。

虽然 lncRNA 的功能多样，但主要表现在调控基因表达和表观遗传修饰方面。lncRNA 能招募染色质重构复合体到特定染色质位点介导相关基因的表达沉默，也可直接结合到基因的启动子区，影响其转录。研究发现，lncRNA 可与附近染色体的 loops 相互作用，形成一个三维基因组结构，将附近基因组的区域汇集在一起，这一发现支持了 lncRNA 通过影响染色质的形态来调控染色体活性的重要作用。lncRNA 在疾病和发育中也发挥着相似的功能。研究人员发现了一种与小鼠心脏发育有关的新型 lncRNA，即 braveheart（Bvht）。在心肌细胞分化过程中，MesP1（mesoderm posterior 1）是心肌祖细胞的关键调控因子。Bvht 在 Mesp1 的下游发挥功能，Bvht 能与 Zeste 基因抑制子 12（suppressor of Zeste 12，SUZ12）相互作用，后者是表观遗传重要调控复合体 Polycomb 的组成部分，这表明 lncRNA 参与了心脏决定的表观遗传调控[8]。

以上研究结果均表明，高等动物中存在由非编码 RNA 介导的新的表观遗传机制，该机制能够实现染色体上特定区域的甲基化、乙酰化以及异染色质化等表观遗传修饰，从而调节目标基因的表达。

四、非编码 RNA——一个新层次上的基因表达调控方式

非编码 RNA 介导的表观遗传现象的发现突破了 RNA 作为转录本被调控的从属地位，也突破了 RNA 仅仅作为信使传递遗传信息的传统理论，使人们认识到非编码 RNA 可以通过基因修饰的方式调控基因表达而不单纯地依赖基因编码序列的改变。不仅如此，非编码 RNA 还突破基因"地域"的局限，实现多基因多因子的远程调控，这对多种信号通路的协调及细胞对外界刺激的应答具有非凡意义。非编码 RNA 的发现，其调控机制的揭示以及高通量测序技术的出现揭开了基因组"暗物质"的神秘面纱。这种"暗物质"参与了从表观遗传修饰、染色质结构变化、转录启动、转录后调控到蛋白质激活与定位，以及细胞核内外、细胞间交流等涉及细胞表型的一系列信息活动。哺乳动物基因组所包含的调控信息冲击着我们的想象力，在感叹其复杂性的同时也有必要重新审视以蛋白编码为中心的基因"界限"。如果在"界限"自身上就存在标记，那么"里程

碑”式的发现，已有挑战重新理解这种“界限标记”的理由。新的“界限标记”不仅应该突破“地域”的限制，还应突破“单纯DNA”的想法，将RNA、蛋白质都融入新的“热点基因地域”中，这种“热点地域”应该是一个含有更多信息元的、高度动态的作用整体并可以应答不同的调控信号和环境刺激，这可能有助于从一个新的角度来理解人类的疾病。诚然其复杂性会给研究带来很大挑战，然而这个“黑洞”所产生的巨大引力，使我们不得不迈出深入的脚步。

第二节　非编码RNA对血管细胞的调控作用与机制

非编码RNA是基因组中不编码蛋白的一类RNA，现在很多研究显示非编码RNA在血管系统高度表达，在血管细胞形成、分化过程中发挥重要作用。其中的miRNA是一组生物进化过程中高度保守的非编码的小RNA，在转录后水平调控基因表达。其在血管内皮和平滑肌细胞的发育、功能方面都有重要调控作用，对维持血管正常功能是必须的。

一、非编码RNA与血管细胞命运决定及分化

血管发育是胚胎发育的重要过程，内皮祖细胞在血管生长的原位分化为成熟内皮细胞并形成血管。血管内皮细胞在血管内皮生长因子（vascular endothelial growth factor，VEGF）信号通路调控下，形成血管网，但新生成的血管网不成熟、易渗漏。在一些血管生长因子（如VEGF、Angiopoietin1、Ephrin B2等）的刺激下，新生的血管网继续重塑，形成成熟的血管。非编码RNA作为近年来新发现的重要调节因子，有研究证实内皮细胞特异性miRNA参与控制细胞对血管新生刺激因子的反应。Dicer是miRNA形成过程中的关键酶，Dicer敲除的小鼠模型中，胚胎和卵黄囊中血管的形成和维持都受到严重破坏。血管内皮细胞体外培养实验也显示Dicer在血管新生过程的多个环节都起作用，包括血管内皮细胞的增殖、迁移和毛细血管网的形成[9]，显示miRNA与内皮细胞功能密切相关。血管发育是胚胎发育过程中的重要事件，大量的miRNA参与了血管形成及相关疾病发生的过程。miRNA-126是内皮细胞特异表达的miRNA，位于表皮生长因子17（epidermal growth factor 17，EGF 17）基因的一个内含子内，参与调节血管生成和维持血管完整性。miRNA-126通过血管内皮生长因子信号途径，参与调控主动脉弓血管的形成[10]。部分缺乏miRNA-126的小鼠也可以存活，但其血管较脆弱且通透性增高。miRNA-143和miRNA-145由同一miRNA前体所编码，在血管平滑肌细胞中特异性表达。体外实验报道显示血管平滑肌细胞的分化依赖于miRNA-145[11]。但是miRNA-143和miRNA-145双敲除的小鼠也可以存活，这提示体内可能存在着其他更深层次的调节机制。还有研究显示，过表达miRNA-145可以有效抑制Klf4的表达，从而促进ES细胞向血管平滑肌细胞分化，但如果miRNA-145的表达被抑制，则Klf4表达上调，ES细胞向血管平滑肌细胞分化的效率显著降低[12]。上述文献结果显示非编码RNA与血管细胞的分化有密切关系，可能参与血管细胞命运决定与分化。

二、非编码RNA调控血管新生

成体血管新生主要是在血管生长因子的作用下，内皮细胞迁移构建的空腔管道在相关基因和信号通路的调控下装配成管腔，经过重构，随后血管平滑肌进入内皮网，使血管具有弹性与伸缩性以具备调控血流的功能，这一过程受到多种因素和步骤的复杂调控。血管内皮细胞是血管内层的细胞，一旦血管内皮细胞接受到来自机体的信号，内皮细胞就聚集在一起形成索状结构，逐渐形成血管内壁。对成人而言，血管生成信号如VEGF在内皮细胞内被激活会刺激生成新血

管。最近研究表明，非编码 RNA 可能在调控血管新生和再生过程中具有重要作用。Dicer 基因敲除的小鼠胚胎时期血管形成缺陷，主要的血管生成调节因子如 VEGF、Flt1、KDR 和 Tie1 等都异常表达[13]。内皮细胞是参与血管新生的主要细胞成分。在人微血管内皮细胞中敲低 Dicer 会显著减弱血管新生反应。通过对人脐静脉内皮细胞（human umbilical vein endothelial cell，HUVEC）的 miRNA 表达谱分析，发现有 27 个在 HUVEC 高表达的 miRNA，并且通过生物信息学方法分析发现 Flt1、Flk1、C-kit 以及 Tie2 等一些重要的血管生成因子的受体可能就是这些 miRNA 的靶基因[14]。该研究组发现在内皮细胞分化及血管新生过程中起重要作用的 C-kit 基因是 miRNA-221/222 的靶点。进一步研究发现 miRNA-221 及 miRNA-222 可通过靶向调节干细胞因子受体 C-kit 或 eNOS 表达，进而抑制内皮细胞迁移、增殖及血管新生。采用 siRNA 的方法瞬时敲低 HUVEC 的 Drosha 和 Dicer 两种 miRNA 加工所必需的酶后发现，内皮细胞的管腔形成等血管新生表型在 Dicer 敲除的细胞中明显减少，而在 Drosha 敲除的 HUVEC 中无明显变化[9]。Let7 可以通过调控血管新生抑制因子——血小板反应蛋白 1（thrombospondin1）影响血管新生；miRNA-130a 可以通过调节 GAX（growth arrest-specific homeobox gene）和 HOXA5（homeobox A5）的表达而促进血管新生。miRNA-126 是血管内皮细胞特异性表达的 miRNA，是血管新生信号通路中的正调节因子，对维持体内血管的完整性起关键作用。miRNA-126 的靶基因为转录因子 SPRED1（sprouty-related，EVH1 domain containing 1）和 PIK3R2（phosphoinositide-3-kinase，regulatory subunit 2），通过抑制它们的表达从而促进血管生长因子 VEGF 和成纤维细胞生长因子（fibroblast growth factor，FGF）生成而发挥作用，从而促进血管新生，维持血管的完整性。如果敲除 miRNA-126 则导致血管发生缺陷，miRNA-126 基因敲除的小鼠则表现出血管发育延迟、血管内膜不完整、胚胎大面积出血以及部分胚胎致死，存活的小鼠血管新生明显减少[15]。此外，miRNA-27b、miRNA-210 及 miRNA-126 也具有促血管新生的作用。这些结果都提示 miRNA 在血管生成过程中可能的调节作用。此外，在肿瘤的血管新生研究中，发现一个能够被原癌基因 Myc 激活的 miRNA 基因簇——miRNA-17～92 能够通过抑制凝血酶敏感蛋白 1（thrombospondin1，Tsp1）和结缔组织生长因子（connective tissue growth factor，CTGF）的表达而促进肿瘤血管生成[16]。研究与血管生成过程密切相关的 miRNA 将有助于发现新的调节血管新生的方法，并应用于缺血性疾病如心肌缺血、末梢血管疾病和糖尿病血管并发症等以及肿瘤的治疗。

三、非编码 RNA 调控血管内皮细胞功能

血管内皮细胞是血管内层的细胞，内皮细胞在血管新生、稳态和疾病发展中具有重要作用。有研究者在血管内皮细胞（从小鼠胚胎干细胞发育而成的血管内皮细胞）里寻找表达量高的 miRNA。他们发现，miRNA-126 在血管内皮细胞中含量最丰富，且十分特异。miRNA-126 在内皮细胞的发育、增殖、迁移和形成血管的过程中具有调节作用。缺失 miRNA-126 的斑马鱼在早期的发育过程里不受影响，血管网络系统正常形成，但是血管形成后血管系统的功能不能正常执行，很快血管出现塌陷和内出血情况，这就证明 miRNA-126 具有维持血管正常形态和执行血管正常功能的作用。最近有研究发现在斑马鱼基因组内存在两个 miRNA-126 位点（miRNA-126a/b），可在体外和体内产生成熟有生物活性的 miRNA。miRNA-126a/b 参与调节胚胎血管完整性，且有协同效应[17]。进一步研究表明，miRNA-126a/b 通过调节内皮细胞中 PAK1（serine/threonine p21 activated protein kinase 1）的表达水平达到调节血管完整性的目的。在小鼠中 miRNA-126 的表达也具有内皮细胞特异性，在敲除 miRNA-126 的小鼠中有 40% 在胚胎期或围产期死于严重的系统性水肿、多发性出血和血管破裂，提示 miRNA-126 在胚胎发生时对维持血管完整性有重要意义[15]。在 HUVEC 中发现了一些高表达的 miRNA，其中 miRNA-221 和 miRNA-222 通过调控干细胞因子的配体基因 C-kit 的表达来影响内皮细胞分化和干细胞因子（stem cell factor，

SCF）依赖性血管新生[14]。

最近有实验显示miRNA与内皮细胞衰老相关。miRNA-34a在衰老内皮细胞中表达水平升高，能够调节细胞增生和发育，其作用是通过其靶基因SIRT1（silent mating type information regulation 2 homolog 1）起作用。SIRT1是一种依赖NAD的组蛋白去乙酰化酶，它通过组蛋白赖氨酸残基的去乙酰化来调控下游基因表达，提高细胞代谢效率，抵御外界氧化应激反应。体内可通过降低SIRT1水平来提高P53的乙酰化程度。乙酰化的P53能够正反馈促进miRNA-34a的表达，进一步抑制SIRT1表达，最终促进内皮细胞衰老[18]。在内皮祖细胞（endothelial progenitor cell，EPC）中过表达miRNA-34a也能够降低SIRT1的表达，加速细胞衰老。miRNA-217是SIRT1的内源性抑制剂，能通过SIRT1基因的3'UTR，抑制SIRT1的转录后翻译过程，降低SIRT1表达水平。增加miRNA-217的表达可诱导年轻内皮细胞出现衰老表型，反之，抑制miRNA-217的表达可延缓或减轻衰老细胞的表型改变。最近发现一种长链非编码RNA——Tie1AS能够调控血管内皮细胞功能[19]。Tie1AS是一个进化上保守的非编码转录本，基因组定位于Tie1基因的反义链。Tie1是一种血管生成素在细胞表面的酪氨酸激酶受体。Tie1AS可能是通过与Tie1 mRNA形成杂合链来调控Tie1 mRNA水平，从而调控血管内皮细胞功能。在斑马鱼体内瞬时高表达Tie1AS能够影响血管形成，在培养的人血管内皮细胞中高表达Tie1AS同样能够影响血管形成。与这些表型相一致的现象是，在人类血管疾病的样品中Tie1 mRNA和Tie1AS的比例明显改变。这些结果说明维持一定的Tie1 mRNA和Tie1AS比例是维持血管内皮细胞功能的必需条件。以上结果说明非编码RNA在血管内皮细胞的功能方面有重要作用，对维持血管正常功能是必须的。

四、非编码RNA调控血管平滑肌细胞功能

血管平滑肌细胞是血管壁的重要组成部分，血管平滑肌的发育、表型转变和对损伤的应激，以及血管平滑肌的增殖和迁移都是血管发育生成和相关血管疾病的重要事件。非编码RNA作为重要的细胞调节因子，与血管平滑肌细胞的增殖、迁移、凋亡、分化的发生发展密切相关。平滑肌特异性的Dicer基因敲除的小鼠，因为血管平滑肌细胞增殖和分化明显减少，导致血管壁变薄、收缩能力受损、出血以及血管平滑肌特异基因表达减少，最终引起胚胎致死[20]。结果显示Dicer介导产生的miRNA对血管平滑肌的发育、分化和收缩功能是至关重要的。miRNA-143和miRNA-145在血管平滑肌细胞中特异性表达。体外试验显示miRNA-143和miRNA-145可以抑制平滑肌细胞增殖，并促进细胞的分化，在平滑肌细胞的命运决定和可塑性方面发挥关键的作用。miRNA-143和miRNA-145是通过调控转录因子EIK1和细胞周期抑制因子KFL4而发挥作用。miRNA-145是一种新血管平滑肌细胞表型的标记物和调控因子，通过腺病毒介导的miRNA-145高表达可以上调平滑肌细胞分化相关标记基因的表达（如平滑肌α-肌动蛋白和钙调蛋白）[11]。在miRNA-143和miRNA-145基因敲除的小鼠体内，具有收缩功能的成熟平滑肌细胞明显减少，而没有收缩功能的平滑肌前体细胞明显增多，显示miRNA-143和miRNA-145在血管平滑肌发育分化过程中具有重要作用。此外，过表达miRNA-145抑制KFL5的表达，从而抑制大鼠颈动脉球囊损伤造成的内膜增生。血管平滑肌根据环境条件的变化可表现出收缩型和合成型两种细胞表型。缺乏miRNA-143和miRNA-145的血管平滑肌细胞，在血管张力刺激反应下无法表现出收缩表型，并大部分保持在合成状态，同时显著促进主动脉和股动脉的血管平滑肌细胞的增殖。这些结果表明，miRNA-143和miRNA-145对血管平滑肌细胞的表型和动态平衡发挥了重要的调控作用。

在球囊损伤血管模型和培养的血管平滑肌细胞中，miRNA-21、miRNA-221、miRNA-222和miRNA-146a都发现有促进血管平滑肌增殖的作用。其中miRNA-21是第一个发现的能促进血管平滑肌增殖和存活的miRNA，通过沉默肿瘤抑制因子PTEN和Bcl2发挥其功能[21]。miRNA-221和miRNA-222通过抑制其靶点P27Kip1

和 P57Kip2 而促进血管平滑肌细胞的增殖。miRNA-146a 通过直接作用于其靶基因 KLF4，具有促进体外血管平滑肌细胞的增殖和体内血管新生内膜增生的作用[22]。反义 miRNA-146a 的寡核苷酸转染可以显著减少大鼠颈动脉球囊损伤模型的新生内膜增生，提示 miRNA-146a 对血管平滑肌细胞增殖有促进作用。另外也发现 miRNA-26a 具有抑制血管平滑肌细胞分化和凋亡以促进其增殖的作用。上述结果显示 miRNA 在血管平滑肌的增殖、分化、迁移以及表型改变等方面都有重要的调控作用。血管紧张素Ⅱ作用的失调可导致动脉粥样硬化和高血压。最近的实验显示，在血管平滑肌细胞中评估对血管紧张素Ⅱ的转录组反应，发现一个受血管紧张素Ⅱ调控的长链非编码 RNA，此长链非编码 RNA 能够作为 miRNA-221 和 miRNA-222 宿主转录本，这两个 miRNA 都与血管平滑肌细胞增殖有关。通过 siRNA 技术干扰这个长链非编码 RNA 能够降低血管平滑肌细胞增殖。可见长链非编码 RNA 对血管平滑肌的功能也有重要调控作用（图 35-2）。

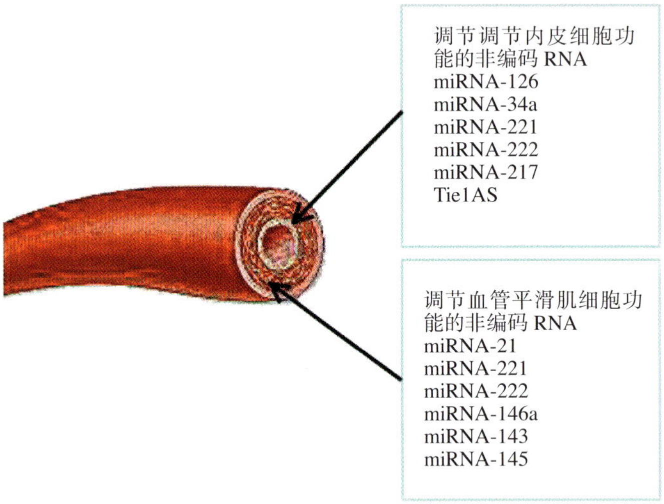

图 35-2 目前已发现的对血管内皮和平滑肌细胞功能有调节作用的非编码 RNA

第三节 非编码 RNA 与血管相关疾病

miRNA 是一组生物进化过程中高度保守的非编码的小 RNA，在转录后水平调节基因表达。研究显示 miRNA 在血管系统高度表达，在疾病血管中表达失调，在血管生物学及血管疾病中发挥重要作用。miRNA 通过参与调控动脉粥样硬化、脂蛋白代谢、炎症、动脉重构、血管新生、平滑肌细胞再生、高血压、凋亡、血管内膜增生等血管病理进程，影响冠状动脉粥样硬化、糖尿病血管相关病症、肺动脉高压等血管疾病的发生发展。因此，miRNA 有可能成为诊断和治疗血管疾病的分子标志物。

一、非编码 RNA 与动脉粥样硬化的发生和发展

动脉粥样硬化（atherosclerosis，AS）是由多种病因造成的，以血管内皮损伤和脂质代谢紊乱为特征的慢性炎症疾病。AS 常始于血管内皮功能紊乱，随后脂肪酸混合物、胆固醇、钙、废物和其他物质沉积在动脉管壁上，最终导致粥样斑块的形成。主要影响大中型动脉，其临床表现主要以受拖累器官的病象为主。斑块生长可引起血管狭窄、血流减少，斑块不稳定或者破裂时可形

成血管内急性血栓，造成管腔闭塞而导致心肌梗死、脑卒中及急慢性肢体缺血等严重后果。动脉粥样硬化的发生发展过程由多种复杂的级联式反应机制所调控，其中 miRNA 参与了基因的转录后调控。新近的一些研究表明，miRNA 通过其靶点对内皮细胞、血管平滑肌细胞、巨噬细胞和单核细胞等相关细胞功能和形态的调控，参与血管内皮细胞的损伤与修复、细胞炎性因子、生长因子等信号分子的表达与释放、脂代谢调节和血管平滑肌细胞的增殖与迁移等环节，直接或间接影响动脉粥样硬化的病变进程。最近的研究发现，冠状动脉粥样硬化患者的内皮祖细胞（endothelial progenitor cell，EPC）中 miRNA-221 和 miRNA-222 表达升高。EPC 对维持血管完整性非常关键。Atorvastatin 治疗冠心病患者后可增加 EPC 数目，降低 miRNA-221 和 miRNA-222 水平。冠心病患者中 EPC 数量显著降低，提示 miRNA-221 和 miRNA-222 表达水平与 EPC 数量成负相关。

（一）miRNA 与动脉粥样硬化

1. miRNA 影响血管内皮细胞的功能，参与血管平滑肌细胞的迁移和增殖　血管内皮细胞损伤是 AS 的重要始动因素，同时内皮细胞迁移增殖形成新的血管，参与损伤血管的修复。最近的研究显示 miRNA 参与并调控血管内皮细胞激活与损伤过程，在维持血管内皮的结构完整性和正常生理功能方面发挥多种作用。miRNA 还可通过影响内皮细胞和平滑肌细胞的增殖与迁移及血管形成的能力等方式实现对血管壁细胞的调控作用。AS 形成与发展的过程中，miRNA-21、miRNA-143、miRNA-145、miRNA-155、miRNA-221 和 miRNA-222 等在血管平滑肌细胞（VSMC）中特异性地表达，调控 VSMC 表型的转化、增殖与迁移，影响 AS 的形成。miRNA-143 和 miRNA-145 在平滑肌细胞中表达丰富，并有较高保守性，它们参与平滑肌细胞的分化和迁移。miRNA-143/145 缺失小鼠动脉中层变薄，血压降低，显示平滑肌细胞稳态失衡。体外动物血管疾病模型，包括血管损伤、动脉粥样硬化及动脉瘤等可引起 miRNA-143/145 表达下调，其表达下调可能加重血管损伤。结扎颈动脉诱导粥样硬化模型显示在 miRNA-143/145 缺失小鼠中，损伤血管的内膜新生显著减轻。miRNA-143/145 缺失老年小鼠在无高胆固醇血症的情况下股动脉也会自发形成粥样斑块。在载脂蛋白 E 敲除小鼠中过表达 miRNA-145 可降低主动脉窦、升主动脉和头臂动脉的斑块大小，显著增加纤维帽面积，降低坏死核心面积并增加斑块胶原含量，从而增加斑块稳定性。对斑块细胞组分进行分析发现，SMC 特异性过表达 miRNA-145 可显著减少巨噬细胞等炎细胞浸润[23]，miRNA-143 和 miRNA-145 的缺失可以促进血管平滑肌细胞的迁移、增殖和分化，从而促进冠状动脉粥样硬化。以上研究提示在血管平滑肌细胞中特异性过表达 miRNA-145 可能成为抑制动脉粥样斑块形成及细胞组分恶化、增加斑块稳定性的新的体内治疗靶点。miRNA-126 能够促进内皮修复，发挥抗动脉粥样硬化的作用。组织损伤时，趋化因子 CXCL12 及其受体 CXCR4 能够对抗凋亡，募集前体细胞。动脉粥样硬化可刺激内皮细胞产生凋亡小体，分泌 CXCL12，miRNA-126 在凋亡小体中表达丰富，可介导 CXCL12 的产生。体内试验证实，过表达 miRNA-126 可通过募集 $Sca1^+$ 前体细胞，加强内皮细胞的修复，增加斑块稳定性，发挥了抗动脉粥样硬化的作用[24]。

2. miRNA 与免疫反应　AS 与炎症和自身免疫密切相关，两者贯穿于动脉粥样硬化疾病的始终。

miRNA 在免疫炎症细胞因子信号转导的过程中发挥重要的调节作用。用 LPS 刺激人单核细胞系巨噬细胞株（THP1）可引起 miRNA-132、miRNA-146 和 miRNA-155 的表达水平升高，提示这些 miRNA 可能通过调节免疫细胞的功能和分化，参与调节血管壁的炎性反应。研究显示，miRNA-155 通过对炎性反应相关蛋白编码基因的转录后调控，调节冠状动脉粥样硬化的发生和发展。miRNA-155 缺失的巨噬细胞中细胞因子 CCL 表达减少，促进了单核细胞在粥样斑块的聚集；另外，miRNA-155 通过直接抑制 BCL6 的表达，减弱了 NF-κB 的信号转导。BCL6 缺失的小鼠中 $miRNA\text{-}155^{-/-}$ 巨噬细胞的沉着促进了粥样硬化斑块的形成和 CCL2 的表达[25]。为 miRNA-155 调节动脉粥样硬化提供了有力证据。Wu 等[26]通过体内试验和细胞实验研究发现，miRNA-181a 通过调控 c-Fos 的表达，抑制了树突细胞中oxLDL触发的炎性反应，从而抑制了冠状动脉粥样硬化形成。以往的研究提示，免疫应答与动脉粥样硬化斑块形成及稳定性有关，其中模式识别受体Toll样受体（TLR）在动脉粥样硬化斑块处表达上调，参与动脉粥样硬化的发病机制。近期的一项研究发现，在小鼠巨噬细胞中，多种TLR配体刺激可上调miRNA-146的表达，增加的miRNA-146具有很强的抗炎作用，可显著减弱IL6和TNFα等炎症因子的生成。该研究提示了免疫系统中的miRNA在动脉粥样硬化病变的进展及稳定性中可能发挥一定的作用。而在另外一项研究中，过表达miRNA-125b可诱导血管平滑肌细胞炎症相关基因如IL6和单核细胞趋化蛋白1（MCP1）等炎症因子的编码基因表达增加。这些研究提示，miRNA通过调控各种参与动脉粥样硬化的炎症细胞的功能，诱导炎症因子的表达，从而影响动脉粥样硬化的发生和发展。

miRNA在AS形成的炎症机制中扮演着重要角色，但miRNA和AS形成与发展关系的研究尚处在起步阶段，寻找在AS发生发展过程中发挥关键调控作用的miRNA，探索这些miRNA是如何相互作用组成调控AS病理进展的调控网络等一系列问题还有待深入探讨。进一步探讨miRNA对AS的病理调控机制，将为研发抗AS新药开拓新的思路。

3. miRNA通过调节脂质代谢参与调节动脉粥样硬化　大量临床和流行病学研究证实，血胆固醇水平升高是动脉粥样硬化疾病最重要的危险因素之一，而且胆固醇和胆固醇酯还是构成动脉粥样硬化斑块脂质核心的基本成分，miRNA对脂代谢的调节作用为防治动脉粥样硬化提供了新的靶点。肝中的miRNA-122通过激活腺苷酸活化蛋白激酶（AMPK），对肝的新陈代谢、胆固醇代谢、脂肪酸代谢和氧化均有调节作用，人工沉默miRNA-122后，模型小鼠血浆胆固醇的水平较对照组明显下降。Horie等发现在载脂蛋白E敲除小鼠中，miRNA-33的缺失可以促进巨噬细胞排出高密度脂蛋白胆固醇和胆固醇，从而抑制动脉粥样硬化的进展[27]。巨噬细胞源性脂蛋白脂酶（LPL）促进动脉粥样斑块的形成，而在RAW264.7巨噬细胞中转染miRNA-467b模拟物或抑制剂后，发现miRNA-467b显著降低了脂质沉积和IL6、IL1β、TNFα以及MCP1的分泌，并进一步减轻了动脉粥样硬化。oxLDL可活化树突细胞，并触发动脉粥样硬化过程中的炎性反应，而oxLDL对动脉粥样硬化的调控机制尚未完全明确。近期，越来越多的证据显示miRNA通过对oxLDL的调节参与冠状动脉粥样硬化的形成，并且miRNA除了对信号分子进行调节外，还通过对基因稳定性的调节及与其他表观因素的相互作用来维持oxLDL触发的炎性反应。另外，miRNA-122、miRNA-33、miRNA-758和miRNA-106b也可通过参与胆固醇代谢调节动脉粥样硬化的病理过程。

（二）lncRNA与动脉粥样硬化

lncRNA是一类长度大于200nt且不表现出任何蛋白质编码潜能的RNA，在总非编码RNAs（ncRNA）中占有相当大的比例。

lncRNA与动脉粥样硬化性心脏病

心肌梗死相关的转录本（myocardial infarction-associated transcript，MIAT）为lncRNA，长约9kb。对其体外功能分析显示，该基因第5外显子单核苷酸多态性（single nucleotide polymorphism，SNP）的变异会增加MIAT的转录，是心肌梗死的敏感位点。这项研究提出SNP可引起MIAT表达水平的改变，影响动脉粥样硬化性心脏病的发生，但其具体功能目前尚不清楚，需进一步研究来阐明MIAT是如何参与调控动脉硬化性心脏病发病机制。lncRNA-ANRIL（antisense noncoding RNA in the INK4 locus，ANRIL）即INK4基因座上的反义非编码RNA，位于染色体9p21区域，研究显示ANRIL基因携带者罹患心肌梗死的风险增加。ANRIL转录本全长大约为3.8kb，包含20个外显子，在不同组织中它的多个剪切体表达量不同。ANRIL转录本能在平滑肌细胞、内皮细胞、免疫细胞等多种细胞中检测到，并且它在外周血单核细胞及动脉粥样斑块中高表达。近来一项研究发现染色体9p21区域的一个SNP位点突变（rs10757278）减少STAT1与增强子的结合，结果可导致ANRIL表达量降低。而STAT1为γ干扰素信号通路的重要分子，参与影响内皮细胞在动脉粥样硬化中的作用[28]。故推测 ANRIL 或许可成为动脉粥样硬化病变的一种新的诊断标志物。这些研究成果为 AS 的诊断及防治提供了新的线索。

二、miRNA 与肺动脉高压

肺动脉高压（pulmonary arterial hypertension，PAH）是各种原因引起的静息状态下右心导管测得的肺动脉平均压大于 25mmHg，或运动状态下大于 30mmHg 的一组临床病理生理综合征。其主要特征是肺血管阻力增高以及肺动脉平滑肌细胞的增殖活性增强。研究认为肺微小动脉内皮损伤是 PAH 的起始环节，血管内皮受损导致功能失调，产生异常的血管活性物质及细胞因子，这些异常因子直接作用于血管平滑肌，早期导致肺血管收缩，后期使肺血管壁发生病理改变，最后成为 PAH。由于 miRNA 在血管中的多种效应，提示人们 miRNA 可能参与调控肺动脉高压的病理进展。有研究显示缺氧及炎症等与肺动脉高压相关的因素可引起血管细胞中的 miRNA 表达水平发生显著改变，提示这些 miRNA 很可能是调节血管稳态的关键枢纽。Caruso 等首先发现慢性缺氧及野百合碱（monocrotaline，MCT）诱导的大鼠肺动脉高压模型可引起 miRNA-22、miRNA-30 和 let-7f 表达下调，miRNA-322 和 miRNA-451 表达上调。与正常肺动脉人群相比，肺动脉高压患者的肺动脉中 miRNA-138、miRNA-367、miRNA-27b、miRNA-302b、miRNA-145 和 miRNA-450a 表达上调，而 miRNA-204 表达下调，提示特定 miRNA 可能在肺动脉高压的发生发展中起重要调控作用。PAH 的肺组织主要形态学改变是肺血管的重塑过程，血管平滑肌细胞在其中发挥关键作用，miRNA 可通过作用于靶基因，介导肺动脉高压引起的血管重塑过程。有研究者筛查了人类 PAH 中 377 种 miRNA 的表达情况，发现 miRNA-204 表达水平显著下调，且其表达水平与疾病的严重程度相关。miRNA-204 的表达下调可导致其靶标 SHP2 表达上调，诱导肺动脉血管平滑肌细胞增殖及抵抗凋亡，加重疾病进程。而异源过表达 miRNA-204 可减轻疾病严重程度。另外，miRNA-204 的表达水平受转录因子 STAT3 的负性调节。该研究提示恢复 miRNA-204 的表达水平很可能成为治疗肺动脉高压的靶点。还有研究显示低氧处理诱导的肺动脉高压可引起 miRNA-206 表达下调，并证明 miRNA-206 通过调控 HIF1α/Fhl1 促进肺动脉血管平滑肌细胞增殖，对抗细胞凋亡，加重肺动脉高压病理进程。除 miRNA-204 和 miRNA-206 参与调控，另有报道显示 miRNA-145、miRNA-21 和 miRNA-17/92 家族与 BMPR2 通路破坏相关。最近的一项研究发现离体及在体肺动脉高压模型可引起 miRNA-424 和 miRNA-503 表达下调，miRNA-424 和 miRNA-503 可对抗肺动脉内皮细胞及平滑肌细胞增殖。在 MCT 及低氧诱导的大鼠肺动脉高压模型中，异源过表达 miRNA-424 和 miRNA-503 能够显著改善肺动脉高压病理变化[29]。Guo 等的研究显示低氧诱导的肺动脉高压下调 miRNA-328 的表达，过表达 miRNA-328 通过作用于靶基因胰岛素生长因子 1 受体（insulin-growth factor 1 receptor）和 L- 型钙离子通道 α1C，抑制肺动脉血管收缩效应，促进肺动脉平滑肌细胞凋亡，调控缺氧诱导的肺动脉高压病理进程[30]。

三、miRNA 与糖尿病并发症

糖尿病是一种以胰岛素抵抗和胰岛素分泌不足、血糖升高为主要特征的慢性代谢性疾病，糖尿病对机体的危害源于糖尿病并发症，尤其是糖尿病血管并发症，其发生率比非糖尿病病人高 17 倍，常见于心、脑、肾及视网膜，是患者致残的主要原因，严重影响患者的生存质量。2 型糖尿病是遗传因素与环境因素共同作用所致。高糖、高脂等环境因素可导致体内 miRNA 表达异常，这在 2 型糖尿病患者胰岛细胞功能衰竭、胰岛素抵抗及糖尿病并发症的发生发展中起重要作用。通过对 2 型糖尿病中 miRNA 的研究，可进一步阐明 2 型糖尿病的发病机制，并为 2 型糖尿病及其并发症的预防和治疗提供新的方向。

糖尿病慢性并发症是 2 型糖尿病患者死亡的主要原因，其进展缓慢，起病隐匿，一旦形成，病变很难逆转，因此，糖尿病慢性并发症的早期诊断和治疗较为困难。一些研究表明 miRNA 在糖尿病慢性并发症如糖尿病心血管病变、糖尿病肾病等的发生发展过程中起重要作用。持续高血糖状态能导致血管内皮细胞功能障碍。最近一项研究发现，高水平葡萄糖刺激的血管内皮细胞中，miRNA-221 高表达，而 c-kit 蛋白表达降低。c-kit 蛋白是一种干细胞因子受体，在内皮细胞的迁移过程中起重要作用。运用反义寡核苷酸链抑制 miRNA-221，可恢复 c-kit 蛋白的表达水平并使血管内皮细胞的迁移功能有所恢复，提示 miRNA-221-c-kit 蛋白途径在糖尿病血管损伤机制中起作用。另一项研究中 Wang 等对大鼠的心肌微血管上皮细胞的 miRNA 表达谱进行了基因芯片分析，结果发现 let-7e、miRNA-129、miRNA-291-5p、miRNA-320 等 11 种 miRNA 高表达。其中 miRNA-320 负调控胰岛素样生长因子 1（insulin-like growth factor，IGF1）及其受体的上调是诱发糖尿病血管病变的重要因素之一。动脉中膜钙化是糖尿病大血管病变的特征性改变之一，可作为糖尿病患者心血管事件、心血管疾病导致的死亡、脑梗死和截肢的独立预测因子。早期研究表明动脉中膜钙化仅是血管壁上钙磷的被动沉积，最近的研究则证实动脉中膜钙化是一种主动的、类似骨形成的调节与进展过程。糖尿病患者容易发生动脉粥样硬化病变，而血管内皮细胞凋亡增加导致内皮细胞屏障破坏是引起动脉粥样硬化病变发生发展的重要环节。研究表明，miRNA-21 在心肌细胞及血管平滑肌细胞中表达变化参与了细胞的凋亡、增殖及氧化应激反应等多种病理过程的调控。也有文献报道，在血管内皮细胞中存在 miRNA-21 的丰富表达，但其在血管内皮细胞中的作用目前罕见相关研究报道。脂质沉积于血管内皮下是动脉粥样硬化的始动环节，伴随单核巨噬细胞浸润吞噬、泡沫细胞的产生以及炎症介质分泌增多，最终可以导致粥样斑块形成、血管狭窄引发冠心病。

第四节 非编码 RNA 在血管疾病防治中的机遇和挑战

目前，尽管血管疾病的发病率在高收入国家有所下降，但在中低收入国家仍然有显著升高，血管系统疾病仍是导致人类死亡的主要原因之一。血管疾病的发生可能需要较长的时间，但是一旦发病，短时间内就会对人们的生命造成威胁。高血压、动脉粥样硬化、血管再狭窄、动脉瘤等疾病都会对心、脑和其他器官形成致命伤害，所以血管疾病是危害人类健康的头号杀手。全球目前患有血管类疾病的人不在少数，其增长速度也惊人，人类的医疗资源很大一部分都用在该类疾病上，给国家、人民造成巨大经济和社会负担。毫无疑问，预防和治疗心血管疾病仍然是医学和生物学研究的重大任务。

一、非编码 RNA 有可能成为诊断血管疾病的分子标志

临床应用较广的传统血管疾病诊断方法有测量血压、血脂、超声、造影等，这些方法都有各自的优势和局限性，所以探索新的诊断方法是科学家们一直努力的方向。

随着非编码 RNA 在血管疾病中的研究越来越深入，非编码 RNA 调控血管发生发展、损伤的机制也逐渐被人们所认识，科学家们意识到非编码 RNA 在血管疾病中扮演着极其重要的角色，其在致病机理的调控通路中占据着不可或缺的地位。研究一种疾病的致病机理最终目的还是要找到更好的途径进行治疗。同样的，既然非编码 RNA 在血管疾病中的作用如此关键，那么不难想象，着眼于非编码 RNA 很可能是治疗血管疾病的新的突破口。

miRNA 是一种单链非编码小 RNA 分子，长约 18～25nt，在进化上相对保守，目前发现 miRNA 的作用原理主要为：通过 5’端 2-8nt 碱基与靶基因 mRNA 的 3’UTR 区域或 CDS 区域互补配对，进而进行转录后调控。miRNA 的调控作用涉及生命活动的方方面面，如增殖、分化、凋亡等。大量的研究结果表明 miRNA 的调控涉及多种疾病机制，血管疾病就是其中的一个重要方面。已有研究结果显示，miRNA 在

高血压、动脉粥样硬化、血管瘤、血管再狭窄等疾病的致病机理以及诊断预防中发挥着至关重要的作用。

（一）miRNA 可能成为血管疾病的分子标志物

越来越多的研究结果显示，miRNA 在多种血管疾病中都发挥着关键性调控作用，并且表达量变化敏感度高、特异性好且变化幅度大，因此 miRNA 有可能成为诊断血管疾病的生物分子标志。下面以动脉粥样硬化为例进行详细说明。

在动脉粥样硬化疾病的发生发展中，多种 miRNA 参与其中，miRNA 表达量的稳定变化可以作为诊断标准。例如上一节所述，该疾病发生时有一系列 miRNA 的表达水平显著上调或下调，例如 miRNA-143、miRNA-145、miRNA-155、miRNA-221、miRNA-222、miRNA-126 [23-25] 等，这些 miRNA 分别参与动脉粥样硬化发生发展的不同阶段、不同方面的调控。miRNA 调控功能的阐明为其作为血管疾病的分子标志物提供了理论基础。上一节详细介绍了 miRNA 在血管疾病中发挥的关键调控作用。其中，miRNA-126 通过促进内皮细胞修复进而在初期抑制动脉粥样硬化的发生[24]。miRNA-155 在动脉粥样硬化的炎症反应中有调控功能，它能作用于炎症相关因子的转录后调控，进而间接作用于该疾病[25]。因此，参与调节动脉粥样硬化疾病的丰富的 miRNA 有可能作为诊断该疾病的分子标志物。

综上所述，miRNA 已经与血管疾病发生发展的各个阶段、各个方面密不可分，miRNA 分子作为血管疾病的临床诊断分子标志物或许是一种势在必行的选择。

（二）miRNA 作为血管疾病分子标志物的优势及存在问题

使用 miRNA 作为血管疾病分子标志物是一种全新的尝试，其方法还不成熟，科学家们正在努力探索，已经取得了一些成效。科学家们通过研究结果初步选择了一些相对合适的 miRNA 作为血管疾病的分子标志物。同时，制订了一套相对科学合理的诊断策略，即收集血液样本，进行高通量测序或制作芯片检测 miRNA 的表达水平，制作表达谱，后期用 qRT-PCR 或 northern blot 方法进一步验证结果。然后通过 miRNA 表达量水平的变化间接或直接诊断疾病[11]。

从使用 miRNA 诊断疾病的原理和技术路线来看，这种诊断方法有其自身独特的优势，能很大程度地弥补传统诊断方法中的不足，下面就以传统临床中应用较多的生物标志物蛋白质为参照物，进行比较说明。第一，miRNA 是一种非编码小 RNA 分子，其结构组成相对简单，长度只有 18～25nt，修饰也较少，自身的复杂性不会对检测造成影响。同时，miRNA 在进化水平上非常保守，自身结构的简单和高保守性都促使 miRNA 成为分子标志物的最佳候选之一。然而蛋白质类物质的组成本身比较复杂，其行驶功能的成熟体四级结构构象也很复杂。不难想到，选择分子标志物的原则之一就是该物质越简单越好。第二，miRNA 在血液中的表达相对稳定，并且具有较好的时空特异性，即在不同的发育阶段和不同的组织器官中都可能有特异性表达。而蛋白质没有 miRNA 这么高的时空特异性，因此在检测与发育相关以及需要区分组织器官时，其局限性就充分暴露出来。第三，血液中存在丰富的 miRNA，称为循环 miRNA，循环 miRNA 是由组织器官的细胞释放出来，miRNA 的大量存在为筛选合适的分子标志物提供了便利，即可以建立多个 miRNA 相互辅助诊断的体系，增加结果的可信度。而蛋白质在体内的平均表达水平不高，这就降低了疾病诊断的敏感性。第四，miRNA 诊断疾病采用多种技术同时进行，如高通量测序、制作芯片、qRT-PCR、northern blot 等，多种手段再三验证，提高了结果的准确性。对于蛋白质，其检测方法相对单一，不能从不同方面佐证实验结果。

非编码 RNA 作为诊断血管疾病的分子标志物是一个全新的理念，也是一个新的契机，但是机遇与挑战往往并存。该方法目前还不完善，存在以下一些问题。第一，检测方法价格昂贵，尤其是制作芯片和高通量测序，因此无法进行广泛应用。第二，技术手段虽然全面严谨但是较为繁琐，并且出于对每个实验方法的局限性的考虑，无法简化步骤，如芯片检测结果无法区分 miRNA 前体和成熟体的表达，所以必须做 qRT-PCR 或 northern blot 进行修正，而从建立 miRNA 表达谱到验证实验结果，前后经历四步，历时至少一个月，不能较快地提供诊断结果。第三，miRNA 在多种生命活动中都有调控作用，如增殖、分化、发育、凋亡等。一种疾病往往会涉及多种 miRNA，而一种 miRNA 也不单一地调控一种生命活动，甚至在一种生命活动中 miRNA 参与了不同的阶段，因此只选择一种 miRNA 作为诊断疾病的分子标志物有失偏颇。科学家们需要进一步探明多种循环 miRNA 错综复杂的调控机制，同时建立疾病分子标志物网络。

尽管非编码 RNA 作为血管疾病诊断的分子标志物还存在许多问题，但是科学家们已经取得了很多重大突破，相信随着非编码 RNA 的作用机制的进一步阐明和实验技术的发展，利用非编码 RNA 诊断疾病一定能够实现临床应用。

二、非编码 RNA 在血管疾病治疗中的前景和展望

目前，治疗血管疾病的药物都是化学类物质，例如他汀类药物在动脉粥样硬化中应用较多，其治疗效果是不错的，但是随之出现的不良反应也存在一定危险性。例如，服用他汀类药物可能造成暂时性肝功能损伤且发生比率较高，对于有肝疾病的患者不适宜使用。此外，他汀类药物还可能引起肌肉损伤，如横纹肌溶解症。所以，科学家们还在不断研究探索更直接、更高效、更安全的治疗方法。

基于非编码 RNA 在血管疾病中所发挥的关键调控作用，科学家们着眼于将其作为疾病诊断的分子标志物加以研究。不仅如此，非编码 RNA 同时也是血管疾病治疗的很好的潜在靶点。miRNA 在血管疾病中的调控作用基本分为两类，即促进疾病发生和抑制疾病发生，于是，科学家们的着眼点便是选择致病通路中一个关键位置上的 miRNA，以其作为靶点，体外合成它的抑制剂或模拟物，再运输进体内发挥作用，以此达到治疗的效果。miRNA 模拟物即体外合成一段与目标 miRNA 序列完全一致的 RNA 序列，导入体内，模拟目标 miRNA 分子的抗血管疾病功能，以此达到治疗效果。miRNA 抑制剂技术即选择一个具有促进血管疾病发生发展的 miRNA 分子，体外合成一段与其序列反向互补的 RNA 分子，导入体内，根据序列反向互补配对，将目标 RNA 的结合区域封闭，阻止其发挥作用，这样能够一定程度上抑制血管疾病的发生发展。

miRNA 在多种血管疾病中都有调控作用，如动脉粥样硬化、高血压、动脉瘤、血管再狭窄等，选择 miRNA 作为血管疾病的治疗靶点是一个全新的尝试，也可能是必然的趋势。首次选择一种生物分子药物进行靶向治疗的方法还不成熟，但是其自身独有的优势还是很明显的。首先，选择致病通路中的某个关键分子，直接对其进行控制，从分子水平解决最根本的问题，效果最直接最快速。其次，miRNA 模拟物和抑制剂的成本较低，能够实现广泛应用。选择 miRNA 作为治疗靶点有其特有的优势，这为最终有效预防和治疗血管疾病带来了希望（图 35-3）。

三、非编码 RNA 在血管疾病治疗中面临的严峻挑战

非编码 RNA 的强大调控功能让科学家们纷纷着眼于将其应用在临床疾病预防和治疗中。然而，miRNA 本身的一些特性也给其在临床上的应用带来了隐患。

首先，miRNA 分子的调控功能特异性较低。目前功能研究得比较清楚的 miRNA 有上百种，这些小 RNA 涉及生命活动的各个方面，而且每一种 miRNA 往往都有多种功能，每一种靶蛋白也可能被多个 miRNA 所调控，miRNA 的调控网络非常庞大、复杂。因此如果使用一种 miRNA 分子合成模拟物或者抑制剂，在靶向控制一条通路的同时，也可能影响该分子所涉及的其他通路，这种不良反应是无法估量的。同时，如果调控靶蛋白有多重 miRNA，那么只针对其中一种 miRNA 作为治疗靶点显然达不到治疗目的。其次，如何将 miRNA 模拟物和抑制剂导入患者体内也存在一些问题。生物实验中，将体外分子导入体内通常是先包装病毒，通过病毒侵染细胞进而将外源分子导入体内。临床上，用病毒导入外源分子显然不太可能，因此，如何既有效

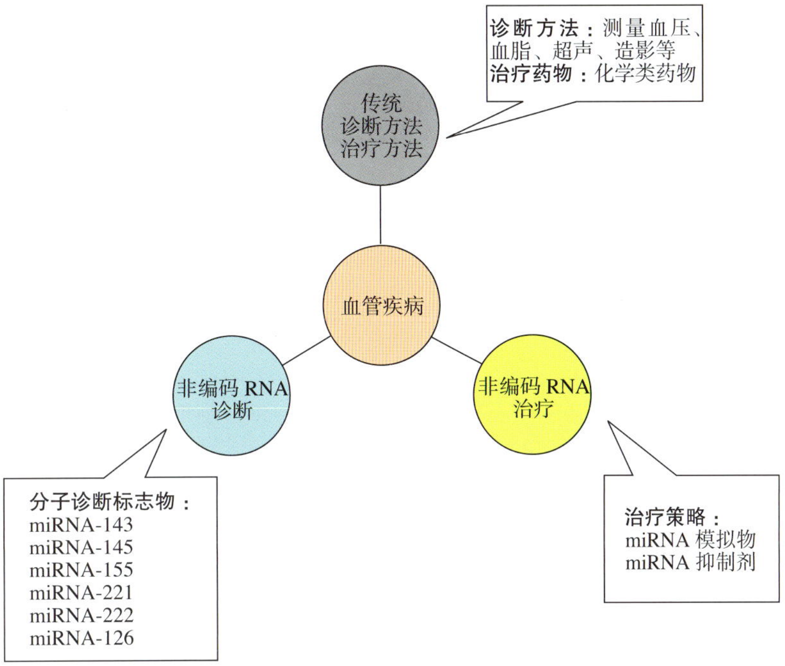

图 35-3　血管疾病的诊断与治疗方法

又安全地将 miRNA 药物导入患者体内是一个亟待解决的问题。

综上所述，miRNA 作为血管疾病的治疗靶点有自身特有的优势，也存在很多不足和局限性，如何优化方法，实现从实验阶段到临床应用，需要更加深入全面的探索。但是，选择 miRNA 为治疗靶点是一条充满希望的路，相信只要通过科学家们的不懈努力，这些问题一定能得以解决，最终实现高效预防和治疗血管疾病，造福全人类。

参考文献

[1] Lee RC, Feinbaum RL, Ambros V. The c. Elegans heterochronic gene lin-4 encodes small rnas with antisense complementarity to lin-14. Cell, 1993, 75:843-854.
[2] Lagos-Quintana M, Rauhut R, Lendeckel W, et al. Identification of novel genes coding for small expressed rnas. Science, 2001, 294:853-858.
[3] Gregory RI, Chendrimada TP, Shiekhattar R. Microrna biogenesis: Isolation and characterization of the microprocessor complex. Methods Mol Biol, 2006, 342:33-47.
[4] Aravin A, Gaidatzis D, Pfeffer S, et al. A novel class of small rnas bind to mili protein in mouse testes. Nature, 2006, 442:203-207.
[5] Mercer TR, Dinger ME, Mattick JS. Long non-coding rnas: Insights into functions. Nat Rev Genet, 2009, 10:155-159.
[6] Brennecke J, Malone CD, Aravin AA, et al. An epigenetic role for maternally inherited pirnas in transposon silencing. Science, 2008, 322:1387-1392.
[7] Rajasethupathy P, Antonov I, Sheridan R, et al. A role for neuronal pirnas in the epigenetic control of memory-related synaptic plasticity. Cell, 2012, 149:693-707.
[8] Klattenhoff CA, Scheuermann JC, Surface LE, et al. Braveheart, a long noncoding rna required for cardiovascular lineage commitment. Cell, 2013, 152:570-583.
[9] Kuehbacher A, Urbich C, Zeiher AM, et al. Role of dicer and drosha for endothelial microrna expression and angiogenesis. Circulation research, 2007, 101:59-68.
[10] Nicoli S, Standley C, Walker P, et al. Microrna-mediated integration of haemodynamics and vegf signalling during angiogenesis. Nature, 2010, 464:1196-1200.
[11] Cordes KR, Sheehy NT, White MP, et al. MiRNA-145 and miRNA-143 regulate smooth muscle cell fate and plasticity. Nature, 2009, 460:705-710.
[12] Yamaguchi S, Yamahara K, Homma K, et al. The role of microrna-145 in human embryonic stem cell differentiation into vascular cells. Atherosclerosis, 2011, 219:468-474.
[13] Yang WJ, Yang DD, Na S, et al. Dicer is required for embryonic angiogenesis during mouse development. Journal of Biological Chemistry, 2005, 280:9330-9335.

[14] Poliseno L, Tuccoli A, Mariani L, et al. Micrornas modulate the angiogenic properties of huvecs. Blood, 2006, 108:3068-3071.
[15] Wang S, Aurora AB, Johnson BA, et al. The endothelial-specific microrna miRNA-126 governs vascular integrity and angiogenesis. Developmental cell, 2008, 15:261-271.
[16] Dews M, Homayouni A, Yu D, et al. Augmentation of tumor angiogenesis by a myc-activated microrna cluster. Nature genetics, 2006, 38:1060-1065.
[17] Zou J, Li W-Q, Li Q, et al. Two functional microrna-126s repress a novel target gene p21-activated kinase 1 to regulate vascular integrity in zebrafishnovelty and significance. Circulation research, 2011, 108:201-209.
[18] Ito T, Yagi S, Yamakuchi M. Microrna-34a regulation of endothelial senescence. Biochemical and biophysical research communications, 2010, 398:735-740.
[19] Li K, Blum Y, Verma A, et al. A noncoding antisense rna in tie-1 locus regulates tie-1 function in vivo. Blood, 2010, 115:133-139.
[20] Albinsson S, Suarez Y, Skoura A, et al. Micrornas are necessary for vascular smooth muscle growth, differentiation, and function. Arteriosclerosis, thrombosis, and vascular biology, 2010, 30:1118-1126.
[21] Albinsson S, Sessa WC. Can micrornas control vascular smooth muscle phenotypic modulation and the response to injury? Physiological Genomics, 2011, 43:529-533.
[22] Sun S-g, Zheng B, Han M, et al. MiRNA-146a and krüppel-like factor 4 form a feedback loop to participate in vascular smooth muscle cell proliferation. EMBO reports, 2010, 12:56-62.
[23] Lovren F, Pan Y, Quan A, et al. Microrna-145 targeted therapy reduces atherosclerosis. Circulation, 2012, 126:S81-S90.
[24] Zernecke A, Bidzhekov K, Noels H, et al. Delivery of microrna-126 by apoptotic bodies induces cxcl12-dependent vascular protection. Science Signaling, 2009, 2:ra81.
[25] Nazari-Jahantigh M, Wei Y, Noels H, et al. Microrna-155 promotes atherosclerosis by repressing bcl6 in macrophages. The Journal of clinical investigation, 2012, 122:4190.
[26] Wu C, Gong Y, Yuan J, et al. Microrna-181a represses ox-ldl-stimulated inflammatory response in dendritic cell by targeting c-fos. Journal of Lipid Research, 2012, 53:2355-2363.
[27] Horie T, Baba O, Kuwabara Y, et al. Microrna-33 deficiency reduces the progression of atherosclerotic plaque in apoe-/- mice. Journal of the American Heart Association, 2012,1(6):e003376.
[28] Liu Y, Sanoff HK, Cho H, et al. Ink4/arf transcript expression is associated with chromosome 9p21 variants linked to atherosclerosis. PloS one, 2009, 4:e5027.
[29] Kim J, Kang Y, Kojima Y, et al. An endothelial apelin-fgf link mediated by miRNA-424 and miRNA-503 is disrupted in pulmonary arterial hypertension. Nature medicine, 2013, 19(1):74-82.
[30] Guo L, Qiu Z, Wei L, et al. The microrna-328 regulates hypoxic pulmonary hypertension by targeting at insulin growth factor 1 receptor and l-type calcium channel-α1c. Hypertension, 2012, 59:1006-1013.

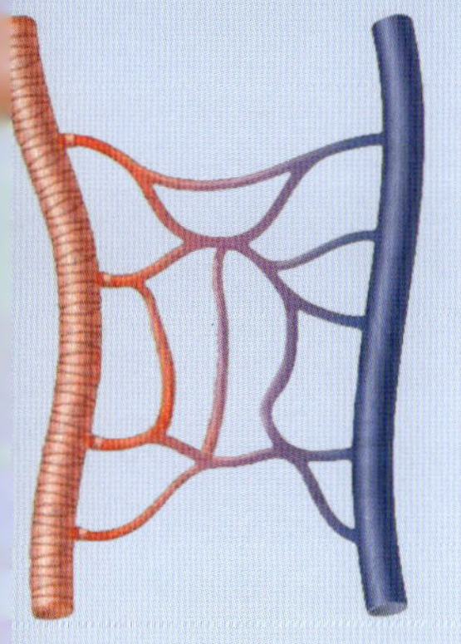

第三十六章

血流动力学与血管功能调节

姜宗来　齐颖新

人体处于力学环境之中。人体各系统，如循环系统、运动系统、消化系统、呼吸系统和泌尿系统等的生理活动均受力学因素的影响，遵循力学规律。力是使物体变形和运动（或改变运动状态）的一种机械作用。通常把力使物体变形和运动的作用分别称为力的变形效应和运动效应，如心肌的收缩力驱动血液在血管内流动。在人体内也广泛存在力对组织和细胞的变形效应，如腿部的静脉因血液的重力作用发生扩张变形；将动脉沿横截面剪断，动脉立即发生轴向收缩等。

力作用在物体一定的受力面上，力（F）和截面积（A）之比，称为该物体所受的平均应力（F/A）。当物体受应力（stress）作用后，其长度、形状或体积发生变化，这种变化与其原来的长度、形状或体积之比，称为应变（strain）。

力作用于机体组织细胞后不仅产生变形效应和运动效应，而且可导致复杂的生理功能变化。以血管组织为例，当血管内皮细胞（endothelial cell，EC）和血管平滑肌细胞（vascular smooth muscle cell，VSMC）承受异常的血流动力学因素作用后，都可能引起包括细胞膜受体、信号蛋白激酶、细胞因子等活性物质的变化，诱导细胞分化、迁移、肥大、增殖和凋亡等功能和细胞外基质合成变化，导致血管重建（重塑、重构，remodeling）。这些活动与心血管病的发生和发展有密切关系。

生物力学（biomechanics）是研究生命体变形和运动的学科，通过生物学与力学原理方法的有机结合，认识生命过程的规律，解决生命与健康领域的科学问题。现代生物力学是对生命过程中的力学因素及其作用进行定量研究。绝大多数生物力学工作的目的是为了丰富生命系统的基本知识并对其进行某种人为干预[1]。近十多年来，随着生物力学研究深入到细胞分子水平，生物力学自身也在不断发展，逐渐形成了一个新兴的交叉学科领域“力学生物学（mechanobiology）”。

力学生物学研究力学环境（刺激）对生物体健康、疾病或损伤的影响以及生物体的力学信号感受和响应机制，阐明机体的力学过程与生物学过程，如生长、重建、适应性变化和修复等之间的相互关系，从而发展有疗效的或有诊断意义的新技术，促进生物医学基础与临床研究的发展。力学生物学研究不仅对于揭示正常机体生长、发育和衰老的生物力学机制和自然规律，而且对于阐明机体疾病的发病机制以及提供诊断、治疗的一些基本原理包括新型药物和新技术的研发都将有重要的理论和实际意义。

心血管系统可以视为是一个以心（机械泵）为中心的力学系统。血液循环过程包含着血液流动、血细胞和血管的变形、血液和血管的相互作用等，其中均蕴藏着丰富的力学规律。临床研究也表明，动脉粥样硬化斑块易发于动脉的分叉和弯曲处，而这些部位恰恰是血流紊乱的区域，血管受到低切应力或扰动切应力等异常血流动力学因素作用。很显然，力学因素对心血管系统的生理病理过程的作用是直接和明显的。EC 和 VSMC 是血管壁的主要细胞成分，在血管的生理病理活动中扮演极为重要的角色。探讨力学因素对 EC 和 VSMC 生物学行为的影响及其机制是血管细胞力学生物学需要深入探讨的重要科学问题。

第一节 血管细胞力学生物学常用的实验模型与技术

在心血管系统中，左心室射出的脉动血流可对血管壁产生 3 种主要力学刺激：①血液流动时与血管壁产生的摩擦力，即方向沿血管长轴的切应力（shear stress，或剪切应力）；②由脉动血流产生的作用于血管壁上的周期性周向张应力（circumferential stress），即周期性牵张（cyclic stretch），血管相应的变形为周期性张应变（cyclic strain）；③由血流静水压力产生的作用于血管壁上的压力（normal stress）。普遍认为，EC 以承受切应力为主，也受周期性张应变的影响，VSMC 则主要受周期性张应变的作用。血流自身的静压力对血管细胞也有影响，但在考虑切应力和周期性张应变为主要作用时，一般对它不做进一步的讨论。

由于测量和计算方法不同以及种属差异，文献中在体血管不同区域的壁面切应力（wall shear stress）大小的数据也有所不同。有报道认为，正常静脉为 1～6 dyn/cm^2、正常动脉为 10～70 dyn/cm^2、动脉粥样硬化易感区域为 –4～4 dyn/cm^2，而在血栓形成、复杂斑块和心瓣膜等局部区域可呈 70～100 dyn/cm^2 或大于 100 dyn/cm^2 的高壁面切应力[2]。在血管细胞力学实验条件控制中，一般以 12～15 dyn/cm^2 为正常切应力，以 0.5～5 dyn/cm^2 为低切应力。

细胞力学生物学研究需要在体外模拟体内力学环境并定量控制各种实验条件，以实现对细胞施加应力 / 应变，研究细胞对力学因素刺激的生物学响应。以下介绍几种常用的血管细胞力学生物学实验模型与技术。

一、细胞切应力加载模型

平行平板流动腔是最常用的细胞切应力加载模型。平行平板流动腔系统包括 3 个部分：①平行平板流动腔；②液体灌流系统；③温度及 pH 控制装置。液体灌流系统包括上、下贮液瓶，恒流泵及将上、下贮液瓶、恒流泵与平行平板流动腔相连的硅胶管。实验时，整个装置（除恒流泵外）置于 37℃的细胞培养箱内以维持温度恒定。液体 pH 值的恒定以二元混合气体（5% CO_2 +95% 空气）维持（图 36-1）。

该系统的核心部分是平行平板流动腔，液体流经流动腔的切应力大小采用下式进行计算：

$$\tau = 6\mu Q/wh^2$$

式中，τ 为壁面切应力，Q 为流量，μ 为液体黏度，w 和 h 分别代表流动腔的宽和高。实验中所用的流体均为含 1% 胎牛血清的 M199 培养基（μ 为 0.828 g/cm^2），Q 值可以通过改变上、

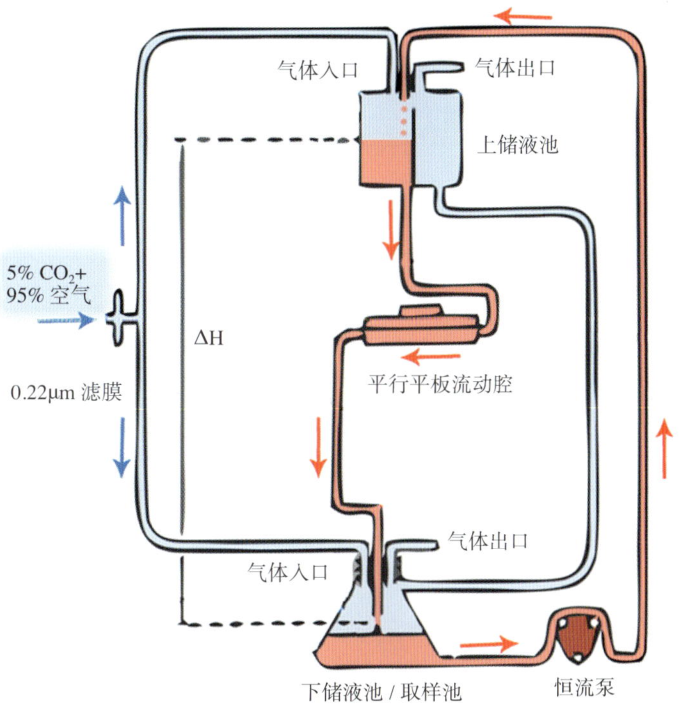

图 36-1　平行平板流动腔系统模式图

图示平行平板流动腔系统的组成，包括平行平板流动腔、液体灌流系统、温度及 pH 控制装置

下贮液瓶之间的高度来调节，由流量仪读出。由上、下贮液瓶之间不同高度的静水压使种植在流动腔内的细胞受到均匀的切应力作用。这样，切应力的大小可通过调节上、下贮液瓶之间不同高度来调节。此外，也可以通过使用脉动泵，实现脉动切应力加载，或改变流动腔的形状，也可以形成切应力梯度或扰动切应力。

国内学者建立了 EC 与 VSMC 联合培养模型及用于联合培养的平行平板流动腔[3]。VSMC 与 EC 分别种植在联合培养杯底多孔聚对苯二甲酸乙二酯（polyethylene terephthalate，PET）膜的内底面和外底面，PET 膜厚 10μm，每平方厘米有 160 万个微孔，微孔直径有 0.4μm、0.8μm 和 1.0μm 三种不同规格。VSMC 的突起与 EC 可通过小孔直接接触，膜两侧的培养液也可通过小孔互相沟通。也就是说，这种 PET 膜类似于体内血管壁的内弹力膜，提供了 EC 和 VSMC 紧密相互作用的结构条件，更好地模拟了这两种细胞的在体解剖关系（图 36-2），又有利于这两种细胞的分别单独取材，进行后续研究。

此外，也有学者应用锥板流动装置对细胞施加切应力，研究流体切应力对细胞黏附和迁移等特性的影响。

二、细胞张应变（牵张）加载模型

细胞张应变加载模型的基本原理是将所需研究的细胞培养在弹性基底膜（板）上，再将应力作用于弹性膜使之发生形变（应变）。细胞贴壁生长，应变可通过弹性膜传递给细胞，从而达到细胞张应变加载目的。目前，已商品化并应用较广的是一种真空负压加载装置，即 Flexercell 细胞张应变加载系统（图 36-3）。该系统基本工作原理：将细胞种植于特制 Flexercell 六孔培养板内，培养板的底是可变形的硅胶膜。将种植细胞的培养板置于真空基座上，从下方抽吸真空使培养板底的硅胶膜发生形变，通过计算机控制真空阀开闭的幅度与频率，达到对种植在硅胶膜上的细胞施加可设定幅度、频率和作用时间的周期性张应变（牵张）的目的，并可通过使用不同形状的基座（loading station）实现单轴、双轴和等轴

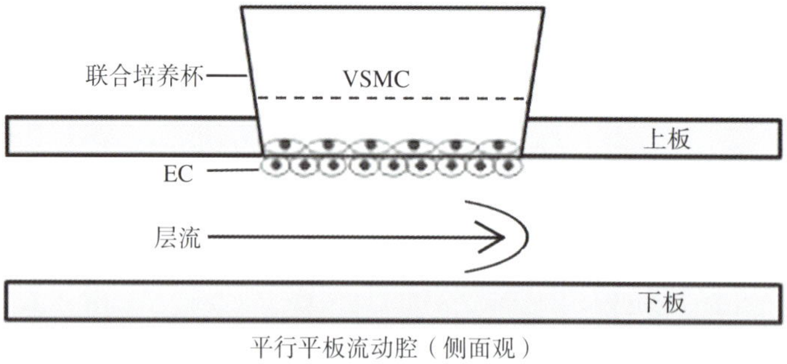

图 36-2　EC 与 VSMC 联合培养平行平板流动腔模式图

图示 EC 与 VSMC 联合培养模型及用于联合培养的平行平板流动腔的剖面。平行平板流动腔由上板和下板组成。在上板的中央开孔，将联合培养杯十分紧密地置于其中，且杯底完全与上板下面在同一平面。联合培养杯底 PET 膜的上面种植 VSMC，其下面种植 EC，加载流体后，EC 将承载流体切应力。VSMC：血管平滑肌细胞；EC：内皮细胞

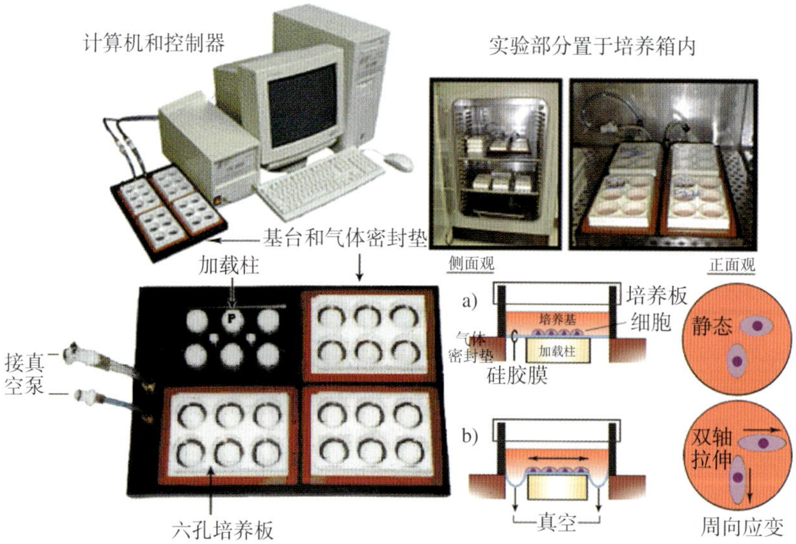

图 36-3　Flexercell 细胞张应变加载系统及工作原理图

左上图示该系统各部分实物；右上图为该系统实验部分在细胞培养箱内的情形；左下图为该系统实验部分放大，示基台以及置于基台的 Flexercell 六孔培养板；右下图为基台与六孔培养板的剖面图，a）示静态情况下基台之上的六孔培养板基底的硅胶膜与黏附于其上的细胞无变形；b）示抽吸真空使培养板底的硅胶膜向下发生形变而拉伸，致黏附其上的细胞随之发生双轴拉伸变形（修改自：Flexcell 国际公司 Flexercell 4000T 细胞张应变加载系统使用手册，2003）

等不同模式的周期性张应变。

三、细胞 3D 培养术

细胞骨架（cytoskeleton）不仅对细胞起到支持作用，还通过细胞局部黏着斑 - 细胞外基质（extracellular matrix，ECM）和细胞 - 细胞黏附将机械张力传递入细胞内，介导不同类型的机械信号传递。基于细胞的这一特性，将细胞培养在不同力学刚性（stiffness）的基质（基底）上，观察细胞对基底不同力学刚性的生物学响应。此外，也可以改变细胞培养基底表面的 3D 拓扑结构，实现细胞的 3D 培养；还可以将细胞培养基底的硅纳米线阵列作为力学传感器来测量细胞牵引力，用环境扫描电子显微镜对硅纳米线阵列上的细胞进行实时观测和测量，细胞对硅纳米线施加力的作用，硅纳米线在细胞牵引力的作用下发生弯曲形变，其程度与细胞牵引力的大小正相关，以此获得力学环境中不同细胞牵引力大小，研究不同力对细胞迁移能力的影响。在旋转细胞

培养装置中，也可实现细胞的3D培养，以模拟失重（或微重力）环境，研究失重状态下细胞的力学生物学响应。

四、磁扭转细胞测量术

磁扭转细胞测量术（magnetic twisting cytometry，MTC）是利用细胞的胞吞作用，将包被了配体的铁磁性小珠用微注射方法导入细胞内部与细胞骨架结合，或通过配体包被的修饰铁磁小珠连接至特定的细胞表面受体。然后，给细胞施加可控的外加磁场，记录磁珠在磁场作用下扭矩和相应的角旋转大小（图36-4），这两者的关系可以通过一个时间参量方程得到，而扭矩场强度则作为主要的初始数据并通过引入不同的参数，可以间接得到细胞力学加载的大小等[4]。该技术主要用于测量配体与受体直接的黏附力，寻找细胞表面受体与细胞骨架之间的力学关系，测量细胞骨架的机械力性质如硬度、剪切模量和黏度等。

此外，微管吸吮（micropipette aspiration technique，MAT）、原子力显微镜（atomic force microscopy，AFM）等技术也用于细胞力学生物学研究。

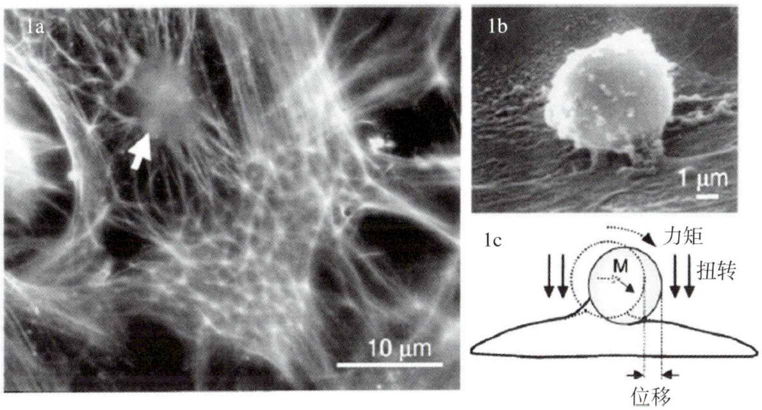

图36-4　磁扭转细胞测量术工作原理

A. 亚铁磁珠（箭头）通过细胞黏附分子（整合素）与平滑肌细胞的actin细胞骨架（鬼笔环肽染色）结合；B. 细胞表面磁珠的扫描电镜图；C. 磁场施加一个扭矩引导磁珠旋转并位移，M表示磁珠的运动方向（修改自：Fabry等，2001[4]）

第二节　血管内皮细胞的力学生物学

EC衬于心血管的内壁，作为血液与血管壁的可通透性屏障，除了保证血液平滑顺畅地流动外，还具有细胞迁移、增殖和凋亡以及十分活跃的代谢与内分泌功能，产生、分泌和代谢血管活性物质，以维持正常血管结构和功能的稳定。EC的管腔面与血流直接接触，受到血流切应力和周期性张应变的直接作用。EC除了感受化学配体的作用以外，对力学刺激也做出敏感响应。EC可感受血流切应力和周期性张应变刺激，将力学信号转导为生物化学信号（mechanotransduction），激活细胞内的信号通路，从而改变基因和蛋白质表达，进而调控细胞的形态与功能（图36-5）。

一、内皮细胞的力学感受器

细胞要对力的作用做出响应，必须表达特异的力学传感器，感受力学信号并将它转换成生物化学信号。研究细胞力学信号的感受和响应机制，阐明力学因素如何产生生物学效应而导

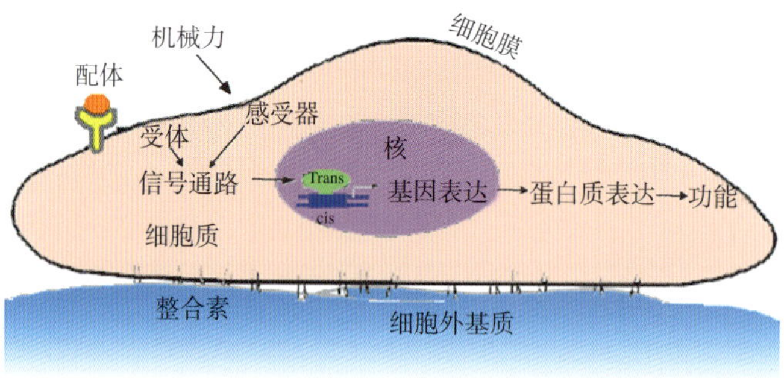

图 36-5　内皮细胞力学响应示意图

图示细胞黏附于细胞外基质，细胞的力学感受器感受力学刺激，细胞的受体与化学的配体结合，力学及化学的信号经信号转导及一系列信号通路导致细胞的基因和蛋白质表达，进而调控细胞的形态与功能

致细胞形态和功能变化，正是血管细胞力学生物学研究的主要内容和目的。以研究较多的血管 EC 为例，EC 有许多特异的力学传感器，具有感受应力刺激的功能，包括离子通道、整合素（integrin）、受体酪氨酸激酶（receptor tyrosine kinase）、原始纤毛（primary cilia）、G 蛋白异源三聚体（heterotrimeric G protein）、血小板 / 内皮细胞黏附分子 1（platelet/endothelial cell adhesion molecule，PECAM1）和血管内皮钙黏着蛋白 [vascular endothelial（VE）-cadherin] 等[6]。

（一）细胞（管）腔面膜蛋白

位于细胞（管）腔面的膜蛋白成分可直接感受流体切应力。血流诱导细胞膜的流动性增加，激活整合素和 G 蛋白异源三聚体等膜蛋白。脂质双分子层上的力学敏感离子通道也可被张应变力控制。在流体切应力或张应变力的作用下，膜流动性和离子通道的变化可激活下游信号通路，引起细胞力学生物学响应。此外，细胞腔面的多糖 - 蛋白复合物也参与了力学信号传导。

（二）细胞骨架

细胞骨架在 EC 的应力响应中起重要作用。微管（microtubule）、肌动蛋白（actin）和中间纤维（intermediate filament）与细胞的不同区域有物理连接，可将力从其受力的顶端结构域传到侧端或基底端的结构域。然而，确认细胞骨架本身就是一种流体切应力直接的力学传感器尚缺少更多的证据。最新的研究报道，细胞核骨架蛋白也有可能感受力学刺激。

（三）黏附受体

一种由 PECAM1、VE- 钙黏着蛋白、受体酪氨酸激酶和血管内皮生长因子受体 2（vascular endothelial growth factor receptor 2，VEGFR2，亦称 FLK1 或 KDR）组成的蛋白质复合物能够介导对血流的多种响应，进一步验证了力能够传导到细胞中的侧端结构。

（四）原始纤毛

许多类型的细胞都具有一种顶端原始纤毛，由长几微米的微管蛋白棒构成。原始纤毛在肾上皮细胞可感受低水平的应力。骨细胞和成骨细胞也具有原始纤毛。EC 是否存在原始纤毛尚有争议。在动脉极少看到原始纤毛。在培养的 EC 可见到原始纤毛，但在流体切应力作用下很快分解。最近的研究发现，在体内血管易患动脉粥样硬化的区域，有一些 EC 存在原始纤毛，提示原始纤毛能够感知动脉的这些区域存在低切应力[6]。

二、切应力对内皮细胞形态的影响

对细胞骨架肌动蛋白（actin）、微管蛋白（tubulin）和波形蛋白（vimentin）进行三重染色结果表明，静止状态下，EC 和细胞骨架纤维呈随机定向排列。当具有明确方向的切应力持续作用于 EC，细胞骨架纤维经过重建变得有序，与流体切应力的方向一致，细胞的排列也与流体切应力的方向一致（图 36-6）。持续的切应力对细胞骨架纤维和细胞排列的影响伴随着应力纤维（stress fiber）变厚和细胞力学刚性增加。然而，这种细胞骨架有序重建在扰动流作用中未见到。在扰动流作用下细胞骨架纤维和细胞排列均表现出与静止状态下类似的随机定向排列[5]。在具有不同梯度的切应力作用下，EC 排列紊乱，无规律可循。但是，在相对较小的切应力梯度作用下，细胞容易被拉伸，细胞形状趋向于伸长，而较大切应力梯度作用下，细胞形状则趋向于圆形。

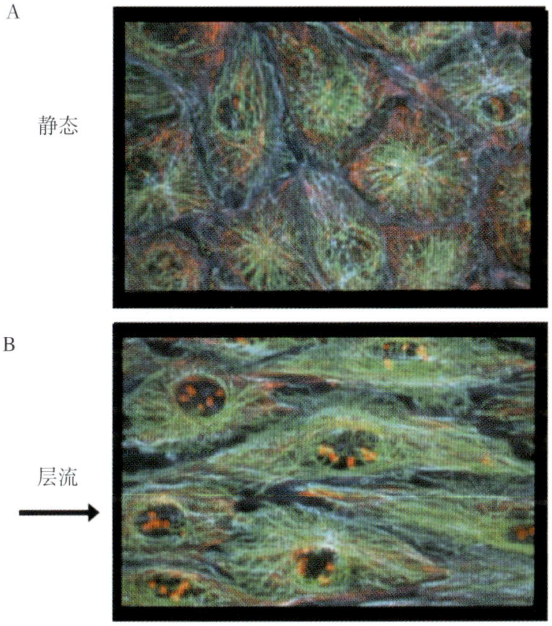

图 36-6　层流切应力对内皮细胞骨架和细胞排列的影响
细胞骨架三重染色，肌动蛋白用异硫氰酸荧光共轭鬼笔环肽染色（伪蓝色），微管用单克隆抗 β- 微管蛋白（绿色），中间纤维用多克隆抗波形蛋白（红色）。A. 静态对照；B. 12 dyn/cm^2 层流切应力加载 24 h，箭头示流体方向（引自：Chien, 2007[5]）

三、切应力对内皮细胞增殖的影响

培养的人主动脉直部的 EC 在 12dyn/cm^2 正常稳态切应力作用后，其肿瘤抑制蛋白 P53、生长停滞蛋白（growth arrest and DNA damage-inducible gene，GADD45）和 P21cip1 表达增加，使成视网膜细胞瘤基因产物磷酸化减少，导致细胞周期的停止[5]。研究表明，动脉直部区域的稳态切应力可抑制 EC 增殖，从而起防护动脉粥样硬化的功能。然而，在动脉分叉或弯曲处，血流呈扰动流，承受扰动切应力的作用。体外实验表明，在扰动的切应力下，EC 增殖功能明显增强，这一响应与细胞增殖相关的信号分子，如胞外信号调节蛋白激酶（extracellular signalregulated kinase，ERK）的激活有关。

应用平行平板流动腔系统对 EC 施加正常切应力（15dyn/cm^2）和低切应力（5dyn/cm^2）分别作用 12h 后，应用 BrdU ELISA 和流式细胞仪计算增殖指数检测细胞增殖功能。结果显示，与正常切应力相比，低切应力加载显著下调 EC 增殖能力。进一步机制研究发现，切应力调控的 EC 增殖能力变化与多种细胞内信号传导通路有关，如低切应力上调 EC 活化激酶 C 受体 1（receptor for activated C kinase 1，RACK1）表达，进而调控 PKCα/βⅡ、PKD 和 Akt 等细胞内信号分子磷酸化，促进细胞的增殖。此外，切应力还可作用于 EC 细胞核，通过调控细胞核纤层蛋白（nuclear envelope）LaminA、Nesprin2 和 SUN1 表达，引起 TFIID、Stat1、Stat3、Stat5 和 Stat6 等转录调控因子活性变化，参与切应力调控的 EC 增殖变化。

四、切应力对内皮细胞迁移的影响

体内与体外的研究都表明，切应力能调节 EC 的迁移。流体切应力能够调节迁移的各个步骤，包括前端的延伸，片状伪足与基质的黏附和尾部黏附点的释放。在大血管处，血流切应力对 EC 迁移的影响可能比化学趋化因子的作用更明显。在微循环系统中，切应力能够使血管形成过程中的 EC 定向迁移[7]。

EC 的管腔面与血流直接接触，受到血流切应力的作用，其基底面又与 VSMC 相邻，VSMC 与 EC 的功能相互影响。因此，研究 EC 的迁移行为，应该考虑相关的力学因素及 VSMC 的协同影响。应用 EC 与 VSMC 联合培养的平行平板流动腔模型研究切应力与 VSMC 对 EC 迁移的影响。结果表明，正常水平的切应力或 VSMC 的单独作用都可以通过激活 EC 的组蛋白去乙酰化酶 6（histone deacetylase，HDAC6）的表达，降低微管骨架聚合水平，促进 EC 迁移。当正常水平的切应力和 VSMC 同时作用于 EC 时，由于切应力抑制了 VSMC 分泌结缔组织生长因子（connective tissue growth factor，CTGF），从而降低 VSMC 诱导的 EC 迁移。因此，当正常生理水平的切应力和 VSMC 这两种因素同时存在时，并未明显提高 EC 迁移能力[3]。研究提示，EC 与 VSMC 联合培养同时承受正常水平切应力是一种接近体内生理状态的模式。在这种状态下，正常生理水平的切应力和 VSMC 协同调控 EC 迁移能力，使之保持在一个合适的水平，以维持血管结构和功能的稳定，这对于血管壁也是一种保护作用。

在切应力调控血管重建这一复杂过程中，多种血管活性物质参与了血管细胞 - 细胞间信息交流。切应力条件下的血管蛋白质组分析及其后续生物学实验研究表明，血小板源性生长因子 BB（platelet-derived growth factor BB，PDGF-BB）和转化生长因子 β1（transforming growth factor beta1，TGFβ1）具有不同的作用。低切应力直接作用于 EC，使其合成、释放 PDGF-BB 和 TGFβ 增加，而增加的 PDGF-BB 和 TGFβ1 具有不同生物功能。EC 释放的 PDGF-BB 参与了 EC 自身增殖、迁移以及细胞内多种信号转导分子的调控；同时，通过旁分泌作用调节与其相邻的 VSMC 的 PDGF-BB 和 TGFβ1 合成以及细胞增殖、迁移和多种细胞内信号转导分子激活。EC 释放的 TGFβ1 仅参与了 EC 自身增殖和迁移的调控，对 VSMC 无明显作用。此外，VSMC 合成的 PDGF-BB 和 TGFβ1 可以通过旁分泌作用反馈调节了 EC 功能[8]。在切应力调控血管重建这一复杂的力学生物学过程中，VSMC 与 EC 的相互影响是十分重要的，其更多的机制也将会在今后的研究中得到进一步的阐明。

五、周期性张应变对内皮细胞应力纤维重建的影响

单轴张应变和双轴张应变均可导致牛主动脉 EC 应力纤维的量增加，但是它们对应力纤维排列方向的影响不同。单轴牵拉 6h 导致应力纤维的排列方向垂直于牵拉的方向，而双轴牵拉未能使应力纤维的排列具有特殊的方向性（图 36-7）[5]。

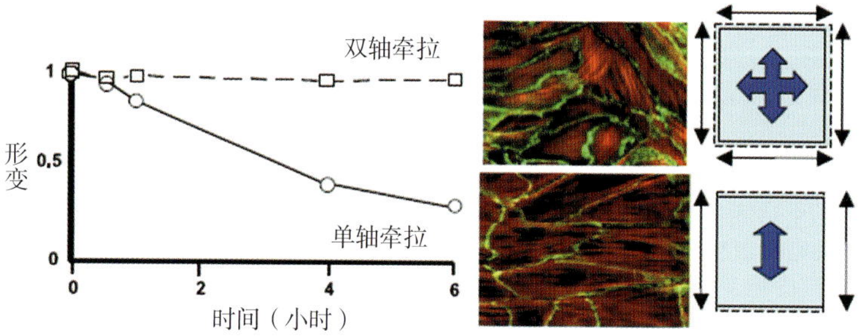

图 36-7　单轴和双轴周期性张应变对内皮细胞应力纤维排列方向的影响
牛主动脉 EC F-actin 和 β-catenin 双标染色分别示应力纤维和细胞轮廓；图右侧箭头分别示单轴和双轴张应变的方向（引自：Chien, 2007 [5]）

周期性张应变的幅度与应力纤维排列方向的变化有关。单轴张应变幅度小于 3% 对其无显著作用，单轴张应变幅度进一步增加，应力纤维排列方向与加载方向垂直的一致性也增加，单轴张应变幅度增加至 10% 时，应力纤维排列的方向几乎完全与加载方向垂直。如前所述，小 GTPase Rho 的激活引起细胞收缩和应力纤维的组装。Rho 的下游效应分子是 Rho 蛋白激酶（Rho-associated coiled-coil containing protein kinase，ROCK）和 mDia，10% 幅度的单轴牵拉抑制 Rho、ROCK 和 mDia 活性，导致了应力纤维排列方向平行于牵拉方向[4]。这些结果表明，

在正常细胞中，Rho 信号通路在周期性张应变诱导的应力纤维排列方向中起关键作用。EC 在周期性张应变条件下的力学生物学响应研究，相对于 EC 对流体切应力的响应研究尚属薄弱。

第三节 血管平滑肌细胞的力学生物学

VSMC 位于血管中膜，是决定血管结构和功能的重要细胞成分。VSMC 具有收缩、舒张及分泌 ECM 的功能，作为主要参与者在血管重建中起重要作用，如高血压和动脉粥样硬化的血管壁增厚、管腔变窄、ECM 如胶原沉积增加、管壁顺应性下降以及血管硬化均与 VSMC 的形态和功能变化有关。

VSMC 主要承受周期性张应变作用。周期性张应变加载由频率、幅度和时间 3 个参数构成。研究机械张应变对 VSMC 功能的影响，应该考虑这 3 个参数的重要作用。

一、周期性张应变对平滑肌细胞分化的影响

VSMC 表型具有多样性和可变性的特点，其分化呈可逆状态。根据 VSMC 结构和功能的不同，可以人为地将其分为收缩型（分化型，differentiated VSMC）和合成型（未分化或去分化型，dedifferentiated VSMC）两种表型。正常成人动脉的 VSMC 以收缩表型为主，主要功能是维持血管的弹性和收缩血管，增殖、迁移能力差或无。合成表型属于不成熟类型，分化程度低或未分化，增殖、迁移、合成和分泌基质蛋白能力强。当血管受到损伤或体外培养的 VSMC 受包括力学刺激在内的各种因子刺激时，VSMC 能从收缩型转化为合成型并获得增殖能力，这个过程称为表型转化（phenotypic transformation）。由 VSMC 表型转化所引发的细胞增殖、迁移与 ECM 异常增加，导致血管重建，是血管病变发生发展的根本原因之一。

血管生理范围的周期性张应变是维持 VSMC 处于分化状态的重要调控因素。当 VSMC 的受力发生改变，如高血压、动脉粥样硬化、静脉旁路移植或血管内放置支架等情况下，VSMC 去分化转变为合成表型，VSMC 增殖、凋亡、迁移导致了内膜新生和血管壁肥厚，同样的现象也见于体外培养的血管。应用 Flexcell 细胞应变系统，对培养的 VSMC 施加生理范围的周期性张应变能够抑制细胞的增殖，诱导分化，使细胞呈收缩表型，表现为 VSMC 分化标志，如 h-caldesmon、α-actin、calponin、SM22、α 和 β-tropmyosins 以及 VSMC 肌球蛋白重链（myosin heavy chain，MHC）的表达增高。由此可见，周期性张应变在促进 VSMC 分化、维持血管形态结构和功能的稳定方面起重要作用。

对体外培养 VSMC 施加不同频率相同幅度的周期性张应变，观察不同频率的周期性张应变对 VSMC 排列和表型转化的影响及其机制。结果表明，不同频率的周期性张应变可以诱导体外培养的合成表型的 VSMC 转化为收缩表型，其中以 1 Hz 的机械张应变作用最强。研究显示，周期性张应变可激活细胞膜上的整合素、受体酪氨酸激酶、离子通道、蛋白多糖等机械感受器，进而活化细胞内的 MAPK、PI3K/Akt、Notch、Rho 家族相关激酶、STAT 等多种信号通路，影响不同的下游基因表达和蛋白的合成，调控 VSMC 的分化。这个过程与 P38 信号通路和 Rho GDP 解离抑制因子 α 调节因子密切相关[9]。这些研究结果提示，在体情况下血管应有其最适张应变频率，防止 VSMC 由收缩表型向合成表型过度转化，以维持血管结构和功能的稳定。此外，在血管组织工程的种子细胞种植过程，可以通过对其施加一定频率的周期性张应变，以调节 VSMC 的表型转化，提高种植效果。

二、周期性张应变对平滑肌细胞迁移的影响

VSMC 从血管中膜迁移到内膜下层是动脉

粥样硬化、血管成形术和支架内再狭窄（in-stent restenosis）以及静脉旁路移植后阻塞等临床常见血管病变的共同病理表现之一。对 VSMC 施加 1 Hz 频率不同幅度的周期性张应变，观察周期性张应变幅度变化对 VSMC 迁移影响。实验结果显示，5% 幅度的低张应变（近生理状态）刺激下，VSMC 迁移能力接近于其静止状态，而 15% 幅度高张应变（近病理状态）则显著促进了 VSMC 迁移。结果表明，近病理条件的高张应变具有与某些强力的趋化因子相似的作用，增强了 VSMC 的迁移能力。

Akt（又称蛋白激酶 B）是细胞内重要信号分子，在 VSMC 的增殖、凋亡和迁移等方面起着重要作用。培养的大鼠主动脉 VSMC 分别施加 5% 和 15% 的张应变（1 Hz 频率）。在周期性张应变刺激下，细胞的 Akt 瞬时激活，受力 10 min 时其磷酸化水平达到峰值，且 Akt 的活化是张应变作用时间和幅度依赖的。与低张应变比较，高张应变条件下 VSMC 的 Akt 活化程度更高。可见，VSMC 的迁移能力与细胞的 Akt 磷酸化水平均受机械张应变的调控，高张应变诱导 VSMC 迁移，促进 Akt 的磷酸化。PI3K 的抑制剂 wortmannin 可阻断 Akt 磷酸化并一定程度上抑制了高张应变诱导的 VSMC 迁移。这一结果有力地证明了在机械张应变条件下，VSMC 迁移与细胞的 Akt 活化存在密切的相关性。

细胞迁移与细胞骨架相关，细胞骨架除提供维持细胞形状和细胞极性所需的结构网架外，其具有的动力学特征还可以提供细胞移动所需的趋动力。VSMC 的细胞骨架主要是由肌动蛋白和少量波形蛋白聚集形成的蛋白纤维交织而成的立体网格结构，其中肌动蛋白在细胞迁移中起关键作用。为了进一步研究机械张应变、Akt 活化和 VSMC 迁移之间的关系，采用免疫荧光技术检测 VSMC 在不同幅度机械张应变条件下肌动蛋白 F-actin 的排列变化，并使用 wortmannin 验证 Akt 的磷酸化是否影响 F-actin 的重组。结果表明，Akt 的磷酸化参与了不同幅度机械张应变条件下 VSMC 肌动蛋白骨架重组的调控（图 36-8）。

Rab 蛋白是小 GTP 结合蛋白，为 Ras 超家族成员。它最早在芽殖酵母中被发现，与细胞分泌有关。后来，在大鼠大脑中发现基因同源的类似物，即被命名为 Rab（Ras-like in rat brain）。最新的研究表明，15% 高张应变（病理性张应变）条件下，VSMC 旁分泌血管紧张

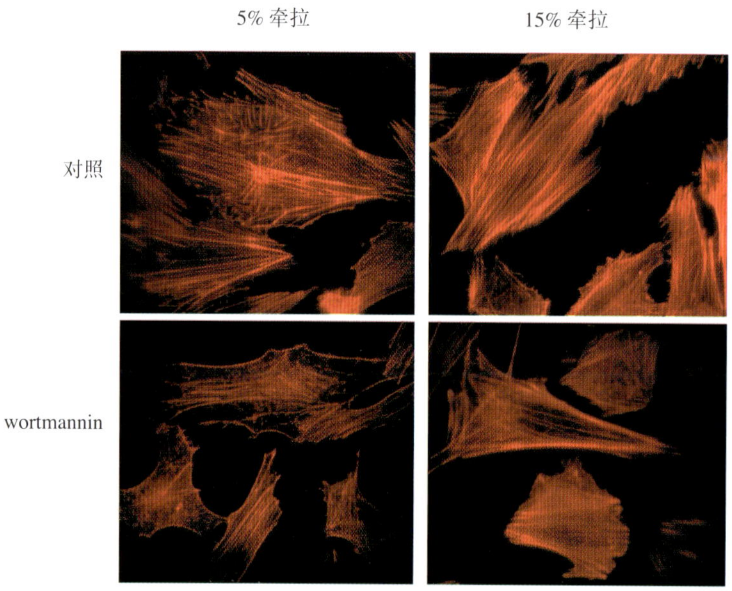

图 36-8 周期性张应变对血管平滑肌细胞 F-actin 重组的影响

F-actin 罗丹明标记的鬼笔环肽染色。图示在 15 % 高张应变条件下，血管平滑肌细胞的 F-actin 肌丝较长，多为无分支，成束状排列；而 5 % 低张应变条件下，VSMC 的 F-actin 肌丝排列杂乱无序。Wortmannin 预孵育后，在高低张应变条件下，细胞中 F-actin 肌丝排列均呈现无序状态，长形成簇肌丝较少

素（angiotensinⅡ，AngⅡ）上调 EC 的 Rab28 表达；而抑制 EC 的 Rab28 表达将导致其增殖下调，凋亡上调，迁移能力增强；抑制 VSMC 的 Rab28 表达则仅导致其迁移能力减弱，对其增殖和凋亡无明显影响，其机制可能与 Rab28 参与 NF-κB 进入细胞核有关（图 36-9）。AngⅡ刺激将导致 EC 的 Rab28 和 NF-κB 转运入核，且 Rab28 和 NF-κB 在细胞浆和细胞核均存在共定位。抑制 Rab28 表达引起 NF-κB 活化降低；而抑制 NF-κB 活化则导致 Rab28 表达下调，两者之间可能存在正反馈作用[10]。

正常条件的血流动力学因素可维持血管 EC

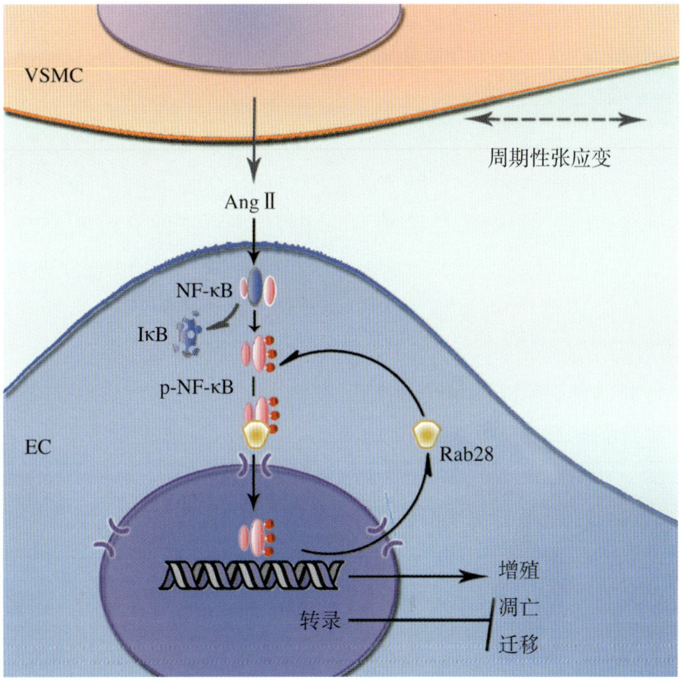

图 36-9　VSMC 影响 EC 的 Rab28 表达、分布和功能示意图

图示在病理性高张应变条件下，VSMC 旁分泌 AngⅡ，上调 EC 的 Rab28 表达；而抑制 EC 的 Rab28 表达将导致其增殖下调，凋亡上调，迁移能力增强，其机制可能与 Rab28 参与 NF-κB 进入细胞核有关。AngⅡ刺激将导致 EC 的 Rab28 和 NF-κB 转运入核，抑制 Rab28 表达引起 NF-κB 活化降低；而抑制 NF-κB 活化则导致 Rab28 表达下调，两者之间可能存在正反馈作用。VSMC：血管平滑肌细胞；EC：内皮细胞

和 VSMC 结构和功能的稳态，使血管功能最优化，以适应血压和血流的变化。异常血流切应力或周期性张应变刺激导致细胞适应性响应，引起细胞结构重建，使细胞压力或张力变化最小化，改变细胞信号通路和基因表达，进而调控细胞功能，以维持血管的稳态。然而，在血管分叉或弯曲等几何结构复杂的区域，持续存在的异常力学因素作用下，这种细胞稳态的力学反馈调控机制未能起有效作用。因此，这些区域处于病理条件之下，如与吸烟、肥胖、高血糖症等其他危险因子叠加，即易患动脉粥样硬化等血管疾病。因此，深入开展心血管疾病血管重建的细胞力学生物学机制研究，将为有效防治心血管疾病提供新的力学生物学理论和实验依据。

第四节 干细胞的力学生物学

干细胞（stem cell）具有自我更新和多样性分化潜能，在再生医学和发育生物学研究中有很大的应用前景。多能胚胎干细胞（embryonic stem cell，ESC）早已能从胚胎分离。组织特异的成体干细胞也已经可以从许多物种的成体组织分离，并可从成体细胞诱导多能干细胞（induced pluripotent stem cell，iPSC）。为将干细胞应用在治疗和科学研究领域，深入了解和精确控制干细胞的生物学行为已成为具有挑战性的关键科学问题。

干细胞分化受细胞所处微环境中的多种因素调控，其中物理因素影响不可忽视。研究力学因素对干细胞生物学行为的影响及其机制对干细胞研究具有重要意义。细胞骨架不仅对细胞起到支持作用，它们还通过细胞-ECM和细胞-细胞黏附将机械张力传递给其他细胞，介导不同类型的机械信号，在细胞分化中扮演重要的调节角色[11]。干细胞的分化趋向除了与其ECM微环境的化学因素如各种生长因子有关外，还与ECM的力学性质、在微纳米尺度的几何形状以及从ECM向细胞传递的力学信号等物理因素有密切的关系。

ECM和细胞骨架的力学特性也可以调节各种干细胞的生长和分化。间充质干细胞（mesenchymal stem cell，MSC）在具有脑组织弹性松软的ECM凝胶上分化为神经元，在中等刚度的ECM基质上可分化为肌细胞，而在具有类骨质刚度的ECM上可分化为骨细胞。神经干细胞在与神经组织相同刚度的软凝胶上向神经元分化，在较硬的凝胶上则向神经胶质细胞分化[12-13]。

ECM的纳米拓扑结构影响干细胞的生长和分化。ECM在纳米尺度上改变其几何形态和尺寸特征可对干细胞的黏附、增殖和迁移产生显著影响，其机制尚未完全了解。细胞可以改变其铺展的程度，通过改变整合素和其他细胞黏附分子的聚集以及细胞骨架的结构，改变黏着斑的尺寸、数量和分布特征以适应基质在单细胞尺度特征上的变化。而后，这些变化进一步影响细胞骨架张力以及力学与其他信号分子的传递和转导。

力学因素可以显著影响机体发育过程，在调控干细胞分化趋向和命运中起重要作用。组织细胞的简单力学加载可导致复杂的物理微环境变化，包括随时间变化的应力、应变、液体流动和压力以及一些其他潜在的生物物理变化。这些微环境的变化又可明显改变细胞力学或渗透压敏感离子通道、细胞骨架张力、ECM蛋白结构和生长因子及细胞激酶的活性，从而影响细胞的结构和功能。

一、周期性张应变对干细胞分化的影响

将MSC培养在用蛋白包被的可变形膜上，对其施加5%或10%周期性单轴张应变，结果细胞趋向为肌原性表型，平滑肌标记物actin表达显著。然而，1%或15%幅度的加载却减少了平滑肌标记物的表达，也未能诱导细胞呈肌原性表型，提示周期性张应变的幅度在干细胞分化中起重要作用。体外对MSC施加双轴的周期性张应变可诱导其成骨性分化，特征性成骨标记物如Runx2、Osrerix和碱性磷酸酶表达以及钙沉积增加。周期性张应变可诱导大鼠ESC向VSMC分化。对Flk1阳性的胚胎干细胞施加周期性张应变（4%~12%幅度、1 Hz频率、24 h）能显著促进细胞增殖，使细胞排列方向垂直于张应变方向，VSMC表型分子在基因和蛋白水平的表达均呈剂量依赖性增加[12]。

周期性张应变在MSC分化中起重要作用，且力学转导作用依赖于细胞排列方向与张应变力方向。这种细胞对各向异性力学环境的不同响应特性，在心血管发育、血管重建和组织工程研究中均有重要意义。

二、流体切应力对干细胞分化的影响

流体切应力对干细胞分化的影响研究主要集中在EC上。流体切应力对内皮祖细胞（endothelial progenitor cell，EPC）分化的影响又是备受关注的重要问题。EPC是成熟EC的前体细胞，也称为成血管母细胞（angioblast），具有增殖、迁移并进一步分化为成熟EC的特性。EPC是干细胞分化成熟过程中的一个阶段。EPC能在一定条件下，在机体的缺血区、组织损伤部位形成新生血管，促进创伤修复和血流恢复。因此，EPC在心肌梗死或肢体缺血的细胞治疗、基因工程载体以及构建组织工程血管等方面有很好的潜在应用前景。

当EPC定位于损伤内膜处后，将受流体切应力的影响。体外实验证明，流体切应力是影响EPC分化的一个重要因素。流体切应力可以诱导EPC和Flk1阳性胚胎干细胞向血管EC分化。当EPC迁移定位于损伤内膜后，EPC除与血流直接接触外，还与中膜VSMC相接触。应用EPC和VSMC联合培养流动腔模型，可以更好地模拟在体条件下这两种细胞的位置关系，且可以对EPC侧施加一定大小的流体切应力，更好地模拟体内EPC所处的生理、病理环境。EPC和VSMC联合培养流动腔模型研究显示，在联合培养施加流体切应力的条件下，长梭形EPC的数量明显增加；EC标记物CD31和血管假性血友病因子（von Willebrand factor，vWF）的表达显著上调，同时祖细胞标记物CD133和CD34的表达显著下调。流体切应力和VSMC分别不同程度地促进EPC分化，且切应力促进EPC分化的效率高于VSMC。流体切应力和VSMC协同作用促进EPC分化的效果比其中任一单因素的影响都要显著。进一步研究证明，组蛋白去乙酰化酶SIRT1参与了切应力诱导的人脐血来源EPC向EC分化，且PI3K/Akt-SIRT1-ac-H3信号通路在其中起重要调节作用[14]。

microRNA（miRNA）参与了细胞增殖、迁移、分化等多种功能的调控[15-16]。近期研究发现，miR-34a及相关的下游靶基因Foxj2在切应力诱导人脐血来源EPC分化中有重要作用。应用平行平板流动腔系统对EPC施加15 dyn/cm^{2}的切应力作用12 h后，与静止组相比，EPC向EC分化，且EPC的miR-34a表达显著增高。切应力加载抑制EPC的Foxj2基因和蛋白表达。miR-34a的mimics和inhibitor转染实验表明，miR-34a诱导EPC向EC分化，而抑制其向VSMC分化。以miRNA靶基因预测工具TargetScanS、miRnada和PicTar预测分析显示，Foxj2为miR-34a的潜在靶基因。Western boltting和RT-PCR检测显示，miR-34a与Foxj2的表达负相关。Foxj2的过表达和干扰实验进一步证明，Foxj2抑制EPC向内皮分化，而促进其向VSMC分化。上述结果提示，切应力可能通过诱导EPC的miR-34a表达，通过下调其靶基因Foxj2促进EPC向EC分化。

流体切应力诱导干细胞分化的机制是多方面的，包括整合素介导的信号网络、细胞膜的流动性、离子通道、G蛋白偶联受体、内皮黏多糖层及原始纤毛等。深入了解干细胞分化的力学生物学机制，以精确控制干细胞的生物学行为将成为今后研究关注的重要科学问题。

当前，生命科学和医学基础研究的发展趋势之一就是越来越认识到物理因素，尤其是力学因素和调控规律在生命活动和疾病发生发展中扮演着十分重要的角色。后基因组时代的生命活动和重大疾病研究，将在传统生物医学的基础上，多学科综合交叉，深入开展细胞力学生物学研究，探讨生命现象的动力学行为，从而为更好地阐明生命科学和健康领域的重大科学问题提供细胞生物学基础，可望为防治疾病和提高人类健康水平提供重要突破。

参考文献

[1] Fung YC. Biomechanics: Motion, Flow, Stress and Growth. Springer-Verlag New York Inc. 1990, 499-546.

[2] Malek AM, Alper SI, Izumo S. Hemodynamic shear stress and its role in atherosclerosis. JAMA, 1999, 282:2035-2042.

[3] Wang YH, Yan ZQ, Qi YX, et al. Normal shear stress and smooth muscle cells modulate migration of endothelial cells through histone deacetylase 6 activation and tubulin acetylation. Ann Biomed Eng, 2010, 38:729-737.

[4] Fabry B, Maksym GN, Butler JP, et al. Scaling the

microrheology of live cells. Phys Rew Lett, 2001, 87:148102.

[5] Chien S. Mechanotransduction and endothelial cell homoestasis: the wisdom of the cell. Am J Physiol Heart Circ Physiol, 2007, 292:1209-1224.

[6] Hahn C, Schwartz MA. Mechanotransduction in vascular physiology and atherogenesis. Nat Rev Mol Cell Biol, 2009, 10:53-62.

[7] Li S, Butler P, Wang Y, et al. The role of the dynamics of focal adhesion kinase in the mechanotaxis of endothelial cells. PNAS, 2002, 99:3546-3551.

[8] Qi YX, Jiang J, Jiang XH, et al. Paracrine control of PDGF-BB and TGFβ1 on cross-talk between endothelial cells and vascular smooth muscle cells during low shear stress induced vascular remodeling. PNAS, 2011, 108: 1908-1913.

[9] Qu MJ, Liu B, Wang HQ, et al. Frequency-dependent phenotype modulation of vascular smooth muscle cells under cyclic mechanical strain. J Vasc Res, 2007, 44:345-353.

[10] Jiang J, Qi YX, Zhang P, et al. Involvement of Rab28 in NF-κB nuclear transport in endothelial cells. PLoS One, 2013, 8:e56076.

[11] Treiser MD, Yang EH, Gordonov S, et al. Cytoskeleton-based forecasting of sem cell lineage fates. PANS, 2010, 107:610-615.

[12] Guliak F, Cohen DM, Estes BT, et al. Control of stem cell fate by physical interaction with the extracellular matrix. Cell Stem Cell, 2009, 5:17-26.

[13] Engler AJ, Sen S, Sweeney HL, et al. Matrix elasticity directs stem cell lineage specification. Cell, 2006,126: 677-689.

[14] Cheng BB, Yan ZQ, Yao QP, et al. Association of SIRT1 expression with shear stress induced endothelial progenitor cell differentiation. J Cell Biochem, 2012, 113:3663-3671.

[15] Zhou J, Wang KC, Wu W, et al. MicroRNA-21 targets peroxisome proliferators-actived receptor-a in an autoregulatory loop to modulate flow-induced endothelial inflammation. PNAS, 2011, 108:10355-10360.

[16] Plummer PN, Freeman R, Taft RJ, et al. Micrornas regulate tumor angiogenesis modulated by endothelial progenitor cells. Cancer Res, 2013, 73:341-352.

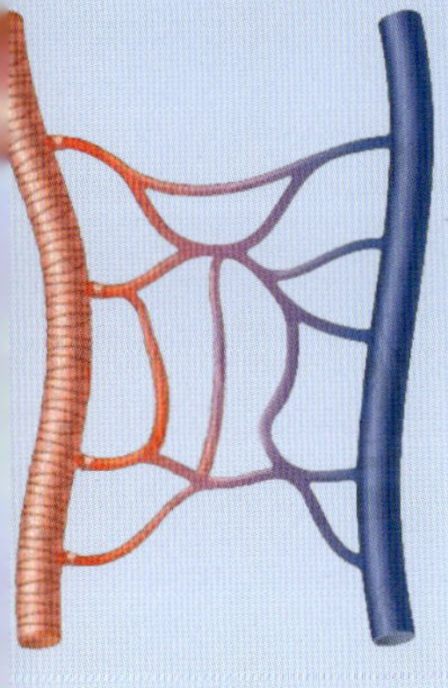

第三十七章

干细胞与血管修复

徐清波　于宝琪

干细胞拥有分化成各种不同细胞类型的巨大潜能，可以再生受损的组织和器官，因此目前干细胞具有十分广阔的研究前景。总体来说，干细胞可以分为胚胎干细胞和成人干细胞两大类。胚胎干细胞主要从胚泡中获得，可以分化为各种组织类型；而成人干细胞主要来源于血液、骨髓、血管壁和其他组织，具有多种分化能力。

近年来，尽管心血管医学领域已取得了突飞猛进的发展，但是心血管疾病依然是世界范围内导致死亡的首要因素。冠状动脉性心脏病是导致死亡的主要心血管疾病之一，其中由冠状动脉粥样硬化导致的血管狭窄与供血不足是其主要病因。而血管管腔单层内皮的完整性在该类疾病的发生发展过程中扮演了重要的角色。当血管壁处于炎症状态时，内皮细胞功能发生障碍，继而凋亡坏死，招募单核细胞浸润，诱导其分化为巨噬细胞，并吞噬血管内堆积脂质，使其形成泡沫细胞，最终导致动脉粥样硬化斑块的形成。在动脉粥样硬化病变发展过程中，由于平滑肌细胞大量增殖，内膜新生导致动脉血管管腔狭窄，血流受阻，因此输送到相应脏器的血氧含量减少，导致相关脏器缺血缺氧，如心肌梗死或卒中等疾病的发生。临床上主要采用冠状动脉血管成形术以及冠状动脉旁路移植术等扩张狭窄的血管或通过移植血管建立新的循环通路，然而这些治疗技术中，支架及移植血管自身都会造成内皮细胞受损，导致血管再次损伤从而引发血管再次狭窄。

成人体内干细胞具有分化成内皮细胞和平滑肌细胞的能力，可以形成新生血管，从而促进血管的修复。尤其是骨髓和血管壁来源的祖细胞在心血管疾病发展过程中起到重要作用。最近证实，骨髓和动脉壁包括了很多血管干 / 祖细胞，它们可以分化为内皮细胞和平滑肌细胞，维持血管稳态，参与血管修复以及血管多种病理过程，例如原发性动脉粥样硬化、血管损伤诱导的内膜增生以及冠脉旁路移植术后静脉移植粥样硬化等。大量动物实验结果表明，血循环中的祖细胞参与血管壁中细胞的增殖和血管新生，而血管壁中同样包括了祖细胞，它们可以分化为内皮细胞，参与血管损伤部位修复，或是迁移透过血管壁，继而分化为平滑肌细胞参与内膜新生[1]。

第一节 干细胞介绍

一、干细胞研究历史

1961 年，生物物理学家 James Till 和血液病专家 Ernest McCulloch 在发表的文章中偶然提到干细胞，即一种能够不断地自我更新且具有广泛应用前景的细胞。直到 1997 年，在外周血中表达 CD34 的造血干细胞作为内皮祖细胞被分离出来[2]。1998 年，James Thomson 首次分离出人类胚胎干细胞，并发现它们具有自我更新与分化为不同组织的能力。2007 年，日本的 Shinya Yamanaka 和美国的 James Thomson 在各自发表的文章中分别提出诱导的多能干细胞[3]，他们将皮肤细胞通过病毒插入 4 种基因，从而使其获得与胚胎干细胞相同的性质，使得该种细胞具有分化为心脏细胞和神经细胞的能力。2010 年，Geron Corporation 在临床试验中，第一次在病人身上应用人胚胎干细胞来源的少突胶质祖细胞[4]。

二、干细胞定义

干细胞（stem cell）是一类具有无限自我更新能力，可通过有丝分裂分化成多种不同的细胞和组织器官类型的细胞。在哺乳动物中，有两大类型的干细胞：①从囊胚期的内细胞团获得的胚胎干细胞；②从各种组织中分离出来的成体干细胞。在胚胎发育过程中，干细胞可以分化成各种特殊的细胞（又称多功能干细胞）；在成年生物体中，干细胞和祖细胞作为补充和修复组织的系统，维持着再生器官的正常功能，如皮肤、血液、肠组织等。根据干细胞所处的发育阶段不同，将其分为胚胎干细胞（embryonic stem cell，ESC）和成体干细胞（somatic stem cell，SSC）。根据干细胞的发育潜能不同，将其分为三类：全能干细胞（totipotent stem cell，TSC）、多能干细胞（pluripotent stem cell，PSC）和单能干细胞（unipotent stem cell，USC）。

三、干细胞的应用

由胚胎干细胞的衍生物合成的人工血管，在临床前期研究中主要应用在小鼠心肌梗死、下肢缺血、静脉移植和动脉粥样硬化模型中。未来，更多的转化医学研究将应用于大型动物（如免疫抑制的猪）的体内，并逐步向 1 期临床试验发展。在生物工程学领域中，多能干细胞还将应用于组织置换。此外，在毒理学研究中，人类胚胎干细胞或人工诱导的胚胎干细胞分化的血管细胞或组织，可应用到专为单一病人设计的药物筛选中。血管再生在临床治疗上具有相当大的需求，它可以治疗多种缺血性疾病，为血管移植提供良好的基材，例如动脉瘤或外伤后的搭桥手术以及血管重建。

第二节 干细胞分类

一、血管壁干细胞 / 祖细胞

血管壁分为内膜、中膜、外膜三层，在各层均已发现不同分子标记的血管干 / 祖细胞，它们具有分化为多种细胞的潜能（表 37-1）。血管壁外膜是围绕在动脉血管最外层的一层结缔组

表37-1　血管壁干细胞标记分子及分化

血管壁	分子标记物	细胞分化
内膜	CD31⁺, CD141⁺, CD105⁺, CD146⁺, CD144⁺, vWF⁺, Flk-1⁺, eNOS⁺, Tie-2⁺, CD31⁺, 血管内皮钙黏蛋白, CD14⁺, CD68⁺	内皮细胞
	CD13⁺, CD29⁺, CD44⁺, CD54⁺, CD90⁺, HLA Ⅰ类，HAL-DR	成骨细胞 软骨细胞 脂肪细胞
中膜与外膜交界处	CD34⁺, C-kit⁺, CD31⁻, VEGFR2⁺, Tie-2⁺	内皮细胞 造血细胞 免疫细胞
	Sca-1⁺	平滑肌细胞
	Oct-4⁺, Stro-1⁺, Notch-1⁺	脂肪细胞 软骨细胞
外膜	CD3⁺/CD31⁻	内皮细胞
	Sca-1⁺	平滑肌细胞
	波形蛋白，胶原Ⅰ, CD29⁺, CD44⁺, CD105⁺	脂肪细胞 成骨细胞

织。成人血管壁可贮藏着各种不同种类的祖细胞。这些平时处于静止状态的祖细胞，在内皮损伤及动脉粥样硬化病程中可被激活，调节血管壁的张力和结构。激活的外膜祖细胞还可以释放活性氧、趋化因子、细胞因子、生长因子、金属蛋白酶等因子，共同影响中膜的平滑肌细胞，并刺激和招募循环中的炎症细胞和祖细胞到达血管壁。这些激活的外膜祖细胞通过增殖、分化和迁移参与内膜新生。在血管外膜，特别是主动脉弓区域，免疫组化实验发现一组祖细胞的标记分子：Sca1、c-kit、CD34 和 Flk1。目前血管祖细胞是由这些标记分子共表达定义的，而并非由一个特定的分子可以代表[5]。

血管外膜的祖细胞具有向内皮细胞和平滑肌细胞分化的能力，向内皮细胞分化的祖细胞多位于血管的中膜和外膜交界处。体外细胞培养发现，Flk1⁺ 祖细胞是由干细胞分化而来的内皮细胞的祖细胞。祖细胞分化为内皮细胞主要通过内皮细胞生长因子（vascular endothelial growth factor，VEGF）/ 内皮细胞生长因子受体（vascular endothelial growth factor receptor，VEGFR）- 磷脂酰肌醇 3 激酶（phosphatidylinositol 3-kinase，PI3K）-HDAC3/Akt 通路完成。当干细胞来源的 Sca1⁺ 祖细胞向平滑肌细胞分化时，整合素（integrin）、血小板源性生长因子（platelet derived growth factor，PDGF）、转化生长因子 β（transforming growth factor β，TGFβ）起到重要作用，该信号通路包括了 TGFβ/PDGF-BB/Integrin-Nox4/HDAC7- 血清应答因子（serum response factor，SRF）/ 心肌蛋白（myocardin）。

2004 年，Hu[6] 等发现从 ApoE 敲除的小鼠主动脉外膜分离出的 Sca1⁺ 的间充质干细胞可以在内膜新生时分化为平滑肌细胞。这种细胞可以维持中膜的稳态，可以补充循环中的平滑肌祖细胞库。在动脉粥样硬化过程中，外膜的 Sca1⁺ 细胞通过直接迁移或者经过血循环进入内膜，在斑块处分化为平滑肌细胞并大量聚集。在中膜与外膜的交界处存在音猬因子（sonic hedgehog，Shh）信号通路[7]，它主要参与动静脉内皮细胞的鉴定、血管卵黄囊的重塑、壁细胞的招募等。在音猬因子敲除的小鼠主动脉弓处，Sca1⁺ 细胞数量减少，说明其与 Sca1⁺ 细胞功能有关。此外，这些祖细胞在三维基质中培养，可以分化为血管内皮钙黏蛋白（VE-cadherin）阳性的内皮细胞以及平滑肌肌动蛋白 α（alpha smooth muscle actin，α-SMA）阳性的平滑肌细胞，从而形成血管结构。在正常生理情况下，祖细胞维持着血管的稳态，同时储存着大量未分化的细胞以供内膜新生或动脉粥样硬化等病理情况下使用。有证据表明由移植静脉血管外膜提供的祖细胞可在动脉粥样硬化斑块内膜处找到，随后这些细胞可进一步分化为平滑肌细胞。

二、内皮祖细胞

血管主要由线性排列在管腔内的内皮细胞和构成中膜结构的平滑肌细胞组成。在脊椎动物的胚胎期，血管系统是第一个发育的功能器官，这一过程从形成血岛开始，内皮细胞就是由脏胚层的间充质干细胞分化发育而成。随后，动脉和静脉这类大血管将获得中膜结构。在初期血管和心脏瓣膜的发育过程中，内皮细胞首先被壁细胞包围，随后这些壁细胞形成平滑肌细胞和周细胞。

当从外周血分离出的内皮祖细胞表达 CD34 或者血管内皮生长因子受体 2（VEGFR2）蛋白时[8]，它们具有在体外增殖和分化为内皮细胞的共同特性和功能。一系列实验表明，血管腔内的内皮细胞包括了不同分化程度的细胞，其中一些是具有形成无性增殖能力的祖细胞。将人胸廓内动脉的血管环在体外三维生物基质中培养，可分离得到内皮祖细胞。由一层管腔内的内皮细胞和外周的周细胞组成的新生血管也来源于血管壁的分化细胞。贮存在动脉壁的 CD34 和 VEGFR2 双阳性的内皮祖细胞能够在动脉环中形成毛细血管芽。此外，这些祖细胞表达 VEGFR2，血管生成素受体 2（angiopoietin receptor 2，Tie2）和 VE-cadherin 等内皮细胞标记物和细胞黏附分子，进一步表明它们属于内皮细胞家系。在众多研究中，内皮祖细胞通过流式细胞技术，可定义为表达 CD34、CD133 或者 VEGFR2 的一类细胞，这些细胞可来自多种前体细胞，包括：造血干细胞和非造血干细胞（骨髓、单核细胞、组织常驻干细胞）。

内皮祖细胞具有两种不同的表型：一种是造血干细胞来源的纺锤形的细胞，被称为早期内皮祖细胞[9]，另一种是晚期内皮祖细胞，其不表达造血干细胞抗原（例如 CD45），却是唯一一种可以形成血管的细胞，也被认为是真正的内皮祖细胞。早期内皮祖细胞，来自单核细胞，增殖能力低，具有内皮细胞的特性，可表达内皮型一氧化氮合酶（endothelial nitric oxide synthase，eNOS），尽管它们可以整合到内皮细胞单层，但是在体内，它们仍不能形成有血流灌注的血管。相反，晚期内皮祖细胞具有较高的增殖率，在体内血管新生中起到重要作用。实验数据表明，无论是存在于骨髓还是组织常驻的壁龛里的晚期祖细胞，都具有恢复损伤内皮的功能。最近研究表明，$CD14^+$ 细胞大多发展为早期的内皮祖细胞，而 $CD14^-$ 细胞则全部分化为晚期的内皮祖细胞[10]。在免疫缺陷小鼠的缺血下肢灌注内皮祖细胞，尽管可以明显增加损伤后修复和血流再灌注，然而只有较低数量的内皮祖细胞可以整合到新生的毛细血管中。这一实验表明，内皮祖细胞可通过旁分泌的形式释放血管形成因子，从而确保组织常驻细胞生存，血管形成和组织修复，由此说明，与晚期内皮祖细胞相比，早期的内皮祖细胞可产生更高水平的生长因子。

将自身的晚期祖细胞应用于内皮修复过程，其不足之处在于外周血中的细胞数量太少，每一百万个种植的单个核细胞中只有 0.016 个克隆。然而如果在种细胞之前预筛选出 $CD34^+/CD45^-$ 的单个核细胞，就可以使细胞数目富集多达 300 倍以上。未来，在应用于临床治疗前，可借助于与晚期内皮祖细胞特异性结合的配体的肽段来分离和扩充细胞数目。Reinisch 等已证实，晚期祖细胞可利用无蛋白质的动物细胞模拟人体内状态扩增，这样的细胞可维持其表型和功能，具有增殖能力和基因稳定性。

目前对于内皮祖细胞具体的细胞表面标记分子和其对于血管新生的作用依旧是争论的热点[10]。产生争论的原因在于在血循环中许多细胞表达各种不同的标记分子却可获得相似的内皮细胞表型。目前公认的鉴定循环中内皮祖细胞的标记分子有 $CD133^+/CD34^+/VEGFR2^+$ 和 $CD34^+/VEGFR2^+$，尽管这种细胞又被称为 $CD34^+$ 细胞，它同时也表达造血干细胞的标记分子 CD45。在体外扩增后，内皮祖细胞不再表达 CD45 而表达内皮细胞标记分子，例如：组织因子Ⅷ、CD31、荆豆凝集素 1（Ulex europaeus agglutinin 1，UEA1）、eNOS、内皮选择素（E-selectin）等。

因此，虽然内皮祖细胞表达类似的细胞标记分子，但是它们的表型可因它们的来源不同而不同，功能也各有不同，包括：具有增殖能力的不成熟的内皮祖细胞，可移植入新生内皮单层的成熟内皮祖细胞以及可产生生长因子促进内皮修复的支持性内皮祖细胞。大量实验结果发现，在血循环中有相当一部分内皮祖细胞并非来源于骨髓，有许多器官可作为内皮祖细胞的循环池。尤其是脾，当受体小鼠的脾被切除后，大量供体小鼠脾来源的内皮祖细胞被招募到损伤缺血区域。在肠和肝，发现大量动员的组织常驻的祖细胞。此外人类的脂肪组织的干细胞也可分化为内皮细胞，鉴于它们数量大，易于自体移植，是血管组织工程的优良来源。另外，在血管壁，特别是中膜和外膜之间的区域也发现大量内皮祖细胞，维持着血管的完整性。

三、平滑肌祖细胞

从小鼠主动脉根部分离的 $Sca1^+$ 细胞具有分化为平滑肌细胞的潜能，可迁移并引发移植血管的内膜增生病变。从小鼠主动脉中膜分离的血管内皮祖细胞称为侧群（side population）细胞 $Sca1^+$，$c\text{-}kit^{-/low}$，$Lin\text{-}CD34^{-/low}$ 能够在内皮细胞生长因子和 PDGF-BB 的刺激下分别分化为内皮细胞和平滑肌细胞[11]。在小鼠模型中，$Sca1^+$ 细胞和主动脉根部的平滑肌细胞定位于中膜/外膜交界处，并受 Shh 信号通路调控。Shh 的信号通路被认为可以调节卵黄囊血管的重塑及壁细胞的更新。这些研究突出了 $Sca1^+$ 细胞在血管生长和胚胎发育调节中的潜在作用。Simper 等第一次报道血循环中存在平滑肌祖细胞，最新实验表明，这些平滑肌祖细胞，主要来源于 CD14/CD105 双阳性的细胞，它们在早期培养过程中，具有增殖潜能，表达促炎基因，经过长期的培养后，具有收缩功能，并表达平滑肌细胞标记分子，如 α-SMA。

已有证据显示 PDGF 和 TGFβ 可联合影响由干细胞来源的 $Sca1^+$ 祖细胞分化成平滑肌细胞。检测祖细胞的初始信号主要是通过细胞表面受体，即 PDGF 受体，TGFβ 受体和整合素。通过 β-亚基的酪氨酸磷酸化激活整合素的受体，信号通过这些复合物的传输可能会影响平滑肌细胞分化。β1 整合素在平滑肌祖细胞或长出细胞中的表达量要大于长出的内皮细胞。因为整合素可介导平滑肌祖细胞黏附到特定的细胞外基质上。此外，纤维粘连蛋白对 β1 整合素具有黏着性，在平滑肌长出细胞也有较高的表达量[12]。

四、间充质干细胞

研究发现，在人类大隐静脉和胸主动脉均发现贮藏着一群表达间充质细胞的标记蛋白（包括 CD13、CD29、CD90、CD44、CD54），这类细胞可分化为成骨细胞，软骨细胞和脂肪细胞[13]。检测基因表达发现，血管内膜也存在间充质干细胞的标记蛋白，并且它们同样能分化成为类似于骨髓和脐静脉来源的间充质干细胞分化的细胞。动脉来源的祖细胞具有血管新生的特性。人类组织的大部分血管周干细胞可由 CD146 标记蛋白来分离，这与间充质细胞和周细胞享有共同的功能和抗原特性结论一致。Covas 等对成人大隐静脉和胎儿脐动静脉、胎儿动脉中的大量成纤维细胞、祖细胞和血管周细胞作对比，发现所有这些细胞系均表达间充质标记蛋白，并分化成为成骨细胞、软骨细胞和脂肪细胞。这一研究论据再一次证实周细胞是一群长期驻扎在外周器官的祖细胞。

五、诱导及部分诱导的多功能干细胞

将体细胞重编程可产生诱导多功能干细胞（induced pluripotent stem cell，iPS cell），与胚胎干细胞相比，这种诱导多功能干细胞可在临床广泛应用而避免伦理和同种免疫等问题。产生 iPS 主要基于将关键转录因子 c-Myc、Klf4、Oct4 和 Sox2 或者 Lin28 和 Nanog 结合、传递、启动体细胞到多功能干细胞的重编程过程。研究者正在不断改进多种方法以克服慢病毒载体方法带来的不足，稳定地将重编程因子整合到宿主细胞基因组中去，其中包括：非整合的腺病毒载体、质粒、可传递重组因子的纯化重组蛋白质和修饰的 RNA 分子。

多功能干细胞具有分化为多种细胞种类的潜能，如分化为 $CD34^+$ 祖细胞、心肌细胞、内皮细胞。然而，由于细胞被重编程到一个多功能的状态，当应用多功能干细胞时，最大的缺陷是易诱导肿瘤的发展。鉴于细胞重编程是一个低效率的过程，在细胞的不同阶段重编程可能会调节不同的信号通路，使细胞直接分化，而跳过多功能的阶段。因此，我们建立了一个方法，如图 37-1 所示，将编码四个转录因子（OCT4、SOX2、KLF4、c-MYC）的基因转移到人成纤维细胞，能够产生部分诱导的多功能干细胞（PiPS）[14]，这种干细胞在体内不会形成肿瘤，但具有分化为内皮细胞的功能。

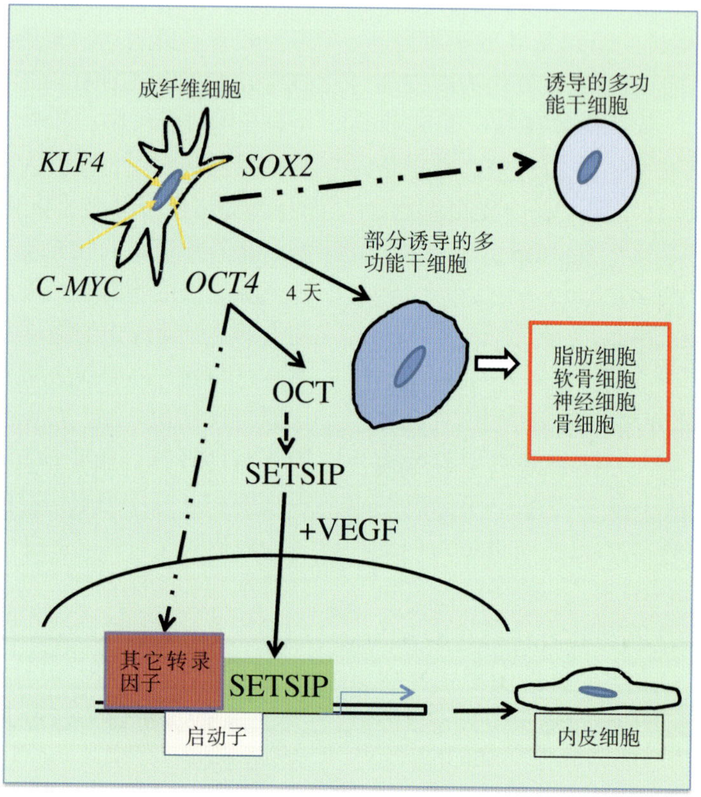

图 37-1　部分诱导多功能干细胞重编程过程

六、胚胎干细胞

胚胎干细胞是一种具有“多功能”潜力的干细胞，来源于胚胎囊胚期的内细胞团，具有独特的无限自我更新能力，同时维持着可以分化为人类各种细胞类型的潜能。从小鼠胚胎中分离出胚胎干细胞，首次引领了目前广泛应用的“基因敲除小鼠”技术的发展。内皮细胞生长因子和由血流产生的内在机械力可起始胚胎干细胞向内皮细胞分化，主要表现在其明显诱导内皮细胞特异性标记物 CD31、vWF 和内皮钙黏素的表达，以及鹅卵石样的细胞形态上的改变。

第三节　干细胞动员分化机制

一、动员

（一）血管壁干细胞动员

血管外膜如同一个储存未分化的干/祖细胞的蓄水池，这些细胞被动员后可从血管壁的壁龛释放出来。不断有实验数据表明，在损伤的动脉和动脉粥样硬化的血管中，当外膜发生炎症时，可产生一系列的细胞因子或酶，例如肿瘤坏死因子α（TNFα）、组织生长因子β（TGFβ）、粒细胞集落刺激因子（granulocyte colony-stimulating factor，G-CSF）、粒细胞巨噬细胞集落刺激因子（granulocyte-macrophage colony stimulating factor，GM-CSF）、单核细胞趋化蛋白1（monocyte chemoattractant protein 1，MCP1）、基质金属蛋白酶9（matrix metalloproteinase 9，MMP9）和基质细胞衍生因子19（stroma cell-derived factor 19，SDF19），这些细胞因子可能直接或间接地刺激血管外膜的祖细胞动员。血管损伤、动脉粥样硬化病变或微血管（血管滋养管）均会明显增加血管外膜炎症反应的可能性[15]。

抗血管新生的治疗可以限制实验性动脉粥样硬化的形成与发展，这一结果表明微血管病变密度与动脉粥样硬化的发展呈正相关。研究表明，已发现的外膜周细胞/祖细胞，可形成若干毛细血管的结构，还可以包被内皮细胞，从而有助于稳定血管滋养管。此外，在损伤的血管壁内，微血管的内皮细胞，至少部分地来自祖细胞。尤其是，在病理情况下（例如动脉损伤和肥厚、动脉粥样硬化），血管细胞缺氧、可激活转录调节子：缺氧诱导因子1α（hypoxia-inducible factor，HIF1α）。HIF1α可激活VEGF基因转录，并在局部产生VEGF。当VEGF与它的高亲和力酪氨酸激酶受体Flk1结合时，促进血管生成。因此，动员血管壁局部干/祖细胞可能促进血管生成，在血管壁内形成微血管。

在正常的血管壁，微血管局限于外膜中，而在动脉粥样硬化病变的血管中，除了血管滋养管提供营养以外，我们推测，丰富的微血管可作为运输已动员的造血干/祖细胞进入内膜的通道，随后这些干/祖细胞在内膜增殖，分化成平滑肌细胞。有实验发现，在血管内膜存在有来源于移植血管外膜的祖细胞，这表明移植血管外膜的祖细胞被动员后，可迁移过整个血管壁，最终分化为平滑肌细胞。

（二）骨髓干细胞动员

壁龛是干细胞在骨髓中贮存的特殊位置，在这个微环境中，细胞能够保持未分化和分化后的静止状态。壁龛中的支持细胞在血管损伤和生理应激时，调节干细胞自我更新及分化的功能，并快速动员及招募干细胞到达血管损伤部位。其中VEGF作为一种内皮细胞特异性的生长因子，相当于血管新生的开关。在组织损伤后，其在循环中水平快速升高，可有效地动员内皮祖细胞到达损伤部位，诱导血管新生。

进一步研究表明，激活的MMP9可催化膜连接蛋白形式的Kit配体转化为可溶性的形式，进而动员$VEGFR2^+$内皮祖细胞，使他们从成骨细胞区域转移到富含血管的壁龛中，利于干细胞的分化和动员[16]。MMP9的激活是以依赖NO的方式完成的，趋化因子可增加NO的生物活性，从而启动激活MMP9的过程。趋化因子SDF1和其受体CXCR4在招募干细胞到缺血区域起到重要作用。此外，抑制CXCR4可招募血管外周壁龛里的干细胞，反之，刺激CXCR4可动员静止休眠的细胞，这一过程需要激活蛋白酶或者干细胞激活趋化因子来实现。

此外，雌激素可在颈动脉损伤后，通过提高动员和干细胞的增殖能力诱导其快速产生内皮单层细胞。红细胞生成素、他汀类治疗、运动都可以增加内皮祖细胞的动员，促进血管新生，并通过e-NOS依赖方式抑制内膜增生。

二、分化

干细胞受到外界多种细胞因子及血流机械力的刺激后，经过细胞内多条信号通路调控，使得内皮细胞或平滑肌细胞基因表达升高，最终分化为内皮细胞或平滑肌细胞，如图 37-2 所示，以下我们将分别进行概述。

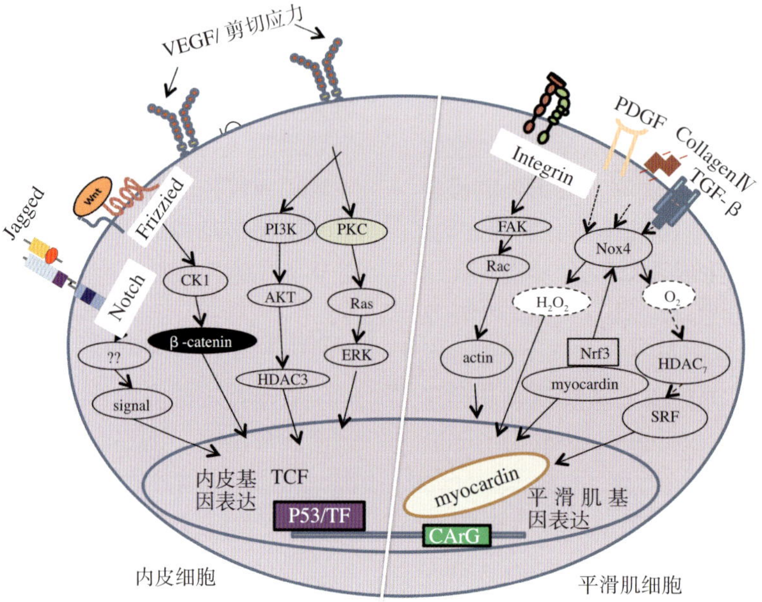

图 37-2 干细胞向内皮细胞或平滑肌细胞分化信号通路

（一）干细胞向内皮细胞分化

大量体内外实验均表明，成人和胚胎干细胞通过不同的信号通路可以分化为内皮细胞，VEGF 及其受体在其中起到重要作用。VEGFR2 是血管母细胞早期的标记分子，在小鼠发育期，Brachyury 阳性细胞可以迁移进入胚胎外的卵黄囊形成血管丛。VEGFA 或内皮细胞生长因子受体（VEGFR1 和 VEGFR2）缺乏均会导致胚胎期血管发育的失败。在 VEGF165 的诱导下，多功能干细胞可激活 MAPK/ERK 信号通路，向内皮细胞分化。VEGFR2 的磷酸化及其与磷脂酶（phospholipase，PLC）Cγ1 和 PI3K 的相互作用，不但是人胚胎干细胞来源的 Flk1 祖细胞生存和增殖的基础，也是它们向内皮细胞家系分化的保证。由此可见，内皮细胞生长因子在内皮分化中的作用中不只是简单地开 / 关机制，而是具有良好的调节方式。Flt1 敲除的小鼠在妊娠中期因血管组织破坏而死亡，在酪氨酸激酶缺乏的小鼠体内，尽管 VEGF 可以和 VEGFR1 结合，却不能产生下游信号，但这种小鼠依然能正常发育。神经纤毛蛋白 1（neuropilin 1，NRP1）在内皮细胞表面表达，与 VEGFR2 一起形成特异性的 VEGFR165。实验已证实，蛋白激酶 A（protein kinase A，PKA）激活导致了 VEGFR2 和 NRP1 的过度表达，从而增加 $VEGFR2^+$ 的祖细胞对于 VEGFR165 的敏感性，增加分化能力。此外，剪切应力可上调 PKA，这个过程是通过上调 VEGFR 可刺激 $VEGFR2^+$ 的内皮细胞分化实现的 [17]。

内皮细胞分化还依赖于成纤维细胞生长因子（fibroblast growth factor，FGF）家族蛋白（例如，研究最多的有两个基本的 FGF 家族成员：FGF1 和 FGF2）。敲低 FGF1 的基因编码，可导致小鼠在原肠胚形成前即死亡。而 FGF2 敲除的胚胎虽可以正常发育，但血管张力和血压都较低。此外，FGF2 刺激内皮细胞分化主要依赖于 Src 激酶的活性，然而抑制与内皮细胞分化密切相关的 MEK 和 MAPK 以及 PKCγ 却不能阻止 FGF2 的诱导作用。

在细胞外基质，整合素蛋白与基质蛋白结合，实现双向信号通路，整合素 $\alpha_v\beta_3$ 可上调血管新生，敲除 α_v 链可减少毛细血管丛的形成。同时，整合素 β_1 对于畸胎瘤生长和胚胎的血管形成是必不可少的，当在小鼠内皮细胞特异性敲除时可导致血管缺陷，早期胚胎死亡。与此结果相一致的是，整合素 β_1 敲除的胚胎，内皮细胞形成的血管网明显减少，可能是与破坏了内皮细胞分化有关。层粘连蛋白（laminin，LN）是一种细胞外基质蛋白，通过协同性诱导 FGF2 转录而参与内皮细胞分化。

Wnt 蛋白在原条（生成造血细胞）的形成过程中起到重要的作用。Dickkopf1 是一种 Wnt 通路的抑制剂，当加入此种抑制剂后，发现由人干细胞来源的胚胎中产生 CD34 和 Flk1 双阳性的细胞减少，而加入 Wnt1 会提高内皮细胞的分化。同样的，Wnt5a 敲除的干细胞不能分化为内皮细胞家系，而当加入 Wnt5a 后可逆转此现象，这主要通过 β- 连环素（β-catenin）和 PKCα 信号通路实现。

Notch 信号通路在决定各种细胞命运时也起到根本的作用。Notch 在胚胎血管发育时期，特别是动静脉分化过程中起着非常重要的作用。激活 Notch 可抑制静脉细胞的标记分子 Flt4 的表达。在干细胞来源的 $VEGFR2^+$ 细胞内，已有实验证明，剪切应力可通过不依赖配体的 VEGF 激活方式引起 Notch 分裂，从而刺激内皮细胞分化。

组蛋白脱乙酰基酶类（histone deacetylase，HDAC）是一类至少由 17 个基因组成的酶类，在胚胎干细胞上几乎表达所有 HDAC 家族基因。当 HDAC 的活性被抑制后，HoxA9 的表达下调，导致内皮祖细胞向内皮细胞家系的分化明显减少。人外周血来源的内皮祖细胞高表达 HDAC1、HDAC3 和 SIRT1。当内皮细胞暴露于血流剪切力的作用时，Akt 在细胞膜表面部分增加，这与 HDAC3 转位于膜表面的结论一致。免疫共沉淀实验表明，这两种蛋白质直接相互作用。转染突变的 HDAC3 载体，导致 Akt 磷酸化程度大幅下降。同理，用腺病毒过表达 HDAC3 可增加 Akt 磷酸化并提高酶的活性，HDAC3 激活 Akt 是通过调节 PI3K 活性实现的。胚胎干细胞来源的祖细胞在剪切应力的作用下，能够被快速激活 VEGFR-Akt-eNOS 通路，诱导 HDAC3 的磷酸化。此外，血流造成的机械力也可以启动一系列事件导致内皮祖细胞获得一些内皮细胞的表型。剪切应力还可上调 HDAC3 的下游靶向 P53 和 P21 的表达水平。最近研究表明，层流可使成人和胚胎干细胞向内皮祖细胞分化的种群增多。总的来说，剪切应力与内皮细胞生长因子相似，是干 / 祖细胞向内皮细胞分化的正向信号。

干细胞所处的微环境对于决定细胞的命运具有非常重要的作用。已发表的众多数据证实，干细胞的分化主要包括两个信号通路，黏附分子 / 整合素家族成员与生长因子 / 剪切应力之间的相互作用。例如，移植血管上被激活的内皮细胞表达黏附分子，而干细胞膜表面表达整合素，此条信号通路导致干细胞向血管壁表面移动并启动分化。此外，激活的内皮细胞还可表达生长因子，促进血小板在内皮细胞下基质聚集。在血小板聚集的纤维蛋白凝块中，VEGF 富集，可促进 $CD34^+$ 细胞向内皮细胞分化。此外，当 $CD34^+$ 祖细胞黏附到损伤的血管壁后，提高了 VEGFR2 的表达，同时促进细胞增殖和血管形成。我们的实验也证实胶原蛋白 Ⅳ 可与整合素相互作用，VEGF 刺激对于 $Sca\text{-}1^+$ 祖细胞分化为内皮细胞也非常重要。

（二）干细胞向平滑肌细胞分化

大量证据表明，平滑肌祖细胞可由成人和胚胎干细胞通过类似的信号通路，分化成为成熟的平滑肌细胞。在祖细胞的表面，PDGF 受体、TGFβ 受体和整合素均可感知不同的信号。整合素由一系列异二聚体跨膜蛋白与不同的胞外基质蛋白结合形成，在细胞和基质蛋白之间双向传递信息。通过激活整合素受体的 β 亚基（酪氨酸磷酸化），可传导信号影响细胞的生理功能，其中包括平滑肌细胞的分化。大量研究证实，平滑肌细胞分化主要依赖整合素 α_1、β_1 和 α_v 与胶原Ⅳ的相互作用 [12]。

此外，分布于血管壁的外膜和中膜的祖细胞还需要在 TGFβ 和 PDGF-BB 的起始作用下才可分化为平滑肌细胞。平滑肌细胞分化的下游信号传导通路包括黏着斑激酶、PI3K、促分裂原活化蛋白激酶。生长因子 TGFβ 可以通过在平滑肌

标记分子 α-SMA、Calponin 和 SM22α 的 5'区域的一个调控元素来修饰 α-actin 基因的表达。具体地说，由于 Kruppel 样的转录因子 KLF4 与 5'区域的结合位置相同，TGFβ 可通过降低其表达，负性调节 TGFβ 依赖的平滑肌分化标记基因的启动子活性。此外，TGFβ 可通过一个 CArG 元素提高 SRF 表达或活性和平滑肌标记分子的表达。或者，TGFβ 通过 Notch 信号通路中的 Jagged1 诱导平滑肌细胞分化。

此外，NADPH 氧化酶（Nox4）的激活也非常重要。过表达可以促进平滑肌细胞分化，敲低则抑制分化。平滑肌细胞特异性转录因子：血清应答因子（serum response factor，SRF）和心肌蛋白被 Nox4 基因激活。而 Nox4 的激活是由转录因子 NF-E2 相关因子（NF-E2-related factor，Nrf）3 高度调节的。Nrf3 可通过增加血清应答因子和心肌蛋白，并提高它们与平滑肌细胞基因启动子的结合水平，来介导平滑肌细胞的分化。最近，Magariti 等证实 HDAC7 可介导平滑肌细胞分化，Notch 信号通路的激活似乎足以诱导平滑肌的分化。细胞因子的刺激可激活细胞内形成一个信号网络，从而导致祖细胞向平滑肌细胞家系分化。

第四节　血管修复

一、干细胞参与的内皮再生

动脉粥样硬化是以内皮的功能异常或凋亡坏死为起始的一个复杂的过程。基于动物模型，我们得知在血管中动脉粥样硬化抵抗的区域内皮细胞可存活 12 个月左右，而在易损伤区域细胞只能存活几周，在年老动物体内细胞生命周期更短。高脂血症时，在动脉粥样硬化易发区，内质网应激激活了内皮细胞凋亡的一系列信号通路。此理论可由以下实验结果证实：当过度表达内质网应激诱导的 X 盒结合蛋白 1（X-box-binding protein 1）时，可明显增加血管壁中动脉粥样硬化的易发区域[18]。动脉粥样硬化的发展是受损的内皮细胞未被恰当地修复和替代的结果。

在内皮细胞死亡后，发生在内膜的内皮再生过程包括了两类细胞：存在于血管壁或是血循环中成熟的内皮细胞和内皮祖细胞。成熟的内皮细胞已被证实，无论内皮细胞的损失程度是轻微（单个或几个细胞损失）还是严重（血管成形术后）都能够依靠增殖和迁移的方式修复已损伤的细胞。大量证据表明，内皮祖细胞修复内皮细胞主要通过直接移植和间接释放血管生成因子两种方式。然而，内皮祖细胞的修复程度却根据不同的情况相差甚远。例如，在高脂血症诱导的内皮损伤模型中，在易于形成斑块的区域，3%～5% 是 $Sca1^+$ 和 $c\text{-}kit^+$ 细胞，而只有 1%～2% 是骨髓来源的内皮祖细胞。相反，Hagensen 等并未发现在移植骨髓后，内皮祖细胞可进入受体老鼠的血管内皮层中。

在移植血管中，已发表的数据表明骨髓来源的干细胞是内皮再生的主要来源，但是干细胞在损伤血管中的比例差异却很大。总体来说，这些数据表明内皮祖细胞能明显修复严重损伤的血管。而在不同研究中存在各种差别主要是因为在鉴定内皮祖细胞时应用了各种不同的细胞标记物以及不同的动物模型。当内膜损伤时，动脉外膜发生炎症反应，细胞增殖增加；相反，当血管外膜损伤或被移除时，内膜也会增生，所以尽管两者分布在血管的不同位置，却在功能上存在直接的相互作用。在血管疾病时，外膜祖细胞参与微血管的形成，而动脉粥样硬化斑块中高密度的微血管形成可能与斑块的破裂有关，这具有潜在的临床意义。

实质器官的移植可加速动脉粥样硬化的发生发展，无论是受体的细胞还是体液成分都会损伤供体血管中的内皮细胞。我们将表达 β-gal 的内皮细胞移植到 Tie-2-LzcZ，Tie-LacZ/$apoE^{-/-}$ 及野生型小鼠体内，实验结果表明血管移植后其中的内皮细胞会因凋亡和坏死全部消失，而受体的干细胞会再生血管壁内的内皮细胞，其中小部分来源于骨髓。另有实验证明，受体的干细胞同样会再生移植器官中微血管的内皮细胞。在 Tie2/Lacz 小鼠缺血模型中，30% 的内皮祖细胞来源于同种异体移植血管的干细胞，而在同系异体移植的静脉血管中大多的内皮祖细胞则来自受体本身[19]。

总而言之，以上数据表明，与正常血管中内皮修复相比，内皮祖细胞在严重损伤的血管中参与内皮修复的作用明显较高。而存在于不同实验结果中的差异可能是由于使用了不同细胞标记分子鉴定内皮祖细胞，以及应用了不同的动物模型。既然从理论上，内皮祖细胞可以修复严重损伤的内皮细胞，那么，我们就设想内皮祖细胞应该能在血管功能改善中起到治疗作用。例如，通过静脉输注内皮祖细胞到特定的损伤部位，可明显提高内皮再生化，以及减少内膜新生。

然而，内皮祖细胞还可能导致不利的结果，例如动脉粥样硬化斑块的发展和不稳定性，这些都表明在血管治疗中我们需要谨慎考虑使用这些细胞。一些证据表明，在血管外膜微血管的密度与斑块的破裂和出血有着紧密的相关性。早期内皮祖细胞的增加可能促进动脉粥样硬化发生发展，Pula 等证实早期内皮祖细胞可分泌促血管新生的细胞因子，例如胸腺嘧啶磷酸化酶，在体内促进内皮迁移和血管新生起到重要作用。因此，尽管在生理情况下，循环中内皮祖细胞可修复和更新动脉，在特定的病理情况下，它们也同样能导致斑块的形成。内皮祖细胞可能在病变早期防止斑块形成，但是对晚期的斑块降低了斑块的稳定性，并在缺血环境下促进动脉粥样硬化的发展。

二、干细胞分化为平滑肌——内膜增生，血管再狭窄

内膜中平滑肌细胞的聚集是动脉粥样硬化发展的重要事件。斑块中平滑肌细胞主要来源于血管中膜的成熟平滑肌细胞和血管壁及血循环中的平滑肌祖细胞。尽管祖细胞来源的平滑肌细胞在动脉粥样硬化中扮演的角色依旧是争论的热点，但是人们广泛接受在血管损伤的不同阶段，祖细胞能够促进斑块中平滑肌细胞的聚集。在静脉移植诱导的粥样硬化的早期，无论是小鼠模型还是人类移植静脉的内膜处，内皮细胞凋亡坏死明显增加，接着，祖细胞再生，单个核细胞浸润，平滑肌细胞聚集，粥样硬化斑块形成（图 37-3）。最近的数据表明，新生内膜的平滑肌细胞来源于血管壁的祖细胞。值得注意的是，血管壁常驻的祖细胞同样可以产生平滑肌细胞，Benditt[21] 建立了斑块中平滑肌细胞单克隆理论，该理论认为在动脉粥样硬化斑块中，所有平滑肌细胞都来自同一个单个细胞。依照这个理论，动脉粥样硬化斑块中平滑肌细胞可来源于动脉壁的干/祖细胞。后续研究也的确证实在动脉壁存在可分化为平滑

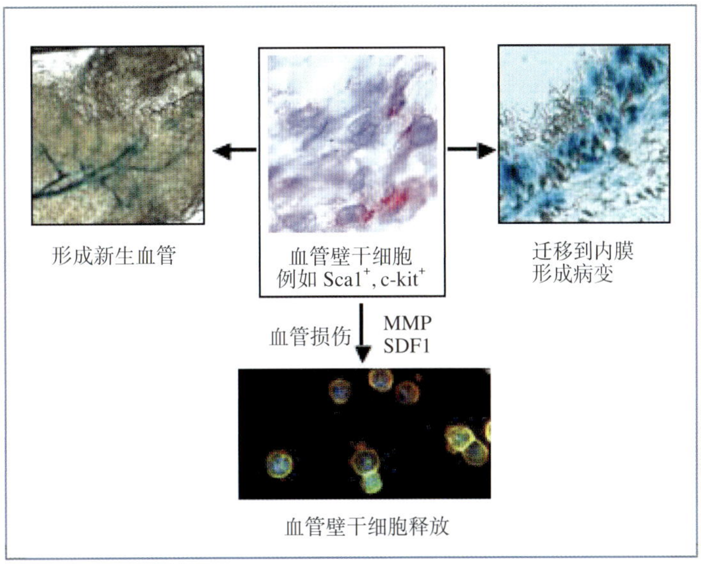

图 37-3　血管壁干细胞参与内皮修复和新生内膜形成

肌细胞的干细胞[22]。

然而，参与继发静脉移植后粥样硬化斑块的干细胞与原发性动脉粥样硬化的干细胞是不同的。最近的一个同系异体移植动脉实验报道，研究者并未发现有骨髓来源的平滑肌细胞移植。此外，骨髓来源的祖细胞被发现黏附于损伤区域血管内腔的表面，导致内膜新生和管腔狭窄。由以上观察可知，出现在损伤区域的祖细胞来源的平滑肌细胞的频率主要依赖于血管损伤的程度。

血管移植模型是一种研究新生内膜中平滑肌细胞来源的有效方法。一些动物实验表明，对于同种异体的主动脉或心脏移植产生的新生内膜，平滑肌细胞来自于受体，而不是供体。同样在人心脏移植产生的新生内膜中，平滑肌细胞也是受体自身来源的，只是细胞所占得百分比各有不同。相较于心脏移植，在 Grimm 等显示的数据中，肾的同种异体移植中，有 60%～80% 的新生内膜中的平滑肌细胞是受体来源的。在小鼠和大鼠的移植模型中，平滑肌细胞都是受体祖细胞来源的，而在人体却是供体和受体都会提供。

如果说祖细胞参与了血管再狭窄中平滑肌细胞的聚集，那么它就是导致动脉硬化的罪魁祸首之一。引人注意的是，一些报道表明平滑肌祖细胞治疗可能会提供一些潜在的益处。例如，输注平滑肌祖细胞可减少早期动脉粥样硬化斑块的发展，表明招募平滑肌祖细胞可促进斑块的稳定性。此外，急性冠状动脉综合征的病人与稳定型心绞痛和健康人相比，在外周血中表达平滑肌标记分子的祖细胞数目减少。令人感兴趣的是，Simper 等证明循环血中的平滑肌祖细胞可表达针对平滑肌祖细胞和主动脉平滑肌细胞的独特的细胞外基质和基质细胞蛋白，然而，这些细胞自身却产生较少的蛋白酶和炎症细胞因子，这表明循环平滑肌祖细胞在移植后粥样硬化发展和使斑块稳定中起到积极的作用。

第五节　临床应用

一、新药设计

干细胞不但为研究疾病病理机制提供了新的方法，在药物筛选和测试药物的有效性与安全性上也起到了重要作用。为了寻找新的靶点，体外药物研发需要整合以下条件：①细胞模型与相关疾病患者的基因背景。充足的证据表明，人类与啮齿类或其他动物的生理、细胞生理、基因等方面都有着明显差异。在使用基于非人类模型系统研发的新药物时，可能存在潜在的问题。当所使用的细胞种类与特殊疾病不直接相关时，与该药物靶点相关的分子机制可能被掩盖，当药物作用于疾病相关的细胞种类时，其作用就会受到影响。②重新创造靶细胞的微环境。细胞的表型在很多重要方面依赖于其所处的微环境，例如细胞外基质的生物化学作用、基质的机械性质、复杂的生物力学、生长因子梯度等。③评估细胞功能。表型筛选是一种发现首创药物治疗的有效方法，应用具有功能表型药物所得到的实验结果比应用生化表型药物具有更大的相关性。通常而言，为了研究一种疾病，需要获取患有此种疾病病人的活检组织样品，然后针对每个病人，诱导产生胚胎干细胞，重新分化出大量与该疾病相关的细胞种类。细胞重组技术产生的诱导多能干细胞为有限的心血管细胞来源提供了潜在的解决办法。Braam[23] 等开展了应用人胚胎干细胞分化的人心肌细胞的早期研究。他们在干细胞来源的培养物上检测了 12 种已知药物对病人心脏细胞的影响，得到了类似体内的结果，这是毒性研究的开端。未来，可以在病人来源的心脏细胞上首先进行药物测试，以提前预知他们将如何影响病人。尤其重要的是，可以通过测试中需要病人的细胞的量来对该药物对病人的心脏毒性做出准确的评估，并对病人的药物敏感性进行生物标记。

二、细胞治疗

鉴于内皮祖细胞能够修复严重的内皮损伤，

人们希望通过内皮祖细胞治疗改善血管功能。例如，经全身输血输入血管祖细胞后，内皮细胞功能得到明显改善，通过静脉输注内皮祖细胞到具体的血管损伤部位，可明显提高内皮再生化并减少内膜增生。毋庸置疑，基于内皮祖细胞的治疗技术可提高内皮细胞的功能和数量，这一技术和策略引起了介入性心脏学领域的极大兴趣。与此观察结果相反的是，在猪模型上，内皮祖细胞介导的内皮再生化明显增加了内膜增生，预包被CD34抗体的支架被用来获取血循环中的内皮祖细胞（$CD34^+$细胞）[24]。在一期临床试验中，16例初始患冠心病的病人通过植入摄取内皮祖细胞的支架成功得到治疗。然而，内皮祖细胞也会造成斑块的发展和不稳定性，需要在血管治疗时谨慎考虑。斑块的破裂和出血与血管外膜的微血管的数量紧密相关，早期内皮祖细胞可分泌血管新生细胞因子，例如胸苷磷酸化酶，在体内促进内皮迁移和血管新生，通过参与疾病相关的血管新生，促进动脉粥样硬化发生发展。因此，在生理条件下，循环中的内皮祖细胞可修复和更新动脉，在病理状态下，早期内皮祖细胞可防止斑块的形成，但在晚期的病变中会降低斑块的稳定性，促进斑块进展。由此可见，在严重动脉粥样硬化病人中内皮祖细胞的治疗需要更加谨慎。

三、人工血管

当人们发现在动脉硬化血管中，干细胞是内皮细胞和平滑肌细胞的主要来源时，运用干细胞构建一个完整的组织工程血管的想法便成为现实。以前认为，内膜新生时，平滑肌细胞主要来源于中膜的细胞迁移进入新生内膜。然而目前已发现斑块中的细胞具有多种来源，包括循环血液中和邻近血管外膜的干细胞。这表明，由于在修复动脉时缺乏适当的负反馈机制，导致新生内膜过度增生，因此，干细胞来源的血管细胞可以在体内构建天然的血管或者重塑移植的静脉。血管旁路移植术是一种常用的替代缺血性心脏病及外周血管疾病中的阻塞血管的方法。然而，许多病人没有可以移植的健康血管。虽然直径较小的人造血管适合作为冠状动脉旁路移植术和下肢闭塞性动脉硬化症的移植导管，但是由于血栓的形成与阻塞导致这种人造血管的失败率较高。人工血管工程是一个相对较新的学科，它提供了来自自体细胞或其他的干细胞来源的替代结构。目前已有几个实验室通过使用干细胞，在体内或体外利用模具或可生物降解的支架来制造组织工程血管。但是，每种人工血管都存在明显的问题。另一个研究组报道了一种新的生产完全生物组织和器官的策略[25]，它可以显示出相当高的机械强度，而不需要任何外源性的塑料支架。这种技术产生的完全生物的血管可满足移植的基本要求。这些人工血管已成功地应用于血液透析的动静脉瘘。在这一领域最新、最重要的发展是在体内和体外使用多功能干细胞作为细胞源生产人造血管。我们相信这一种技术将显著改善患有严重血管疾病患者的预后。

近10年来，血管干细胞的研究取得了明显的成果。到目前为止，从血管壁的内膜到中膜再到外膜，研究均已发现血管壁干细胞。当受到外界炎症刺激或血管损伤时，血管壁干细胞会从壁龛中被动员后释放出来，经过迁移与增殖等作用，逐渐修复损伤的血管，或者形成新生内膜。这些血管壁干细胞可分化为内皮细胞、平滑肌细胞、成骨细胞等。当血管发生较大损伤时，干细胞分化为内皮细胞参与血管的损伤修复；而当动脉粥样硬化病变时，这些内皮细胞在病变组织周围形成新生小血管，导致斑块破裂出血，斑块稳定性下降，易形成血栓。在血管内膜新生过程中，干细胞分化的平滑肌细胞不断迁移、增殖，可使血管内膜增厚，管腔狭窄。当干细胞分化为成骨细胞时，动脉粥样硬化斑块发生钙化，也会导致斑块的破裂。综上所述，血管壁干细胞虽然可促进内皮修复，但也同样会参与内膜的新生和降低斑块的稳定性，所以在临床上应用时，需要综合考虑各方面因素，权衡利弊，综合性治疗将成为未来研究的重点。

胚胎干细胞与诱导的多功能干细胞在基础研究及临床应用上也得到长足的发展，在心血管疾病治疗方面，由干细胞分化而来的内皮细胞和平滑肌细胞可应用于新药筛选过程中，首先寻找出干细胞向两种细胞分化的平衡点，再研制出可以维持干细胞处于该平衡点的新药，最后应用于病人体内，达到理想的治疗效果，将不良影响降到最低点。此外，在细胞治疗中，这些细胞还是人工血管合成的优良材料，为移植血管治疗发展带来巨大的进步。

部分诱导的多功能干细胞（partial induced pluripotent stem cell，PiPS）是在诱导的多功能干细胞（iPS）技术上的继续改进与发展，该技术将 4 种基因瞬时转移入成纤维细胞，取代了以往直接整合入细胞自身基因组的方式，由此产生的多功能干细胞不但保留着向内皮细胞分化，进而合成人工血管，参与血管修复的功能，其最大的优势还在于短期内无潜在的致癌风险，减少了临床中应用诱导多功能干细胞时产生畸胎瘤的风险。

近些年来，干细胞研究领域已取得了突飞猛进的发展，尤其是在血管疾病治疗方面给患者带来了光明的前景。然而这其中还存在着一些问题，需要我们进一步深入探讨研究。首先，成体干细胞分类不清。由于不同的实验室鉴定干细胞采用不同的细胞标记分子，尚未形成统一的标准，导致实验结果结论不一，造成一定的混乱，不利于整体研究领域的互相借鉴与发展。其次，诱导型多功能干细胞分化结果的不确定性。诱导型多功能干细胞在分化过程中可能分化为其他细胞，并非我们需要的细胞类型。例如，动脉粥样硬化过程中，诱导型多功能干细胞可向成骨细胞分化，导致动脉粥样硬化斑块钙化，加重病情。此外，长期临床结果发现这种细胞还增加了接受治疗者患癌的风险。最后，部分诱导型的多功能干细胞由于分化率低，可能导致在患者体内一直停留在干细胞的状态，致使治疗无法进行。今后，这些亟待解决的问题将成为干细胞领域研究的热点与难点，希望能得到及时解决，为将来应用于临床中取得更大的进展。

参考文献

1] Xu Q. The impact of progenitor cells in atherosclerosis. Nat Clin Prac, 2006, 3:94-101.

[2] Asahara T, Murohara T, Sullivan A, et al. Isolation of putative progenitor endothelial cells for angiogenesis. Science, 1997, 275:964-967.

[3] Takahashi K, Yamanaka S. Induction of pluripotent stem cells from mouse embryonic and adult fibroblast cultures by defined factors. Cell, 2006, 126:663-676.

[4] Chapman AR, Scala CC. Evaluating the first-in-human clinical trial of a human embryonic stem cell-based therapy. Kennedy Instit Ethics Journal, 2012, 22:243-261.

[5] Torsney E, Xu Q. Resident vascular progenitor cells. J Mol Cell Cardiology, 2011, 50:304-311.

[6] Hu Y, Zhang Z, Torsney E, et al. Abundant progenitor cells in the adventitia contribute to atherosclerosis of vein grafts in apoe-deficient mice. J Clin Invest, 2004, 113:1258-1265.

[7] Passman JN, Dong XR, Wu SP, et al. A sonic hedgehog signaling domain in the arterial adventitia supports resident sca1+ smooth muscle progenitor cells. Proc Natl Acad Sci U S of A, 2008, 105:9349-9354.

[8] Vasa M, Fichtlscherer S, Adler K, et al. Increase in circulating endothelial progenitor cells by statin therapy in patients with stable coronary artery disease. Circulation, 2001, 103:2885-2890.

[9] Hill JM, Zalos G, Halcox JP, et al. Circulating endothelial progenitor cells, vascular function, and cardiovascular risk. New Eng J Medicine, 2003, 348:593-600.

[10] Hirschi KK, Ingram DA, Yoder MC. Assessing identity, phenotype, and fate of endothelial progenitor cells. Arterioscler Throm Vas Biol, 2008, 28:1584-1595.

[11] Ergun S, Tilki D, Klein D. Vascular wall as a reservoir for different types of stem and progenitor cells. Antioxid Redox Signal, 2011, 15:981-995.

[12] Xiao Q, Wang G, Luo Z, et al. The mechanism of stem cell differentiation into smooth muscle cells. Throm Haemo, 2010, 104:440-448.

[13] Campagnolo P, Cesselli D, Al Haj Zen A, et al. Human adult vena saphena contains perivascular progenitor cells endowed with clonogenic and proangiogenic potential. Circulation, 2010, 121:1735-1745.

[14] Margariti A, Winkler B, Karamariti E, et al. Direct reprogramming of fibroblasts into endothelial cells capable of angiogenesis and reendothelialization in tissue-engineered vessels. Pro Nat Acad Sci USA, 2012, 109:13793-13798.

[15] Hu Y, Xu Q. Adventitial biology: Differentiation and function. Arteriosclerosis, Thrombosis, and Vascular Biology, 2011, 31:1523-1529.

[16] Urbich C, Heeschen C, Aicher A, et al. Cathepsin l is required for endothelial progenitor cell-induced neovascularization. Nat Med, 2005, 11:206-213.

[17] Xu Q. Stem cells and transplant arteriosclerosis. Circulation Research, 2008, 102:1011-1024.

[18] Zeng L, Zampetaki A, Margariti A, et al. Sustained activation of xbp1 splicing leads to endothelial apoptosis and atherosclerosis development in response to disturbed flow. Pro Nat Aca Sci USA, 2009, 106:8326-8331.

[19] Hu Y, Davison F, Zhang Z, et al. Endothelial replacement and angiogenesis in arteriosclerotic lesions of allografts are contributed by circulating

progenitor cells. Circulation, 2003, 108:3122-3127.

[20] Kissel CK, Lehmann R, Assmus B, et al. Selective functional exhaustion of hematopoietic progenitor cells in the bone marrow of patients with postinfarction heart failure. J Am College Cardiol, 2007, 49:2341-2349.

[21] Benditt EP, Benditt JM. Evidence for a monoclonal origin of human atherosclerotic plaques. Pro Nat Aca Sci USA, 1973, 70:1753-1756.

[22] Tang Z, Wang A, Yuan F, et al. Differentiation of multipotent vascular stem cells contributes to vascular diseases. Nat Commun, 2012, 3:875.

[23] Braam SR, Mummery CL. Human stem cell models for predictive cardiac safety pharmacology. Stem Cell Res, 2010, 4:155-156.

[24] Aoki J, Serruys PW, van Beusekom H, et al. Endothelial progenitor cell capture by stents coated with antibody against cd34: The healing-fim (healthy endothelial accelerated lining inhibits neointimal growth-first in man) registry. J Ame College Cardiol, 2005, 45:1574-1579.

[25] Karamariti E, Margariti A, Winkler B, et al. Smooth muscle cells differentiated from reprogrammed embryonic lung fibroblasts through dkk3 signaling are potent for tissue engineering of vascular grafts. Circ Res, 2013, 112:1433-1443.

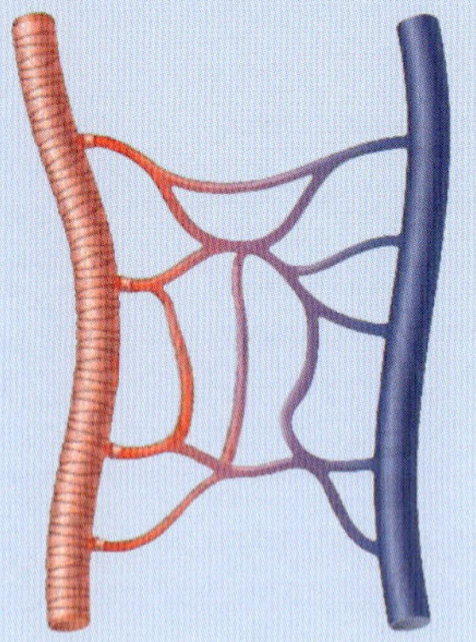

第三十八章

血管组织工程

陈育庆　王永煜

心血管疾病是全球最主要的死亡原因。世界卫生组织估计在2008年有1730万人死于心血管疾病，占全球死亡总数的30%。仅血管疾病而言，美国就约有800万人患有外周血管疾病（peripheral artery disease），每年超过63万人诊断为冠状动脉疾病[1]。除了药物治疗外，通过外科手术在血管中植入支架（stent）或移植血管移植物（vascular graft）是当前治疗血管疾病的重要手段。因此，血管外科手术极需要各种口径的血管移植物，仅进行冠状动脉或外周血管旁路移植手术（bypass graft procedure）美国每年就有约60万人需求。目前临床上应用的血管移植物有生物血管、人工血管（blood vessel prosthesis）和复合血管（biosynthetic vascular graft）等。生物血管包括自体血管和异体血管，例如冠状动脉旁路手术时常用的左胸廓内动脉（left internal mammary artery）、大隐静脉（greater saphenous vein）等多取自病人自体血管，但其来源有限，并可能引起切除部位器官的坏死。异体血管虽来源较丰富，但其存在免疫排斥反应或血栓形成、钙化等问题。人工血管包括人工合成的涤纶（polyethylene terephthalate，Dacron）或膨体聚四氟乙烯（expanded polytetrafluoroethylene，ePTFE）材料制成的血管移植物等，目前已广泛应用于临床，并在大中口径的血管移植中获得很大成功，但由于其吻合口处易发生内膜增生及血栓形成，人工血管应用于小口径（直径小于6mm）的血管移植尚不能让人满意。在过去20多年里，应用组织工程方法制造复合血管的研究取得了令人瞩目的成绩，作为血管移植物显示出巨大的潜力和前景，并可能为许多血管疾病治疗提供永久和有效的途径。

组织工程的概念是美国科学基金会于1987年提出的，是综合应用生命科学和工程学的原理和方法，以分子生物学、细胞生物学、生物工程学和临床医学为基础，研制并开发出组织、器官的替代物以解决组织缺损和器官损伤的修复和重建问题。血管组织工程是指利用血管壁的正常细胞和生物可降解材料来制备、重建和再生血管替代材料的科学。自从1986年Weinberg和Bell制成了首个组织工程血管移植物（tissue engineered vascular graft，TEVG）以来，研究人员对其进行了大量研究，以期最终研制出无免疫原性、抗血栓形成、组织和细胞相容性高、具有一定强度和生长性并能广泛应用于临床的组织工程血管移植物，以解决临床上治疗血管狭窄或闭塞导致的缺血性疾病，自体血管移植中血管来源有限的问题。

血管组织工程的研究内容主要包括 3 个方面：①血管组织工程支架材料；②血管组织工程的细胞来源—种子细胞的研究；③组织工程血管（tissue engineered blood vessel，TEBV）的构建模式。（图 38-1）

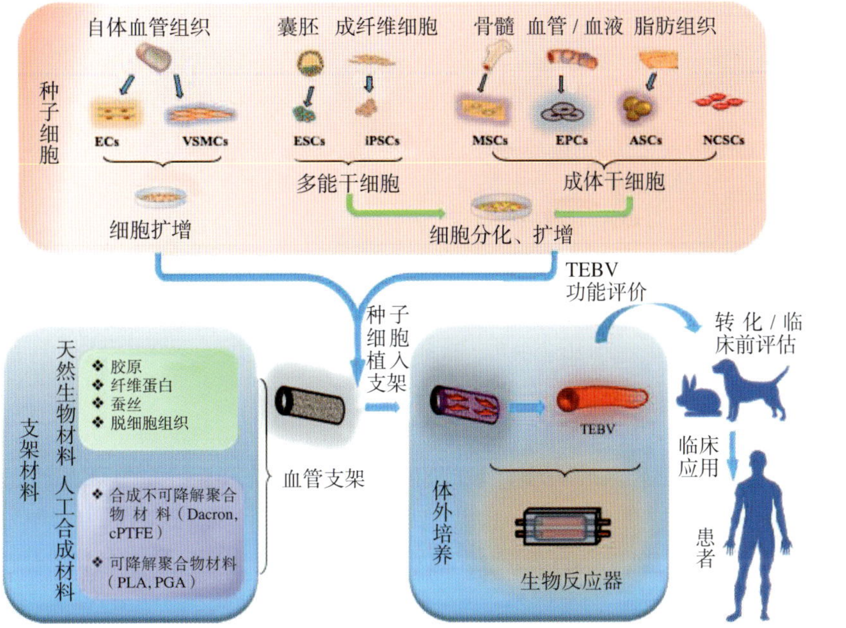

图 38-1 血管组织工程研究的主要内容

包括血管组织工程支架材料，血管组织工程种子细胞的研究和组织工程血管（TEBV）的构建模式。在天然生物材料或人工合成材料制成的血管支架上种植种子细胞，其可来自患者的自体血管壁细胞，或将多能干细胞及成体干细胞等在体外分化、扩增，然后进一步进行体内外培养为成熟的 TEBV。其他新的种子细胞来源，支架材料及 TEBV 的构建模式也不断出现，推进了血管组织工程领域的进展。TEBV 通过体外动物实验及临床试验进一步评估，将有望应用于血管疾病患者治疗的临床实践之中。EC，内皮细胞；VSMC，血管平滑肌细胞；ESC，胚胎干细胞；iPSC，诱导多能干细胞；MSC，间充质干细胞；EPC，内皮祖细胞；ASC，脂肪干细胞；NCSC，神经嵴干细胞；TEBV，组织工程血管

第一节 血管组织工程支架材料

设计适合的组织工程血管支架是十分重要的，因为它能为血管组织的形成提供最初的空间模板和结构支持，并且可促进细胞的黏附、增殖和细胞外基质的形成。理想的组织工程血管对支架材料有如下要求：①良好的生物相容性；②表面化学特性和微结构易于细胞黏附、种植和发挥正常功能；③无免疫排斥性；④较好的生物可降解性；⑤足够的生物力学强度，可承受血液压力；⑥可渗出物及溶出物含量低；⑦降解速率可根据不同组织再生速度而调整，且降解后无毒；⑧来源广泛、性能稳定、经济适用、便于合成及消毒。

研制开发理想的支架材料仍然是血管组织工程所面临的巨大挑战。当前研究的支架材料主要分为人工合成材料和天然生物材料，它们有各自的优点和不足。

一、人工合成材料

(一)不可降解高分子材料

不可降解的材料被用于血管支架的最主要原因是它们的机械性较容易掌控。常用的人工血管支架材料有涤纶、ePTFE 等，它们用于制作大口径血管移植物并在临床上广泛应用。当前涤纶支架常用于主动脉替换，ePTFE 用于股动脉腘动脉分流术。然而，应用这些材料制成的血管替代物移植体内后，血管的通畅率并不太好，如 ePTFE 用于股动脉腘动脉分流术，5 年的通畅率仅为 45%，而自体静脉移植物的通畅率可达 60%～80%。研究人员尝试各种策略对其进行改进，对移植物的管腔内表面进行涂层，化学或蛋白修饰及种植内皮细胞(endothelial cell，EC)或直接在移植物中掺入促进内皮化和抗炎症的活性因子。Walluscheck 等报道，在 ePTFE 血管支架预处理 RGD(Arg-Gly-Asp)，一种合成的含细胞黏附域序列的多肽，可以促进 EC 黏附。另外，在 ePTFE 血管支架掺入含有 FGF1 和肝素的纤维蛋白胶(fibrin gel)，在犬模型中促进支架内皮化和血管平滑肌细胞(vascular smooth muscle cell，VSMC)的增殖。

当人工合成不可降解的材料用于直径小于 6mm 的血管时，这些材料制成的血管移植物就出现许多问题，如不能形成理想的血管内膜，血管塑形效果差，吻合口处内膜增生严重，易形成血栓、狭窄、血管瘤及感染等。

(二)可降解高分子材料

目前，组织工程血管支架的许多研究工作集中在使用合成的生物可降解的高分子材料支架。使用生物可降解聚合物作为支架是一种制作有功能性血管的组织工程方法。在支架上植入细胞，移植体内后支架逐渐降解并被细胞及其分泌的细胞外基质所取代。

1. 可降解高分子材料的类型　组织工程中应用的人工合成可降解高分子材料主要包括：聚乳酸(poly-L-lactic acid，PLA)、聚羟基乙酸(poly-glycolic acid，PGA)以及上述两种材料的共聚物，如聚乳酸羟基乙酸 [poly(lactic-co-glycolic acid)，PLGA]、聚羟基丁酯(PHB)、聚碳酸酯和聚氨酯等。

PGA 是一种结构最简单的线性聚羟基脂肪酸酯，PGA 的降解产物羟基乙酸是体内三羧酸循环的中间代谢产物，其吸收和代谢机制已经明确，所以具有可靠的生物安全性。但 PGA 在体内的降解速度过快，大约 4 周后支架就丧失强度，6 个月就可被完全吸收。以 PGA 为主结构与其他聚合物共聚可控制其生物降解速率。Niklason 将牛的 VSMC 和 EC 种植在 PGA 支架上，置于脉动力学刺激生物反应器中培养，5 周后，PGA 支架降解到原来的 15%。10 周后，该组织工程血管的破裂压(burst pressure)达到 2300 mmHg。虽然支架内腔没有形成汇合的 EC 层，但血管对 5- 羟色胺(serotonin)、前列腺素和内皮素均有收缩反应，移植到猪模型体内时仍可畅通 1 个月[2]。

2. 可降解高分子材料的优缺点　可降解高分子材料具有良好生物相容性，合成时对支架材料分子质量、表面形态、微结构、机械力学性能、降解速率等可预先设计和调控，通过控制条件，其生产重复性好，可以根据需要大批量生产，因此是组织工程材料中研究最多、应用最广的支架材料。然而，可降解高分子聚合物材料也有其不足之处，最明显的是合成的生物材料可引发免疫反应，当它们被移植到体内时，常会引起机体的毒性及炎性反应、激活血小板和白细胞，致使血栓形成、VSMC 增殖和内膜增生，最终导致组织工程血管移植失败。而且这些材料缺乏细胞外基质中的生物信号和功能基团，与种子细胞的黏附性较差。此外，研究还表明，在体内 PGA 的水解产物能够诱导 VSMC 产生去分化，这限制了 PGA 在血管组织工程中的应用。

3. 复合材料　单一的高分子合成材料仍各有其弊端。将它们和其他高分子聚合物按一定的比例进行共聚，则可大大改善其物理及生物学性能，如 PLGA。PLGA 聚合物已被 FDA 批准用于缝合材料、骨板、骨钉和心血管编织基质(cardiovascular woven mesh)等，因此这类聚合物已应用于各种组织工程中。

4. 纳米材料　纳米技术的出现，为组织工程血管支架材料提供了一个崭新的平台，促使血管组织工程致力于模拟天然血管的纳米结构。

Miller等经过研究证明相对于普通的PLGA，经过表面纳米化的PLGA能够促进VSMC和EC的黏附。Hashi等通过实验证实小口径纳米纤维人工血管拥有极好的通畅率[3]。纳米结构材料在组织工程学上的应用有巨大的潜力，但目前还处于探索阶段。

二、天然生物材料

天然生物材料是指动、植物组织或人体内天然存在的高分子可降解材料，包括生物大分子材料，主要有胶原、纤维蛋白、蚕丝、壳聚糖、海藻酸盐和透明质酸等；脱细胞纤维组织结构材料，如脱细胞血管基质和脱细胞小肠黏膜下层基质等。生物材料本身含有供细胞生长、增殖和分化等所需的细胞因子及其他生物信号，有促进细胞黏附、调节细胞外液的化学组成及促进创伤愈合等作用。植入体内时，无或极低免疫反应，而且与受体的血管相容性好，其顺应性、通畅率都优于非生物材料血管。以下就最常见的胶原胶、纤维蛋白胶、蚕丝以及脱细胞组织等生物材料作简要介绍。

（一）胶原胶

胶原是机体内最丰富且普遍存在的蛋白，含有RGD细胞黏附序列及细胞特定识别信号。胶原胶是由变性胶原制成的凝胶，与血管细胞混合后曾用于制作小口径组织工程血管支架，但不能提供足够的机械强度用于制作动脉血管。尝试提高胶原胶的拉伸力已获得一定的成功。Huynh等利用猪小肠分离的黏膜下胶原做成支架，并包裹上牛胶原（Ⅰ型胶原），内表面涂上肝素-苯甲烃氨以防止凝血。胶原层之间交联在一起增加了机械强度，当移植到兔子体内时移植血管畅通无血栓形成达到13周以上[4]。然而，人体心血管系统对动物胶原的反应如何尚待进一步研究。

（二）纤维蛋白胶

纤维蛋白是天然伤口愈合过程中形成的结构蛋白，可以比较容易地从血浆中获得，很适合作为支架。纤维蛋白胶作为支架可以被长入的细胞完全重塑，会逐渐被永久性的基质蛋白（如胶原）所取代。细胞在纤维蛋白胶中比在胶原胶中能够更快增殖，产生胶原和弹力纤维的能力更强，因而能形成的组织强度更大。VSMC在纤维蛋白胶中产生的胶原比在胶原胶中多3～5倍，而且VSMC形成的胶原纤维排列方式能与收缩的纤维蛋白纤丝的排列方式保持一致。纤维蛋白胶为基础的血管支架成功移植到绵羊颈静脉15周，移植的支架内表面形成单层内皮，外面环绕排列着VSMC，并产生明显的胶原和弹性纤维。虽然移植前的支架有大量的纤维蛋白不足以承受动脉循环的压力，但这些体内研究给纤维蛋白胶为基础的血管支架的发展提供了巨大的希望。

（三）蚕丝

蚕丝最近在血管组织工程中被用作支架材料。它与胶原和纤维蛋白生物材料并不同，是天然的纤维状蛋白并具有独特的特征，如高拉伸强度、生物兼容性、生物降解性等，使其可成为组织工程的选择材料之一。Zhang等报道从蚕茧中来的丝状纤维（silk fibroin）能够制成管状支架，支持人的主动脉EC和VSMC的黏附、增殖和细胞外基质的合成。随后的研究中，把蚕丝为基础的支架放入脉动力学刺激生物反应器中培养，可以明显增加VSMC增殖，细胞外基质的产生和EC的迁移和排列，只需要预铺上一层基质胶（matrigel）就可增加EC和VSMC在流体流动作用下的黏附。这些结果显示出其在组织工程中的应用前景，但仍然有许多问题尚待进一步研究，特别是这些支架的机械性能。由于蚕丝硬度大，其顺应性较差，在体内可引起潜在的问题，可因顺应性不一致导致内膜增生而造成小口径移植血管失败。

（四）脱细胞组织基质材料

由于应用纯蛋白构建的组织工程血管机械性能差，人们考虑使用各种脱细胞组织作为有较强机械性能的支架材料。脱细胞组织（decellularized tissue）支架是由天然的血管或其他组织通过化学或物理方法除去细胞形成无免疫原性或低免疫原性的材料构建的组织工程支架。异体移植时，组织中的细胞成分往往能够诱发免疫排斥反应，因此除去外源血管中的细胞，仅留下细胞外基质，然后再种植上自体细胞或直接进行移植，这样就可以避免移植时的免疫排斥反应。这种方法的潜在优点是可以使用动物血管，其来源相对比较丰富。此外，脱细胞后组织完全由天然的细胞外基质组成，除机械特性外其生物相容性方面也是一个潜在的优点。但是，脱细胞过程也会影响组织，造成其张力强度和顺应性减小。脱细胞血管在移植前可以经过或不经过细胞化处理而用作支架。脱细胞支架应用于临床可能由于没有细胞存在而避免移植物排斥和免疫反应，而细胞化后的支架可以改进移植血管的通畅性。Borschel 报道用 EC 细胞化后的大鼠脱细胞动脉，其 4 周通畅率为 89%，而未细胞化的对照仅为 29%。

此外，对脱细胞组织支架作为血管移植物的功能也进行多方面的研究，包括应用各种方法改进 EC 的募集及停留于脱细胞组织支架上。研究证明完全形成内皮层的支架可以明显减少血栓的形成并改进长期的通畅性。Yang 等研究将脱细胞异体血管种上自体 EC 和 VSMC 后移植到狗的体内，结果表明种植有自体细胞的血管 6 个月时通畅率为 100%，而未种细胞的血管通畅率仅有 50%。有趣的是，猪的脱细胞颈动脉移植到山羊体内 12 个月，20 个血管中有 19 个仍然保持通畅，而且在脱细胞的支架上发现宿主 VSMC 和 EC。由于不同种属在使用脱细胞血管时可能存在明显的差异反应，因此脱细胞组织支架制作组织工程血管的方法还很难下广泛的结论。

脱细胞组织支架大都使用血管，但也有一部分人探索用其他组织来构建支架。Woods 等用脱细胞的猪小肠黏膜下层，种植上人脐静脉 EC 2 周，让其生长在基底膜上。EC 可以重新生长于其上，细胞间连接更加有序，代谢活性也增加，并下调促炎症的 PGI_2，减少血小板的黏附。此外，脱细胞的输尿管也被用于小口径血管支架，而它们较易于获得且大小合适。

第二节 血管组织工程的细胞来源

用于血管组织工程构建的最主要细胞类型，包括 VSMC 和 EC，有各种不同的来源。自体血管壁分离的原代细胞最早作为细胞来源被应用于组织工程血管的构建。近年来，各种类型的成体干细胞，如骨髓来源的间充质干细胞、内皮祖细胞、脂肪干细胞等由于能够分化为各种血管细胞，已成为另一类很有前景的细胞来源。此外，多能干细胞包括胚胎干细胞（embryonic stem cell，ESC）、诱导性多能干细胞（induced pluripotent stem cell，iPSC）等具有分化为所有体细胞的潜能包括各种血管细胞，因此已成为血管组织工程的新型细胞来源。各种细胞来源有其各自的优缺点，而且诱导分化技术将成为干细胞应用于组织工程血管构建的关键平台之一。

一、自体血管壁细胞

结构完整、功能正常的血管对人体健康是十分重要的。它可以维持体内平衡，调节血流为全身各部分提供营养和氧气。正常的血管包括 3 层结构：内膜（tunica intima）、中膜（tunica media）和外膜（tunica adventitia）。内膜主要由单层 EC 组成排列于血管管腔内，与血液直接接触并提供一个连续性的选择性通透的表面。EC 在调节血管的生理和病理过程中起着极其重要的作用。中膜主要是由 VSMC 组成，可调节血管的舒张和收缩，防止血管破裂。外膜主要是成纤维细胞。理想的组织工程血管移植物应具有与正常血管相类似的组织结构，而且在其内表面被覆内膜。由于 EC 具有强烈同种异体抗原性，因此，许多学者认为自体血管壁细胞包括 EC、VSMC 和成纤维细胞是血管组织工程的最佳种子细胞。

（一）内皮细胞

1970 年 Mansifield 等首次尝试了种植 EC 实验，开创了临床 EC 种植的先河。EC 覆盖在整个血管系统内表面，排列成单层并能够调节其数量和排列方式以适应局部的需求。EC 在血管许多生理和病理过程都发挥重要作用，包括组织体内平衡、纤维蛋白溶解和血栓形成（凝血）、调节血管张力、调节其他类型细胞生长、调节营养转运通过血管壁、血细胞的激活和迁移等。

EC在决定血管移植物的血栓形成中起着重要的作用，因此在很大程度上决定血管移植物的通畅性（patency）。在人和动物模型中已显示种植EC的血管移植物可提高移植血管通畅率。Deutsch等报道，在预先铺有纤维蛋白胶的ePTFE支架管腔内种植上一层自体EC，然后移植到患者体内，可明显提高血管移植物的通畅率。当前EC的主要来源是脐静脉EC、外周静脉EC和内皮祖细胞（endothelial progenitor cell，EPC）。间皮细胞（mesothelial cell）也可以替代EC。EC已成功的从活检的隐静脉中分离并应用于组织工程血管。因此，EC是血管组织工程中十分重要的种子细胞。然而，从短的静脉段（约2.5 cm）分离出不含VSMC的EC是很难的，而且生物活检是一种创伤性的方法。

（二）血管平滑肌细胞和成纤维细胞

VSMC是动脉中膜的主要成分，对血管的许多功能有调控作用，如在各种刺激作用下调节血管收缩或扩张，细胞的迁移和增殖，以及血管壁中各种类型胶原（collagen）、弹性蛋白和蛋白聚糖等的合成。VSMC有收缩型和合成型两种表型。正常成熟的血管中的平滑肌细胞常常表现为收缩型，细胞浆大部分为收缩装置（contraction apparatus）所占有，增殖能力和细胞外基质产生明显下降。而在血管发育、损伤修复及病理状态下VSMC常表现为合成型，细胞浆内含大量的粗面内质网、高尔基体和游离核糖体，增殖能力和细胞外基质蛋白合成十分活跃。在体外培养时，收缩型VSMC往往可转变为合成型，但在特定的培养条件下也能转变回收缩型。Schnell等发现，取自人大隐静脉的VSMC具有良好的生物学功能和增殖能力，种植于支架材料后，在胶原形成、结蛋白、波形蛋白和α-平滑肌肌动蛋白（α-smooth muscle actin，α-SMA）合成及力学功能等方面与主动脉来源的VSMC表现一致，证明大隐静脉VSMC可作为种子细胞来源。

成纤维细胞在合成胶原，弹性蛋白和蛋白聚糖方面和收缩行为上与VSMC很相似。在受伤或疾病状态时成纤维细胞可表达VSMC特异性标记物。成纤维细胞可以很容易地从患者皮肤活检中获得，在血管组织工程中将可能替代VSMC成为种子细胞来源之一。L' Heureuxd等利用患者自体活检皮肤的成纤维细胞培养6～8周后形成富含基质的细胞层（cell sheet），然后将其包绕于不锈钢金属轴上产生出力学性能强的血管，其破裂压超过3000mmHg [5]，不过生产这样的组织工程血管需要6～9个月。

（三）自体血管壁细胞作为种子细胞的缺点

从组织相容性和细胞功能等方面考虑，自体细胞应首先被考虑作为组织工程血管的种子细胞。重建功能性血管需要将EC、VSMC和细胞外基质很好地整合。然而，患者自身来源的EC和VSMC来源有限，很难得到足够的细胞用于重建血管移植物，且体外扩增易发生老化。VSMC在体外扩增时还会失去收缩功能。此外，获取自体血管时，需要侵入性操作可致取材部位损伤，以及患者的疾病状态或老年患者获得的细胞质量较差不适宜移植等缺点，使其临床应用明显受限。采用自体EC作为种子细胞还存在经过传代扩增、鉴定等程序后种植于组织工程血管上需要较长的时间。这些限制使得研究人员必须探索新的可替代的并可大量获得的血管细胞来源用于血管组织工程。

干细胞独特的优点使其日益成为血管组织工程新的种子细胞的重要来源。干细胞根据发育阶段不同可分为多能干细胞和成体干细胞。多能干细胞是高度未分化细胞，具有持续生长分化和多能发育特性，一定条件下可分化为几乎所有类型体细胞。因此，可以将多能干细胞分化为血管组织工程中血管壁上的不同类型细胞，解决细胞来源困难问题。干细胞的增殖潜能可提高其在血管组织工程中的细胞植入效率（seeding efficiency）、减少体外培养时间等。虽然不同的干细胞类型有其各自的特点，但它们均可能作为血管组织工程中最有前景的种子细胞来源之一。

二、多能干细胞

多能干细胞能够无限自我更新并能分化成各种成体细胞，包括 ESC、iPSC、胚胎肿瘤细胞、外胚层干细胞和胚胎生殖细胞等。

（一）胚胎干细胞

胚胎干细胞来源于囊胚的内细胞团，具有自我更新和无限增殖的能力。从理论上讲，ESC 具有分化的多能性，所以能够分化为血管组织工程的 3 种种子细胞。目前，研究人员已经成功地将 ESC 在体外定向诱导分化为 EC 和 VSMC。（图 38-2）

1. 胚胎干细胞可分化为内皮细胞　1998 年人胚胎干细胞（hESC）培养获得成功，为血管组织工程提供新的种子细胞来源。Lenvenberg 等将人的 ESC（H9 克隆）种植在皮氏培养皿（petri dish）中，在不含白血病抑制因子（leukemia inhibitory factor，LIF）和碱性成纤维细胞生长因子（basic fibroblast growth factor，bFGF）的培养液中培养时，能够分化并形成类胚体（embryoid body，EB），EB 分化过程中部分细胞能形成内皮样细胞[6]。将 EB 分散后，用抗体富集其中的血小板内皮细胞黏附分子 1（platelet endothelial cell adhesion molecule 1，PECAM1/CD31）阳性细胞，进行体外培养，这些细胞表现出人脐静脉 EC 的特征标志：细胞之间形成了规则的连接，并能合成高水平的乙酰低密度脂蛋白，在基质胶上培养能够形成类似管状的结构。在裸鼠体内，这种由 hESC 分化来的 EC 能够形成微血管网，

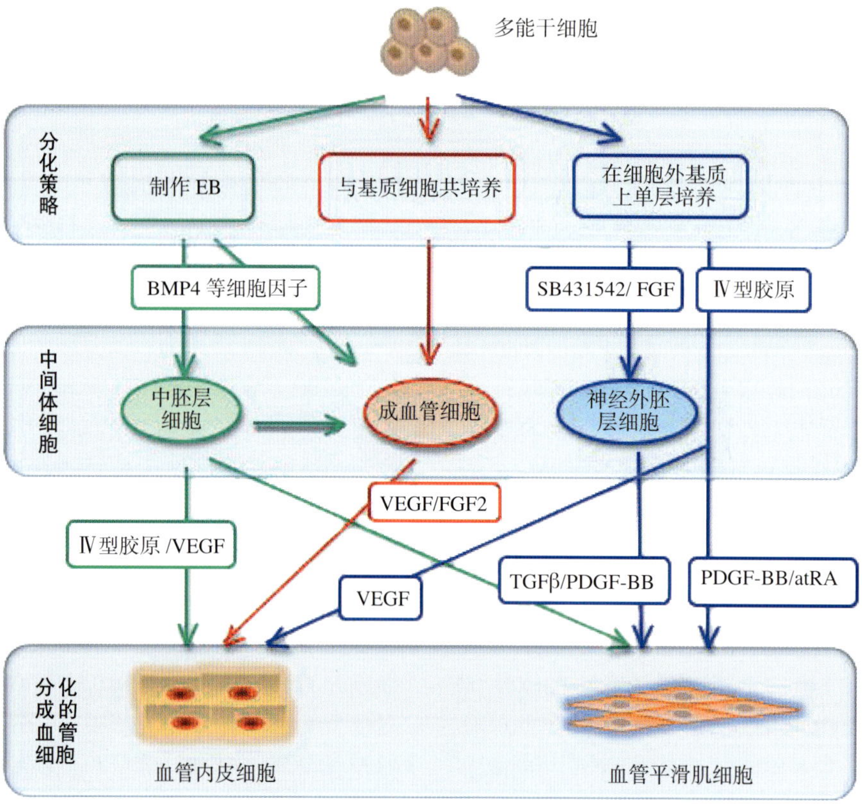

图 38-2　多能干细胞分化为血管细胞的常见策略及相关途径

多能干细胞可通过①制作 EB，②与基质细胞共培养及③在细胞外基质上单层培养等策略进行体外分化为 EC 和 VSMC 等血管细胞。EB 在 BMP4 等细胞因子作用下促进中胚层细胞及成血管细胞（hemangioblast）的形成。而中胚层细胞和成血管细胞向内皮细胞分化过程需要依赖 VEGF 等相关信号。在与基质细胞（如 OP9 细胞）共培养时，多能干细胞可部分分化为成血管细胞，将其分选后进一步培养可分化为 EC 或 VSMC。多能干细胞在体外单层培养时，特定的无血清培养基（含有已知化学成分，如 TGFβ 受体抑制剂 SB431542 等）可以诱导其分化为神经外胚层等细胞，进一步用 TGFβ1 和 PDGF-BB 等处理可分化为有功能的 VSMC。单层培养的多能干细胞在Ⅳ型胶原上培养，VEGF 或 PDGF-BB 等分别可促进其向 EC 和 VSMC 分化。EB，类胚体；BMP4，骨形成蛋白；FGF，成纤维细胞生长因子；VEGF，血管内皮生长因子；TGFβ，转化生长因子 β；PDGF-BB，血小板源生长因子 -BB；atRA，全反式维 A 酸

其中含有鼠源的血细胞。

虽然许多方法探索应用ESC产生EC，但当前的主要挑战在于如何产生足够大量的EC用于实际应用，这在很大程度上依靠我们对血管不同细胞类型调节的信号通路的更多认识。例如，骨形成蛋白4（bone morphogenetic protein 4，BMP4）可以加快从EB到EC的形成，也可以在早期阶段促进hESC分化成$CD34^+/CD31^+$细胞。此外，hESC与过表达Wnt-1的M2-10B4基质细胞共培养的条件下，能产生4倍多的$CD34^+$祖细胞。TGFβ受体抑制剂SB431542可以明显增加hESC和iPSC分化为EC[7]。

2. 胚胎干细胞可分化为血管平滑肌细胞　几种不同的策略可用于探索从hESC分化成为VSMC（图38-2）。从EB或共培养产生的$CD34^+$血管前体细胞，进一步用各种因子如转化生长因子β1（transforming growth factor β1，TGFβ1）、血小板源生长因子-BB（platelet-derived growth factor-BB，PDGF-BB）、全反式维A酸（all-trans retinoic acid，atRA）或联合处理，能诱导成平滑肌样细胞。也可以利用诱导型培养基结合细胞外基质如Ⅳ型胶原或基质胶，促进VSMC的分化。Ferreira[8]从人EB中分离的$CD34^+$血管前休细胞在用PDGF-BB处理后，能分化成平滑肌样细胞，表达VSMC标志基因，包括α-SMA，SMMHC、SM22α、Calponin和Caldesmon，而且对碳酰胆碱（carbachol）刺激有收缩反应。Hill等用$CD34^+$细胞与S17或过表达Wnt-1的M2-10B4基质细胞共培养，并在培养液中加入PDGF-BB和TGFβ1时ESC可分化为VSMC[9]。与Hs27滋养层细胞共培养于MCDB133基础培养基和VSMC补充成分，包括胰岛素、转铁蛋白、表皮生长因子（epidermal growth factor，EGF）、bFGF、PDGF-BB、抗坏血酸和肝素等时也可分化成VSMC[10]。此外，ESC与OP9基质细胞共培养后，分离得到的$Flk^+/Tra\text{-}1\text{-}60^-$细胞在含有血清的条件下培养也能够分化成$\alpha\text{-}SMA^+/Calponin^+$的VSMC。将人胚胎干细胞用含PDGF-BB和TGFβ1的培养基直接培养在Ⅳ型胶原上可分化成有功能的VSMC。此外，应用atRA可以直接诱导hESC分化为VSMC，效率可达93%。

这些研究都表明ESC十分适合作为血管组织工程的种子细胞，因为它们无限地自我更新并能提供无尽的血管前体细胞来源。尽管ESC细胞能够很好地解决自体成熟细胞所无法解决的问题，但在法律、伦理和道德等方面的争议以及细胞的免疫原性等问题很大程度上限制了ESC细胞的研究和应用。尽管如此，ESC仍然是血管组织工程最具前景的种子细胞来源之一。

（二）诱导性多能干细胞

iPSC是由体细胞通过不同的方法重编程（reprogramming）成为具有多能性的ESC样细胞。iPSC仍保留hESC的优点，因为它们能够自我更新，并保留分化成所有细胞类型的潜能。由于iPS细胞来源于成体组织，就绕过了ESC伦理政策方面的争议而更易于为人们所接受。理论上iPSC有更低的异体免疫排斥反应。iPSC分化为血管细胞已有新的报道。到目前为止，iPSC已能够成功地分化为EC、EPC和间充质细胞等（图38-2）。来自iPSC细胞的血管细胞增殖能力和功能主要由iPSC的起源和诱导分化的方案决定。

1. iPSC可分化为内皮细胞　Li等将人iPSC（hiPSC）与OP9细胞共培养诱导产生$CD31^+CD43^-$的EC。虽然iPS来源的EC能够摄入乙酰化的低密度脂蛋白（low-density lipoprotein，LDL），并在基质胶上形成毛细血管样结构，但这些细胞较早出现衰老。hiPSC与OP9细胞共培养可产生$TRA\text{-}1\text{-}60^-/Flk1^+/VE\text{-}cadherin^+$或$TRA\text{-}1\text{-}60^-/Flk1^+/VE\text{-}cadherin^-$细胞。而且，$TRA\text{-}1\text{-}60^-/Flk1^+/VE\text{-}cadherin^+$细胞在Ⅳ型胶原上培养时，加入VEGF能够使其分化为$CD34^+/CD31^+/eNOS^+$的EC。有趣的是$TRA\text{-}1\text{-}60^-/Flk1^+/VE\text{-}cadherin^-$细胞没有VEGF存在时不能分化为EC，但能分化成$\alpha\text{-}SMA^+/calponin^+$ VSMC。

2. iPSC可分化为VSMC　iPSC也已经成功地分化为VSMC[11]。同时，iPSC来源的EB分化方法也应用于VSMC分化[12]。在铺有明胶的培养板上，用VSMC条件培养基培养10天，VSMC样形态的克隆显示出VSMC特异性表达谱，并获得VSMC相关功能包括对碳酰胆碱和 KCl 反应而增强细胞内钙释放。各种支架对 iPSC/VSMC 分化的效果也被检测，数据显示 iPSC 来源的 VSMC 可以成为血管组织工程中重要的细胞来源 [13]。

虽然 hESC 和 hiPSC 是巨大的潜在细胞来源，但它们也有不足之处。hESC 来自人的胚胎因而有伦理等方面的局限，而且 hESC 也有潜在的免疫原性。相对而言，hiPSC 更有吸引力，因为它来自患者的自体细胞，可避免免疫排斥反应，可以应用 ESC 相同的诱导方法分化成各种血管细胞。但是，hiPSC 的不足之处在于：①具有很低的重编程效率；②使用逆转录病毒载体进行重编程时，会导致染色体异常，具有潜在的致癌性；③其分化潜能会受供体细胞类型的影响。从临床使用的安全性考虑，研究人员发展了多种新方法来产生 iPSC，包括诱导后去除整合在基因组中的病毒载体，应用 mRNA 或蛋白进行诱导的方法，应用小分子物质替代某些遗传因子等。应用这些方法诱导病人体细胞产生 iPSC，提高了重编程效应和安全性，从而促进 iPSC 在研究疾病分子机制和再生医学中的应用潜力。在临床应用之前需要确保 iPSC 没有遗传学或表观遗传学方面的异常。此外，对于不同细胞来源诱导的 iPSC 的分化潜能的差异以及发展严格的方法从未分化细胞中选出分化的细胞均需要进一步研究。

三、成体干细胞

成体干细胞是人体内各个组织中相对未分化的细胞。通过细胞表面标记物已经在许多组织器官包括骨髓、外周血、脐带血、心、血管、脾和脂肪组织等中发现存在成体干细胞，且也可分化成血管细胞。和胚胎干细胞一样，成体干细胞都能够解决成体细胞易老化的致命弱点，在组织工程中有广阔的应用前景。成体干细胞自体移植避免了免疫排斥、分离，而且使用成体干细胞也不存在伦理学问题。成体干细胞可能作为血管组织工程种子细胞的有骨髓间充质干细胞（bone marrow mesenchymal stem cell，BMSC）和 EPC 等。

（一）间充质干细胞

间充质干细胞（mesenchymal stem cell，MSC）最早于 1966 年在骨髓中发现，以后在脐带血、脂肪组织、血管壁和胎盘中也有报道。MSC 表面存在一组标记物如 CD29、CD44、CD71、CD90、CD106a、CD120a、SH2、SH3 并且不表达 CD14、CD34、CD45、CD31 和 HLA-DR。MSC 具有较强的分化潜能，可分化为许多中胚层的细胞类型，如成骨细胞、软骨细胞、脂肪细胞和平滑肌细胞等 [14]。MSC 易于获取、扩增，生长率高，可体外诱导，回植后无免疫排斥反应，因此有可能取代人自体血管壁细胞而成为构建组织工程化血管的最佳种子细胞之一。

研究显示 MSC 具有在体分化为 VSMC 和 EC 的能力。MSC 分化为 VSMC 的研究已经有很多报道，早在 1993 年 Galmiche 证明长期培养的人骨髓培养物中基质细胞属于 MSC，能沿着 VSMC 分化的途径进行分化 [15]。各种因素，如可溶性生长因子、细胞 - 细胞间相互作用、机械刺激和细胞外基质蛋白等都可以促进 MSC 的分化。TGFβ1 在 MSC 分化为 VSMC 过程中起着十分重要的作用 [16]。MSC 在 TGFβ1 作用下或在 MSC 内过表达 TGFβ1 时分化成 VSMC 的潜力更大。当 MSC 与 EC 直接接触共培养时，可分化为 VSMC 并表达 α-SMA，但肌动蛋白纤丝组织却遭到破坏。此外，三维培养系统也证明可促进 MSC 分化为 VSMC。

MSC 分化成 EC 的报道较少。在体外二维培养中加入 VEGF，可使 MSC 分化为表达血管假性血友病因子（von Willebrand factor，vWF）和形成毛细血管特征的 EC[17]。狗骨髓分离的 MSC 种植于三维的组织工程血管支架上，在剪切力（shear stress）的作用下可分化为 EC。

（二）内皮祖细胞

EPC 最早是从外周血中分离出来的 $CD34^+$/FLK^+ 细胞，在体外能分化为功能性的 EC。EPC 是骨髓产生的并在 VEGF、血管损伤或其他细胞因子动员后进入血液循环的。EPC 也可从脐带血中分离出来，比外周血中分离的 EPC 有更强的增殖潜能。研究表明，EPC 可促进血管再生，直接注射或种植于支架上均能促进缺血或梗死动物模型的血管再生。Kaushal 等将绵羊外周血分离的 EPC 种植于脱细胞的猪的髂血管上，然后移植到绵羊体内，130 天后血管仍然畅通，这表明在组织工程血管管腔内 EPC 可成功替代成熟的 EC。在血液中 EPC 的含量很低，大约每 1 万个细胞中只有 1 个，而且 EPC 在体外仅能传 20 ~ 30 代，增殖潜能会随年龄等而下降，这些特点使其在血管再生的应用中受到一定限制。然而，最近的报道显示，过氧化物酶体增殖物激活受体 γ（peroxisome proliferator-activated receptor，PPARγ）激动剂罗格列酮（rosiglitazone）可以通过阻止糖化终产物的积累阻止 EPC 功能的降低。目前，需要更多的研究以阐明 EPC 衰老的机制，并发展相关策略防止 EPC 衰老从而更好地应用于临床实践。

EPC 也能分化为 VSMC。PDGF-BB 不仅能增强 EPC 分化为 VSMC，而且帮助其维持合成表型。而且，当 $CD133^+$ 的 EPC 与 VSMC 共培养时，其表达的 VSMC 特异的标志物会增加，包括 α-SMA，SM22α 和 Myocardin，而使 EC 的标志物 CD31 表达下降。有趣的是，$CD133^+$ 的 EPC 与人肺动脉血管共培养时，能迁移到内膜分化为 EC。此外，TGFβ 受体抑制剂 SB431542 能促进 EPC 向 EC 分化而减少 VSMC 分化 [18]。总之，EPC 可以作为血管组织工程的理想的种子细胞来源。

（三）脂肪干细胞

脂肪干细胞（adipose-derived stem cell，ASC）最早是在吸脂术获得的脂肪组织中分离得到的，有很强的增殖能力，在体外培养能传约 34 代。它具有成纤维细胞的形态，与骨髓间充质细胞相似的表型但不表达 CD106，并显示出间充质细胞系的克隆分化潜能 [19]。有研究显示，ASC 的分化潜能超出中胚层界限，如可分化成神经元，肝细胞和胰岛素表达细胞。ASC 可以抑制混合淋巴细胞反应及淋巴细胞增殖，因此具有异体移植的潜能。

研究表明，ASC 是血管细胞的丰富来源。Rodriguez 利用脂肪组织提取物（processed lipoaspirate，PLA）分化为有功能的 VSMC[19]。已证明 ASC 在水凝胶和脱细胞的隐静脉支架上成功地分化为收缩型的 VSMC，显示出在血管壁重建中的潜力。ASC 在 TGFβ1 和 BMP4 作用下分化成 VSMC，将其种植于 PGA 支架上形成血管壁，应用脉动力学刺激可以明显增加胶原的合成和机械强度，然而这种方法构建的血管移植物在体内移植的效果尚待验证 [20]。

脂肪干细胞也是 EC 的丰富来源，除了总的脂肪干细胞外，来自人的臀部、腹部和内脏的脂肪组织中的 $CD34^+/CD31^-$ 细胞植入小鼠后肢缺血模型时，表达 EC 的标志物，增加血管形成 [21]。另外一部分细胞，$FLK1^+/CD31^-/CD34^-/CD106^-$ 细胞在铺有基质胶的培养皿中，有 VEGF 和 bFGF 存在时可分化为 EC。脂肪干细胞分化为 EC 的能力不受病人年龄和血管疾病的影响 [22]。总之，以上的研究都支持脂肪干细胞是血管再生和血管组织工程的重要干细胞来源。

（四）神经嵴来源的干细胞

神经嵴来源的干细胞（neural crest-derived stem cell，NCSC）是一群可迁移的多能性细胞群，能产生各种细胞系，包括软骨、骨、平滑肌、神经元、神经胶质细胞。NCSC 不仅存在于胚胎神经壳，也存在于神经嵴来源的组织中。将绿色荧光蛋白标记的 NCSC 移植到胚胎 14 天小鼠的端脑中，胚胎第 16 天时，1.6% 的 NCSC 转变为具有内皮表型的细胞。当有 EC 存在时，6% 的 NCSC 转变为表达多个 EC 标记物的细胞并可形成毛细血管网。NCSC 是升主动脉、主动脉弓和颈动脉等 VSMC 的祖细胞。已有多种方法报道可以诱导 NCSC 分化为 VSMC。皮肤来源的前体细胞（skin-derived precursor cell，SKP）来自与胚胎神经嵴细胞特征十分相似的成人真皮前体，因此，最近的研究表明，活检得到的皮肤组织可能作为血管组织工程中 VSMC 的另一来源。头发和胡须毛囊真皮乳头含有神经壳来源的细胞，须垫（whisker pad）中的 SKP 来源于神经嵴。SKP 能够分化为 VSMC，不同物种的成体 SKP 需要在 TGF 信号作用下进行分化，而我们已经知道从 NCSC 分化为 VSMC 过程需要 TGF 信号。有趣的是，在无血清条件下，TGFβ 能高效刺激人的 SKP 分化为 VSMC，然而就提高分化效率而言，大鼠的 SKP 对 TGF 信号的反应与人不同。TGFβ 不仅提高人 SKP 的 VSMC 标记物表达，而且促进其增殖，因此，SKP 可能为血管组织工程中大量的 VSMC 提供新的细胞来源。

（五）其他成体干细胞

其他的成体干细胞还可能来自脐带、肌肉和羊水等，它们都具有分化为血管细胞的潜能，因此也可能为血管组织工程提供潜在的细胞来源。

临床应用成体干细胞面临最大的挑战是细胞的衰老，随着供体年龄的增加细胞增殖和分化能力随之下降。MSC 在体外培养也容易衰老，只能培养 8 ~ 10 代，这就大大限制了其体外大量扩增以满足细胞治疗的需要。随着年龄的增加，BMSC 和 ASC 的数量也在减少，而且从 BMSC 分化来的 VSMC 增殖能力和收缩性能都明显下降。

总之，不管利用多能性干细胞还是成体干细胞作为血管组织工程的细胞来源，如何诱导干细胞有效分化为血管细胞以及分化的分子机制是该研究领域的关键问题之一，对该问题的深入研究及理解对血管组织工程的发展乃至心血管疾病的治疗将有重要的价值[23]。

第三节　组织工程血管的构建

组织工程血管的整体构建并非简单地将种子细胞移植到支架上，研究人员已经发展出各种不同的构建模式来完成，甚至不需要同时使用支架和种子细胞来完成组织工程血管的整体构建。构建的组织工程血管还需要在体内外特定的环境下培养进一步成熟，并最终通过一系列的功能实验来评价构建的组织工程血管的性能。

一、组织工程血管的构建模式

目前，组织工程化血管的构建方法主要有以下几种：①在人工合成移植物（synthetic graft）内种植 EC；②以胶原和纤维蛋白为基础的血管移植物；③以生物可降解合成材料为支架构建血管；④应用脱细胞组织支架（decellularized scaffold）构建血管；⑤无细胞支架技术，包括细胞自组装（cell self-assembly）血管和在体构建血管[24]。部分已经在血管支架中讨论的内容，我们在此不再详述。

（一）在人工合成移植物（synthetic graft）内种植 EC

完整的血管 EC 层能够抗血栓形成，减少内膜增生，因此是保持血管长期通畅的重要成分。血管移植物的内皮化可以通过几种方法进行：①直接植入 EC；②通过邻近天然血管的内皮迁移；③在移植物管腔内表面植入循环 EPC；④从多孔的移植物长入毛细血管。自从 1978 年，Herring 提出在合成移植物的管腔内植入 EC 的设想后，许多研究在尝试优化内皮的黏附方法以提高临床通畅率。虽然最初在临床应用显示出前景，但随后的研究表明这种“一步法”在膝盖以下的旁路移植中并不能提高血管的通畅率，其原因可能是由于移植物在脉动性的血流中丢失了 EC。Zilla 等长期的研究提示，体外先用纤维蛋白胶处理后，再在 ePTFE 支架上种植内皮，这种“两步法”可以改进小口径血管移植物的通畅率。然而，合成的支架如 ePTFE 和 Dacron 仍然有不足，即无法生长，没有天然血管反应性。

（二）以胶原和纤维蛋白为基础的血管移植物

以胶原和纤维蛋白为基础的血管移植物属于全生物化组织工程血管，是指将血管细胞包埋在胶原和纤维蛋白等细胞外基质中，而完全不使用合成材料作为结构和支持的组织工程血管。1986 年 Weinberg 和 Bell 等首次用培养的牛主动脉 EC、VSMC 和成纤维细胞混合胶原胶成功构建了全生物化血管，大大推进了血管组织工程研究领域[25]。然而，这种全生物血管因机械强度不够，破裂压只达到 10 mmHg 而无法用于临床。此后，多个研究小组尝试通过修改胶原的密度和成分，纤维排列方向和增强胶原交联来进一步改进血管结构强度，甚至通过动态的机械刺激促进细胞对胶原支架的重塑来增加其强度。尽管这些方法推进了以胶原为基础的组织工程血管的进展，但它们还是缺乏足够的机械强度。最近，开始探索使用纤维蛋白胶，在血管中增加弹性蛋白掺入并使用重组蛋白聚合物从而给予血管更大的弹性。

研究证明，使用纤维蛋白胶形成的具有生物相容性三维结构的基质能够促进细胞植入及胶原沉积。虽然目前也取得一定的成功，但仍然不能满足外科手术的要求。Swartz 等进行了进一步改进，将绵羊 VSMC 在纤维蛋白胶培养 2 周，缠绕于中轴上，形成的管状支架再植入 EC，移植到绵羊的颈静脉。结果证明，这样制成的血管移植物大大提高了生物机械性能及生物反应性，移植 15 周后仍然畅通[26]。最近，Syedain 等成功地使用拉伸 - 流动生物反应器制作的以纤维蛋白胶为基础的动脉血管，其生物机械性与天然血管相似[27]。虽然该方法制作血管移植物取得了成功，但由于制作周期长限制了其潜在的应用。

总之，全生物化组织工程血管的构建较为简单方便，具有生物活性高、自我更新能力强、免疫排斥反应低的优点，是临床理想的组织工程血管构建方法。但全生物化血管制作周期长，体内生物学行为以及免疫机制不明确，临床应用还有待进一步研究。

（三）生物可降解材料支架的组织工程血管

这种方法主要应用生物可降解材料制作血管起始支架，在其中植入种子细胞，体外培养后移植到体内。生物可吸收材料逐渐降解后能够被细胞及其分泌的细胞外基质所取代生成新血管，具有安全性高、生物相容性好、感染率较低的优点，为组织工程血管的研究开拓了新方向。

（四）脱细胞组织支架

为了利用天然的细胞外基质的结构和强度并避免免疫反应，研究人员结合物理方法、化学活性剂处理和酶消化等发展了组织脱细胞技术去除血管中的细胞及抗原成分。此外，应用类似技术脱细胞的小肠黏膜下层，也被考虑作为血管替代物。然而，该方法也有不足之处：对细胞外基质的沉积和结构缺乏控制，也有报道其会逐渐降解，且存在从动物组织中传播病毒的风险。

（五）无支架技术构建血管

1. 细胞自组装血管　细胞自组装血管，完全使用体外培养的自体细胞，而不加入前面提到的方法所用到的动物蛋白如胶原、纤维蛋白等，从而减少免疫反应。1998 年，L' Heureuxd 等报道了无起始支架的、仅仅由体外培养的人的细胞和分泌基质组成的组织工程血管。他们将培养的人 VSMC 产生细胞层（cell sheet）包绕在一个管状轴心外形成血管中膜，成纤维细胞层随后包绕在中膜之外，形成血管外膜。随后继续培养 6～8 周，在培养期间，自体细胞按环绕方式生长并分泌大量细胞外基质。8 周成熟后，取出轴心，管腔内种上人脐静脉 EC，整个过程需要 3 个月（不包括细胞体外扩增）。这样做成的血管移植物可以承受 2000mmHg 的破裂压，移植手术时易于操作及缝合。而且，中膜对药物的刺激有收缩 / 舒张反应。然而，缺乏明显的弹性蛋白合成仍是该方法的不足之处。

最近应用该技术制作的 Cytograft 已经用于肾病末期患者的临床安全试验。这种完全自体组织工程血管可承受超过 3000mmHg 的破裂压，相当于胸廓内动脉的压力。这种组织工程血管移植到 9 位患者中，1 个月后有 7 个仍保持畅通，而 5 个血管保持畅通超过 6 个月，20 个月后仍有 1 个畅通。虽然细胞自我装配血管强度和无免疫原性具有巨大的前景，但主要的限制在于过长的细胞培养时间（6～9 个月）。有报道，用温敏材料可能加快细胞层的生产从而加速整个组织工程血管制作过程[28]。

2. 血管移植物的在体构建（*in vivo* construct fabrication）　收获细胞在体外扩增培养往往会导致细胞表型的改变并且在体外可能阻止健康组织的形成。为了克服这些不足，研究人员尝试利用身体作为生物反应器在体内募集细胞。Campbell 等在大鼠或兔的腹腔中埋入硅橡胶管作为轴心来制作血管移植物。2 周内移植物的内膜募集了间皮细胞而中膜长出肌成纤维细胞。虽然这种制作移植物的新方法需要长期体内实验对其通畅性进行进一步评估，但它可避免由细胞和支架为基础制备血管的复杂过程。另一种方法是原位移植一个无细胞的支架在体内募集细胞。如将透明质酸为基础的支架直接移植到大鼠腹主动脉中，21天后，支架上长出EC和VSMC并有胶原和弹性纤维形成。

二、组织工程血管体外培养

（一）组织工程血管体外培养方式

虽然组织工程血管的构建出现许多新的模式，但传统的及常见的模式仍是在支架上种植种子细胞，通过体外培养成熟后再植入体内。组织工程血管体外培养的方式主要有两种：静态培养和动态培养。静态培养是指种子细胞和支架在静止状态、无特殊压力和环境变化的条件下所进行的培养；动态培养包括生物体内的培养和生物体外模拟生物体内环境即生物反应器（bioreactor）内的培养。天然血管暴露于压力、剪切力和脉动的血流等环境中，这些因素将刺激细胞按照合适的方向分化，进而产生胶原和弹性蛋白——血管壁胞外基质的主要组成成分，决定着血管壁的生物力学特性，而在静态环境中这些蛋白的生成是有限的，因此动态培养显著优于静态培养。Vunjak-Novakovic等将牛软骨细胞种植于PGA支架上，分别在静态环境、涡流环境和旋转容器中培养，6周后发现静态环境中培养出的产物少、结构脆弱、机械性能差；涡流环境中培养出的产物表面包有一层纤维膜，其机械性能也较差；而旋转容器中培养出的产物量最多，且机械性能是三者中最好的。

（二）血管生物反应器

血管组织工程生物反应器作为组织工程血管体外动态培养的重要方式，主要是根据人体血管所处的血流动力学环境（主要是剪切应力和拉伸应力），在体外模拟血管搏动和血流对内皮的剪切作用，从而构建组织工程化血管。生物反应器的发展为组织工程的发展提供了载体，在生物反应器内进行血管三维构建和培养已成为目前血管组织工程常用、有效的方式。生物反应器相对于静态培养技术的优越性在于可以促进细胞长入支架，促进细胞外基质的产生、细胞的分化及组织的构建等。

1. 理想生物反应器的特点　对于要培养的细胞或组织来说，生物力学和生物化学的调控是模拟生理环境最需要的。体内搏动性动脉血流所产生的生物力学刺激主要包括两种：一是平行于血管长轴的由血流冲击造成的剪切力，主要影响EC的排列和功能状态；另一种是沿血管周径分布的由血流压力形成的环形张力，能够影响VSMC的分布取向、基质分泌和生理功能。因此，理想的生物反应器应该是能为体外构建组织工程化血管提供适宜的生物力学刺激的装置，并使其对细胞造成的损伤降到最低。

理想的生物反应器还应方便而精确地控制环境因素，包括温度、pH、氧气以及营养物质的传送和代谢废物的排出等。同时还要做到无菌和自动化控制。此外，形状和结构便于培养介质的均匀混合；能与细胞及组织培养所用的人工基质完美整合，为种子细胞提供贴壁环境。

2. 常见生物反应器　近年来，组织工程用生物反应器飞速发展，种类也越来越多，最常见的生物反应器有搅拌式生物反应器、气升式生物反应器、中空纤维式生物反应器、旋转壁式生物反应器（rotating wall vessel bioreactor，RWVB）等。1990年Kleis等首先研发出RWVB，其主体一般由内外同心圆柱组成，内柱由可以进行气体交换的半透膜构成，内外柱之间充满培养基和预先种植了细胞的支架。RWVB以一定的速率旋转，产生较低的剪切应力和较高的传质效率，使构建物在培养液中保持一种自由落体状态。RWVB作为在地面上模拟微重力条件下细胞生长的一种细胞及组织培养装置，于1992年被美国航空航天局（NASA）采用，目前已应用于骨、软骨、心血管等研究领域（图38-3）。

生物反应器也应用于促进细胞，特别是EC植入支架的过程。Baguneid等将种有VSMC的支架暴露于脉动的剪切力作用7天后，种上EC。将这种内皮化的移植物暴露于生理条件下的剪切力作用1小时，EC在血管中的黏附率（retention）从100%降到70%。这些结果表明在较长一段时间内逐渐增加剪切力作用对最大程度保留EC是必须

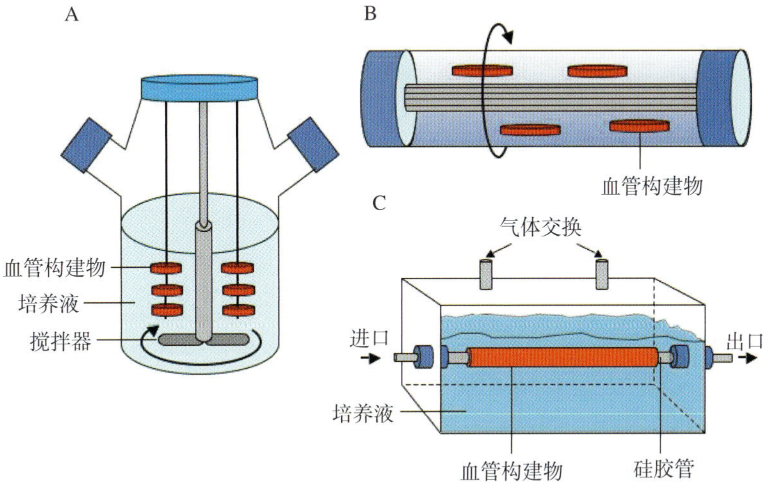

图 38-3　血管组织工程使用的代表性生物反应器

A. 搅拌式生物反应器，应用于将细胞种植入支架和随后构建物的培养。通过搅拌产生的对流可促进细胞进入支架，也可促进培养的组织发育和形成。B. 旋转壁式生物反应器，为构建物提供动态培养的环境，具有较低的剪切应力和较高的传质效率，通过一定的速率旋转促使构建物在培养液中保持一种自由落体状态。C. 动态力学刺激生物反应器，种植有细胞的血管构建物放置于硅胶管上，浸没在培养基中，通过调节硅胶管内的压力，产生周期性脉动，从而增强培养的血管构建物的强度等机械性能

的。许多相关的研究也证明应用各种合成的聚合材料如 PCL 和 PGA 支架在生物反应器系统中培养可以改进外基质的合成和构建物的机械特征。

Seliktar 等开发了一种动态力学刺激生物反应器，其中可放置构建物并连接在可扩张的硅胶管上。管内的压力可以调节，每个管的外径可产生 10% 的周期扩张。用这种方法构建的含 VSMC 的胶原凝胶可以改进其机械强度和组织学结构，并能上调基质金属蛋白酶 2（matrix metalloproteinase 2，MMP2）的活性及胶原、弹性蛋白基因表达。同样的方法处理更长时间（5 周）后，这种周期性脉动的刺激与静态培养的构建物相比，其强度增加 1.7 倍，硬度增加 2.2 倍，而且张力、牵张时间和松弛时间等各种参数均能影响构建物的机械性能，此外还有大量的不溶的弹性蛋白沉积，而静态培养产生的弹性蛋白相对较少。

（三）生长因子对组织工程血管体外培养的作用

生长因子在血管组织工程中可以调节细胞的表型。例如，PDGF 可以促进 VSMC 增殖而使 VSMC 标志物 α-SMA 表达下调，TGFβ 则抑制细胞增殖但增加 VSMC α-SMA 表达。许多生长因子调节血管再生，如 VEGF 可促进血管的生长、分化、再生。用含有 VEGF 的葡聚糖水凝胶可促进 hESC 分化为血管细胞系。然而，应用单一因子刺激血管再生在临床上应用有一定的不足。血管的形成和稳定是多因素调控的过程，应用多种生长因子可能会更加有效。因此，研究人员期望研发一种药物释放体系能够同时释放多种生长因子。

三、构建组织工程血管的功能评价

对于应用不同模式或方法构建出来的组织工程血管是否存在优点和不足，需要通过一定的方式给予评价。就功能性而言主要包括以下几个方面：①生物学评价：通过测定弹性蛋白、胶原蛋白的合成速率以及材料降解速率来反映组织工程化血管的生物学功能。②组织学评价：通过免疫学染色来显示血管的三层结构、细胞成分及细胞外基质。③生物力学评价：生物力学评价的方法仍在探索之中，组织工程化血管的机械特性取决于平滑肌细胞及其产生的细胞外基质中胶原蛋白、弹性蛋白的含量。

参考文献

[1] Go AS, Mozaffarian D, Roger VL, et al. Heart disease and stroke statistics--2013 update: a report from the American Heart Association. Circulation, 2013, 127:6-245.

[2] Niklason LE, Gao J, Abbott WM, et al. Functional arteries grown in vitro. Science, 1999, 284:489-493.

[3] Hashi CK, Zhu Y, Yang GY, et al. Antithrombogenic property of bone marrow mesenchymal stem cells in nanofibrous vascular grafts. Proc Natl Acad Sci U S A, 2007, 104:11915-11920.

[4] Huynh T, Abraham G, Murray J, et al. Remodeling of an acellular collagen graft into a physiologically responsive neovessel. Nat Biotechnol, 1999, 17:1083-1086.

[5] Konig G, McAllister TN, Dusserre N, et al. Mechanical properties of completely autologous human tissue engineered blood vessels compared to human saphenous vein and mammary artery. Biomaterials, 2009, 30:1542-1550.

[6] Levenberg S, Golub JS, Amit M, et al. Endothelial cells derived from human embryonic stem cells. Proc Natl Acad Sci U S A, 2002, 99:4391-4396.

[7] James D, Nam HS, Seandel M, et al. Expansion and maintenance of human embryonic stem cell-derived endothelial cells by TGFbeta inhibition is Id1 dependent. Nat Biotechnol, 2010, 28:161-166.

[8] Ferreira LS, Gerecht S, Shieh HF, et al. Vascular progenitor cells isolated from human embryonic stem cells give rise to endothelial and smooth muscle like cells and form vascular networks in vivo. Circ Res, 2007, 101:286-294.

[9] Hill KL, Obrtlikova P, Alvarez DF, et al. Human embryonic stem cell-derived vascular progenitor cells capable of endothelial and smooth muscle cell function. Exp Hematol, 2010, 38:246-257.

[10] Bai H, Gao Y, Arzigian M, et al. BMP4 regulates vascular progenitor development in human embryonic stem cells through a Smad-dependent pathway. J Cell Biochem, 2010, 109:363-374.

[11] Xie CQ, Huang H, Wei S, et al. A comparison of murine smooth muscle cells generated from embryonic versus induced pluripotent stem cells. Stem Cells Dev, 2009, 18:741-748.

[12] Lee TH, Song SH, Kim KL, et al. Functional recapitulation of smooth muscle cells via induced pluripotent stem cells from human aortic smooth muscle cells. Circ Res, 2010, 106:120-128.

[13] Xie C, Hu J, Ma H, et al. Three-dimensional growth of iPS cell-derived smooth muscle cells on nanofibrous scaffolds. Biomaterials, 2011, 32:4369-4375.

[14] Jiang Y, Jahagirdar BN, Reinhardt RL, et al. Pluripotency of mesenchymal stem cells derived from adult marrow. Nature, 2002, 418:41-49.

[15] Galmiche MC, Koteliansky VE, Briere J, et al. Stromal cells from human long-term marrow cultures are mesenchymal cells that differentiate following a vascular smooth muscle differentiation pathway. Blood, 1993, 82:66-76.

[16] Gong Z, Calkins G, Cheng EC,et al. Influence of culture medium on smooth muscle cell differentiation from human bone marrow-derived mesenchymal stem cells. Tissue Eng Part A, 2009, 15:319-330.

[17] Oswald J, Boxberger S, Jorgensen B, et al. Mesenchymal stem cells can be differentiated into endothelial cells in vitro. Stem Cells, 2004, 22:377-384.

[18] Diez M, Musri MM, Ferrer E, et al. Endothelial progenitor cells undergo an endothelial-to-mesenchymal transition-like process mediated by TGFbetaRI. Cardiovasc Res, 2010, 88:502-511.

[19] Rodriguez LV, Alfonso Z, Zhang R, et al. Clonogenic multipotent stem cells in human adipose tissue differentiate into functional smooth muscle cells. Proc Natl Acad Sci U S A, 2006, 103:12167-12172.

[20] Wang C, Cen L, Yin S, et al. A small diameter elastic blood vessel wall prepared under pulsatile conditions from polyglycolic acid mesh and smooth muscle cells differentiated from adipose-derived stem cells. Biomaterials, 2010, 31:621-630.

[21] Miranville A, Heeschen C, Sengenes C, et al. Improvement of postnatal neovascularization by human adipose tissue-derived stem cells. Circulation, 2004, 110:349-355.

[22] DiMuzio P, Tulenko T. Tissue engineering applications to vascular bypass graft development: the use of adipose-derived stem cells. J Vasc Surg, 2007, 45(Suppl A):A99-103.

[23] Chen YE. Vascular cell lineage determination and differentiation. Arterioscler Thromb Vasc Biol, 2011, 31:1467-1468.

[24] Cleary MA, Geiger E, Grady C, et al. Vascular tissue engineering: the next generation. Trends Mol Med, 2012, 18:394-404.

[25] Weinberg CB, Bell E. A blood vessel model constructed from collagen and cultured vascular cells. Science, 1986, 231:397-400.

[26] Swartz DD, Russell JA, Andreadis ST. Engineering of fibrin-based functional and implantable small-diameter blood vessels. Am J Physiol Heart Circ Physiol, 2005, 288:1451-1460.

[27] Syedain ZH, Meier LA, Bjork JW, et al. Implantable arterial grafts from human fibroblasts and fibrin using a multi-graft pulsed flow-stretch bioreactor with noninvasive strength monitoring. Biomaterials, 2011, 32:714-722.

[28] Isenberg BC, Tsuda Y, Williams C, et al. A thermoresponsive, microtextured substrate for cell sheet engineering with defined structural organization. Biomaterials, 2008, 29:2565-2572.

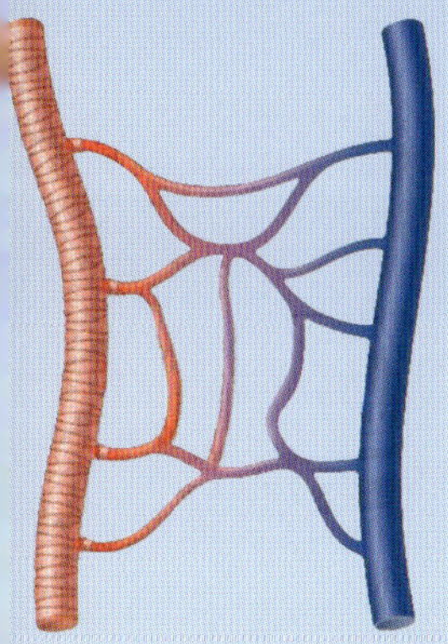

第三十九章

血管疾病的动物模型

刘国庆

在众多血管疾病中，动脉粥样硬化是最常见的血管病变；动脉粥样硬化的动物模型也是主要的血管病变模型。1908 年俄国科学家 Ignatowsk 给家兔喂饲高胆固醇的饲料，诱发了第一例动脉粥样硬化模型。到 20 世纪 70 年代后期，大量与动脉粥样硬化相关的血管疾病模型制备成功。Vesselinovitch 列举了理想的动脉粥样硬化模型的特点：价格低廉并且容易获得，有限的时间内可以发展出典型病变，与人类解剖、生理生化代谢（如血脂及其代谢）有相似性，具有类似临床表现及并发症等。

血管疾病的动物模型可根据疾病的发病情况分为原发性（动脉粥样硬化、动脉再狭窄、高血压、血管瘤）与继发性（糖尿病血管并发症）；根据模型的制作方式分为自发性与诱发性。而近 20 余年来由于基因修饰动物研究的快速发展，转基因、去基因的血管疾病基因修饰模型的研发也受到了高度重视，多种基因修饰动物模型在血管疾病研究中得到了广泛应用。

由于所需要研究的血管疾病以及病理过程和发病机制的不同，在动物模型的选择上，需要进行全面的考虑。不同种属的动物模型与人类血管疾病相比可以从非常接近到差别巨大。在本章中，将以不同的人类血管疾病为例，对相应的动物模型进行介绍和评价，以期在研究者进行该血管疾病研究时，能够帮助他们做出更好的选择。

第一节　血管疾病动物模型的类型

根据血管疾病发生的部位，血管疾病的动物模型的类型大致有心血管疾病模型（主要为主动脉及心脏冠状动脉病变）、脑血管疾病模型、外周血管病变模型以及血管新生模型等几类。由于不同部位血管的特殊性，因此不同的动物可能适合于制备不同部位的血管疾病模型，现分述如下。

一、心血管疾病动物模型

人类冠状动脉与主动脉的疾病主要以动脉粥样硬化为主，而胸或腹主动脉瘤虽然发生率不高，但却是威胁患者生命的严重血管疾病。但在动物模型的制备中，冠状动脉粥样硬化的形成比较困难，因此人类冠心病主要表型心肌梗死的模型，大多是通过结扎没有任何病变的冠状动脉而造成。只有几种极其特殊的基因修饰小鼠和家兔，能够在冠状动脉粥样硬化的基础上发生心肌梗死。而主要的动脉粥样硬化模型均以主动脉的病变为主。

（一）动脉粥样硬化

动脉粥样硬化动物模型既可自发产生也可以通过饲料、机械、化学或免疫等干预获得。多种动物均可以用于动脉粥样硬化模型的制备，各种动物均有其优缺点。

1. 饲料诱导的动脉粥样硬化　家兔是动脉粥样硬化模型应用最广泛的动物，主要是新西兰白兔。家兔模型可以用于研究病变特性、药物治疗、机械性动脉损伤以及血管代谢等。给予新西兰白兔 0.5% ~ 2% 胆固醇及 10% 以上的高甘油三酯饲料（猪油、椰子油等）4 ~ 16 周，便会形成一定严重程度的动脉粥样硬化病变。家兔对含 2% 以下胆固醇的食物耐受性较好，斑块也基本都会出现，但是变异性较大，病变主要始于主动脉弓和升主动脉，最后发展到整个主动脉[1]。

家兔的优点为方便、价格低廉以及造模时间较短。但一个重要的缺点在于过高的血脂负荷会导致心脏、肾和肝等处的异位胆固醇沉积，而这并不常见于人类的动脉粥样硬化中。另外，家兔为食草动物，与人的脂类代谢有所不同。

值得一提的是，一些基因修饰的家兔也被用于动脉粥样硬化模型，因此它们对于食物中胆固醇的反应更强，甚至有些具有自发性的高胆固醇血症 。如日本左贺大学渡边（Watanabe）教授发现的渡边兔就是由于低密度脂蛋白（low density lipoprotein，LDL）受体天然缺陷而成为人类家族性高胆固醇血症的良好模型，这些家兔可发生一定程度的冠状动脉粥样硬化，且经过进一步繁育可产生心肌梗死易感性模型。

Gottleib 和 Lalich 报道了猪血管的自发性动脉粥样硬化以及冠脉的内膜增生。猪的早期主动脉脂纹病变发生于 6 个月大时，1 岁之后为成熟斑块，但是病变部位无出血及血栓形成。猪是动脉粥样硬化的良好模型，斑块特点和人类非常相似。当给予高胆固醇等高脂饲料之后，斑块程度会加重。

猪的动脉粥样硬化模型与其他动物相比具有许多明显的优点，比如自发性产生斑块、为杂食动物、与人的解剖类似。病变分布也与人类似，主要集中于主动脉弓、冠脉、大脑动脉中。另外，在血浆脂蛋白组成、大小、所含载脂蛋白成分（除载脂蛋白 AⅡ尚未在猪中检测出来外）猪均与人类似。普通猪的缺点是繁殖和饲养成本较高且不易发生动脉损伤。

小型猪（成年雄性体重在 30 ~ 40kg）饲养方便，某些种类对饲料诱导的动脉粥样硬化易感，比如遗传性高脂蛋白血症及高胆固醇血症（inherited hyperlipoproteinemia and hypercholesterolemia，IHLC）的小型猪 。该种动物 LDL 代谢率下降，自发性产生动脉粥样硬化及斑块内出血。

毫无疑问灵长类动物有着较大优势，正常饲养很少会产生自发病变，除非给予高胆固醇饲料。其产生的斑块与人非常类似，并且会产生心肌梗死等并发症。恒河猴在研究食物对于病变发展影响方面非常有价值，缺点在于价格昂贵，饲养环境要求高、难以繁殖等。

对于研究者来说，鸟类也是一个不错的选择，饲养方便、经济实惠、繁殖容易。有些鸟类给予胆固醇饲料后可以产生明显的动脉粥样硬化病变。鸽子的病变特征与人类似，主要发生于胸主动脉分叉处以及腹主动脉。其他鸟类如日本鹌鹑也被用于研究。

实验室最常用的啮齿动物，大鼠和小鼠对饲料中的高胆固醇具有高度抗性，不发生明显的高胆固醇血症，也没有动脉粥样硬化，因此长期以来一直没有应用于动脉粥样硬化研究。直到

1987 年 Jackson 实验室的 Paigen 研究组比较了多种小鼠品系，发现 C57B6 小鼠在较长期给予特殊的饲料（1% 胆固醇及 0.5% 的胆酸盐）后，可在主动脉流出道产生比较一致的动脉粥样硬化斑块。这种情况因为在 1992 年洛克菲勒大学和北卡罗来纳大学两个研究组分别制备成功载脂蛋白 E（apolipoprotein E，ApoE）基因敲除小鼠后而发生改变。这种小鼠不需在饲料中添加胆固醇便可发生高胆固醇血症，并于 3 个月龄时产生明显的主动脉流出道脂质斑块。

2. 基因修饰动物的动脉粥样硬化　如上所述，由于哺乳动物基因组修饰技术的问世，今天小鼠成为了动脉粥样硬化的主要模型。这里简要介绍两种目前常用的小鼠模型及其优缺点。

（1）ApoE 缺陷小鼠：ApoE 作为脂蛋白受体的配体，在脂类清除中起到重要作用，尤其在肝清除极低密度脂蛋白（very low-density lipoprotein，VLDL）和乳糜微粒中。ApoE 基因缺陷导致乳糜微粒、VLDL 和中密度脂蛋白（intermediate-density lipoprotein，IDL）残体的聚积而 HDL 明显下降，血浆胆固醇水平升至 10～15mmol/L，是正常小鼠的 5～8 倍，从而产生自发性的动脉粥样硬化。ApoE 基因缺陷小鼠是目前已知的唯一一种给予普通饲料便可产生明显自发性动脉粥样硬化的基因修饰小鼠。斑块最早产生于 8～10 周，随着年龄增长面积也逐渐变大。脂纹、纤维帽等各种阶段的斑块均可出现，并且与人的斑块类似。

但 ApoE 缺陷小鼠的脂蛋白以乳糜微粒残体脂蛋白增高为主，类似于人类较罕见的Ⅲ型高脂蛋白血症。这种小鼠发生的病变变异也较大，需要较多数量才能得到明确的结论。此外因为巨噬细胞能够分泌 ApoE，当利用骨髓移植研究巨噬细胞的基因在动脉粥样硬化中的作用时，需要事先杂交得到 ApoE 缺陷的双基因敲除动物，才能作为巨噬细胞的供体给 ApoE 缺陷小鼠的受体。而繁育双基因敲除的纯合子小鼠至少需要额外的一年时间才能完成。

（2）LDL 受体缺陷小鼠：由于小鼠肝 LDL 受体活性高，小鼠血浆中的 LDL 清除迅速，正常小鼠血浆中几乎检测不出 LDL，而主要是 HDL。但 LDL 受体敲除后，血浆胆固醇约升高 2 倍，达到 5mmol/L 左右，且增多的部分主要是 LDL。这种小鼠在给予 Western 高脂饲料（0.15% 胆固醇和 15% 饱和脂肪酸的甘油三酯）时，血浆胆固醇可以升到 30mmol/L 以上，主要为 VLDL、IDL 以及 LDL 的增加，并且出现明显的动脉粥样硬化斑块。LDL 受体（LDL receptor，LDLR）缺陷小鼠脂蛋白改变与人类的家族性高胆固醇血症相似，而这类病人临床较多见。该小鼠需要给予高脂饲料才会发生动脉粥样硬化病变，因此病变发生的时间能够同步化，病变变异较小；且可以直接作为骨髓移植的受体小鼠，因此较 ApoE 缺陷小鼠有一定的优越性。

（二）不稳定斑块模型

过去对于动脉粥样斑块破裂的研究只能集中在病人尸检标本上，主要是形态学和解剖学。随着对其了解的加深，人们意识到大多数的破裂斑块并不致命，这就需要对不稳定斑块的发生发展全面深入地进行研究，因此不稳定斑块动物模型就显得格外重要。

利用 ApoE 敲除小鼠或者 ApoE/LDLR 双基因敲除小鼠的头臂干动脉研究不稳定斑块始于 2000 年。从出生后 6 周开始，给予含 0.15% 胆固醇和 20% 猪油的高脂饲料。短期内动物均耐受良好，但 3 个月后部分小鼠可以在皮肤下出现脂肪瘤引起搔痒，因此应避免长达 6～7 个月的高脂饲料喂饲。喂饲期间有些小鼠猝死，可能与心肌缺血梗死有关。头 3 个月罕见猝死，到 9 个月时大部分小鼠均已经死亡。

山东大学齐鲁医院张运教授研究组在新西兰大白兔上采用球囊损伤并转染携带外源性人野生型 P53 基因的重组腺病毒，病变部位细胞凋亡增加，纤维帽变薄，血管平滑肌减少，巨噬细胞聚集，给以中国斑点蝰蛇毒和组胺药物触发后可成功制作稳定的不稳定斑块模型 [2]。

（三）冠状动脉粥样硬化

B 类Ⅰ型清道夫受体（scavenger receptor B1，SR-B1）主要表达于肝、肾上腺、卵巢和睾丸等处，介导高密度脂蛋白中胆固醇的摄取。SR-B1 和 ApoE 双敲除小鼠在出生后 2 个月内全部自发性产生明显的冠脉粥样硬化阻塞以及心肌梗死和心功能不全而死亡。

尿激酶型纤维蛋白酶原激活剂（urokinase plasminogen activator，u-PA）主要在肾表达，在动脉壁细胞，特别是巨噬细胞内亦有明显表达，其主要功能为激活胶原的产生。在动脉粥样硬化斑块中 u-PA 表达显著增加。将 u-PA 转基因导入 ApoE 敲除小鼠，并给以 Paigen 饮食诱导动脉粥样硬化，结果发生明显的主动脉流出道扩张、冠状动脉近心端阻塞，最终导致小鼠死亡[3]。

（四）腹主动脉瘤

主动脉瘤是主动脉在病理因素作用下局部薄弱后发生扩张产生的向外膨出，直径大于 5cm 的主动脉瘤一旦破裂会导致患者大量失血而亡。腹主动脉瘤占主动脉瘤的约 70%，好发于男性，大多数由动脉粥样硬化引起，一般位于肾动脉远端，可延伸至腹主动脉分叉处。

腹主动脉瘤的动物模型建立有多种方法。主动脉弹力蛋白酶注射近来应用较广，比较符合腹主动脉瘤病的生理情况，这一方法已经成功应用于大鼠、兔、猪等动物。主动脉壁周围浸润氯化钙溶液也可制备腹主动脉瘤，钙的沉积可以导致血管结构受损使得受损部分膨出，但效果与人腹主动脉瘤差异较大。其他方法如给予 ApoE 或 LDL 受体敲除小鼠皮下埋置血管紧张素的渗透泵，可以在 28 天的时间内诱发明显的腹主动脉瘤。

模型建立之后，可以就免疫学、酶学进行分析。另外根据不同基因型小鼠建立的模型，可以研究各种不同的基因对腹主动脉瘤的影响。

（五）高血压

高血压是导致脑卒中、肾功能不全、冠心病以及心力衰竭等的主要病因之一。高血压的发生和发展取决于基因与环境的双重作用。人们制作出了多种高血压模型来研究其发病因素、机制以及治疗方案。尽管这些动物模型都有很大的作用，但目前还没有一种模型能够满足所有方面的需要，其原因在于高血压事实上并不是一种单纯的疾病，而是一种复杂的尚未完全研究清楚的症候群。

大鼠一直以来都是高血压模型研究采用的主要动物，但随着基因修饰小鼠的广泛应用，目前对于高血压的研究，也已集中到了小鼠模型上。不同的基因修饰小鼠模型在高血压分子机制阐明上发挥了巨大的作用。

高血压的动物模型主要可以分为三大类：①药物诱导型：血管紧张素Ⅱ、去甲肾上腺素、左旋精氨酸甲酯（L-NAME）、去氧皮质酮（DOCA）等；②肾性高血压模型：两肾一夹、一肾一夹、肾上腺动脉主动脉缩窄；③基因修饰模型：肾素 - 血管紧张素型、儿茶酚胺型、利钠利尿肽型、内皮素型、一氧化氮合酶型等。尽管以上模型均为高血压研究提供了珍贵的研究素材，但是每种模型都有其应用局限性。下面仅就部分比较重要的模型进行说明。

血管紧张素Ⅱ诱导型高血压是目前使用最为广泛的药物诱导型高血压模型，方法简单、重复性好、价格低廉。血管紧张素Ⅱ在人和很多动物身上都能导致高血压。应用 Alzet® 微型泵皮下给血管紧张素Ⅱ可以很方便地制作模型。给药期间产生的高血压在停药 2 ~ 3 天后恢复正常。ApoE 或者 LDLR 敲除小鼠的血管紧张素Ⅱ诱导型高血压模型是研究进行性动脉粥样硬化和主动脉瘤的良好模型。

两肾一夹、一肾一夹这两种经典方法是由 Goldblatt 于 1934 年首先在犬类上建立，之后又成功在猫、羊、兔、大鼠以及小鼠身上建立。这两种模型利用肾动脉手术阻塞的方法减少肾血流，早期（术后第一周）均通过激活血浆中肾素 - 血管紧张素（renin–angiotensin system，RAS）系统引起高血压。但长期机制有所不同。两肾一夹模型有赖于 RAS 的持续激活，而一肾一夹则有赖于血容量的增加，后者属于肾素非依赖型高血压。

鼠类血压的测定大致有 3 种方法：颈动脉导管侵入式、遥测系统、尾套非侵入式。尾套非侵入式应用最为广泛，其最大特点是简便快捷，但缺点是仅能测定收缩压，而且必须将动物放置于一个限制性的容器内，仅仅能测定短期内的血压。

二、脑血管疾病动物模型

脑血管疾病是与供应脑部的血管病变相关

的一组大脑功能异常疾病，严重危害人类健康，是导致患者死亡的主要原因之一。高血压是最重要的病因，可以导致血管内皮功能异常、缺损，之下的胶原纤维处产生血栓并启动一些不甚完善的修复机制。持续的高血压可以永久性地改变血管结构，使其狭窄、僵硬，失去对血压波动的缓冲调控能力。利用动物模型对脑血管疾病进行研究，是目前神经科学的热点之一。

1. 卒中模型　卒中，俗称脑中风，是一种突然起病的脑血液循环障碍性疾病，也是脑血管疾病最严重的并发症。它包括脑血栓、脑出血等，具有发病率高、致残率高、死亡率高和复发率高的“四高”特点。动脉硬化是其主要病因，脑出血和脑血栓为最终结果。2012年，第三次全国死因调查显示，卒中在中国人的致死性疾病中排名第一，高达22.45%。

卒中模型可以利用猴、犬、大鼠、小鼠、猫等多种动物，从病变部位区别主要有两种模型方式，一种是全脑缺血，另一种是局灶性脑缺血。

具体的模型制备方法包括：自发性高血压大鼠卒中模型、线栓栓塞法、手术开颅法等。

卒中敏感的自发性高血压大鼠（stroke-prone spontaneously hypertensive rat，SPSHR）是自发性脑卒中高血压模型动物。1974年由Okamoto等从自发性高血压大鼠SHR中分离培育而成。在SHR中，脑卒中发病率少于10%，而SPSHR的卒中发病率约为90%，在80日龄时即可发生脑卒中，出现脑出血或脑梗死。SPSHR大鼠在45日龄时血压值约150mmHg，75日龄时约200mmHg。SPSHR平均寿命：雄性约230日龄，雌性约340日龄。缺点在于其自发卒中发生部位、发病时间及病理特征变异较大，限制了这种模型的应用。线栓栓塞法1985年由Koizumi首次报道。将一根细尼龙线从颈外动脉插入颈内动脉，阻断大脑中动脉的起始端，通过提拉插线可以造成再灌流损伤模型。但该法要求动物具备一定的体重。

2. 脑动脉瘤　脑动脉瘤是自发性蛛网膜下腔出血最常见的原因之一，死亡率高，严重危害人类健康。因此近年来脑动脉瘤的动物模型建立的报道也日渐增加。

建立方法大致包括结扎、药物注射、感染法、介入法等。可以使用的动物包括鼠、兔、犬、猪、猩猩等。

1954年German将静脉囊移植到动脉壁上，在吻合处出现真正意义的第一例外科手术式的动脉瘤模型，其后的实验性动脉瘤也大多基于此，主要包括侧壁型、分叉型及末梢型动脉瘤。

动脉弹力层的破坏是动脉瘤形成的重要原因，因此向动脉壁中层注射高渗盐、弹力蛋白酶等也可以导致动脉瘤。但这种方法诱导时间较长，变异性大，难以控制。

近年来，介入手术得到长足发展，通过球囊导管在颈总动脉处损伤内膜和中膜引起的动脉瘤也被越来越多的研究者所采用。

三、周围血管疾病

临床上将心脑血管病以外的血管疾病统称为周围血管病，包括动脉、静脉及淋巴三个系统的疾病。周围血管病主要有静脉曲张、精索静脉曲张、血栓性静脉炎、脉管炎、动脉硬化闭塞症、布加综合征、雷诺综合征等。周围血管疾病是一种危害性极强的高发病种，若长期不愈，病情将呈进行性发展，重者将导致截肢致残，甚至危及生命。

1. 深静脉血栓　下肢深静脉血栓很常见，是指静脉管腔内由于各种原因形成血凝块。下肢深静脉血栓形成的典型临床表现往往是单侧下肢（左下肢多见）出现肿胀、疼痛。但是血栓形成早期可以没有明显症状，这是静脉血栓容易被忽略的原因之一。根据Virchow因素，血栓形成需要高凝、内皮功能受损、血流减少三个条件。与仅仅由血细胞和纤维蛋白网状结构组成的血凝块不同，典型的血栓具备珊瑚样结构，血小板聚集，构成静脉血栓的头部（白色血栓），在血小板小梁间血流几乎停滞，血液发生凝固，可见红细胞被包裹于网状纤维蛋白中，肉眼观察呈粗糙、干燥的圆柱状，与血管壁黏着，有时可辨认出灰白色与褐色相间的条纹状结构。

理想的深静脉血栓模型在结构上应该与人类似，可重复性好，致死/残率低并且易于建立。过去主要使用大鼠和家兔。随着基因修饰手段的兴起，小鼠模型的使用[4]越来越多。

在小鼠，腔静脉常被用来作为血栓的建立点，比如 St Thomas 模型。这种模型的建立需要通过血流减少及内皮损伤。这与大鼠模型不同，大鼠血栓只需简单通过腔静脉血流减少即可建立。

2. 脉管炎　脉管炎是一种以肢体动脉发生节段性炎症，使血管管腔狭窄、闭塞、血栓栓塞的器质性血管病，病程长多呈缓进性并逐渐加重，常致肢体发生缺血或瘀血病损，甚至肢体溃烂脱落，是一种残损率极高的疾病 。病因包括吸烟、内分泌异常、感染、遗传等诸多因素。

许多病原体都可导致血管病变，比如巨细胞病毒（CMV）。人类巨细胞病毒（HCMV）和鼠巨细胞病毒（MCMV）可以感染血管平滑肌细胞和内皮细胞。CMV 感染可以导致血管内膜增生。无论是病原体感染还是感染后的免疫反应都会导致血管细胞的破坏，这两种作用事实上也难以明确区分开来，如 SM-LacZ/ApoE$^{-/-}$ 模型就包含着这两种机制。这个模型可以产生自发免疫性脉管炎以及心肌病。另外这种动物在大血管上有脂质沉积，因此也可用于动脉粥样硬化的研究。

四、血管新生与血管发育

在成人体内，尽管血管系统具有固定的大小与形态，但在伤口愈合、炎症恢复等过程中仍然存在着血管新生与血管发育。除此之外，血管新生也常见于一些疾病状态，如肿瘤、糖尿病视网膜病、风湿性关节炎、银屑病等。

1. 生物基质或人工材料中的血管发育　目前已经有一系列商品化的产品，提供体外血管生成分析试剂和体外血管生成之内皮细胞浸润分析。直接体内血管新生检测（directed *in vivo* angiogenesis assay，DIVAA）是世界上第一个用于体内定量检测血管发生的检测系统，实验具有可重复性。将含有 20μl Trevigen 基底膜抽提物（BME）的可移植硅胶脂柱（血管反应器），并根据研究需要加入或不加入血管生成调节因子，植入裸鼠皮下。移植后 9 天，血管内皮细胞长入 BME，并生成血管。研究人员可根据实验需要，在 BME 中加入不同的血管生成调节因子（促进或抑制血管发生因子：如 FGF2、VEGF、MMP2、adrenomedullin、TIMP2 和 CD97 等）观察其对体内血管发生作用的影响。DIVAA 可为体内血管生成的可再生和可定量分析提供标准化检测方案。血管反应器避免了由于直接应用小鼠 BME 吸收值产生的错误。此外，血管反应器仅需少量材料，节省了 BME 和测试化合物的使用，每只小鼠体内可以植入多达 4 个反应器，这增大了统计学意义。DIVAA 已应用于多种研究。

2. 缺血导致的血管新生　组织缺血时，已经成形的血管系统会发生重塑，这种重塑使得缺血部位重新获得足够血供。因此研究缺血导致的新生血管，可以为许多缺血性疾病，如冠心病等提供治疗思路。

后肢缺血（hind limb ischemia，HLI）动物模型被广泛用来进行周围血管病的研究。实验方法很简单，将单侧股动脉结扎，造成后肢缺血，最早建立的动物模型是家兔，近来这种手术模型更多的应用于小鼠。术后，可以应用激光多普勒血流成像仪进行活体分析，也可以取材后进行组织学分析。

第二节　环境因素改变制备的血管病变动物模型

随着医学科学的不断发展，人们逐渐意识到疾病是机体（内因）和环境因素（外因）相互作用而形成的一种特殊的生命过程，伴有组织器官形态、代谢和（或）功能的改变。遗传因素是构成内因的主要因素。可以认为，任何疾病的发生都是环境因素与遗传因素相互作用的结果。遗传因素很难改变，目前仅有的一些方式，比如基因治疗等操作的难度也都很大。但环境因素是可以改变的，这也是我们动物模型研究的另一个方面。通过建立不同饮食以及物理化学因素对动物血管的干预模型，来研究环境因素对血管疾病的影响。

一、饲料改变导致的血管病变模型

对实验动物饲料开展研究较早的国家是日本，而美国成为这方面研究的后起之秀，已经针对实验室常用甚至较少使用的各种动物制定了标准或参考标准。特别是，美国国家科学研究委员会对实验动物饲料的标准经过 1995 年升级，形成了比较成熟的标准。在这些标准的指导下，美国国立卫生研究院和美国营养学会还根据自身研究领域的具体需要，进一步研究和制定了更严格的饲料标准和具有操作性的公开或固定配方。这些标准为提高研究的可重复性和可靠性奠定了基础，为国际上广泛参考乃至使用。

饲料学对动物饲料有不同的分类方法，按饲料成品外形和质地，实验动物饲料一般包括粉末饲料、颗粒饲料、膨化饲料及液体饲料数种，而按照原料组分的精细程度，又可分为：①谷类饲料，又称天然组分饲料，或粗制饲料；②纯化饲料，代替了“半纯化饲料”；③化学饲料。

实验动物饲料的种类比较多，所采用的加工工艺也不尽相同，每道工序的设备选择、操作管理等都会对饲料质量有显著的影响。一般来讲，饲料加工的工序主要有原料的粉碎、配合、搅拌混匀、压制成型、分装等过程。每个生产过程均应按工艺标准严格控制。

在血管疾病动物模型中，采用的饲料主要是高脂饲料，以下就常见的高脂饲料以及应用说明做一总结（表 39-1）。

表39-1　常见高脂饲料及其成分

饲料名称	成分	说明
Paigen饲料	1.25%胆固醇、0.5%胆酸盐、15%可可油、1%玉米油	评价胆固醇、脂质等对动脉硬化的影响，最初用于非基因修饰小鼠
无胆酸盐的Paigen饲料	15.8%脂肪、1.25%胆固醇，无胆酸盐	作为高胆固醇含量的无胆酸饲料，用于快速诱导基因修饰小鼠形成动脉粥样硬化病变
Western饲料	21%乳脂、0.2%胆固醇（添加0.15%，另外的0.05%从乳脂中获得）	被广泛采用的经典饲料。与西方现代快餐类食物组成类似
改良型Western饲料	18%乳脂、0.25%胆固醇	可与Western饲料对比，但饱和脂肪酸含量略低
不含胆固醇的改良型Western饲料	16%乳脂、5%猪油，无添加胆固醇	主要用于诱发肥胖和促进胰岛素抵抗
棕榈油饲料	10%棕榈油、0.1%胆固醇	约含等量的饱和及单不饱和脂肪酸添加胆固醇饲料，诱发动脉粥样硬化的时间长，但病变与人类近似

二、局部损伤导致的血管病变模型

介入治疗是目前心血管病治疗中应用最为广泛的主动性干预手段。但可惜的是，随之产生的血管再狭窄限制了介入治疗的长期效果。与动脉粥样硬化相同，介入手术导致的动脉硬化（内膜增生）也是由于内膜功能紊乱甚至剥脱引起，但仅在晚期才出现脂质沉积与巨噬细胞浸润，这一点与动脉粥样硬化不同。

另外，由于手术方式的不同，导致的动脉硬化在病理结构上互不相同。比如在旁路血管移植术后产生的内膜增生主要是由平滑肌增生和迁移导致，相反，球囊引起的血管再狭窄却主要由于血管的弹力回缩、负性血管重塑、损伤部位血栓形成、平滑肌增生迁移、细胞外基质沉积引起。支架的放置减轻了血管的弹力回缩和负性血管重塑，但平滑肌增生迁移、细胞外基质沉积仍然是再狭窄的主要原因。

血管再狭窄动物模型根据损伤部位的不同，可以分为血管内损伤（主要为内皮剥脱，如导丝或球囊损伤）和血管外周损伤（如三氯化铁、血管周围袖套等）。下面介绍几种常见的模型方式。

1. 机械损伤　球囊内膜剥脱手术是体外模仿经皮冠状动脉成形术后的血管再狭窄比较理想的模型，最早由 Baumgartner 和 Studer 在 20 世纪 60 年代在家兔身上建立成功，之后又应用于大鼠，大鼠的颈动脉球囊内膜剥脱手术是研究内皮剥脱后反应性平滑肌细胞增生的经典模型。尽管采用的单次球囊拉伤，但 90% 以上的动物在术后 3 天开始都可以观察到明显的具有时相性的新生内膜形成以及平滑肌的表形转换及增生。

通过利用动脉导管的导丝损伤，这项手术也在小鼠体内得到应用。方法是将导丝插入颈总动脉，来回抽插 3 次使内皮剥脱。内皮的剥脱使血小板黏附于暴露出来的平滑肌上并且导致平滑肌激活。2 周后，可以产生明显的内膜增生。

这种模型的优点在于和人血管成形术后血管再狭窄发病机制类似，缺点是手术难度较大。

2. 化学损伤　无论是导丝拉伤、球囊损伤还是激光照射去除内膜，这些手术相对来说都比较复杂，并且由于血管牵张的程度不同，重复性较难控制。在这样的背景下，如利用光化学诱导剂玫瑰红溶液在绿色光作用下，发生光化学反应，通过释放自由基物质损害血管内皮，便可建立一种相对来说比较简单的小鼠股动脉增生模型。手术后 7 天内，新生内膜形成，21 天时达到最大值，增生的内膜主要由平滑肌构成。术后 14 天，血管周围基质亦明显增加。

化学法诱导血栓形成的模型是将含有 10% $FeCl_3$ 溶液的滤纸放置于小鼠颈动脉外作用 3 分钟，然后丢弃。24 小时后取材，颈动脉出现血栓。其主要病理过程是 $FeCl_3$ 导致的氧化损伤引起一过性的血小板性血栓形成和内皮损伤以及中膜细胞坏死。这种模型在 4 周后会出现内膜和中膜的增生。

3. 电损伤　小鼠股动脉电损伤的模型是通过手术暴露股动脉后，给予 2 秒 160μA 单电流脉冲引起中膜全部脱落。在组织修复过程中，正常组织的平滑肌迁移至坏死处并积聚于此产生增生，甚至可以产生多至 12 层的平滑肌层。当然电损伤模型与血管再狭窄机理不同，更多的应用于损伤修复研究中。

4. 局部剪切应力改变　切应力（shear stress）为血流与管壁摩擦产生的平行于管壁的切线应力。其大小取决于血液黏度（μ）、血流量（Q）及血管内径（r）。在动脉粥样硬化病变部位的分布上，血流动力学因素起了关键作用，是造成动脉粥样硬化病变非随机灶性分布的主要原因。

动脉粥样硬化好发于动脉分支开口处、动脉弯曲处及狭窄处，这些部位正是血流由稳定层流变为涡流、振荡流或流动缓慢之处，其血流剪切应力明显降低且方向改变。

在体内，血管的内皮细胞持续处于血流剪切应力作用之下，对剪切应力的变化很敏感。在正常血流剪切应力作用下，血管内皮细胞排列成梭形，其长轴与血流方向一致，分泌的一氧化氮（NO）、超氧化物歧化酶（SOD）等活性物质可使血管舒张，并且发挥抗氧化、抗增殖的作用，呈现抗动脉粥样硬化的表型；反之，在血流剪切应力降低的情况下，血管内皮细胞呈多角形，排列不规则，分泌内皮素、血管紧张素转换酶等缩血管活性物质及炎症介质，表达生长因子和黏附分子，使内皮细胞呈现致动脉粥样硬化的表型。

部分或全部结扎动物颈总动脉可以造成局部血流阻塞，出现血管剪切力的改变使得局部血管在内皮依旧存在的情况下于 2～4 周内出现严重的新生内膜增生以及管腔缩小。这个模型的优点在于手术简单。但与内皮剥脱后的内膜增生相比，后者更接近于介入治疗后血管再狭窄的病理生理模式[5]。

5. 血管周围袖套模型　实验室血管再狭窄模型从手术方式上可以大致分为血管内处理（主要是内皮剥脱）和血管外处理（主要是管周袖套）。之前已述，血管内处理的手术难度较大，而且可重复性略差，因此血管外袖套这种手术方式应运而生。

1989 年，Booth 等人在家兔颈动脉周围放置塑料袖套，建立了一种进行性动脉斑块模型。实验人员将一种塑料材质的管周袖套放置于家兔颈总动脉血管周围（图 39-1），结果导致局部血管内膜增生，病变部位主要是泡沫细胞和平滑肌细胞。

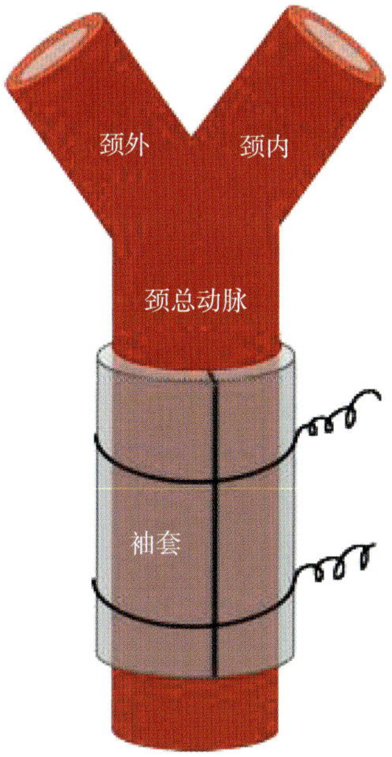

图 39-1 颈总动脉周围袖套示意图
这种模型目前被成功应用于小鼠，方法是制作小鼠专用的硅橡胶袖套，在 ApoE 和 LDLR 敲除小鼠制备成功了这种模型。也许是因为剪切力的改变，斑块形成部位集中在袖套近心端，而袖套里面的血管则不受影响。这种小鼠模型是高胆固醇依赖性的，因为正常胆固醇小鼠不会发生增生。因此这种小鼠模型更多的是一种动脉粥样硬化模型而非血管再狭窄模型

三、其他

冠状动脉旁路移植术（coronary artery bypass surgery，CABG）被认为是治疗冠状动脉粥样硬化性心脏病的有效手段之一。被移植的血管有动脉和静脉源性。多项动物实验和临床研究已经证实了动脉比静脉有更高的通畅率，但由于能够用于移植的动脉非常有限，通常只有左乳内动脉很短的一段可供搭桥用，因此大隐静脉依然是冠状动脉搭桥手术的主要来源。但大隐静脉旁路术 1 年后有近 30% 的阻塞，因此动静脉移植动物模型及其发生机制的研究有着重要的临床意义。

最早是在犬上成功建立了静脉移植模型。之后恒河猴、大鼠模型也相继建立成功。这种模型与临床冠状动脉旁路移植术非常相似，是研究凋亡、炎症、细胞增生比较好的模型。

值得一提的是，英国国王学院 Xu 的研究组利用一种双血管套管显微技术，在小鼠体内[6]建立了不需要进行血管吻合的静脉端对端移植到动脉系统的技术，为利用各种基因修饰小鼠来研究不同基因在血管增生机制中的作用方面提供了可能。研究人员将小鼠的腔静脉移植到颈动脉处，14 天内即出现内膜增生，16 周后在移植血管中可以观察到明显的血管再狭窄，原因主要是平滑肌的增殖以及细胞外基质的沉积。实验人员的设计很精巧，手术关键在于剪开动脉后，在两个动脉断端各放置一个套管，将动脉从套管中翻出并折叠于套管外，然后将静脉覆盖在套有套管的动脉外结扎固定，从而实现动脉血流经移植静脉的血运再通（图 39-2）。

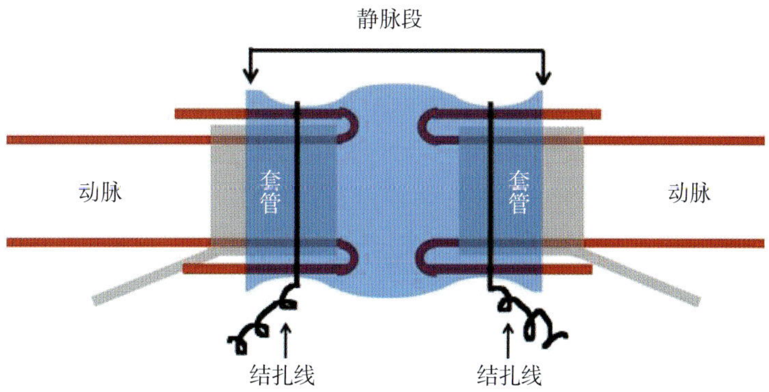

图 39-2 小鼠静脉移植模型示意图

第三节 基因修饰制备的血管病变动物模型

通过基因修饰技术制备血管病变动物模型是近几十年发展起来的分子生物学技术在实验研究中的应用，其中分为只对体细胞进行基因修饰不产生后代的非遗传性血管病变模型，以及对受精卵或胚胎干细胞进行基因修饰以产生可遗传性血管病变模型。基因修饰可以在血管局部发生，直接影响到血管的结构和功能；也可以在非血管部位发生间接地影响血管结构和功能，如通过对肝参与胆固醇代谢基因的影响，导致胆固醇增高而发生动脉粥样硬化。

一、体细胞非遗传性基因修饰血管病变模型

体细胞基因修饰技术是将外源性基因或小RNA导入非胚胎细胞内，使外源性基因表达或抑制内源性基因表达。由于体内基因表达的难度较体外细胞基因转染难度大，因此多应用各种经过基因改造的病毒作为载体，因为病毒实际上是遗传物质借助细胞表达的天然载体。非病毒载体在体外细胞转染上可以应用，但在体内实验中介导的基因表达水平比大多数病毒载体要低很多。通过体细胞非遗传性基因修饰与血管病变相关的基因，可以制备多种血管病变的动物模型。

（一）病毒载体介导的体细胞基因修饰

能够作为载体的病毒需要经过基因组的改造，使其能够在载体的特定位点接受外源目的基因并介导表达。为了实验安全起见，病毒载体的通常设计是将外源基因克隆和病毒包装部分分开，即克隆质粒接受外源基因，再与包装质粒（含能够包装成病毒的必须基因元件）共同转染包装细胞生成病毒颗粒进行应用。或者制备含病毒成分的包装细胞，可以通过转染克隆质粒而直接生成病毒颗粒。但后者的安全系数相对较低。应用由此方法生成的病毒感染动物，使携带的外源基因在宿主体内表达。常用的病毒载体有慢病毒、腺病毒、腺相关病毒以及逆转录病毒等。

1. 慢病毒表达系统　是目前较常用的哺乳动物病毒基因导入系统，感染效率较高，免疫性低，可将携带的外源基因随机、稳定地整合入宿主细胞基因组中，实现目的基因稳定、长期地表达。除用于整体实验外，慢病毒也常用于基因过表达稳定细胞株的建立和RNAi研究。

2. 腺病毒表达系统　是一种高效率的哺乳动物病毒表达系统，但免疫性较强。与慢病毒不同的是，腺病毒基因组及其携带的外源基因不会整合入宿主细胞的基因组中，而是游离于宿主基因组外独立表达，因此可实现目的基因瞬时、高丰度的表达，同时还避免了因整合而引发的潜在的基因突变和随机效应，安全性和可控性高。到目前为止，已经有大量研究应用腺病毒载体的方法对实验动物进行与心血管相关的短时程基因修饰。

3. 逆转录病毒表达系统　逆转录病毒将自身基因组及其携带的外源基因随机、稳定地整合入宿主细胞基因组中，可实现目的基因稳定、长期地表达。逆转录病毒表达系统多用于造血干细胞基因导入，因其对机体的其他细胞感染率较低，因此在心血管系统的应用较少。

4. 腺病毒相关病毒（adeno-associated virus，AAV）载体系统　腺相关病毒载体（AAV）源于非致病的野生型腺相关病毒，由于其安全性好、宿主细胞范围广（分裂和非分裂细胞）、免疫源性低，在体内表达外源基因时间长等特点，被视为最有前途的基因转移载体之一，在世界范围内的基因治疗和疫苗研究中得到广泛应用。AAV被用于多种疾病的基因治疗的研究（包括体内、体外实验）；同时作为一种有特点的基因转移载体，还被广泛用于基因功能研究、构建疾病模型、制备基因敲除鼠等方面。

病毒载体已经广泛应用于大鼠、小鼠、兔、猪和鸡等动物的局部注射和基因治疗等领域。应用病毒载体介导体细胞基因修饰技术，可通过

肝、巨噬细胞以及血管壁的表达，建立血管病变的动物模型。

本实验室曾应用腺病毒载体有效介导了外源性脂蛋白脂酶（lipoprotein lipase，LPL）基因在家兔球囊损伤的血管内膜下的高表达。血管壁内膜下有明显的脂质沉积，定量分析显示比对照组增高近3.17倍。同时发现载脂蛋白B在表达LPL的动脉壁内膜下沉积也增加，并伴有局部巨噬细胞浸润增多。表明LPL在兔动脉内膜损伤的血管壁局部高表达能够促进动脉粥样硬化早期病变的形成（兔动脉壁损伤后脂蛋白脂酶的高表达与动脉粥样硬化早期病变形成的关系）[7]。如采用尾静脉注射病毒，注射后3～7天为表达高峰，肝则是目的基因表达的主要器官。尾静脉注射含有白介素18（IL18）基因的腺病毒，加剧了高果糖喂饲的大鼠炎症介导的左心室重构异常和功能紊乱[8]。

另外，在用硅胶圈制备的颈动脉内膜增生的新西兰白兔的模型，通过局部注射编码内皮生长因子（VEGF-E）嵌合体的腺病毒，加快了新生内膜形成[9]。经表达LXRα的慢病毒转染的巨噬细胞，通过尾静脉注射到$LDLr^{-/-}$小鼠后，能显著降低动脉粥样硬化损伤，同时降低血浆IL6和NFκB以及降低血浆甘油三酯水平。整体水平上利用慢病毒感染在哺乳动物细胞中表达siRNA较之用直接注射法导入siRNA要容易得多。$ApoE^{-/-}$小鼠经尾静脉注射包装胰蛋白酶siRNA的慢病毒，与对照组相比，颈动脉斑块面积减少[10]。

（二）非病毒载体介导的体细胞基因修饰

非病毒载体具备无传染性，没有载体容量限制，材料来源广泛，化学结构可控制，且易于大量制备的特点，在表达质粒、反义寡核苷酸或反义表达质粒真核细胞的靶向转移中，有着病毒载体不可替代的作用。与病毒载体相比较，具有毒性低、免疫反应低，而且所携带的基因不整合至宿主细胞基因组等优点。然而，非病毒载体的转导效率低，目的基因只能实现瞬间表达，其运送系统的颗粒较大，容易引发免疫反应和被机体所清除。

常用非病毒载体材料包括：裸DNA肌肉注射、脂质体、阳离子多聚物（polycations、cationic polyelectrolytes、polyamines 或 polymers）载体以及复合载体等。

1. 阳离子多聚物载体　其结构一般包括靶向配体、阳离子多聚物骨架、核定位信号肽和两性分子肽。阳离子多聚物载体通过多聚阳离子骨架静电结合浓缩DNA，通过导向配体与细胞受体结合、内吞，形成吞噬泡；利用两性分子肽逃脱吞噬泡进入胞浆；通过核定位信号肽与胞浆内转运子（importin）结合；将目的基因从胞浆转入细胞核。

多种阳离子物质如多聚赖氨酸、鱼精蛋白、聚乙烯亚胺（PEI）、脂多胺、富含碱基的多肽、聚氨基葡萄糖（chitosan）以及α，β-poly (asparthylhydrazide)-glycidyltrimethylammonium chloride copolymers(PAHy-GTA)等均可用作与DNA结合的阳离子骨架。

两性脱氧胆酸（DA）修饰的PEI介导基质金属蛋白酶2（MMP2）siRNA敲低，可以抑制平滑肌细胞的迁移，提示DA-PEI/MMP2 siRNA传递系统在对抗多种血管增生性疾病如动脉粥样硬化等引起的血管再狭窄可能有效。

2. 脂质体　脂质体包括阳性、中性和阴性脂质体，其中阳性脂质体研究得最为广泛。所有的阳离子脂质体的一端拥有1～2条由12～18个碳原子组成的疏水链，使其在水性介质中形成双层结构，并包裹DNA；另一端为亲水性的N^+，通过静电力与DNA结合以形成脂质复合物。

将脂质体包被的重组Pegfp-Pon-1质粒注射到高脂喂饲的家兔心包腔内，可有效抑制冠状动脉粥样硬化的形成[11]。

另外，非病毒载体介导的基因修饰还包括直接导入质粒，但是效率与载体介导相比，明显降低。在基因敲低方面，可直接注射裸siRNA或表达siRNA的质粒。通过尾静脉快速大量注射siRNA或表达siRNA的质粒，使肝瞬间充盈。使用这种方法可使小鼠肝细胞的基因转染效率达到5%～40%。对于在血液细胞内表达的靶基因，可以通过造血干细胞体外转染导入后再进行移植实现siRNA的导入。

二、遗传性基因修饰模型

通过基因修饰技术建立的遗传性血管疾病模型一般比较稳定，可以繁殖出大量的相应后代。目前能够进行基因修饰的动物种类较多，有哺乳动物和非哺乳动物两大类，各有不同特点，一般来说哺乳动物模型与人类疾病相似程度较非哺乳动物为高，所得结论比较容易用于临床。哺乳动物也有大型和小型动物之分，通常制备小动物模型相对容易，且饲养方便、数量多，个体差异小，可用于筛选，检验多因素、多水平的设计；但与人类的差异较大而限制了临床转化效率。而大动物遗传模型制备难度大，数量少，个体差异大，多用于药效学分析，通常在小动物优化条件后进行验证，能够较快转化到临床应用。

小鼠作为模式生物，广泛应用于模拟人类疾病的动物模型。这得益于小鼠基因组信息的获得，繁殖周期一定且短，易于进行基因修饰操作等特点。小鼠有稳定的胚胎干细胞系（ES）和诱导性多能干细胞系（iPS），因此可在 ES 和 iPS 上较为方便地进行转基因和基因打靶操作，再以基因修饰的 ES 或 iPS 细胞制备嵌合体小鼠，经传代即可得到基因修饰的小鼠模型。但小鼠模型并不能很好地模拟人类疾病，利用转基因小鼠进行实验得到了很多令人困惑的结果。例如食物所含高能量成分对小鼠体内甘油三酯代谢产生的影响与人类不同，这种现象可用小鼠脂代谢模式与人类存在显著差异来解释。首先，小鼠血浆中没有胆固醇酯转运蛋白（cholesteryl ester transport protein，CETP）存在，CETP 活性很低甚至检测不到，CETP 是血浆中一种转运脂质的蛋白，可以将 HDL 上的胆固醇酯转运到富含甘油三酯的脂蛋白（triglyceride rich lipoprotein，TRLP），并将 TRLP 的 TG 转运到 HDL 上，由此促进胆固醇从外周组织向肝的逆向转运过程。其次，小鼠是天然的动脉粥样硬化抵抗的动物模型，血浆胆固醇主要分布在 HDL 上，而 LDL-C 水平很低；最后，小鼠的肝和小肠都有 ApoB100 编辑酶的活性，血浆中 ApoB 主要以 ApoB48 的形式存在；而 ApoB48 的清除速率快，因此小鼠以 ApoB48 为主的 LDL 血浆浓度极低。这些特点造成了小鼠与人类脂蛋白代谢的显著差别。

（一）基因修饰小鼠模型

1. 转基因　转基因是通过构建靶基因的表达载体，经过显微注射或转染使靶基因能在动物体内细胞中表达，以此考察靶基因在活体内的功能。

常用的建立转基因动物的方法有两种：原核显微注射法（图 39-3）和胚胎干细胞法。原核显微注射是利用显微操作系统将外源基因直接注入实验动物受精卵原核内，再通过胚胎移植技术将整合有外源基因的受精卵移植到假孕母鼠的子宫内继续发育，进而得到转基因动物。该方法整合效率高，但操作要求高，设备昂贵，导入的外源基因拷贝数难以控制。胚胎干细胞法是胚胎

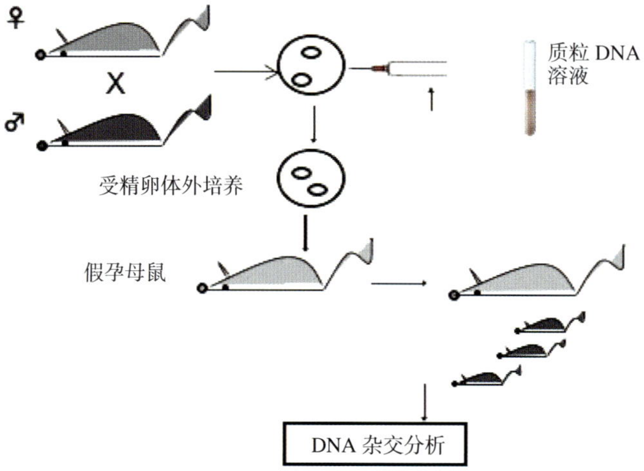

图 39-3　显微注射法制作转基因小鼠流程

干细胞经外源 DNA 转染后，筛选重组体后进行移植，将转染的 ES 细胞注入囊胚，之后将其移植到假孕母鼠体内。该方法的主要问题是嵌合率低，许多嵌合体转基因动物的生殖细胞内不含有外源基因，无法传代，且需要进行复杂的显微操作和假孕受体鼠的准备。整套转基因动物的制备过程需要较长的时间周期，而且外源基因随机整合到基因组内有可能导致宿主动物插入突变，造成与转入基因功能不相符的异常表型。因此转基因动物通常需要两个以上的独立品系进行交互验证，表明功能的改变的确是转入基因导致的。

1987 年，Tronik[12] 等首次培育出转肾素基因（Ren）小鼠。随后又建立了转人肾素基因和血管紧张素原基因（AO 基因）的双转基因小鼠，结果表明，小鼠的血压、血浆肾素和血管紧张素水平均明显升高。有人制备了转小鼠 Ren-2 基因的大鼠，这种大鼠的动脉血压也明显升高。国外学者用小鼠的金属硫蛋白启动子调节大鼠的血管紧张素原基因（AO 基因）和肾素基因（Ren 基因）分别建立了相应的转基因小鼠，再交叉交配，选育出既含大鼠 AO 基因又含大鼠 Ren 基因的转双基因小鼠，该鼠血压明显升高。也有人将 Transthretin 基因的启动子（TTRP）与心房钠尿肽原基因（Pro-ANF）构成的基因重组，成功制备了心房钠尿肽转基因小鼠，这些小鼠的血压明显降低。

2. 基因敲除　基因敲除，又称基因打靶，此技术是通过外源 DNA 与染色体 DNA 之间的同源重组，进行精确的定点修饰和基因改造，具有专一性强的特点。

基因敲除分为全身性基因敲除和条件性基因敲除两种。前者是通过同源重组法消除动物个体中全身所有细胞的靶基因活性，后者是通过定位重组系统实现在特定时间或空间（不同细胞和组织类型）的基因敲除。噬菌体的 Cre/LoxP 系统、Gin/Gix 系统、酵母细胞的 FLP/FRT 系统和 R/RS 系统是现阶段常用的 4 种定位重组系统，尤以 Cre/LoxP 系统应用最为广泛（将在第四节中具体介绍）。

由于基因打靶的同源重组的自然发生率极低，动物的重组概率约为 $10^{-5} \sim 10^{-2}$，植物的概率为 $10^{-5} \sim 10^{-4}$，很难保证一次就从众多细胞中筛选出真正发生了同源重组的胚胎干细胞，因此需要使用多种分子筛选技术来验证所获得的确实是目的基因被敲除的胚胎干细胞。

真核生物基因敲除的技术路线主要包括构建携带外源性标识基因、并同时在标识基因 5′ 和 3′ 端具有大片段同源序列的重组基因载体，用电穿孔、显微注射等方法，把基因载体导入胚胎干细胞中，使外源 DNA 与胚胎干细胞基因组中相应部分发生同源重组，将重组载体中的 DNA 序列整合到宿主细胞的内源基因组中并得以表达用于筛选的标识基因（图 39-4）。显微注射命中率较高，技术难度相对大些。电穿孔法命中率比显微注射低，但操作使用方便。胚胎干细胞（ES 细胞）分离和体外培养的成功奠定了哺乳动物基因敲除的技术基础。

ApoE 和 LDLR 基因缺陷小鼠是最常用的基因修饰的血管病变动脉粥样硬化的小鼠模型（见本章第一节）。

3. RNAi 介导的基因敲低　RNAi 是由双链小 RNA 高效、特异性降解细胞内同源 mRNA 从而阻断靶基因表达，使细胞内出现靶基因缺失的表型（图 39-5）。

双链 RNA 是 RNAi 的触发物，引发与之互补的单链 RNA 的降解。经过 dicer（一种具有 RNAase Ⅲ 活性的核酸酶）的加工，细胞中较长的双链 RNA（30 个核苷酸以上）首先被降解形成 21 ~ 25 个核苷酸的小分子干扰核糖核酸（short interfering RNA，siRNA），并有效地定位目标 mRNA。siRNA 是引发转录后基因沉默中序列特异性 RNA 降解的重要中间媒介，它具有特殊结构特征，即 5′ 端磷酸基团和 3′ 端的羟基，其两条链的 3′ 端各有两个碱基突出于末端。由 siRNA 中的反义链参与指导合成被 RNA 诱导的沉默复合体（RISC）的核蛋白体，再由 RISC 介导切割目的 mRNA 分子中与 siRNA 反义链互补的区域，从而实现干扰靶基因表达的功能。

RNAi 技术以其快速、简便地抑制基因表达而受到极大重视，2001 年，RNAi 技术成功地应用于哺乳动物细胞[13]，使其应用前景更加诱人。其发明者 Fire 和 Mello 于 2006 便获得了 2009 年的诺贝尔医学和生理学奖。

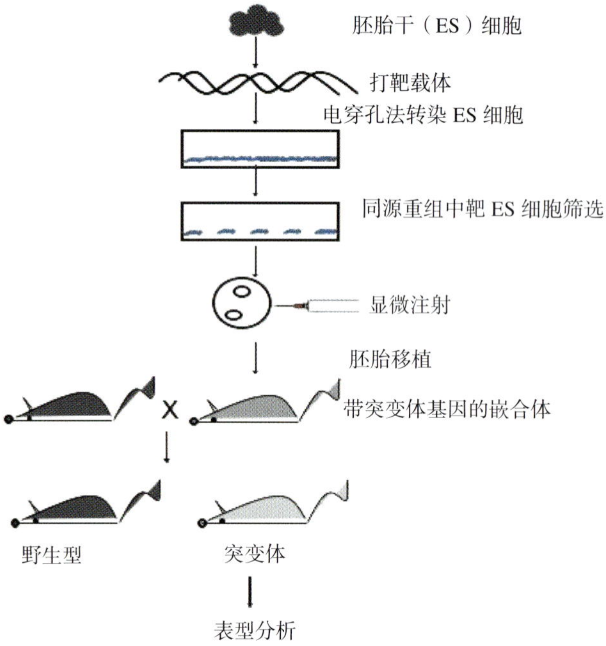

图 39-4 基因敲除小鼠制作流程

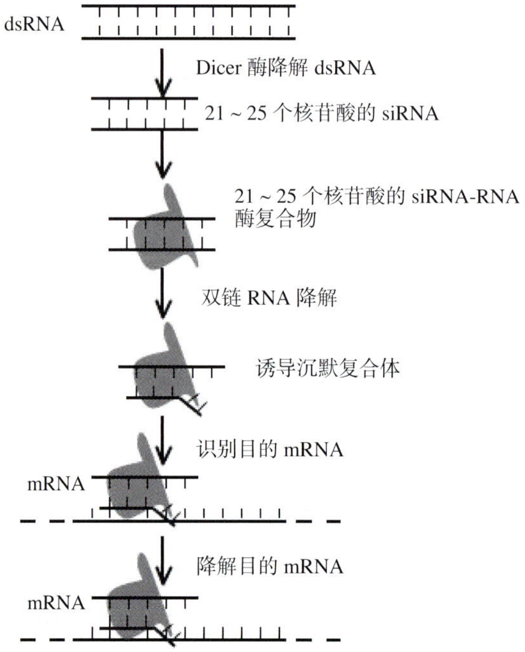

图 39-5 RNAi 的作用机制

（二）基因修饰斑马鱼

斑马鱼属鲤科短担尼鱼属，原产于印度和巴基斯坦，是一种小型的热带硬骨鱼。斑马鱼遗传发育研究的开拓者 George Streisinger 教授（美国俄勒冈大学）1981 发表了第一篇用斑马鱼进行的人工雌核发育研究文章。

斑马鱼作为模式动物具有以下优越性：①较高的产卵量，卵体积较大，便于基因显微注射；

②光周期性产卵，便于控制；③快速的体外发育：72小时孵化；④胚体透明，便于活体胚胎结构的观察；⑤斑马鱼的一些器官在解剖学、生理学和分子水平上与人类的相应器官类似，有利于脊椎动物生物学过程的研究；⑥较短的世代周期（2～3个月）；⑦斑马鱼的个体小（成体3～4 cm），易于实验室饲养和管理。

斑马鱼胚胎透明及幼鱼身体透明的特点使得研究者在显微镜下可清晰地看见心脏搏动及血液循环，通过转基因的方法，使斑马鱼特定组织表达特定的荧光蛋白，例如 Fli1:ECFP[14] 是血管内皮细胞表达绿色荧光蛋白的斑马鱼品系；而 Fli1:ECFP/GATA1:dsRed 双转基因斑马鱼，其血管内皮细胞表达绿色荧光蛋白，红细胞表达红色荧光蛋白，在共聚焦显微镜下可清楚地看到红细胞在血管内流动的影像，这种荧光可以遗传给下一代，为研究工作提供了极大的便利。此外，斑马鱼 Hy2 基因突变后表现为主动脉畸形，躯干和尾部的血流不畅和堵塞，可以作为人类先天性主动脉狭窄的模型。虽然斑马鱼基因敲除技术目前尚不完善，但在斑马鱼发育过程中暂时性地抑制某个已知基因的表达可以通过受精卵注射吗啡修饰的反义聚寡核苷酸（morpholino antisense oligonucleotide，MO）。应用 MO 可以使目的基因表达抑制 3～5 天[15]。此外，有一种新型的 MO 能被光照激活，从而达到时间特异性的基因抑制[16]。

（三）基因修饰大动物模型

大动物由于多数在解剖、生理、生化以及分子等方面较啮齿类与人类更相近，因此大动物的基因修饰血管疾病模型价值更为重大。然而大动物基因修饰模型研发的难度较大，饲养繁育成本高，因此目前还很难像基因修饰小鼠模型那样广泛应用。制备大动物的转基因模型在技术层面基本上没有多少障碍，但敲除大动物的内源性基因则比较困难，以往需要通过体细胞基因敲除结合克隆技术才能实现。由于体细胞基因敲除的效率极低，导致通过克隆技术获得基因敲除的大动物模型难度极大、效率极低。而近年新研发的锌指核酸酶、TALEN（转录激活因子样效应物核酸酶）及 CAS9（规律成簇间隔短回文重复系统 9）等则可通过识别 DNA 特定序列，并进行切割后产生双链断裂，修复后产生错意序列从而有可能导致特定基因失活。现已有应用此类技术敲除大动物基因的报道。如以锌指核酸酶基因打靶技术应用于猪内源性基因敲除研究，成功敲除了猪内源性 PPARγ 基因[17]。近来还有应用 TALEN 技术敲除家兔内源性基因的报道。可以预计，与人类相似的大动物基因敲除血管病变模型将很快会问世。

1. 家兔　家兔妊娠周期短、性成熟早、体形较大、容易实验操作，对胆固醇饲料敏感，容易形成血管病变；更重要的是家兔在系统发育上更接近人类，它的脂质代谢与人类相似（表 39-2），在脂蛋白代谢方面更适合于人类动脉粥样硬化的研究。

制作转基因兔的家兔大多选用 SPF 的新西兰兔和日本大耳白兔。与制作转基因小鼠过程相似，制作转基因家兔主要采用的是，将构建好的外源基因载体直接注射到受精卵的雄原核中。另外，通过精子、卵母细胞注射，ES 细胞介导法，体细胞核移植等技术也可获得转基因兔，但是，目前这些方法还不够成熟，并没有得到广泛的使用。

表39-2　人、家兔和大、小鼠脂蛋白代谢特征的比较

脂蛋白代谢特征	小鼠和大鼠	家兔	人
血浆脂蛋白组成	几乎无LDL	有LDL	LDL为主
CETP基因表达	无	有	有
ApoB100存在于	CM/VLDL/LDL	VLDL/LDL	VLDL/LDL
ApoB48存在于	CM/VLDL	CM	CM
肝LDL受体水平	高	低	低
对高脂食物	不敏感	不敏感	敏感
动脉粥样硬化	抵抗	易感	易感

Hammer 等[18]于 1985 年将人的生长激素基因导入家兔受精卵获得转基因兔后，转基因兔在动物改良、生物工业制药、基础理论研究和人类疾病动物模型方面发挥了重要作用。其中人 ApoA Ⅰ转基因兔似乎可抑制 As 的发展。而人的载脂蛋白 E2 转基因兔则表现出与人类Ⅲ型高脂蛋白血症相似的表型，其血浆胆固醇和甘油三酯比对照兔分别高 8 倍和 15 倍。另外，范等[19]成功培育出表达人肝酯酶基因的转基因兔。到目前为止，人 Apo(a)、ApoA Ⅰ、ApoB、ApoE2、ApoE3、LPL、LCAT、15-LO、MMP-2 基因等已经在家兔身上表达，这些基因在家兔体内的表达及对脂蛋白代谢和动脉粥样硬化的影响总结如表 39-3 所示。

表39-3　转基因兔携带的外源基因在动脉粥样硬化中的作用

表达基因	表达部位	对脂蛋白影响	对动脉粥样硬化影响
人LPL	多组织表达	VLDL↓ IDL↓ HDL↓	抗或导致动脉粥样硬化
人肝酯酶	肝	VLDL↓ IDL↓	抗动脉粥样硬化
人ApoA Ⅰ	肝	HDL↑	抗动脉粥样硬化
人Apo（a）	肝	Apo（a）形成	导致动脉粥样硬化
人ApoB100	肝	LDL↓ HDL↓	不清楚
人ApoE2	肝	VLDL↑ IDL↑ HDL↑	导致动脉粥样硬化
人ApoE3	肝	VLDL↓ IDL↑ HDL↑	导致动脉粥样硬化
人LCAT	肝	LDL↓ HDL↑	抗动脉粥样硬化
15-脂氧化酶	肝	不清楚	导致动脉粥样硬化

2. 猪　猪与人类在生理、生化和解剖学方面有许多共同之处。与小鼠相比，猪与人类更加接近，其心血管系统解剖结构、生理代谢及病变特点与人相似，与非人灵长类动物相比，猪没有苛刻的伦理道德和动物保护方面的要求，目前认为，在血管病变研究中小型猪是除灵长类以外首选的哺乳动物。

Prather 实验室制备了血管内皮细胞特异性表达 eNOS 和 Catalase 的转基因猪[20-21]，以此进一步研究一氧化氮和过氧化氢在心血管疾病中的作用；本实验室制备了人类 ApoC3 转基因小型猪模型[22]，此模型甘油三酯高于正常非转基因猪约 2 倍，LPL 活性降低了 60%，可用于高脂血症模型及相关实验。

猪作为实验动物模型的缺陷和不足在于猪的近交培育相当困难，目前常用的实验猪多为一定范围内的封闭群，遗传背景和表型尚不稳定；此外，猪的生理、代谢、解剖等实验数据还不够全面，饲养和管理缺乏标准化。当然，大动物总的来说都存在饲养繁殖耗费巨大、时间长的普遍问题。

3. 非人灵长类动物模型　灵长类动物是人类的近亲，其在组织结构、免疫、生理和代谢等方面与人类高度相似，与人类的基因有 98% 的同源性，显示了许多相似的生物学和行为学特征，是人类疾病的基础和临床研究最理想的动物模型。

非人灵长类的血脂分布、动脉粥样硬化病变的性质和分布都与人非常相似，是动脉粥样硬化理想的模型动物；另外，非人灵长类动物的脑血管解剖与人类非常相似，用于建立脑缺血模型非常合适。但非人灵长类动物有较长的生殖和生育周期，需要很长时间才能得到转基因后代，研究周期长，成本高，使其作为转基因动物模型的建立受到了限制。目前，尚无非人灵长类基因修饰血管病变模型。

（四）其他基因修饰动物模型

1. 转基因鹌鹑　禽类体格小、世代周期短、繁殖力高、成本低，且目的基因可以在卵中表达，而且在卵中表达的重组蛋白糖基化结构更接近人类蛋白质，易提纯。1987 年，Ruth 博士首次成功地应用重组逆转录病毒载体将外源基因导入鹌鹑的胚胎中。有 VEGF 过表达的功能获得性转基因鹌鹑胚胎，血管形成过多；与之相反，在另一种 VEGF 受体酪氨酸 Flk1 失功能性突变的动物，则卵黄囊及胚内不能形成血管。与之相似，在 Flt1 位点靶性突变的转基因动物的胚外和胚内组织中形成了异常血管通路。

2. 鸡　鸡是一种基因功能分析的良好模式动物，具有取材容易，价廉易得，便于观察和操作，实验周期短等特点，其发育与哺乳动物非常相似，尤其是鸡胚作为发育生物学的模型有如下优点：鸡胚在体外发育，各个发育阶段都容易观察；鸡胚大而透明，便于进行复杂的基因修饰等操作。因此心脏和血管的发育常用鸡胚进行研究。

3. 仓鼠　仓鼠是一种广泛应用于脂代谢和药物作用研究的动物模型，与大鼠和小鼠相比，仓鼠血浆脂质谱和脂代谢模式与人类更为接近，具体表现在：①能够表达胆固醇酯转运蛋白，血浆中能检测出与人类血浆相近似的胆固醇酯活性；②血浆胆固醇主要分布在 LDL 上；③载脂蛋白 B100 的编辑功能只存在于小肠，因此小肠分泌 ApoB48，而肝只分泌 ApoB100；④高脂饲料可以诱发明显的高甘油三酯血症和高胆固醇血症。鉴于仓鼠在脂代谢和心血管系统与人类的相似性，转基因或基因敲除的仓鼠心血管疾病模型将会有很大的转化应用的意义。本研究组近年来进行了仓鼠转基因模型的研发，现已制备成功表达绿色荧光蛋白的转基因仓鼠品系[23]。

第四节　血管细胞靶向性基因修饰动物模型

组成血管的细胞类型较为简单，主要为内皮细胞和平滑肌细胞。此外还有在动脉粥样硬化病变中较多的巨噬细胞。血管细胞的靶向性基因表达和基因敲除主要是通过选择在这些细胞中特异性表达的基因调控成分——启动子来实现的。如内皮细胞特异性表达的基因通常是由其 5′ 端的调控成分——血管生成素（angiopoietin）受体 Tie 的启动子所决定，即任何基因的上游序列若有 Tie 启动子，这个基因就会只在内皮细胞中表达。而平滑肌细胞中 α 平滑肌肌动蛋白（α-SMA）的启动子则决定了其下游基因只在平滑肌细胞中表达。同样，巨噬细胞中特异性表达基因的启动子可作为巨噬细胞特异性转基因的定位序列。但需要注意的是血管中的这些细胞还同时存在于其他组织中，如内皮细胞除在血管内皮表面，其他内皮组织中也都存在内皮细胞。同样，平滑肌细胞也同样广泛存在于胃肠道、呼吸道的平滑肌中。而巨噬细胞则更是分布在众多免疫相关或发生炎症的组织与器官中。因此，需要理解血管特异性基因修饰只是一个相对概念。

血管特异性高表达外源性基因可以通过构建内皮细胞、平滑肌细胞或巨噬细胞启动子驱动的外源性基因载体，再通过显微注射到受精卵来实现。而血管特异性基因敲除，则如上节所述，是利用 Cre-LoxP 重组酶系统实现的条件性基因打靶，包括可诱导性（时间特异性）及组织特异性（空间特异性）两个方面。

基于 Cre-LoxP 的基因打靶要分两步来进行。首先是在胚胎干细胞基因组待打靶的基因中引入两个 LoxP 序列，这一步可以通过打靶载体的设计和对同源重组子的筛选来实现。第二步则是通过 Cre 介导的两个 LoxP 之间 DNA 序列的切割和修复，来实现靶基因的敲除。

Cre-LoxP 系统既可以在细胞水平上用 Cre 重组酶表达质粒来转染携带了 LoxP 的细胞，通过识别 LoxP 位点将抗性标记基因切除，又可以在个体水平上将重组杂合子小鼠与 Cre 转基因小鼠杂交，筛选子代小鼠就可得到删除外源标记基因的条件性敲除小鼠。或者将 Cre 基因置于可诱导的启动子控制下，通过诱导表达 Cre 重组酶而将 LoxP 位点之间的基因切除（诱导性基因敲除），实现特定基因在特定时间或者组织中的失活。

内皮细胞、巨噬细胞、平滑肌细胞是动脉粥样硬化发生发展过程中重要的三种细胞，通过对这三种细胞的靶向性修饰，是研究动脉粥样硬化发病机理的关键环节。

一、内皮细胞靶向性

血管内皮细胞参与血管形成、血管稳态维持、血栓形成、炎症和血管重建等生理和病理过程。

血管内皮生长因子的受体（Tie2）在血管内皮特异性表达。控制这种细胞特异性表达由 Tie2 基因的 5′ 端一段调节序列所决定。将这种 Tie2 调节序列组装到 Cre 酶的 5′ 端，再通过显微注射到小鼠受精卵，得到的 Tie2 启动子 Cre 转基因小鼠便是一种在内皮细胞特异性表达 Cre 酶小鼠。当这种小鼠与特定基因经过 LoxP 打靶的小鼠杂交，便可以实现内皮细胞特异性基因敲除。Tie2-Cre 转基因小鼠可作血管内皮细胞谱系分析，是血管内皮细胞进行条件基因打靶的理想工具小鼠。

有人应用 Cre/Loxp 系统特异性敲除内皮小 RNA-21（microRNA-21）小鼠，研究了内皮 miRNA-21 对于颈动脉重构的作用[24]。也有人利用 $ApoE^{-/-}$ 小鼠作为动脉硬化易感小鼠，通过杂交，在内皮细胞敲除肿瘤坏死因子受体相关因子 6（TRAF6），得以研究内皮细胞的 TRAF6 对动脉粥样硬化的作用。

二、平滑肌细胞靶向性

血管平滑肌细胞（vascular smooth muscle cell，VSMC）增殖、迁移及表型转化等细胞事件与心血管病如高血压、动脉粥样硬化等密切相关。

SM22α 是近年发现的 VSMC 标志基因之一，其仅在收缩型 VSMC 中高表达。由于该基因结构短小、表达特异性高、调控机制较为清楚，因而作为一种分子模型被广泛用于 VSMC 基因表达调控的研究。SM22α 启动子下的血红素加氧酶 1（HO-1）转基因小鼠，使血管平滑肌过表达 HO-1，能缓解 NO 引起的血管舒张，从而升高血压。

通过 SM22αcre/loxp 系统，小鼠平滑肌特异性敲除 IκB 从而选择性抑制平滑肌细胞 NF-κB，影响平滑肌细胞的表型转换和血管受损后的内膜新生[25]。SM22α-Cre 系统建立的平滑肌特异性敲除 Smad4 引起的血管缺陷导致小鼠胚胎致死，并且对血管平滑肌的分化、增殖、迁移有重要作用。SM22α-Cre（+）Agtr1a（flox/flox）（SMKO）小鼠能特异性敲除平滑肌细胞中的血管紧张素Ⅱ1 型受体，表现出抗氧化应激的表型。

三、巨噬细胞靶向性

巨噬细胞在动脉粥样硬化的免疫应答过程中起关键作用。单核细胞进入血管壁成熟为巨噬细胞，随着脂质的吞噬积累，巨噬细胞转化成泡沫细胞，加速动脉粥样硬化斑块的形成。

Wilson 等通过清道夫受体 A 的启动子在巨噬细胞中特异性表达脂蛋白酯酶（LPL）制备了转基因小鼠，这种小鼠的动脉粥样硬化斑块损伤增加，表明巨噬细胞来源的 LPL 的促动脉粥样硬化作用。

巨噬细胞特异性启动子 LysM Cre 转基因小鼠，可以实现巨噬细胞特异性基因敲除。有人用这种方法制备了巨噬细胞 KLF2 特异性敲除小鼠，研究其与动脉粥样硬化的关系。

另外，在巨噬细胞内表达的靶基因，可以通过造血干细胞移植的手段实现。首先将从供体小鼠中分离到的造血干细胞在体外导入基因或 siRNA，再将这种造血干细胞注射到经致死剂量放射线照射的受体小鼠血液中以重建造血系统，实现巨噬细胞的靶向性。

参考文献

[1] Drew AF, Tipping PG. T helper cell infiltration and foam cell proliferation are early events in the development of atherosclerosis in cholesterol-fed rabbits. Arterioscler Thromb Vasc Biol, 1995, 15(10):1563-1568.

[2] Dong B, Zhang C, Feng JB, et al. Overexpression of ACE2 enhances plaque stability in a rabbit model of atherosclerosis. Arterioscler Thromb Vasc Biol, 2008, 28(7):1270-1276.

[3] Cozen AE, Moriwaki H, Kremen M, et al. Macrophage-targeted overexpression of urokinase causes accelerated atherosclerosis, coronary artery occlusions, and premature death. Circulation, 2004, 109(17):2129-2135.

[4] Levi M, Dorffle-Melly J, Johnson GJ, et al. Usefulness and limitations of animal models of venous thrombosis. Thrombosis and haemostasis, 2001, 86(5):1331-1333.

[5] Kumar A, Lindner V. Remodeling with neointima

formation in the mouse carotid artery after cessation of blood flow. Arterioscler Thromb Vasc Biol, 1997, 17(10): 2238-2244.

[6] Zou Y, Dietrich H, Hu Y, et al. Mouse model of venous bypass graft arteriosclerosis. Am J Pathol, 1998, 153(4):1301-1310.

[7] Wu X, Wang J, Fan J, et al. Localized vessel expression of lipoprotein lipase in rabbits leads to rapid lipid deposition in the balloon-injured arterial wall. Atherosclerosis, 2006, 187(1):65-73.

[8] Xing SS, Bi XP, Tan HW, et al. Overexpression of interleukin-18 aggravates cardiac fibrosis and diastolic dysfunction in fructose-fed rats. Mol Med, 2010, 16(11-12):465-470.

[9] Bhardwaj S, Roy H, Babu M, et al. Adventitial gene transfer of VEGFR-2 specific VEGF-E chimera induces MCP-1 expression in vascular smooth muscle cells and enhances neointimal formation. Atherosclerosis, 2011, 219(1):84-91.

[10] Zhi X, Xu C, Zhang H, et al. Tryptase promotes atherosclerotic plaque haemorrhage in ApoE-/- mice. PLoS ONE, 2013, 8(4):60960.

[11] Bai J, Zhou H, Yang XH, et al. Inhibitory effect of the paraoxonase gene on the formation of rabbit coronary atherosclerosis. Asian Pac J Trop Med, 2013, 6(7):544-547.

[12] Tronik D, Dreyfus M, Babinet C, et al. Regulated expression of the Ren-2 gene in transgenic mice derived from parental strains carrying only the Ren-1 gene. EMBO J, 1987, 6(4):983-987.

[13] Tuschl T. RNA interference and small interfering RNAs. Chembiochem, 2001, 2(4):239-245.

[14] Chico TJ, Ingham PW, Crossman DC. Modeling cardiovascular disease in the zebrafish. Trends Cardiovasc Med, 2008, 18(4):150-155.

[15] Nasevicius A, Ekker SC. Effective targeted gene 'knockdown' in zebrafish. Nat Genet, 2000, 26(2):216-220.

[16] Shestopalov IA, Sinha S, Chen JK. Light-controlled gene silencing in zebrafish embryos. Nat Chem Biol, 2007, 3(10):650-651.

[17] Yang D, Yang H, Li W, et al. Generation of PPARgamma mono-allelic knockout pigs via zinc-finger nucleases and nuclear transfer cloning. Cell Res, 2011, 21(6):979-982.

[18] Hammer RE, Pursel VG, Rexroad CE, et al. Production of transgenic rabbits, sheep and pigs by microinjection. Nature, 1985, 315(6021):680-683.

[19] Fan J, Wang J, Bensadoun A, et al. Overexpression of hepatic lipase in transgenic rabbits leads to a marked reduction of plasma high density lipoproteins and intermediate density lipoproteins. Proc Natl Acad Sci U S A, 1994, 91(18):8724-8728.

[20] Hao YH, Yong HY, Murphy CN, et al. Production of endothelial nitric oxide synthase (eNOS) over-expressing piglets. Transgenic Res, 2006, 15(6):739-750.

[21] Whyte JJ, Samuel M, Mahan E, et al. Vascular endothelium-specific overexpression of human catalase in cloned pigs. Transgenic Res, 2011, 20(5):989-1001.

[22] Wei J, Ouyang H, Wang Y, et al. Characterization of a hypertriglyceridemic transgenic miniature pig model expressing human apolipoprotein CIII. FEBS J, 2012, 279(1):91-99.

[23] Gao MM, Zhang B, Liu J. et al. Generation of Transgenic Golden Syrian Hamsters. Cell Research, 2014, 24:380-382.

[24] Zhang XY, Shen BR, Zhang YC, et al. Induction of thoracic aortic remodeling by endothelial-specific deletion of microRNA-21 in mice. PLoS ONE, 2013, 8(3):59002.

[25] Yoshida T, Yamashita M, Horimai C, et al. Smooth Muscle-Selective Inhibition of Nuclear Factor-kappaB Attenuates Smooth Muscle Phenotypic Switching and Neointima Formation Following Vascular Injury. J Am Heart Assoc, 2013, 2(3):230.

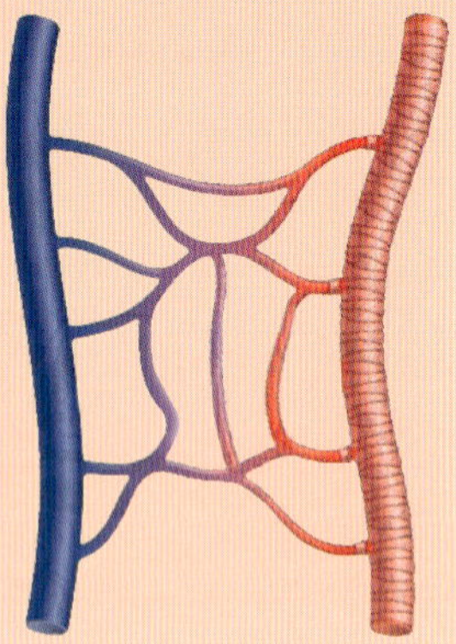

缩略语表

英文缩写	英文全称	中文名称
17β-E2	17β-estradiol	17β-雌二醇
15-HETE/20-HETE	15/20-hydroxyeicosatetraenoic acid	15/20-羟基二十四碳四烯酸
5-HT	5-hydroxy tryptamine	5-羟色胺
5-LO	5-lipoxygenase	5-脂氧合酶
3-NT	3-nitrotyrosine	3-硝基酪氨酸
3'-UTR	3'-untranslated region	3'端非翻译区
Ⅰ CTP	carboxy-terminal telopeptide of type Ⅰ collagen	Ⅰ型胶原蛋白的端肽
α_1-AT	α_1-antitrypsin	α_1-抗胰酶
α_2-MG	α_2-macroglobulin	α_2-巨球蛋白
α_2-PI	α_2-plasmin inhibitor	α_2-纤溶酶抑制剂
α-SMA	α-smooth muscle actin	平滑肌肌动蛋白α
β_2-GP Ⅰ	β_2-glycoprotein Ⅰ	β_2-糖蛋白Ⅰ
β-TG	β-thrombocyte globulin	β-血小板球蛋白
γ-GCS	γ-glutamyl-cysteine synthetase	γ-谷氨酰半胱氨酸合酶
γ-GT	γ-glutamyl transpeptidase	γ-谷氨酰转肽酶
AA	arachidonic acid	花生四烯酸
AAA	abdominal aortic aneurysm	腹主动脉瘤
AAT	aspartate aminotransferase	天冬氨酸转氨酶
AAV	adeno-associated virus	腺病毒相关病毒
Aβ	amyloid β-peptide	β-淀粉样肽
ABCA1	ATP-binding cassette transporter A1	ATP结合盒转运子A1
ABCC6	ATP-binding cassette sub-family C member 6	ATP结合盒亚家族C成员6
ABI	ankle-brachial index	踝臂指数
AC	adenylate cyclase	腺苷酸环化酶
ACAT1	acyl CoA：cholesterol acyltransferase 1	乙酰辅酶A：胆固醇乙酰基转移酶1
ACC	acyl-CoA carboxylase	乙酰辅酶A羧化酶
ACE	angiotensin-converting enzyme	血管紧张素转换酶
ACEI	angiotensin converting enzyme inhibitor	血管紧张素转换酶抑制剂
Ach	acetylcholine	乙酰胆碱
ACLP	aortic carboxypeptidase-like protein	主动脉羧肽酶样蛋白
Acrp30	30-kDa adipocyte complement-related protein	脂肪细胞补体相关蛋白30

AD	Alzheimer's disease	阿尔茨海默病
ADAM	a disintegrin and metalloproteinase	解整合素-金属蛋白酶
ADAMTS	a disintegrin and metalloproteinase with thrombospondin-like motif	含血小板结合基序的解聚金属蛋白酶
ADH	antidiuretic hormone	抗利尿激素
ADM/AM	adrenomedullin	肾上腺髓质素
ADMA	asymmetric dimethylarginine	非对称二甲基精氨酸
ADP	adenosine diphosphate	二磷酸腺苷
ADRF	adipocyte-derived relaxing factor	脂肪细胞衍生的舒张因子
ADRP	adipose differentiation related protein	脂肪分化相关蛋白
AF	adventitial fibroblast	外膜成纤维细胞
AFM	atomic force microscopy	原子力显微镜
AGE	advanced glycation end product	晚期糖基化终末产物
AGGF1	angiogenic factor with G-patch and FHA domains 1	含有G补丁和叉头相关区域的血管生成素1
AEA	endocannabinoid anandamide	内源性大麻素
Ago	Argonaute protein	Ago蛋白
AGRP	agouti-related protein	肽基因相关蛋白
AGT	angiotensinogen	血管紧张素原
AGTRL1	angiotensin receptor like 1	血管紧张素Ⅱ1型受体相关受体
AID/APOBEC	activation-induced cytidine deaminase/ apolipoprotein B Mrna-editing enzyme	激活诱导胞嘧啶脱氨酶/载脂蛋白B Mrna编辑酶
ALK1/ ACVRL1	activin receptor-like kinase 1	活化素受体样激酶1
ALOX5AP	5-lipoxygenase activating protein	5-脂氧合酶激活蛋白
ALP	alkaline phosphatase	碱性磷酸酶
ALR	aldose reductase	糖醛还原酶
AMPK	adenosine monophosphate activated protein kinase	腺苷酸活化蛋白激酶
AMY	amylin	胰岛淀粉样多肽
Ang1/2	angiopoietin 1/2	血管生成素1/2
AngⅠ/Ⅱ	angiotensin Ⅰ/Ⅱ	血管紧张素Ⅰ/Ⅱ
ANK	ankyrin	锚蛋白
ANP	atrial natriuretic peptide	心房钠尿肽
ANRIL	antisense noncoding RNA in the INK4 locus	INK4基因座上的反义非编码RNA
AOD	arterial occlusive disease	大动脉闭塞性疾病
AOPP	advanced oxidation protein product	晚期氧化蛋白产物
AP1	activator protein 1	活化蛋白1
Apaf1	apoptosis protease activating factor 1	凋亡蛋白酶激活因子1
APC	antigen presenting cell	抗原呈递细胞
APEG1	aortic preferentially expressed gene 1	主动脉优先表达的基因1
APJ	putative receptor protein related to the angiotensin receptor AT_1	血管紧张素受体AT_1相关的受体蛋白
apM1	adipose most abundant gene transcript 1	脂肪中丰度最高的基因转录产物1
APN	adiponectin	脂联素
Apo	apolipoprotein	载脂蛋白
APP	amyloid precursor protein	淀粉样前体蛋白

APX	aminopeptidase X	氨基肽酶X
AR	adrenergic receptor	肾上腺素受体
ARB	angiotensin receptor blocker	血管紧张素受体阻断剂
AS	atherosclerosis	动脉粥样硬化
ASC	apoptosis-associated speck-like protein containing CARD	凋亡相关的斑点样蛋白
ASIC	acid-sensing (proton-gated) ion channel	酸敏感（质子门控）离子通道
ASK1	apoptosis-stimulated kinase 1	凋亡调节激酶1
ATA	aurin tricarboxylic acid	金精三羧酸
ATF	activating transcription factor	活化转录因子
AT1R/AT2R	angiotensin Ⅱ type 1/2 receptor	血管紧张素Ⅱ1/2型受体
ATP	adenosine 5'-triphosphate	三磷酸腺苷
ATPsyn	ATP synthase	ATP合酶
atRA	all-trans retinoic acid	全反式维A酸
AVP	arginine vasopressin	精胺酸血管加压素
AUDA	12-(3-adamantan-1-yl-ureido)dodecanoic acid	12-（3-金刚烷-1-基-脲基）十二酸
BAFF	B-cell activating factor	B细胞活化因子
baPWV	brachial-ankle artery PWV	肱动脉-踝动脉脉搏波传导速度
BAT	brown adipose tissue	褐色脂肪
Bax	Bcl-2-associated X	bcl-2相关X
BBB	blood–brain barrier	血脑屏障
Bfgf	basic fibroblast growth factor	碱性成纤维细胞生长因子
BGP	bone Gla (γ-carboxyglutamic acid) protein	骨γ-羟基谷氨酸蛋白
BH_4	tetrahydrobiopterin	四氢生物蝶呤
BK	bradykinin	缓激肽
BK channel/ BK_{Ca}	large-conductance Ca^{2+}-activated K channel	大电导钙激活钾通道
BMK1	big MAP kinase 1	大丝裂原活化蛋白激酶1
BMP	bone morphogenetic protein	骨形成蛋白
BMPR	bone morphogenetic protein receptor	骨形成蛋白受体
BMS	bare metal stent	裸金属支架
BMSC	bone marrow mesenchymal stem cell	骨髓间充质干细胞
BNP	brain natriuretic peptide	脑钠肽
Bre1	brefeldin A sensitivity 1	布雷非德菌素A敏感性1
BRRS	Bannayan-Riley-Ruvalcaba syndrome	Bannayan-Riley-Ruvalcaba综合征
BTK	Bruton's tyrosine kinase	Bruton酪氨酸激酶
Bvht	braveheart	"勇敢的心"基因
BWS	Beckwith-Wiedemann syndrome	贝-威综合征
CⅡTA	the Class Ⅱ transactivator	2类反式作用因子
CA	carbonic anhydrase	碳酸苷酶
CAA	cerebral amyloid angiopathy	脑淀粉样蛋白血管病
CABG	coronary artery bypass graft	冠状动脉旁路搭桥术
CAC	coronary artery calcification	冠状动脉钙化
CaCC	Ca^{2+} activated Cl- channel	钙离子激活的氯通道

CADASIL	cerebral autosomal dominant arteriopathy with subcortical infarcts and leukoencephalopathy	伴皮层下梗死和白质脑病的常染色体显性遗传性脑动脉病
Cadpr	cyclic adenosine diphosphate ribose	环腺苷二磷酸核糖
CaM	calmodulin	钙调蛋白
CaMK Ⅱ	calmodulin-dependent protein kinase Ⅱ	钙调素依赖的蛋白激酶Ⅱ
CaMKKβ	Ca^{2+}/calmodulin-dependent protein kinase kinase β	钙/钙调素-依赖的蛋白激酶激酶β
cAMP	cyclic adenosine monophosphate	环磷酸腺苷
CAR	constitutive androstane receptor	组成型雄烷受体
CARD	caspase activation and recruitment domain	半胱氨酸蛋白酶激活和募集结构域
CARM1	coactivator-associated arginine methyltransferase 1	共激活相关性精氨酸甲基转移酶1
CAS9	clustered regularly interspaced short palindromic repeat 9	规律成簇的间隔短回文重复9
CaSR	extracelluar calcium-sensing receptor	细胞外钙敏感受体
CAT	cationic amino acid transporter	阳离子氨基酸转运体
CatL	cathepsin L	半胱氨酸组织蛋白酶L
CAVI	cardio ankle vascular index	心踝指数
CBFα1	core-binding factor subunit alpha 1	核心结合因子$α_1$亚基
CBP/P300	CREB binding protein	CREB结合蛋白
cbPWV	carotid-brachial artery PWV	颈动脉-肱动脉脉搏波传导速度
CBS	cystathionine beta-synthase	胱硫醚β-合酶
CCL5/7	CC-chemokine ligand 5/7	趋化因子配体5/7
CCM	cerebral cavernous malformation	脑海绵状血管畸形
CCR2	C-C motif chemokine receptor 2	CC类趋化因子受体2
CCR7	chemokine receptor 7	趋化因子受体7
CDE	cell-cycle dependent element	细胞周期依赖性元件
CDK	cyclin-dependent kinase	细胞周期蛋白依赖性激酶
CDKI	CDK inhibitor	细胞周期蛋白依赖性激酶抑制蛋白
CDO	cysteine dioxidase	半胱氨酸双加氧酶
CELSR1	cadherin epidermal growth factor laminin A seven-pass G-type receptor 1	钙黏蛋白上皮生长因子层粘连蛋白A七经G-型受体1
CETP	cholesterol ester transport protein	胆固醇酯转运蛋白
CF6	coupling factor 6	偶联因子6
cfPWV	carotid-femoral artery PWV	颈动脉-股动脉脉搏波传导速度
CFTR	cystic fibrosis transmembrane conductance regulator	囊性纤维化跨膜转导体
cGMP	cyclic guanosine monophosphate	环磷酸鸟苷
CGRP	calcitonin gene related peptide	降钙素基因相关肽
CHD1	chromodomain helicase DNA-binding protein 1	染色质域解旋酶DNA结合蛋白1
CHOP	C/EBP homologous protein	转录因子C/EBP同源蛋白
ChTX	charybdotoxin	北非蝎毒素
CICR	Ca^{2+}-induced Ca^{2+} release	钙诱导的钙释放
CIH	cold induced hypertension	冷应激高血压
CK	chemokine	趋化因子
CKD	chronic kidney disease	慢性肾病
CLA1/SR-B Ⅰ	scavenger receptor-B Ⅰ	B族Ⅰ型清道夫受体

Clock	circadian locomotor output cycles kaput	昼夜节律运动输出周期故障基因
CLOVE	congenital lipomatous overgrowth with vascular, epidermal, and skeletal anomalies	伴有血管、上皮和骨骼异常的先天性脂肪瘤过度生长
CLT	clotrimazol	克霉唑
CM	chylomicron	乳糜微粒
CMAVM	capillary malformation-arteriovenous malformation	毛细血管畸形-动静脉畸形
CMR	cardiac magnetic resonance	心脏磁共振成像
CMV	cytomegaovirus	巨细胞病毒
CNP	C-type natriuretic peptide	C型钠利尿肽
COMP	cartilage oligomeric matrix protein	软骨寡聚基质蛋白
COPD	chronic obstructive pulmonary disease	慢性阻塞性肺病
COUP-TF Ⅰ/Ⅱ	COUP-transcriptional factor Ⅰ/Ⅱ	COUP转录因子1/2
COX2	cyclooxygenase 2	环氧酶2
Cpges	cytosolic prostaglandin E synthase	细胞质前列腺素E合酶
CPI	PKC-potentiated inhibitor protein	PKC增强性抑制蛋白
CPT1	carnitine palmitoyltransferase 1	肉毒碱棕榈酰转移酶1
CRAC	Ca^{2+}release-activated Ca^{2+} channels	钙释放激活性钙通道
CRBP	cellular retinol binding protein	细胞视黄醇结合蛋白
CRD	cysteine rich domain	富含半胱氨酸的结构域
CREB	cAMP-response element-binding protein	cAMP反应元件结合蛋白
CRLR	calcitonin receptor-like receptor	降钙素受体样受体
CRP	C reactive protein	C反应蛋白
crPWV	carotid-radial artery PWV	颈动脉-桡动脉脉搏波传导速度
CRTh2	chemoattractant receptor homologous to the T helper 2 cell	Th2型细胞趋化因子受体
CS	Cowden syndrome	考登综合征
CSE	cystathionine gamma-lyase	胱硫醚γ-裂解酶
CT	calcitonin	降钙素
CTGF	connective tissue growth factor	结缔组织生长因子
CTL	C-type lectin	C型凝集素
CTLA8	cytotoxic T lymphocyte antigen 8	细胞毒性T淋巴细胞抗原8
CTRP	C1q/TNF-related protein	补体C1q/肿瘤坏死因子相关蛋白
CUA	calcific uremic arteriolopathy	钙化的尿毒症性小动脉病变
CVC	calcifying vascular cell	钙化的血管细胞
CVD	cardiovascular disease	心血管疾病
CVI	chronic venous insufficiency	慢性静脉功能不全
CVLM	caudal ventrolateral medulla	延髓腹外侧区尾端
Cx	connexin	缝隙连接蛋白
CXCL10	CXC-chemokine ligand 10	趋化因子配体10
CXCR	CXC receptor	CXC趋化因子受体
CYP	cytochrome P450	细胞色素P450
DA	dopamine	多巴胺
DAA1	des-aspartate-angiotensin-1	去天冬氨酸血管紧张素1
DAG	diacylglycerol	二酰甘油

DAIS	diabetes atherosclerosis intervention study	糖尿病动脉粥样硬化干预研究
DAMP	damage-associated molecular pattern	损伤相关分子模式物质
DANCE	developing arteries and neural crest EGF-like protein	腓骨蛋白-5（发育动脉和神经嵴EGF样蛋白）
DAR	dopamine receptor	多巴胺受体
DASH	dietary approaches to stop hypertension	膳食疗法终止高血压
DAX1	dosage-sensitive sex reversal, adrenal hypoplasia critical region, on chromosome X, gene 1	剂量敏感性逆转，X连锁肾上腺皮质发育不全关键域，基因1
DBD	DNA binding domain	DNA结合区
DBP	vitamin D binding protein	维生素D3结合蛋白
DC	dendritic cell	树突细胞
DD	death domain	死亡结构域
DDAH	dimethylarginine dimethylaminohydrolase	二甲基精氨酸二甲胺水解酶
DDR	discoidin domain receptor	网炳菌凝素结构域受体
DED	death effector domain	死亡效应结构域
DES	drug eluting stent	药物洗脱支架
DGE	delayed gadolinium enhancement	延迟钆对比影像增强
DHA	docosahexaenoic acid	二十二碳六烯酸
DHEA	dehydroepiandrosterone	脱氢表雄酮
DHET	dihydroxyeicosatrienoic acid	二羟基-二十碳三烯酸
DIVAA	directed in vivo angiogenesis assay	直接体内血管新生检测
DNMT	DNA metyltransferase	DNA甲基转移酶
DOCA	desoxycortico-sterone acetate	醋酸脱氧皮质酮
DOT1L	DOT-1-like protein	端粒沉默干扰蛋白-1样蛋白
DPP4	dipeptidyl peptidase 4	二肽基肽酶4
DRF	diaphanous-related formin	透光相关成蛋白
DRP1	dynamin-related protein 1	动力相关蛋白1
DS	dermatan sulfate	硫酸皮肤素
DUB	deubuiqitinating enzyme	去泛素化蛋白酶
E	epinephrine	肾上腺素
EAR2	v-erbA-related protein 2	v-erbA相关蛋白2
EB	embryoid body	类胚体
EBCT	electron beam computed tomography	电子光束计算机断层扫描
EBP	elastin-binding protein	弹性蛋白结合蛋白
EC	endothelial cell	内皮细胞
ECE	endothelin-converting enzyme	内皮素转换酶
ECM	extracellular matrix	细胞外基质
EDC	endothelium-dependent contraction	内皮依赖性收缩反应
EDCF	endothelium-dependent contracting factor	内皮依赖性收缩因子
EDH	endothelium-dependent hyperpolarizing	内皮依赖性超极化
EDHF	endothelium-dependent hyperpolarizing factor	内皮依赖性超极化因子
EDNO	endogenous nitrovasodilator	内源性硝基舒血管物
EDP	elastin-derived peptide	弹性蛋白衍生肽
EDR	equi-effective dose ratio	等效剂量比

EDRF	endothelium-dependent relaxing factor	内皮依赖性舒张因子
EDS	Ehler-Danlos syndrome	Ehler-Danlos综合征
EDX	energy dispersive X-Ray	能量色散X射线
EET	epoxyeicosatrienoic acid	环氧二十碳三烯酸
EGF	epidermal growth factor	表皮生长因子
EGF-like	epidermal-growth factor like	表皮生长因子样
EGFR	epidermal growth factor receptor	表皮生长因子受体
EHT	essential hypertension	原发性高血压
Eif2	eukaryotic initiation factor 2	真核起始因子2
EL	endothelial lipase	内皮脂酶
Elk1	Ets-like protein 1	Ets样蛋白1
EMP	endothelial microparticle	内皮微颗粒
EMR	equi-effective molar concentration ratio	等效摩尔浓度比
EMT	epithelial-mesenchymal transition	上皮间质转化
EnaC	epithelial Na^+ channel	上皮细胞钠通道
ENG	endoglin	内皮糖蛋白
Enpp1	ectonucleotide pyrophosphatase/phosphodiesterase 1	核苷酸内焦磷酸酶/磷酸二酯酶1
EO	endogenous ouabain	内源性哇巴因
EPA	eicosapentaenoic acid	二十碳五烯酸
EPC	endothelial progenitor cell	内皮祖细胞
EPCR	endothelial protein C receptor	内皮蛋白C受体
ephB2	ephrin B2 receptor	生促红素肝细胞B2受体
EPO	erythropoietin	促红细胞生成素
ePTFE	expanded polytetrafluoroethylene	膨体聚四氟乙烯
ER	endoplasmic reticulum	内质网
ERAD	endoplasmic reticulum associated degradation	内质网相关蛋白降解
ERE	estrogen-response element	雌激素反应元件
ERK	extracellular signal regulated kinase	细胞外信号调节激酶
ERO1	endoplasmic reticulum oxidoreductase 1	内质网氧化还原酶1
ERRα/β/ γ	estrogen-related receptorα/β/γ	雌激素相关受体α/β/γ
ERS/ER stress	endoplasmic reticulum stress	内质网应激
ESAM	endothelial cell selective adhesion molecule	选择性内皮细胞黏附分子
ESC	embryonic stem cell	胚胎干细胞
ESL1	E-selectin ligand 1	E-选择素配体1
E-SMC	epithelioid-smooth musle cell	上皮样平滑肌细胞
ESRD	end-stage renaldisease	终末期肾病
ET1	endothelin 1	内皮素1
ETAR/ETBR	endothelin 1 A/B receptor	内皮素受体A/B亚型
EZH2	enhancer of zeste homolog 2	Zeste同源物2增强子
FAAH	fatty acid amide hydrolase	脂肪酸酰胺水解酶
FAD	flavin adenine dinucleotide	黄素腺嘌呤二核苷酸
FADD	Fas-associated death domain	Fas-相关死亡结构域
FAK	focal adhesion kinase	黏附斑激酶
FAS	fatty acid synthase	脂肪酸合酶

FFA	free fatty acid	游离脂肪酸
FGF	fibroblast growth factor	成纤维细胞生长因子
FGFR	fibroblast growth factor receptor	成纤维细胞生长因子受体
FH	familial hypercholesterolemia	家族性高胆固醇血症
FHA	forkhead-associated	叉头相关
FHL1	four and a half LIM domain 1	四个半LIM结构域1
FISH	fluorescence in situ hybridization	荧光原位杂交
FKBP12.6	FK506 binding proteins 12.6	FK506结合蛋白12.6
FLAP	5-lipoxygenase activating protein	5-脂氧合酶激活蛋白
FLARE	fluvastin angioplasty restenosis trial	氟伐他汀血管成形术再狭窄试验
Flk	fetal liver kinase	胎肝激酶
Flt1	Fms-like tyrosine kinase 1	Fms样酪氨酸激酶1
FMD	flow mediated dilation	反应性充血试验
FMN	flavin mononucleotide	黄素单核苷酸
FN	fibronectin	纤维连接蛋白
FoxO3a	forkhead homeobox type O3a	叉头框蛋白O3a
FOXP3	forkhead box P3	叉头框转录因子P3
FRAP	fluorescence recovery after photobleaching	荧光漂白后恢复测定
FSP1	fibroblast-specific protein 1	特异性成纤维细胞蛋白1
FXR	Farnesoid X receptor	法尼酯醇X受体
G6PD	glucose-6-phosphate dehydrogenase	6-磷酸葡萄糖脱氢酶
GABA	γ-aminobutyric acid	γ-氨基丁酸
GADD	growth arrest and DNA damage-inducible gene	生长阻遏和DNA损伤诱导基因
GAG	glycosaminoglycan	氨基葡聚糖
GAP	GTPase activated protein	GTP酶活化蛋白
GAX	growth arrest-specific homeobox gene	生长停滞特异性同源盒基因
GBP28	gelatin binding protein 28	明胶结合蛋白28
GC	guanylate cyclase	鸟苷酸环化酶
GCNF	germ cell nuclear factor	生殖细胞核因子
G-CSF	granulocyte colony-stimulating factor	粒细胞集落刺激因子
GDF	growth differentiation factor	生长分化因子
GDNF	glial cell line-derived neurotrophic factor	胶质细胞源性神经营养因子
GDS	GDP dissociation stimulator	GDP解离刺激因子
GFR	glomerular filtration rate	肾小球滤过率
GH	growth hormone	生长激素
GHRH	growth hormone releasing hormone	生长激素释放激素
GHS	growth hormone secretagogue	生长激素促分泌物
GHSR	GHS receptor	生长激素促分泌物受体
GJ	gap junction	缝隙连接
GlcNAc	O-linked β-N-acetyglucosamine	O-连接的β-N-乙酰葡糖胺
GLP1	glucagon-like peptide 1	胰高血糖素样肽1
Glrx1	glutaredoxin 1	谷氧还蛋白1
GM-CSF	granulocyte-macrophage colony stimulating factor	粒细胞巨噬细胞集落刺激因子
GNAQ	guanie nucleotiede-binding protein, Q polypeptide	鸟苷酸结合蛋白，Q多肽

GNB3	G protein beta 3 subunit	G蛋白β_3亚基
GOT	glutamic-oxaloacetic transaminase	谷草转氨酶
GP	glycoprotein	糖蛋白
GPCR	G-protein coupled receptor	G蛋白偶联受体
GPER	G-protein coupled estrogen receptor	G蛋白偶联雌激素受体
GPI	glycosylphosphatidyl-inositol	糖基磷脂酰肌醇
GPX	glutathione peroxidase	谷胱甘肽过氧化物酶
GR	glucocorticoid receptor	糖皮质激素受体
GRE	glucocorticoid response element	糖皮质激素反应元件
GRK	G protein-coupled receptor kinase	G蛋白偶联受体激酶
GSH	glutathione	谷胱甘肽
GSK3	glycogen synthase kinase 3	糖原合成酶激酶3
GSNOR	S-nitrosoglutathione reductase	S-亚硝基谷胱甘肽还原酶
GSSG	oxidized glutathione	氧化型谷胱甘肽
GTPCH Ⅰ	GTP cyclohydrolase Ⅰ	鸟苷三磷酸环化水解酶Ⅰ
GVM	glomuvenous malformation	球形细胞静脉畸形
GWAS	genome-wide association study	全基因组关联分析
GWHAS	genome-wide haplotype association study	全基因组单倍型关联分析
H	histone	组蛋白
H3K4me	monomethylated H3 histone lysine 4	单甲基化H3组蛋白赖氨酸4
HAEC	human aortic endothelial cell	人主动脉内皮细胞
HA	hyaluronic acid	透明质酸
HAT	histone acetyltransferase	组蛋白乙酰转移酶
HbCO	carboxyhemoglobin	碳氧血红蛋白
HC Ⅱ	heparin cofactor Ⅱ	肝素辅因子Ⅱ
Hcy	homocysteine	同型半胱氨酸
HDAC	histone deacetylase	组蛋白去乙酰化酶
HDM	histone demethylase	组蛋白去甲基化酶
HEK	human embryonic kidney	人胚胎肾
HGF	hepatocyte growth factor	肝细胞生长因子
HGPS	Hutchinson-Gilford progeria syndrome	郝-吉早老综合征
HHcy	hyperhomocysteinemia	高同型半胱氨酸血症
HHS	Helsinki Heart Study	赫尔辛基心脏病研究
HHT	hereditary hemorrhagic telangiectasia	遗传性出血性毛细血管扩张症
HIF1	hypoxia-induced factor 1	低氧诱导因子1
HIMF	hypoxia-induced mitogenic factor	缺氧诱导的促有丝分裂因子
HIT	heparin-induced thrombocytopenia	肝素诱导的血小板减少
HL	hepatic lipase	肝脂酶
HLI	hind limb ischemia	后肢缺血
HMEC	human microvascular endothelial cell	人毛细血管内皮细胞
HMGB1	high mobility group box 1 protein	高迁移率族蛋白B1
HMG-CoA	3-hydroxy-3-methylglutaryl coenzyme A	3-羟3-甲基戊二酸单酰辅酶A
HMM	heavy meromyosin	重酶解肌球蛋白
HMT	histone methyltransferase	组蛋白甲基转移酶

HNF4	hepatocyte nuclear factor 4	肝细胞核因子4
HO1	heme oxygenase 1	血红素加氧酶1
HOXA5	homeobox A5	同源盒A5
HP1	heterochromatin protein 1	异染色质蛋白1
HPH	hypoxic pulmonary hypertension	低氧性肺动脉高压
HPV	hypoxic pulmonary vasoconstriction	缺氧性肺血管收缩
HRE	hormone responsive element	激素反应元件
HRG	histidine-rich glycoprotein	富含组氨酸糖蛋白
HS	heparan sulfate	硫酸乙酰肝素
hsCRP	high sensitive C-reactive protein	高敏C反应蛋白
HSP90	heat shock protein 90	热休克蛋白90
HTI	hemorrhage transformation of an infarct	脑梗死出血性转化
HUVEC	human umbilical vein endothelial cell	人脐静脉内皮细胞
IAA	iodoacetamide	碘乙酰胺
IAP	inhibitor of apoptosis protein	凋亡抑制蛋白
IbTX	iberiotoxin	非洲蝎毒
ICA	intracranial aneurysm	颅内动脉瘤
ICAM	intercellular adhesion molecule	细胞间黏附分子
ICAP1α	integrin cytoplasmic domain-associated protein 1α	整合素细胞质区相关蛋白1α
IDDM	insulin-dependent diabetes mellitus	依赖胰岛素的1型糖尿病
IDL	intermediate-density lipoprotein	中密度脂蛋白
IFN	interferon	干扰素
Ig	immunoglobulin	免疫球蛋白
IGF	insulin-like growth factor	胰岛素样生长因子
IGFR	insulin-like growth factor receptor	胰岛素样生长因子受体
IHLC	inherited hyperlipoproteinemia and hypercholesterolemia	遗传性高脂蛋白血症及高胆固醇血症
IL6	interleukin 6	白介素6
IMA	ischemia modified albumin	缺血修饰的白蛋白
IMD	intermedin	肾上腺素质素（中介素）
IMT	intima media thickness	内中膜层厚度
IP3	inositol triphosphate	三磷酸肌醇
IP3R	inositol triphosphate receptor	三磷酸肌醇受体
iP	isoprostane	异前列腺素
iPSC	induced pluripotent stem cell	诱导性多能干细胞
IR	ischemia-reperfusion	缺血-再灌注
IRAK1	interleukin-1 receptor-associated kinase 1	白介素1受体相关激酶1
IRE1	inositol-requiring enzyme 1	需肌醇酶1
IRF	IFN regulating factor	IFN调节因子
IRS	insulin receptor substrate	胰岛素受体底物
IS	ischemic stroke	缺血性脑卒中
ISR	in-stent restenosis	支架内再狭窄
ITAM	immunoreceptor tyrosine-based activation motif	免疫受体酪氨酸激活基序
iTreg	inducible Treg	诱导调节性T细胞

JAM	junctional adhesion molecule	连接黏附分子
JIP	c-Jun N-terminal kinase-interacting protein	编码c-Jun的N-末端激酶相互作用蛋白
JNK	c-Jun N-terminal kinase	c-Jun N末端激酶
JP	juvenile polyposis	幼年性息肉病
K_{ATP}	adenosine 5'-triphosphate-sensitive potassium channel	ATP敏感性钾通道
K_{Ca}	calcium-dependent potassium channel	钙离子依赖性钾通道
K_{ir}	inward-rectifier potassium channel	内向整流钾通道
K_{v}	voltage dependent potassium channel	电压依赖性钾通道
KAT	lysine methyltransferase	赖氨酸甲基转移酶
KDR	kinase insert domain-containing receptor	含激酶插入域受体
KHE	Kaposiform hemangioendothelioma	卡波西样血管内皮瘤
KLF	Kruppel-like transcription factor	Kruppel样转录因子
KK1/KLK1	kallikrein 1	激肽释放酶1
KS	keratan sulfate	硫酸角质素
KTS	Klippel-Trenaunay syndrome	先天性静脉畸形骨肥大综合征
LAP	latency-associated peptide	潜在相关肽
L-Arg	L-arginine	L-精氨酸
LBD	ligand binding domain	配体结合区
LCAT	lecithin cholesterol acyltransferase	卵磷脂胆固醇酰基转移酶
LDL	low-density lipoprotein	低密度脂蛋白
LDLR	LDL receptor	LDL受体
$LDLr^{-/-}$	low-density lipoprotein receptor knockout	低密度脂蛋白受体缺陷
LFA1	lymphocyte function-associated antigen 1	淋巴细胞功能相关抗原1
LGR	Leucine-rich repeat-containing G protein-coupled receptor	富亮氨酸重复序列G蛋白偶联受体
LIF	leukemia inhibitory factor	白血病抑制因子
LKB1	liver kinase B1	肝激酶B1
LLC	large latent complex	大潜在复合物
LMM	light meromyosin	轻酶解肌球蛋白
LMW-PTP	low molecular weight protein tyrosine phosphatase	低分子量蛋白酪氨酸磷酸酶
LN	laminin	层粘连蛋白
L-NAME	^{NG}-nitro-L-arginine methyl ester	左旋硝基精氨酸甲酯
lncRNA	long non-coding RNA	长链非编码RNA
LNX	ligand of Numb-protein X	Numb蛋白配体X
LOX	lipoxygenase	脂氧化酶
LOX1	lectin-like oxLDL receptor 1	凝集素样低密度脂蛋白的内皮受体1
LPA	lysophosphatidic acid	溶血磷脂酸
LPC	lysophosphatidylcholine	溶血卵磷脂
L-PGDS	Lipocalin-type prostaglandin D synthase	Lipocalin型前列腺素D合酶
LPL	lipoproteinlipase	脂蛋白脂酶
LPS	lipopolysaccharide	脂多糖
LRH1	liver receptor homolog 1	肝受体同源物1
LRP	low-density lipoprotein receptor-related protein	低密度脂蛋白受体相关蛋白

LSD1	lysine-specific demethylase1	赖氨酸特异性去甲基酶1
LTBP	latent TGFβ binding protein	无活性TGFβ结合蛋白
LTβR	lymphotoxin β receptor	人淋巴毒素β受体
L-VDCC	L-type voltage-dependent calcium channel	L-型电压依赖性钙通道
LXR	liver X receptor	肝X受体
MAGP	microfibril-associated glycoprotein	微纤维相关糖蛋白
MAP	methionine aminopeptidase	甲硫氨酸氨肽酶
MAPK	mitogen activated protein kinase	丝裂原活化蛋白激酶
MAPKAPK/MK	mitogen-activated protein kinase-activated protein kinase	丝裂原活化蛋白激酶活化的蛋白激酶
MAT	micropipette aspiration technique	微管吸吮技术
MATN2	matrilin 2	胞外基质蛋白2
MBG	myocardial blush grade	心肌呈色分级
MBP	methyl binding protein	甲基化结合蛋白
MCAO	middle cerebral artery occlusion	大脑中动脉闭塞
MCM	minichromosome maintenance protein	微染色体维持蛋白
MCP1	monocyte chemoattractant protein 1	单核细胞趋化蛋白1
MCSA	minimal cross-section area	最小血管横截面积
M-CSF	macrophage colony stimulated factor	巨噬细胞集落刺激因子
MCT	monocrotaline	野百合碱
MDA	malondialdehyde	丙二醛
Me	methylation	甲基化
MeCP2	methyl-CpG-binding protein 2	甲基CpG结合蛋白2
MEF	myocyte enhancer factor	肌细胞增强子因子
MEGJ	myoendothelial gap junction	肌内皮缝隙连接
MEK/MAPKK	mitogen-activated protein kinase kinase	丝裂原活化蛋白激酶激酶
MesP1	mesoderm posterior 1	中胚层后蛋白1
MFS	Marfan syndrome	马方综合征
mGluR	metabotropic glutamate receptor	代谢型谷氨酸受体
MGP	matrix Gla (γ-carboxyglutamic acid) protein	基质γ-羧基谷氨酸蛋白
MHC	major histocompatibility complex	主要组织相容性复合体
MI	myocardial infarction	心肌梗死
MIAT	myocardial infarction-associated transcript	心肌梗死相关的转录本
MIF	macrophage migration inhibitory factor	巨噬细胞迁移抑制因子
MIP1α	macrophage inflammatory protein 1α	巨噬细胞炎性蛋白1α
miRNA	microRNA	微RNA
MKP7	mitogen-activated protein kinase phosphatase 7	丝裂原激活的蛋白激酶磷酸酶7
MLC	myosin light chain	肌球蛋白轻链
MLCK	myosin light chain kinase	肌球蛋白轻链激酶
MLCP	myosin light chain phosphatase	肌球蛋白轻链磷酸酶
MLD	minimal lumen diameter	最小血管内径
MLL1, 2, 3, 4, 5	myeloid/lymphoid or mixed-lineage leukemia 1, 2, 3, 4, 5	髓性/淋巴性或混合性白血病1, 2, 3, 4, 5
MMA	monomethylarginine	单甲基精氨酸

MMP	matrix metalloproteinase	基质金属蛋白酶
MnSOD	manganese superoxide dismutase	锰超氧化物歧化酶
MO	morpholino antisense oligonucleotide	反义聚寡核苷酸
mPGES1	microsomal prostaglandin E synthase 1	微粒体前列腺素E合成酶1
MPO	myeloperoxidase	髓过氧化物酶
MPST	3-mercaptosulfurtransferase	巯基丙酮酸转硫酶
MR	mineralocorticoid receptor	盐皮质激素受体
mRNA	messenger RNA	信使RNA
MRTF	myocardin-related transcription factor	心肌素相关转录因子
MSC	mesenchymal stem cell	间充质干细胞
MscCA	mechanosensitive cation channel	机械敏感性阳离子通道
MSK1	mitogen- and stress-activated protein kinase 1	丝裂原和应激活化的蛋白激酶1
MST	3-mercaptosulfurtransferase	3-硫基丙酮酸硫基转移酶
MTC	magnetic twisting cytometry	磁扭转细胞测量术
MTHFR	methylenetetrahydrofolate reductase	5,10-亚甲基四氢叶酸还原酶
MVD	microvascular damage	微血管的损伤
MVSC	medial-derived multipotential vascular stem cell	中膜源性多能血管干细胞
NAD	nicotinamide adenine dinucleotide	烟酰胺腺嘌呤二核苷酸
NADH	nicotinamide adenine dinucleotide hydrogen	还原型烟酰胺腺嘌呤二核苷酸
NADPH	nicotinamide adenine dinucleotide phosphate	还原型烟酰胺腺嘌呤二核苷酸磷酸
NAT	N-acetyltransferase	N-乙酰基转移酶
NCC	nonselective cation channel	非选择性阳离子通道
NEP	neutral endopeptidase	中性肽链内切酶
NcoR	nuclear receptor corepressor	核受体共抑制物
NCSC	neural crest-derived stem cell	神经嵴来源的干细胞
NE	norepinephrine	去甲肾上腺素
NF-κB	nuclear factor-κB	核因子-κB
NFAT	nuclear factor of activated T cells	活化T细胞核因子
NGFIB	nerve growth factor Ⅰ B	神经生长因子Ⅰ B
nHRE	negative hormone response element	负激素反应元件
NINJ2	ninjurin 2	神经损伤诱导蛋白2
NK	tachykinin receptor	速激肽受体
NKA/B	neurokinin A/B	神经激肽A/B
NLR	NOD-like receptor	NOD样受体
NLRP3	NOD-like receptor family pyrin domain containing 3	含有pyrin结构域的NOD样受体家族成员3
NMDAR	N-methyl-D-aspartate receptor	N-甲基-D-天门冬氨酸受体
NMMA	NG-monomethylarginine	NG-单甲基精氨酸
NNO	NADH/NADPH oxidase system	NADH/NADPH氧化酶系统
NO	nitric oxide	一氧化氮
NOD	nonobese diabetes	非肥胖型糖尿病
NOR1	neuron orphan receptor 1	神经元孤儿受体1
eNOS/iNOS/nNOS	endothelial/inducible/neuronal nitric oxide synthase	内皮型/诱导型/神经元型一氧化氮合酶
NOX	NADPH oxidase	NADPH氧化酶

NP1	neuropilin 1	神经纤毛蛋白1
Npas2	neuronal PAS domain protein 2	神经元PAS结构域蛋白2
NPP1	nucleotide pyrophosphatase/phosphodiesterase 1	核苷酸焦磷酸酶/磷酸二酯酶1
NPPB	5-nitro-2-(3-phenylpropylamino) benzoic acid	丙烯氨基苯甲酸酯
NPRC	C-type natriuretic peptide receptor	C型钠利尿肽受体
NPY	neuropeptide γ	神经肽γ
NR	nuclear receptor	核受体
Nrf2	NF-E2-related factor 2	核因子E2相关因子2
NRP1	neuropilin 1	神经纤毛蛋白1
NSAID	non-steroid anti-inflammatory drug	非甾体抗炎药
NSCC	Ca^{2+}-permeable non-selective cation channel	非选择性、可通透钙的阳离子通道
NSTEMI	non-ST-segment elevation myocardial infarction	非ST段抬高型心肌梗死
nTreg	natural Treg	天然调节性T细胞
NTS	nucleus tractus prouties	感受区孤束核
NURR1	nuclear receptor-related factor 1	核受体相关因子1
OC	osteocalcin	骨钙蛋白
oGPCR	orphan GPCR	孤儿G蛋白偶联受体
OIS	oncogene induced senescence	癌基因诱导的衰老
ON	osteonectin	骨连素
$ONOO^-$	peroxynitrite	过氧亚硝酸根离子
OPG	osteoprotegerin	骨保护素
OPN	osteopontin	骨桥蛋白
OREBP	osmotic response element binding protein	渗透压反应原件结合蛋白
Osf2	osteoblast-specific transcription factor 2	成骨细胞特异转录因子2
OST	oligosaccharyltransferase	寡糖转移酶
oxLDL	oxidized low density lipoprotein	氧化型低密度脂蛋白
PⅠCP	carboxyterminal propeptide of type Ⅰ procollagen	Ⅰ型前体胶原羧基端前肽
PⅢNP	aminoterminal propeptide of type Ⅲ procollagen	Ⅲ型前体胶原的氨基端前肽
PAD	peripharel artery disease	周围动脉炎症
PAF	platelet activating factor	血小板活化因子
PAFR	platelet activating factor receptor	血小板活化因子受体
PAH	pulmonary arterial hypertension	肺动脉高压
PAI	plasminogen activator inhibitor	纤溶酶原激活抑制剂
PAK1	serine/threonine p-21 activated protein kinase 1	丝/苏氨酸p-21激活的蛋白激酶1
PAMP	pathogen associated molecular pattern	病原体相关分子模式
PAR	protease-activated receptor	凝血酶受体/蛋白酶活化受体
PARP	poly ADP-ribose polymerase	聚腺苷二磷酸-核糖多聚酶
PASMC	pulmonary artery smooth muscle cell	肺动脉平滑肌细胞
PAVM	pulmonary arteriovenous malformation	肺动静脉畸形
PBP/PPARBP	PPAR-binding protein	PPAR结合蛋白
PC	pericyte	周细胞
PcG	polycomb protein/polycomb-group protein	多梳蛋白
PCAF	P300 / CBP associated factor	P300 / CBP相关因子
PCI	percutaneous coronary intervention	经皮冠状动脉介入治疗

PDCD	programmed cell death	程序性细胞死亡
PDE	phosphodiesterase	磷酸二酯酶
PDGF	platelet derived growth factor	血小板源生长因子
PECAM1/CD31	platelet/endothelial cell adhesion molecule 1	血小板/内皮细胞黏附分子1
PEDF	pigment epithelium-derived factor	色素上皮衍生因子
PERK	PKR-like ER-regulated kinase	蛋白激酶样ER激酶
PET	positron emission computed tomography	正电子断层扫描
PF4	platelet factor 4	血小板第4因子
PGA	poly-glycolic acid	聚羟基乙酸
PGC1	PPAR co-activator 1	PPAR共激活因子1
$PGD_2/E_2/F_2\alpha/H_2$	prostaglandin $D_2/E_2/F_2\alpha/H_2$	前列腺素$D_2/E_2/F_2\alpha/H_2$
PGDS	prostaglandin D synthase	前列腺素D合酶
PGES	prostaglandin E synthase	前列腺素E合酶
PGFS	prostaglandin F synthase	前列腺素F合酶
PGHS	prostaglandin H synthase	前列腺素H合酶
PGI_2	prostacyclin	前列环素
PGIS	prostacyclin synthase	前列环素合酶
PGN	peptidoglycan	肽聚糖
PI3K	phosphatidylinositol 3-kinase	磷脂酰肌醇3激酶
PIK3R2	phosphoinositide-3-kinase, regulatory subunit 2	磷脂酰肌醇-3-激酶调节亚基2
PIP_2	phosphatidylinositol bisphosphate	二磷酸磷脂酰肌醇
Pit1	phosphate uptake and sodium dependent phosphate cotransporter 1	磷酸盐摄取及钠依赖性磷酸盐共转运体1
PITX2	paired-like homeodomain transcription factor 2	成对样同源结构域转录因子2
piRNA	piwi-interacting RNA	与piwi蛋白相作用的RNA
PKA	protein kinase A	蛋白激酶A
PKB/Akt	protein kinase B	蛋白激酶B
PKG	protein kinase G	cGMP依赖性蛋白激酶
PLA	phospholipase A	磷脂酶A
PLC	phospholipase C	磷脂酶C
PLD	phospholipase D	磷脂酶D
Plg	plasminogen	纤溶酶原
PLGA	poly(lactic-co-glycolic acid)	聚乳酸羟基乙酸
PlGF	placental growth factor	胎盘生长因子
PNAd	peripheral node addressin	外周淋巴结地址素
PNH	paroxysmal nocturnal hemoglobinuria	阵发性睡眠性血红蛋白尿
PNR	photoreceptor-specific nuclear receptor	感光细胞特异核受体
PON	paraoxonase	对氧磷酯酶
POX	peroxidase	过氧化物酶
PP	pancreatic polypeptide	胰多肽
PP2A	protein phosphatase 2A	蛋白磷酸酶2A
PPAR	peroxisome proliferator-activated receptor	过氧化物酶体增殖物激活受体
PPRE	PPAR responsive element	PPAR反应元件
ppi	inorganic pyrophosphate	无机焦磷酸盐

PR	progesterone receptor	孕酮受体
preproET	preproendothelin	内皮素原前体
PRKCH	protein kinase C eta	蛋白激酶Cη
PRKDC	protein kinase, DNA activated, catalytic polypeptide	DNA活化蛋白激酶催化酶
PRMT	protein arginine N-methyltransferase	蛋白精氨酸甲基转移酶
Pro-NGF	pro-nerve growth factor	前神经生长因子
PRR	pattern recognition receptor	模式识别受体
PS	Proteus syndrome	变形综合征
PSC	pluripotent stem cell	多能干细胞
PSGL1	P selectin glycoprotein ligand 1	P-选择素糖蛋白配体1
PSI	proteasome inhibitor	蛋白酶体抑制剂
PSTK	protein serine/theonine kinase	丝/苏氨酸蛋白激酶
PSTP	protein serine/theonine phosphatase	丝/苏氨酸蛋白磷酸酶
PTB	phosphotyrosine-binding domain	磷酸酪氨酸结合区
PTCA	percutaneous transluminal coronary angioplasty	经皮腔内冠状动脉成形术
PTH	parathyroid hormone	甲状旁腺素
PTHrP	parathyroid hormone-related peptide	甲状旁腺素相关肽
PTK	protein tyrosine kinase	蛋白酪氨酸激酶
PTM	posttranslational modification	翻译后修饰
PTP	protein tyrosine phosphatase	酪氨酸蛋白磷酸酶
PTPRM	protein tyrosine phosphatase receptor M	蛋白酪氨酸磷酸酶M型受体
PVAT	perivascular adipose tissue	血管外周脂肪组织
PVRF	perivascular-derived relaxing factor	血管周围衍生的舒张因子
PWV	pulse wave velocity	脉搏波传导速度
PXE	pseudoxanthoma elasticum	弹性纤维假黄瘤
PXR	pregnane X receptor	孕烷X受体
PYK2	proline-rich tyrosine kinase 2	富含脯氨酸的酪氨酸激酶2
PYY	peptide YY	肽YY
RAFTK	related adhesion focal tyrosine kinase	黏着斑相关酪氨酸激酶
RAG	recombination activation gene	重组激活基因
RAGE	receptor for advanced glycation end product	晚期糖基化终末产物受体
RAMP	receptor activity modifying protein	受体活性修饰蛋白
RANKL	receptor activator of nuclear factor-kappa B ligand	细胞核因子-κB受体活化因子配体
RANTES	regulated upon activation normal T cell expressed and secreted factor	受激活调节的正常T细胞表达和分泌的因子
RARα/β/γ	retinoic acid receptorα/β/γ	维A酸受体α/β/γ
RAS	renin-angiotensin system	肾素-血管紧张素系统
RAAS	renin-angiontension-aldosterone system	肾素-血管紧张素-醛固酮系统
Rb	retinoblastoma gene product	视网膜母细胞瘤基因产物
RECORD	Rosiglitazone Evaluated for Cardiac Outcomes and Regulation of Glycaemia in Diabetes	罗格列酮的心脏终点和血糖控制评价研究
REN	renin	肾素
RFLP	restriction fragment length polymorphism	限制性片段长度多态性
RGD	Arg-Gly-Asp	精氨酸-甘氨酸-天冬氨酸

RGS	regulator of G protein signaling	G蛋白信号转导调节蛋白
RhoA	ras homolog gene family A	Ras同源基因家族A
Ring1A/B	Really Interesting New Gene 1A/B	诱人新基因1A/B
RIP140	RXR interacting protein 140	维A酸X受体作用蛋白140
RIRR	ROS induced ROS release	ROS引起的ROS释放
RISC	RNA-induced silencing complex	RNA诱导沉默复合物
RISP	Rieske iron-sulfur protein	Rieske铁硫蛋白
RLH	RNA-sensing RIG like helicase	RNA敏感的RIG样解旋酶
RLR	RIG-I like receptor	RIG-I样受体
RNS	reactive nitrogen species	活性氮
ROC	receptor-operated channel	受体操纵型通道
ROCC	receptor-operated Ca^{2+} channel	受体操纵型钙通道
ROCE	receptor-operated Ca^{2+} entry	受体操纵型钙内流
ROCK	Rho-associated coiled-coil containing protein kinase	Rho蛋白激酶
RORα/β/γ	retinoid acid receptor-related orphan receptor α/β/γ	视黄酸受体相关孤儿受体α/β/γ
ROS	reactive oxygen species	活性氧自由基
RSD	renal sympathetic denervation	肾交感神经消融术
RSK2	ribosomal S6 kinase 2	核糖体S6激酶2
R-SMC	rhomboid- smooth musle cell	菱形平滑肌细胞
R-SNO	S-nitrosothiol	亚硝基巯基
RTPK	receptor tyrosine protein kinase	受体酪氨酸蛋白激酶
RVLM	rostral ventrolateral medulla	延髓腹外侧区头端
RWVB	rotating wall vessel bioreactor	旋转壁式生物反应器
RXR	retinoic X receptor	视黄酸X受体
RyR	ryanodine receptor	兰尼啶受体
s-Smase	secretory sphingomylenase	分泌性神经磷脂酶
S1P	sphingosine-1-phosphate	鞘氨醇-1-磷酸
S1PR	sphingosine-1-phosphate receptor	鞘氨醇-1-磷酸受体
SAA	serum amyloid A	血清淀粉样蛋白A
SAH	S-adenosylhomocysteine	S-腺苷同型半胱氨酸
SAM	S-adenosylmethionine	S-腺苷蛋氨酸
SAMP	senescence accelerated mouse/prone	快速老化小鼠
SAMR	senescence accelerated mouse/resistance	抗快速老化小鼠
SAPK	stress activated protein kinase	应激激活的蛋白激酶
SCAP	SREBP cleavage activating protein	SREBP裂解激活蛋白
SCD	stearoyl-CoA desaturase,	硬酯酰辅酶A去饱和酶
SCF	stem cell factor	干细胞因子
SCID	severe combined immunodeficiency	重症联合免疫缺陷
SCN	suprachiasmatic nucleus	下丘脑视上核
SDC	syndecan	跨膜硫酸乙酰肝素蛋白聚糖
SDF1/19	stroma cell-derived factor 1/19	基质细胞衍生因子1/19
sEH	soluble epoxide hydrolase	可溶性环氧化物水解酶
SENR	sensory epithelial neuropeptide-like receptor	感觉上皮神经肽样受体

SERCA	sarco/endoplasmic reticulum Ca^{2+}-ATPase	肌浆网膜钙泵
SEREX	serological analysis of recombinant tumor cDNA expression libraries	cDNA表达文库的血清学分析
SETD	SET domain containing protein	包含SET域的蛋白
SF1	steroidogenic factor 1	类固醇生成因子1
sGC	soluble guanylate cyclase	可溶性鸟苷酸环化酶
SGRM	selective GR modulator	选择性糖皮质激素受体调节剂
SH2	Src homology 2	Src 同源区2
Shh	sonic hedgehog	音猬因子
SHP	small heterodimer partner	小异二聚体伴侣分子
SHR	spontaneously hypertensive rat	自发性高血压大鼠
SHRSP	spontaneously hypertensive rat stroke-prone	卒中易感性自发性高血压大鼠
siRNA	short interfering RNA	小分子干扰核糖核酸
SIRT1	silent mating type information regulation 2 homolog 1	沉默交配型信息调节因子2同源蛋白1
SK	sphingosine kinase	鞘氨醇激酶
SKP	skin-derived precursor cell	皮肤来源的前体细胞
SM22	smooth muscle protein 22	平滑肌蛋白22
SMC	smooth muscle cell	平滑肌细胞
SM-MHC	smooth muscle myosin heavy chain	平滑肌肌球蛋白重链
SMRT	silencing mediator for retinoid and thyroid hormone receptors	维A酸和甲状腺素受体的沉默中介物
SMYD	SET and MYND domain containing protein	包含SET和MYND域的蛋白
SNP	single nucleotide polymorhism	单核苷酸基因多态性
SnuRM	selective nuclear receptor modulator	选择性核受体调节剂
SO_2	sulfide dioxide	二氧化硫
SOC	stock operated channel	储存操纵性通道
SOCC	store-operated Ca^{2+} channel	钙库操纵型钙通道
SOCE	store-operated Ca^{2+} entry	钙库操纵性钙内流
SOCS3	suppressor of cytokine signaling 3	细胞因子信号传送阻滞物3
SOD	superoxide dismutase	超氧化物歧化酶
SOD1	cytosolic CuZn-SOD	细胞质铜锌-SOD
SOD2	mitochondrial Mn-SOD	线粒体锰-SOD
SOD3	extracellular CuZn-SOD	细胞外铜锌-SOD
SP	substance P	P物质
sPLA2	secretory phospholipase A2	分泌性磷酯酶A2
SPRED1	prout-related, EVH1 domain containing 1	Sprouty相关的含有EVH1结构域的蛋白1
SPSHR	stroke-prone spontaneously hypertensive rat	卒中敏感的自发性高血压大鼠
SR	scavenger receptor	清道夫受体
SREBP1c	sterol response element protein1c	固醇调节元件结合蛋白1c
SRF	serum response factor	血清应答因子
SSC	somatic stem cell	成体干细胞
S-SMC	spindle-shapedsmooth musle cell	梭形平滑肌细胞
STAT	signal transducer and activator of transcription	信号转导与转录激活因子
STIM	stromal interacting molecule	基质相互作用分子

STOC	spontaneous transient outward current	自发性瞬时外向电流
STZ	streptozotocin	链脲佐菌素
Su	SUMOylation	SUMO化
SUMO	small ubiquitin-like modifier	泛素类似型小修饰蛋白
SUR	sulfonylurea receptor	磺酰脲类受体
SUV39H	suppressor of variegation 3-9 homolog	色斑3-9同源物抑制剂
SUV420H	suppressor of variegation 4-20 homolog	色斑4-20同源物抑制剂
SUZ12	suppressor of Zeste 12	Zeste基因抑制子12
SVAS	supravalvular aortic stenosis	主动脉瓣瓣膜上狭窄
SVF	stromal vascular fraction	基质血管成分
SVG	saphenous vein graft	大隐静脉移植
T3	triiodothyronine	三碘甲腺原氨酸
T4	tetraiodothyronine	四碘甲腺原氨酸
T4L	T4 phage lysozyme	T4噬菌体溶菌酶
TAA	thoracic aortic aneurysm	胸主动脉瘤
TAAD	thoracic aortic aneurysm and dissection	胸主动脉瘤和夹层
TAC	transverse aortic constriction	主动脉狭窄模型
TAF1	TATA box binding protein (TBP)-associated factor 1	TATA盒结合蛋白相关因子1
TAFI	thrombin activated fibrinolysis inhibitor	凝血酶激活纤溶抑制剂
TAK1	TGFβ-activated kinase 1	TGFb-激活激酶1
TALEN	transcription activator-like (TAL) effector nuclease	转录激活因子样效应物核酸酶
TAO	thromboangiitis obliterans	闭塞性血栓性脉管炎
TBA	tetrabutylammonium	四丁铵
TCR	T cell antigen receptor	T细胞抗原受体
TCTP	translationally controlled tumor protein	翻译控制肿瘤蛋白
TEA	tetraethylammonium	四乙基铵
TEBV	tissue engineered blood vessel	组织工程血管
TET	ten eleven translocation family	10-11易位酶家族
TEVG	tissue engineered vascular graft	组织工程血管移植物
TF	tissue factor	组织因子
TFAR15	TF-1 cell apoptosis related gene 15	T细胞生长因子-1细胞凋亡相关基因15
TFPI2	tissue factor pathway inhibitor 2	组织因子途径抑制剂2
TG	glycerin trilaurate	三酰甘油（甘油三酯）
TGFβ	transforming growth factor β	转化生长因子β
TGFBR2	transforming growth factor-beta receptor type Ⅱ	转化生长因子-β受体Ⅱ
TH	tyrosine hydroxylase	酪氨酸羟化酶
Th1/2/17	type 1/2/17 T helper cell	1/2/17型辅助T细胞
Tie	tyrosine kinase with immunoglobulin and EGF homology domains	含有免疫球蛋白和表皮生长因子同源区的酪氨酸激酶
Tie-2	angiopoietin receptor 2	血管生成素受体 2
TIMI	thrombosis in myocardial infarction	心梗溶栓治疗临床试验
TIMP	tissue inhibitor of metalloproteinase	金属蛋白酶组织抑制物
TLR	Toll like receptor	Toll样受体
TLX	orphan nuclear receptor, Tailless-like protein	孤儿核受体Tailless样蛋白

TM	thrombomodulin	血栓调节蛋白
TNAP	tissue non-specific alkaline phosphatase	组织非选择性碱性磷酸酶
TNFα	tumor necrosis factor α	肿瘤坏死因子α
TOD	target organ damage	靶器官损害
Tollip	Toll-interacting protein	Toll作用蛋白
t-PA	tissue plasminogen activator	组织型纤溶酶原激活物
TPR	thromboxane A2 receptor	血栓素A2受体
TR2/4	testicular orphan nuclear receptor2/4	睾丸孤核受体2/4
TRADD	TNFR-associated death domain	肿瘤坏死因子受体相关死亡结构域
TRAF	tumor necrosis factor-related apoptosis inducing ligand	肿瘤坏死因子相关凋亡诱导配体
TRAM34	triarylmethane 34	三芳基甲烷
TRAP220	thyroid hormone receptor-associated protein 220	甲状腺激素受体相关蛋白220
Treg	regulatory T cell	调节性T细胞
TRK	tyrosine kinase receptor	酪氨酸激酶受体
TRLP	triglyceride rich lipoprotein	富含甘油三酯的脂蛋白
TRP	transient receptor potential	瞬时受体电位
TRPA1	ankyrin 1 transient receptor potential	跨膜锚蛋白1瞬时受体电位
TRPC	canonical transient receptor potential	经典型瞬时受体电位
TRPV	vanilloid transient receptor potential	香草素瞬时受体电位
Trx	thioredoxin	硫氧还蛋白
TSC	totipotent stem cell	全能干细胞
TSHR	thyroid stimulating hormone receptor	促甲状腺素受体
Tsp	thrombospondin	凝血酶敏感蛋白/血小板反应蛋白
T-VDCC	T-type voltage-dependent calcium channel	T型电压依赖性钙通道
TXA_2	thromboxanc A_2	血栓素A_2
TxS	thromboxane synthase	血栓素合酶
TZD	thiazolidinedino	噻唑烷二酮
UⅡ	urotensinⅡ	尾加压素Ⅱ
UAER	urinary albumin excretion rate	尿白蛋白排泄率
Ub	ubiquitination	泛素化
UBC9	ubiquitin carrier protein 9	泛素载体蛋白9
UbcH6	ubiquitin-conjugating enzyme homolog 6	泛素连接酶同源物6
UBP8	ubiquitin-specific protease 8	泛素特异性蛋白酶8
UCP	uncoupling protein	解偶联蛋白
UKPDS	UK Prospective Diabetes Study	英国前瞻性糖尿病研究
u-PA	urokinase-type plasminogen activator	尿激酶型纤维蛋白酶原激活剂
u-PAR	u-PA receptor	u-PA受体
UPP	ubiquitin-proteosome pathway	泛素-蛋白酶体通路
UPR	unfolded protein response	未折叠蛋白质应答
UPS	ubiquitin proteasome system	泛素-蛋白酶体系统
UEA1	ulex ureopaeus agglutinin 1	荆豆凝集素1
URP	urotensinⅡrelated peptide	尾加压素Ⅱ相关肽
USC	unipotent stem cell	单能干细胞

VA2HIT	Veterans Affairs HDL Intervention Trial	高密度脂蛋白干预试验
VAP	vasopressin	血管加压素
VASP	vasodilator-stimulated phosphoprotein	血管舒张因子刺激的磷酸蛋白
VCAM1	vascular cell adhesion molecule 1	血管细胞黏附分子1
VDCC	voltage-dependent Ca^{2+} channel	电压依赖性钙通道
VDJ	variable, diversity, and joining	可变、多样性、连接
VDR	vitamin D receptor	维生素D受体
VE	vascular endothelial	血管内皮
VE-cadherin （CD144）	vascular endothelial-cadherin	血管内皮钙黏附蛋白
VEGF	vascular endothelial growth factor	血管内皮生长因子
VEGFR	vascular endothelial growth factor receptor	血管内皮生长因子受体
VEGI	vascular endothelial cell growth inhibitor	血管内皮细胞抑制因子
VE-PTP	vascular endothelial protein tyrosine phosphotase	血管内皮酪氨酸去磷酸化酶
VHL	von Hippel-Lindau	泛素连接酶von Hippel-Lindau
VIP	vasoactive intestinal peptide	血管活性肠肽
VKORC1	vitamin K epoxide reductase complex 1	维生素K环氧化物还原酶复合体1
VLDL	very low-density lipoprotein	极低密度脂蛋白
VMCM	venous malformations, multiple cutaneous and mucosal	皮肤和黏膜多发静脉血管畸形
VN	vitronectin	玻璃连接蛋白
VP	vasopressin	血管加压素
VPF	vascular permeability factor	血管通透性因子
VR1	capsaicin receptor 1	辣椒素受体1
VRCC	volume regulated Cl channel	容积调节性氯通道
VSMC	vascular smooth muscle cell	血管平滑肌细胞
VVO	vesiculo-vacuolar organelle	囊泡小体
vWF	von Willebrand factor	血管假性血友病因子
WAT	white adipose tissue	白色脂肪
WHO	world health organization	世界卫生组织
WPB	Weibel–Palade body	Weibel-Palade小体
WTCCC	the wellcome trust case control consortium	英国威康基金会病例对照协作组
XBP1	X-box binding protein 1	X-盒结合蛋白1
xIAP	X-linked inhibitor of apoptosis	X染色体关联的凋亡抑制剂
XO	xanthine oxidase	黄嘌呤氧化酶
XOR	xanthine oxidoreductase	黄嘌呤氧化还原酶
ZFHX3	zinc finger homeobox 3	锌指同源盒蛋白3
ZPI	rely on the protein Z protease inhibitor	依赖蛋白Z的蛋白酶抑制剂

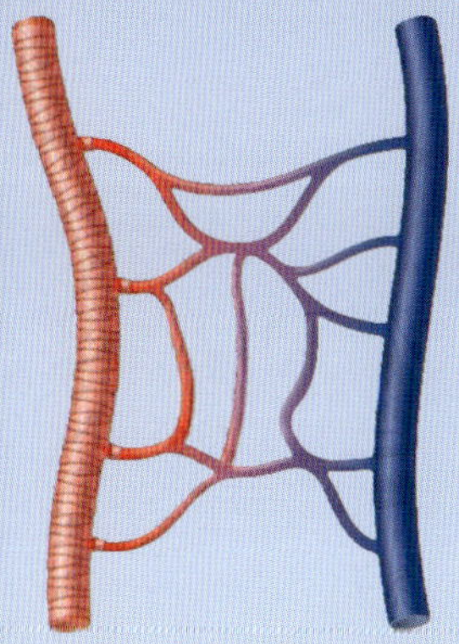

索　引

E

F

G

H

J

K

L

M

N

P

Q

R

S

Y

Z